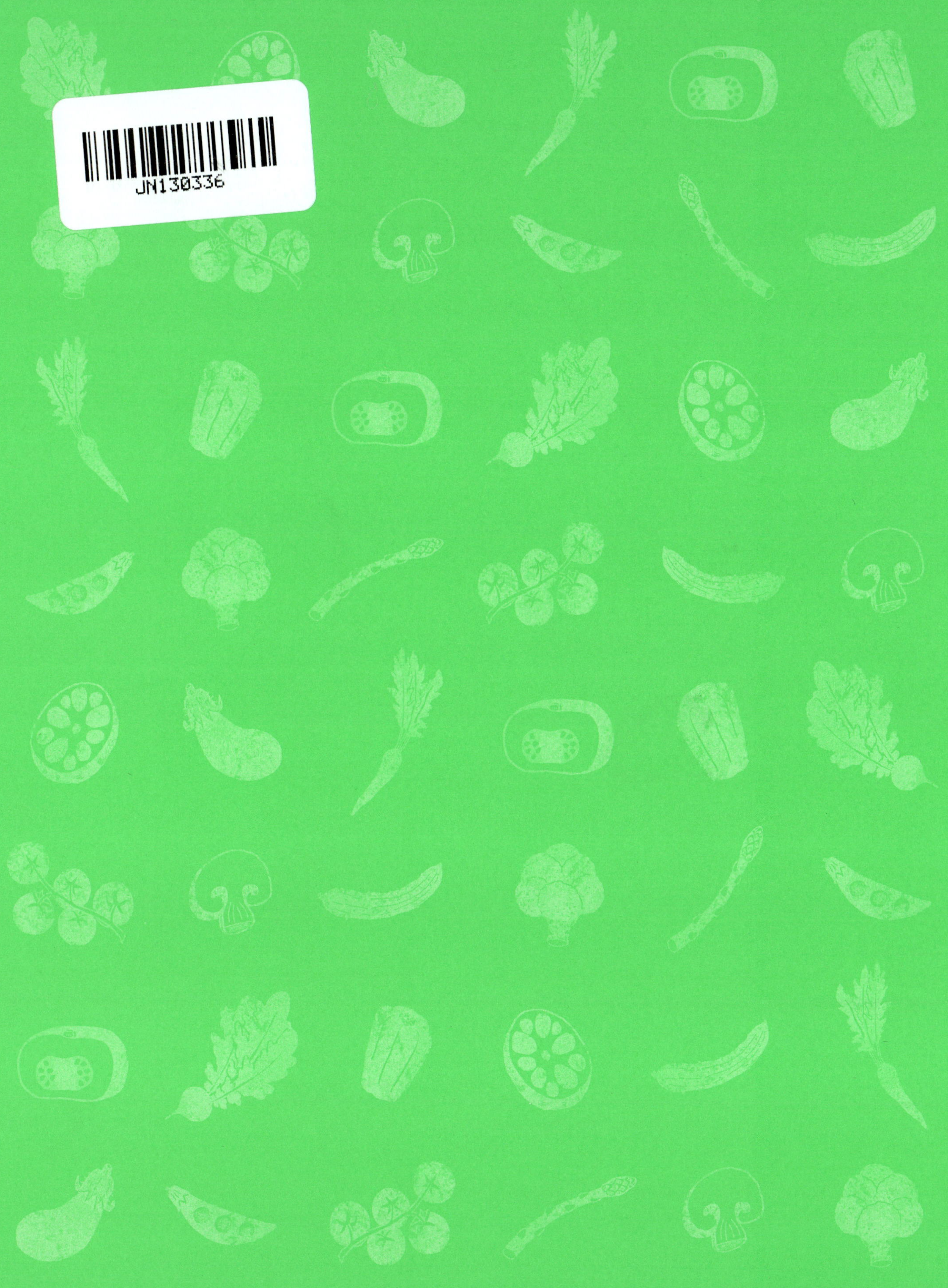

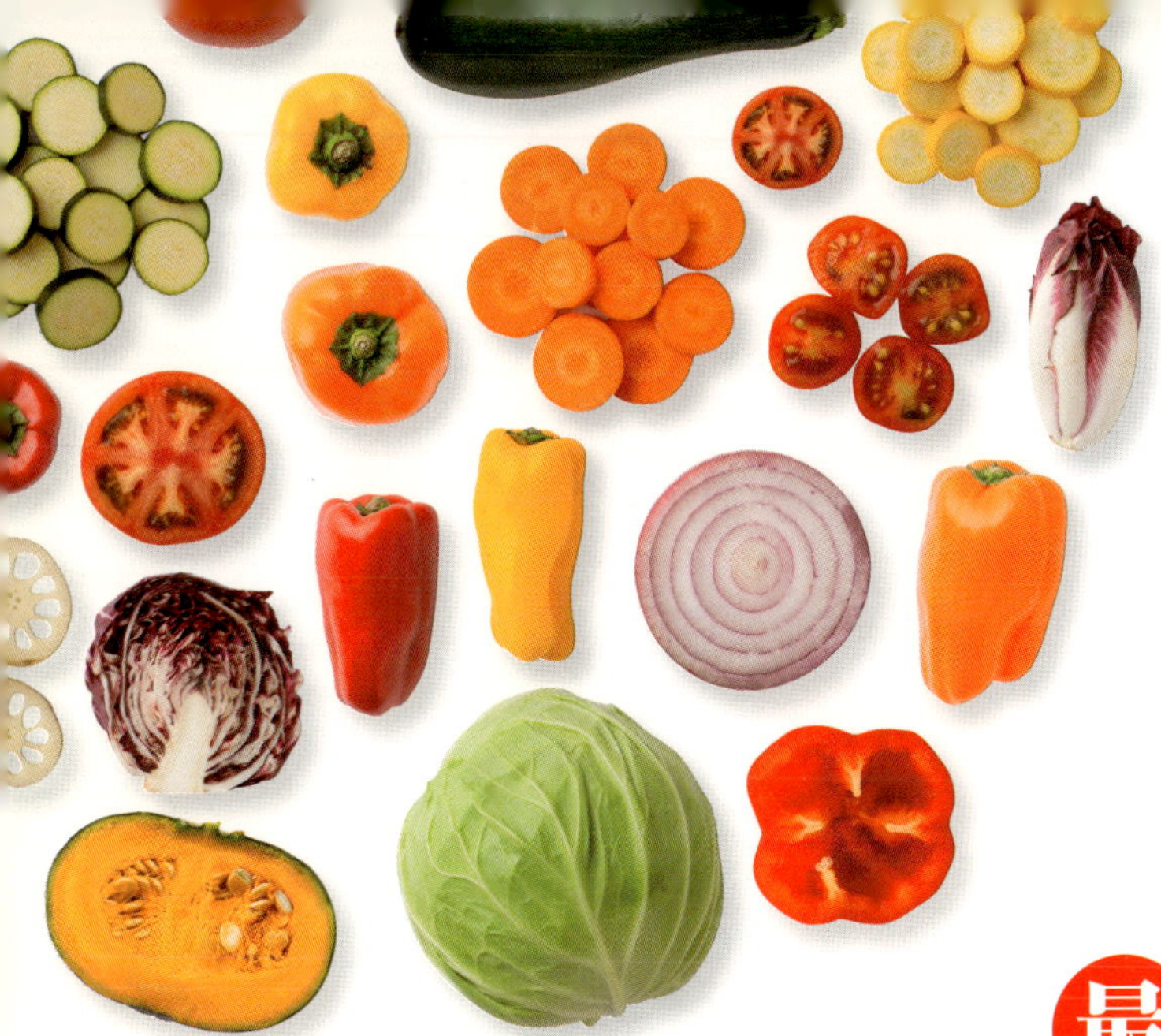

最新

食べて治す医学大事典

[監修]
根本幸夫●山ノ内愼一
中村丁次●浅野次義●磯田 進

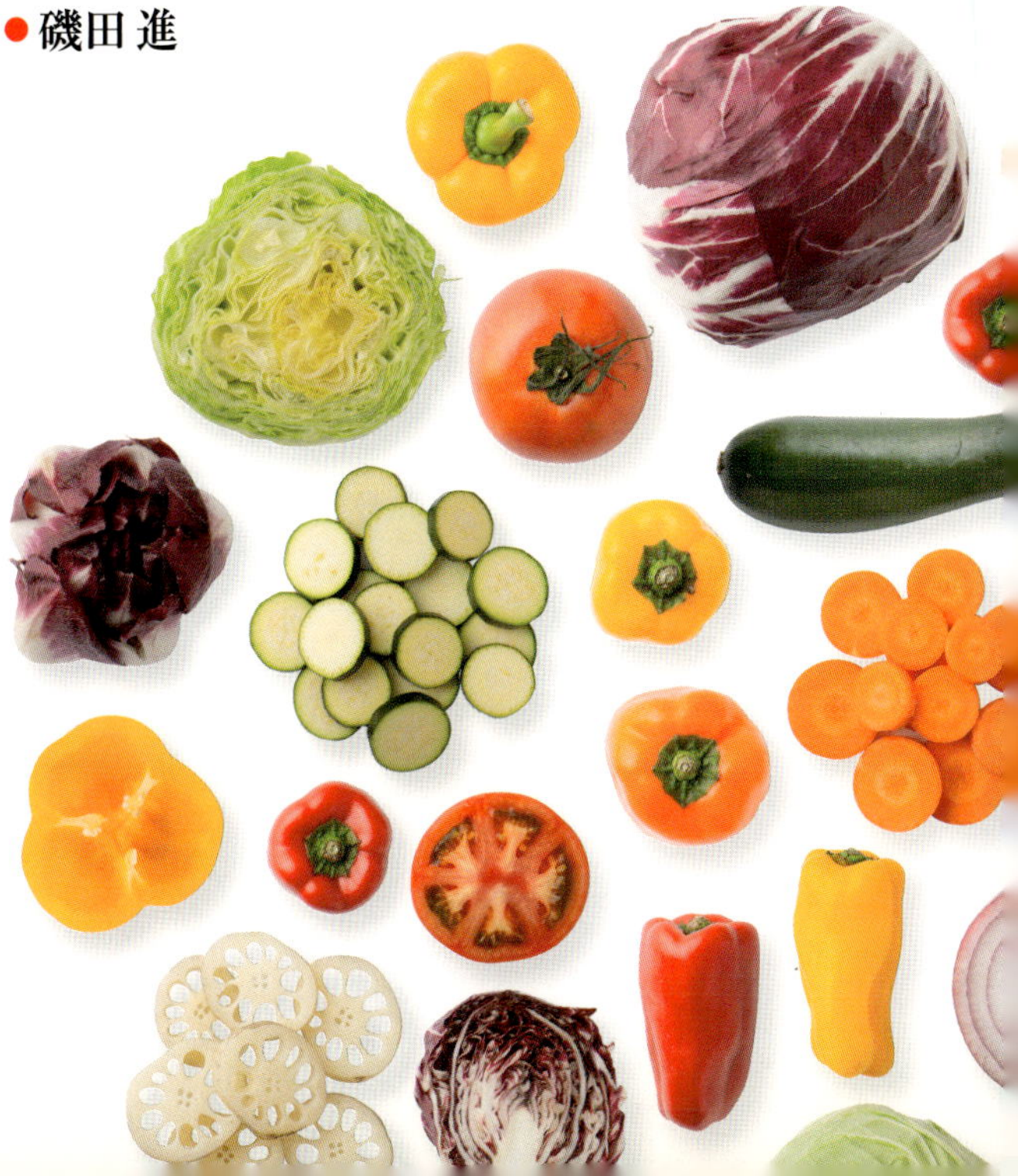

主婦と生活社

はじめに

食は医（薬）なり――

中国では古くから〝医食同源（薬食同源）〟の考え方が伝わっています。それによれば、「正しく食べれば病気にならない。病気は食の乱れなのでこれを正せばよい」ことになります。

また、医学の祖・古代ギリシャのヒポクラテスは、「食べもので治せない病気は、医者でも治せない」と言い切っています。

体調がすぐれないつらさ、病気の苦しみは古今東西、変わることはありません。医薬品など身近になかった昔の人々は、植物、動物、鉱物など、自然界の万物を薬と考えて、健康長寿の実現と、病気を治すすべを探求してきました。有史以前からそうして積み上げられてきた「食べて治す」知恵を、本書は柱としています。

何千年もの歴史をもつ中国医学、上古のころ日本へ伝来して独自に発達した漢方医学、それに最新栄養学の科学的なデータと現代医学の知見をからめ、身近な食材を使って健康を保ち、病気を治すための、食養生の大事典にまとめ上げました。

飽食の時代と呼ばれて久しい現代、食べることがかえって健康を損ねる結果となっているようです。がん、心臓病、脳卒中、糖尿病、肝臓病、腎臓病、肥満、骨粗しょう症など、現代人を悩ます病気のすべてが食生活に関連しているといえるでしょう。

そんな時代だからこそ、本書を上手に活用して、あなたご自身はもちろん、ご家族のみなさんの健康の維持増進のために、役立たせていただければ幸いです。

編集スタッフ一同

監修・指導いただいた先生

（敬称略）

根《ね》本《もと》幸《ゆき》夫《お》

漢方平和堂薬局店主　横浜薬科大学特任教授　薬学博士

東京理科大学卒業後、竹山晋一郎氏に師事して鍼灸を学び、揚日超氏より中医学を学ぶ。漢方食養生に精通し、（社）日本漢方連盟理事長、総合漢方研究会医学堂会長、昭和漢方生薬ハーブ研究会副代表、昭和大学薬学部兼任講師（生薬学・植物薬品化学）、洗足学園音楽大学現代邦楽研究所講師、東京薬膳研究会顧問、茶道宗徧流不審庵学事顧問、MIWA日本文化交流会代表、香り文化研究会幹事長などの要職を歴任。『台所漢方　食材&薬膳手帳』（池田書店）、『東洋医学おさらい帳』（じほう）、『おうちではじめよう！　漢方生活』（かんき出版）など著書監修書多数。

中《なか》村《むら》丁《てい》次《じ》

神奈川県立保健福祉大学学長

徳島大学医学部栄養学科を卒業後、東京大学医学部研究生となり、1985年、医学博士号を取得。聖マリアンナ医科大学病院栄養部部長・内科客員教授を経て、2003年より神奈川県立保健福祉大学栄養学科長、11年より現職。日本栄養士会会長、日本栄養学教育学会理事長、日本臨床栄養学会副理事長、日本静脈経腸栄養学会名誉会員、日本人の長寿を支える「健康な食事」のあり方に関する検討会座長（厚生労働省）を務める。『チーム医療に必要な人間栄養学の取り組み』（第一出版）など著書監修書多数。

山《やま》ノ《の》内《うち》愼《しん》一《いち》

医学博士

東京薬科大学、明治学院大学（文学部英文科）、日本獣医畜産大学卒業。漢方医学は杏林会をはじめ日本漢方医学研究所、千葉大学東洋医学研究会、日本漢方協会などで学び、1973年より藤門会（藤平健先生中心）で漢方古典を研究する。89年より武蔵野漢方研究会を主宰。日本漢方協会顧問や漢方専門薬局経営の傍らさまざまなメディアで漢方と民間療法の指導にあたっている。『よく効く漢方と民間療法』『よく効く民間療法』（ともにたにぐち書店）など著書監修書多数。

浅《あさ》野《の》次《つぐ》義《よし》

浅野生活習慣病予防研究所所長　あさの金町クリニック院長

東京慈恵会医科大学卒業。国立東京第二病院、東京大学医学部にて研修。パリ大学医学部留学、大森赤十字病院内科部長を経て、1993年東京慈恵会医科大学青戸病院内科講師。2000年に浅野生活習慣病予防研究所を開設、あさの金町クリニックを開院。多くの患者さんの治療にあたっている。専門は糖尿病、神経内科。肥満やスポーツ医学、認知症、代替医療にも詳しく、患者さんの生活・栄養・運動面の指導にも力を注いでいる。『全面改訂版コレステロールを下げる特効Book』（主婦と生活社）など監修書多数。

磯《いそ》田《だ》　進《すすむ》

昭和大学薬学部非常勤講師

東京農業大学卒業後、東京農業大学研修生、国立衛生試験所春日部薬用植物栽培試験場研究生、昭和大学医学部薬用植物園助手、同大学薬学部講師を経て2009年より昭和大学、東京農業大学、昭和薬科大学、放送大学非常勤講師。監修書に『薬草・毒草を見分ける図鑑』（誠文堂新光社）、共著に『日本の有毒植物』（学研）、『富士山の植物図鑑』（東京書籍）、『薬用植物ガイド』（トンボ出版）など。

クスリになる山野草112

アカザ【歯痛・虫さされ】……20
アケビ【むくみ・おでき】……20
アジサイ【解熱】……20
アシタバ【高血圧の予防】……20
アマチャヅル【せき・たん】……21
アマドコロ【うちみ・ねんざ】……21
アロエ（キダチアロエ）【健胃・虫さされ・切り傷・軽いやけど】……21
アンズ【せき】……21
イカリソウ【強壮・強精】……22
イタドリ【便秘・月経不順・じんましん】……22
イチジク【痔】……22
イブキトラノオ【下痢・口内炎】……22
ウイキョウ【健胃・たん・体内のガス抜き】……23
ウツギ【利尿】……23
ウツボグサ【消炎・むくみ】……23
ウド【発汗・鎮痛】……23
ウメ【かぜ・疲労回復】……24
エビスグサ【便秘・むくみ】……24
エンジュ【動脈硬化の予防・止血】……24
オウレン【健胃・整腸・口内炎】……24
オオバコ【せき・利尿・消炎】……25
オナモミ【解熱・頭痛・湿疹・虫さされ】……25
オニユリ【せき・解熱】……25
オランダガラシ【消化促進】……25
柿【高血圧・しゃっくり】……26
カキドオシ【かんの虫】……26
カタクリ【病中・病後の滋養】……26
カミツレ【かぜ・体内のガス抜き・リウマチ】……26
カラスウリ【黄疸・利尿】……27
カワラヨモギ【黄疸・皮膚のかゆみ】……27
キカラスウリ【せき・たん・あせも・湿疹】……27
キキョウ【たんを伴うせき】……27

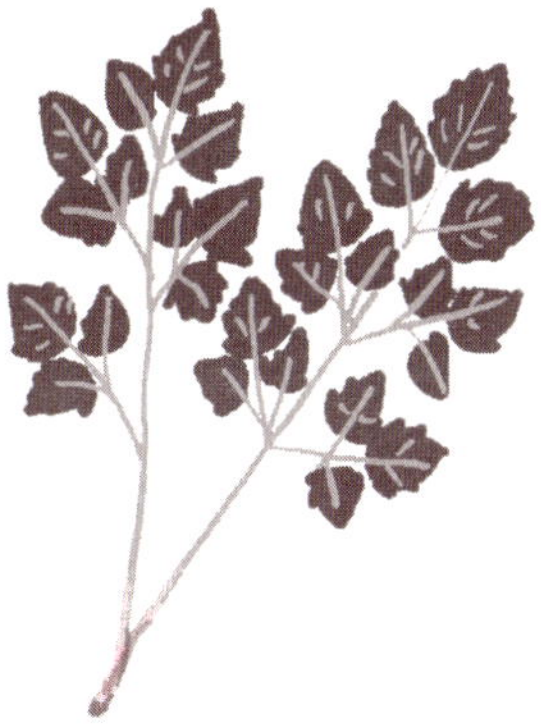

キク【頭痛・めまい・耳鳴り】……28
キササゲ【むくみ】……28
ギシギシ【皮膚病・便秘】……28
キハダ【胃炎・下痢・うちみ】……28
キバナオウギ【むくみ・汗止め・強壮】……29
ギョウジャニンニク【滋養・強壮】……29
キンミズヒキ【下痢・口内炎・湿疹】……29
クコ【疲労回復・動脈硬化の予防】……29
クサボケ【疲労回復・不眠・低血圧】……30
クズ【かぜ・解熱】……30
クチナシ【炎症・鎮静】……30
クマザサ【胃もたれ】……30
クマヤナギ【健胃・不眠症・冷え症・低血圧】……31
クワ【低血圧・せき・むくみ】……31
ゲンノショウコ【下痢・かぶれ・扁桃炎・口内炎】……31
コブシ【蓄膿症・鼻炎・頭痛】……31
サクラ【下痢・せき・たん・湿疹】……32
ザクロ【扁桃炎・のどの痛み・口内炎】……32
サフラン【月経痛・月経不順】……32
サラシナショウマ【口内炎・止血・あせも】……32

サンザシ【健胃・整腸・二日酔い】……33
サンシュユ【疲労回復・低血圧・冷え症】……33
サンショウ【健胃】……33
シャクヤク【胃けいれん・神経痛・胆石症の発作】……33
シラン【胃炎・うちみ】……34
スイカズラ【解毒・痔・あせも・湿疹】……34
スイバ【水虫・タムシ】……34
スミレ【はれもの・乳腺炎】……34
センキュウ【婦人病】……35
センブリ【健胃】……35
ダイコンソウ【利尿】……35
タンポポ【健胃】……35
チガヤ【むくみ】……36
ツユクサ【湿疹・かぶれ・下痢】……36
ツリガネニンジン【たんを伴うせき】……36
ツルドクダミ【便秘・整腸】……36
ツルナ【胃炎】……37
ツルレイシ【解熱・下痢】……37
ツワブキ【うちみ・はれもの・食あたり】……37
トウモロコシ【むくみ】……37
トクサ【痔の出血】……38
ドクダミ【便秘・高血圧・はれもの】……38
ナズナ【高血圧・便秘・目の充血】……38
ナツメ【滋養・強壮】……38
ナルコユリ【滋養・強壮】……39
ナンテン【せき・湿疹】……39
ニワトコ【かぜ・うちみ・むくみ】……39
ノイバラ【便秘・むくみ】……39
ハコベ【歯周病の予防】……40
ハス【滋養・強壮】……40
ハッカ【健胃・体内のガス抜き】……40
ハトムギ【イボとり・肌あれ】……40
ハハコグサ【利尿・せき・たん】……41
ハブソウ【便秘】……41
ハマナス【月経異常】……41
ハマボウフウ【かぜ・神経痛】……41
ヒガンバナ【むくみ】……42
ヒキオコシ【健胃】……42
ヒルガオ【便秘・利尿・虫さされ】……42
ビワ【吐きけ・あせも・うちみ】……42
フキ【たんを伴うせき・健胃】……43
フジバカマ【むくみ・肩こり】……43
ヘクソカズラ【しもやけ・ひび・あかぎれ】……43
ヘチマ【せき・たん・利尿・美肌】……43
ベニバナ【婦人病・動脈硬化の予防】……44
ホオノキ【健胃・整腸・せき・たん】……44
ボタン【鎮痛・鎮静・血行促進】……44
ミシマサイコ【解熱・消炎・鎮痛】……44
ミツガシワ【健胃】……45
ムクゲ【水虫・下痢】……45
メギ【結膜炎・健胃・整腸】……45
メハジキ【月経不順・めまい】……45
モモ【月経不順・便秘・あせも・むくみ】……46
ヤブカンゾウ【利尿・解熱】……46
ユキノシタ【子供のひきつけ・はれもの】……46
ヨモギ【止血・神経痛】……46
リュウノウギク【冷え症・腰痛・排膿】……47
リュウノヒゲ（ジャノヒゲ）【滋養・強壮・せき・たん】……47
リンドウ【健胃】……47
ワレモコウ【下痢・のどの痛み・止血・あせも】……47
●毒草……48
アセビ／オキナグサ／クサノオウ／キツネノボタン／クララ／ジギタリス／シキミ／シャクナゲ／ドクウツギ／ドクゼリ／トリカブト／ハシリドコロ

PART 1 食は医なり

最新栄養学と漢方食養生が証明する食べものの効用

栄養学と食養生 53
［おもしろ栄養学］アルカリ性食品が善玉、酸性食品が悪玉はウソ……55
健康のための食生活ガイド 56
栄養素ガイド 58
たんぱく質……58
脂質……60
［おもしろ栄養学］善玉と悪玉があるコレステロール……60
糖質……62

PART 2 体調をよくする食べもの

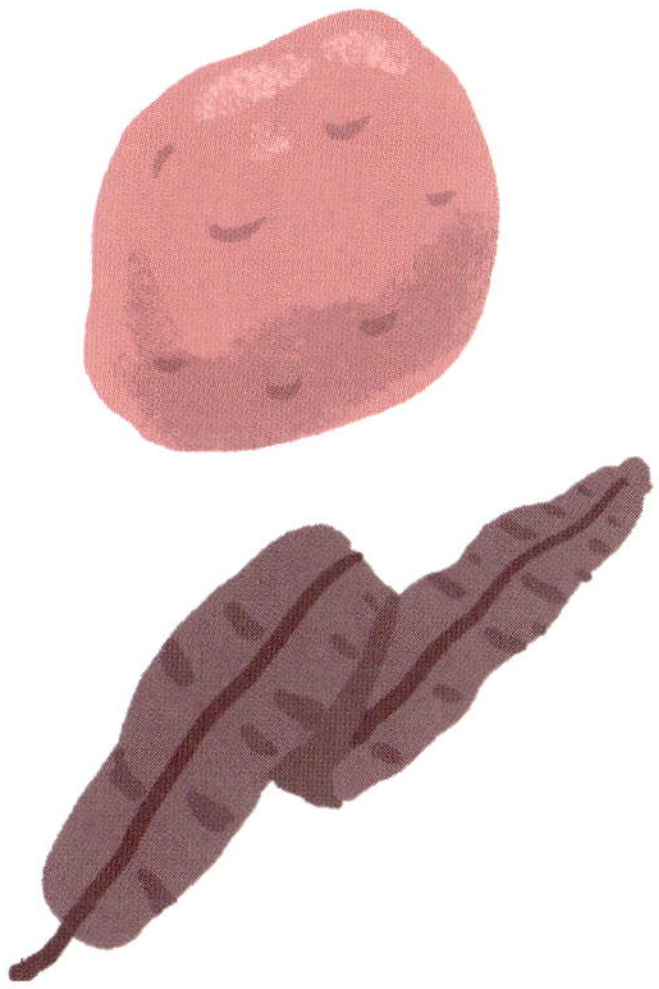

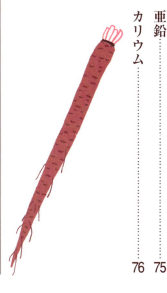

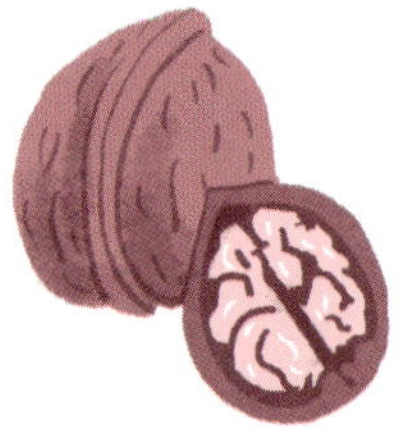

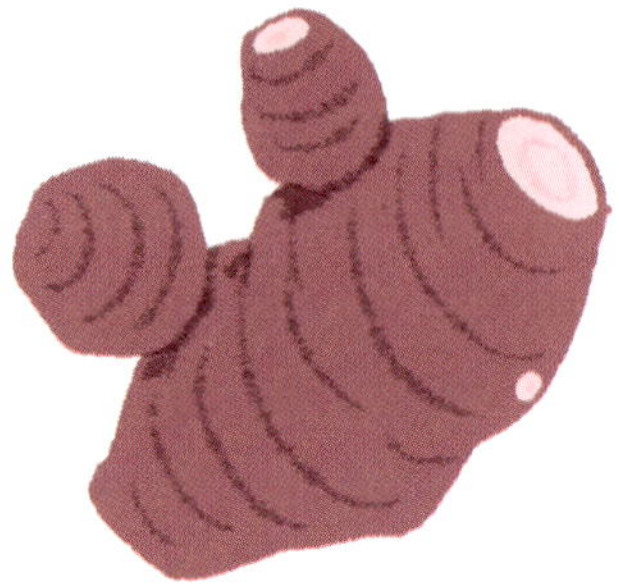

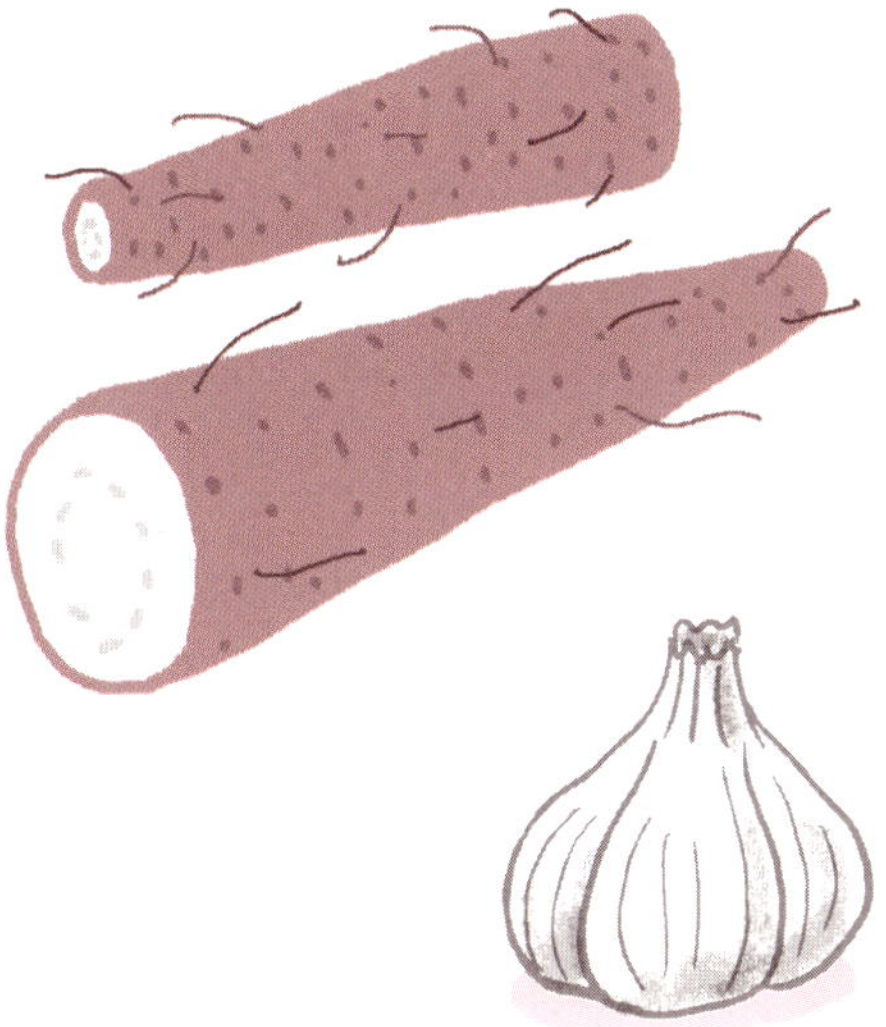

PART 3

病気を治す食べもの

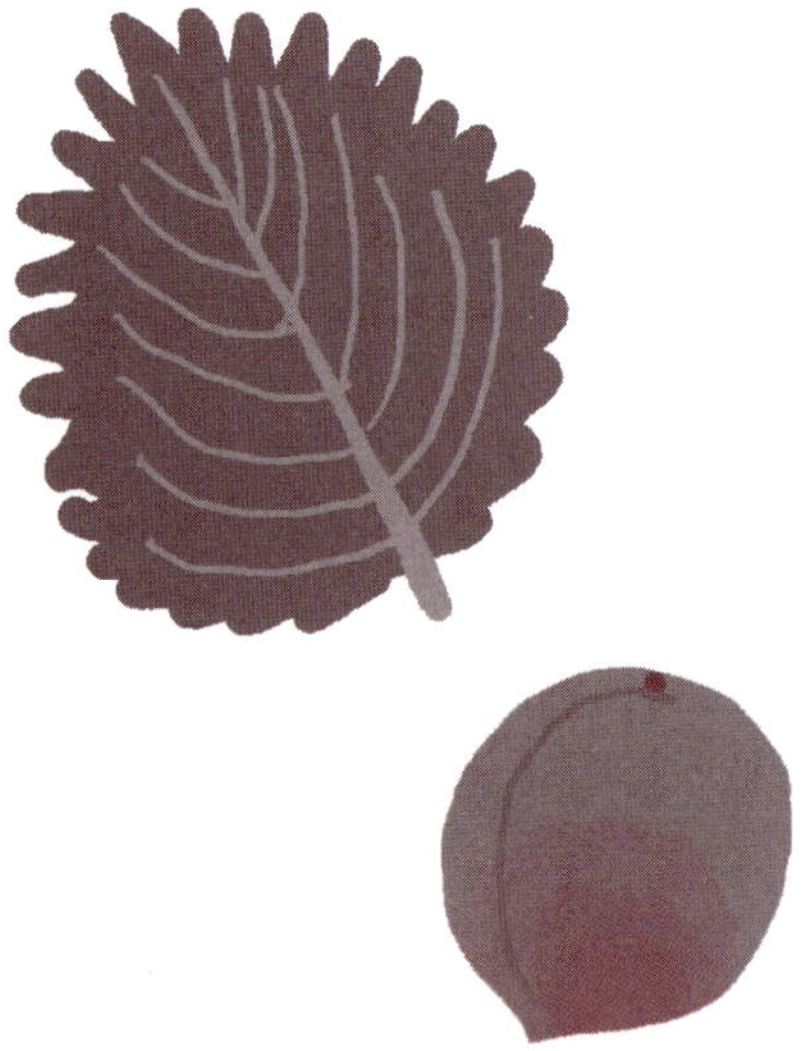

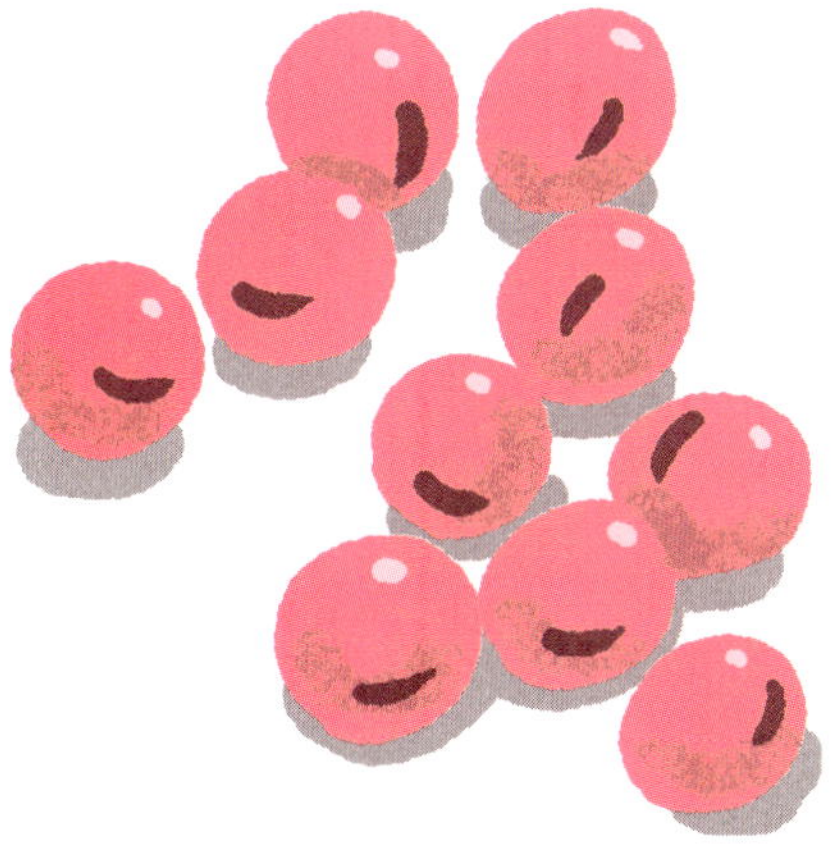

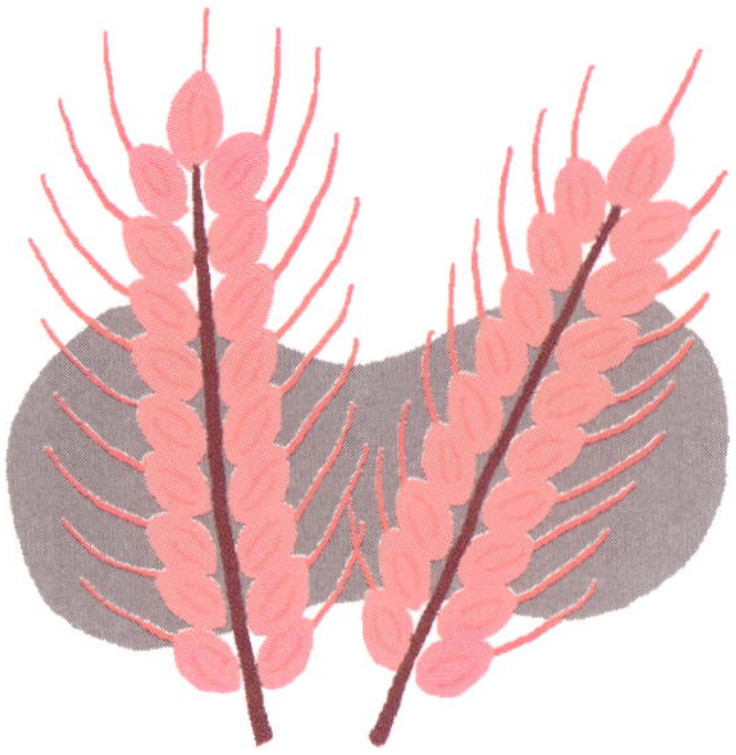

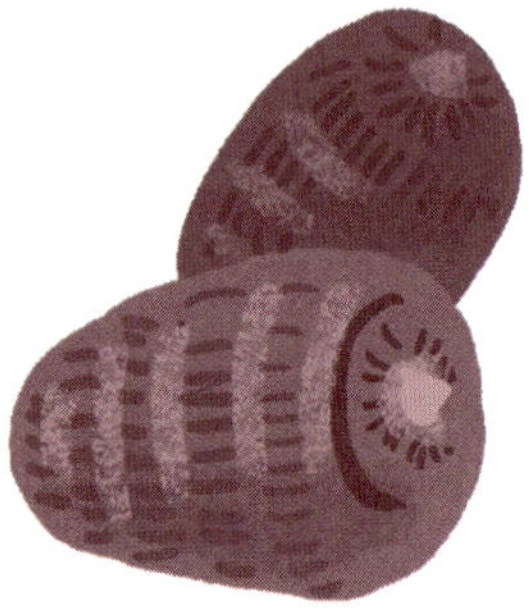

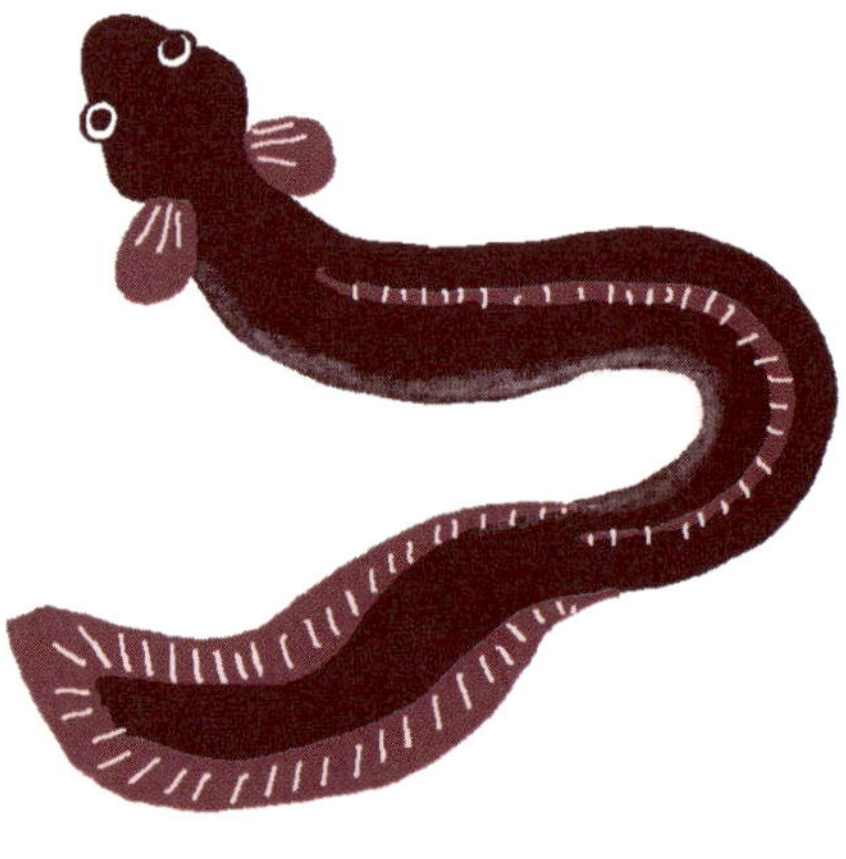

PART 4

女性の病気を治す食べもの

PART 5 子供の病気を治す食べもの

PART 6 高齢者の病気を治す食べもの

／ドクダミの煎じ汁

高血圧 460
セロリと豚肉の炒めもの／セリの煎じ汁／クラゲのスープ／クコの葉

脳卒中 462
ごぼうの昆布巻き／きくらげとごぼうの炒め煮／桃仁の丸薬／そばとれんこんの煎じ汁

便秘 464
バナナ／さつまいも／はちみつ湯／アロエ酒

下痢 466
烏梅の煎じ汁／卵の酢炒め／じゃがいもの黒焼き／ゲンノショウコの煎じ汁／キンミズヒキの煎じ汁

骨粗しょう症 468
ごま納豆／鶏がらスープ／小松菜のごまあえ
[おもしろ栄養学]カルシウムは「チビチビ食い」がよい…… 469

不眠症 470
玉ねぎスライス／塩入り牛乳／セロリ湯

アンチエイジング 472
やまいもの煎じ汁／松の実入りのお粥／くるみ酒／朝鮮人参の煎じ汁／地骨皮の煎じ汁
● 皮膚のかゆみ、床ずれ…… 471
● フレイル予防には「食べる力」が大事…… 474
● 認知症を防ぐ食べもの…… 476
● 健康長寿の食べもの…… 478

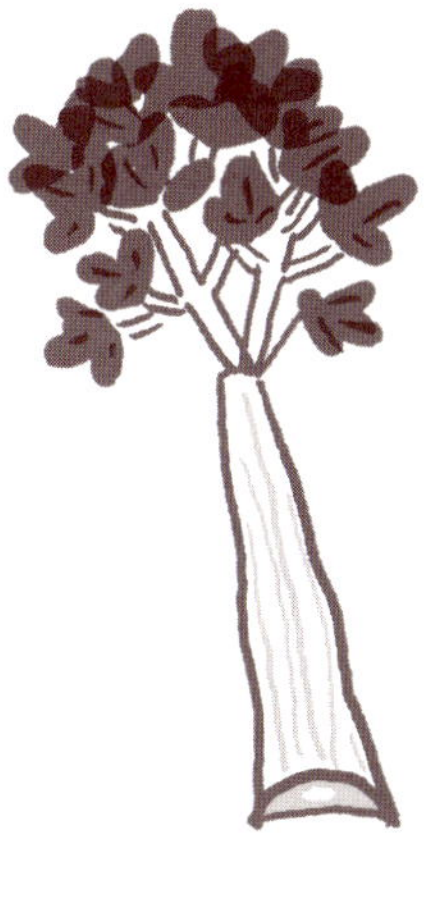

PART 7 クスリになる食べもの

玄米（ぬかと不消化の部分に価値がある）…… 481
胚芽米（白米の消化のよさと玄米の栄養素をもつ）…… 481
白米（炭水化物、たんぱく質の補給源。ただしビタミンB_1不足が難点）…… 482
ハトムギ（利尿、鎮痛、強壮、美容と幅広い効用がある）…… 482
大麦（健康食として見直されている）…… 483
小麦（老化防止のほか、イライラや精神不安に効く）…… 483
そば（ビタミンB群が豊富。血管を強くし、便秘を防ぐ）…… 483
あずき（むくみと便秘に最適。疲労回復にも効く）…… 484
[おもしろ栄養学]あずきともちの切っても切れない関係…… 484
大豆（リノール酸、サポニン、レシチンが生活習慣病を防ぐ）…… 485
[なるほどゼミナール]大豆は牛肉よりスタミナがつく…… 485
黒豆（中国では大豆より重用。煮汁はせきの特効薬）…… 486
枝豆（夏の大切なビタミンC補給源）…… 486
そら豆（むくみをとり、胃腸をじょうぶにする）…… 486
さやいんげん（主要な栄養素を少量ずつ含んでいる）…… 487
さやえんどう（ビタミンA・Cが豊富。嘔吐、下痢によい）…… 487
ごま（滋養・強壮食品の代表格。精神も安定させる）…… 488
豆腐（消化吸収のよい健康食品）…… 489
納豆（ビタミンB群と食物繊維、たんぱく質が豊富）…… 489
[おもしろ栄養学]納豆のネバネバに効用がある…… 489
にんじん（ビタミンAの宝庫。下痢を治し、体力をつける）…… 490
[おもしろ栄養学]にんじんは、油と相性がよい…… 490
だいこん（根は消化力が抜群。葉は優秀な緑黄色野菜）…… 491
[なるほどゼミナール]だいこんおろし、すればするほど辛くなるのはなぜ？…… 491
ごぼう（食物繊維がたっぷり。便秘と精力増強によい）…… 492
さつまいも（1本で1日分の半分のビタミンCがとれる）…… 493
[おもしろ栄養学]おいもを食べると胸やけするわけは？…… 493
さといも（独特のぬめりが肝臓を保護）…… 494
じゃがいも（ビタミンCを多量に含む大地のりんご）…… 494
[なるほどゼミナール]ポテトチップスはじゃがいもの価値がない？…… 494
やまいも（消化吸収力が抜群。常食すればスタミナがつく）…… 495

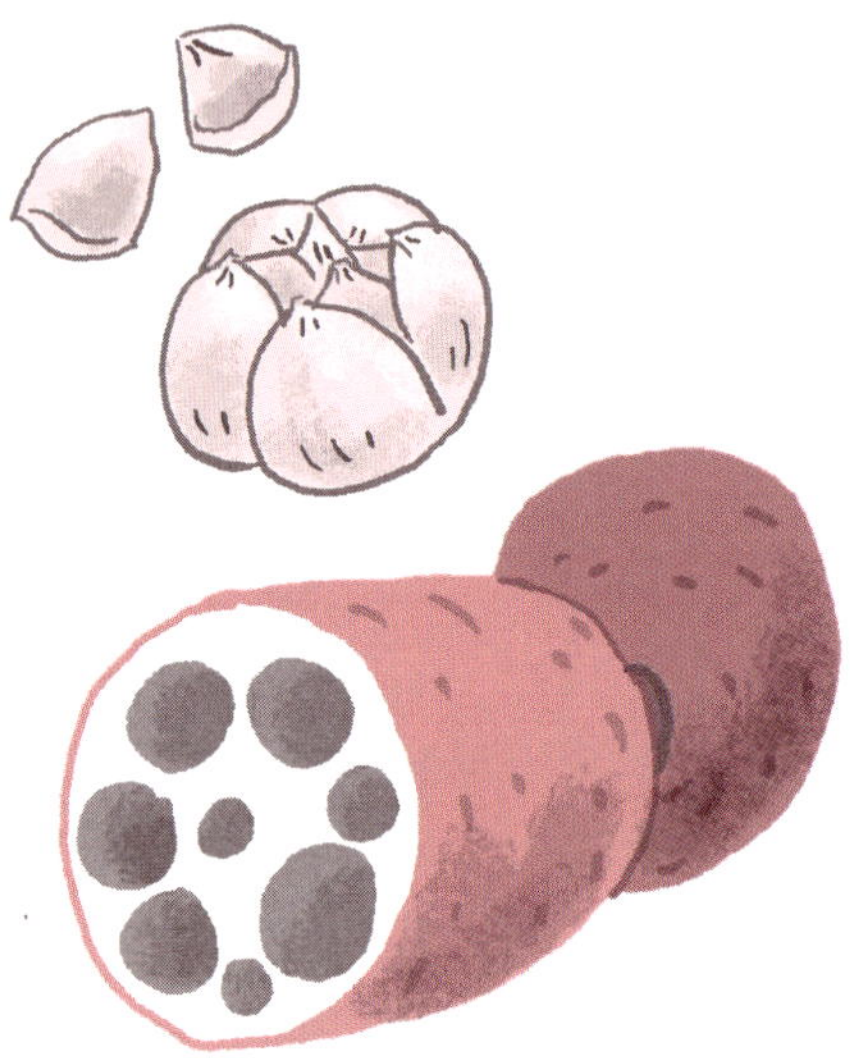

［おもしろ栄養学］飲み込んでも平気な麦トロ……495
れんこん（食物繊維とビタミンCが豊富）……495
ゆり根（イライラを鎮め、せきを軽くする）……496
とうがん（利尿効果が高く、やせたい人によい）……496
とうもろこし（むくみをとり、胃腸をじょうぶにする）……496
キャベツ（ビタミンUが胃腸の潰瘍に効く）……497
白菜（ビタミンCが豊富な冬を代表する野菜）……497
レタス（ビタミンEが血液の循環を促す）……498
セロリ（神経を鎮め、食欲を増進させる）……498
しそ（食中毒を防ぐ。実はせきどめによい）……499
セリ（発汗・保温作用がある。冷え症やかぜ、高血圧に有効）……499
［おもしろ栄養学］春の七草のトップ、セリはなんと精力剤だった！……499
春菊（食欲を増進させる独特な香り）……500
ブロッコリー（ビタミンCの貴重な供給源になる）……500
パセリ（発汗、利尿、保温に有効。つけ合わせも残さず食べよう）……501
きゅうり（利尿効果と、体を冷やす作用がある）……501
［おもしろ栄養学］きゅうりの苦みの成分に薬効がある……501
チンゲン菜（中国野菜のいちばん人気。胃腸の調子をととのえる）……502
キンシン菜（貧血の特効食としても有名。健脳食としても注目される）……502
小松菜（ほうれん草より栄養価が高い冬の代表的な野菜）……503
みつば（美容面、イライラ解消に有効な香りのよい野菜）……503
らっきょう（常食すると疲れ知らずの体に）……503
ほうれん草（鉄が断然多く、貧血に効果あり）……504
玉ねぎ（薬用野菜として重宝する。生で食べると精力がつく）……504
［おもしろ栄養学］玉ねぎを切ると涙が出るのはなぜ？　それを防ぐには？……504
ねぎ（肉や魚の臭みをとり、ビタミンも豊富）……505
ふき（せきを鎮め、毒消しにもなる）……505
アスパラガス（高血圧、貧血を防ぎ、疲労回復に効果がある）……506
［おもしろ栄養学］薬効があるのは白よりも、グリーンアスパラガス……506
なす（低たんぱく、低エネルギーの野菜）……506
かぼちゃ（冬至に食べるのは、かぜの抵抗力をつけるため）……507
たけのこ（食物繊維がたっぷり）……507
トマト（ビタミンが豊富で、疲労回復に役立つ）……508
かぶ（昔からの腹痛薬。葉には根以上の栄養が）……508
にんにく（疲れをとり、強壮作用も。ただし、食べすぎは禁物）……509
［おもしろ栄養学］気になるにんにくのにおいをおさえるには……509
うど（香りが食欲を誘い、利尿と鎮痛効果がある）……510
しょうが（かぜを治し、消化器のはたらきを促す）……510
にら（体をあたため、かぜを予防する）……511
［おもしろ栄養学］にらと餃子は絶妙のコンビ……511
ピーマン（コレステロールを下げるはたらきをもつ）……511
ししとう（ビタミンCがたっぷり）……512
もやし（外見は弱々しいが栄養的にはすぐれた食べもの）……512
［なるほどゼミナール］もやしはポリ袋に入れておくとビタミンの損失が少ない……512
きくらげ（中国料理でおなじみの不老長寿食品）……512
しいたけ（低エネルギーだが、ビタミンは豊富）……513
しめじ（食物繊維がコレステロールを下げる）……513
こんにゃく（食物繊維たっぷりのローカロリー健康食品）……514
みょうが（痛みをやわらげる作用をもつ）……514
あじ（丸ごと食べられる小あじはカルシウムの補給に最適）……515
さんま（栄養価が高く虚弱体質におすすめ）……515
さば（心臓病の予防が期待できる。EPAたっぷり）……515
こい（薬効は魚類中トップレベル。妊娠・授乳中の女性におすすめ）……516
まぐろ（良質のたんぱく質、脂質が豊富）……516
かつお（体力を増強する。かつお節には一層の効能が）……516
［おもしろ栄養学］新鮮な魚ほど薬効あり。その見分け方は？……516
ひらめ（気力を充実させ、美容効果もある）……517
さけ（胃弱、冷え症にぴったり）……517
たい（消化吸収がよく、体をあたためる）……517
いわし（生活習慣病予防に有効なEPAが豊富）……518
［おもしろ栄養学］魚は生より干したほうが栄養価が上がる？……518
ほたてがい（乾燥もののほうが栄養価が高い）……518
あわび（目によい。身だけでなく殻にも薬効がある）……519
しじみ・あさり（ビタミンB_{12}が豊富な強肝薬）……519
どじょう（理想的なカルシウム源。強精、貧血に有効）……520

うなぎ（ヌルヌル成分がスタミナの秘密）……520
［おもしろ栄養学］「土用にうなぎ」はなぜいいの？……520
えび（体をあたため、強精剤にもなる）……521
たこ（コレステロールを下げ、疲労をとる）……521
いか（女性におすすめ。貧血、閉経に伴うトラブルに効く）……521
かに（気力を増しコレステロールを下げる）……522
［おもしろ栄養学］かにの刺身は邪道？……522
カキ（鉄が豊富な海の幸。貧血、生活習慣病予防に有効）……522
わかめ・昆布（ヨードとカルシウムの宝庫。
老化を予防し、血圧を下げる）……523
ひじき（カルシウムがたっぷり。鉄も豊富で貧血によい）……523
牛肉（動物性たんぱく質と鉄が豊富）……524
豚肉（内臓をじょうぶにするビタミンB_1が豊富）……524
鶏肉（淡泊で消化がよい。血を補うはたらきも）……524
レバー（ビタミンAと鉄が豊富なスタミナ食品）……525
［おもしろ栄養学］レバーは血抜きしすぎると
栄養も抜けてしまう……525
鶏卵（ビタミンC以外の栄養素をすべて含む
"ほぼ"完全食品）……526
［なるほどゼミナール］卵の食べすぎは
コレステロールがたまる？……526
牛乳（日本人に不足しがちなカルシウムを十分に補う）……527
［おもしろ栄養学］牛乳を飲むと、おなかを
こわしやすいわけは？……527
チーズ（牛乳の栄養を凝縮。
プロセスよりはナチュラルを）……528
ヨーグルト（長寿に役立つ乳酸菌がいっぱい）……528
はちみつ（疲労回復、スタミナ増進に一役。
イライラ防止にもよい）……529
［おもしろ栄養学］なんと花粉が完全食品……529
うめ（疲労回復に威力を発揮。外用薬にもなる）……530
なし（水分の宝庫で冷やす性質がある。
熱を下げ、せきにも効果的）……530
りんご（便秘にも下痢にもよい。血圧も下げる）……531
［おもしろ栄養学］りんご酢とはちみつが体に効く！……531
いちじく（便秘や痔の特効薬。茎の汁はイボとりに）……531
桃（実は便秘に、葉は皮膚トラブルに有効）……532
栗（足腰を強くする。ビタミンCも豊富）……532
みかん（1日3個で必要量のビタミンCがとれる）……532
夏みかん（さわやかな酸みが疲労回復を促す）……533
レモン（かぜの予防や美肌に。皮から実までムダなく使える）……533
グレープフルーツ（低エネルギーで高ビタミン）……533
プルーン（貧血や便秘に効き、美肌効果も高い）……534
バナナ（子供や病後の人の回復食に最適）……534
［おもしろ栄養学］「朝のくだものは金」そのわけは？……534
びわ（かぜやせきどめに。葉は入浴剤に利用）……535
いちご（ビタミンCが多く、かぜの予防にも最適）……535

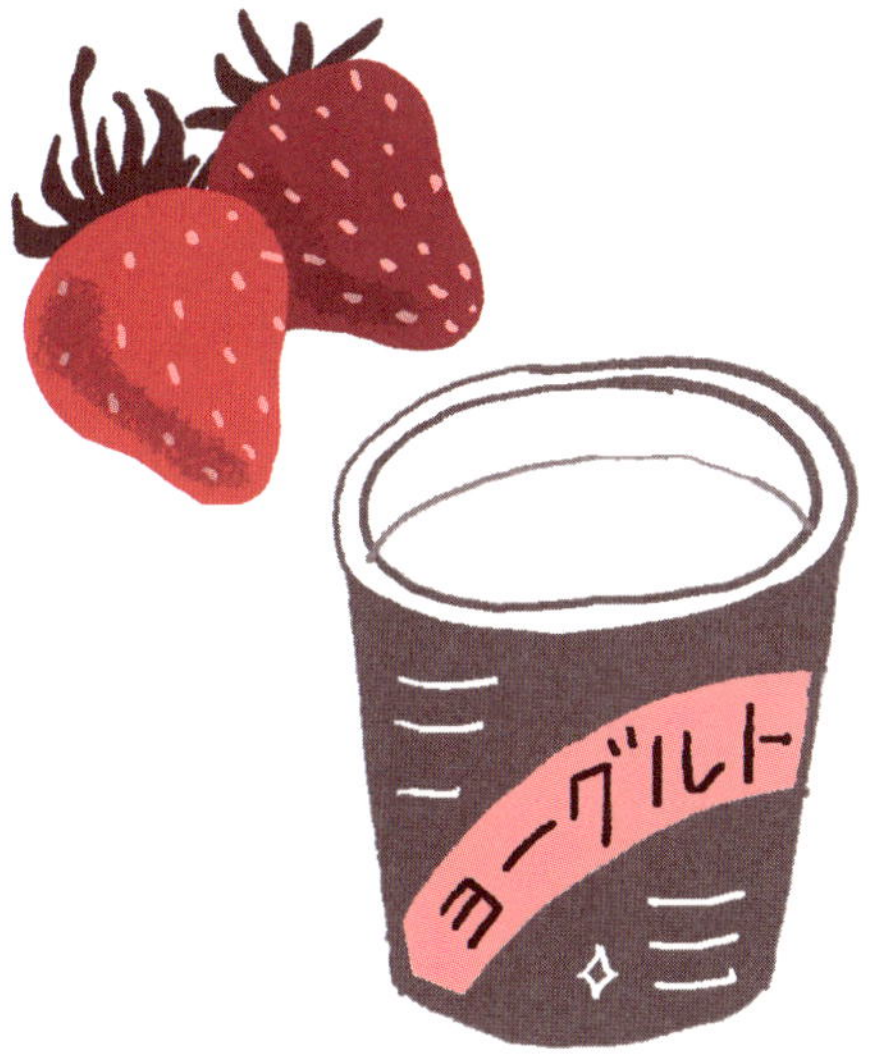

ヨーグルト

キウイフルーツ（胃のもたれや便秘に効果的）……535
柿（実も葉も昔から貴重な栄養食。二日酔いにも効果が）……536
［おもしろ栄養学］りんご1個で渋柿が甘くなる……536
パイナップル（肉の消化を助ける。
疲労回復、夏バテによい）……536
さくらんぼ（体質改善、疲労回復に効果が期待できる）……537
すいか（利尿効果が抜群。暑さをしのぐにはいちばん）……537
ぶどう（食べれば、すぐエネルギーになる）……537
パパイヤ（たんぱく質の消化吸収を助ける。
果汁は美肌に有効）……538
アボカド（コレステロールの心配は無用の栄養食）……538
アンズ（せきをやわらげ、体をあたためる。
種子にも同様の薬効がある）……538
くるみ（「貴族の美容食」として愛された体力増強食品）……539
松の実（胃腸のはたらきを助け、強壮作用をもつ）……539
ぎんなん（精力食品として有名。一度に多食は禁物）……539
ピーナッツ（ビタミンB・Eが豊富な老化防止食）……540
砂糖（疲労回復にすばやい効果がある）……540
［なるほどゼミナール］砂糖は皮下脂肪をつくりやすい……540
酢（強い抗菌作用があり、食中毒予防に最適）……541
［おもしろ栄養学］酢が骨をやわらかくするってホント？……541
塩（ニガリを含む天然の粗塩がよい）……542
みそ（良質のたんぱく質の供給源。酒やたばこの害を除く）……542
しょうゆ（日本ならではの調味料。防腐剤の効果がある）……543
植物油（コレステロールや血圧を下げる）……543
［おもしろ栄養学］サラダ油にご注意……543
緑茶（ビタミンCが豊富で下痢にも効く）……544
中国茶（肥満防止、二日酔い防止が期待できる）……544
［おもしろ栄養学］お茶の本場では、がんの死亡率が少ない……544

PART 8

救急に役立つ薬草と食品

歯痛 546
なすのヘタの黒焼き／ユキノシタのしぼり汁／にんにくのすりおろし／重曹／うめぼしの果肉／だいこんおろし／だいこんおろしのしぼり汁／マツバの煎じ汁／アロエの葉

やけど 548
はちみつ／きゅうり、なすの輪切り／じゃがいものすりおろし／アロエの葉肉／塩水／ユキノシタ／だいこんおろし

切り傷 550
オトギリソウの煎じ汁／ヨモギのしぼり汁／にんにくのおろし汁／アロエ／しその葉の粉末

ひび・あかぎれ・しもやけ 551
カラスウリの酒漬け／赤とうがらし湯／にんじんのすりおろし汁／赤とうがらし

かぶれ 552
そば粉とミョウバン／焼酎／桃の葉風呂／ごま油／桃の葉の煎じ汁／栗の煎じ汁

虫さされ 553
酢に漬けた干し柿／かぶのおろし汁／きゅうりの汁／かぼちゃの花のしぼり汁／アサガオの葉のしぼり汁／ふきのしぼり汁

うちみ・ねんざ・つき指 554
クチナシの湿布／だいこんとしょうがの温湿布／塩と酢の温湿布／アロエのすりおろしの冷湿布

スポーツひじ（テニスひじ） 555
さといも湿布／じゃがいもと小麦粉の温湿布／オトギリソウの煎じ汁湿布／ヨモギの薬湯

ギックリ腰 556
しょうが湿布／赤とうがらしの煎じ汁の温湿布／いり大豆の温石／キハダ湿布

乗り物酔い 557
うめぼし／だいこんとしょうがのおろし汁／ササゲの黒焼き／生のスルメ／薄切りしょうが

鼻血 558
だいこんおろしの汁／れんこんのしぼり汁／にんにくの湿布／ヨモギの煎じ汁

●食あたり／魚の骨がささった／靴ずれ／駆虫……559
●常備しておきたい家庭薬……560
さくいん……575

本書の構成・マークの見方

●PART2～PART 6の本文は、基本的に食べもの、薬草の順に配列してあります。

のマークは、特におすすめの食べもの、薬草です。

のマークは、禁止、あるいは控えたい食べものです。

●おすすめの家庭薬については、作り方をイラストで図解してあります。下段の

◆作ってみました
◆食べて（飲んで／試して）みました
は、実際に編集部で制作したうえでのアドバイスです。

のマークは、PART8 で、特におすすめの救急法です。

クスリになる山野草112

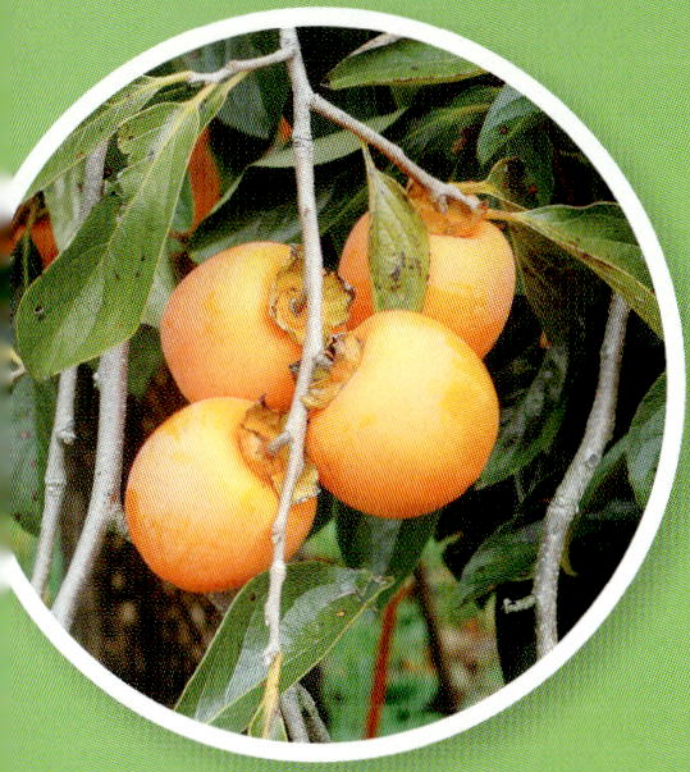

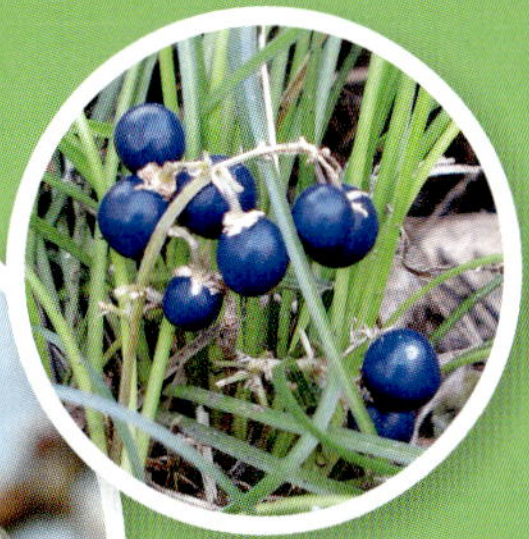

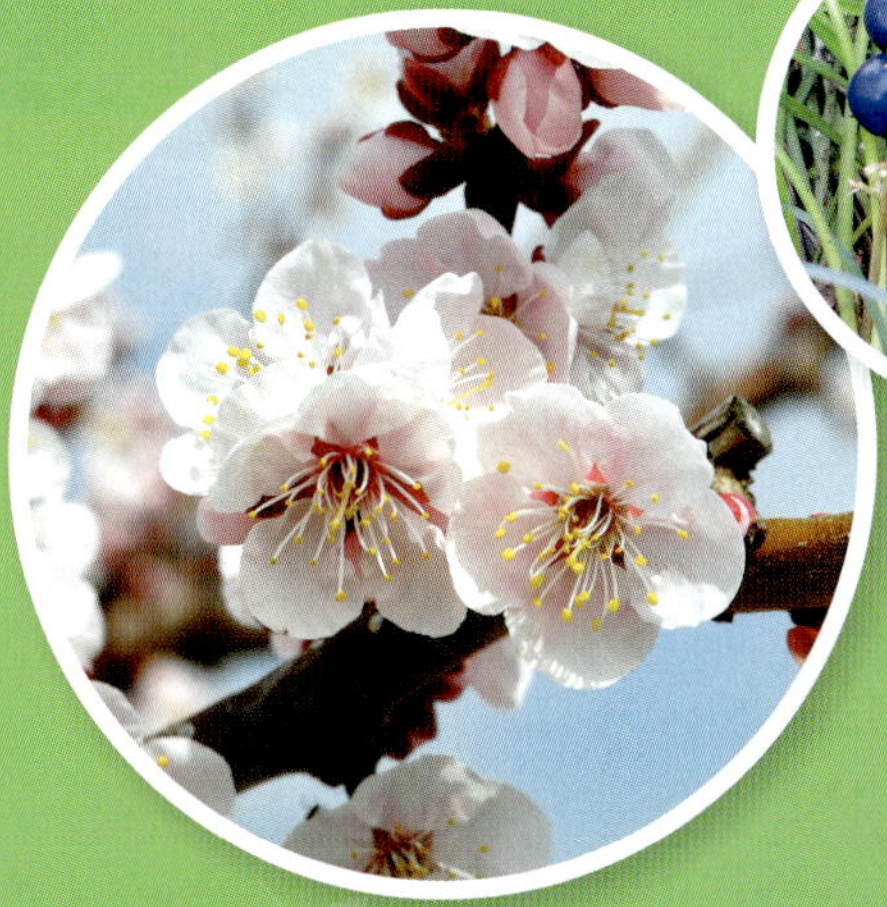

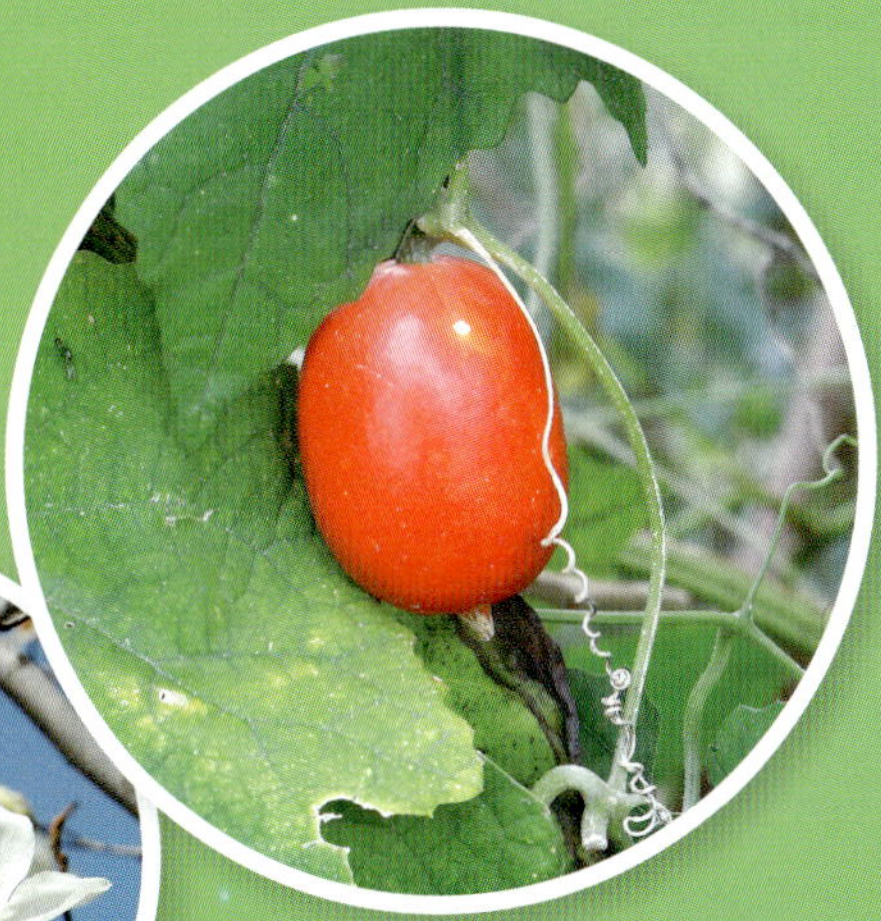

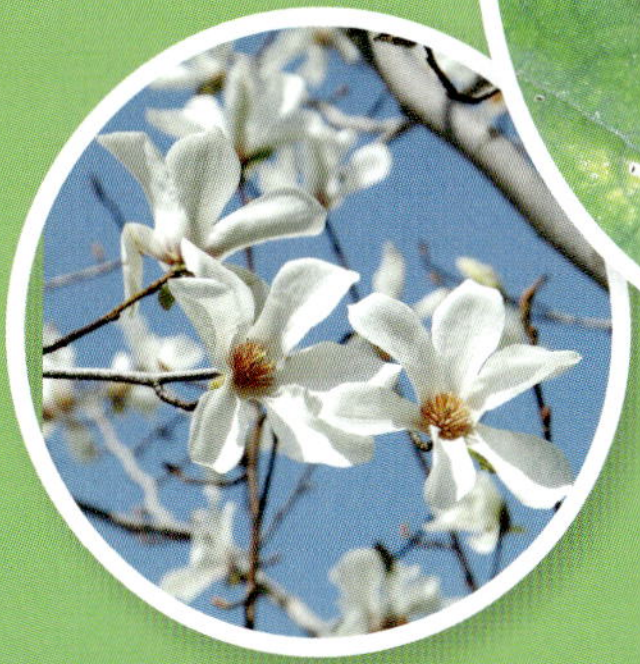

「草を食べて楽になる」から「薬」、といわれることもあります。先人たちが、永年の経験に基づいて得た一木一草の薬効の知識は、いま、伝統的な和漢薬はもちろん、西洋薬にも活用されはじめています。ここでは、身近にあって利用しやすく、薬効も高い山野草112種を選りすぐって紹介します。

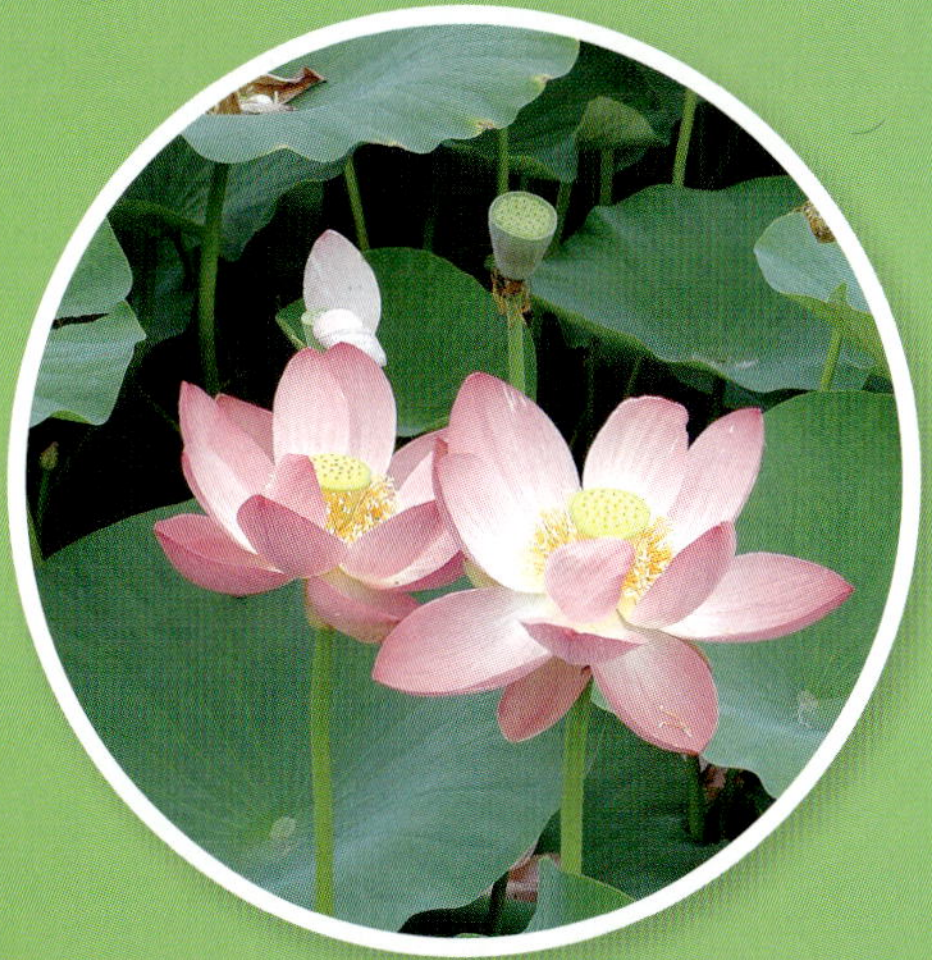

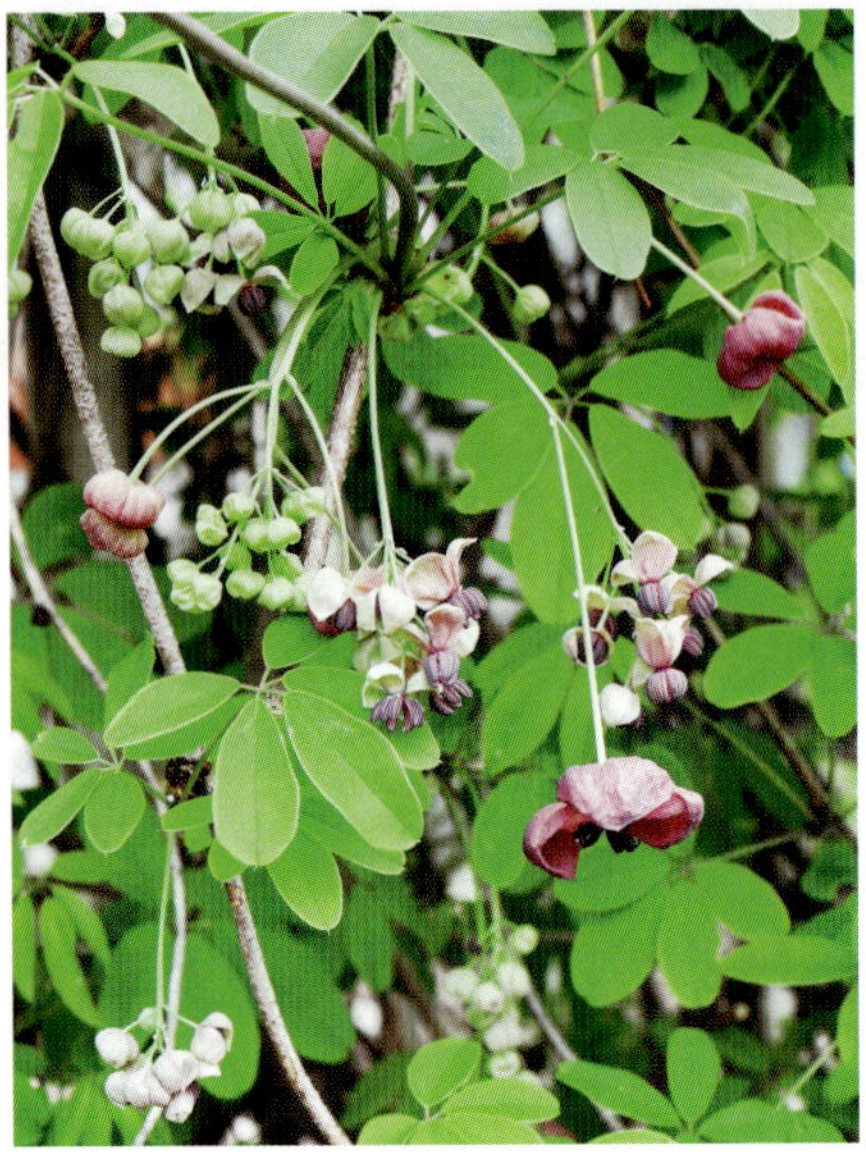

アケビ

【むくみ・おでき】

全国の山野に自生する、５枚の小葉からなる、つる性の落葉低木。雄花が小さくて淡い紫色であるのに対し、雌花は２倍くらいの大きさで濃い紫色をしている。バナナの形をした雌しべがつくことで知られている。

薬用部分（生薬名） つる性の茎（木通・モクツウ）

採取時期 11月ごろ

利 用 法 むくみには、乾燥した茎を煎じて、1日3回飲む。おできには、煎じ汁を直接患部に洗うように塗る。

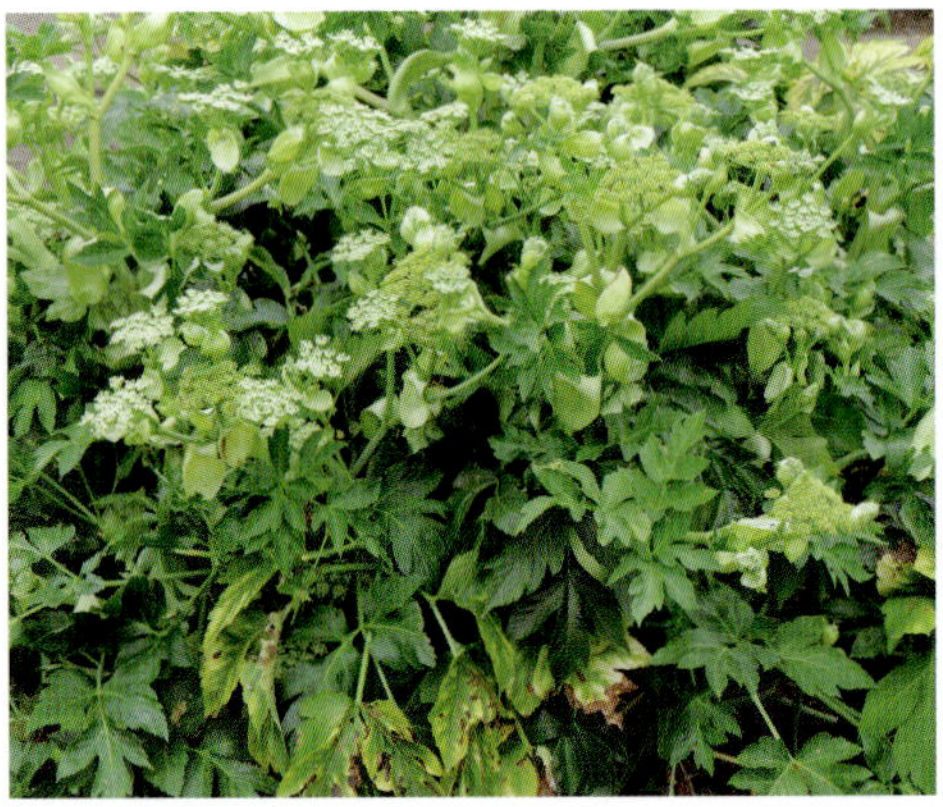

アシタバ

【高血圧の予防】

成長が早く、葉を摘みとっても次の朝には新しい葉が出ていることから、明日葉《あしたば》の名がついた。秋には直立した茎の上部に淡い白色の小さな花をつける。ちぎった葉や茎からは黄色の汁が出て、独特の香りを放つのも特徴。

薬用部分 若い芽と若葉

採取時期 4~7月

利 用 法 乾燥させた葉に熱湯を注ぐか、煎じて飲む。あるいは、ジューサーなどで青汁を作り、1日100mL飲む。

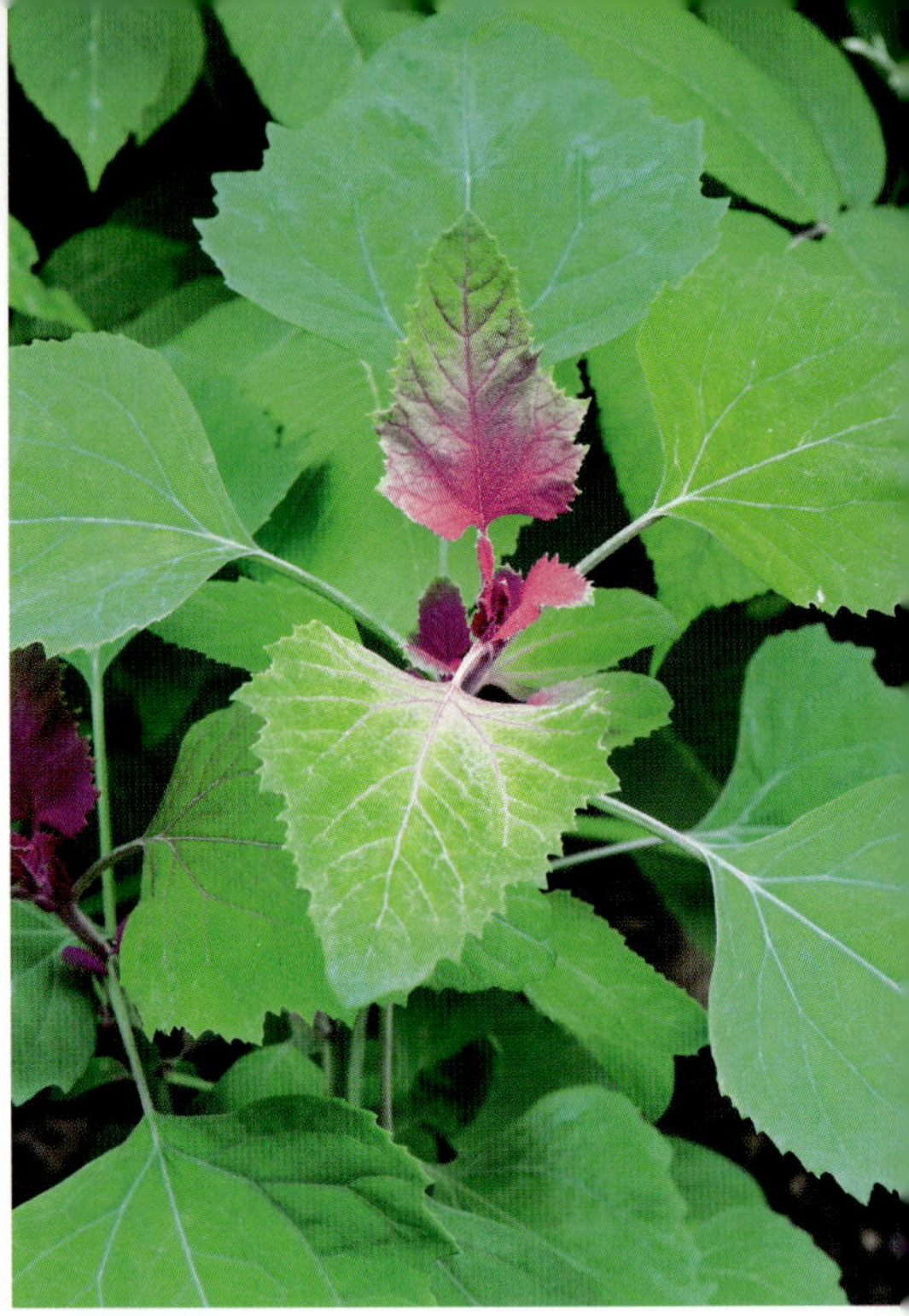

アカザ

【歯痛・虫さされ】

日あたりがよければ、やせた土地でも育つ。葉の形は三角形で、縁にギザギザの鋸歯《きょし》がある。若葉は薄い紫色をしており、白い粉をふいたようにみえる。

薬用部分 若葉

採取時期 5~8月

利 用 法 昔はむし歯の痛み止めに、乾燥葉の粉末と、昆布の黒焼きを同量混ぜたものが使われていた。虫さされには乾燥葉を濃く煎じて用いる。

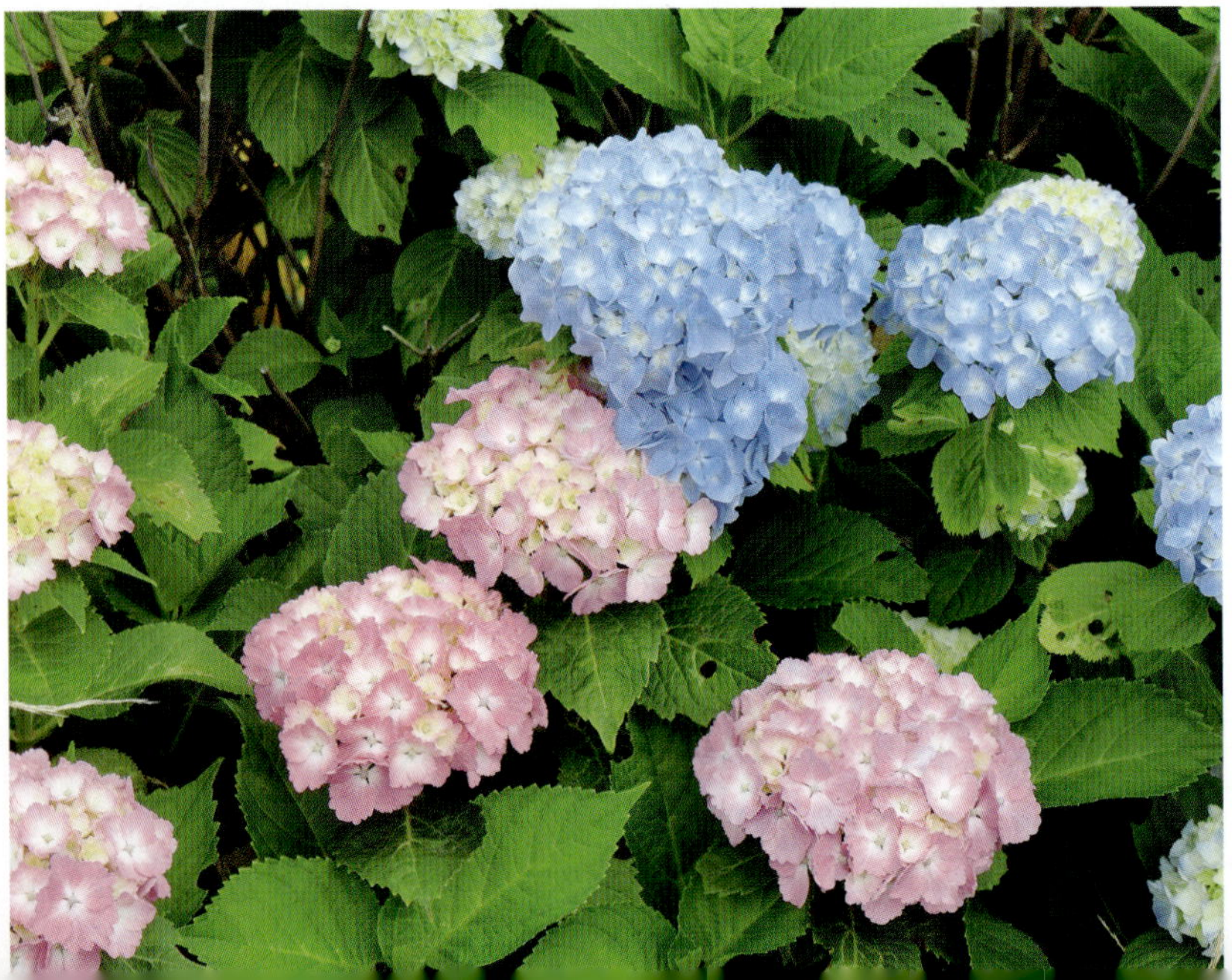

アジサイ

【解熱】

そもそも中国では、アジサイ属の常山《じょうざん》（中国南部や東南アジアに自生）という植物の葉や根を、解熱目的で用いている。日本では同じアジサイ属の花を代用したと考えられる。ちなみに、ヤマアジサイの一種であるアマチャは甘味料に用いられる。

薬用部分 葉、根

採取時期 6~7月

利 用 法 乾燥させた葉を煎じて飲む。

※古くから民間薬として利用されてきましたが，近年，生葉を食べたことによる中毒例の報告もあります。使用の際は専門家にご相談ください。

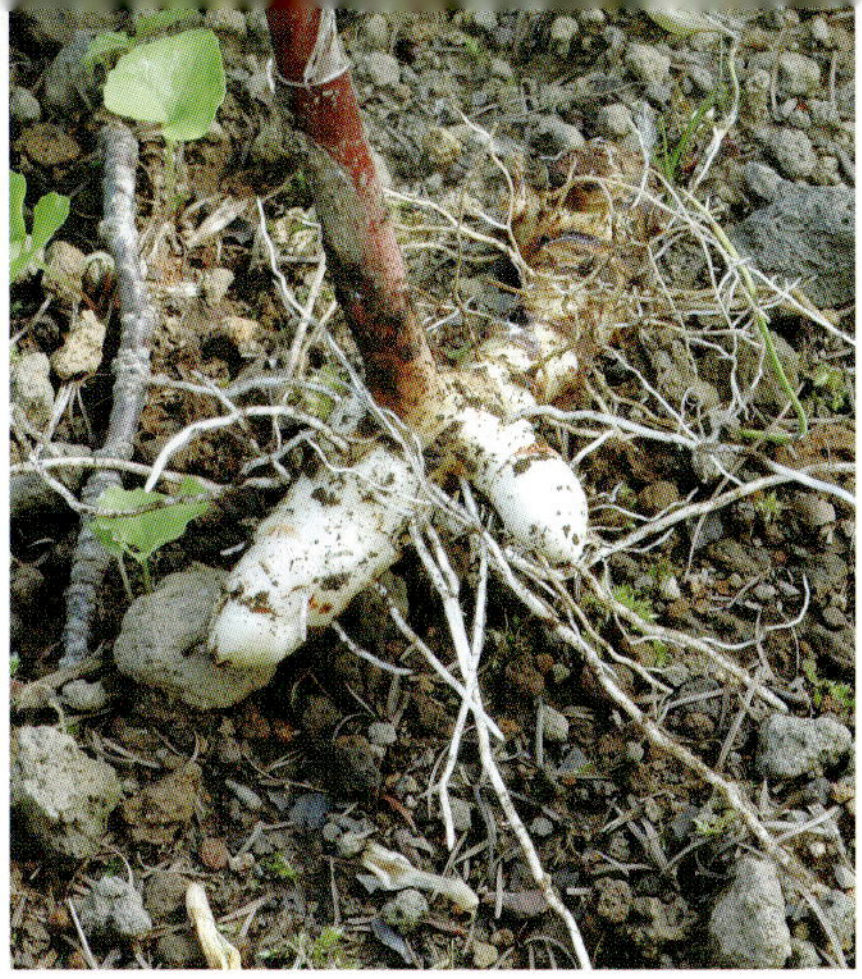

アマドコロ

【うちみ・ねんざ】

山林ややぶ、草原に自生する。根茎には節があり、地中で横に伸び、ほのかな甘みをもつ。

薬用部分（生薬名） 根茎（萎蕤・イズイ）

採取時期 10~11月

利用法 うちみ・ねんざには、根茎をすりおろしたものに、酢と小麦粉を加えて練り、患部に塗る。乾燥させた根茎を粉末にして、同様に使用してもよい。煎じて飲むと滋養・強壮にもよい。

アマチャヅル

【せき・たん】

からみつきながら長く伸びるつるが特徴。秋に、黄緑色の小さな花を咲かせる。雄株と雌株に分かれる。雌株は花が咲いたあと、まるい果実をつける。自生する地域にもよるが、朝鮮人参と同じ薬効成分をもつものもある。

薬用部分 茎葉

採取時期 8~9月

利用法 花が咲いているときの茎葉を根ぎわから刈りとり、干したものを水で煮つめて、こしたものを飲む。

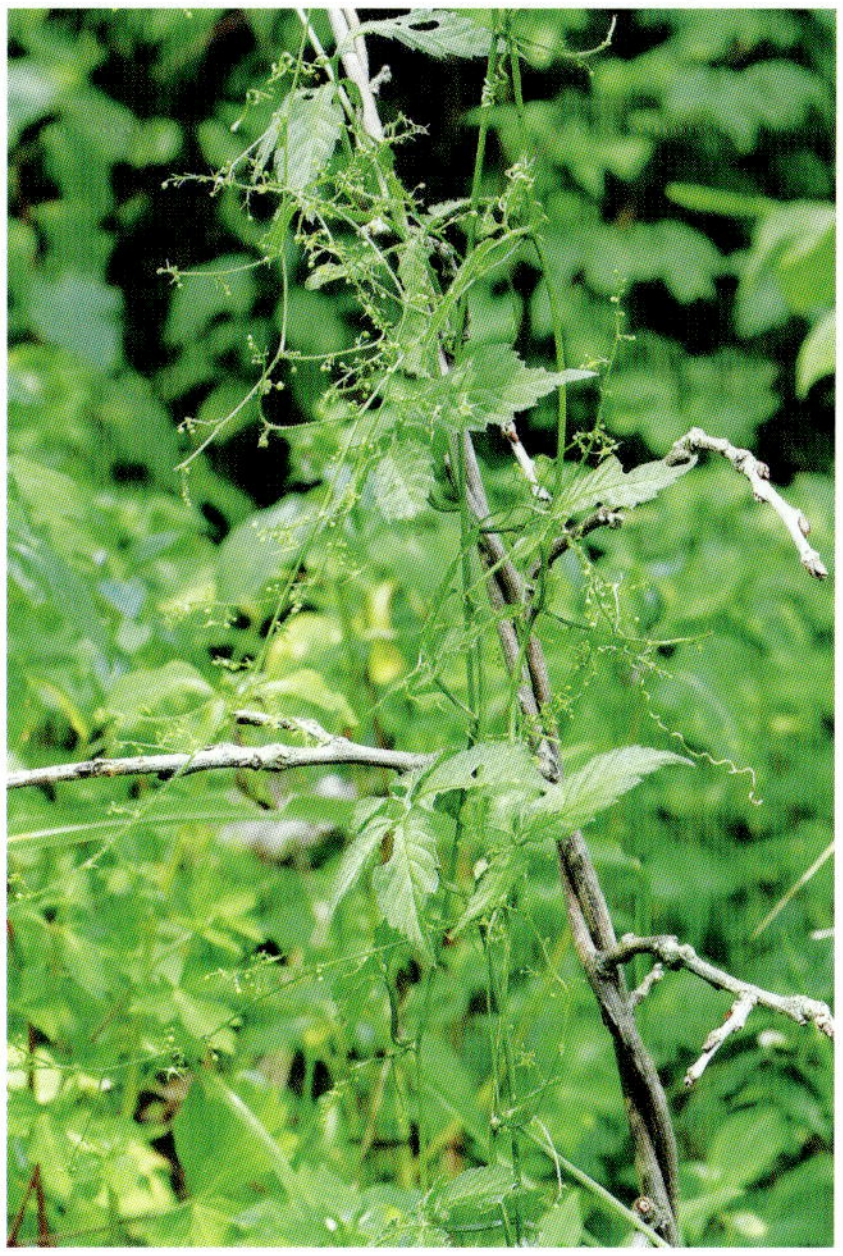

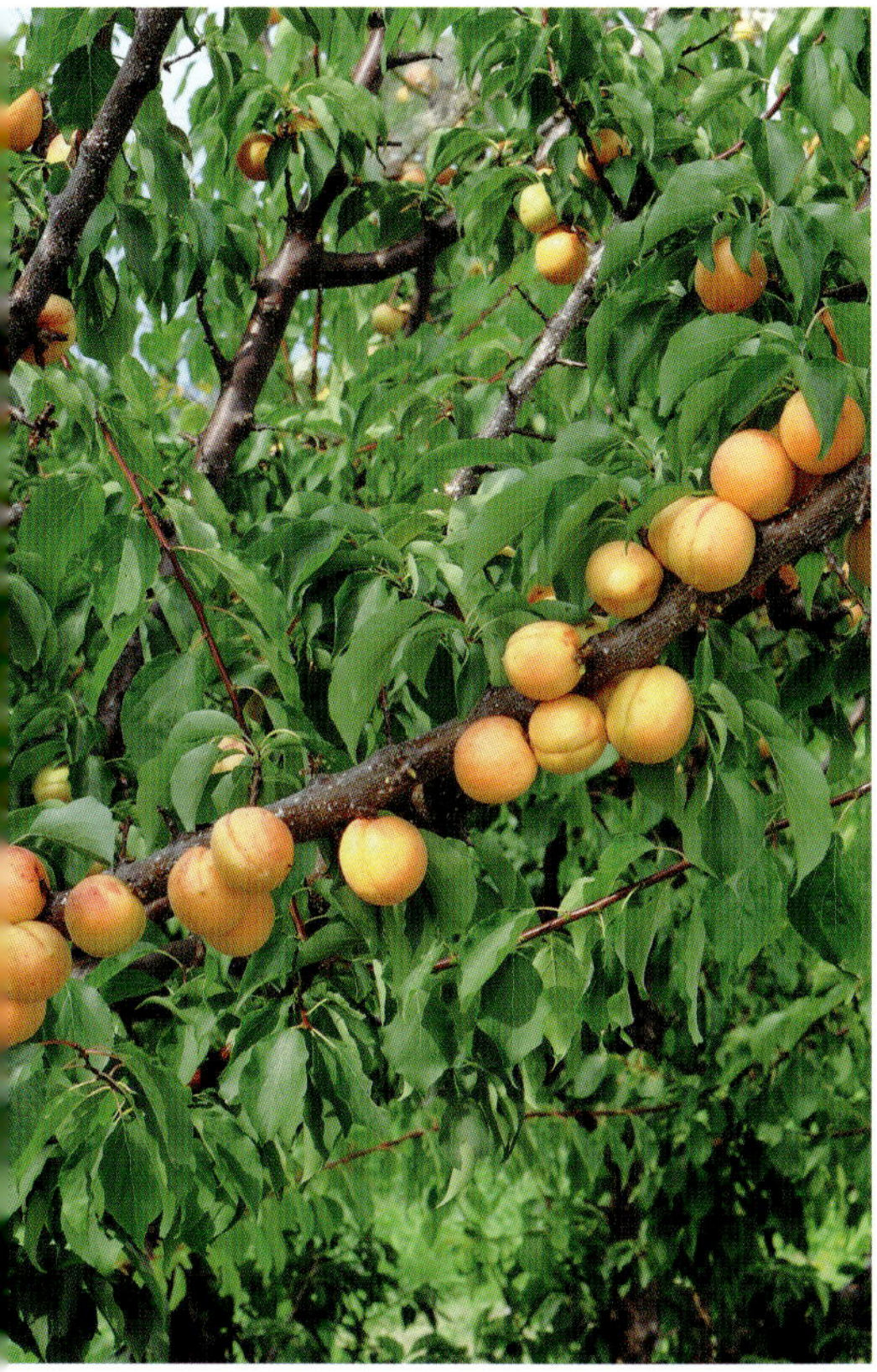

アンズ

【せき】

3～4月ごろに淡紅色の花を咲かせ、6～7月にかけて橙黄色《とうこうしょく》の果実をつける。

薬用部分（生薬名） 種子の核（杏仁・キョウニン）

採取時期 6~7月

利用法 漢方では、中の種子を干したものを、せき止めなどの処方に使う。ただし、作用が強いので、必ず専門家が処方したものを用いること。

アロエ（キダチアロエ）

【健胃・虫さされ・切り傷・軽いやけど】

一般に家庭で植えられているのはキダチアロエで、ギザギザしたぶ厚い葉が特徴。専門家が生薬として扱っているのは、アロエフェロックスなどの葉の汁を乾燥させたもの。

薬用部分 葉

採取時期 通年

利用法 健胃には、生葉をすりおろしたものを食間に飲む。虫さされ、切り傷や軽いやけどには、ゼリー状の部分をはる。

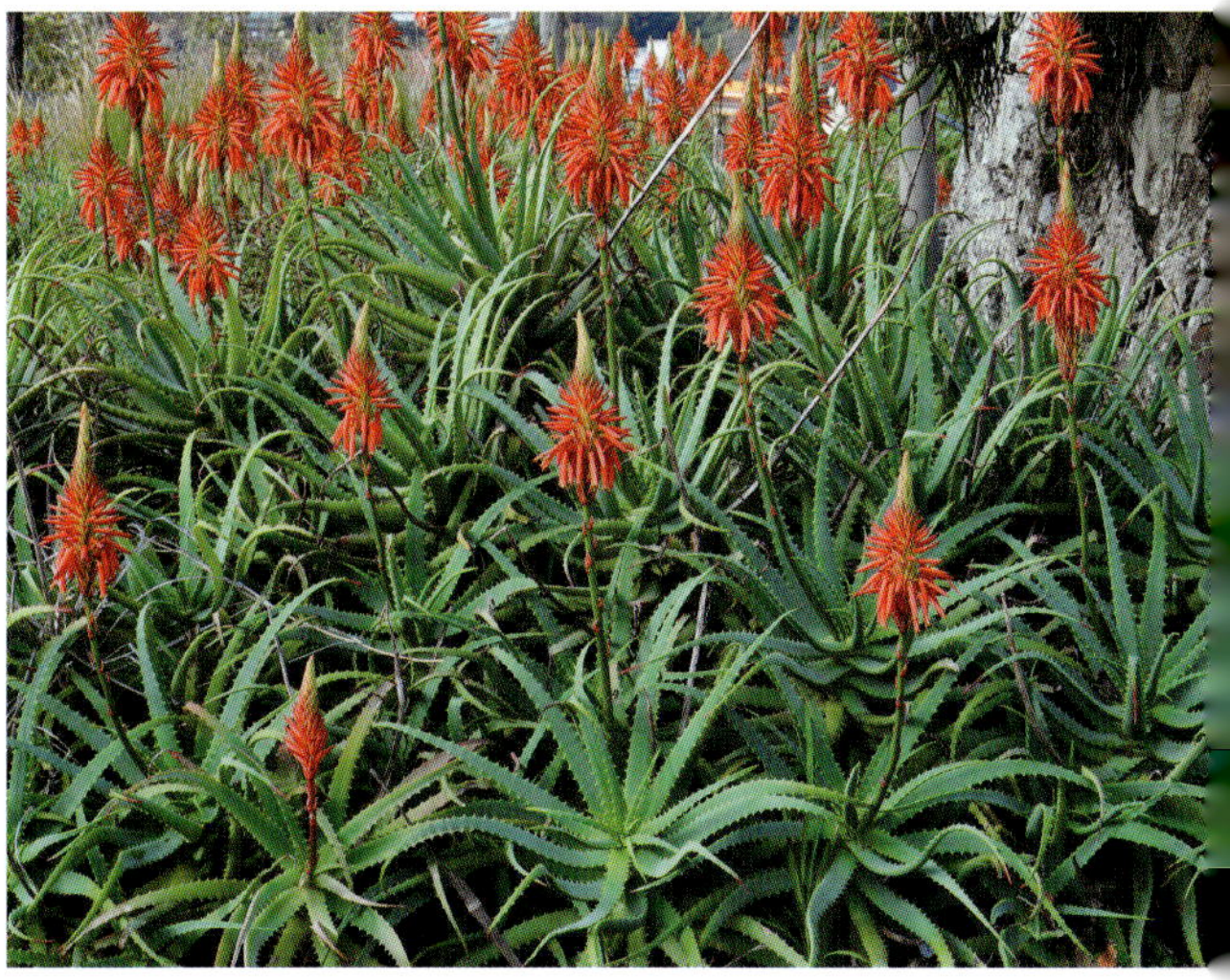

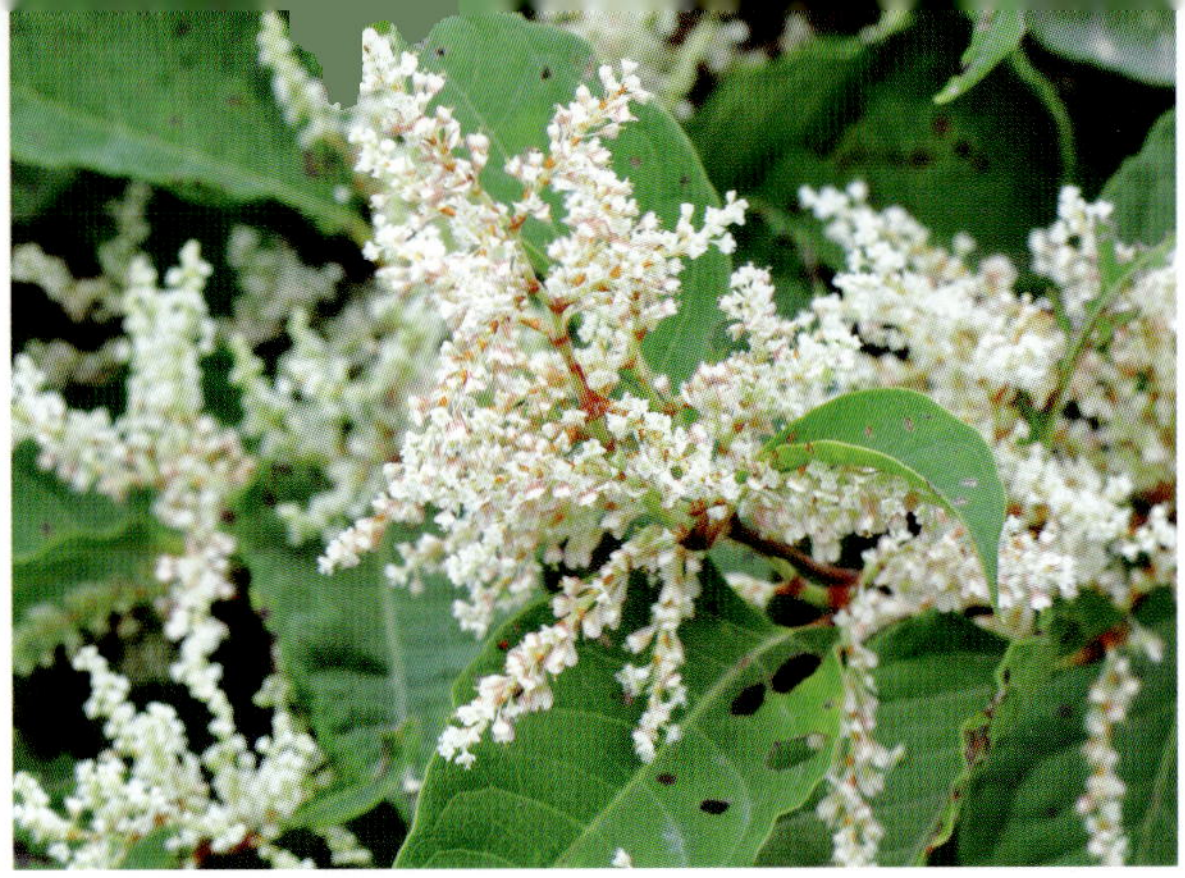

イタドリ

【便秘・月経不順・じんましん】

別名、スカンポ。山野をはじめ、荒地、道ばたなど、いたるところに自生する多年草。150cmほどの高さの茎は直立してまっすぐに伸び、ところどころにふくらんだ節があるのが特徴。雌雄異株《しゆういしゅ》で、卵形をした葉の先に、7〜10月にかけて白や紅色の花を咲かせる。

薬用部分（生薬名） 茎（虎杖・コジョウ）、根（虎杖根・コジョウコン）

採取時期 10〜11月

利 用 法 便秘・月経不順には、日干しにした根茎5〜15gを約600mLの水で煎じ、3回に分けて食間に飲む。じんましんには、煎じる際に朝鮮人参と細辛《さいしん》（ウスバサイシンの根）、塩を加えると効果的。

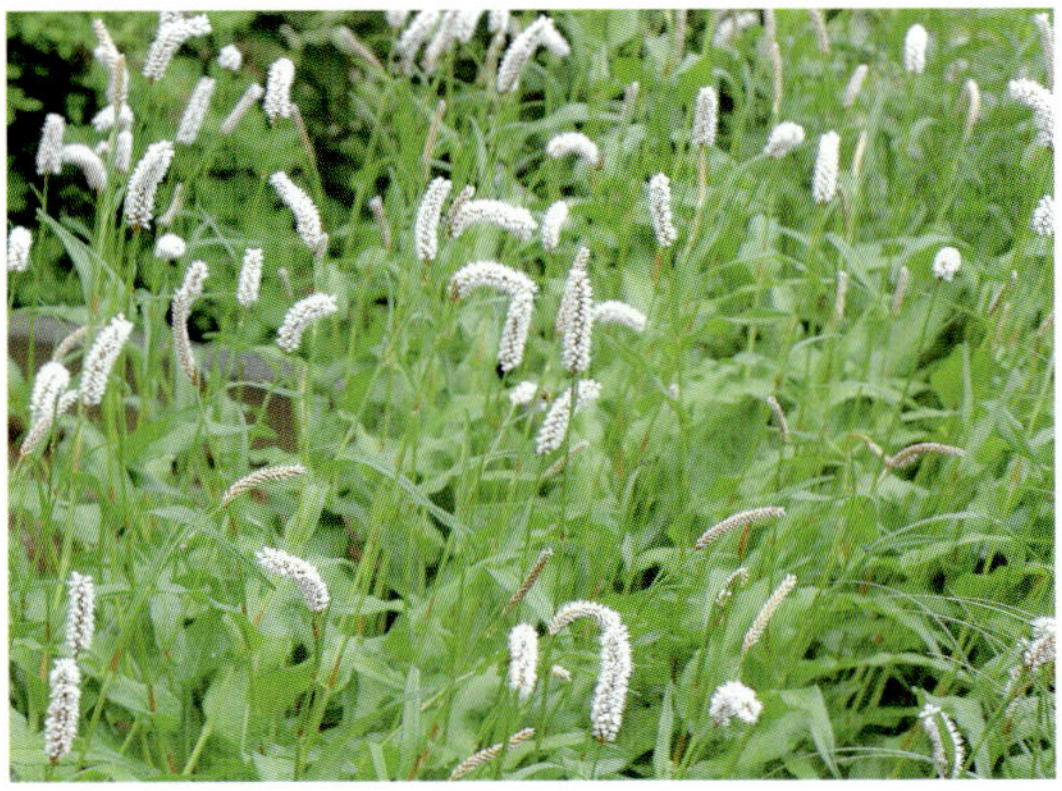

イブキトラノオ

【下痢・口内炎】

山中の湿った地域に自生する多年草で、特に滋賀県の伊吹山を中心に分布する。高さ70cmほどの茎には節が多く、花穂や葉の形が虎の尾に似ているといわれる。

薬用部分（生薬名） 根茎（拳参・ケンジン）

採取時期 10月

利 用 法 下痢にはヒゲ根をとり除いた根茎を日干しにして使用。1日量10gを約600mLの水で煎じ、3回に分けて食間に飲む。口内炎には、この煎じ汁で口の中をすすぐ。

イカリソウ

【強壮・強精】

本州・四国に分布。山すその雑木林の木陰に自生する多年草。4〜5月ごろ、船の錨《いかり》の形に似た、紅紫色の花をつける。茎の先が3本の枝に分かれ、それぞれの枝に3枚の葉がつくことから、三枝九葉草《さんしくようそう》ともよばれる。

薬用部分（生薬名） 茎葉（淫羊藿・インヨウカク）

採取時期 4〜5月

利 用 法 日干しにした茎葉を酒に漬け込み、薬酒にして飲む。

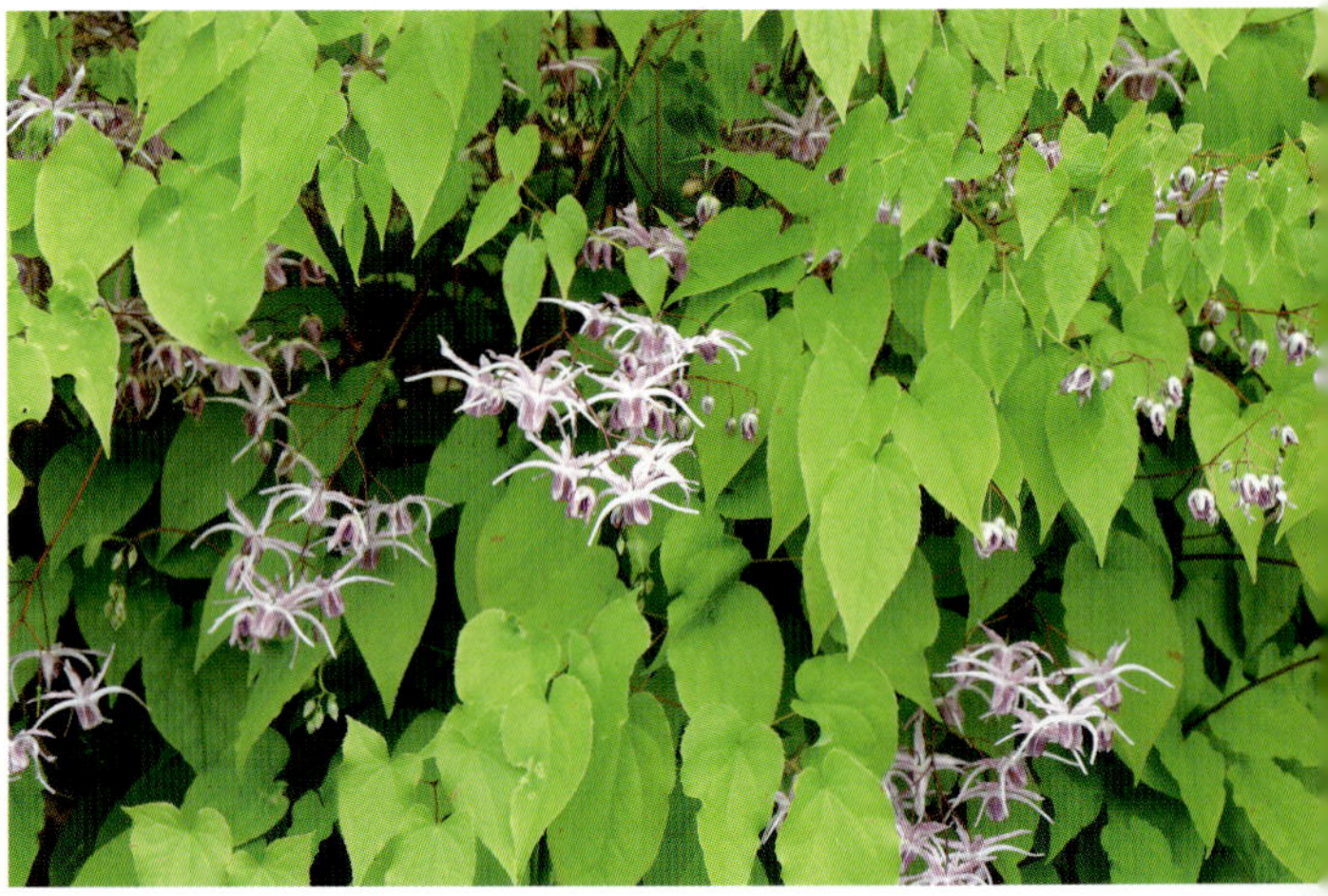

イチジク

【痔】

中東・地中海沿岸に自生しており、5000年ほど前から果実として親しまれてきた。現在は品種改良されて、風味豊かな種類が出回っている。花が外から見えないために、無花果と書く。

薬用部分（生薬名） 葉（無花果葉・ムカカヨウ）

採取時期 7〜10月

利 用 法 日干しにした葉を入浴剤にするか、濃く煎じた汁で患部を洗う。

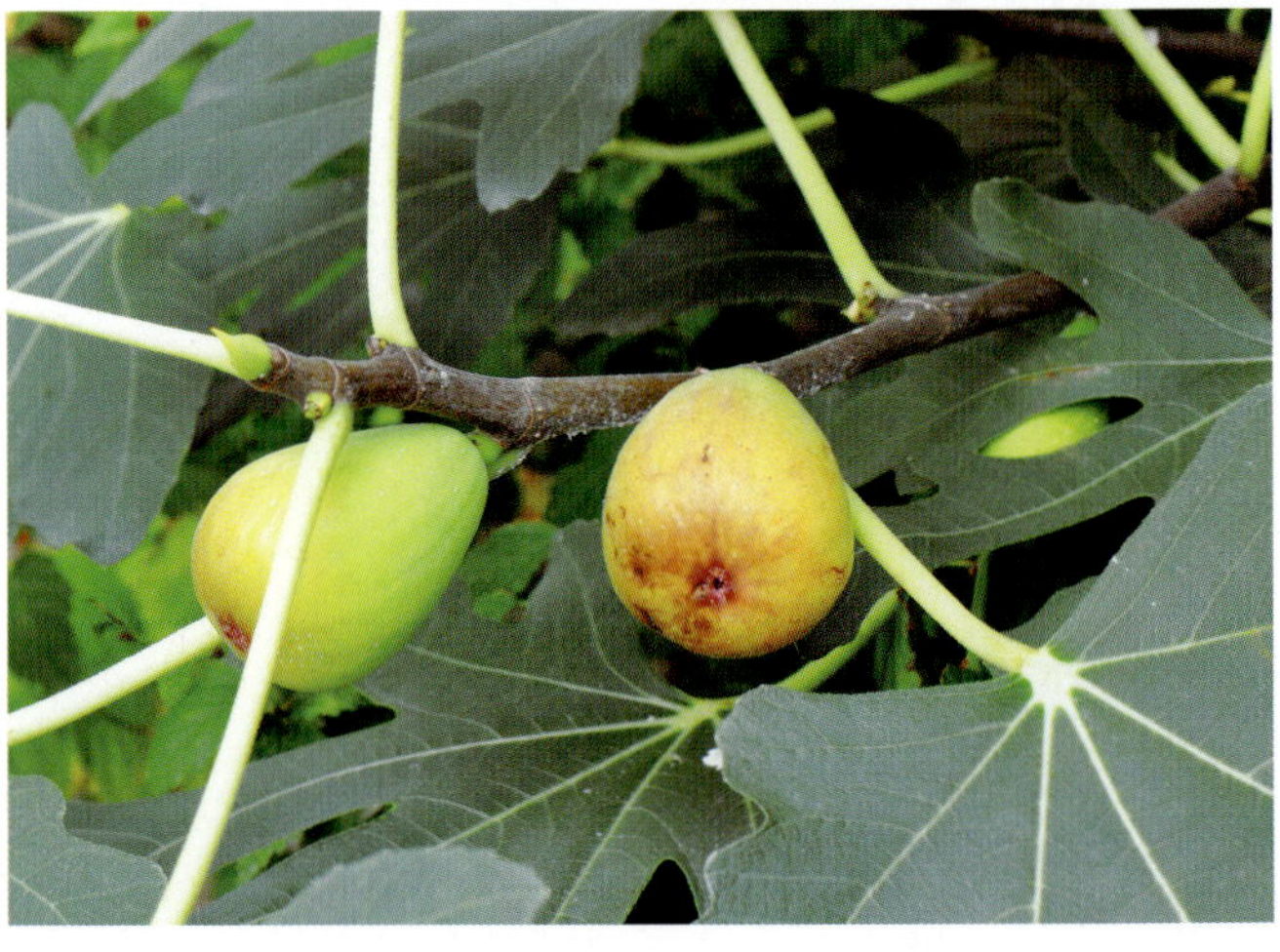

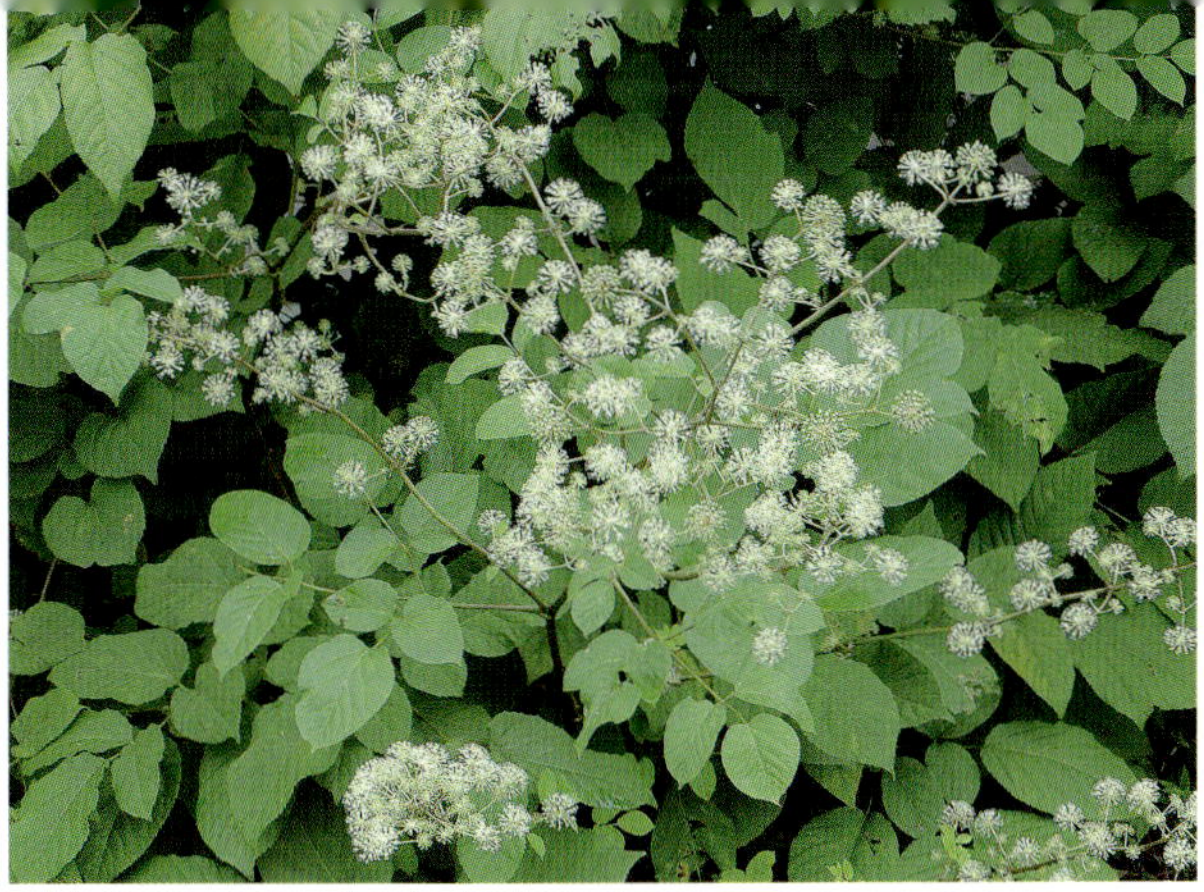

ウド

【発汗・鎮痛】

ウドはウコギ科の多年草で、全国の山中に自生する。市場に出回っている野菜は、室《むろ》や温室で栽培されたものが主流。

薬用部分（生薬名） 根茎（和独活・ワドッカツ）

採取時期 9～11月

利用法 根茎を水洗いして3～4日ほど日干しに。さらに陰干しにして乾燥させる。漢方では、発汗・鎮痛の目的で、清湿湯《せいしつとう》や敗毒湯《はいどくとう》などの処方に用いられる。

ウイキョウ

【健胃・たん・体内のガス抜き】

夏でも涼しい地域で栽培される。夏には黄色の花をつけ、秋には甘い香りのする小さな長円柱状の果実をつける。

生薬
〔果実〕
茴香《ういきょう》

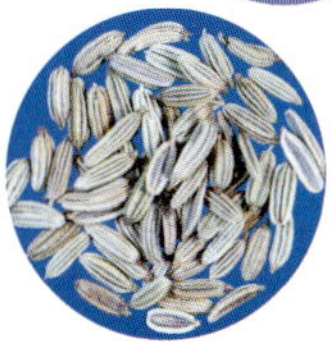

薬用部分（生薬名） 果実（茴香・ウイキョウ）

採取時期 9月

利用法 緑の部分が残っている果実を果穂ごと採り、2～3日かけて日干しにしたあと粉末にする。0.5～1gを1日3回、食前か食後に飲む。

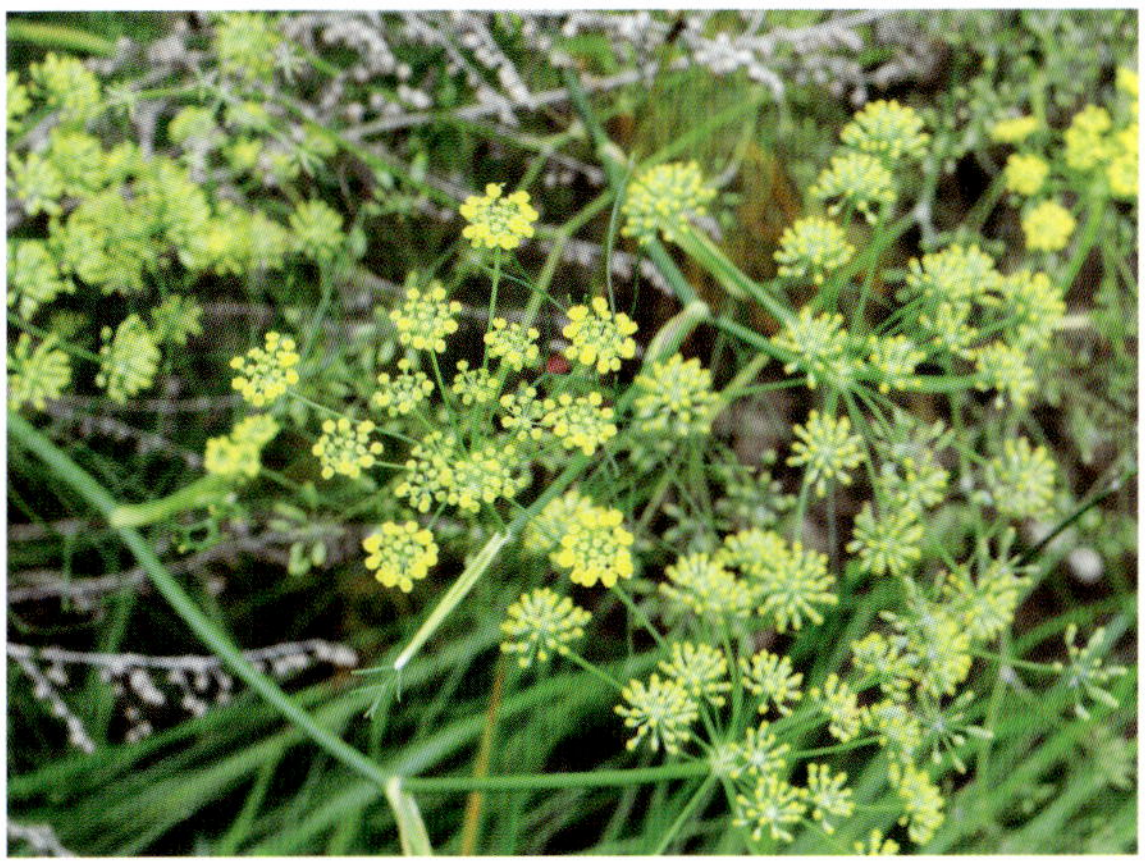

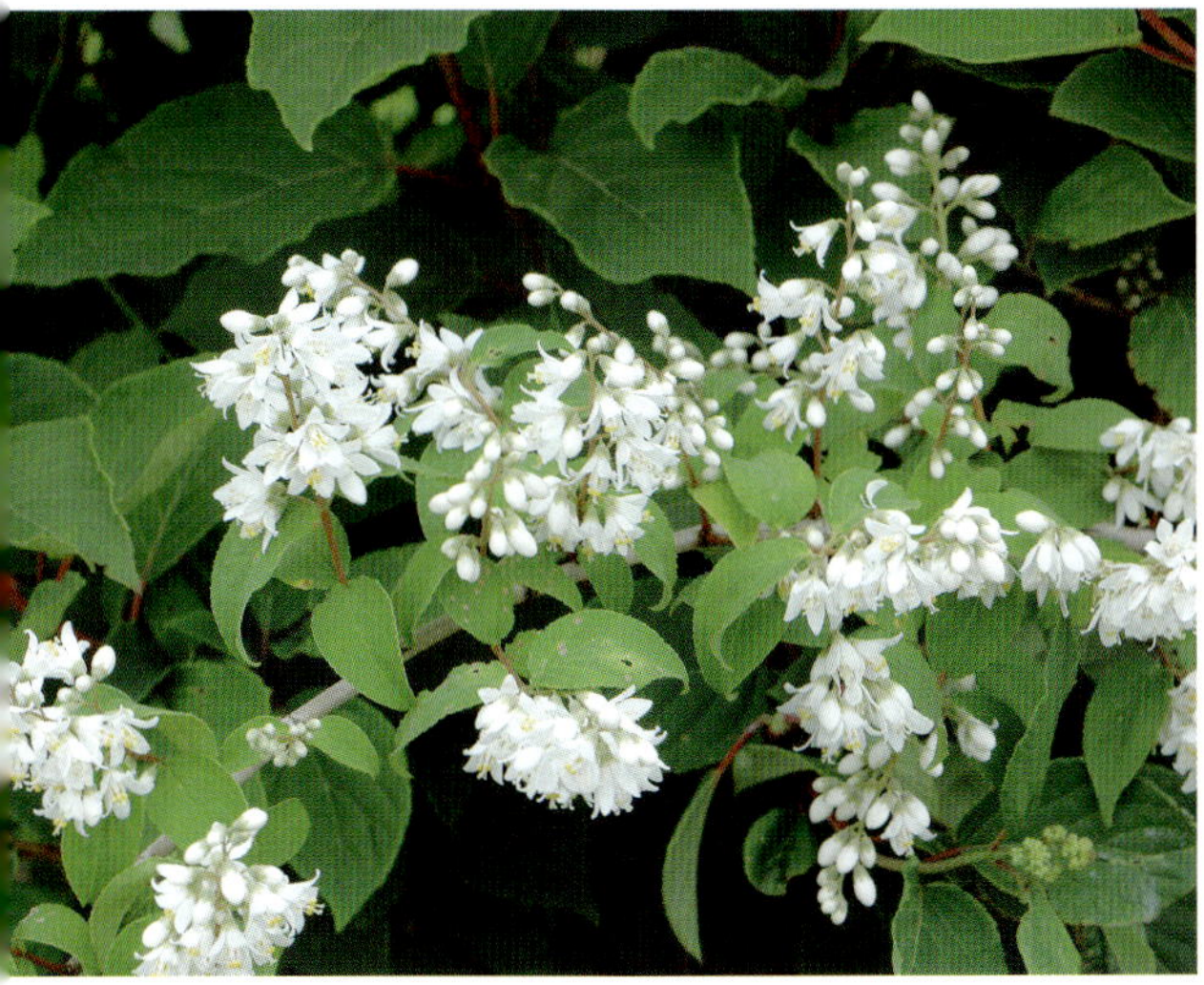

ウツギ

【利尿】

全国各地の山野や草原に自生する落葉低木。幹の外側はかたく、内部は空洞になっているのが特徴。その、うつろな幹の内部をさして「うつろ木」、すなわちウツギとよばれるようになった。卯月《うづき》のころに雪のように白い花を咲かせるから、「卯の花」との別名もある。新緑とのコントラストが美しく、見るものの目を楽しませてくれる。

薬用部分 木部、葉

採取時期 初夏

利用法 幹の外側のかたい部分を煎じて、数回に分けて飲む。

ウツボグサ

【消炎・むくみ】

野原など、各地でみられる多年草。唇形状の花を咲かせる。シソ科の植物だが、葉は香りをもたない。

薬用部分（生薬名） 花穂（夏枯草・カゴソウ）

採取時期 7月

利用法 口内炎や扁桃炎《へんとうえん》などの消炎には、花穂を日干しにしたもの5～10gを煎じた汁でうがいする。膀胱炎《ぼうこうえん》、腎炎《じんえん》のむくみには10gを煎じて、3回に分けて食間に飲む。

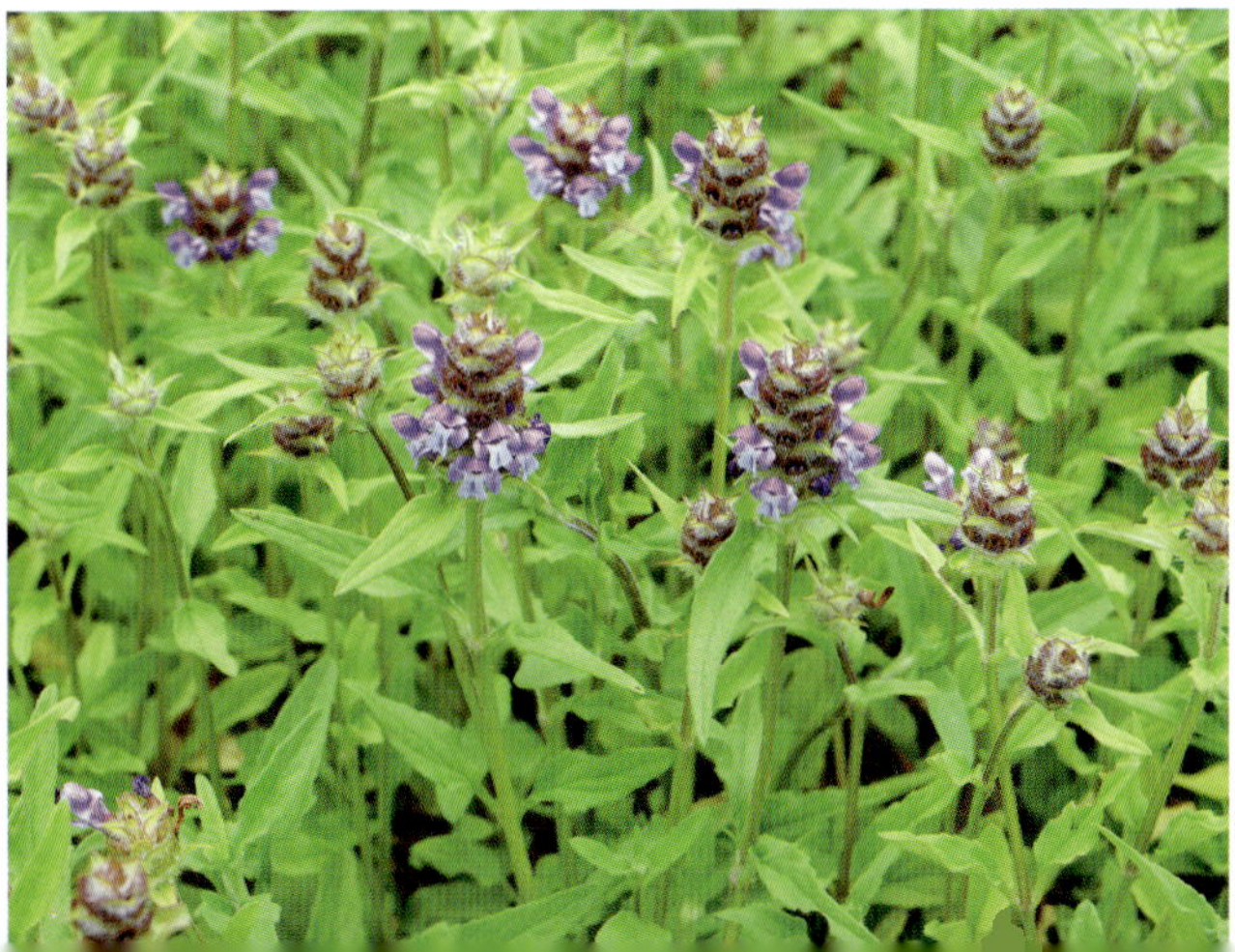

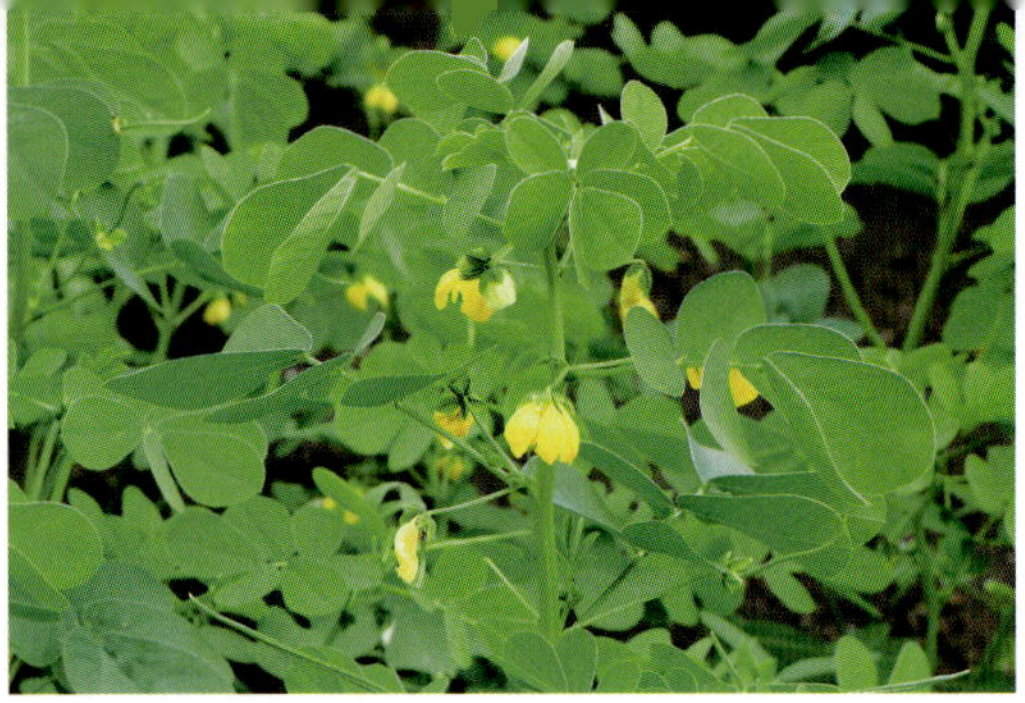

エビスグサ

【便秘・むくみ】

草たけ１ｍほどの１年草で、原産地は北米。東南アジアや中国を経由して、薬用を目的として渡来した。長さ３〜４cmの小葉は、先にいくほど広がった倒卵形。７〜８月ごろに黄色い５弁花を咲かせ、秋になると湾曲した細いさや状の果実をつける。約15cmのさやの中には直径３mm前後、６角形をした種子が１列に入っており、熟するにしたがって光沢のある濃い褐色をおびる。生薬名の決明子とは、明が開く、つまり目がよくなるの意。これを服用すれば便秘が治り、それに伴う目の疲れも回復するということから名がついた。

薬用部分（生薬名） 種子（決明子・ケツメイシ）

採取時期 10月ごろ

利用法 数日間、日干しにした種子を焙《ほう》じる（市販のハブ茶は、これ）。お湯で煮出して、カスをこして飲む。

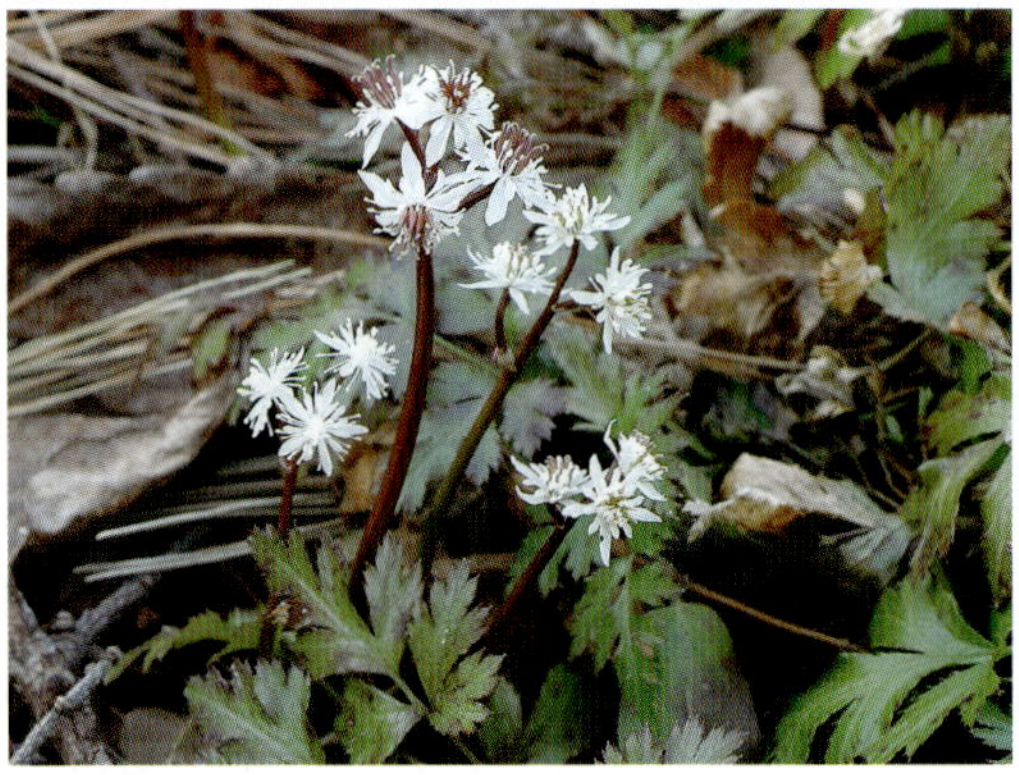

オウレン

【健胃・整腸・口内炎】

草たけは10〜20cmで、３月ごろ白い花を咲かせる。ひとつの花は、白い花弁様のがく片と、５〜６枚の短い花弁からなる。

薬用部分（生薬名） 根茎（黄連・オウレン）

採取時期 10〜11月

利用法 健胃・整腸には、ヒゲ根をとって乾燥させた根茎3g（1日量）を煎じ、3回に分けて食前か食間に飲む。口内炎には、この煎じ汁でうがいをする。

ウメ

【かぜ・疲労回復】

春の訪れを感じさせるウメは、中国原産の落葉果樹。古くから民間薬として活用されてきた。

薬用部分（生薬名） 果実（烏梅・ウバイ）

採取時期 6月

利用法 かぜのとき、烏《う》梅《ばい》1〜2個に、熱湯を注ぎ、内服。疲労回復には、うめぼしを1日1個、夏場には、うめ酒を1日1回、30mL飲む。

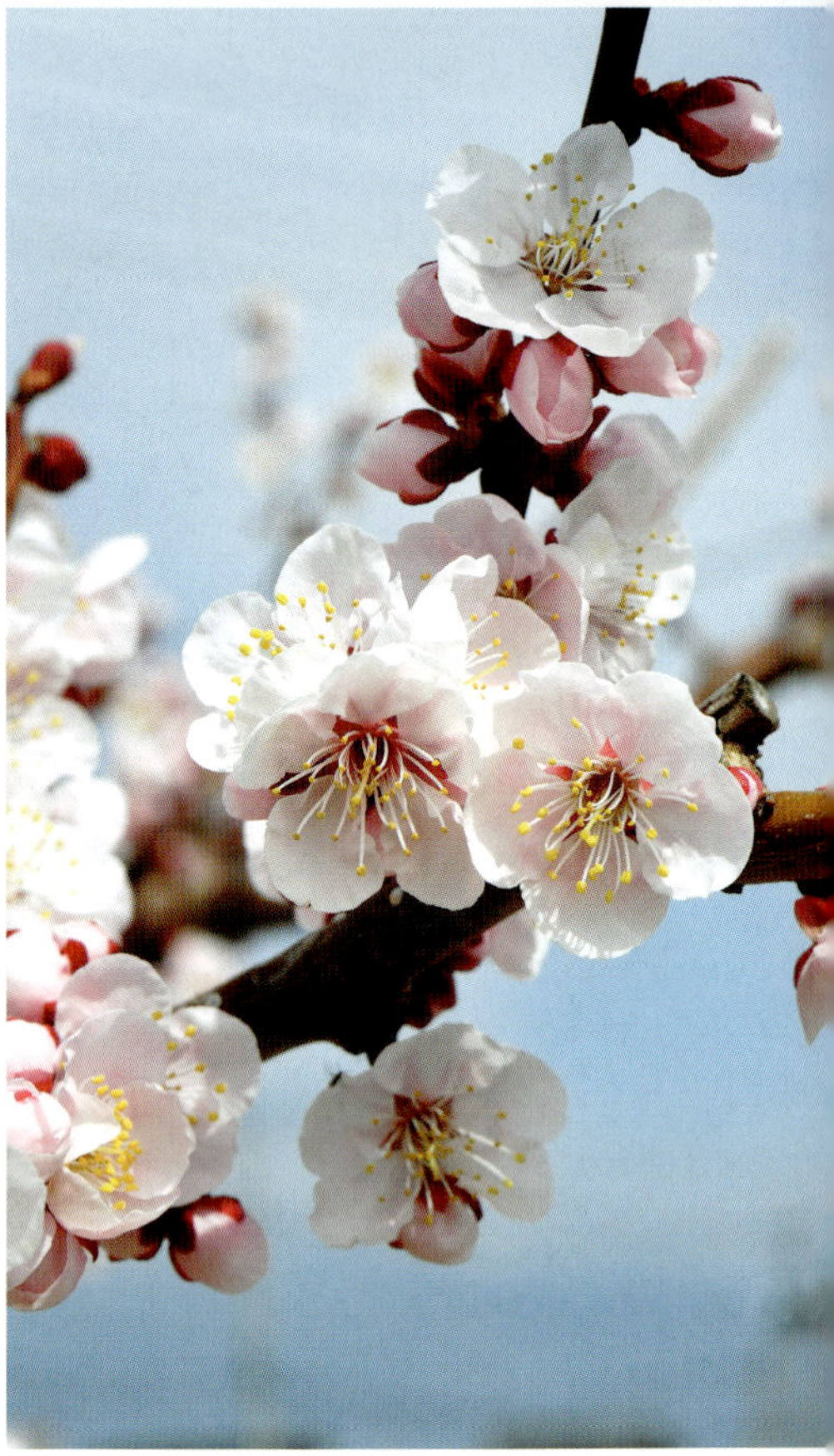

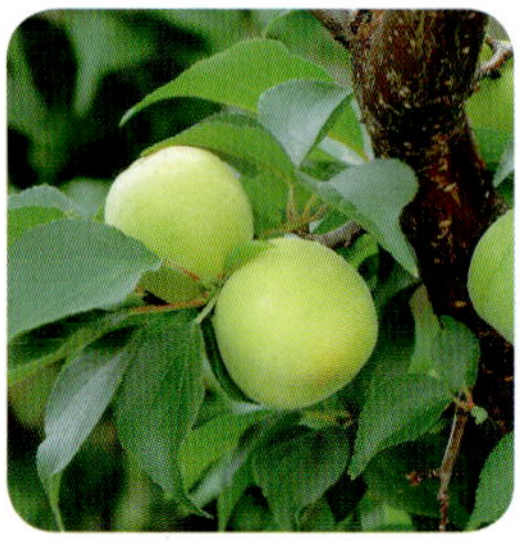

梅雨どきに果実をつける。

エンジュ

【動脈硬化の予防・止血】

25mほどの高さにまで生長する落葉高木。街路樹のほか、庭園に植えられたりすることが多い。先のとがった長楕円形の小葉がついた枝先に、７〜８月になると黄白色の小花を咲かせる。

薬用部分（生薬名） 花のつぼみ（槐花・カイカ）

採取時期 7〜8月

利用法 動脈硬化の予防や、痔・子宮の出血には、陰干しにした花のつぼみを水で煎じて飲む。歯ぐきや口内の出血には、乾燥させ、粉末にしたつぼみを患部にすり込む。

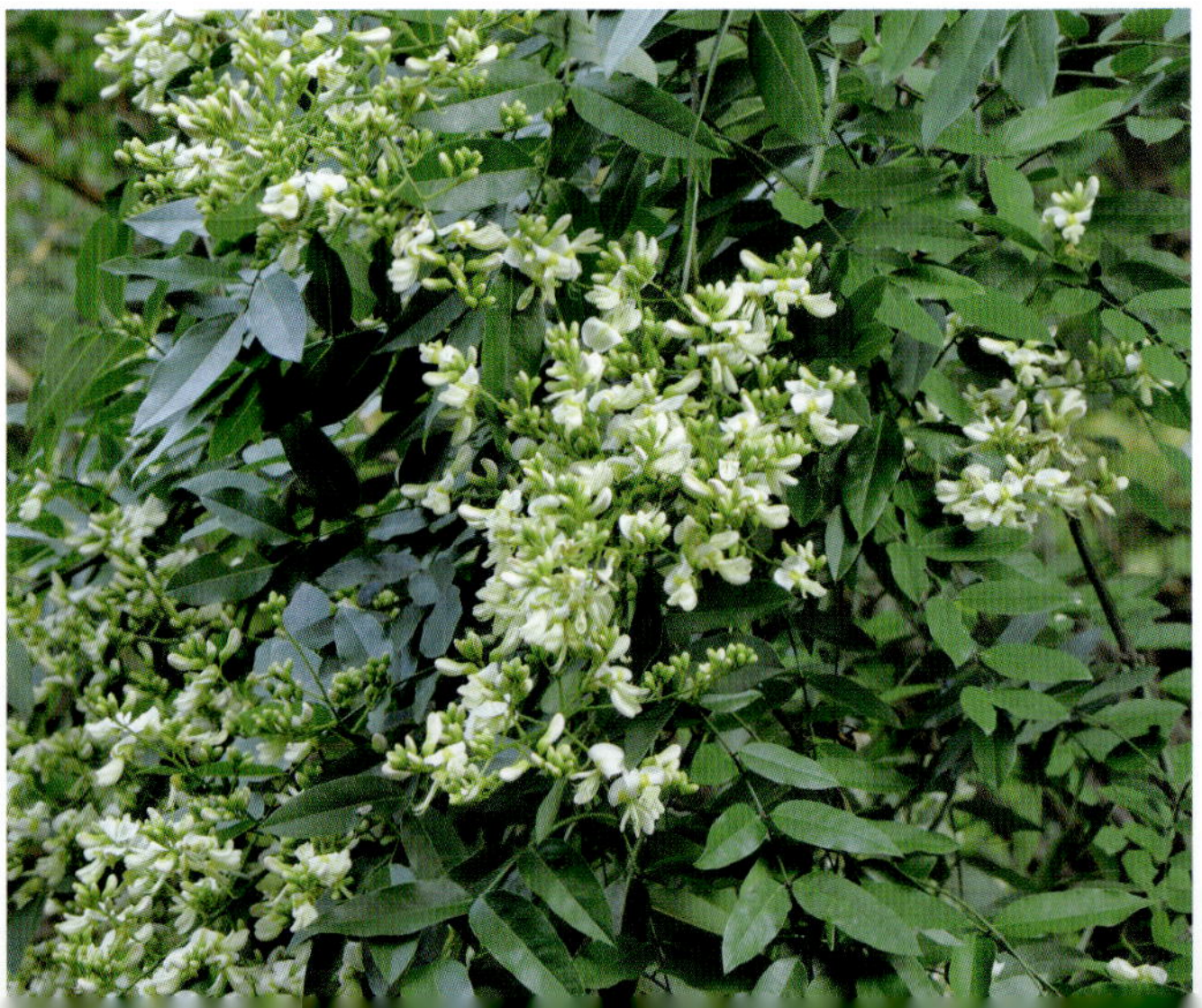

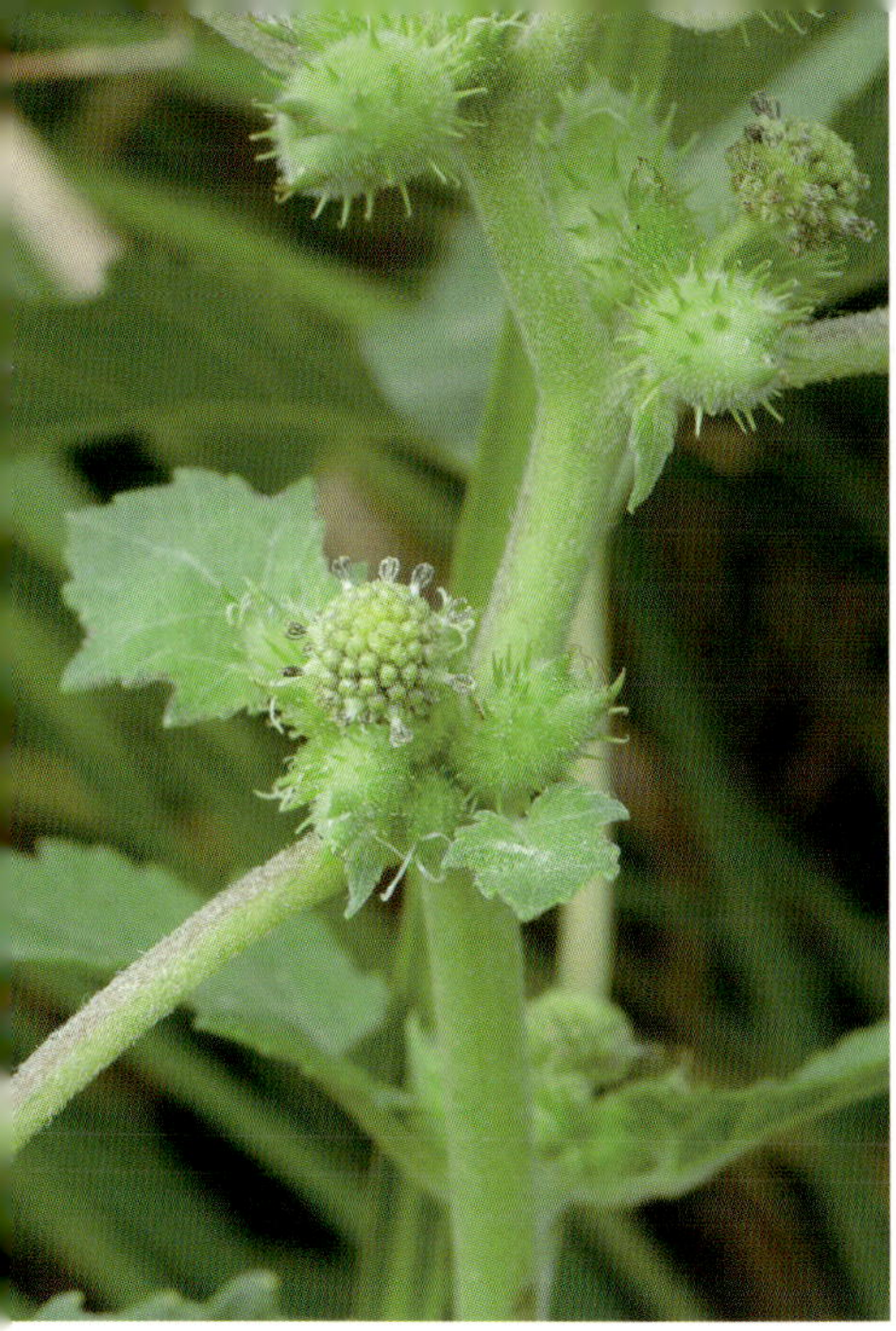

オナモミ

【解熱・頭痛・湿疹・虫さされ】

山地や草原に自生する１年草。葉は卵形の三角で、やや大きい。夏の終わりごろ、雄花と楕円球状の雌花を咲かせ、秋にトゲのある果実をつける。

薬用部分(生薬名) 茎葉（蒼耳・ソウジ）、果実（蒼耳子・ソウジシ）

採取時期 9～10月

利用法 有効な薬がなかった時代には、発熱や頭痛の際に、乾燥した果実を煎じて飲んだ。湿疹・虫さされには、茎や葉をもんで塗る。

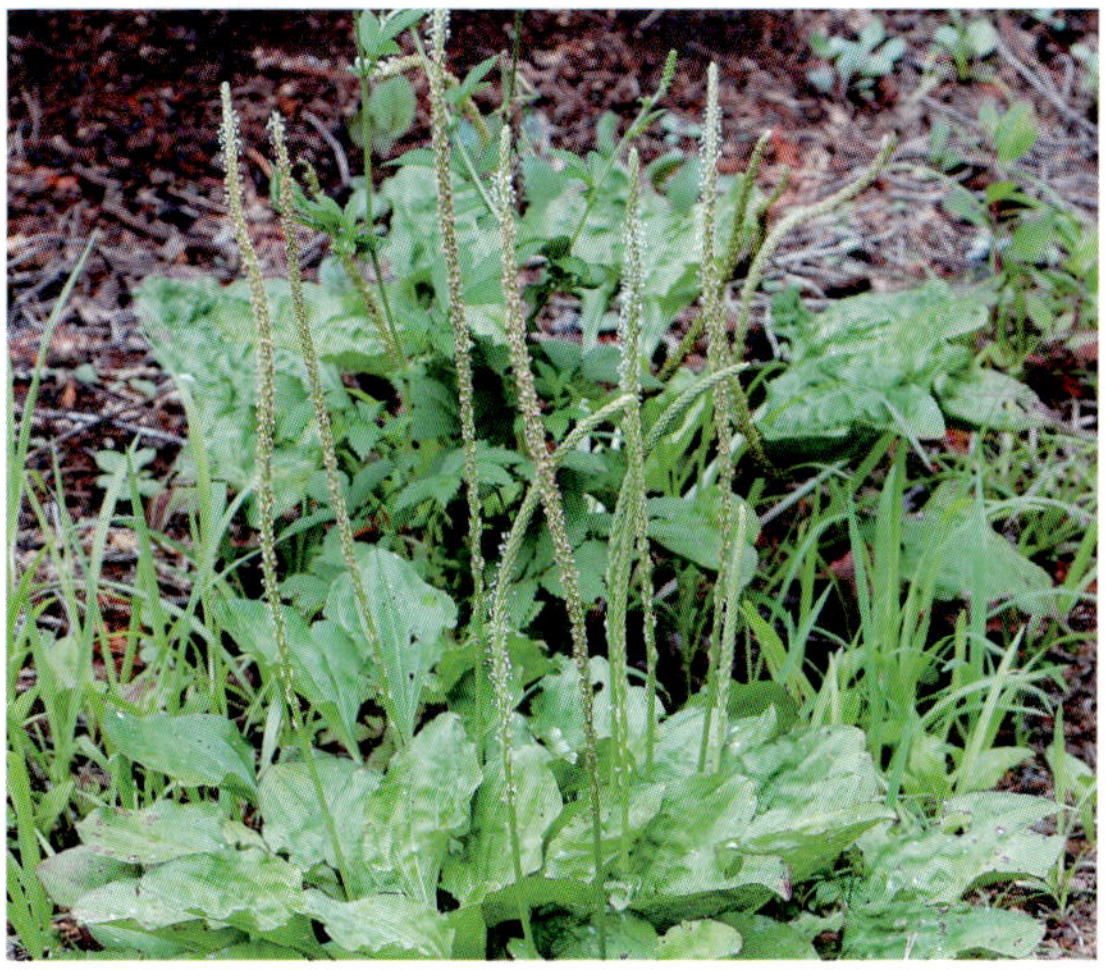

オオバコ

【せき・利尿・消炎】

東アジアに広く分布し、国内でも各地にみられる多年草。車の轍《わだち》にも生えるほどの、たくましい雑草。草たけ約10～30cm、夏に白い花を穂状に咲かせ、秋に多数の果実をつける。

薬用部分(生薬名) 全草（車前草・シャゼンソウ）、種子（車前子・シャゼンシ）

採取時期 7～10月

利用法 日干しにした全草を約10g（1日量）煎じて、3回に分けて食間か食前に飲む。種子は完熟する前に採り、やはり日干しにして5～10g（1日量）を煎じて飲む。

オランダガラシ

【消化促進】

クレソンという名のほうが有名な、アブラナ科の野菜。ステーキなど、洋食のつけ合わせによく使われる。草たけ50cmほどで、清流わきに生える。

薬用部分 根を除いた全草

採取時期 通年

利用法 消化促進には、新鮮な生の葉を食べる。香りと苦みが食欲をそそり、消化を助ける。

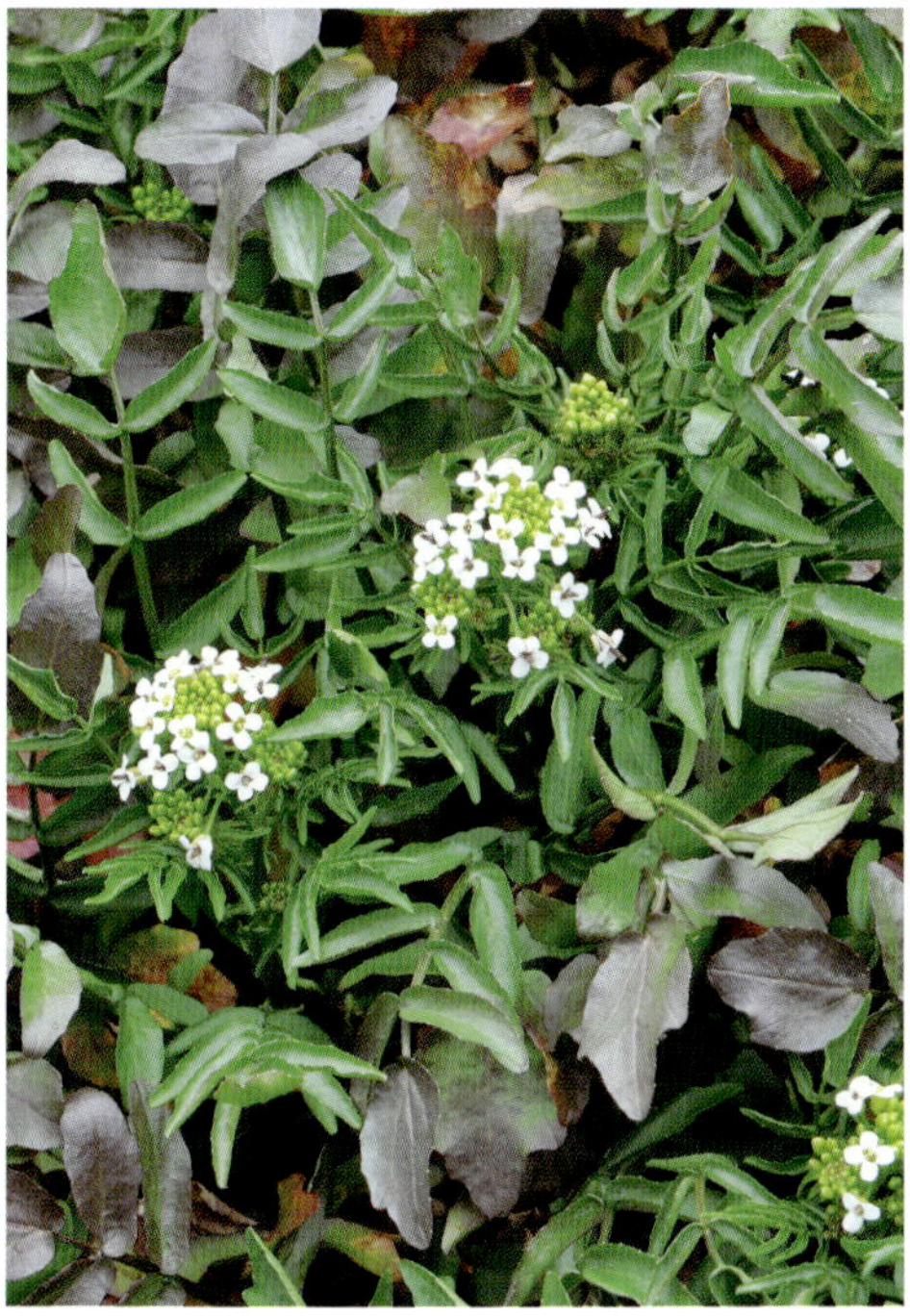

オニユリ

【せき・解熱】

観賞用として栽培されることもあるが、各地の山野にも自生する多年草。ユリのなかでは大型。種子ができず、葉のつけ根や鱗茎《りんけい》にできるムカゴで繁殖することが特徴。

薬用部分(生薬名) 鱗茎（百合・ヒャクゴウ）

採取時期 10～11月

利用法 中国では根ごと掘り採り、熱湯をかけて鱗茎をはぎとる。それを日干しにしたあと、煎じて飲む。日本では、消炎・鎮咳《ちんがい》の目的で漢方処方に主に用いられる。

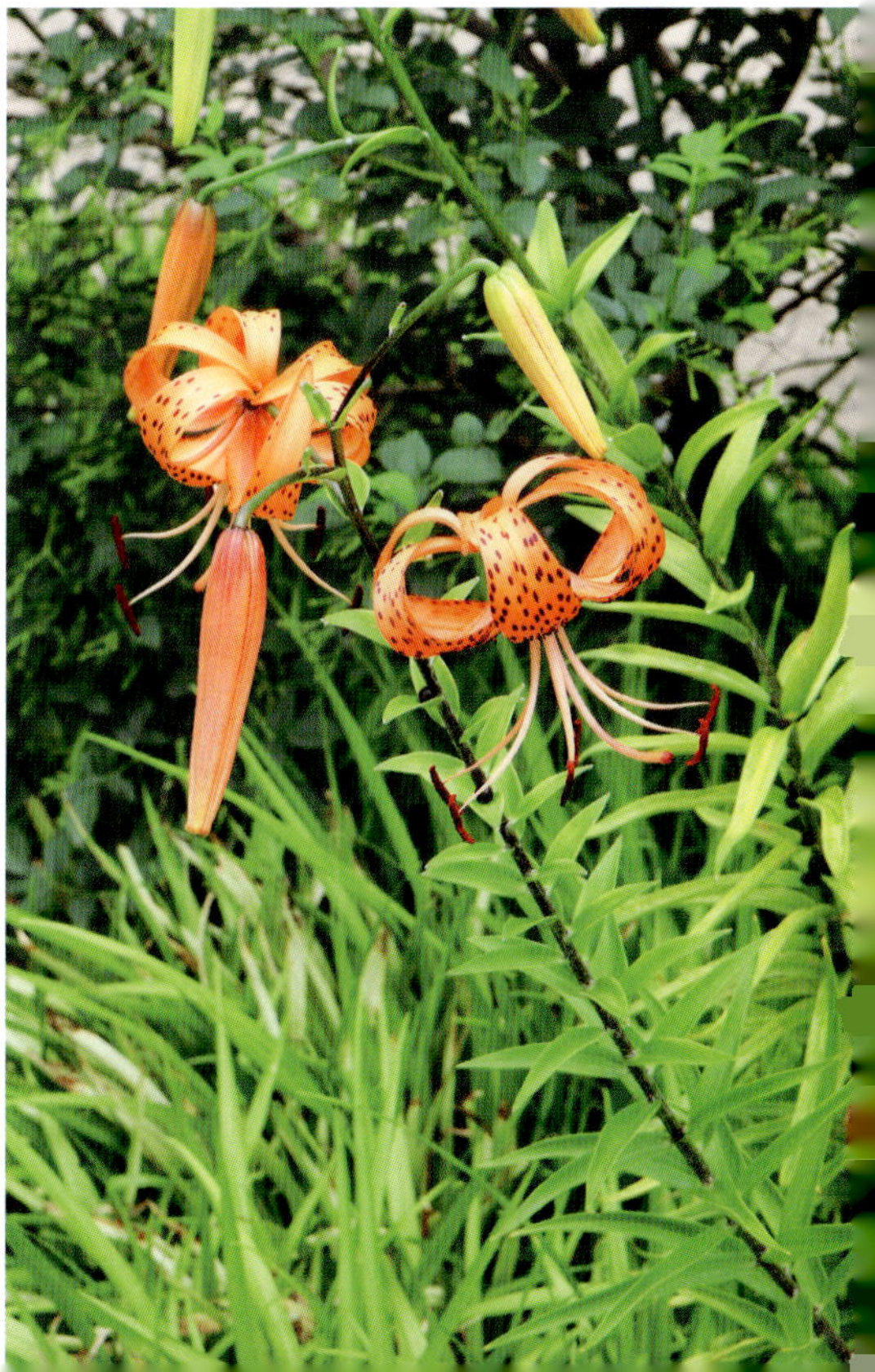

カキドオシ

【かんの虫】

つる性の多年草。春に薄紫色の花を咲かせたあと、地面をはうようにして繁殖し、垣根を貫いて伸びることからこの名がついた。茎に連なる葉は、まるく銭の形に似ていることから連銭草ともよばれる。別名「かんとり草」ともいい、子供のかんの虫に効く。また、血糖降下作用、消炎作用があることでも知られている。

薬用部分（生薬名） 全草（連銭草・レンセンソウ）

採取時期 4~5月

利用法 開花期に採り、日干しにして乾燥させる。2~4g（1日量）を煎じて飲ませる。

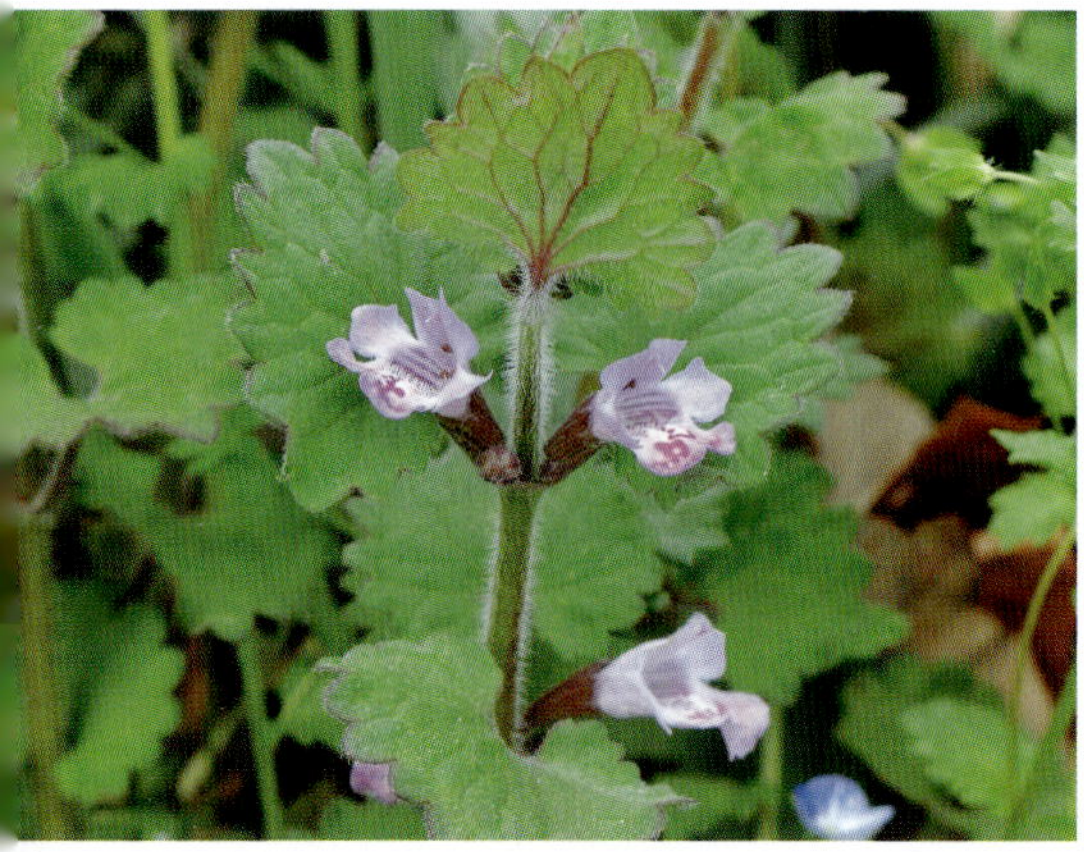

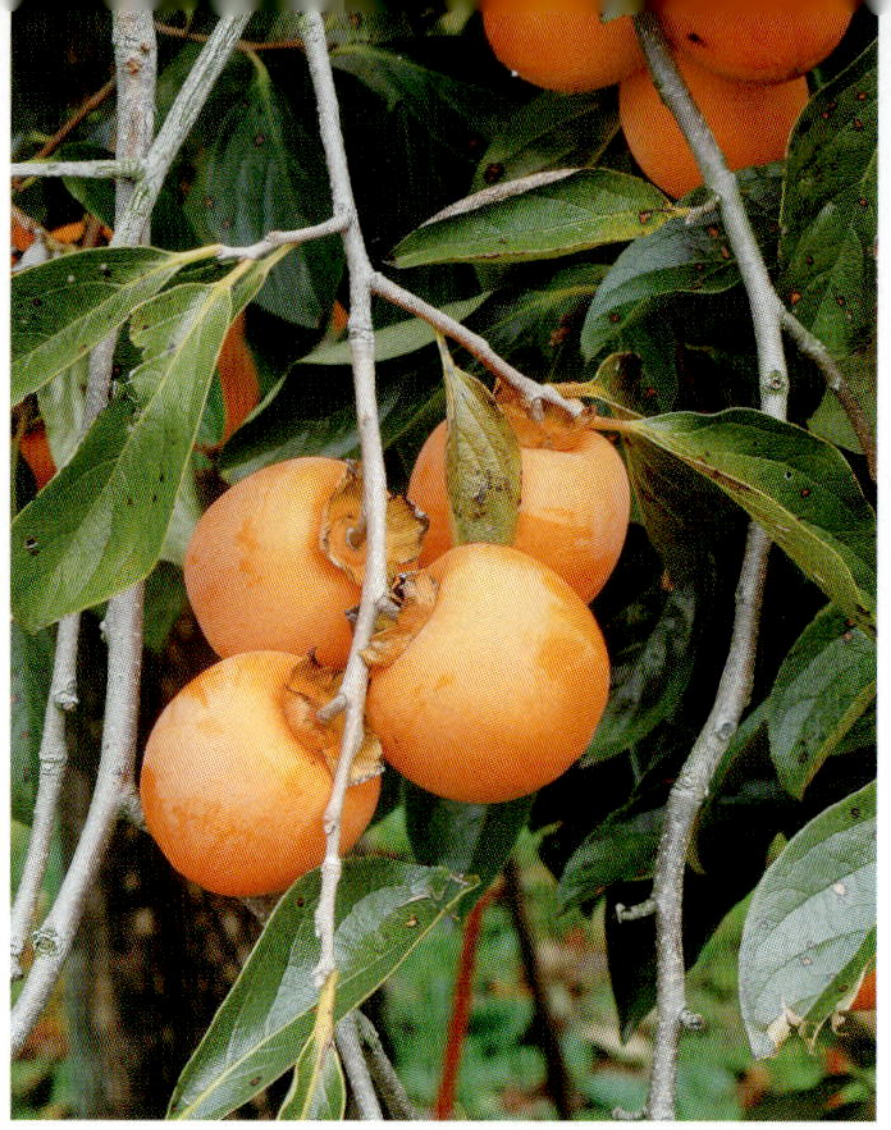

柿

【高血圧・しゃっくり】

中国原産の落葉高木樹。果樹として品種改良されたのは日本に伝わってからのこと。５～６月ごろ黄緑色の花をつけ、秋に果実がなる。

薬用部分（生薬名） 若葉、果実、ヘタ（柿蒂・シテイ）

採取時期 若葉は5～6月、柿渋（果実）は6~7月、ヘタは秋

利用法 血圧降下に効く柿の葉茶は、若葉を蒸したあと日干しにして乾燥させたものに、お湯を注いで飲む。ビタミンCの多い健康茶として有名。柿渋エキスは青い果実から作るが、自作は難しいので市販のものを利用するとよい。しゃっくりどめに効く柿蒂湯《していとう》は、秋に採ったヘタを日干しにしたもの5gと、生姜《しょうきょう》3g、丁子《ちょうじ》1.5gを、200mLの水で煎じて飲む。

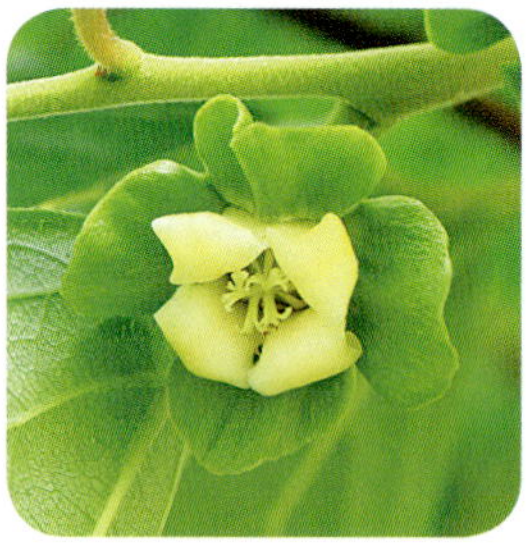

雄花は小さく固まり、雌花は大きな単体で咲く（右の写真は雌花）。

カミツレ

【かぜ・体内のガス抜き・リウマチ】

生薬
〔花〕カミツレ花

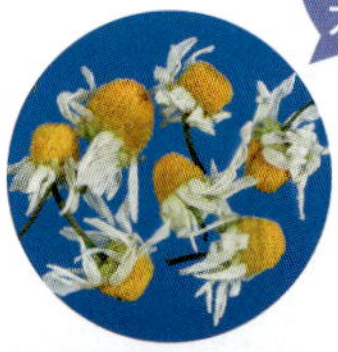

ヨーロッパ原産の１～２年草で、カモミールともよばれる。白い花の中央にある黄色の管状花には、特有の芳香がある。乾燥させた花は西洋民間薬で、ハーブティとしても使われる。

薬用部分（生薬名） 花（カミツレ花）

採取時期 5月ごろ

利用法 かぜには、生花なら5～6個、陰干しにした花なら8～10個に熱湯を注いで、こしたものを飲む。発汗作用があり、体があたたまる。これは、胃腸にたまったガスを出すのにも効果がある。リウマチには、干したものを入浴剤として使う。

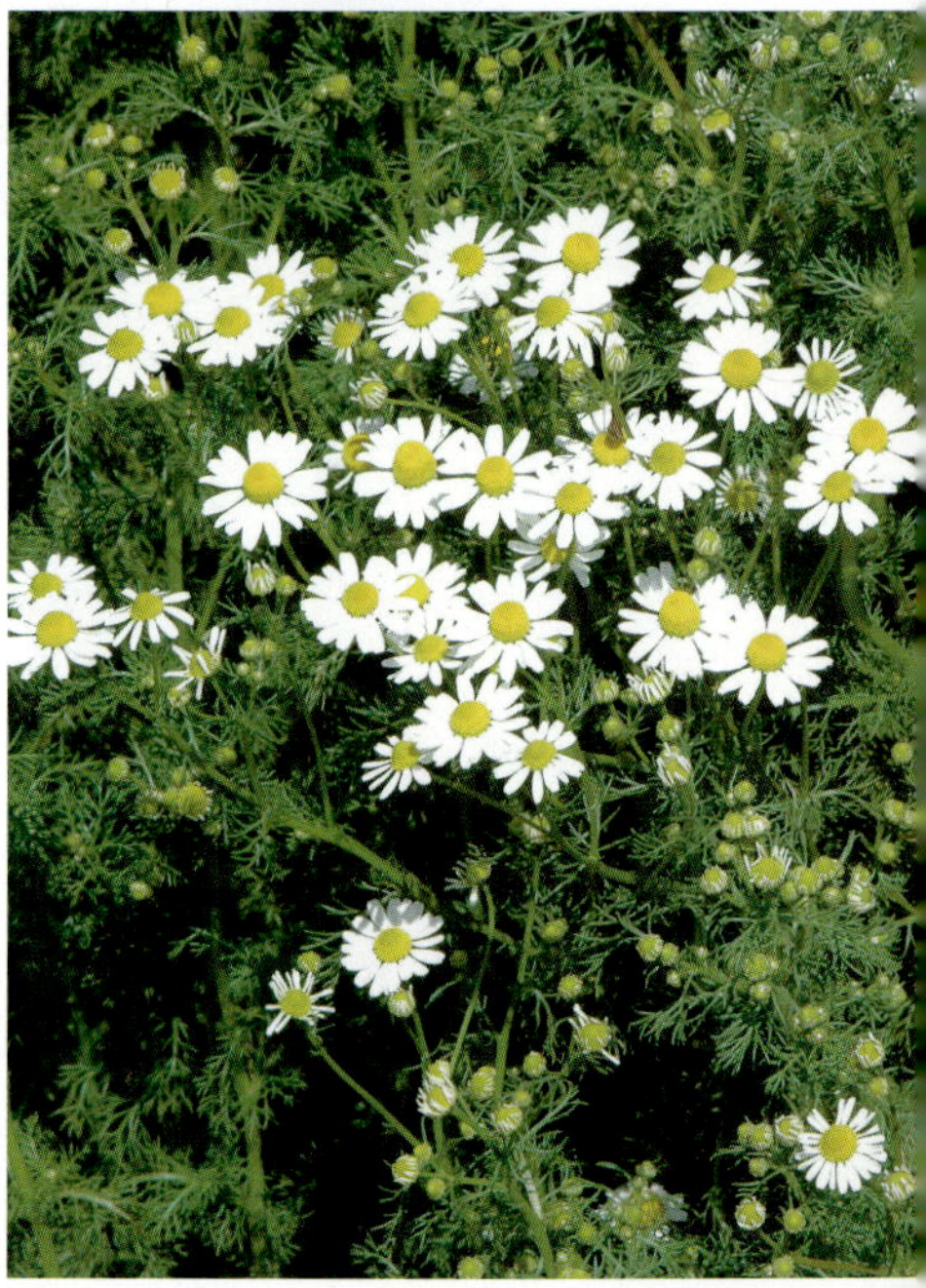

カタクリ

【病中・病後の滋養】

関西以東の山地、特に東北・北海道地方でよくみられる多年草。日あたりのよい斜面の雑木林などに群生し、春になると淡紅紫色をした花を下向きにつける。鱗茎《りんけい》にはでんぷんが含まれており、片栗粉の原料になる。

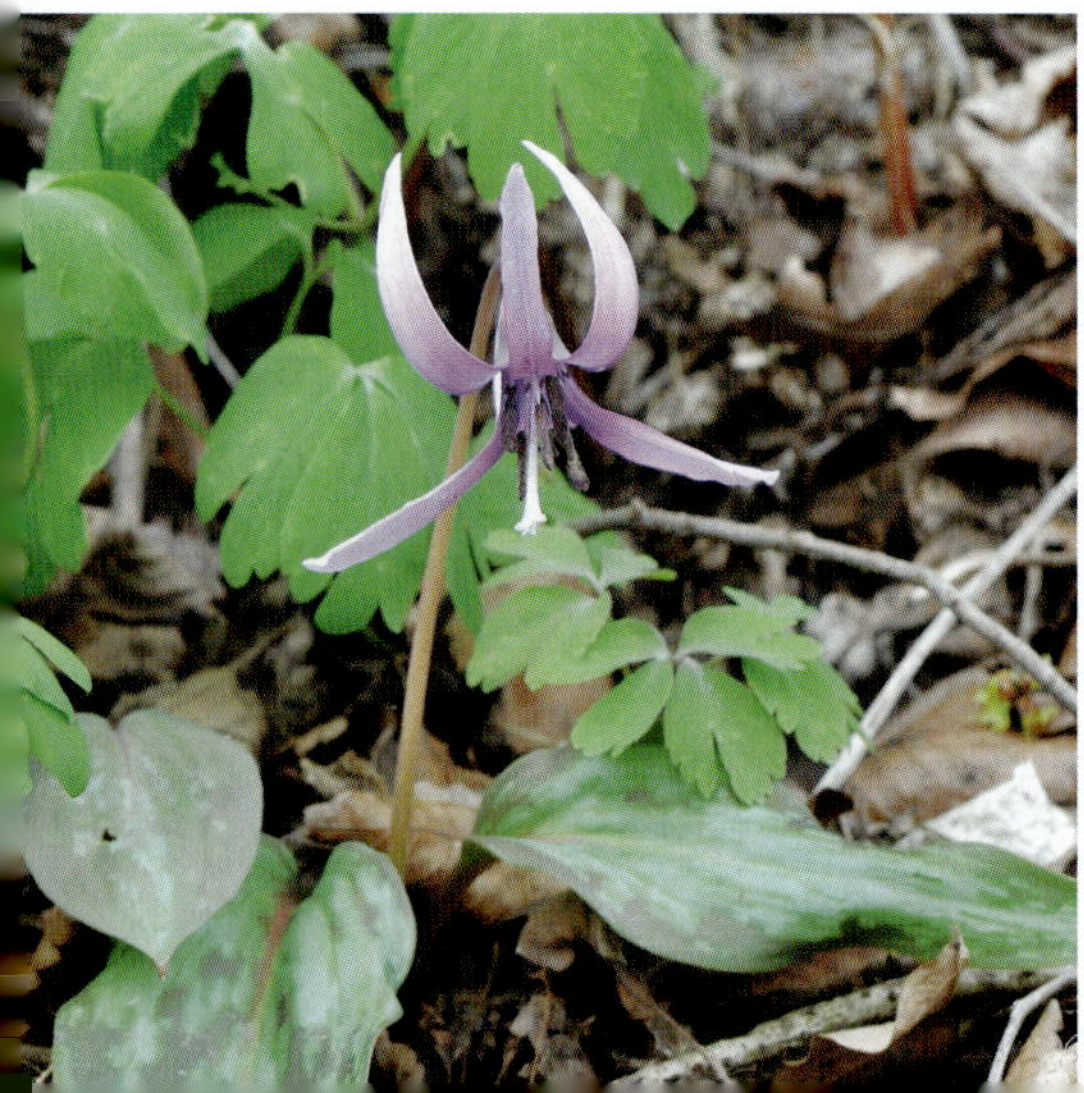

薬用部分 鱗茎

採取時期 5～6月

利用法 皮をとり除いた鱗茎を細かく砕いて、水に混ぜてこしたものを乾燥させると、良質のカタクリでんぷんがとれる。病中・病後の滋養には、カタクリでんぷんと砂糖に、熱湯を加えて練ったものを食べる。

カワラヨモギ

【黄疸・皮膚のかゆみ】

川原や海岸などの砂地に群生する。春になるとヨモギに似た、やわらかな毛におおわれた芽を出す。生長すると茎は木質化して、葉を改めてつける。

薬用部分（生薬名） 全草（茵蔯蒿・インチンコウ）

採取時期 7〜8月

利用法 陰干しにした全草を十分に乾燥させ、花穂だけを集める。これには胆汁の分泌をよくする作用がある。黄疸《おうだん》にはギシギシの根といっしょに煎じて飲む。かゆみには、濃く煎じた汁を患部に塗る。

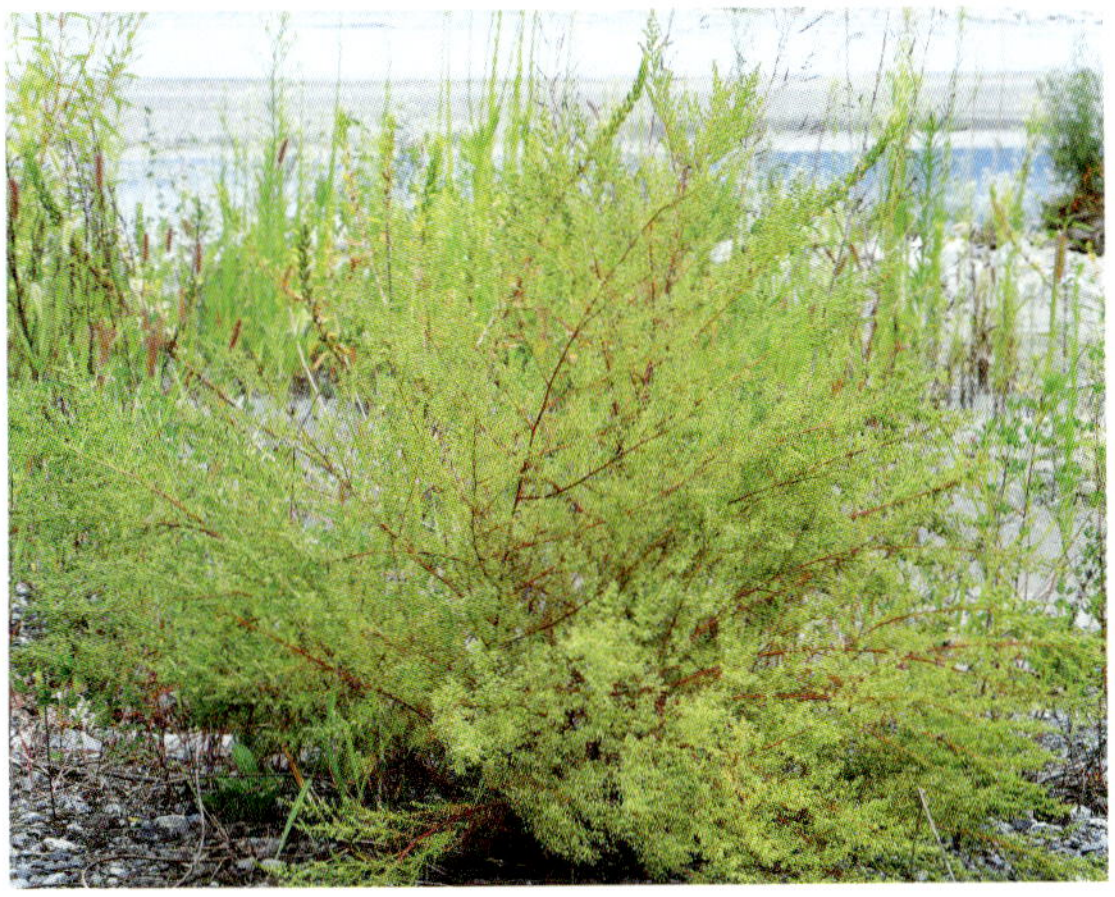

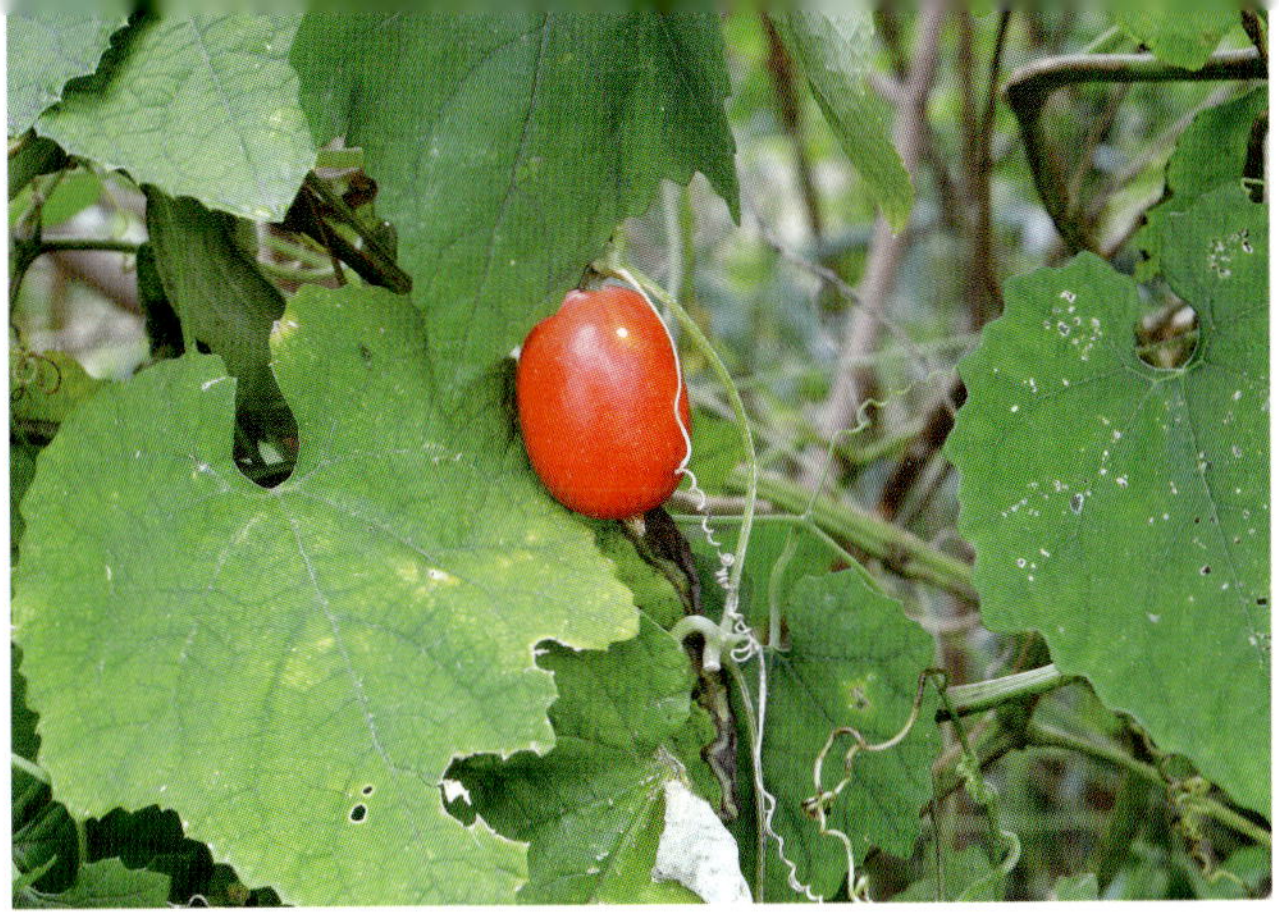

カラスウリ

【黄疸・利尿】

強い繁殖力をもつ、ウリ科の多年草。北海道を除く、全国各地の山林や草原でみられる。秋には、大きな木にからみついた茎に朱赤色の果実をつける。カラスがこの実を好むことからこの名がある、というのは俗説。果汁や果肉は、肌あれやしもやけに効く。

薬用部分（生薬名） 根（王瓜根・オウガコン）、種子（王瓜子・オウガシ）

採取時期 9〜11月

利用法 黄疸《おうだん》・利尿に有効な薬がない時代には、乾燥させた根が煎じて飲まれた。

キキョウ

【たんを伴うせき】

秋の七草のひとつとして、古くから親しまれている多年草。全国に自生する。青紫や白の花を咲かせ、開花期は7〜9月と長い。葉は互いちがいにつき、しぼると白色の乳液を出す。根も白色で、あくをとれば食用にすることもできる。

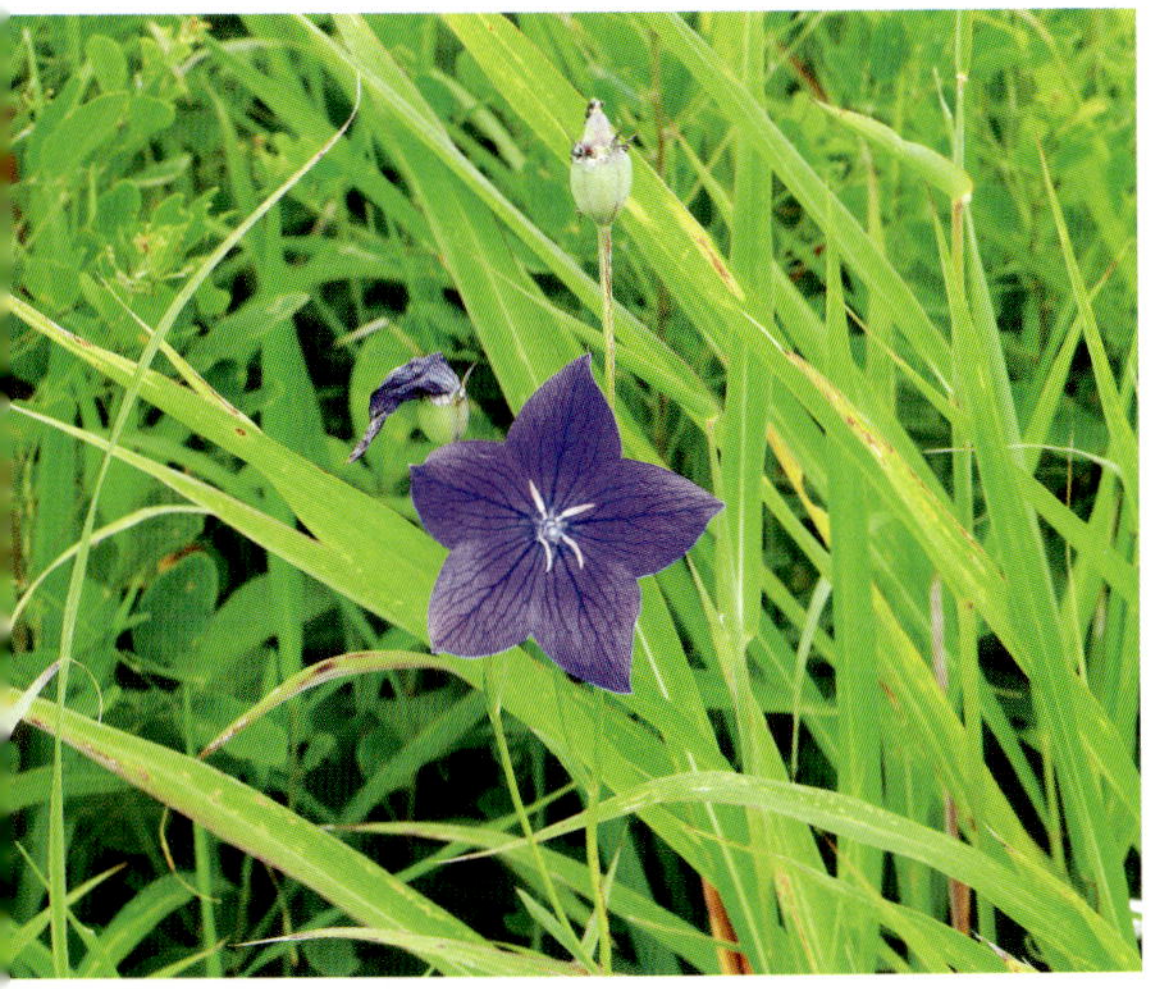

薬用部分（生薬名） 根（桔梗根・キキョウコン）

採取時期 7〜9月

利用法 根を風通しのよいところで日干しにして、十分に乾燥させる。3〜6g（1日量）を煎じるか、粉末にしたもの1.5gを3回に分けて水などで飲む。煎じ汁でうがいをしてもよい。

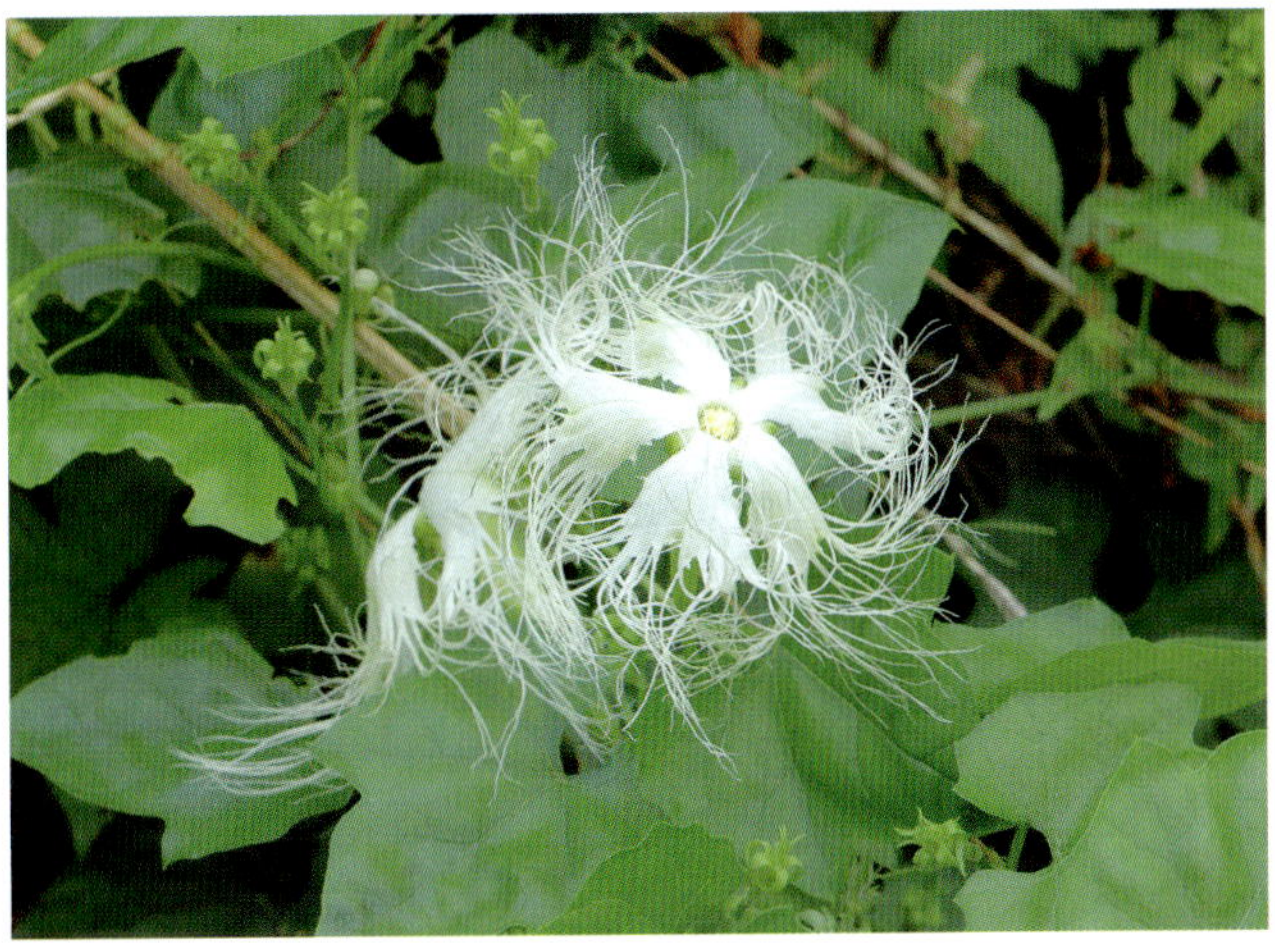

キカラスウリ

【せき・たん・あせも・湿疹】

カラスウリに似た多年草。白い花は夕方に咲き、秋に黄色い果実をつける。

薬用部分（生薬名） 根（瓜呂根・カロコン）、種子（瓜呂仁・カロニン）

採取時期 11月

利用法 せき止めやたんをきり、母乳の出をよくするには、乾燥させた根を煎じて飲む。昔は、細かく砕いた根に水を加え、沈殿したでんぷんを日干しにして天花粉《てんかふん》を作っていた。あせもや湿疹などのときには、これをふりかける。

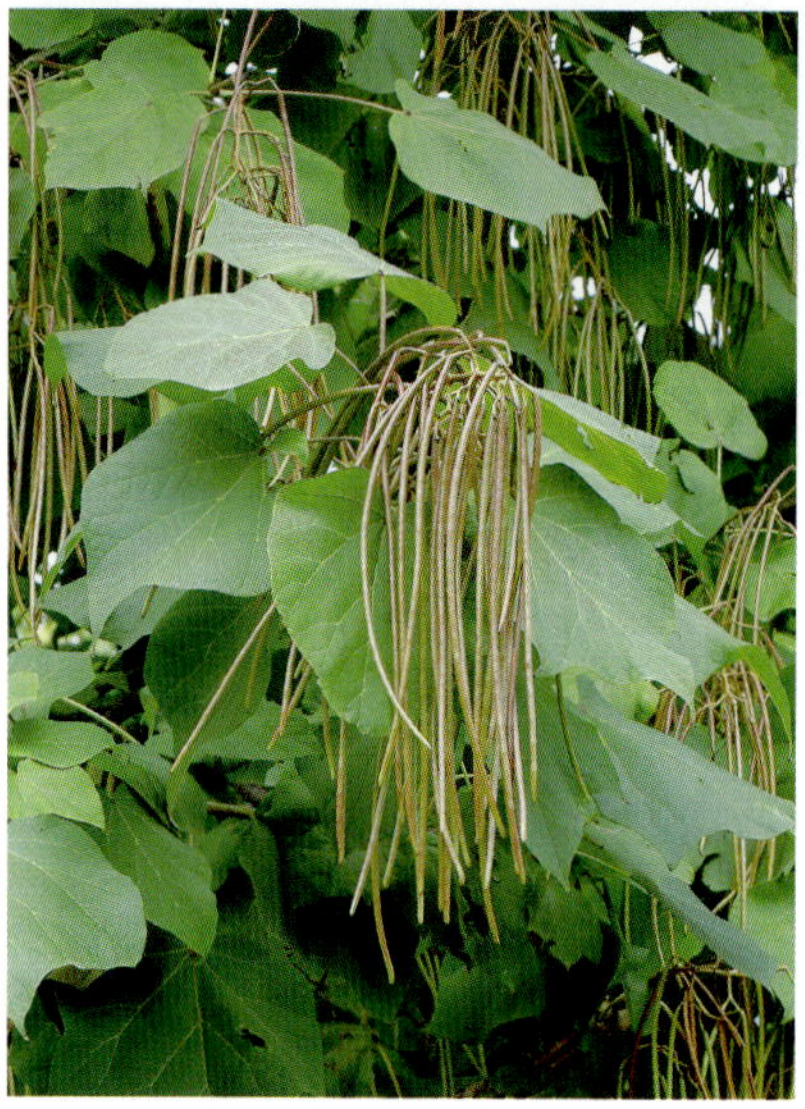

薬用部分（生薬名） 果実（キササゲ実）

採取時期 10～11月

利 用 法 果実には多量のカリウム塩が含まれている。果実が飛び散る前に採取して、日干しにする。これを煎じ、あたたかいうちに少量ずつ飲むと、むくみがとれる。

キササゲ

【むくみ】

別名は雷の木。幹が高く伸びて10数mにも及ぶことから、建物を守るという意味で、神社や寺のまわりにもよく植えられている。長い柄をした広卵形の葉は、やわらかな毛でおおわれる。7月ごろ、枝先にろうと状の淡黄色の小花が咲く。秋になると、長さ30cmほどの長いさや状の果実が、枝に垂れ下がるようにつく。

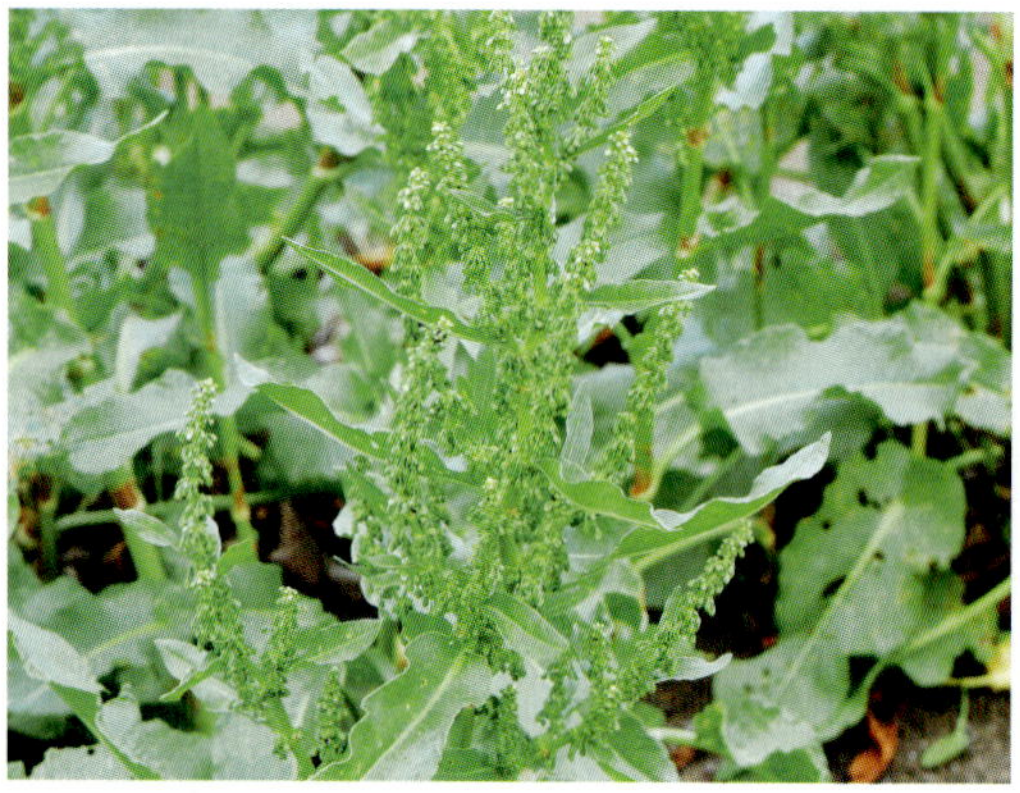

ギシギシ

【皮膚病・便秘】

草原や道ばたなどでよくみかける多年草。草たけは1mほどにまで伸び、長い楕円形の葉が特徴。春から夏にかけて淡い緑色の花を、輪を重ねたように花茎の先に咲かせる。形が似ているスイバは草たけが80cmと低く、茎や花が赤みをおびているので見分けがつく。

薬用部分（生薬名） 根（羊蹄根・ヨウテイコン）

採取時期 生の根は通年。乾燥させる根は10月ごろ

利 用 法 皮膚病には、生の根をすりおろして患部に塗る。便秘には、日干しにした根を煎じて飲むとよい。

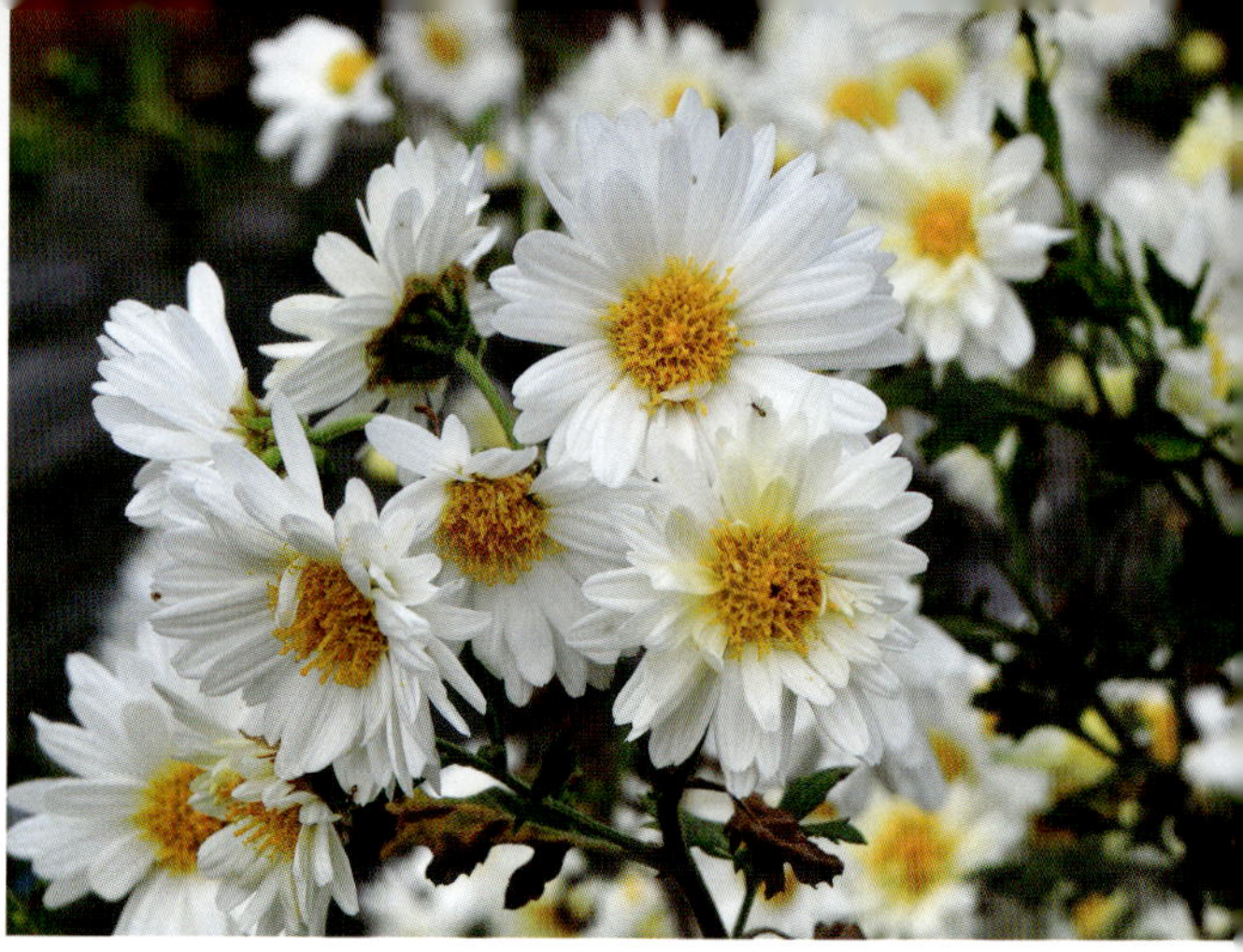

キク

【頭痛・めまい・耳鳴り】

生薬

〔花〕

菊花《きくか》

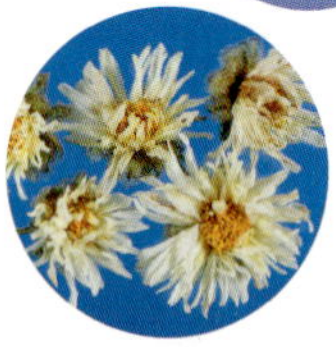

おなじみのキクは、中国でも歴史の古い花で、かつては不老不死の薬草として、もてはやされたという。薬用に使われるのは、ホソバアブラギクと、その近縁種。平安時代のころから頭痛薬として用いられていた。

薬用部分（生薬名） 花（菊花・キクカ）

採取時期 10月ごろ

利 用 法 菊花には血や気のめぐりをよくするはたらきがある。頭痛やめまい、耳鳴りには、花弁を陰干しにしたものを煎じて服用するか、生花を薬酒にして利用する。

キハダ

【胃炎・下痢・うちみ】

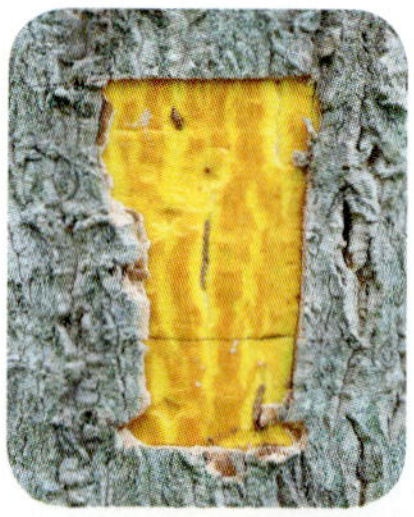

色鮮やかな黄色の内皮。

コルク層の厚い樹皮をはがすと、つるりとした黄色い肌があらわれるのでこの名がついたという。羽状複葉で、3～6対の小葉の先に、さらにもう1枚の葉がつく。初夏になると枝先に黄緑色の小花を咲かせ、秋になると雌株は、みかんの香りがするまるい果実をつける。

薬用部分（生薬名） コルク層を除いた内皮（黄柏・オウバク）

採取時期 6～7月

利 用 法 日干しにした黄色い内皮を、粉末にしたものが生薬の黄柏。胃炎、下痢、うちみに効果がある。胃炎・下痢には、この粉末を1日3g飲む。うちみの場合は、粉末を酢で練り、患部にあてて冷湿布する。

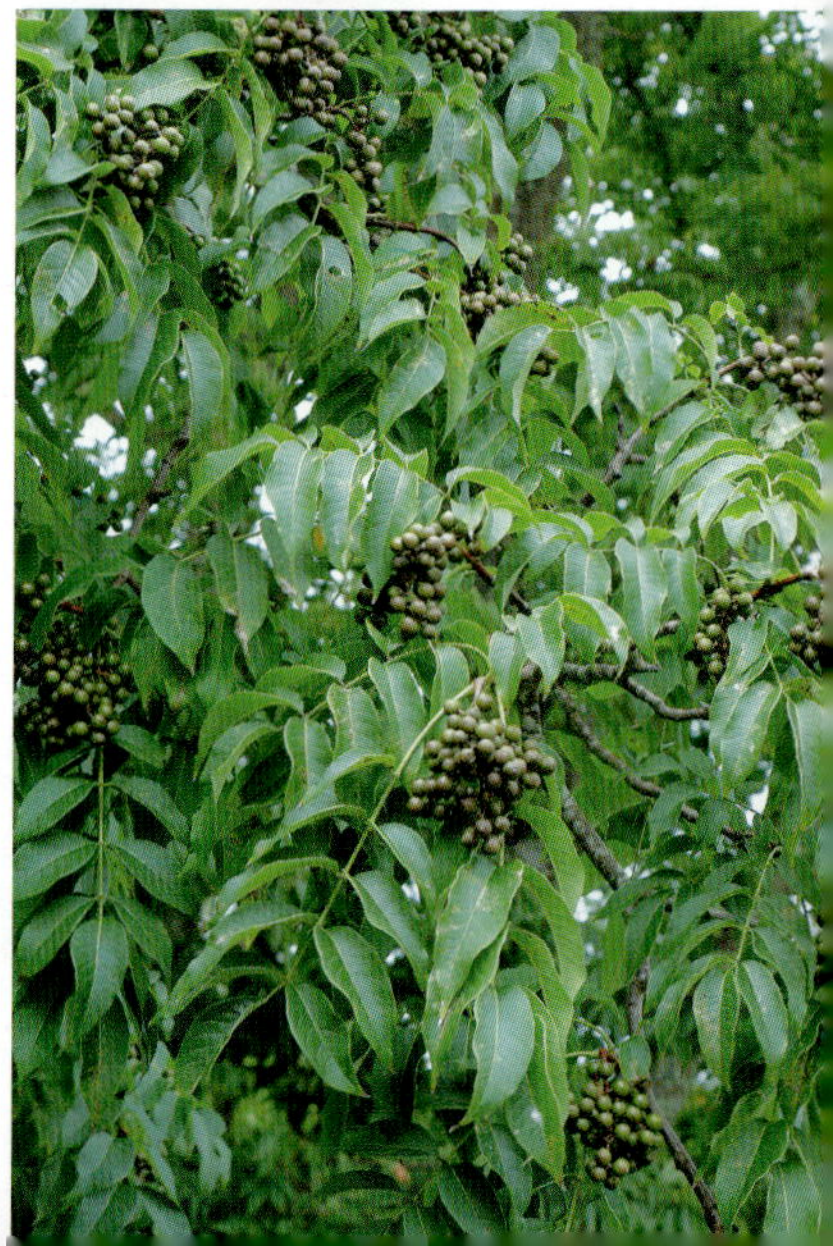

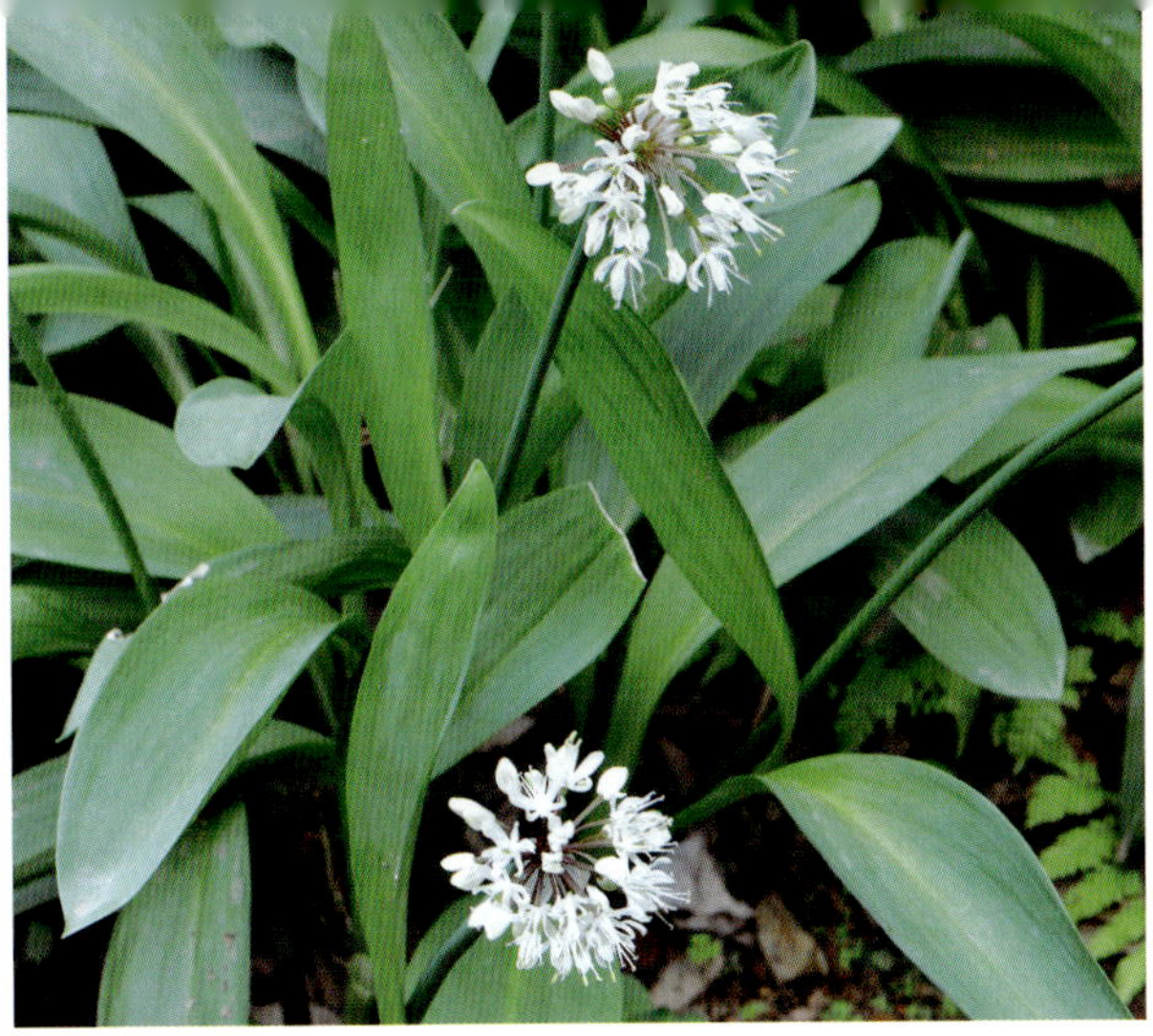

ギョウジャニンニク

【滋養・強壮】

日本海側の山中に多く、夏でも涼しいところに生育する。5～6月ごろ、ボール状に白い花を咲かせる。地下の鱗茎はにんにくに似た臭さ。昔、修験道の行者達がこれを食べ、厳しい修行に耐え抜いたことから、この名がついたという。滋養・強壮にすぐれ、現在も食用にされている。有毒のスズランやバイケイソウと似ていて誤食事故も多く、山で採取する場合は要注意。

薬用部分 若芽、若い花茎

採取時期 4月ごろ

利用法 生のままか、さっとゆでてから水にさらし、おひたしや酢のものにする。

キバナオウギ

【むくみ・汗止め・強壮】

中国原産のマメ科の植物。キバナオウギ以外にも、ナイモウオウギなど同属の仲間が多く、やはり薬用にされる。初夏に黄色い花を咲かせ、秋には豆さやができる。種類によっては、花の先端がピンク色のものもある。日本には分布せず栽培する。

薬用部分(生薬名) 根（黄耆・オウギ）

採取時期 秋ごろ

利用法 秋に根を掘り採り、日干しにして乾燥させる。根の皮をむいて、内部が黄白色でやわらかいものが良質とされる。中国では煎じて飲用にしたり、薬膳料理に用いたりするが、日本では漢方薬の生薬として使用されるだけである。

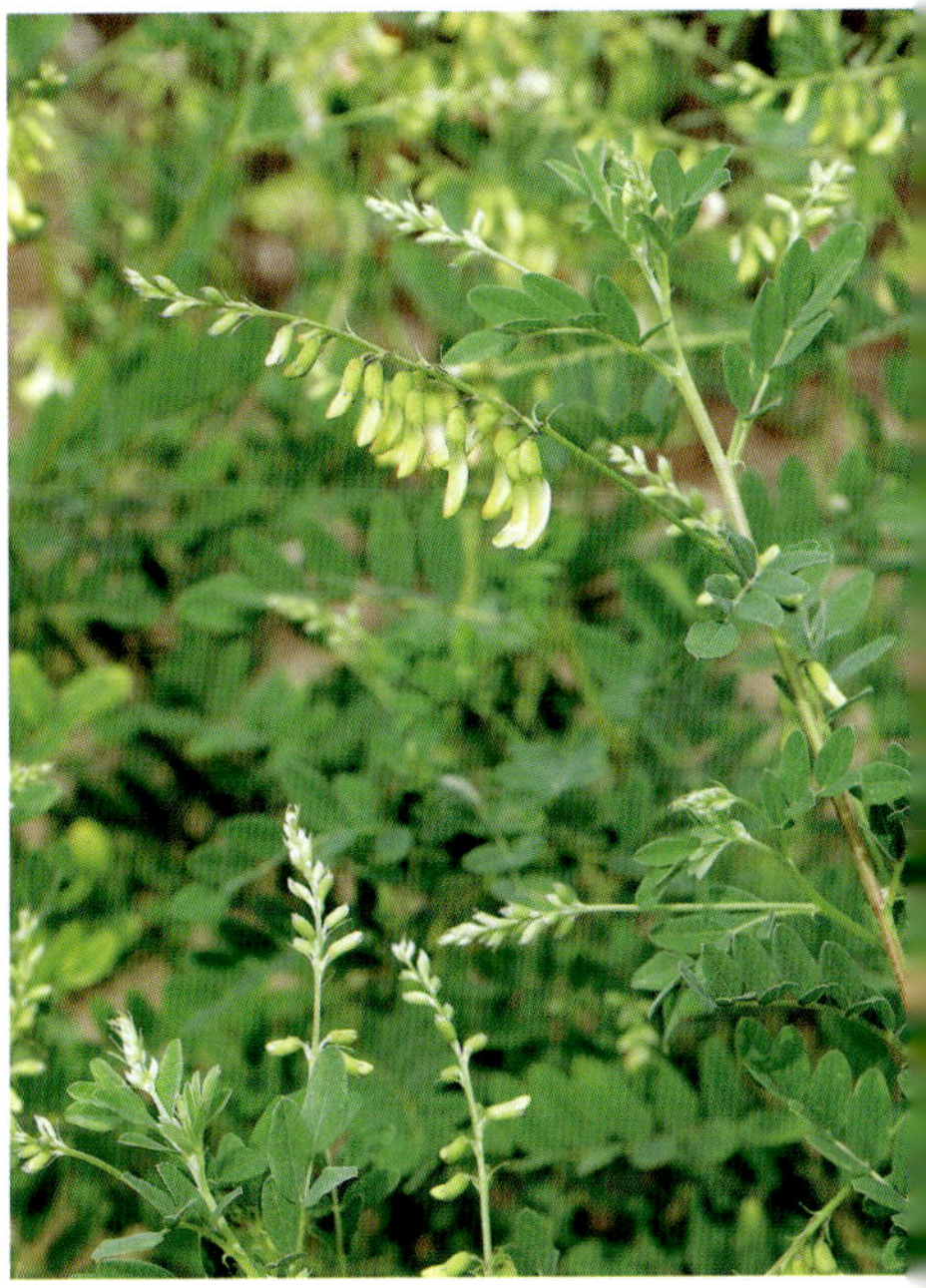

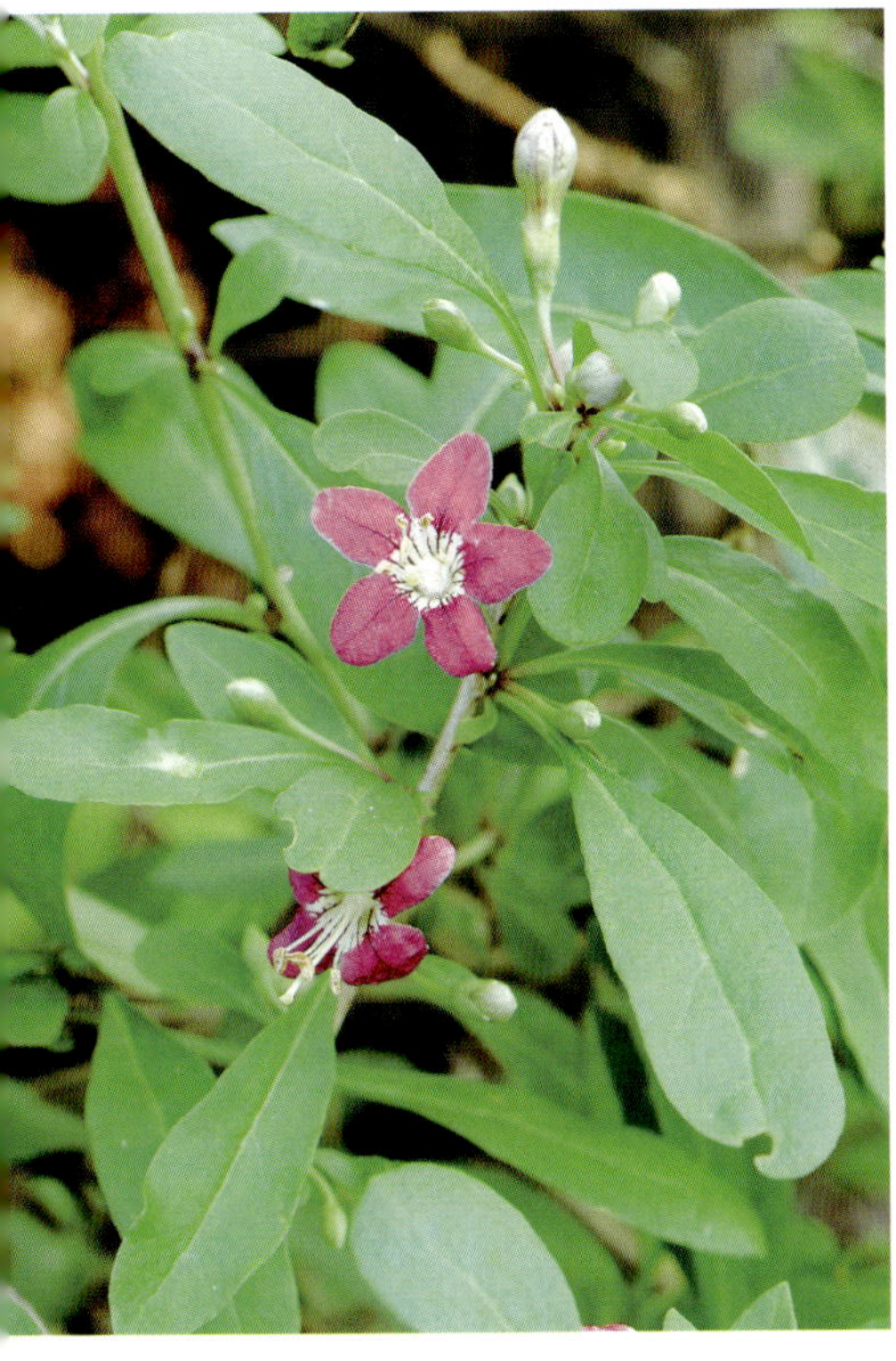

クコ

【疲労回復・動脈硬化の予防】

川原や土手などに自生する落葉低木。夏になると薄紫色の花を咲かせ、秋には卵形の小さな赤い果実をつける。

薬用部分(生薬名) 葉（枸杞葉・クコヨウ）、根の皮（地骨皮・ジコッピ）、果実（枸杞子・クコシ）

採取時期 葉は8月ごろ、根と果実は9～11月

利用法 熟した果実を日干しにして、焼酎に漬けたものを飲むと、疲労回復によい。また、動脈硬化の予防には、枸杞葉を煎じて飲む。枸杞葉は蒸したのち、陰干ししたものを用いる。地骨皮は利尿・消炎の作用があるが、単独で煎じるのではなく、漢方の処方薬に用いられる。

キンミズヒキ

【下痢・口内炎・湿疹】

各地の山野に自生する。草たけは50～150cm。羽状の小葉はきれ込みが鋭く、龍の牙に似ていることから龍牙草ともいう。夏から秋にかけて黄色い小花が咲く。花のがくにかぎ状のトゲがある。

薬用部分(生薬名) 全草（龍牙草・リュウゲソウ）

採取時期 8～9月

利用法 株ごと抜きとった全草を日干しにする。下痢どめにはこれを煎じて、あたたかいうちに飲む。口内炎には、煎じ汁を冷まして数回うがいをするとよい。湿疹には煎じ汁を直接塗る。

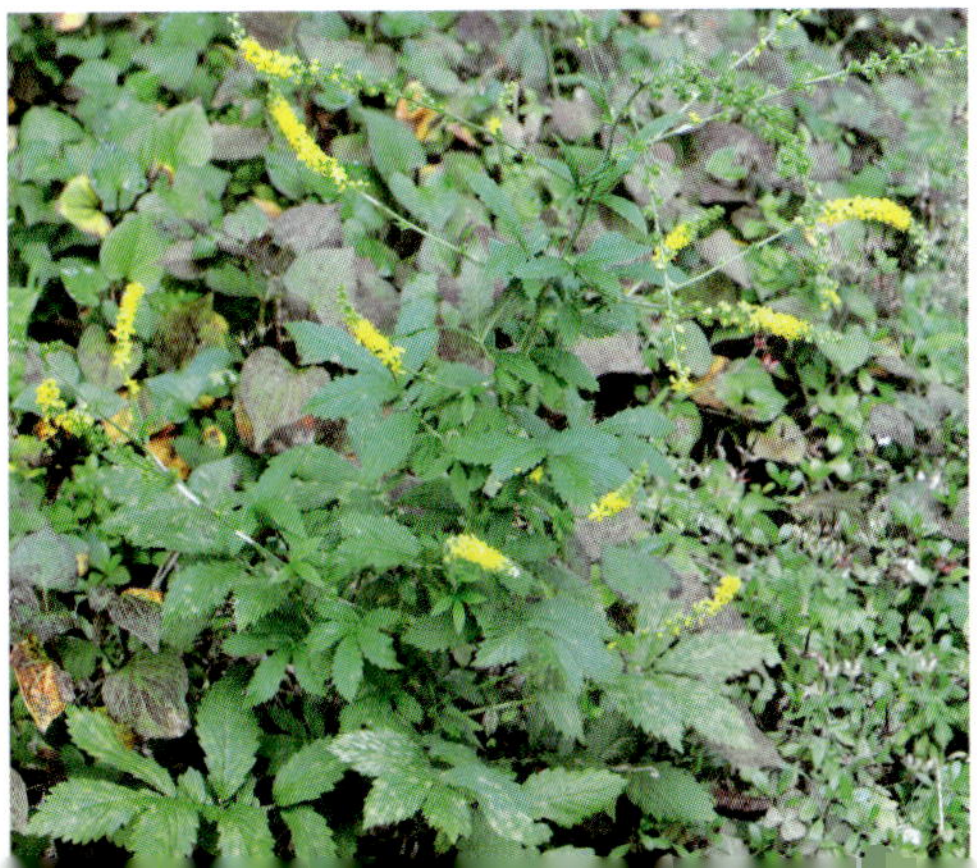

クズ

【かぜ・解熱】

古くから日本人に親しまれてきた、つる性のマメ科の多年草。日あたりのよい林のへりや土手に群生する。秋の七草のうちのひとつとしても有名で、夏から秋にかけて紫紅色の花を穂状に咲かせる。つるは縄として、葉はだんごなどを包むのに利用される。若芽や若葉は食用にもなる。

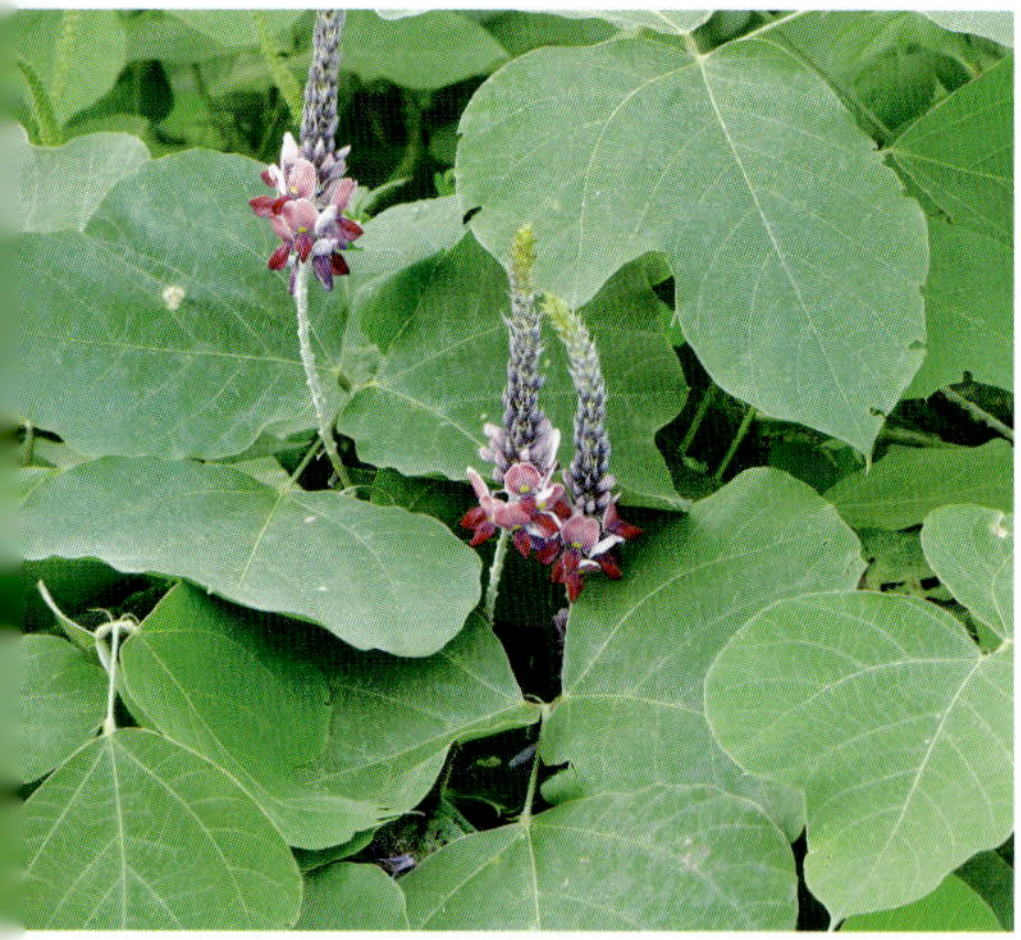

薬用部分(生薬名) 根（葛根・カッコン）

採取時期 9～10月

利用法 日干しにした根からとったでんぷんに、砂糖とお湯を加えて練ったクズ湯を食べると、かぜのひきはじめに効くほか、軽い解熱作用もある。また、漢方処方の葛根湯《かっこんとう》に用いられる。

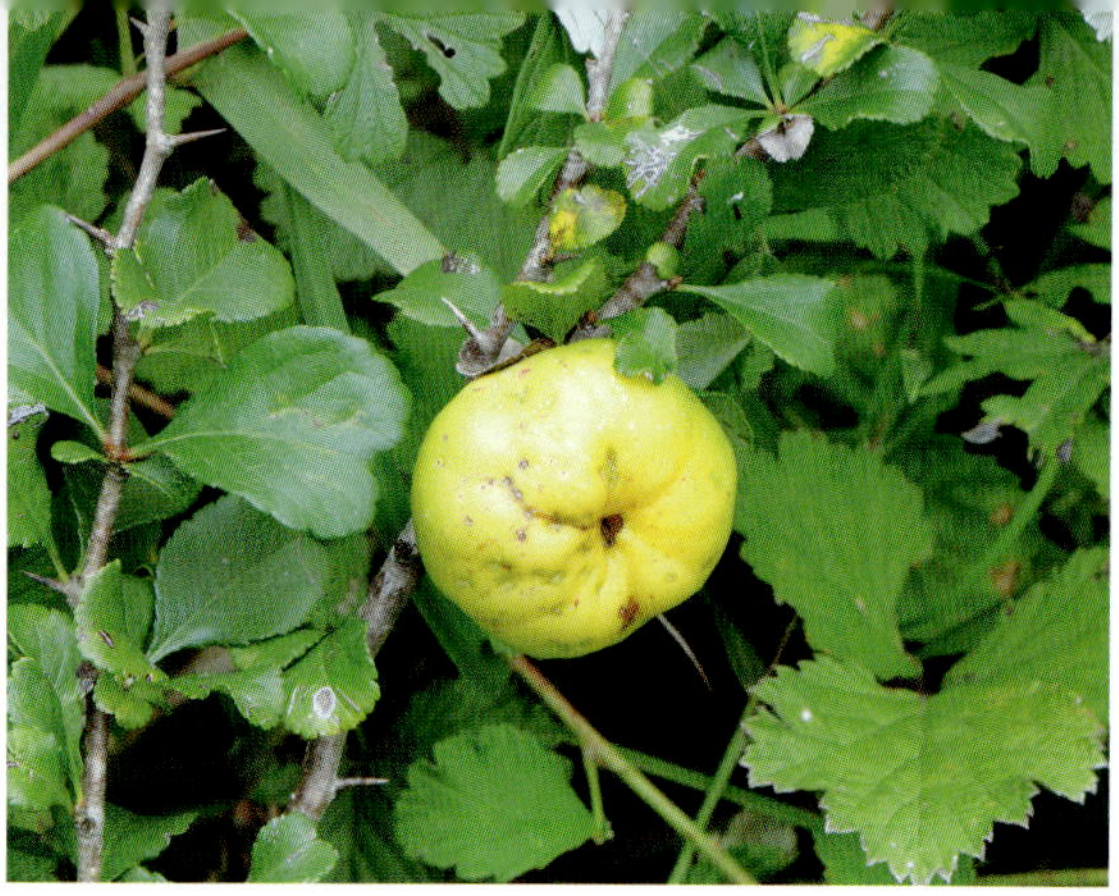

クサボケ

【疲労回復・不眠・低血圧】

関東以西に分布する、バラ科の落葉低木。山中や山すその、日あたりのよいところに自生し、春に鮮やかな紅色の花をつける。葉は2～2.5cmと小さく、トゲ状になった小枝が特徴。夏に芳しい香りを放つ、まるい果実をつける。果実はりんご酸、クエン酸などの有機酸を含んでいる。栽培種のボケにくらべ、やや小さいことからクサボケとよばれる。

薬用部分(生薬名) 果実（和木瓜・ワモッカ）

採取時期 7～8月

利用法 有機酸は疲れをとる作用があるので、果実を砂糖とホワイトリカーで漬け込んだ果実酒を飲むとよい。不眠・低血圧にも、毎日寝る前に、さかずき1杯ほど飲む。

クマザサ

【胃もたれ】

西日本の山地や草原に自生。観賞用としても人気があり、全国各地で栽培されている。種類の多いササのなかでも、葉の縁が白く〝隈《くま》どり〟されているのが特徴で、クマザサの名の由来になっている。葉には抗菌作用があり、笹ずしや笹だんごなど、食べものを包む材料として、古くから利用されてきた。

薬用部分 葉

採取時期 通年

利用法 クマザサの葉には豊富なビタミン類とカルシウムが含まれている。胃がもたれたときには、葉をミキサーなどにかけて、青汁を作って飲むとよい。また、葉から作ったクマザサエキスは、入浴剤にすると湿疹や皮膚のかゆみに効く。

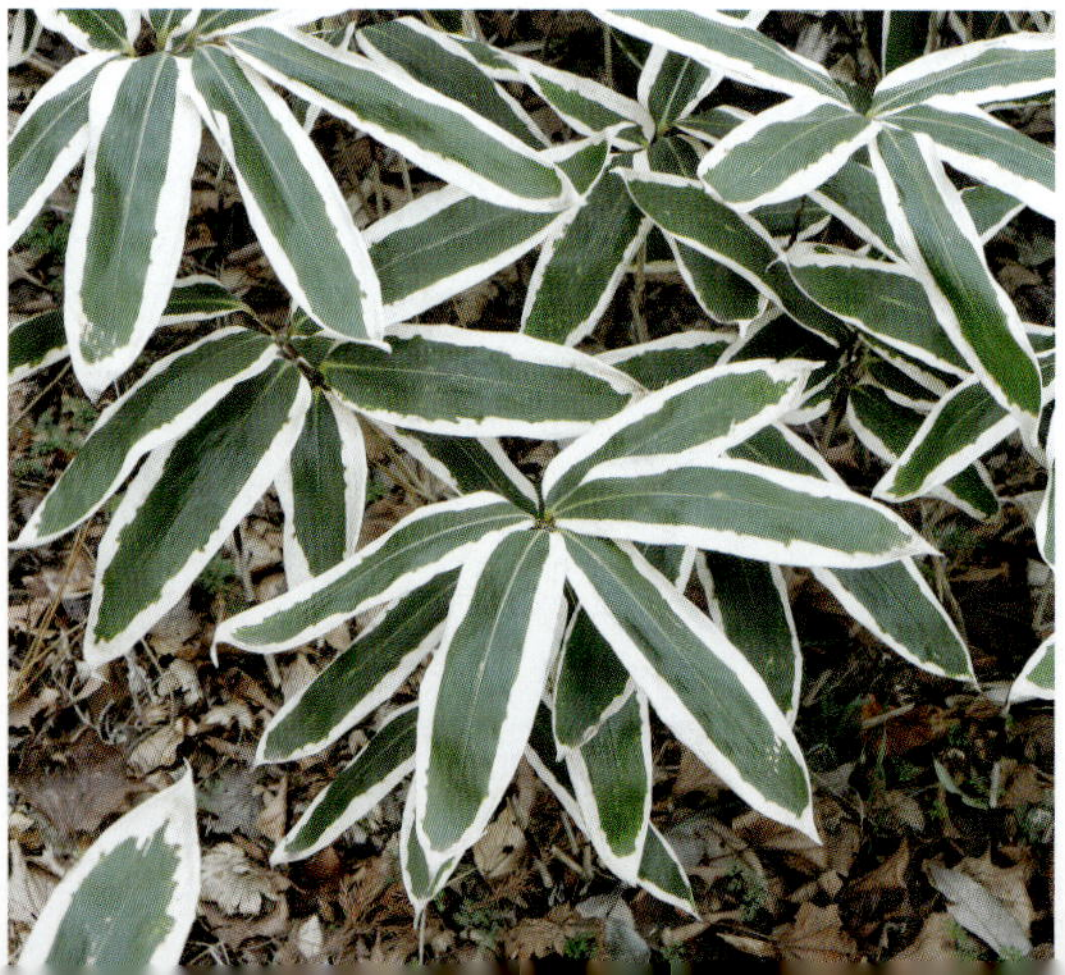

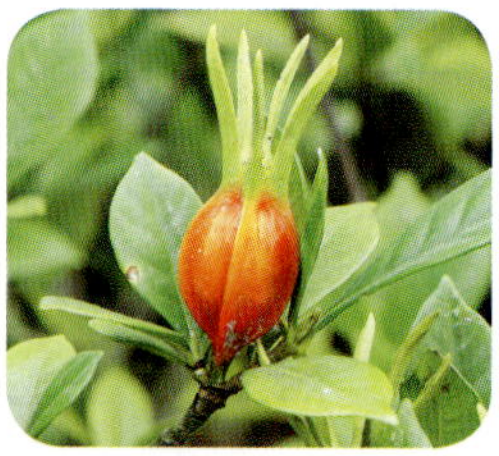

熟した果実を採る。

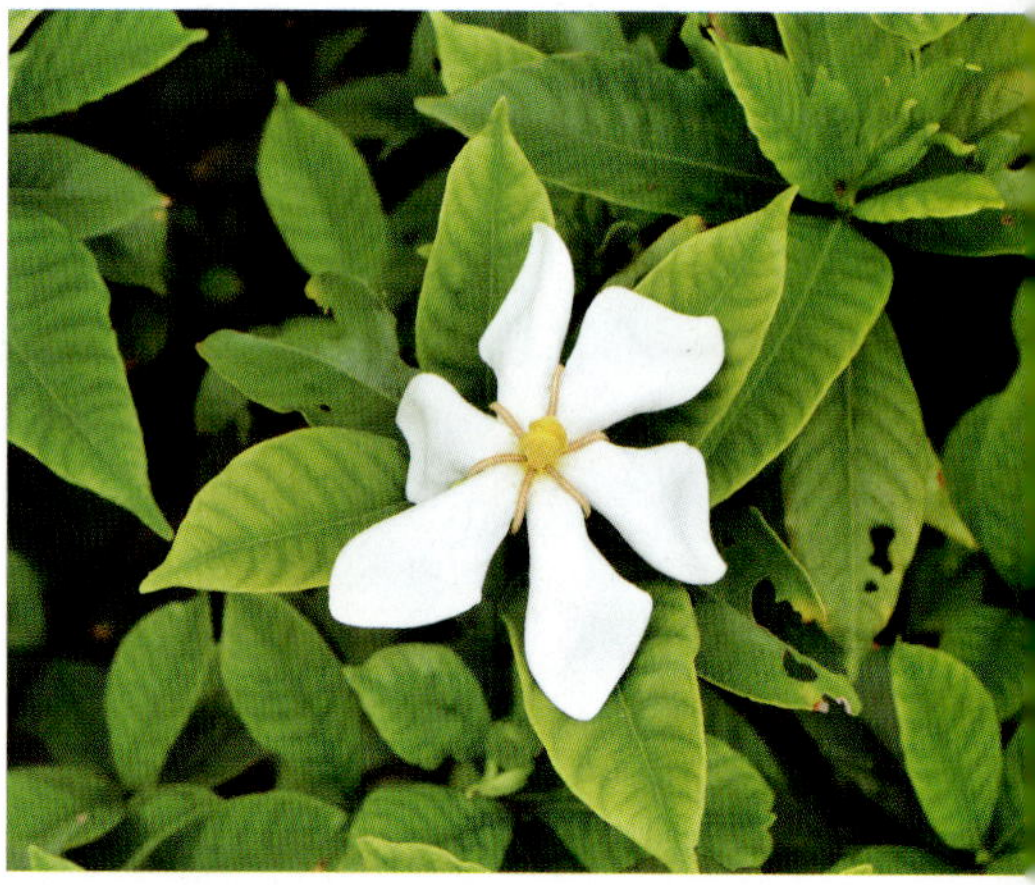

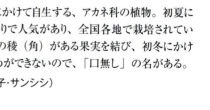

クチナシ

【炎症・鎮静】

静岡県以西から四国、九州にかけて自生する、アカネ科の植物。初夏に咲く白い花は、独特の甘い香りで人気があり、全国各地で栽培されている。秋には、細い卵形で6本の稜（角）がある果実を結び、初冬にかけて黄赤色に熟す。実に裂けめができないので、「口無し」の名がある。

薬用部分(生薬名) 果実（山梔子・サンシシ）

採取時期 11月

利用法 熟した果実を陰干しにする。日干しにすると、色がわるくなるばかりか、薬用成分も変化してしまう。よく乾燥したら粉末にして、小麦粉と酢を加えて練る。これでうちみやねんざの患部を冷湿布すると効く。また抗炎症、鎮静作用があり、漢方処方に配剤されている。

クワ

【低血圧・せき・むくみ】

5月ごろに穂状の花を咲かせ、中身が液状の果実をつける。果実は熟すと黒紫色になる。

薬用部分(生薬名) 葉(桑葉・ソウヨウ)、根皮(桑白皮・ソウハクヒ)、果実(桑椹・ソウジン)

採取時期 6~9月

利用法 果実で作ったクワ酒を寝る前に飲むと、低血圧や不眠に効く。漢方処方では、せきやむくみがあるときに根皮を用いる。

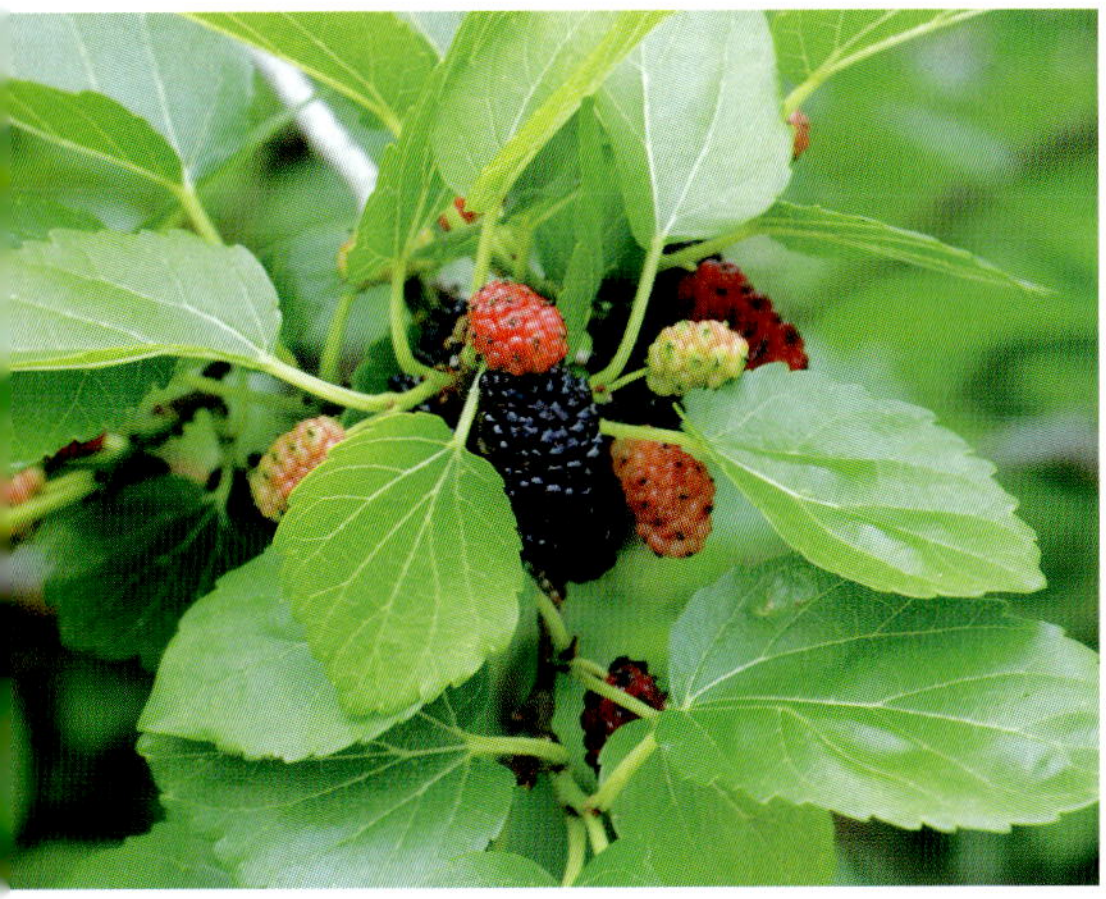

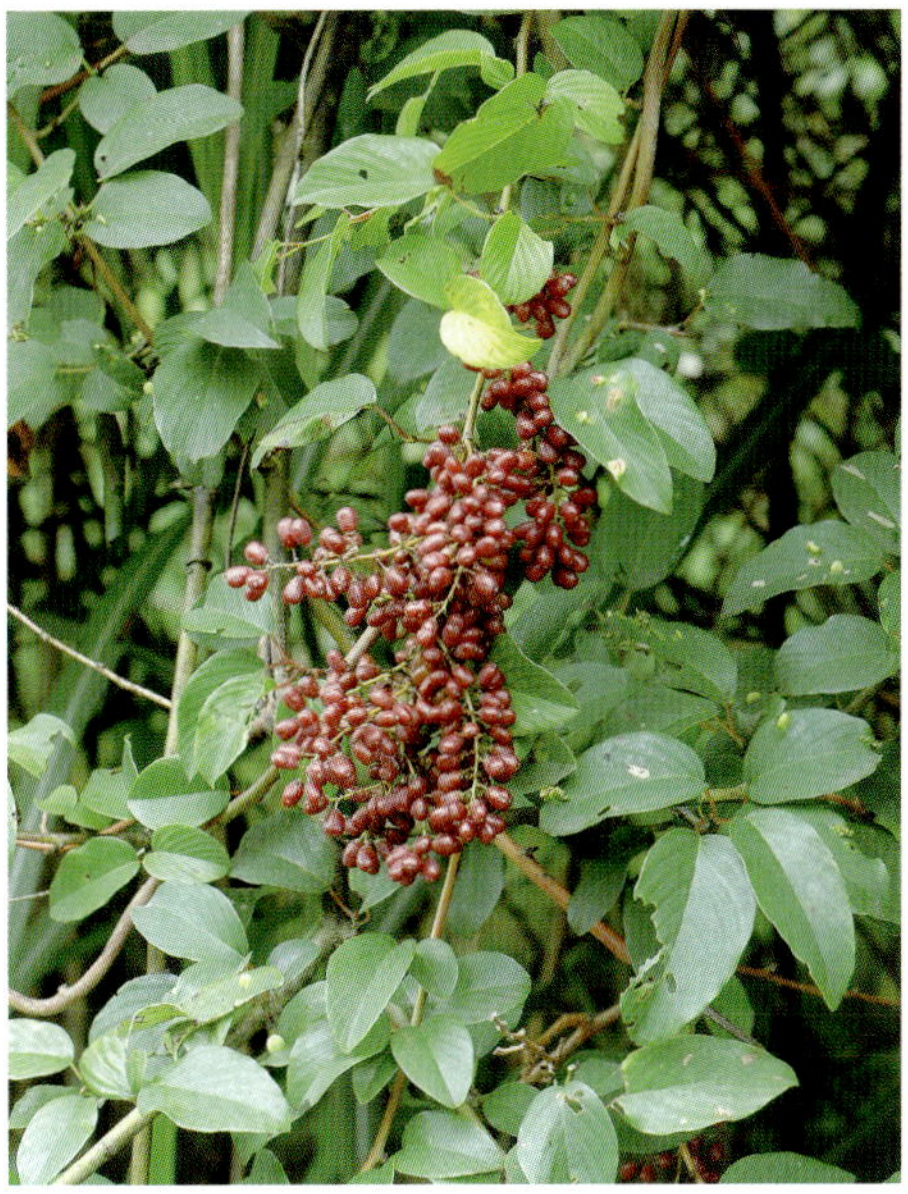

クマヤナギ

【健胃・不眠症・冷え症・低血圧】

全国の山地に自生する、つる性の落葉低木。馬の鞍やかんじきの材料として、古くから重宝された。枝は緑紫色になり、夏には緑白色の小花を咲かせる。

薬用部分 葉、小枝、果実

採取時期 8~10月

利用法 葉、小枝を煎じて飲むと、苦味《くみ》健胃《けんい》薬《やく》として、食欲不振や食べすぎの胃もたれに効果がある。果実を酒に漬けて薬酒にして飲むと、不眠症や冷え症、低血圧に有効とされる。

コブシ

【蓄膿症・鼻炎・頭痛】

全国各地に自生する落葉低木。春になると大きな白い花が咲く。花の下に倒卵形の葉が1枚ついているのが特徴。秋に、こぶ状の果実をつけることから、コブシとよばれるようになった。

薬用部分(生薬名) 花のつぼみ(辛夷・シンイ)

採取時期 3月ごろ

利用法 開花直前のつぼみを採取して、風通しのよいところで陰干しにする。よい香りのするシネオールなどの精油が、薬効成分として知られる。鎮痛・鎮静などの目的で、頭痛や蓄膿症《ちくのうしょう》、鼻炎などの漢方処方である、辛夷散《しんいさん》や辛夷清肺《しんいせいはい》湯《とう》に用いられる。

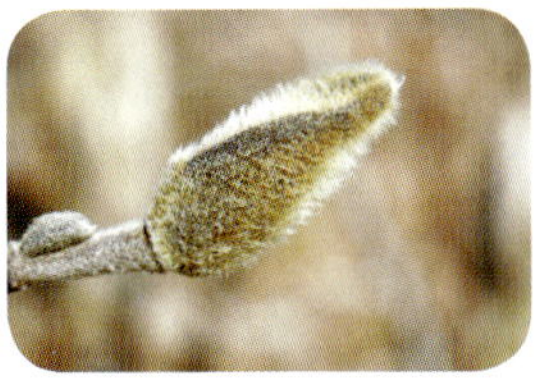

冬にみられる芽。

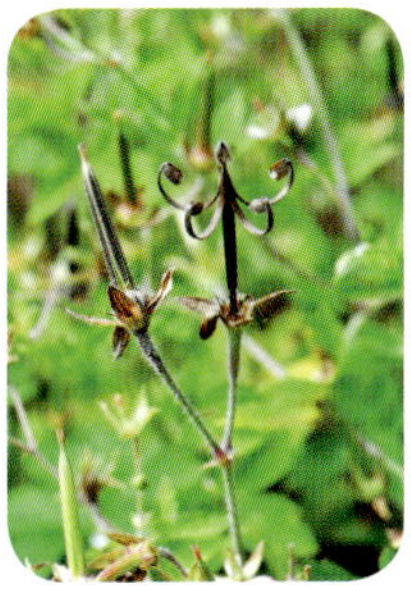

果実は秋にみられる。

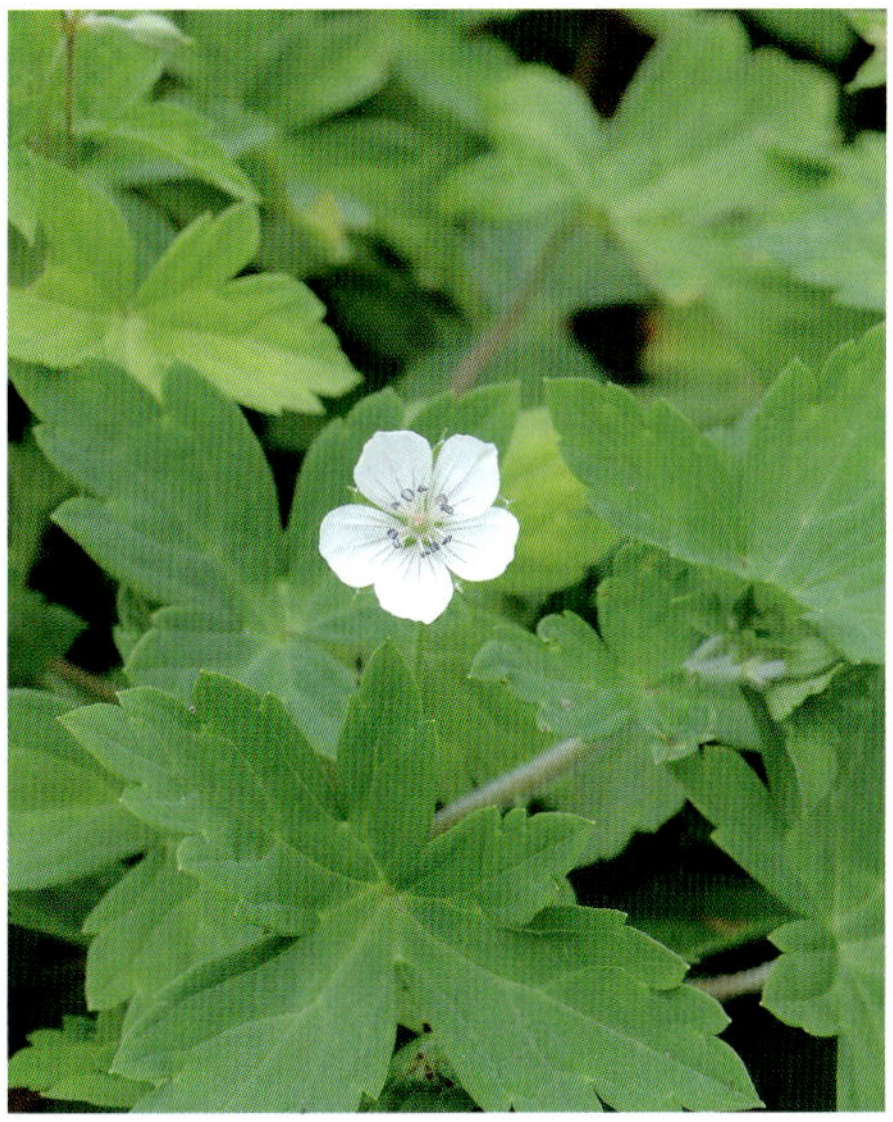

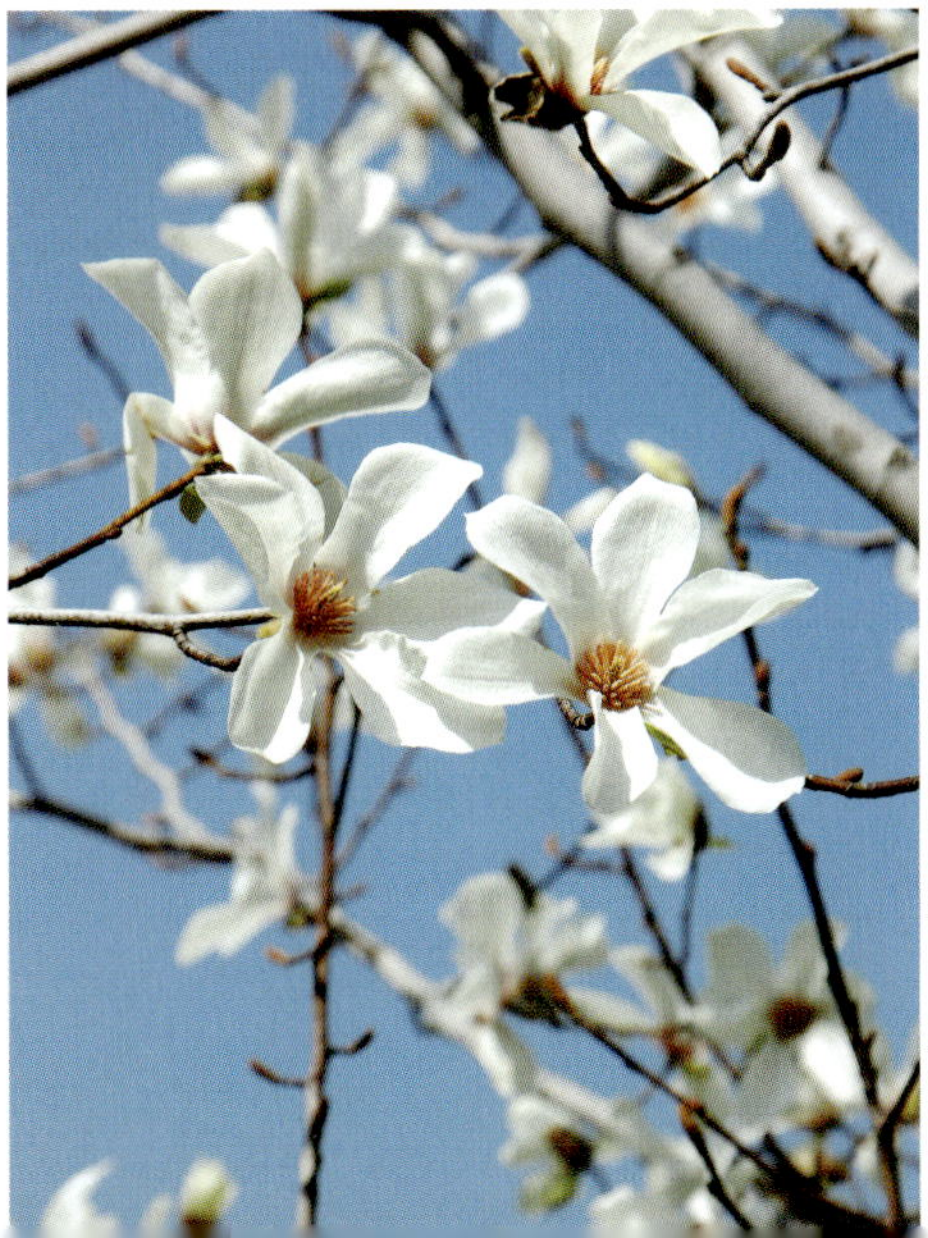

ゲンノショウコ

【下痢・かぶれ・扁桃炎・口内炎】

日あたりのよい路傍などでよくみかける多年草。下痢にすぐ効くことから「現《げん》の証拠《しょうこ》」の名がついた。「たちまち草」「てきめん草」の別名もある。

薬用部分(生薬名) 花、葉、茎(ゲンノショウコ)

採取時期 7~8月

利用法 タンニンは花が咲く直前が最も多くなるので、この時期に地上部を採って日干しにする。下痢には、10~20g(1日量)を煎じて飲む。かぶれや口内炎には、煎じ汁を冷まして塗る。扁桃炎《へんとうえん》には、この汁でうがいをする。

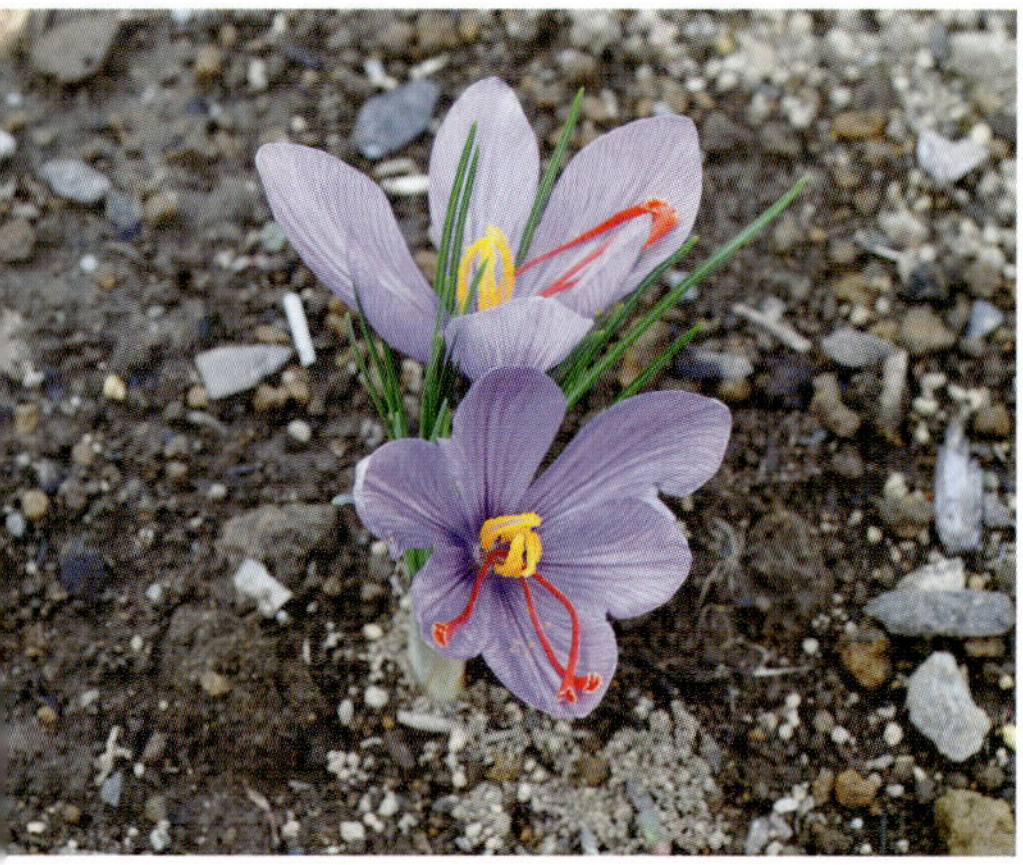

サクラ

【下痢・せき・たん・湿疹】

日本の国花として親しまれているサクラにも、薬効がある。サクラには十数種類あるが、沖縄のカンヒザクラ、東北・北海道のオオヤマザクラ、東京近郊のソメイヨシノが有名。野生種の代表はヤマザクラで、関東以西でよくみられ、若葉と同時に花が咲く。花のピンク色の濃さはそれぞれちがう。

薬用部分（生薬名） 樹皮（桜皮・オウヒ）

採取時期 6〜7月

利用法 外側のコルク皮を除いた樹皮には、タンニンやサクラニンを含んでいる。これを日干しにし、10g（1日量）を煎じて飲む。湿疹のときには、煎じ汁を患部に塗る。祝いの席で飲まれる桜湯は、塩漬けにした八重の花にお湯を注いだもの。

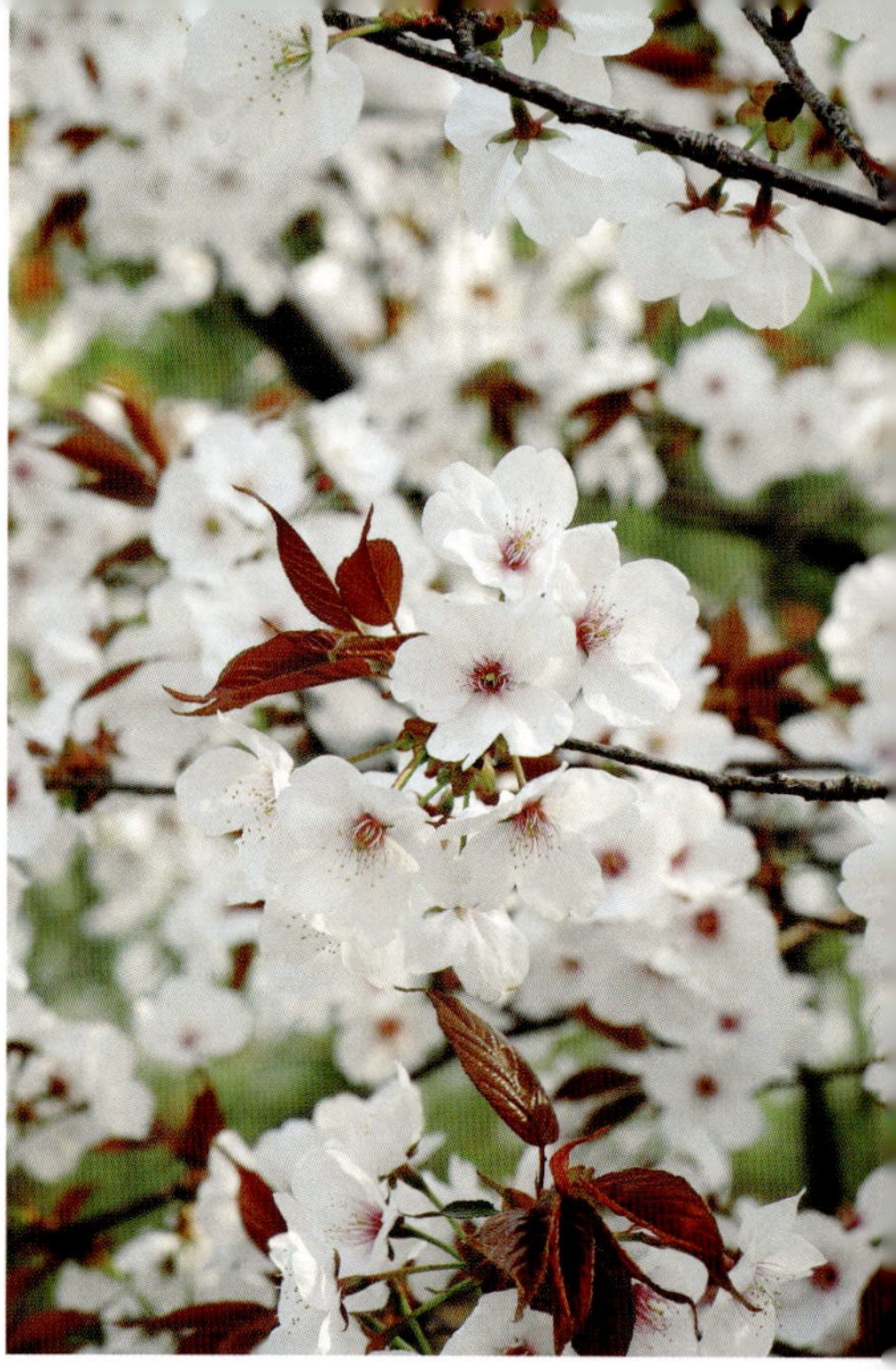

サフラン

【月経痛・月経不順】

9月ごろに球根を植えると、10月には淡紫色の花を咲かせ、芳しい香りを放つ。花の中心の、3本に分かれた赤く大きな雌しべが特徴で、これを乾燥させたものを生薬として用いる。

薬用部分（生薬名） 雌しべの柱頭（サフラン）

採取時期 10月ごろ

利用法 柱頭の赤い部分を採って陰干しにする。これを熱湯にしばらく浸したあと、お湯ごと飲む。婦人薬として欠かせないばかりか、鎮痛・鎮静作用もあり、頭痛・不眠症にも有効。あたたかいうちに飲むことがポイント。

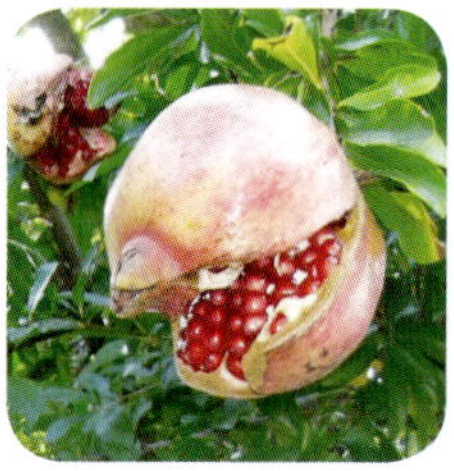

まっ赤な果実がなる。

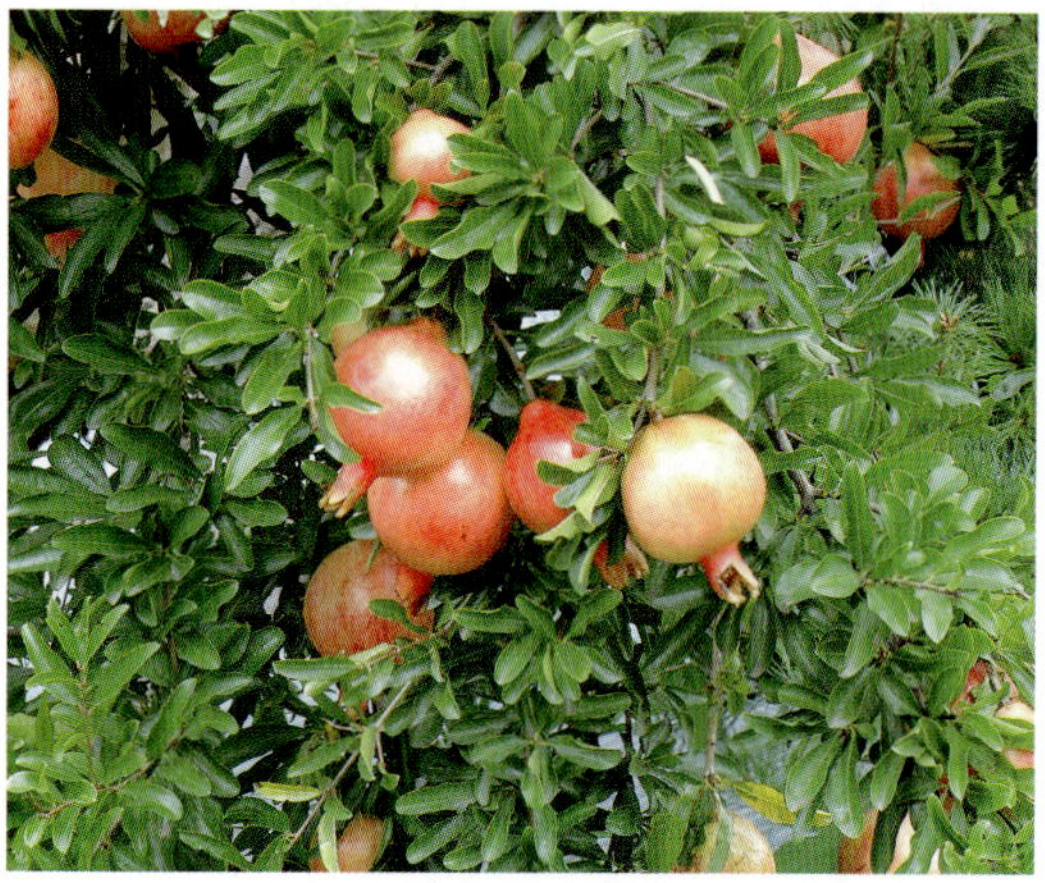

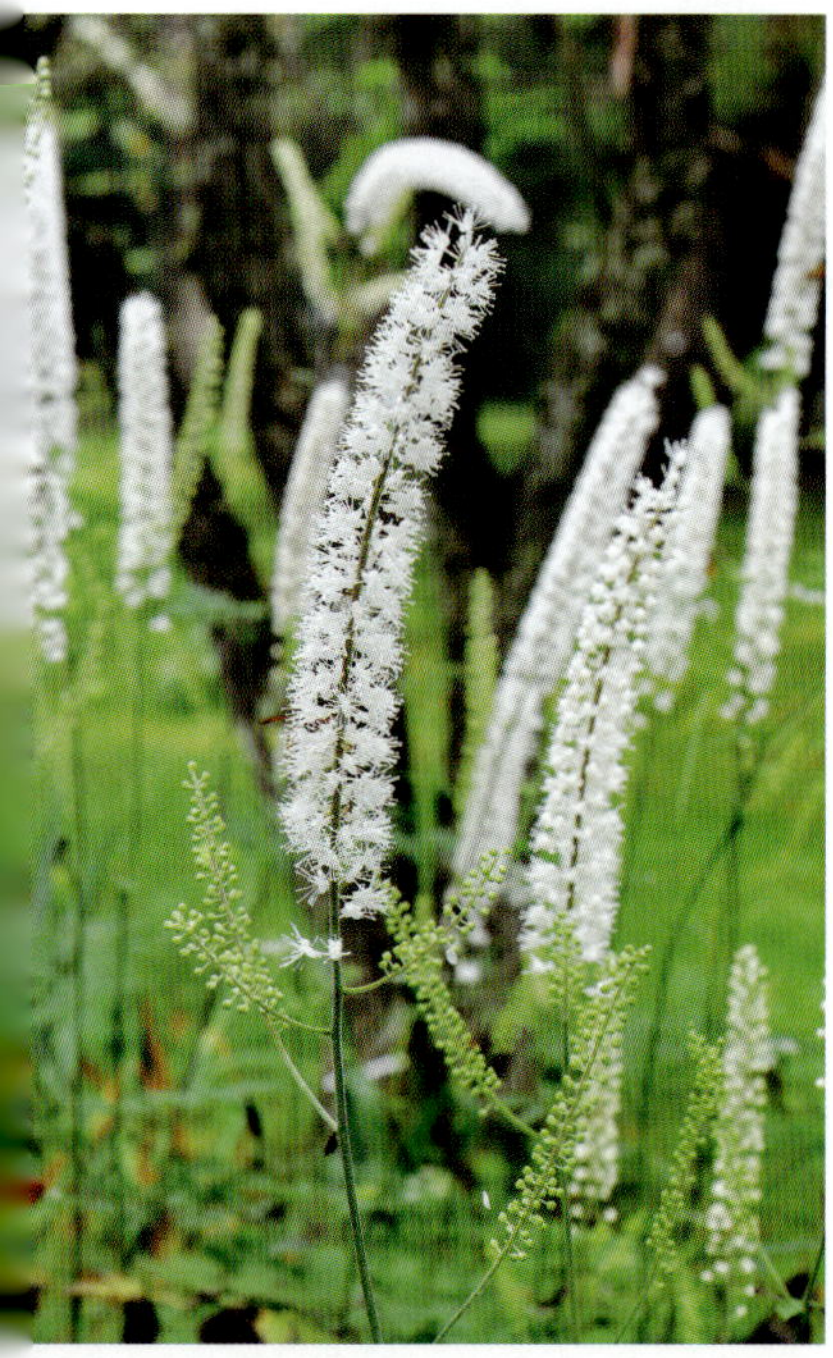

サラシナショウマ

【口内炎・止血・あせも】

山地の木陰を中心に、日あたりのよい場所でもみられる。草たけは1〜1.5mほどで、葉は卵形で先がとがり、縁にギザギザした切れ込みがある。秋になると、茎の先に白色の小花を穂状に咲かせる。

薬用部分（生薬名） 根茎（升麻・ショウマ）

採取時期 10〜11月

利用法 口中のあれやただれには、ヒゲ根をとり除いた根茎を陰干しにし、煎じて飲む。煎じ汁でうがいをしても、そのままかんでもよい。あせもには、煎じ汁を冷まして患部を数回ふく。止血の効果もあり、吐血や下血のときは煎じ汁を飲むと有効。

ザクロ

【扁桃炎・のどの痛み・口内炎】

庭などにも植えられる落葉小高木。夏には緋赤色の花を咲かせ、花が終わると甘ずっぱい汁を含んだ果実をつける。

薬用部分（生薬名） 果実の皮（石榴果皮・セキリュウカヒ）

採取時期 9〜10月

利用法 熟した果実の皮を手ではいで、日干しにしたものをとろ火で煎じてこす。この汁を少し冷ましてから、うがいをする。何回か繰り返すとよい。根皮や樹皮も果実の皮と同様に使う。

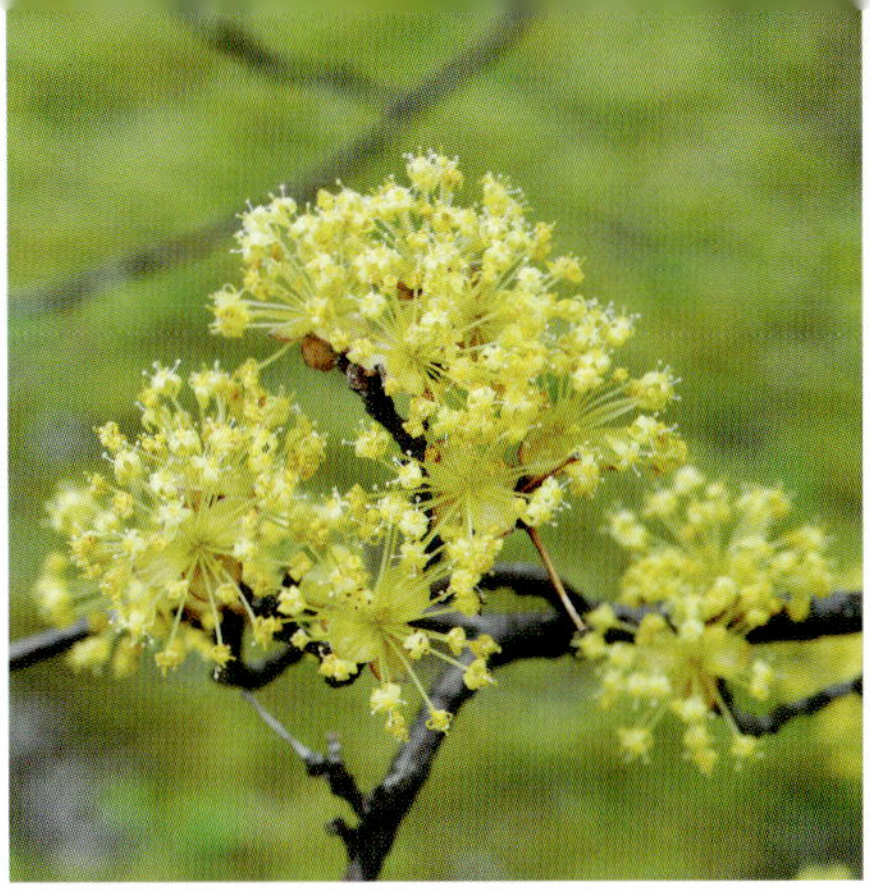

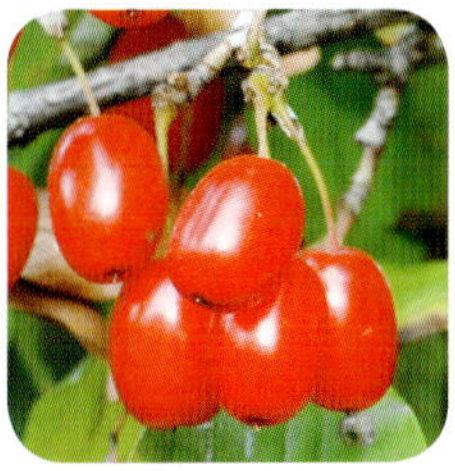

果実を干して薬用に。

サンシュユ

【疲労回復・低血圧・冷え症】

3月ごろ、葉よりも先に黄金色の小花を咲かせる。別名ハルコガネバナという。葉は長い卵形をしており、葉裏の葉脈の、主脈と支脈の分かれめに褐色の毛が生えている。秋になると長楕円形の果実（石《せき》果《か》）をつけ、熟すと赤くなり、渋みと酸みをもつ。赤色が美しいことから、秋珊《さん》瑚《ご》ともよばれる。

薬用部分（生薬名） 果実（山茱萸・サンシュユ）

採取時期 9~10月

利用法 熟した果実を熱湯に入れてから日干しし、半乾きになったら種子を除き、果肉を日干しにする。これに砂糖とホワイトリカーを加え、サンシュユ酒を作って飲む。

サンザシ

【健胃・整腸・二日酔い】

原産は中国で、江戸時代に渡来したといわれる。バラ科の落葉低木で、盆栽や庭木として栽培され、野生のものはない。４～５月ごろ白い５弁花が咲き、のちに１cmほどの黄色か赤色の果実をつける。

薬用部分（生薬名） 偽果（山査子・サンザシ）

採取時期 10月ごろ

利用法 熟す少し前の果実（偽果）を採って日干しにする。二日酔いには、これを煎じて飲む。また、消化を助ける効果があるので、胃弱の人にもすすめられる。軽い食中毒にも効く。ホワイトリカーに漬け込んで、サンザシ酒にしてもよい。

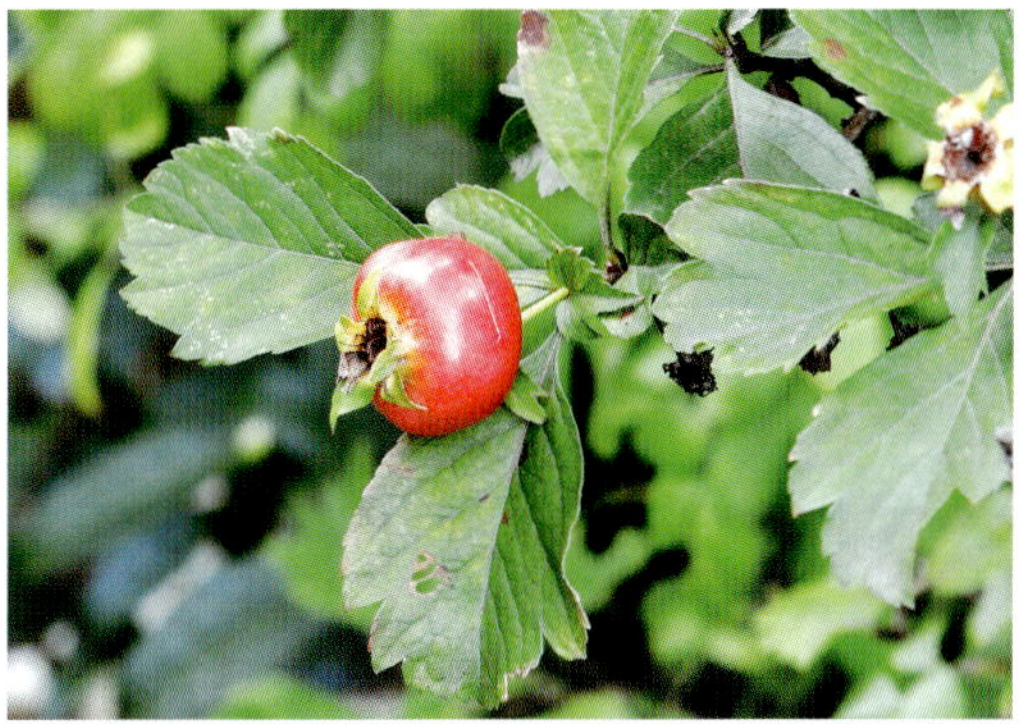

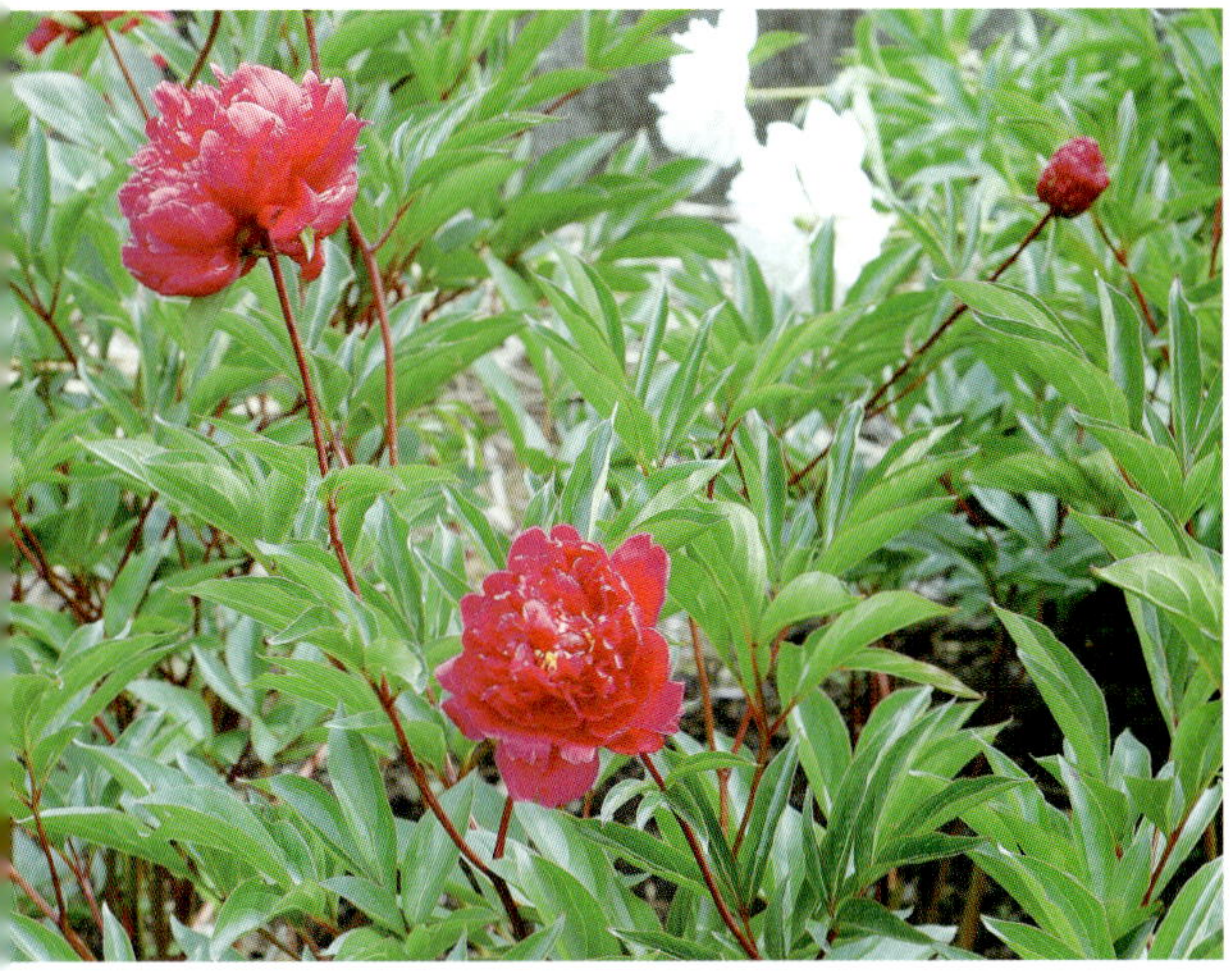

シャクヤク

【胃けいれん・神経痛・胆石症の発作】

漢方薬として中国から渡来した多年草。草たけは約80cm。初夏に咲く花は華麗で美しく、「立てばシャクヤク」と、美人の形容としても有名。

薬用部分（生薬名） 根（芍薬・シャクヤク）

採取時期 9月

利用法 植えつけから5年目の秋に根を掘り採る。コルク層をとり除き、日干しにしたものを利用。筋肉のけいれんや、気分の高ぶりを鎮めるはたらきがある。婦人病の薬（冷え症や血の道症）にも処方される。

サンショウ

【健胃】

各地の雑木林に自生するほか、庭木としても植えられる。高さ３mほどのミカン科の落葉低木。春に黄緑色の花を咲かせるが、花弁がないため、あまり目立たない。花が咲いたあとに果実をつけ、これが薬味でおなじみの山椒になる。ただし、雄株には果実はならない。

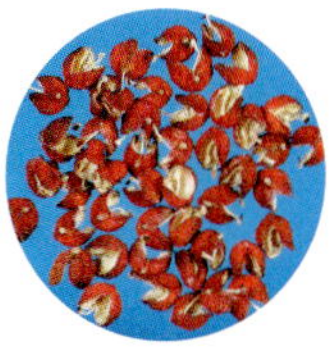

葉も果実も芳香があり、薬味として用いられる。

薬用部分（生薬名） 果皮（山椒・サンショウ）

採取時期 7月下旬~8月上旬

利用法 日干しにした果実の皮をとり、粉末にして飲むと健胃効果がある。胃腸薬にも配合されている。

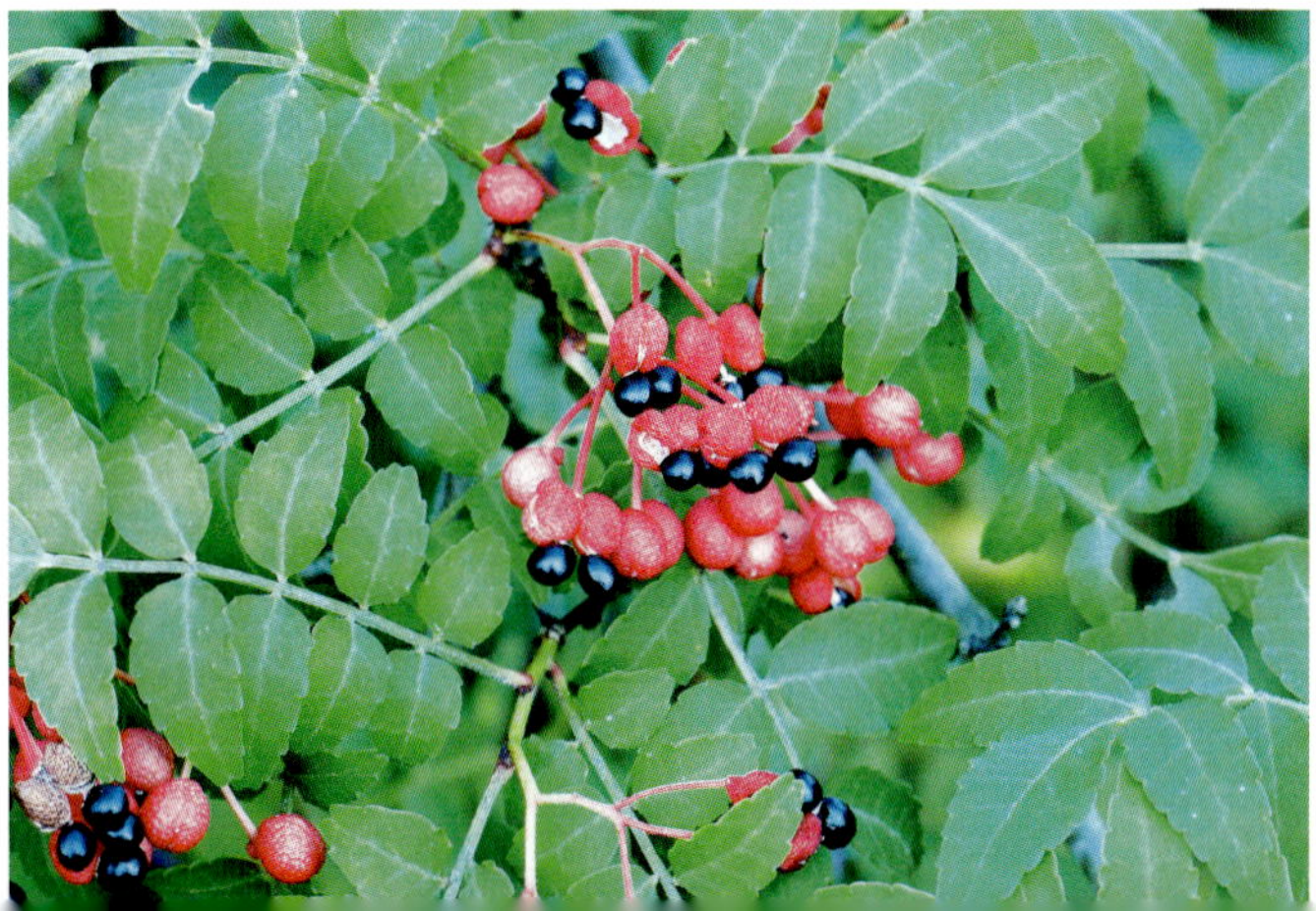

➘スミレ

【はれもの・乳腺炎】

60以上の種類があり、高山性のもの、山中に育つもの、人家の近くに育つものなどさまざま。スミレの名は、大工が使う「墨入れ」に花の形が似ていることからついたという。

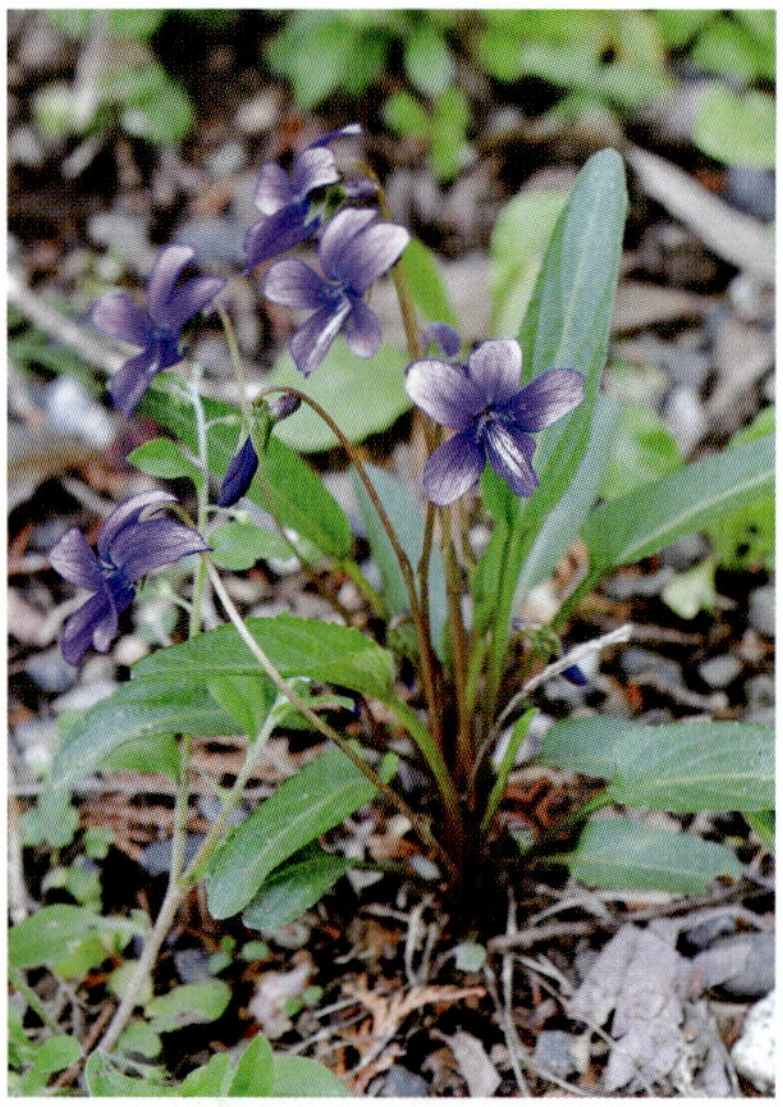

薬用部分 葉、根

採取時期 4～5月

利用法 有効な薬がない時代には、はれものや乳腺炎《にゅうせんえん》の治療薬として用いられた。はれものには、生の根をすりつぶし、酢と小麦粉を少量加えて練ったものを塗る。乳腺炎、乳房炎には、葉を日干しにして粉末にしたものに、酢と小麦粉を少量加えて練ったものを塗る。

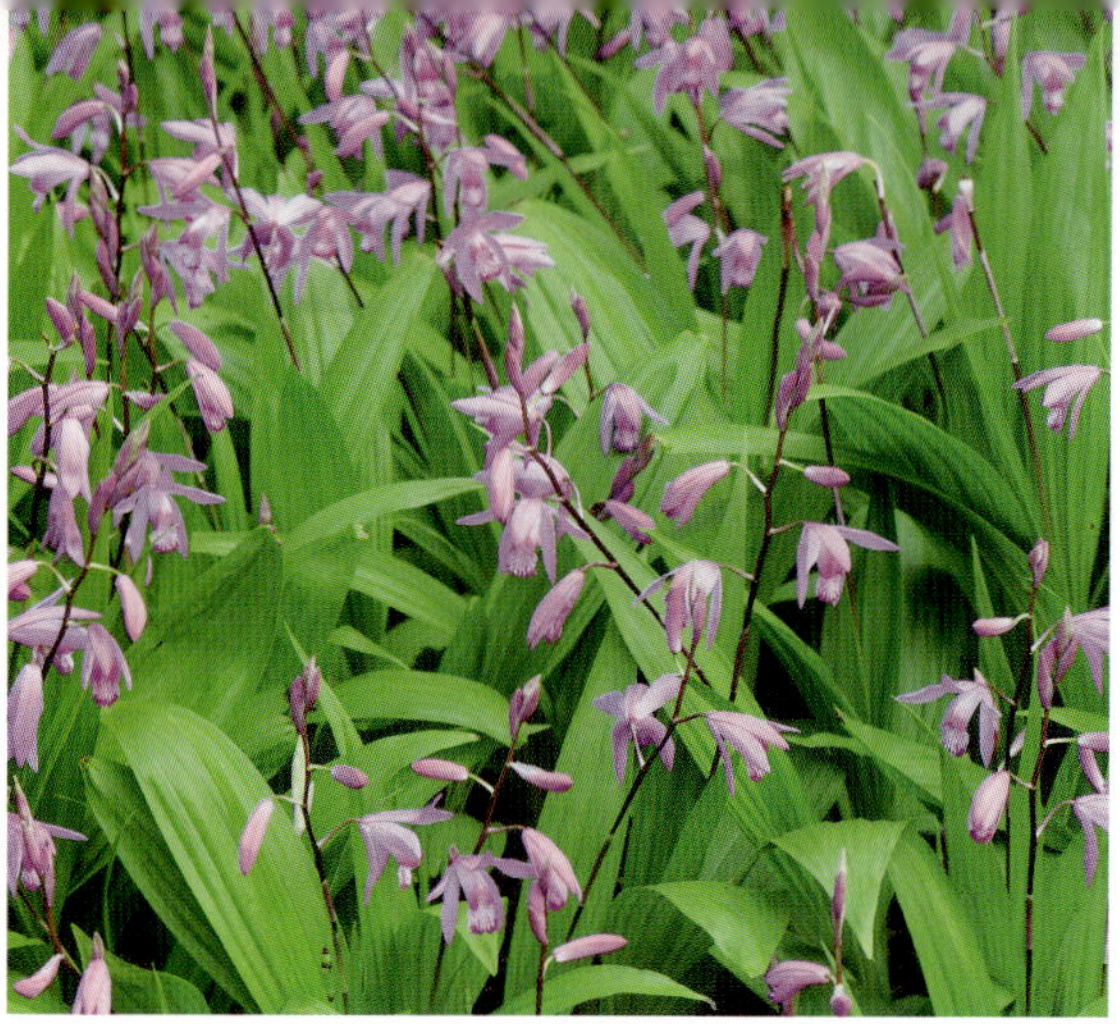

↑シラン

【胃炎・うちみ】

湿けのあるところでも、乾燥しているところでも育つ。初夏に紅紫色や白色の花を咲かせる。扁平な球根が地中の浅いところでつながっているのが特徴。栽培が難しいラン科の植物にしては育てやすく、家庭でもよく栽培されている。

薬用部分（生薬名） 鱗茎《りんけい》（白及・ビャクキュウ）

採取時期 9～10月

利用法 根と外皮をとり除いた鱗茎を熱湯でよくゆでて、日干しにする。胃炎には15g（1日量）を煎じて3回に分け、食前か食間に飲む。うちみには、生薬の山梔子《さんしし》か黄柏《おうばく》の粉末と、シランの粉末を酢で練って、冷湿布する。

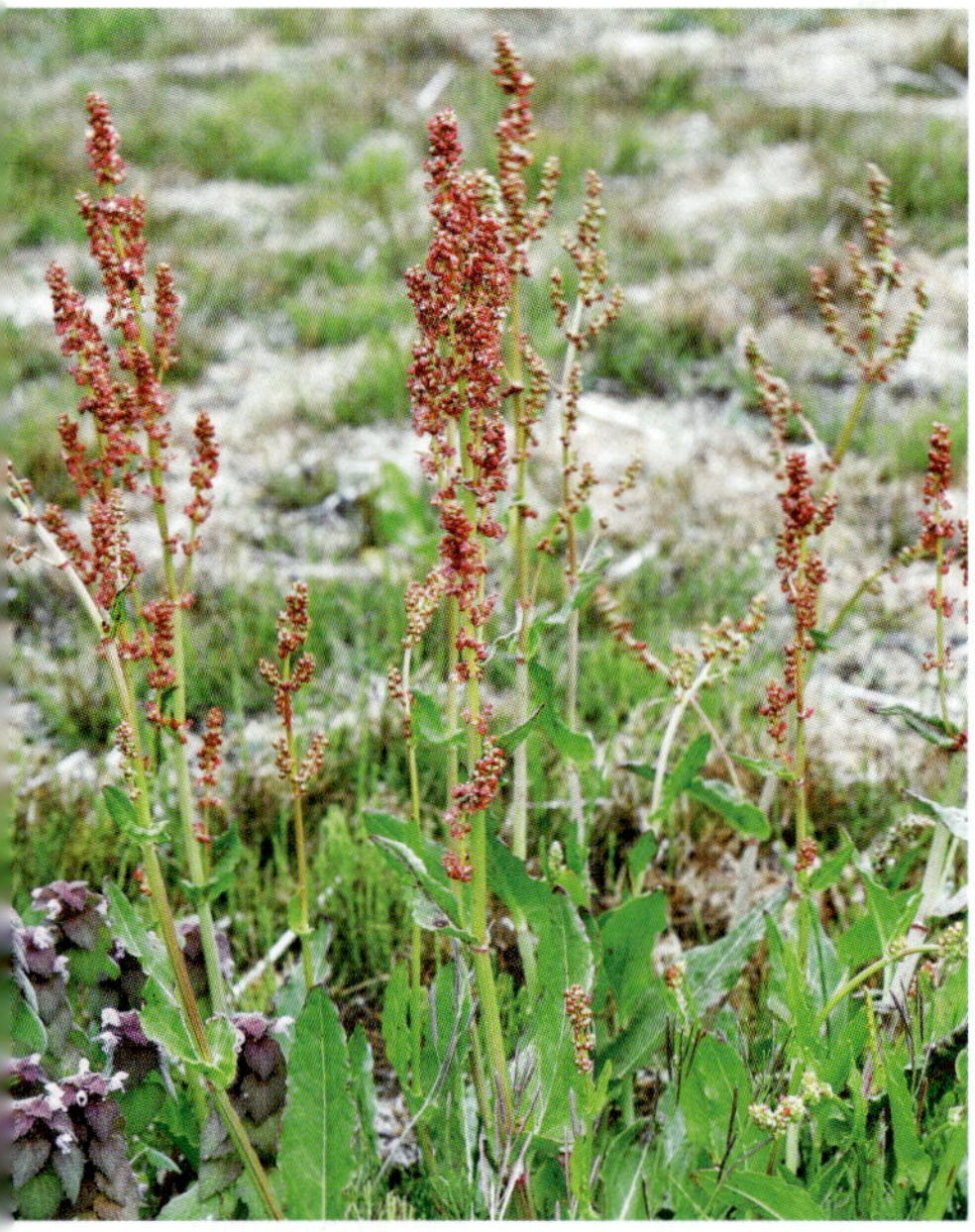

←スイバ

【水虫・タムシ】

草たけ50～80cmの多年草。葉や根はかむとすっぱいことから、すっぱい葉、つまり「スイバ」とよばれるようになったという。

薬用部分（生薬名） 根・根茎（酸模根・サンモコン）

採取時期 9月

利用法 かつては水虫、タムシの薬として知られていた。患部に酢をつけたあと、水洗いした根と根茎を生のまますりおろして、患部に塗る。

↓スイカズラ

【解毒・痔・あせも・湿疹】

丘陵や林に自生する、つる性の常緑低木。葉は小判型をしており、一部は冬でも枯れないため、忍冬ともよばれる。花の咲きはじめは白く、徐々に黄色に変化していく。白と黄色の花が入り乱れて咲く様子が美しいことから、金銀花という生薬名がつけられたという。花の管の細いほうを吸うと、甘い蜜の味がする。花が咲き終わると、黒くてまるい果実をつけるが、これには薬効はない。

薬用部分（生薬名） 葉・茎（忍冬・ニンドウ）、花（金銀花・キンギンカ）

採取時期 5月ごろ

利用法 痔の痛み、あせもや湿疹には、乾燥させた葉と茎を入浴剤にするとよい。乾燥させた花および茎葉は解熱、解毒の効果があるとして、漢方処方に用いられる。

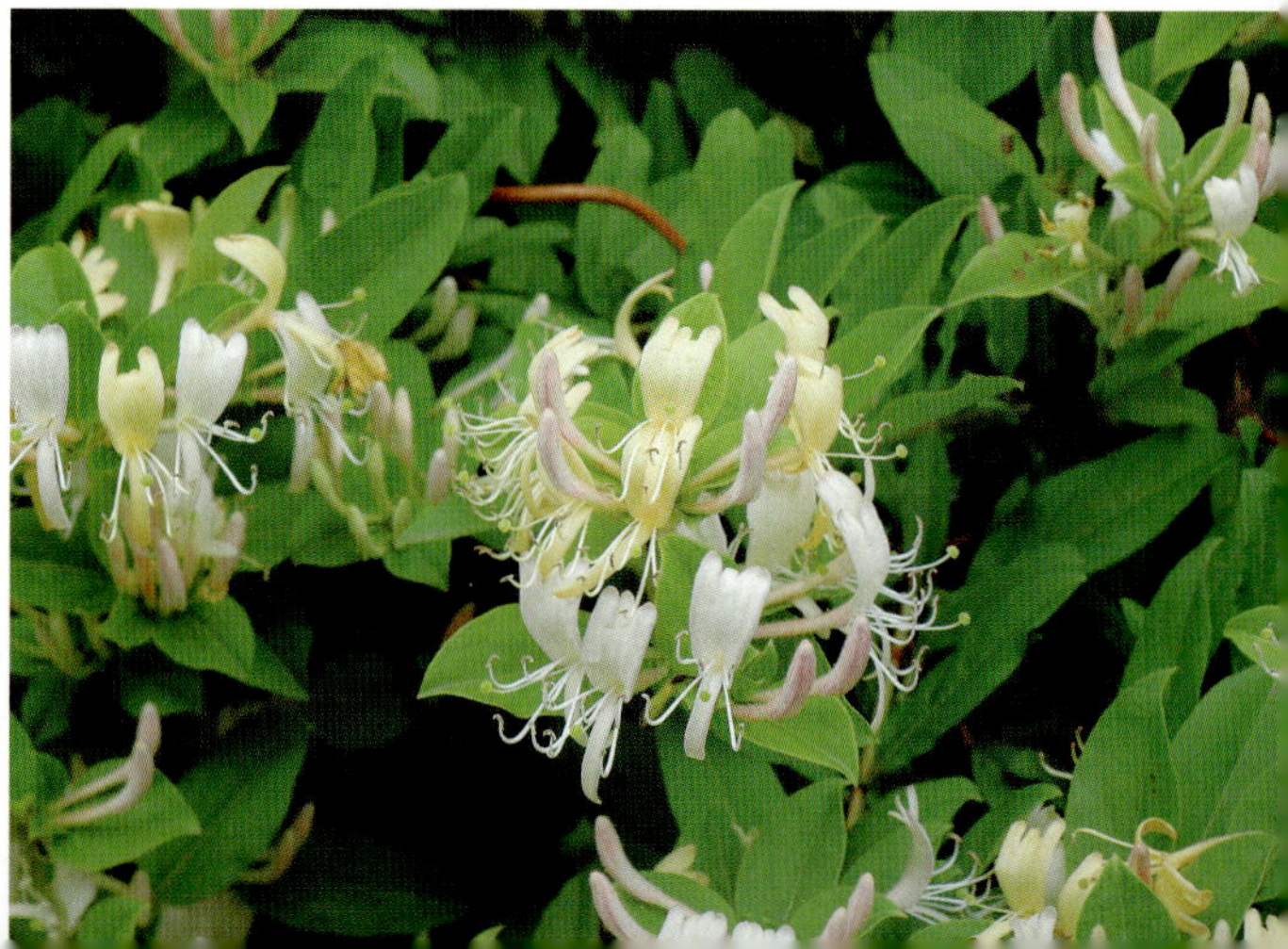

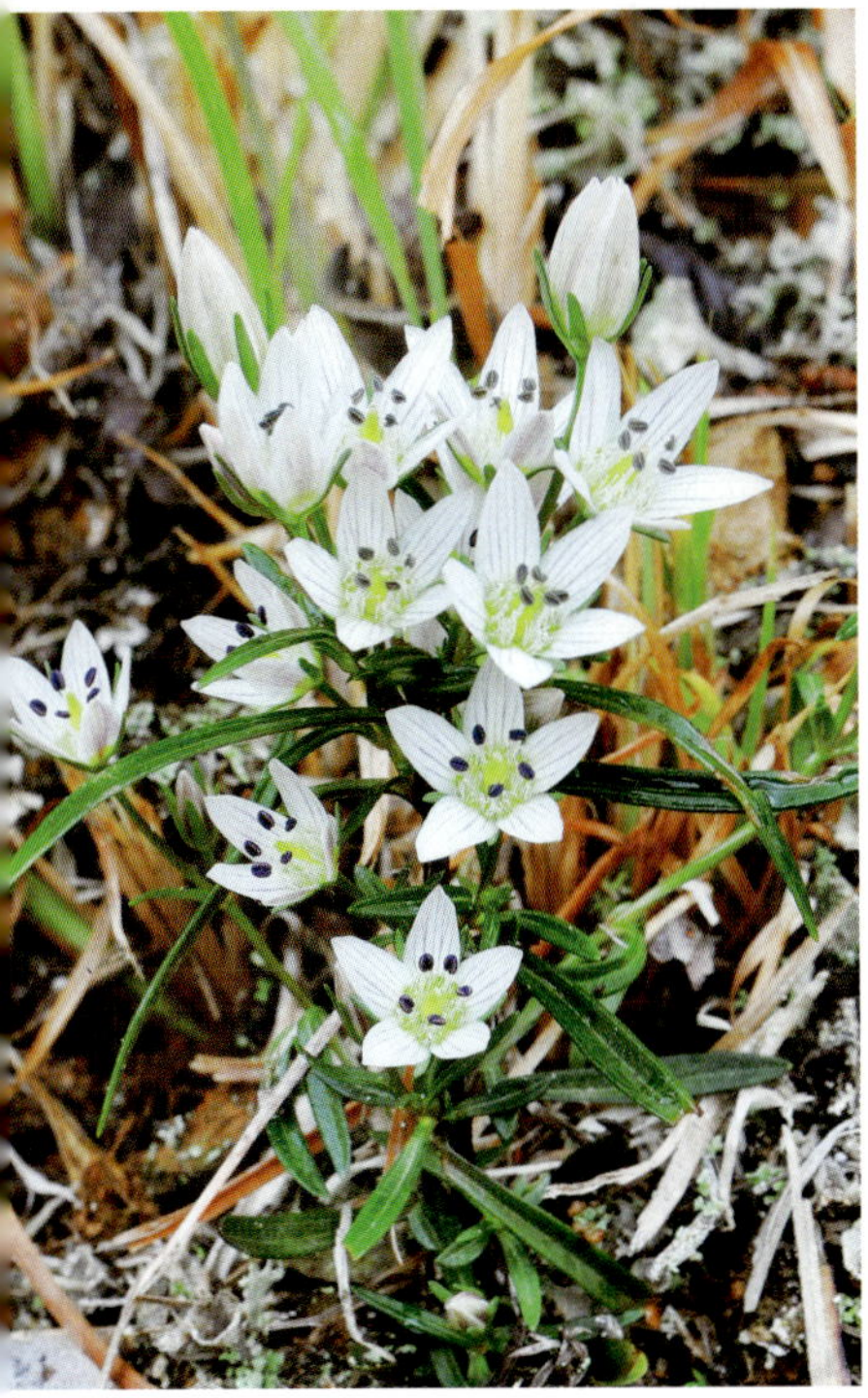

センブリ

【健胃】

日本特産で、全国の山野に自生するリンドウ科の二年草。草たけは20〜30cmにもなり、線形の葉が対について白い花を咲かせる。非常に苦い薬草として知られ、1000回お湯で振り出しても苦みが消えないことから、この名がついた。

薬用部分(生薬名) 全草(当薬・トウヤク)

採取時期 9〜10月

利用法 日干しにした全草をきざみ、1.5g(1日量)を煎じるか、熱湯に浸し、その汁を3回に分けて食前または食後に飲む。食欲不振、消化不良、食べすぎなどに効果がある。

センキュウ

【婦人病】

中国原産の多年草で、江戸時代に渡来。草たけは30〜60cm、セリに似た葉をつける。夏に傘が開いたような白い小花を咲かせるが、なぜか実を結ばないので、繁殖のためには株分けをする。根茎の香りが強いのも特徴。

薬用部分(生薬名) 根茎(川芎・センキュウ)

採取時期 11月ごろ

利用法 ヒゲ根をとって乾燥させた根茎を、ほかの生薬と配合して用いる。乾燥しにくいので、生のうちに薄く切り、日干しにするとよい。

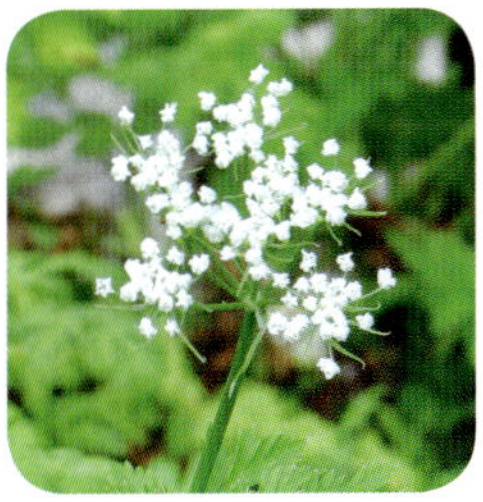

かわいらしい花が咲く。

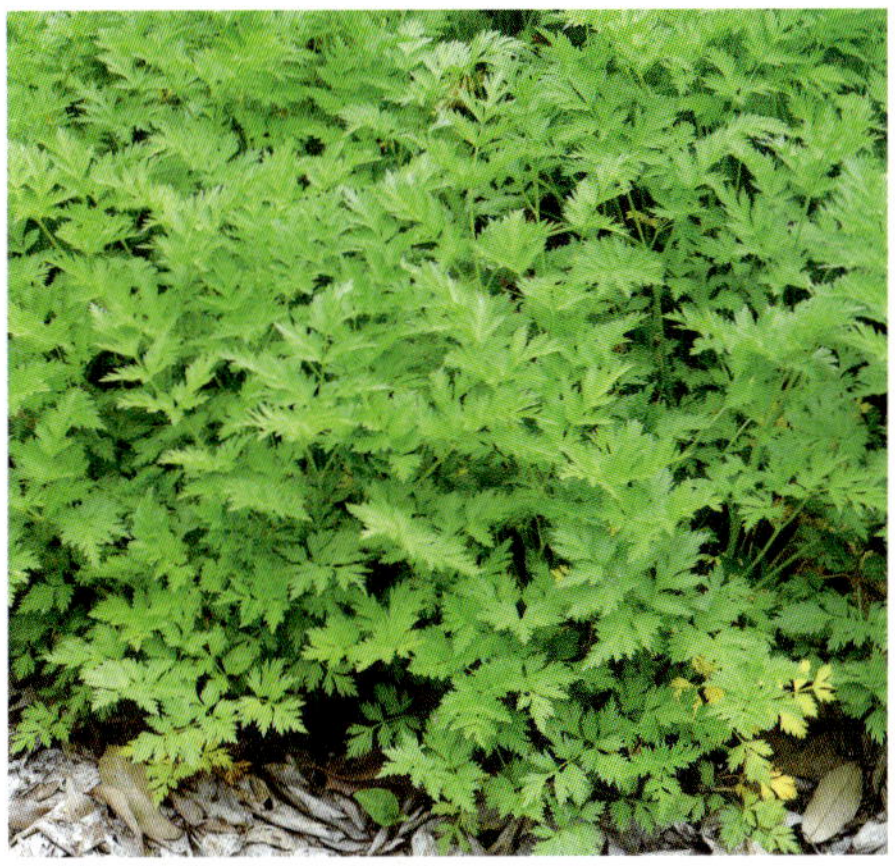

タンポポ

【健胃】

一般にタンポポと呼びならわされているものには、関東〜中部地方の南部に多いカントウタンポポ、関西以西に分布するカンサイタンポポ、高山などに自生するミヤマタンポポ、東北・北海道などに分布するエゾタンポポなどがあり、地域によって種類が分かれる。花のあとの冠毛が綿球を連想させ、〝タンポ穂〟の意味でこの名がついたという説も。

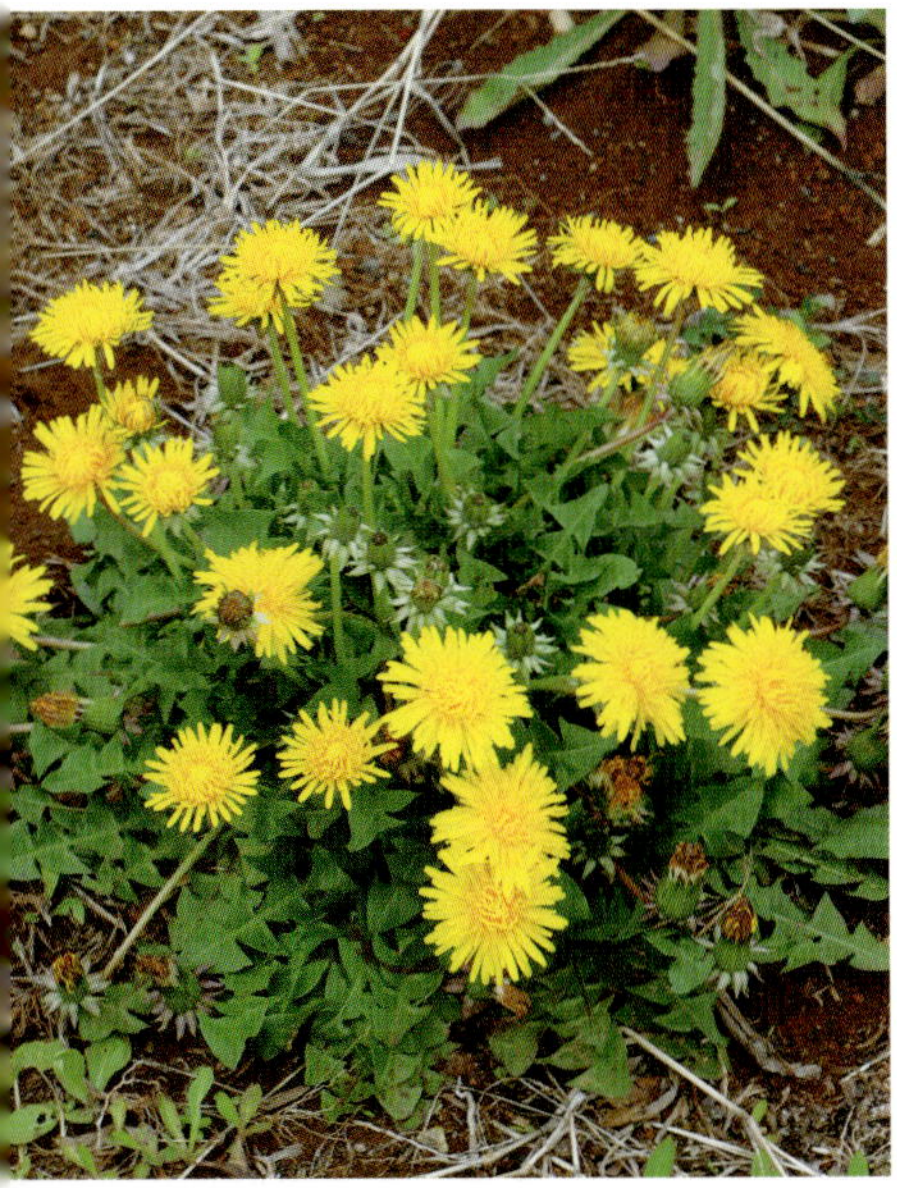

薬用部分(生薬名) 全草(蒲公英・ホコウエイ)、根(蒲公英根・ホコウエイコン)

採取時期 3月ごろ

利用法 開花する少し前に根ごと掘り採って、水洗いしたあと日干しにする。乾燥させた全草または根だけを10〜20g(1日量)煎じ、3回に分けて毎食後に飲む。乾燥させた根だけをきざんでフライパンでいり、茶こしに入れて熱湯を注ぐと、タンポポコーヒーになる。

ダイコンソウ

【利尿】

全国各地の林床に自生する、バラ科の多年草。草たけは約50cm、茎葉に短い葉が密生している。地面近くに生える葉は長く、だいこんの葉に似ている。花の中にたくさんある雌しべは、それぞれの花柱に細かい毛が生えており、先端が曲がっているのが特徴。

薬用部分(生薬名) 全草(水楊梅・スイヨウバイ)

採取時期 6〜7月ごろ

利用法 花が咲いている時期に採り、日干しにしてから煎じ、あたたかいうちに飲む。

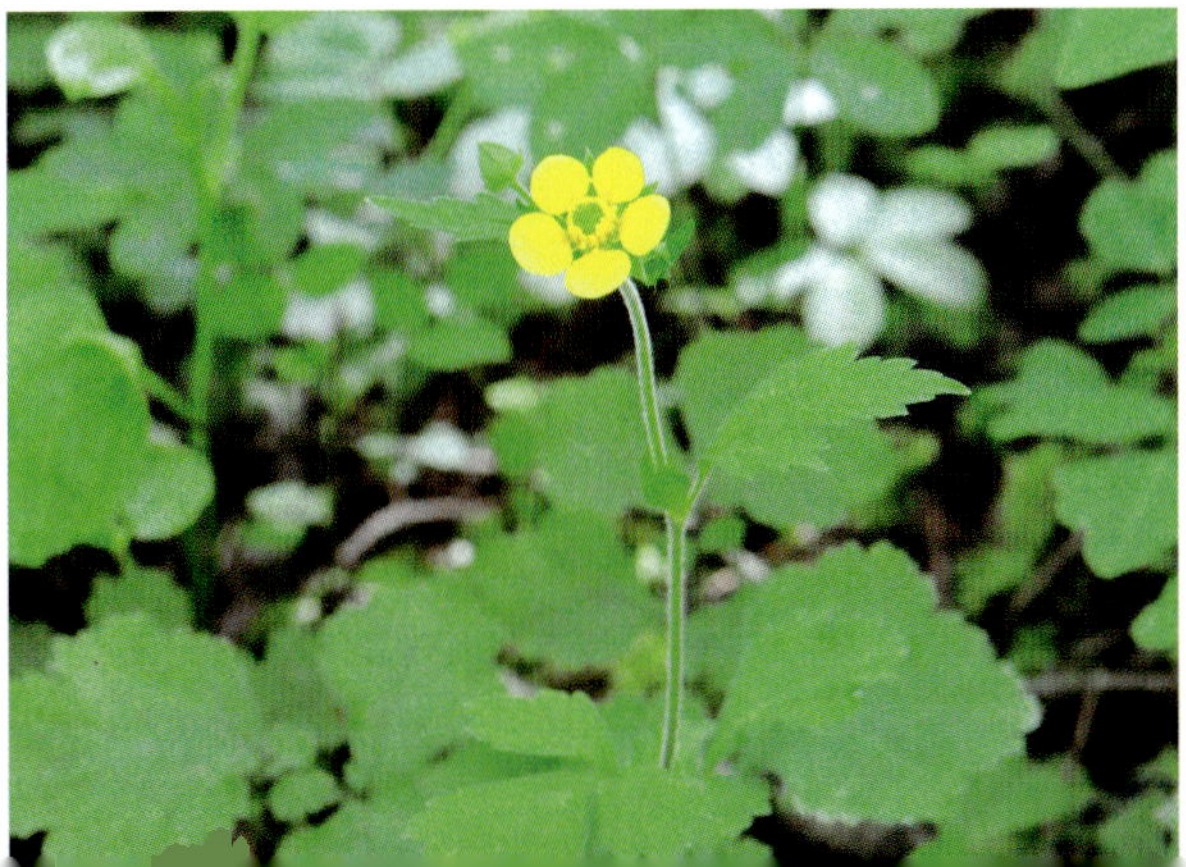

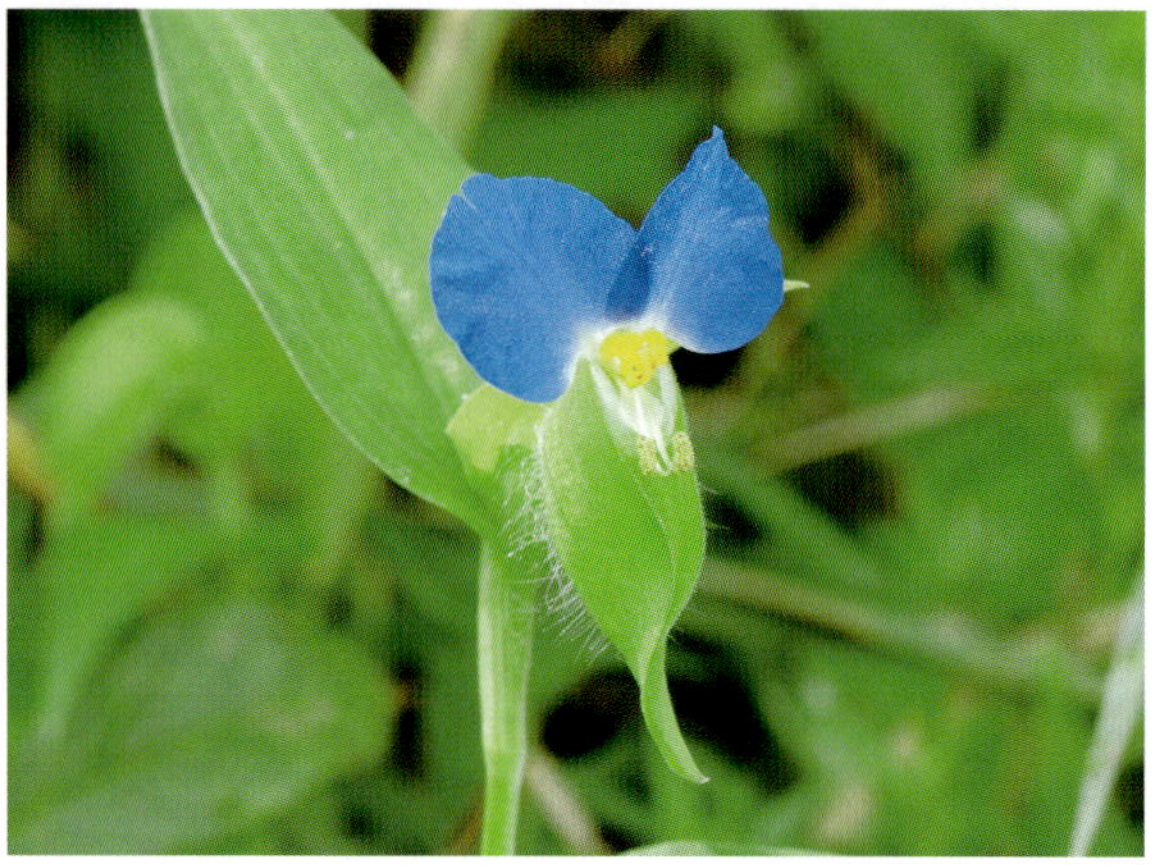

ツユクサ

【湿疹・かぶれ・下痢】

日あたりのよい草原や道ばたなど、各地に自生する1年草。茎は地面をはうようにして伸び、土についたところから根が生え、枝分かれして繁殖していく。夏の終わりに、1枚の葉に向き合うようにして3弁の花を咲かせる。青色が美しく、平安時代のころから染料として利用されてきた。

薬用部分(生薬名) 地上部（鴨跖草・オウセキソウ）

採取時期 8〜9月

利用法 地上部を日干しにして、乾燥させたものを使う。湿疹やかぶれには、これを木綿袋に入れて入浴剤とするか、煎じ汁で患部を湿布する。煎じ汁を飲むと下痢どめになる。

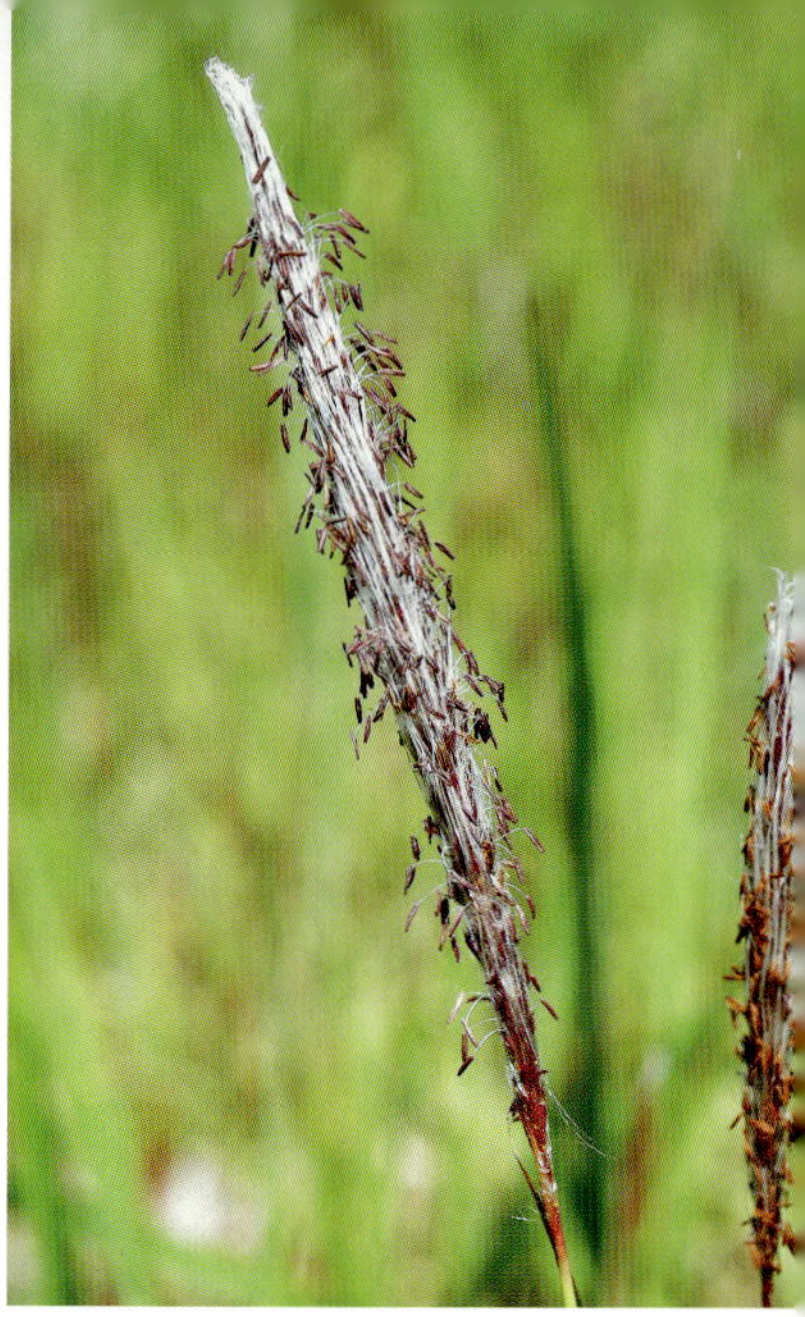

チガヤ

【むくみ】

各地の川原や草原に群生する、イネ科の多年草。草たけは30〜60cmで、細長い葉をつける。初夏になると、葉のあいだから、白いふわふわの毛でおおわれた花穂が出てくる。この花穂はほんのり甘く、子供のころに食べたことのある人も多いはず。花穂のことをさしてチバナ、ツバナとよぶ地方もある。

薬用部分(生薬名) 根茎（茅根・ボウコン）

採取時期 11月ごろ

利用法 根茎を掘り採り、ヒゲ根と鱗片葉《りんぺんよう》をとり除く。水洗いしたあと日干しにし、乾燥させる。12g（1日量）を煎じて3回に分け、食間に飲むと、むくみとりの効果がある。特に、虚弱体質の人のむくみによい。

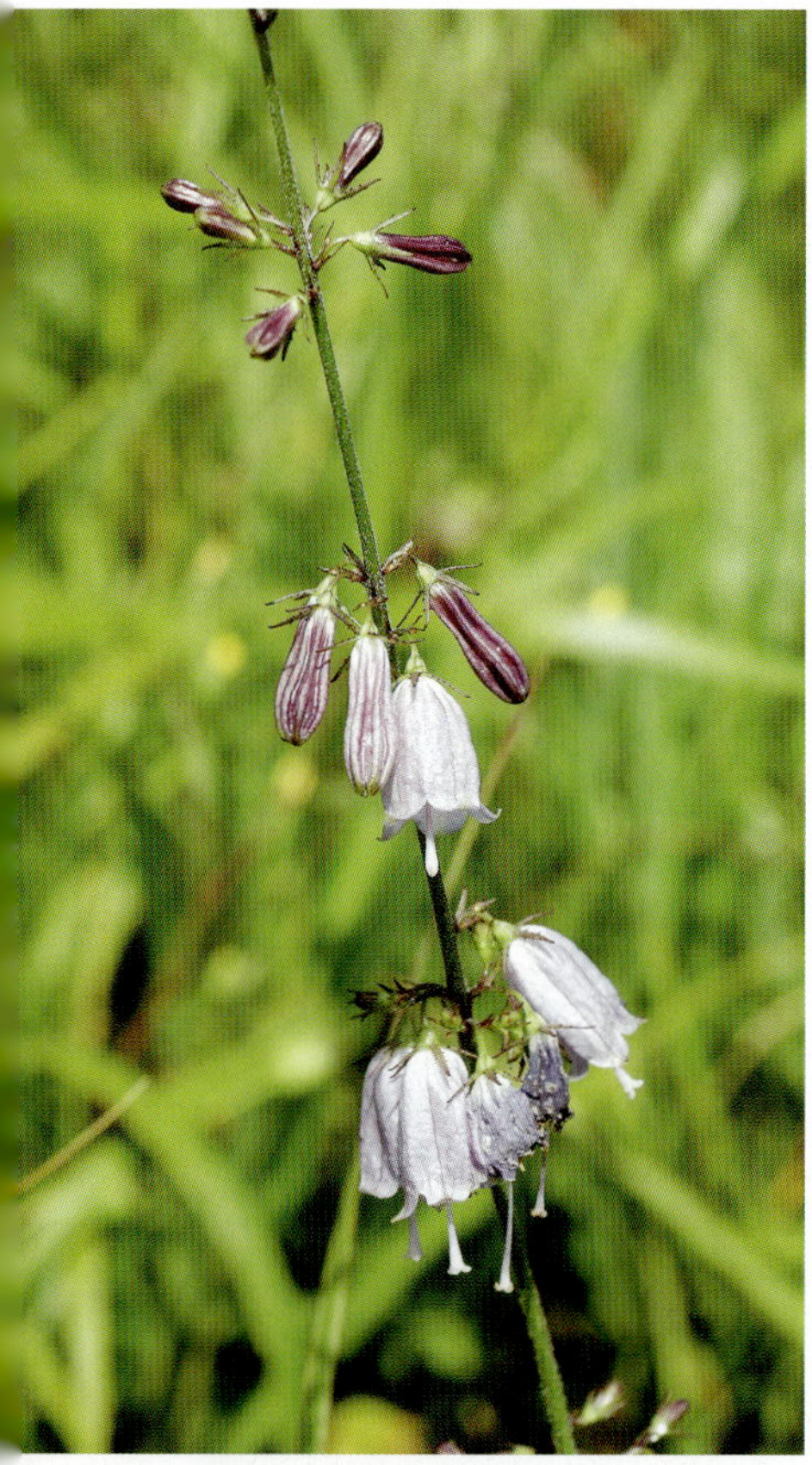

ツリガネニンジン

【たんを伴うせき】

各地の草原や山野に自生する、キキョウ科の多年草。草たけは30〜60cmほどで、茎はかたく、折ると白い液がにじみ出る。根は朝鮮人参に似ており、褐色で横じわが入っている。夏の終わりごろ、釣り鐘の形をした薄紫色の花を咲かせる。

薬用部分(生薬名) 根（沙参・シャジン）

採取時期 8〜9月

利用法 夏ごろ根を掘り採り、水洗いしたあと日干しにする。根は太くて乾燥しにくいので、生のうちに細かくきざんでから干すとよい。たんを伴うせきが出るときは、これを煎じてうがいをする。

ツルドクダミ

【便秘・整腸】

中国産のタデ科の多年草。名前の通り、つるがほかの植物にからみつきながら繁殖する。つるは2mほどに伸長する。葉はドクダミに似ている。晩夏に白い花を咲かせる。日本には江戸時代、長寿・強精の薬草として伝わったといわれる。

薬用部分(生薬名) 塊根《かいこん》（何首烏・カシュウ）

採取時期 10月ごろ

利用法 秋に塊根を掘り採り、水洗いして適宜きざみ、日干しにする。緩下《かんげ》作用があるので、長寿・強精というより、むしろ便秘に効く。5〜20g（1日量）を煎じて、食前に飲む。

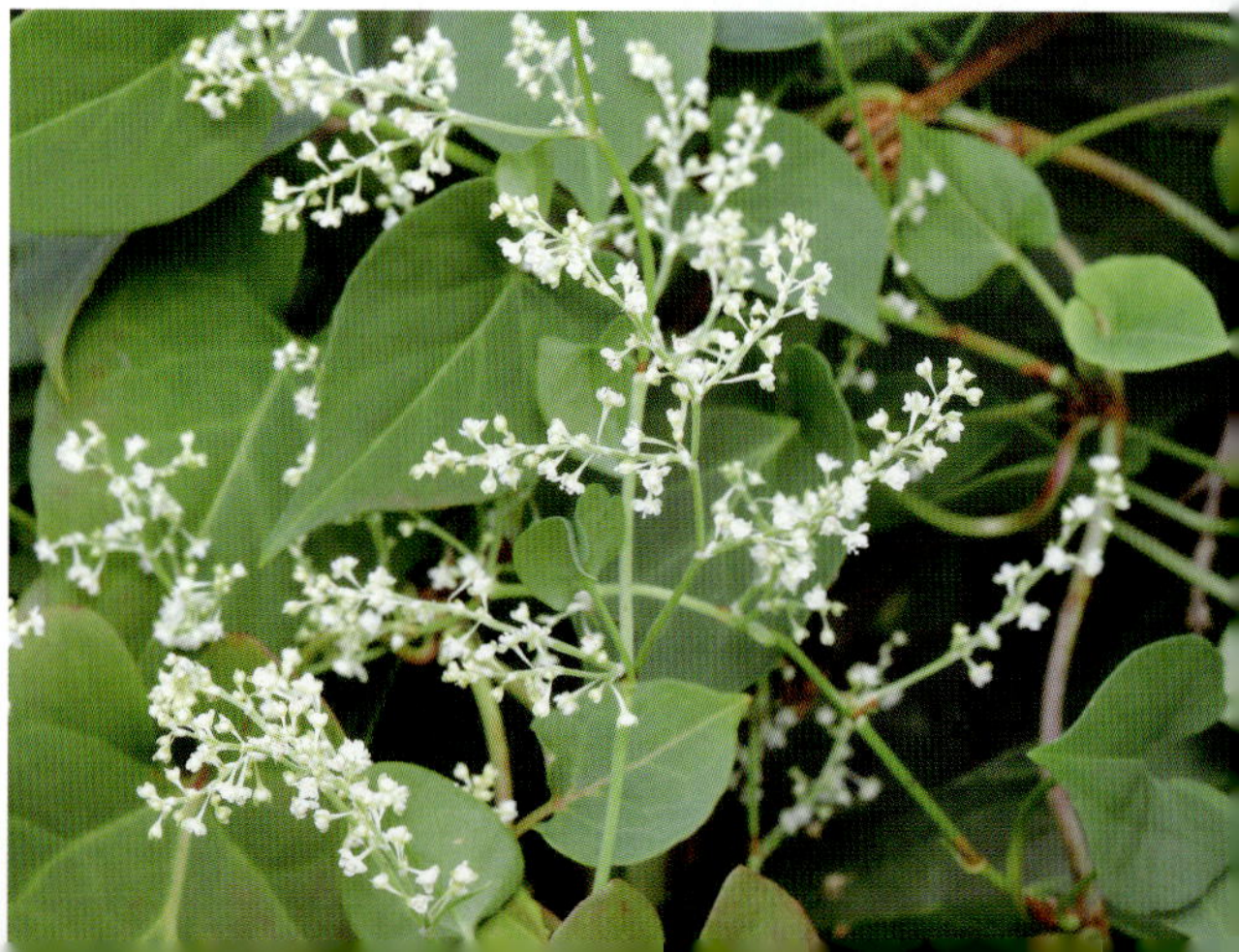

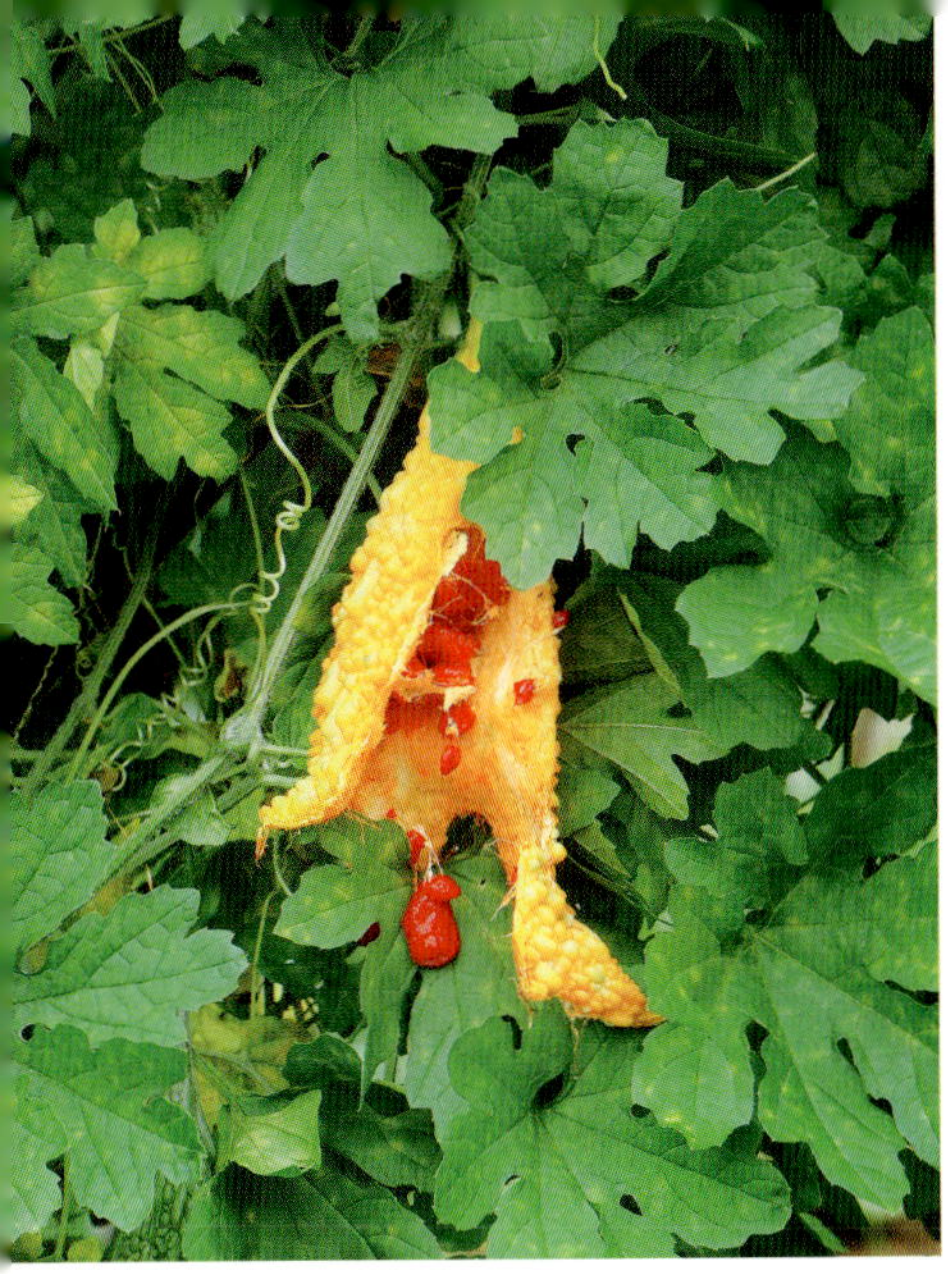

ツルレイシ

【解熱・下痢】

熱帯アジア原産の1年草。日本では関東以南、特に九州・沖縄でみることができる。別名をニガウリ、ニガゴイ、レイシともいう。夏〜秋に直径2cmほどの黄色い花を咲かせたあと、長楕円形で両端がとがった果実をつける。果実は15〜20cmほどの大きさで、表面にぶつぶつとしたこぶがある。ゴーヤーとして食べられているのは未熟果で、完熟すると黄色くなる。

薬用部分 熟した果実

採取時期 10月ごろ

利用法 黄赤色に熟した果実を種子ごと輪切りにして、日干しにする。6〜10g（1回量）を煎じて、数回に分けて飲む。

ツルナ

【胃炎】

北海道西部から九州までの、海岸や砂地に自生する多年草。茎は枝分かれしながら地面をはい、途中から直立して60cmほど上に伸びる。4〜10月ごろの長期にわたり、花弁のない黄色い花を咲かせる。花のあとは突起のある果実をつける。

薬用部分（生薬名） 地上部（蕃杏・バンキョウ）

採取時期 4〜10月

利用法 地上部を日干しにして用いる。乾燥させた茎葉を、15g（1日量）煎じて飲む。茎葉に含まれる粘液成分が、胃のただれた部分に作用し、胃炎に効く。食用にしてもよく、採取したものをさっとゆでて水にさらしてから、おひたしやあえもの、天ぷらにして食べる。

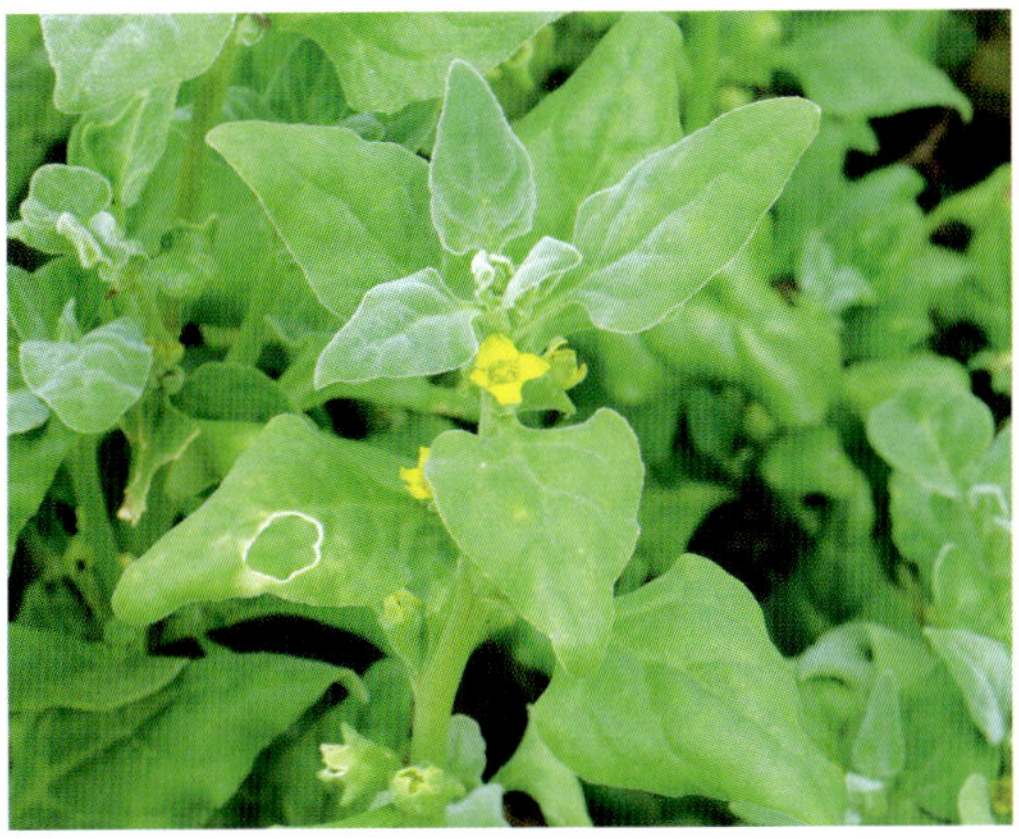

トウモロコシ

【むくみ】

熱帯アメリカが原産のトウモロコシが日本に渡来したのは、400年も前のこと。宣教師によって種子が持ち込まれたという。食用にする1粒1粒が果実で、それぞれに絹糸様のヒゲ（花柱）がつく。このヒゲをトウモロコシの収穫時にむしりとり、日干しにして薬用にする。

薬用部分（生薬名） 花柱（南蛮毛・ナンバンゲ）

採取時期 10〜11月

利用法 ヒゲのように伸びた花柱には、硝酸カリウムが含まれ、利尿効果がある。5g（1日量）を煎じて数回に分けて飲むと、尿の出がよくなって、むくみがとれる。

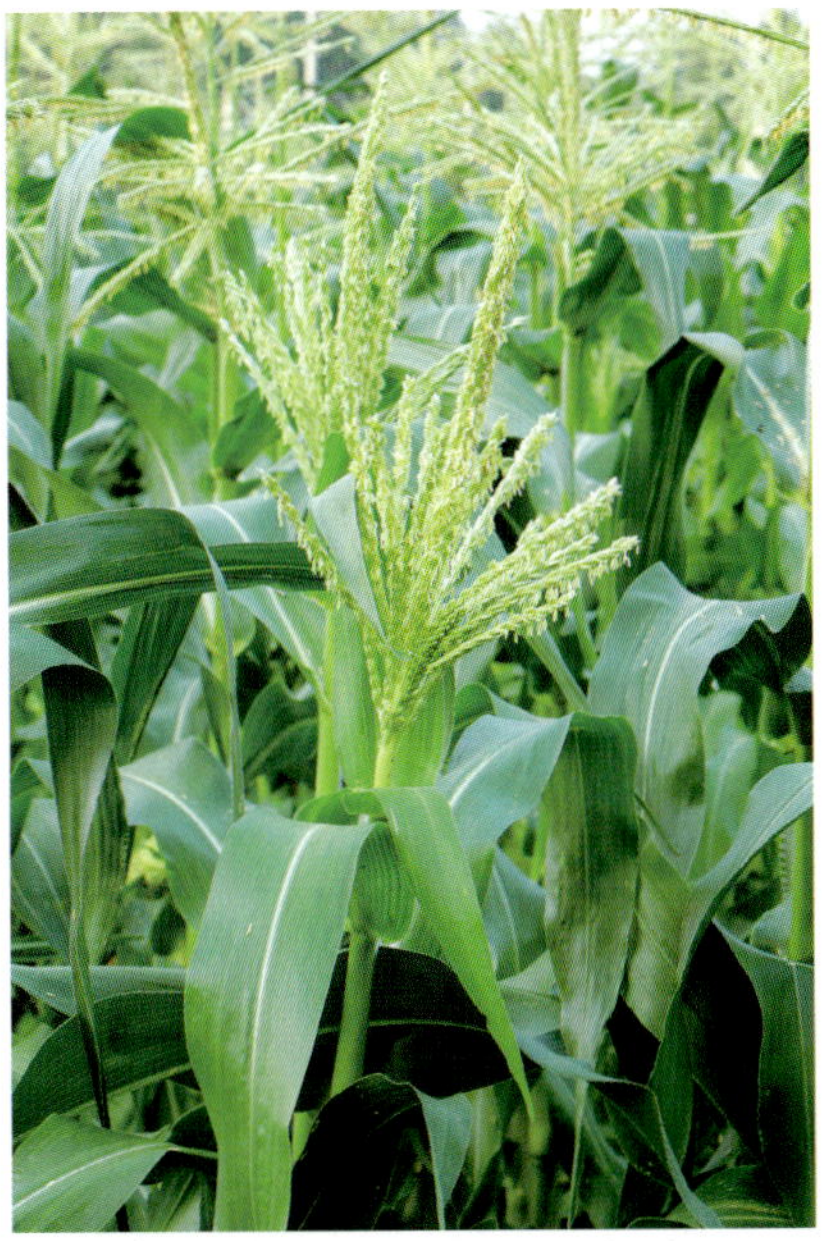

ツワブキ

【うちみ・はれもの・食あたり】

北海道を除く、各地の海岸や浜に自生するキク科の多年草。あまり日あたりがよくないところでも育つ。常緑の葉はつやがあって美しく、日本庭園にもよく植えられている。4月ごろに出る新芽を摘み採ってゆでたものは、山菜として食用にもされる。秋には黄色い小花を咲かせる。

薬用部分（生薬名） 葉、葉柄《ようへい》（槖吾・タクゴ）

採取時期 8〜10月

利用法 うちみ・はれものには、葉を火であぶって薄皮をはぎ、軽くもんだものを患部にあてる。強い抗菌作用があり、食あたりの下痢には、日干しにした葉と葉柄を煎じて飲む。

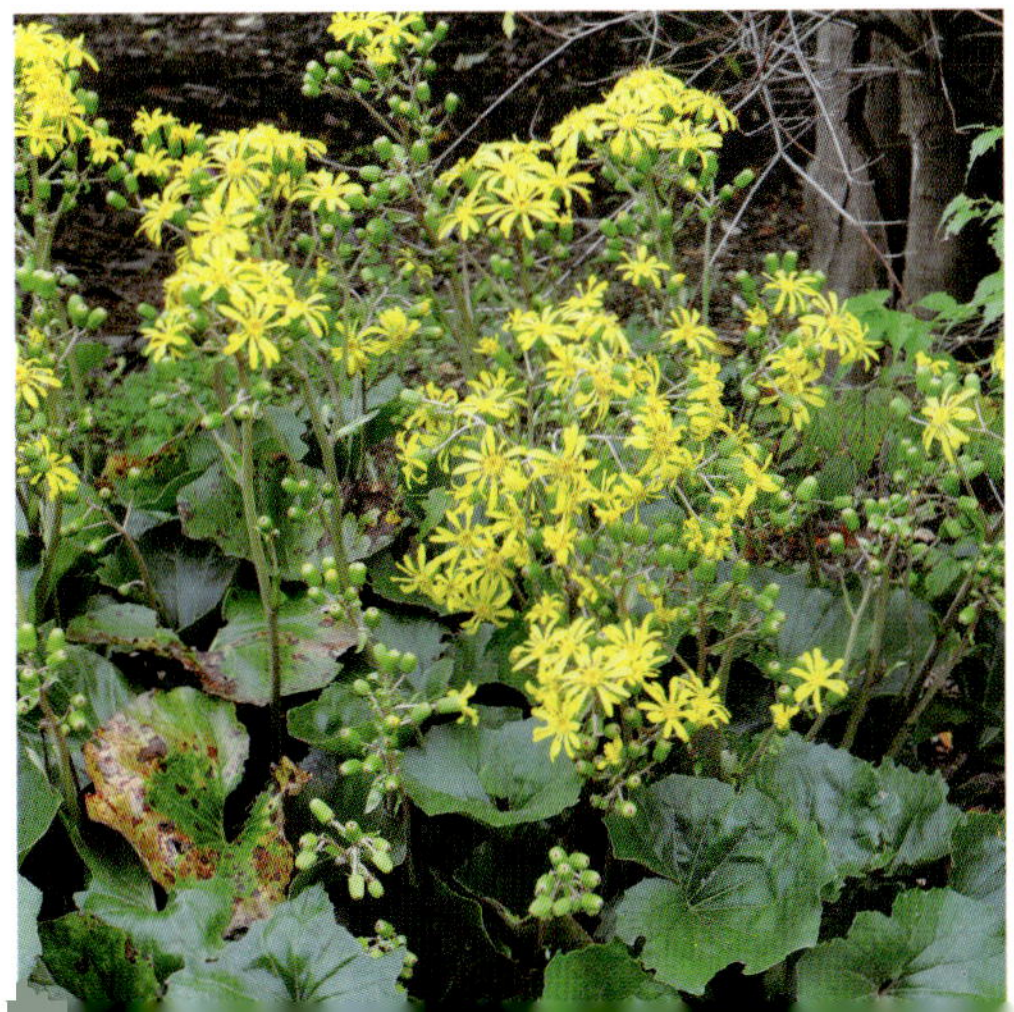

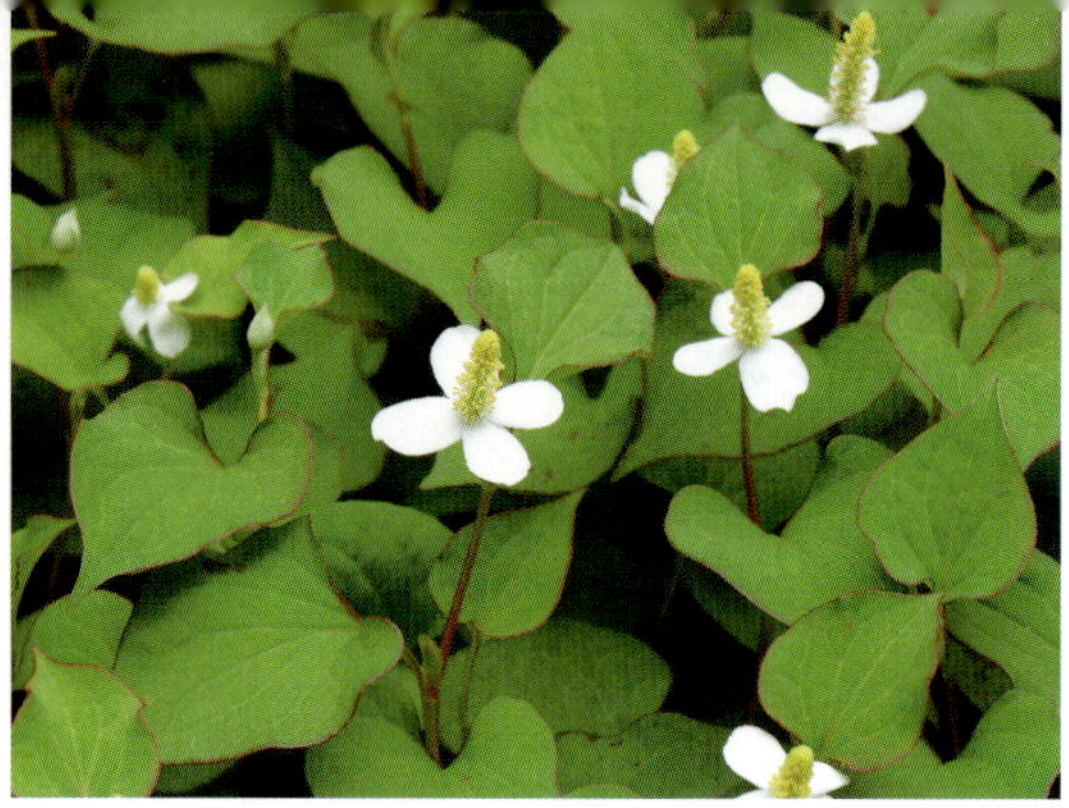

ドクダミ

【便秘・高血圧・はれもの】

湿けの多い日陰に群生する多年草。全草からは独特の強いにおいを発する。新緑色の葉は互いちがいにつき、茎の先には6～7月に白い花を咲かせる。

薬用部分（生薬名） 開花期の地上部（十薬・ジュウヤク）

採取時期 生の場合は5～翌2月、日干しにする場合は花の咲いている6～7月

利用法 日干しにした茎や葉には、緩下《かんげ》・利尿作用のほか、毛細血管の老化を予防する作用があり、便秘やむくみ、高血圧に有効。15g（1日量）を煎じ、3回に分けて食後に飲むとよい。生葉には抗菌作用があり、はれものにはよくもむか、すり鉢ですってから患部にあてておくと、排膿《はいのう》を促す。

トクサ

【痔の出血】

関東・中部以北から北海道にかけて群生する、常緑の多年草。特に、川沿いの林や山中の日あたりのよい湿地に分布する。トクサとは研《と》ぐ草という意味。ゆでて乾燥させた茎を、木工製品などの研磨に用いていたことからこの名がついた。種子をつけず、地下茎で繁殖する。

薬用部分（生薬名） 地上部（木賊・モクゾク）

採取時期 通年

利用法 地上部を生のままきざみ、濃く煎じた汁で患部を洗う。

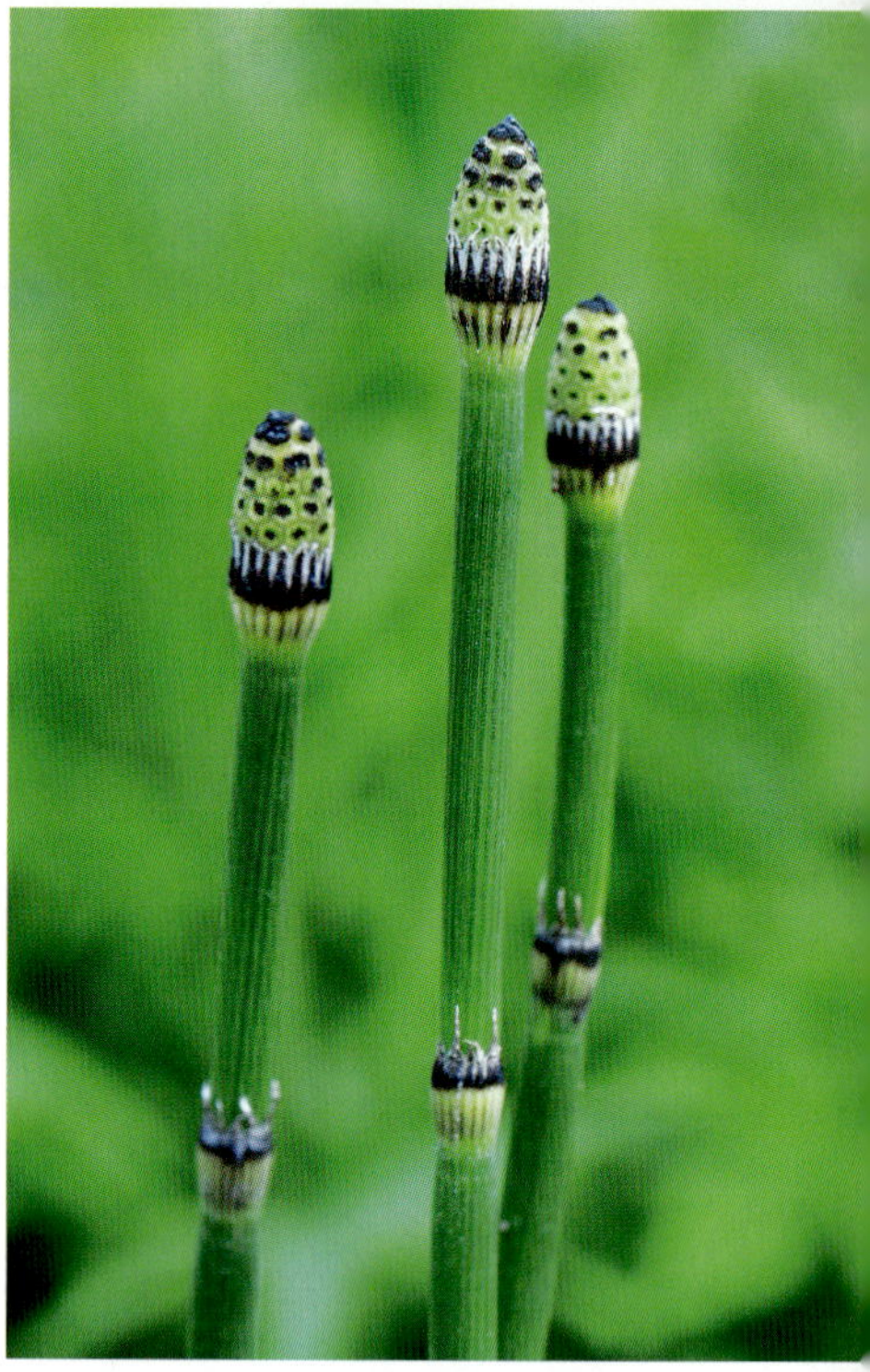

ナズナ

【高血圧・便秘・目の充血】

全国の草原や田んぼの畦道、道ばたなどでみかける、アブラナ科の二年草。草たけは約30cm。初夏に白い花を咲かせる。春の七草のひとつ。

薬用部分 全草

採取時期 4～7月

利用法 高血圧や弛緩性《しかんせい》便秘（腸の蠕動《ぜんどう》が弱いためにおこる）には、日干しにして乾燥させた全草20gを煎じて飲む。目の充血は、この煎じ汁で洗眼する。

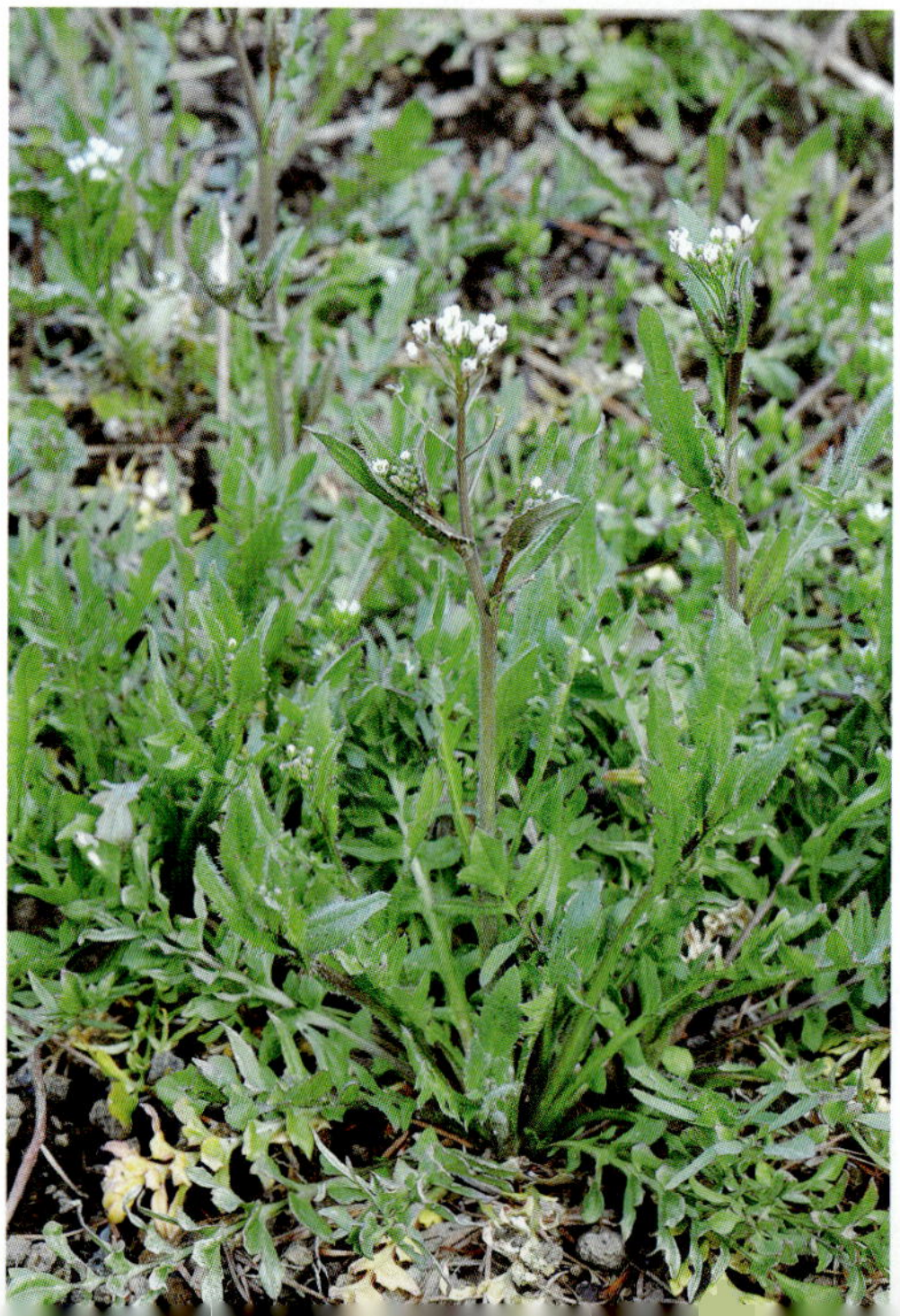

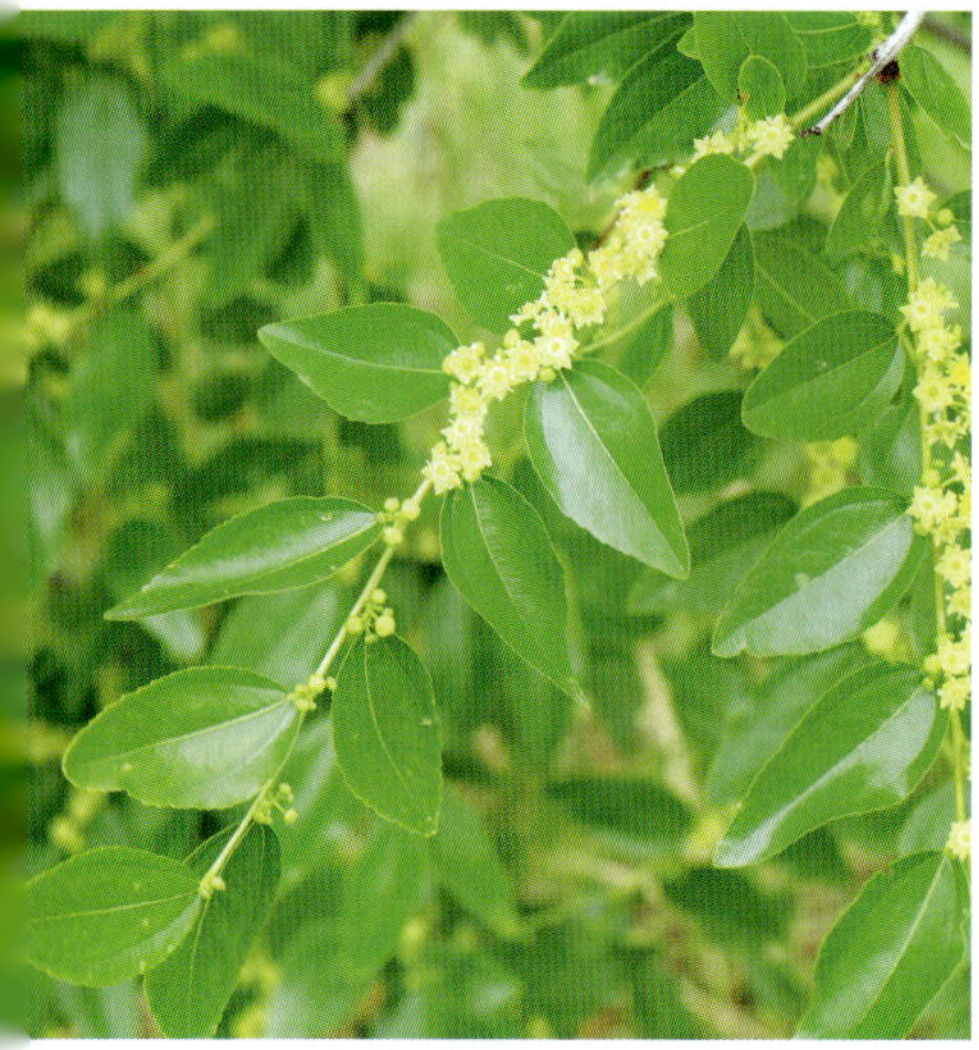

熟すと赤くなる。

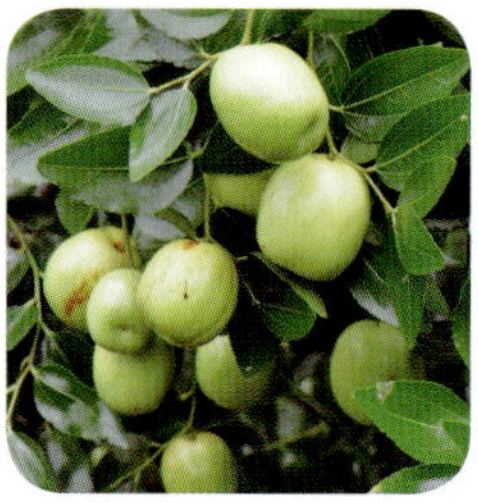

ナツメ

【滋養・強壮】

クロウメモドキ科の落葉高木で、高さは10mにもなる。葉は卵形。6～7月ごろ淡黄色の花を咲かせる。花が終わると楕円形の果実をつける。緑色の果実はやがて紅色になり、10月ごろにはよく熟し、乾燥させると甘くなる。

薬用部分（生薬名） 果実（大棗・タイソウ）

採取時期 10月ごろ

利用法 日干しにした果実をいったん蒸し、もう一度日干しにして水分をとり除く。これをホワイトリカーに漬け込み、数か月間保存すると大棗酒《たいそうしゅ》ができる。就寝前に飲むと滋養・強壮によい。

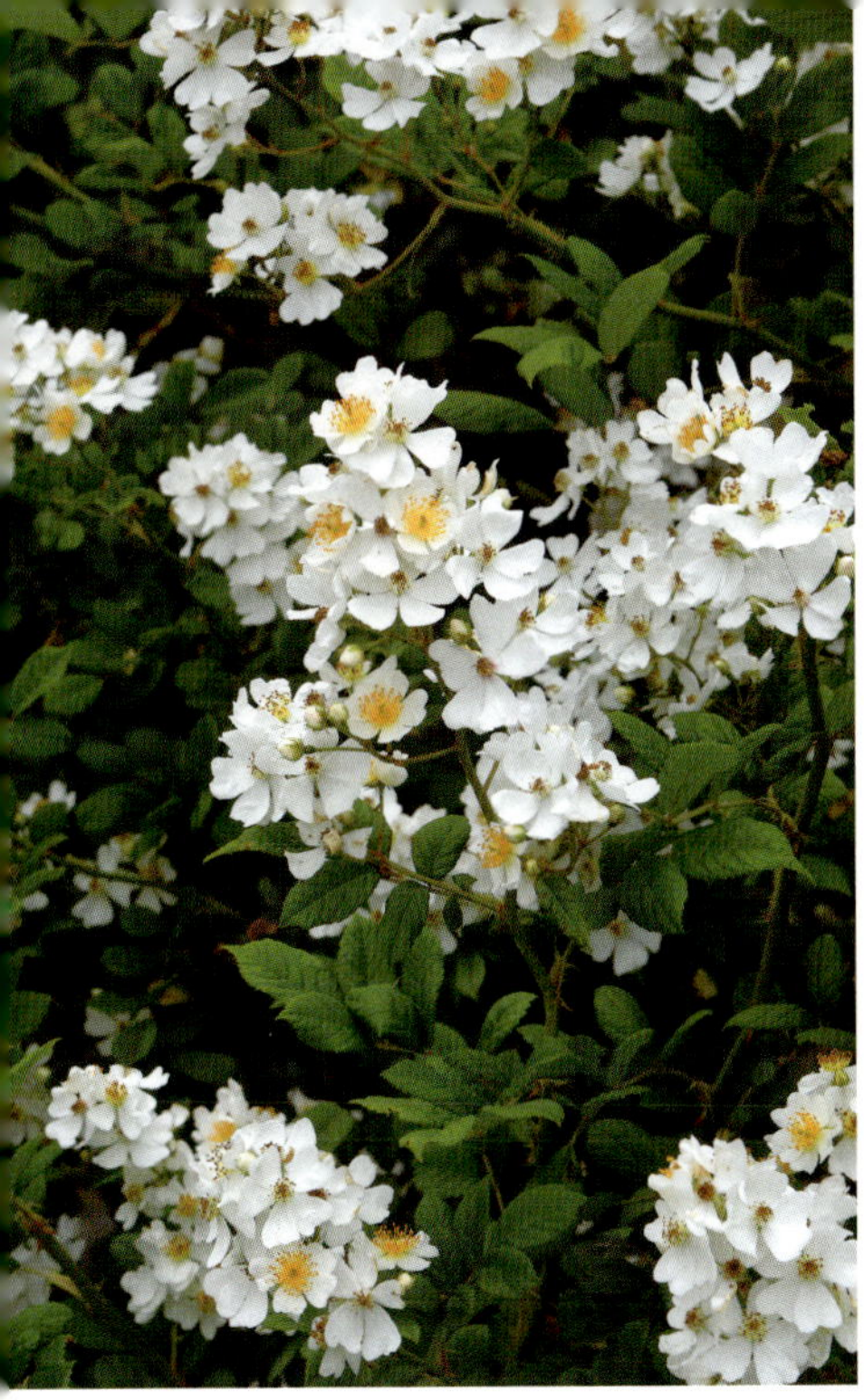

ノイバラ

【便秘・むくみ】

各地の山野、特に丘陵や土手などに自生する、バラ科の落葉低木。茎にはトゲがある。初夏になると白い花を咲かせ、よい香りを放つ。晩秋には、熟すと赤色になる球形の果実をつける。

薬用部分(生薬名) 果実(営実・エイジツ)

採取時期 11月

利 用 法 便秘やむくみには、日干しにした果実2～5g(1日量)を、3回に分けて飲む。効果が強く、1日量を超えて服用すると、激しい腹痛や下痢をおこすこともあり、要注意。

ナルコユリ

【滋養・強壮】

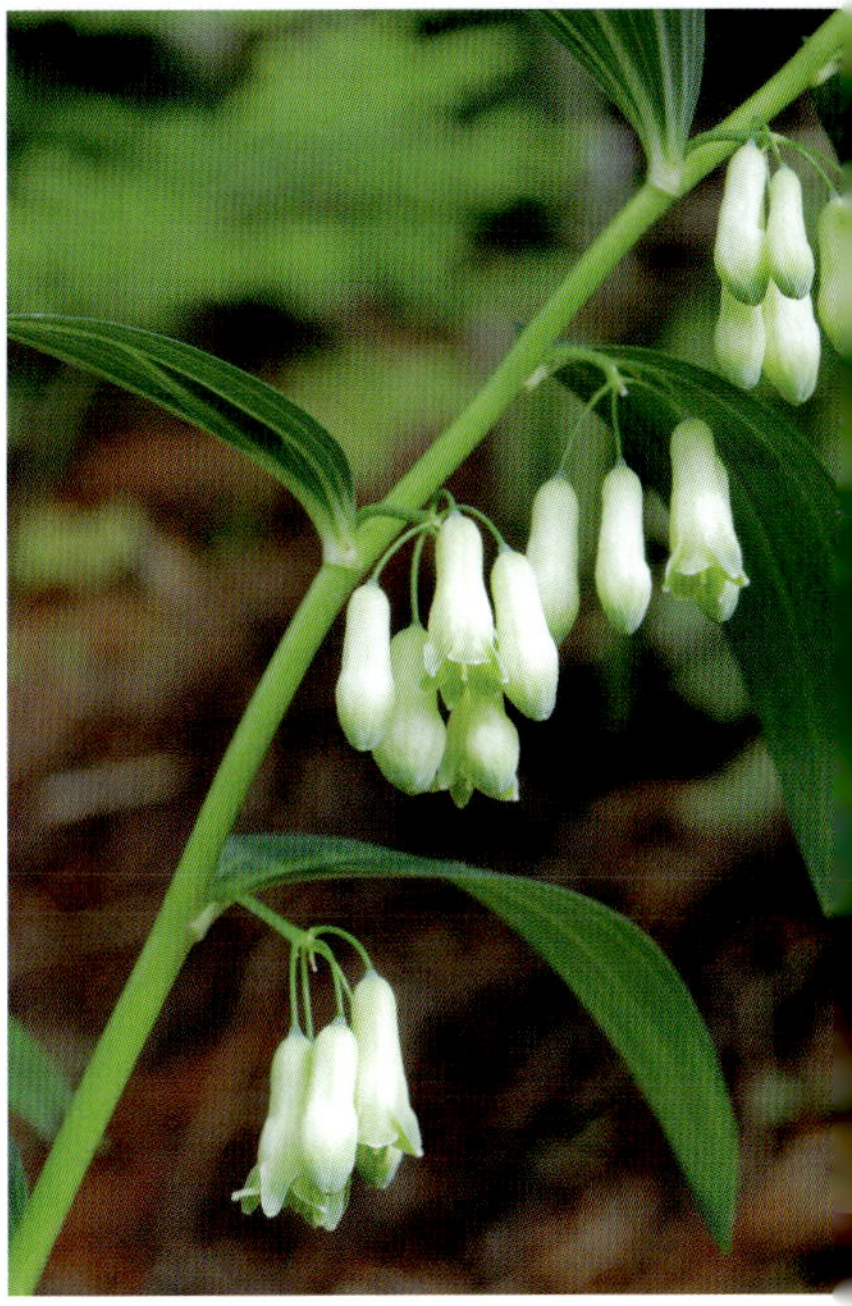

ユリ科の多年草。草たけは1mと高く、5月ごろになると緑白色の花を下向きに咲かせる。根茎は地中で横に伸び、ところどころに節があるのが特徴。

薬用部分(生薬名) 根茎(黄精・オウセイ)

採取時期 10月ごろ

利 用 法 地上部が枯れはじめるころに根茎を掘り採り、ヒゲ根をとって水洗いする。日干しにして乾燥させる。これにホワイトリカーと砂糖を加えて約6か月間漬け込み、飲む。

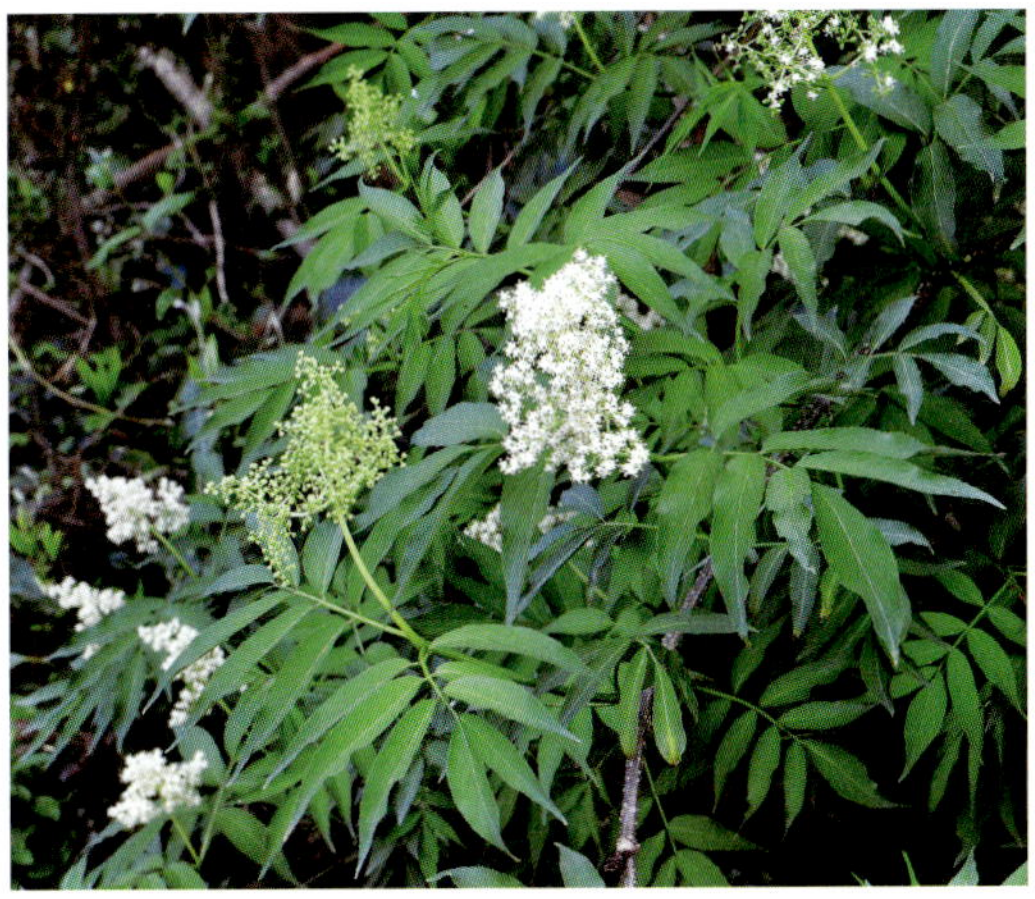

ニワトコ

【かぜ・うちみ・むくみ】

各地の山野や草原に自生するスイカズラ科の落葉小高木。高さは5～6mにもなり、春に黄白色の花を咲かせる。花が終わったあと小さなまるい果実をつけ、やがて熟して赤くなる。この実を焼酎に漬けて果実酒にしてもおいしい。

薬用部分(生薬名) 花(接骨木花・セッコツボクカ)、葉(接骨木葉・セッコツボクヨウ)

採取時期 花は4～5月、葉は7～8月

利 用 法 かぜの初期には、乾燥させた花に熱湯を注いで飲む。うちみには、乾燥させた葉を煎じ、冷ました汁で湿布。むくみには、茎葉を煎じて飲む。

ナンテン

赤、白とも薬用になる。

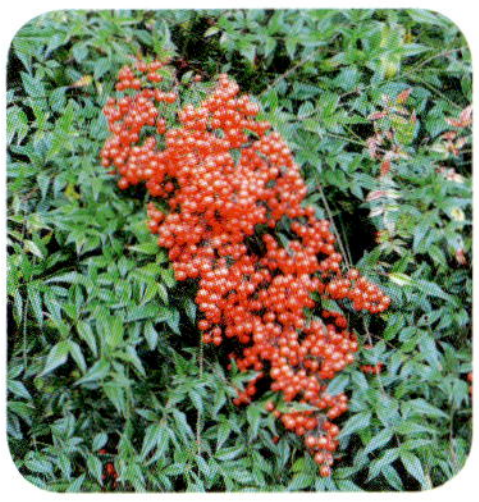

【せき・湿疹】

関東以南のあたたかな山野に自生する、メギ科の常緑低木。6月ごろに白い花を咲かせ、花が終わると果実をつける。

薬用部分(生薬名) 葉(南天葉・ナンテンヨウ)、果実(南天実・ナンテンジツ)

採取時期 葉は8～9月、果実は12～3月

利 用 法 日干しにした果実を、5～10g(1日量)煎じて飲むと、せき止めになる。湿疹のときは日干しにした葉を、入浴剤として用いるとよい。

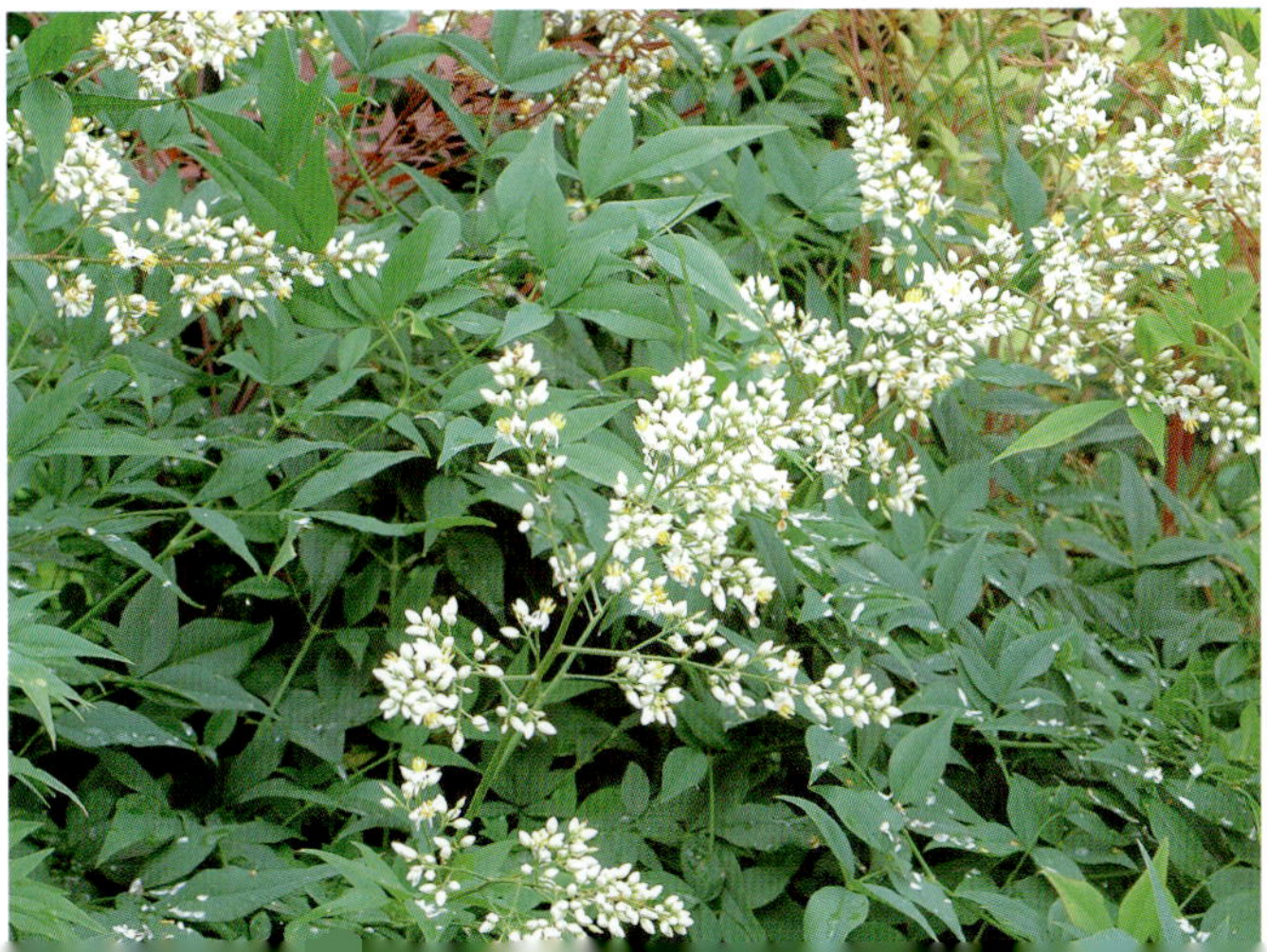

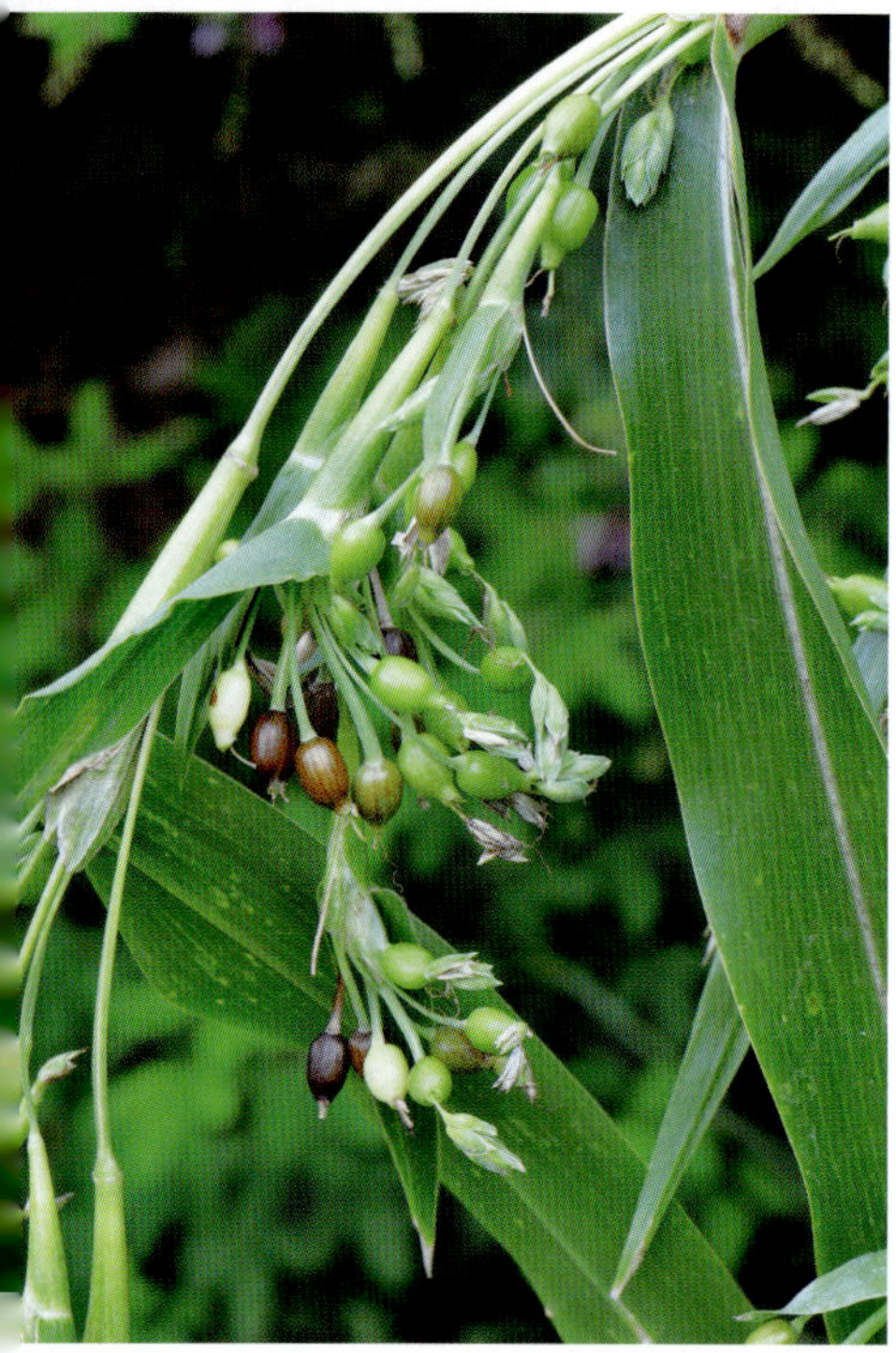

ハトムギ

【イボとり・肌あれ】

各地で栽培されている、イネ科の1年草。ハトの好物であることからこの名がついたという。葉は細長く、夏に垂れ下がるようにして花を咲かせ、秋に卵形の種子をつける。

薬用部分（生薬名） 種子（薏苡仁・ヨクイニン）

採取時期 10月

利用法 種子の皮をむき、数日間日干しにして用いる。10～30g（1日量）を水で煎じて、お茶がわりに飲むとよい。あるいは、皮を除いた種子をそのまま、または粉末にし、2～3g（1回量）を1日3回、食前か食間に服用してもよい。特に、青年性扁平疣贅《へんぺいゆうぜい》（イボ）に効果がある。

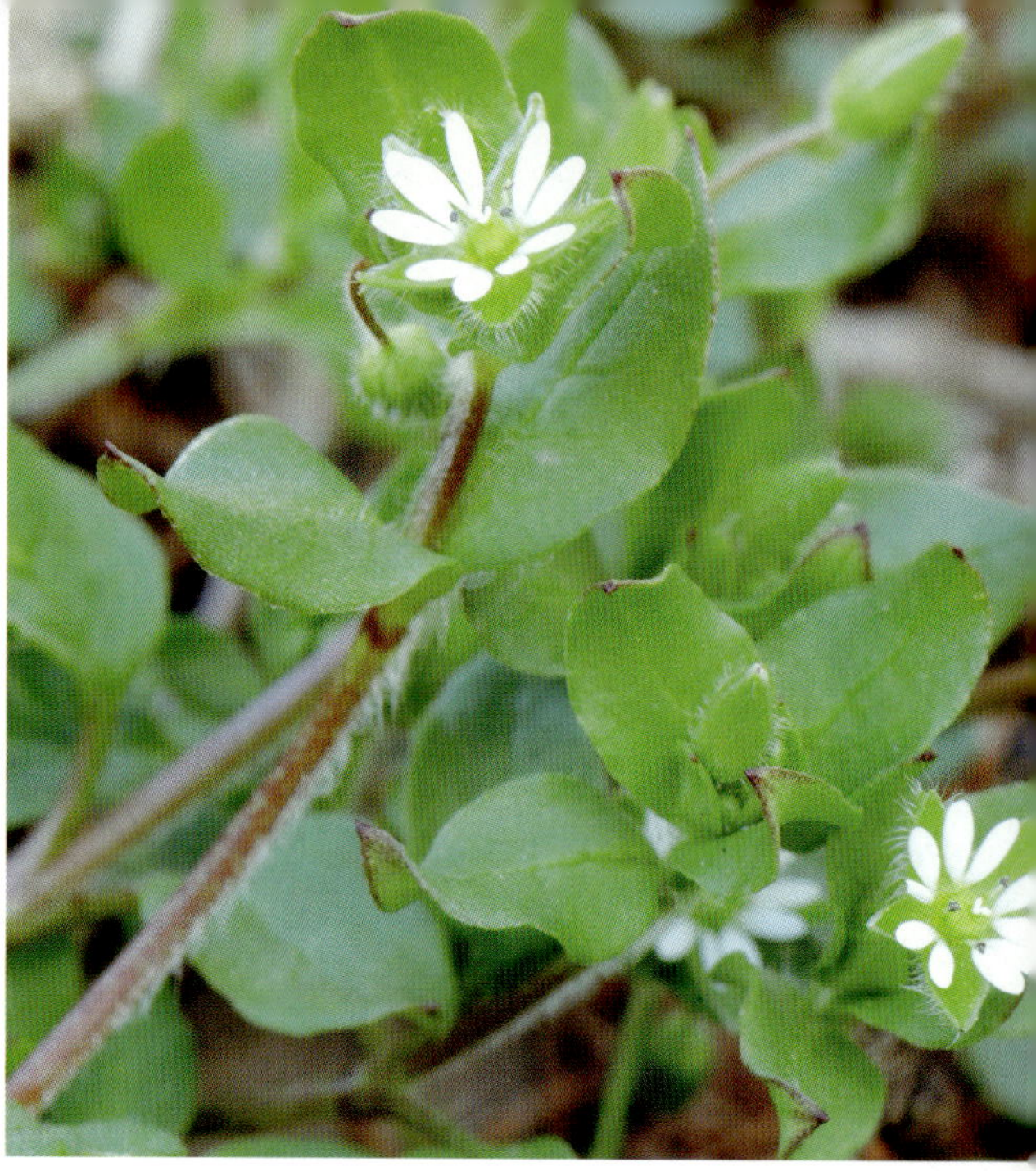

ハコベ

【歯周病の予防】

各地に分布する、ナデシコ科の越年草。春の七草のひとつとして古くから食用にされたほか、歯みがき剤としても利用された。初夏に白い小さな花を咲かせる。

薬用部分（生薬名） 茎葉（繁縷・ハンロウ）

採取時期 3～4月

利用法 日干しにした全草を粉末にして塩と混ぜ、指につけて歯ぐきをマッサージする。

ハス

【滋養・強壮】

中国から日本に渡来したのは古代。現在では、池や沼、田んぼで広く栽培されている。夏に薄紅色の大きな花を咲かせる。花のあと、蜂の巣状の花托《かたく》に種子ができる。これをハスの実、または蓮実《れんじつ》、蓮肉《れんにく》ともいう。

薬用部分（生薬名） 殻のついた種子（石蓮子・セキレンシ）、殻を除いた種子（蓮肉・レンニク）

採取時期 10～11月

利用法 種子を採り、日干しにしてよく乾燥させる。これをいって食べるか、料理の材料として用いる。

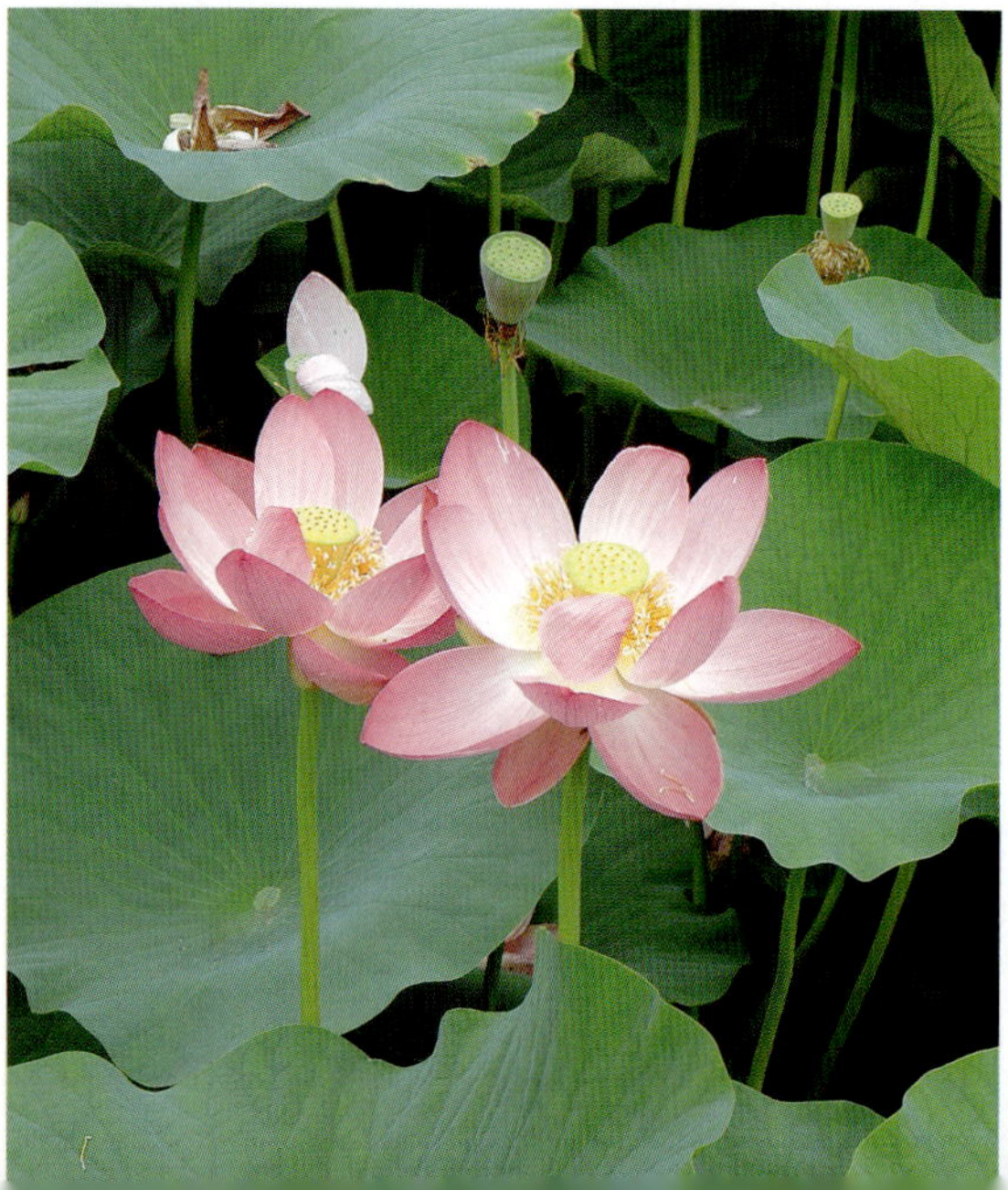

ハッカ

【健胃・体内のガス抜き】

シソ科の多年草。ハッカ味のお菓子などでおなじみの、スーッとするさわやかな清涼感が特徴。このよい香りは全草から漂う。草たけは30～60cmで、10～11月に淡紫色の小花を咲かせる。

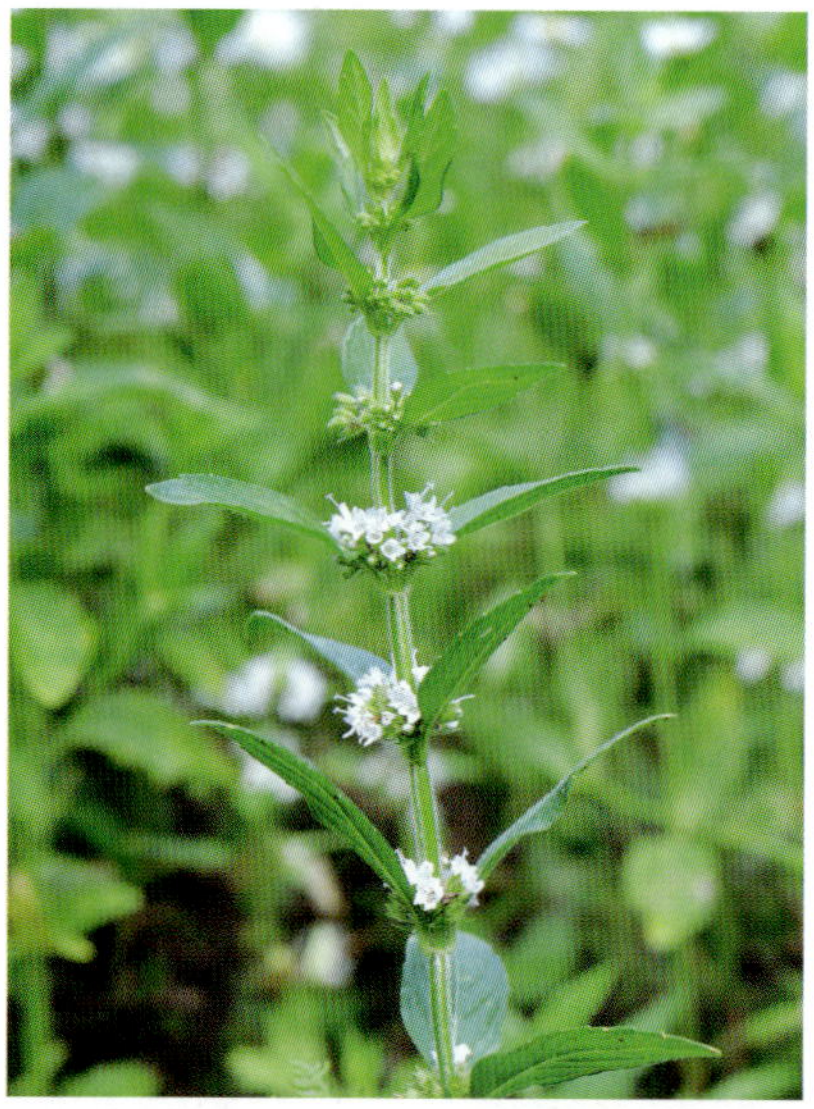

薬用部分（生薬名） 茎葉（薄荷・ハッカ）

採取時期 8～10月

利用法 地上部を採り、風通しのよいところで陰干しにする。胃腸の弱い人や、おなかにガスのたまりやすい人は、乾燥葉の浸し汁を飲むとよい。適当な大きさにきざんで、熱湯を注ぎ、葉をとり除いて飲む。

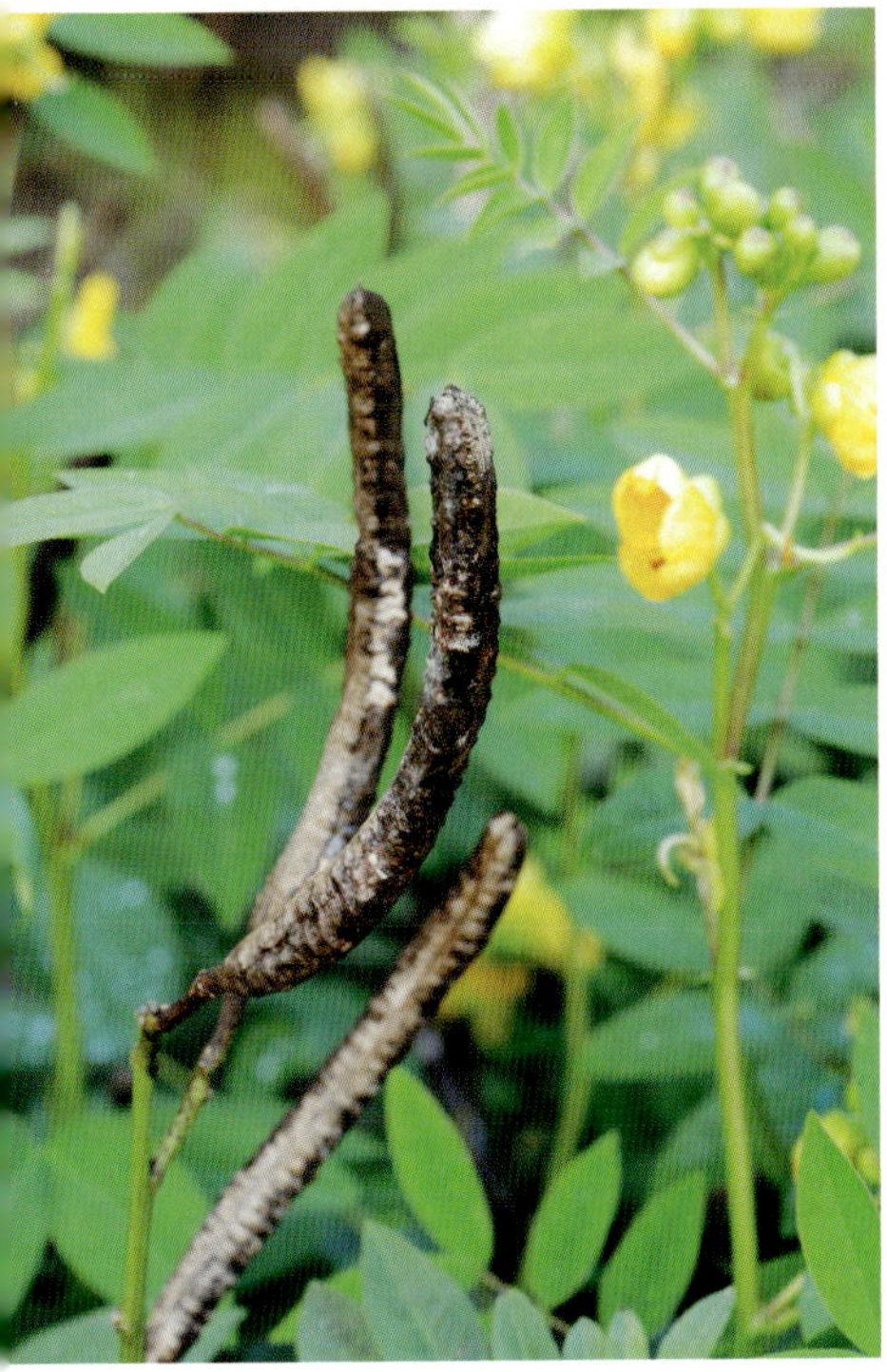

ハブソウ

【便秘】

マメ科の1年草で、秋に果実を結ぶ。長さ10cmほどのさやの中には、多数の種子が2列に入っている。

薬用部分（生薬名） 葉（望江南葉・ボウコウナンヨウ）、種子（望江南・ボウコウナン）

採取時期 葉は7～8月、種子は10月ごろ

利用法 日干しにした種子をいり、これを煎じて飲む。

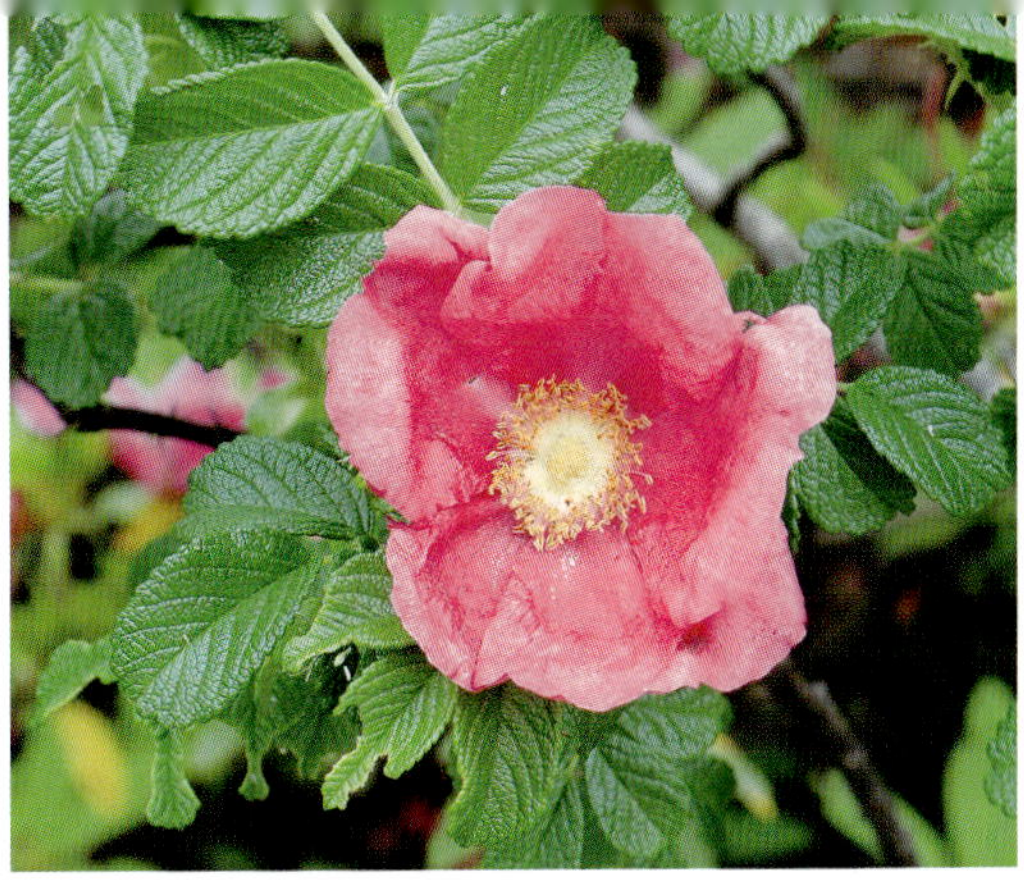

ハマナス

【月経異常】

ハマナシともいう。比較的涼しい海岸沿いの砂地に自生する、バラ科の落葉低木。草たけは1～1.5mにもなり、茎にはたくさんのトゲがつく。初夏に紫紅色の美しい花を咲かせる。夏には扁球状の果実がなり、熟すと赤くなる。この実には少し酸みがあり、おいしい。

薬用部分（生薬名） 花（玫瑰花・マイカイカ）

採取時期 6～8月

利用法 つぼみか、開花直前の花を採り、陰干しにして乾燥させる。2～5g（1日量）にお湯を注いだあと、カスをとり除いて飲む。

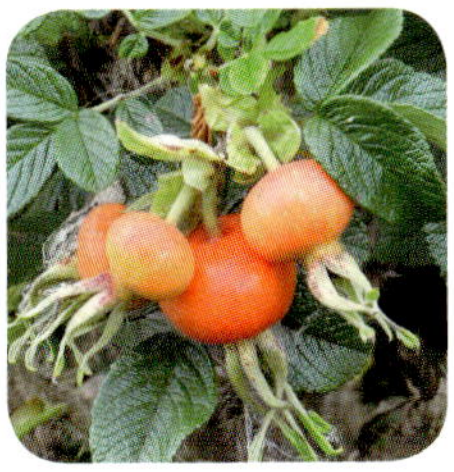

実は果実酒にしてもよい。

ハマボウフウ

【かぜ・神経痛】

各地の砂地に自生する、セリ科の多年草。草たけは5～10cmと低く、強い海風に耐えられるように地中深く根茎をおろす。ただし、海風が花の名の由来ではなく、「かぜの病を防ぐ薬草」だからといわれる。夏に黄色の小花をつけ、花後は小さな果実を結ぶ。

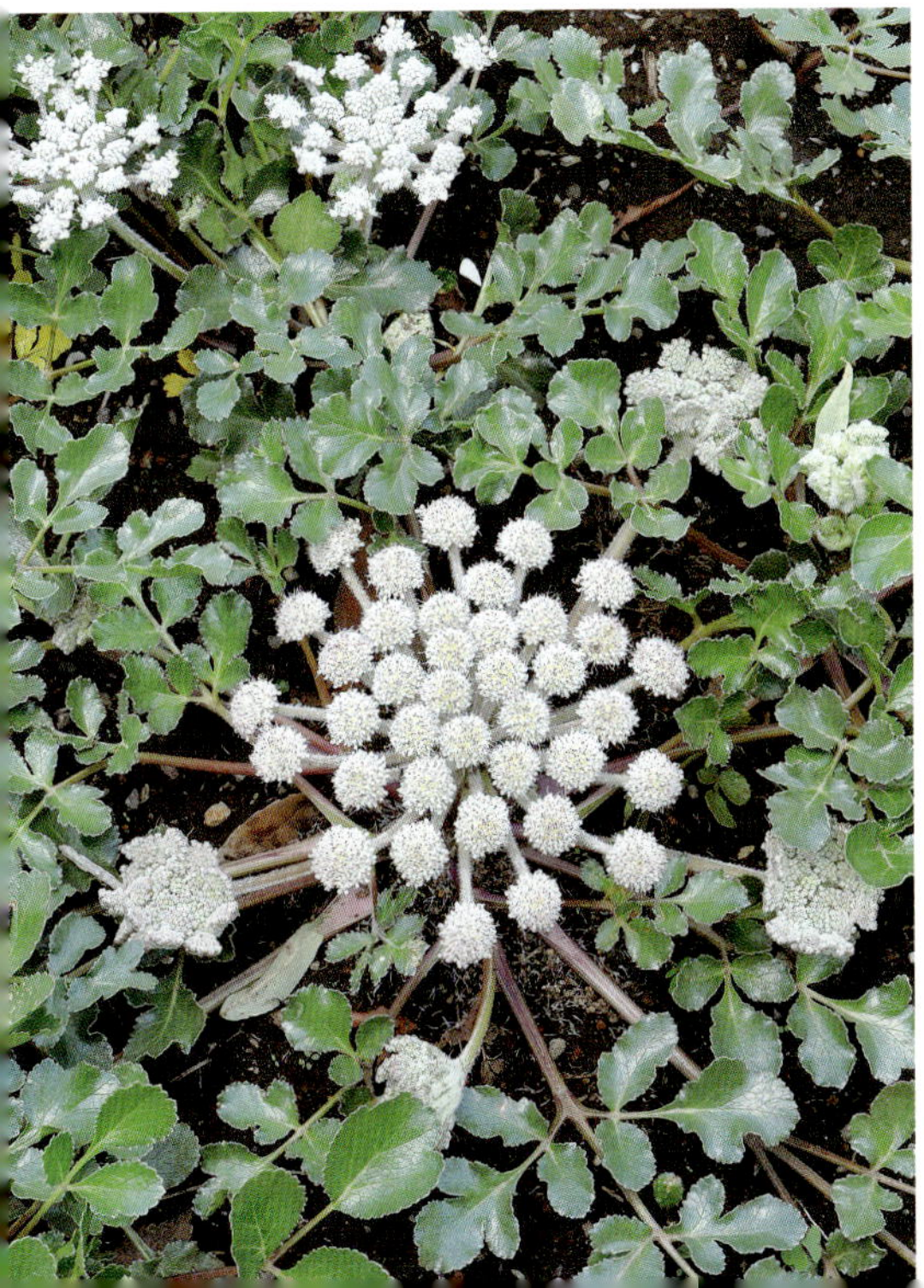

薬用部分（生薬名） 根（浜防風・ハマボウフウ）

採取時期 葉が枯れたころに根を掘り採る

利用法 かぜには、乾燥させた根5gを、水で煎じて飲む。神経痛には、乾燥させて細かくきざんだ全草を木綿袋に入れて、入浴剤にする。

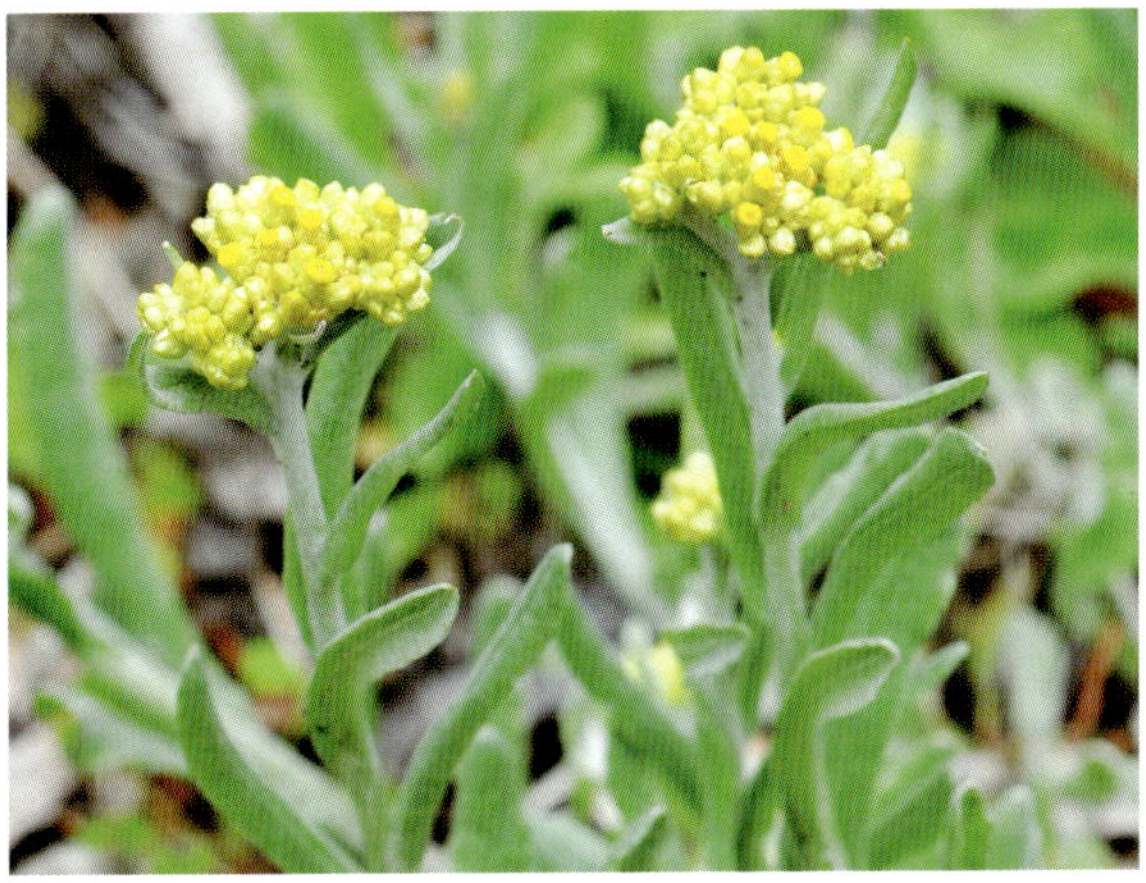

ハハコグサ

【利尿・せき・たん】

全国各地でよくみかける、キク科の二年草で、春の七草のひとつ（ゴギョウ）。草たけは15～30cmで、初夏に黄色い小花を咲かせる。葉は全体が白色のやわらかな毛でおおわれている。

薬用部分 全草

採取時期 4～6月

利用法 日干しにした全草を細かくきざんで煎じ、こしたものを数回に分けて飲むと利尿効果がある。せき・たんには、この煎じ汁でうがいをするとよい。

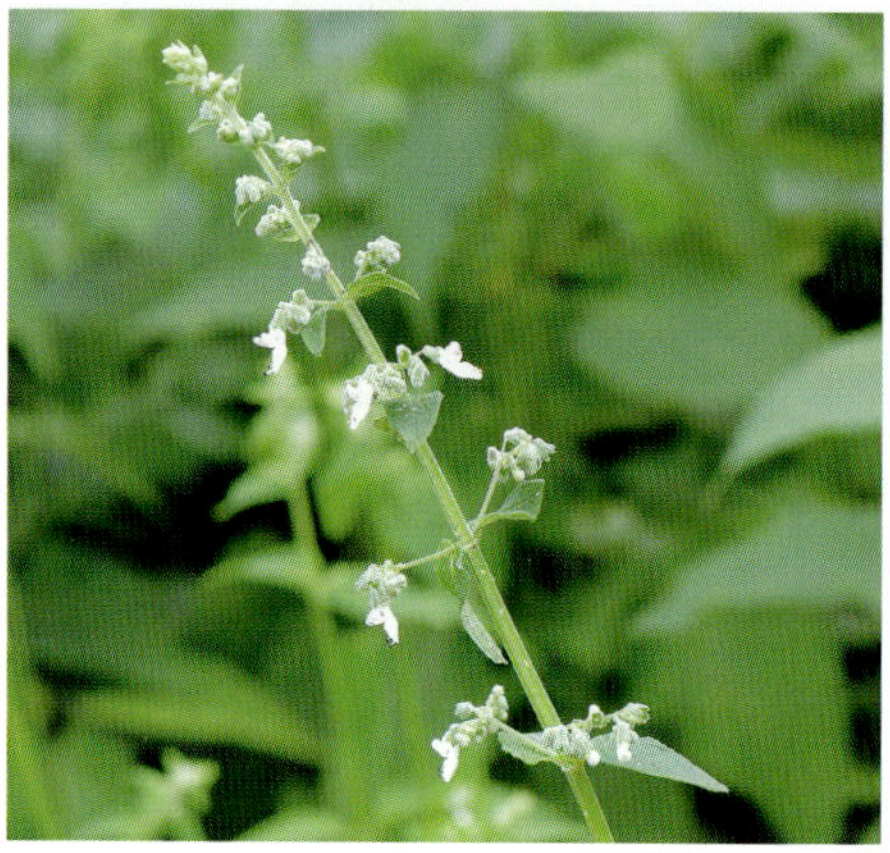

ヒキオコシ

【健胃】

各地の山野、特に日あたりのよい場所に自生するシソ科の多年草。その昔、山中で倒れていた行者に、弘法大師がこの草の汁を飲ませたところ、たちまち元気になったという伝説がある。草たけは1～1.5mで、四角張った茎が特徴。卵形の葉は非常に苦い。

薬用部分(生薬名) 茎葉(延命草・エンメイソウ)

採取時期 9～10月

利用法 茎葉を風通しのよいところで日干しにし、6～10g(1日量)を煎じて3回に分けて飲む。粉末にしたものを服用してもよい。

ヒガンバナ

【むくみ】

民家や、日あたりのよい土手でみかける多年草。秋の彼岸のころに咲くため、この名がついた。別名をマンジュシャゲともいう。燃えるような赤い花を咲かせ、そのあとで葉が出る。

薬用部分(生薬名) 鱗茎《りんけい》(石蒜・セキサン)

採取時期 10～11月

利用法 鱗茎(地下茎)を掘り採り、外皮をとり除いて生のまますりおろし、小麦粉と混ぜて適当なかたさにする。これをガーゼにのばし、両足の土踏まずにあてて、包帯などで固定する。※有毒なので、絶対に口に入れてはいけない。

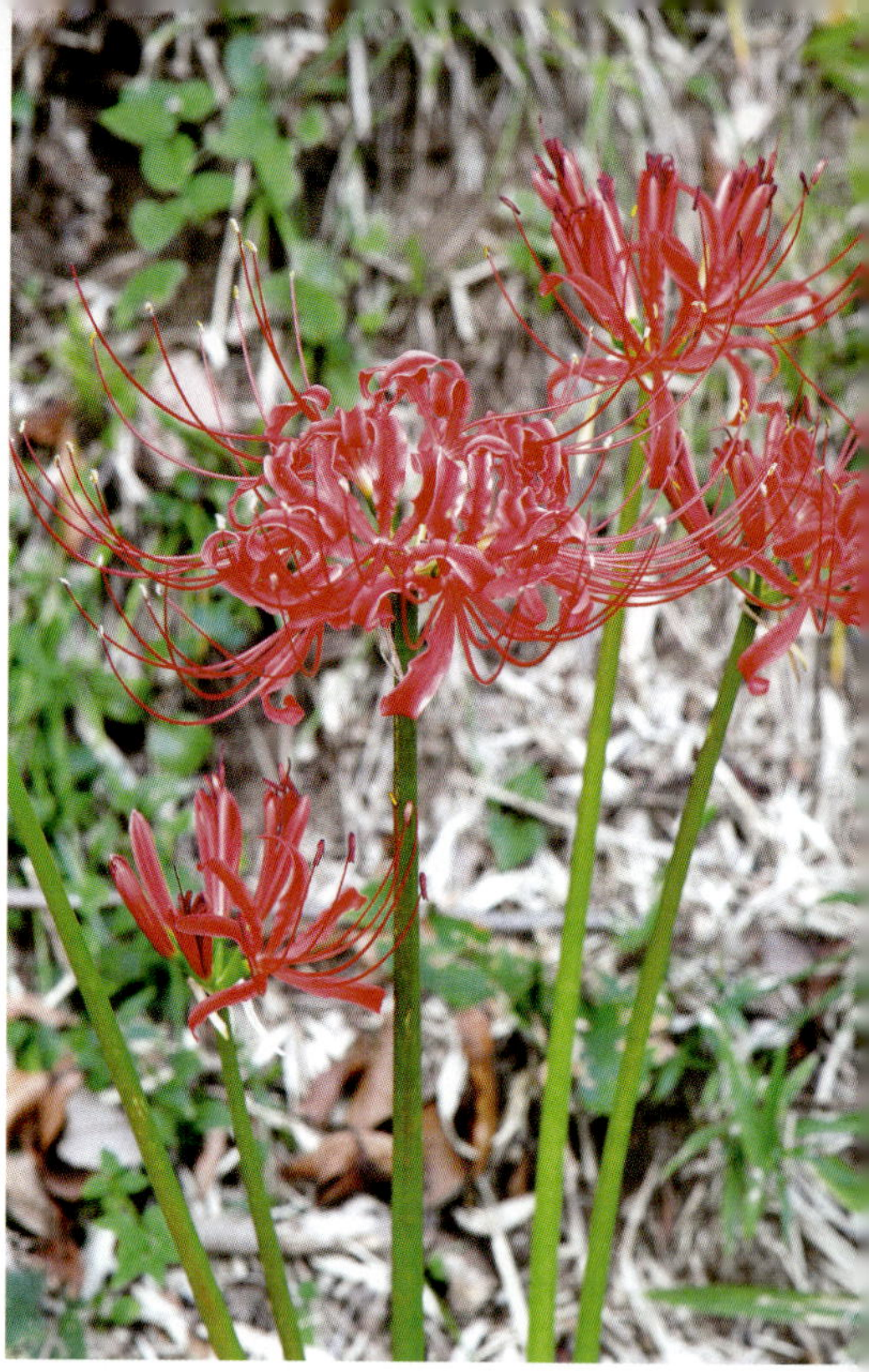

ヒルガオ

【便秘・利尿・虫さされ】

日本各地にみられる多年草で、つる性の植物。別名をアメフリバナという。細くて白い地下茎が、横に伸びて繁殖する。7～8月に花が咲く。アサガオの花が午前中にはしぼんでしまうのに対し、ヒルガオは朝の10時ごろから夕方まで開いている。

薬用部分(生薬名) 全草(旋花・センカ)

採取時期 7～8月

利用法 日干しにした全草を煎じて飲むと、利尿効果がある。緩下《かんげ》作用もあり、便秘にもよい。虫さされには、生葉を患部にこすりつけるようにする。

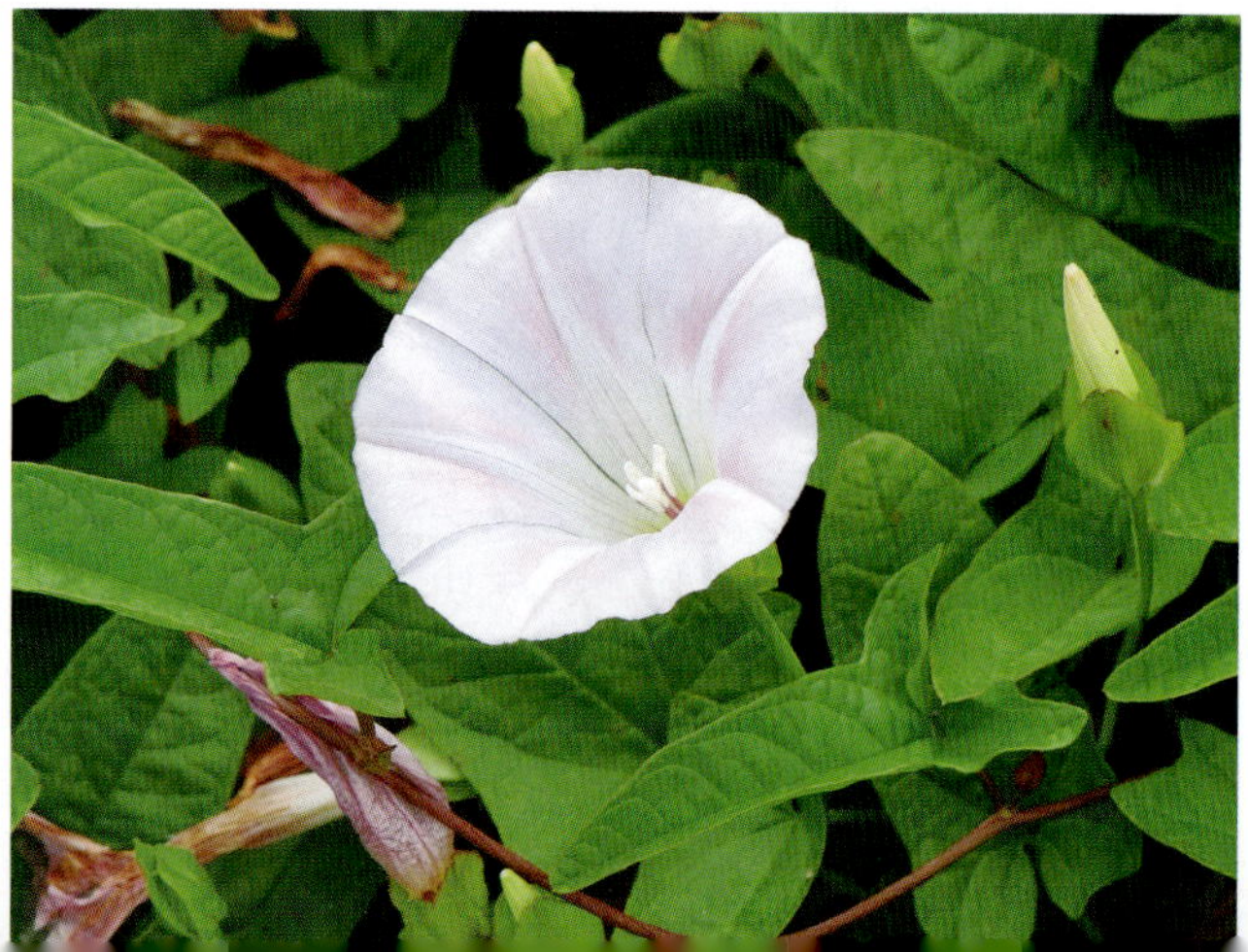

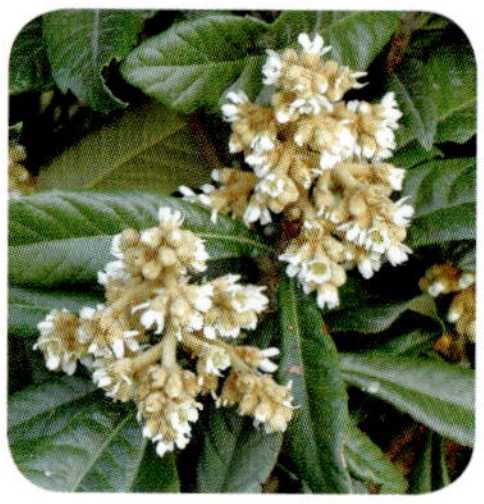

11月ごろに花が咲く。

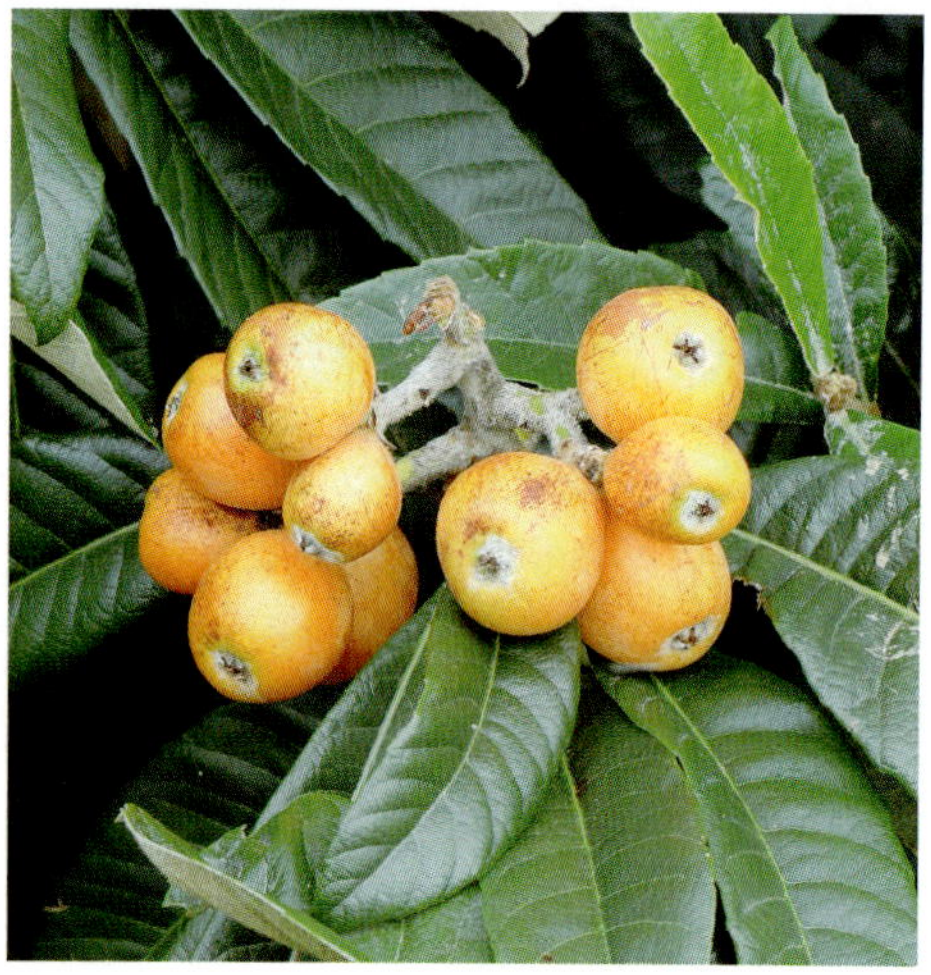

ビワ

【吐きけ・あせも・うちみ】

あたたかい石灰岩地帯に分布する常緑高木。高さは10mほどで、若枝と葉裏は細毛でおおわれている。晩秋に白い花を咲かせ、甘い香りが漂う。翌年の梅雨どきに果実をつける。

薬用部分(生薬名) 葉(枇杷葉・ビワヨウ)

採取時期 通年

利用法 葉裏の毛をタワシなどでこすり落としてから、水で煎じて服用する。またその煎じ汁で患部を洗うと、あせもに効く。うちみには、きざんだ葉をホワイトリカーに2週間ほど漬けた汁で、患部を湿布する。

フジバカマ

【むくみ・肩こり】

川べりなどに自生するキク科の多年草。草たけは1m以上にもなる。葉を乾燥させるとサクラの葉の香りがする。夏には、小さな花が群れになって咲く。

薬用部分（生薬名） 茎葉（蘭草・ランソウ）

採取時期 8～9月

利用法 花が咲く前に全草を採り、水洗いしたあと2～3日のあいだ日干しにし、さらに陰干しにして乾燥させる。軽度のむくみには、5～10g（1日量）を煎じ、3回に分けて食前か食間に飲む。肩こりには、乾燥させた全草を入浴剤にするとよい。

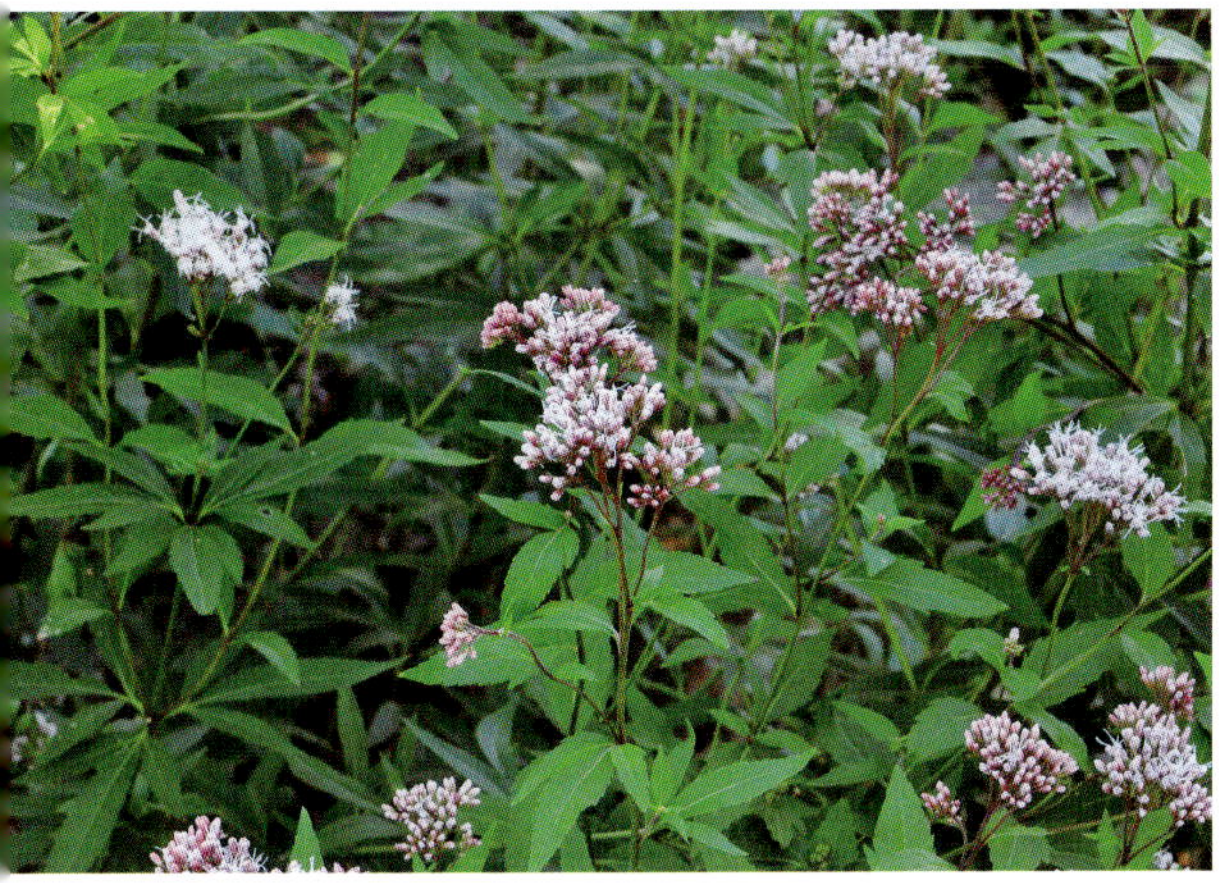

フキ

【たんを伴うせき・健胃】

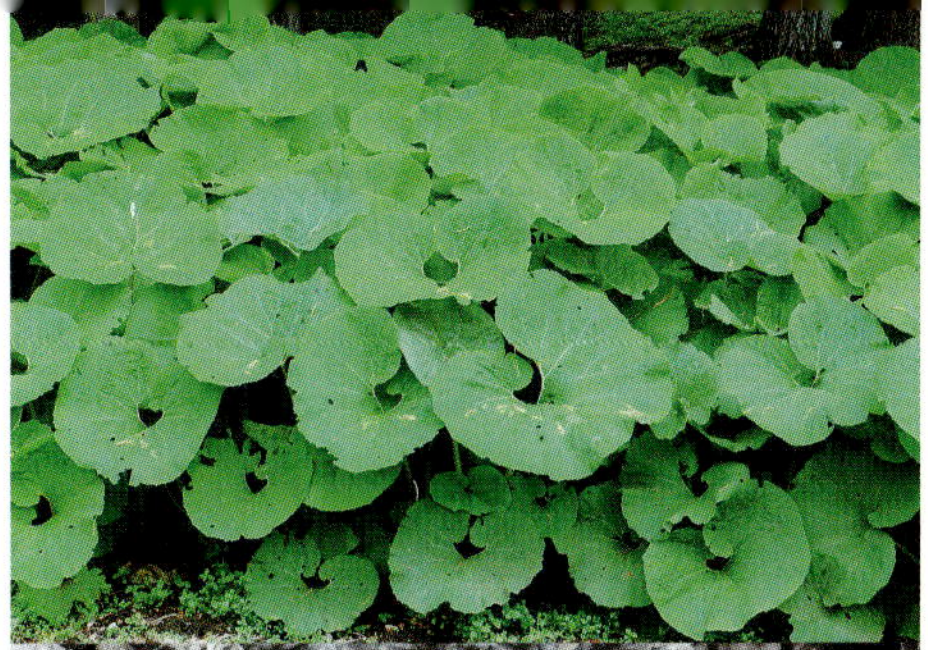

各地の山野や、林道沿いに自生するキク科の多年草。フキは雄株と雌株があり、雄株には淡黄色の花、雌株には白い花が咲く。早春の味覚であるフキノトウは、フキの若芽。天ぷらやあえものにして賞味されるほか、せき止めの効果もある。

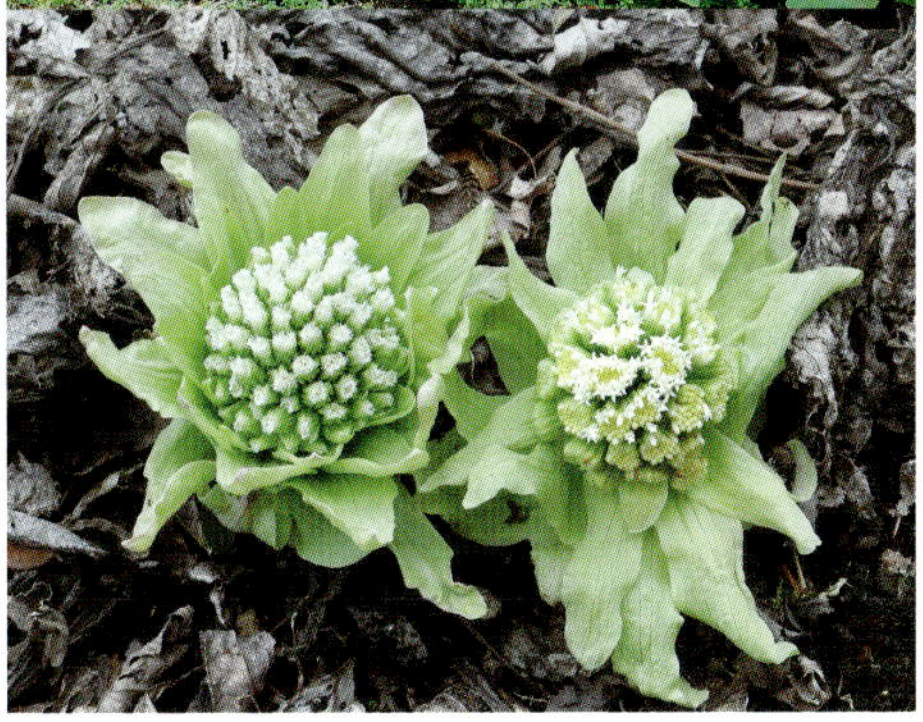

薬用部分 つぼみ

採取時期 3～4月

利用法 花が咲く前のフキノトウを採り、陰干しにする。たんを伴うせきには、10g（1日量）を煎じて飲む。これは健胃目的で服用してもよい。

ヘクソカズラ

【しもやけ・ひび・あかぎれ】

日あたりのよい山林のへりなどに自生する、アカネ科の多年草。つる性の植物で、夏期に筒状の白い小花を咲かせる。冬になっても果実をつけたまま枯れる。葉や茎を手でもむと悪臭がすることから、へ（屁）クソ（糞）カズラの名がついた。

薬用部分 果実

採取時期 10～11月

利用法 十分に熟した果実をできるだけ細かくつぶし、市販のハンドクリームと混ぜ合わせる。これをしもやけ、ひび、あかぎれの患部に塗って、包帯を巻いておく。

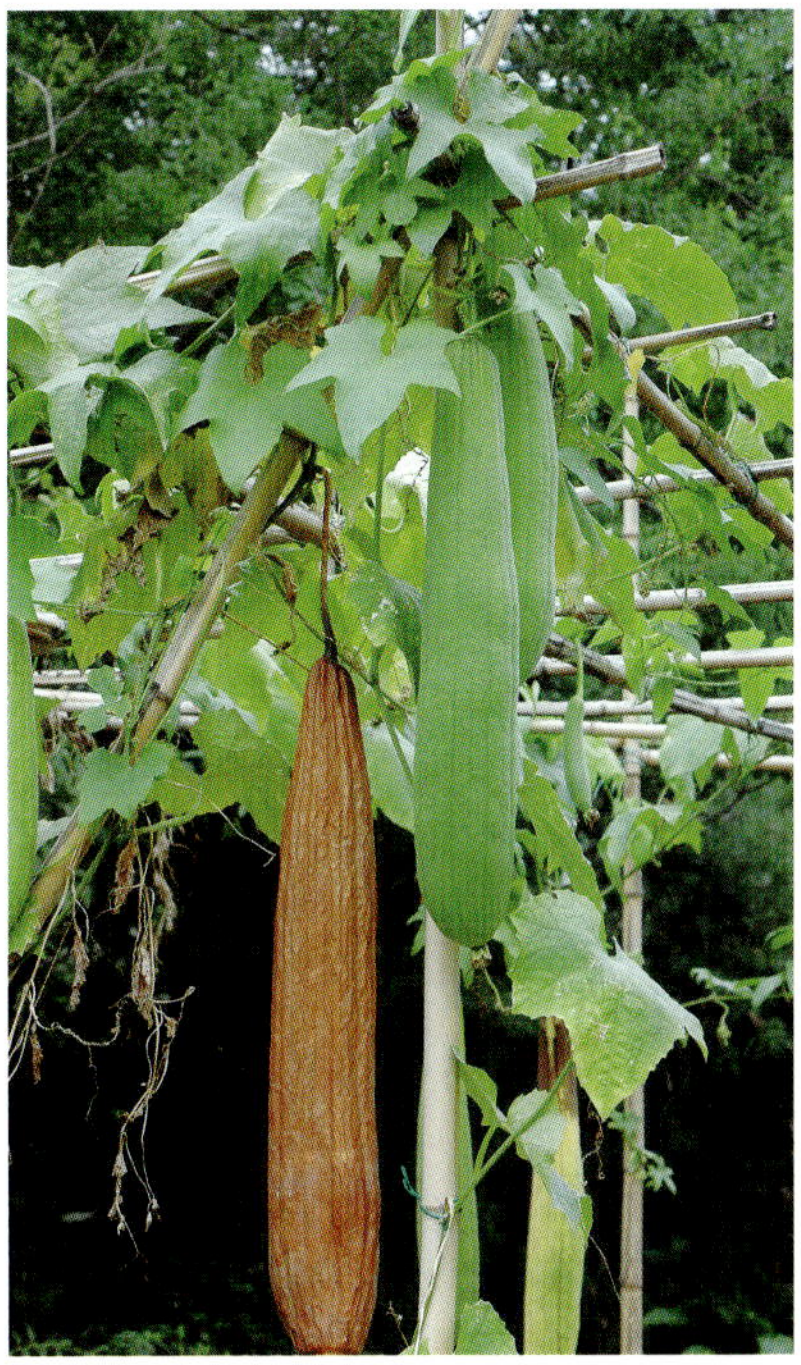

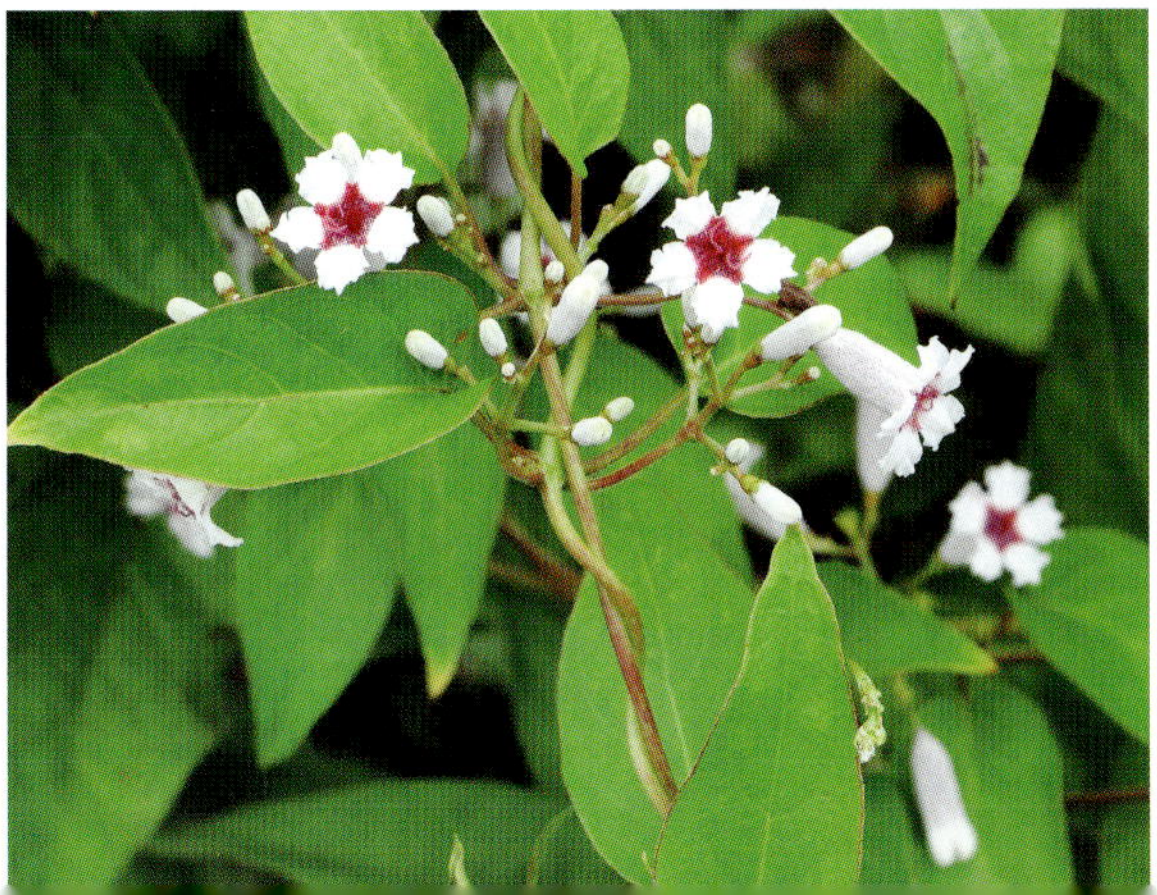

ヘチマ

【せき・たん・利尿・美肌】

ウリ科のつる性1年草。黄色い花には雌雄があるが同じ株につき、8～9月ごろ咲く。花後は、食用になる未熟な小さな果実をつける。ヘチマから出る液を集めた「ヘチマ水」には、高い利用価値がある。

薬用部分（生薬名） 果実（糸瓜・シカ）

採取時期 9～10月

利用法 ヘチマ水をとるには、地面に植えたままで茎先を切り、切り口をびんに差し込んでおく。せき・たん・利尿には、これに砂糖を加えて煮つめたものを飲むとよい。生の果実を輪切りにし、煎じて飲んでもよい。ヘチマ水に薬用アルコールとグリセリンを加えると、化粧水になる。

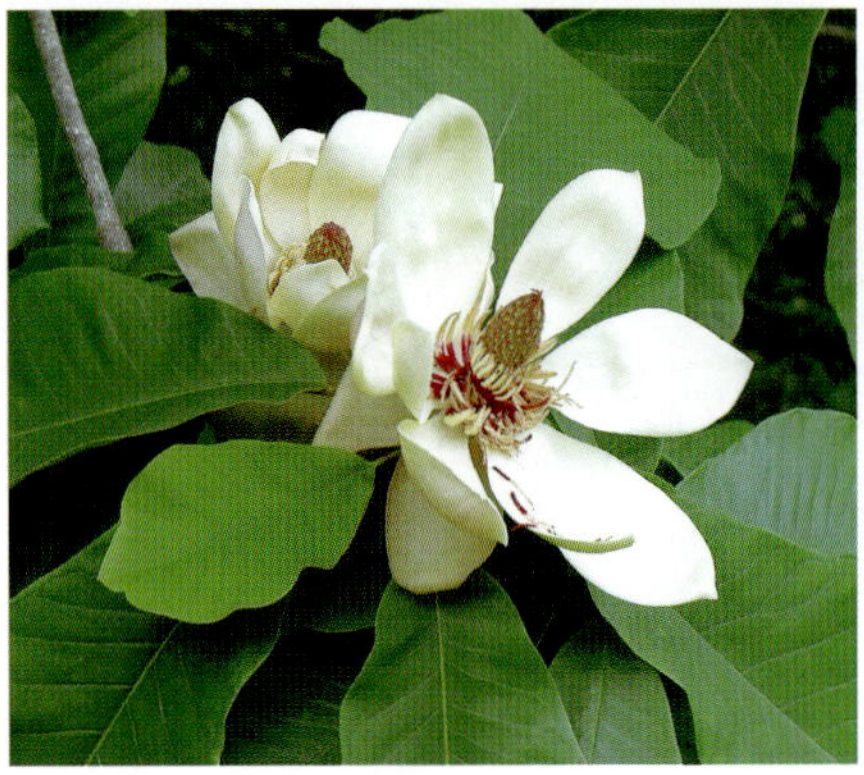

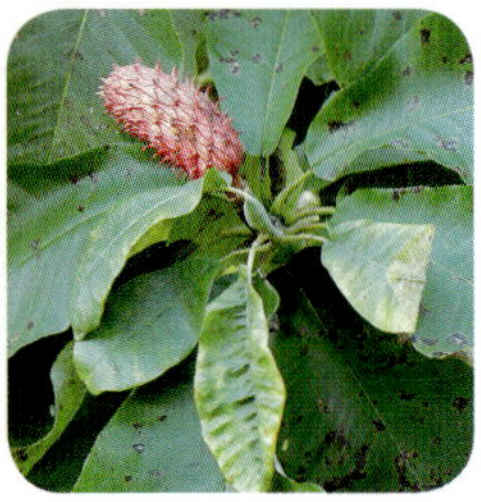

とても大きくなるホオノキの果実。

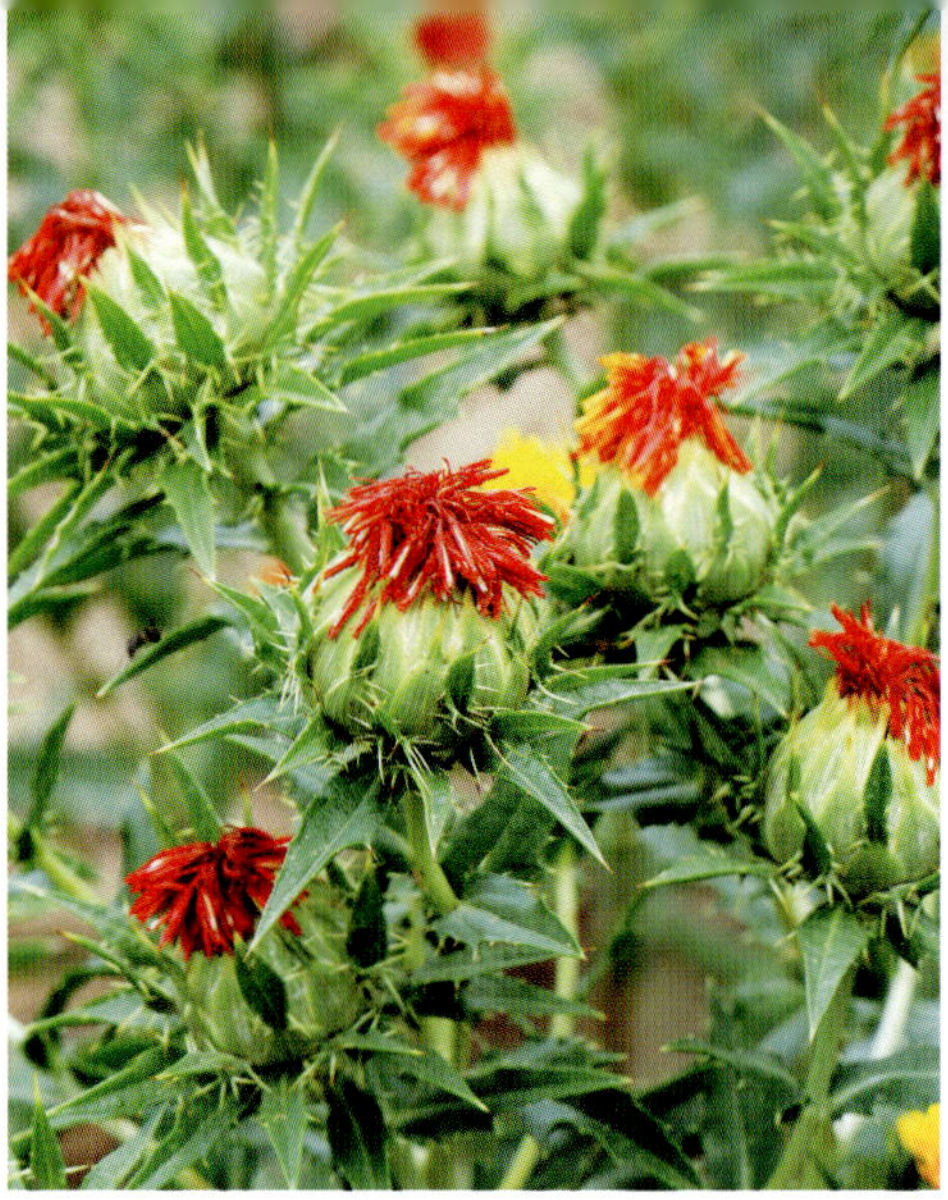

ホオノキ

【健胃・整腸・せき・たん】

各地の山野に自生する落葉高木。高さ30mにも及ぶ大木で、長さが30cmにもなる楕円形の葉をつける。初夏には白い花を咲かせ、秋に約15cmの大きな果実をつける。野生の花のなかでは、日本一の大きさである。

薬用部分(生薬名) 樹皮(厚朴・コウボク)

採取時期 6~7月

利 用 法 樹皮は、芳香健胃薬として胃腸薬に配合される。また、胸部のふくれたような感じや、のどの異物感をとる効果があるが、単独で用いることはなく、他の生薬といっしょに使われる。

ベニバナ

【婦人病・動脈硬化の予防】

キク科の1~2年草。『万葉集』の歌からは、衣の染料として使われていたことが分かる。天平時代には、口紅の原料とされていた。梅雨どきにアザミに似た管状花を咲かせ、その花弁に黄色と赤の色素が含まれている。

薬用部分(生薬名) 花(紅花・コウカ)、種子

採取時期 花は6月、種子は10~11月

利 用 法 花を日干しにし、乾燥させる。婦人病には約3g(1日量)を煎じ、3回に分けて食前か食間に飲む。種子からとった油にはリノール酸が含まれ、動脈硬化の予防になる。

ボタン

【鎮痛・鎮静・血行促進】

奈良~平安時代のころ、薬用植物として中国から渡来。江戸時代から栽培が盛んに行われ、多くの園芸品種が作り出された。華麗な美しい花で、さまざまな色がある。

薬用部分(生薬名) 根皮(牡丹皮・ボタンピ)

採取時期 10~11月

利 用 法 皮をさいて、木部をはぎとった根皮を日干しにする。鎮痛・鎮静の目的で漢方処方に用いられる。また、これを煎じて飲むと、下腹部の血行をよくする。

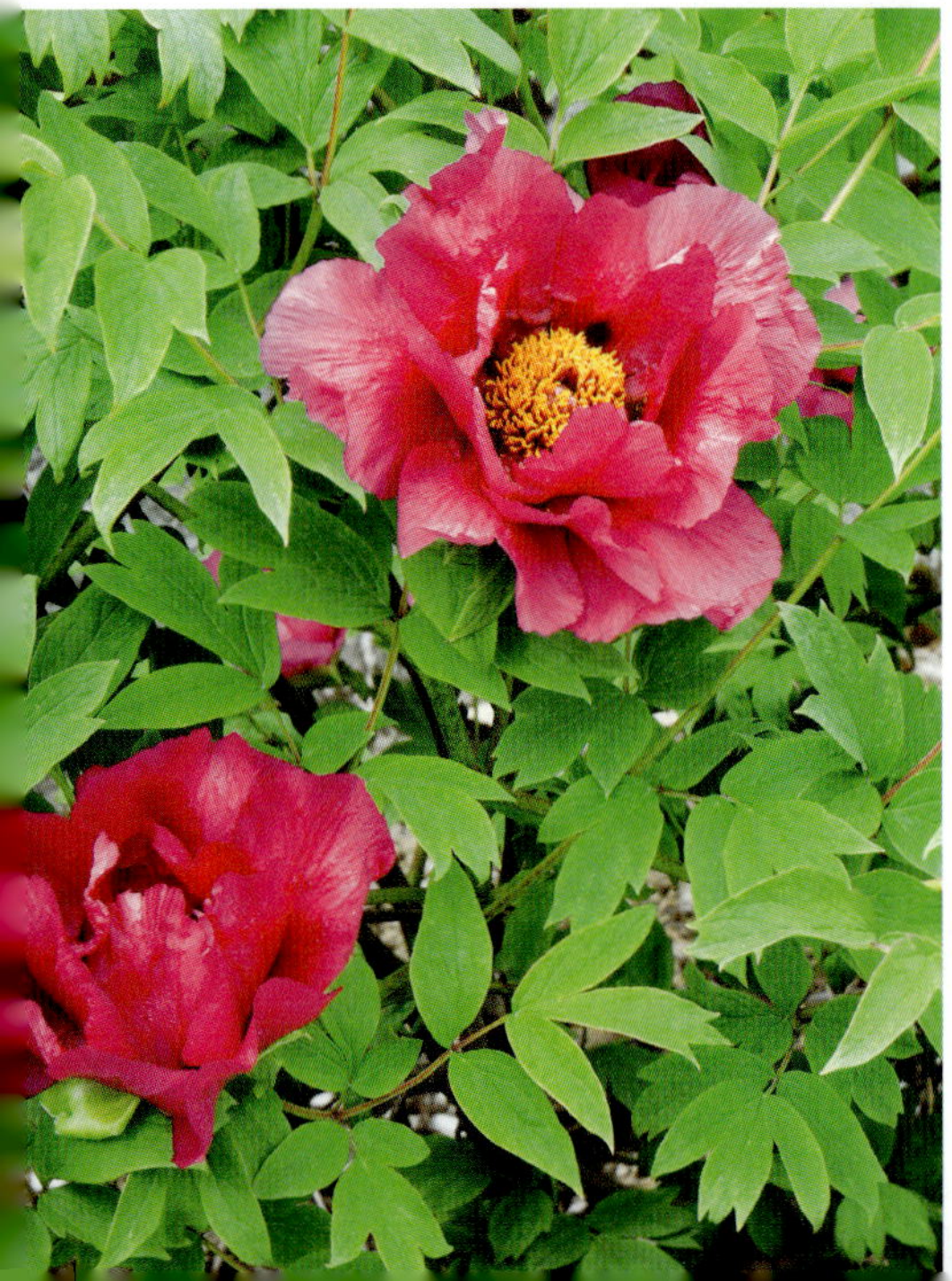

ミシマサイコ

【解熱・消炎・鎮痛】

各地の山野の日あたりのよいところに自生する。草たけは60cmほど。夏から秋にかけて、黄色い小花を咲かせる。古くから薬草として用いられ、なかでも三島界隈で採れたものは良質のため、この名がついたという。

薬用部分(生薬名) 根(柴胡・サイコ)

採取時期 11月ごろ

利 用 法 日干しにした根を用いる。柴胡だけを煎じて飲むことはなく、大柴《だいさい》胡《こ》湯《とう》などの漢方処方に用いられる。

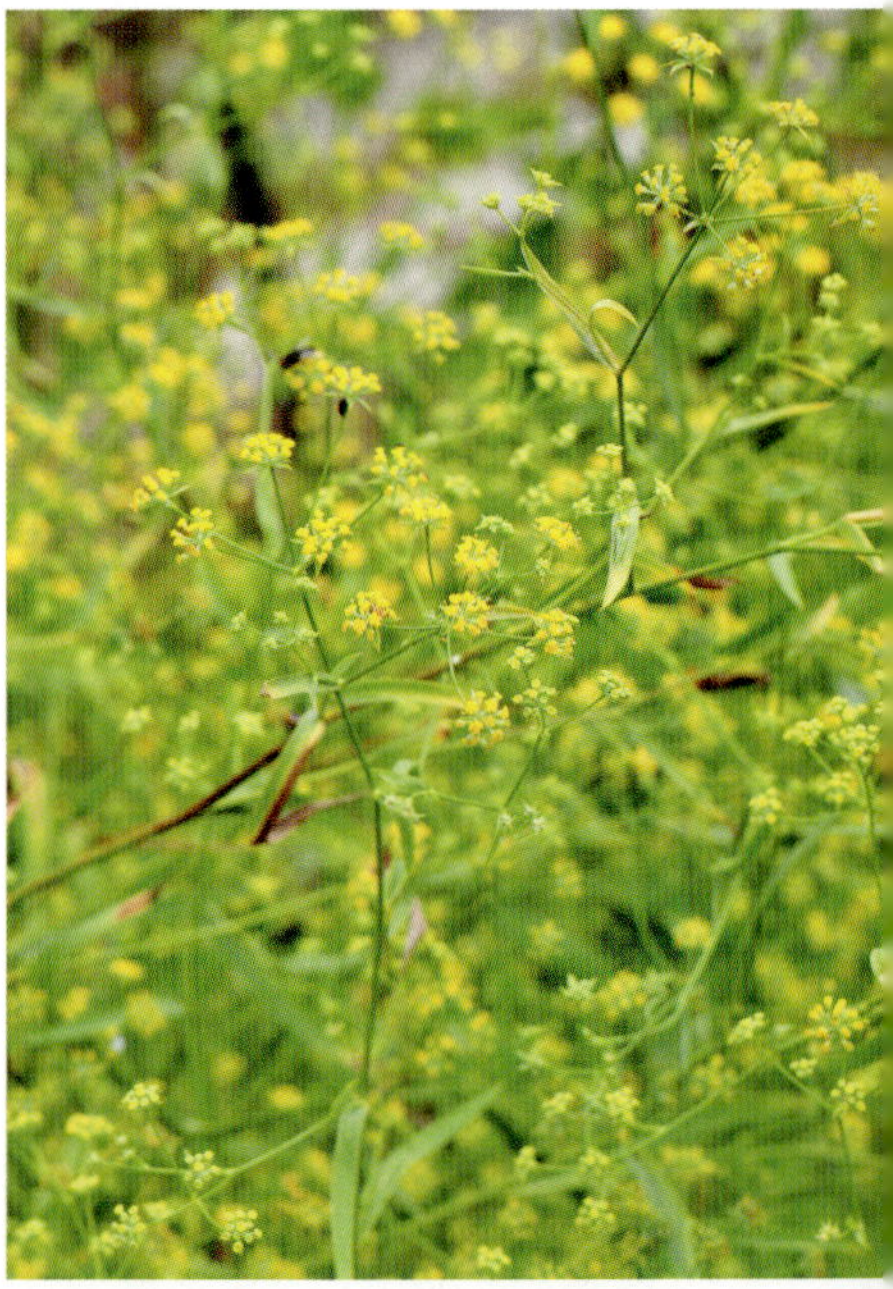

ムクゲ

【水虫・下痢】

庭先や生垣でみかけるアオイ科の落葉低木。観賞用に栽培されることが多く、ピンク、薄紫などの花の種類があるが、薬用には白い花のものだけを用いる。

薬用部分（生薬名） 樹皮（木槿皮・モクキンピ）、花のつぼみ（木槿花・モクキンカ）

採取時期 7～9月

利用法 水虫には、乾燥させた樹皮をきざんでホワイトリカーに漬け込み、2週間ほどおいたものをこして、患部に塗る。日干しにした花のつぼみ5gを煎じて飲むと、下痢に効く。

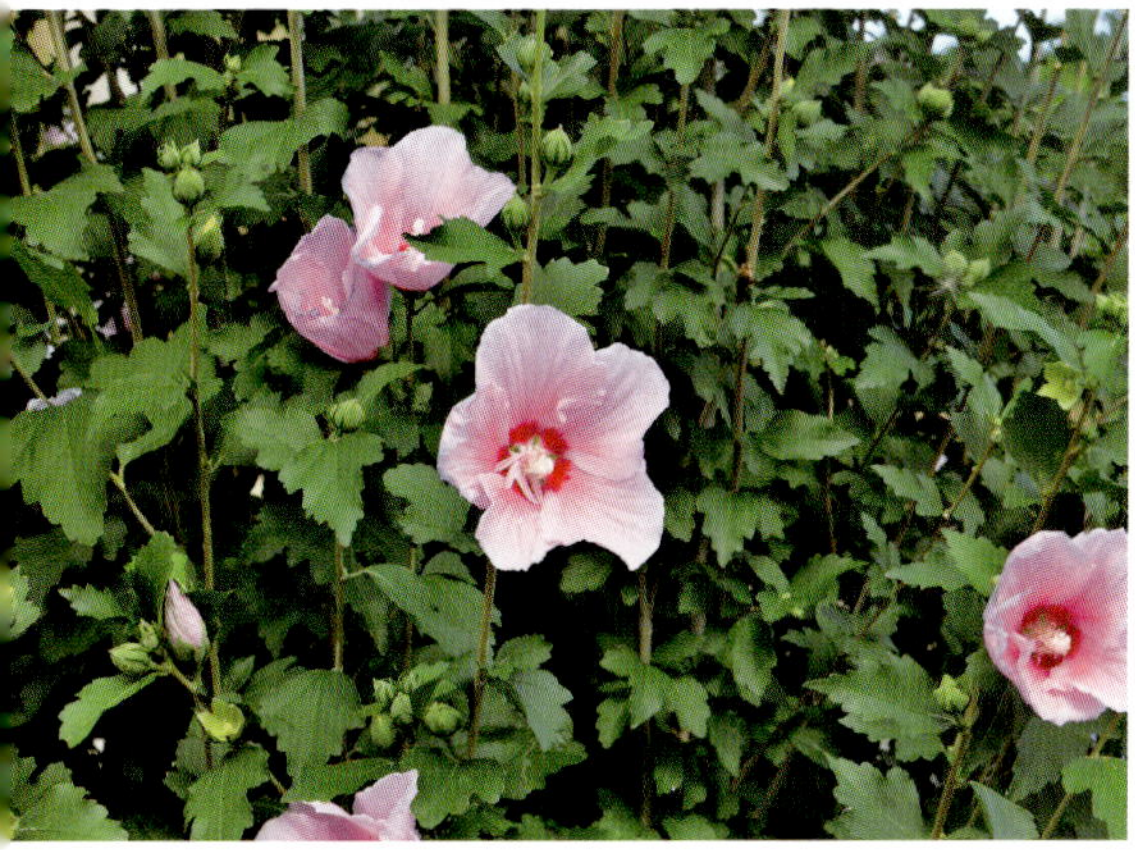

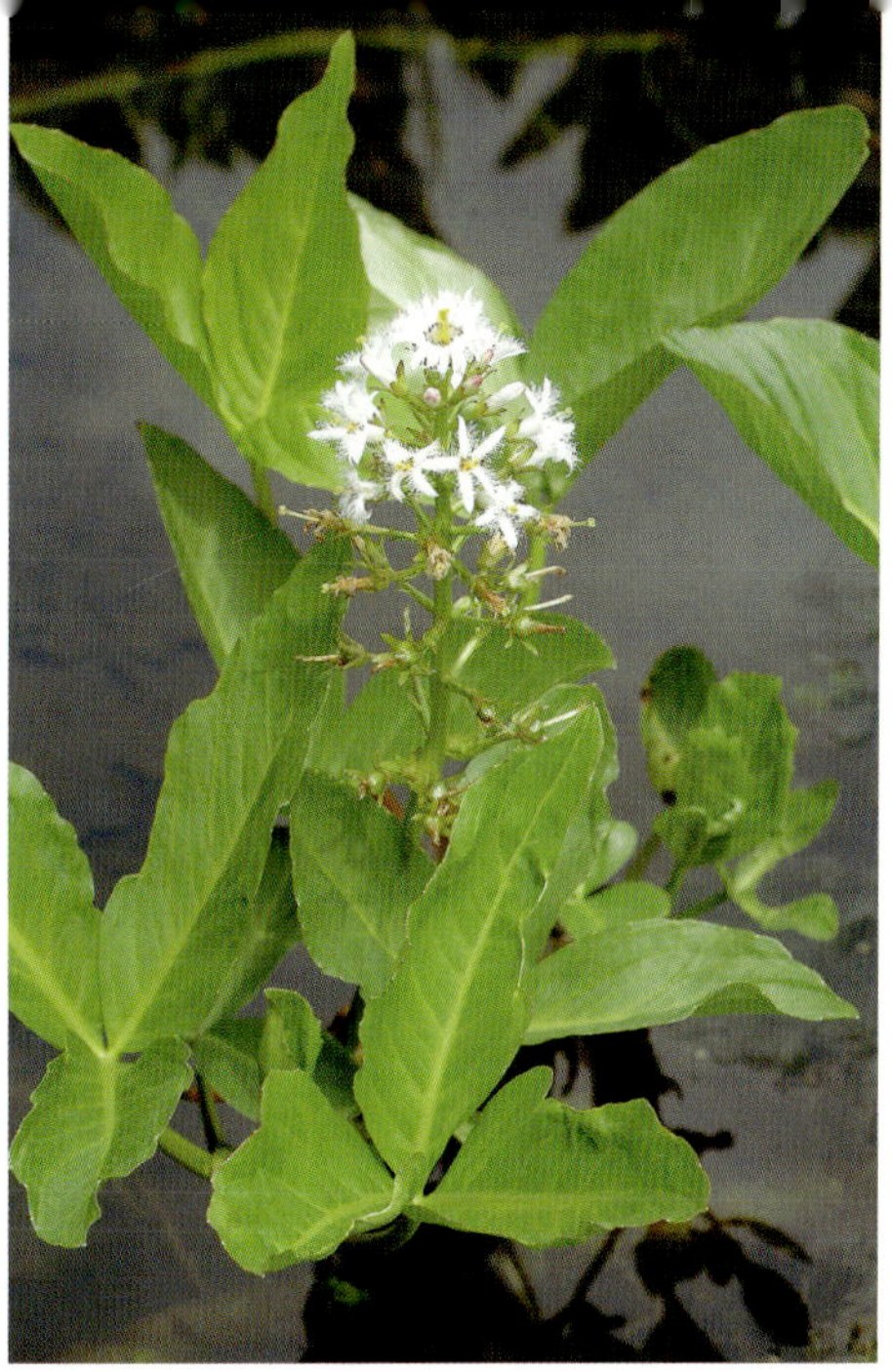

ミツガシワ

【健胃】

北海道や東北地方の湿地に自生している。平地では5月ごろ、高山では夏ごろに白い花を咲かせる。漢名は睡菜といい、これは根の塩漬けを食べるとよく眠れることからついたともいわれる。

薬用部分（生薬名） 葉（睡菜葉・スイサイヨウ）

採取時期 7～8月

利用法 胃がもたれたときや腹痛時には、日干しにした葉1～1.5gを煎じて、食前に飲むとよい。

メハジキ

【月経不順・めまい】

日あたりのよい草原に自生する、シソ科の二年草。1年目から2年目にかけて、姿が大きく変化する。1年目の春には、発芽しても数枚の葉が生えるだけだが、2年目からは急激に茎を伸ばし、草たけは1mにもなる。夏になると葉のつけねに、くちびるの形をした淡紅色の花を咲かせる。

薬用部分（生薬名） 茎葉（益母草・ヤクモソウ）

採取時期 7～9月

利用法 月経不順やめまいには、日干しにした茎葉を5～10g（1日量）煎じて、数回に分けて飲む。

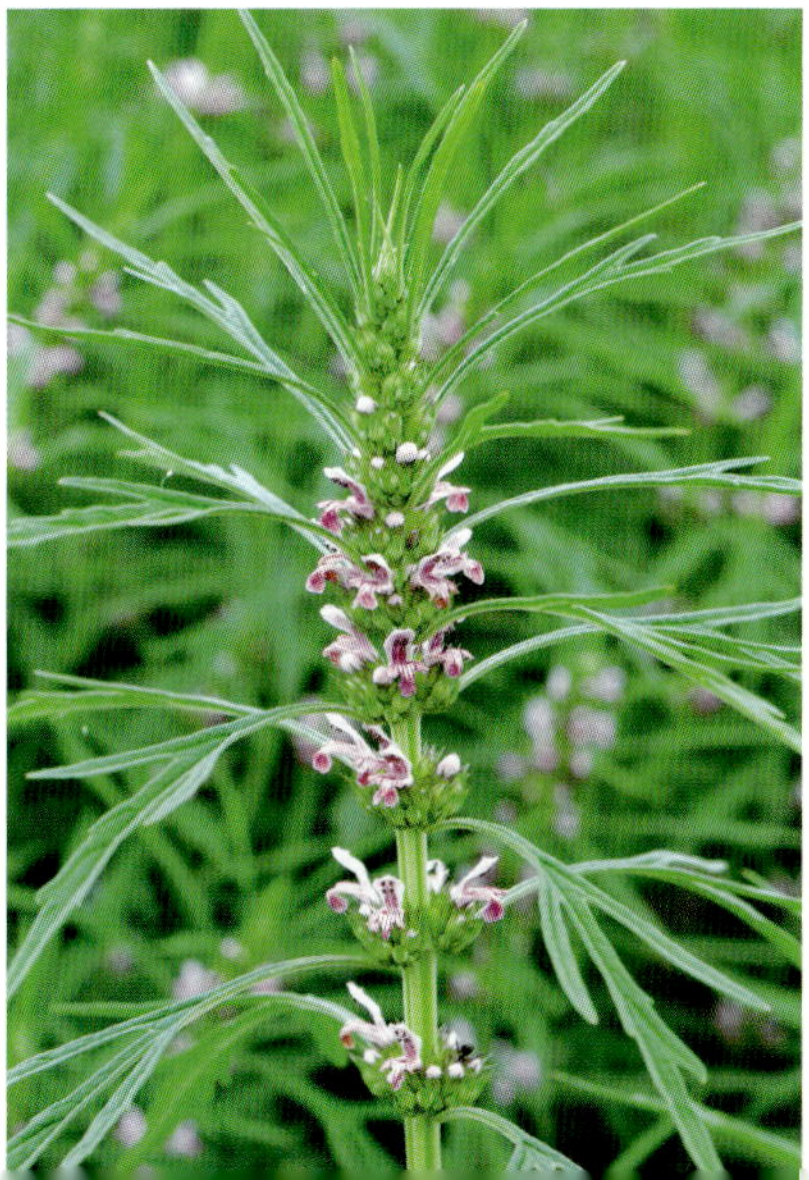

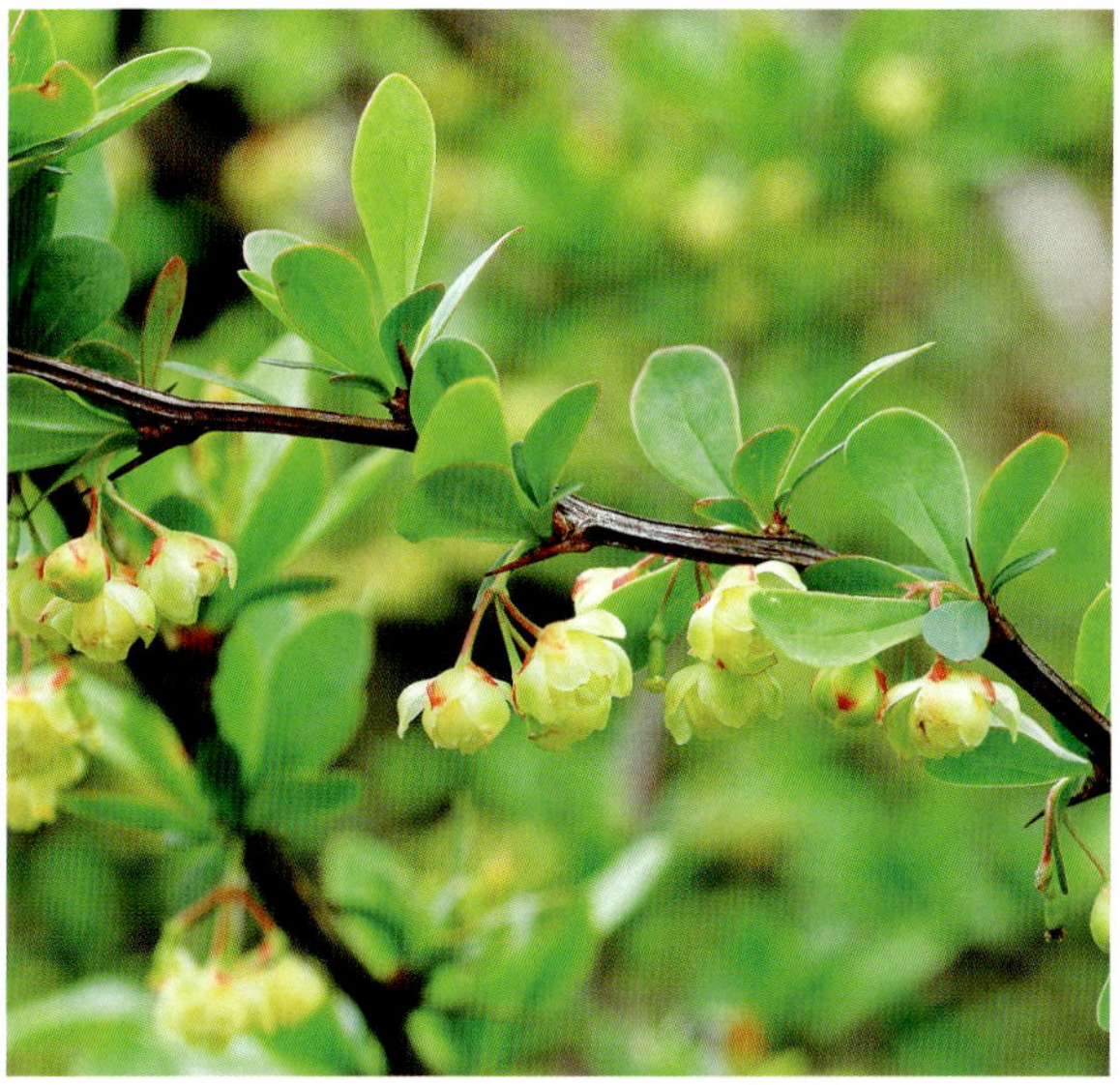

メギ

【結膜炎・健胃・整腸】

各地の山野に自生する、落葉低木。幹や枝に鋭いトゲがある。漢字で目木と書くように、目の病気によく用いられる。

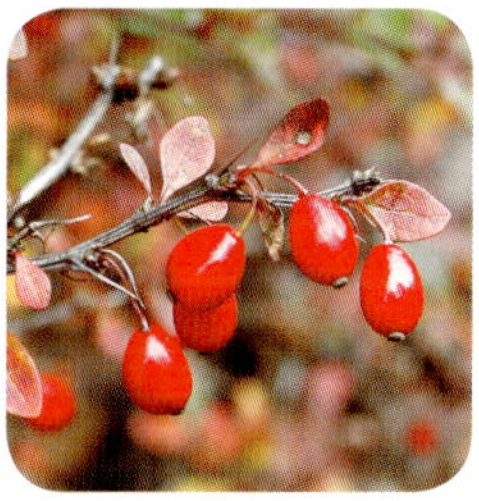

秋には実がまっ赤に熟す。

薬用部分（生薬名） 枝（小蘗・ショウバク）

採取時期 11月

利用法 昔は、結膜炎の治療に、枝のトゲをとり除き、日干しにしたものを煎じた汁で洗眼した。健胃・整腸には、煎じ汁を数回に分けて飲む。

ヤブカンゾウ

【利尿・解熱】

川の土手など日あたりがよく、水けのあるところに自生する。原産は中国で、日本に渡来して野生化した。葉と葉のあいだから1～1.5mの花茎を伸ばし、夏に八重咲きの美しい花を咲かせる。この花をみると憂いを忘れるという意味から、ワスレグサという別名がついた。花のつぼみも解熱効果がある。中国で自生するものは、花のつぼみは金針菜《きんしんさい》といい、食用になる。

薬用部分 葉、根、花のつぼみ

採取時期 9月ごろ

利 用 法 葉は夏から秋に刈り採り、日干しにする。根は秋に掘り採って、水洗いしたあと日干しにする。利尿剤や解熱剤として、これを煎じて飲んでいた。

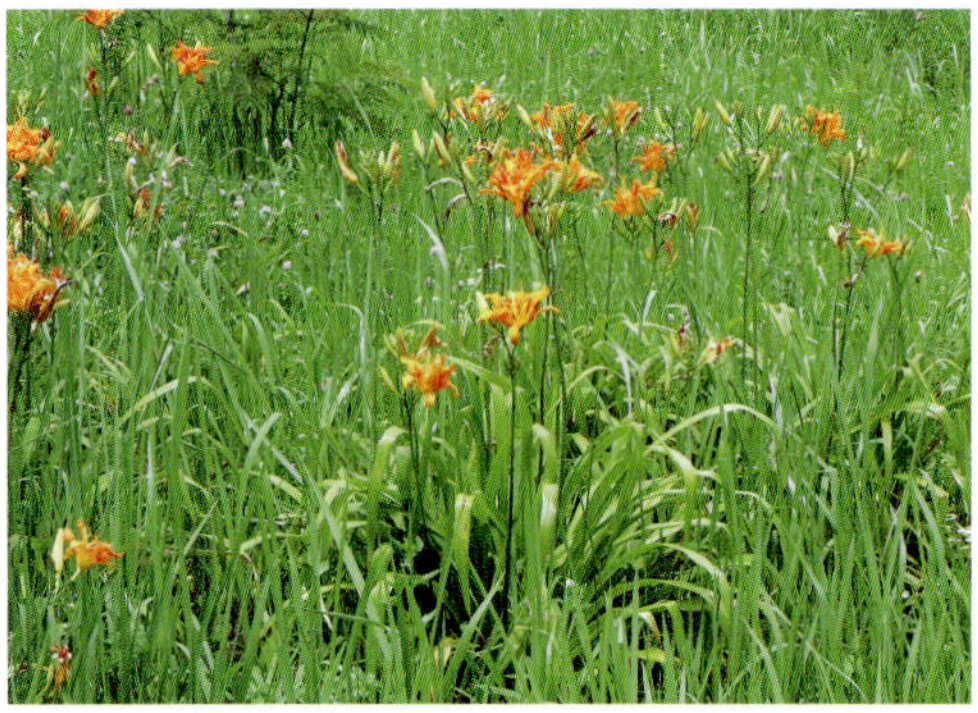

モモ

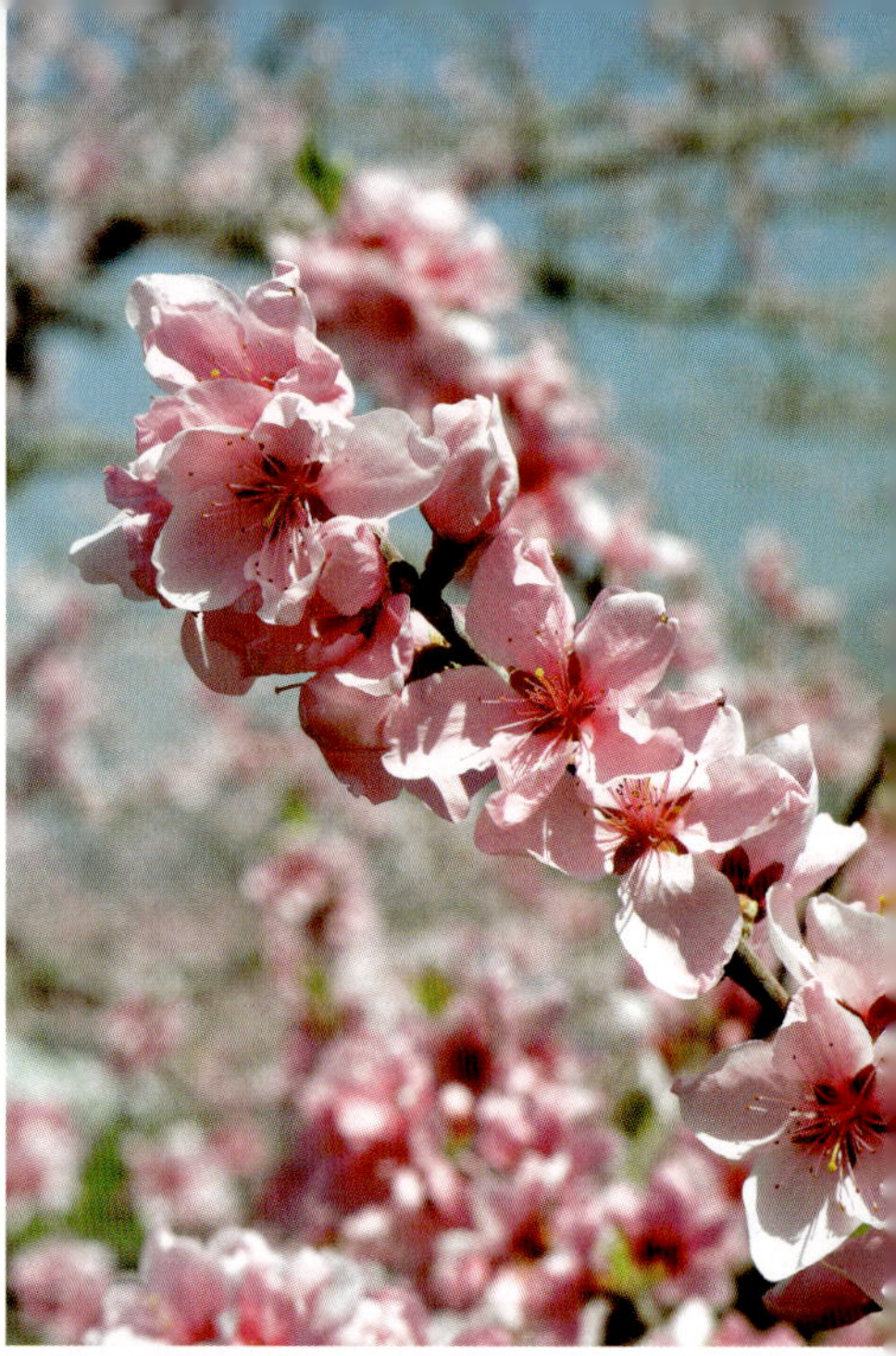

【月経不順・便秘・あせも・むくみ】

中国原産で、日本には古代に渡来したといわれている。モモの花が流れている川の水を飲んだ人が、300歳まで生きたという中国の伝説を受けて、宮中で桃花入りの酒を飲む行事が行われた。これが3月3日の桃の節句のはじまりだといわれている。

薬用部分（生薬名） 花のつぼみ（白桃花・ハクトウカ）、果実の種子（桃仁・トウニン）

採取時期 花は3～4月、葉と種子は8～9月

利 用 法 月経不順には葉3～5g（1日量）を煎じて飲む。便秘やむくみには、乾燥させた花のつぼみを2～3g（1回量）煎じて飲む。あせもには、新鮮な葉を木綿袋に入れて、入浴剤にするとよい。

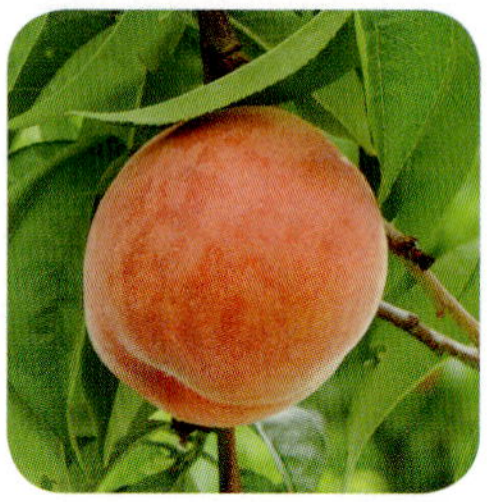

果実は食あたりに効く。

ヨモギ

【止血・神経痛】

各地の山野や草原など、どこでもみかけるキク科の植物。葉の裏は白く、細かい毛でおおわれている。この毛はお灸のもぐさの原料になる。葉は、草餅の材料として用いられる。

薬用部分（生薬名） 葉（艾葉・ガイヨウ）

採取時期 6～8月

利 用 法 生葉をもんで傷口にあてると、止血効果がある。陰干しにした葉を入浴剤にして用いると、血行をよくし、神経痛やあせも、湿疹にも効果がある。

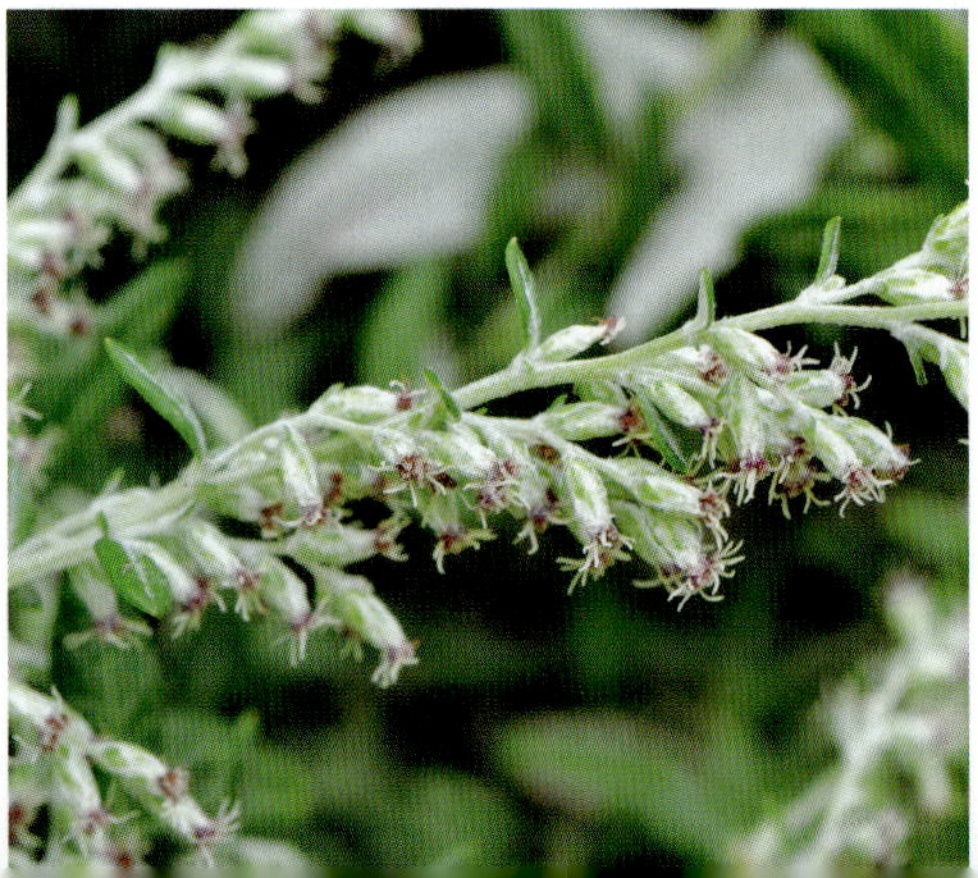

ユキノシタ

【子供のひきつけ・はれもの】

北海道を除く、各地の湿った場所に自生する。肉厚の葉には長くて細い毛が生えている。初夏に長い花茎を伸ばし、白い花をたくさん咲かせる。

薬用部分（生薬名） 葉（虎耳草・コジソウ）

採取時期 6～7月

利 用 法 子供のひきつけには、生の葉のしぼり汁を飲ませる。はれものには、生葉をすりつぶしたものをガーゼにのばして、湿布する。

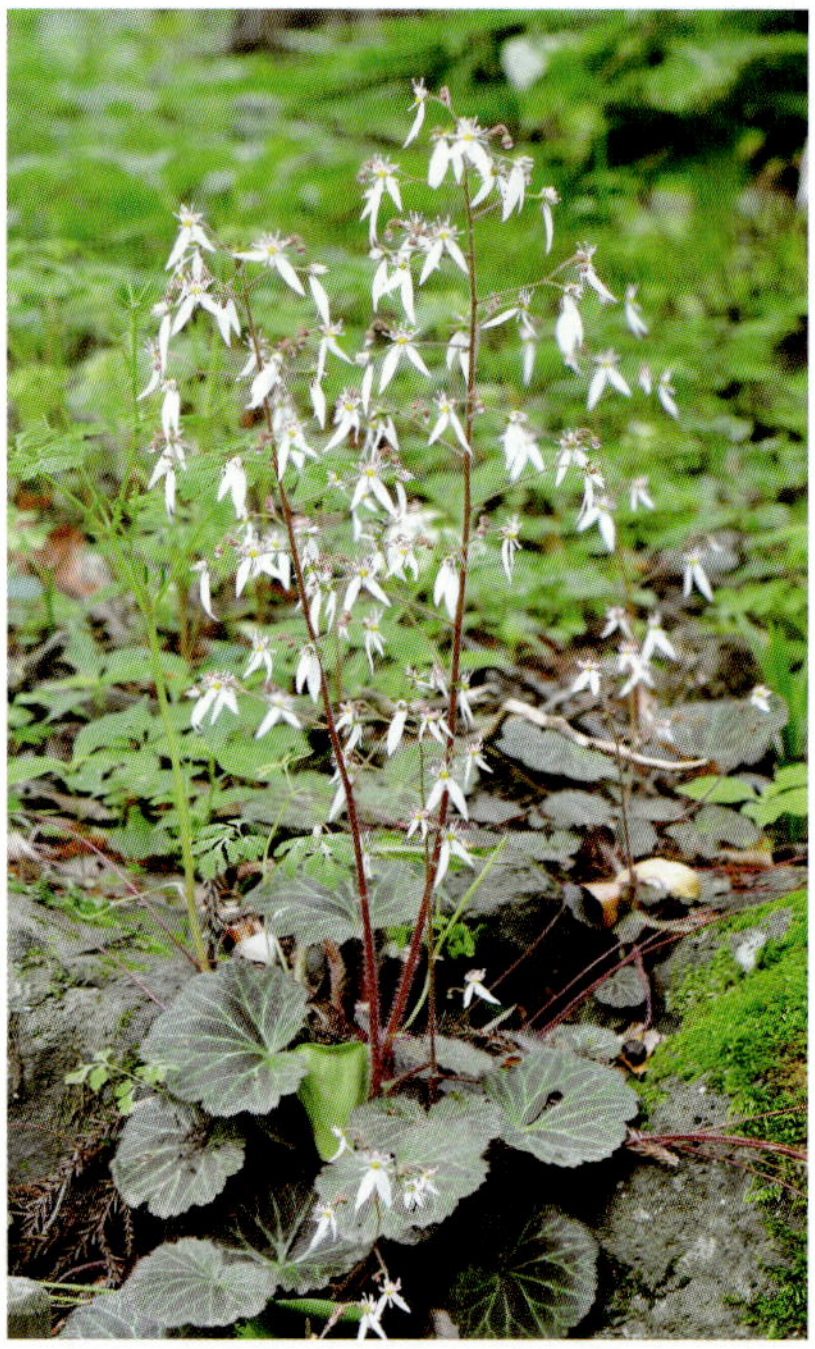

リュウノヒゲ（ジャノヒゲ）

【滋養・強壮・せき・たん】

山地や草原のほか、公園や庭の植え込みなどでもよくみかける。幅約３cm、長さ10〜20cmの細長い葉のあいだから茎を伸ばし、薄紫色の花を咲かせる。秋になると、深い青色のまるい種子がつく。

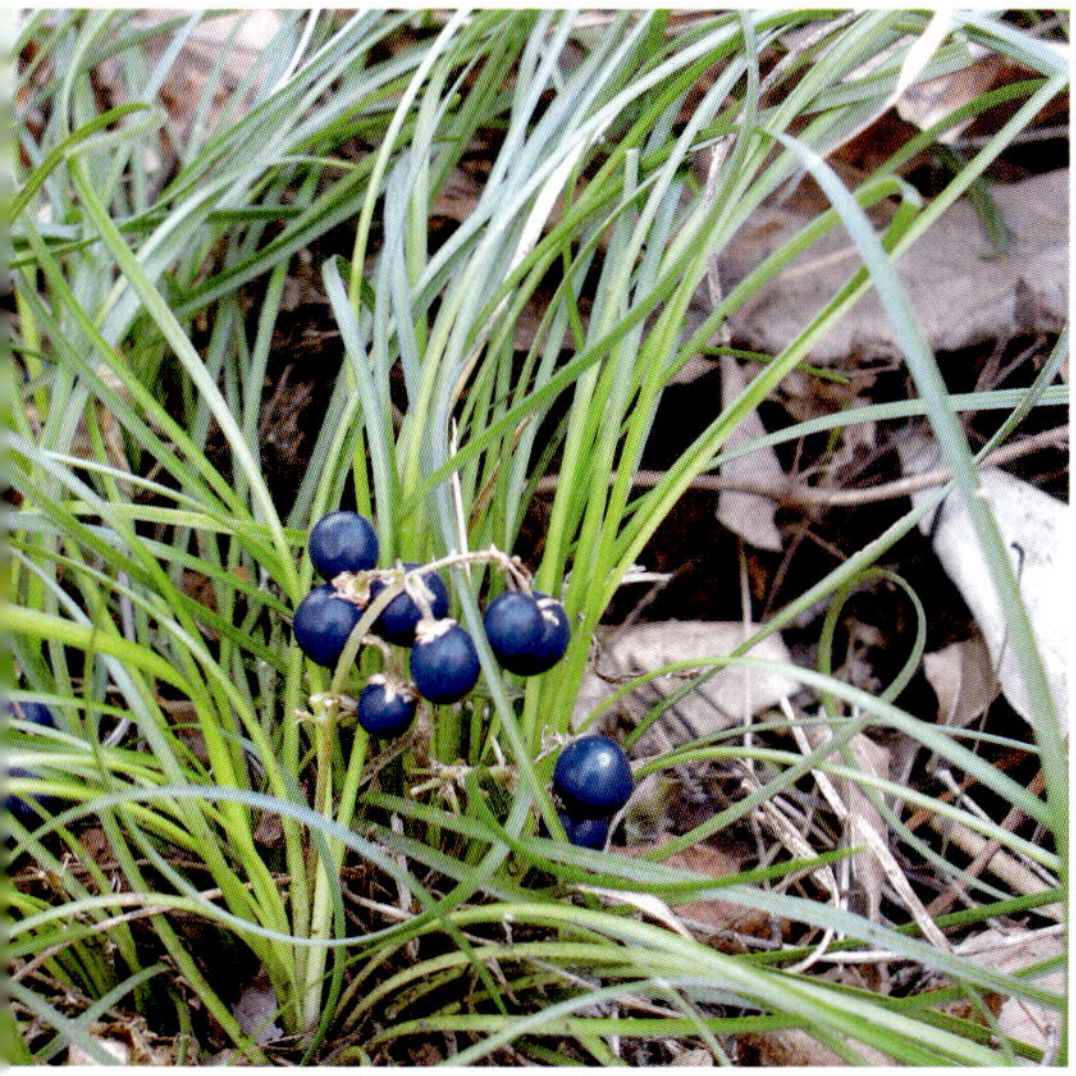

薬用部分（生薬名） 根の肥大した部分（麦門冬・バクモンドウ）

採取時期 秋ごろ

利用法 秋に根を掘り、太く肥大した部分を集める。水洗いしたあと、日干しにして、よく乾燥させる。このまま煎じて飲むのではなく、麦門冬湯《ばくもんどうとう》などの漢方処方に用いる。

ワレモコウ

【下痢・のどの痛み・止血・あせも】

各地の山野や高山、平地にも自生する。花弁のない、小さな暗紅紫色の花が多数集まって、穂状に咲く。花穂は楕円形で、穂の上のほうから咲きはじめる。春先に出る若葉は、おひたしなどにして食べることも多い。19世紀ごろまでは、ワレモコウとよばれる植物が何種類かあったようだが、どれも芳香を放つものということで、おそらくそれらは、いまでいうジャコウソウや、オケラに相当するのではないかと考えられる。

薬用部分（生薬名） 根茎（地楡・ジユ、または、チユ）

採取時期 11月ごろ

利用法 根茎を掘り採り、ヒゲ根をとって水洗いしたあと、日干しにする。これを煎じた汁を飲むと下痢止めに。のどの痛みにはうがいをする。軽いやけどや切り傷の止血には、煎じ汁で湿布する。あせもには、きざんだ根を入浴剤にして用いる。

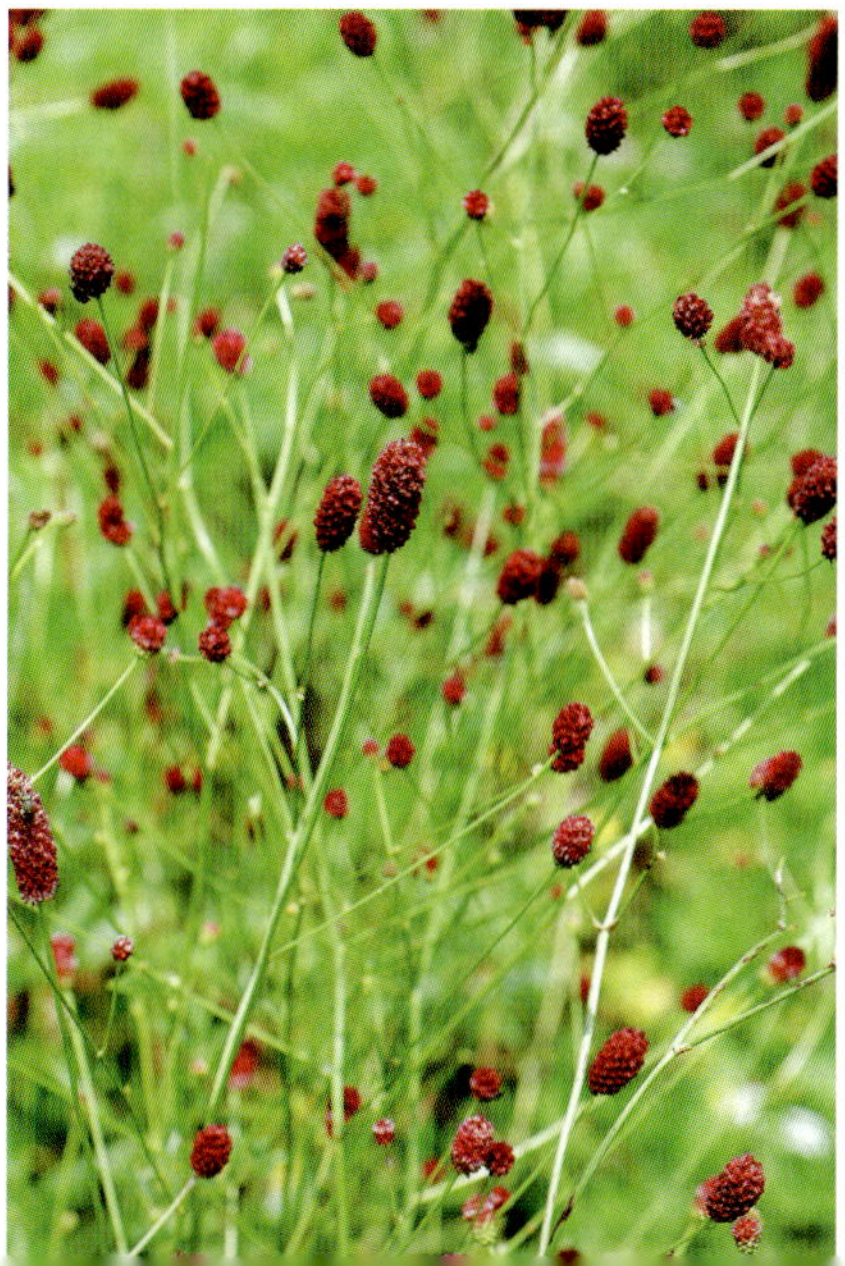

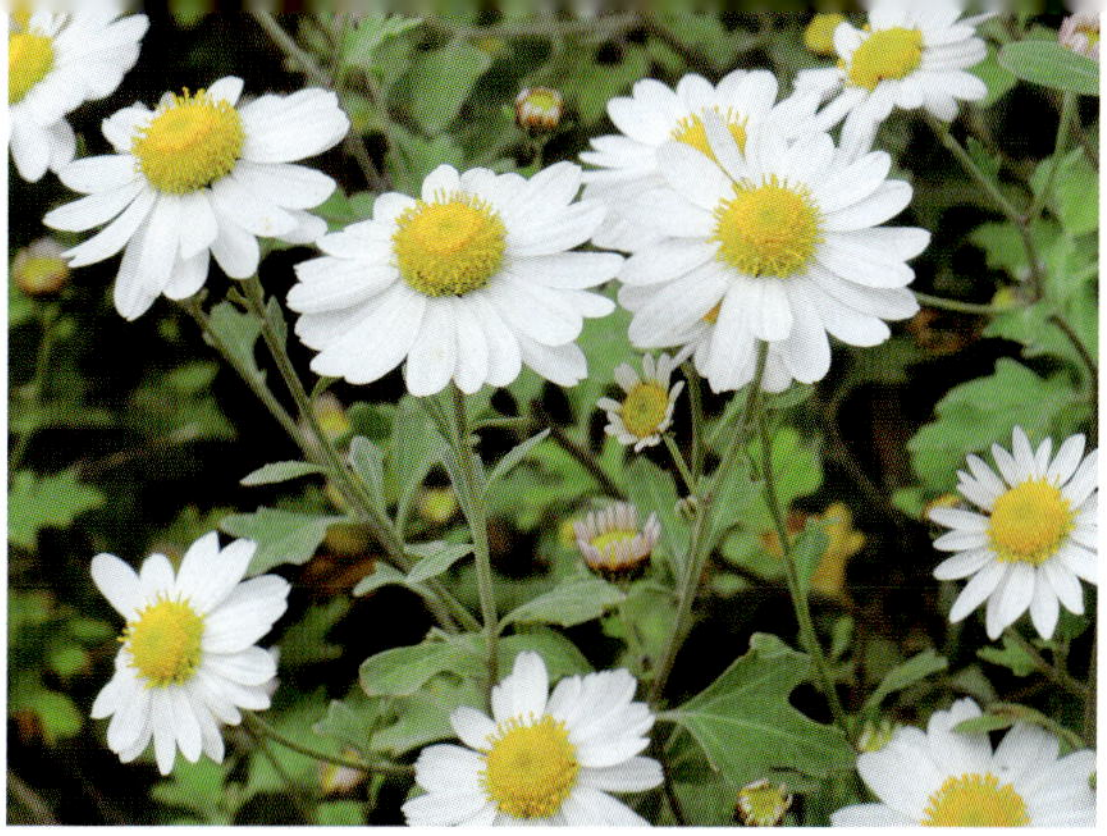

リュウノウギク

【冷え症・腰痛・排膿】

林のへりや土手など、日あたりのよい場所に自生する。草たけは60cmほど。秋に、中心が黄色で周囲は白い花を咲かせ、芳香を放つ。

薬用部分（生薬名） 地上部（龍脳菊／リュウノウギク）

採取時期 10〜11月ごろ

利用法 花が咲いている時期に地上部を刈りとって、陰干しにする。入浴剤にすると、冷え症や腰痛によい。きざんだ葉を食用油に1か月以上漬け込み、その油を熱くして傷口に塗ると、はれものやおできの膿《うみ》が出やすくなる。油を熱するときは、やけどをしない程度にあたためる。

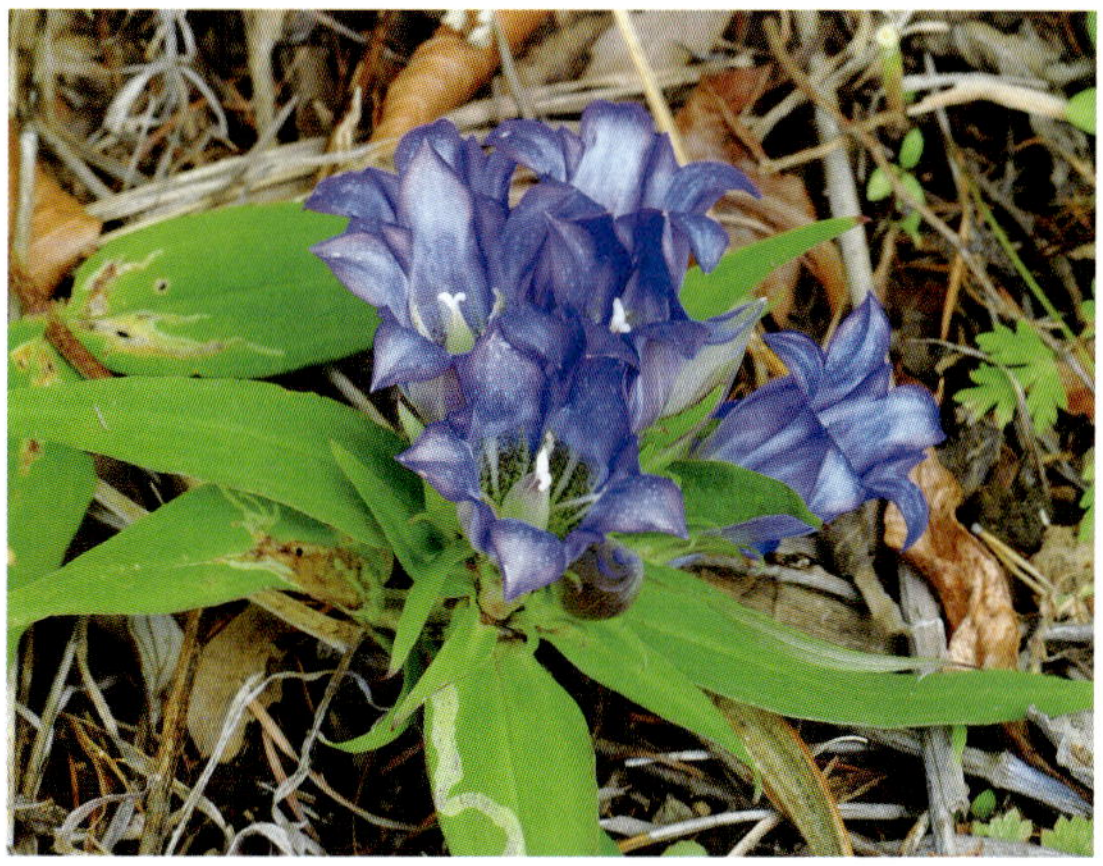

リンドウ

【健胃】

関東以西の山野に自生する。草たけは60cmほどで、細長い葉がついている。秋に濃い紫色をした、釣鐘状の花を咲かせる。エゾリンドウ、オヤマリンドウなどは苦みが弱く、薬用にはされない。

薬用部分（生薬名） 根、根茎（竜胆・リュウタン）

採取時期 10〜11月ごろ

利用法 乾燥させて粉末にした根茎0.3〜0.5gを、3回に分けて服用するか、2〜3g（1日量）を煎じて、3回に分けて食間に飲む。

注意して！ 特に飲食は厳禁

毒草

民間療法で山野草を用いるときに十分注意したいのが、毒草です。美しい花々や、おいしそうな果実をつけていても、猛毒をもっていることがあります。ごく身近に栽培している植物のなかにも、意外と毒草が含まれているものです。ここでは、特に危険な毒草をとりあげました。素人は決して使用してはいけないものばかりです。

オキナグサ

中毒症状【皮膚炎・胃腸炎・心臓まひ】

春に暗赤紫色をした釣り鐘型の花を咲かせる。花後は卵形の小さな果実を結ぶ。花柱から艶のある白色の毛が多く出るのが特徴。全草に毒性があり、特に根にアネモニンという作用の強い成分が含まれている。皮膚につくと皮膚炎をおこす。大量に摂取すると心臓が停止することもある。

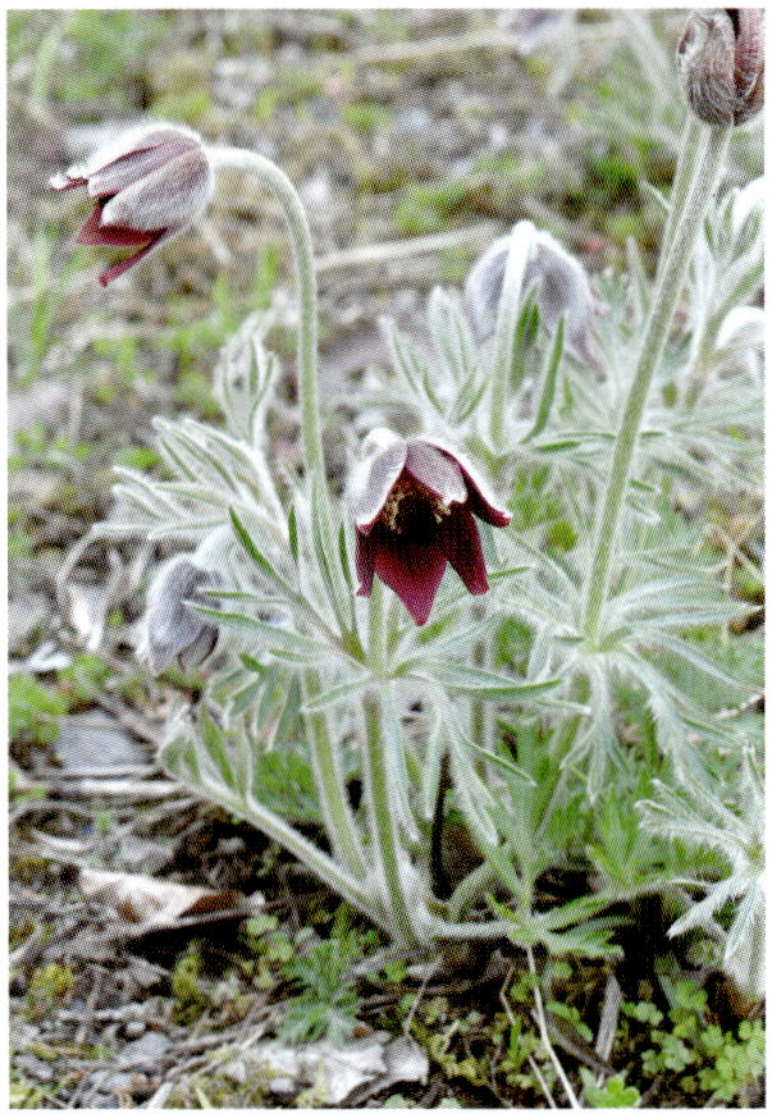

クサノオウ

中毒症状【嘔吐・神経まひ】

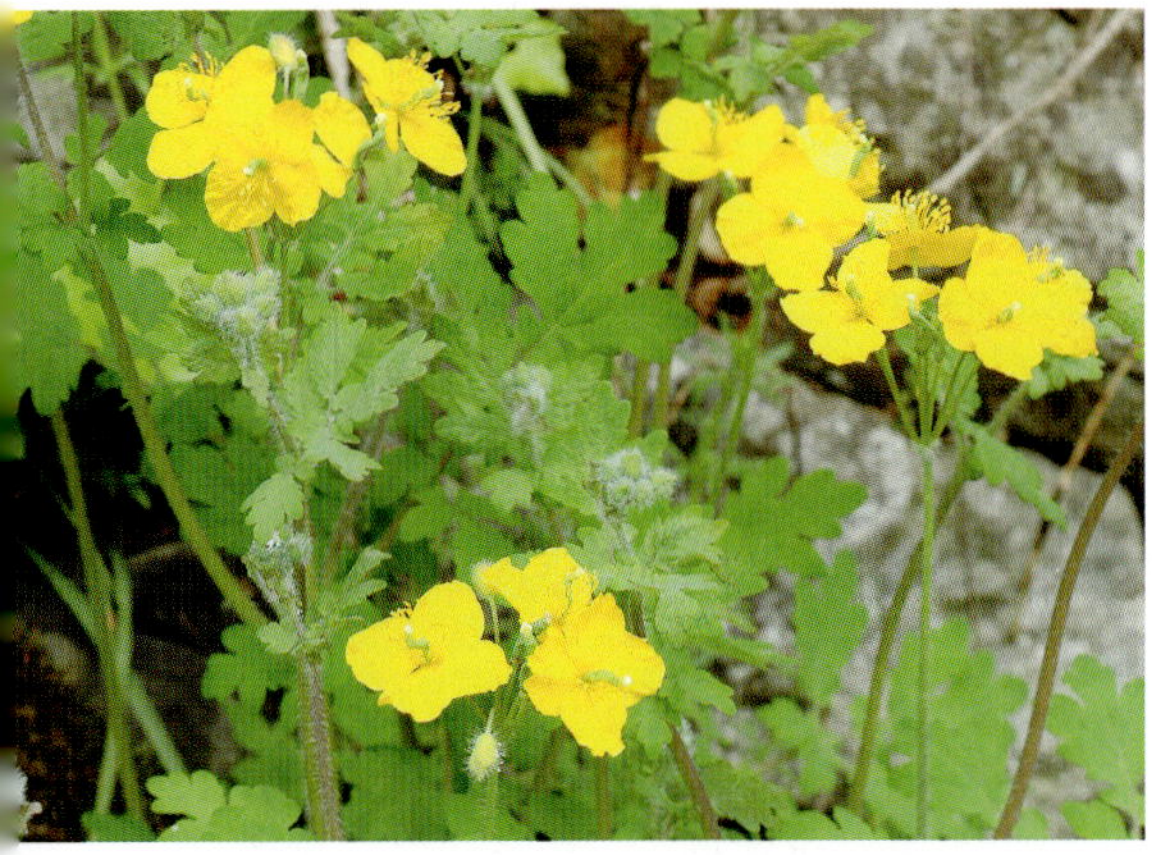

日あたりのよい道ばたでみかける二年草。以前は鎮痛薬として使われてきたが、現在は禁止されている。茎を折ると黄色い汁が出るが、これは有毒なアルカロイドを含んでいるので、絶対に口にしないこと。

キツネノボタン

中毒症状【かぶれ・腹痛・吐きけ・下痢】

川べりや田んぼのまわりなど、湿けが多い場所に自生する。葉がボタンに似ているため、この名がついた。春から夏にかけて、黄色い小花を咲かせる。全草に有毒成分が含まれているので、食用は厳禁。花が咲く前はゲンノショウコと似ており、採取の際は注意が必要。果実にかぎ型のトゲがあり、衣服によくつく。

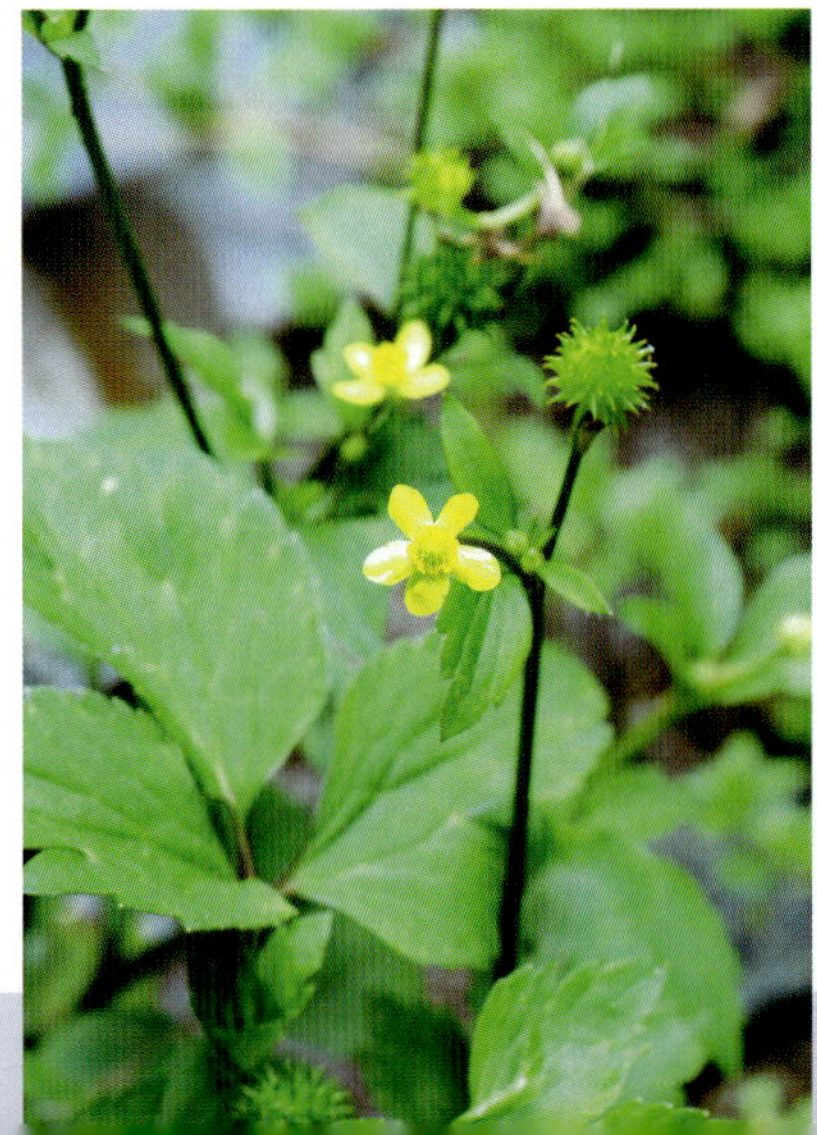

アセビ

中毒症状【腹痛・下痢・手足のしびれ】

北海道を除く、やや乾燥した山野に自生するツツジ科の常緑低木。春にはツボ型の小花をたくさん垂れ下げる。花も、５月ごろに出る若葉の緑も美しい。しかし、殺虫剤として使われるほどの毒性があり、口にすることは厳禁。有毒部分は茎葉と花。アンドロメドトキシン、ピエルストキシンなどの成分が含まれ、腹痛や嘔《おう》吐《と》、下痢をおこす。

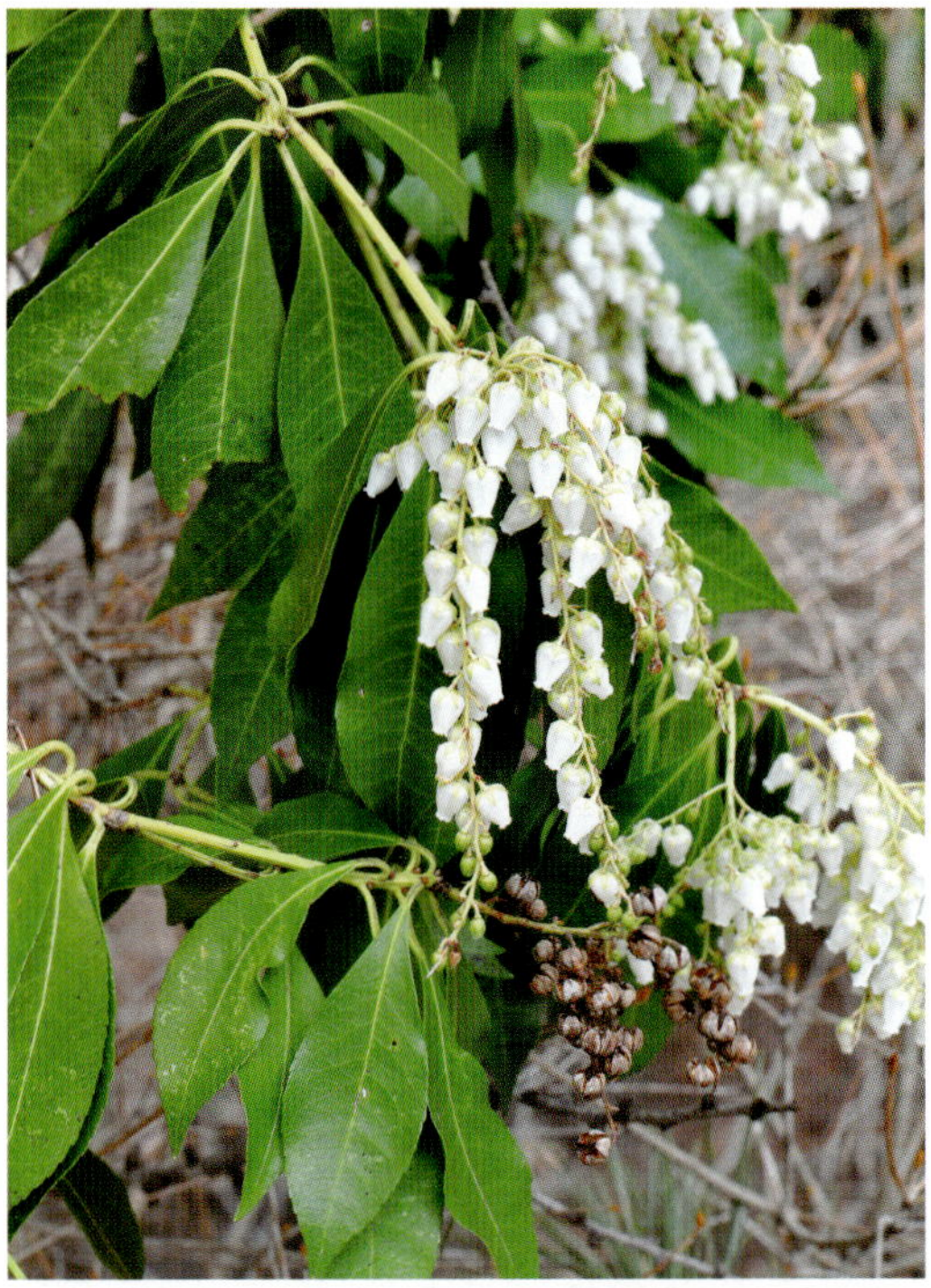

茎葉と花に毒が含まれる。

ジギタリス

中毒症状【心臓まひ】

初夏に咲く、白色、濃紅紫色、白黄色などの花が美しく、観賞用として庭園や花壇などに植えられている。ふれるだけなら危険はないが、全草にかなり強い有毒成分を含んでいるので、食用は厳禁。

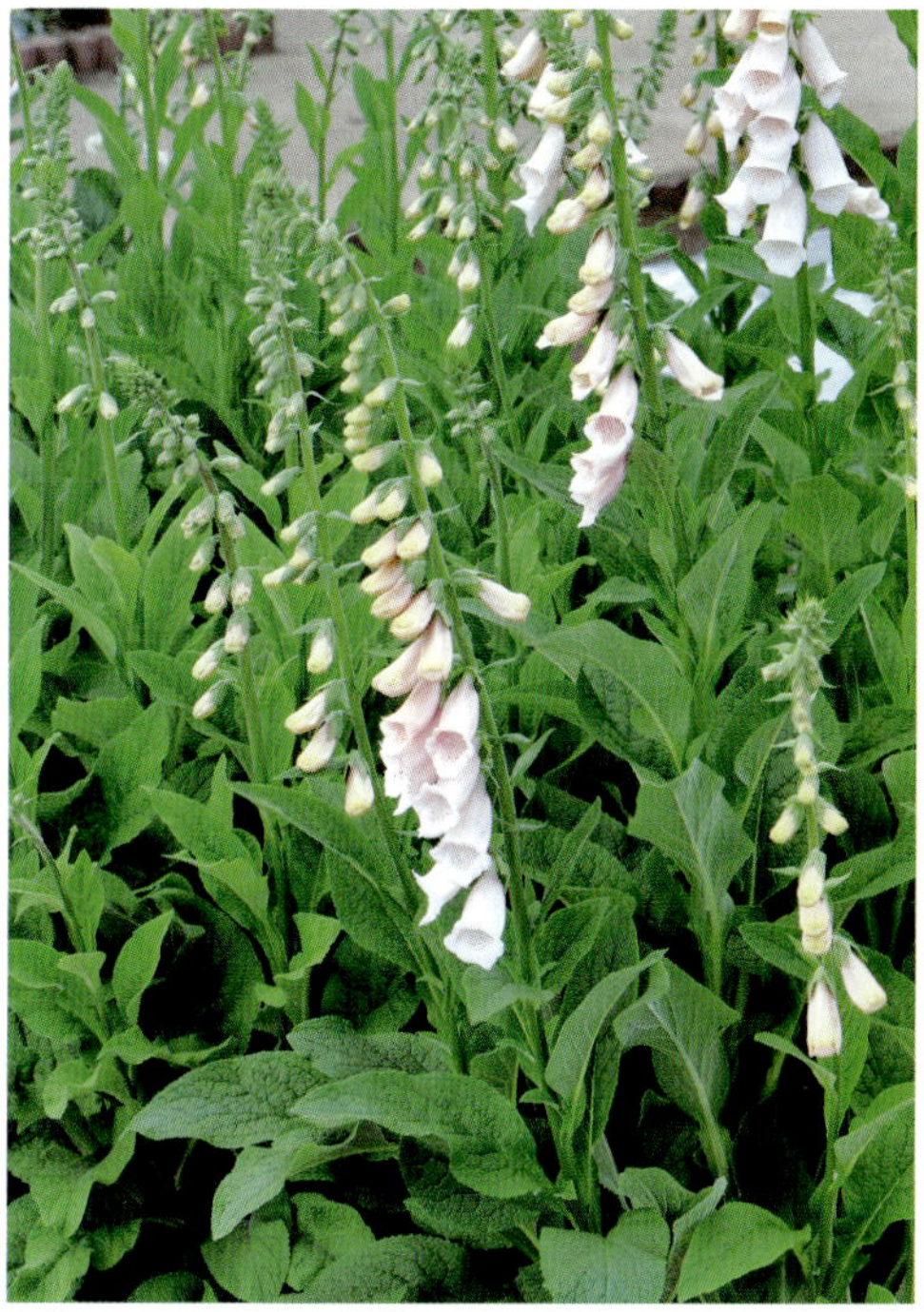

シャクナゲ

中毒症状【下痢、嘔吐】

ツツジ科の常緑低木で、本州中部以西から四国にかけて自生する、ホンシャクナゲをさす。葉の表面は光沢があり、先端はまるみをおびている。葉にはグラヤノトキシンが含まれているため、煎じて飲むと下痢や嘔吐、けいれんをおこす。

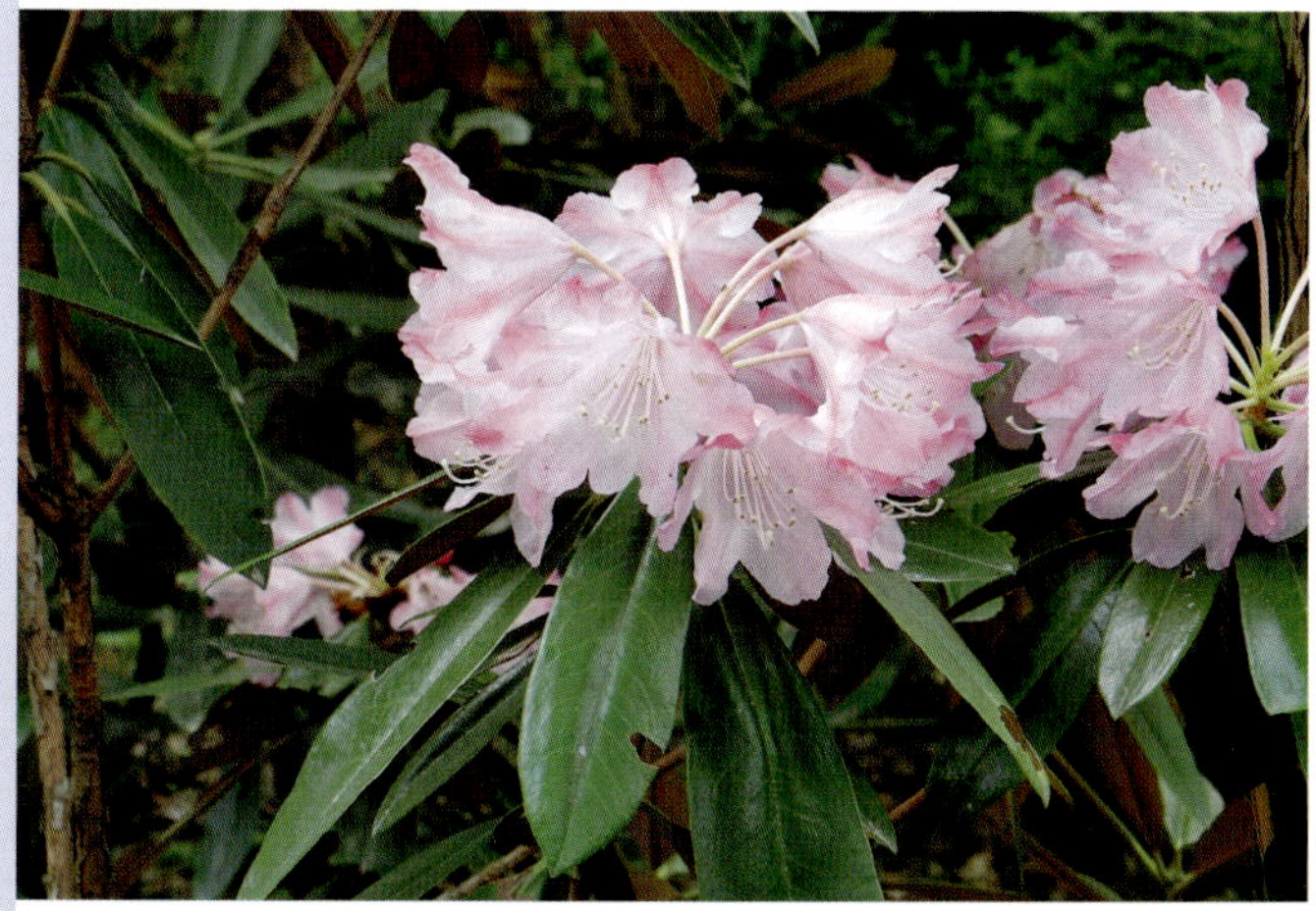

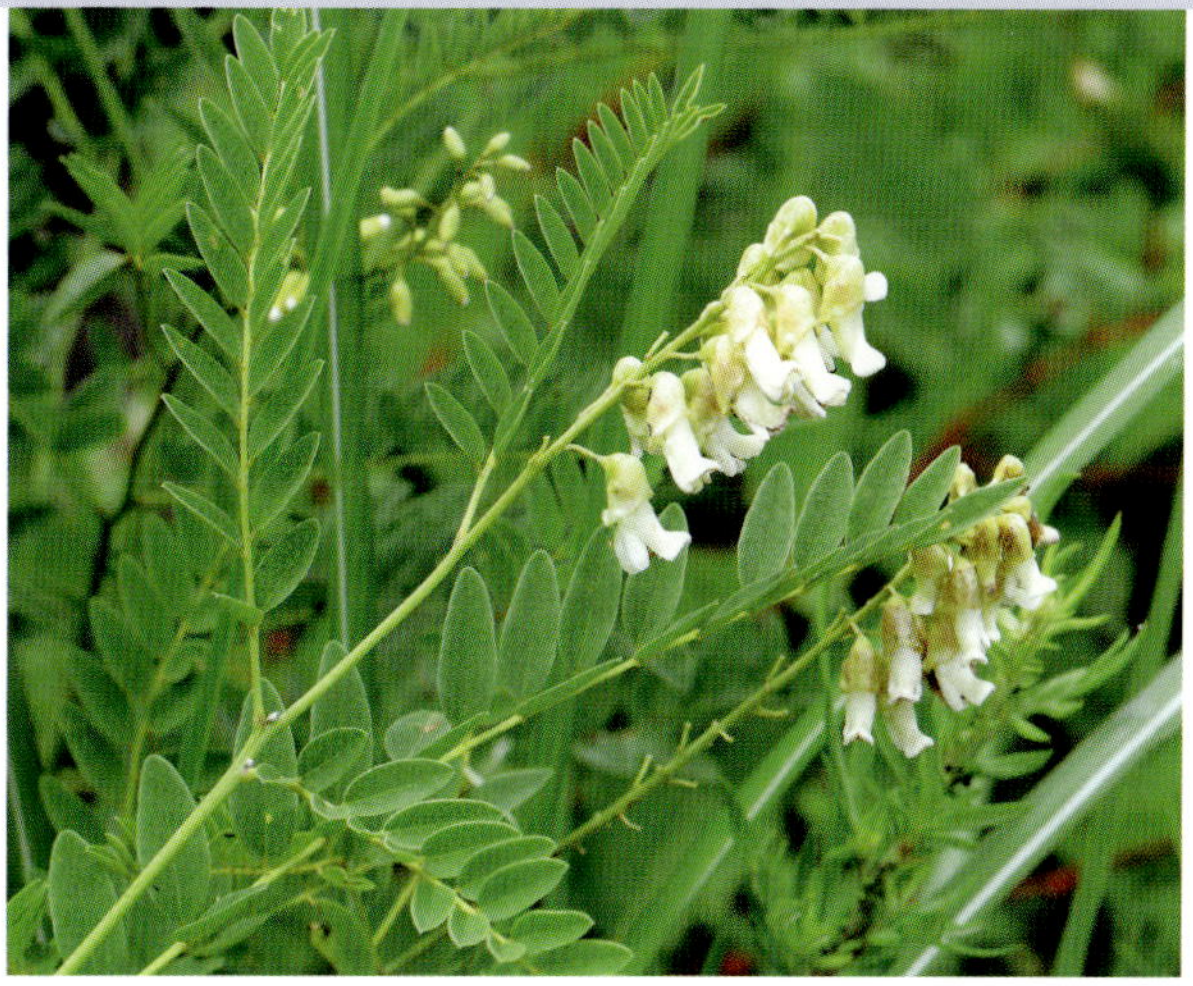

さや状の豆果。有毒につき、口にするのは厳禁。

クララ

中毒症状【嘔吐】

北海道を除く各地に分布している、マメ科の多年草。日あたりのよい草原や道ばた、土手などに自生する。草たけは0.5～1.5mほどで、長さ2㎝ぐらいの卵形の葉が数十枚、羽状について1枚の葉になっている。根や種子にはアルカロイドの成分を含んでいるので、食用は厳禁。この成分のため根はとても苦く、目もくらむほどということから、クララ（眩草《くららぐさ》）とよばれる。

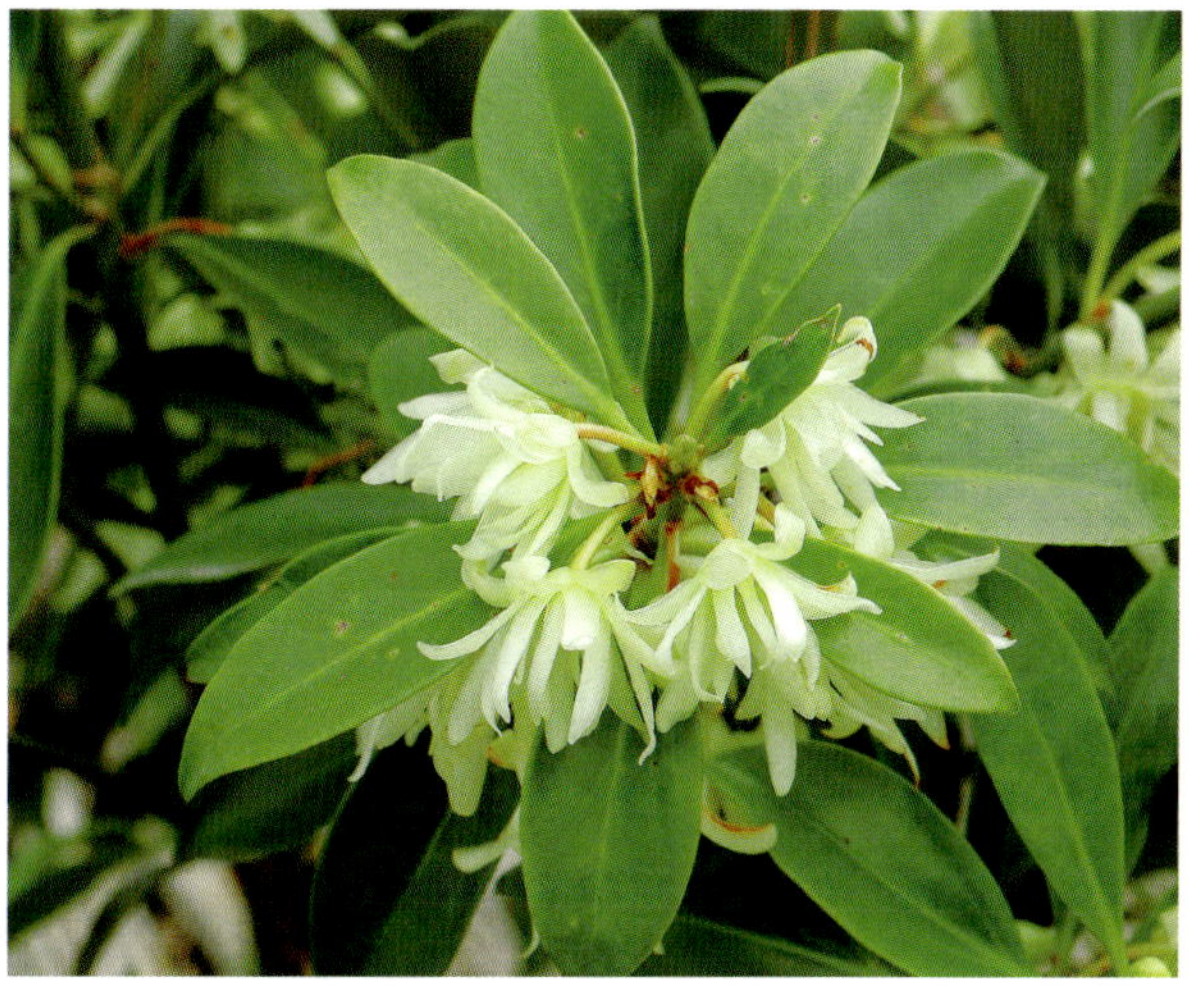

シキミ

中毒症状【けいれん・呼吸困難・血圧上昇】

葉は長い楕円形か倒卵形で、表面がつるつるしていることが特徴。その名が「悪しき実」からついた通り、果実をはじめ、樹皮や葉に有毒成分が含まれる。口にするとけいれんをおこし、血圧上昇、呼吸困難から死亡するといわれている。シキミの枝を墓に供える風習があるが、これは死者のまわりに有毒植物を置くことで、鳥獣の害を避けようとしてのこと。なお、シキミとよく似たミヤマシキミは、さらに有毒なアルカロイドのシキミアニンを含んでおり、要注意。

ドクゼリ

中毒症状【呼吸困難・激しいけいれん】

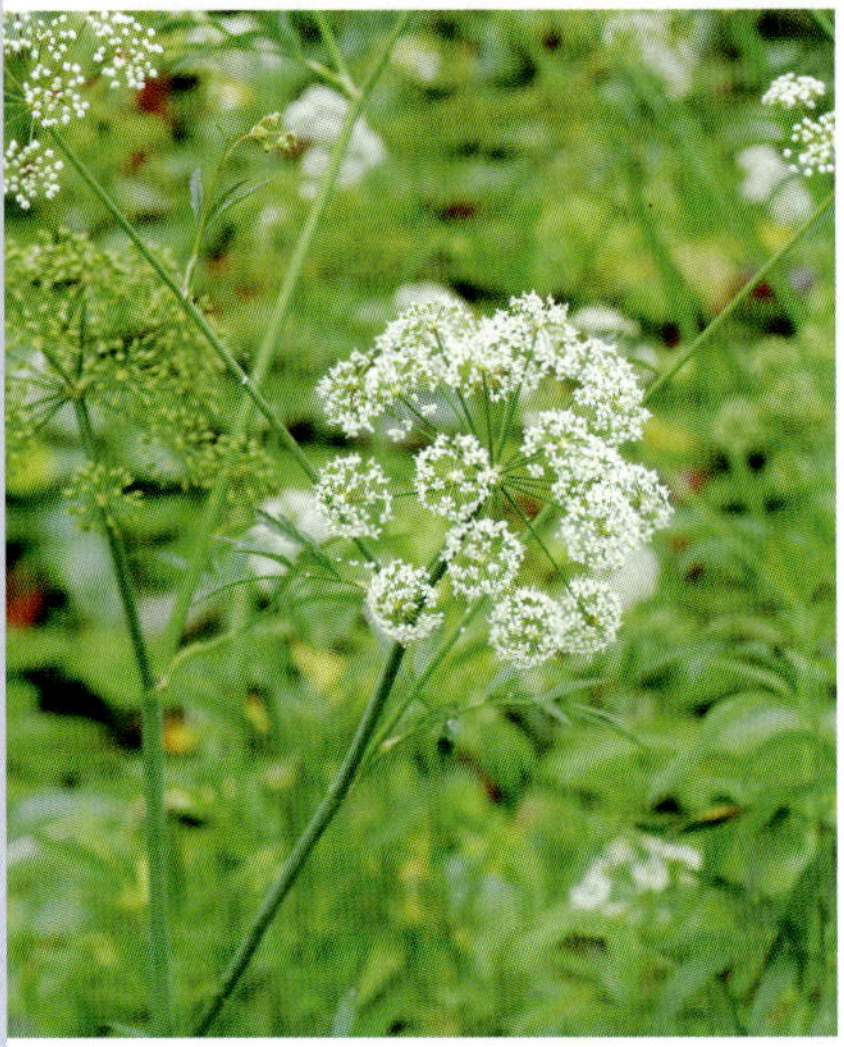

水辺や沼地などに自生する、セリ科の多年草。夏になると1mも茎を伸ばし、白色の小花を複合散形につける。細かく裂けた葉は、食用のセリに似ていてまちがいやすい。全草に猛毒成分のチクトキシンを含んでおり、万一口にした場合は、けいれん、全身硬直、呼吸困難をおこして死に至ることが多い。

セリに似ているので要注意。

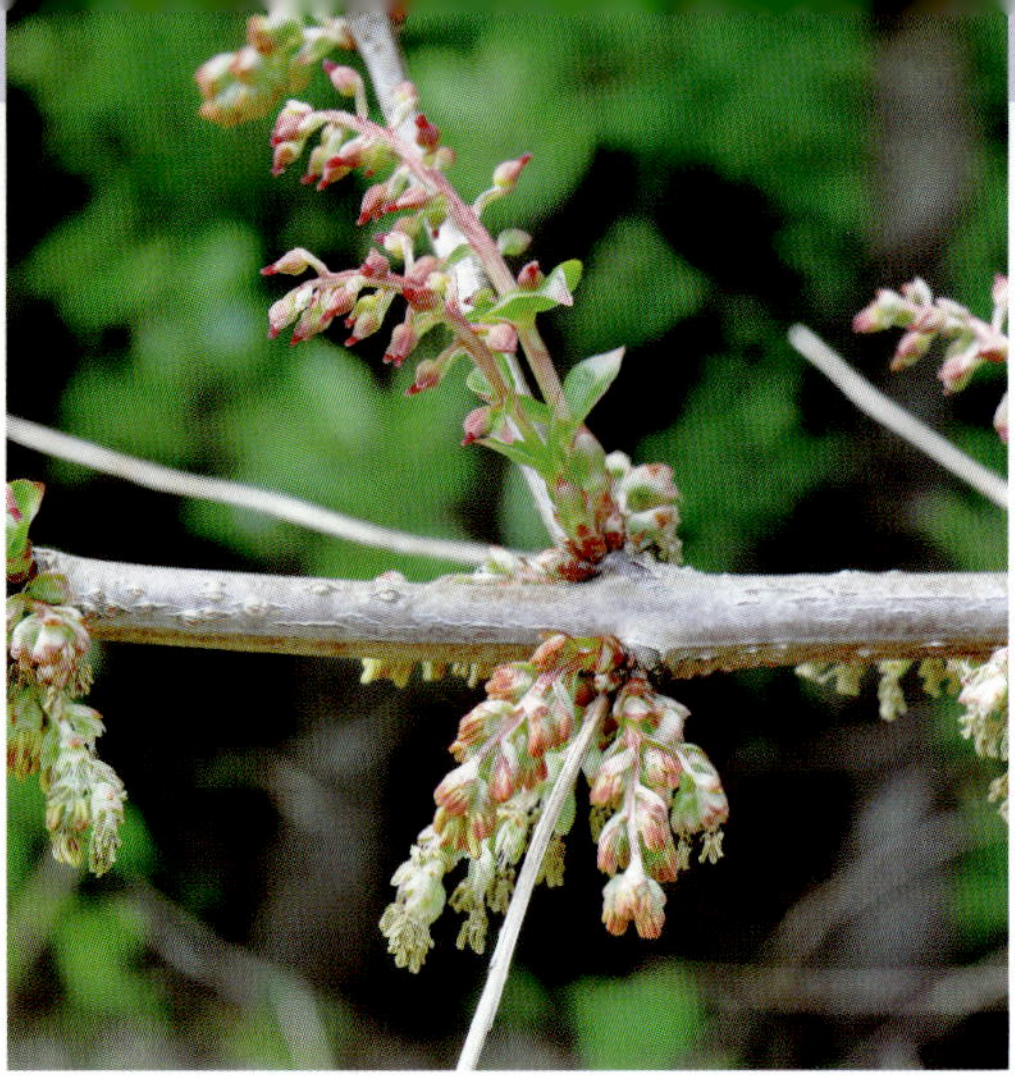

ドクウツギ

中毒症状【嘔吐・激しいけいれん・全身硬直】

春に若葉が伸びはじめると同時に、わきから花弁を垂れる。花は雄花と雌花に分かれているが、どちらも黄緑色なので目立たない。花後は、ナンテンよりやや大きめの果実を結ぶ。夏になると黒紫色に熟す。木全体に有毒成分が含まれているが、なかでも7～8月ごろの果実はみるからにおいしそうなので、不用意に口にしないこと。嘔吐《おうと》、けいれん、全身硬直など、激しい中毒症状をおこして、死に至ってしまう。葉の形がウツギに似ているので、この名がついた。

ハシリドコロ

中毒症状【激しいけいれん・幻覚】

各地の水辺や山の陰地に自生する。ナス科の多年草。早春に、残雪の中から芽を出すので、ユキワリソウともよぶ地域もある（サクラソウ科の雪割草とは別種）。花は釣り鐘状で、内側が黄緑色、外側が暗紅紫色をしている。ロート根《こん》とよばれる地下茎がよく発達し、これを原料としたロートエキスが作られる。鎮痛効果があって薬にも用いられるが、全草、特に根茎に有毒成分が含まれているので、素人は絶対に手を出さないこと。アルカロイドのヒオスチアミン、アトロピン、スコポラミンなどを含んでおり、すべて猛毒とされている。特に春先は、フキノトウとまちがえないように。

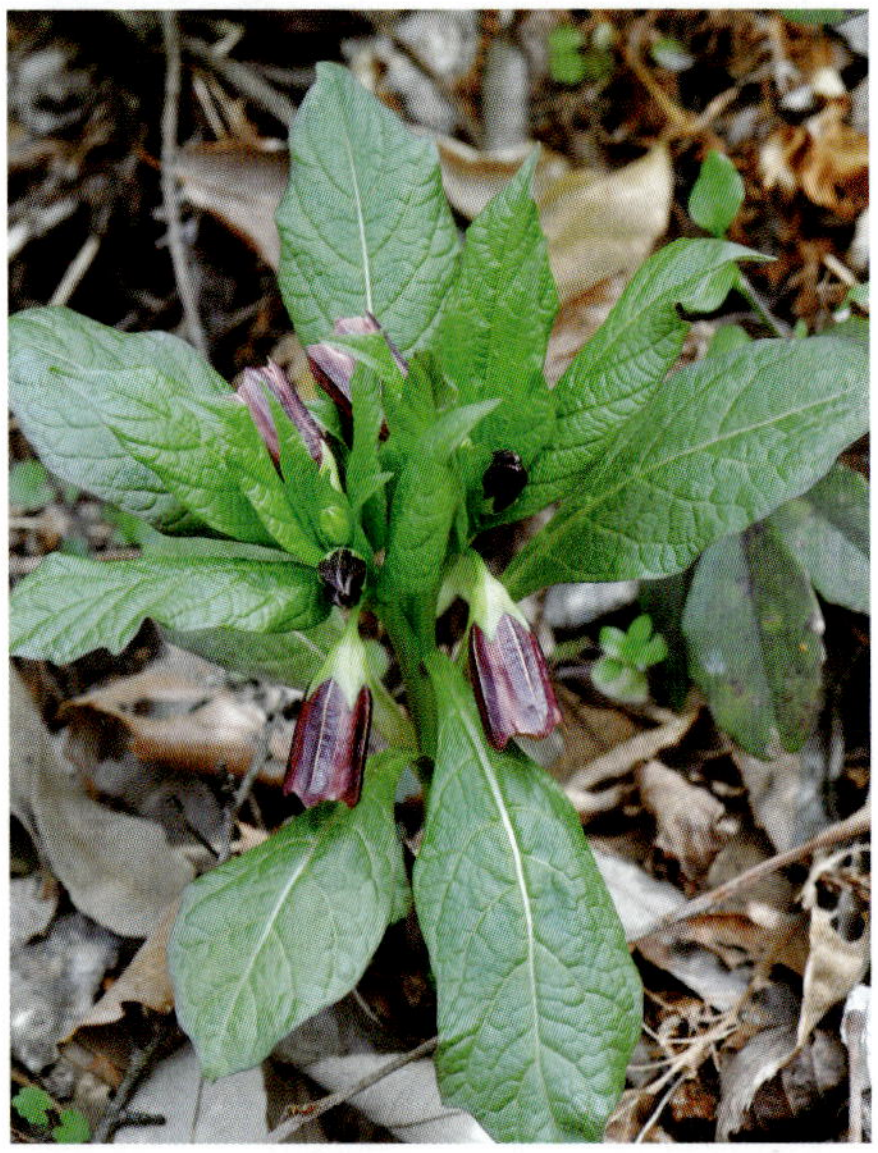

トリカブトの仲間のヤマトリカブト。これも有毒なので注意。

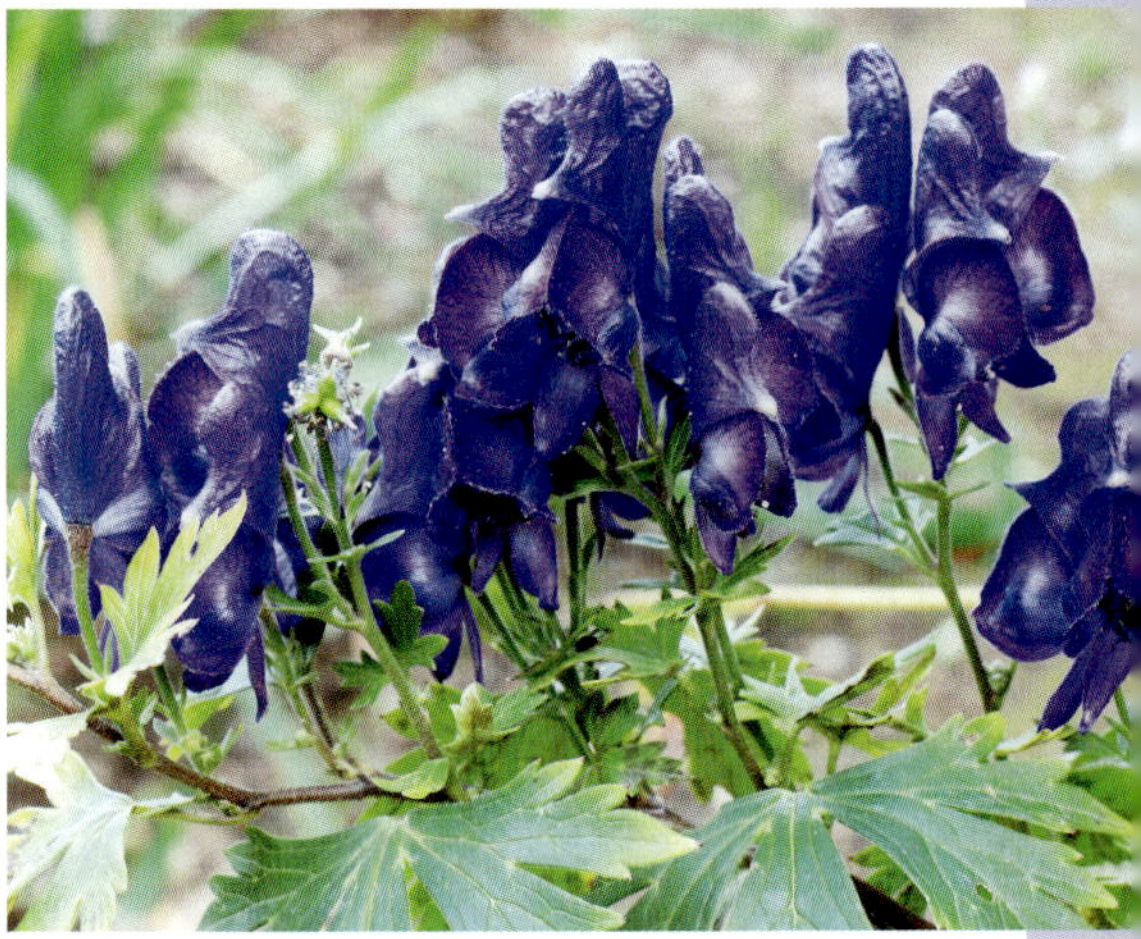

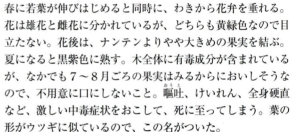

トリカブト

中毒症状【けいれん・呼吸まひ】

トリカブトがからんだ事件が世間を騒がせたことで、アルカロイドという言葉とともに有名になったこの草は、天然の動植物のなかではフグに次いで強い毒性をもつといわれる。秋、茎頂に青紫色の花を咲かせる。トリカブトの名は、古来の装束《しょうぞく》の兜に似ているからとも、鶏冠《けいかん》に似ているからともいわれる。全草が有毒だが、特に地中の塊根《かいこん》には強い成分が含まれており、誤って口にすると中枢神経が冒されて、呼吸まひとけいれんがおこり、死に至る。これはアコニチンとよばれる毒素で、3～4㎎で致死量に達するといわれている。アルカロイドが0.5%含まれる根の場合、わずか1gを口にしただけで命にかかわる。なお，漢方生薬の附子《ぶし》は、塊根を加工したもの。

PART 1
食は医なり

最新栄養学と漢方食養生が
証明する食べものの効用

「食と健康」――この言葉が最近あちこちで見直されています。これは裏をかえせば、飽食時代の現代社会で、不健康な人が確実に増えているということなのでしょう。生活の基礎は健康から。その源は私たちがふだん口にしている食べものにあるということを、改めて心にとめたいものです。

栄養学と食養生

食べて治すことをもっと考えたい

「飽食の時代」とか、「グルメブーム」などといわれる現代の日本では、豊かな食生活を、あたりまえのように楽しむことができます。一方で、栄養のとりすぎやバランスのかたよりが、深刻にもなっています。

ファーストフードやインスタント食品の普及は、脂肪や糖質が過多になる反面、ビタミン、ミネラルなど、健康の基礎づくりに欠かせない栄養が不足しがちになっています。私たちの食生活は、モノは豊富だが栄養のバランスがとれているとはいいがたい、というのが現状なのです。

中国には古くから「正しい食事をしていれば病気にならない。病気になったら食事を正せばよく、それでも治らなければ、薬を使えばよい」という、いわゆる〝医食同源〟の考え方が伝わっています。また、古代ギリシャ医学の祖ヒポクラテスは「食べもので治せない病気は、医者でも治せない」といっています。洋の東西を問わず、昔は食べもので病気を治していたのです。

いまや食べものは豊富で、何をどう食べたらよいか迷うほど。こんな時代だからこそ、よい食べものを正しく食べる知恵が必要です。

長生きだけど病気がちでは少しもったいない

日本人の平均寿命はのび、いまや世界の長寿国のひとつに数えられています。しかし、その実態はどうでしょうか？ 実際には食生活が豊かになったころから、多くの生活習慣病が増え続けているのです。たとえば糖尿病は、過去約50年間で96倍近くにもなっています。

この結果は、象徴的といってもよいでしょう。栄養過多が肥満につながり、糖尿病だけでなく高血圧、脂質異常症、動脈硬化、脳卒中、狭心症、心筋梗塞《しんきんこうそく》などの生活習慣病が増え続ける原因にもなっているのです。そして子供の世界にまで、かつてはなかった生活習慣病が広がりつつあります。

いまや中高年が集まれば、何人かは必ず慢性的な病気をもっており、長寿国とはいいながら、中味は病人ばかりというのが、私たちが生きる日本の現実なのです。

長寿国になれた理由は、栄養欠乏症がなくなったこと、抗生物質の発達によって死亡率が高かった病気が治せるようになったこと、病気の早期発見・治療が行われるようになったことなどがあげられます。

アメリカでは日本に先んじて生活習慣病の増加に頭を悩ませていました。上院に特別委員会をつくり、非常に大規模な調査を行いました。そこから出た結論は、食生活を改善しない限り、生活習慣病は克服できない、ということだったのです。

長生きしても、体の具合が悪くては人生を十分に楽しめません。健康で長生きすることによって、本当の長寿国の仲間入りができるのです。

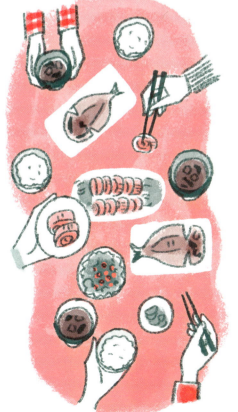

●健康寿命とは　健康で活動的に自立して生きられる期間のこと。世界の長寿国・日本も、健康寿命は短い。

現代栄養学

栄養素のはたらきに注目

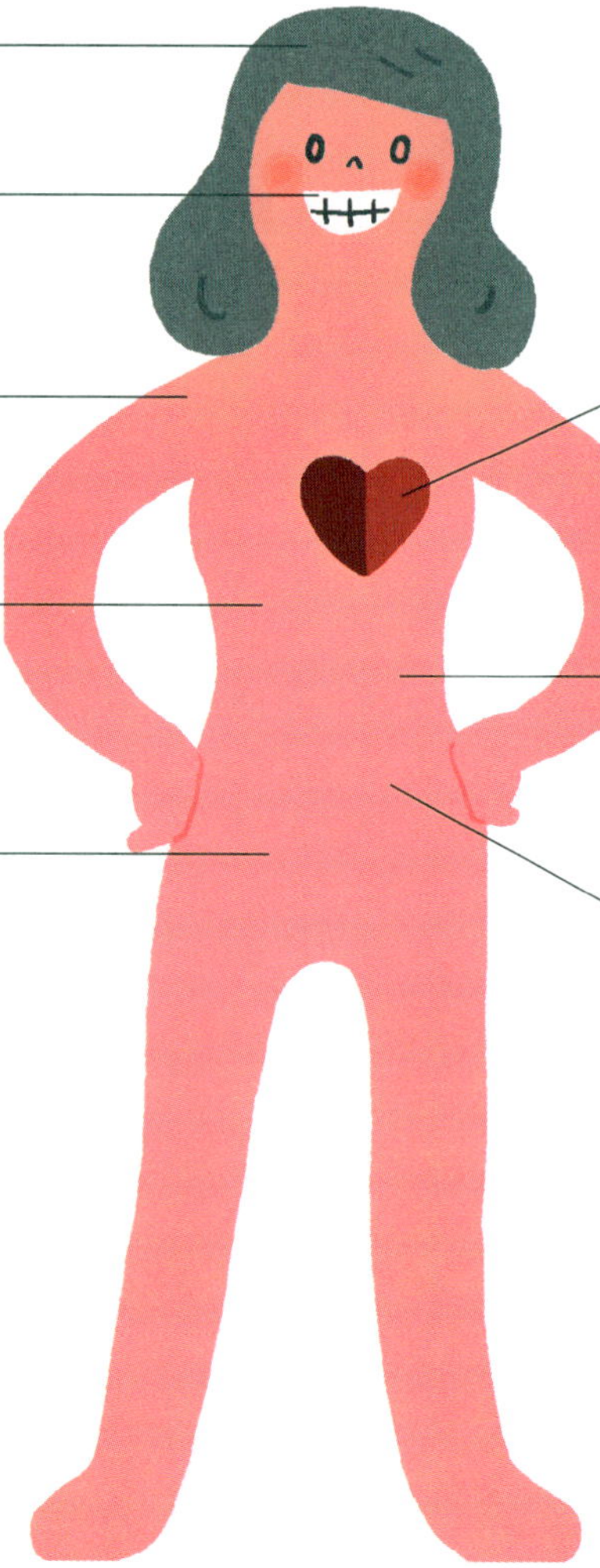

ヨード・亜鉛・セレニウム
健康な髪を育て、抜け毛を防ぐために必要な栄養素。

カルシウム
じょうぶな骨や歯をつくるためには不可欠な栄養素。血液凝固、ホルモンの分泌、筋肉の収縮、神経のはたらきなどにも欠かせない。

脂質
細胞膜に欠かせない構成成分。さらに体の保温、外力からの保護、エネルギーの供給源など重要なはたらきがある。

炭水化物
果糖など、単糖から構成されている化合物の総称。糖質と食物繊維に分けられる。

糖質
体内に吸収されてエネルギー源として大部分が活用される。

食物繊維
消化管の動きを活発にし、便の量を増やす。消化吸収されず、エネルギーにはならない。

鉄
血液をつくるのに不可欠な栄養素。鉄欠乏性貧血の予防と改善に必要。

たんぱく質
筋肉、細胞、血液など、体の重要な部分の生成や、生理機能のはたらきに欠かせない。

ビタミン類
ビタミンAは目の健康や粘膜を正常に保つ。
ビタミンB_1は糖質のエネルギー代謝を促進する。
ビタミンB_2は粘膜の発育を助けたり、細胞の再生を促す。
ビタミンCは骨、血管などの成長を助けるコラーゲンの合成を促し、体に侵入したウイルスへの抵抗力も強くする。
ビタミンDは、カルシウムとリンの吸収を助ける。
ビタミンEは生殖機能を正常に保つ。
その他のビタミン類も、体内の化学変化のために、さまざまな役割をもつ。

病気になったときは

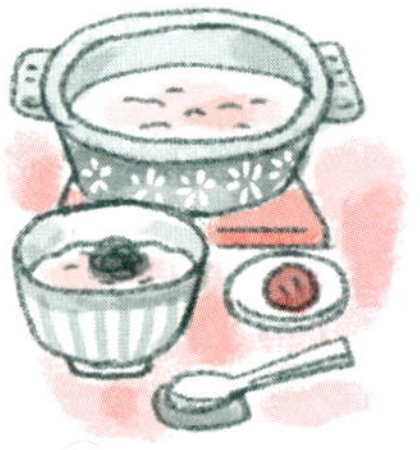

現代栄養学では、病気を治す体力を維持するために必要な栄養素を、食事で補う。食事イコール治療というよりも、食事は治療の補助的な役割を果たす。

治療=薬+食べもの

同じ病気には、基本的に同じ薬が処方される。各栄養素も、食事からとるというより、栄養剤として処方される。

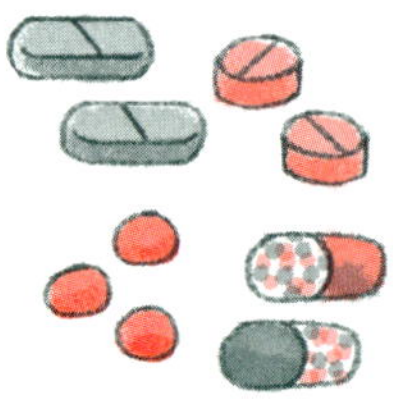

病気の治療はいわゆる西洋医学によって行われる。薬は薬として用いられることが多く、食事イコール薬ではない。

現代栄養学と漢方食養生の長所を生かそう

現代栄養学は、食べものを科学的に分析し、データに基づいた成分表を作り上げてきました。

私たち日本の社会では、学校でも現代栄養学に基づいた教育が行われ、病気になったときもまずは薬の服用、そして補助的に食事療法を加えるという、西洋医学中心の方法がとられています。

一方で、大きな自然の流れのなかですべてをとらえようとする、中国の古くからの食養生に関心をもつ人も、最近は特に増えてきています。

漢方食養生は、すべての食べものには薬効があり、それを知ったうえで正しい食べ方をしよう、食べものは薬なのだ、という考え方に基づいています。

現代の科学に裏打ちされた栄養学と、先人が体験を通してつかみとった知恵、つまり食べものそのものが薬だという東洋の考え方、これらふたつの長所を生かした、東西両医学の統合治療が注目されつつあります。食べものの栄養と効用の両者を生かした、「食べて治す」方法を見つけ出そうとしているのです。これこそ、病気を予防し、私たちの健康を守る、重要なファクターになるのではないでしょうか。

漢方食養生

個人の体質に注目

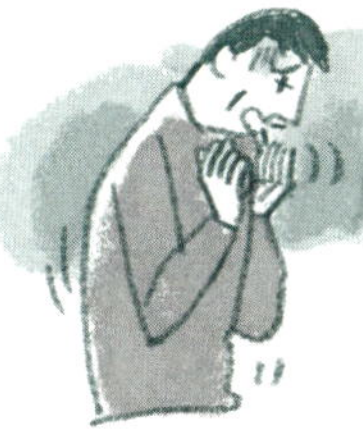

血圧の低い人・冷え症の人は

体をあたため、興奮作用のある食べものがよい。野菜などは生で食べずに、火を通して食べるようにするといった工夫も必要。

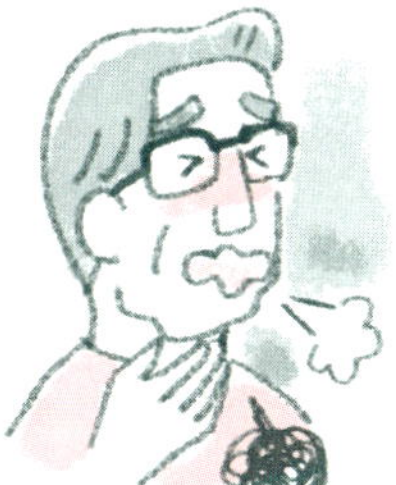

せき・たんが出やすい人は

体を潤し、あたためるはたらきのある食べものがよい。

その他

下痢をしやすい人、かぜをひきやすい人、体力がない人、肩こりがある人、不眠症ぎみの人、妊娠している人、太っている人、やせている人など、さまざまな個人の体質によって食べてよいもの、避けるものが変わる。

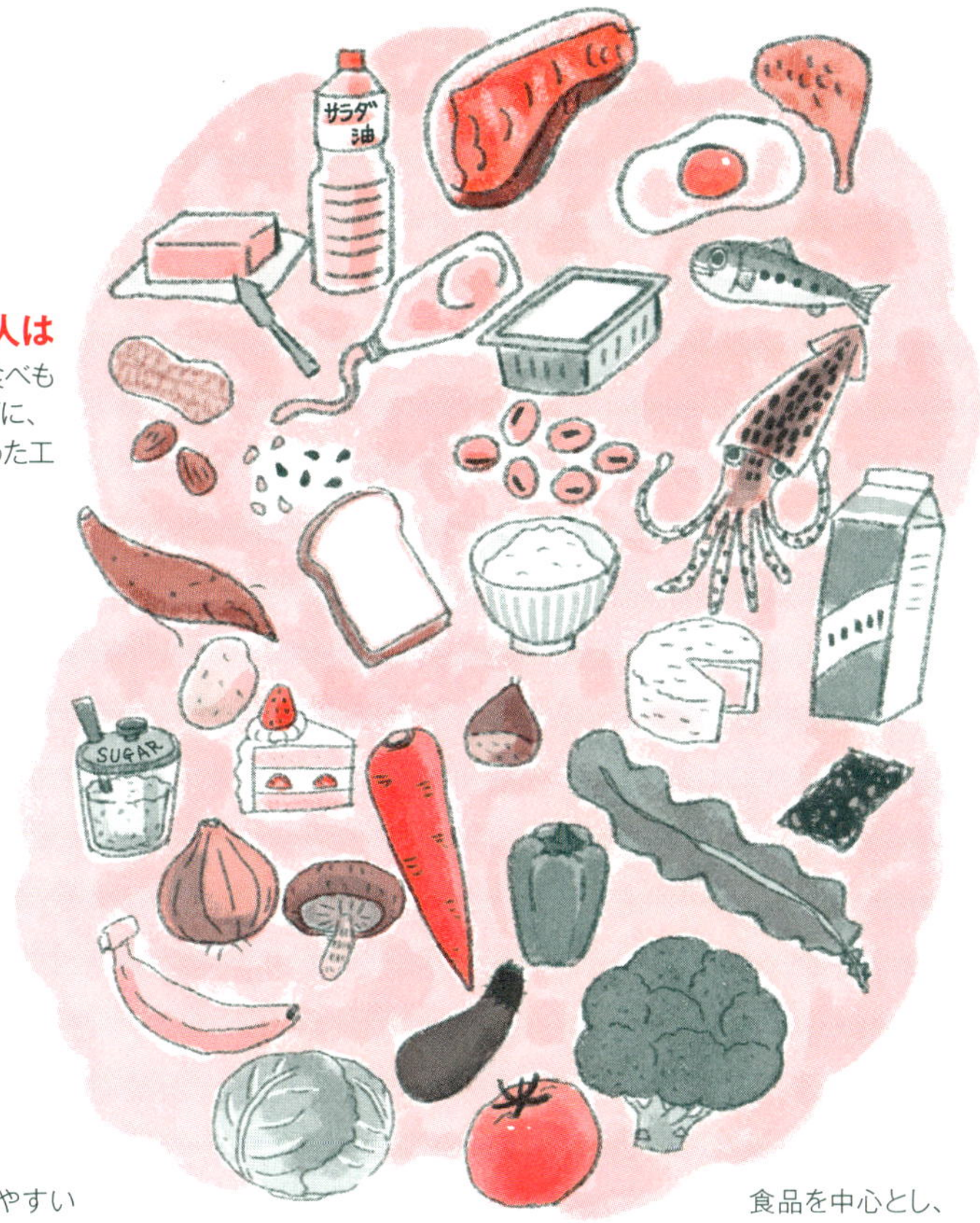

食品を中心とし、個人の体質や症状によって食べるものを選ぶ。

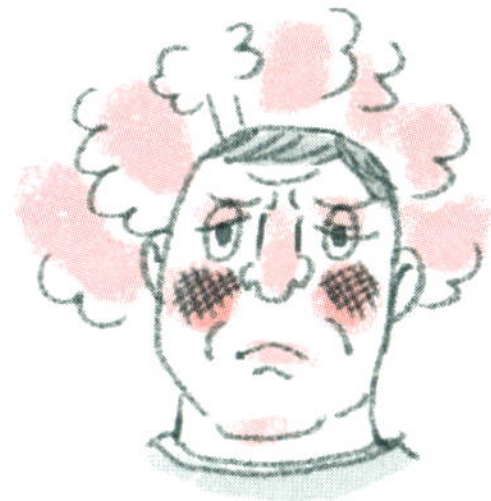

血圧の高い人・のぼせのある人は

体をあたためたり、興奮作用のある食べものは避ける。体を冷やしたり、鎮静作用のあるものを食べる。刺激の強い香辛料は控える。

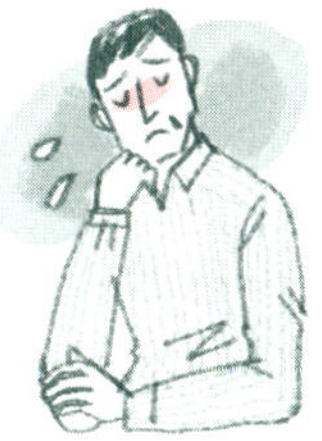

神経が疲れやすい人は

興奮作用がある食べものや香辛料は避ける。神経を鎮静させるはたらきのある貝類などを食べるようにする。

病気になったときは

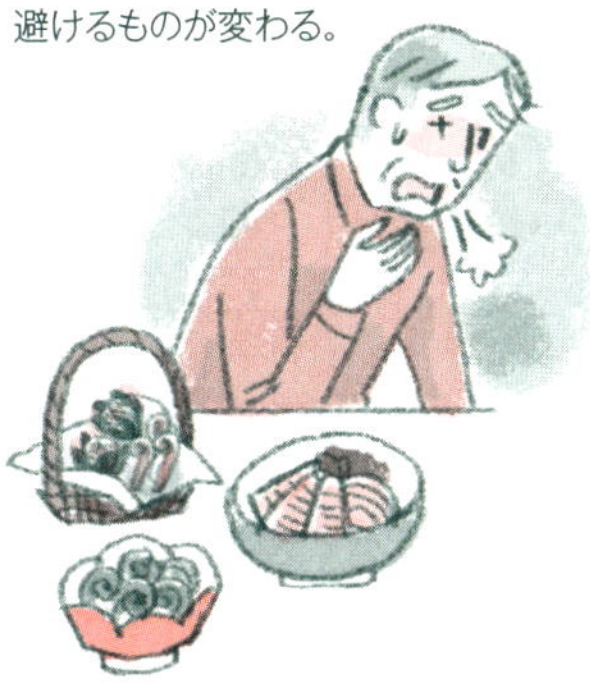

治療＝食べもの＝薬

中国の食養生では「食事イコール薬」という考え方。だが、同じ病気でも、同じ食べものが効果的とは限らない。効果的な食べものは、その人の体質や症状によってちがう。したがって食べてよいもの、避けるものがある。

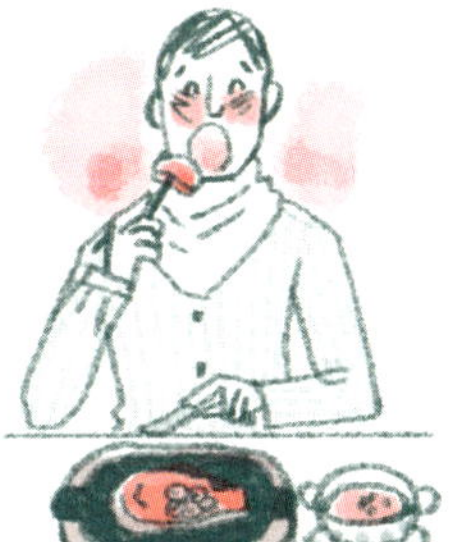

おもしろ栄養学

アルカリ性食品が善玉、酸性食品が悪玉はウソ

食べものに含まれるミネラル成分には、カルシウム、カリウム、鉄などのように水溶液がアルカリ性を示す元素と、リン、塩素、イオウなど酸性を示す元素があります。そして、どちらの元素が多いかによってアルカリ性食品、酸性食品に分けられます。

酸性食品は肉、卵、魚介類などに多く、アルカリ性食品は野菜、くだもの、牛乳が代表的なものです。

健康な人の場合、体液はつねに弱アルカリ性に保たれるしくみになっているので、アルカリ性食品より酸性食品を多く食べても、体液が酸性になることはなく、アルカリ性食品をたくさん食べれば、アルカリ性になるわけでもありません。

むしろ、酸性食品もアルカリ性食品も、バランスよくとることが大切です。どちらか一方にかたよれば当然、偏食による健康障害が出てきます。アルカリ性食品のほうが酸性食品より健康によいとか、すぐれているということは、単純にいえません。

●うめぼしと友達は古いほどよい　伝統のある古いものや長い時間を経てきたもの、経験を積んだものは良質だというたとえ。

食品に関する知識や情報は日々更新され、少し前までの常識が大きく変わったり、新たな栄養成分が注目されたりと、めまぐるしく変化しています。こうした状況のなかで健康的な食生活を送るには、もう一度基本的なことをきちんと見直してみる必要があります。〝あなたの体は食べたものからできている〟という原点に基づいて、何をどんなふうに食べればよいのかを確認していきましょう。

健康のための食生活ガイド

食事日記をつけることは、あなた自身を知ること

健康のために食生活を見直すには、自分がふだん何をどれくらい食べているのかを知ることからはじめます。

食事日記をつけると、好きなものにかたよっていないか、食事以外の間食が多すぎないか、無自覚のまま食べすぎていないかがひとめでわかるようになります。食事日記といっても、大げさなものでなくてかまいません。朝・昼・夜、そして間食に何を、どれくらい食べたのか、手帳などにメモしておくだけで十分です。

もうひとつ意識したいのが、各栄養素にも注意すること。特に、加工食品の場合は、どんな栄養素がどれくらい含まれているのか、すぐにはわからないことが多いものです。

そこで、商品のパッケージにある栄養成分表示を見る習慣をつけましょう。表示を見れば糖分や塩分、脂質などの含有量や、食品添加物の有無も確認できます。

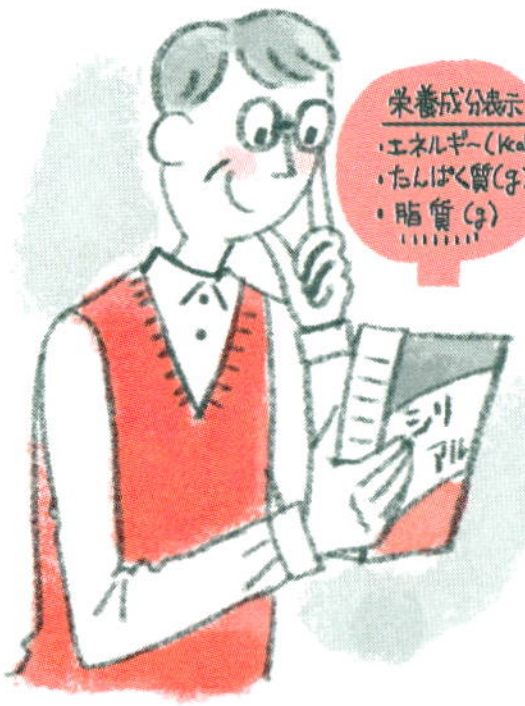

パッケージの裏の栄養成分表を見るくせをつけよう。

1日に必要なエネルギー、各栄養素量を知り、守る

食べる内容を意識する習慣がついたら、次は自分の体にとって必要かつ適正なエネルギー量や、各栄養素の摂取量を知っておきましょう。

高血圧や糖尿病など現代人の多くが悩まされている生活習慣病は、ほとんどが食生活と深く関係しています。食べすぎや飲みすぎ、栄養のかたよりが招いた病気ともいえます。

こうした病気を防いで健康的にすごすには、自分の1日分の摂取エネルギー量や、各栄養素の摂取量を把握し（P58〜76参照）、その数値に基づいて食事をすることが大切です。

まず、摂取エネルギー量は左ページにあるように、年齢と身体活動レベルによっておおよその必要量が算出されます。身体活動レベルは、座っている時間が多い人はⅠを、一般的な家事労働やデスクワークの人はⅡを、肉体労働やスポーツをする人はⅢを目安にします。自分にあてはまる数値をチェックし、それを覚えておきましょう。意外に少ないと感じたり、まだまだ足りなかったと気づいたりするかもしれません。その〝気づき〟こそが大切なのです。

栄養素は種類も多く、どの栄養素がどの食べものに多く含まれているのか、チェックするのは大変かもしれません。しかし、ビタミンやミネラルは1日あたりの必要量はわずかでも、人の体には欠かせないものです。体内で合成できない栄養素がある一方、塩分のようにとりすぎてはいけないものもあります。

そのため、適正な摂取量を把握しておき、自分で食べる量をコントロールする必要があるのです。

このとき役立つのが食事日記。日記で自分が食べたものやその量を確認してみると、自分の食生活の改善すべき点も見えてきます。

食物繊維は多めに、塩分は少なめに

食物繊維には腸内環境をととのえ、便通を改善するだけでなく、血圧や血糖値、血中脂質を下げるはたらきもあります。がん予防にも欠かせません。ところが、近年の日本人の食物繊維の摂取量は平均で14g前後にとどまっています。1日あたりの目標量は、50〜69歳の男性が20g以上、女性は18g以上ですから、どちらも足りていません。

高血圧や糖尿病、がんなどの生活習慣病の増加には、この食物繊維不足が大いに影響しているといえます。

食物繊維は、肉や魚といった動物性食品にはほとんど含まれていません。食物繊維の摂取量を増やすには、野菜や海藻類、きのこ、豆類、くだ

ものを意識してとることが大切です。

そのほかにも、主食のごはんを玄米に替える、全粒粉のめんやパンを選ぶといった工夫も必要です。

外食が多い人は、毎食1～2品は食物繊維の多い野菜や海藻、きのこなどの副菜をとるようにすれば、極端に不足するのを防げます。肉料理やめん類、どんぶりものにかたよりやすい人は、特に意識して食べるようにしましょう。

一方、摂取量をもっと減らさなければならないのが塩分です。1日の目標量の目安は50～69歳の男性が8.0g未満、女性が7.0g未満なのですが、約2gも平均を多く上回っているといわれています。

よく知られるように、塩分のとりすぎは高血圧の危険因子のひとつです。血圧が高すぎると狭心症や心筋梗塞といった心臓病、脳梗塞や脳出血といった脳卒中のリスクが高まり、腎機能にも悪影響を及ぼします。

高血圧を防ぐためにも自分が1日にどれくらいの塩分を摂取しているのか、おおよそでもいいのでチェックし、とりすぎているなら早速減塩に切り替えましょう。すでに高血圧と診断され、治療しているなら1日の摂取量は6g未満を目標とします。

ある程度、体を動かすことでエネルギー収支のバランスが保てる

下表のように、年齢と平均的な活動量に応じて1日に必要なエネルギー量が算出されていますが、これはあくまで目安です。お酒のつき合いや外食の機会が多かったりしたときは、いつもより食べすぎてしまうこともあるでしょう。そんなときは、運動で消費エネルギーを増やして帳尻を合わせればよいのです。そうすれば、多少食べすぎた分のエネルギーなら消費することができます。

ダイエットをするときも、食事制限だけでエネルギー量をコントロールするより、運動で消費エネルギーを増やしたほうが効率もよくなります。いつもより食べすぎたかなと思ったら、散歩やウォーキングの時間を増やしたり、エスカレーターやエレベーターを使わず階段で移動したりして、少しでも消費エネルギーを増やしてエネルギー収支のバランスをとりましょう。

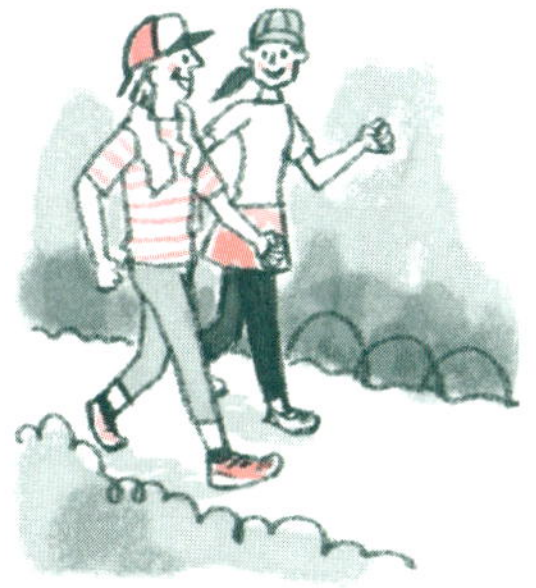

会話ができる程度の速さでのウォーキングを続けるとよい。

●1日の推定エネルギー必要量（kcal）

（「日本人の食事摂取基準（2015年版）」より）

性別	男性			女性		
身体活動レベル	Ⅰ（低い）	Ⅱ（ふつう）	Ⅲ（高い）	Ⅰ（低い）	Ⅱ（ふつう）	Ⅲ（高い）
0～5か月	—	550	—	—	500	—
6～8か月	—	650	—	—	600	—
9～11か月	—	700	—	—	650	—
1～2歳	—	950	—	—	900	—
3～5歳	—	1,300	—	—	1,250	—
6～7歳	1,350	1,550	1,750	1,250	1,450	1,650
8～9歳	1,600	1,850	2,100	1,500	1,700	1,900
10～11歳	1,950	2,250	2,500	1,850	2,100	2,350
12～14歳	2,300	2,600	2,900	2,150	2,400	2,700
15～17歳	2,500	2,850	3,150	2,050	2,300	2,550
18～29歳	2,300	2,650	3,050	1,650	1,950	2,200
30～49歳	2,300	2,650	3,050	1,750	2,000	2,300
50～69歳	2,100	2,450	2,800	1,650	1,900	2,200
70歳以上	1,850	2,200	2,500	1,500	1,750	2,000
妊婦（付加量）初期				+50		
妊婦（付加量）中期				+250		
妊婦（付加量）後期				+450		
授乳婦（付加量）				+350		

●春は苦みで夏は酸み　季節にはふさわしい食べものがある。春には苦みのあるもの、消耗の激しい夏にはすっぱいものが最適。

栄養素ガイド

私たちが毎日活動するためには、必ずとらなければならない栄養素があります。この栄養素が、体をつくり、健康を守り、体を動かすエネルギー源になるのです。必要な栄養素は何か、また体にどのように役立っているのかを知れば、偏食や栄養過剰を防ぐ第一歩になるでしょう。

たんぱく質

血液、筋肉などの体の大切な部分をつくる栄養素

たんぱく質を意味する「プロテイン」という英語の起源は、ギリシャ語で"第一に必要なもの"を意味する言葉です。

人間の体に欠かせない栄養素で、筋肉、骨、皮膚、毛髪、血液などのほか、ホルモンや酵素、免疫物質なども、たんぱく質からつくられています。

栄養価はアミノ酸のバランスできまる

たんぱく質は20種以上のアミノ酸が結合したものです。その結合のしかたによって、たんぱく質の性質が異なります。アミノ酸は人間の体内でも合成されますが、「必須アミノ酸」とよばれる9種類のアミノ酸だけは、つくることができません。このうちひとつが欠けても、骨や血液や筋肉をつくるのに必要なたんぱく質を、合成できないのです。

また、ひとつの必須アミノ酸の量が少ないと、ほかのアミノ酸をどんなに多量に摂取しても、体の素になるたんぱく質を合成する効力は、低いほうの摂取量で制限されてしまいます。

ですから、9種類の必須アミノ酸をバランスよく含んでいるたんぱく質は、栄養価の高い「良質のたんぱく質」ということができます。

肉や魚介類に含まれる動物性たんぱく質は、必須アミノ酸をバランスよく含んでいます。豆や穀物などに含まれる植物性たんぱく質は、1～2種類不足していますが、大豆と米は比較的すぐれています。

良質のたんぱく質を含む肉や卵、魚介類などは、たんぱく質を効率よくとれるのが長所ですが、これらの動物性食品には、コレステロールや脂質も多く含まれるので注意が必要です。豆腐や枝豆など植物性たんぱく質と組み合わせて、食べるようにしましょう。

1日の推奨量(18歳～)	
男性	60g
女性	50g

含有量ベスト5(1回分あたり)	
いか(1杯250g)	44.8g
まぐろ(100g)	26.4g
かつお(100g)	25.8g
豚ヒレ(100g)	22.2g
ひらめ(100g)	21.6g

栄養は互いに影響し合って効果が生まれる

たんぱく質、脂質、糖質、ミネラル、ビタミンなどの栄養素は、エネルギー源になるもの、筋肉や皮膚、血液、骨などの組織をつくるもの、生理作用に欠かせないものなどがあり、互いに補い合い、影響し合って作用しています。栄養をバランスよくとることは、摂取した各栄養素のはたらきを高めるためにも重要なことなのです。

そのためには、①穀物・いも類、②くだもの、③肉・魚・卵・大豆、④乳製品、⑤野菜、⑥油脂を、毎日各1品以上ずつとるように心がけるとよいでしょう。

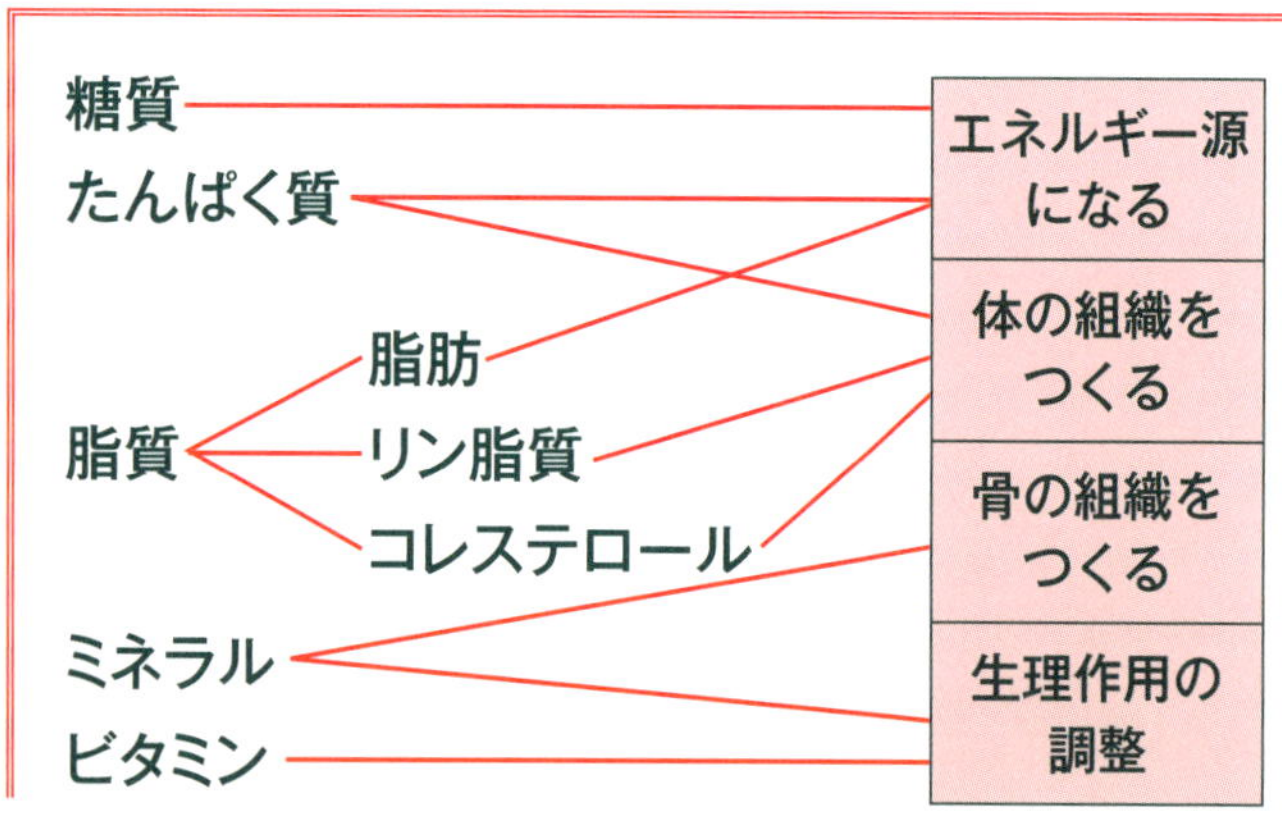

●たんぱく質が不足すると●

●たんぱく質のはたらき●

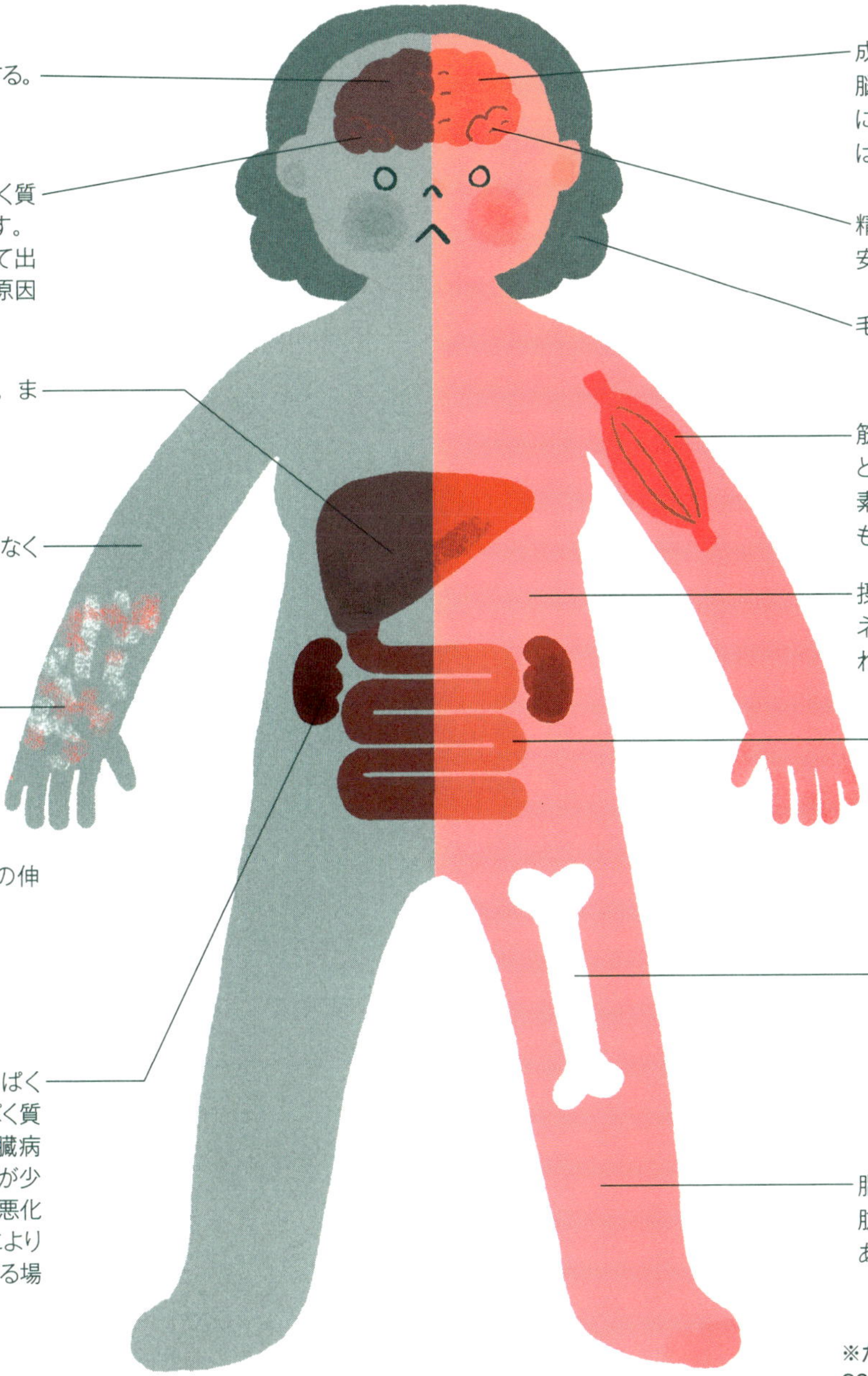
頭脳活動が低下する。

血液中に蓄えられたたんぱく質が減るため、貧血をおこす。また、血管壁がもろくなって出血しやすくなり、脳卒中の原因にもなる。

脂肪肝になりやすくなる。また、脂肪肝を進行させる。

スタミナが低下し、体力がなくなる。やる気もなくなる。

肌がカサカサにあれ、爪の伸びがわるくなる。

ネフローゼ症候群、たんぱく漏出症《ろうしゅつしょう》などにより、たんぱく質を多量に失う場合や、肝臓病によってたんぱく質の合成が少ない場合は、さらに病気を悪化させてしまう。悪性腫瘍《しゅよう》によりたんぱく質が破壊されている場合も同様。

成長を促し、知能を発達させ、脳の機能を活性化させる。特に良質のアミノ酸を含む食品は、健脳・老化防止によい。

精神に活力をあたえ、情緒を安定させる。

毛髪をつくる材料となる。

筋肉や骨、皮膚、血液の材料となる。また、ホルモンや酵素、免疫物質をつくる原料でもある。

摂取量の約30%がエネルギー生産に使われる。

小腸のはたらきを高め、消化吸収をよくする。

脂質の代謝を促して、皮下脂肪がたまるのを防ぐはたらきもある。

※たんぱく質を多く含む食べものは203ページ参照

●特徴

たんぱく質は炭素、酸素、水素、窒素、硫黄、リンなどの元素で構成されています。体内に入ると、各種の消化酵素の作用で、最終的にアミノ酸にまで加水分解されてから吸収され、血液に入ります。摂取したたんぱく質の約30％が熱エネルギーとして失われてしまいます。

●効率のよいとり方

必須アミノ酸は毎日補給しなければなりません。必須アミノ酸をバランスよく含む動物性のたんぱく質は、効率よく吸収されます。

ただし、肉類や脂肪分の多い魚の場合は、肥満防止や生活習慣病予防のためにも、網焼き、ゆでるなどの調理で、脂肪分を落として食べるようにしましょう。

●こんな人は特に必要

育ち盛りの子供、激しいスポーツや肉体労働をする人は、たんぱく質の消費量が多めです。また、肝臓障害のある人は、たんぱく質が不足すると肝機能が低下しやすいので、十分な補給を心がけましょう。

●とりすぎると

余分なたんぱく質が体外に大量に排出されるとき、大量のカルシウムを必要とするため、骨粗しょう症の原因になることがあります。

また腎臓の機能が低下している人も、とりすぎは要注意です。

●アミノ酸価の高い食品とは　鶏卵、牛乳、あじ、さけ、かつお、ロース脂身《あぶらみ》なし、鶏胸肉、鶏レバー、プロセスチーズ、木綿豆腐など。

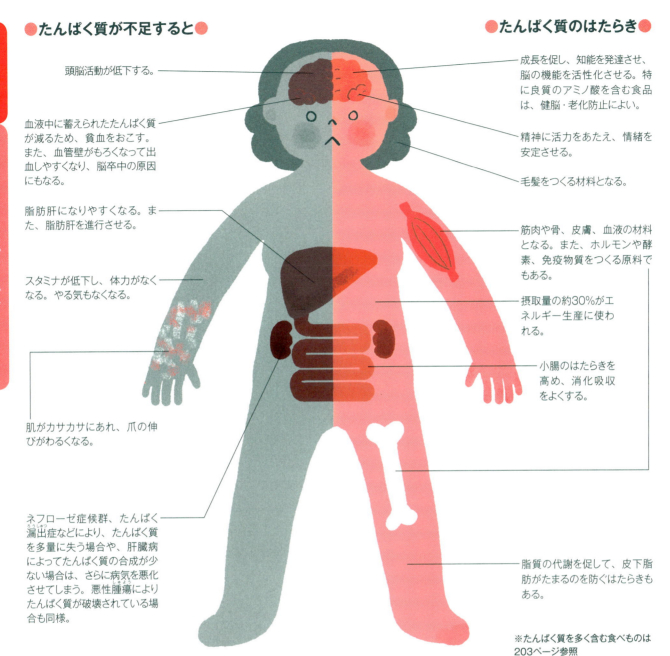

脂質

三大栄養素のなかで最も大きなエネルギー源

とかくダイエットの大敵というイメージをもたれがちですが、脂質も人間の体になくてはならない栄養素です。脂質のうち、動物や植物に蓄えられている中性脂肪を一般に「脂肪」とよんでいます。

食べものに含まれる脂肪には、肉や魚などに含まれる動物性脂肪と、ごま、とうもろこし、ナッツなどに含まれる植物性脂肪があります。食べものからとった脂肪はエネルギー源として燃焼され、使われなかった分は体脂肪として蓄積されます。体脂肪は、食べものからとるエネルギーが不足したときにエネルギーを供給し、寒いときには熱の放散を防ぐ役割も果たします。

脂質は1gあたりのエネルギーが9kcalで、糖質やたんぱく質の2倍以上に相当します。少量で多くのエネルギーが得られる、効率のよいエネルギー源ですが、とりすぎると肥満に結びつきやすくなります。

脂質はホルモンや細胞膜の材料となるほか、脂溶性ビタミンであるA・D・E・Kの吸収や貯蔵、神経のはたらきなどにもかかわっています。

1日の目標量(18歳〜)	
エネルギー量の	
男性	20〜30%
女性	20〜30%

含有量ベスト5(1回分あたり)	
さんま(1尾100g)	23.6g
アボカド(1/2個90g)	16.8g
さば(大1切れ100g)	16.8g
くるみ(20g)	13.8g
うなぎ(かばやき/1串60g)	12.6g

飽和脂肪酸より不飽和脂肪酸がよいわけ

脂肪は脂肪酸という物質からできています。脂肪酸には飽和脂肪酸《ほうわしぼうさん》と不飽和脂肪酸《ふほうわしぼうさん》があります。

飽和脂肪酸は肉類やチーズ、チョコレート、牛乳などに多く、不飽和脂肪酸は、植物性脂肪や魚の脂肪に多く含まれています。

飽和脂肪酸は体内でコレステロールをつくる材料になります。コレステロールは、細胞膜を形成したり、胆汁酸《たんじゅう》、ビタミンD、ホルモンをつくったりする重要なはたらきをもっていますが、血液中のコレステロールが増えすぎると動脈硬化を進行させたり、心筋梗塞《しんきんこうそく》などをひきおこす誘因となります。

一方、不飽和脂肪酸には、血液中のコレステロールを減らすはたらきがあります。特に青魚の脂肪には、血栓《けっせん》を予防するはたらきのある多価不飽和脂肪酸が多く含まれています。

多価不飽和脂肪酸の一部は人間の体内では合成できないので、食べものからとらなければなりません。そのため、必須脂肪酸とよばれています。必須脂肪酸はn-6系とn-3系に分かれ、n-6系はリノール酸、γ《ガンマ》-リノレン酸、アラキドン酸の3種類、n-3系はα《アルファ》-リノレン酸とEPA(エイコサペンタエン酸)、DHA(ドコサヘキサエン酸)の3種類です。リノール酸があれば、人間の体内でほかの必須脂肪酸を合成できます。しかし、リノール酸もとりすぎれば、逆に血栓をつくる要因となります。また植物油といっても、ココナッツ油はコレステロールを上げる作用があります。

さらに、動物性脂肪には血管を強化する脂肪酸もあるので、植物性脂肪は健康によく、動物性脂肪はよくないとはいえません。動物性、植物性を1対1の割合でとるのが理想的です。また、不飽和脂肪酸は空気にふれると、過酸化脂質という有害な物質に変化しやすい性質があります。同じ油で何度も揚げものをしたり、古い油を料理に使うのは、過酸化脂

おもしろ栄養学

善玉と悪玉があるコレステロール

体内のコレステロールは胆汁酸、ホルモンなどの材料や細胞膜の成分としてとても重要な役割を果たしています。しかし、血液中にコレステロールが増えすぎると、血管の内側に付着して、動脈硬化を進行させる要因になります。

血液中のコレステロールは、「リポたんぱく」という物質といっしょに移動しています。俗にHDLコレステロールは善玉、LDLコレステロールは悪玉とよばれています。これは、LDLはコレステロールを体の各組織へ運びますが、HDLは逆に余分なコレステロールを肝臓まで戻すはたらきがあるからです。悪玉とよばれるLDLも、決して不要なものではなく、体には絶対必要なコレステロールです。

一般に血液中のコレステロールの量(血清コレステロール値)が多いと、動脈硬化が誘因となっておきる脳卒中などの発症率が高まります。ただ、コレステロールが高くても、HDLコレステロールの量が多ければ、発症率は低下するといわれています。

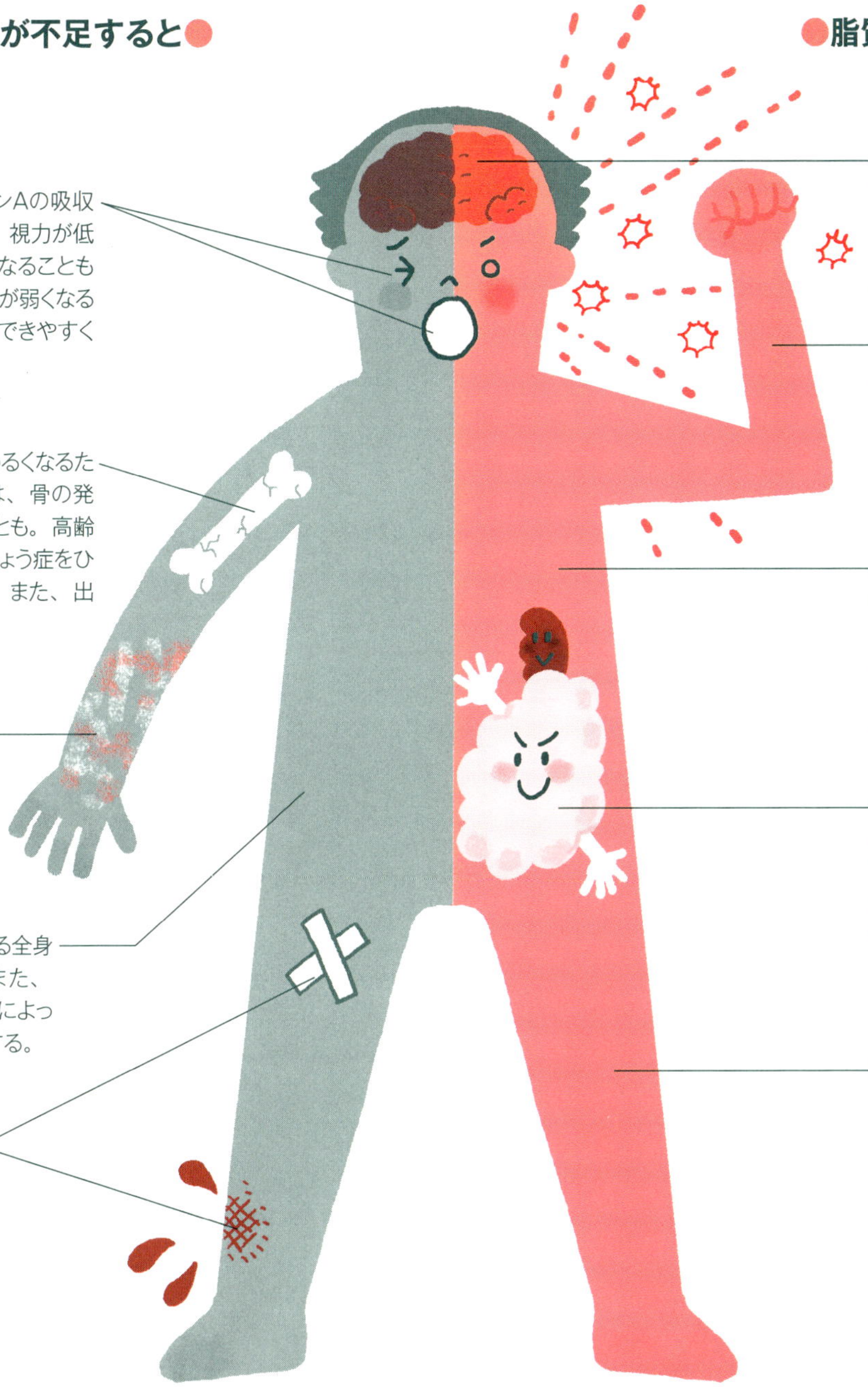
●脂質が不足すると●
脂溶性であるビタミンAの吸収がわるくなるために、視力が低下したり、夜盲症になることもある。粘膜の抵抗力が弱くなるので、口内炎などができやすくなる。

ビタミンDの吸収がわるくなるため、特に成長期では、骨の発達の異常がおこることも。高齢者の場合は、骨粗しょう症をひきおこすことがある。また、出血しやすくなる。

全身の皮膚がかさついたり、乾燥したりする。高齢者では皮膚《ひふ》掻痒症《そうようしょう》になりやすい。

エネルギー不足による全身の疲労がおこる。また、脂肪組織が減ることによって、各組織も減少する。

傷の治りが遅れる。
●脂質のはたらき●
植物性脂肪や、魚の脂肪に含まれる不飽和脂肪酸によって、血管壁にコレステロールがたまるのを防ぎ、動脈硬化や脳卒中を予防する。

最も大きなエネルギー源となる。ただし、即戦力のエネルギー源は糖質であり、脂質はスペア用。

脂肪に含まれるコレステロールは、細胞膜の原料や脂肪の消化に必要な胆汁の原料となる。また、副腎皮質ホルモン、性ホルモンをつくるはたらきもある。

体脂肪として蓄えられることにより、熱の放散を防いで体温を平常に保つはたらきをする。外の衝撃から内臓を守るクッションの役目もしている。

脂溶性ビタミンの吸収を助ける。

※脂質を多く含む食べものは203ページ参照

質を大量にとることになります。EPAやDHAを多く含む青魚も、新鮮でなければ意味がありません。

●特徴

脂質は少量で多量のエネルギーがとれ、しかも胃内停滞時間が長いため、腹もちをよくする効果があります。また、脂に溶けやすい脂溶性ビタミン（A・D・E・K）の吸収を、助けるはたらきもあります。

調理では、食べもののおいしさをひき立ててくれます。

●効率のよいとり方

1日に必要なエネルギーの20～30%を脂質でとるのが目安です。ただし動脈硬化の心配がある中年以上の人は、20%以内におさえて。動物性脂肪（魚の脂肪を含む）と植物性脂肪の割合は、1対1ぐらいが理想です。また、必須脂肪酸を多くとったら、酸化を防ぐためにビタミンEも多めにとるようにしましょう。

●こんな人は特に必要

ふつうの食事をしていれば、不足することはありません。やせすぎの人は意識してとるようにしましょう。

●とりすぎると

肥満を進行させ、高血圧、糖尿病、脂質異常症など、さまざまな生活習慣病の誘因となります。不飽和脂肪酸をとりすぎて過酸化脂質が過剰に生成されると、がんや老化の誘因となる可能性もあるといわれています。

●タウリンとは　アミノ酸の一種で、脂質の消化吸収を助け、コレステロールの上昇をおさえる。いか、たこ、えび、貝類に多い。

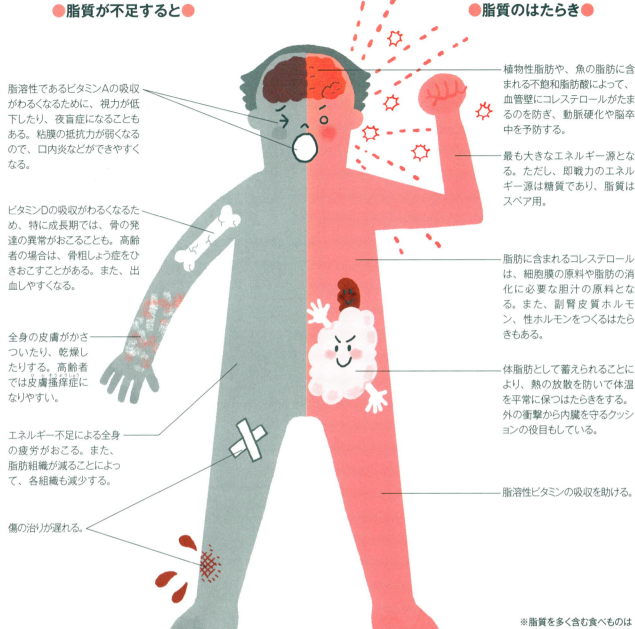

糖質

最も多く摂取している糖質は、でんぷん

米、パン、めん類、いも類、くだもの、砂糖などが、糖質を多く含む代表的な食べものです。糖質は分子量の大きさによって、次の3種類に分けられます。

①いちばん分子が小さい単糖類（ブドウ糖、果糖など）

②単糖類が2つ結合した二糖類（砂糖、乳糖、麦芽糖など）

③多数の単糖類が結合した多糖類（でんぷん、グリコーゲン、食物繊維など）

体内に入った糖質は、炭酸ガスと水に分解される過程でエネルギーを産出し、人間の活動を支える源となっています。残りは体内で中性脂肪になり、皮下などに蓄えられます。

糖質の吸収・代謝は単糖類の形で行われるので、くだものやはちみつなどの単糖類はいちばん吸収がよく、体に負担をかけません。しかし、吸収がよいだけに、皮下脂肪にもなりやすいという特徴があります。米やパン、いも、バナナ、栗などに含まれる多糖類は、単糖類より吸収効率が劣ります。多糖類のうち、量的に最も多く摂取するのはでんぷんで、唾液や、胃液の酸と酵素によってブドウ糖に分解され、吸収されます。

1日の目標量（18歳～）	
男性	50～65%
女性	50～65%

炭水化物含有量ベスト5（1回分あたり）	
スパゲティ（乾）（100g）	73.9g
中華麺（蒸し）（1玉180g）	69.1g
うどん（生）（1玉120g）	68.2g
そば（生）（1玉120g）	65.4g
小麦（4/5カップ80g）	60.6g

ダイエット中でも糖質は不可欠

糖質のとりすぎは肥満の原因となるため、ダイエット目的で極端に減らす人がいますが、極度の糖質不足はさまざまな障害をおこします。

糖質が不足した状態が続くと、体はたんぱく質をエネルギー源として使わざるを得なくなります。そのため、筋肉などのたんぱく質が分解されて基礎体力が低下し、疲れやすくなります。また、肝臓に蓄えてあったグリコーゲンがブドウ糖に還元されるため、肝臓の解毒作用が衰え、肌あれなどの症状も出てきます。

さらに、ブドウ糖を主なエネルギー源としている人間の脳は、ブドウ糖を蓄えておくことができないこともあって、極端な糖質不足が続くと、意識障害をおこす危険性もあるのです。いくらダイエットのために糖質を減らしたいといっても、1日に最低ごはん1杯分相当の糖質をとる必要があります。

ちなみに、ケーキなどのお菓子にたくさん使われる二糖類の砂糖は、米やパンにくらべると吸収はよくなります。

エネルギー源以外のはたらきにも注目

糖質を主成分とする食べものは、糖質以外の栄養素を豊富に含んでいることが少なくありません。米は重要なたんぱく源でもあります。くだものやいも類にもビタミン類が豊富に含まれています。また、白砂糖には糖質以外の栄養素はほとんどありませんが、黒砂糖はカルシウムやビタミンB群を豊富に含んでいます。

こんにゃく、海藻、きのこなどに含まれる食物繊維も多糖類の仲間です。人間の酵素では分解できないので、エネルギー源にはなりませんが、便通をよくする、血糖の上昇をおさえる、コレステロールを減らすなどのはたらきがあり、注目されています（64ページ参照）。

おもしろ栄養学

疲れたときには甘いものよりすっぱいもの

とても疲れたときに甘いものが食べたくなることがあります。これはブドウ糖がエネルギーとして使われて不足してしまったため、体が糖質の補給を要求しているからです。甘いものを食べると血糖値は上昇し、一時的に元気は回復しますが、その後、血糖値の急激な低下とともに、疲労感はいっそう強くなります。しかも、糖質がエネルギーに変換されるときビタミンB_1を消費してしまうので、疲労回復を遅らせかねません（67ページ参照）。

疲労回復には、甘いものより、クエン酸を多く含むすっぱい食べもののほうが効果があります。クエン酸はレモンなどの柑橘《かんきつ》類や天然醸造酢に多く含まれており、乳酸などの疲労物質を燃焼させ、疲労回復を助けます。

どうしても甘いものが食べたいなら、ビタミンB_1も合わせて補給しましょう。なお、甘いものを酒のつまみにすると、ブドウ糖や果糖がアセトアルデヒドを分解するため、二日酔いの防止にもなります。

食は医なり
糖質

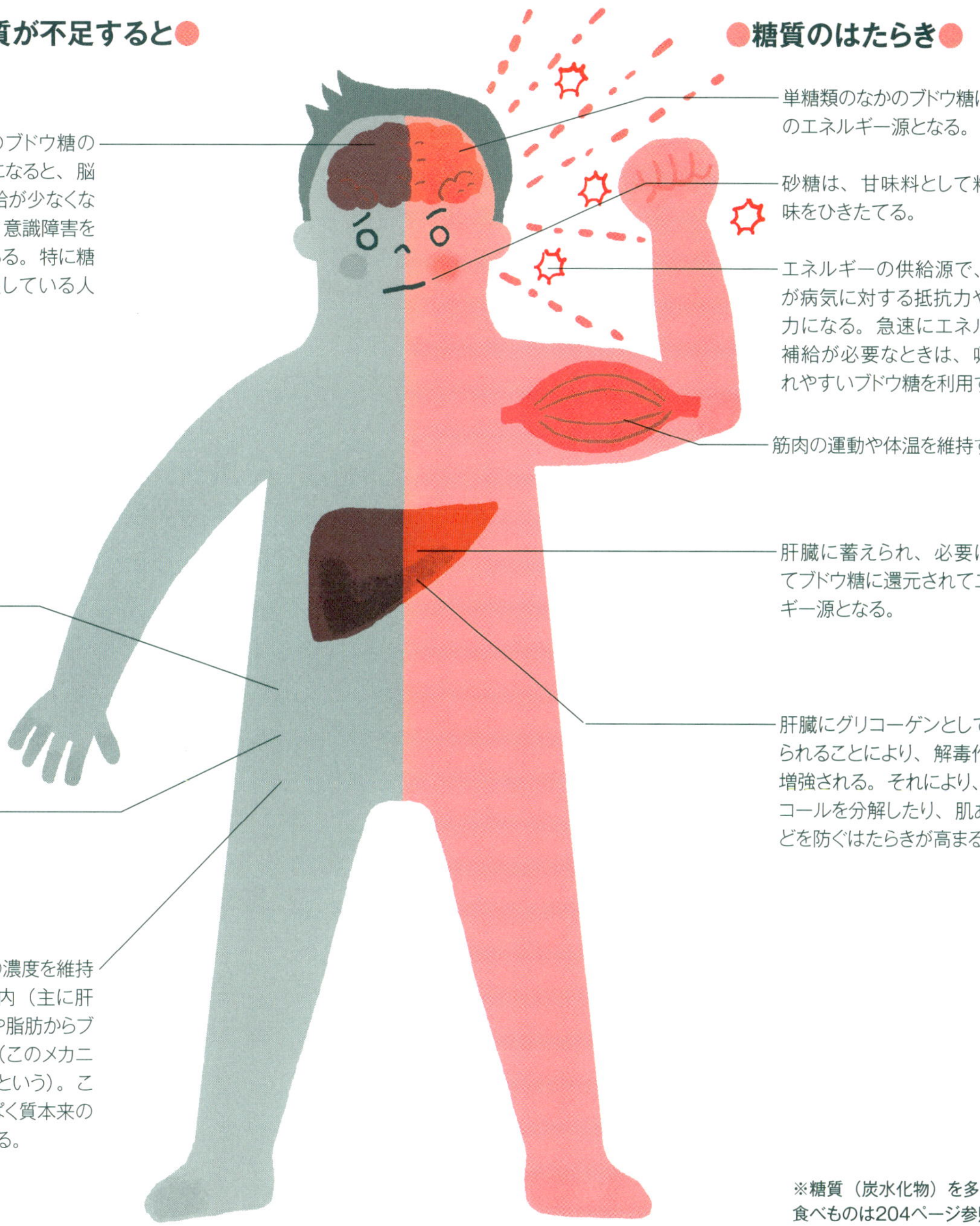
●糖質が不足すると●
低血糖（血液中のブドウ糖の濃度が低くなる）になると、脳へのブドウ糖の供給が少なくなる。ひどくなると、意識障害をひきおこすこともある。特に糖尿病で糖質を制限している人は、注意が必要。
全身がエネルギー不足に陥る。それに伴い疲労感が生じる。
砂糖は、まったくとらなくても、栄養的に問題はない。
血液中のブドウ糖の濃度を維持するために、細胞内（主に肝臓）でたんぱく質や脂肪からブドウ糖を合成する（このメカニズムを「糖新生」という）。これによって、たんぱく質本来の利用効果が低下する。
●糖質のはたらき●
単糖類のなかのブドウ糖は、脳のエネルギー源となる。

砂糖は、甘味料として料理の味をひきたてる。

エネルギーの供給源で、これが病気に対する抵抗力や治癒力になる。急速にエネルギー補給が必要なときは、吸収されやすいブドウ糖を利用する。

筋肉の運動や体温を維持する。

肝臓に蓄えられ、必要に応じてブドウ糖に還元されてエネルギー源となる。

肝臓にグリコーゲンとして蓄えられることにより、解毒作用が増強される。それにより、アルコールを分解したり、肌あれなどを防ぐはたらきが高まる。

※糖質（炭水化物）を多く含む食べものは204ページ参照

●特徴

糖質とは、ブドウ糖や果糖などの単糖類や、単糖類が結合した物質のことです。炭素、水素、酸素の三元素からできていて、人間の体の主要なエネルギー源となっています。特にブドウ糖は、脳が活動するための唯一のエネルギー源となります。

●効率のよいとり方

糖質を燃焼させるにはビタミンB_1（胚芽、ぬか、豚肉などに豊富）が欠かせません。B_1を十分に補給することによって、効率よくエネルギーにすることができます。

総エネルギーの50％以上が、糖質摂取量の目安とはいえ、砂糖と果糖はそれぞれ1日50g以下におさえるようにしましょう。

●こんな人は特に注意

スポーツや肉体労働をしている人など、エネルギー消費量が高い人は十分な補給を心がけましょう。

●とりすぎると

とりすぎた分は体脂肪として蓄積され、肥満の原因になります。肥満が進行すると、高血圧、脂質異常症、糖尿病、脂肪肝など、さまざまな生活習慣病の誘因となります。

なかでも砂糖は、インスリンの分泌を促して糖尿病の誘因となりやすいうえに、むし歯を進行させます。ですから、甘いものの食べすぎは要注意です。

●砂糖が白いのはなぜ？　ミネラルなどの成分をとり除き、純粋な砂糖の結晶だけをとり出しているから。

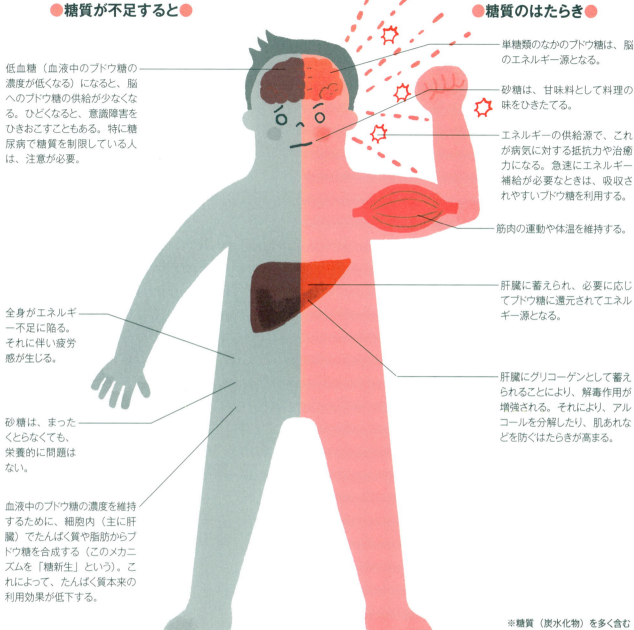

食物繊維

第6の栄養素として認められはじめた

食べものに含まれる成分のうち、人の消化酵素では消化されにくい成分を、食物繊維（ダイエタリー・ファイバー）とよんでいます。

食物繊維は糖質とともに炭水化物の仲間で、いろいろな種類があります。セルロース、ヘミセルロース、リグニンなどは、ごぼうやセロリなどの野菜に多く含まれていて、水に溶けません（不溶性食物繊維）。くだものに含まれるペクチン、こんにゃくのグルコマンナン、海藻に含まれるアルギン酸などは水溶性食物繊維です。また、えびやかにの甲殻に含まれているキチンや、フカひれのコラーゲンのような動物性の食物繊維もあります。腸内環境をととのえるオリゴ糖も食物繊維の一種で、玉ねぎやごぼう、アスパラガス、麦類などに含まれています。

生活習慣病予防に役立つ5つの効果

食物繊維は人間の腸内細菌によって一部が分解されるにすぎず、大半は吸収されずに体外に排出されます。しかし、私たちの健康を守るうえで、次のような役割を果たしています。

①便の量を増やし、便通をよくする

食物繊維には、水分を吸収する保水性があります。消化されずに腸に着くころには、水分をたっぷり含んで量も増え、便をやわらかくして、出しやすくします。また、食物繊維が十分な便は、腸内にとどまる時間が短くなり、便の中の有害な物質が直腸から吸収されるのを防ぎます。

②腸内の有害物質を排出する

人間の腸には、食品添加物や食品中の成分から合成された発がん性物質など、さまざまな有害物質が入ってきます。セルロースなどの不溶性食物繊維は、こうした有害物質の一部を吸着して、体外へ出すはたらきをします。また、毒素を分解する腸内細菌を刺激する作用もあります。

特に注目されているのは、大腸がんの予防効果です。大腸がんは食物繊維の摂取量が少ない欧米人に多く、日本人には少ない病気でした。けれど日本人の食生活が欧米化し、食物繊維の摂取が減るにつれ、大腸がんが増えてきたのです。大腸がんの予防には、食物繊維の積極的な摂取が推奨されています。

③血清コレステロールを減少させる

食物繊維には血液中のコレステロールを減少させ、動脈硬化や胆石症を予防する効果があります。これはコレステロールを原料とする胆汁《たんじゅう》や中性脂肪を吸着し、体外へ排出する作用によるものです。腸でコレステロールが再吸収されるのも防ぎます。水溶性のペクチンやグルコマンナンは、この作用が強い繊維です。

④血糖値を下げる

食物繊維を十分にとると、糖分が一気に吸収されるのを防ぎ、血糖値の急上昇をおさえます。インスリンの分泌が少なくてすむので、糖尿病の予防にも効果があります。

⑤肥満を防ぐ

食物繊維は胃の中でふくらむので、満腹感が得られやすい特徴があります。また、ブドウ糖の吸収のスピードをおさえて血糖値の急上昇を防いだり、脂肪の吸収をおさえて肥満を予防したりします。

1日の目標量（18～69歳）	
男性	20g以上 70歳～ 19g以上
女性	18g以上 70歳～ 17g以上

含有量ベスト5（1回分あたり）	
とうもろこし（中1本200g）	6.0g
アボカド（1/2個90g）	4.8g
パパイヤ（1/2個200g）	4.4g
大豆（大さじ2　20g）	3.6g
あずき（大さじ2　20g）	3.6g

おもしろ栄養学

食物繊維の過不足は便を見よ

食物繊維を十分にとっているかどうかは、便の状態でわかります。次のような便なら合格です。

- ●いきまなくても、楽に出すことができる。
- ●バナナ状で、細かくとぎれない。
- ●便器の中の水に浮く。
- ●明るい黄土色をしている。
- ●便器につかず、水できれいに流れる。

食物繊維が十分であれば、食べたものは24～36時間で便となって出てきます。逆に足りないと、便の量が少なく、便意があってもなかなか出てきません。色も濃くなり、暗い色をしています。

便秘はアレルギー性の病気や高血圧の遠因にもなるほか、便の毒素が再吸収されやすいため、肝臓にも負担をかけます。たかが便秘とあなどらず、食物繊維をたっぷりとって便通をととのえましょう。歩くなど毎日続けられる運動をはじめるのもよいでしょう。

ちなみに、排便は毎日でなくとも、週に3回くらいあれば問題ありません。

●食物繊維が不足すると●

●食物繊維のはたらき●

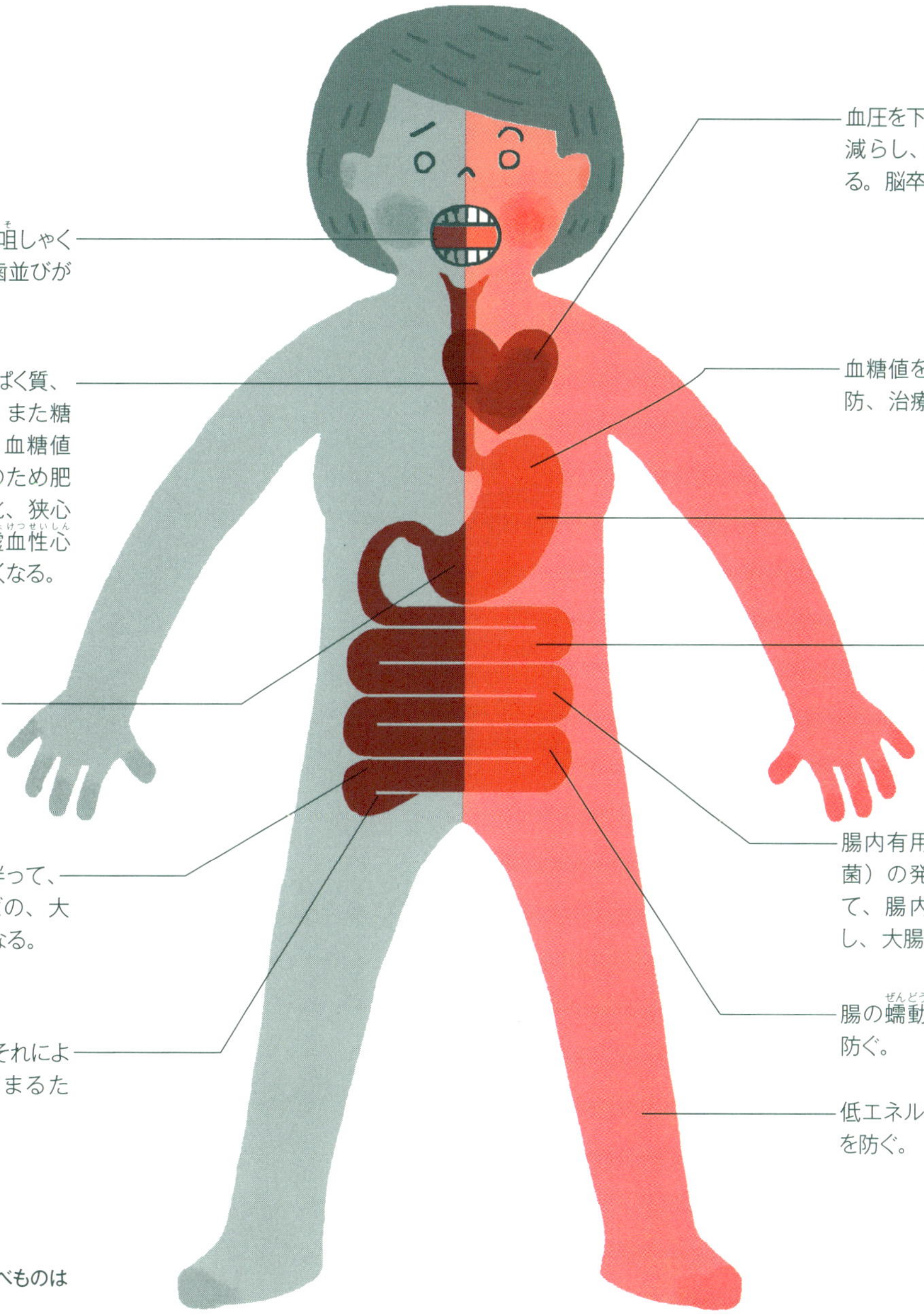
むし歯になりやすい。咀《そ》しゃくが少なくなることで、歯並びがわるくなる。

高エネルギー、高たんぱく質、高脂肪になりやすい。また糖質の吸収が早くなり、血糖値が上昇しやすい。そのため肥満や糖尿病、動脈硬化、狭心症や心筋梗塞《しんきんこうそく》などの虚血性心《きょけつせいしん》疾患《しっかん》をひきおこしやすくなる。

胃酸過多になりやすい。

便秘になる。それに伴って、大腸がんや憩室症などの、大腸の病気になりやすくなる。

かたい便になりがち。それにより排便時の負荷が高まるため、痔になりやすい。

血圧を下げ、コレステロールを減らし、動脈硬化を予防する。脳卒中や心筋梗塞《しんきんこうそく》を防ぐ。

血糖値を下げる。糖尿病の予防、治療に効果がある。

コレステロール系の胆石症を予防する。

腸の内圧や腹圧を低下させるため、憩室《けいしつ》症《しょう》やヘルニアを防ぐ。

腸内有用菌（特にビフィズス菌）の発育を促すことによって、腸内の有害物質を排出し、大腸がんを予防する。

腸の蠕動《ぜんどう》運動を促し、便秘を防ぐ。

低エネルギーのため、肥満を防ぐ。

※食物繊維を多く含む食べものは204ページ参照

●特徴

水に溶ける食物繊維のほうが高い保水性をもち、またヌルヌルした粘性があります。水に溶けない食物繊維は、体に有害な物質を吸着する力がすぐれています。

●効率のよいとり方

野菜はすじ、穀類は殻などの歯ごたえのある部分ほど豊富です。白米より玄米のほうが含有量が多く、りんごは皮、みかんは中袋に多く含まれています。また、食物繊維は種類によって性質が異なるので、できるだけ多種類の食べものからとるようにするとよいでしょう。

●こんな人は特に必要

高血圧、脂質異常症、動脈硬化など、血管系の疾患のある人や、糖尿病の人、胆石症になりやすい人、痔が持病の人など。コレステロールを下げたい人は、かぼちゃやりんご、キャベツ、にんじん、じゃがいもなどペクチンを含むものがおすすめ。

血糖値をおさえるには、こんにゃくややまいも、オーツ麦や豆類を食べるようにします。また便秘しがちな人は、食物繊維を毎日たっぷりととりましょう。

●とりすぎると

食物繊維はビタミン、ミネラルなどほかの栄養素も吸着して排出してしまうので、健康状態のよくない人や下痢ぎみの人は注意が必要です。

●おふくろの味は食物繊維の宝庫 昔ながらの家庭料理は、根菜類や乾物、海藻類をたっぷり使っているため。

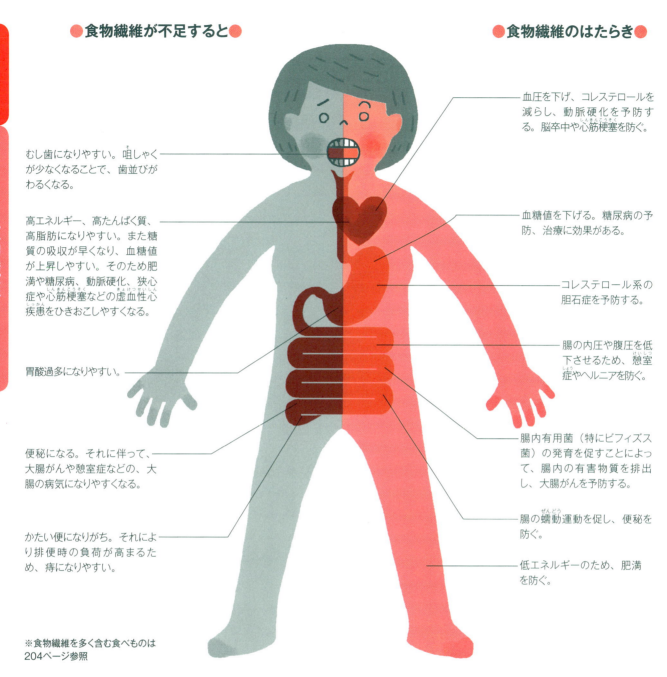

ビタミンA（レチノール／β-カロテン）

目や粘膜を守る。がん予防でも注目

ビタミンAは視力や粘膜を正常に保ち、病気からの回復や、体の成長を助けます。また、皮膚や髪、骨、歯ぐきなどを健康な状態に保つうえでも、大きな役割を果たしています。

レバーなど、動物性食品に含まれるビタミンAはレチノールともよばれ、そのままAとして吸収されます。一方、ほうれん草、にんじんなど、おもに植物性食品に含まれるβ-カロテンは、体内でAに変換されるため、プロビタミンAともよばれます。吸収効率はよくないのですが、体内で必要とされる分だけAに変わるので、とりすぎによる副作用の心配がない点は長所といえます。

ビタミンAは、がんの予防や治療に役立つ点も注目されています。Aが不足すると、内臓を守っている粘膜が弱って、細胞が傷つきやすくなります。細胞が傷ついた部分はがんが発生しやすくなるものの、Aによって回復します。特に肺・食道・皮膚がんを防ぐとされています（「がんを防ぐ食生活」364ページ参照）。

●特徴

ビタミンAはレチノールとよばれる黄色の化合物。レチノールが2つ結合したものが、にんじんなどに含まれるβ-カロテンです。余分なビタミンAは、肝臓に貯蔵されます。

●効率のよいとり方

Aは脂質に溶けやすい脂溶性ビタミンなので、油炒めのような油脂を使った調理法が適しています。また、加熱にも強く、植物性食品に含まれるβ-カロテンは、むしろ加熱したほうが吸収率も上がります。

●こんな人は特に必要

成長期の子供や青少年、疲れやすい人など。また、鼻やのどの粘膜が弱い人や、かぜをひきやすい人、ものもらいがよくできる人は、特に多くとるよう心がけましょう。

●とりすぎると

ビタミンAのとりすぎで、急性中毒症や慢性的な過剰症をおこす場合があります。症状は疲労感、吐きけ、睡眠障害、食欲不振、皮膚のあれなどで、欠乏症の症状とよく似ています。通常の食事だけで過剰症になることはありませんが、Aのサプリメントを利用している人は要注意。

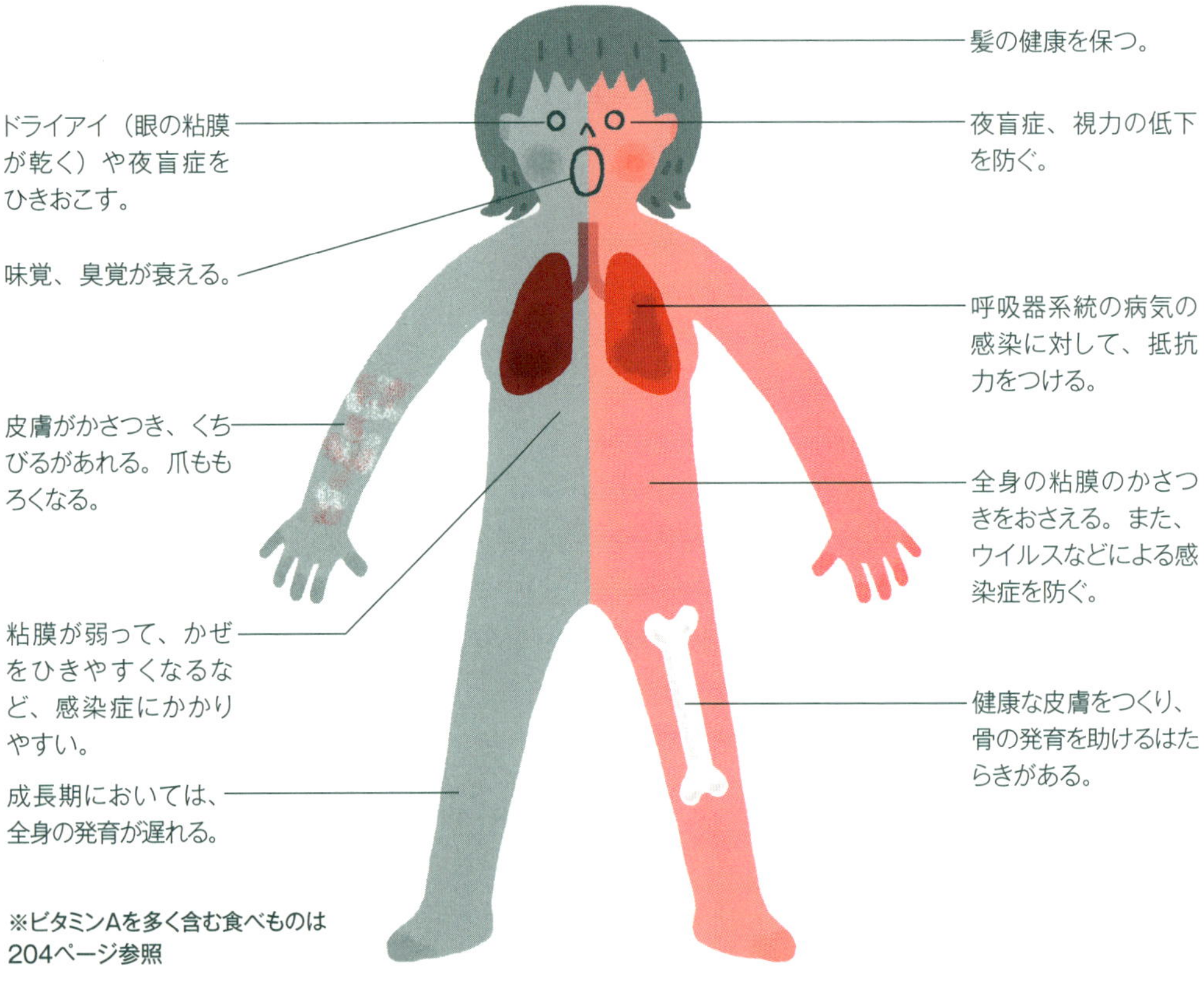
●ビタミンAが不足すると●
ドライアイ（眼の粘膜が乾く）や夜盲症をひきおこす。
味覚、臭覚が衰える。
皮膚がかさつき、くちびるがあれる。爪ももろくなる。
粘膜が弱って、かぜをひきやすくなるなど、感染症にかかりやすい。
成長期においては、全身の発育が遅れる。
●ビタミンAのはたらき●
髪の健康を保つ。
夜盲症、視力の低下を防ぐ。
呼吸器系統の病気の感染に対して、抵抗力をつける。
全身の粘膜のかさつきをおさえる。また、ウイルスなどによる感染症を防ぐ。
健康な皮膚をつくり、骨の発育を助けるはたらきがある。

※ビタミンAを多く含む食べものは204ページ参照

1日の推奨量（50〜69歳）

男性　850μg
18〜29歳 850μgRAE
30〜49歳 900μgRAE
70歳〜 800μgRAE

女性　700μg
18〜29歳 650μgRAE
30〜49歳 700μgRAE
70歳〜 650μgRAE

含有量ベスト5（1回分あたり）

鶏レバー（60g）	8400μgRAE
豚レバー（60g）	7800μgRAE
うなぎ（かば焼き）（1串60g）	900μgRAE
ほたるいか（60g）	900μgRAE
牛レバー（60g）	660μgRAE

ビタミンB1

慢性疲労やストレスに悩む現代人の味方

“疲労回復のビタミン”といわれるビタミンB_1。米や砂糖などの糖質がエネルギーになるときに、欠くことのできないものです。体内で糖分を分解し、エネルギーに変えていくはたらきをする酵素が、ビタミンB_1を必要とするからです。また、運動をすると乳酸という疲労物質がたまり疲れやすくなりますが、ビタミンB_1は、この乳酸をエネルギーに変えるためのアシストもしています。

B_1が不足すると、糖質のエネルギー代謝がわるくなり、慢性疲労や気力減退の原因となります。ほかにも神経が正常に機能しなくなり、情緒不安定、記憶力の低下、慢性的な眠気といった症状も出てきます。糖質は脳の唯一のエネルギー源でもありますから、心身ともにエネルギー不足になってしまうわけです。

ビタミンB_1が不足すると“かっけ”が増えます。糖質や脂質が大半を占めるインスタントめん、清涼飲料水、スナック菓子などの食べすぎが、かっけのおもな原因になります。アルコールも、エネルギーになる過程でビタミンB_1を消費します。

●特徴

水溶性で、独特のにおいがあります。糖質を分解し、エネルギーとするのに欠かせないビタミンです。

●効率のよいとり方

豚肉、そば、玄米、しいたけ、ライ麦、タラコなどに豊富に含まれています。鶏、豚などのレバーも見逃せません。

一方、貝やえび、かに、山菜などにはB_1を破壊する酵素が含まれます。酵素の影響は加熱調理でおさえられますが、B_1自体も熱で失われやすいので効率的ではありません。

●こんな人は特に必要

スポーツや肉体労働などでエネルギー消費量が多い人、甘いものやスナック菓子、アルコールが好きな人、外食が多い人は、特に十分な補給を心がけます。夜勤や徹夜が多いハードワークの人、精神的なストレスが多い人も、脳や神経にかかる負担が大きく、B_1をたくさん消費します。

B_1の場合、過剰摂取による副作用はありませんが、体内に蓄積しないので、毎日補給する必要があります。

●ビタミンB1が不足すると●　　●ビタミンB1のはたらき●

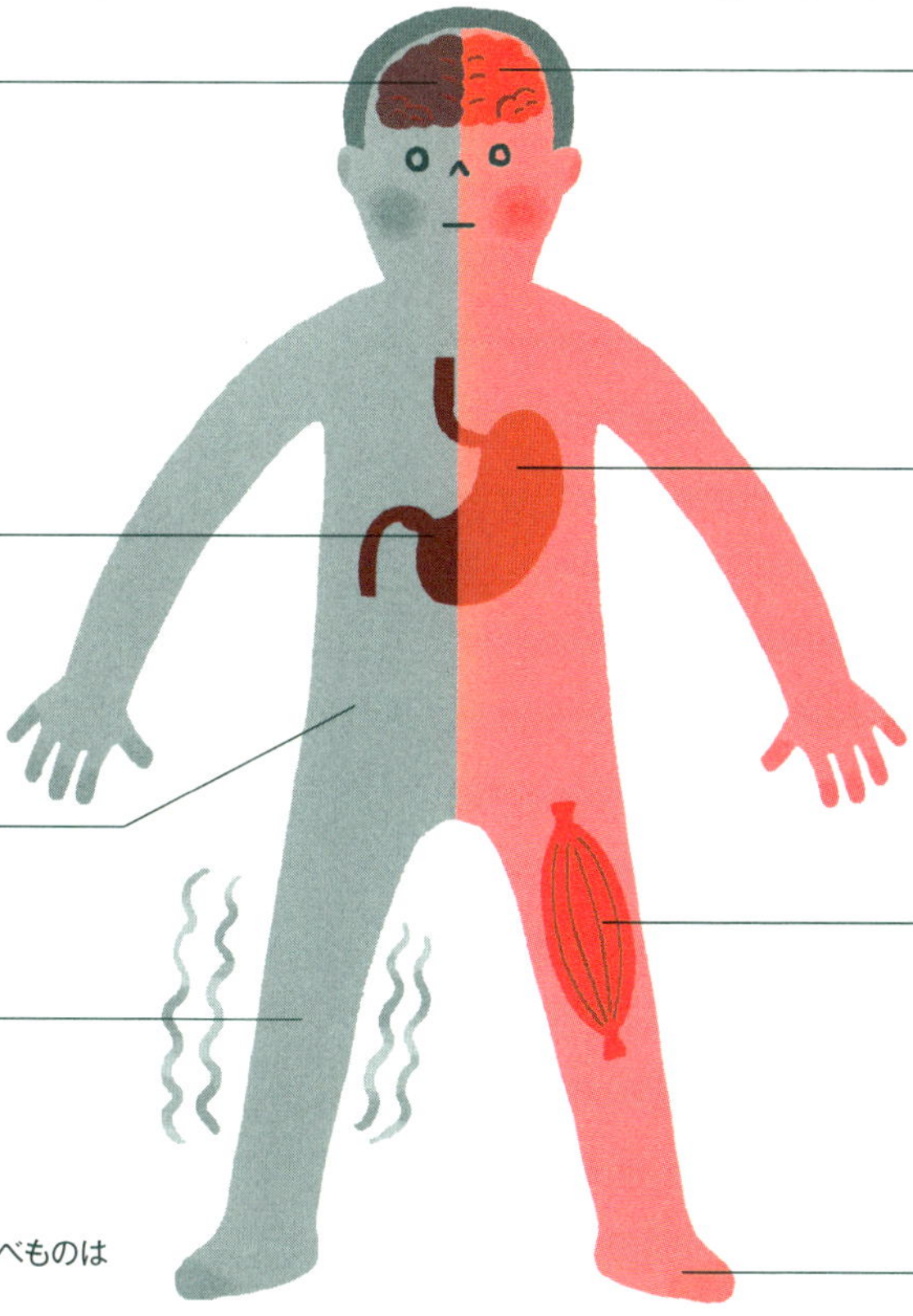
脳や神経へのエネルギーが十分供給されないため、イライラやストレスがたまりやすくなる。集中力も低下する。

食欲減退や消化不良になる。

全身に疲労感や脱力感がみられる。動悸《どうき》や息切れがすることもある。

手足がしびれたり、むくみがでる。かっけになることもある。

脳や神経に必要なエネルギーを供給するはたらきを助ける。それにより、精神状態を向上させ、脳を活性化する。

消化を助ける。特に糖質の消化を促進させる。

全身の神経組織、筋肉のはたらきを正常に保つ。乗り物酔いにも効果がある。

体の成長を促進させる。

※ビタミンB1を多く含む食べものは205ページ参照

1日の推奨量（18～49歳）	
男性	1.4mg 50～69歳1.3mg、 70歳～ 1.2mg
女性	1.1mg 50～69歳1.0mg、 70歳～ 0.9mg

含有量ベスト5（1回分あたり）	
豚ヒレ肉（100g）	1.3mg
うなぎ（かばやき）（1串60g）	0.5mg
こい（1切れ80g）	0.4mg
とうもろこし（中1本200g）	0.3mg

●麦めしに食傷なし　麦めしは白めしより口あたりが悪くておいしくないといわれているが、消化がよく腹にもたれないのでよいということ。

ビタミンB_2

口内炎や粘膜のただれを改善し、活動を助ける

ビタミンB_2には、細胞の再生を助ける重要なはたらきがあります。また、成長を促進し、健康な皮膚、髪、爪をつくります。脂質やたんぱく質、糖質の代謝にも関係しています。

そのほかには、体内で過酸化脂質《かさんかししつ》ができるのをおさえるはたらきもあります。過酸化脂質は動脈硬化や老化を進行させ、発がん性もあるといわれる有害物質ですから、B_2は生活習慣病やがんの予防に、間接的ですが効果があると考えてよいでしょう。また、糖尿病になるとB_2の吸収率がわるくなります。そのため、B_2の補給は糖尿病や、その合併症をおさえるのにも役立ちます。

B_2は日本人に不足しがちなビタミンのひとつです。欠乏が続くと、口内炎、口角炎、目の充血、角膜炎などがおこります。

一般にビタミン欠乏症の場合には、ビタミン剤の投与で比較的早く症状が改善するのがふつうです。しかしながらB_2欠乏症に限っては、すぐには効果が出ないようです。

●特徴

水溶性ではありますが、水にはやや溶けにくい黄色のビタミンです。熱や酸には強く、強い光やアルカリによって破壊されます。

●効率のよいとり方

ビタミンB_1と同じように体内に蓄積できないので、毎日補給する必要があります。

通常の食事だけでは必要量に満たないことが多いので、外食の多い人は、ビタミン剤などで補うのもよいでしょう。大量に補給しても、過剰症や副作用の心配はありません。

●こんな人は特に必要

B_2は、肉、魚、卵、乳製品に多く含まれます。これらをあまり食べない人は不足しがちです。

B_2はB_1のはたらきとも密接に関連しており、B_1が大量に消費されるときに、B_2が不足する状態になることがよくあります。ですから、スポーツや仕事で肉体を酷使する人、甘いものをよく食べる人、酒量が多い人も、B_2不足に気をつけます。

このほか、潰瘍《かいよう》のある人や糖尿病患者、ストレスの多い人も十分に補給をしましょう。

●ビタミンB_2が不足すると●　　●ビタミンB_2のはたらき●

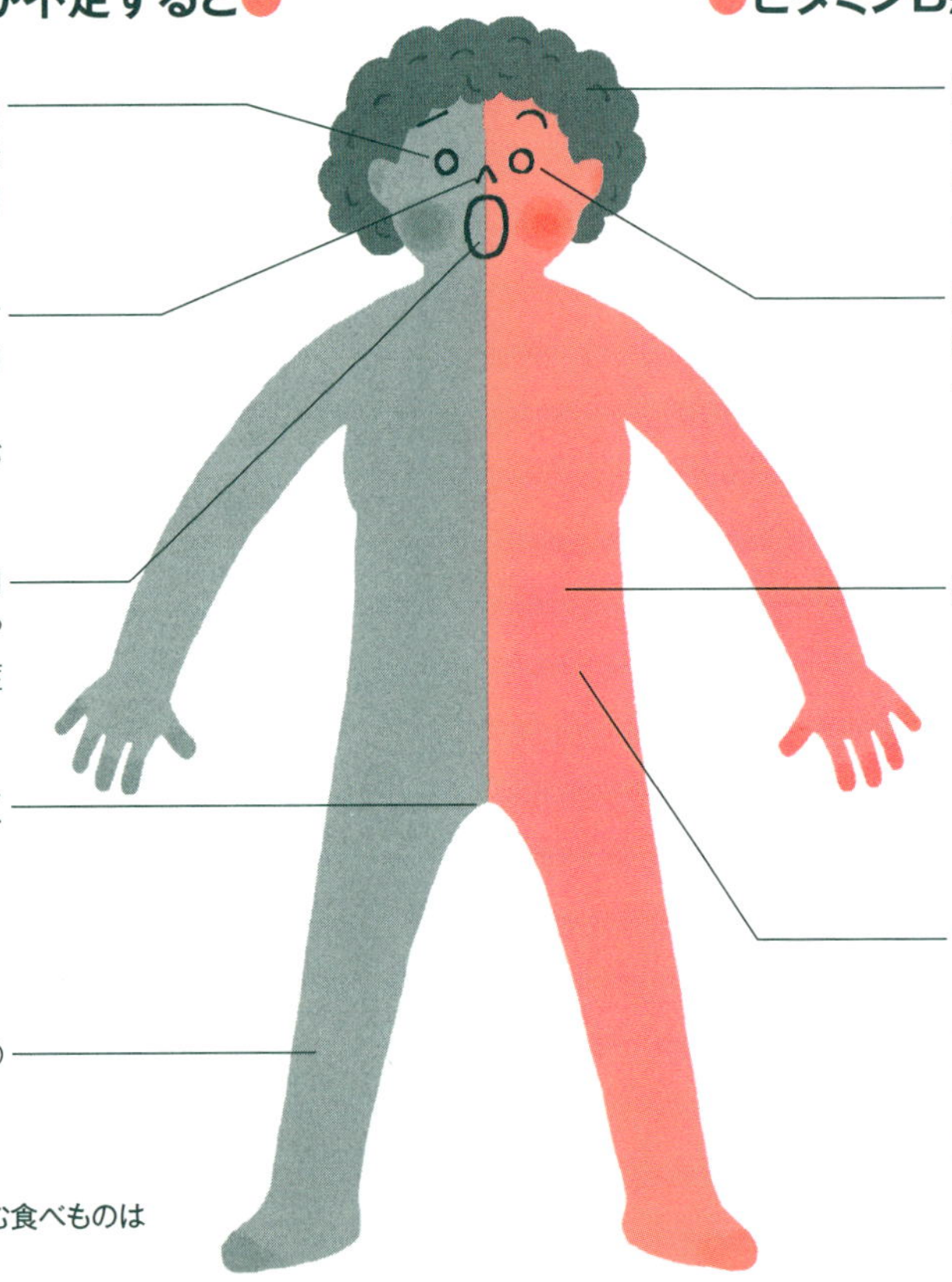

目が充血したり、角膜炎になる。弱い光でもまぶしく感じ、目がかすむ。

皮膚病にかかりやすくなる。小鼻のまわりに脂《あぶら》がにじんだり、鼻に赤く毛細血管が浮いてくる。

口内炎や口唇炎、口角炎など、口腔内やくちびる、舌に炎症がおこる。

肛門や陰部がかゆくなったり、ただれる。

成長期では、全身の成長障害がおこる。

皮膚、髪、爪をつくる。口腔内やくちびる、舌の炎症を改善する。

目にエネルギーを供給し、視力を向上させ、目の疲れをとる。

薬物や毒物の代謝（解毒）にはたらく。

全身の成長と、細胞の再生を助けるはたらきがある。また、コレステロールを減らし、動脈硬化を予防する。

※ビタミンB_2を多く含む食べものは205ページ参照

1日の推奨量（18〜49歳）	
男性	1.6mg
50〜69歳	1.5mg
70歳〜	1.3mg
女性	1.2mg
50歳〜	1.1mg
含有量ベスト5（1回分あたり）	
豚レバー(60g)	2.2mg
牛レバー(60g)	1.8mg
鶏レバー(60g)	1.1mg
どじょう(5〜6尾40g)	0.4mg
ひらめ(100g)	0.3mg

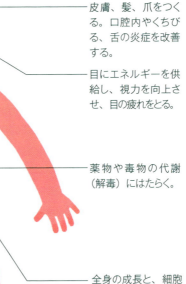

ビタミンC

美容効果だけではないビタミンCのはたらき

ビタミンC欠乏症（壊血病《かいけつびょう》）の存在が知られるようになったのは、16世紀の大航海時代のことです。長い航海中、船員が皮膚や歯ぐきから出血して死亡する例が相次いだのです。当時の航海中の食事はパンと干し肉だけで、半年以上も野菜やくだものを食べないことが原因でした。

ビタミンCの存在自体は、1920年代になって発見され、その後、ブドウ糖から大量に合成する技術も開発されました。

かぜ予防や、ストレス解消にも不可欠

ビタミンCの重要なはたらきのひとつは、コラーゲンの生成です。コラーゲンは、皮膚や筋肉、骨、血管を結合している組織。Cが欠乏するとコラーゲンの生成量が減り、骨が弱くなり、出血しやすくなります。

Cには、かぜを予防したり、回復を早めたりする効果もあります。かぜの大半はウイルスが原因ですが、Cは体内に入ったウイルスや細菌の力を弱めて活動をおさえたり、細胞への侵入を防いで免疫機能を助けるはたらきがあるからです。Cが不足すると、かぜ以外の病気にもかかりやすくなり、回復力も低下します。

また、肉体的・精神的ストレスが加わるとCが大量に消費されるので、Cの補給はストレスへの抵抗力を高めることにもつながります。

抗がん作用が期待されるビタミン

ビタミンCの効用のなかでも、最近特に注目されているのが抗がん作用です。私たちの体内では、食べた野菜や肉などに含まれる成分が結合し、ニトロソアミンという発がん性物質がつくられます。Cはこのニトロソアミンの合成をおさえ、また、これが細胞内に侵入するのを防ぐはたらきもしています。Cが有害なウイルスや物質の、細胞への侵入を防ぐしくみは、実はよくわかっていません。しかし、Cによって生成されるコラーゲンが、大きな役割を果たしていることは事実のようです。

ビタミンCには、体内でインターフェロンをつくるはたらきもありま

●ビタミンCが不足すると●　　**●ビタミンCのはたらき●**

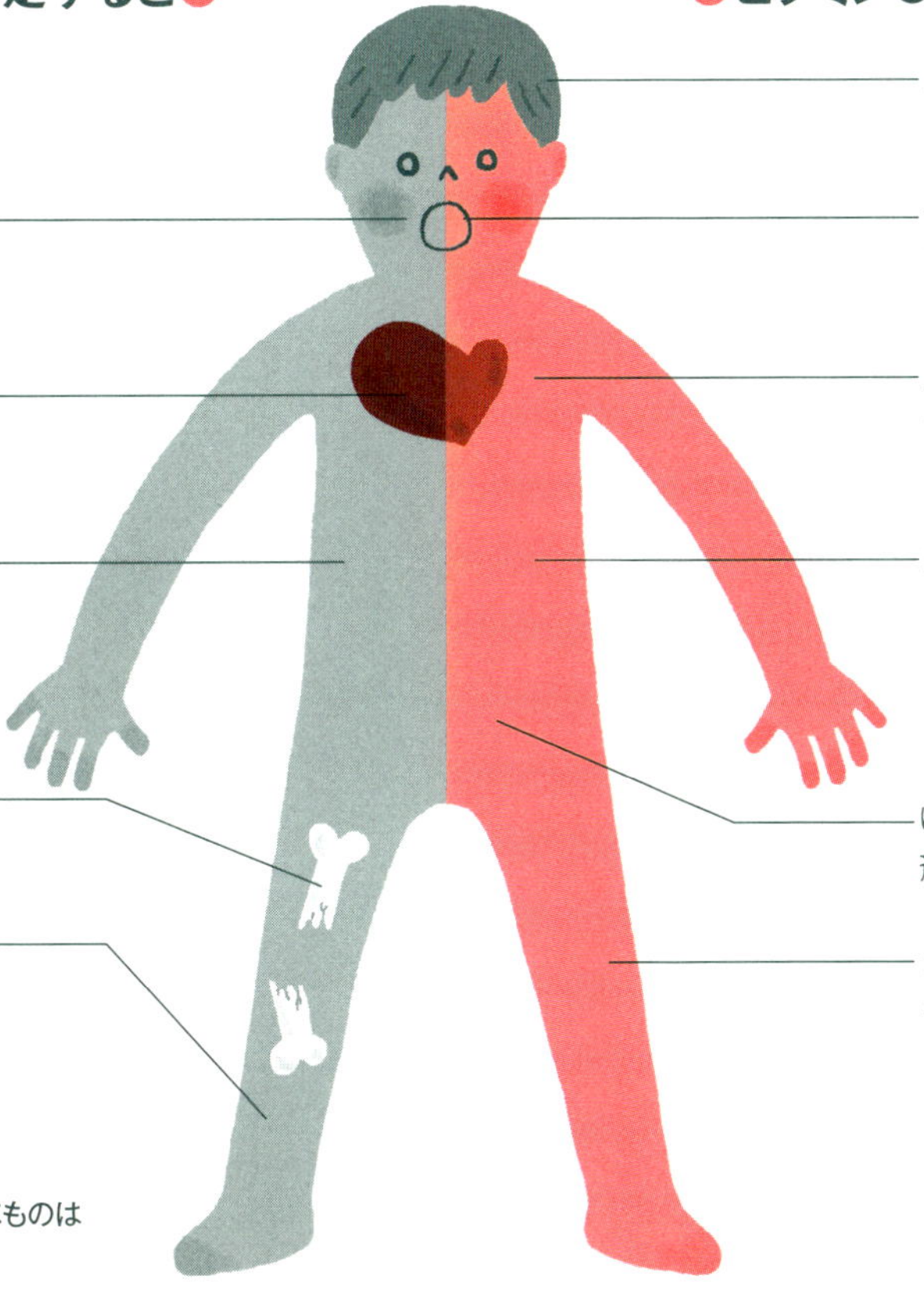
皮膚や粘膜、関節などが出血しやすくなる。

筋力が衰弱し、心臓が肥大する。

疲労感、脱力感が生じる。神経の失調をおこす。

骨が弱くなり、骨折しやすくなる。

壊血病になる。その他の病気にもかかりやすくなったり、切り傷が治りにくい、成長が遅れるなどする。

ストレスをやわらげるはたらきがある。

歯ぐきからの出血を防ぐ。

血液中のコレステロールを下げるのを助ける。

かぜを予防する。

ゆるやかな緩下《かんげ》（下剤）作用がある。

壊血病の予防・治療に役立つ。発がん性物質の発生をおさえるはたらきもある。

※ビタミンCを多く含む食べものは205ページ参照

1日の推奨量（18歳～）	
男性	100mg
女性	100mg

含有量ベスト5（1回分あたり）	
柿（1個150g）	105mg
パパイヤ（1/2個　200g）	100mg
ブロッコリー（1/3株70g）	84mg
夏みかん（1/2個200g）	76mg
いちご（8～10個120g）	74mg

●朝の1粒金の粒、夕の1粒銀の粒　ビタミンCが豊富なくだものは、朝は金に値するほどの価値があり、夕方でも銀に値するという。

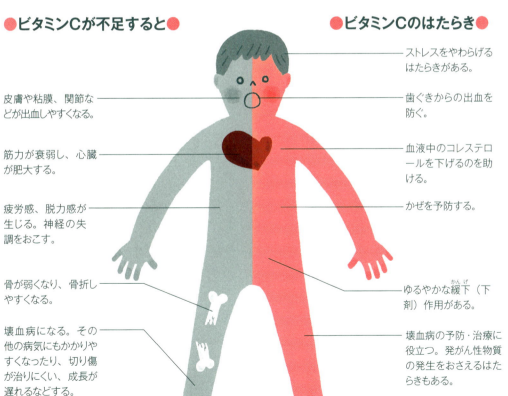

す。インターフェロンはウイルスの増殖を阻止する物質で、腫瘍《しゅよう》などができると合成されます。このことから、インターフェロンの合成を促すCの作用は、抗がん剤として、がんの予防や進行阻止に役立つと考えられているのです。

　このほかCには、血液中のコレステロールを低下させたり、色素の沈着を防いでしみ、そばかすを予防するはたらきがあります。コラーゲンもきめ細かい肌づくりに欠かせない物質ですから、美容には欠かせないビタミンといえます。

　ビタミンCは、とりすぎても余分なものは体外に排出されるので、過剰摂取による副作用の心配はありません。必要量は1日100mgですが、1日10g以上の大量投与で、かぜやがんの予防ができるという説もあります（「がんを防ぐ食生活」364ページを参照）。

●たばこ1本で25mgが失われる

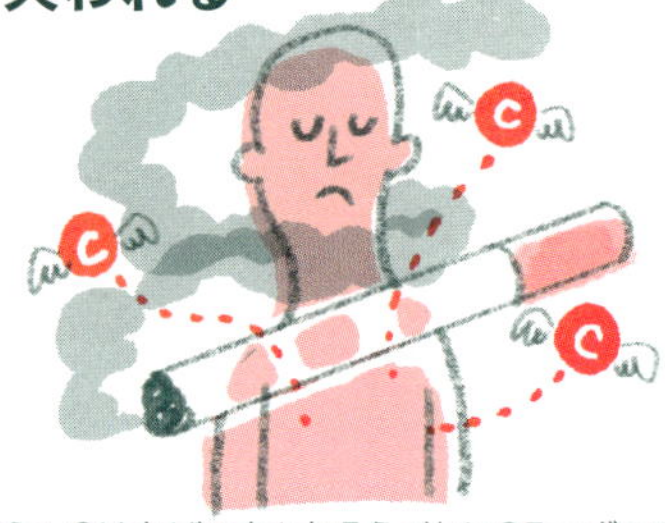
ビタミンCはたばこを1本吸うごとに25mgずつ失われていく。喫煙の習慣のある人は、1日の必要量よりも多めにとることを心がける。

●特徴
　ビタミンCは、アスコルビン酸（壊血病《かいけつびょう》を予防する酸という意味）という水溶性の物質です。熱に弱く、酸化されやすい性質があり、人間の体内では合成されません。

●効率のよいとり方
　調理の加熱は短時間に行うのが、Cを壊さないコツ。野菜はゆでたり、煮たりするより、油炒めのほうが損失がおさえられます。ゆで汁や煮汁、炒め汁にはCが溶け出しているので、スープに利用するとよいでしょう。あく抜きも冷水で手早く行うようにします。加熱するたびにCが失われますから、あたため直すのもできるだけ避けたいものです。

●こんな人は特に必要
　かぜをひきやすい人、疲れやすい人、運動量の多い人など。特に激しい運動をすると、大量にCが消費されてしまいます。

　精神的・肉体的なストレスが多い生活をしている人や、たばこを吸う人も十分な補給が必要です。ストレスが加わると、副腎皮質ホルモンが分泌されますが、このときに大量のビタミンCが消費されるのです。たばこも、体内のビタミンCを破壊することがわかっています（上図）。

　妊娠中の人や授乳期の女性も、Cが欠乏しないよう注意が必要です。

ビタミンD

骨や歯をじょうぶにする、“太陽の恵み”

　ビタミンDはカルシフェロールとよばれる脂溶性の物質です。食品中にも含まれていますが、人間の体内でも合成されています。

　Dのはたらきのなかで最も重要なのは、カルシウムとリンの吸収を促し、骨や歯に沈着させてじょうぶにすることです。

　Dが不足すると、まず落ち着きがなくなり、イライラします。その後、骨軟化症や骨粗しょう症などの欠乏症状があらわれ、骨折しやすくなります。特に乳幼児や育ち盛りの子供は、骨の発育不良やくる病になりやすいので、欠乏しないよう十分に注意しなければなりません。妊娠・授乳期の女性も同様。妊娠期の女性は通常の1.3倍、授乳期には通常の1.45倍の摂取目標量が掲げられています。

　ビタミンDは紫外線を浴びることで活性化されるので、日照量の少ない季節などは、食べものからの補給が重要になります。夜間労働者もビタミンDの摂取を心がけましょう。

　Dは魚や干ししいたけに豊富に含まれていますが、干ししいたけの場合は、天日乾燥のものに限ります。紫外線があたらない機械乾燥では、Dは形成されません。

　Dはとりすぎると食欲不振、吐き気、体重減少などの過剰症があらわれます。通常の食事だけで過剰症が出ることはまずありません。

　また、ビタミンA・Cといっしょに摂取すると、かぜの予防効果を高めます。


1日の目安量（18歳～）

男性	5.5μg
女性	5.5μg

含有量ベスト5（1回分あたり）

さけ（1切れ70g）	22.4μg
かます（1尾220g）	24.2μg
新巻ざけ（80g）	16.8μg
いわし（中1尾50g）	16.0μg
さんま（1尾100g）	14.9μg

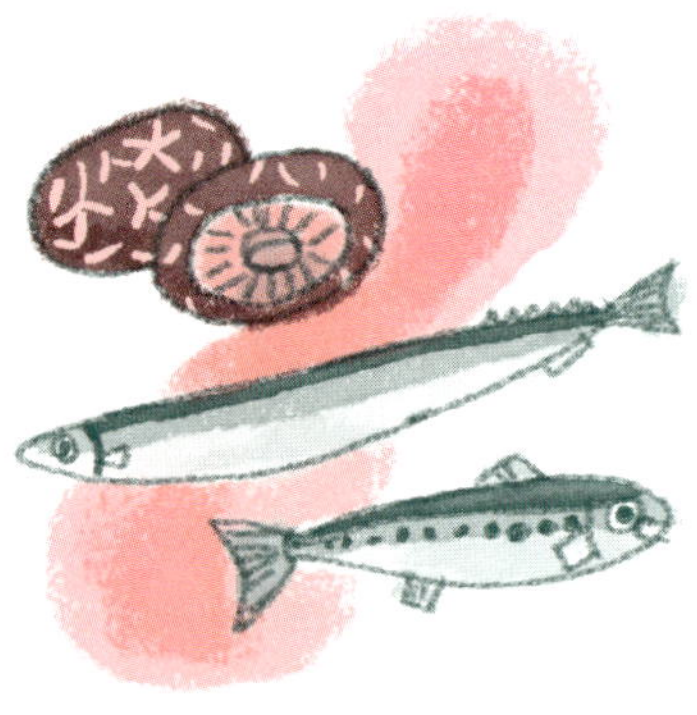
天日で干した干ししいたけや、かつお、いわし、さんまなどの青魚などからとるようにする。

※ビタミンDを多く含む食べものは206ページ参照

ビタミンE

中高年に不可欠のアンチエイジング効果

老化防止ビタミンとして注目されているのが、ビタミンEです。老化のメカニズムについては、まだ十分に解明されていませんが、原因と考えられているもののひとつに、過酸《かさん》化脂質《かししつ》があります。Eには体内で過酸化脂質がつくられるのを防ぐはたらきがあるため、老化防止に役立つと考えられているわけです。

がん細胞のなかでは、過酸化脂質の合成が活発に行われます。細胞の過酸化は、がんの仕掛人となる物質を発生させると考えられています。そのため、酸化を防ぐEには、抗がん作用もあると推測されています。

このほかにも、ビタミンEは血液中の善玉コレステロールを増やしたり、中性脂肪を減らしたりする作用によって、動脈硬化を予防する役割も果たしています。

Eは植物性のビタミンで、人間の体内では合成できません。植物油に豊富に含まれていますが、酸化しやすく熱に弱いので、サラダのドレッシングなどにして、生で食べるのがいちばん効率のよいとり方です。

ビタミンEが不足すると、しみができたり、かゆみなどから皮膚が赤くなったり、かさかさしたりと、皮膚の症状が出ます。

Eは脂溶性で、サプリなどでとりすぎると血が固まりにくくなりますが、通常の食事なら心配ありません。

1日の目安量（18歳～）

男性　6.5mg
女性　6.0mg

含有量ベスト5（1回分あたり）

食品	含有量
アーモンド（20g）	6.1mg
いか（1杯250g）	3.5mg
アボカド（1/2個90g）	3.0mg
うなぎ（かばやき）（1串60g）	3.0mg
植物油（大さじ1　10g）	2.7mg

※ビタミンEを多く含む食べものは206ページ参照

●ビタミンA·C·E《エース》でがん予防

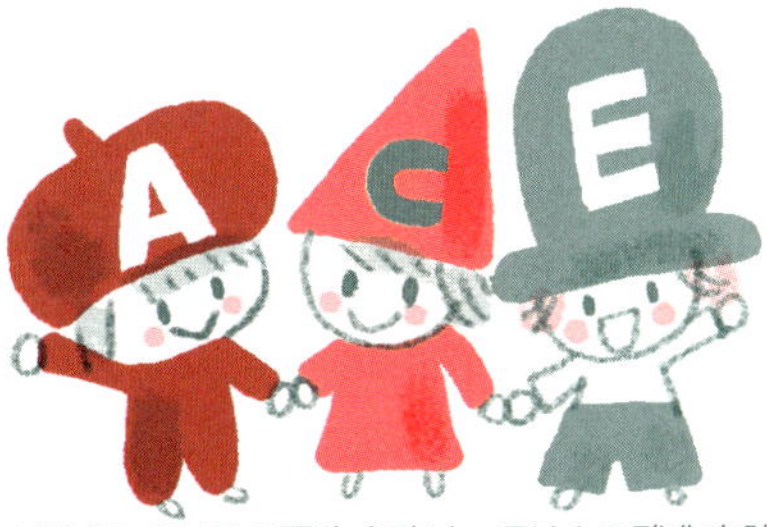

ビタミンCはEの再生を助け、EはAの酸化を防ぎ、AはEとCを長もちさせるはたらきがある。単独で用いるよりも3つが合体したほうが、抗がん作用がより強くなる。

●その他のビタミン

名称	効用・はたらき	1日の目安量（18歳～）	欠乏症	多く含む食品
パントテン酸	脂質や糖質をエネルギーに変えるのに必須のもの。感染症に対する抵抗力をつける。傷の回復を早め、疲労回復に役立つ。	男性　5mg 女性　18～49歳 4mg 50歳～ 5mg	低血糖、十二指腸潰瘍《かいよう》、食欲不振や便秘にもなりやすくなる。	酵母、レバー、肉類や魚類、牛乳、豆類
ビタミンB_6	たんぱく質、脂質の吸収を助ける。皮膚の抵抗力を強め、かぶれやにきびを予防する。手足の神経炎をやわらげる。そのほか老化防止物質の合成を促す。	男性　1.4mg（推奨量） 女性　1.2mg（推奨量）	脂漏性《しろうせい》皮膚炎や舌炎をひきおこす。貧血の人や子供の場合は、けいれんをおこすこともある。	酵母、レバー、肉類や魚類、卵、牛乳、スキムミルク
ビタミンB_{12}	赤血球をつくったり、再生して貧血を防ぐ。また、子供の成長を助ける。	男性　2.4μg（推奨量） 女性　2.4μg（推奨量）	悪性貧血や脳障害をおこすことがある。	レバー、肉類や貝類、チーズ、粉乳
ナイアシン	アセトアルデヒドを分解し、二日酔いを防ぐほか、十分にとれば、コレステロールや中性脂肪の低下も期待できる。血液の循環をよくするはたらきもある。	男性：15mg。50～69歳は14mg、70歳～は13mg（推奨量） 女性：11mg。30～49歳は12mg、50～69歳は11mg、70歳～は10mg（推奨量）	頭痛、めまい、不安感におそわれる。口角炎や口臭、便秘、下痢、胃炎になることも。	レバー、魚類、肉類
コリン	コレステロールがたまるのを防ぐほか、肝機能を促進させる。記憶力の低下も防ぐ。	――	肝硬変や動脈硬化を促進させたり、認知症を早める。	卵黄、レバー、緑黄色野菜、酵母、小麦胚芽
葉酸	貧血を予防する。母乳の出をよくする。腸内の寄生虫や食中毒も防ぐ。	男性　240μg（推奨量） 女性　240μg（推奨量）	悪性貧血、舌炎、口内炎をおこしたり、下痢をおこす。	酵母、レバー、肉類、卵黄、牛乳、胚芽
ビタミンK	血液を凝固させるはたらきにより、異常出血を予防したり、月経過多を防ぐ。	男性　150μg 女性　150μg	子供の慢性腸炎や下痢、大腸炎をおこしたり、出血しやすくなる。	緑黄色野菜、ヨーグルト、卵黄、紅花油、大豆油、魚の肝油
ビオチン	健康な肌と髪を保つ。不足すると疲労感や憂うつといった症状があらわれる。	男性　50μg 女性　50μg	肌がくすみ、脂漏性皮膚炎になったり、食欲不振になったりす。	鶏レバー、牛レバー、豚レバー、いわし、落花生

●ビタミンPとは　毛細血管を強くするはたらきがある。そば粉やレモン、オレンジ、みかんの白い果皮部分に多く含まれる。

カルシウム

骨や歯以外に見えないところでも活躍

骨や歯を形成して体を支えているカルシウムは、重要な生理機能も数多くこなしているミネラルです。

血液中や筋肉、細胞膜の中にも少量のカルシウムが存在し、たんぱく質やグリコーゲンの代謝、血液の凝固、ホルモンの分泌、細胞分裂、免疫機能などにかかわっています。神経や筋肉の興奮を調整したり、心臓の鼓動を一定に保つのも、カルシウムの仕事です。これだけを見ても、人体にとって、いかに重要なミネラルであるかがわかります。

その重要性ゆえに、人体はカルシウムの貯蔵庫をもち、不足しないよう備えています。その貯蔵庫とは骨と歯です。どちらも硬くて変化しないようですが、つねに新陳代謝を繰り返しており、一定量のカルシウムの出入りがあります。たとえば血液中のカルシウムが消費されると、骨や歯のそれが溶け出して、血中濃度を一定に保つのです。この貯蔵庫のカルシウムが不足すると、全身にさまざまな障害がおこります。

カルシウムが不足すると生活習慣病や骨粗しょう症に

カルシウム不足の状態が続くと、骨粗しょう症がおこりやすくなります。骨粗しょう症は、骨の中のカルシウムの量が減少することによって、骨がもろく、折れやすくなる病気です。中高年の人に多く、ホルモンの関係で、特に更年期以降の女性の発症率が高いのが特徴です。

カルシウムの不足は、高血圧とも関係があります。骨から血液中へカルシウムが溶け出し続けると、血管壁の細胞内に入り込んで血圧を上昇させたり、動脈硬化を進行させてしまうからです。実際、カルシウム摂取量が多いほど血圧が低く、動脈硬化が原因となる脳出血の発症率が少ないという調査結果もあります。

このほかにも、慢性疲労、アレルギー、脱毛、肌あれ、情緒不安定などの症状があらわれます。

食べもので補給するには牛乳がいちばん

カルシウムは、日本人に最も不足している栄養素のひとつです。それは日本の土壌と深い関係があります。火山灰質の土地にはカルシウムが少なく、そこで収穫される作物にもほとんど含まれていないのです。このため、カルシウムの多い食べものを意識する必要があります。

そのほか、カルシウム吸収を助けるビタミンDの不足や飲酒、喫煙によっても不足は助長されます。また、カルシウムは運動することで骨に蓄積される性質があり、運動不足が原因になる場合もあります。

カルシウムを補給するには、牛乳を飲むのがいちばん効果的です。牛乳に含まれるカゼインたんぱく質と乳糖が、カルシウムの吸収を助けるため、吸収率は50～70％にも達します。これに対し、小魚は30％、野菜は20％程度にすぎません。牛乳にはたんぱく質をはじめ、ビタミンAや B_2 など、カルシウムの効果を高める栄養素が含まれているのも長所です。ただし、牛乳アレルギーの場合や乳糖不耐症の人は、豆乳など別の食品からとるようにします。

1日の推奨量（18歳～）

男性　800mg、30～49歳650mg、50歳～ 700mg
女性　650mg

含有量ベスト5（1回分あたり）

どじょう（5～6尾40g）	440mg
プロセスチーズ（2枚40g）	252mg
牛乳（1杯200ml）	220mg
さくらえび（素干し）（10g）	200mg
だいこん（葉）（70g）	182mg

おもしろ栄養学

基本は食事で。サプリはサポート的に

各種のビタミンやミネラルは、1日あたりの必要量はわずかですが、それでも不足すると体の不調を招きます。まんべんなく摂取するには、サプリメントや機能性食品を利用するのが効率がよいと考えるかもしれません。

確かに、手軽に摂取できるメリットはありますが、それに頼りきりになるのはすすめられません。

必要な栄養素は、できるだけ食事からとるのが基本です。そのほうが体内で利用しやすいという面もありますが、栄養バランスを考えて食事をするようになるからです。何を、どれくらい食べるのかを意識することによって、結果的に健康的な食生活を送れるようになります。

サプリや機能性食品でとればいいという習慣をつけると、食事そのものがおろそかになりがちです。サプリはあくまで不足分を補うもの。外食が続いたときなどに補助的に利用します。その際には過剰摂取にならないように、用量を守ることが大切です。

食は医なり
カルシウム

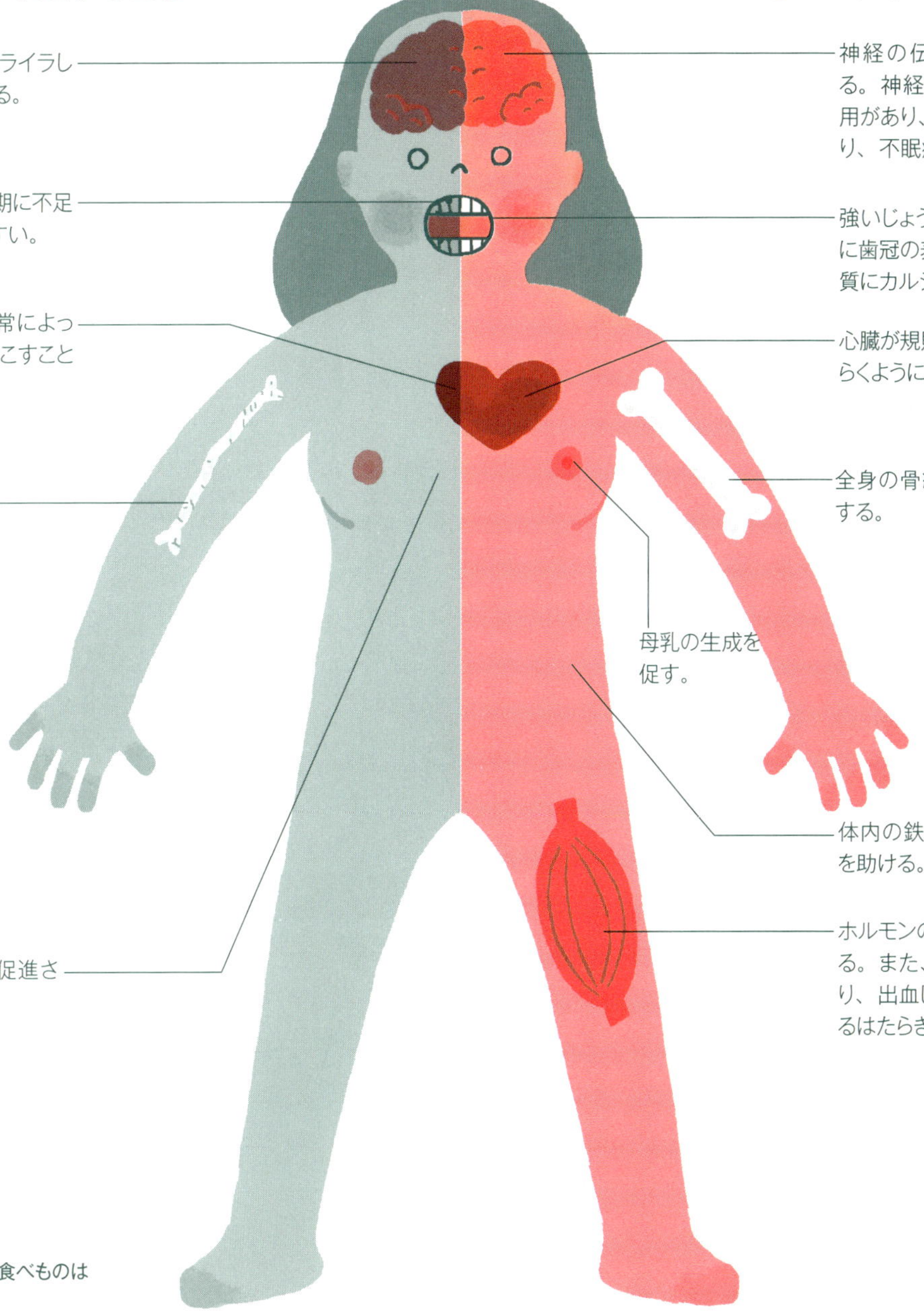
●カルシウムが不足すると●
神経が過敏になり、イライラしたり、興奮しやすくなる。

歯がもろくなる。成長期に不足するとむし歯になりやすい。

心臓の筋肉の収縮異常によって、心筋梗塞《しんきんこうそく》をひきおこすことがある。

骨が細く短くなってしまい、背中や腰が曲がる。骨がやわらかく、もろくなって、変形や骨折がおこりやすくなる。子供ではくる病に、高齢者では骨軟化症（大人のくる病）や骨粗しょう症をひきおこす。

高血圧や動脈硬化を促進させる。
●カルシウムのはたらき●
神経の伝達機能を促進させる。神経の興奮をおさえる作用があり、イライラを解消したり、不眠症をやわらげる。

強いじょうぶな歯をつくる。特に歯冠の表面をおおうエナメル質にカルシウムが多い。

心臓が規則正しいリズムではたらくようにする。

全身の骨組織を形成し、維持する。

母乳の生成を促す。

体内の鉄分の代謝を助ける。

ホルモンの分泌をスムーズにする。また、筋肉を収縮させたり、出血したときには血を固めるはたらきがある。

※カルシウムを多く含む食べものは206ページ参照

●特徴

体内におけるカルシウムの99％は、骨と歯にあります。食事により摂取されると、必要な分が吸収され、残りは体外へ排出されます。

●効率のよいとり方

ビタミンDとたんぱく質は、カルシウムの吸収効率を高めることから、これらを含む食品をあわせてとるといいでしょう。

また、骨はカルシウムとリンが結合して形成されます。このふたつはほぼ同量摂取することが推奨されます。なぜならリンだけ多くとりすぎると、逆にカルシウムの吸収を阻害するからです。小魚、牛乳、チーズ、海藻類、カキなどは、カルシウムとリンをバランスよく含んでいます。

●こんな人は特に必要

成長期の子供には欠かせません。また、更年期以降の女性に欠乏症が多くみられます。加齢とともにカルシウムの吸収がわるくなるからです。

予防には、若いときから十分な摂取と運動を心がけることが大切です。また、妊娠中の女性、激しい運動や肉体労働をする人は、カルシウムの消費量が特に多いので、その分、多く補給します。

ダイエット中の人や飲酒、喫煙の習慣がある人も不足しがちです。清涼飲料水を好む人は、リンが多量に含まれているので要注意です。

●ごまめとうめ酢　非常に相性がよいこと。ごまめとうめ酢をいっしょに食べると、相互に作用し合って栄養価がアップする。

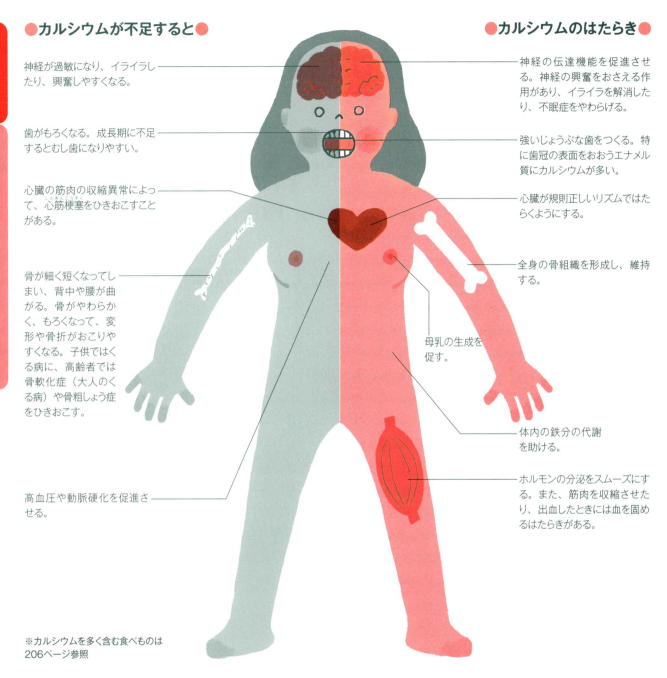

鉄

女性は慢性的に欠乏ぎみ。薬よりも食べもので補給

血液が赤い色をしているのは、ヘモグロビン（赤血球色素）という物質のためです。このヘモグロビンの合成に必要なミネラルが、鉄です。

鉄は多くの食べものに含まれていますが、吸収されにくい栄養素なので、不足しがちです。特に女性は月経があるため、慢性的な鉄欠乏状態にあるといわれます。

肉などに含まれる鉄の吸収率は15～25％ですが、これはよいほう。野菜、穀類、海藻類、乳製品、卵などの鉄は2～5％しか吸収できません。

ビタミンCは鉄の吸収を助けるものの、逆に食物繊維と、緑茶やコーヒーなどに含まれるタンニンは吸収を阻害します。薬などの錠剤でも補うことは可能ですが、食べものからとるのがのぞましいとされます。

ヘモグロビンは体内で酸素を運ぶはたらきをしているので、鉄が不足し、ヘモグロビンが減ると体が酸素不足になります。それにより、めまい、動悸《どうき》や息切れ、体力低下など、貧血の症状があらわれます。

●特徴

成人の体内にある鉄の量は約3gで、茶さじ1／10に相当します。そのうち半分以上はヘモグロビン中にあって、酸素を運んでいます。ほかに筋肉中のたんぱく質にもあります。

鉄は腸から吸収されにくいため、1日に失われる量（約1㎎）の約10倍を補う必要があります。

●効率のよいとり方

動物性食品の鉄が比較的吸収されやすいのは、ヘム鉄という種類だから。これは赤身の肉や魚に多く含まれますが、なかでもレバー類がおすすめです。植物性食品に含まれるのは非ヘム鉄。ビタミンCとの相性がいいので、たとえば100％のオレンジジュースを添えます。お茶やコーヒーは吸収抑制因子につき、食事直後は避けて。鉄製フライパンで調理すると、わずかですが、鉄が増えます。

●こんな人は特に必要

妊娠中の女性は、中期から後期になると男性の推奨量の約3倍の鉄が必要です。貧血ぎみで、疲れやすい人や顔色のわるい人はもちろん、男性でも胃潰瘍《かいよう》や痔など、出血性の病気がある人は、注意が必要です。

●鉄が不足すると●　　**●鉄のはたらき●**

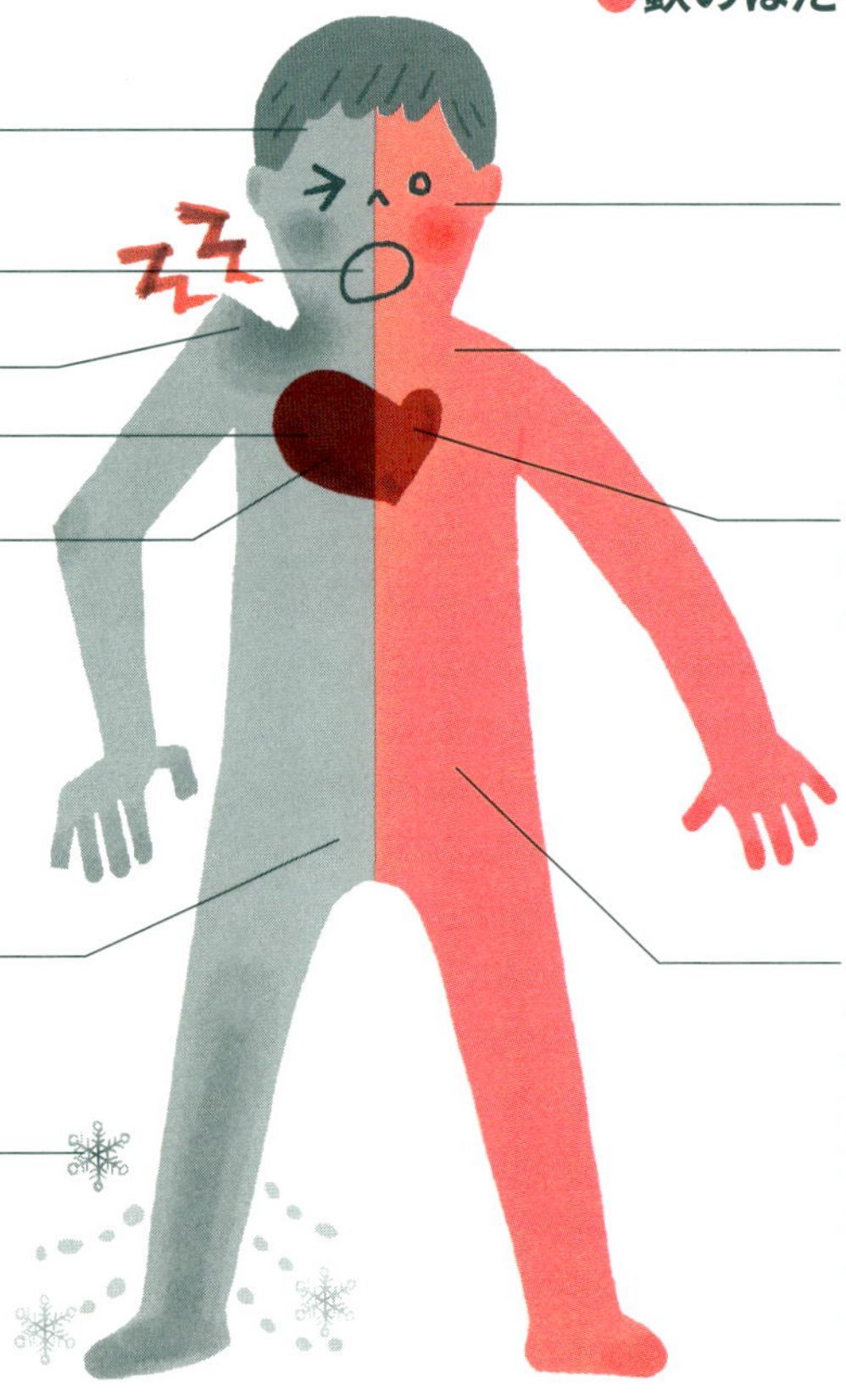
顔色がわるくなる。粘膜の色が青白くなる。

舌が赤くはれて痛む。

肩や首すじがこる。

鉄欠乏性貧血になる。

鉄欠乏の状態が長く続くと、脈が早くなり、運動すると息切れがする。心臓肥大になることもある。乳児は発育が遅れる。

疲れやすくなり、朝起きるのがつらい。

体が冷えやすくなる。

顔色をよくする。

貧血を予防したり、改善する効果がある。

赤血球の中のヘモグロビンをつくるために必要。

血液中の酸素を筋肉中にとり入れ、エネルギーとして利用する。このため、病気に対する抵抗力をつける。疲労を防止するはたらきもある。成長を促進させるのにも欠かせない。

※鉄を多く含む食べものは206ページ参照

1日の推奨量	
男性	18～29歳と70歳～ 7.0mg、30～69歳 7.5mg
女性	〔月経あり〕18歳～ 10.5mg 〔月経なし〕18～29歳と70歳～ 6.0mg、30～69歳 6.5mg

含有量ベスト5（1回分あたり）	
豚レバー(60g)	7.8mg
鶏レバー(60g)	5.4mg
しじみ(30g)	2.5mg
牛レバー(60g)	2.4mg
牛もも肉(脂身つき)(100g)	2.1mg

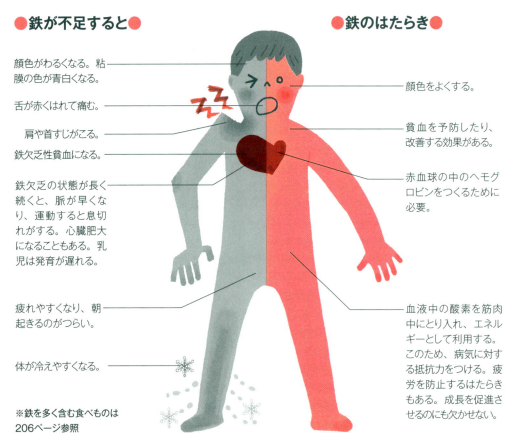

ナトリウム

不可欠のものだがとりすぎるとこわい

ナトリウムは、塩素と結合した食塩という形で摂取されます。

ナトリウムは、細胞の浸透圧の維持、神経の刺激伝達、消化液の分泌促進、体液をアルカリ性に保つはたらきをするなど、人間の生理機能上欠かせないミネラルです。しかしとりすぎると、血圧を上昇させ、高血圧や動脈硬化をひきおこすという欠点もあります。これは、ナトリウムには体内に水をためる作用があるためです。ナトリウムの濃度が高くなると、血管壁から水分を吸収します。その分だけ血液の量が増えて、心拍数も上昇させます。その結果、血圧が上昇するのです。

ナトリウムのこうした作用をおさえるのが、緑黄色野菜やくだもの、豆、牛乳、チーズなどに含まれているカリウムというミネラルです。

カリウムは体外に水分を排出する作用があり、ナトリウムとともに体内の水分量や細胞液の浸透圧を一定に保っています。カリウムは血圧を下げる作用もあると考えられ、実際に食塩の摂取が多くても、カリウムの摂取量が多いと高血圧の発症率が減るという調査もあります。

1日の推定平均必要量（18歳～）	
男性	600mg
女性	600mg

含有量ベスト5（1回分あたり）	
しょうゆ（大さじ1）	1026mg
プロセスチーズ（40g）	440mg
うめぼし（1個5g）	435mg
あさり（50g）	435mg
みそ（大さじ1）	432mg

●効率のよいとり方

1日に必要な食塩量は、実は1g程度。肉や野菜などの食品自体に含まれる塩分だけで十分にとれます。

やはり問題になりやすいのは調理による過剰摂取。小さじ1杯分のしょうゆに含まれる食塩は約1g、大さじ1/2程度のみそにも、ほぼ1gの食塩が含まれています。漬けもの、つくだ煮などの食塩も要注意です。

高血圧の予防には、摂取量を1日6g以内におさえるのが目安ですが、すでに血圧が高い人の場合は、3～5g以内がのぞましいでしょう。腎臓病の人も注意が必要です。

なお、発熱や激しい下痢などで脱水状態をおこした場合は、水分とともに、食塩の補給が大事です。

亜鉛

全身の新陳代謝を促し、味覚や嗅覚を正常に保つ

人の体の細胞はつねに新陳代謝をしていますが、欠かせないのが亜鉛です。体内では亜鉛はたんぱく質と結合した状態で存在し、約200種類もの酵素の必須成分となっています。

新しい細胞をつくるには、DNAの情報をもとにたんぱく質が合成されます。このとき亜鉛が主成分となっている酵素が不足すると、スムーズに細胞分裂ができなくなり、新陳代謝が低下します。その影響で肌がかさついたり、傷の治りがわるくなったりするのです。脱毛や、爪に白い斑点があらわれることもあります。

ほかにも、血糖値を下げるインスリンをはじめ、男性ホルモンや女性ホルモンの合成・分泌にも、亜鉛は欠かせません。不足すると血糖値が下がりにくくなったり、生殖機能が低下したりします。特に男性では不妊症の原因になることもあります。

●特徴

食べものの味は、舌の表面にある味蕾《みらい》という部分が感じとります。味蕾細胞は非常に短い周期で新陳代謝が行われており、やはり亜鉛が大きく影響しています。そのため、亜鉛が不足すると味覚障害がおこり、味がわからなくなるのです。これは食欲不振にもつながります。

また、においをかぎ分ける嗅細胞の新陳代謝にも、亜鉛は不可欠。そのため、不足すると嗅覚にも影響が出ることがあります。

1日の推奨量（18歳～）	
男性	10mg、70歳～9mg
女性	8mg、70歳～7mg

含有量ベスト5（1回分あたり）	
カキ（60g）	7.9mg
豚レバー（60g）	4.14mg
牛肉（100g）	3.8mg
かに（100g）	3.3mg
いか（250g）	3.0mg

亜鉛不足にならないようにするには、豚レバー、牛肉の赤身、カキ、うなぎのかば焼き、納豆、アーモンドなど、亜鉛を多く含む食品をとりましょう。

注意点は、レトルト食品やファーストフードなどに含まれている添加物によって、亜鉛の吸収が妨げられる場合があることです。こうした食品を多く食べる傾向がある人は、意識して亜鉛の多い食品を食べるように心がけましょう。

●朝の井戸水には薬が湧いている　井戸水は地中のミネラルを豊富に含んでいる。夜間はくみ出されないので、それが濃くなっている。

カリウム

とりすぎた塩分を体外に排出する

カリウムのいちばんのはたらきは、ナトリウムとともに細胞の内と外の浸透圧を維持することです。この作用により、水分をはじめ、さまざまな成分の調整が行われるので、まさに生命活動の基盤を担っているといえます。

●特徴

体内のカリウムの9割以上は、細胞内に存在します。それに対してナトリウムは細胞外液にあり、細胞膜が両方の濃度を維持するようにはたらいています。カリウムとナトリウムは互いにバランスをとり合う関係のため、カリウムが汗や尿として対外に排出されると、それと同量のナトリウムも排出されるしくみになっています。ナトリウムの過剰摂取で血圧が上がりますが（75ページ参照）、カリウムが体内に十分にあれば高血圧の予防につながります。

カリウムにはまた、筋肉の収縮を円滑にする作用もあります。筋肉内でエネルギーづくりにも関係していることから、夏場に大量の汗をかいてカリウムが失われると、筋肉がつったり、夏バテしたりする原因にもなります。心筋にも多く存在するので、極端に不足すると不整脈や心不全をおこしやすくなります。

●効率のよいとり方

カリウムは体内の水分バランスをとるために、汗や尿として排泄されやすいので、油断すると不足しがちになります。野菜やくだものに多い栄養素ですが、調理で失われやすい点も要注意。煮もの調理の損失率は約30％です。加熱せず食べる生野菜やくだものは効率的といえます。また、食塩は精製度の低い粗塩にしたり、砂糖も黒砂糖にすると、カリウムが含まれるのでおすすめ。ストレス、慢性の下痢、コーヒー、酒、甘いものはカリウムを減らします。カリウムには過剰症の心配はないので、積極的にとることが大切です。

1日の目安量（18歳～）	
男性	2500mg
女性	2000mg

含有量ベスト5（1回分あたり）	
いか（1杯250g）	750mg
アボカド（90g）	648mg
とうもろこし（200g）	580mg
バナナ（150g）	540mg
昆布（10g）	530mg

●その他のミネラル

名称	効用・はたらき	1日の目安量（18歳～）	欠乏症	多く含む食品
クロム	体内でブドウ糖や脂肪の代謝を行うのに必要。	男性 10μg 女性 10μg	動脈硬化や糖尿病をおこしやすくなる。	肉類、あさり、ハマグリ、じゃがいも
セレン	更年期障害の予防や治療に役立つ。老化防止と改善にも役立つ。	男性 30μg（推奨量） 女性 25μg（推奨量）	年齢より早くスタミナ不足や体力不足になる。	小麦胚芽、小麦フスマ、まぐろ、玉ねぎ、トマト
マグネシウム	筋肉と神経が正常にはたらくのを助ける。組織や血管にカルシウムが沈着するのを防ぎ、腎臓結石、胆石症を予防する。	男性 18～29歳340mg、30～49歳370mg、50～69歳350mg、70歳～320mg（推奨量） 女性 18～29歳270mg、30～69歳290mg、70歳～270mg（推奨量）	興奮しやすくなったり、動悸がする。手足の冷えや痛みがおこることもある。	昆布、わかめ、大豆、ごま、オートミール、プルーン
ヨウ素	成長や発育を促進して、代謝を活性化させる。甲状腺《こうじょうせん》ホルモンの原料にもなる。	男性 130μg（推奨量） 女性 130μg（推奨量）	甲状腺機能障害や甲状腺腫《しゅ》になる。だるい、疲れやすい、むくみなどの症状もある。	昆布などの海藻類、貝類、魚類、レバー
リン	骨や歯をつくるほか、代謝を助けるはたらきがある。関節炎の痛みをやわらげるはたらきもある。	男性 1000mg 女性 800mg	歯が弱くなったり、骨折しやすくなる。ただし、欠乏症はほとんどない。	卵、肉類や魚類、ナッツ類、胚芽
銅	鉄の利用を助けて貧血を予防する。メラニン色素を生成したり、骨や血管壁を強化する。	男性 18～29歳と50歳～0.9mg、30～49歳1.0mg（推奨量） 女性 18～69歳0.8mg、70歳～0.7mg（推奨量）	悪性貧血、舌炎、口内炎をおこしたり、下痢をおこす。	酵母、レバー、肉類、卵黄、牛乳、胚芽
モリブデン	肝臓や腎臓にある、酵素のはたらきを助ける超微量元素。糖質や脂質の代謝を助ける。鉄の利用を助けて造血にはたらく。	男性 18～29歳と50歳～25μg、30～49歳30μg（推奨量） 女性 18～29歳と70歳～20μg、30～69歳25μg（推奨量）	貧血や疲労、不妊になる可能性がある。	牛乳、乳製品、レバー、豆類、穀物
マンガン	骨を形成するのに必要な栄養素のひとつ。コレステロールや甲状腺ホルモン、インスリンの生成にかかわる。	男性 4.0mg 女性 3.5mg	平衡感覚がわるくなり、愛情が欠落する。インスリンの合成が低下し、糖尿病になりやすい。	いたや貝、アマランサス、ライ麦、栗、ヘーゼルナッツ

PART 2
体調をよくする食べもの

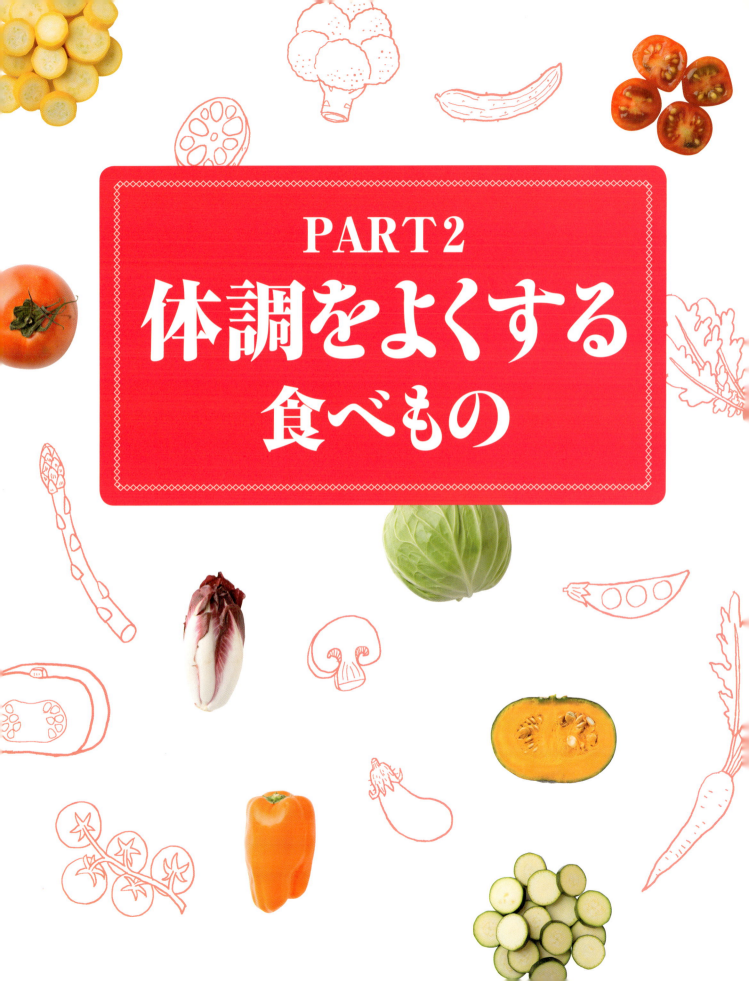

ここで紹介している方法は、人によって効果に差が出ることがあります。また、まれに体質などの理由により、合わないこともあるので、少しでも異変を感じたらすぐに中止してください。

汗っかき

無理に汗を止めるのではなく、メンタルを鍛えることも有効

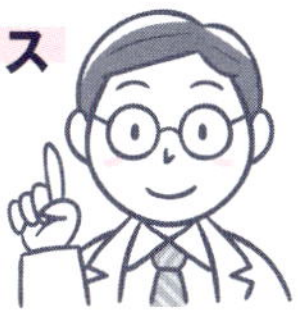

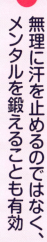

●Dr.アドバイス

汗が出るのは生理現象。病気が原因のときは治療が必要に

気温の高い場所にいるとき、運動をしたとき、かぜが治りかけて熱が下がりはじめたときに、汗をたくさんかくのは当然のことです。人間は体から水分を汗として蒸発させることによって、体内でつくられた熱を放出し、体温調節を行っているからです。

また、緊張したり、驚いたりしたときに汗が出るのもごく自然な生理現象です。汗の分泌を促す発汗中枢《ちゅうすう》を支配しているのは、脳の温熱中枢です。そのため精神的に脳が刺激を受けると汗が出るのです。

しかし、汗の量が、時に不快感を覚えるほど多すぎるという人がいます。いわゆる多汗症です。多くは生まれつきの体質によるもので、特に心配ありません。どうしても不快だという人は、制汗剤を使うなどの工夫をしましょう。重い多汗症の場合は、発汗神経ブロックという治療法もあります。気にするとよけいに汗をかくので、スポーツなどで心身を鍛えておくとよいでしょう。

ただ、発汗には病的なものもあるので注意してください。汗に伴って微熱や倦怠《けんたい》感が続く場合は結核や白血病、手がふるえる、動悸《どうき》が伴うときはバセドウ病の疑いもあります。また、自律神経《じりつしんけい》の失調によって急に汗が出るということもあります。汗以外の症状もあったら受診しましょう。

精神不安の汗っかきに小麦とナツメの煮もの

小麦には、体の熱っぽさをとり除き、のどの渇きを止める作用があります。また薬用として、精神安定剤にも使われます。これは、自律神経失調症で情緒不安があり、体がほてったり、少し動いただけで汗が出るといった人に向いています。

精神不安が激しく、体力・気力不足や不眠を伴う多汗症の人には、小麦にナツメを加えた煮ものが特におすすめです。これに龍眼肉《りゅうがんにく》を加えると効果が増します。

（根本）

●小麦とナツメの煮もの

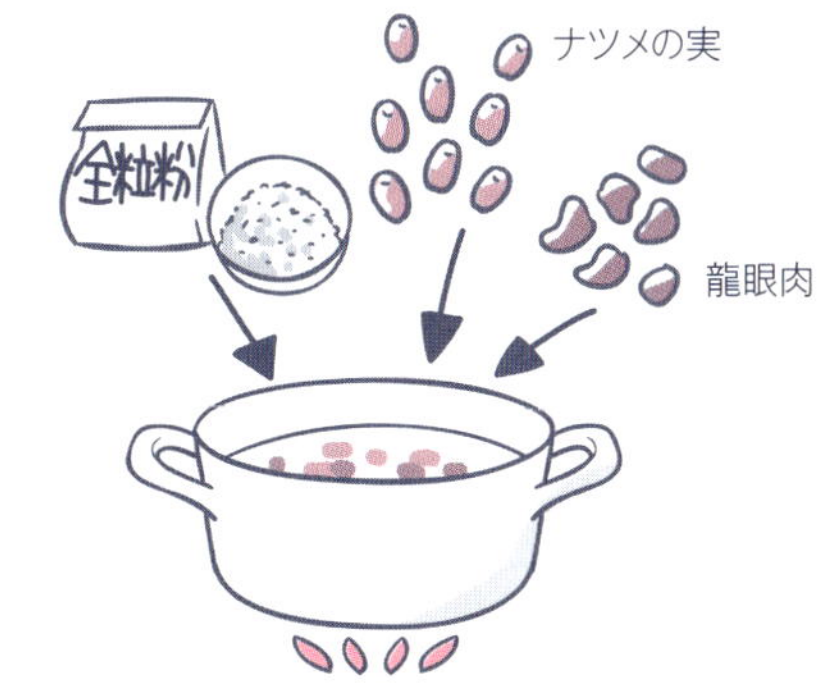

小麦（できれば全粒粉）50g、乾燥したナツメの実（生薬名は大棗《たいそう》）10個、乾燥した龍眼肉15gを鍋に入れる。水をひたひたに加え、材料がドロドロになるまでよく煮る。

汗の出をおさえるオウギの煎じ汁

オウギは、中国の山野に自生するマメ科の植物の根で、中国料理のスープや、漢方薬の材料として用いられています。

利尿、強壮にすばらしい効果があり、血液の循環をよくするうえに、制汗作用があります。

オウギは煎じて飲みます。600mLの水にオウギ3gを入れ、水が半量になるまで煎じます。これを1日分として、3回に分けて、空腹時に飲むようにしてください。

（根本）

こんな方法もあります

汗のベタつきには薬湯がいちばん

汗で体がベタベタするのは不快なものです。そんなときは薬湯につかるとさっぱりします。特におすすめなのが重曹湯。ひとつかみの重曹をお風呂のお湯に加えてください。重曹の成分は、体の水分の蒸発を活発にし、体温の発散を促すので、入浴後は皮膚がひき締まり、さわやかになります。

みょうばん湯も同様です。みょうばんには皮膚をなめらかにする作用もあるので、美容にもよいでしょう。

じっとりとした梅雨どきや、真夏の蒸し暑くて寝苦しい夜などに、試してみましょう。

●冷や汗はどうして出る？　恐怖や羞恥が脳に伝わると、温熱中枢が刺激を受けて発汗する。冷たいと感じるのはドキドキが去ってから。

寝汗をかく

体力が衰えていると、よけいに寝汗をかきやすい。体質改善を

●Dr.アドバイス

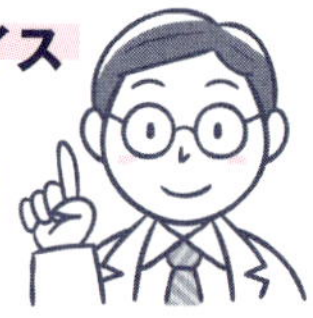

人間は睡眠中にいちばん汗をかく。しかし大汗が長く続いたら病院へ

寝汗とは、睡眠中に衣類を濡らしてしまうほど大量の汗をかくことをいいます。

寝汗は、生理的な発汗である場合がほとんどです。人間の体は、そもそも睡眠中は汗をかきやすい状態にあります。特に気温や湿度が高かったり、布団をかけすぎていたり、衣類の重ね着をしていれば、多めの汗をかくのはごく自然のことです。気になるのであれば、寝具をなるべく薄いものにするなどの調節をします。

また、かぜのような発熱性の病気の回復期にも寝汗をたくさんかきますが、これは体調がよくなる前兆なので、あわてて汗を止めようとする必要はありません。こまめに下着やシーツを替えて、体を冷やさないように注意します。

しかし、過労や自律神経のバランスがくずれたために寝汗をかくことがあります。多くは、肩こりや頭痛、月経不順などを伴います。

寝汗は心身が弱っていると、よけいにかきやすいものです。寝汗をおさえるには、まず生活や体質を改善していくことです。日ごろからスポーツなどで、心身を鍛えておくことも大切です。とはいえ、疲れたら体を休めましょう。食事にも強壮作用のある食品をとり入れてください。

過労に伴う寝汗に黒豆と小麦フスマの煎じ汁

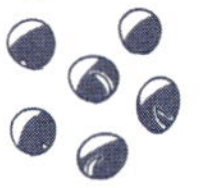

大豆は良質のたんぱく質や脂質、ビタミン B_1・B_2 などをふんだんに含んだ、栄養的にすぐれた食べものです。なかでも黒豆は、疲れやすい人、体力的に衰えている人の寝汗の症状に大変効果があります。特に皮の部分には、滋養と制汗作用のある成分が多く含まれています。小麦フスマにも制汗作用があり、2つを合わせた煎じ汁は、疲れすぎて寝汗をかく人に有効です。

黒豆を、皮をとらずに常食するのも、寝汗対策としてはよいでしょう。（根本）

●黒豆と小麦フスマの煎じ汁

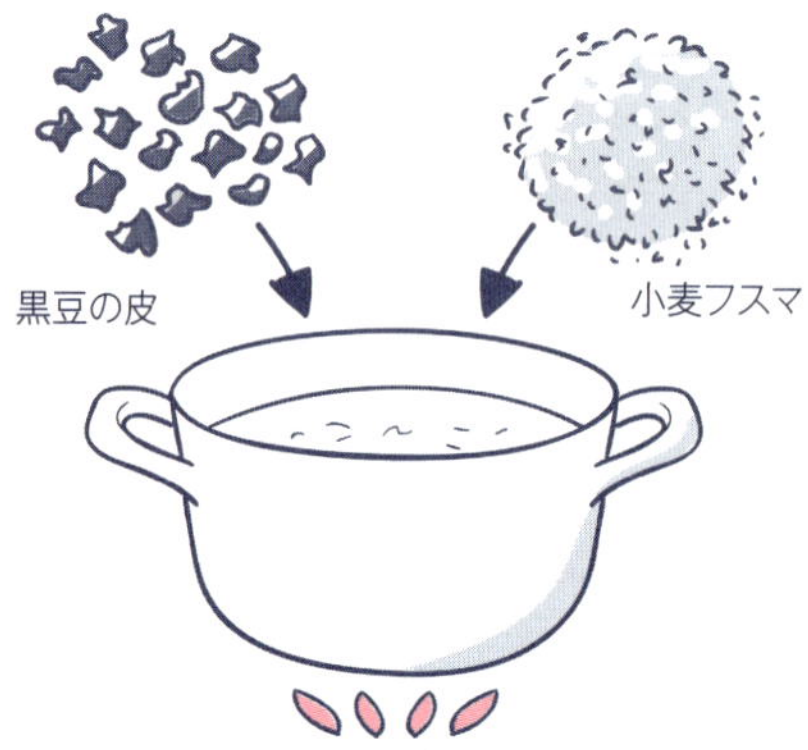

黒豆の皮と小麦フスマ各9gを鍋に入れ、水で煎じて飲む。

血の循環がよくなるにらのみそあえ

にらはビタミン、カルシウム、カリウム、鉄分を豊富に含んでおり、強精・強壮作用の強い野菜です。血液の循環をよくし、胃腸をあたため、内臓全般の調子をととのえるだけでなく、自律神経を刺激するはたらきもあります。体力が衰え、寝汗をかきやすい人は常食するとよいでしょう。にらのみそあえがおすすめです。1日3回食べるとよいでしょう。みそ汁の具にしても効きます。ただし、腸の弱い人が多食すると、下痢をすることがあるので注意します。（根本）

胃にもよいタンポポの煎じ汁

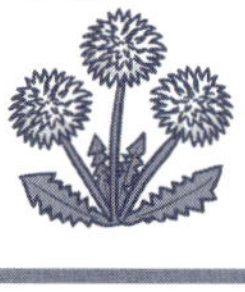

タンポポにも強壮作用があるほか、胃をじょうぶにするはたらきがあります。寝汗には煎じて飲むと効果があります。

春の開花時期にタンポポの若い葉、花、根を採取し、乾燥させて保存しておきます。1回に葉と花は7～10g、根なら4～8gを水で煎じて、毎食前に飲みましょう。（根本）

胸やけ・胃もたれ

毎日の食事に気を配ることが大切。先天的な体質も影響する

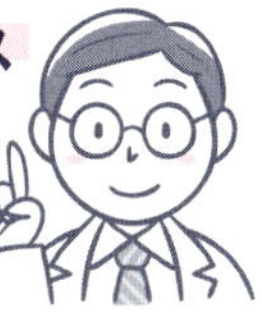

●Dr.アドバイス

多くは、暴飲暴食やストレスが原因でおこる

上腹部から胸の奥にかけて、焼けつくような不快感とともに、げっぷやすっぱいものがこみ上げてくる症状を胸やけといいます。また消化が不十分で、胃が重苦しく感じられる症状を胃もたれといいます。

胸やけや胃もたれは、健康な人にもおこります。その多くは、暴飲暴食、たばこの吸いすぎなどが原因です。また最近では、ストレスや過労、睡眠不足によって生じる場合も少なくありません。

しかし、原因がはっきりしないのに胃の不快な症状が続くことがあります。検査をしても原因が見つからない状態を、機能性ディスペプシアとよびます。かつては「慢性胃炎」や「神経性胃炎」とされたものです。治療では、胃の運動機能改善薬や、胃酸分泌抑制薬が使用されます。

また、上腹部の症状を訴えるのはやせ型の人に多く、先天的な体質も影響しています。食事に気を配り、根気よく治すことが必要です。栄養価が高く、消化のよいものをとります。

下表のような症状が長く続く場合は、専門医に相談しましょう。

●胸やけ・胃もたれから考えられる主な病気

SOS のときは、急いで病院へ！

胸やけがする・げっぷがある	すっぱいげっぷがある。食後1～3時間後にみぞおちに痛みを感じる。食事をすると症状がやわらぐ。	胃酸過多症 胃・十二指腸潰瘍《かいよう》
胸やけがする・げっぷがある	暴飲暴食後、腹部の不快感、吐きけがおこりやすい。	急性胃炎
胸やけがする・げっぷがある	みぞおちから右上腹部にかけて痛む。右の背中、右肩まで痛むことも。苦いげっぷも出る。	SOS 胆石症、胆のう炎
胸やけがする・げっぷがある	太りぎみの高齢者にみられる。胃が胸腔《きょうくう》へはみ出し、胃液が逆流する。	食道裂孔《れっこう》ヘルニア
胸やけがする・げっぷがある	すっぱい水が口まで上がってげっぷが出る（呑酸《どんさん》という）、せき、のどの違和感などがある。	逆流性食道炎
胸やけがする・げっぷがある	いつも胃がふくれている感じがする。食後には胸やけやげっぷがおこったり、嘔吐《おうと》、食欲不振を伴うことも。	SOS 機能性ディスペプシア 胃がん
胃がもたれる	やせていて筋肉の弱い人に多い。胃がもたれたり、ふくらんだ感じがある。食後に水を飲むと、おなかがゴボゴボいう。	胃下垂 機能性ディスペプシア
胃がもたれる	食欲不振になる。げっぷに悪臭がある。血液の混じった嘔吐があり、赤黒いコーヒーカスのような色のことも。	SOS 幽門狭窄《きょうさく》

胃もたれを治す じゃがいも汁

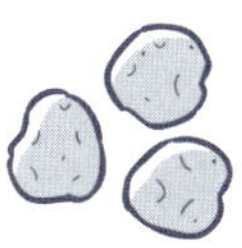

じゃがいもには胃腸をじょうぶにし、炎症をおさえるはたらきがあります。そのため胃がムカムカするときや、胃がもたれているときには、じゃがいも汁を飲むと効果的です。よく洗って皮をむき、芽を取ったじゃがいもをすりおろしたら、ガーゼや布などでしぼります。このしぼり汁を1日2回、1～2さじずつ空腹時に飲むと、胃がすっきりします。この汁は、胃・十二指腸潰瘍にも効きます。

（根本）

胸やけによい 昆布の焼きもの

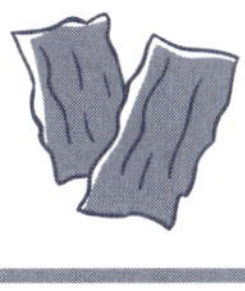

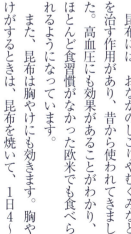

昆布には、おなかのしこりやむくみなどを治す作用があり、昔から使われてきました。高血圧にも効果があることがわかり、ほとんど食習慣がなかった欧米でも食べられるようになっています。

また、昆布は胸やけにも効きます。胸やけがするときは、昆布を焼いて、1日4～6g食べると治ります。

（根本）

●夏にかく汗の量は？　夏には1日に1.5～2Lも汗が出る。これは大量の汗を水分として蒸発させることで、体温を調節しているため。

消化をよくする だいこんもち

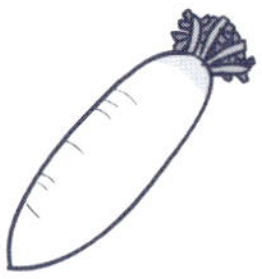

だいこんは、消化をよくする食品の代表です。炭水化物、たんぱく質、脂質それぞれの消化を助ける、ジアスターゼという酵素が多量に含まれているからです。

だいこんおろしや、だいこんもち（作り方は次ページ）などを、積極的に食事へとり入れてみましょう。胸やけや胃もたれをおこしにくくなります。特に、口内炎ができやすい人にはおすすめです。

ただし、だいこんは生で食べたときに、体を冷やす作用をもっています。そこで、胃の冷えやすい人は、煮たり、蒸したりして食べるようにしましょう。

（根本）

おすすめ

健胃薬として名高い センブリの粉末

センブリは別名「当薬《とうやく》」ともいわれ、日本古来の民間薬として、幅広く用いられています。特に健胃薬としては名高い存在です。

センブリは、千回お湯につけて千回振り出しても、まだその浸出液が苦いことから、「千振り＝センブリ」と名がついたといわれています。これはセンブリに含まれるスエルチアマリン、スエロシドなどの苦み配糖体が、苦みのもとになっているからです。センブリの効きめは、この強い苦みが胃液の分泌を盛んにして、胸やけや胃もたれをとり去るのです。

粉末にしたセンブリ0.3gを、食前にそのまま服用します。オブラートに包んで飲むと、効きめが低下するので避けます。

または干したセンブリ1〜3gを小さく切って茶碗に入れ、熱湯200mLを注ぎ、お茶として飲んでもいいでしょう。しかし、センブリは刺激が強いので、一度に多く摂取しないように注意します。

（根本・山ノ内）

●センブリの粉末

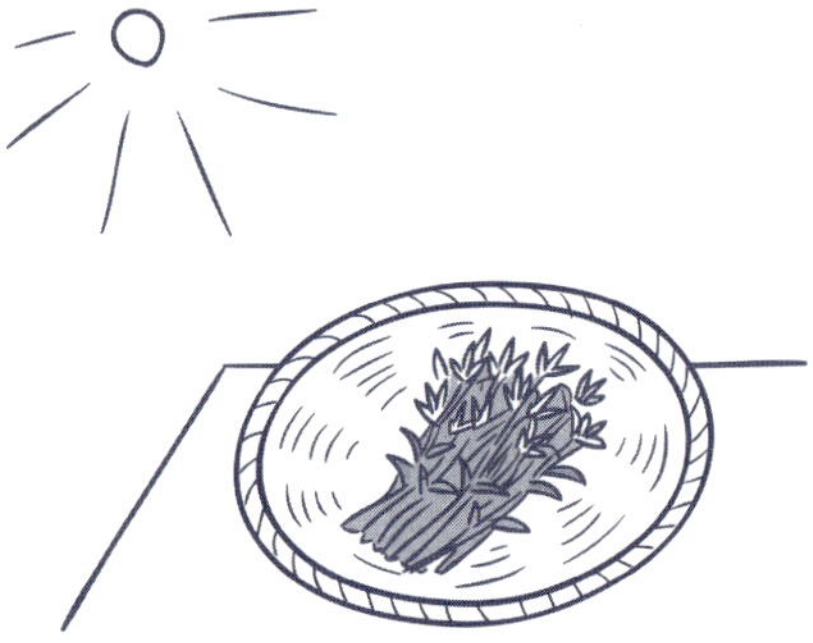

センブリを干して、乾燥させる。すり鉢に入れ、粉末にする。

日常生活の注意

胃もたれ、胸やけを防ぐために気をつけたいこと

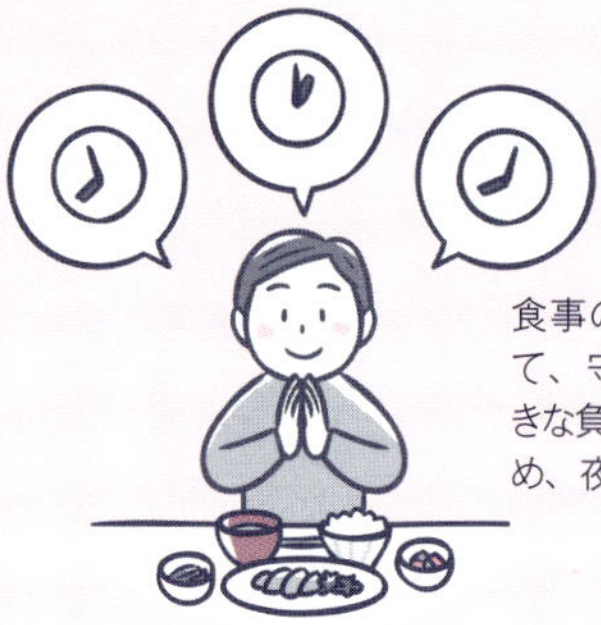

食事の時間を決めて、守る。胃に大きな負担をかけるため、夜食は避ける。

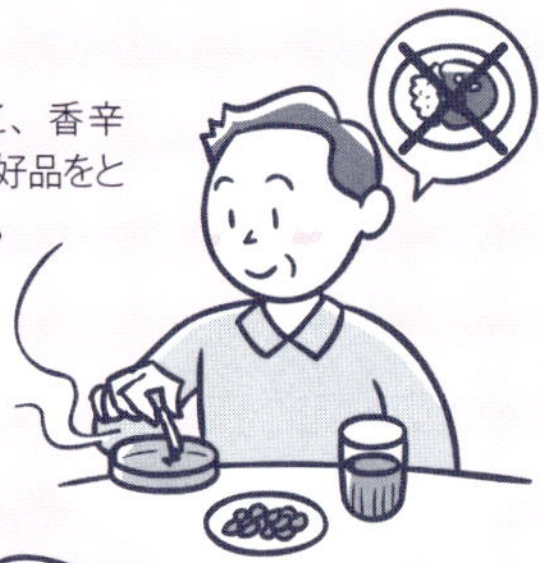

酒やたばこ、香辛料などの嗜《し》好品をとりすぎない。

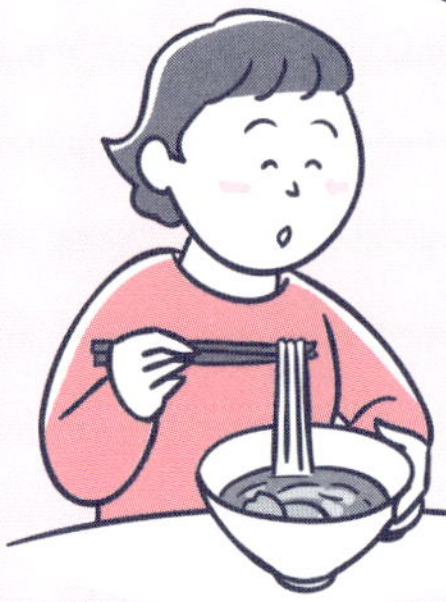

ごはん、うどんなど、消化吸収のよいものをよくかんでゆっくり食べる。

胃酸不足の胃もたれに リンドウの根の煎じ汁

リンドウには、胃液の分泌を盛んにして消化を助ける作用があります。胃のはたらきが活発になることにより、胸やけ、胃もたれをおこさなくなります。リンドウ（龍胆《りゅうたん》）の名は、龍の胆《きも》のように苦いという意味でつけられたものです。これは苦み配糖体のゲンチオピクロシドという成分が、リンドウの根に含まれているためです。この苦みが大脳を刺激して、胃液の分泌を盛んにします。リンドウの根4gを1日量として、煎じて飲みます。

（山ノ内）

だいこんもちの作り方

●材料（3本分）

だいこん	1本
小麦粉	6カップ（600g）
干ししいたけ	1枚
干しえび	大さじ1（8g）
陳皮《ちんぴ》（乾燥したみかんの皮）	大さじ½（1g）
酒	適量
塩・こしょう	各少々
サラダ油	適量

1 干ししいたけは水に、干しえびと陳皮は酒につけてもどす。だいこんは皮つきのまま洗い、すりおろす。

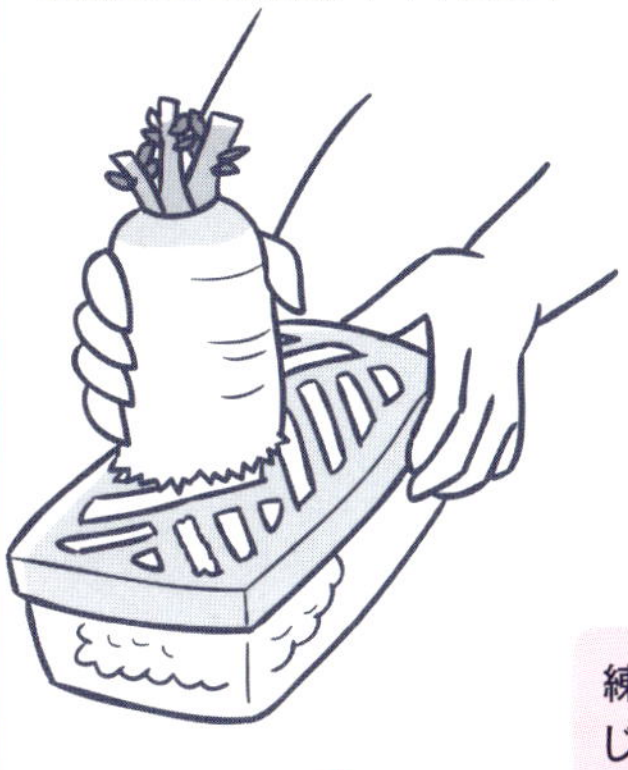

これがコツ

練り混ぜるときは、最初はしゃもじなどで大きく合わせ、あとは手を使って練る。耳たぶくらいのやわらかさがよい。

2 小麦粉をふるい、だいこんおろしと混ぜる。よく練り、塩とこしょうを加える。

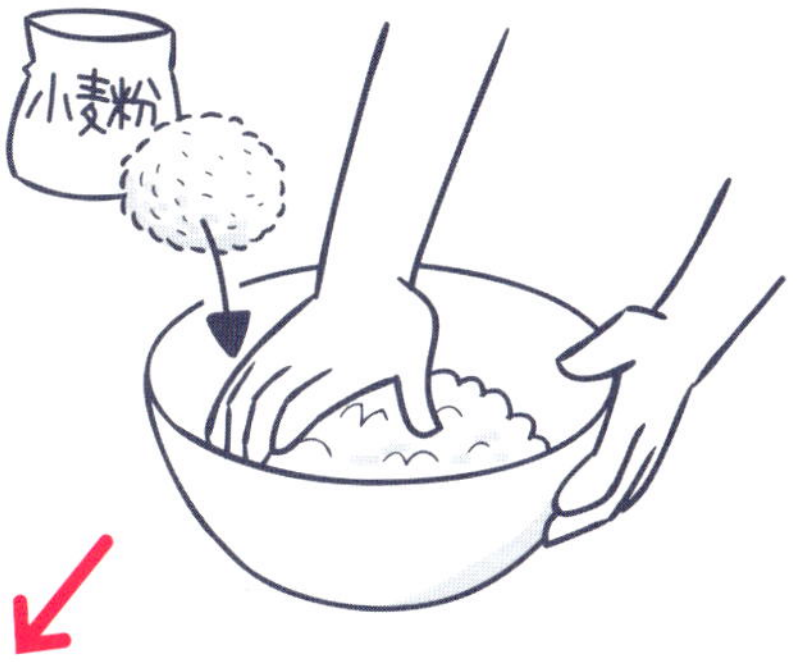

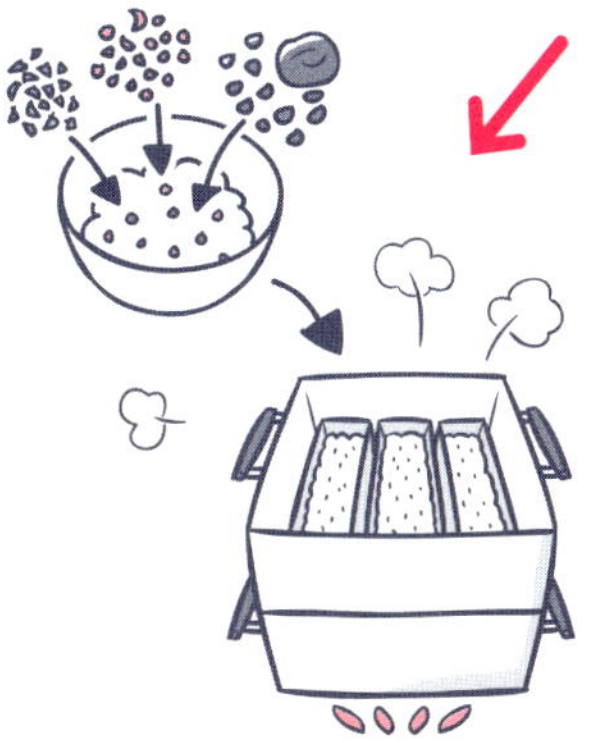

3 もどした干ししいたけと干しえび、陳皮を細かくきざんで合わせ、2に混ぜたら3等分にする。これをサラダ油を薄く塗った金属製の流し缶3本に入れ、蒸し器で30分ほど蒸し、適当な大きさに切る。トマトケチャップやマスタードをつけて食べてもおいしい。蒸さずに、フライパンで焼いてもよい。

◆作ってみました

試作ではパウンドケーキ用の流し缶を使いました。型に入れたら、なるべく平らにしたほうが仕上がりがきれいです。

◆食べてみました

サラダ油で焼き、しょうゆをつけて食べてみました。おもちのような歯ごたえで、後味はさっぱりしています。胃がもたれていても、負担なく食べられます。

おすすめ

消化促進に サンザシの実の煎じ汁

サンザシの実は、赤もしくは黄色で、1～1.5cmほどの球形をしています。ビタミンやカロテンなど、多くの成分が含まれます。消化促進作用にすぐれており、健胃、成長に効果があります。また、利尿作用があるうえ、二日酔い、食中毒にも効きます。サンザシの実10～15gを煎じ、これを1日量として3回に分けて服用します。特に魚を食べすぎたときの胸やけ、胃もたれによく効きます。

（根本・山ノ内）

その他のおすすめ 食品・山野草

麦芽の粉末は胸やけをとります。茶さじ1/3を水で服用してください。

さかずき2杯の**とろろ昆布**に、さかずき1杯の**だいこんおろし**を合わせて練ります。これをよくかんで食べると胸やけが治ります。

きんかんは胃を強くする効果があります。実なら5～10個、葉なら20枚を1日分として煎じ、服用します。

タンポポは便秘がちで、胃の弱い人に最適です。タンポポの根15gを煎じます。これを1日量として、食後3回に分けて服用してください。

アロエの葉も胸やけによく効きます。アロエの葉を細かくきざみ、約10gをお茶で飲んでください。

そのほか、胃酸過多の人には**カキの貝殻の粉末**を温湯で、胃下垂による胸やけ・胃もたれには、**オケラの根茎**3gと**しょうがの薄切り**4～5片を合わせたものを煎じて服用します。

●げっぷのもとは？　胃の中で発生したガスも含まれているが、大部分は食べものといっしょに飲み込んだ空気。

吐きけ・嘔吐

むやみに止めるより、吐いてしまったほうがよいことも

●Dr.アドバイス

心配ないものか、病気によるものかの判別が大切

嘔吐《おうと》は、脳幹の延髄《えんずい》にある嘔吐中枢《ちゅうすう》が刺激を受けることによっておこります。嘔吐が突然おこることはまれで、前兆としてむかつきや不快感を伴うのがふつうです。

嘔吐をひきおこす原因は、主として2つあり、ひとつは、細菌性もしくはウイルス性食中毒です。このときは、嘔吐に加えて下痢や腹痛がおこりますが、体内のわるいものがすべて排出されれば、症状は自然に治ります。

吐きけが止まらなくても、食中毒が疑われる場合は勝手に吐きけ止めの薬を使ってはいけません。必ず医師の診察と処方が必要です。

2つめは、消化管のどこかに食べたものの通過をさまたげる狭窄《きょうさく》（狭くなった部分）や閉塞《へいそく》（ふさがった部分）がある場合です。

たとえば腸閉塞では、嘔吐の前に激しい腹痛があって、この腹痛と嘔吐が繰り返しおこります。また、消化器のがんが原因で、このような症状がおこることもあります。いずれも命にかかわるので、早急に医師の診察を受けます。

●吐きけ・嘔吐から考えられる主な病気

SOS のときは、急いで病院へ！

腹痛がする	熱がある	急に全身がだるくなり、寒け、頭痛、腹痛、下痢などの症状がおこる。時間が経った弁当や生のものを食べたあとにおこる。	食中毒
腹痛がする	熱がある	さし込むような激しい腹痛が何回もおこる。そして発熱や下痢、嘔吐をする。	感染性胃腸炎
腹痛がする	熱がある	発熱のあと、食欲不振、倦怠《けんたい》感がある。そして右上腹部に鈍い痛みがあり、吐きけをもよおす。	肝炎、胆のう炎
腹痛がする	熱がある	おなかがふくれ、激しい腹痛もおこる。嘔吐や冷や汗がみられ、血圧が下がり、ショック状態になることも。	SOS 急性腹膜炎
腹痛がする	熱がある	はじめに吐きけがして、おなか全体がときどき痛む。そのうち右下腹部が痛くなり、じっとしていても痛む。	SOS 虫垂炎
腹痛がする	熱がある	暴飲暴食や過労がきっかけでおこる。突然、上腹部の左寄りが痛くなる。ショック状態となり、嘔吐、下痢をおこす。	SOS 急性膵炎《すいえん》
腹痛がする	熱がない	胸やけや胃のもたれ感があり、食後に食べたものや粘液を吐いてしまう。食べすぎや飲みすぎでおこることが多い。数時間~半日でたいていは落ち着く。	急性胃炎
腹痛がする	熱がない	食後2~3時間、または6~7時間たったころに上腹部が痛み出す。吐きけと胸やけを伴う。何かを食べたり飲んだりするとおさまる。	胃・十二指腸潰瘍《かいよう》
腹痛がする	熱がない	上腹部から右の背中、右肩まで痛む。食べすぎたり、卵や油っこいものを食べたりしたあと、吐きけをもよおす。	胆石症
腹痛がする	熱がない	激しい吐きけとおなかの痛みが繰り返しておこる。腸がゴロゴロ鳴って便もガスも出なくなり、だんだんおなかがふくれる。	SOS 腸閉塞《へいそく》 腸捻転《ねんてん》
腹痛がする	熱がない	下腹部や背中が急に痛くなる。血尿が出ることもある。	尿管結石
頭痛がする		目の前がチカチカし、頭の片側が突然ズキズキと痛む。やがて吐きけと嘔吐がおこる。	片頭痛
頭痛がする		急に気持ちがわるくなり、頭痛や吐きけを伴う。ろれつが回らなくなり、手足の片側が動かなくなることもある。	SOS 脳出血
頭痛がする		なぐられたような激しい頭痛がある。けいれん、意識障害、嘔吐などが突然おこる。	SOS くも膜下出血
頭痛がする		片目が痛くなったり、電灯の光に霧がかかったように見えたりする。急に目が見えなくなることも。頭が重く痛くなり、嘔吐を伴う。	緑内障《りょくないしょう》
めまいがする		耳鳴りやめまいがして、耳が聞こえにくくなる。めまいは動くと激しくなり、吐きけ、嘔吐もおこる。	メニエール病

前述の食中毒もそうですが、食べすぎや飲みすぎによる嘔吐も、止めるより積極的に吐くほうがよいでしょう。この場合の嘔吐は、体を守る反応でもあるからです。なかなか吐き出せない場合は、催《さい》吐《と》作用のある塩水を利用します。

吐いたあとは、安静にすることが大切です。吐くと体力をかなり消耗するので、体の弱い人はかぜなどの病気にかかりやすくなっています。食べられるようになったらスープや牛乳、みそ汁をはじめ、栄養のあるものを食べ、体力の回復をはかることが必要です。

また、嘔吐と下痢がいっしょにみられる場合には、脱水症状をおこしやすいので、水分を補給する必要があります。

しかし、吐きけもないのに、いきなり嘔吐してしまったり、吐きけや嘔吐に激しい頭痛や腹痛、めまい、発熱、けいれん、手足のしびれといった症状を伴う場合には、ただちに医師の診断を受けてください。なぜなら、脳出血やくも膜下出血、急性腹膜炎などの場合があるからです。

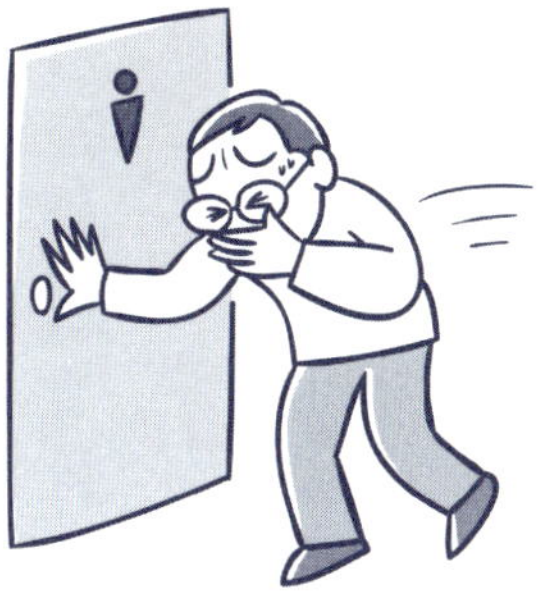

食べすぎや飲みすぎのときは、吐いてしまったほうがよい。

吐きけ止めに しょうがエキス

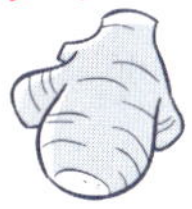

しょうがの吐きけ止めの効果は抜群です。漢方では生のしょうがを生姜《しょうきょう》、乾燥させたものを乾姜《かんきょう》といい、どちらも同じように吐きけを止める作用があります。しょうがは「嘔家《おうけ》（よく吐く人）の聖薬」といわれるほどで、吐きけを伴う病気には必ずといってよいほど使われます。

吐きけがなかなかおさまらなくてつらいときには、しょうがエキスを飲むとよいでしょう（作り方は下図）。

急ぐときには、しょうがのすりおろし汁を飲んでもかまいません。

（根本）

●しょうがのすりおろし汁

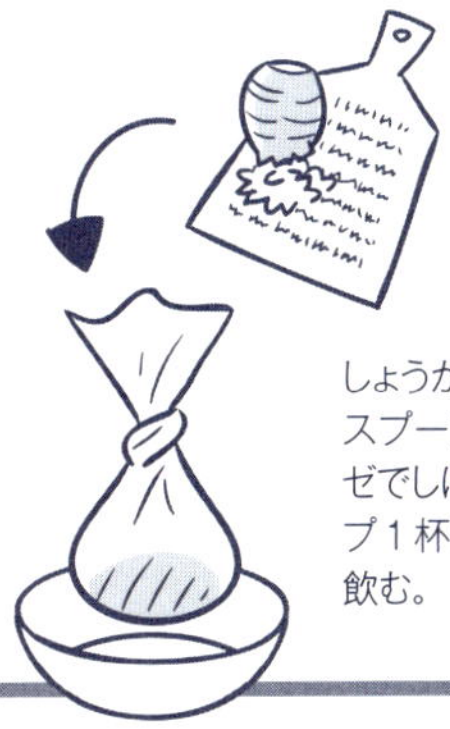

しょうがをすりおろし、スプーン１杯分をガーゼでしぼる。これをコップ１杯の冷水に混ぜて飲む。

しょうがエキスの作り方

●材料（20回分）

しょうが	小1かけ（10g）
水	2カップ（400mL）
はちみつ	適宜

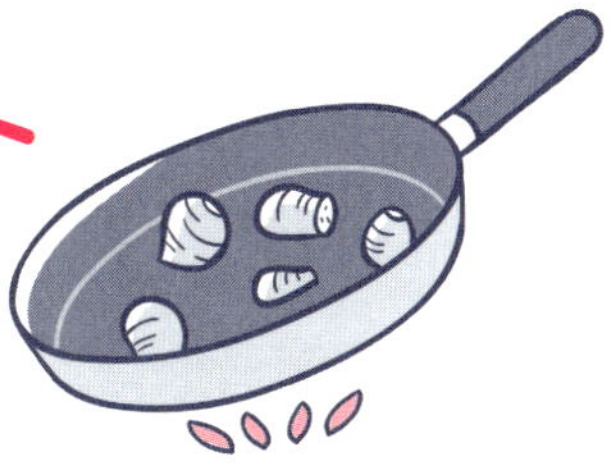

1 しょうがの皮をむき、フライパンに入れて弱火で3分ほどからいりする。天日干しにしてもよい。

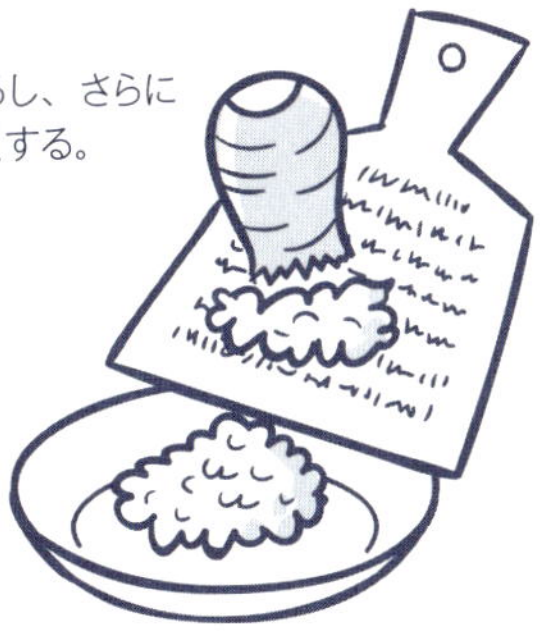

2 1をすりおろし、さらにすり鉢でよくする。

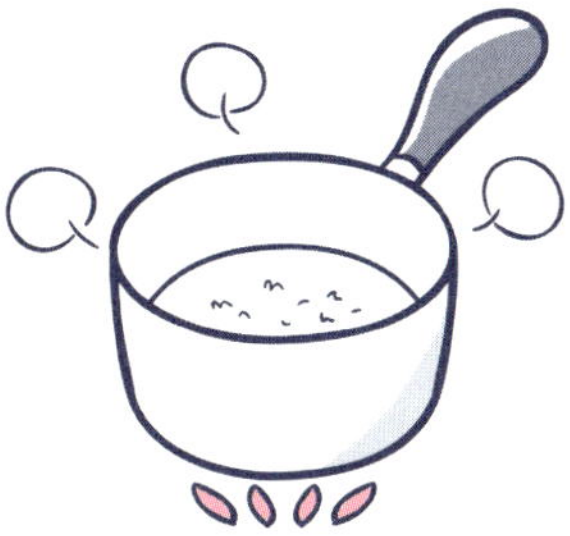

3 鍋に移し、水を加えて煮る。半量になるまで煮つめたら、冷ます。飲むときは、１回小さじ１～２杯を。飲みにくい場合は、はちみつを加えるとよい。

これがコツ

おろし汁ごとすり鉢に入れるとかえってすりにくくなるので、おろし器にたまった汁は先に鍋へ移しておくとよい。

◆作ってみました

しょうがはていねいにすりおろしても、すじが残ります。気になるかもしれませんが、とり除かずにそのまま加えて煮てもかまいません。

◆飲んでみました

しょうがの辛みが、気分をしゃきっとさせてくれるので、吐きけのムカムカにも効きそうです。はちみつを加えると味がマイルドになり、のどごしがよくなります。

●薬効があるのはひねしょうが　しょうがには葉しょうが、新しょうが、ひねしょうががある。薬効はひねしょうがが最上。

ムカムカがとれる うめぼしの煎じ汁

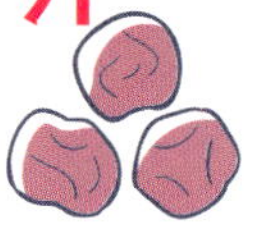

うめの実は、古くから食用としてだけでなく、薬用としても幅広く用いられてきました。なかでもおなじみのうめぼしには、昔からいろいろな薬効が期待されてきました。たとえば、ブドウ球菌や緑《りょく》膿《のう》菌、結核菌といった病原細菌に対して大変強い殺菌力をもっています。また整腸作用も強いことから、細菌性、慢性の下痢、食欲不振、食中毒や薬物中毒、そして嘔吐《おうと》に高い効果があります。

嘔吐、吐きけには、うめぼしを煎じて飲むと特に効果的です。むかつきで何も口に入れたくないときでも、うめぼしの酸みはそれほど苦にならず、しかも薬効のあるエキスを液体のかたちでとれるので、早々につらい症状がおさまります。下痢を伴う吐きけにはもってこいです。

そのほか、梅肉エキスを薄めて飲んでもよいし、うめの花の陰干しの粉末を飲んでも効きます。（根本）

●うめぼしの煎じ汁

400mLの水にうめぼし1個を入れ、半量になるまで煎じて飲む。

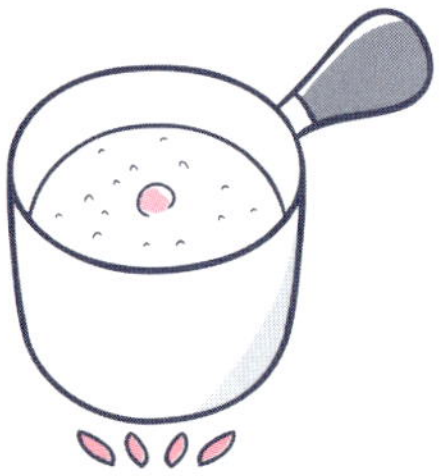

嘔吐の手当て

吐いたものがのどにつまったら危険。吐いたときは、顔を横に向けて寝かせる

嘔吐の際は、すばやい手当てが必要です。まず大事なことは、吐いたものが鼻腔《びくう》や気道につまらないよう、体位の工夫をすることです。体がおこせない場合は、頭を高くして横向きにするか、うつぶせになって顔を横に向かせます。仰向けで動けない状態のときでも、顔だけは横を向かせるようにします。

吐いたもので口の中がいっぱいなときは、これをとり除きますが、指などが直接ふれないように注意を。感染症等のリスクがあるからです。意識を失ったら、急いで救急車を手配します。

胸やおなかを締めつけないように、ボタンやネクタイをゆるめることも忘れずに。そして体が冷えないように、毛布などであたためます。

吐きけがあるときは、吸い込んだ空気が食道へ入りやすくなります。その空気が刺激となって、また吐いてしまうことがあるので、呼吸は意識して静かに、規則正しく行うようにします。

吐き終わったあとは、口をすすぎ、清潔にしてください。そして、水か薄い番茶を少し飲んで、水分の補給を行います。ふたたび吐くようであれば、氷片を口に含ませます。

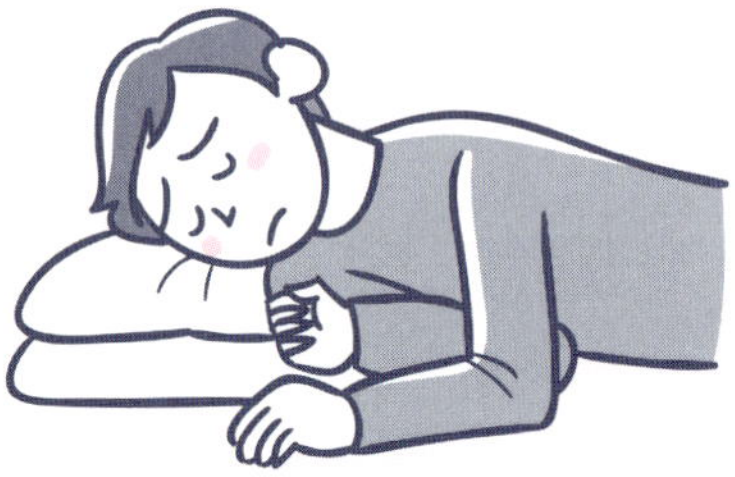

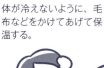

吐物が鼻やのどに入らないよう、座らせるか、頭を高くして横向きに寝かせる。仰向けで動けなければ、顔だけ横向きに。

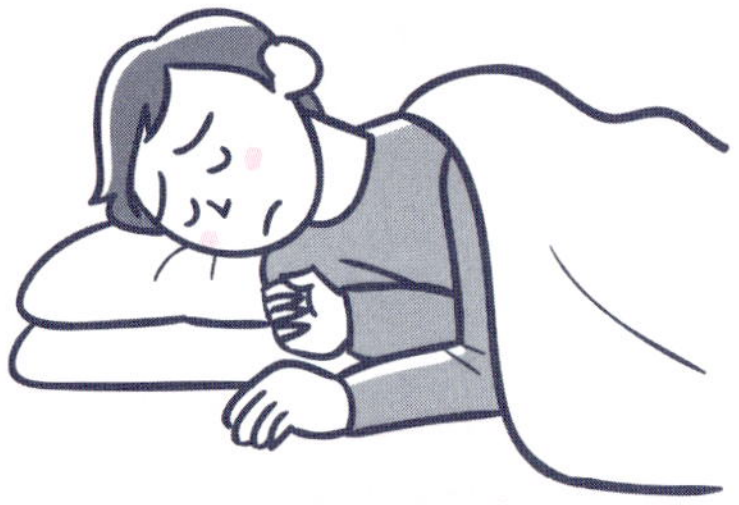

体が冷えないように、毛布などをかけてあげて保温する。

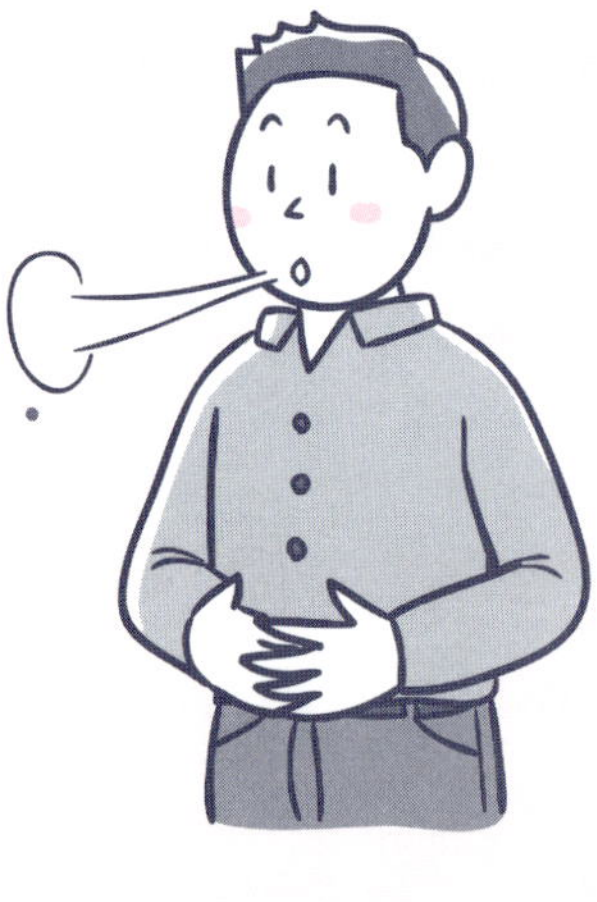

呼吸は規則正しく、ゆっくりと――これを意識的に行うとよい。

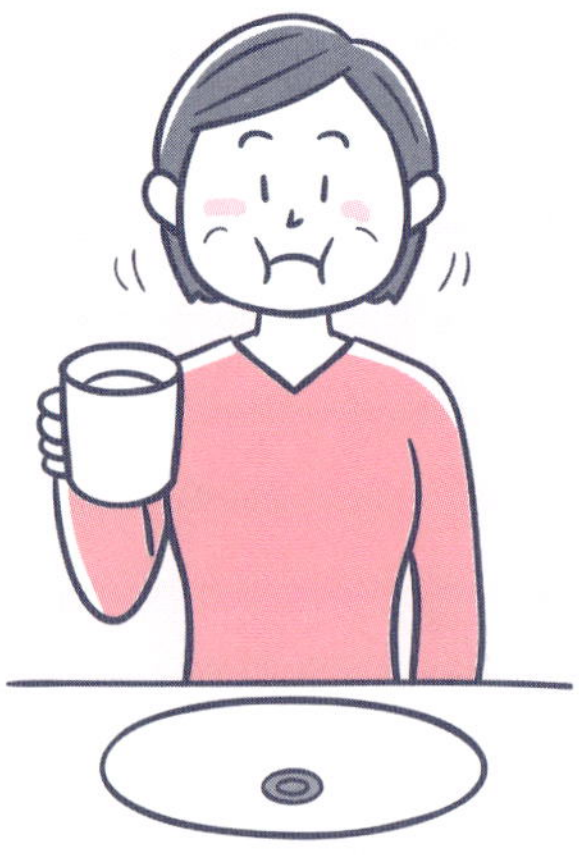

吐いたあとは、塩水で口をすすぐとさっぱりする。

食べすぎや食中毒では塩水を飲んで吐く

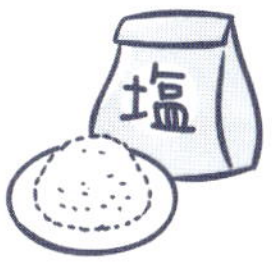

吐きけがあるとき、たいがいの人は吐かないようにガマンするものです。しかし、場合によっては、無理に吐きけをおさえず、吐いてしまったほうがよいこともあります。

たとえば食べすぎや飲みすぎによっておこる吐きけです。このような場合は、満腹の胃袋が悲鳴をあげているわけですから、むしろ内容物を吐いてしまったほうが、逆に体を守ることになります。

また食べものによる中毒も同じです。この際におこる吐きけは、体を守ろうとする自然な反応なのです。嘔吐をさせることによって、有害物質を腸に送り込まないようにしているわけです。こんなときは、塩水を飲むのが手っとり早い方法です。塩水には催吐作用があり、すぐに吐き出すことができます。

また塩は消炎、殺菌という効果がありますので、食中毒による細菌の感染も、同時に防いでくれます。（根本）

●塩水

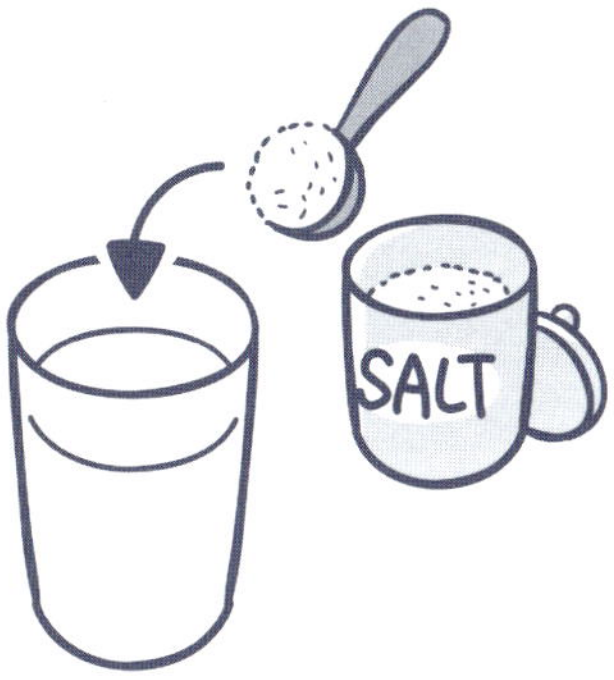

コップ１杯のぬるま湯に、スプーン１杯の塩を入れて溶き、飲む。

嘔吐に効くカラスビシャクの煎じ汁

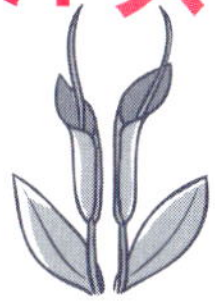

カラスビシャクの球根を乾燥させて使います。漢方では半夏《はんげ》といい、嘔吐、下痢、のどの痛みを伴うせき、動悸《どうき》などに用います。特に嘔吐にはよく効くことから、妊娠中のつわりには欠かせない生薬です。半夏にしょうがを加えて煎じて飲むと効果が増します。（山ノ内）

●カラスビシャクの煎じ汁

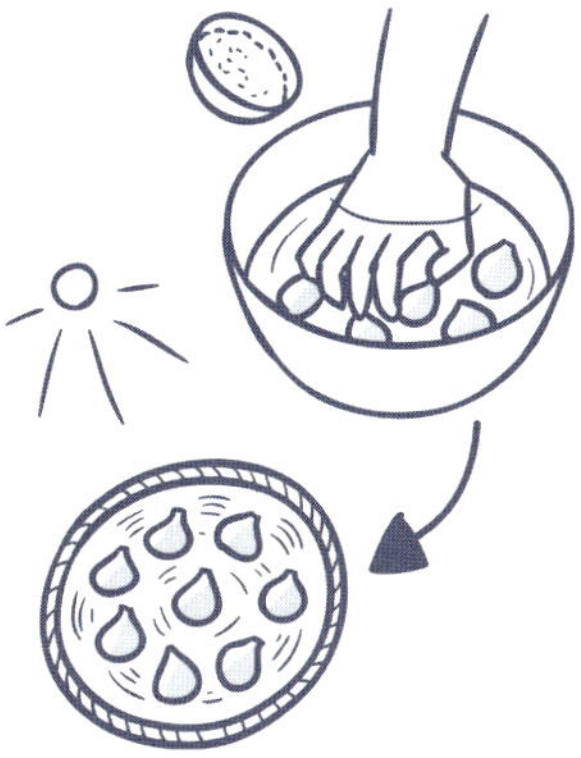

1 カラスビシャクの球根を掘りとり、塩水で洗って外皮をとり除く。よく水洗いしたのち、十分に日干しにし、乾燥させる。

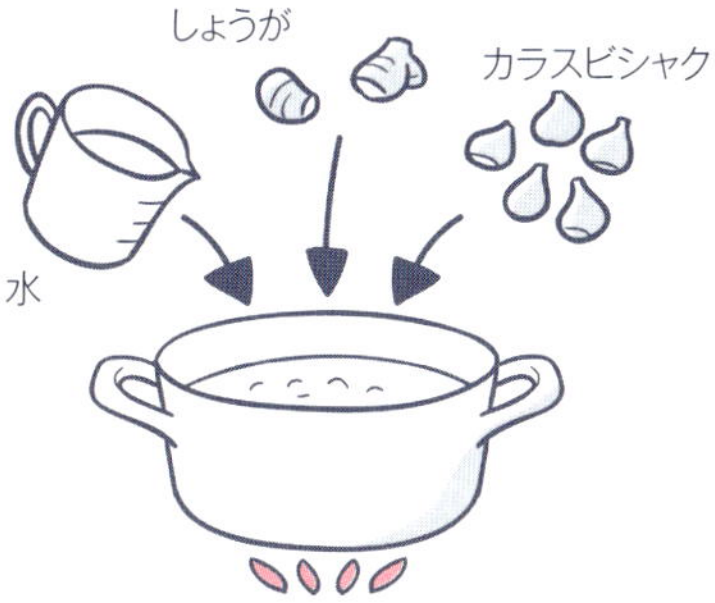

2 鍋に乾燥したカラスビシャクの球根7～10gと、しょうが少量、水500mLを加え、半量になるまで煎じる。これを1日分として、3回に分けて飲む。

下痢にも効くナギナタコウジュの煎じ汁

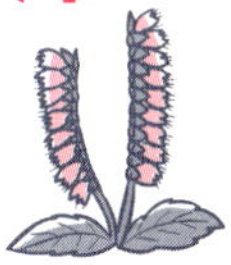

ナギナタコウジュは、唇形の花を咲かせるシソ科の植物です。この草が花期にあるときの地上部を香薷《こうじゅ》といいます。これには薬効のある精油が含まれていることから、漢方薬に用いられています。発汗、利尿作用があるほか、嘔吐や下痢を止める作用もあります。

9～11月ごろに花をつけているものを採取し、陰干しにして、ポリ袋に入れて保存します。香りをそこなわないために、使用時にきざむようにします。嘔吐には、1日量5～15gを煎じます。嘔吐が激しいときには、冷ましてから少量ずつ服用しましょう。（山ノ内）

その他のおすすめ 食品・山野草

だいこんには、消化酵素のジアスターゼが多く含まれています。暴飲暴食が原因で吐きけがするときには、だいこんを皮ごとすりおろして食べます。皮にもビタミンCが含まれており、不快感をおさえてくれます。

リンドウの根は吐きけを鎮めます。日光で干したリンドウの根15gを1日量として煎じ、1日3回服用します。生薬の龍胆《りゅうたん》を使うとより簡単です。

●どうしても吐かせたいときは　塩を茶色になるまでいり、お湯で飲むとよい。たんきりにも効く。

冷え症

体質的なものがほとんど。運動と十分な栄養で新陳代謝を活発に

●Dr.アドバイス

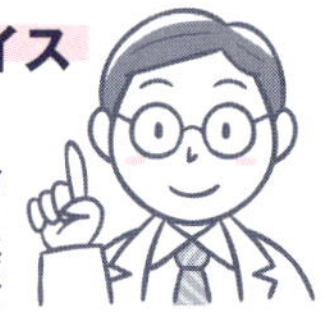

たんぱく質とビタミン類で血行をよくする

冷え症は女性特有の症状と思われがちですが、最近では男性でも冷えに悩む人が増えています。

女性の冷え症は、思春期や更年期に多くみられます。手足が冷たい、腰に氷をあてられているような感じがするなど、人によって症状の訴え方はさまざまですが、頭痛、腰痛、肩こり、イライラ、のぼせ、めまい、動悸《どうき》などを伴うことが多いようです。

これらの症状は、主に血液の流れを調節する自律神経《じりつしんけい》のはたらきが鈍ることで、血管が比較的少ない手足や腰の血液循環がわるくなるためにおこるとされています。またホルモンのバランス異常、新陳代謝の衰えなどが原因のこともあります。そのほか中高年では、動脈硬化による手足の冷えがあるので、要注意です。

冷え症は体質的なものがほとんどで、冷え症そのものが重篤化《じゅうとく》するということはまず考えられません。しかし、神経痛や膀胱炎《ぼうこうえん》などを誘発しやすいほか、不妊症や流産の原因にもなりやすいといえます。

冷え症を治すには、性別を問わず日ごろから、自律神経のはたらきをよくして、血液循環や新陳代謝を活発にするような生活を心がけ、体質を改善する努力が必要です。

まず積極的に体を動かしましょう。それだけでも全身の血行がよくなります。食事はたんぱく質、ビタミン類、鉄などが豊富に含まれた、エネルギーの多い食品をとるようにします。たんぱく質は体の保温に欠かせません。ビタミン類では、特にB・C・Eをたくさんとるようにしてください。

ビタミンEは血行をよくし、ビタミンBとCは末梢《まっしょう》神経のはたらきを強めます。EとBは小麦胚芽、緑黄色野菜、豆類などに、Cはピーマン、ブロッコリー、小松菜、カリフラワーなどに、それぞれ多く含まれています。また、ほうれん草、レバー、ごま、貝類などの鉄分は、造血を助けます。

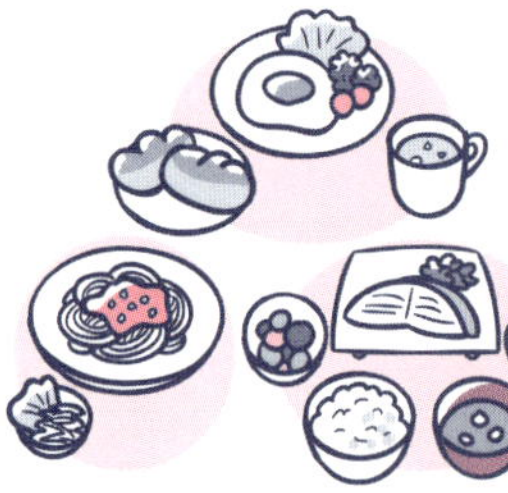

毎日、規則正しく3食とる。1食ごとに、栄養のバランスをとるよう気をつける。

冷えを治す にんじんのつき汁

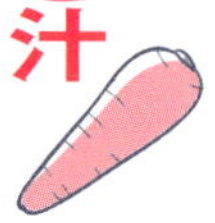

にんじんは強壮効果があり、冷え症を治す食べものとして、中国では大変有名です。

中国の昔の薬物書や医学書にも詳しく書かれていますが、にんじんには五臓六腑《ごぞうろっぷ》をあたため、血を補い、胃をじょうぶにし、食欲を増進させる作用があるとされています。そのため体力がなく、冷えやすいといったタイプの人には、特に効果があるのです。

古くからすすめられているのがにんじんのつき汁（作り方は93ページ）です。にんじんをすり鉢でよくついて、汁をとり、それにはちみつを加えるだけの、簡単な飲みものです。これは、冷えを伴うのぼせにも効果があります。また、すりおろしたにんじん大さじ1杯を、あたたかいごはんにのせ、しょうゆをたらして、1日1回食べてもよいでしょう。

（根本）

胃腸の冷えに 八角スープ

八角は、血液の循環をよくし、体全体をあたためてくれる香辛料のひとつです。

八角の別名をスターアニスともいい、シキミ科のダイウイキョウの果実を乾燥させたものです。果実が八角形の星形をしているところから、その名がついたともいわれています。

八角の代表的な効能としては、健胃、鎮痛作用、食べすぎたときなどの消化促進作用があげられます。胃腸からくる冷え、体が冷えて腰や背中が痛むときにも効果を発揮します。スープやお粥に入れると、より体があたたまり、冷えが解消されます。

八角はスパイスとしても有名で、豚肉やレバーなどの臭みをとるのにも使用されています。また独特の甘い香りは、アロマの精油としても使われています。

（根本）

羊肉ともち米のお粥の作り方

1 もち米は洗ってざるにあげておく。

●材料（4人分）

羊肉のひき肉	150g
朝鮮人参	10g
もち米	1カップ（160g）
しょうが	適量
ねぎ	適量
塩	少々
水	5カップ

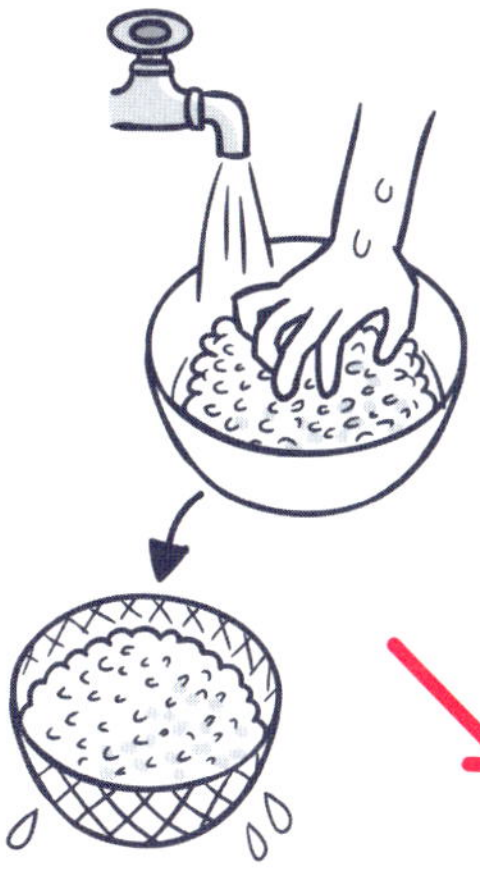

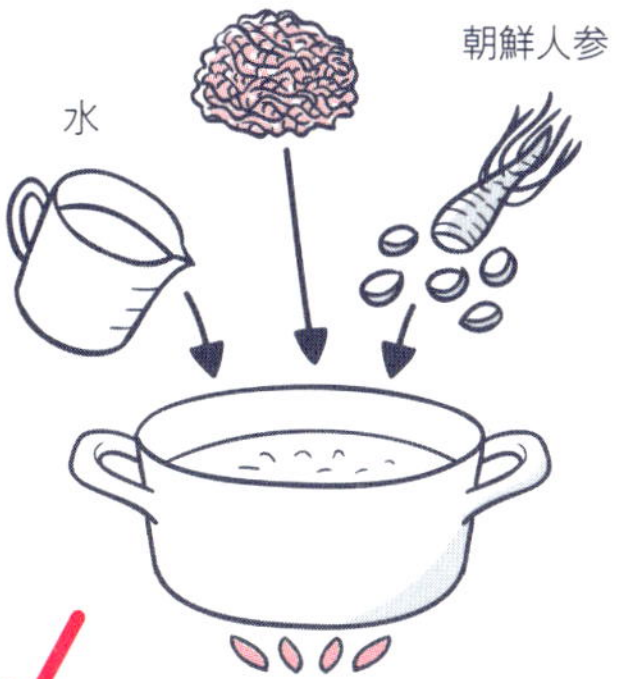

これがコツ

朝鮮人参は、薄切りになったものを買うか、塊を薄く切って使う。

2 鍋に羊肉のひき肉、朝鮮人参、水を入れ、弱火で20分ほど煮る。あくが出てきたらすくう。

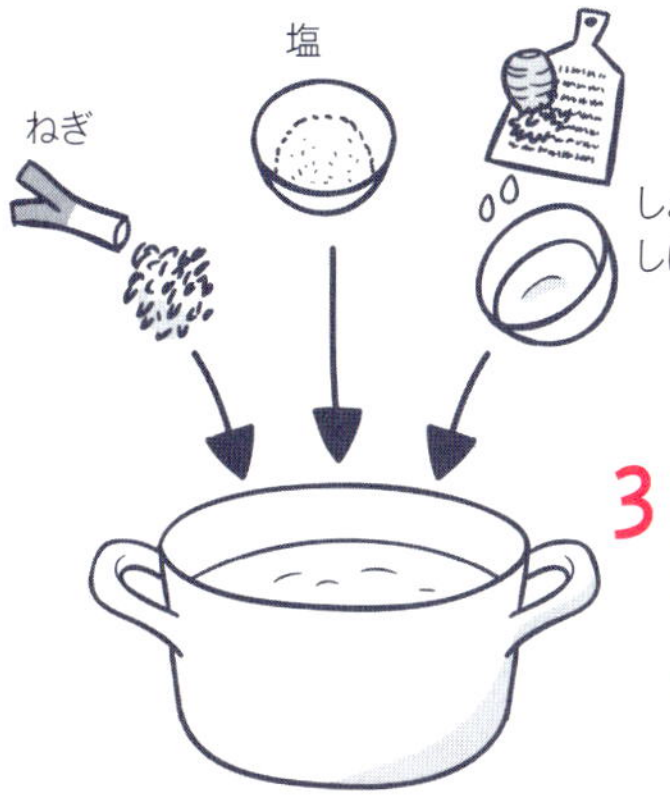

3 さらにもち米を入れ、弱火でコトコト煮る。粥状になったら、すりおろしたしょうがのしぼり汁、塩を入れて調味し、みじん切りにしたねぎを入れて火を止める。

◆作ってみました

もち米がよく水を吸うので、ちょっとでも目を離すと焦げつくおそれがあります。気をつけましょう。

◆食べてみました

肉の臭みがなく、食べやすくてボリュームのあるお粥です。朝鮮人参のにおいも、まったく気になりません。

女性の冷え症に最適 羊肉ともち米のお粥

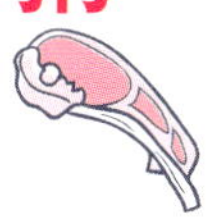

羊肉は、気力を増し、血を増やし、弱った体をじょうぶにするはたらきがあります。また体をあたためる作用にすぐれているので、冷え症に大変効果があります。また羊肉はやわらかくて消化がよいうえに、脂肪分が少ないので、肥満が気になる現代人には最適です。

羊肉ともち米のお粥（作り方は左図）がおすすめです。もち米も寒さによる腹痛や下痢、そして冷え症にもすぐれた効果があります。

（根本）

体があたたまる 赤とうがらし酒

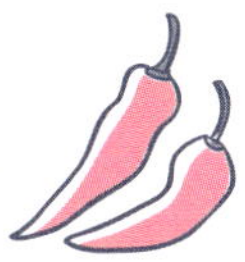

赤とうがらしは、消化器系をあたためて、食欲を増進させる効果にすぐれています。ふだんから料理にとり入れるようにしましょう。

また、赤とうがらし酒を就寝前に飲むと体がよくあたたまります。ただし、痔の人や、目が充血している人は飲んではいけません。足先が冷えるという人は、とうがらし1本をガーゼにくるんで靴や靴下の中に入れてみてください。足先がポカポカしてきます。

（根本）

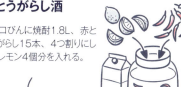

●赤とうがらし酒

1 広口びんに焼酎1.8L、赤とうがらし15本、4つ割りにしたレモン4個分を入れる。

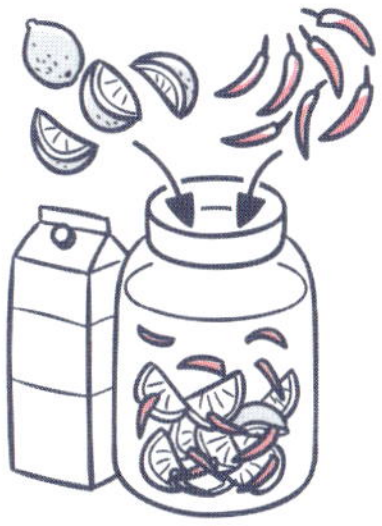

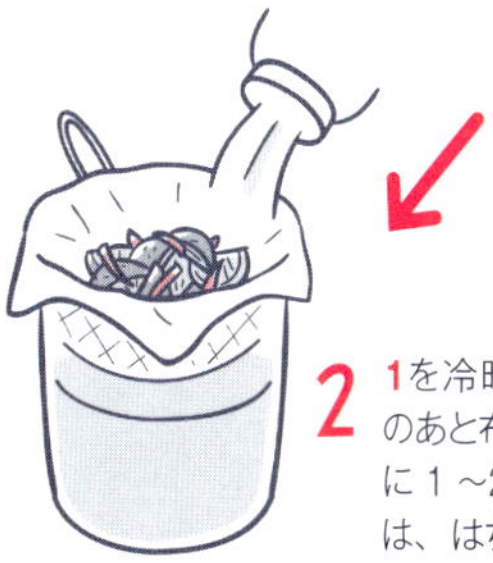

2 1を冷暗所で2週間寝かせる。そのあと布でこし、寝る前にさかずきに1～2杯飲む。飲みにくいときは、はちみつ少々を加えるとよい。

●入浴すると肌にしわができるのは？　皮膚表面の角質層の細胞は死んでいるため、長くお湯につかるとふやけて膨張してしまうから。

おすすめ
冷え症にぴったり
クコ粥

クコはナス科の落葉小低木です。根、茎、葉、果実、種子のすべてに薬用効果があり、古くから漢方に用いられます。

クコには、血管の壁をじょうぶにして動脈硬化を防ぐビタミンC、そして血行をよくするベタインなどの成分がたっぷり含まれています。そのうえ、不老長寿の薬草ともいわれているほど強壮効果にすぐれているので、冷え症の治療にはまさにぴったりといえます。

簡単に作れるクコ粥を食べましょう。また、干したクコの葉7～20gを煎じて、お茶がわりに飲んでもよいでしょう。

（根本・山ノ内）

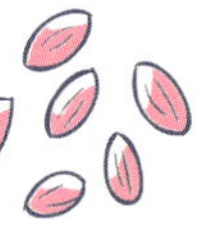

●クコ粥

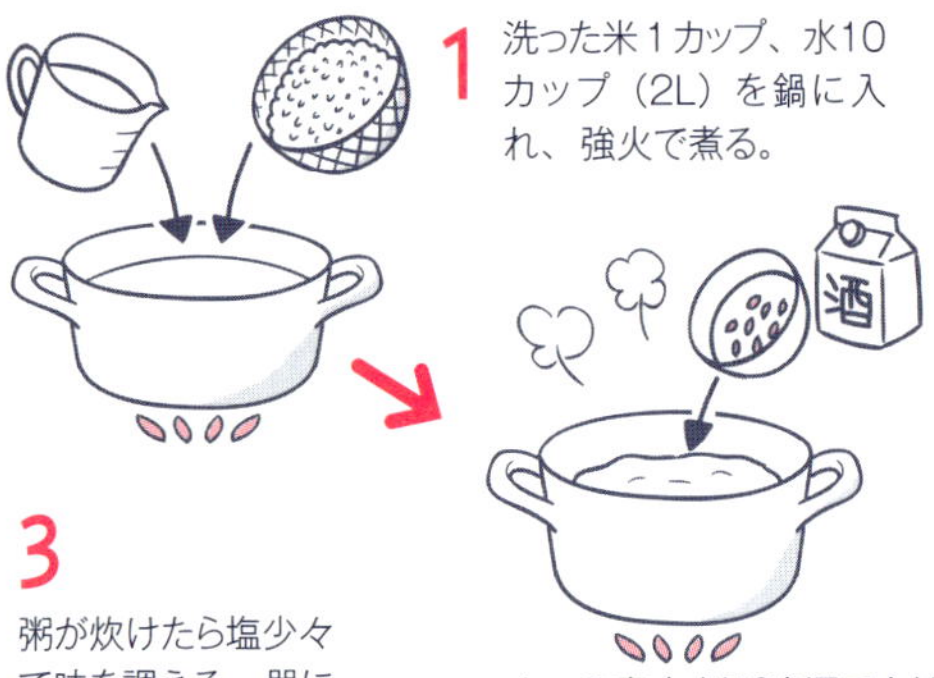

1 洗った米1カップ、水10カップ（2L）を鍋に入れ、強火で煮る。

2 クコの実大さじ3を酒でもどす。1が煮立ち、弱火にしたら、クコの実を入れて炊く。

3 粥が炊けたら塩少々で味を調える。器に移し、小口切りのあさつきを散らす。

おすすめ
常飲するとよい
ウコギの根の煎じ汁

ウコギは強壮・強精効果にすぐれており、つらい冷え症を治してくれるはたらきがあります。

薬効があるのは根で、これを干したものは五《ご》加《か》皮《ひ》という生薬名で市販されています。これを1日15gを煎じて服用します。

また、煎じ汁としてだけでなく、炊き込みごはんにしてもよいでしょう。春先のウコギの若葉100gをきざんで、塩もみをしてから3カップの米と炊き込みます。あるいはウコギの葉を蒸し、もんで細かくきざんだものを、ふりかけにしてもよいでしょう。

（根本・山ノ内）

強壮効果もある
タンポポエキス

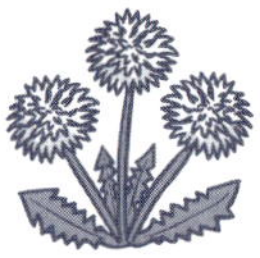

タンポポは薬草としての効果が高いため、古くから漢方薬に用いられています。消化不良、胃炎、胃痛などによく効くことから、主に健胃薬として使われていますが、タンポポの成分にはすぐれた強壮作用もあり、冷え症の治療にも大変効果があります。

薬効は葉、茎、根の部分にあり、乾燥品は蒲《ほ》公英《こうえい》とよばれる生薬です。乾燥タンポポで作ったタンポポエキス（作り方は次ページ）がおすすめです。なおタンポポは、どの品種も薬効に差はありません。

（山ノ内）

こんな方法もあります

乾布摩擦や衣類の調節など身近な方法で冷え症を治す

冷え症を改善するには、衣類の調節を上手に行うことです。服装は、下半身をあたためるものを身につけてください。特に夏場、エアコンがある場所では、下着を1枚多くつける、靴下をはく、ひざ掛けを使うなどして、体温を逃がさないようにします。

ただし、むやみに厚着をするのは禁物です。体の動きを鈍らせ、運動不足の原因になります。ですから、冬場の寒気に、徐々に体を慣らしていくようにしましょう。寒くなってから薄着にするとかぜをひいてしまいますから、あたたかいときから薄着にするよう心がけます。

腰の冷えのひどい人は、ヨモギの葉を乾燥させたものをつめた座布団を作って、これに座る習慣をつけると効果的です。

1日中立ち仕事をしている人などは、ときどき青竹踏みをしたり、敷居などで足踏みをしたりして、足裏を刺激するように心がけるとよいでしょう。下半身の血行がよくなります。また、血液の循環をよくするには、乾布摩擦《かんぷまさつ》やマッサージが大変効果的です。皮膚を刺激することによって、血行がよくなり、乱れた自律神経のはたらきを安定させます。

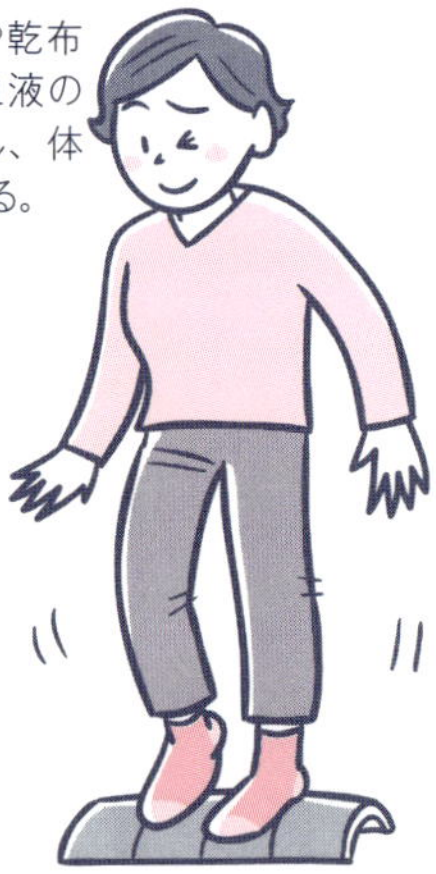

青竹踏みや乾布摩擦は、血液の循環をよくし、体をあたためる。

タンポポエキスの作り方

●材料（4日分）

乾燥タンポポ	30g
エチルアルコール	40mL
水	1と¾カップ（350mL）

1 乾燥タンポポをミキサーにかけて粉末にする。すり鉢ですってもよい。この粉末と水を、熱湯消毒した容器に入れ、冷蔵庫に2日間おく。

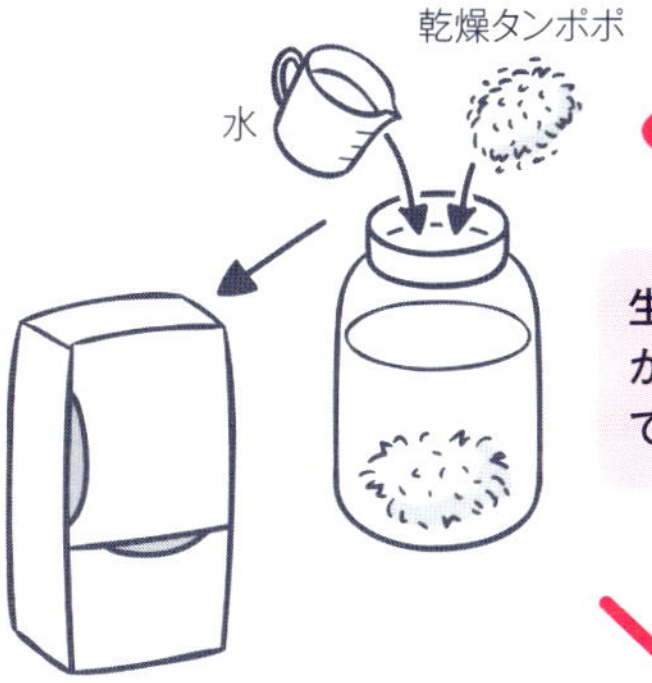

これがコツ

生薬の蒲公英を使う場合は、かたいので、ミキサーにかけてから、さらにすり鉢でする。

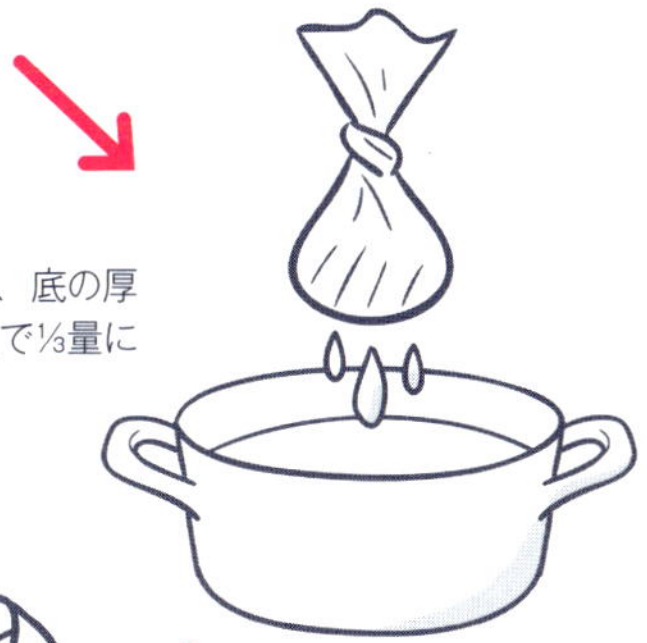

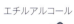

2 ガーゼなどで1をこし、底の厚い鍋に入れて、弱火で⅓量になるまで煮つめる。

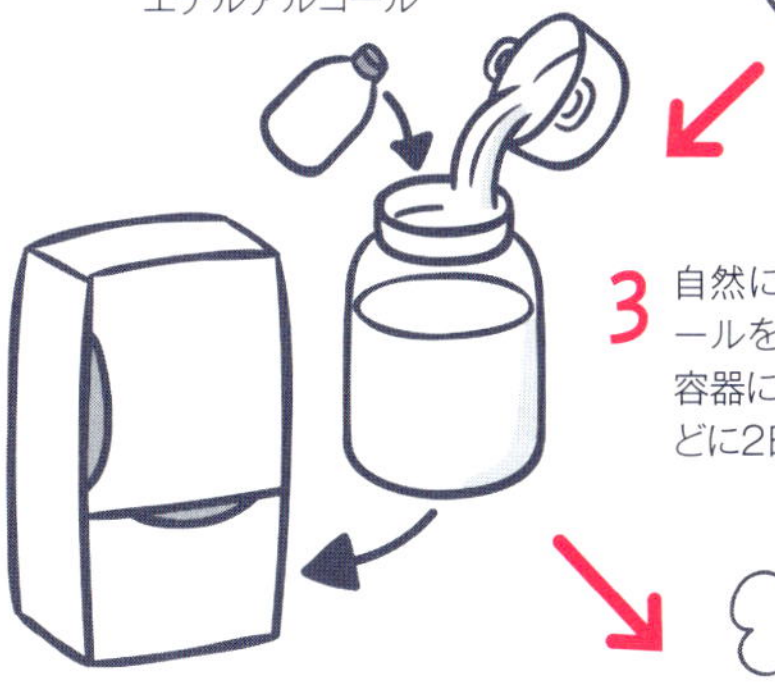

3 自然に冷まし、エチルアルコールを加える。熱湯消毒した容器に入れ、再び、冷蔵庫などに2日間おく。

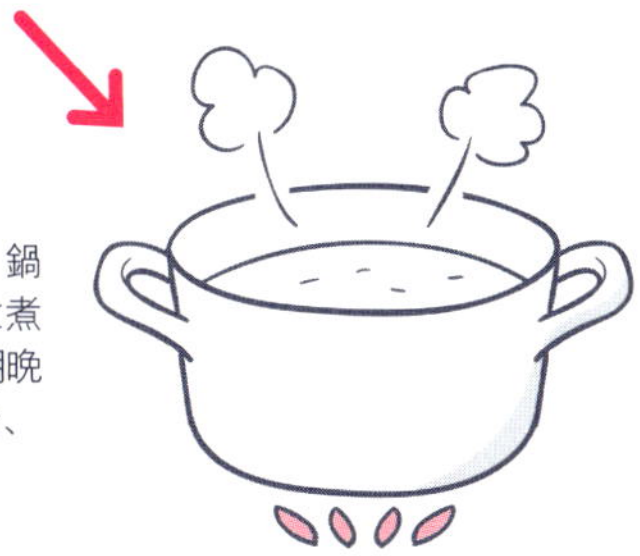

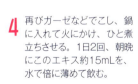

4 再びガーゼなどでこし、鍋に入れて火にかけ、ひと煮立ちさせる。1日2回、朝晩にこのエキス約15mLを、水で倍に薄めて飲む。

◆作ってみました

こしたあと、火にかけすぎると全部蒸発してしまうので注意。エチルアルコールは薬局で買ったものであれば、エキスにして飲んでも大丈夫です。

◆飲んでみました

臭みと苦みがあるので、一気に飲むのがコツです。

その他のおすすめ 食品・山野草

冷えが強いときには、血液の循環をよくする**にら**を食べるとよいでしょう。きざんだにらをすり鉢でつき、ガーゼでしぼって汁をとります。しぼり汁を、さかずき1杯分とってお湯で割り、1日3回飲むと体があたたまります。また、きざんだにらをお粥に入れても効果的です。

ただし、下痢をしやすい人は多食しないように気をつけます。

当帰《とうき》もよく効きます。お湯に通してから天日干しにした当帰の根10gを、700mLの水で半量になるまで煎じ、1日3回に分けてあたためて服用します。

サフランは、陰干しにした雌しべ5～6本を1日量として、茶碗半分ほどの熱湯に浸して飲みます。これにブランデーを少量加えると、より効果的です。

生野菜などのとりすぎは避ける

冷え症の人が気をつけなければならない食べものは、生野菜とくだものです。これらは、体を冷やすので多食は禁物です。

なかでも特に避けたいのが、**トマト、きゅうり、とうがん、柿、なし、すいか、バナナ、キウイフルーツ、レモン**などです。これらは生で食べると体を冷やすので要注意です。熱を加えて調理するのであればかまいません。

ほかに体を冷やす野菜は、**なす**です。煮たり焼いたりして食べることが多いので問題はありませんが、漬けものは要注意です。

こんにゃくも、生の刺身こんにゃくは避けましょう。

冷え症の人は、できるだけあたたかい食事をとったほうがよく、夏でも**冷やしたくだもの**や**清涼飲料水**、**寒天類**といった冷たいものは極力避けましょう。

また、エネルギー不足が原因で冷えることもありますので、少食の人は気をつけてください。

●血のめぐりがよくなれば頭もよくなる？　脳に必要なブドウ糖と酸素は血液が運搬する。血液循環がよければ、脳も当然パワーアップ。

ぬるめのお風呂にゆっくり入ろう

●血液の循環がよくなる

冷え症の人は、十分な栄養、適度な運動に加え、保温にも気を配りたいものです。体をあたためることによって、冷えの主な原因である、とどこおった血液の循環を改善するからです。

体の保温にとても効きめのあるのが、お風呂。冷え症の人は、冬場はもちろん夏場も、毎日ゆっくり湯船につかるとよいでしょう。特に手足が冷えて眠れない人は、就寝前の入浴を日課とすることをおすすめします。末梢《まっしょう》血管の血液循環がよくなって手足があたたまり、精神もリラックスします。

注意したいのは湯温。38～40度の、ややぬるく感じるほうが、副交感神経が活発になって血管が広がり、芯からあたたまれます。

●お湯と水に交互につかるとよい

また冷え症に効果的な入浴法として、「温冷交代浴」があります。これは、体を洗ってから40度くらいのお湯に5分ほどつかり、次に水風呂に3分くらいつかる、これを4～5回繰り返してから、最後に温浴するといった方法です。

お湯と水に交互につかることを繰り返すことによって、冷えの原因と考えられる自律神経の調節機能に刺激をあたえて、回復させることができるのです。家庭で温冷交代浴を実行する場合は、シャワーでもかまいません。シャワーでお湯を3分体にかけ、次に水を10秒かける。これを5回繰り返します。このときは最後に水で終わるようにするのがポイントです。

手足が冷える人は、ふつうに入浴し、お風呂から上がるときに冷える部分にだけお湯と水を交互にかけ、刺激をあたえるといったやり方でもよいでしょう。

腰が冷える人は、腰ではなく足にかけます。足の場合は、シャワーのほかにお湯と水を張った洗面器に交互に浸すやり方もあります。

この温冷交代浴は心臓に負担がかかるので、心臓疾患、肥満、または高血圧や動脈硬化などの症状がある人は絶対に避けてください。

●薬草風呂がおすすめ

また冷え症には、これらの入浴法に、「薬草風呂」を併用するとより効果的。薬草風呂は、植物に含まれている精油成分が皮膚に作用し、血行をよくして体をあたためるうえに、そのあたたかさを保つはたらきがあります。

なかでも冷え症によいといわれているのが、だいこんの干葉《ひば》湯です。だいこんの葉を干したもの3株分くらいを、水のうちからお風呂に入れて沸かします。これは足腰の冷えに特によく効きます。

そしてヨモギ湯。ヨモギの葉に含まれている精油成分には芳香があるうえに温熱効果があるので、体があたたまり、湯冷めをしません。ヨモギの乾燥した葉300g、または太い茎をきざんで乾燥させたもの200gを木綿袋に入れ、水のうちからお風呂に入れて沸かします。入浴中にこの袋で体をこすると、腰痛や腹痛にも効きます。

端午の節句に入るショウブ湯も、冷えに効果があります。ショウブ湯の芳香のもとである精油成分がお湯に溶け込み、皮膚を刺激して血行をよくします。適当な長さに切ったショウブの茎を束にして縛り、お風呂に入れます。

また、塩を40度くらいのお湯に入れるだけでも薬湯になります。いわゆる塩湯ですが、10分程度つかるだけで汗が流れるほどあたたまります。寝る前に入れば、布団に入ったあとでも体がホカホカしてくるので、手足が冷たくて眠れないような人には最適です。

そのほかにもアカマツの葉や、みかんの皮を日干しにしたもの（生薬で陳皮《ちんぴ》という）、すりおろしたにんにく、ゆずの皮の煎じ汁を入れても薬湯になります。

●冷え症に適した入浴料

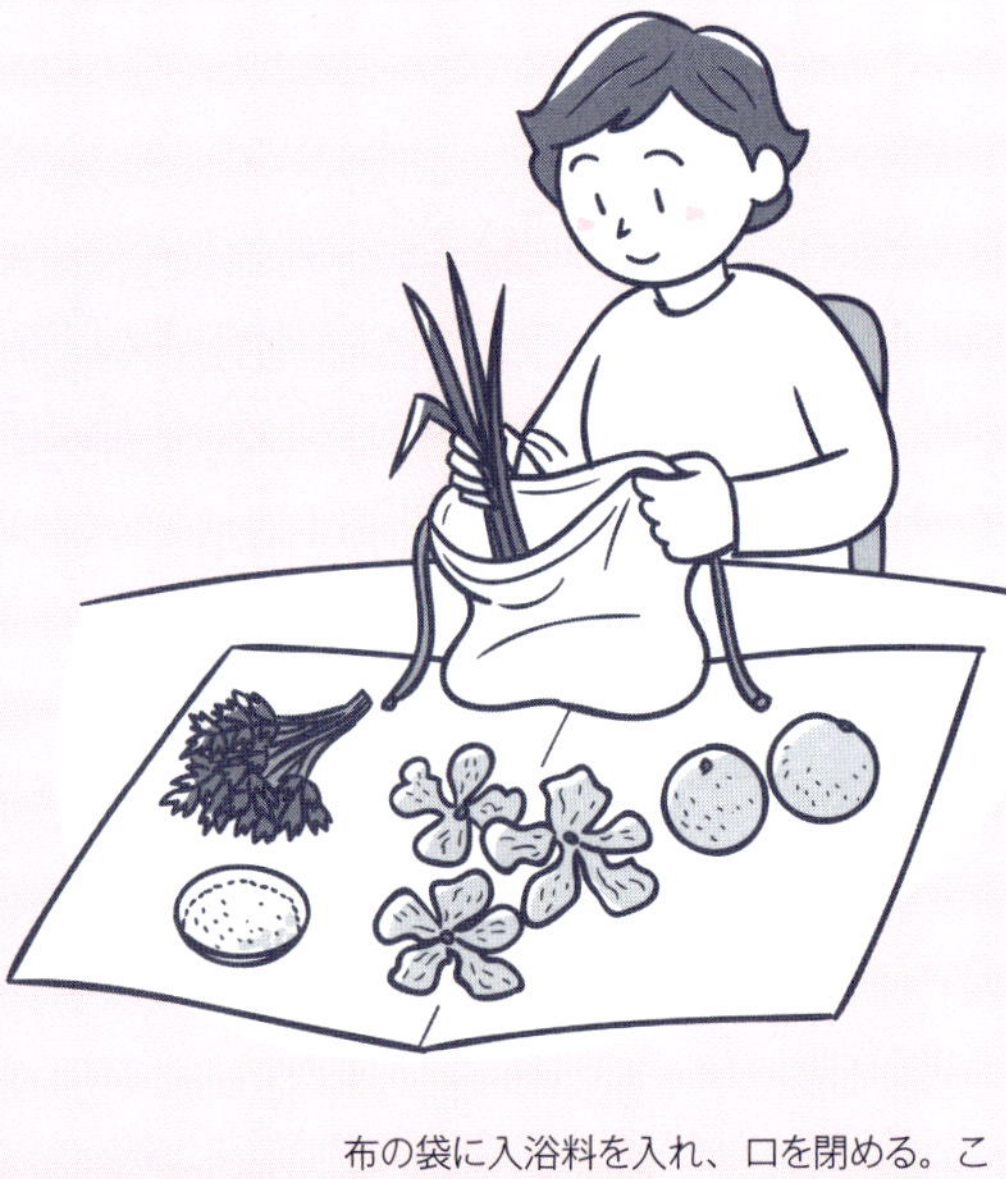

布の袋に入浴料を入れ、口を閉める。これを水のうちに湯船に入れて、沸かす。

のぼせる

顔だけのぼせているときは、手足をあたためるとよい

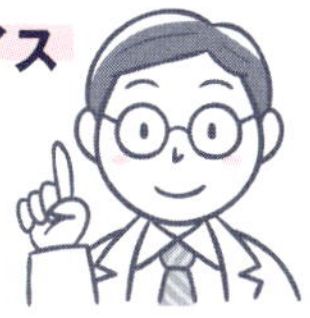

●Dr.アドバイス

自律神経失調症やバセドウ病が原因のことも

のぼせは、顔や頭部に激しい熱感があり、つらかったり、不快だったりする現象です。

このようなのぼせは、強い日差しにあたりすぎたり、熱いお風呂に長時間つかりすぎたとき、人前で緊張したり、怒ったりなどの精神的興奮があるとあらわれます。

こうした原因以外では、ビタミンの欠乏、ホルモン分泌の異常、更年期障害や自律神経失調症などによってあらわれることがあります。原因によって、のぼせ方も次のようにちがいます。

●顔だけが熱くなって、手足は冷えている――これは"冷えのぼせ"ともいい、50歳前後の女性によくみられるものです。そのほとんどは、更年期でホルモンのバランスがくずれたことによっておこると考えてよいでしょう。

さまざまな内分泌腺とそこから血液中に分泌されるホルモンは、体の活動状況や外の気温などに対応して、体がスムーズにはたらくように調節する機能をもっています。ところが更年期になると、性ホルモンの分泌がなくなってしまうため、体にいろいろな変化がおき、肩こりや頭痛のほか、のぼせや冷えなどがおきるのです。

●発作的に突然のぼせる――自律神経失調症が考えられます。これは一種の血管運動神経症状ともいえるものです。やはり女性に多く、頭痛やめまい、倦怠《けんたい》感、また下半身の冷えなども伴います。

●いつも全身があたたかく、のぼせる――激しい動悸《どうき》や体のふるえが伴う場合は、甲状腺《こうじょうせん》機能《きのう》亢進症《こうしんしょう》、つまりバセドウ病が疑われます。この病気は、甲状腺ホルモンの分泌が多すぎるため、新陳代謝が高まり、いつも全身がのぼせているようにあたたかく感じます。

そのほか、高血圧の場合もあります。血圧が下がらず、のぼせが長く続いたり、頭痛を伴ったりするときは、脳卒中の危険もあるので十分に注意します。

いずれも何らかの症状を伴うのぼせは、一度医師の診断を受けるほうがよいでしょう。

病気でない場合は、家庭で改善できます。ふだんから適度な運動を心がけ、ビタミンや良質なたんぱく質、鉄分の多いものを十分にとるよう心がけることが大切です。

おすすめ

冷えのぼせには にんじんのつき汁

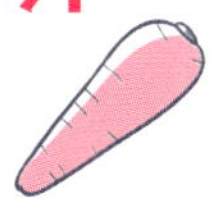

手足と腰は冷えるのに、顔だけ上気したようにほてって困るという「冷えのぼせ」を訴える人がよくいます。特に自律神経失調症や更年期障害に多いようです。

こんなときには、にんじんがぴったりです。体をあたためると同時に、のぼせをおさえるはたらきがあるからです。よく効くのが、はちみつを加えたにんじんのつき汁です。

これは、胃弱や食欲不振、便秘を伴う人にも向いています。にんじんには、胃腸のはたらきを高め、消化を助け、便通をよくするはたらきもあるからです。便秘が原因でのぼせる人には、一石二鳥の効果があるといえます。

がんこな便秘であれば、つき汁だけではなく、おろしにんじんも食べるとよいでしょう。いずれも生のにんじんがおすすめです。

（根本・山ノ内）

●にんじんのつき汁

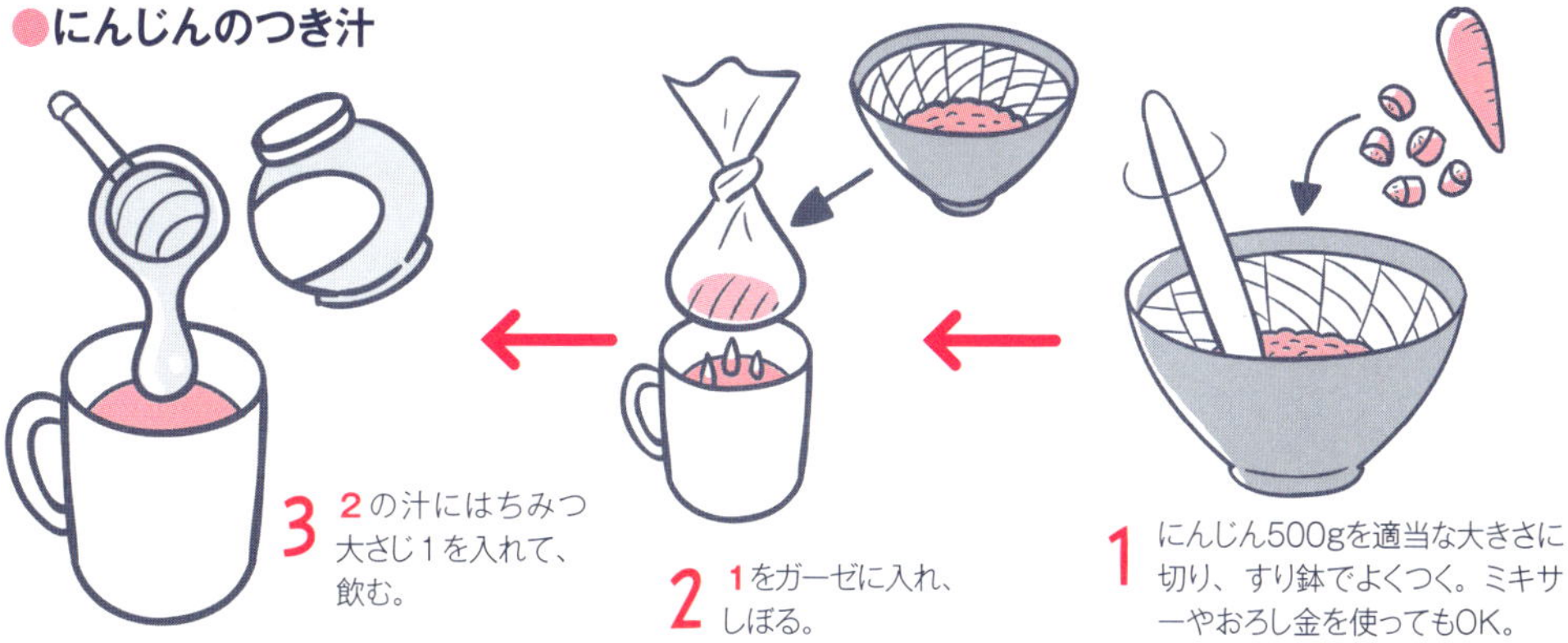

1 にんじん500gを適当な大きさに切り、すり鉢でよくつく。ミキサーやおろし金を使ってもOK。

2 1をガーゼに入れ、しぼる。

3 2の汁にはちみつ大さじ1を入れて、飲む。

●"のぼせると鼻血"はなぜ？ 鼻の入口に近い部分は静脈の細い血管がいっぱい。のぼせて血管が広がるとすぐ破れて出血するから。

虚弱体質のめまいに
ごまのアーモンド煮

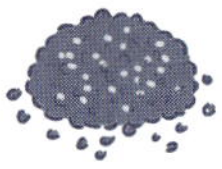

ごまには良質のたんぱく質のほかに、ビタミンEが豊富に含まれているため、老化からくるホルモン分泌異常ののぼせに効果があります。また、胃腸をじょうぶにするはたらきがあるので、便秘にも効きます。特に、ごまのアーモンド煮が有効です。（山ノ内）

●ごまのアーモンド煮

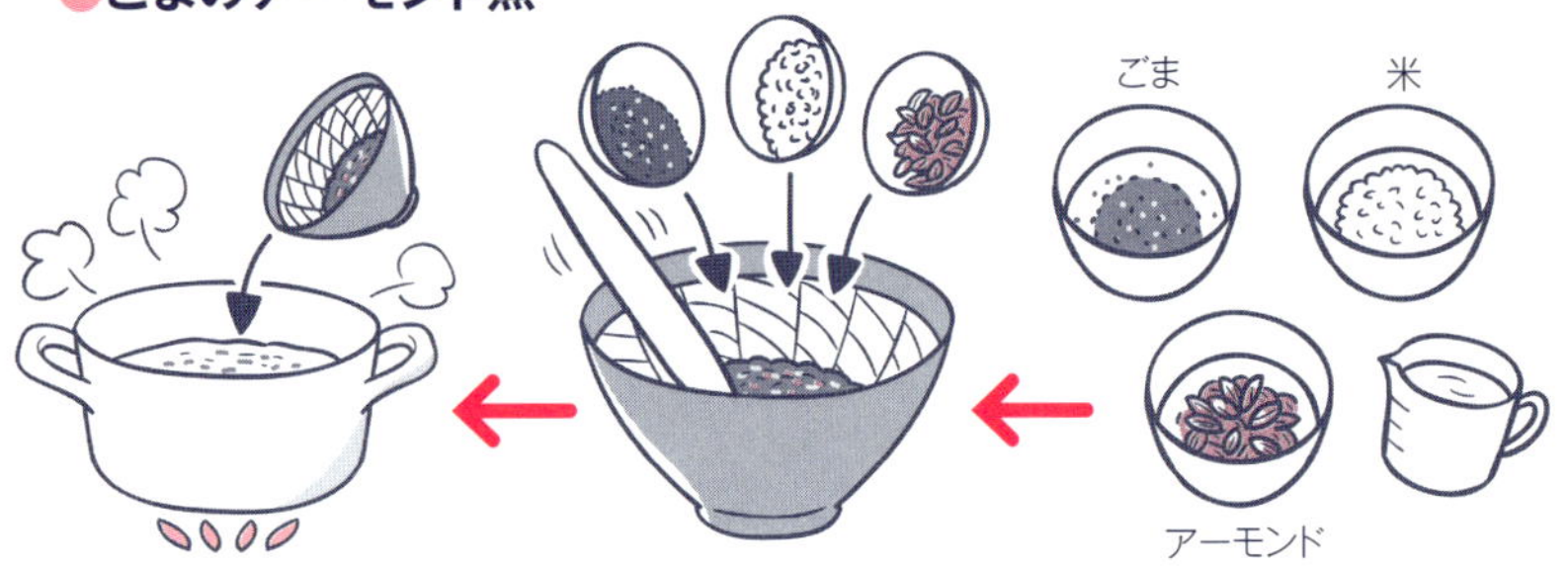

1 ごま・米各60g、アーモンド15gをしばらく水に浸す。

2 1の水けをよくきってからすり鉢に入れ、よくついてのり状にする。

3 2を鍋に入れて、煮る。煮立ったら、砂糖かはちみつを加えて食べる。

おすすめ

高血圧によるのぼせに
昆布の煎じ汁

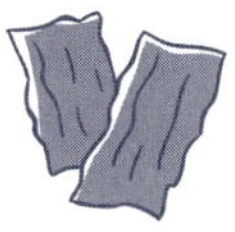

昆布のぬめり成分のひとつに、アルギン酸があります。アルギン酸は体内でカリウムとナトリウムのバランスをととのえるはたらきがあるため、血圧が上がるのを防ぎます。そのため、特に昆布の煎じ汁が効果的です。昆布30gを600mLの水で半量になるまで煎じ、これを1日3回に分けて、空腹時に飲みます。

あるいは、昆布30gにひじき15gを加え、1Lの水で煎じた汁を、同じように飲んでも効果があります。（根本・山ノ内）

強いのぼせに
セロリとたいのあんかけ

セロリは、血圧を下げる作用があることで有名です。高血圧が原因でのぼせがおこる人は常食するとよいでしょう。また、浄血作用や神経をやわらげる作用もあります。そのため、緊張しやすい人、興奮しやすい人、ちょっとしたことで顔が赤くなってのぼせる人にも効きます。セロリは香りが強く、生では多く食べられないので、スープや煮ものにするとよいでしょう。セロリとたいのあんかけ（作り方は次ページ）もおすすめです。（根本）

＋のぼせの手当て

まず頭にのぼった血液を下げることが大切

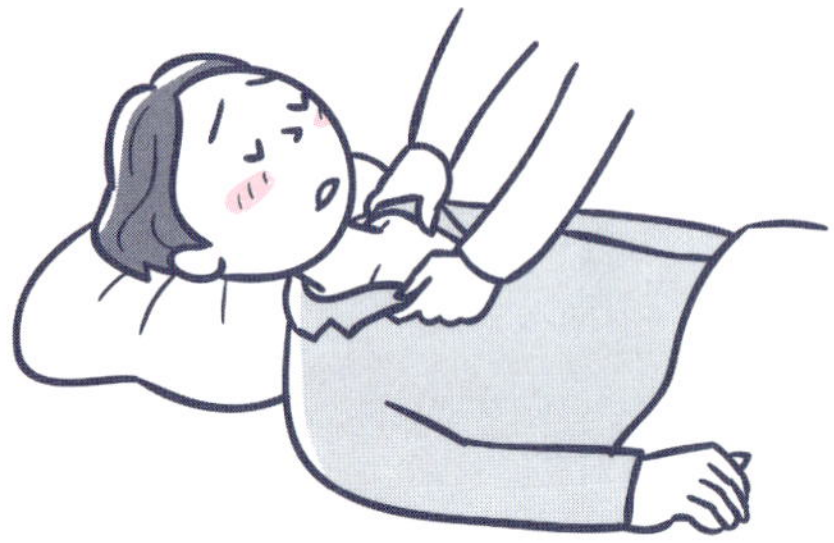

楽な状態で寝かせる。着ているものをゆるめるとよい。

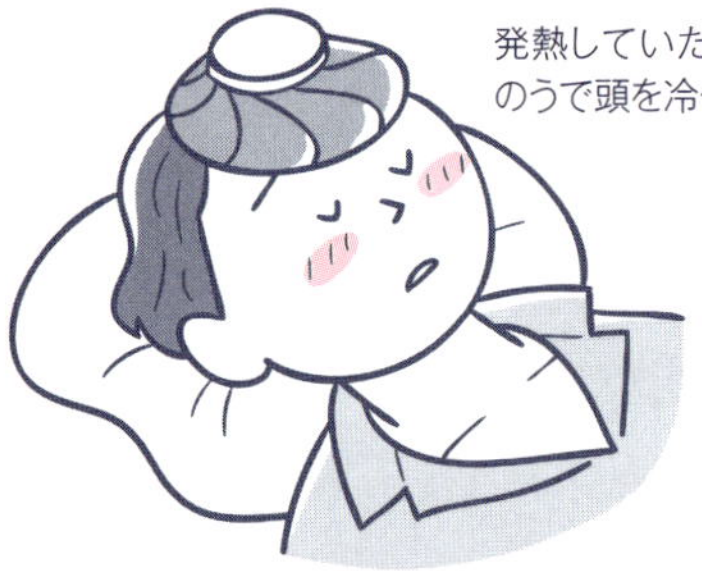

発熱していたら、氷のうで頭を冷やす。

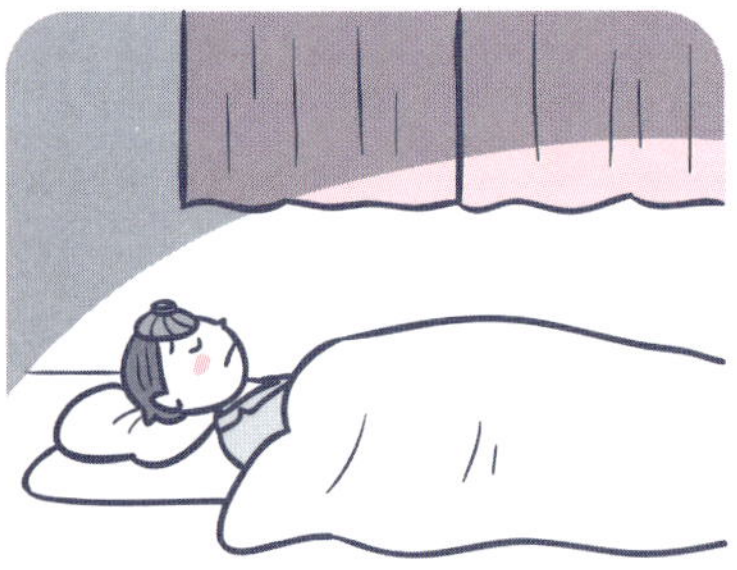

部屋を暗くするなどして、心身ともに落ち着かせる。

自律神経失調症《じりつしんけいしっちょうしょう》になると、足がほてっていると感じているのに、実際にさわってみると冷たいことがある。このときは、あたためるのがベスト。

セロリとたいのあんかけの作り方

●**材料（4人分）**

たい	400g（大4切れ）
セロリ	270g（3本）
鶏がらスープ	1/2カップ
みりん	小さじ1
片栗粉	大さじ2
カキ油	小さじ1
塩・こしょう	各少々
サラダ油	適量

1 たいはひと口大に切り、片栗粉大さじ1をまぶしておく。セロリはすじをとり、5mm幅のなめ切りにする。

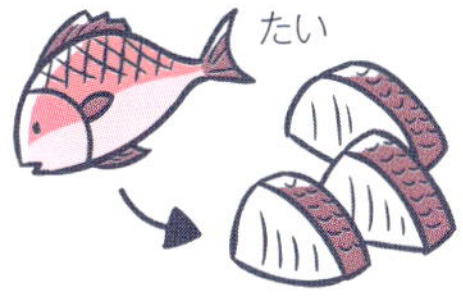

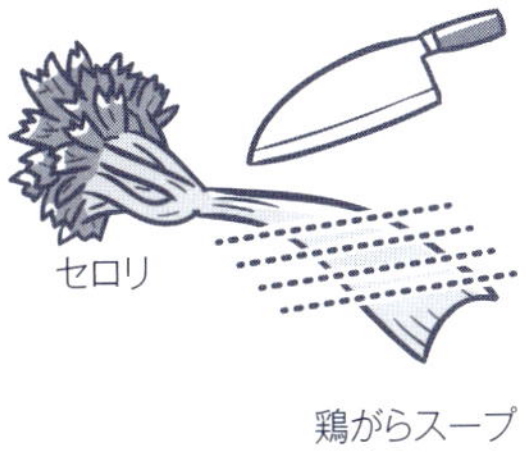

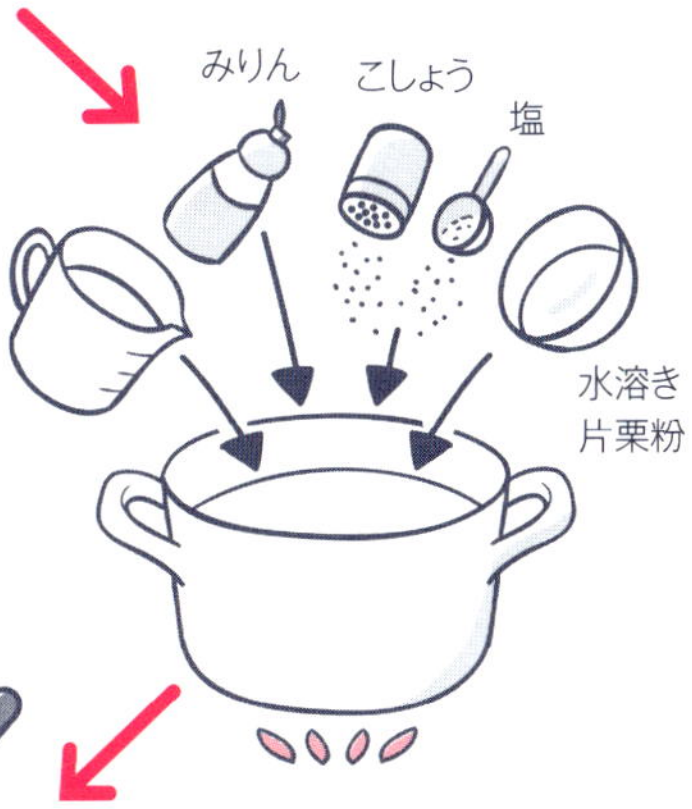

2 小鍋に鶏がらスープ、みりん、塩、こしょうを入れて煮立て、同量の水で溶いた残りの片栗粉でとろみをつけ、あんを作る。

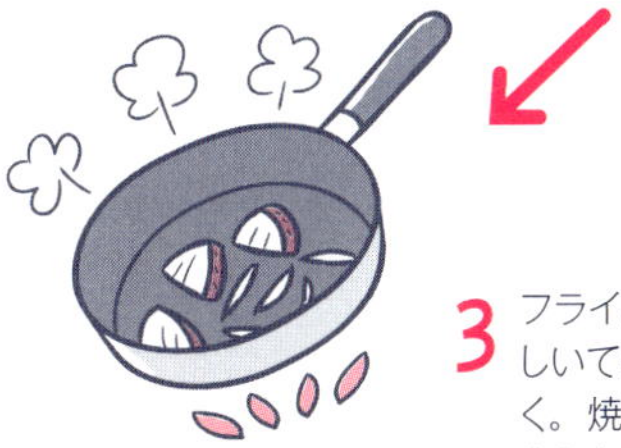

3 フライパンを熱し、サラダ油をしいて強火でたいを両面とも焼く。焼き色がついたら、セロリを入れて手早く炒め、カキ油、塩、こしょうで調味する。器に盛り、2のあんをかける。

これがコツ

たいは焼くと皮が縮む。あまりいじると身がくずれてしまうので、フライパンに軽く押しつけるようにしながら焼く。

◆作ってみました

たいは小骨があるので、焼く前にできるだけとり除いておくとよいでしょう。とりにくいときは、さっと焼いてから一度とり出すと、骨は簡単に抜けます。

◆食べてみました

セロリとカキ油の風味が、淡泊なたいとよく合います。セロリ独特の強い香りも炒めると薄らぎ、たくさん食べられます。あんに塩が入っているので、セロリとたいを焼いたときにふる塩は、少なめにしましょう。

微熱のほてりに効く なしのドロドロ煮

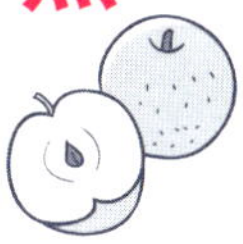

なしは炎症をやわらげる作用をもっているため、微熱のある人によく効きます。中国では昔から、発熱による口やのどの渇きをいやすのに用いられてきました。かぜや扁桃炎によるせきやたん、のどの痛み、また暑気あたりでのどが渇くときにも効果があります。そのほか便秘が原因ののぼせにも有効です。なしのしぼり汁を煮て、ドロドロにしたものに、シナモンの粉末を加えたものがおすすめです。（根本）

のぼせる人に効果的 ほうれん草の炒めもの

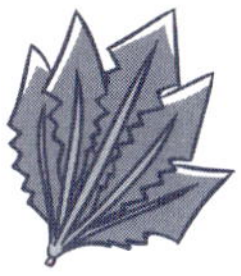

のぼせには、血行をよくする食べものがおすすめですが、ほうれん草には、血液を補う作用があるため、高血圧でのぼせる人によく効きます。ほうれん草をさっとゆがいて、ごま油で炒めたものを食べましょう。ほうれん草には鉄分やビタミンAのほか、ビタミンCが豊富。しかし、長時間ゆでるとビタミンCは破壊されてしまうので、ゆですぎには注意します。（山ノ内）

その他のおすすめ 食品・山野草

春菊は高血圧でのぼせる人によく効きます。ひとつかみの春菊をガーゼに包んで汁をしぼり、お湯で割って1日2回飲むとよいでしょう。

ハブ茶と**柿の葉茶**各10gを540mLの水で半量になるまで煎じ、煮つまったら水を270mL加えて半量になるまで煮つめます。これを1日量として、お茶がわりに飲みます。高血圧によるのぼせに効きます。

●海藻を食べると毛深くなる？ これは根も葉もない噂話の類で、実際は関係ない。毛の濃さは遺伝的な要素が強い。

山野草の採取・保存法

私たちの身近には、たくさんの山野草があります。これらを有効に使いこなすために、採取のコツと保存法を紹介しましょう。

採取方法

採取の前に予備知識とマナーの心得が必要

山野草は種類によって、それぞれ生育に適した場所、季節がちがいます。ドクダミやゲンノショウコ、オオバコ、ハコベ、ヨモギなどは、全国いたるところに生えていますが、種類によっては高山地帯だけ、海岸だけ、平地だけ――のように、生育場所が限られているものが少なくありません。これを知らずに漠然と採取に出かけても見つかりません。あらかじめ植物図鑑などで調べるか、よく知っている人に聞くなりして、十分な知識を仕入れておきましょう。

正しい知識は、毒草の誤採取を予防することにもつながります。数多い山野草のなかには、有毒成分を含むもの、使い方によっては危険なものがあります。たとえばクサノオウは、外用すれば子供の湿疹やタムシに効きますが、口にすると呼吸困難に陥り、死亡することさえあるのです。ですから、名前を知らない草は採らないことが大原則。自信のない場合も、土地の人や専門家に確認できないなら、きっぱり採取をあきらめましょう。

採取の際は、マナーとルールを守ることが大前提です。たとえ野原や山に生えていても、地権者がいたり、入会権《いりあいけん》で守られている場所もあります。また、根こそぎ持っていくのもいけません。その場所には二度と生えてこなくなるおそれがあるからです。

山野草は種類と使う目的によって、利用する部分がちがいます。葉と花が必要なら、そこだけを少量摘むのが採取の基本です。もし採るべき部分を知らないなら、いっさい手をつけないことがマナーです。たとえばタラノキは、若芽を摘む際に枝を傷つけたり、脇芽まで根こそぎ採ってしまったりしては、立ち枯れてしまうのです。

これは、環境保護にもつながります。自然がはぐくんだ山野草だからこそ、自然に感謝する気持ちで採取するように心がけましょう。

山野草は身近なところにもある

山野草は人里はなれた深山にしか生えないと思ったら大まちがいです。野原や林、田んぼ、水辺や海岸の砂地など、身近な場所でよく見られます。家の軒下や庭のかたすみにだって自生しています。目あての山野草がある場合には、

●山野で採れる主な山野草

春	アカザ、イカリソウ、カキドオシ、キブシ、タラノキ（芽）、ナズナ、ニワトコ（花）、ユキノシタ
夏	オオバコ（全草）、オトギリソウ、カラスビシャク、カワラヨモギ、キハダ、クコ（葉）、クズ、ゲンノショウコ、コウホネ（根茎）、サクラ（木皮）、ドクダミ（乾燥葉用）、ニワトコ、ベニバナ、メハジキ、ヨモギ（葉）
秋	ウド、オオバコ（種子）、オナモミ、カワラナデシコ、キササゲ、クコ（果実、根の皮）、サルトリイバラ、サンザシ、センブリ、タラノキ、ツワブキ（根茎）、マタタビ、ムラサキ、リンドウ
冬	イタドリ、サジオモダカ
通年	ツワブキ（葉）、ドクダミ（生葉）、ハコベ、メギ、ユキノシタ（生葉）、ヨモギ（根）

あらかじめ採取地をきちんと調べておくことが肝心です。また、一度採取した地域や時期をメモしておくと、次回に役立ちます。

使う部分によって採取時期が異なる

食べものに旬があるように、山野草にも有効成分が多い盛りの時期と、少ない時期とがあります。山野草を健康に役立てようと思ったら、いつごろ、どの部分を採取するのがいいかが大切なポイントになります。

たとえばムクゲ、エンジュのように花を利用するものは、開花が進んだときより、つぼみの状態か、開花寸前のほうが有効成分は多いのです。山野草ごとの薬用部位と、最も適した採取時期を知り、より効果的に利用したいものです。

採取時の服装、道具を十分にチェック

山野草は、すぐ手の届くところに生えているとは限りません。採取場所によっては、道のないところに分け入ることもあります。安全に楽しく採取するために、万全の準備でのぞみましょう。

●服装

なるべく肌を露出しないことがポイントです。トゲやかぶれから肌を守るためには、たとえ夏場であっても、長袖シャツに長ズボンがいちばんです。

靴はぬれることを想定して防水対策をし、靴下は厚手のものをはきましょう。上着は、多少の雨ならしのげる、パーカーやジャケットが便利です。帽子と軍手、ゴム手袋も必要です。

●道具

ナイフは、葉や枝の採取に用いるほか、歩くときにからむつるを切ったりするために便利。木バサミも山野草の採取に重宝します。園芸用シャベルは、根を傷めず掘り出すために大事。ほかに、採取したものを入れるビニール袋5～

●山野草が見られるところ

日あたりのよい山地／クズ、クサノオウ

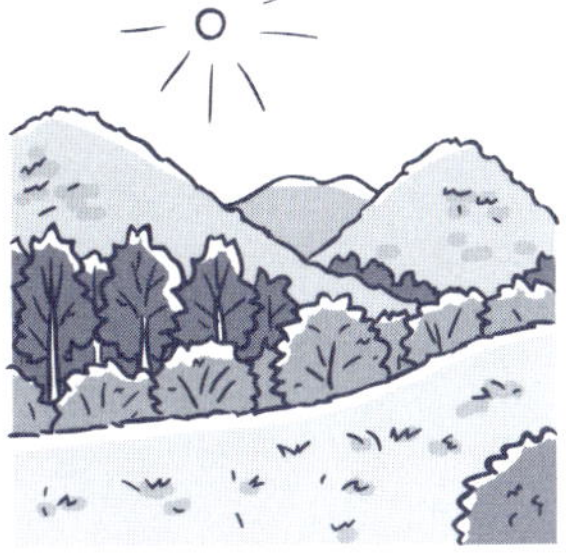

山あいの斜面／ヘクソカズラ、サルトリイバラ

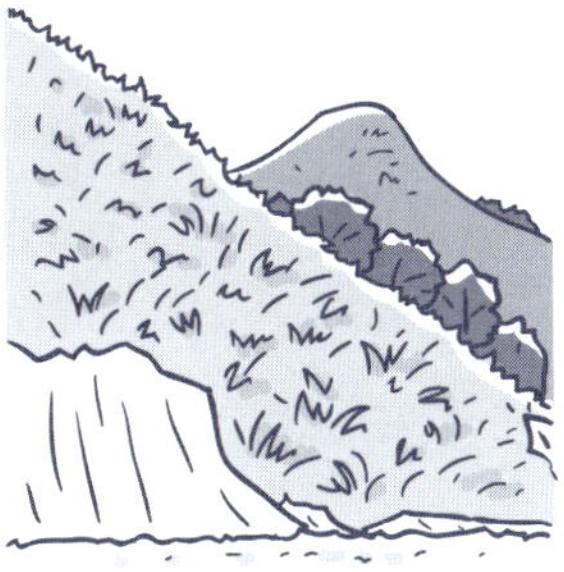

荒地／アカザ、イタドリ

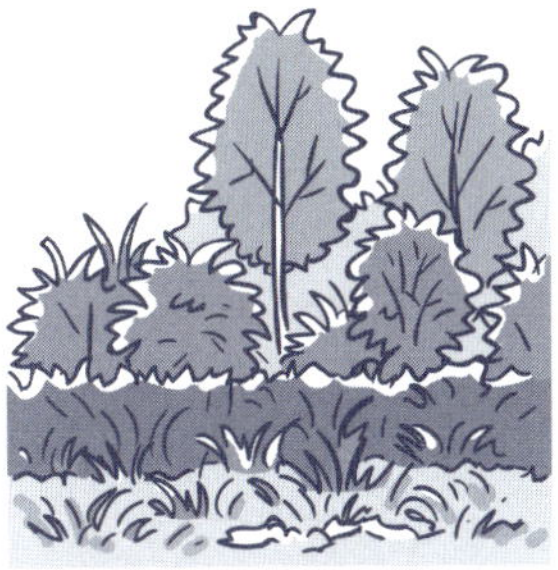

樹下の日陰地／シシウド、リュウノヒゲ

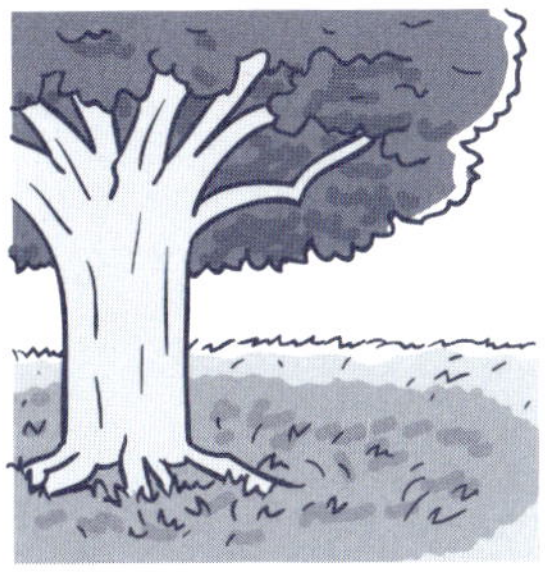

川原や海辺の砂地／アシタバ、ツルナ

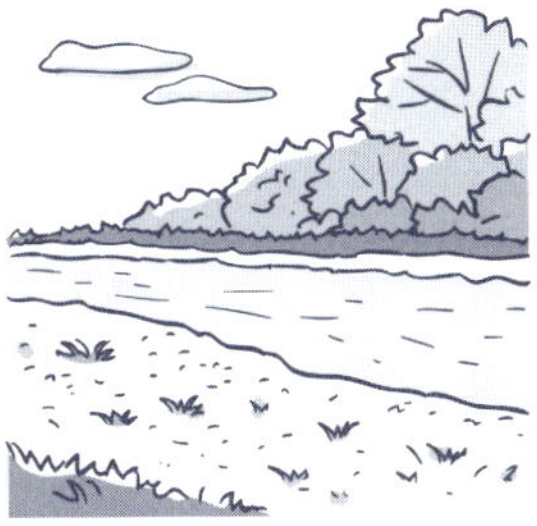

沼地や湿地・水辺／セリ

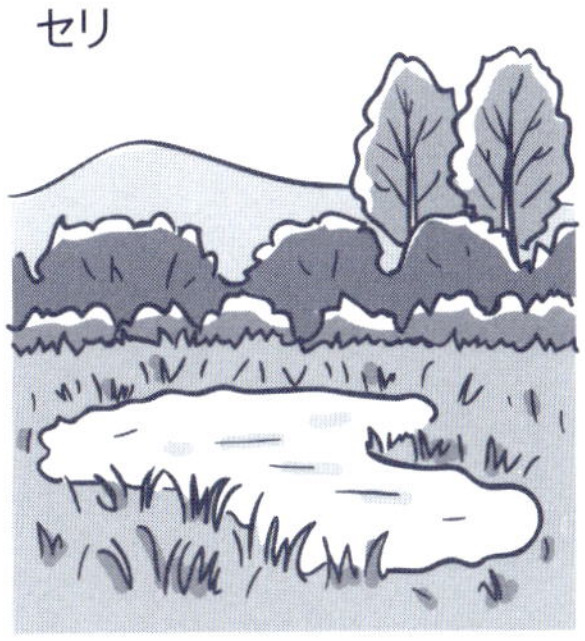

●各部分の一般的な採取時期

部分	採取時期
葉・全草	花の咲いているとき。たとえばゲンノショウコ、ドクダミなどは、開花時の6～7月がよい。ただしヨモギは、茎が地上40cmほど伸びた時期に、葉だけを採って乾燥させる。
根	地上部が枯れる11月ごろから翌2月ごろまで。地上部が盛んなときの根は中身がないため、採っても乾くにしたがってしなびてしまう。降雪地帯では雪が降らないうちに掘り出し、乾燥させる。根の皮を薬用にする場合は、特に3月ごろがよい。
花	開花寸前のつぼみか、精気あふれる開花直後に採る。しおれて花弁が落ちるほどになってからでは遅すぎる。
枝	葉が落ちたらすぐ採る。
木皮	皮をはぎやすい6～7月ごろがよい。ただし、薬効がいちばんあるのは9月。
果実	やや未熟で青みがなくならないうちに採り、乾燥させる。
種子	完全に成熟したあとがベスト。しかし、小さい種子は地上にこぼれてしまうと集めにくいので、実を結んだら落ちる前に採取する。
茎	食用が目的で、若苗や若茎を採るなら春。薬用なら花の咲くころか、果実が実るころ。

●山野草の採取は2人以上で　山野はケガや遭難の危険があり、グループ行動が安全。最初は熟練者や専門家との同行がのぞましい。

●採取するときの服装・持ちもの

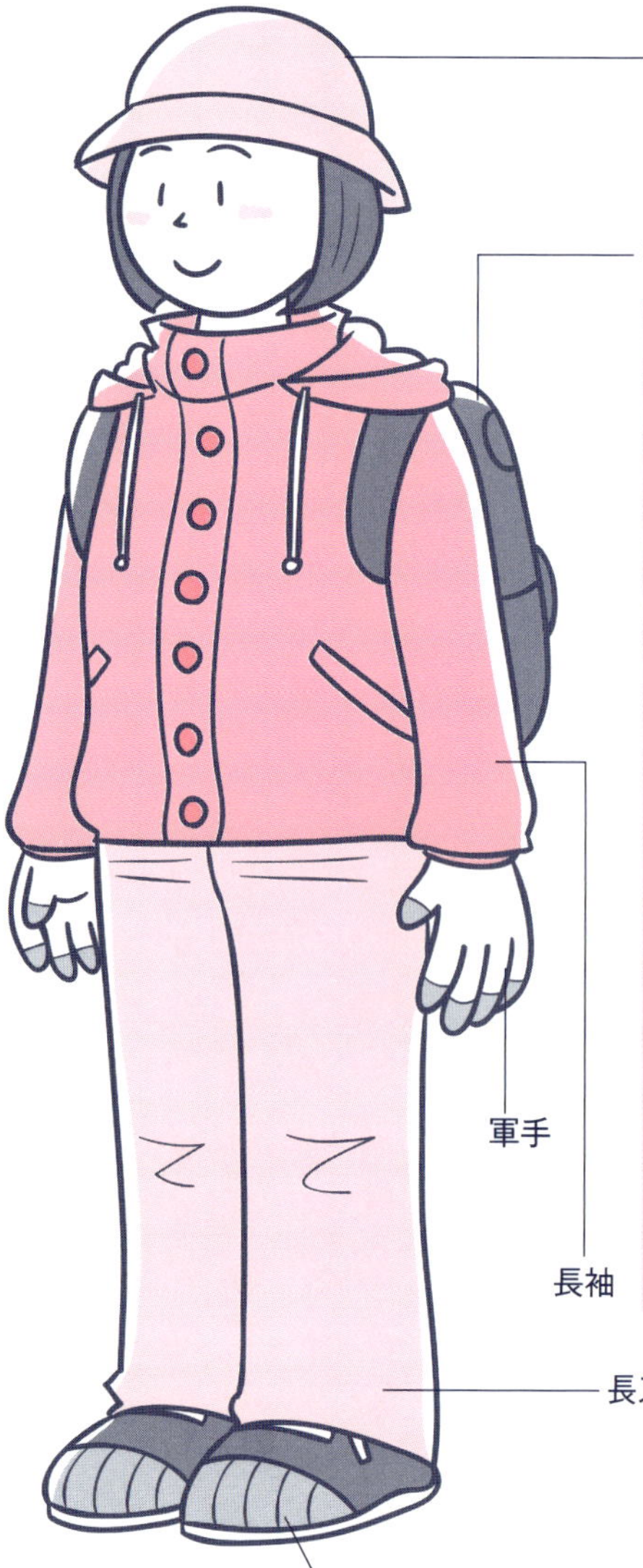

帽子
リュックサック
軍手
長袖
長ズボン
すべりにくい靴

主な持ち物

- 輪ゴム
- 救急用品
- 紙袋、ビニール袋
- 新聞紙
- 荷札
- 地図
- 帽子
- リュックサック
- 長袖のパーカー
- 長ズボン
- すべりにくい靴
- 園芸用シャベル
- 軍手
- 植物図鑑
- 木バサミ
- 筆記用具
- ナイフ
- メモ用紙
- 防虫関連グッズ
- 非常用飲料、水
- 携帯電話など

6枚と、口をとめる輪ゴム、山野草を包む新聞紙も必要です。これらの手荷物はリュックに入れます。

●その他の必需品

地図、方位磁石、コンパクトな植物図鑑、筆記用具などです。防虫スプレー、虫さされや切り傷の薬、ばんそうこうなども忘れずに。また、近年は山野草採取での遭難事故が多発しています。山や森に入るときは、安全を考えると登山なみの装備が必要です。非常用食料と水、防寒具、ライターやマッチなども携行します。緊急連絡用の手段（携帯電話やトランシーバーなど）も必須です。

利用部分によって採取方法がちがう

●芽

新芽は、あくが少なく口あたりもよい早春に、指先で摘みます。繁殖力の強い植物は別として、芽はある程度摘み残すことが肝心。すべて摘んでしまうと、枯れてしまうことがあるからです。タラノキのように枝があまり分岐しないものは、せいぜい2番芽までです。

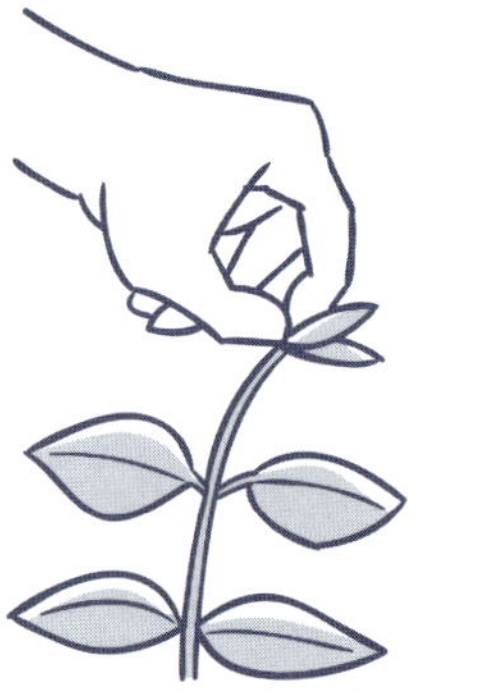

枝の先端についている新芽だけを摘みとる。枝を傷つけないように。

●葉

食用にする早春の若葉は、指先でちぎるようにして採ります。十分に成熟した成長葉は、ハサミかナイフを使用し、葉柄《ようへい》の根もとから切りとります。

●花

花や花びらは手で摘みとるか、ナイフで切りとります。クロモジ、キンモクセイのように小花をつける樹木の場合は、樹下に大きなざるを置くか、ござをしき、軽く枝をふって花を落とします。強くふりすぎないようにしましょう。

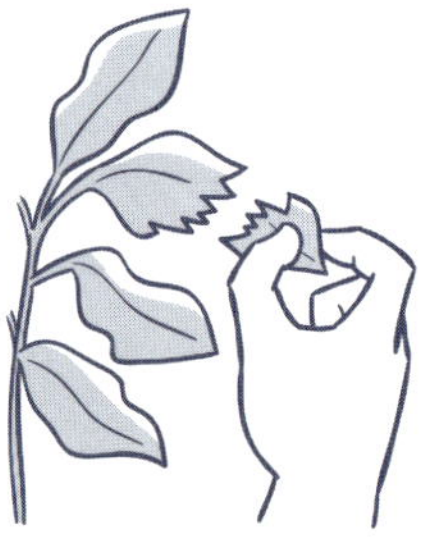

葉は爪を立てるとちぎりやすい。ハサミやナイフは葉柄の根もとに刃をあてがって。

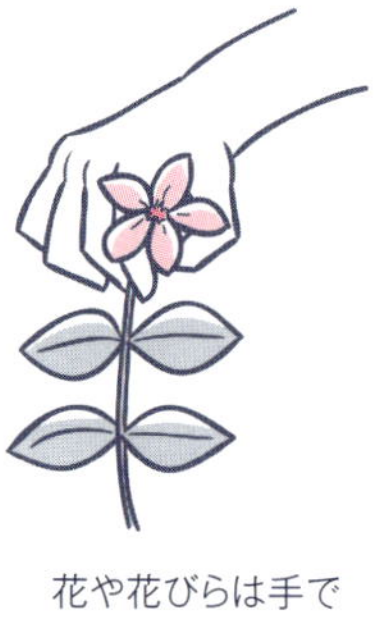

花や花びらは手で摘みとる、またはナイフで切りとる。

●茎

茎を採取するときは、地上部の地面すれすれをナイフかハサミ、鎌で切りとります。食用が目的の若茎や若苗なら、指先で持ち、軽く力を入れて折れた場所から先の、やわらかい部分を採取します。

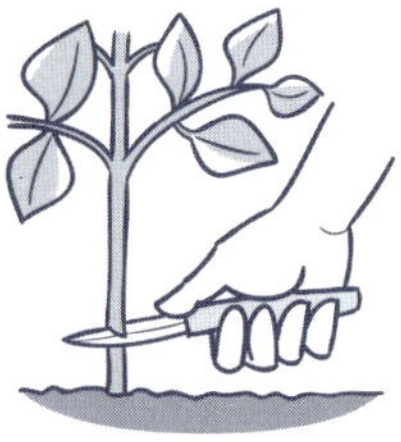

茎と地面のきわを、ナイフや鎌で切る。

●果実

低い木になっている果実は、つぶさないように手で摘みます。高い木に実るものは、柄の長い剪定《せんてい》バサミを使って採ります。つる性の植物の果実を採る場合は、つるを切ったりひっぱったりすると、木を傷めるので注意しましょう。

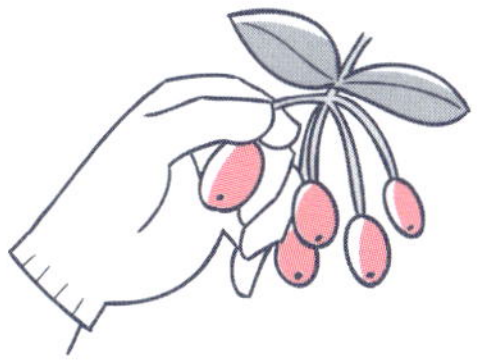

手で摘みとる場合は、トゲなどでケガをしないよう、軍手でガードして。

●根

根の広がりや深さに合わせて、スコップやシャベル、根掘り等を使い分けます。その際は、根を傷つけないよう、まわりを大きく深く掘ります（掘ったあとの穴は必ず埋め戻す）。砂地や、やわらかい土壌に浅く根を張る植物は、静かにひき抜いても大丈夫です。なお、多年草はすべての根を採ると絶えてしまうので、必ず何株か残しておきましょう。

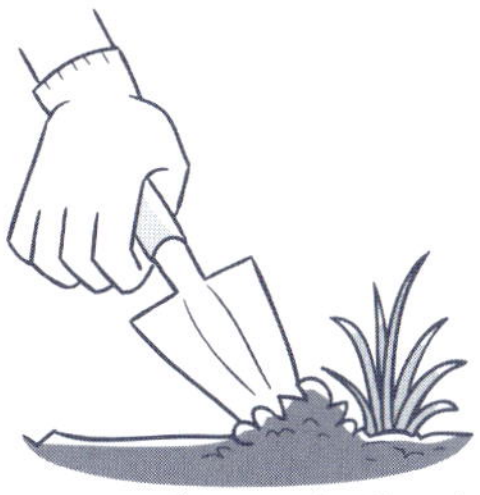

スコップやシャベルは、大小さまざま売られている。山菜採り用に、掘ったり切ったりできる専用の道具も市販されている。

●全草

茎葉や果実などの、地上部も根も傷つけないように、ていねいに掘りおこします。

毒草には細心の注意を。見分けるポイントは？

山野草採取の最大のリスクのひとつが、毒草の誤採取です。一般に次の①～③のような植物は、毒草を疑って気をつけましょう。特にケシ科、ナス科、ユリ科、サトイモ科、ヒガンバナ科、キンポウゲ科の植物には、有毒なものが多いので要注意です。

①花の色が毒々しい赤や黄色をしていて、茎や葉を折ると白汁や黄汁が出るもの

②悪臭がする、口に含んだとき、いやな味がしたり舌がしびれたりするような刺激を感じるもの

③見なれない形態をしているもの

しかし、ドクダミのように異臭がするものや、タンポポのように白汁が出ても食べられるものもあるので、一概にはいえません。48～50ページに出ている毒草と、下表、植物図鑑を参考にしながら、細心の注意をはらってください。確信がもてないときは、とにかく手を出さないことです。過信がいちばん危険です。

●身近にある主な毒草

植物名	有毒部分	症状
ウルシ	樹皮から出る液汁	木にふれた顔、手などの肌の露出部分が炎症をおこす
エニシダ	葉・果実	飲食するとめまいをおこす。激しいときは知覚まひから昏睡状態に
キンポウゲ	全草	腹痛や下痢、嘔吐《おうと》、けいれんなどをおこす。外用すると皮膚や粘膜を刺激する
キツネノカミソリ	全草（特に鱗茎）	食べると、下痢、腹痛、嘔吐、けいれんをおこす
クサノオウ	全草	まひ作用がある。多量に誤食すると呼吸困難となり、死亡する
タケニグサ	全草	食べると、吐きけ、体温降下、呼吸困難、心臓まひをおこす
タカトウダイ	全草	乳汁にふれるとかぶれる
ノウルシ	葉・茎	乳汁にふれるとかぶれる
ハダカホウズキ	果実	子供が食べると中毒をおこすことがある
ヒガンバナ	全草	食べると嘔吐、下痢、中枢神経のまひをおこす
ヒヨドリジョウゴ	果実	子供が食べると中毒をおこすことがある
フクジュソウ	全草	食べると嘔吐、呼吸困難、心臓まひをおこして死亡する
ヨウシュヤマゴボウ	全草	食べると腹痛、嘔吐、下痢をおこす。けいれんをおこして死亡することも

●防虫スプレーを忘れずに　山には蚊、マダニ、ブヨなどの害虫が多い。薬草採取には必須のアイテム。

持ち帰るときは、種類ごとに分けて袋へ

採取した山野草は、できるだけ新鮮なまま、家に持って帰りたいものです。

まず、山野草を種類ごとに葉・茎などの部位に分け、ゴミや腐った部分をとり除いて、紙袋または空気穴をあけたビニール袋に入れます。このとき、できるだけ空気を抜くのがコツです。そして、口を輪ゴムやひもでしっかり縛ります。しおれやすい新芽、若葉、地上部の茎葉は新聞紙に軽くくるみ、霧吹きをしておくとよいでしょう。

全草の場合も、土つきのまま湿らせた新聞紙にくるみ、根の部分だけはビニール袋に入れます。

花や果実など、形のくずれやすいものは、しっかりした箱などに入れるとよいでしょう。

いずれにしても袋や新聞紙は、直射日光にはあてず、山野草を傷つけないように持ち帰ることが大切です。袋や新聞紙にはその場で必ず山野草名を書いておきましょう。部分だけを持ち帰った場合、意外とあとで名前がわからなくなってしまうものだからです。

車のトランクに入れるときは、さらに湿った新聞紙で全体をくるみます。車の揺れや振動で傷つきやすいのと、蒸れやすいためです。

保存方法

山野草は、適切に保管しないと、カビが生えたり腐ったりしてしまいます。苦労して採取したのですから、最後までムダなく使える状態にしておきましょう。

薬効が失われないようにするためには、「干す」のが基本です。きちんと干すことができた場合の保存期間の目安は、1年ほどになります。

風通しのよいところに干す

山野草は水でていねいに洗い、ゴミやよごれをとり除きます。40度以下のぬるま湯にさっとくぐらせてもよいでしょう。根や地下茎

●山野草の持ち帰り方

ビニール袋に入れる

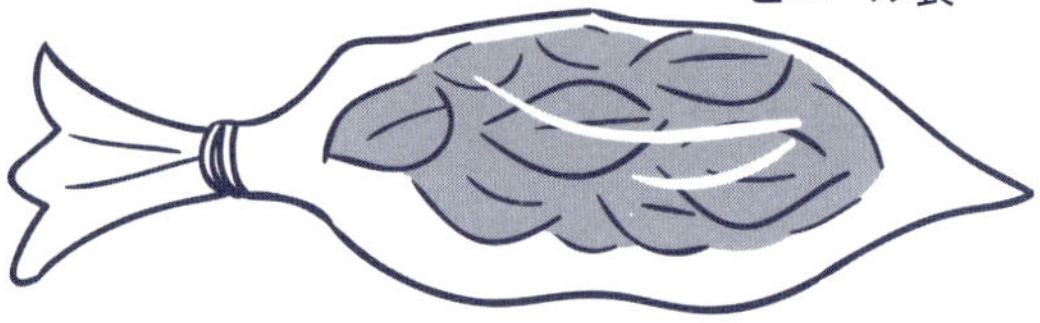

山野草を採取したら、ゴミや腐食部分をとり除く。ビニール袋に種類ごとに分けて入れ、できるだけ空気を抜いてから、口を縛る。山野草名を書いておく。

新聞紙などにくるむ

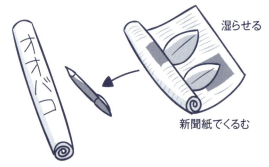

湿けが保てるようなものであれば、新聞紙以外の紙にくるんでもよい。紙には、山野草名を書いておく。

●干し方と保存方法

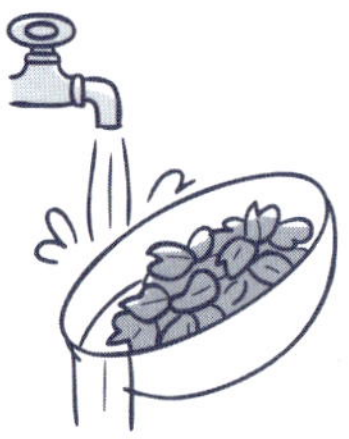

1 土や泥などがついていたら、水洗いする。

お茶にする場合

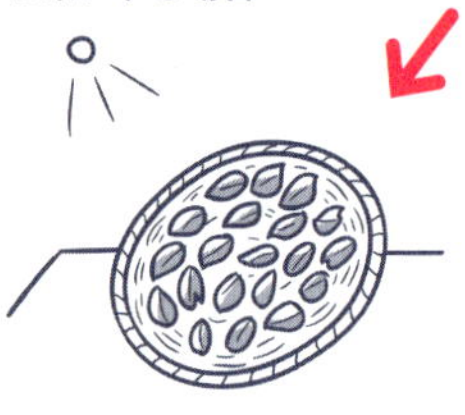

2 ゲンノショウコやドクダミなどをお茶にする場合は、日なたに広げて乾燥させる（日干し）。

香りを楽しむ場合

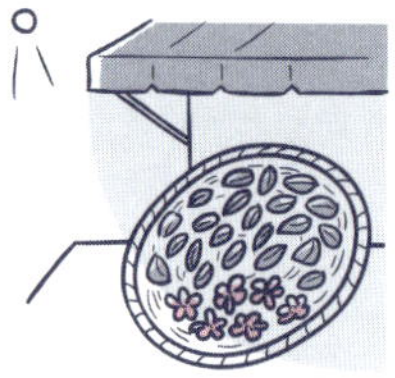

2 花や葉は、直射日光があたらないように、風通しのよい軒下か、日陰に広げて乾燥させる（日陰干し）。

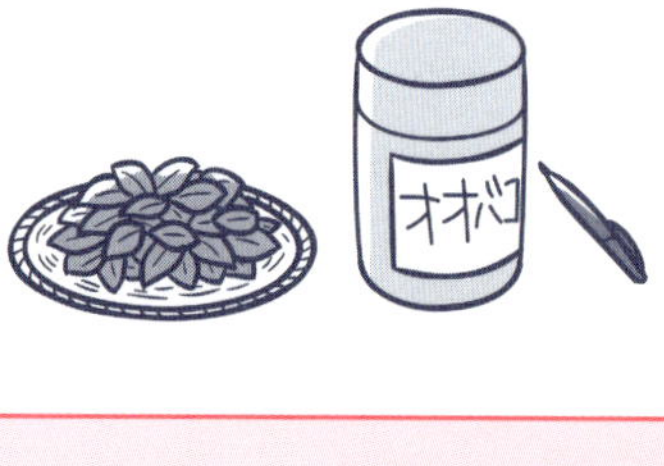

3 細かくきざみ、茶筒や紙袋、密閉容器などに入れて保存する。

を使用するときは、特に念入りに洗ってください。

十分に水けをきったら、風通しのよいところで乾燥させます。根やかたい茎、幹、皮、果実などは日干しにします。大きいものは干す前に細かくきざんでおきましょう。花や葉、つぼみ、やわらかい茎などは陰干しにしますが、内服用のドクダミだけは日干しです。大量ならむしろやござ、少量ならざるに広げると、まんべんなく乾燥させることができます。全草を干す場合は、風通しのよい軒下に、根もとを束ねてつるすとよいでしょう。

干す時間帯は10～14時ごろまで。それ以降は、山野草が湿けを吸ってしまうのでやめましょう。天日に干せないときは、扇風機や電子レンジを利用してもかまいません。

十分に干し上がったら、最後に一晩、外気にあてて少し湿けをもどします。これは、カラカラの状態で袋につめると粉々になりやすく、品質も低下してしまうので、それを防ぐためです。

乾燥したら湿けに注意する

乾燥後は細かく切り、やわらかいものは手もみします。保存は湿気に十分注意します。厚手のじょうぶな紙袋に入れ、日があたらず風通しがよく、温度や湿度の変化が少ない冷暗所に保管します。このとき、吸湿剤も入れることを忘れずに。

なお、ビニール袋は空気の出入りがなく、カビが発生しやすくなるので避けたほうがよいでしょう。梅雨どきにはどうしても虫がつきやすいので、時折、袋から出して日にあてます。

乾燥したものをもどすときは水に半日ほどつけますが、時間がない場合は、ぬるま湯か熱湯につけて、そのまま冷まします。もどすとぐっと量が増えるので、分量に注意しましょう。ぜんまいなどは鍋に水といっしょに入れて火にかけ、70度ぐらいになったらざるにとって軽くほぐします。これを3回繰り返し、最後に沸騰させて火を止め、そのまま10時間ぐらい放置しておきます。

ほかの山野草も、これに準じた方法でもどせばよいでしょう。

乾燥保存に向いているものは、ぜんまい、ワラビ、ヨモギ、ドクダミ、フキノトウ、ゲンノショウコなどです。いずれも食用、薬用両面から保存しておくと、何かと便利です。

山野草のおいしい食べ方

山野草を楽しむには、次のような方法もあります。ただし、薬効としては期待できないので、あくまでも「おいしくいただく」ための保存方法と知っておきましょう。

きちんと処理しておけば、1年程度保存が可能です。

●冷凍保存

冷凍するときは、さっとゆがいて冷水につけたあと水けをきり、フリーザーバッグか、保存容器に入れて冷凍室へ。その際、使う分量ずつラップや小袋に小分けしておくと、必要なとき、必要なだけ解凍できるので便利です。

解凍は、冷蔵室へ移してゆっくりともどします。電子レンジを使用する場合でも、半解凍までの加熱にとどめ、あとは室内で自然解凍してください。

●塩漬け保存

容器の底に塩をしいて山野草を並べます。これを繰り返し、最後にふたと重しをのせます（下図参照）。水けが多い葉や茎は塩を多めに使うことと、山野草が空気に直接ふれないよう、きっちりしきつめるのがコツです。水が上がってきたら、だんだんと重しを軽くしていきます。

もどすとき、やわらかい葉の部分などは、一晩水につけておけばよいでしょう。かたい茎などはたっぷりの水に入れて火にかけ、沸騰直前で火からおろし、ふたをしてそのまま冷やします。冷めたら、冷水で洗って塩の抜き加減をみますが、適度に塩けを残すほうが味はよいようです。

●水煮保存

保存容器（びん）はパッキンがしっかりしていて、きちんと密封できるものを使います。容器はあらかじめ熱湯で30分以上煮沸して殺菌しておきます。

山野草は水洗いして、土やゴミをきちんときれいにとり除いたあと、軽くゆでます。ゆで上がったら山野草を熱いうちに容器につめ、ゆで汁を口いっぱいに注ぎ、きっちりふたを閉めて保存します。

●塩漬けの方法

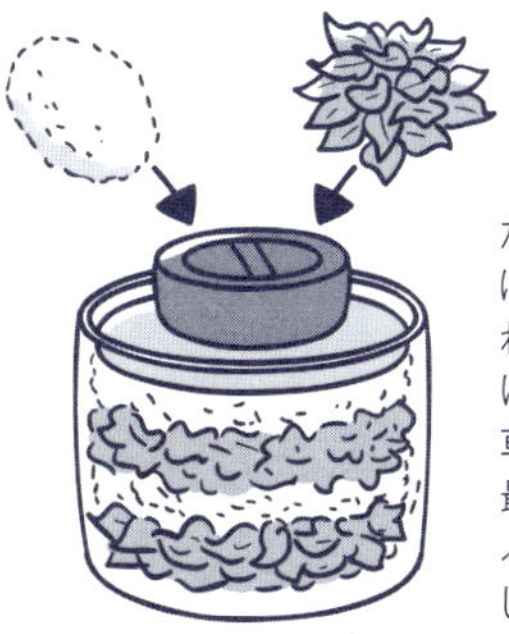

たるや広口びんなどに、まず塩を適量入れ、薬草、ふりかける程度の塩、薬草と交互に重ね、最後にたっぷり塩をふってふたをし、重しをのせる。

●帰宅後ただちに保存処理を　薬効の損失を防ぐには時間が命。すぐ処理できないときは垂直に立てておくと、多少は鮮度のもちがよい。

めまい

安静がいちばん。予防には日ごろからビタミンやカルシウムを十分に

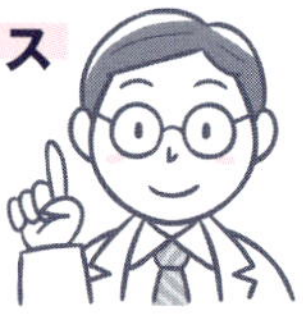

●Dr.アドバイス

めまいの原因はさまざまだが、とりあえずは安静が大切。症状が激しい場合は病院へ

めまいには、急に立ち上がったときにクラッとして、目の前が一瞬暗くなる立ちくらみ程度の軽いものから、突然まわりの景色がぐるぐる回って立っていられず、寝込むほど重いものまで、いろいろあります。

原因は主に、①体の平衡感覚を支配する内耳などに病気や異常があるためにおこるものと、②血圧の異常で脳へ送られる血液量が減少するためにおこるもののふたつに分けることができます。

内耳などの異常が原因となる場合は、回転性のめまいがおこります。代表的なのが、良性発作性頭位めまい症やメニエール病です。最近これらの病気にかかる人が急増しており、心身の疲労が大きな原因になっていると考えられています。

脳への血流量が減っておこる軽いめまいは、日常でよくみられます。特に病的な原因がないことが少なくありません。たとえば、睡眠不足や過労、または体質的に低血圧ぎみだったり、貧血をおこしやすい人が多いようです。それ以外では、更年期障害や自律神経失調症《じりつしんけいしっちょうしょう》によってもおこります。

どちらにしても、めまいを感じたらとりあえずは安静を保つことが大切です。また、日ごろからビタミンやカルシウムを十分とるように心がけてください。

頭痛にも効く ぎんなんの粉末

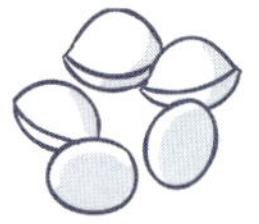

ぎんなんには、たんぱく質やビタミン、鉄などの栄養分が豊富に含まれており、すぐれた強壮効果があります。

このぎんなんと、鎮静作用のあるナツメをいっしょに用いると、めまいによく効きます。まず、ぎんなんを粉末にし、これをナツメの煎じ汁で飲みます。これは頭痛にも効果があります。

（山ノ内）

●ぎんなんの粉末

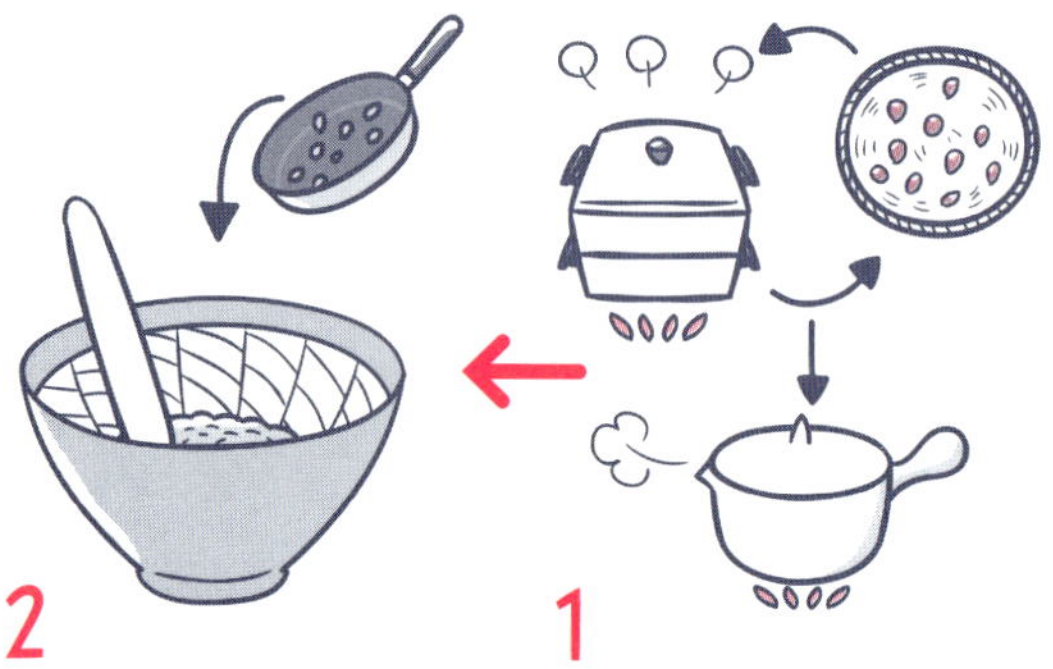

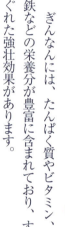

1 ナツメは天日で干す。蒸してから再度天日干しにする。これを1日量5～7g煎じる。

2 ぎんなんをいり、すり鉢に入れて粉末にする。1のナツメの煎じ汁に加えて飲む。

虚弱体質のめまいに 鶏肉の蒸しもの

鶏肉は、虚弱体質や低血圧、月経不順などが原因でおこるめまいに効果があります。漢方では、めまいは水分代謝がわるくなるとおこるものと捉えられています。鶏肉はこの水分代謝をよくするはたらきがあります。鶏肉に、血を補う作用がある生薬の当《とう》帰《き》と川芎《せんきゅう》（漢方薬局で買える）を合わせ、いっしょに蒸したものを食べるとよいでしょう（作り方は次ページ）。

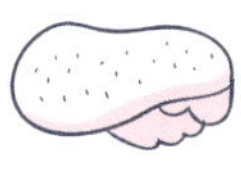

（根本）

おすすめ

鎮静作用のある サフラン湯

サフランには、すぐれた鎮静作用があるため、めまいや頭痛によく効きます。薬効があるのは、花弁のあいだから伸びている雌しべです。これは市販されていますが、にせものが多いので購入するときは注意が必要です。めまいがおきたときは、サフラン約10本を熱湯100㎖の中に入れ、お湯の色がダイダイ色に染まってから、お茶のように服用します。ただし妊婦の場合は、流産の危険があるので服用してはいけません。

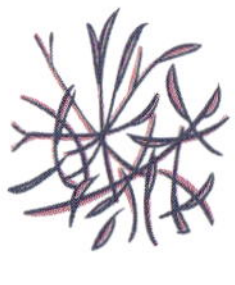

（根本・山ノ内）

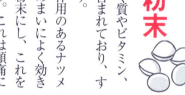

●めまいから考えられる主な病気

症状のタイプ	症状	考えられる病気
ぐるぐる回る（回転性）	耳が激しく痛み、耳だれがある。高熱、頭痛、耳鳴りがするほか、耳がふさがった感じを伴う。子供に多く、かぜに続いておきやすい。	急性中耳炎
	ふだんは何ともないが、症状が出ると耳鳴りや難聴を伴う。めまいは激しい。嘔吐《おうと》と頭重《ずおも》が繰り返しある。	メニエール病
	片側の耳がつまった感じがする。耳鳴り、難聴、吐きけ、嘔吐、めまいなどがある。	内耳炎
	日常動作で頭を動かしたときに、主に回転性のめまいがおこるが、症状は短時間で消失。通常、耳鳴りや難聴は伴わない。めまいの原因で最多。	良性発作性頭位めまい症
ふらふらする（浮動性）	顔色が青くなり、手足は冷たくなる。冷や汗、生あくび、吐きけもある。目の前が真っ暗になって倒れることも。	脳貧血
	立ちくらみのほか、頭痛、肩こり、耳鳴り、めまい、動悸《どうき》、息切れなどがある。また、体がだるくて疲れやすい。	低血圧
	動悸がして気分がわるい。急に立ち上がったり、長時間立ち続けたりしたときにおこる。いわゆる立ちくらみ。	起立性低血圧
	頭痛、頭重、耳鳴り、肩こり、動悸がする。急に血圧が上がった場合にめまいの症状はおこりやすい。	高血圧 変形性頸椎《けいつい》症

鶏肉の蒸しものの作り方

これがコツ

当帰も川芎もやわらかいので、ミキサーを使わずに包丁で切れる

●材料（1人分）

鶏肉	100g
当帰	15g
川芎	6g
しょうゆ	適量

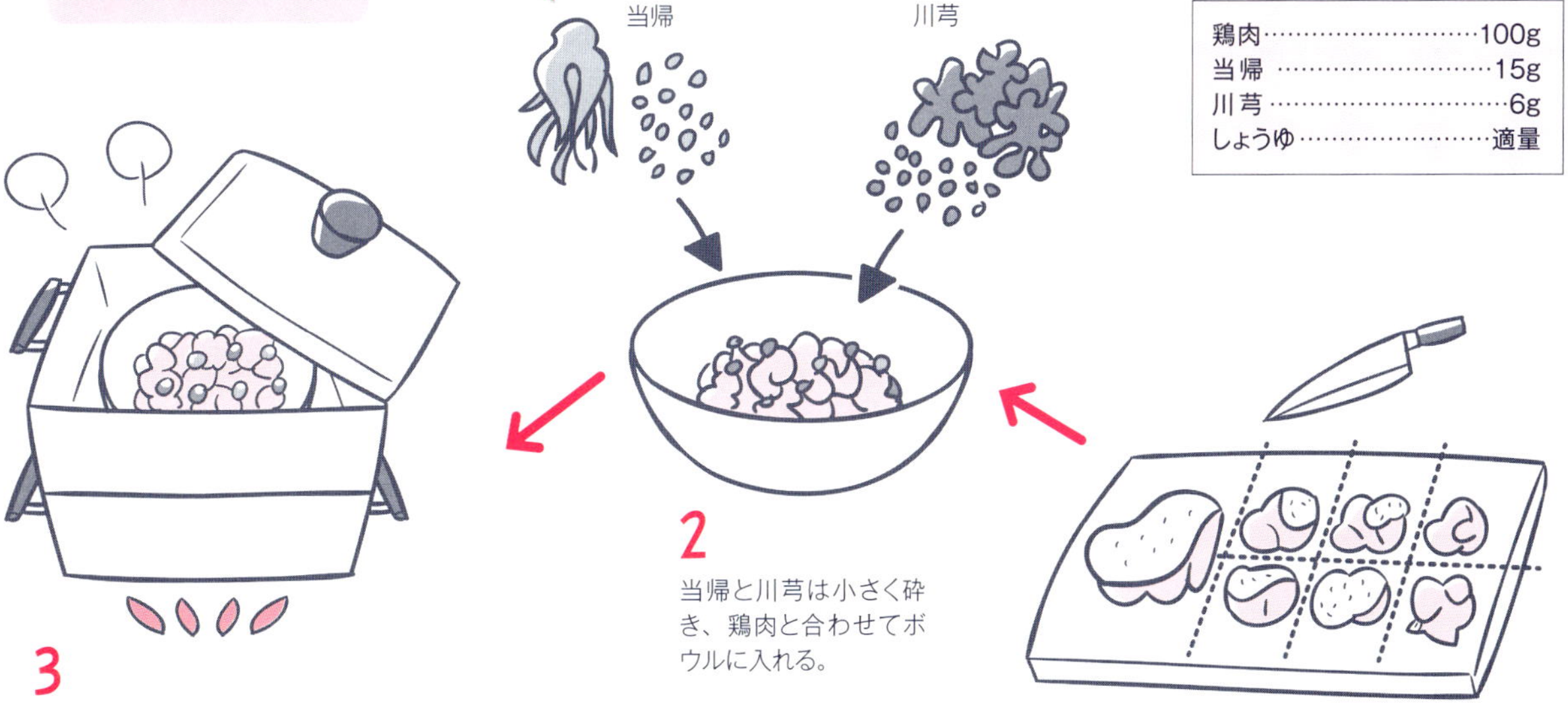

1 鶏肉はひと口大に切る。

2 当帰と川芎は小さく砕き、鶏肉と合わせてボウルに入れる。

3 蒸し器に**2**をボウルごと入れ、弱火で30分程度蒸す。器に盛り、しょうゆをつけて食べる。

◆作ってみました

鶏肉はすぐに火が通りますが、当帰と川芎は大きさによっては食べやすいやわらかさになるのに時間がかかります。途中でかたさを確かめるとよいでしょう。

◆食べてみました

鶏肉がやわらかく蒸されて、おいしくいただけます。当帰と川芎は独特のにおいと味がするので、苦手な人はなるべく小さくきざんだほうが食べやすいでしょう。

●めまいがおきたら　民間療法では、おろししょうがを入れたお湯の中に、両足のむこうずねから下をしばらく浸すと治るとされる。

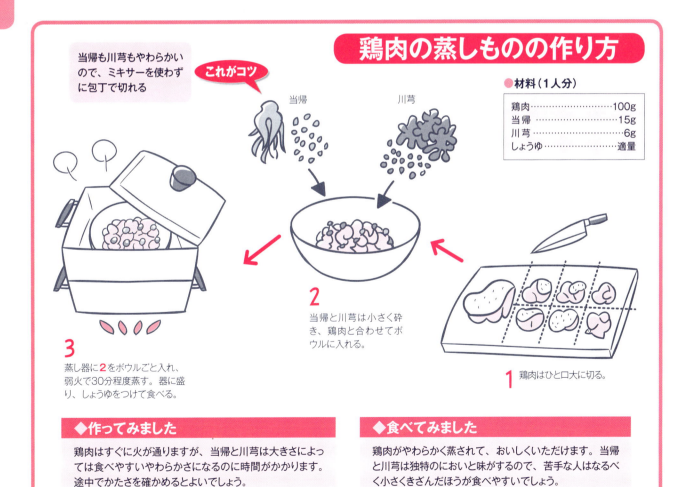

水分代謝をよくする
オケラの根の煎じ汁

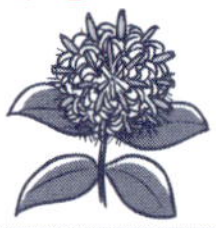

オケラは山野に自生する多年草です。このオケラの根が、水分代謝がわるくておこるめまいによく効きます。これは、利尿作用にすぐれているためです。また、めまいだけでなく胃腸の不調にもよいため、胃に水分がたまってポチャポチャ音をたてるような人のめまいに効果的です。

オケラの根5gとサジオモダカの根茎12gを400mLの水で半量になるまで煎じ、この汁を1日3回に分けて飲むと、沢瀉湯《たくしゃとう》という、めまいの特効薬になります。

（根本）

めまいの気つけ薬に
ツワブキの煎じ汁

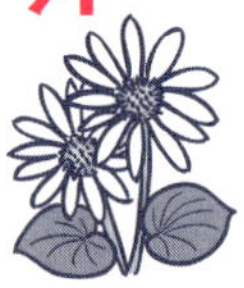

ツワブキは、海辺に面した山地に多い常緑の多年草です。地方によっては、ツワ、タカラコ、シワブキ、ヤマブキともよばれています。見ためはフキと似ていますが、ツワブキは葉の表面に光沢があり、葉質は厚く、1か所からたくさんの茎が伸びています。めまいがおきたら、ツワブキの葉を塩でもみ、出てきた汁をさかずき1杯分ほど服用します。

（山ノ内）

首や肩のこりによるめまいに
クズ湯

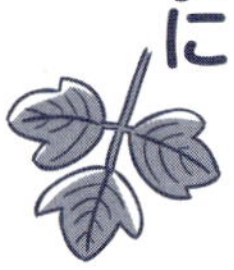

秋の七草にも数えられているクズ。根の部分はいも状になり、でんぷんを貯蔵しています。この部分がクズ粉になります。

首や肩のこりがひどすぎると、血流がわるくなってその結果、めまいがおこることがあります。そんなときは、クズ粉をお湯で溶いたクズ湯を飲むとよいでしょう。しょうがのすりおろしたものを少量加えると、より一層の効果があります。クズは本物の吉野葛を使うようにしてください。

（根本）

めまい の手当て

めまいがおきない姿勢をとり、安静に

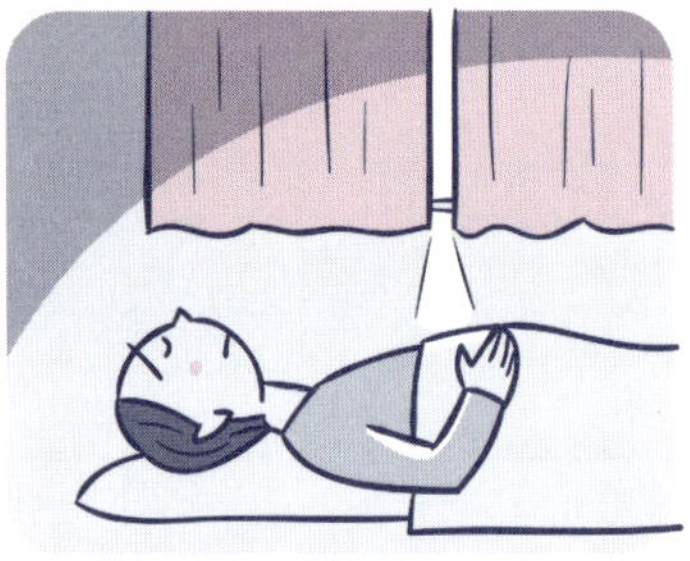

横になり、頭を低くするなど、めまいがおきないような頭の位置をみつける。しばらくその位置で安静にする。直射日光があたらないようにして休む。枕は使わず、体をあたたかくするのがポイント。

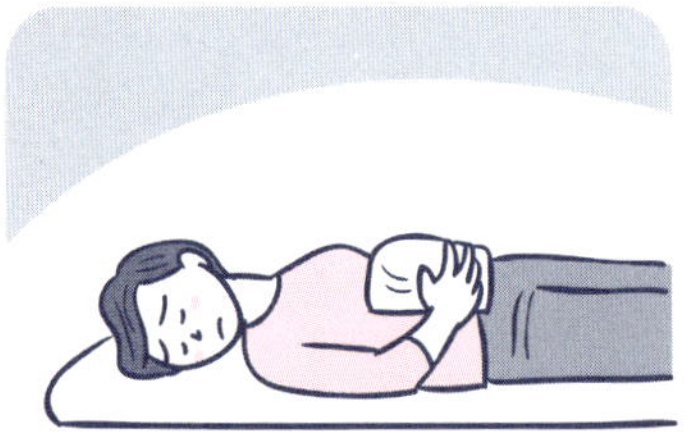

吐きけがあったり、嘔吐したときは、胃を冷やす。体は横たえたまま、首は横に向けて吐きやすい状態にする。

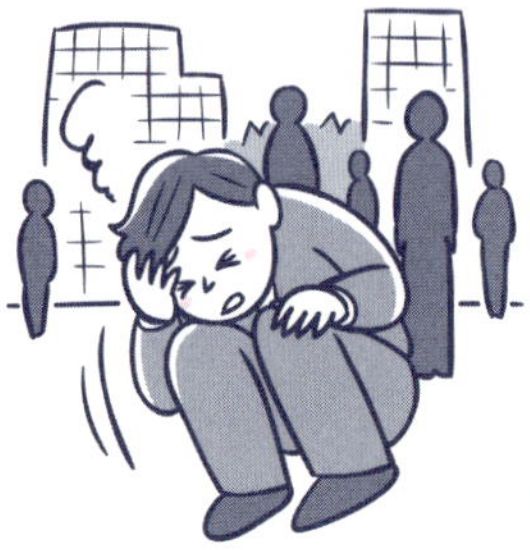

歩行中にめまいがおきたら、立ち止まってその場にうずくまり、転倒を防ぐ。または何かによりかかって回復を待つのがよい。

日・常・生・活・の・注・意

不摂生はめまいのもと

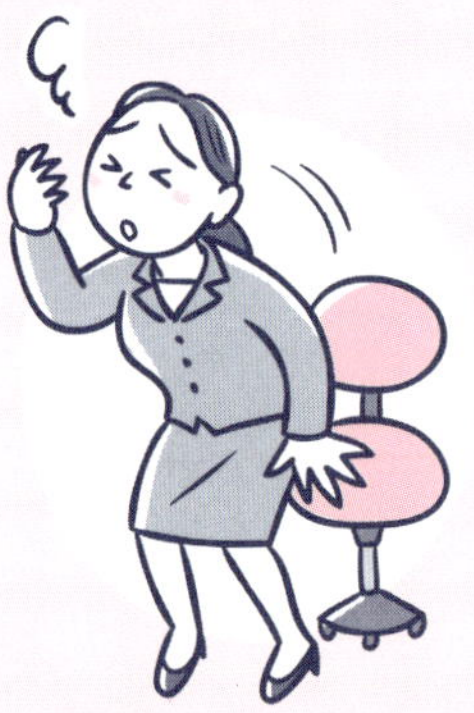

めまいがおきやすい動作は避ける。脳貧血によるめまいをおこす人は激しい運動をせず、長時間緊張した姿勢をとらないようにする。急に立ち上がることも避ける。

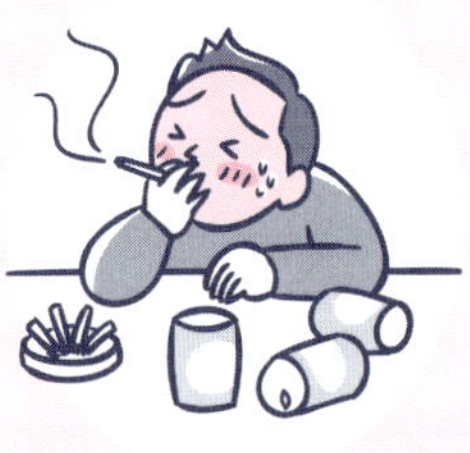

不規則な生活やストレスの多い生活は、めまいの発作を誘発しやすい。過労、睡眠不足を避け、喫煙、飲酒もできるだけ控えるようにする。

疲労回復

疲労には休息が必要。疲れたと感じたら、早めに回復をはかる

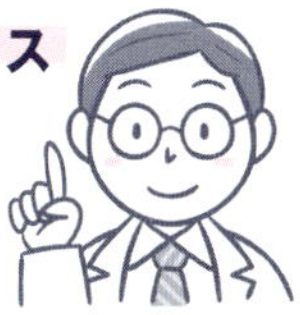

●Dr.アドバイス

疲れを翌日にもちこさないよう睡眠や食事が大切

「疲れた」という症状は、多かれ少なかれ誰にでもおこる生理的な現象で、病気ではありません。スポーツや仕事をすれば、健康な人でも疲れをおぼえて当然ですし、そのあと休めば、解消してしまうのがふつうです。

疲労は、体が休息を要求しているサインと考えればよいでしょう。疲れを感じたら、十分な栄養をとり、ゆっくりと入浴して、ぐっすりと眠ることです。疲労を翌日までもちこさないようにすることが何より大切です。

しかし、このサインをきちんと受けとめないのが現代人のわるいところです。厳しいスケジュールに追われ、徹夜をしたり、休養を十分にとらない人が多くいます。

疲労は蓄積すると、慢性疲労に変わります。そして体調をくずしたり、病気に対する抵抗力が弱まったりして、思わぬ病気をひき込む結果になりかねません。

また、体をそんなに使ってもいないのに、何となく疲れがとれない、倦怠《けんたい》感がありイライラする、眠れない、食欲がないという人もいます。これは、ストレスの多い生活をしている人に多く、いわゆる精神疲労です。

このような精神疲労の場合は、軽い運動をする、楽しめる趣味をもつなど、自分に合った気分転換をすることが回復につながります。

しかし、一般的な疲労回復には、やはり睡眠をしっかりとるのがいちばんです。無理なら少しずつ仮眠をとるなど、できる範囲で体を休める努力をしてください。また、良質のたんぱく質やビタミン、ミネラルなど、疲労回復に効果のある食事を積極的にとりましょう。

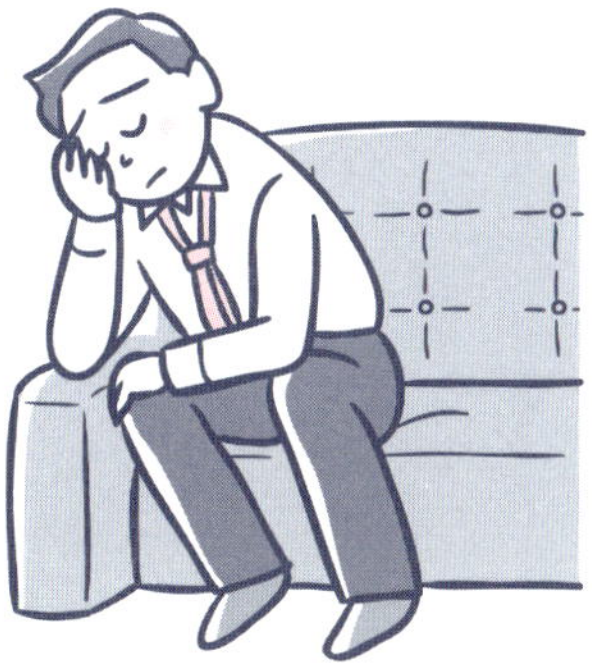

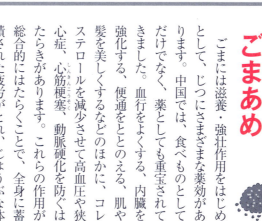

短時間でも仮眠をとれば、副交感神経がはたらいて血圧が下がり、代謝・分泌機能が低下して、体が休まることになる。

おすすめ

全身疲労に効く ごまあめ

ごまには滋養・強壮作用をはじめとして、じつにさまざまな薬効があります。中国では、食べものとしてだけでなく、薬としても重宝されてきました。血行をよくする、内臓を強化する、便通をととのえる、肌や髪を美しくするなどのほかに、コレステロールを減少させて高血圧や狭心症、心筋梗塞《しんきんこうそく》、動脈硬化を防ぐはたらきがあります。これらの作用が総合的にはたらくことで、全身に蓄積された疲労がとれ、じょうぶな体になります。

ごまには、白、黒、茶などの種類があります。薬用には、黒ごまがよいとされています。

疲れたら、ごまにツルドクダミの根（生薬名は何首烏《かしゅう》）を混ぜたごまあめを、朝晩小さじに1杯ずつなめるとよいでしょう。疲労が回復し、疲れにくい体になります。

（根本・山ノ内）

●ごまあめ

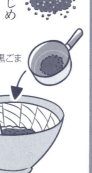

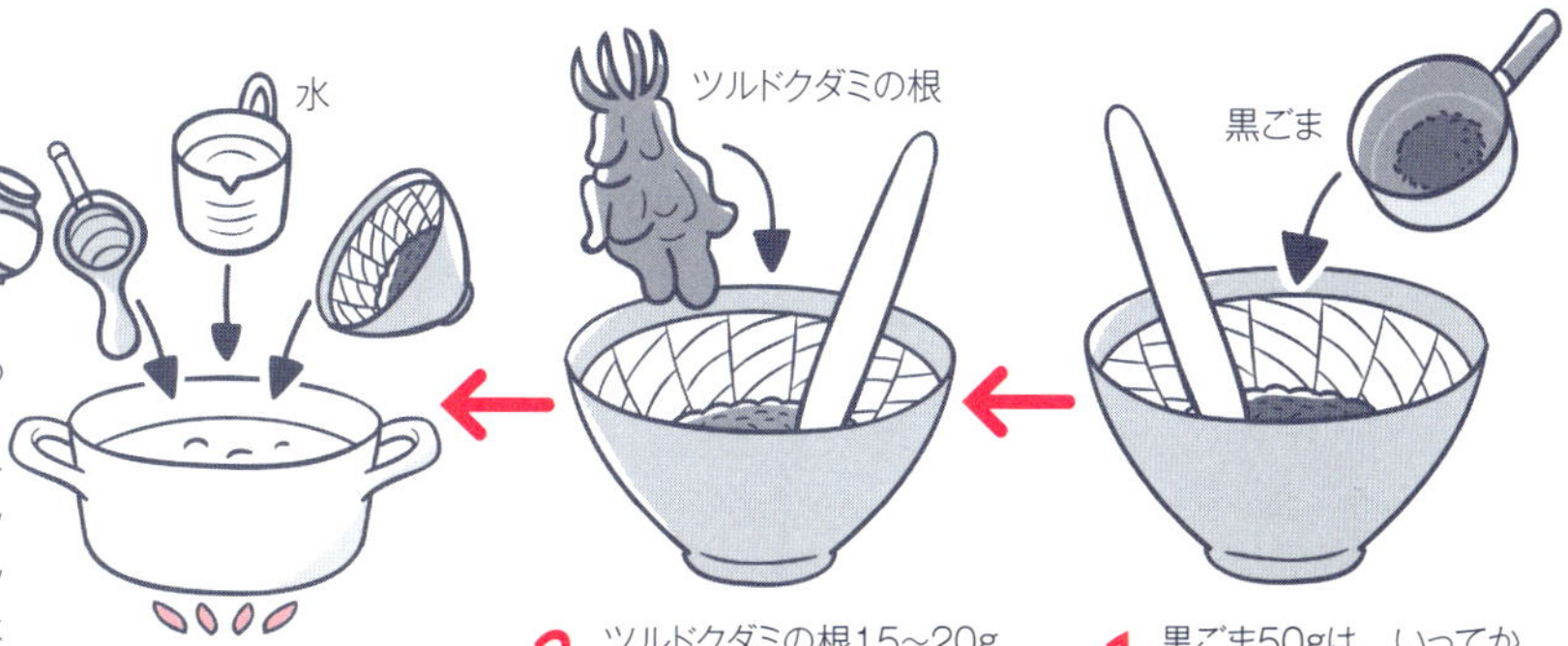

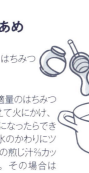

1 黒ごま50gは、いってからすり鉢でよくする。

2 ツルドクダミの根15～20gもすり鉢ですりつぶし、1と混ぜ合わせる。

3 鍋に2と適量のはちみつと水を加えて火にかけ、水あめ状になったらできあがり。水のかわりにツルドクダミの煎じ汁⅔カップでも可。その場合は2の手順は不要で、黒ごまだけ加える。

疲れたときの入浴法 40度くらいのぬるめのお湯に、10～20分間、全身の力を抜いてゆっくりとつかるのがいちばん。

●体のだるさから考えられる主な病気

SOS のときは、急いで病院へ！

何となくだるく疲れやすい	頭痛、食欲不振などがある。だるくて横になりたいと思う。残業や夜ふかし、徹夜、不慣れな作業をしたあとなどにおこる	過労
何となくだるく疲れやすい	頭重《ずおも》感がある。首や肩がこる。動悸《どうき》、息切れ、立ちくらみがして、ひどくなると寝込んでしまう。	高血圧、低血圧、狭心症、不整脈、心不全
何となくだるく疲れやすい	気力がわかず、疲れやすく、全身に血の気がなく青白い。動悸、息切れがする。めまいや耳鳴りがする。	貧血
何となくだるく疲れやすい	だるくてふらふらする。ふるえや手足が冷える。眠れない。気力がわかない。食欲不振、下痢、便秘を伴うことも。	自律神経失調症《じりつしんけいしっちょうしょう》
何となくだるく疲れやすい	寝つきがわるかったり、眠れなかったりする。やる気がおきない。食欲、性欲がない。心配事、ストレスがある。頭痛、肩こり、筋肉痛を伴うことも。	軽いうつ
ふつうにしていてもだるい	くしゃみ、鼻水、鼻づまりのほか、発熱し、軽いせき、たんが出る。	かぜ
ふつうにしていてもだるい	頭重感があり、全身がだるい。首や肩がこる。目の使いすぎの原因が思いあたる。目がうるんだり、しょぼしょぼしたりする。	眼精疲労
ふつうにしていてもだるい	動悸、息切れがする。眠けを感じ、疲れがとれない。のどが渇き、頻尿《ひんにょう》、多尿になる。たくさん食べても満腹感がない。やせてくる。	糖尿病
ふつうにしていてもだるい	体全体がむくみ、はれる。食欲はあるが、体重は減少する。顔色はわるい。汗をかかない。息切れがする。	甲状腺機能低下症《こうじょうせんきのうていかしょう》
体を動かすのがつらいほどだるい	高熱が出る。胸の奥から出るような重苦しいせき、たんが出る。せきをすると胸が痛くなる。熱は出ないことも。	SOS 肺炎
体を動かすのがつらいほどだるい	体全体がむくみ、はれたような感じがある。いつまでもだるい。血圧が高く、血尿が出ることもある。	腎炎《じんえん》
体を動かすのがつらいほどだるい	おなかに水がたまって張る。体力、食欲が落ちる。体全体がむくむ。発熱し、顔色がにごったようにわるくなり、黄疸《おうだん》が出る。	SOS 肝硬変
体を動かすのがつらいほどだるい	かぜの症状に似ている。寝汗をかく。体重が減る。食欲不振になる。	肺結核、肝炎
体を動かすのがつらいほどだるい	朝おきたときがいちばんだるく、1日中だるさが続く。気力がわかない。不安感がある。食欲不振、動悸、息切れも。	神経症※、うつ状態

※心因性の精神障害のことで、今は全般性不安障害や強迫性障害など、細かく分類されている。

全身の脱力感をとる
にんにくのみそ漬け

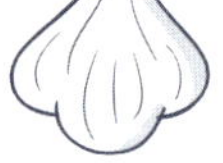

にんにくは、疲労回復の特効薬といってもよいでしょう。それは、疲労回復に役立つビタミンB_1の、消化吸収を高めるアリシンが、にんにくには含まれているからです。体内に蓄積した老廃物が体外に排出されることにより、疲労が回復するのです。

手軽に作れ、においもあまり気にならないにんにくのみそ漬け（作り方は次ページ）を食べると、疲労回復に効果があります。これは作りおきができるため、常備しておくと便利です。

（根本）

消化吸収力が高まる
やまいものすりおろし

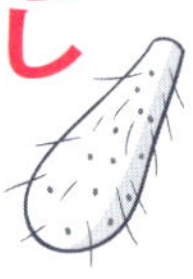

やまいもは、強精・強壮の面ではトップにあげられる野菜です。胃の機能を高める作用もあります。また、ムチン様のぬめり成分には、たんぱく質の吸収力を高めるはたらきもあることから、栄養補給に最適な食べものといえます。八味丸《はちみがん》という漢方薬の原料にもなっています。

疲れたときには、やまいもをすりおろして、たくさん食べるとよいでしょう。これに新陳代謝を活発にする醸造酢を加えていただくと、いっそう効果的です。

（根本）

にんにくのみそ漬けの作り方

●材料

にんにく	40g（中1個）
みそ（赤・白どちらでも可）	適量

1 にんにくは小片に分け、皮をむく。薄皮もとる。

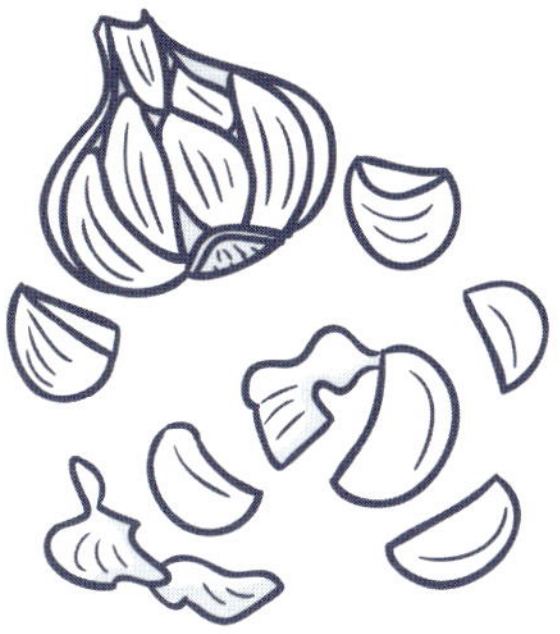

これがコツ

にんにくは、傷をつけるとそこから強烈ににおうので、薄皮をむくときは爪をたてないように、ていねいに扱う。

2 あくを抜くため、蒸し器で15分ほど蒸し、常温で冷ます。

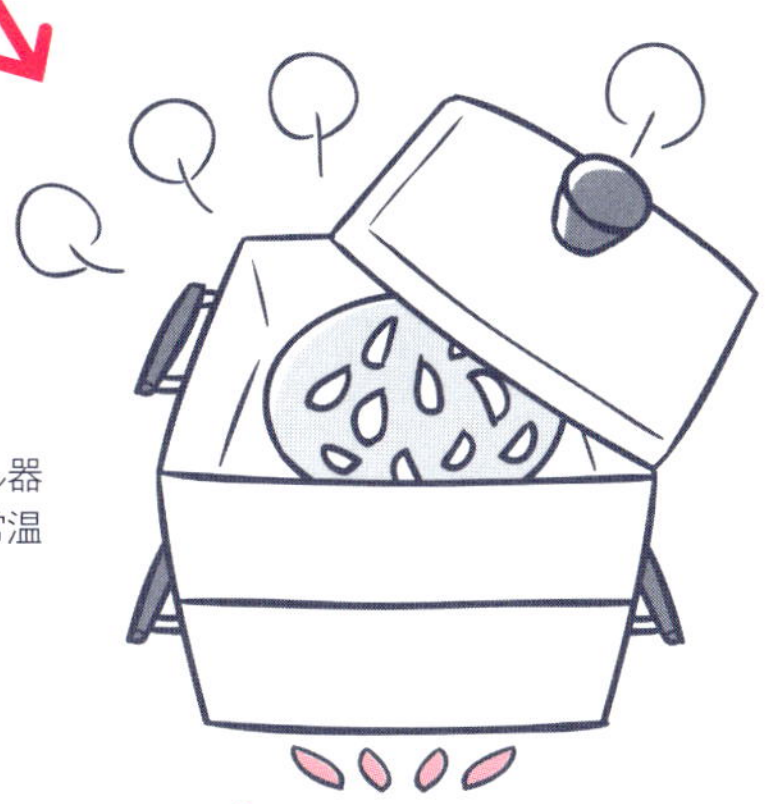

3 バットや密閉容器にみそを広げ、2のにんにくを置き、みそをかぶせて、ふたをする。4～5日目から食べられる。疲れたとき、薄切りにして食べるとよい。

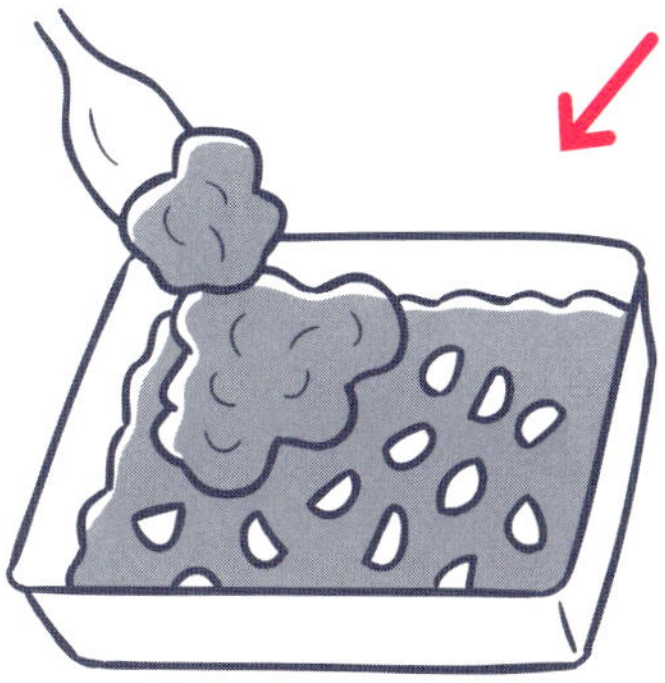

◆作ってみました

にんにく1かけが大きい場合は、2～3分ほど長めに蒸したほうがよいでしょう。

◆食べてみました

やわらかいので、切らずにまるごと食べることもできます。食べているときににおいは気になりませんが、食後はやはりにおいます。人に会う前に食べるのは、避けたほうがよいでしょう。

夜間頻尿で疲れやすい人に もち米

もち米は、各種栄養素が豊富に含まれる、高エネルギー食品です。また内臓を強化するはたらきにすぐれており、血行を促進する作用があります。そのため、元気がなく、顔色がすぐれない人、日ごろから疲れやすい人には最適です。疲労がはなはだしいときは、けんちん汁に焼いたもちを入れて食べると元気になります。ただ、もち米には利尿抑制作用があるので、尿の出にくい人やむくみのある人、湿疹のできやすい人は避けたほうがよいでしょう。（根本）

サラリーマンやOLに多い慢性疲労症候群

慢性疲労症候群とは、それまで健康に生活をしていた人に突然、全身の倦怠感、脱力感、筋肉や関節の痛み、不快感、微熱、記憶力の低下などの症状があらわれ、長期間にわたってこの状態が続く病気です。この病気で感じる疲労感は、単に「ひどい疲れがたまった」というレベルではなく、健全な日常生活・社会生活が送れなくなるほど重度なものです。この疲労感は、6か月以上も続くとされます。

患者は、10～60歳代までと幅広い年代にみられますが、その多くは青年期・壮年期であり、女性が多く発症しています。

原因として、慢性のウイルス感染症、免疫機能異常、精神神経疾患、アトピー体質などが関連しているのではないかと考えられていますが、いまだ確実なものは見出されていないというのが現状です。

しかし、精神的ストレスや過労が多いサラリーマンやOL層に広がっているところからみると、現代のストレス社会が大きく原因しているのではないかとも推測されます。

この病気は長びくうえに、これといった治療法もまだ確立していません。そのため、病院を転々としがちですが、1か所の医療機関で定期的に診察を受けることが大切です。ふだんから疲労やストレスを蓄積させないことが予防につながると思われます。

●安眠のためには　背骨の自然なカーブを維持できるよう、敷布団は固すぎず、やわらかすぎずがよい。

倦怠感や脱力感に しょうが汁

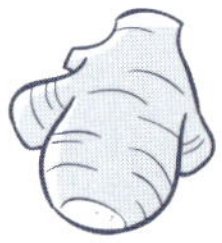

しょうがは全身の倦怠《けんたい》感や脱力感、夏バテなどに効果的です。しょうがの辛み成分であるジンゲロンやショウガオールは、すぐれた殺菌力をもつとともに、食欲を増進させるはたらきがあります。そのため吐きけ、食欲不振に効くほか、かぜ、頭痛、下痢などの症状にもとても効果があります。

　しょうがのおろし汁に、にんにくのおろし汁も加えて、熱湯を注いだものを飲むと、胃がじょうぶになるうえ、全身の倦怠感がとれます。（根本）

●しょうが汁

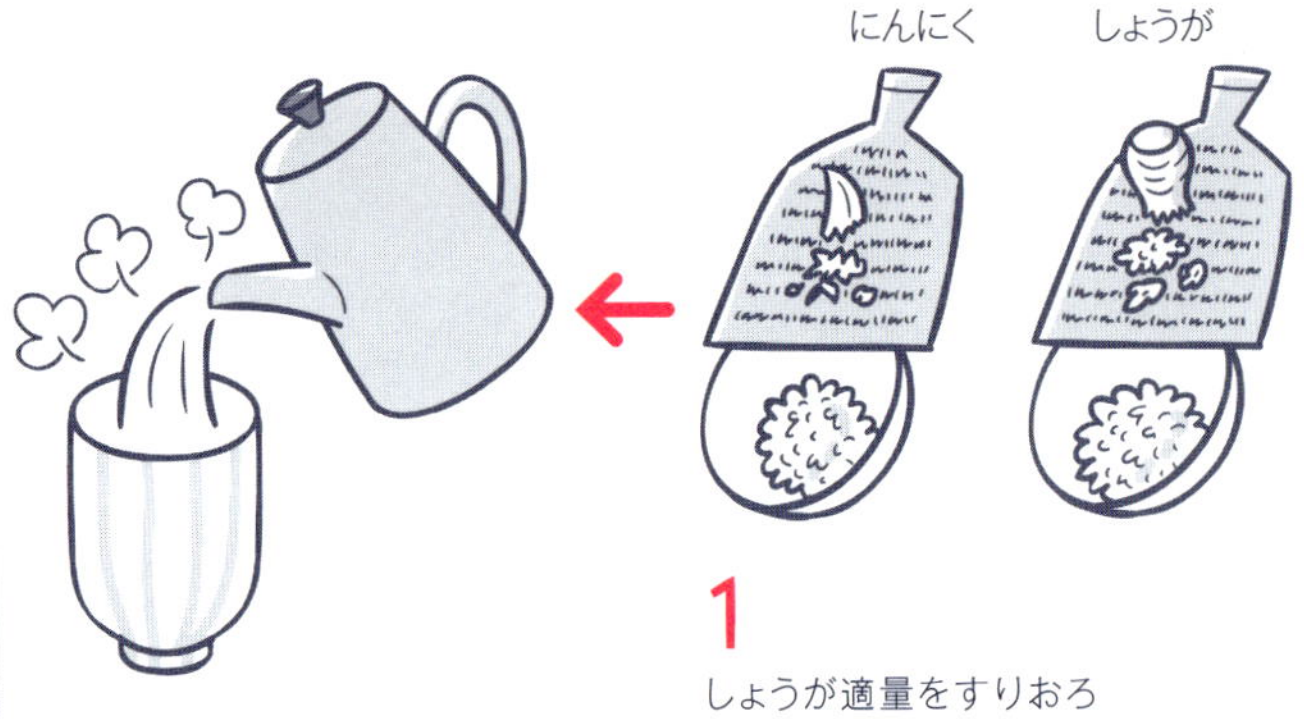

1 しょうが適量をすりおろす。にんにくもすりおろして加えると、効果的。

2 1を湯のみ茶碗に入れ、熱湯を注いで飲む。

こんな方法もあります

筋肉の疲労回復には湿布がいちばん！

筋肉疲労は、運動中だけでなく、仕事や家事で同じ姿勢を続けたり、同じ動作を続けたりするとおこります。筋肉疲労を感じたら、その活動や姿勢をいったん中止して、筋肉をほぐします。また、疲労を解消するには、湿布がいちばんです。筋肉がこわばっていても痛みがないときはあたためる、動かすと痛むときは冷やし、それで痛みが消えたらあたためる――これが湿布をあてる際の基本です。

　筋肉がこわばっているときは、「じゃがいもの湿布」がおすすめです。皮を厚くむいたじゃがいもをすりおろし、じゃがいもと同量の小麦粉を合わせて、よく混ぜ合わせます。両足のふくらはぎなどに用いる場合は、大きめのじゃがいも5～6個が適量でしょう。よく混ぜたら熱湯を注ぎ、流れないくらいのかたさに練ったあと、やけどしない程度に冷まして和紙か布に塗り、患部にあてます。湿布が冷めたら取り替えて。これを続けると、翌朝にはほとんどこわばりがとれているはずです。

　筋肉を動かすと痛むときには、冷やす効果のある「玉ねぎとだいこんの湿布」をします。玉ねぎ、だいこん、しょうがを、それぞれ同量ずつすりおろしてから、よく混ぜ合わせます。そこに同量の小麦粉を加え、流れない程度に練ってから、和紙か布に厚く塗り、患部へあてます。湿布が乾いたら取り替えます。筋肉のこわばり方によりますが、たいていは一晩で痛みが消えるはずです。痛みが消えたら、今度は前述の、筋肉をあたためる「じゃがいもの湿布」、または、「さといもの湿布」に替えましょう。

　運動途中に足がつって、歩けなくなるほど痛むときは、すぐ流水をかけたり、冷たいタオルをあてるなどして、患部の熱をとることが大切です。次に、冷水で練った「さといもと酢の湿布」（左図）をすると、炎症と痛みがおさまり、回復が早まります。楽になったら、今度は温湿布に替えて。その場合は、さといもを使って「じゃがいもの湿布」と同様に作ります。

　ただし、かぶれやすい体質の人は、これらの湿布を直接肌にあてず、和紙か布、ティッシュペーパーを数枚あてた上から、湿布します。

●さといもと酢の湿布

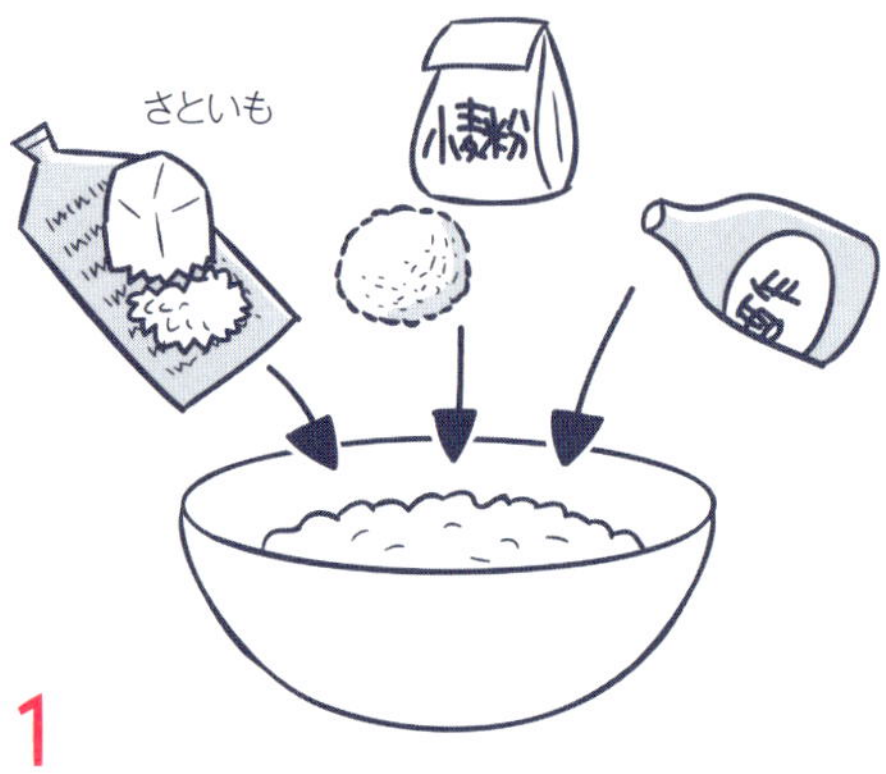

1 さといもは皮を厚くむき、すりおろす。そこに、さといもと同量の小麦粉、さといもの$\frac{1}{10}$～$\frac{1}{5}$量の酢を加えたら、冷水で、流れないくらいのかたさに練る。できるだけよく練るのがコツ。

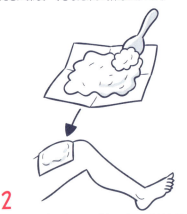

2 和紙または布に塗って、患部に貼る。厚めに塗るのがポイント。

干ししいたけ茶が疲れをとる

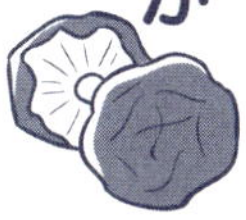

しいたけは、たんぱく質やビタミンなどを豊富に含んだ、とても栄養価の高い健康食品です。特に食欲を増進し、活力をつける効果にすぐれているため、疲労回復には最適。生のものより、干したもののほうが高い効果を得られます。干ししいたけ2枚をきざんで茶碗に入れ、熱湯を注いでから、塩をひとつまみ入れて混ぜます。冷めてから一気に飲むとよく効きます。（山ノ内）

クコ酒の第一の効用は疲労回復

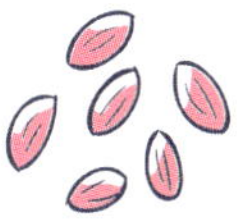

クコは、1000年以上もの昔から、不老長寿の薬として愛用され、さまざまな薬効があることがわかっています。そのなかでも特に効果が高いのが、疲労回復です。

クコはまた、老化、高血圧、低血圧、肝臓病、便秘、神経痛、リウマチなどのさまざまな症状にも効果があります。特にクコ酒（作り方は左図）がおすすめです。疲労をとり、若々しさを保ちます。（根本）

クコ酒の作り方

●材料

クコの実	150g
氷砂糖	400g
ホワイトリカー	1.8L

1
乾燥しているクコの実を、ぬれぶきんでふき、ガーゼの袋に入れ、袋の口を糸で結んで閉じる。

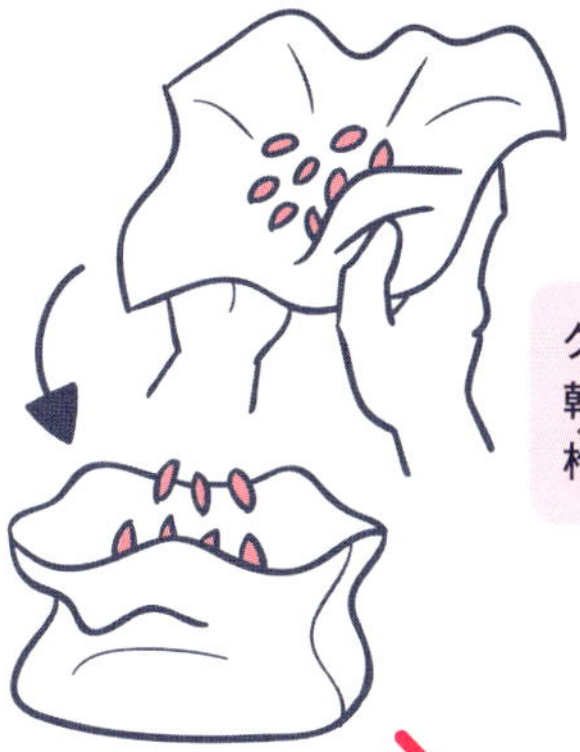

これがコツ
クコの実は、できるだけ乾燥したものを。生薬の枸杞子《くこし》を買うと簡単。

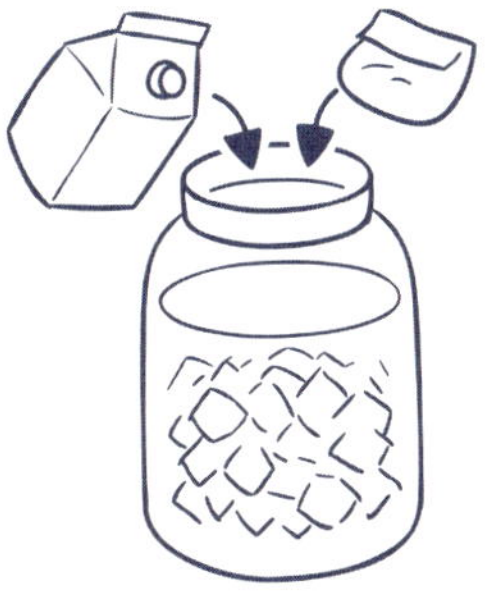

2 広口びんに、1と氷砂糖、ホワイトリカーを入れ、風通しのよい冷暗所におく。

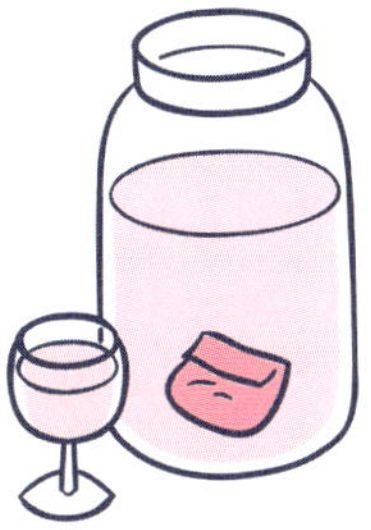

3
3か月くらい寝かせたら、毎夕食前、または寝る前に、小さめのワイングラス1杯程度を飲むようにする。

◆作ってみました

数か月たってからびんをあけてみると、芳醇な香りがしました。時間がたつほどあめ色になり、見ためもきれいです。

◆飲んでみました

アルコールが少しきつく感じます。飲みにくいようなら、水で割るとよいでしょう。においが気になるときは、日本酒やワインで割るとにおいが消え、より飲みやすくなります。

なるほどゼミナール

うめぼし1個で疲れがとれる？

うめぼしを連想するだけで唾液が出てきますが、口に含めばなおのこと、唾液の分泌が盛んになります。

唾液には、若返りのホルモンといわれるパロチンが多量に含まれているうえ、このとき出る唾液はサラサラしていることが実験でわかっています。

一般に疲労がたまると、のどや口が渇いて、口の中がネバネバしてきます。

こんなときは、うめぼしを1個口にするだけで、ネバつきがとれ、口中がさっぱりし、疲労回復が実感できます。

体力回復に 朝鮮人参と鶏肉のスープ

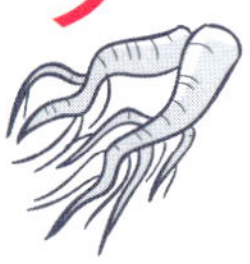

朝鮮人参のもとの名はオタネニンジンといい、ウコギ科の植物です。高麗《こうらい》人参ともよばれます。朝鮮人参は体力を増し、精神を安定させる作用にすぐれていることから、漢方でも重要な生薬として用いられてきました。特に胃腸のはたらきを活発にするので、胃腸が弱く体力がない人、疲れやすい人、病後で衰弱している人には最適といえます。

朝鮮人参と、消化がよくたんぱく質の豊富な鶏肉のスープ（作り方は左図）がおすすめです。（根本）

朝鮮人参と鶏肉のスープの作り方

●材料

鶏肉	1羽分（約1.5kg）
長ねぎ	½本
しょうが	½かけ
朝鮮人参	5g
水	2L
塩	少々

1

鶏肉は骨ごとぶつ切りにし、熱湯でさっと湯通しして、血抜きする。ねぎはぶつ切りに、しょうがは半分に切る。

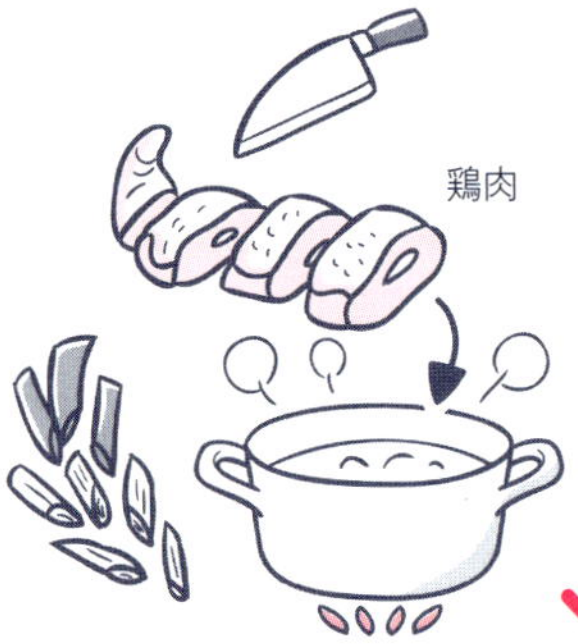

2

1と朝鮮人参、水を鍋に入れて煮る。煮立ったら弱火にし、1時間ほど煮込む。

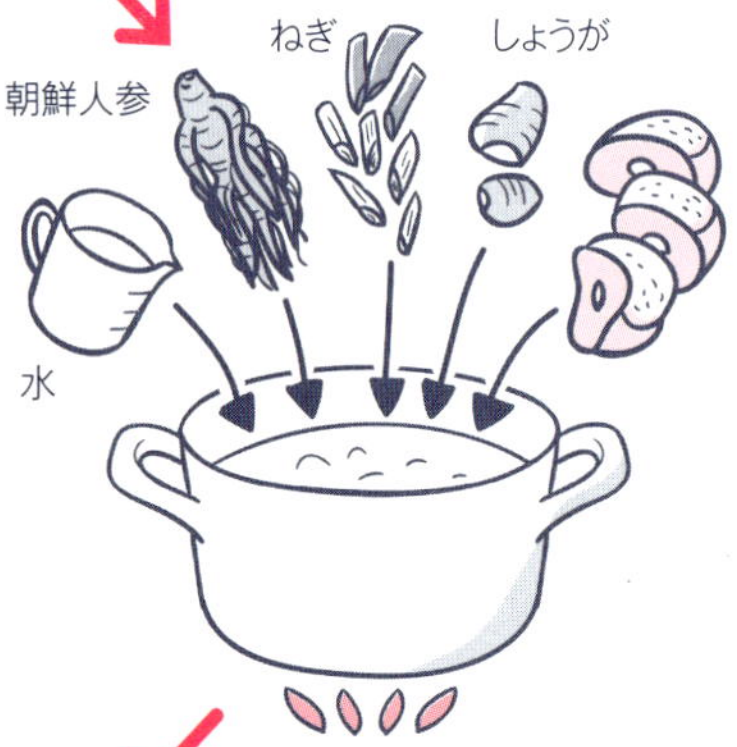

3

ふきんでこし、塩で味つけをする。

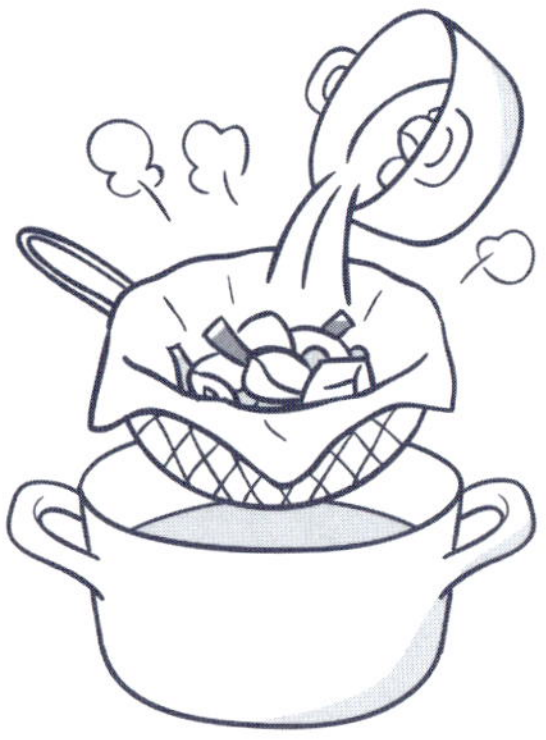

これがコツ

鶏の味がスープによく出ており、ねぎやしょうがの香りもついているので、塩は味をみながら、控えめに入れる。

◆作ってみました

煮込むだけなので、簡単です。鶏のぶつ切りは精肉店にお願いするとよいでしょう。

◆飲んでみました

口あたりがよく、ねぎやしょうがの香りでさっぱりしています。やわらかくなった鶏肉も、いっしょに食べましょう。

その他のおすすめ 食品・山野草

にんにくホットドリンクは、疲労回復にすぐれた飲みものです。皮をむいたにんにく15gと、皮つきのしょうが15gを薄く切り、400mLの水で半量になるまで煮つめてから、こします。これにはちみつ大さじ1を加え、就寝前にあたためて飲むとスタミナがつきます。

にんにく酒や**にんじん酒**も、同様に疲れをよくとります。

酢を飲むと、新陳代謝が活発になり、疲労回復が早くなります。そのままだと飲みにくいし胃をあらすので、りんごやレモンなどの果汁を加えて飲むとよいでしょう。酸みが強い場合は、はちみつを入れます。ただし冷え症の人は、お湯で2倍に薄め、あたたかくして飲みます。

梅肉エキスを水で薄め、はちみつを少し加えたものは、夏バテに効果があります。そのほか、**イカリソウ酒**は、「淫羊《いんよう》藿《かく》」という強壮剤として、すぐれた効果があります。

二日酔い

アルコールの分解を早め、肝臓や胃腸をいたわる食べものをとる

●Dr.アドバイス

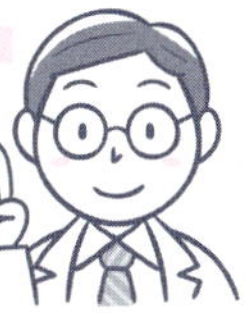

消化がよく胃腸をいたわる食事を心がけて

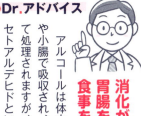

アルコールは体内に入ると、胃や小腸で吸収され、肝臓に運ばれて処理されますが、この過程でアセトアルデヒドという、神経に有害な物質が生まれます。この物質が、二日酔いの不快感の原因です。

肝臓のアルコール処理能力は、1時間あたり日本酒で約0.3合。これをこえる量を飲むと、アルコールの血中濃度が高くなります。これが、いわゆる「酔う」という状態です。短時間に大量の酒を飲めば飲むほど、ひどい二日酔いになるのです。二日酔いになったら、まずアルコールやアセトアルデヒドを早く体外へ排泄することがベストです。そのためには、利尿作用を促進する水、濃い緑茶、薄いコーヒーが有効です。くだものに含まれる果糖やはちみつの糖分も、血液中のアルコール濃度を下げるはたらきがあります。

また二日酔いのときは、胃腸をいたわる食事をとることが大切です。さっぱりして食べやすく、食欲をそそるもの、かつ消化がよく、刺激のないものを選びましょう。

おすすめ

弱った肝臓に効く だいこんおろし

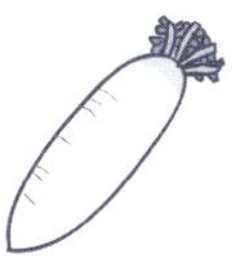

だいこんは、二日酔いで弱った肝臓や胃腸のはたらきを高め、不快感、食欲不振をとり去る効果があります。だいこんに含まれているビタミンCには、肝臓のはたらきを助ける作用があるからです。また、ジアスターゼなどの消化酵素も豊富に含まれているため、胃腸のはたらきをととのえます。血液中のアセトアルデヒドの排泄も早めます。

だいこんおろしのしぼり汁に、しょうがを加えたものが効果的です。また、だいこんおろしをそのまま食べてもよいでしょう。

（根本・山ノ内）

●だいこんおろしのしぼり汁

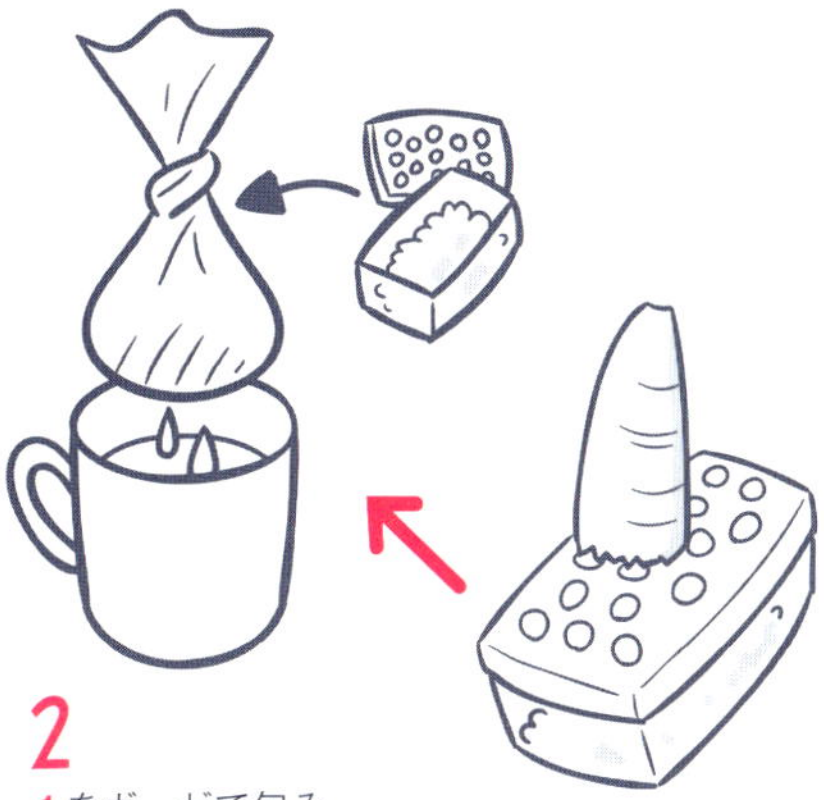

1 だいこんをたっぷりおろす。

2 1をガーゼで包み、しぼる。そこにすりおろしたしょうがを適量加えて飲む。

おすすめ

昔ながらの特効薬 甘柿

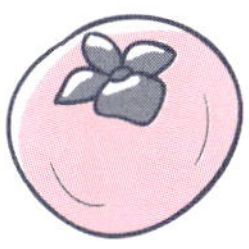

酒の飲みすぎ、二日酔いには、甘柿を2〜3個食べるのがよいでしょう。胃腸の熱をとって、はたらきをととのえるのに最適で、甘く熟したものほど効果的です。これは、柿に含まれているタンニンなどに、飲酒による交感神経の興奮をおさえるはたらきがあるため。柿に含まれる果糖は、血液中のアルコールを分解させる速度を速め、飲酒によって栄養分の少なくなった血液中に、エネルギーを補給します。生柿がない場合は、干し柿でも。

（根本・山ノ内）

不快な症状をとり除いてくれるお茶

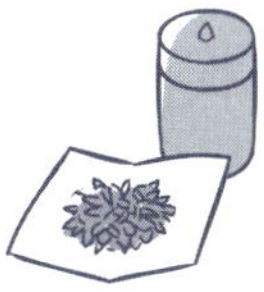

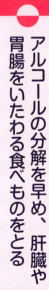

お茶に豊富に含まれているカフェイン、タンニン、ビタミンB群、Cは、二日酔いでおこる不快な症状をとり除くはたらきがあります。また、カフェインには利尿作用が、タンニンには頭痛を治す効果があります。お茶には、アルコールを解毒するはたらきもあるので、飲みすぎには最適です。悪酔いをしたら、お茶の葉10gを600mLの水で半量になるまで煎じ、1日3回に分けて飲みます。

（根本）

●酒は百薬の長　酒がストレスを発散させ、血行をよくすることは事実。適量の飲酒が健康長寿につながることもわかっている。

なるほどゼミナール

体によいつまみとは？

つまみを食べずに、酒だけをグイグイ飲み続けるのは、体に非常によくありません。胃を刺激しすぎることに加え、肝臓のアルコール処理能力を低下させ、肝臓にかかる負担を重くします。ですから、何かつまみを食べながら飲むのがいちばんです。

つまみはたんぱく質の食品がよく、胃の粘膜を保護するうえ、酒を分解するアルコール脱水素酵素を増やします。意識して多めにとるとよいでしょう。また、酒の酸性を中和するアルカリ性食品（海藻や野菜類）もおすすめします。

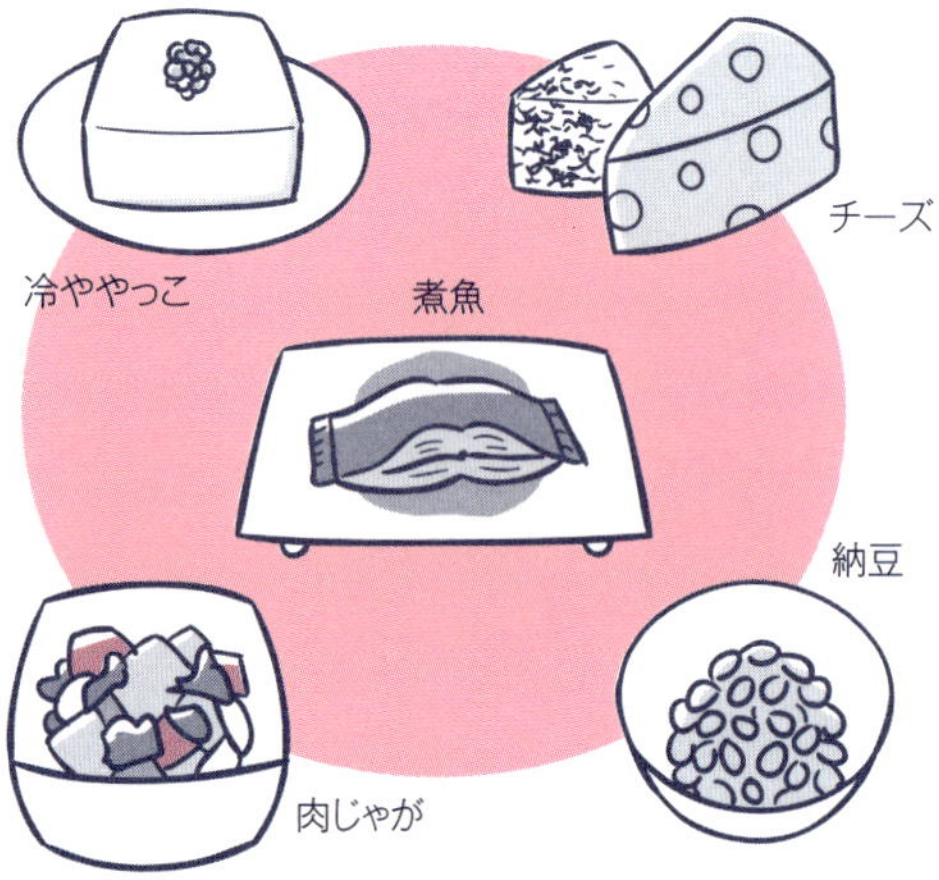

吐きけを止める 酢しょうが湯

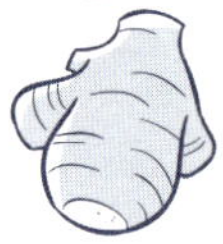

しょうがは、中国では嘔家（よく吐く人）の聖薬といわれており、吐きけを止める作用があることで昔から有名です。また、しょうがは頭痛を治すはたらきがあるほか、消化器全般の異常にも効果があります。特に胃腸のはたらきを助ける作用にすぐれているため、胃の不快感をとり去り、食欲を増進させます。

吐きけや食欲不振、頭痛や胃痛などを伴う二日酔いには、酢しょうが湯（作り方は次ページ）を飲むとよく効きます。（根本）

おすすめ

酔い止めにも効く クズ湯

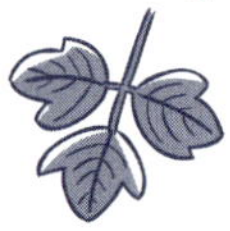

クズは夏から秋にかけて、赤紫色の房状の花をつけます。この花が二日酔いに効くほか、悪酔いを防止するはたらきをもっています。特にクズ湯が効果的です。まだ花が咲く前のつぼみの状態で採取し、日光で乾燥させます。この乾燥させたつぼみ3～5gを300mLの水で煎じ、沸騰したら火を止め、冷めてから飲みます。これは飲みすぎで吐血するようなときも効きます。酒席の前に飲めば、酔い止めになります。（根本・山ノ内）

日・常・生・活・の・注・意

二日酔いを未然に防ぐには

酒を飲まなければ、当然二日酔いにもならないとはいえ、大人のつきあいもあり、なかなかそうもいきません。また、ひとたび盃に口をつければ、ついつい飲みすぎてしまうのが酒というもの。でもそれでは、二日酔いの言い訳は立ちません。酒席の雰囲気にのまれず、最低でも左図の心得を守ってたしなみましょう。

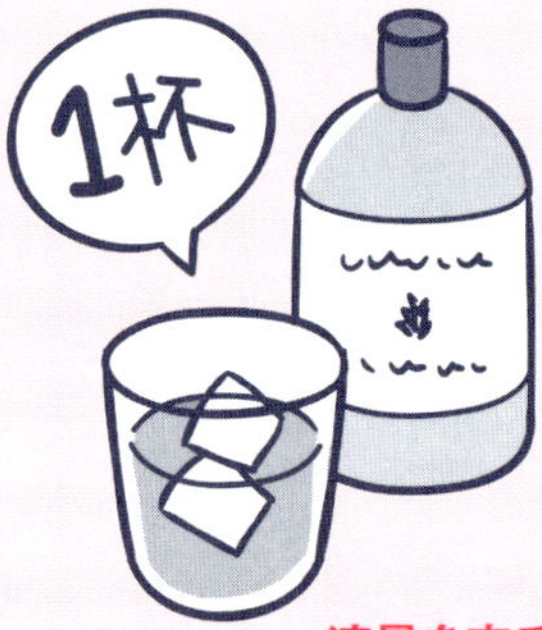

適量を守る

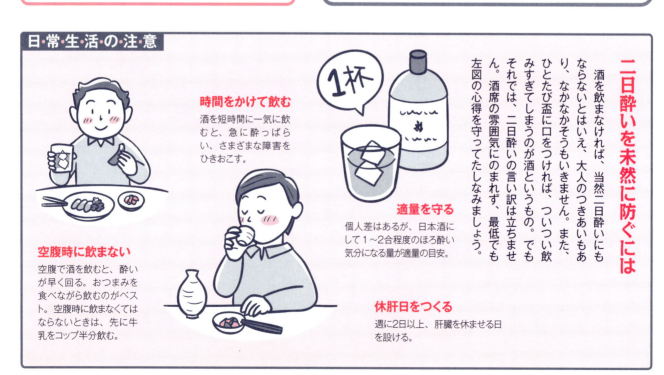

個人差はあるが、日本酒にして1～2合程度のほろ酔い気分になる量が適量の目安。

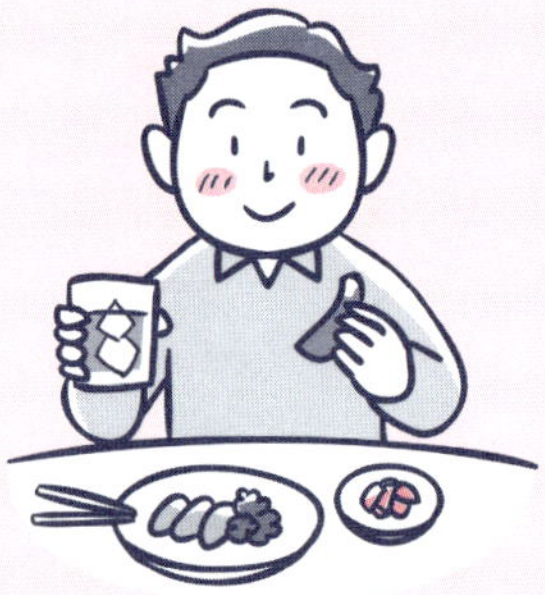

時間をかけて飲む

酒を短時間に一気に飲むと、急に酔っぱらい、さまざまな障害をひきおこす。

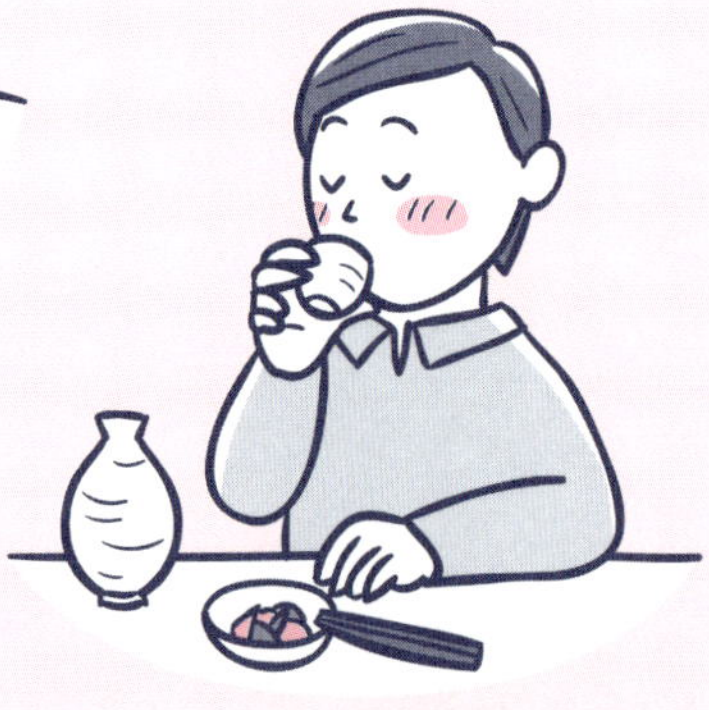

空腹時に飲まない

空腹で酒を飲むと、酔いが早く回る。おつまみを食べながら飲むのがベスト。空腹時に飲まなくてはならないときは、先に牛乳をコップ半分飲む。

休肝日をつくる

週に2日以上、肝臓を休ませる日を設ける。

酢しょうが湯の作り方

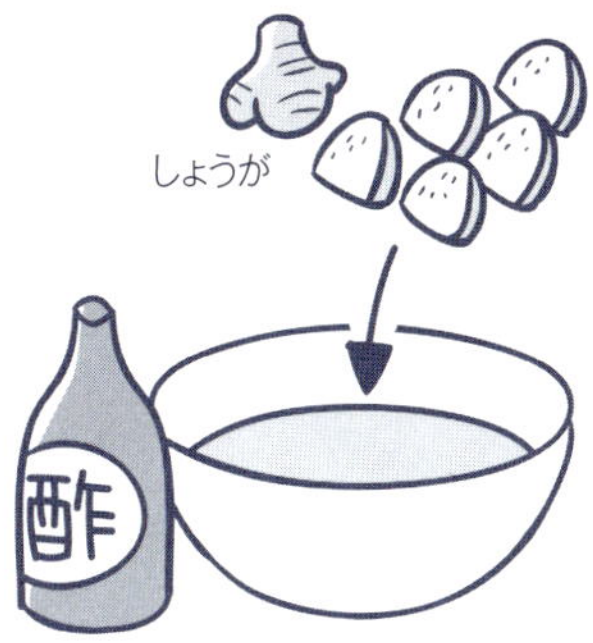

●材料（10杯分）

しょうが	1かけ
酢	適量
はちみつ	適量

1 しょうがは2mm厚さに切り、たっぷりの酢に漬け込み、4～5日そのままにしておく。

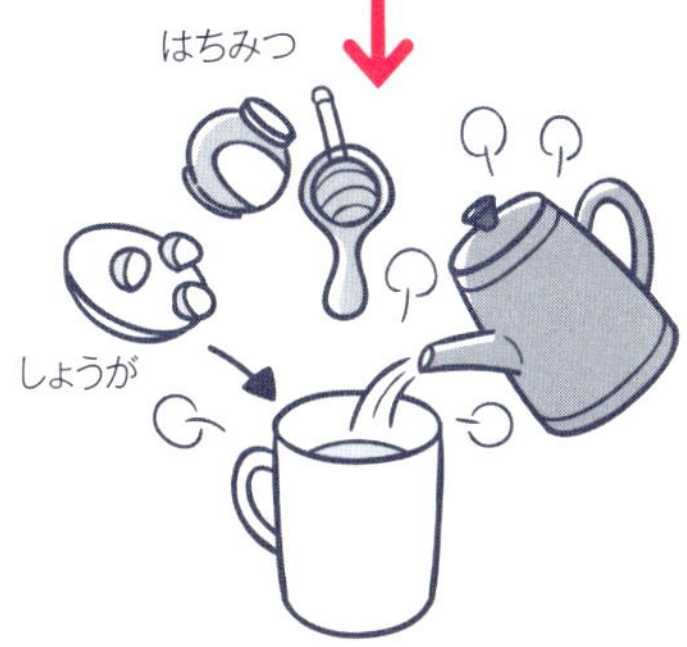

2 1のしょうが2～3切れと、好みの量のはちみつを入れて熱湯を注ぎ、よく混ぜて飲む。

◆作ってみました

簡単に作れます。酢に漬けたしょうがのにおいは強烈ですが、とり出してお湯を注ぐとなくなります。

◆飲んでみました

レモネードのように、酸みと甘みがほどよく調和して、さっぱりとした飲みものです。

悪酔いにも効く サクラ湯

春には満開のサクラの下で、花見客が花と酒に酔っている光景がみられますが、まさかこのサクラの花が、二日酔いや悪酔いに効果があるとは、ご存じないはず。

サクラ漬け（花を塩漬けにしたもの）をお湯にふり出したサクラ湯を飲むと、悪酔いが治ります。市販されているサクラ漬けを利用するときは、塩を落としてから熱湯を注ぐようにしましょう。

（根本）

●サクラ湯

1 鍋に、水5カップに対して塩5カップを入れ、煮立たせる。

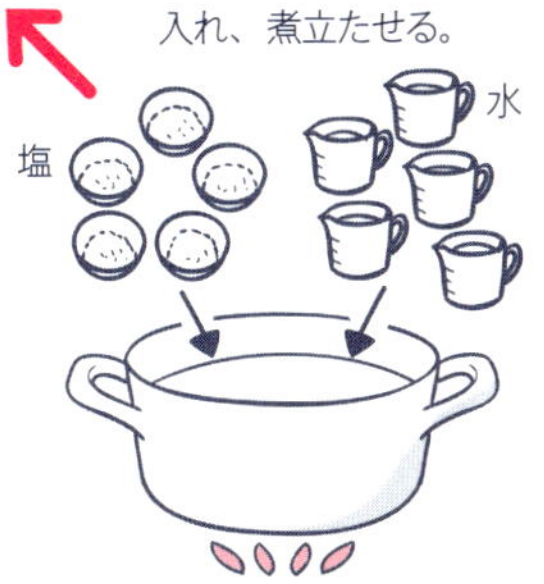

2 1を冷ましたあと、サクラの花をひたひたになるくらい入れ、軽く重石をする。数日後、花を1～2輪とり出して湯のみ茶碗に入れ、熱湯を注ぐ。

その他のおすすめ 食品・山野草

うめぼしは、二日酔いによる吐きけや食欲不振に効果的です。濃い緑茶といっしょに食べるとよいでしょう。

手軽に作れるものとしては、**だいこんおろし**にすりおろしたしょうがを加え、しょうゆをかけて食べてもよいでしょう。胃が落ち着き、症状をやわらげてくれます。

しその葉をきざんで軽く煎じ、おろししょうがを加えたものも二日酔い、特に吐きけや、それに伴う頭痛に効きます。

二日酔いで胃がむかついているときは、**いちじく**がおすすめです。下痢を伴っていれば、いちじくの実1～2個を食べます。

キハダも効きます。キハダ3～6gを400mLの水で半量になるまで煮つめ、布でこしたものを1日3回に分け、空腹時に飲みます。

陰干しにした**リンドウの全草**10gを600mLの水で半量になるまで煎じ、その汁を飲むのも効果があります。

サンザシの実も二日酔いに効果的です。サンザシの実10gを600mLの水で半量になるまで煎じ、これを1日3回に分けて飲みます。煎じたあとのサンザシの実も食べられます。この煎じ汁は、食欲のない低酸症の慢性胃炎の場合にも有効です。

そのほか**フジマメ**、**センブリ**も二日酔いに効果を発揮します。

●お酒のちゃんぽんは悪酔いする？　科学的な根拠はない。ただ、酒を変えるとトータルの酒量が分かりにくくなるので、飲みすぎやすい。

かゆい

●薬の使用は医師の指示のもとで。薬草風呂も有効

●Dr.アドバイス

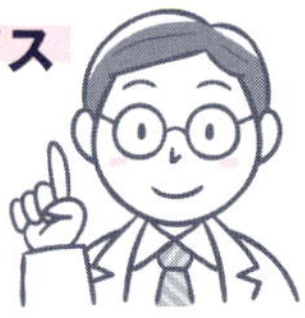

強くかきむしったり、強い薬をつけると、湿疹化してしまう

皮膚がかゆくなる原因はさまざまです。化粧品や金属のアクセサリーなどにふれて、かゆみがおこるのは接触性皮膚炎です。かゆみと同時に、膨疹《ぼうしん》（表面が平らなふくらみ）ができるのはじんましんです。そのほか足、手、わきの下、腹部、陰部など部分的にポツポツが出てかゆくなるのは、水虫、タムシ、湿疹、疥癬《かいせん》などが考えられます。これらはかゆみとともに、必ず皮膚に何らかの反応があらわれるのが特徴です。

しかし、発疹などがみられずに、ただむやみにかゆい場合があります。皮膚掻痒症《ひふそうようしょう》です。とてもかゆみが強いことから、かきむしったり、強い薬をつけて2次的に湿疹化させてしまうことも少なくありません。全身どこにでもおこりますが、陰部や肛門周囲などの局所性のものもあります。

高齢者の場合は、加齢とともに皮膚の機能が衰えることにより、汗や脂肪分が不足して肌がカサカサに乾燥し、強いかゆみがおこるようになります。これは老人性乾皮症です。かくと米ぬかのような粉が出たり、魚の鱗のようになります。

かゆみには抗ヒスタミン剤が有効ですが、連用は副作用があるので、医師の指示が必要です。

また、かゆみは精神的なストレスが原因のこともあります。その場合はストレスが解消されれば治ります。強いかゆみがなかなかおさまらないのは肝臓病、糖尿病、がんなど、内臓の病気の場合もあるので、医師の診断を受けましょう。

陰部に効く クジン酒

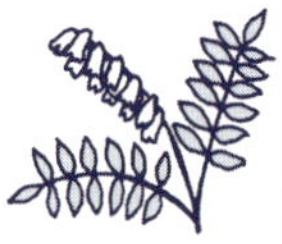

クジンは、クララという植物の根の生薬で、苦参と表記します。健胃薬に使われるほか、湿疹やじんましん、アトピー性皮膚炎に効く消風散という漢方薬にも含まれています。

きざんだクジンを日本酒に漬けたクジン酒を患部に塗ります。特に陰部のかゆみにおすすめです。ただし、有毒な成分が含まれているので、絶対に口に入らないように注意してください。

（根本）

しみるけど効く ギシギシの汁

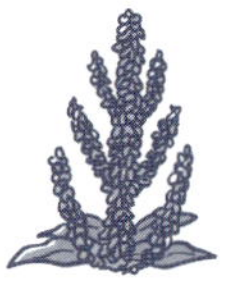

ギシギシはタデ科の多年草で、秋になるとおびただしい数の果実をつけ、振るとギシギシと音をたてることから、この名がついたといわれています。

葉や根、種子をすりおろした汁がかゆみによく効きます。葉は陰部のかゆみに、根は水虫やタムシに、種子は湿疹に効果があります。しみるので、少しずつ塗ります。

（根本）

●クジン酒

1 適量のクジンを、適当な大きさに刻む。

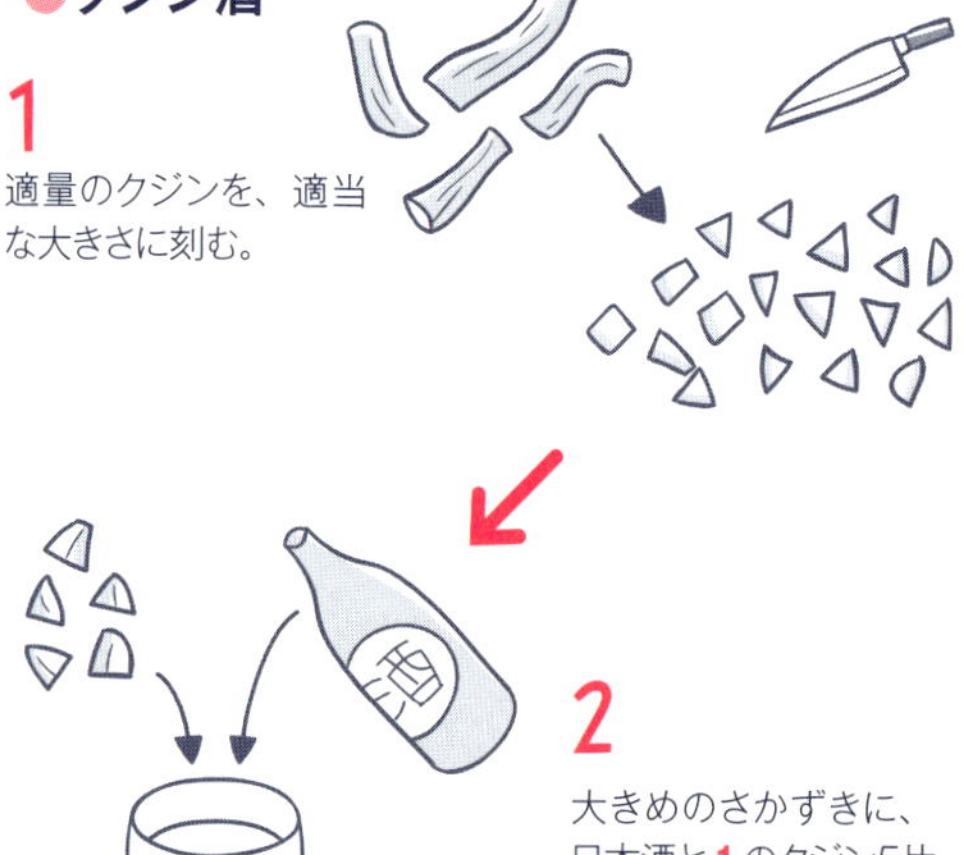

2 大きめのさかずきに、日本酒と1のクジン5片を入れて1～2日ほど漬け、患部に塗る。

●ギシギシの汁

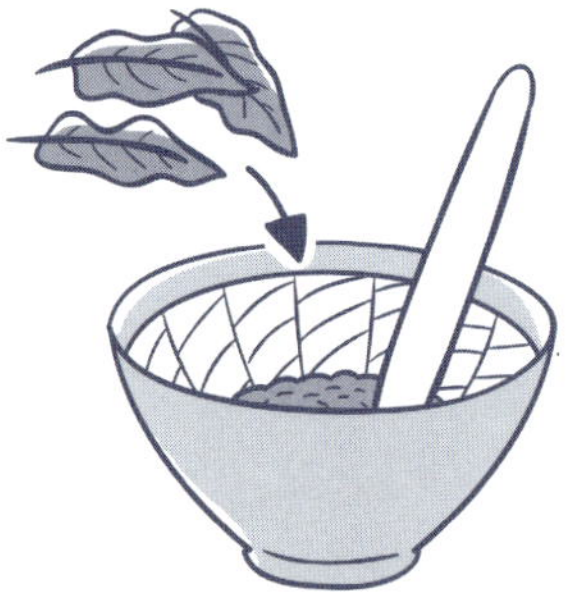

ギシギシの葉は、すり鉢で十分にすりおろし、患部（特に陰部）に塗る。

全身のかゆみに有効
桃の葉風呂

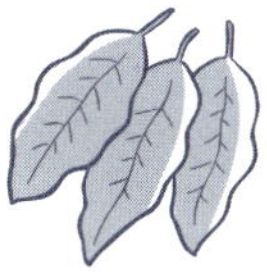

桃の葉には、タンニンが含まれているので殺菌や消炎の作用があります。全身がかゆい場合は、桃の葉を入れたお風呂に入ると、かゆみだけでなく、湿疹、かぶれにも有効です。特にあせものかゆみにはよく効きます。かきこわして悪化させないためには、桃の葉風呂で早めに手当てすることをおすすめします。また、じんましんのかゆみを鎮める効果も期待できます。

桃の葉を干し、それを木綿袋に入れて水から沸かします。葉を煎じた汁で患部を洗ってもよいでしょう。肌のかさつきや血行をよくする効果もあります。

（根本）

大人も注意したい
あせも、汗あれ

夏場は大量の汗をかくせいで、あせものかゆみに悩まされる人も増えてきます。

あせもは、汗に含まれている塩分やアンモニアなどによって皮膚が刺激されることでおこる、接触性皮膚炎の一種です。もともと、大人よりも体温が高く、汗っかきの子供に多いのですが、最近では酷暑やオフィスの節電などの影響もあって大人にも増えています。

あせもができるのは、大量に汗をかいて皮膚の表面の汗の出口がふさがれてしまうことが原因です。汗腺から分泌された汗は、汗の管を通って皮膚の表面に出てきますが、汗をたくさんかくと管の出口が汗や皮脂、皮膚のよごれなどでつまってしまいます。すると、赤いブツブツの小さな発疹ができ、かゆみが起こるようになるのです。

ちなみに、白っぽい半透明のあせもができることもありますが、これは「白あせも」といって、過度の日焼けをしたときなどにみられます。

あせもを予防するには、こまめに汗をふきとり、たくさん汗をかいたときはシャワーで洗い流すことが大切です。かきむしったり、下着の締めつけや衣類でこすれたりして悪化させると、「汗あれ」になってしまいます。汗あれになると、皮膚が赤くなって熱をもち、かゆみが強くなります。

汗あれは特に皮膚が薄く、弱い部分にできやすく、また、汗でムレやすい首や腰、おなか周りなどによくみられます。高齢者の場合、発汗量は減るものの加齢によって皮膚が薄くなっているため、あせもから汗あれになりやすいので注意しましょう。

日・常・生・活・の・注・意
かゆみをやわらげるには？

一般的に、肌にびらんや、潰瘍、化膿がなく、また発熱もなければ、入浴はOKです。ただし、タオルなどで患部をゴシゴシこするのは避けてください。

食事は、栄養のバランスに気をつけ、毎日規則正しくとることが大切です。刺激の強い香辛料や豚肉は、かゆみが強くなることがあり、要注意です。症状が全身に及んでいたり、化膿しているときは、激しい運動は避けましょう。

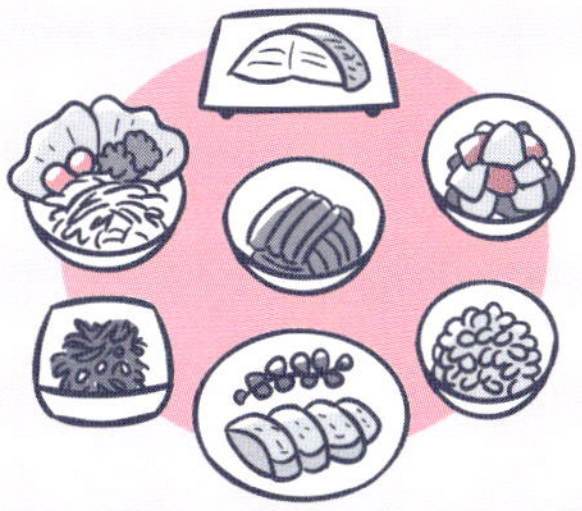

栄養のバランスに気をつけて、規則正しい生活をする。

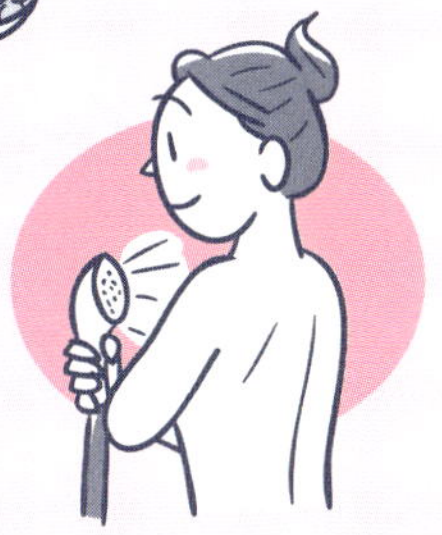

入浴時は、刺激の少ないタイプのボディソープでよごれだけを落としたあと、シャワーで完全に洗い流す。

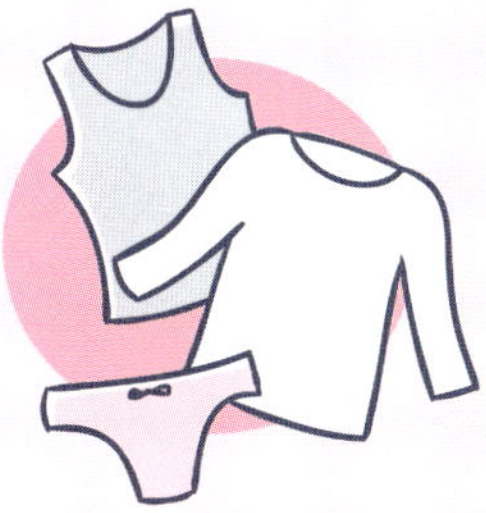

下着は新しいものより、着古した木綿のものが肌にはよい。

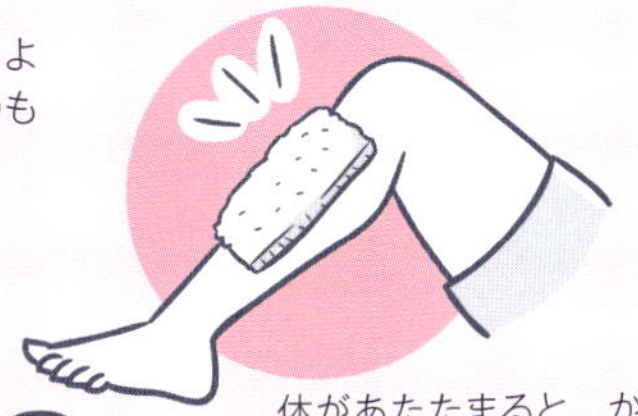

体があたたまると、かゆみがいっそう強くなってしまうので、冷やしたタオルや保冷剤などをあてるとよい。

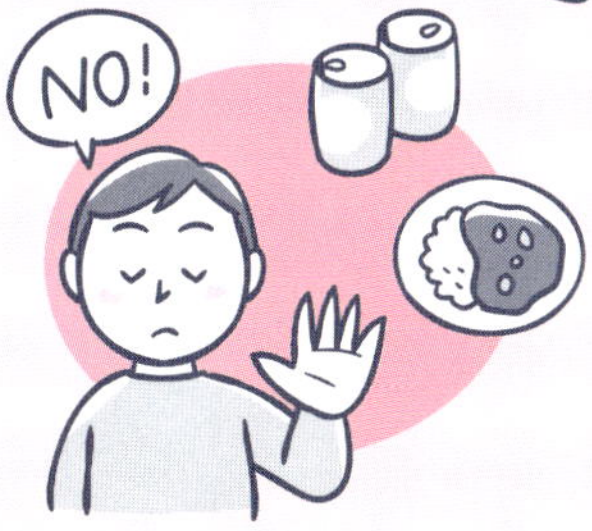

たばこや酒、豚肉、香辛料はあまりとらないようにする。

●オオバコのボディソープも効果的　オオバコの全草を煎じた汁で全身を洗うとかゆみがおさまる。

イボ・ウオノメ

外部から刺激を加えないこと。自然に治ることもある

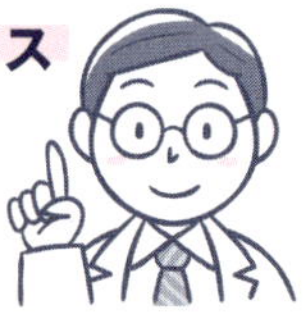

●Dr.アドバイス

できれば、手術以外の方法で治したい

イボは、疣贅《ゆうぜい》ともいいます。表面がでこぼこしているもので、老人性と伝染性に大別できます。

老人性のイボは、中年以降の人に増える黒茶色のものです。これは皮膚の老化現象が原因なので、特に心配はいりません。

伝染性のイボは、ウイルスによる皮膚の感染症です。尋常性《じんじょうせい》疣贅、青年性扁平《へんぺい》疣贅、伝染性軟属腫《でんせんせいなんぞくしゅ》の3種類があります。

尋常性疣贅は、ヒトパピローマウイルス（HPV）の感染による良性のイボで、年齢にかかわらず発症します。できやすい場所は手や足、顔などの露出部です。大きさは米粒大～親指大で、灰白色をしています。特に自分の皮膚にうつる性質があり、いじるとよけいに増えていきます。

青年性扁平疣贅もHPVの感染症で、思春期前後の男女に多く発生します。平たい、米粒の半分ほどの大きさで、顔一面に多数広がってできたり、額や頬にかたまってできたりします。かゆみを伴うことがあり、かくと、ほかの皮膚にうつって広がります。

伝染性軟属腫もウイルス感染が原因で、水イボともいわれています。幼児や子供に多く、アトピー性皮膚炎と合併しやすい病気です。

これらの伝染性のイボは、気にしていじったり、かきこわさないことが第一です。もしもふれてしまったら手をよく洗い、患部はいつも清潔にしておきます。時間はかかりますが、ほうっておけば自然に治ることもあります。

ウオノメは、皮膚が外部からの圧迫や刺激を絶えず受けることによって、皮膚表面の角質層が厚くなったものです。表面がなめらかなのが特徴で、中心にはかたい芯があります。芯の部分の角質層が内側にくさび状にくい込んでいくため、圧迫を受けるたびに角質の尖端が神経を刺激して、非常に強い痛みになります。

ウオノメの多くは、はいている靴に原因があります。ウオノメができた部分にスポンジをあてたり、足に合う靴をはけば、そのうち消えていきます。

イボもウオノメも、医療機関を受診した場合は、手術や液体窒素を使った凍結療法などの治療を受けることができます。

おすすめ

イボコロリで有名な ハトムギの煎じ汁

ハトムギは、別名イボコロリともいい、イボとりの薬として有名です。ハトムギから作ったイボとりの内服薬も市販されているほどです。ハトムギの煎じ汁を、毎日お茶がわりに飲みます。特に青年性扁平疣贅によく効きます。この煎じ汁を直接イボにつけてもよいでしょう。ただし、下痢をしやすい人は、煎じ汁の多用は避けてください。

（根本・山ノ内）

●ハトムギの煎じ汁

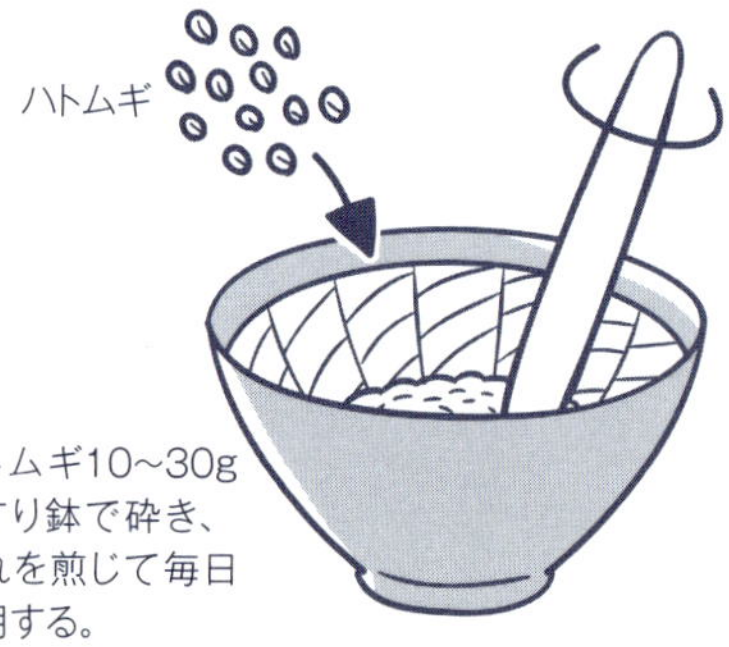

ハトムギ10～30gをすり鉢で砕き、それを煎じて毎日飲用する。

ウオノメには イチョウの黒焼き軟膏

イチョウはもともと中国原産の落葉高木ですが、現在は東京を代表する木としてシンボルマークにもなっています。

実のぎんなんは滋養・強壮作用で有名ですが、イチョウの葉にも薬効があることは「イチョウ葉エキス」などとして知られているようです。薬用に使うのは、夏の終わりごろにみられる青い葉です。黄葉したものでは効きません。この青葉の黒焼き軟膏（作り方は次ページ）が、ウオノメ退治に役立ちます。この軟膏を患部に厚くはっておくと、2週間くらいで治ってしまいます。

ウオノメは奥に芯があるので、何回も繰り返しはる必要があります。消えたと思ってもすぐぶり返してきますから、少し多めに作って、芯まで完全に退治しておくとよいでしょう。

（山ノ内）

イチョウの黒焼き軟膏の作り方

●材料（2週間分）

イチョウの青葉	10枚
ごはん	適量

1 イチョウの青葉は、ガーゼなどのやわらかい布を湿らせてふき、表面のよごれを落とす。

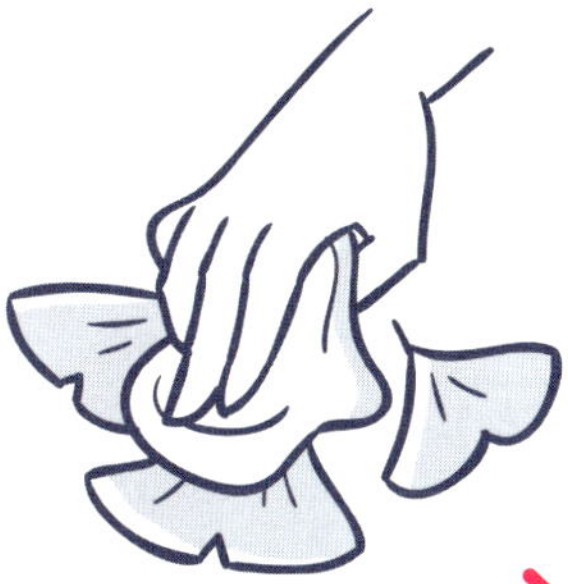

これがコツ

黒焼きにするには、気長にじっくりと。多少焼きすぎるくらいでもよい。

2 1をアルミホイルで包んでフライパンに入れ、ふたをして弱火で黒焼きにする。

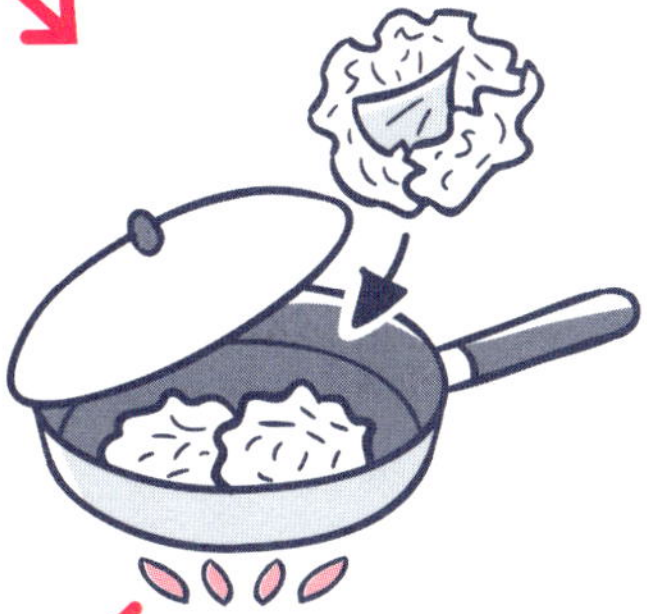

3 黒くなったら、すり鉢で粉末になるまですりつぶす。

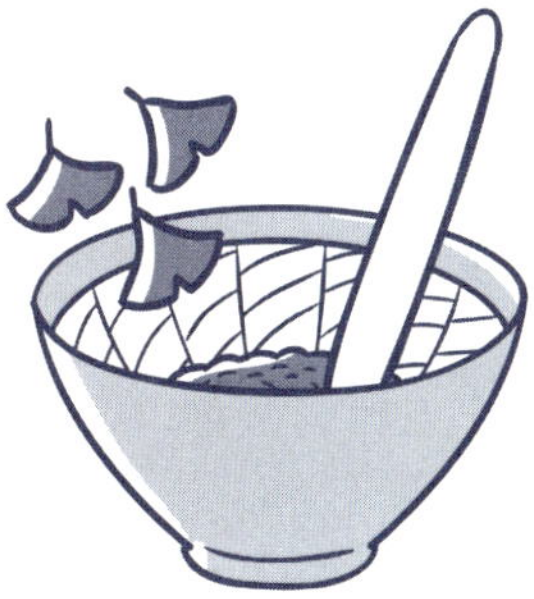

4 ごはん5gに対して、3の粉末小さじ½程度を練り合わせて患部に塗る。ガーゼをのせ、テープまたはばんそうこうで止める。

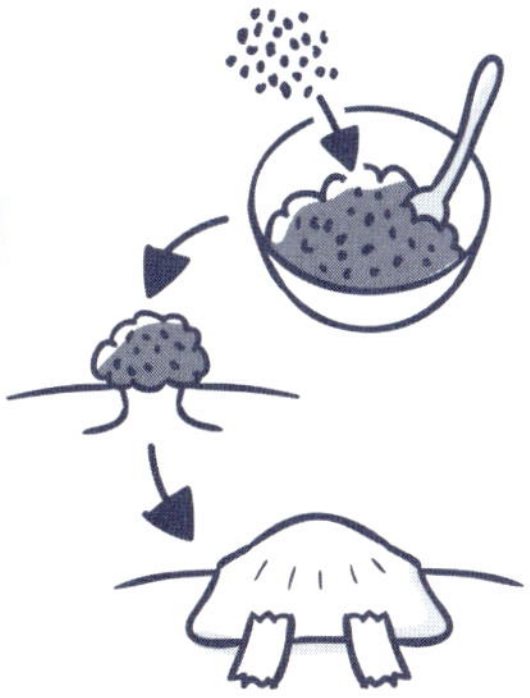

◆作ってみました

黒焼きにしたイチョウの青葉は、簡単に粉末になります。青葉の時期に多めに作り、粉末のまま保存するとよいでしょう。

◆使ってみました

でき上がりが粘土状になり、ウオノメに塗りやすくなります。2週間後、ウオノメがやわらかくなりました。

こんな方法もあります

糸や線香、灸でイボをとる

●糸でとる

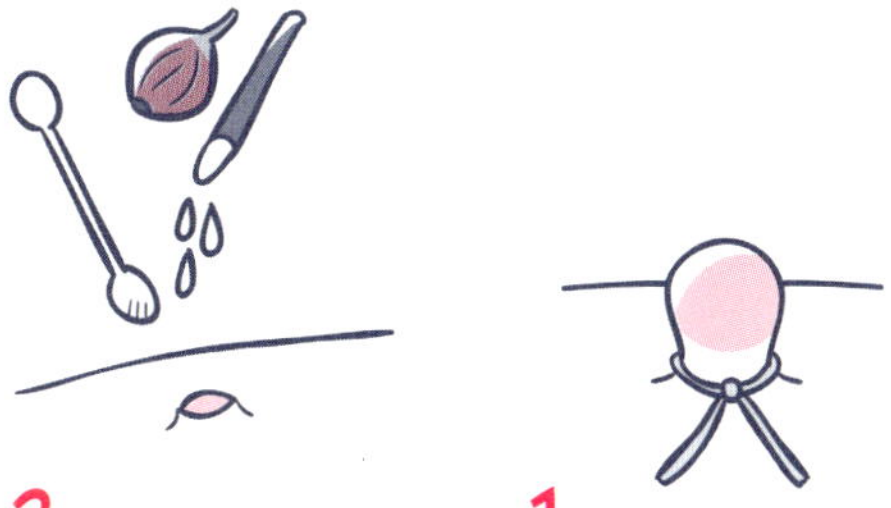

1 大きなイボは、細い絹糸で、イボの根もとをかたく縛る。

2 イボが落ちたら、いちじくの茎から出てくる白い汁を繰り返しつける。

●線香でとる

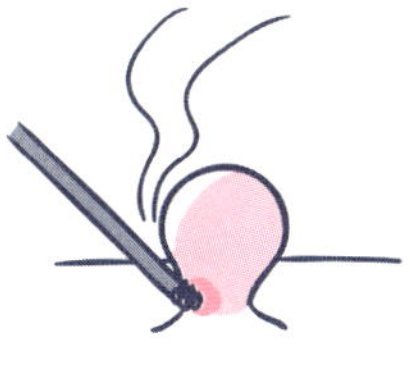

水イボは、へこんでいる部分を線香で焼く。裂けて白い液が出てきたら、焼酎をかけておく。熱くもなく、跡も残らず、再発もしない。

●灸でとる

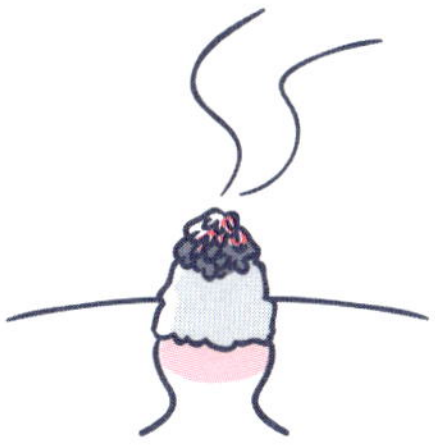

イボに繰り返し灸をすえる。紫《し》雲《うん》膏《こう》（市販の軟膏）を塗り続けると、さらに効果が大きい。

その他のおすすめ 食品・山野草

手や顔のイボには、**なすのヘタ**がよく効きます。冷蔵庫に保存しておき、イボをこすったり、はりつけたりしておくとよいでしょう。

いちじくの実や葉から出る白い汁もイボとりとして有名です。これをイボやウオノメにつけると、自然に黒くなってとれてしまいます。ただ周囲の皮膚につかないように注意します。

そのほか、**アキグミ・ヨモギ・アカザ・トクサ・スベリヒユの葉の煎じ汁**を塗ってもよいでしょう。

●ホクロにさわるとがんになることも　ホクロはつつく、切るなどの刺激を受けると、がん化する危険が。そっとしておくのがいちばん。

抜け毛

過労、ストレス、栄養不足…。内臓の病気も抜け毛の原因に

●Dr.アドバイス

抜け毛は1日に100本以内なら心配ない

髪の毛の寿命は、平均5年です。5年間成長を続けたあと抜け落ち、同じ毛穴から再び新しい毛が生えはじめるのがふつうです。

自然に抜ける毛は、1日60〜80本程度。本数にすると大変多いように感じますが、100本以内なら心配はいりません。ただし、極端に抜ける量が多くなったり、短く細い毛が多く抜けるようになったりした場合は、異常が考えられます。

抜け毛の原因で最も多いのが、円形脱毛症です。そのほか、内臓の病気や梅毒、バセドウ病などが原因でおこることもあります。

それ以外では若年性脱毛症、いわゆる男性によくみられる若ハゲです。また最近では、いきすぎたダイエットによる女性の脱毛症も増えています。

脱毛症は精神的ストレス、過労、栄養不足も大きな原因になります。毎日、睡眠をよくとり、栄養のバランスがとれた食事を十分にとることが大切です。特に、たんぱく質やビタミンは、髪の毛の発育に欠かせません。

おすすめ

髪を強くし脱毛を防ぐ 栗のイガの黒焼き

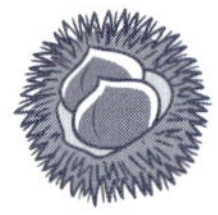

抜け毛は内臓の不調とも関係があります。つまり全身の健康状態の悪化が、抜け毛というかたちで外にあらわれるのです。

漢方では昔から、髪は腎《じん》（泌尿・生殖器系）と深い関係があるといわれています。そのため髪の毛の薄い人は、腎を強くする薬を利用してきました。

特に栗のイガの黒焼き（作り方は次ページ）が効果的です。頭皮の地肌に1日2〜3回すり込むと、短期間で抜け毛が止まります。

（根本・山ノ内）

おすすめ

かぼちゃの種子が抜け毛に効果的

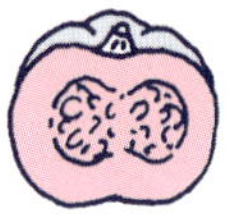

亜鉛不足も抜け毛の原因のひとつと考えられています。ですから抜け毛が気になる人には、亜鉛を豊富に含んだかぼちゃの種子の常食をおすすめします。かぼちゃの種子には亜鉛のほか、抜け毛に有効なビタミンA・B群、鉄やカロテンなどの栄養素が豊富に含まれているのでうってつけです。

フライパンで種をからいりして、毎日20粒ずつ食べ続けると効果があります。

（根本・山ノ内）

若い人の薄毛に効く ごまと何首烏の粉末

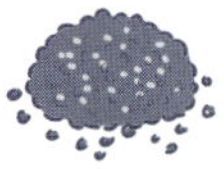

ごまには、肝臓と腎臓を強くする作用のほか、強壮・補血作用など、さまざまな効用があります。なかでも黒ごまは、抜け毛をおさえます。

黒ごまに含まれている脂質は、血管を若返らせ、頭皮に十分な栄養をあたえます。また、ごまの黒い色の素は、毛髪色素であるメラニンの形成を促すはたらきがあります。特に若い人の薄毛によく効きます。

黒ごまと何首烏《かしゅう》（ツルドクダミの生薬）の粉末を1日3回、食後に食べるとよいでしょう。数か月で効果があらわれてきます。何首烏は漢方薬局で購入できます。

（根本）

●ごまと何首烏の粉末

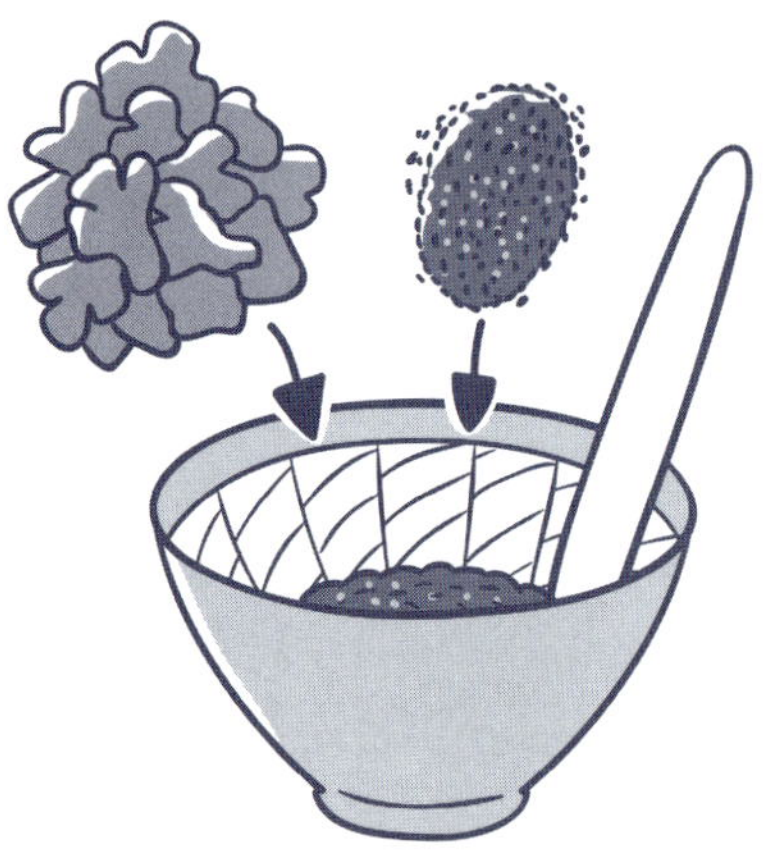

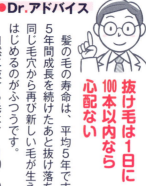

黒ごまと何首烏、各同量をすり鉢で粉末にする。
それを1回6g、1日3回、食後に水で飲む。

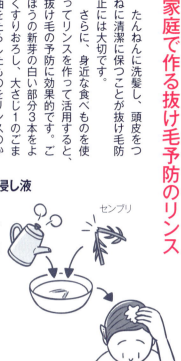

家庭で作る抜け毛予防のリンス

たんねんに洗髪し、頭皮をつねに清潔に保つことが抜け毛防止には大切です。

さらに、身近な食べものを使ってリンスを作って活用すると、抜け毛の予防に効果的です。ごぼうの新芽の白い部分3本をよくすりおろし、大さじ1のごま油をたらしたものをリンスのかわりに使用しても効きます。

下図のようにセンブリの浸し液を育毛剤がわりに使ってもよいでしょう。

●センブリの浸し液

センブリ1本を短く折り、300mLの熱湯に漬けておく。湯が冷めたら、頭皮につける。

栗のイガの黒焼きの作り方

●材料（24回分）

栗のイガ	10個分
ごま油	1カップ

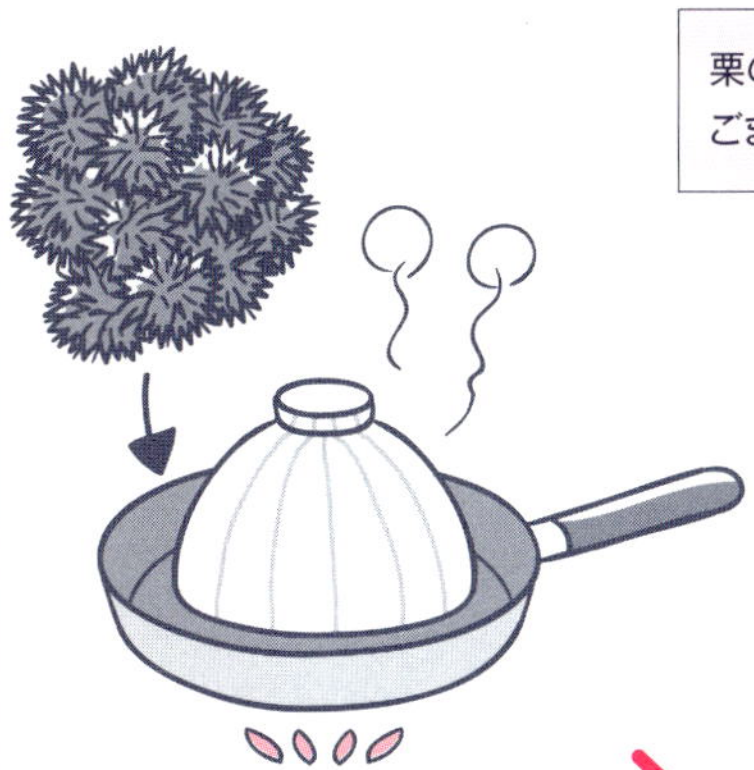

1
栗のイガを黒焼きにする（155ページ参照）。

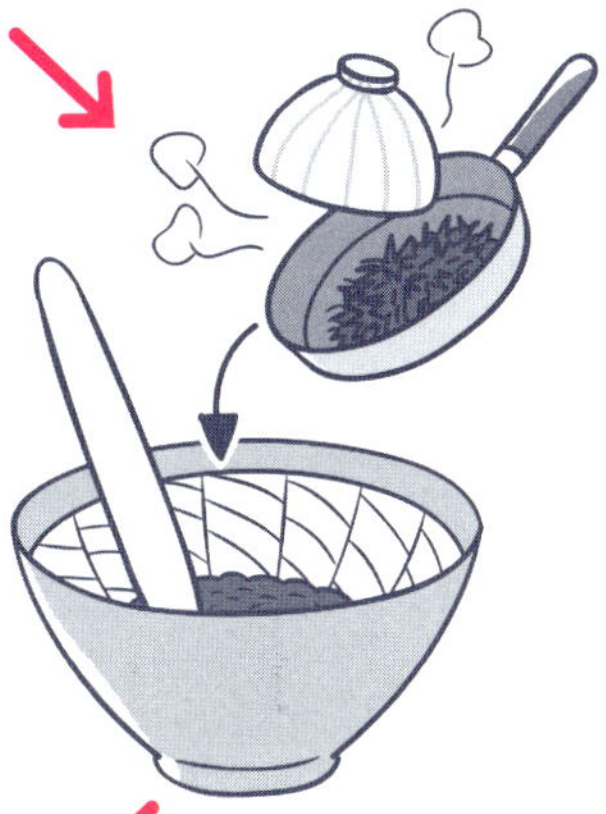

2
イガのすじっぽさがなくなったら、すり鉢か乳鉢で粉末になるまでする。

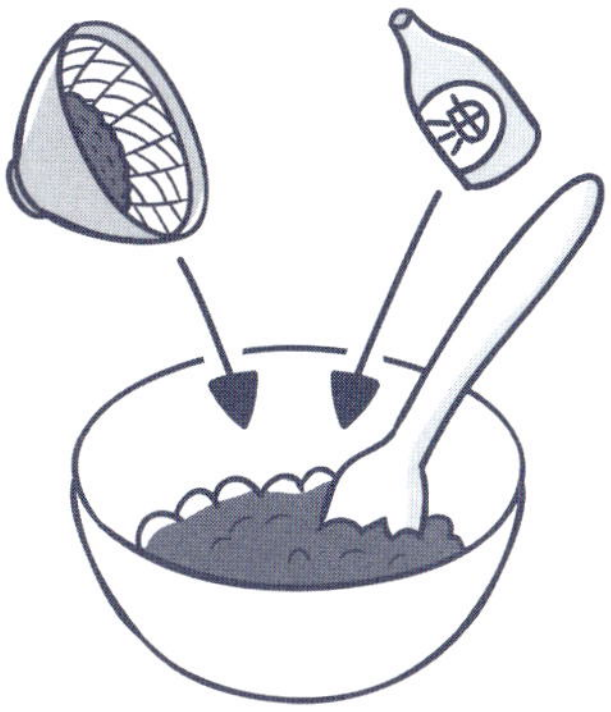

3
2とごま油を合わせてよく練り、1日2～3回、茶さじ1～2杯分を頭に塗る。

◆作ってみました

弱火で黒焼きをはじめました。イガを指でつぶして粉になるまで黒くなったら、すり鉢に移し、イガをこすりつけるようにすると、殻からはがれます。量が多いので、粉末を少しずつこし器にかけながらすると効率がよいでしょう。

◆使ってみました

イガは、すってもすじっぽさが残るので、肌に塗るときは強くすり込まないようにします。塗った部分は油っぽくなりますが、軽くティッシュペーパーなどで押さえると気になりません。

その他のおすすめ 食品・山野草

抜け毛は、たんぱく質やビタミンB群、鉄の不足とも関係しています。これらの栄養素を補給できるのが**レバー**です。できるだけ常食するとよいでしょう。

だいこんの葉を干して煮た汁に、**しょうがのおろし汁**をたらして髪を洗うと、抜け毛に効きます。

じゃがいもも抜け毛に効果的です。すりおろしたじゃがいもを布に包んで、抜け毛部分に湿布します。2時間ほどたって乾いてきたら取り替えます。

アオギリの葉ひとつかみを600mLの水で半量になるまで弱火で煎じます。このカスをこした汁をリンスとして使うと抜け毛に効きます。

そのほか、**桑の根の煎じ汁**や**クコの葉の煎じ汁**、**カラスビシャクの球根の粉末**、**センブリの煎じ汁**をつけても効きます。

●**女性に薄毛が少ないのは**　女性ホルモンには薄毛を防ぐはたらきがあるため。ちなみに男性ホルモンが多いと薄毛になりやすくなる。

ふけ

防ぐには洗髪がいちばん。やさしい植物性シャンプーもある

●Dr.アドバイス

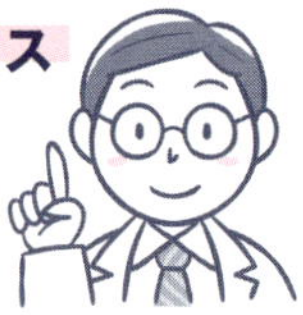

ふけに合ったシャンプーを使えば治る

ふけとは、老化してはがれ落ちた頭皮の角質層に、脂《あぶら》やほこりが混ざったもので、乾性と脂性の2タイプに分かれます。

乾性のふけは、皮脂の分泌が少なく、サラサラした感じのふけです。これは皮膚がかさつく体質の人に多いものです。

脂性のふけは、皮脂の分泌が多く、ねっとりした感じのふけです。これは、いわゆる脂性肌の人にみられます。

ふけが異常に多い場合には、ふけとりシャンプーで洗髪します。乾性のふけはオイリータイプが、脂性のふけには洗浄力の強いシャンプーが向きます。頭皮をつねに清潔に保ち、適度に潤いをもたせることが大切です。かぶれるときは、作用のおだやかな植物性シャンプーを試してください。

脂性タイプの人で、髪の生えぎわにべったりふけがこびりつき、根もとの皮膚が赤くなっているような場合は、脂漏《しろう》性皮膚炎の疑いがあります。皮膚科の診察を受けてください。

脂性のふけによい 桃の葉の煎じ汁

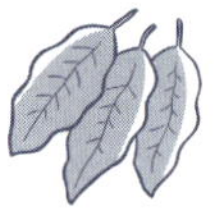

桃の葉は、特に脂性で頭皮にこびりつくような、ねっとりしたふけが出る人に効果があります。

桃の葉の煎じ汁をリンスのように用います。桃の葉30枚を600mLの水で半量になるまで弱火で煎じ、カスをこして、冷まします。シャンプーで洗髪したあと、これを地肌にすり込むようにつけて、20～30分後に、十分に洗い流してください。1週間に1回使うとよいでしょう。桃の葉は、生のものでも、乾燥させたものでもかまいません。

（根本）

かゆくてたまらないときには アロエ汁

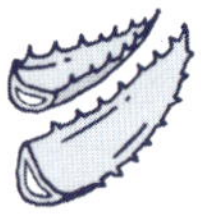

やけどや切り傷によく使われるアロエですが、ふけに伴うかゆみを止めるはたらきもあります。

アロエの葉を5cmくらい切りとり、縦に切り裂くと、ネバネバした粘液のある葉肉があらわれます。これを頭の地肌にこすりつけるようにし、10分たったら十分に洗い流します。驚くほどかゆみがピタッと止まります。1週間に1回の割合で使用するとよいでしょう。

（根本）

ふけの悩みを一掃 菊の葉シャンプー

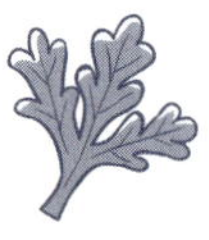

菊に含まれている薬効成分は、主に頭部におこるさまざまな不快症状に用いられています。頭痛、めまい、耳鳴りにも効果がありますが、そのほか、ふけを止めるはたらきもあります。

使用する菊は食用菊とよばれる品種がよく、葉だけを摘みとって煎じ、この汁で直接洗髪します。いわば、菊の葉シャンプー（作り方は次ページ）です。ふけの悩みも、一気に解消します。ぜひ、お試しください。

（根本）

ふけ止めと薄毛予防に センブリの煎じ汁

センブリは健胃薬としてだけでなく、ふけ止め、脱毛防止、薄毛の予防にも有効です。センブリの粉末は末梢《まっしょう》神経を拡張させ、皮膚の血行をよくするはたらきがあるからです。ふけには全草の煎じ汁をヘアトニックのように用います。センブリ10gを熱湯に漬けておきます。この液が冷めてから、軽くマッサージする要領で頭皮にすり込みます。毎日、朝晩続けると効果的です。

（根本）

菊の葉シャンプーの作り方

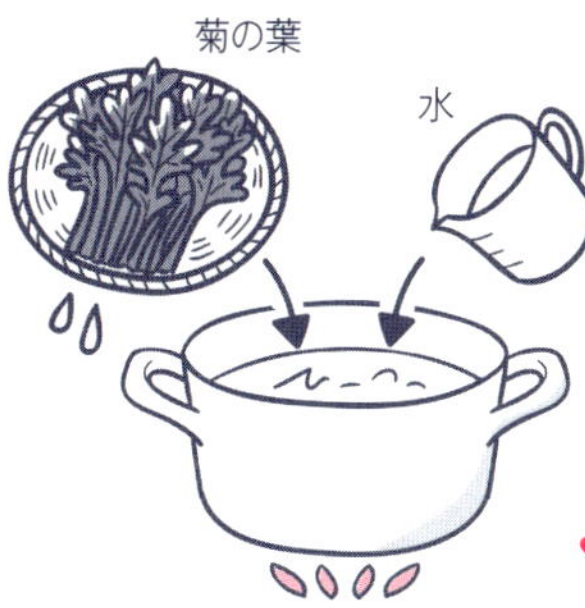

●**材料（1600mL分）**

菊の葉	30～40枚
水	9カップ（1.8L）

1 水で洗った菊の葉と水を、鍋に入れて煮る。沸騰したら、弱火にして煎じる。

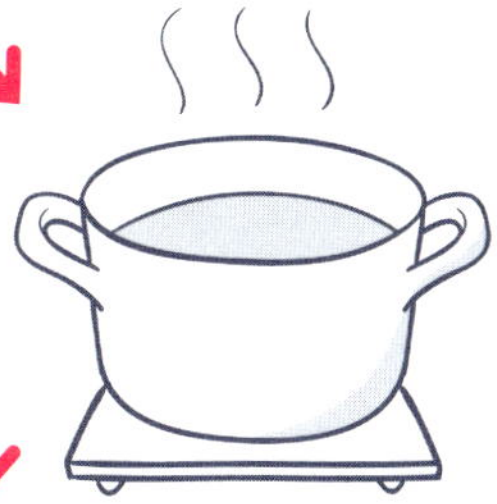

2 煎じ汁が緑色になったら火を止め、冷ます。

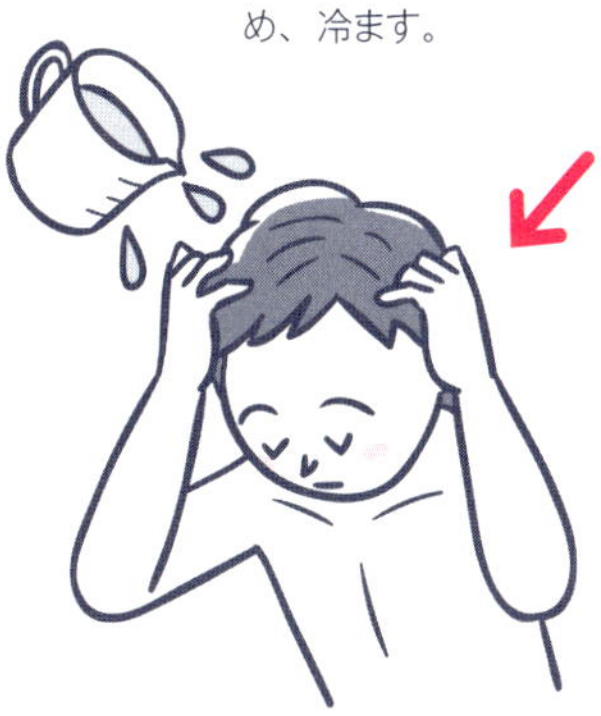

3 2を髪につけ、地肌をマッサージしながら洗う。残った汁は、熱湯消毒した容器に入れて保存する。

◆作ってみました

冷ますと、シャンプーは少し茶色くなります。においは、煎じているあいだは強く感じますが、冷めると弱くなります。

◆使ってみました

市販のシャンプーとちがってサラサラしていて、たっぷり使う必要があります。洗髪しても泡がたたず、シャンプーしている感じがありません。

昔から使われている桑の枝焼き

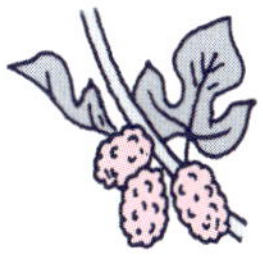

補血・強壮作用があり、低血圧や不眠に効果のある桑は、昔からふけとりや抜け毛予防にも利用されてきました。ふけには桑の枝を焼いたものを使います。枝を焼いて灰にし、これに倍量の熱湯を注いで、よく混ぜてそのまま冷やします。冷めたら、うわずみを静かにすくい、布でこしてください。この液を、洗髪したあと頭の地肌にすり込むようにつけ、30分後に洗い流します。すると、ふけが止まります。

（根本）

髪のつやをよくし、ちぢれ毛を治すには

昔から知られた整髪料がサネカズラです。別名ビナンカズラということからもわかるように（カズラとは、つるのこと）、髪油の代用品でした。生葉とつるをきざみ、ひたひたの水に3～4時間浸しておきます。その後かき回すと水が透明になって、粘りが出てきます。これで髪をすくと、髪の乾燥、ぱさつきがとれ、毛がつややかになるのです。

また、髪のくせをとるので、ちぢれ毛の人は続けて使うことをおすすめします。

この粘液に、さらにアオギリの煎じ汁（作り方は348ページ）を加えると、より効果があります。

こんな方法もあります

紅茶パックで、ふけも解消！

●紅茶のヘアパック

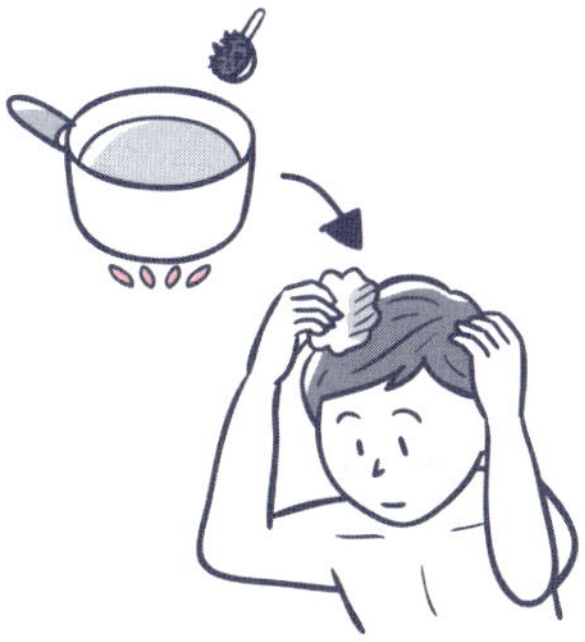

紅茶の葉大さじ１を200mLの水で半量まで煎じる。その汁を脱脂綿につけ、髪と地肌にすり込む。これを続けると、かゆみや抜け毛も少なくなる。

●ダイダイのローション

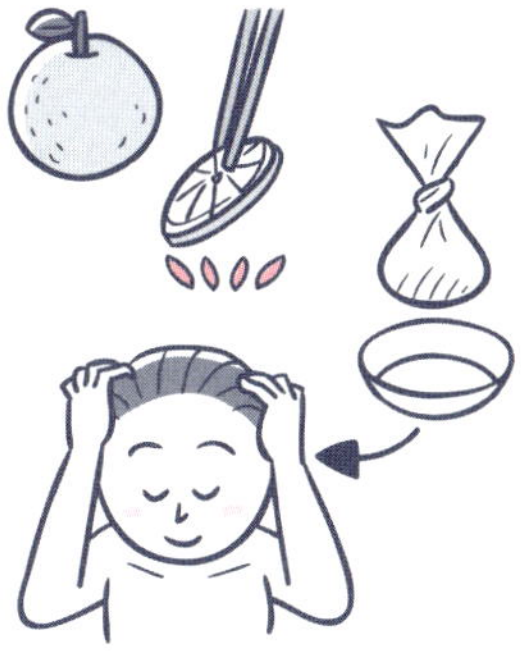

ダイダイ１個を５mm厚さの輪切りにし、火で軽くあぶってから、ふきんに包んで汁をしぼる。洗髪したあと、この汁を地肌にすり込むようにつける。

●そのほか

すりおろした玉ねぎをガーゼに包んで、地肌をたたく。また、黒豆の煎じ汁のリンスも有効。オリーブ油は乾性のふけにも効果的。

●ふけの人は帽子を避けたい　頭皮の表面温度が高くなると、ふけがたまりやすい。帽子をかぶるなら、通気性のあるメッシュ製を。

わきが

汗と雑菌がにおいのもと。防臭対策は、まず汗の抑制から

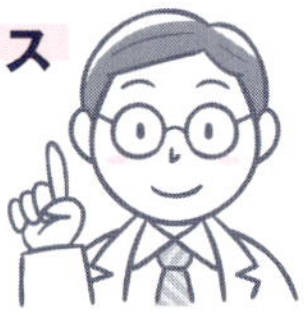

●Dr.アドバイス

わきがは遺伝が多い。あまり神経質にならず、清潔を心がけることが大切

わきが（腋臭症《えきしゅうしょう》）とは、わきの下から出る汗が、鼻につく刺激性の異臭を放つ症状をいいます。思春期以降の男女、特に女性に多いものです。

汗腺には、体温調節のために汗を分泌するエクリン腺（全身に分布）と、思春期から分泌がはじまり、性ホルモンの影響を受けるアポクリン腺（腋下や外陰部などに分布）の2種類があります。このうち、わきがの原因となるのはアポクリン腺です。ここから分泌される汗は、本来は無臭なのですが、それが皮膚表面の常在細菌に分解されて異臭を放つようになります。

わきがは優性遺伝とされていて、両親のいずれかがわきがだと、その子供のほとんどにみられます。しかし、わきがで悩んでいる人の多くは軽症にすぎない、あるいは汗のにおいを気にしすぎているだけというのが現実のようです。あまり気にしすぎると神経が緊張して、かえってアポクリン腺からの汗の分泌を促進し、異臭を増大させる悪循環に陥りがちです。

実際に、大部分のわきがは、家庭でのケアで気にならない程度におさえられるものです。わき毛をそってせっけんでよく洗う、下着を毎日取り替えるなど、わきの清潔を心がけます。

ただし社会生活に支障をきたすような重度の場合は、アポクリン腺を手術でとり除く、電気凝固でアポクリン腺をふさぐといった手術もあります。皮膚科に相談してみましょう。

おすすめ

わきがのにおい消し くるみ軟膏

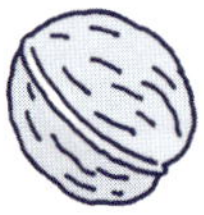

くるみは常食すると腎臓の機能を高めるほか、肌を美しくするなどの効能があります。また、くるみは食べるだけではなく、外用薬としても利用されます。

くるみをよくすりつぶすと油が出て、軟膏のようになります。このくるみ軟膏をわきの下につけて、よくマッサージしてください。わきがのにおいが緩和されます。

かなりの効果がありますが、この軟膏を塗る前に、必ずわきの下を洗ってきれいにする必要があります。よごれたまま塗っても効果はありません。また、かぶれやすい人は注意しましょう。

（根本・山ノ内）

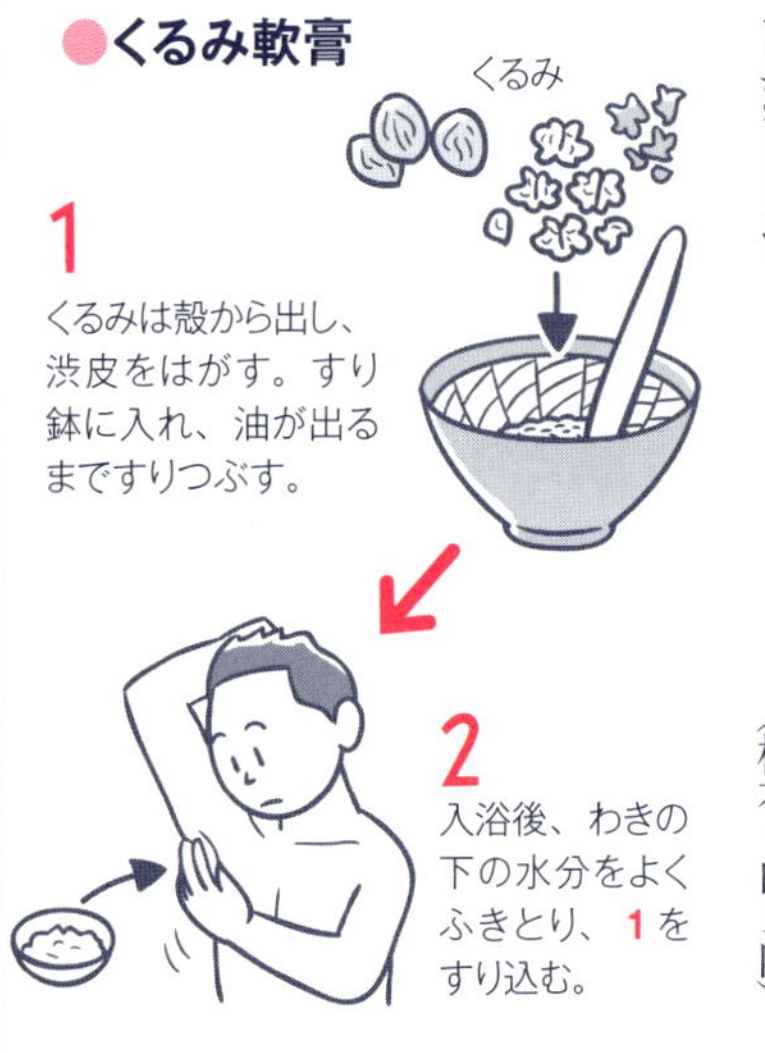
●くるみ軟膏
くるみ
1
くるみは殻から出し、渋皮をはがす。すり鉢に入れ、油が出るまですりつぶす。
2
入浴後、わきの下の水分をよくふきとり、1をすり込む。

雑菌の繁殖を防ぐ しょうがの煎じ汁

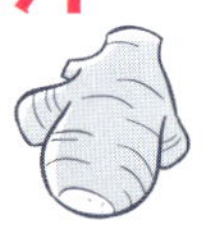

しょうがは薬味として、肉や魚の臭みを消すのに用いられますが、同様に体臭の発生をおさえるはたらきもあります。

しょうがの辛み成分であるジンゲロンやショウガオールには、すぐれた殺菌力があります。これを利用すれば、においを増大させる皮膚の雑菌の繁殖を、防ぐことができます。

しょうがの煎じ汁をタオルに浸し、これをわきの下にあてると効果的です。ただし、かなり刺激が強いので、かぶれやすい人は注意してください。

（根本）

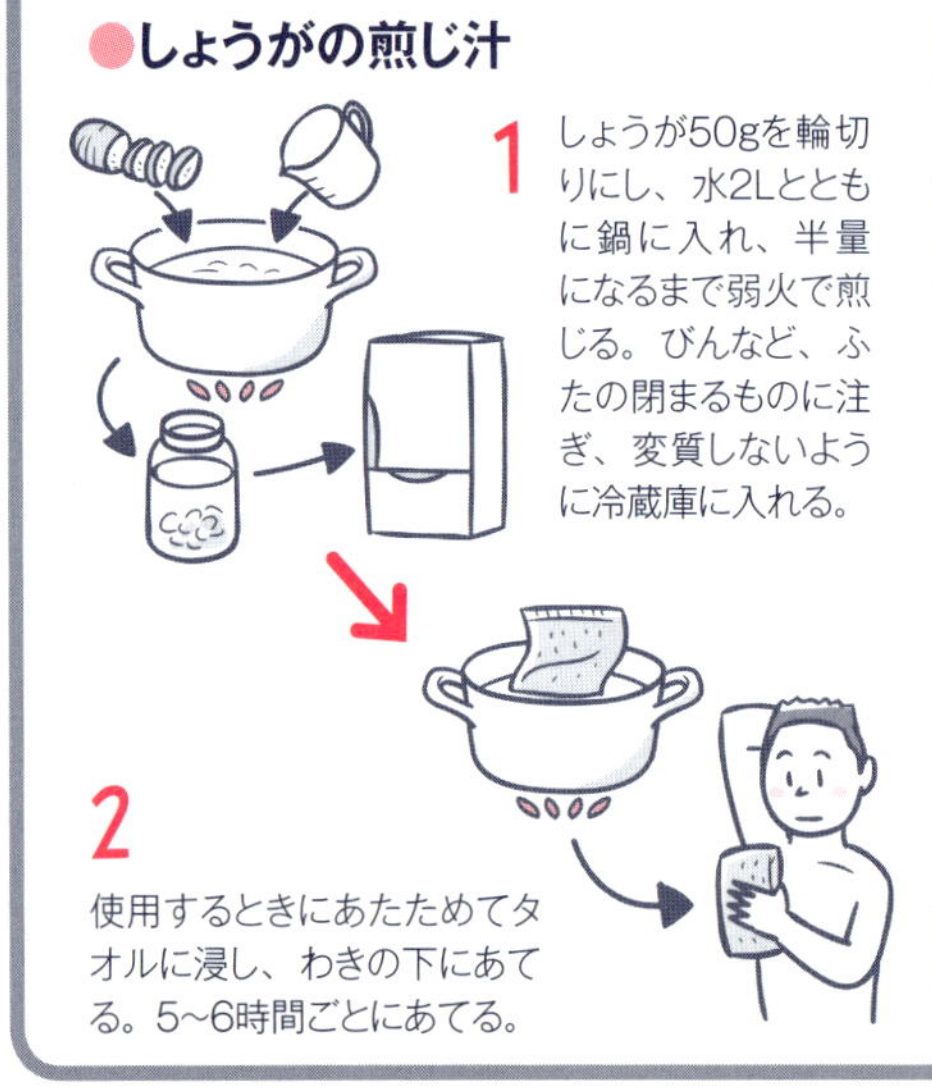
●しょうがの煎じ汁
1
しょうが50gを輪切りにし、水2Lとともに鍋に入れ、半量になるまで弱火で煎じる。びんなど、ふたの閉まるものに注ぎ、変質しないように冷蔵庫に入れる。
2
使用するときにあたためてタオルに浸し、わきの下にあてる。5~6時間ごとにあてる。

強い殺菌力をもつ 米酢

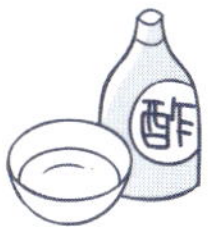

米酢は、強い殺菌力を持っているため、においの原因になる皮膚の雑菌を減らします。また、汗腺をひき締めるはたらきもあり、発汗量そのものをおさえてくれるので、わきがの予防に最適です。

米酢を脱脂綿かガーゼに含ませ、よく汗をふきとってわきの下にすり込みます。これだけで4～5時間は悪臭を防いでくれます。（根本）

有毒だが、効果あり シキミの実の汁

シキミはモクレン科の小高木で、よく寺院や墓地に植えられているものです。この植物は、「生き物の筋肉をけいれんさせ、死に至らしめる」ほどの有毒物質を含んでいます。シキミは毒があり、その名は、「悪しき実」のアが略されたものだといわれています。また、寺院や墓地に植えられているのは、墓前の供物を動物に盗まれるのを防ぐ意味から、といわれています。

このシキミの実に、わきがのにおいを消すはたらきがあります。実をすりつぶした汁をわきの下に塗ります。また、実を陰干しにして煎じた汁を使ってもかまいません。いずれにしても、わきの下を洗って清潔にしてから、1日3～4回、すり込むようにつけてください。

ただ、くれぐれも口にしないでください。使う器も、ふだんの食器と別にします。（根本）

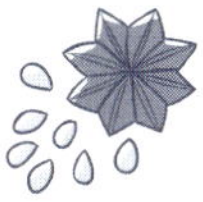

その他のおすすめ 食品・山野草

うめ酢を薄めたものを、わきの下に塗ります。うめ酢は、コレラ菌を殺すといわれるほど、強力な殺菌作用があります。直接皮膚につけるのは刺激が強すぎますから、必ず薄めて使います。

スモモの根の煎じ汁も効きます。スモモは、根の皮に気持ちを落ち着かせる効果があり、特にわきがが気になってしょうがないという人に向きます。根の皮10gを煎じてわきの下につけます。

こんな方法もあります

ミョウバンや天花粉をつける

ミョウバンは、汗の分泌をおさえます。焼きミョウバンを、すり鉢で粉末にしてガーゼに包み、わきの下にすり込みます。

ミョウバンには、収れん作用といって、皮膚をひき締めるはたらきがあります。これで汗の出る孔《あな》がふさがれ、発汗がおさえられるのです。

そのほか、天花粉《てんかふん》も汗をおさえます。これはキカラスウリの根から採った粉で、〝汗しらず〟ともよばれます。1日3～4回、わきの下にたたくようにつけます。

日・常・生・活・の・注・意

清潔にすることが、わきがを治す第一歩

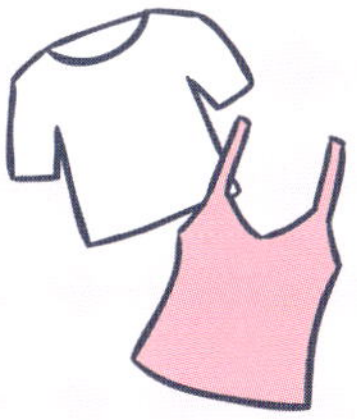

下着は毎日取り替える。

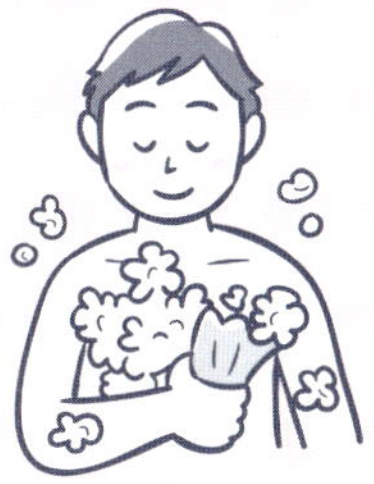

毎日入浴し、清潔にしておく。殺菌力のあるボディソープで洗うと雑菌が流され、においが消える。

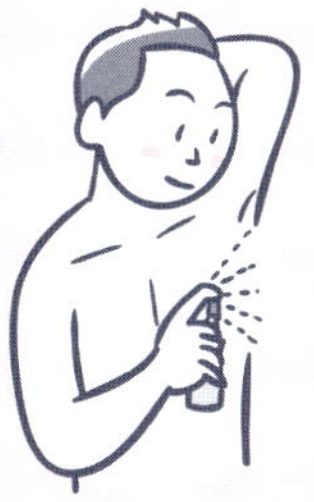

制汗剤をつける。

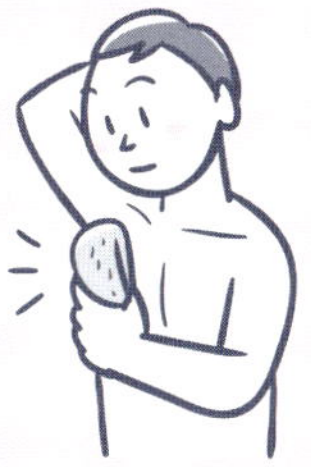

ぬれタオルでわきの下を冷やす。冷やすと汗の分泌能力が低下するため、細菌の活動が鈍って異臭がなくなる。

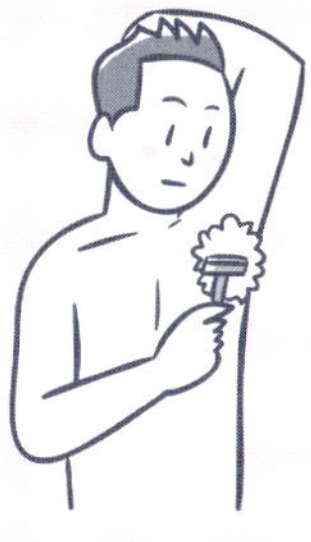

わき毛をそる。

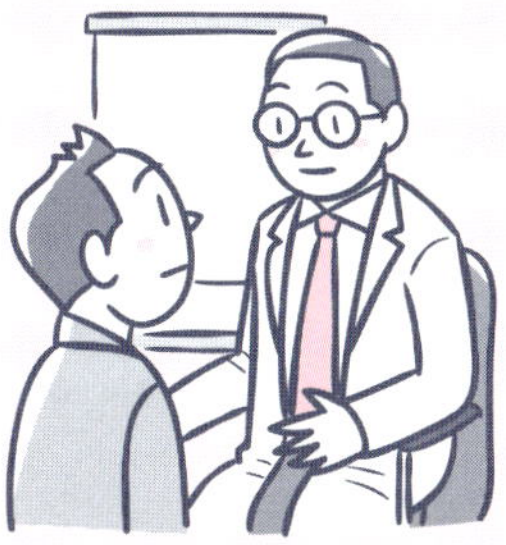

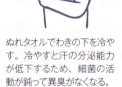

悩んで日常生活が困難なら、精神科の治療を受けたほうが気分的に楽になる。

●皮膚の総面積は？　成人で平均1.6㎡、重さは3kgもある。皮膚は人体最大の排泄器官であり、そのトラブルは全身に悪影響を及ぼす。

口臭

悩む人の多くは気にしすぎ。神経質にならないことです

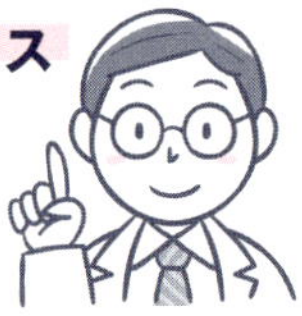

●Dr.アドバイス

原因はさまざま。思い込んでいるだけの場合も

刺激臭のあるにんにくやねぎを食べたとき、あるいは喫煙者の口がにおうのは当然のことです。しかし、こうした原因もないのに口が臭いという人がいます。

口臭に悩む人は多く、その原因もさまざまですが、大体3つのパターンに分けることができます。

まず「生理的口臭」です。これは空腹時や起床時に感じる口の不快なにおいのことです。このにおいは、口内細菌の繁殖活動が活発になることによっておこります。

通常、においの原因になるわるい細菌は、唾液によって繁殖をくい止められています。しかし空腹時や睡眠中は唾液の分泌が少なくなってしまうため、細菌の活動が活発になり、異臭を発するのです。

次に考えられるのが、「病的口臭」で、いちばん多いのが歯肉炎や歯周病、むし歯です。これはむし歯の中や歯周ポケットにつまった食べもののカス、歯垢《しこう》、歯肉から出る血や膿《うみ》などに細菌が多量に棲みつき、においを発生させるのです。

また、口以外の病気が原因の場合もあります。肺結核や慢性気管支炎といった呼吸器系の病気、慢性鼻炎や慢性副鼻腔炎《ふくびくうえん》（蓄膿症《ちくのうしょう》）などの鼻の病気です。そのほか胃の病気、たとえば急性胃炎、慢性胃炎、胃下垂が悪化したときも、吐く息が臭くなることがあります。

三つめは、「心因性口臭」です。別名口臭神経症ともいい、実際には口臭などないのに、あると思い込んでしまうケースです。口臭の悩みを訴える人はこのタイプが多く、特に几帳面で神経質な性格の女性によくみられます。

これら3つの原因のうち、病的口臭はもとの病気を治すことで口臭も治ります。生理的口臭と心因性口臭に関しては、あまり気にしないことがいちばんです。においを気にして、おしゃべりするのにも緊張したりすると、唾液の分泌が少なくなり、かえって口臭の原因をつくることになってしまいます。どうしても気になるときは、一度耳鼻科か内科の診察を受け、口臭がないことを確かめるとよいでしょう。そしてなるべく積極的に口を開いておしゃべりすることです。おしゃべりは唾液の分泌を盛んにし、酸素をとり込んで、口内細菌の繁殖活動を防ぎます。

おすすめ

お茶の葉をかんで消臭

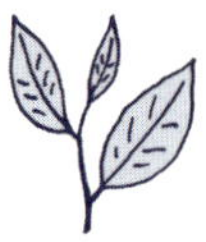

お茶に含まれているタンニンという成分は、口臭を予防するとともに、消すはたらきがあります。

なぜならタンニンには抗菌作用があるからで、口臭の原因である雑菌をとり去ります。そのうえ胃腸の収れん作用もあり、消化を促すので、胃腸の消化吸収がわるいために口臭をおこしている人にも最適です。

時間をみつけてお茶の葉をかみましょう。しつこい口臭が治ります。また、お茶を1杯飲むだけでも効果があります。（根本・山ノ内）

●お茶の葉

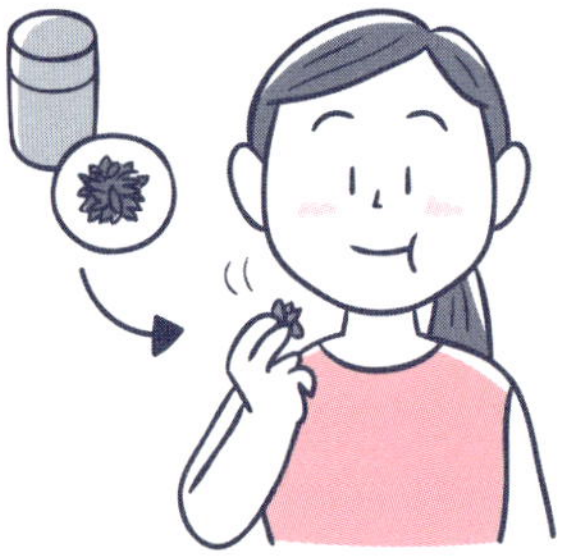

ガムのようにお茶の葉を十分にかむ。口の中で葉をふやかすようにする。

酸みが効くザクロジュース

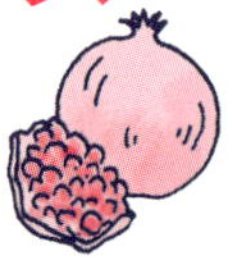

ザクロは東南アジア原産の落葉樹です。日本にも古くから伝来し、食用としてはもちろん、薬用としても幅広く用いられてきました。

このザクロが口臭に効きます。効果があるのは種子の部分で、そのさわやかな酸みが口臭を消します。口臭が気になる人は、種子を包む小さな果肉ごとしぼったザクロジュースを、お茶がわりに飲むとよいでしょう。（根本）

●ザクロジュース

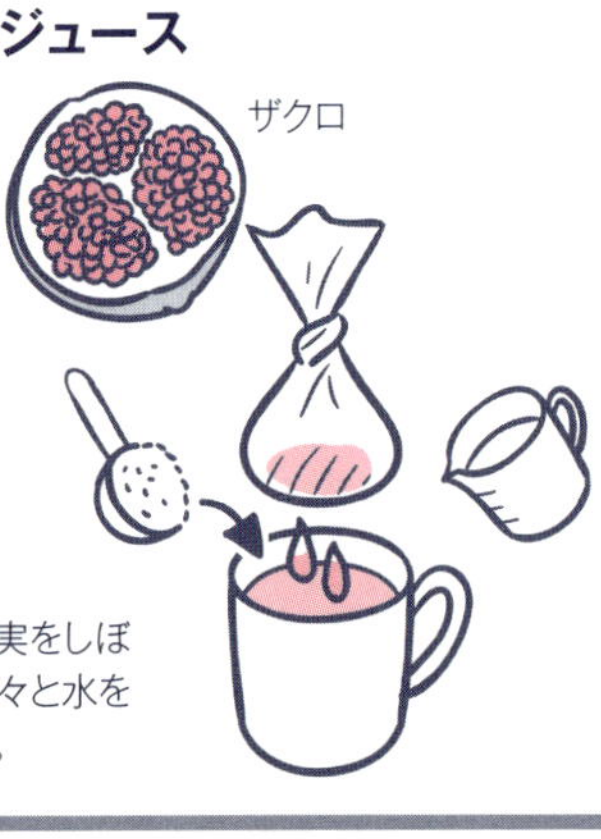

ザクロの果実をしぼり、砂糖少々と水を注いで飲む。

食事のあとに ナンテンの煎じ汁

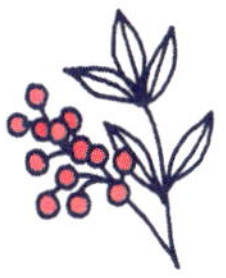

ナンテンの葉には、食べものの腐敗を防ぐはたらきがあります。これは、葉に含まれているナンジニンという成分のおかげ。葉が熱と水分にふれると、解毒作用のあるチアン水素を発生させるのです。お祝い事の赤飯によくナンテンの葉があしらってあるのもこのため。この性質が、口臭にも有効です。特に、にんにくやにらなど刺激臭の強いものを食べたときの口臭に効果的です。ナンテンの葉10gを200mLの水で半量になるまで煎じます。この汁を食後に飲むと、口臭が消えます。

（根本）

ガムがわりにかみたい ネズミモチの葉

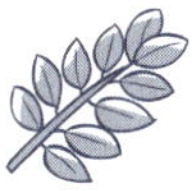

ネズミモチは、神前に供えるサカキに似た植物で、生け垣にもよく使われています。ネズミモチには健胃効果、さらに胃腸のトラブルによって生じる口臭を治す効果があります。

胃に不具合が生じると、舌の上に白くて厚い〝舌ゴケ〟ができます。このようなとき、ネズミモチの葉をガムがわりにかみます。10日程度でコケがなくなり、口臭が消えて、口の中がさわやかになります。また、かみながら出てくる汁を飲むと、空腹時などの胃の痛みも治ります。

（山ノ内）

入れ歯のよごれも口臭の原因

入れ歯のよごれも口臭の大きな原因になります。また入れ歯を不潔にしておくと、口の中の粘膜が炎症をおこしてしまい、はずれやすくなります。毎食後、入れ歯の清掃を行ってください。

食事が終わったら入れ歯をはずし、流水でていねいに洗います。就寝前は、入れ歯専用ブラシを使って特にしっかり洗ってください。歯みがき粉を使うと傷ついて、かえってよごれがつきやすくなるおそれがあるので、水洗いします。就寝中は、入れ歯専用の洗浄剤につけておくとよいでしょう。

入れ歯のよごれをそのままにしていると、残っている健康な歯のむし歯や歯周病の原因にもなります。しっかり清掃することを心がけてください。

日・常・生・活・の・注・意

口臭を治すには、食生活の改善も必要

胃のトラブルが口臭の大きな原因になることは、右で述べた通りです。胃の運動機能が弱ると、食べものが消化液と混ざりにくくなり、腸へもなかなか送り出されないため、胃の中で腐敗や発酵がおこり、吐く息が臭くなるのです。

胃の不調を治すには、毎日の食生活を改善しなくてはいけません。

むやみな食べ方は、胃をますます弱らせます。夜8時以降は食べないようにし、間食をせず、3回の食事はきちんととり、よくかんで、腹八分目を心がけます。

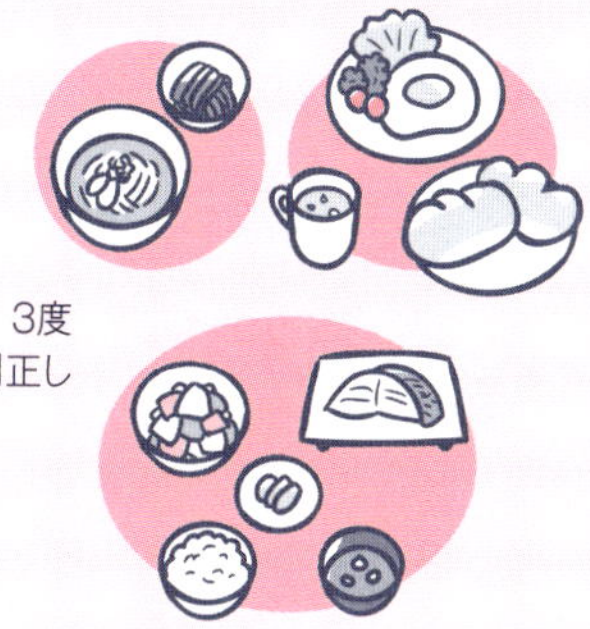

間食はやめ、3度の食事を規則正しくとる。

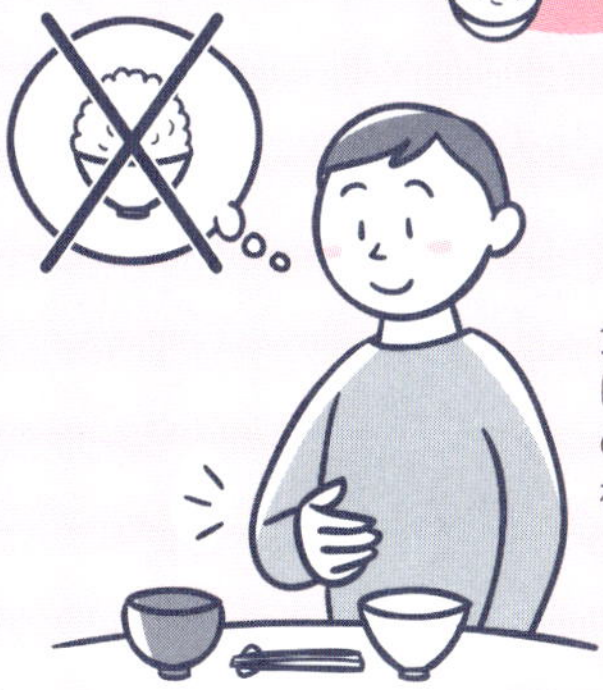

食べすぎ、飲みすぎは胃をこわし、口臭のもとに。腹八分目を心がける。

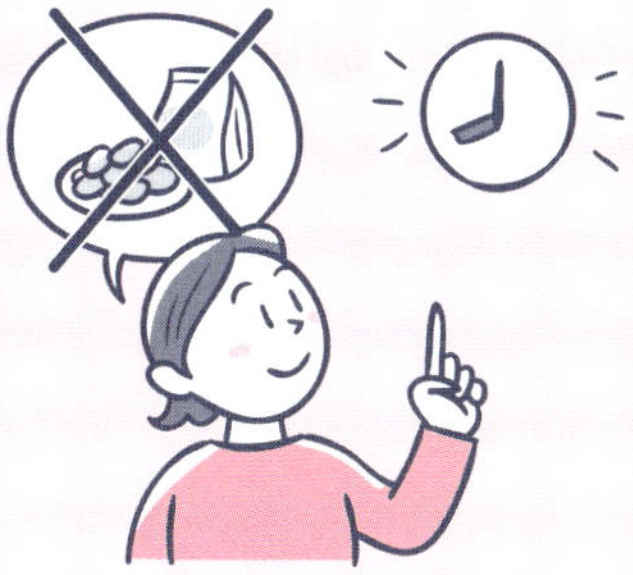

午後8時以降は何も食べない。

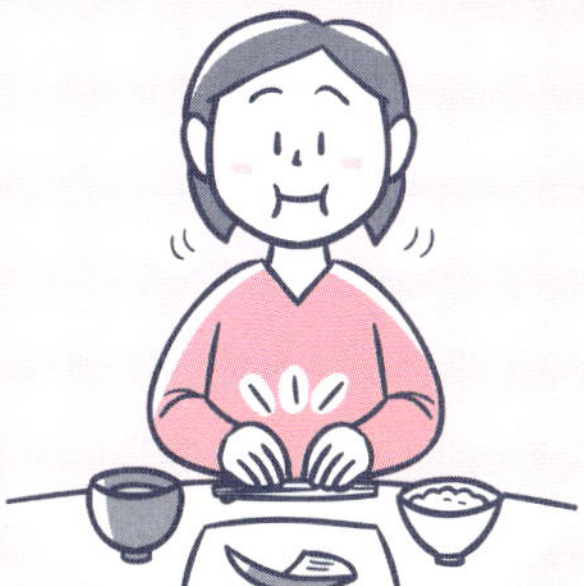

よくかんで食べる。ひと口ごとに箸を置き、唾液が十分出るまで、数十回かむとよい。

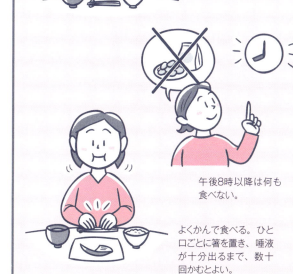

●歯垢の中の細菌の数は？　耳かき1杯分の歯垢に、約30億もの細菌が棲みついているといわれている。

疲れ目

IT機器で酷使される現代人の目を守る食べものは？

●Dr.アドバイス

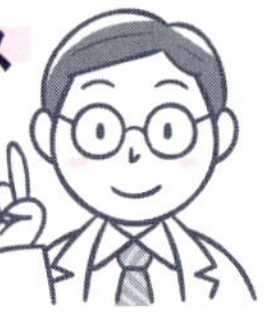

目薬よりも、食べもので治そう。ビタミンAの補給を

スマートフォンやパソコンなどの使いすぎで目を酷使することが多い現代人に、目の不調を訴える人が増えています。目が痛む、かすむ、チカチカする、充血する、まぶしい、涙が出るなどが主な症状ですが、進行すると頭痛、めまい、肩こり、吐きけなども伴うようになります。

日ごろから、目によいビタミンA・B_1・B_2・Cをたっぷりとり、バランスのよい食事を心がけましょう。特に「目のビタミン」とよばれ、目に栄養をあたえるAと、体内でAに変化するβ-カロテンは不可欠。Aの豊富な食べものは、レバー、チーズ、バター、卵黄、ほうれん草、にんじん、パセリ、ヤツメウナギなどです。

目の焦点を調節する筋肉をじょうぶにするためには、アミノ酸（たんぱく質）も必要です。これは目を美しくする効果もあります。

また過労や睡眠不足も疲れ目の原因になります。目の休養はもちろん、体の休養も大切です。

●避けたい食べもの

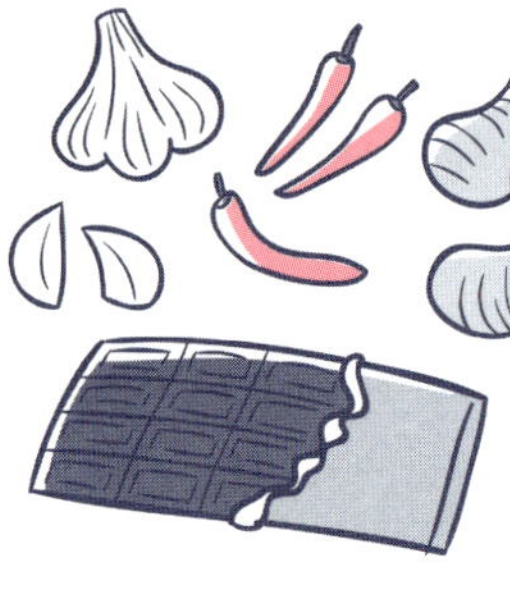

にんにくのにおいは目にわるい。赤とうがらし、しょうが、チョコレートは、目が充血しているときは避ける。

ビタミンAが効く ヤツメウナギのかば焼き

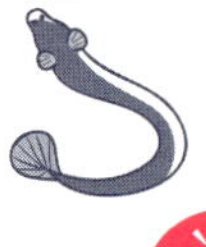

体側にえら孔《あな》が8対あることから、ヤツメウナギの名がつきました。このヤツメウナギは脂肪をたっぷり含んでいます。その脂肪の中に大量のビタミンAがあります。ビタミンAは油に溶ける（脂溶性）ビタミンの代表ですから、ヤツメウナギを食べると効率よくビタミンAが摂取できます。

特に、夜になると目の疲れがひどくなったり、見えにくくなったりする人には最適です。

またビタミンAは、涙の量が少ない人にも有効です。Aが欠乏すると、角膜がおかされ、粘膜が角化して目の栄養補給がスムーズにいかなくなります。このため涙腺がおかされ、涙が減ってしまうのです。こんなときにも、ビタミンAを補給すれば治ります。Aは「粘膜を保護するビタミン」ともよばれます。

ヤツメウナギは、かば焼きにして食べるとよいでしょう。手に入らなければうなぎでもかまいませんが、Aの含有量はヤツメウナギの8分の1と、ずいぶん少なくなります。ちなみにヤツメウナギとうなぎは、まったくの別種です。

（根本）

おすすめ

副作用のない 番茶の目薬

目に炎症がおきているような眼精疲労には、お茶を目薬にします。お茶のもつ〝冷やす〟はたらきが効くのです。

番茶を濃く入れて、少量の塩（できれば粗《あら》塩《じお》）を加えただけの簡単なものです。脱脂綿を浸し、1日2回ほど目の周囲をふきます。目がしょぼしょぼするときや、目やにが多いときに有効です。

（根本・山ノ内）

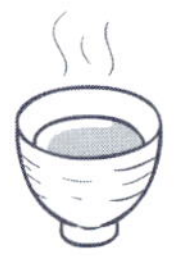

●番茶の目薬

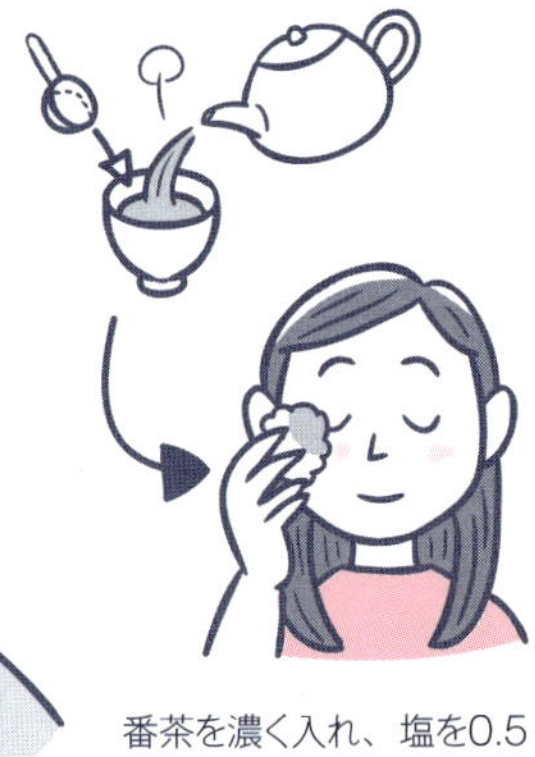

番茶を濃く入れ、塩を0.5%の濃度になるくらいに（番茶100mLに対して塩0.5g）加える。脱脂綿に浸し、目のまわりをふく。

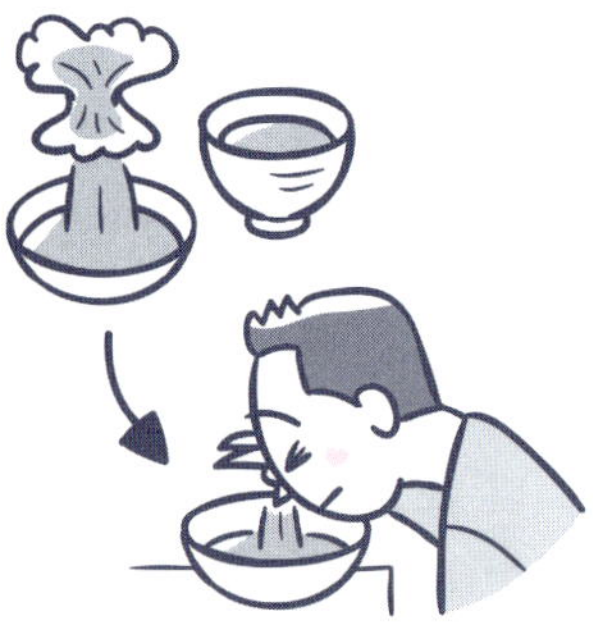

脱脂綿で右の塩入り番茶をこし、これで洗眼してもよい。

目と肝臓はつながりがある
レバー料理

漢方では、目の機能は肝臓のはたらきと深いつながりがあるとしています。肝臓の機能が低下すると、往々にして目が疲れたり、充血したり、視力が減退したりします。

レバーは、肝臓を強くする食べものであると同時に、ビタミンAが多量に含まれているため、目に栄養をあたえます。

鶏レバー、豚レバー、牛レバーはもとより、うなぎの肝《きも》も同様に有効です。（根本）

おすすめ

β-カロテンが生きる
にんじんの炒めもの

にんじんには、ビタミンAと同じはたらきをするβ-カロテンが豊富に含まれています。これが目の健康に効果的です。

吸収がわるいβ-カロテンも、油が加わると吸収率がアップします。にんじんを炒めるか、サラダにしてドレッシングであえるとよいでしょう。にんじんとレバーの炒めもの（作り方は左図）は、眼精疲労にはうってつけの一品です。（根本・山ノ内）

目のかすみに効く
キンシン菜

キンシン菜は、必須ミネラルが豊富なほか、ビタミンA・B群・Cも含む中国の代表的な食材です。神経組織や毛細血管に必要な栄養素が多いため、目のかすみに効果的です。また、イライラや不安を除きます。

乾燥したキンシン菜は、水でもどして使います。もどす水の量は、できるだけ少量にするのがコツです。もどし汁には栄養素が溶け出しているので、汁ごと料理に使いましょう。（山ノ内）

にんじんとレバーの炒めものの作り方

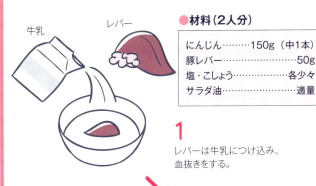

●材料（2人分）

にんじん	150g（中1本）
豚レバー	50g
塩・こしょう	各少々
サラダ油	適量

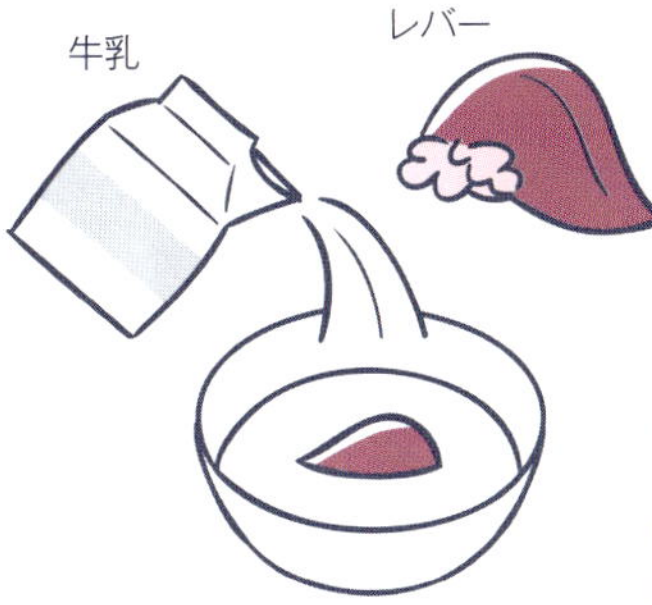

1
レバーは牛乳につけ込み、血抜きをする。

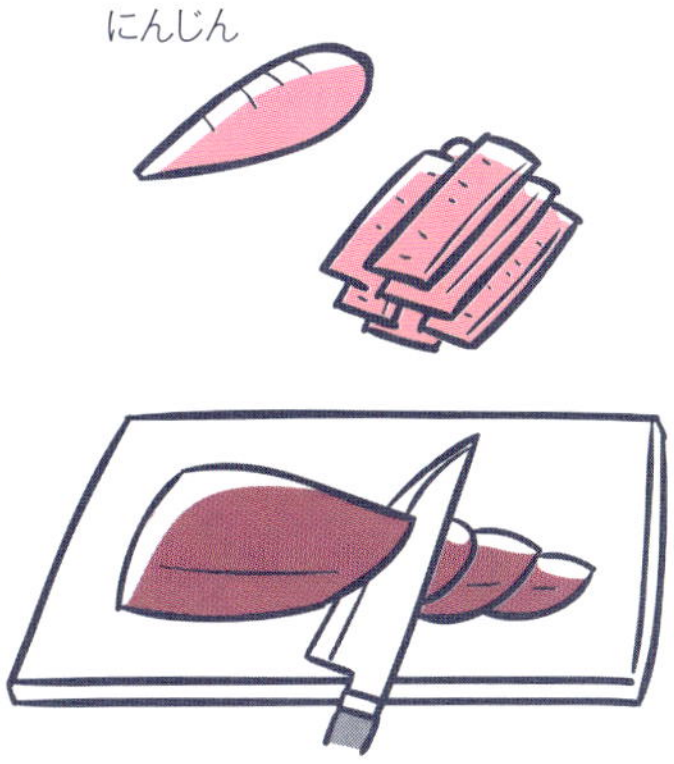

2
にんじんは短冊切りに、レバーはひと口大の薄いそぎ切りにする。

これがコツ

レバーが苦手な人は、薄めに切ると食べやすくなる。

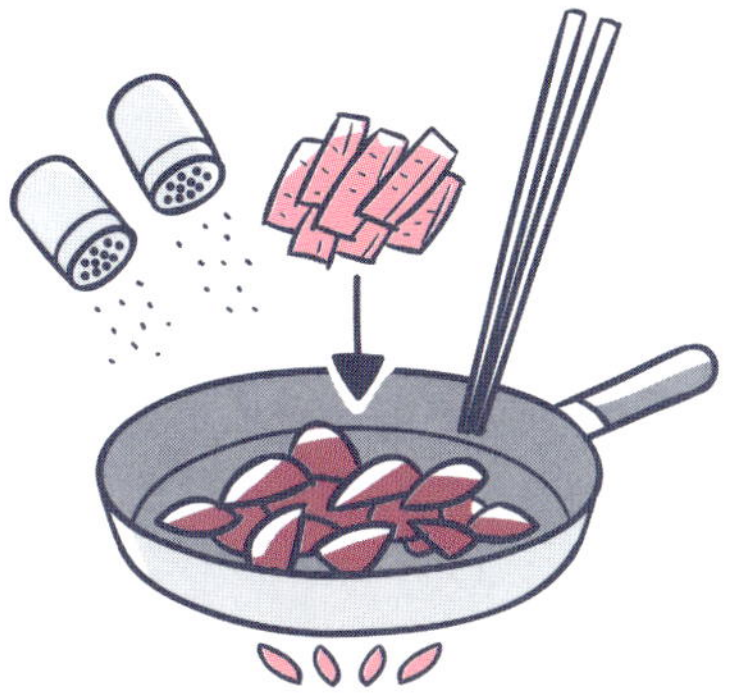

3
フライパンを中火で熱し、サラダ油をしいてレバーを炒める。レバーの両面に焼き色がついたら、にんじんを入れて炒める。にんじんがしんなりしてきたら、塩、こしょうで味を調える。

◆作ってみました

とても簡単にできました。塩、こしょうは、レバーを焼く前にもふったほうが味がよくつきます。その場合、仕上げにふる塩やこしょうは控えめに。

◆食べてみました

レバー特有の臭みがとれ、レバーが苦手でも、気にならずに食べられました。

●目は口ほどにものをいう　漢方では、目で体の調子や心の状態がわかる。白目は肺、瞳孔は腎《じん》臓、目頭と目尻は心臓と関係がある。

視力が回復する エビスグサの煎じ汁

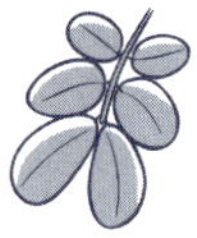

エビスグサは、漢方で決明子《けつめいし》という生薬名がついています。これはエビスグサの種子に便通をととのえる作用があり、目のまわりの充血をとることにより、視力が回復することから、「明らかにすっきりさせる種子」という意味でこの名がついたといわれています。

エビスグサの煎じ汁で目を洗うと、目の疲れがとれ、充血も治ります。常用すると視力の衰えも防ぎます。

また、これにクコの実を加えて煎じると、さらに効果が高まります。

（根本）

●エビスグサとクコの実の煎じ汁

1 エビスグサの種子とクコの実を天日干しにする。

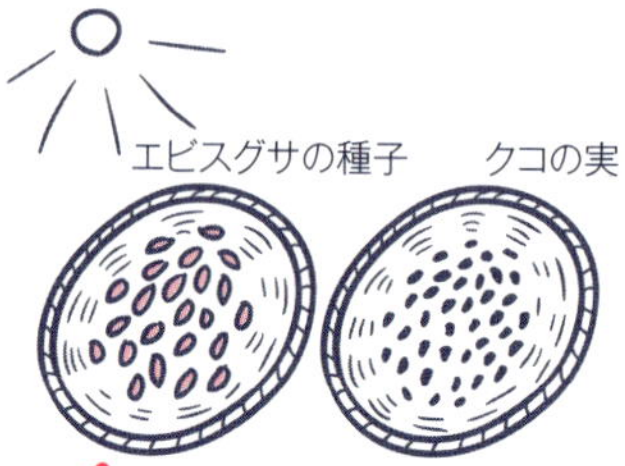

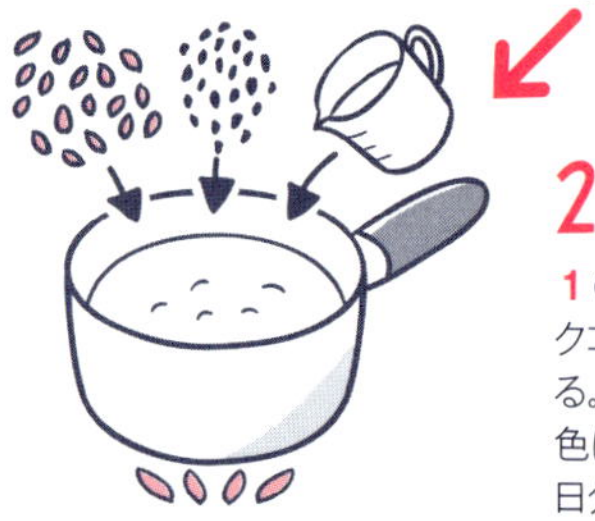

2 1のエビスグサの種子10g、クコの実5gを水300mLで煎じる。一度冷まし、再度コーヒー色になるまで煎じる。これを1日分として3回に分けて飲む。

目のかすみには セキショウの煎じ汁

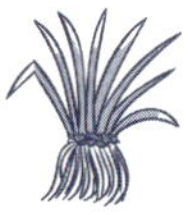

セキショウとは石菖蒲《せきしょうぶ》のこと。岩に生え、ショウブに似ていることから、この名がついたといわれています。

セキショウは根茎に目の疲れをとるはたらきがあります。特に目が充血していたり、目にかすみがかかったようで見えにくいといった症状のときに効果があります。

セキショウの根に、ベニバナ、レンギョウの花、菊の花、黄連《おうれん》、金銀花《きんぎんか》、黄芩《おうごん》を合わせて煎じた汁で洗眼します。これらはいずれも漢方薬局で入手できます。

（根本）

●セキショウの煎じ汁

1 セキショウの根、黄連、ベニバナ、レンギョウの花、菊の花、金銀花、黄芩各3gを、600mLの水で半量になるまで煎じる。

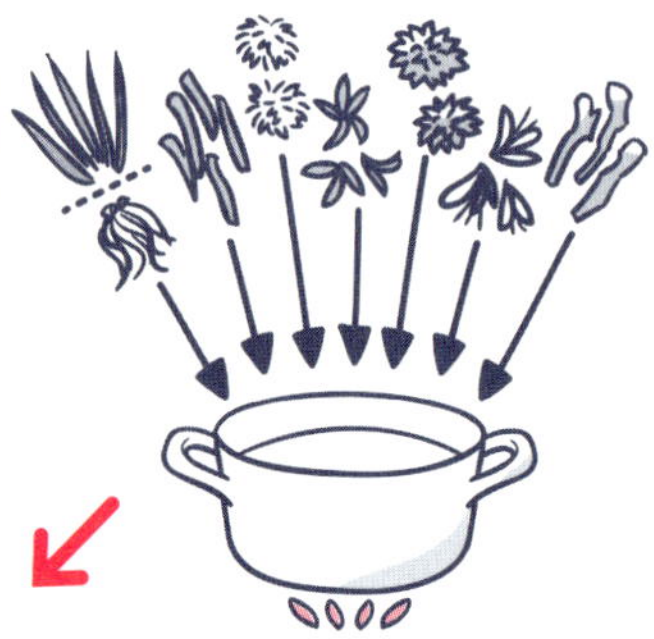

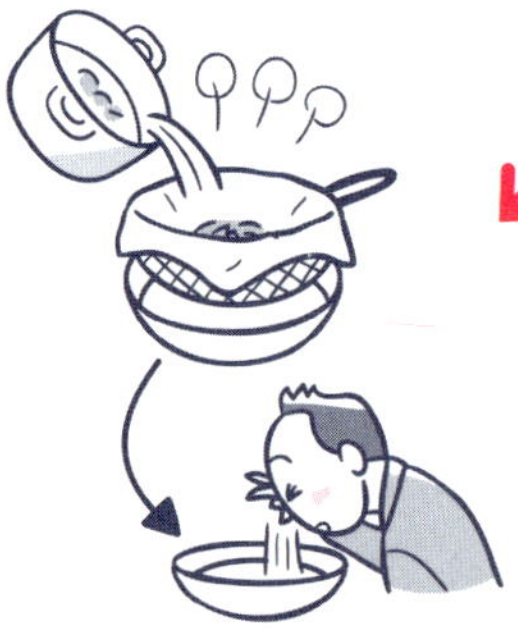

2 布でカスをこし、こした汁で目を洗う。

目が痛むときは クコの煎じ汁で洗う

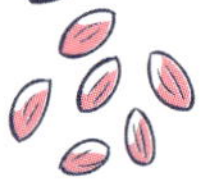

クコの根にはベタインやリノール酸が、葉にはビタミンCがたっぷり含まれています。目が赤く充血して痛むときは、クコの葉や根の煎じ汁で目を洗浄すると効果的です。クコの生葉50g、または乾燥葉10gを600mLの水で煎じ、ガーゼなどでこしてカスをとり除きます。この汁で目を洗います。

また、よく洗ったクコの生の根20gをすりつぶしてから、600mLの水で半量になるまで煎じた汁で洗眼しても、痛みがやわらぎます。

（根本）

カワラケツメイの煎じ汁で 充血をとる

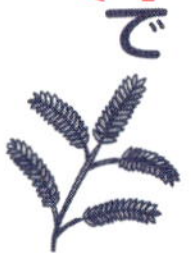

カワラケツメイは、川原などに群生し、薬効がエビスグサ、つまり決明子に似ていることから、この名がついています。

このカワラケツメイに、疲れ目、目の充血を治す作用があります。

8月ごろ、カワラケツメイの全草を採取し、乾燥させておきます。この乾燥させたもの30gを600mLの水で半量になるまで煎じ、ていねいにカスをとり除きます。その汁で目を洗うか、布に含ませてまぶたの上から温湿布をすると効果的です。

（根本）

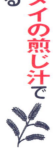

目の充血をとる
菊花茶

菊の花は不老長寿の薬として珍重されますが、目についてはそのはたらきを助けて、充血をとります。昔から食用菊を酢のものや天ぷらに利用してきました。

菊花茶も有名です。乾燥した菊の花（漢方薬局で入手できる）をお茶のようにいれて飲みます。煎じればなお効果的で、10gを600mLの水で軽く沸騰させた煎じた汁を、1日3回に分けて服用します。菊花酒も有効です。（根本）

●菊花茶

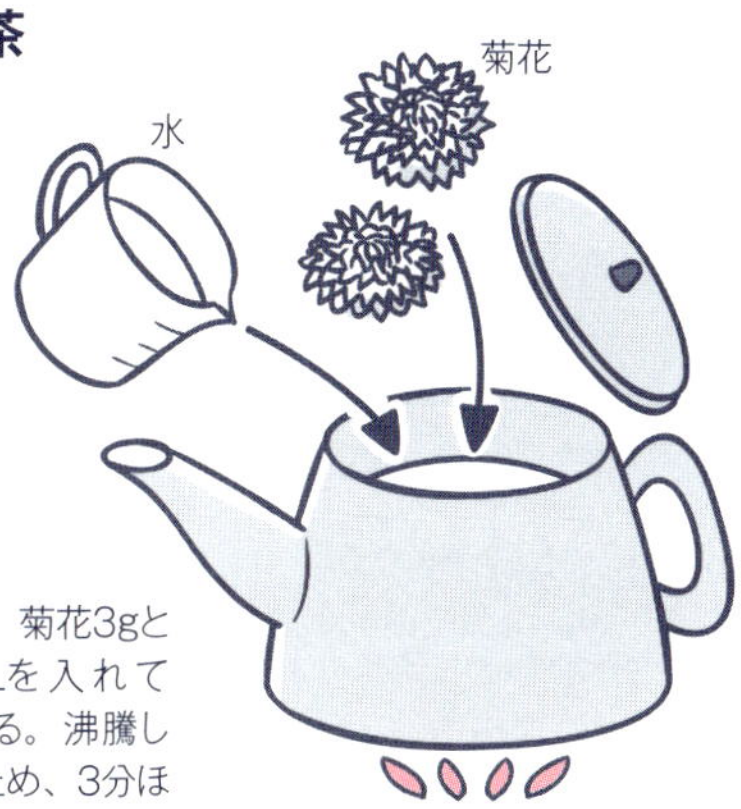

やかんに、菊花3gと水400mLを入れて火にかける。沸騰したら火を止め、3分ほど蒸らす。

その他のおすすめ 食品・山野草

ビタミンAを豊富に含む**あわび**は、眼精疲労や夜盲症によく効きます。中国では、あわびは肝臓の機能を正常にするはたらきがあるとされます。目と肝臓は密接な関係があることから、あわびは眼病にも最適です。刺し身か酒蒸しにし、薄く切ってしょうゆをつけて食べるとよいでしょう。

あわびは身だけでなく、殻も視力障害に効果があります。漢方薬にもなっており「石決明《せっけつめい》」とよばれています。殻を焼いて粉末にします。これを1日2～5g、水または白湯《さゆ》で飲みます。

ムクロジは、疲れ目による目の充血や痛みをとります。生花なら50gを、乾燥させた花なら10gを、600mLの水で半量になるまで煎じたあと、カスをとり去った汁で、目を洗います。

キハダ6gを600mLの水で半量になるまで煎じ、こした汁で洗眼すると疲れがとれます。この汁で目を湿布しても有効です。

メハジキは、めまいや仮性近視の改善に有効です。メハジキの種子2g、葉と茎10gを450mLの水で半量になるまで煎じます。これを1日3回に分け、食事の1時間前に飲みます。

ごまや**ほうれん草**も、疲れ目の解消によい食べものです。

こんな方法もあります

目のマッサージや冷温湿布で疲れをとる

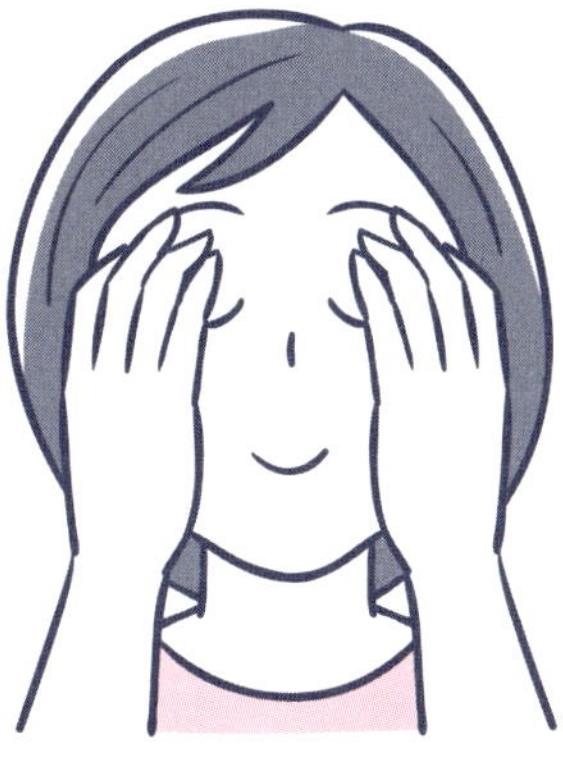

まぶたの上から眼球を軽く押したり、マッサージしたりする。

疲れ目のときは、お湯でしぼったタオルを目に置き、あたためる。充血しているときは、冷たいタオルをあてる。

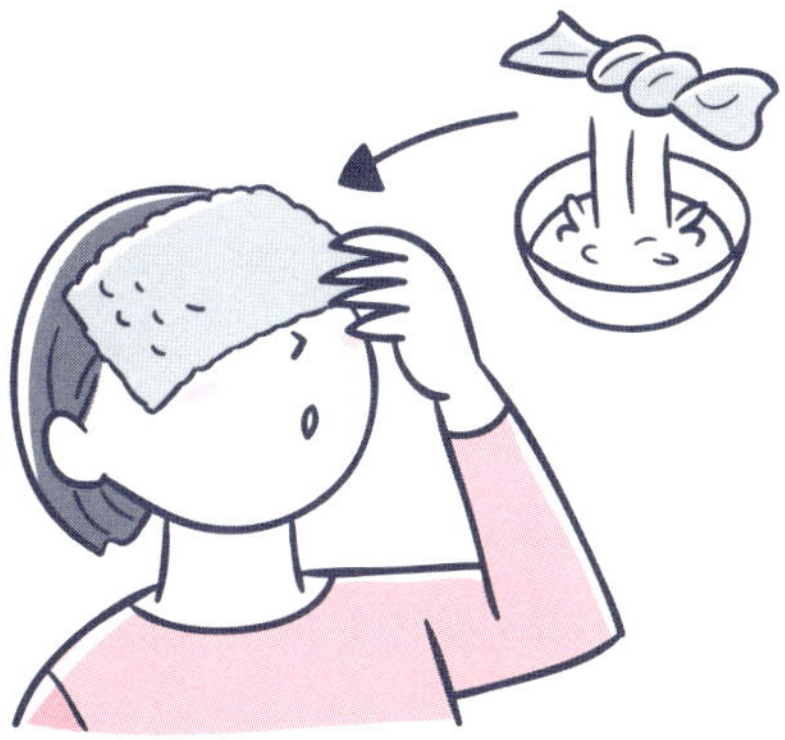

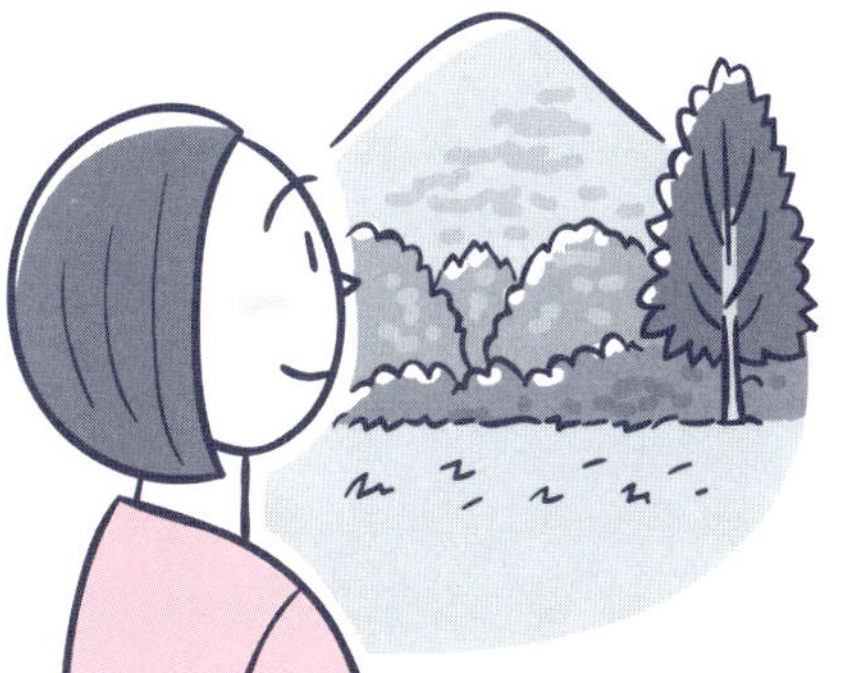

遠くの景色を見つめる。

●青葉は目のクスリ　目が疲れたときは、遠くの緑（青葉）を見るとよい。グリーンは視神経を休めて、疲れを解消してくれる。

お粥の作り方

お粥は高齢者や胃の弱い人、食欲がない人、病み上がりの人、ダイエット中の人にもおすすめ。ここでは、基本的な作り方とコツを紹介します。

まず、米を洗います。その際に気をつけたいのは、ぬか臭さが残らないように、手早く水を捨てることです。洗ったあとは、ざるに上げ、30分〜1時間おいて、しっかり水けをきることも大切です。

お粥は、炊飯器のお粥モードを利用して炊くこともできますが、おいしくつくるには土鍋、それも行平《ゆきひら》土鍋が理想的です。熱がやんわり回るため、長時間弱火で炊くお粥に最適です。ない場合は、厚手の鍋でもかまいません。

炊き方も大事です。鍋に米と水を入れ、強火にかけて沸騰させたら、ふたをずらして弱火にします。あとはゆっくりコトコトと炊くだけ。30〜40分くらいでき上がります。最後に塩を加え、鍋底からさっくり混ぜます。炊いている途中でかき混ぜると粘りが出て、のりのようになり、まずくなるので、十分に気をつけます。

体調が思わしくないときは、薬粥にするとよいでしょう。お粥を前述のように炊いたあとで、自分の症状に合わせて材料（下表）をすばやく加えて2〜3度煮立たせます。こうして薬効エキスがしみ出るのを待ってから食べます。

お粥は冷凍することもできます。多めに作り、1食分ずつ小分け冷凍します。食べるときに解凍するだけなのでとても便利です。

●全粥の作り方

●材料（1人分）

米……………………50g
水………1と¼カップ（250mL）
塩………ひとつまみ

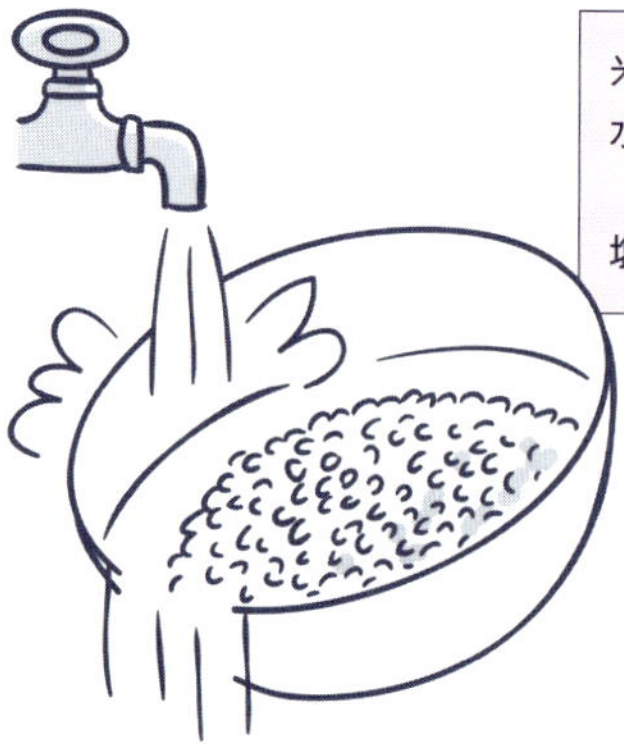

1
米は、水が澄むまで何度も洗う。

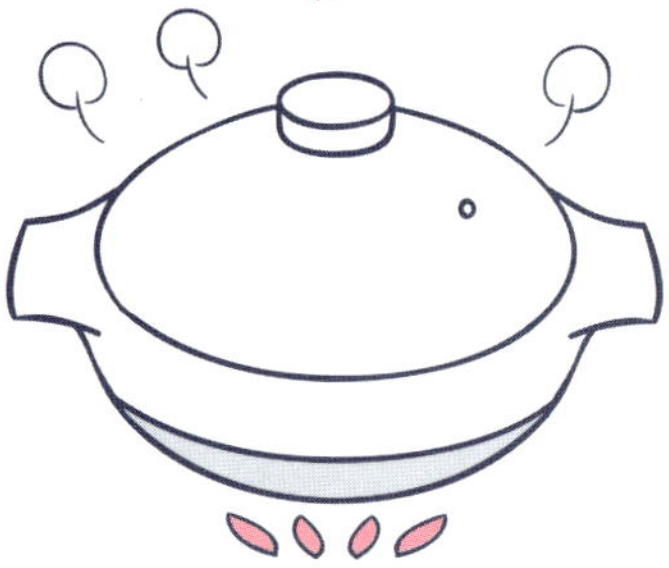

2
土鍋または厚手の鍋に、米と水を入れ、ふたをして強火にかける。沸騰したらふたをずらして弱火にし、30〜40分程度コトコト炊く。

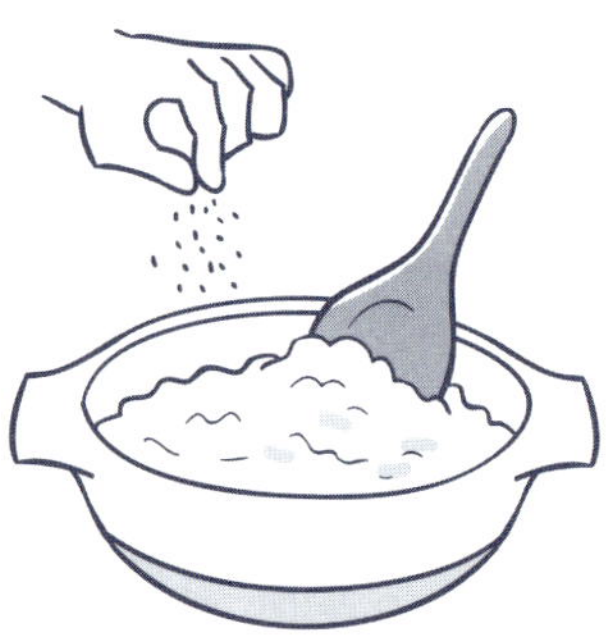

3
塩をふり、鍋底から軽く混ぜる。

●お粥の種類

（　）内は米1食分の目安量

全粥	米1（50g）:水5
七分粥	米1（40g）:水7
五分粥	米1（40g）:水10
三分粥	米1（10g）:水15
重湯	米1（5g）:水20

●薬粥に合う主な材料と薬効

材料	薬効
あずき	むくみ、リウマチ
クコ	冷え症
クチナシ	痛風
にら	かぜ、冷え症
にんにく	発熱
ハトムギ	糖尿病
れんこん	肌あれ

鼻づまり

ほうっておくと慢性化したり、のどから全身へと症状が広がる

●Dr.アドバイス

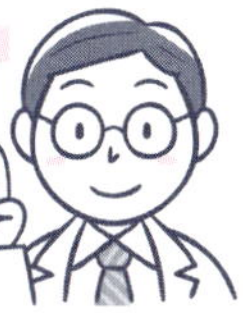

症状が軽い場合は家庭でも改善できるが、重い場合は専門医へ

鼻づまりは、鼻の中に何らかの障害が発生し、呼吸のための空気が通りにくくなるとおこります。原因はさまざまですが、水のような鼻汁やくしゃみを伴う場合は、かぜによる急性鼻炎か、アレルギー性鼻炎です。また膿《うみ》のような鼻汁を伴う場合は、慢性副鼻腔炎《ふくびくうえん》が疑われます。それ以外では、鼻の中のしきりをしている鼻中隔《びちゅうかく》が曲がって、片方が狭くなる鼻中隔湾曲《わんきょく》症、鼻粘膜のひだが厚くなる肥厚性《ひこうせい》鼻炎、または粘膜がきのこ状に大きくなる鼻たけなどが原因として考えられます。

鼻づまりを放置すると慢性化して治りにくくなります。また、どうしても口呼吸になるので、のどが乾燥して咽頭炎などをおこしやすいほか、せきや発熱などの原因ともなります。さらには、鼻がつまっていると集中力を欠きやすいため、仕事や勉学にも支障をきたします。

鼻づまりは点鼻薬で症状をやわらげることができますが、習慣性になりやすいほか、症状を悪化させることがあるので、長期間使用するのは好ましくありません。アレルギー性鼻炎は、予防的治療が進んでいるので医師に相談を。

何よりもまず、かぜや鼻炎をおこしにくい体質に改善していくことが大切です。日ごろからアルカリ性食品をとるように心がけ、アレルギーの原因となっている食品は避けます。水分のとりすぎもよくありません。

炎症をおさえるねぎのネバネバ

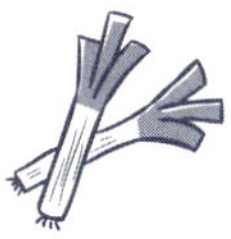

ねぎの白い部分を切ると、中がネバネバしています。この粘液に、鼻の炎症をおさえて空気の通りをよくし、鼻づまりを治す効果があります。ネバネバを鼻の根もと（鼻根部）にはりつけると効果的です。

そのほか、白い部分を細かくきざんで茶碗に入れ、熱湯を注いで、少量のみそを加えたものを1日2〜3回飲んでも効きます。また、直接みそをつけて、そのまま食べるだけでもよいでしょう。

（根本）

●ねぎのネバネバ

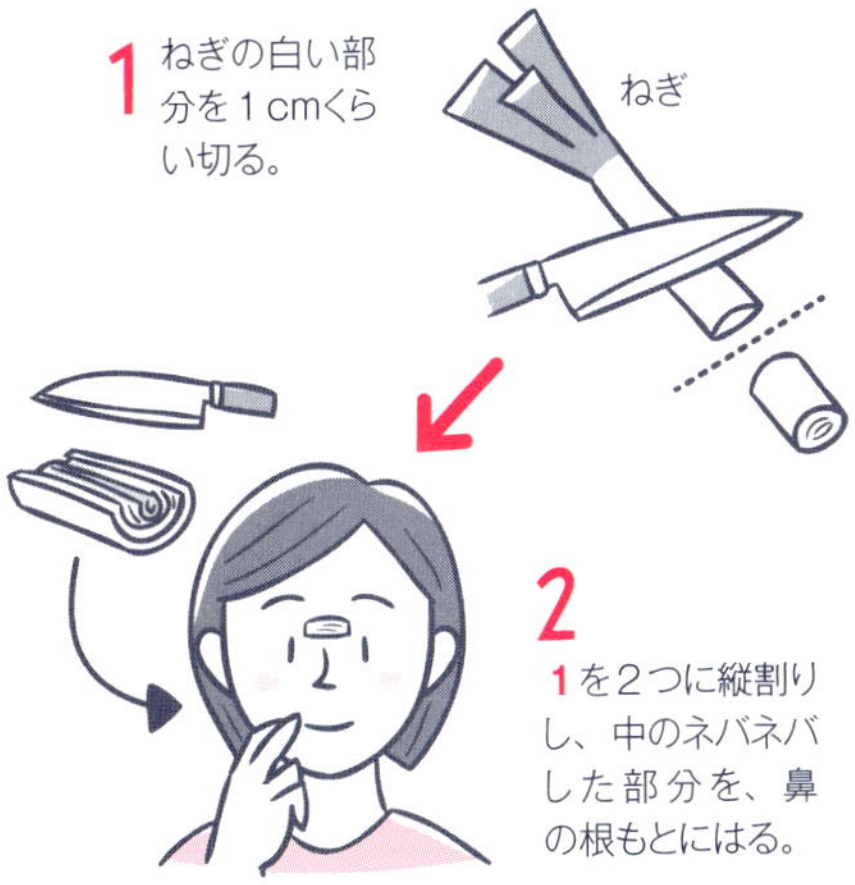

1 ねぎの白い部分を1cmくらい切る。

2 1を2つに縦割りし、中のネバネバした部分を、鼻の根もとにはる。

れんこんのしぼり汁をつめると鼻が通る

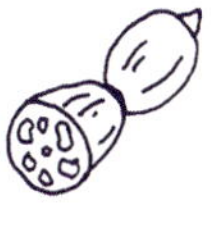

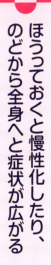

れんこんには、皮膚や粘膜をひき締める収れん作用や、炎症をおさえる消炎作用があるので、鼻づまりによく効きます。特に節の部分が効果的です。ひと節分すりおろし、このしぼり汁を脱脂綿にしみ込ませて、一方の鼻孔《びこう》につめます。これを左右交互に繰り返して行うと、鼻が通ります。寝る前にやると効果があります。しぼり汁を2〜3滴、鼻の中にそのまま注入しても効きます。

（根本）

その他のおすすめ 食品・山野草

だいこんおろしのしぼり汁を脱脂綿にしみ込ませて、鼻孔に左右交互に繰り返しつめると効きます。**濃く煎じた番茶**に塩を0.5%濃度になるように入れて混ぜ、スポイトを使って鼻孔を洗浄しても鼻がスッと通ります。そのほか乾燥した**オオバコ・ハトムギ・ドクダミの煎じ汁**を飲んでも効きます。

●鼻のかみ方　左右の鼻孔で一度に力いっぱいかむと中耳炎の原因になる。片方ずつ、ていねいにやさしくかむこと。

耳鳴り

耳鳴りの原因は多岐にわたる。受診して見きわめることが肝心

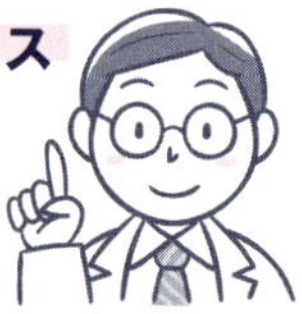

●Dr.アドバイス

難聴を伴うことや精神不安が原因のこともあり要注意

周囲に音源が何もないのにキーンという金属音や、脈打つような音が耳の中で響くのが耳鳴り（耳《じ》鳴《めい》）です。病的な場合の原因は外耳、中耳、内耳、そのほかの部位の異常が考えられます。突発性難聴などは難聴を伴うことも多く、早急に対処しないと聴力が回復しなくなるので要注意です。

しかし、生理的な耳鳴りもよくあり、静まり返った場所にいるときや、鼻を強くかんだとき、飛行機の中など気圧の変化で感じるものなどは特に心配いりません。

また、心身の疲労や情緒不安で耳鳴りがおこることもあります。この場合は深刻に考えず、ストレスをためない生活が大切です。

●耳鳴りによくない食品

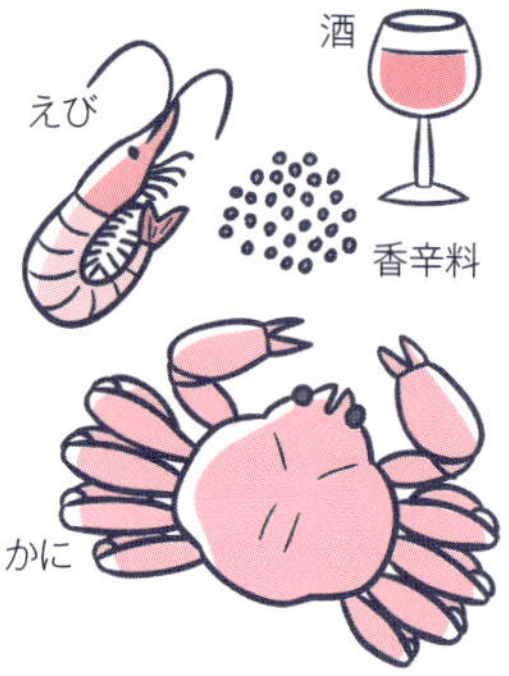

●耳鳴りから考えられる主な病気

耳鳴りの種類	症状	病気
ボーッという低音の耳鳴り	耳の中がツーンとして、かゆみや熱がある。ずきんずきん痛む。耳をさわったり、ひっぱったり、口を動かすと痛む。	外耳炎
	耳がつまった感じになり、強く痛む。夜も眠れないほど痛むこともある。発熱し、難聴や頭痛になることも。全身がだるくなる。	中耳炎
金属音のような高音の耳鳴り	片方の耳の難聴があり、耳がつまった感じがする。めまいや吐きけ、嘔《おう》吐《と》を伴うことも。	内耳炎
	突然耳が聞こえなくなる。耳の中がつまるような感じになる。重くなるとめまい、吐きけ、嘔吐を伴うことも。症状が固定する前に早急な受診を。	突発性難聴
	片方の耳だけ聞こえにくくなる。めまいの発作が突然おこる。歩くことも立っていることもできなくなる。めまい、耳鳴り、難聴が三大症状。	メニエール病
ジーというセミの鳴き声のような耳鳴り	頭痛、めまい、頭重《ずおも》、動悸《どうき》、肩こりなどがある。	高血圧
	だるさ、頭痛、目の疲れ、肩こり、めまい、眠れない、動悸、息切れ、吐きけ、胸の痛み、食欲不振、胃のもたれ、便秘などがある。	低血圧
	顔色がわるい。立ちくらみがする。動悸、息切れがある。爪が割れやすくなり、スプーンのようにくぼむ。	貧血

体力のない人には くるみの煎じ汁

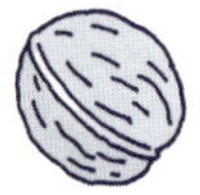

漢方では、耳鳴りは腎機能の低下が関係しているとみています。

くるみには、たんぱく質、ビタミン、カルシウム、リン、脂質などの栄養分が豊富に含まれているため、腎《じん》臓の機能が弱って体力が落ち、耳鳴りのする人によく効きます。また動脈硬化を予防するほか、美髪効果にもすぐれています。耳鳴りには特にくるみの煎じ汁が効果的です。くるみの実の中心部にある褐色の木芯を5g分集め、600mLの水で⅔量になるまで煎じて飲みます。

（根本）

むち打ちによる耳鳴りには クズ湯

むち打ちなどから、首や肩のこりがひどくなり、耳鳴りがする場合があります。それにはクズ湯に少しおろししょうがを入れたものを飲むと、血行がよくなり、症状が緩和します。

（根本）

※アレルギー体質の人は、くるみを食べすぎないように注意する。

黒豆と羊肉の煮ものの作り方

これがコツ

黒豆が踊らない程度の弱火で煮る。火が強いと豆の皮が破れてしまうので注意する。

●材料（4人分）

黒豆	60g（1/2カップ）
羊肉	500g
塩・こしょう	各少々

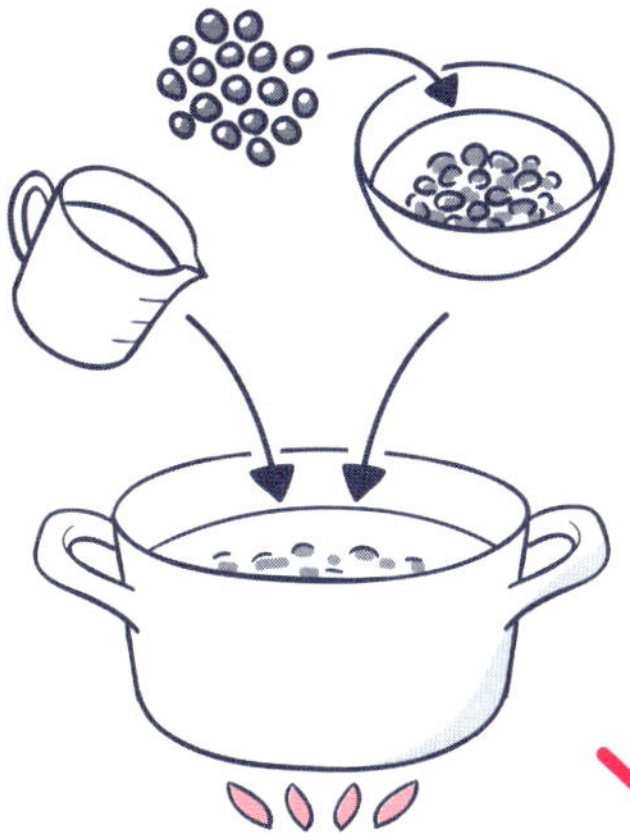

1 黒豆は8時間ほど水に漬けたあと、つけ汁ごと鍋に入れる。水を、つけ汁と合わせて8カップになるくらい加えて火にかける。沸騰する直前に弱火にし、豆がやわらかくなるまで約3時間煮る。

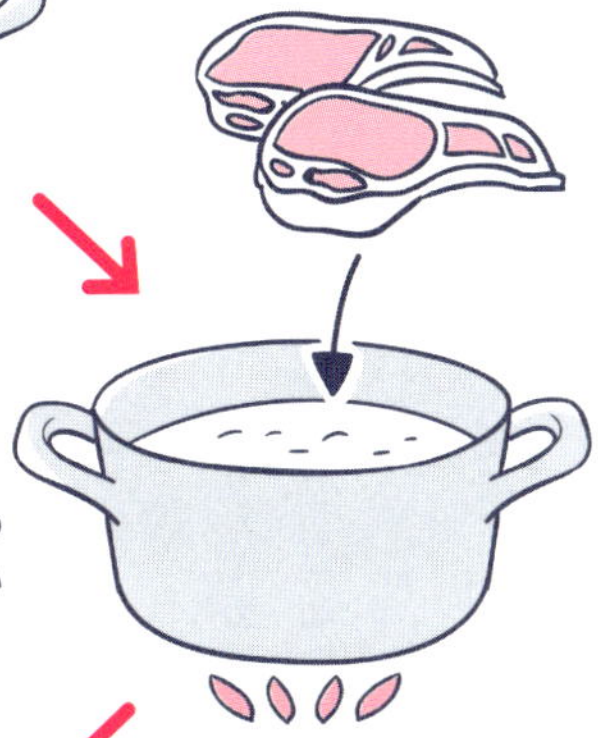

2 羊肉は別の鍋でゆでて、あくを抜いておく。

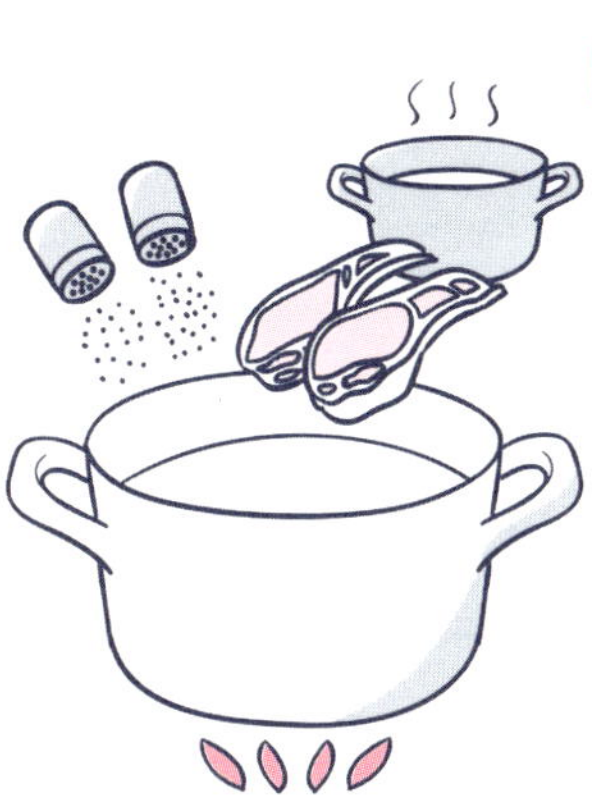

3 2の羊肉を1に加え、弱火で30分ほど煮る。塩、こしょうで味を調え、さらに30〜40分ほど煮る。

◆作ってみました

長時間煮込むと、お湯が蒸発してしまいました。はじめから水を多めにしておいたほうがよいようです。

◆食べてみました

塩とこしょうだけでの味つけなので、とても淡泊な味わいの煮ものです。

腎臓によい 黒豆と羊肉の煮もの

黒豆には、すぐれた解毒作用と腎機能を高めるはたらきがあります。腎機能が低下し、夜間の排尿が多く、耳鳴りがするときは、黒豆と羊肉の煮もの（作り方は左図）がおすすめです。

また、黒豆にはコレステロールをとり除く作用もあるので、耳鳴りの原因のひとつになる動脈硬化も防ぎます。

（根本）

腎を補う 干し栗の煮つめ汁

栗は腎を補う作用があることから、精力減退、頻尿《ひんにょう》、耳鳴りに効きます。特に干し栗の煮つめ汁が効果的です。

鬼皮をむいて、干した栗15gを600mLの水で半量になるまで煮つめます。この汁を1日3回に分けて空腹時に飲むと、前ページのくるみと同様の効果が期待できます。

（根本）

ユキノシタのしぼり汁がよく効く

ユキノシタには、はれものなどの炎症をおさえるはたらきがあるため、中耳炎、咽頭や歯ぐきなどの炎症によっておこる耳鳴りによく効きます。

ユキノシタの生の葉をしぼった汁を脱脂綿にたっぷり含ませ、1日おきに片方ずつ耳の穴の奥につめます。葉の裏が緑色のものがよく効きます。

（根本）

高齢者に最適な サンシュユ酒

サンシュユの実には、補腎作用、収れん作用などの薬効があります。そのため、腎機能の低下、また、高齢による原因のわからない耳鳴りに適しています。

サンシュユの実100gをホワイトリカー1Lに漬け、1か月間冷暗所に置いておけばできます。これを朝夕さかずきに1杯ずつ飲みます。

（根本）

●人間の聞ける音は最高2万ヘルツ　ヘルツとは音の周波数をあらわす単位。加齢により高い周波数（高音）から聞こえにくくなる。

声がれ

声の出しすぎや喫煙は控える。果実を使った食事療法が効果的

●Dr.アドバイス

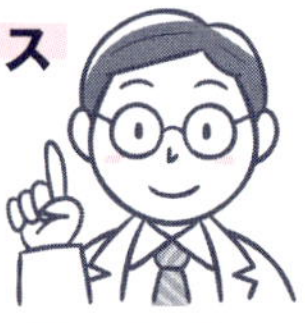

声がれが3週間以上続いたら病院へ

私たちの声は、喉頭《こうとう》の内側にある声帯が、肺からの空気により振動することで出ます。声がれ（嗄《さ》声《せい》）は、この声帯が傷ついたり、炎症があるときにおこります。

病気では、かぜが主な原因になります。ほかには大声の出しすぎや歌いすぎ、たばこの吸いすぎ、強いせき払いのしすぎなども、声帯を痛めつける行為です。

声がかれたら、まずは食事での改善を試してみてください。栄養価が高く、のどによいいちじくやなし、ザクロなどのくだものを積極的にとるようにします。ただし、みかんなどの柑橘類、なす、たけのこなどの野菜、酢を使った料理は、のどを緊張させ、声の出をわるくさせるので、とってはいけません。塩分もよくありません。

食事でなかなか治らない場合は、声帯ポリープや慢性の声帯炎、咽《いん》頭《とう》炎の疑いがあります。また、ひどい声がれが長期間続く場合には、咽頭がんの疑いもあります。3週間以上も治らないときは、耳鼻咽喉科で診てもらいましょう。

唾液の分泌を促進する はちみつうめぼし湯

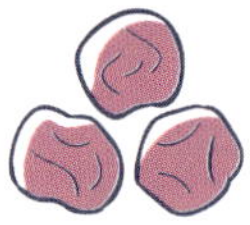

中国の『三国志』には、のどの渇きをいやすために、兵たちに甘酸っぱいうめの実を想像させた故事が残っています。うめには唾液の分泌を促すことで、渇きをいやす作用があるからです。これがうめぼしともなれば、考えただけで唾液があふれます。またはちみつも、のどを潤し、乾燥を防ぎます。

のどが渇くことによっておこる声がれは、このはちみつとうめぼしを利用しましょう。はちみつうめぼし湯を飲むとよく効きます。

（根本）

●はちみつうめぼし湯

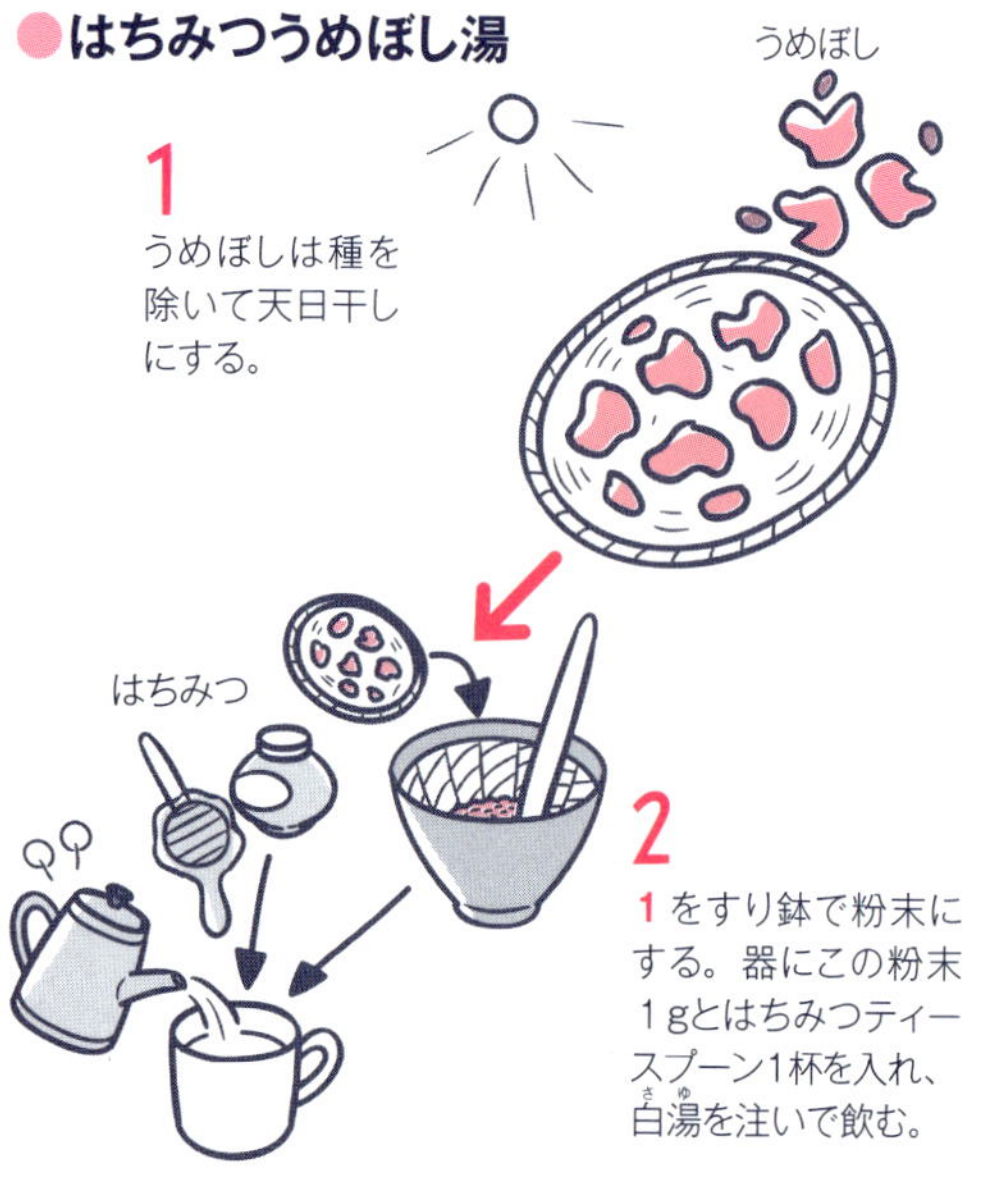

うめぼし
1
うめぼしは種を除いて天日干しにする。
はちみつ
2
1をすり鉢で粉末にする。器にこの粉末1gとはちみつティースプーン1杯を入れ、白湯《さゆ》を注いで飲む。

のどの痛みにも効く いちじくの煎じ汁

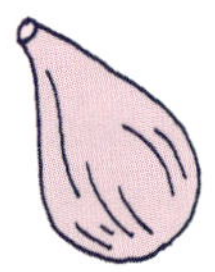

いちじくを庭に植えると病人が絶えないとか、子供ができないなどと忌み嫌う地域がありますが、それは単なる迷信にすぎません。

いちじくは胃腸の病気や痔の特効薬として重宝されているほか、のどの痛みを止め、声がれを治すはたらきもあるのです。これはいちじくに炎症をおさえ、解毒する作用があるからです。のどの痛みを伴う声がれのときは、いちじくの実15g程度を水で煎じ、はちみつを少量加えて飲むと効果的です。

（根本）

声がれに効果的 かぶのおろし汁

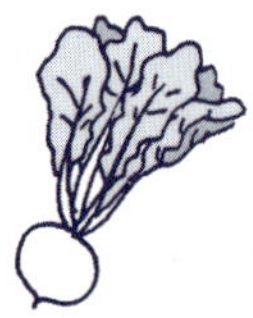

かぶにはすぐれた解毒作用と消炎作用があり、のどの炎症をおさえ、声がれを治す効果があります。それに加えて、のどの渇きをいやし、せきを止める作用もあります。

声がれには、かぶのおろし汁が効きます。かぶ1個をおろし器ですりおろし、そのしぼり汁を飲みます。のどの痛みを伴うときは、1～2時間おきに飲むとよいでしょう。

（根本）

のどの痛みを伴う声がれには
なしのしぼり汁

中国の北部地方には、乾燥する気候で砂ぼこりもひどい地域があり、そこではのどを痛めたり、のどの痛みからくる声がれの人が多く、その治療のために、昔はなしをよく利用していたといわれています。

なしには解毒効果、消化を助ける効果がありますが、このほか、のどのいろいろな症状をおさえるはたらきがあります。

声がれや、声が出にくくなったときには、なしのしぼり汁でうがいをするのが効果的です。口の渇きを伴うときは、大きめのなし1個を薄切りにして、冷たい水に半日ほどつけてしぼり、数回飲むとよいでしょう。

ただし、なしには体を冷やす作用があるので、冷え症、産後の人は、あたためて飲むとよいでしょう。（根本）

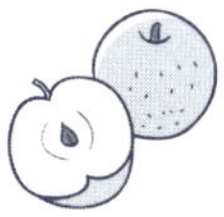

のどが乾燥して声がかれるときは
だいこんおろし湯

コップに1/3〜1/4くらいの量のだいこんをすりおろし、熱湯を注ぎます。この飲みものは、のどが乾燥して声がかれたときをはじめ、のどが痛いとき、せき、たん、口内炎でつらいときなどに、とても効果があります。

これをさらにおいしく飲むには、しょうゆを少量たらしたり、かつお節、なめこなどを加えるとよいでしょう。（根本）

●だいこんおろし湯

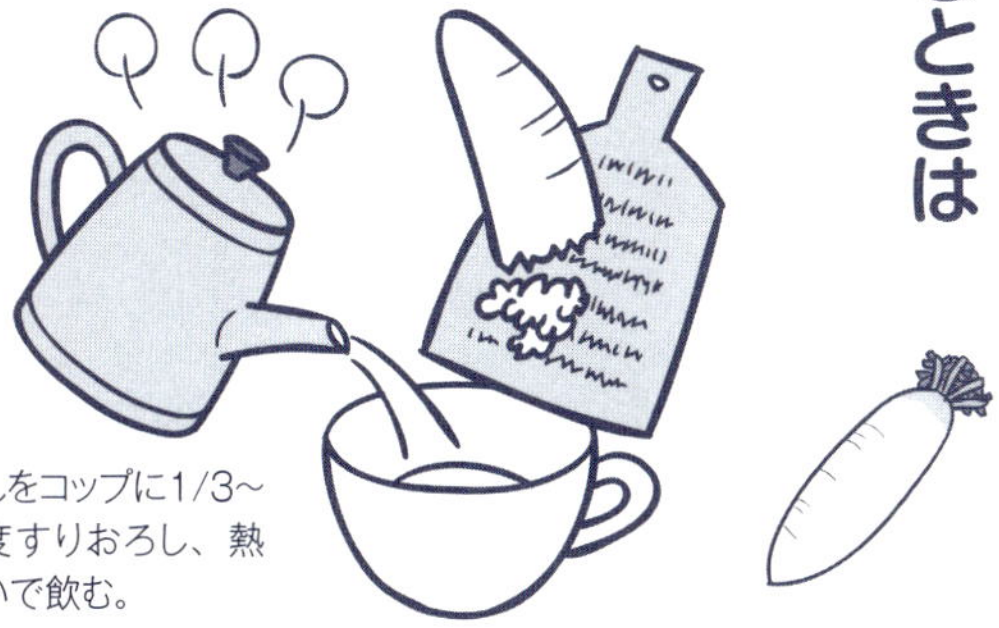

だいこんをコップに1/3〜1/4程度すりおろし、熱湯を注いで飲む。

消炎効果で声がれに効く
ザクロのしぼり汁

ザクロは消炎効果の高いくだものです。声がれやのどの痛み、扁《へん》桃炎《とうえん》、口内炎には、ザクロのしぼり汁を、口やのどを潤すように、ゆっくり飲みます。飲んでみて味が濃いときには、お湯で薄めて服用してもよいでしょう。

また痛みの強いときには、ザクロのしぼり汁に、はちみつを適量加えると飲みやすく、効果があります。（根本）

●ザクロのしぼり汁

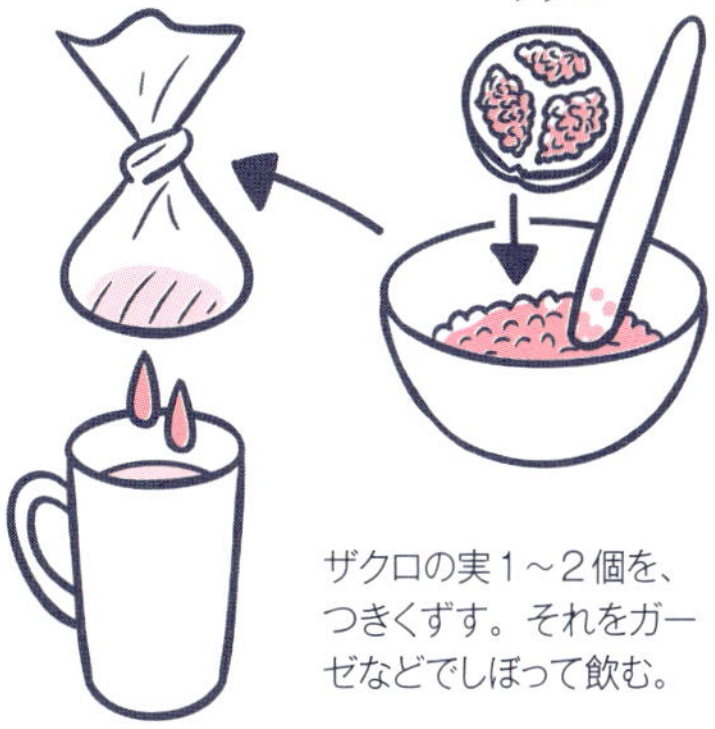

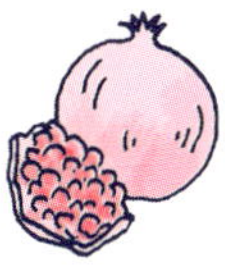

ザクロの実1〜2個を、つきくずす。それをガーゼなどでしぼって飲む。

炎症をおさえる
スイカズラの花の茶

スイカズラの花は、咲きはじめが白色で、受粉すると茶がかった黄色になります。5月ごろの開花期に摘みとり、乾燥させたものを、花の色の変化になぞらえて金銀花《きんぎんか》といいます。

声がれには、炎症をおさえる金銀花のお茶がおすすめです。金銀花ひとつまみを、ふたつきのカップに入れて熱湯を注ぎ、2〜3分おいておきます。4〜5煎ほどいれることができます。（根本）

のどの炎症に
キキョウの煮つめ汁

キキョウの根5gと甘草《かんぞう》2gを2合（360mL）の水で半量になるまで煮つめます。これを飲むと、声がれや、のどの炎症がおさまります。

日本では昔は草原に自生していたキキョウですが、その草原が全国的に減っていることから、環境省では絶滅が心配される植物にキキョウを指定しています。（根本）

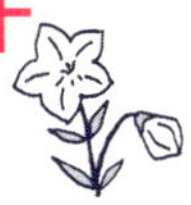

●男性と女性の声帯の振動数は？　男性は通常100〜200回／秒、女性は200〜240回／秒。そのため女性は細く高い声になる。

しゃっくり

できるだけ長く息を止める。水や食塩水を一気に飲むのもよい

●Dr.アドバイス

基本的には無害なもの。自然におさまる

しゃっくりは、胸と腹のさかいめにある横隔膜《おうかくまく》や、呼吸補助筋がけいれんするためにおきる、一種の反射運動です。

俗に「しゃっくりが3日続くと死ぬ」などといわれますが、そのほとんどは無害なので心配はいりません。ただし、尿毒症、腹膜炎、開腹手術に伴っておこっている場合は注意が必要です。また、しゃっくりは脳出血や脳梗塞《のうこうそく》の前兆であったり、胃腸の病気、呼吸器の病気、心臓病などがあっておこることもあります。

しかし、ほとんどの場合は、熱い飲みものや刺激の強い飲みものを急に飲み込んだり、アルコール類を飲みすぎたりして、神経が刺激されたことをきっかけにはじまることが多いようです。胃が弱くて食べものがとどこおったり、胃が冷えて運動が鈍っておこることもあります。また、食べすぎもひきがねになりえます。

このようなしゃっくりは一時的なものですから、ほうっておいても自然におさまります。

おすすめ

柿のヘタとしょうがの煎じ汁はしゃっくりの特効薬

柿のヘタは古くから、しゃっくりやげっぷ、吐け止めなどに利用されてきました。なかでも柿のヘタとしょうがの煎じ汁は、なかなか止まらないしゃっくりにとても効果的です。子供のしゃっくりは、胃が冷えておこる場合がほとんどのようです。このときには、煎じ汁にはちみつをたらしてあげると、一層飲みやすくなります。ただし、1歳未満の乳児には、はちみつは厳禁です。（根本・山ノ内）

●柿のヘタとしょうがの煎じ汁

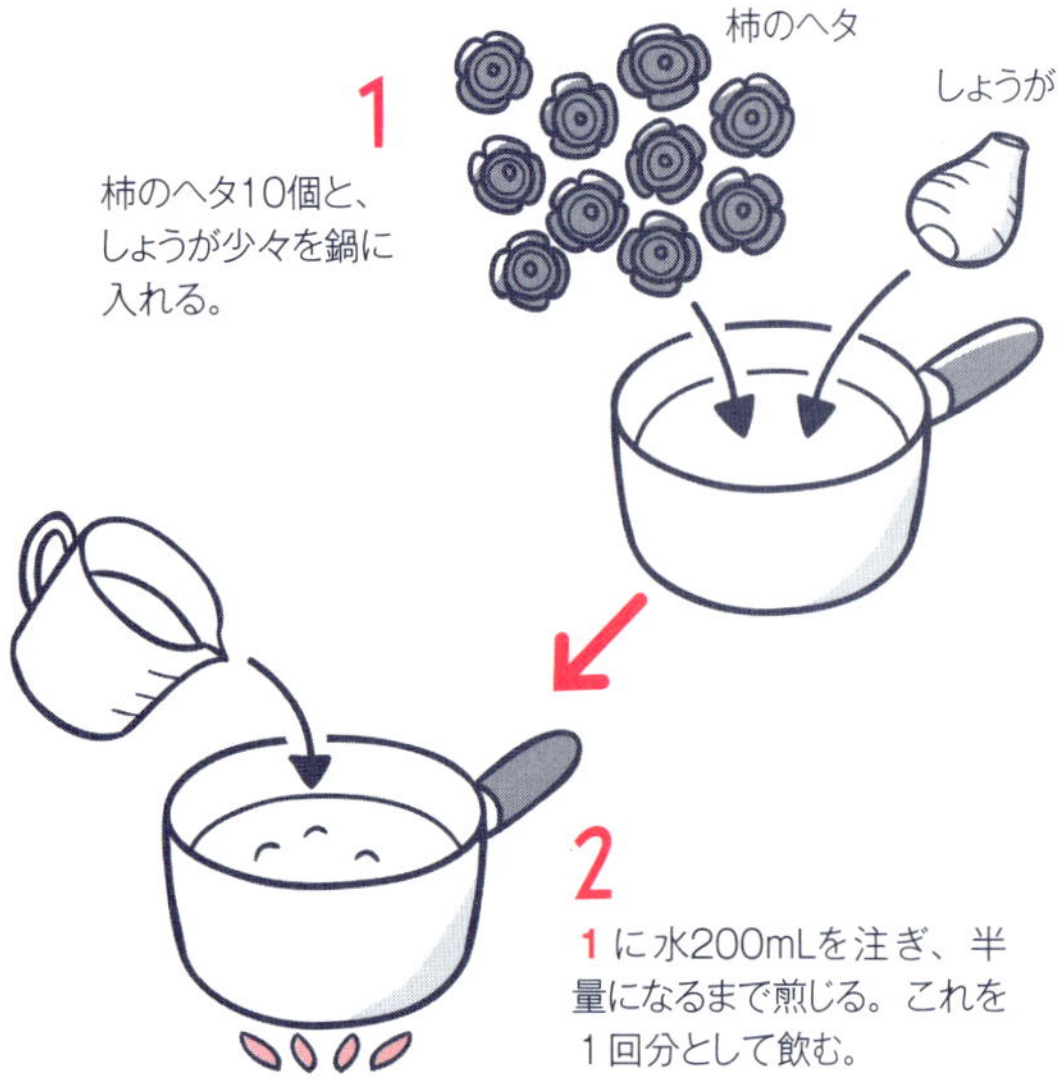

1 柿のヘタ10個と、しょうが少々を鍋に入れる。

2 1に水200mLを注ぎ、半量になるまで煎じる。これを1回分として飲む。

がんこなしゃっくりにはにらの種子の粉末

がんこなしゃっくりは、睡眠のさまたげになったり、食事がとれなかったりと、とかくやっかいなもの。それには、にらです。にらは、にんにくと同様に、強精・強壮作用が知られています。薬効も多様で、胃腸の冷えや、腹部の痛み、気管支炎にもすぐれた効果を示します。長いあいだ止まらず、息をするのも苦しいしゃっくりには、にらの種子を乾燥させて粉末にしたものを、1日3回服用します。（根本）

●にらの種子の粉末

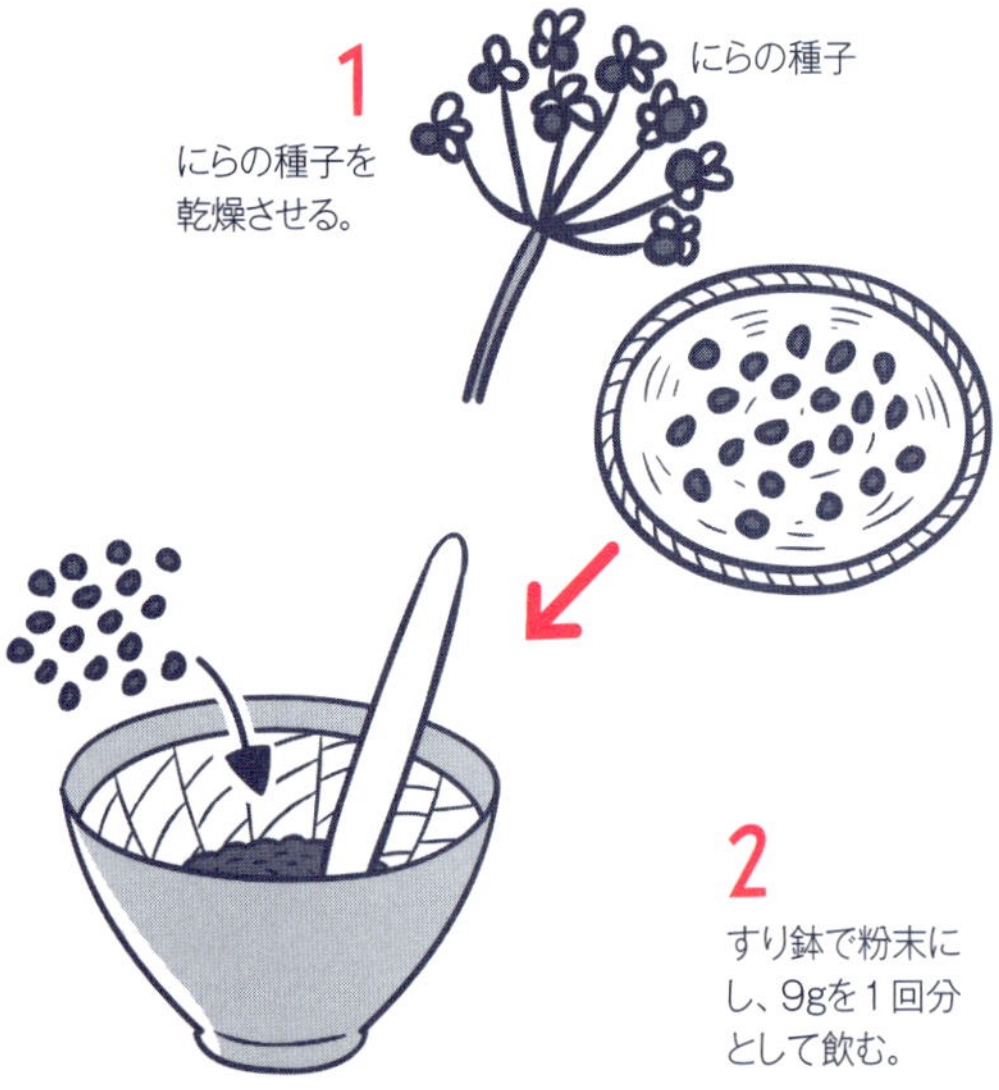

1 にらの種子を乾燥させる。

2 すり鉢で粉末にし、9gを1回分として飲む。

利用価値の広いサイカチの粉末

サイカチは、本州から九州の山野、川原に生える落葉高木です。高さは約20m、枝や幹にはトゲがあり、昔は城に植えて敵の侵入を防いだといわれています。初夏にはクリーム色の花を大量に咲かせ、夏には黄緑色の豆をつけ、10月ごろに成熟します。

材木は建材として用いられ、豆はさまざまな薬用に、豆のさやはせっけんの代用にと、利用価値が広いのが特徴です。

しゃっくりには、サイカチの豆を乾燥させて粉末にしたものを、ストローで鼻から少量吸い込むとよいでしょう。実6gを180mLの水で半量まで煮つめたものを飲んでも有効です。

（根本）

その他のおすすめ 食品・山野草

ヤマモモの果実を塩漬けにしたものを食べると、しゃっくりをはじめ、たんきりや、かっけにもよいとされています。

れんこんを乾燥させて粉末にしたもの、または、**ハスの実**を黒焼きにしたものを、白湯《さゆ》で飲むのもよいでしょう。

ゴシュユの実を乾燥させたもの2gに、しょうがを加えて服用するのも効果的です。

いざというとき役に立つ、しゃっくりの止め方

こんな方法もあります

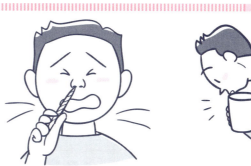

鼻の穴にこよりを入れ、くしゃみをする。

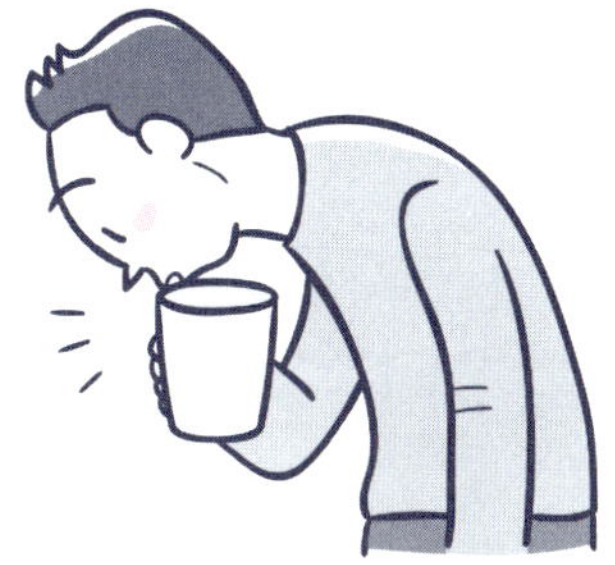

前かがみになって、水がなみなみ入ったコップの向こう側から、水を半量飲む。

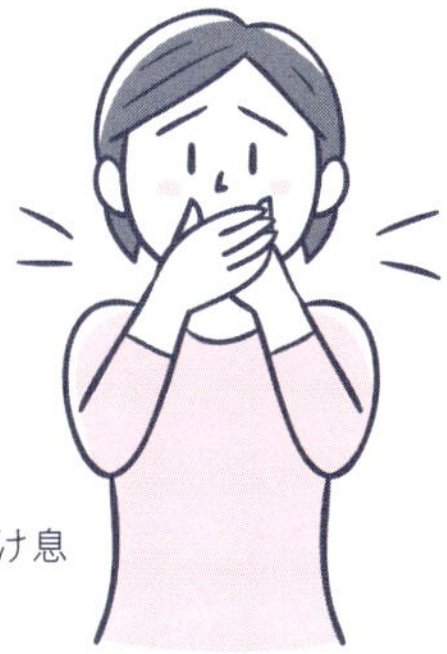

できるだけ息を止める。

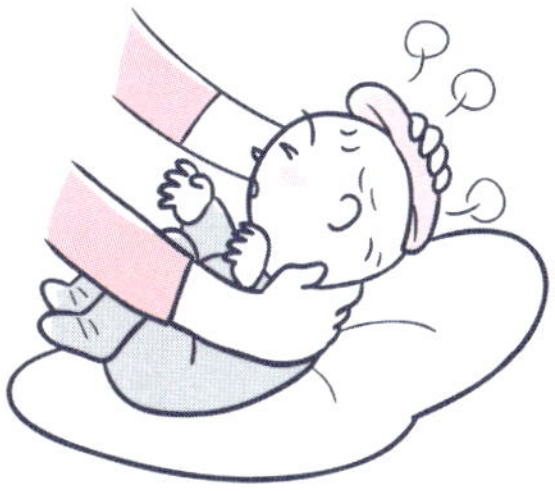

赤ちゃんのしゃっくりには、頭頂部のひよめき（骨と骨のすきま）に、蒸しタオルをあてる。

●人にしてあげるとき

仰向けになって呼吸を止めてもらう。閉じた両まぶたの上に、親指以外の4本の指をそろえて軽くあてたら、指先で眼球を圧迫する。これを何回か繰り返す。ただし、心臓のわるい人に行うのは不可。

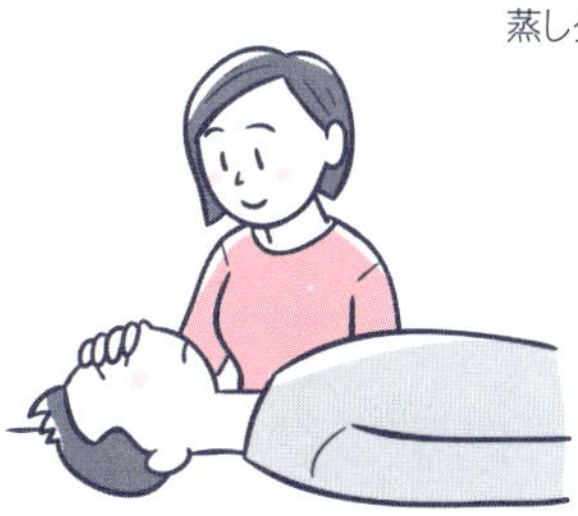

のどのつかえには漢方が効果的

のどのつかえに悩んでいて、しかも原因に思いあたるものがないときは、念のため医師の診察を受けましょう。のどのつかえを症状にもつ病気は多いからです。

かぜなどが原因の食道や胃の炎症、逆流性食道炎、頸椎《けいつい》の異常、自律神経失調症《じりつしんけいしっちょうしょう》、食道や咽頭《いんとう》のポリープやがん、さらには、うつ病などの精神的な病気も考えられます。

病気の診断が下ったら、それぞれの専門科で治療を受けることになります。しかし、検査の結果、異常がみつからなかったときは、漢方処方が有効なことがあります。

カラスビシャクの球茎から作る生薬の半夏《はんげ》5gと、乾姜《かんきょう》約1.5gを水で煎じ、この汁を1日3回飲むと、のどの不快感がとり除かれます（これらの生薬は漢方薬局で購入可能）。この配合を含む漢方処方では半夏厚朴湯《はんげこうぼくとう》が、のどのつかえの特効薬です。

●自分の息でしゃっくりを止める　紙袋かビニール袋を口にあて、息がもれないようにおさえて1～2分間呼吸する。

のどが渇く

病的な口渇《こうかつ》には、水分補給と水分制限の、両極端の対処あり

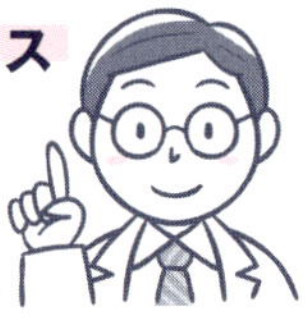

●Dr.アドバイス

たいていは水分補給でOK。ただし尿量、排尿回数が増える場合は要注意

激しい運動をしたあとや、辛いものを食べたあと、アルコールを大量に飲んだあとなどには、誰でものどの渇きをおぼえます。しかしこれらは一時的なもので、口やのどを湿らせたり、水分を補給すれば問題はありません。

しかし、夜間も水分が欲しくて目が覚めてしまったり、排尿回数だけでなく1回の尿量が増えたりするような場合は、まずは糖尿病を疑います。また、腎《じん》臓の機能障害によってものどが渇き、尿量が増えることがあります。体重の極端な増減、手足のしびれ、全身のだるさ、顔や手足のむくみ、微熱を伴うようなときには要注意です。高血圧や心臓病などで利尿薬を服用している場合、あるいは精神的な原因やのど自体に異常がある場合にも、強い渇きを感じることがあります。これらのケースでは、水を多量に飲まなければ尿量が増えることはありません。

高熱や下痢で体内の水分が減ると、当然のことながら、のどが渇きます。こういうときに乳幼児や高齢者は脱水症状をおこしやすく、しばしば危険な状態に陥ることがあります。予防のためにも湯冷ましやお茶、果汁などは、日ごろから十分とるようにしましょう。

異常に尿量が増えたり、夜間にも頻尿がみられたりするようなら、尿崩症《にょうほうしょう》、腎不全、心臓病、高血圧などのおそれがあるので、早めに医師に相談することをおすすめします。

水分補給には なしとりんごのジュース

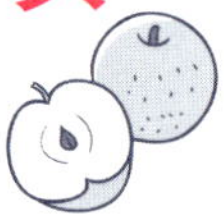

豊富な水分を含むなしは、昔から熱があるときに、のどの渇きをいやすために用いられてきました。糖尿病や暑気あたりで、のどが渇くときに利用すると効果的です。

のどの渇きには、なしとりんごのジュースが大変飲みやすくて効果があります。また、なし1個を薄切りにし、ひたひたの冷水に半日ほど漬けた汁を飲むのもよいでしょう。ただし、なしには体を冷やす作用があるので、胃が冷えて下痢をしている人や、冷え症、産後の人は多食を控えましょう。

（根本）

●なしとりんごのジュース

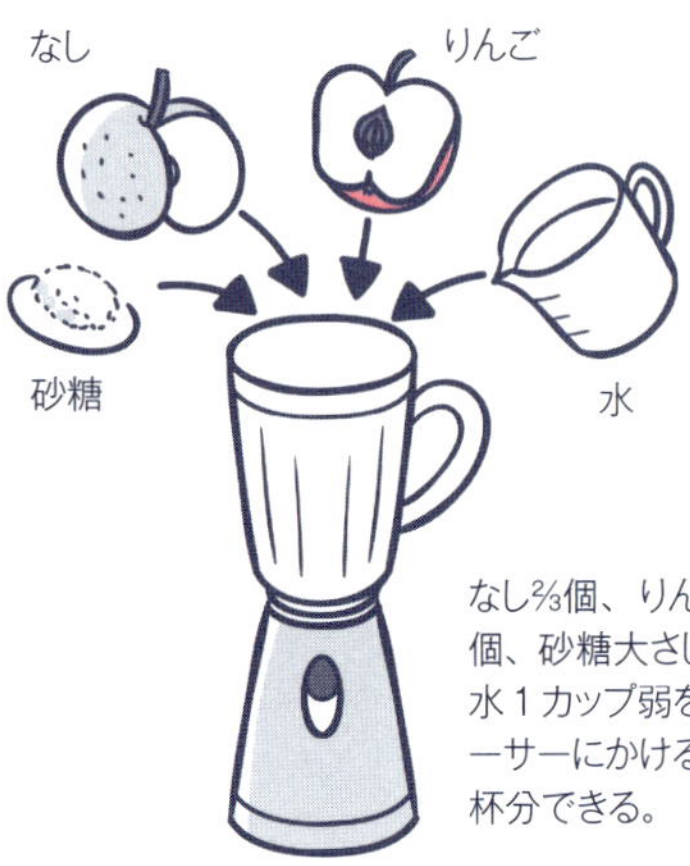

なし⅔個、りんご½個、砂糖大さじ2、水1カップ弱をジューサーにかける。2杯分できる。

のどを潤す トマトとすいかのジュース

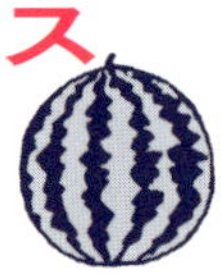

すいかには、のどの渇きをいやす作用があります。消化を助け、胃をじょうぶにするトマトも、同じ作用をもっています。

トマトとすいかのしぼり汁を同量ずつ混ぜたミックスジュースを、1日1～3回飲むと口渇に効果的です。ただし、トマトは体を冷やすので、虚弱体質の人、冷え症、高齢者は、生での多食は控えます。

（根本）

利尿作用もある サジオモダカの煎じ汁

サジオモダカは、胃や腎臓のはたらきを活発にして、利尿効果を高めます。また、のどの渇きやむくみをとり、水分の代謝を助けます。球茎を掘り採り、根の表皮とヒゲ根をとり除いてよく水洗いし、天日乾燥させます。これが生薬の沢瀉《たくしゃ》です。これをきざんで、5～10gを600mLの水で煎じて1日3回服用すると、尿の出がわるく、のどが渇くときに非常に効果的です。

（根本）

薬草の効果的な用い方①

薬草は、食べたり、煎じて飲んだり、つぶして塗ったりと、目的に合わせて用い方が変わります。薬効を十分にひき出すためにも、正しい用い方をマスターしましょう。

煎じる

煎じるには土びんがいちばん

薬草を煎じるとき、どんな容器でもよいというわけではありません。鉄製や銅製の容器は、薬草に含まれるタンニンと、鉄や銅の成分が作用し合って体に吸収されにくい化合物をつくり、薬効を減少させてしまいます。ですから、鉄びんや鉄鍋、あるいは銅製品の使用は避けましょう。

最も適している容器は土びんですが、土鍋、アルミニウム鍋、アルマイト製のやかん、ホウロウびきや耐熱ガラスの鍋などでもかまいません。目盛りのついたものであれば、計量が容易なのでなお使いやすいでしょう。

煎じる量は、原則として1回に1日分とします。薬草の種類、症状、体質によっても量は異なりますが、乾燥葉の目安は10～20g、生葉の場合はその4～5倍です。

弱火で40～50分程度煮つめる

薬草を煎じるときの火加減は「弱火」が基本です。

なぜなら、強火で煎じてしまうと、薬効成分が十分に浸出しなかったり、成分が変化して効力がなくなってしまうからです。

ふきこぼれないくらいの弱火で、水から40～50分を目安に煎じましょう。生葉の場合はさらに時間をかけてゆっくり煎じます。水の量は、薬草10～20gに対して500～600mLが基準です。

そして、最初に入れた水が半量ほどになったら火を止めます。煎じ汁は1日以上たつと変質のおそれがあるため、くれぐれも作りおきはしないようにしましょう。

カスは手早くとり除く

火を止めたら、茶こしやガーゼなどで手早くカスを除きましょう。そのまま放置しておくと、せっかく浸出した薬効成分が、冷えるにつれてまたカスに再吸収されてしまいます。

●基本の煎じ方

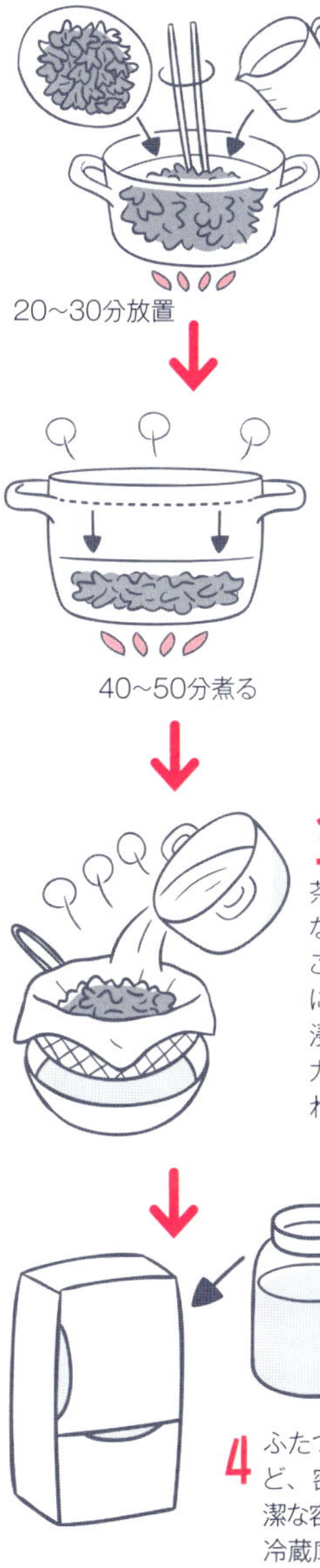

1 1日量の薬草（乾燥させたもの）と必要量の水を、煎じるための容器に入れる。軽くかき混ぜたあと、そのまま20～30分放置し、なじませる。

2 弱火で40～50分、煮つめる。水が半量になったところで、火を止める。

3 茶こしやガーゼなどで、カスをこす。そのままにしておくと、浸出した成分がカスに再吸収されてしまう。

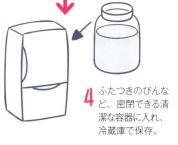

4 ふたつきのびんなど、密閉できる清潔な容器に入れ、冷蔵庫で保存。

●薬は水で飲む　苦くて飲みにくいからと清涼飲料水やお茶、牛乳で飲むと、成分の吸収に影響も。たっぷりコップ1杯の水か白湯《さゆ》で飲む。

基本的にはあたためて飲む

煎じ液は1日3回、あたたかいものを飲むのが基本。食前、食後30分〜1時間などの指定のないものは、食間（朝食と昼食のあいだ、昼食と夕食のあいだ、就寝前）に、そのつどあたためて飲みます。

発熱を伴うかぜや下痢、特に体をあたためなければならないとき、発汗させる必要があるときなどは、あたためて飲んだほうが効果を得られます。逆に、吐きけや胸がもやもやしているときなどは、冷やして飲んでもよいでしょう。子供や高齢者、妊産婦などは、濃さや量を加減しましょう。

保存するときは冷蔵庫で

煎じ液は成分に変化がおこりやすく、常温で長時間放置すると腐敗してしまいます。夏場など、気温の高い日は特に腐りやすいので、煎じたあと、一度冷ましてから密閉容器に入れ、冷蔵庫で保管すると安心です。飲用するときに、1回分だけをあたため直します。

しかし、冷蔵庫に保管してあるからといって、煎じて1日以上経過したものは使えません。

液汁を使う

しぼり汁やおろし汁を飲む

薬草の葉や茎、果実などを生で用い、有効成分を十分に活用する方法のひとつに「しぼり汁」があります。

たとえば、アロエ汁は胃腸病全般の改善に、青じそ汁は動脈硬化の改善に、春菊汁は血液の浄化に——といった効果が知られています。

作り方は、まず流水でゴミや土をよく落とします。水けをきり、適当な大きさにきざんでミキサーにかけます。そのままだと飲みにくければ、レモンやりんご、はちみつなどといっしょにミキサーにかけると飲みやすくなります。青臭さが気になるなら、みかん類やしそなどを加えてもよいでしょう。

しぼり汁は作ったらすぐ飲むのが効果的です。時間がたつほど効力が落ちてしまいます。熱を加えてもいけません。はじめて飲むときは、少量から試して、徐々にならしていきましょう。

患部に塗って外用薬にする

生葉汁は外用薬としても利用できます。アロエのヌルヌルした粘液はやけどに、クサノオウの汁は湿疹に、ハブソウのもみ汁は虫さされに、ノアザミのしぼり汁ははれものに効果があります。

まず、草のよごれと水けを十分にとります。そして数枚の葉を重ねてすり鉢でするか、塩を指先につけてもみます。そのあとガーゼに包んでしぼります。

おろし器ですりおろす方法もありますが、この場合は金属製のおろし器は避け、プラスチック製のものを使いましょう。

基本のしぼり汁の作り方

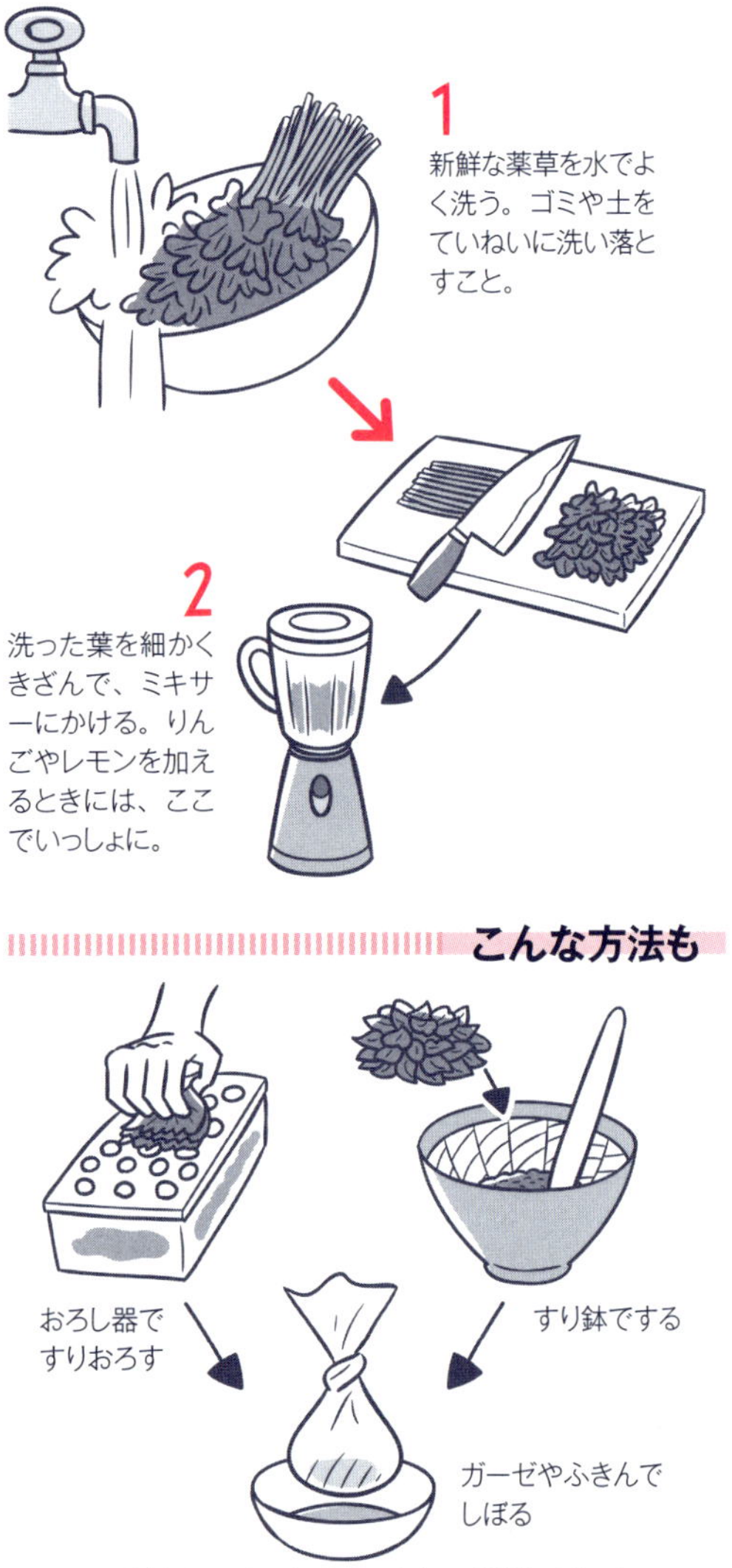

1
新鮮な薬草を水でよく洗う。ゴミや土をていねいに洗い落とすこと。
2
洗った葉を細かくきざんで、ミキサーにかける。りんごやレモンを加えるときには、ここでいっしょに。
こんな方法も
おろし器ですりおろす
すり鉢でする
ガーゼやふきんでしぼる

ほかのやり方としては、上記1のあと、すり鉢ですったり、おろし器（金属製以外）で葉を数枚まとめておろしたりする方法がある。最後にガーゼやふきんでしぼる。

塗り薬・はり薬にする

有効成分が直接皮膚から吸収される

消炎や鎮痛・解毒作用のある薬草を、患部に塗ったりはったりする方法もあります。有効成分が患部に直接はたらくので、傷や痛み、皮膚病などの治療・改善に大変効果的です。

作り方は、まず材料をつぶすかすりおろし、木綿の布やガーゼ、厚い和紙などに薄くのばして、患部にはります。粉末にしたものや、のびにくいものは、卵の白身や食用酢などを適量加えて練るとよいでしょう。また、水っぽいものは小麦粉を混ぜると粘着しやすくなり、はがれにくくなります。

患部にはったら、その上を油紙かラップでおおい、動かないように包帯で巻くか、テープでとめておきます。

作っておくと便利なユキノシタ・はちみつ軟膏

塗り薬、はり薬に用いられる代表的な薬草には、キハダ、ユキノシタ、エンジュなどがあります。なかでも、はれもの、湿疹、やけど、中耳炎、しもやけなど、応用範囲のとても広い塗り薬が、ユキノシタ軟膏です。

ユキノシタの生葉を洗って水けをきり、細かくきざみます。すり鉢でよくすりつぶして汁をしぼり、薬剤の亜鉛華末《あえんかまつ》を少しずつ加えて、どろりとしたかたさになるまで練ります。亜鉛華末とは酸化亜鉛のことです。収れん作用をもっており、化粧品や医薬品に用いられています。この粉末を混ぜて作ると常備薬になります。亜鉛華末は薬局に注文すればとり寄せてくれます。

また、はちみつ軟膏なら、吹き出ものやかさぶたが短期間できれいになります。亜鉛華末1gとはちみつ20gを練り合わせて作ります。肌が弱くかぶれやすい人は、ガーゼや和紙をあててから塗るとよいでしょう。

●はり薬の作り方

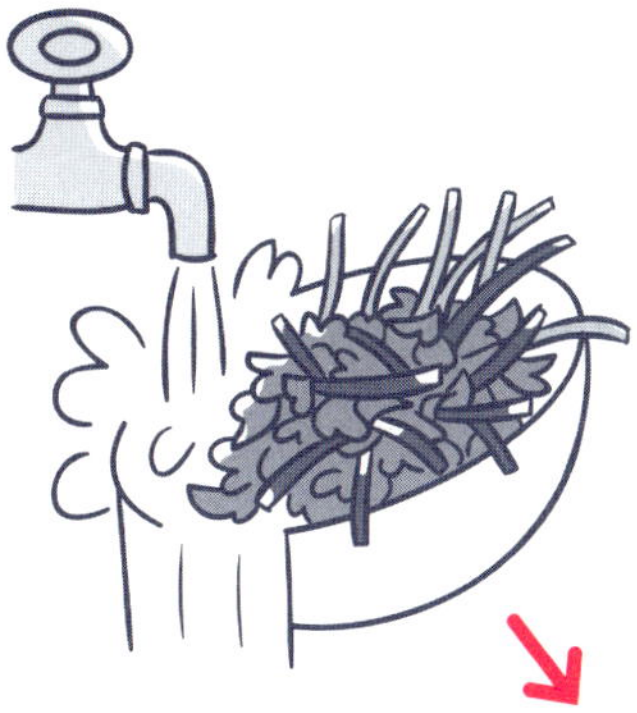

1 葉と細かい枝を水洗いする。

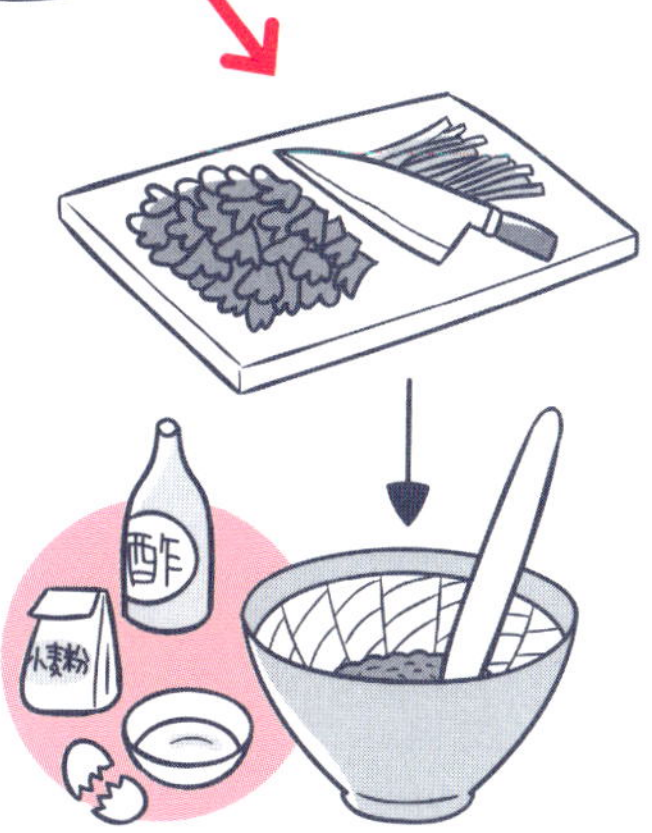

2 細かくきざみ、すり鉢ですりつぶす。葉の状態によっては、小麦粉や酢、卵白などを加える。

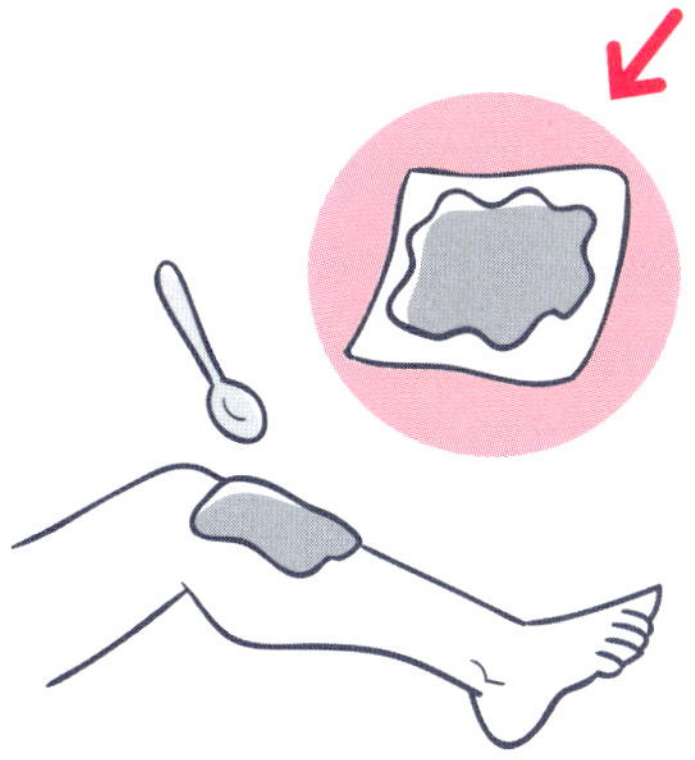

3 患部に直接塗る。場合によっては、木綿の布に2を広げて患部にはる。

あると重宝するミキサー、粉末器

薬草や野菜、くだものの、薬効・栄養成分を手軽に効率よくとるには、ジュースや粉末にするとよいでしょう。それには、手軽に作れるミキサーや粉末器があると、とても便利です。

ミキサーは、材料をムダなく使って、飲みやすいジュース、料理に用いやすい粉末やペーストにできるので、薬効・栄養成分を逃さず利用することができます。野菜やくだものはもちろんのこと、ごま、ピーナッツなどの種実類、いわしなどの小魚類でもOKです。

粉末器（ミル）やフードプロセッサーは、にぼしやごま、お茶の葉、しその葉などを、手軽に顆粒や粉末にできるので重宝します。ふりかけにしたり、みそ汁に入れたりして毎日利用するといいでしょう。

●ユキノシタ軟膏の保存方法　応用範囲が広く、作りおきが便利なユキノシタ軟膏。必ず熱湯消毒した、密閉できるびんに保存すること。

肥満

肥満は生活習慣病の元凶。原因は食べすぎと運動不足

●Dr.アドバイス

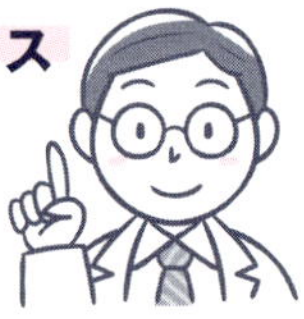

自己流ダイエットは危険。食べながら減量しよう

食事で摂取された炭水化物、たんぱく質、脂質は、体内で消化吸収されてエネルギーにかわります。一方、消費されなかった余分なエネルギーは、体脂肪として貯蔵されます。これが過剰となって肥満につながります。肥満がこわいのは、生活習慣病など、さまざまな病気の発病率が高くなることです。

太りすぎていると、それだけで心臓に負担がかかります。心臓に脂肪が沈着していればなおのことです。血管に沈着すれば動脈硬化が進み、これが高血圧や心筋梗塞《しんきんこうそく》、脳卒中を招きます。肥満の人が高血圧になる割合は、2.9倍というデータもあるほどです。

また、脂肪が肝臓にたまると、脂肪肝になります。太りすぎるとインスリンの必要度が高くなって、糖尿病にもかかりやすくなります。肥満や高血圧、高血糖、脂質異常症のうち、3～4個があてはまると、どれも該当しない人とくらべて、心筋梗塞や狭心症の発症率が36倍にもなります。

自分のBMI（ボディ・マス・インデックス。身長と体重から算出される体格指数）を調べ、肥満かどうかを見きわめます（左記参照）。肥満だった場合は、食事療法からはじめます。

減量のポイントは、摂取エネルギーをおさえること。1日の摂取エネルギー（身体活動レベルふつうの場合）を、男性なら1600～2000kcal、女性なら1400～1800kcalにします。すぐに標準体重（身長（m）×身長（m）×22）まで減量するのは無理がありますから、現在の体重から5kgマイナスし、その体重に25～30kcal／kgをかけて、1日分の摂取エネルギーを算出してください。

やせたいからといって自己流の断食をしたり、むやみやたらに自己流のダイエットを試みることは危険です。必要最小限度のエネルギーは、とらなければなりません。

●BMIの計算方法

BMI＝現在の体重（kg）÷（現在の身長（m））^{2}

・目標とするBMIの範囲

18～49歳	18.5～24.9
50～69歳	20.0～24.9
70歳以上	21.5～24.9

上記の範囲以上なら「肥満」、以下なら「やせすぎ」
[例]身長170cm、体重78kgなら78÷(1.7×1.7)＝26.98 で「肥満」

利尿効果にすぐれた あずきのゆで汁

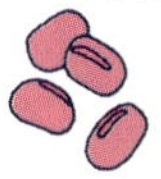

あずきの最も大きな薬効は、利尿効果です。心臓病、慢性腎臓病、かっけなど、むくみを伴う症状にはうってつけの食べものといえます。また皮下脂肪の沈着を防ぐビタミンB_1を豊富に含んでいるため、ダイエット効果にもすぐれています。あずきのゆで汁を常飲すると利尿効果と解毒効果で、水太りや脂肪の沈着を防ぎ、肥満解消に役立ちます。（根本）

●あずきのゆで汁

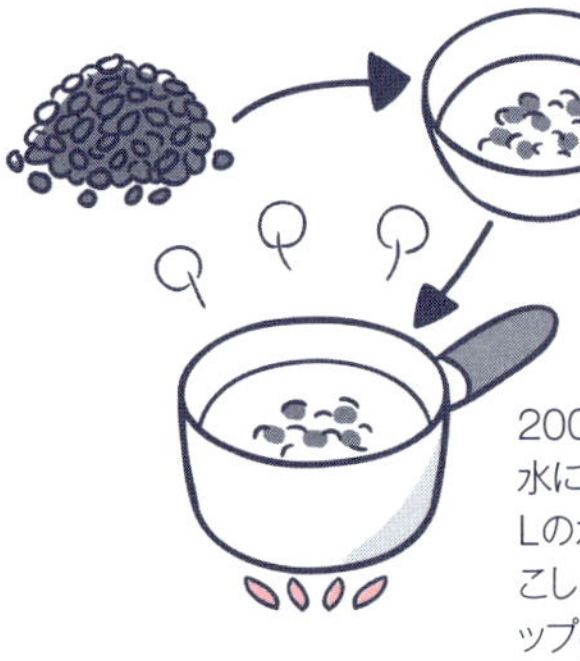

200gのあずきを一晩水に漬ける。これを1Lの水でゆでる。皮をこし、汁だけを朝晩コップに半量ずつ飲む。

脂肪を分解する 中国茶

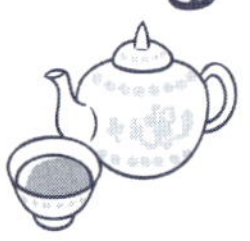

中国料理は、油っこいうえに高エネルギー。それにもかかわらず中国で肥満の人が少ないのは、中国茶の効用が一役買っているからのようです。

中国茶にはすぐれた消化作用と、肉類や油に含まれる脂肪を分解し、便通を促進するはたらきがあります。さらにタンニンは、体内の毒素を排出します。

数ある中国茶のなかで、特に肥満防止効果が高いのは、普洱茶《プーアールちゃ》です。効果のわりにおだやかに作用するので、毎日たっぷり飲みたいものです。このほかミネラル、ビタミンがバランスよく含まれる鉄観音茶も、脂肪分解作用や利尿作用にすぐれているので、肥満防止にうってつけです。また、これらには口臭を予防したり、神経を鎮めるはたらきもあります。（根本）

こんにゃくのくるみあえの作り方

●材料（4人分）

くるみ	50g
こんにゃく	200g（1枚）
地骨皮《じこっぴ》（生薬）	10g
だし汁	300mL（1と½カップ）
はちみつ	10mL（小さじ2）
せり（なければみつば）	1/2束
しょうゆ・塩	各少々

1 だし汁と地骨皮を鍋に入れ、⅔量くらいまで煮つめる。

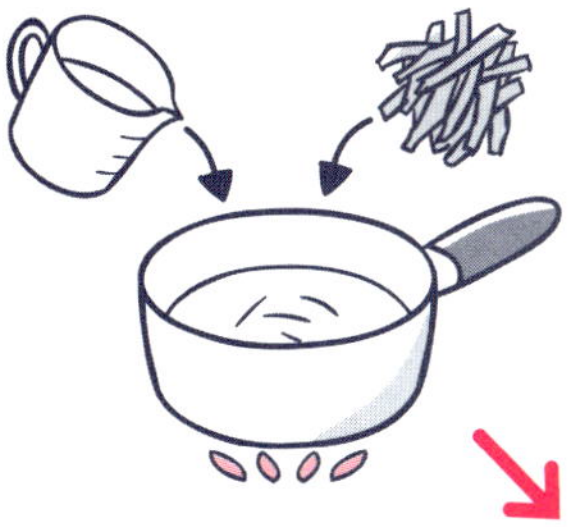

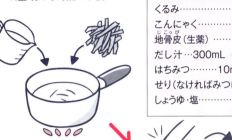

2 こんにゃくを塩（分量外）でもみ、すりこ木でたたく。短冊切りにし、鍋に入れて、しょうゆを加え、からいりする。

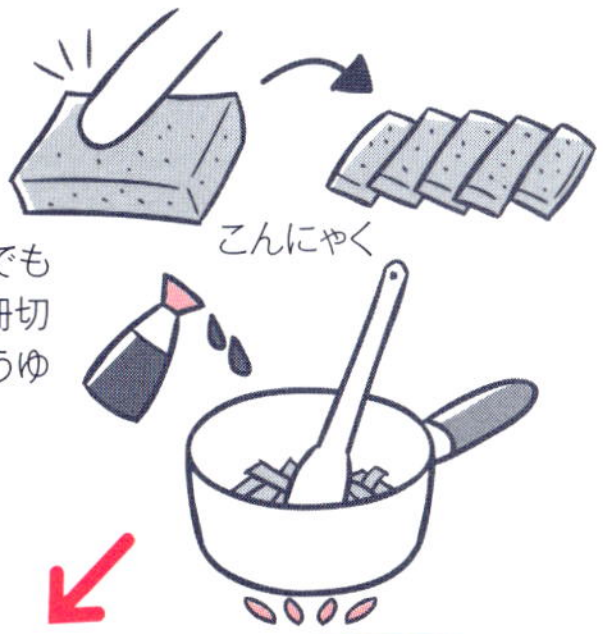

3 **これがコツ**
くるみはゆでたときに皮がはがれやすければ、皮をとってからすり鉢に入れる。

くるみはゆでてすり鉢に入れ、すりこ木で全体を軽く押しつぶし、皮をとってから、油が出るまでする。はちみつと塩を入れて、再度混ぜる。1を少しずつ入れて、のばす。2と混ぜ合わせ、器に盛る。

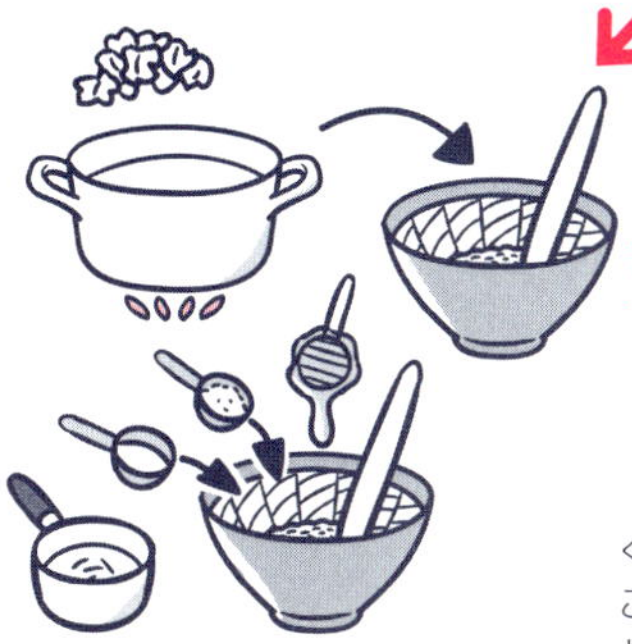

4 沸騰したお湯に塩をひとつまみ入れ、せりをさっとゆでて冷水にとる。しぼって2~3cmのざく切りにして、3にのせる。

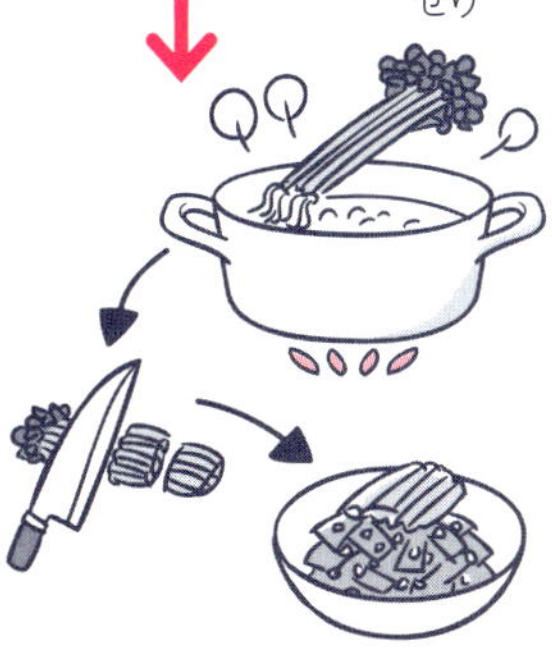

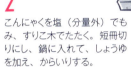

◆作ってみました

地骨皮とはクコの根のことで、漢方薬局で購入できます。1の煎じ汁は、加減をみながらくるみをすったものに加えましょう。量が多すぎると水っぽくなってしまいます。

◆食べてみました

くるみの味でこんにゃくにコクが出て、食べやすくなっています。せりの香りもさわやかです。

こんにゃくのくるみあえでおなかの大掃除

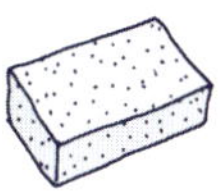

　こんにゃくは97%が水分で、残りは食物繊維です。食べれば腸を刺激して便通をよくし、コレステロールを吸収するはたらきがあります。低エネルギー食品ですから、肥満で悩む人は、上手にふだんの食事にとり入れましょう。特に、こんにゃくのくるみあえ（作り方は左図）がぴったりです。くるみに含まれるリノール酸は、皮下脂肪の代謝を高めるはたらきがあるので、スタミナを落とさず肥満防止ができます。（根本）

便秘がちの肥満にはとうがんがぴったり

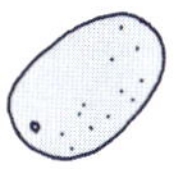

　中国の古書に「身体がやせて、軽く健やかになりたいものは、とうがんを長期にわたって食べるとよい。もし太る必要のある人は、これを食してはいけない」とある通り、とうがんは肥満対策に理想的な食品です。尿、便ともにスムーズに排泄するはたらきがあるので、水太りや便秘を伴う肥満の人には常食がおすすめです。ただし、トイレが近い人や、下痢をしやすい人は多食を控えましょう。（根本）

その他のおすすめ　食品・山野草

　利尿効果にすぐれた**ハトムギ**は、煎じて服用すると、水分の代謝がわるい水太りの人に効果的です。**クマザサエキス**は利尿効果があるうえ、新陳代謝を活発にします。1日3回を目安にエキスを薄めて飲むと、肥満防止になります。
　そのほか**カキドオシの煎じ汁**、**ドクダミの煎じ汁**も効果的です。

●「間食は体の毒」ってほんと？　むしろ空腹の時間が長いと脂肪蓄積能力が高まる。1日の上限量を決めて食べるのも手。

太らない食べ方

肥満は、消費するエネルギー量よりも、摂取エネルギー量が多すぎることが最大の原因です。つまり、太らないようにするには、この不均衡を改善することがいちばんです。それを無理なく、スムーズにする食べ方を紹介します。

エネルギーの摂取量と消費量のバランスが大事

同じ量を食べても太る人もいれば、太らない人もいます。なかにはやせている人すらいます。

では、その差は一体どこにあるのかといえば、消費エネルギー量です。

下図に示したように、食事などでとるエネルギー量と体を動かして消費するエネルギー量が同じなら、太ることはありません。また、消費エネルギー量のほうが多ければやせます。しかし、摂取エネルギー量のほうが多ければ、その余った分が脂肪として体内に蓄えられ、太ることになるのです。

このように、太る理由はとてもシンプルです。肥満の人、または最近太りはじめてきた人は、摂取エネルギーと消費エネルギーの収支バランスを見直す必要があります。

肥満の判定は、BMIを参考にします。計算法は、体重（kg）÷（身長（m）×身長（m））で算出します。

日本肥満学会では、BMIが18・5未満をやせ、18・5以上25未満が普通体重、25以上を肥満としています。なかでもBMI22は最も病気になりにくいとされており（標準体重）、これを目安に体重をコントロールするのがよいでしょう。

肥満の人が、今より体重を減らすには、自分の年齢と活動量に応じた適正な摂取エネルギー量を把握することからはじめます（57ページ参照）。

適正エネルギー量は、年齢と、ふだんどれくらい体を動かしているかという活動量によって決まります。

年齢が関係するのは、体の基礎代謝が変化するからです。基礎代謝とは、横になって安静にした状態で消費されるエネルギー量のことで、加齢に伴い、基礎代謝は下がります。

活動量については、農業や土木作業などの肉体労働をしている人と、デスクワーク中心の人とでは、消費エネルギーに大きな差が生じます。適正な摂取エネルギー量を守る必要があるのはこのためです。

●「太る」「やせる」はバランスが大切

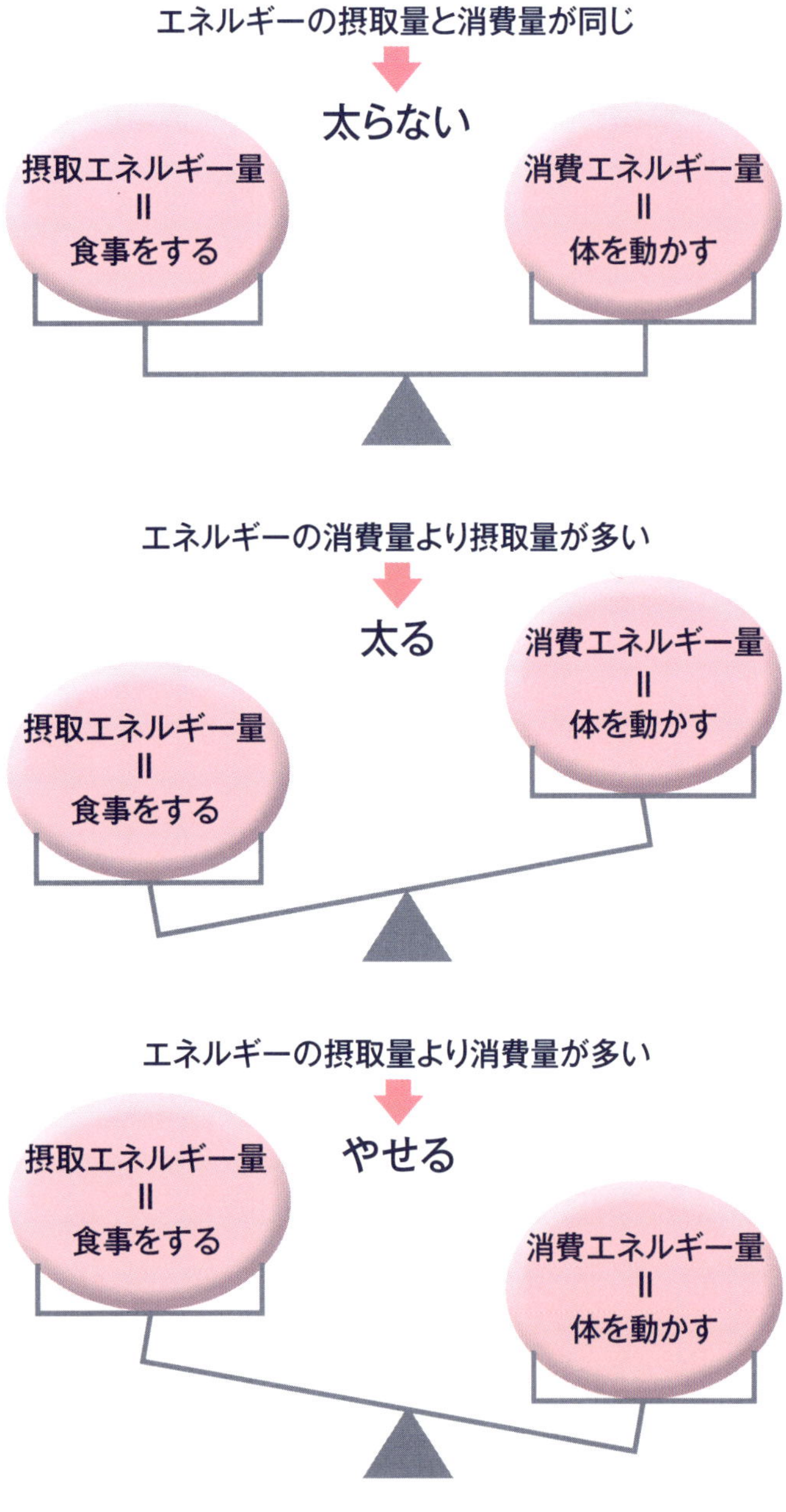

食べる回数と食べる時間帯が大切

太らないように食べるには、適正な摂取エネルギー量を守るほかにも、いつ、何を、どんなふうに食べるかが大事です。

●基本は1日3食食べる

食事は、朝・昼・夜の1日3食に分けて食べるのが基本です。というのも食事の時間が不規則だったり、食事を抜いたりすると太りやすくなるからです。食事の回数が少ないと、体はエネルギーを蓄えようとして代謝が低下してしまうのです。

また、食事を抜くと空腹感が強くなって、次の食事で食べすぎたり、まとめ食いをしたりすることが多くなります。そのため、余分なエネルギーを摂取しやすくなります。

そのため、できるだけ決まった時間に3食をとるのが基本です。

●夕食は就寝の2～3時間前までに

食べてすぐに横になったり、寝たりすると、当然ながらエネルギーが消費されにくくなります。

そのため、夕食は少なくとも就寝の2～3時間前までには食べ終わっているようにします。遅い時間に食べるときは消化がよく、できるだけ低エネルギーのものを選びます。

なお、お酒を飲んだあと、深夜にシメのごはんやラーメンなどを食べるのは肥満のもとです。

食べすぎを防ぐ10のポイント

適正な摂取エネルギー量を守るには、食べすぎないようにする工夫が必要です。それには、以下のようなコツがあります。

①よくかんでゆっくり食べる

肥満がある人は、早食いの傾向があります。満腹中枢が刺激され、満腹感を得る前にたくさん食べてしまうため、食べすぎることになってしまうのです。

よくかんでゆっくり食べると、少ない量でも満腹中枢が刺激され、自然に食べすぎを防ぐことができます。

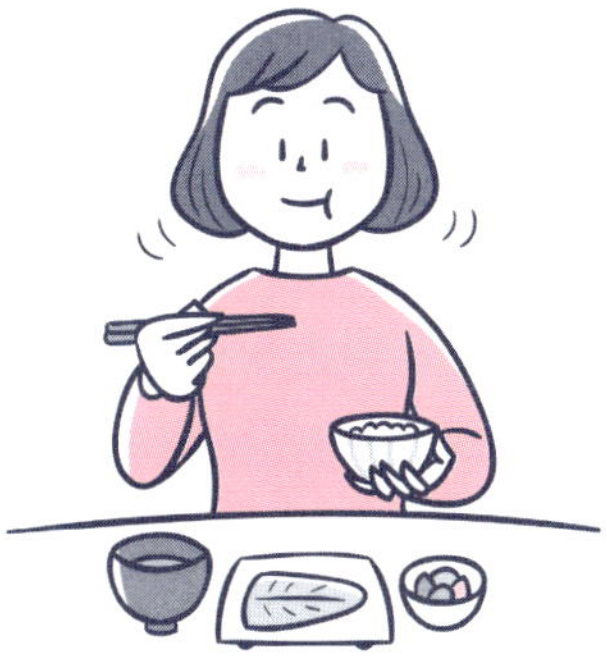

ゆっくりとよくかんで食べることで、少量でも満腹感が得られる。

②野菜から食べる

最初に野菜や海藻類など食物繊維の多いものを、ゆっくりよくかんで食べ、それから主菜の肉や魚、主食のごはんを食べると、無理なく食べる量をおさえることができます。

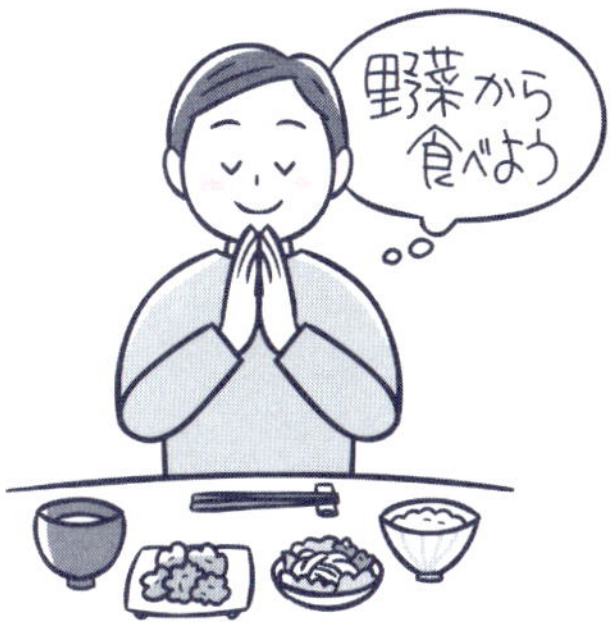

野菜から食べはじめるくせをつけよう。

③ながら食いは避ける

食事のときは食べることに集中します。家族だんらんで会話しながら食べるのはかまいませんが、テレビや新聞をみながら食べたり、スマホやゲームをしながら食べたりすると、食べる量を意識せず、食べすぎになりやすいからです。

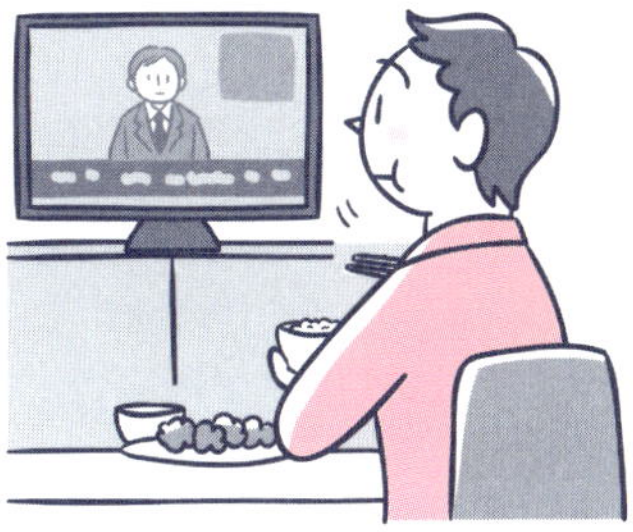

特にひとりで食べるときは、ながら食いになりがち。気をつけよう。

④食事日記をつける

朝・昼・夜に、何を、どれくらい食べたのか記録をとっておきます。わかる範囲でカロリーも記録しておくと、摂取エネルギー量の計算に便利です。つねに意識して食事をするようになるので、食べすぎ防止につながります。

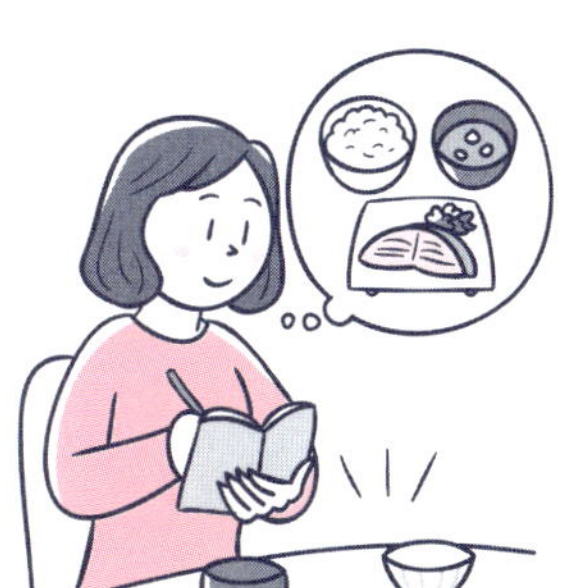

食べた量も書いておくと、今後の参考になる。

⑤いろいろな種類のものを食べる

好きなものや同じものばかり食べると栄養バランスがわるく、代謝に影響して太りやすくなります。多種類の食品を食べるようにすると、栄養のバランスもとりやすくなります。

⑥できるだけ間食をしない

間食は摂取エネルギーをオーバーする原因になりやすいので、できるだけとらないようにします。どうし

毎日決まった時間に体重を測る

体重管理をするうえで重要なのは、自分の体重を正確に把握することです。特に、ダイエット中は毎日決まった時間に体重を測り、記録をつけておきましょう。

体重を測ると決め、意識するだけでも食べすぎをおさえる効果があります。また、体重が減っていくのを実感できると励みになります。逆に、体重が減らないときや増えたときには、食生活を見直すタイミングととらえます。

●満腹時に買い物へ行こう　空腹時に買い物へ行くと、よけいな食べものを買ってしまいがち。買い物は満腹時に。

ても間食を食べる場合は、1日の摂取エネルギー量の範囲内におさめるようにします。

⑦味つけは薄くする

味が濃い料理は砂糖やみりんといった調味料を多く使うので、そのぶんカロリーも増えやすくなります。また、味つけが濃いと主食のごはんの食べすぎにもつながります。

⑧揚げものの頻度を減らす

天ぷらやフライといった揚げものは、カロリーが高めです。ダイエット中はできるだけ食べる回数を減らし、食べすぎに注意しましょう。揚げものを食べたいときはオーブンやレンジで調理すると、油の使用量をかなりおさえることができます。

⑨アルコールは控えめに

アルコールそのもののカロリーもありますが、心配なのは酔うと制限を忘れて、食べすぎてしまうことがあるからです。また、お酒のつまみには揚げものや味つけが濃いものなど、カロリーが高めのものが多い点も注意したいところです。

⑩腹八分目に

満腹になるまで食べるのではなく、つねに腹八分目を心がけます。そうすると、食べる量を意識するようになり、食べすぎをおさえられます。

早食いしがちな人は、途中で箸を置いて、お茶や水を飲んでおなかを落ち着かせると食べすぎを防げます。

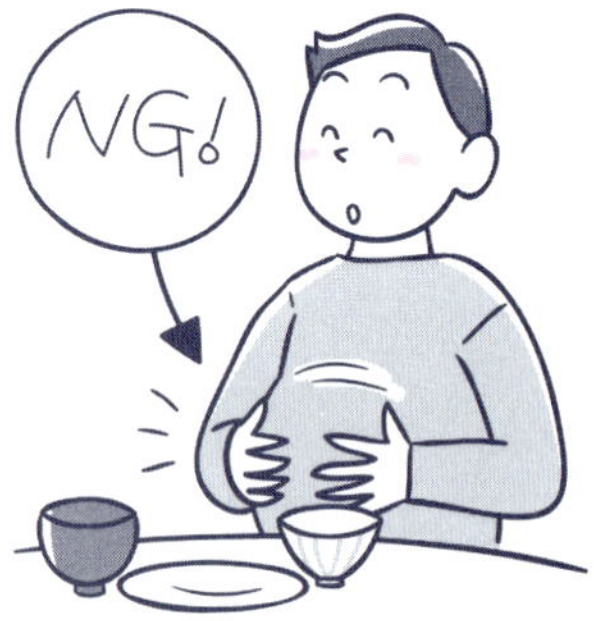

腹十分目はNG！

低カロリーのものを積極的にとり入れる

カロリー制限は満腹感が得にくく、もの足りなさを感じることがあります。その状態はダイエットの大敵。こんなときは、低カロリーで腹もちのよい食材を活用します。

おすすめは、こんにゃくやきのこ、海藻類です。もとのカロリーが低いので多めに食べても安心なうえ、食物繊維が多いので、よくかんで食べると満腹感を得やすくなります。

たとえば、糸こんにゃくやしらたきは、めん類に混ぜて使います。パスタやラーメンなどのめん類は糖質が多く、カロリーが高めですが、めんを半分にして低カロリーのこんにゃくをかわりに使えば、カロリーをおさえられます。めん類の代替には、えのきたけも適しています。

海藻類は、水でもどせば使えるものを常備しておくと、サラダやスープに手軽に使えるので便利です。

肉のかわりに豆腐を使うのもおすすめです。豆腐には良質のたんぱく質が多く、肉よりも低脂肪なのでカロリーをカットできます。ハンバーグやぎょうざのタネなど、ひき肉料理に豆腐を混ぜると効果的です。

肉なら赤身に、油も体によい不飽和脂肪酸を

ダイエット中は、肉の選び方も注意しましょう。肉は部位によって脂質が多く、カロリーも高いので、選び方や調理法が重要です。

基本的に、豚肉や牛肉などは赤身を選びます。肉類の脂質は飽和脂肪酸なので、とりすぎるとコレステロールを増やし、動脈硬化を促します。牛の霜降り肉や豚肉のバラ肉は脂質が多すぎるので、ゆでたり、焼いたりして脂を落とします。鶏肉は、脂質が少ないむね肉やささみを選びます。もも肉は、皮と脂をとり除きます。

肉と同様に要注意なのが油脂類です。カロリーもさることながら、飽和脂肪酸が多いものは、コレステロールを増やします。調理に使う油脂のうち、動物性脂肪のバターやラード、ヘットはできるだけ控えます。かわりに積極的にとりたいのが、オレイン酸やαリノレン酸などの不飽和脂肪酸です。魚の油のDHAとEPAもおすすめです(307ページ参照)。

ダイエットに効果的な運動

摂取エネルギー量よりも消費エネルギー量が多ければ、ダイエットにつながります。消費エネルギーを増やすには、脂肪の燃焼を促す有酸素運動がおすすめです。

有酸素運動には、ウォーキングやジョギング、サイクリング、水泳などがありますが、いつでも手軽にできるのはウォーキングです。ふつうに歩くよりやや歩幅を広くして早足で歩くと、消費エネルギーが少し増やせます。

いつもより少し遠いスーパーに買い物に行ったり、ひとつ手前の駅で降りて歩くのを習慣化させると、無理なく長続きさせることができます。

●おすすめの有酸素運動

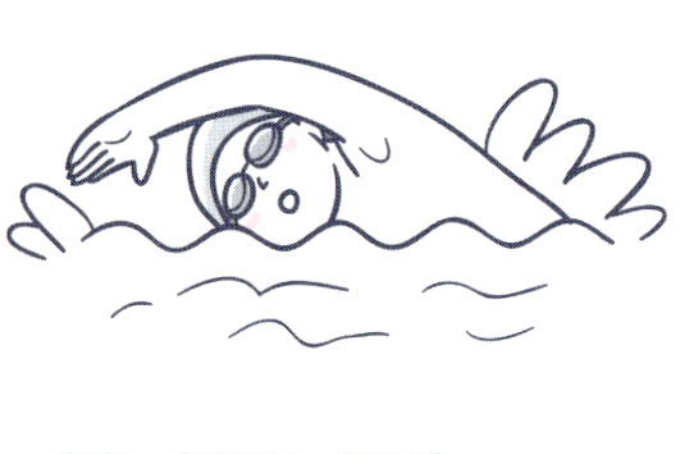

水泳、水中ウォーキング
泳いだり腕を大きくふって水の中を歩いたりすると、脂肪が燃焼されやすい。

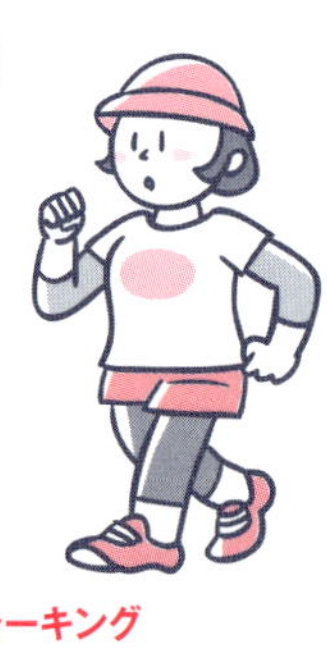

ウォーキング
話していて息があがらない程度のスピードで行うのがベスト。

やせすぎ

たんぱく質を十分にとり、適度な運動で食欲増進をはかる

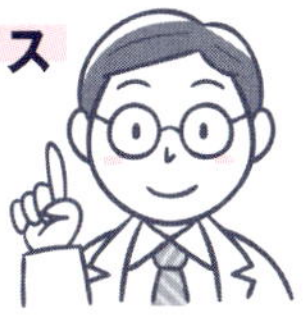

●Dr.アドバイス

体力さえつけば食欲も増進する。まずは食生活を正す

一般的にやせすぎの定義は、BMI（142ページ参照）が18・5未満の場合をいいます。しかし、たとえやせていても血色がよく、元気であれば、心配はいりません。むしろ、太っている人にくらべると心臓の負担が少なく、生活習慣病にもかかりにくいというメリットもあるので、体質と割り切って気にしないことです。

気をつけなければならないのは、病気や社会的なストレス、極端なダイエットなどでやせていること。

特別な食事制限もしていないのに、どんどん体重が減り、疲れやすい、吐きけがする、めまいがおこる、食欲不振などの症状を伴う場合には、注意が必要です。食事をきちんととっているにもかかわらず、1か月に4kg以上も体重が減るようなら受診しましょう。甲《こう》状腺《じょうせん》機能《きのう》亢進症《こうしんしょう》（バセドウ病）や糖尿病をはじめ、慢性胃炎、胃・十二指腸潰瘍《かいよう》、慢性の下痢、慢性の肝臓病などの病気が潜んでいることがあります。

極端なダイエットで短期間で急激にやせてしまう人がいます。これは強い〝やせ願望〟によるものが大きいようです。また、家庭内や友人とのトラブル、失恋、職場でのトラブル、転居による環境の変化など、さまざまな社会的なストレスから食欲不振となり、急激な体重減少を招くこともあります。

やせすぎは精神的なショックがひきがねとなることが多いため、内科的治療とともに、精神面の治療も必要になってきます。

女性の場合は、やせることで月経がこなくなる無月経や、月経が不規則になる月経異常をひきおこすこともあります。卵巣に負担がかかると妊娠しにくくなることもあります。この場合は婦人科を受診する必要があります。

病気ではなく体質的にやせている人が、もう少し太りたいという場合には、食生活を正し、軽い運動をして体力増強につとめるのが第一です。偏食があれば栄養バランスに気をつけ、さらに十分なたんぱく質と、パン、ごはん、めん類などの炭水化物、バター、サラダ油などの油脂類などを積極的にとり入れるとよいでしょう。

体力がつけば、自然と食欲も増し、いつのまにか太っていきます。

体力増進に効果的な 玄米ピラフ

ビタミンやミネラルが豊富な玄米は、内臓をじょうぶにすることで知られ、それにより体質改善をはかれます。常食すると血行が良くなるので、やせて寒がりの人には最適です。また、やせて虚弱体質の人には体力増強に役立ちます。風味満点の玄米ピラフは子供にも喜ばれます。

病後の人や高齢者には、いったん玄米に塩を少々加えた玄米スープ（作り方は211ページ）もよいでしょう。こちらは糖尿病にも有効です。そこにしょうが、ねぎを加えれば、かぜのひきはじめにもよく効きます。ただし玄米そのものは消化がわるいので、寝る前は控えましょう。

（根本）

●玄米ピラフ

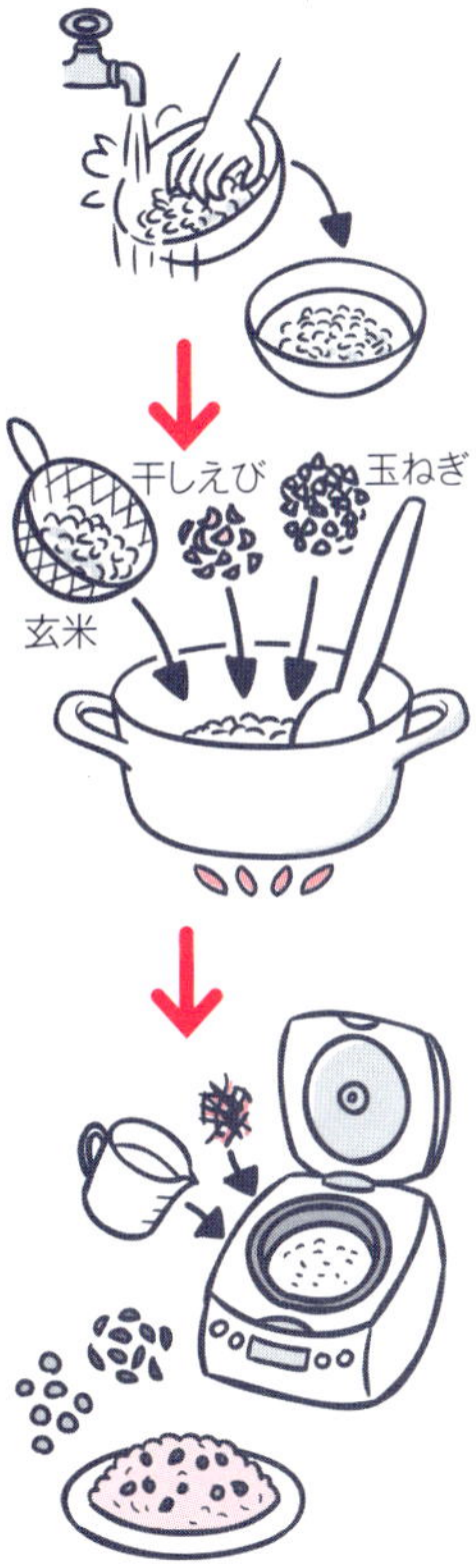

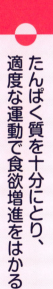

1 玄米2カップを洗い、ひと晩水につけておく。

2 厚手の鍋にサラダ油大さじ3を熱し、みじん切りにした玉ねぎ1個分、ぬるま湯でもどした干しえび大さじ2を中火で炒める。水けをきった玄米を加え、塩、こしょう、酒各少々を入れて、弱火で10分程度静かに混ぜる。

3 炊飯器に2とサフラン30本、干しえびのもどし汁と鶏がらスープを合わせて520mLを入れて炊く。炊き上がったら、ぬるま湯でもどした干しぶどう大さじ2と、ゆでたグリンピース½カップを加えて蒸らす。器に盛り、食べるときにクコの実（枸杞子《くこし》）大さじ2を散らす。

●冷たい刺激は食欲を増す　食前に冷水で顔や手を洗って刺激をあたえると、大脳の食欲中枢がはたらいて食欲を高める効果がある。

滋養・強壮によい
やまいもと玄米のお粥

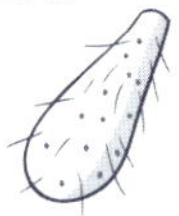

やまいもは消化促進、下痢止め、気力をつけるなど、多くの効果をもつすぐれた強壮食品です。特に、でんぷん分解酵素を多く含んでいるために消化がよく、また、エネルギーも比較的高いため、滋養によい食べものです。

太れない人には、やまいもと玄米のお粥（作り方は下図）がよいでしょう。お粥の中に食欲を増進させる鶏肉や、滋養・強壮作用のある干し貝柱、体力をつけるクコの実を加えると、より効果的です。

（根本）

胃腸が弱くて太れない人に
サンザシ酒

サンザシは中国原産のバラ科の落葉低木で、日本でも盆栽や庭木として親しまれています。サンザシの実には消化促進作用があります。日ごろから胃腸が弱く、下痢ぎみで、なかなか太れないという人には、保存のきくサンザシ酒がおすすめです。

サンザシの実500gの種子を除いたものと、氷砂糖200g、ホワイトリカー1.8Lを広口びんに入れ、1～2か月間、冷暗所に保存します。さかずき1～2杯を毎日続けて飲むと高い効果が期待できます。

（根本）

やまいもと玄米のお粥の作り方

●材料（4人分）

やまいも	100g（½本）（または生薬の山薬＝乾燥やまいも……10g）
玄米	140g（1カップ）
干し貝柱	2個
鶏がらスープ	2L（10カップ）
鶏むね肉	30g
クコの実（枸杞子《くこし》）	5g
ねぎ（白い部分）、またはにら	適量
サラダ油	少々
酒	大さじ1
塩・こしょう	各少々

1 やまいもは、皮をむいてざく切りにする。山薬なら細かく砕き、1カップのお湯につけて一昼夜おく。干し貝柱は水1カップにひと晩つけてもどす。玄米はよく洗い、ひと晩水につけたあと、水けをきり、サラダ油をまぶす。

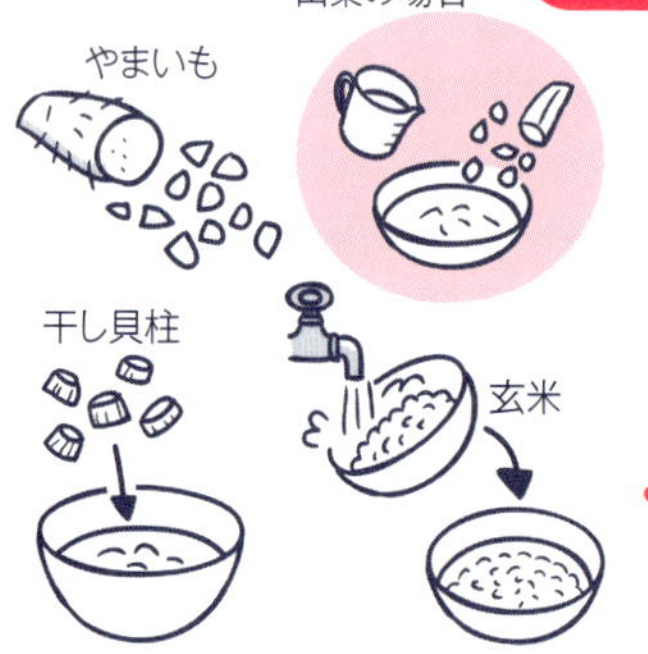

2 クコの実を酒でひと煮立ちさせ、冷ます。鶏肉はひと口大に切る。

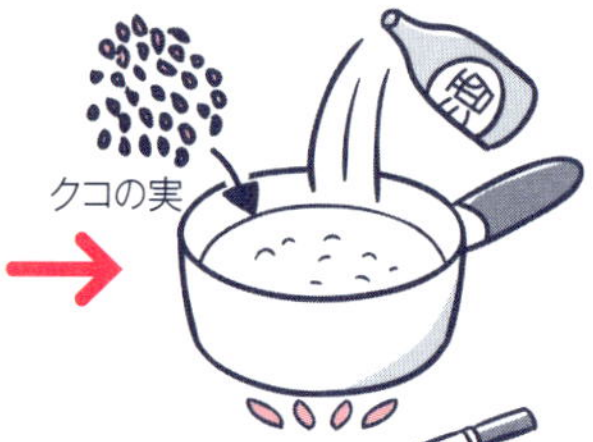

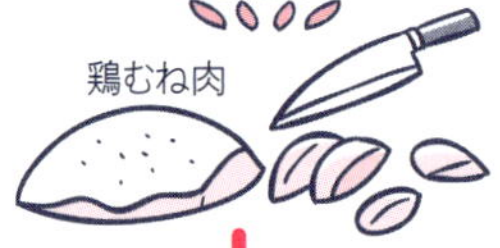

3 鶏がらスープと、干し貝柱をもどし汁ごと合わせて煮る。煮立ったら、貝柱をほぐす。玄米と鶏肉を入れ、弱火で煮込む。玄米にほぼ火が通ったら、やまいもを加える。山薬の場合は、つけ汁ごとはじめから加える。

これがコツ ふきこぼしたり、焦がしたりしないように。

4 弱火で1時間以上煮込むとお粥状に。塩、こしょうで味を調え、クコの実を加えてひと煮立ちさせる。ねぎ、またはにらをきざんで散らす。

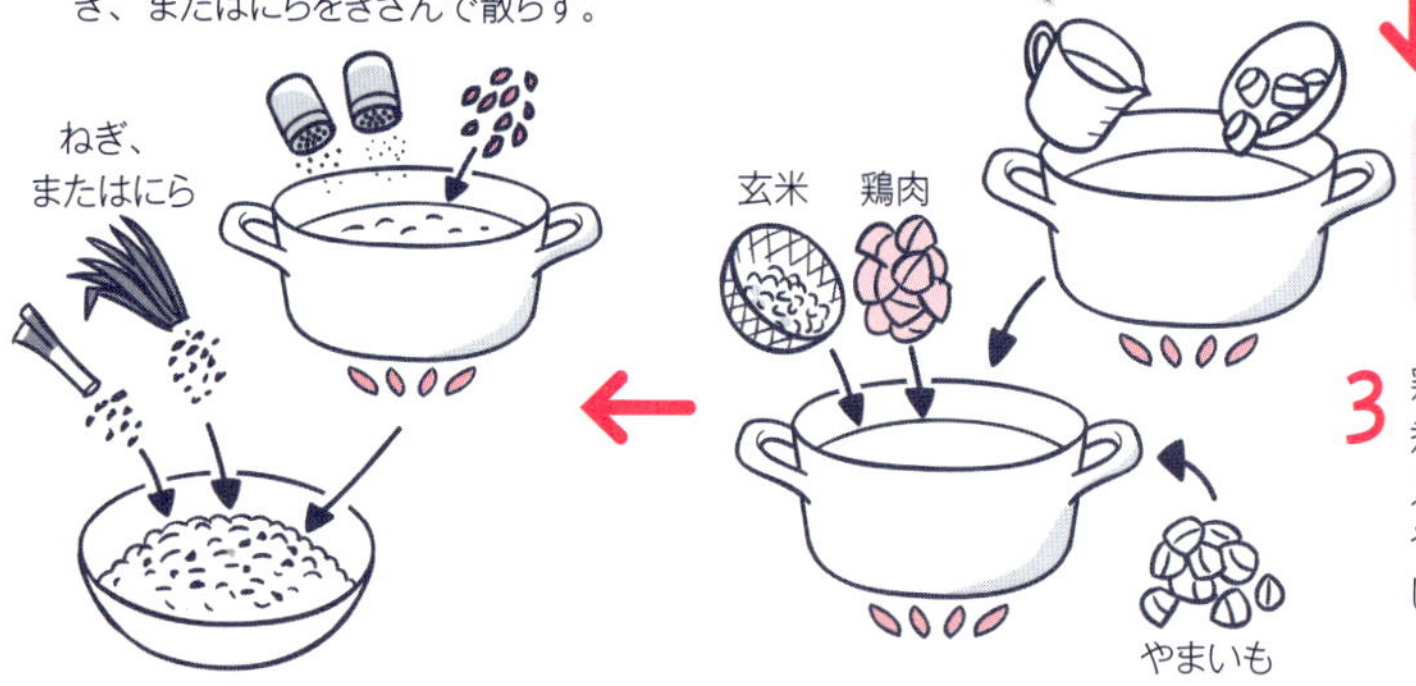

◆作ってみました

やまいものかわりに生薬の山薬を使う場合は、前日の夜から準備が必要です。煮込むときは、ふきこぼれやすいので、火加減には注意しましょう。

◆食べてみました

鶏がらスープ、干し貝柱のおいしいだしで煮込んだ、味のよいお粥です。やまいもより、山薬を使ったほうが体があたたまるように感じました。

無理なく太る食事のコツ

●1日300kcalよけいにとる

太るためには、よりたくさん食べればいいわけですが、健康的に太るには、1日の食事にプラス約300kcalを目安にします。

これは、1日につきチーズ2切れ（約110kcal）と、くだものを使ったジュースやコラーゲンゼリー（約200kcal）程度。この分だけよけいにとればよいのです。

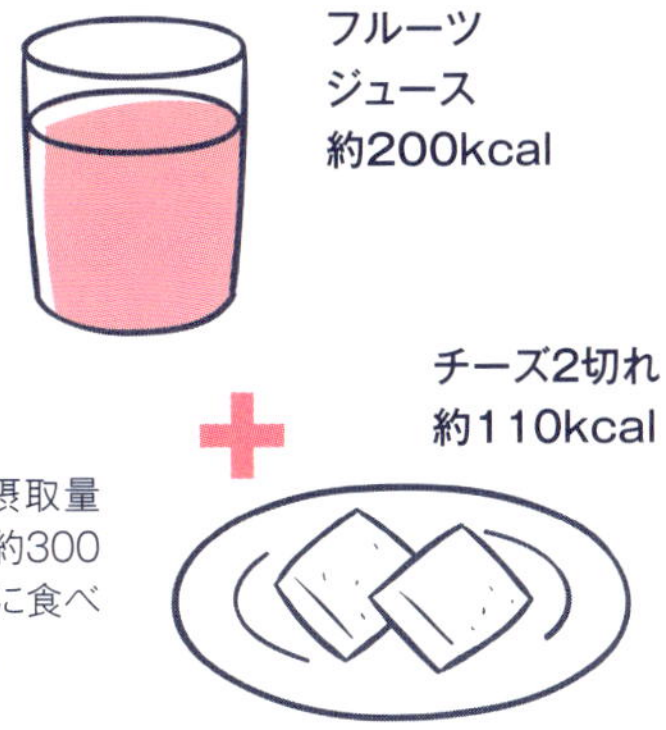

1日の栄養摂取量に加えて、約300kcalよけいに食べるのが目安。

●油脂類を活用する

「量が少なくてエネルギーの高いもの」は、何といっても油脂です。調理にはバターやオリーブ油を上手に活用しましょう。また、生クリームやマヨネーズなど乳化されたかたちだと、とりやすいのですが、コレステロール値が高くなりやすいので、適量にします。

●良質のたんぱく質をとる

人の体内でつくることのできない9種類の必須アミノ酸をバランスよく含んでいるかどうかの指標は、プロテインスコアとよばれ、卵が最も良質の100とされています。必須アミノ酸のどれかひとつでも不足していると、その数値も低くなります。できるだけプロテインスコアの高い食品を選んでとるようにしましょう。

●主なプロテインスコア

卵	100
さんま	96
豚肉	90
あじ	89
鶏肉	87
牛肉	80
牛乳	74
白飯	73
豆腐	51

●水分を控える

一般に、体質的にやせている人は、すぐ満腹になりやすいので、食前および食事中は、水分をとらないようにすることが太るコツです。スープや汁ものは、先に食べるとすぐ満腹になってしまうので、後回しにするほうが賢明です。

●甘いものは最後に

砂糖を使ったお菓子類は、急激に血糖値が上がって、すぐに満腹感を覚えがちです。

甘いものが無性に食べたくなっても、食前には絶対にとらず、食後に食べるようにします。

●糖質だけで太るのは禁物

甘いものは確かに高エネルギーで、たくさん食べれば確実に体重は増えます。しかし、それは脂肪組織が増えるだけで、体を構成する筋肉や骨は増えていません。

たんぱく質が十分でなければ、筋肉や骨は強化されず、かえって腰痛などのトラブルを抱えることになりかねません。

●アルコールや香辛料を生かす

アルコールは食欲を刺激するうえ、エネルギー源にもなります。飲みすぎない程度に活用するとよいでしょう。また、しょうがやしその葉など、芳香性の強い食材を料理に加えると、食欲をそそります。

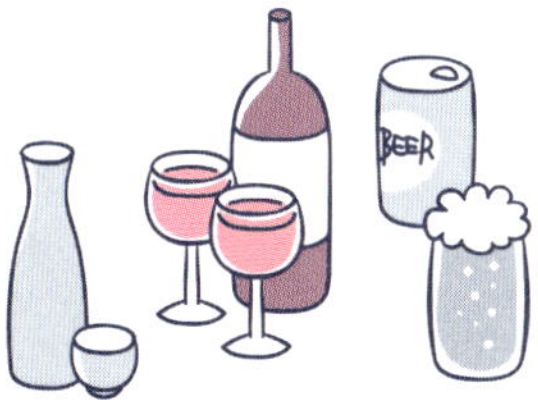

ワイングラス2杯で180kcal、日本酒1合で190kcal、ビール350mL缶1本で140kcal。だが、栄養に乏しいので、食欲の刺激役にとどめる。

●目標体重以下にしないように

目標体重は、標準体重または20歳時の体重。内臓の機能は成長が終わった時の体重に適合しているので、それ以上に増えると無理がかかり障害がおきる可能性があります。増やしすぎないようにします。

おもしろ栄養学

たんぱく質が不足すると体中からSOSが発せられる

やせすぎの人のなかには、たんぱく質が不足している人も少なくないものです。たんぱく質のとり方が不十分になってくると、体はサインを発します。

●爪の伸び方

爪は1日平均約0.1mm、1か月で約3mm伸びます。健康であれば、色もピンクで光沢があります。それが伸びにくくなったり、割れやすくなったり、青白くなることがあります。これがたんぱく質不足のわかりやすいサインです。

●髪の毛の状態

たんぱく質が不足してくると、髪が細くなり、切れやすくなったり、つややこしがなくなったりしてきます。

貧血ぎみで寒がりというのも、たんぱく質不足です。たんぱく質は、赤血球の生成や鉄分の吸収に大きく関係しているため、不足すると貧血になるのです。また、体からの発熱量が下がって冷え、スタミナ不足の原因になります。

そのほか、肌のつやがなくなりカサカサする、シワが増える、脳のはたらきがわるくなる、免疫力や抵抗力が低下して病気になりやすくなる、などさまざまな症状があらわれます。

●油料理にはウーロン茶を　油っこい料理にタンニンの多い緑茶では、かえってしつこくなるため。ウーロン茶は口中がさっぱりする。

頭痛

心配いらないものが多いが、突然激しい痛みがきたら要注意

●Dr.アドバイス

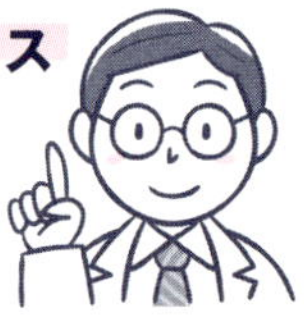

頭痛を甘くみず、原因を見きわめて正しい対処を

一口に頭痛といっても痛み方や原因はさまざまで、一説によると150以上もあるといわれています。最も一般的なものは、かぜや扁桃《へんとう》炎《えん》、中耳炎などの発熱に伴っておこる頭痛です。これは熱が下がれば自然におさまります。このほか、肉体疲労、過度の飲酒、喫煙、睡眠不足、天候不順、炎天下に長時間いることなどでもおこります。

頭痛の原因の80%は、これら日常的にありふれたことなので、さほど心配はいりません。これは一次性頭痛ともいわれ、次のふたつが代表的なものです。

片頭痛——後頭部や頭の片側がズキズキと割れるように痛み、嘔吐《おうと》、吐きけを伴うのが特徴です。頭や体を動かすと、頭に響いてさらにひどくなります。女性に多くみられます。

緊張型頭痛——心身の疲労や、不安や悩みなどのストレスがひきがねになって、筋肉内の血管が圧迫され、頭痛というかたちであらわれます。症状は、後頭部を中心に頭全体が締めつけられるような圧迫感や、どんよりとした頭《ず》重《おも》感が主体です。肩や首のこり、軽いめまいを感じたり、パソコンを使ったあとに痛むこともあります。

そのほか、むちうちや打撲、筋肉の損傷のほか、更年期障害や月経に起因する頭痛もあります。

一方、突然激しい痛みがあらわれる頭痛は、くも膜下出血や、脳出血、急性髄膜炎《ずいまくえん》などの前兆の場合もあります。症状はいずれも激しい痛みに、吐きけなどを伴うのが特徴です。

このような場合には、早急に脳神経外科へ行って、適切な治療を受けましょう。

●ストレスをためない生活を

肉体疲労や精神的な緊張により、しばしば痛みがおこるいわゆる〝頭痛もち〟の人は、趣味やスポーツなどで気分転換をはかってストレスをためないように。また、アルコールやたばこを控えます。

市販の頭痛薬を日常的に使用している人も多いと思いますが、あまり長期にわたって飲み続けていると、かえって「薬物乱用頭痛」の原因になります。頭痛の専門医に相談のうえ、習慣性のない薬の処方や、正しい服薬指導を受けましょう。

おすすめ

うめぼしの果肉をこめかみに

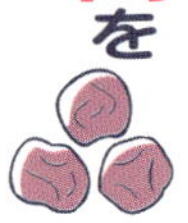

うめは「三毒を断ち、その日の難を逃れる」といわれるほど薬効が多く、中国では烏梅《うばい》、酸梅膏《さんめいこう》などの漢方薬にもなっています。そのほか強い抗菌作用、整腸作用、下痢改善、食欲不振解消、食中毒予防など、さまざまな効用があります。頭痛のときには、うめぼしをこめかみにはるとよいでしょう。

（根本・山ノ内）

●うめぼしをこめかみにはる

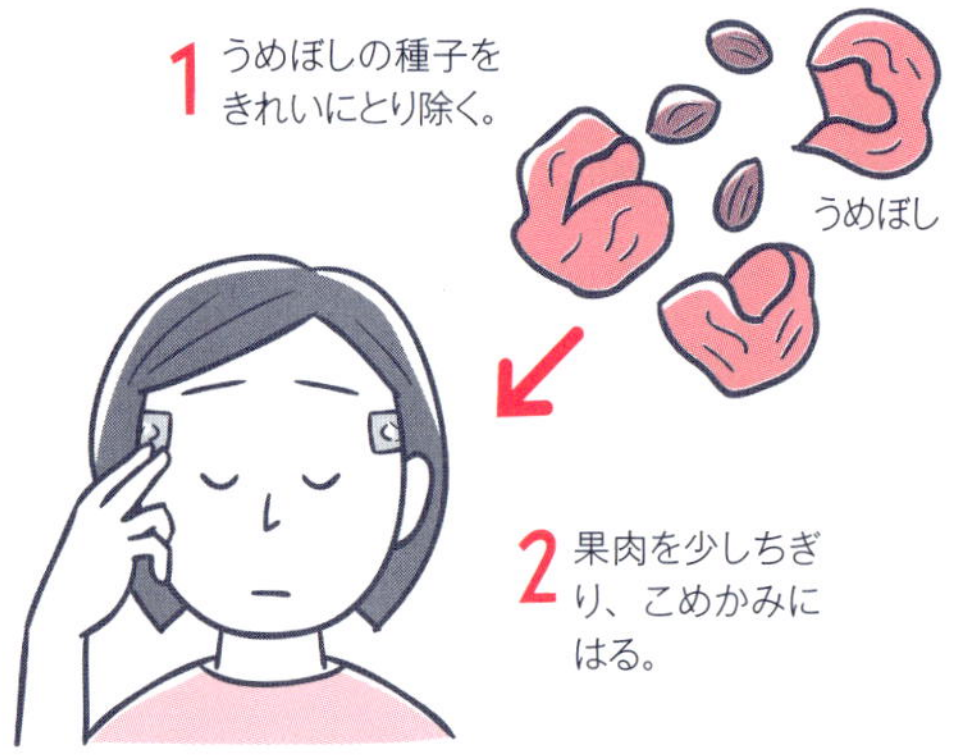

1 うめぼしの種子をきれいにとり除く。
うめぼし
2 果肉を少しちぎり、こめかみにはる。

慢性の頭痛にうどの煎じ汁

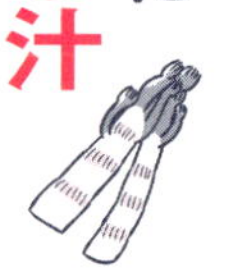

うどは薬効が期待できる自生種を使います。秋、なるべく古いうどの根を掘り出してよく水洗いし、皮をむいて水に浸してから乾燥させます（漢方では独《どっ》活《かつ》という）。これを煎じ汁にすると、痛み止めや発汗、解熱効果を発揮します。常飲すれば慢性の頭痛やめまい、肩こり、神経痛、リウマチなどに効果があります。

（根本）

●うどの煎じ汁

乾燥させたうどの根10gを、600mLの水で半量になるまで煎じ、布でこす。この煎じ汁を1日分とし、3等分して食前または食後に飲む。

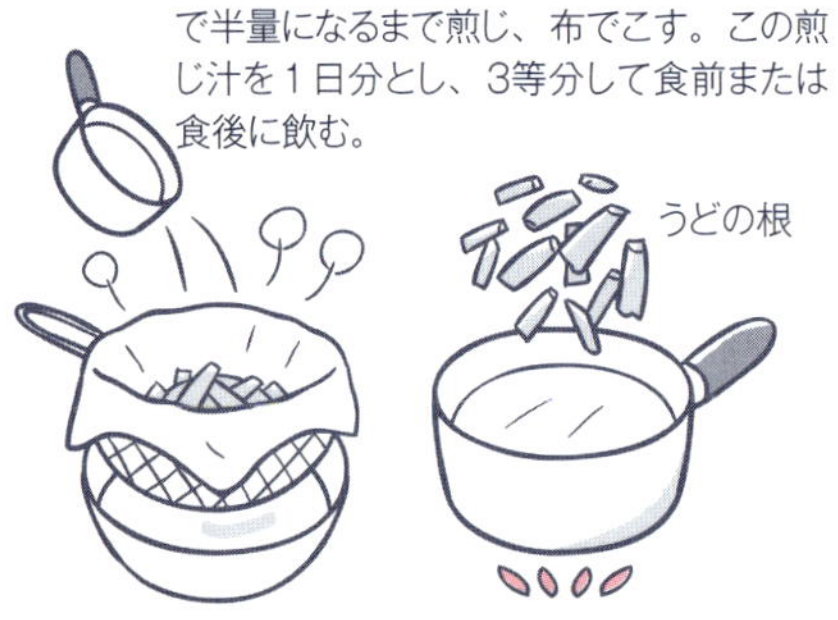

●頭痛から考えられる主な病気

SOS のときは、急いで病院へ！

部位	痛み方	症状	考えられる病気
頭全体が痛い	急に痛くなった	激しい頭痛がする。高熱が出る。まぶしい。首が動かない。手足を動かすと痛みが増す。吐きけ、嘔吐、けいれんをおこす。	SOS 髄膜炎《ずいまくえん》
		突然、38度以上の高熱が出て痛みはじめる。吐きけ、ときにはけいれんも。以前から耳や鼻の慢性の病気をもっている。	SOS 脳膿瘍《のうのうよう》
		めまい、吐きけ、激痛がある。意識を失うことも。ふだんから血圧の高い人、動脈硬化症の診断を受けている人は要注意。	SOS 脳出血 くも膜下出血
		突然目がかすみ、頭痛とともに目が圧迫された感じを受けて痛む。吐きけや嘔吐がおこることも。	SOS 緑内障《りょくないしょう》
		顔面や手足のまひ、感覚が低下する。頭痛とともに、めまいがおこり、左右どちらかの半身がまひ状態に。突然症状があらわれる。	SOS 脳梗塞《のうこうそく》
		めまいが突然おこり、耳鳴りや片耳だけ難聴になる。吐きけ、嘔吐、冷や汗などの症状が出る。	メニエール病
	徐々に痛くなった	頭の痛みが徐々に激しくなる。めまい、嘔吐がおこる。だんだん体が動かなくなってくる。症状が重くなると、意識を失うことも。	SOS 一酸化炭素中毒
		くしゃみ、鼻汁、鼻づまり、せき、たん、のどの痛みなどの症状がある。	かぜ
		血色がわるく、疲れやすいなどの症状がある。少し動いただけで、動悸《どうき》や息切れがする。全身に倦怠感《けんたいかん》がある。	貧血
		肩こり、のぼせ、めまい、動悸、息切れ、不眠などの症状がおこる。40歳以上の女性に多い。	更年期障害
		朝、気分がわるくておきられない。肩こり、めまい、のぼせ、動悸、息切れ、不眠の症状がある。食欲不振や便秘もある。	うつ病
		がんこな頭痛、吐きけ、嘔吐、めまいが続く。熱は出ない。疲れ目、かすみ目などの視力障害がある。けいれんがおこることも。	SOS 脳腫瘍《のうしゅよう》
頭が部分的に痛い	額	鼻づまりの症状もみられる。鼻汁も多い。病気が進むと、痛みは重くなる。	鼻炎、蓄膿症《ちくのうしょう》
		頭痛と同時に、目にも痛みを感じる。	近視、乱視、老眼
	側頭部	頭の片側が脈うつように痛む。1～2時間で痛みがピークに達し、それに伴って吐きけ、嘔吐、めまい、耳鳴り、目のかすみを感じる。	片頭痛
		頭重や難聴もある。耳鳴りやめまいを伴う。	中耳炎、外耳炎
	後頭部	朝、後頭部の痛みとともに、肩こり、耳鳴り、めまい、動悸、息切れ、手足のしびれや顔面のほてりなどを感じる。高齢者に多い。	SOS 高血圧
		肩こり、耳鳴り、めまい、動悸、息切れを伴って頭痛がおこる。	SOS 脳動脈硬化

おすすめ

熱っぽい頭痛に だいこんおろし

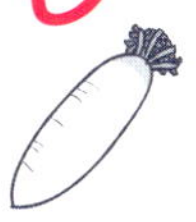

だいこんには体を冷やす作用があるので、頭痛のときには外用薬として手軽に利用できます。特に熱っぽい頭痛にはすぐれた効果を示します。ガーゼにだいこんおろしを浸して直接頭に当てるか、だいこんのしぼり汁を数滴、鼻孔《びこう》から注ぐとよいでしょう。頭の左右どちらかの側が痛む場合には、痛むほうの鼻孔に注ぐとより効果的です。

外用以外でも、だいこんおろしに梅肉とすりおろしたしょうがを加えて飲むと、頭痛をはじめ、ぜんそく、せきを伴うかぜにも有効です。

（根本・山ノ内）

●だいこんおろし

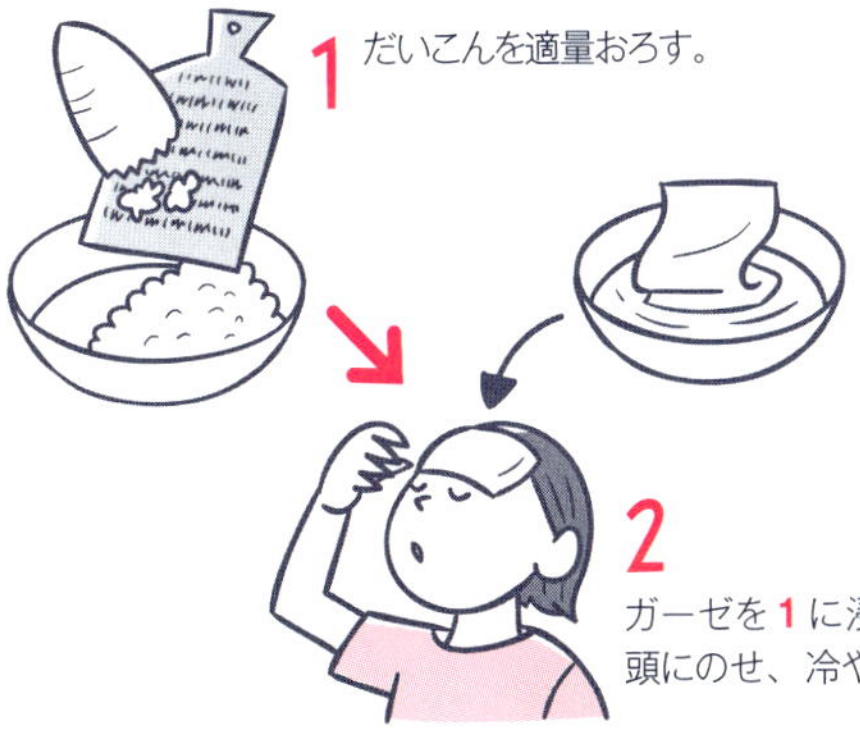

1 だいこんを適量おろす。

2 ガーゼを1に浸して頭にのせ、冷やす。

●頭痛鉢巻き　薬のない時代、頭痛をこらえるのに鉢巻きを強く巻きつけた。そこから転じ、困難に直面して、苦しんだり、心配することをいう。

冷えからくる頭痛に しょうがスープ

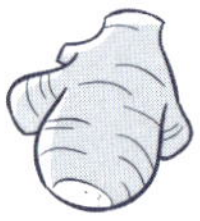

しょうがを乾燥させたものは、漢方では乾姜《かんきょう》とよばれ、体をあたためて発汗を促すので、解熱作用にすぐれています。体の冷えからくる頭痛や下痢、下半身の痛みのほか、かぜのひきはじめの悪寒、頭痛、くしゃみなどにもってこいです。

特に冷えからくる頭の痛みには、しょうがのスープがおすすめです。かつお節や昆布でだしをとると、さらにおいしくなります。子供には、はちみつをたらしてあげると飲みやすいでしょう。

このスープは、葛根湯《かっこんとう》などのかぜ薬を服用したあとに飲むと、より一層効果が得られます。（根本）

●しょうがスープ

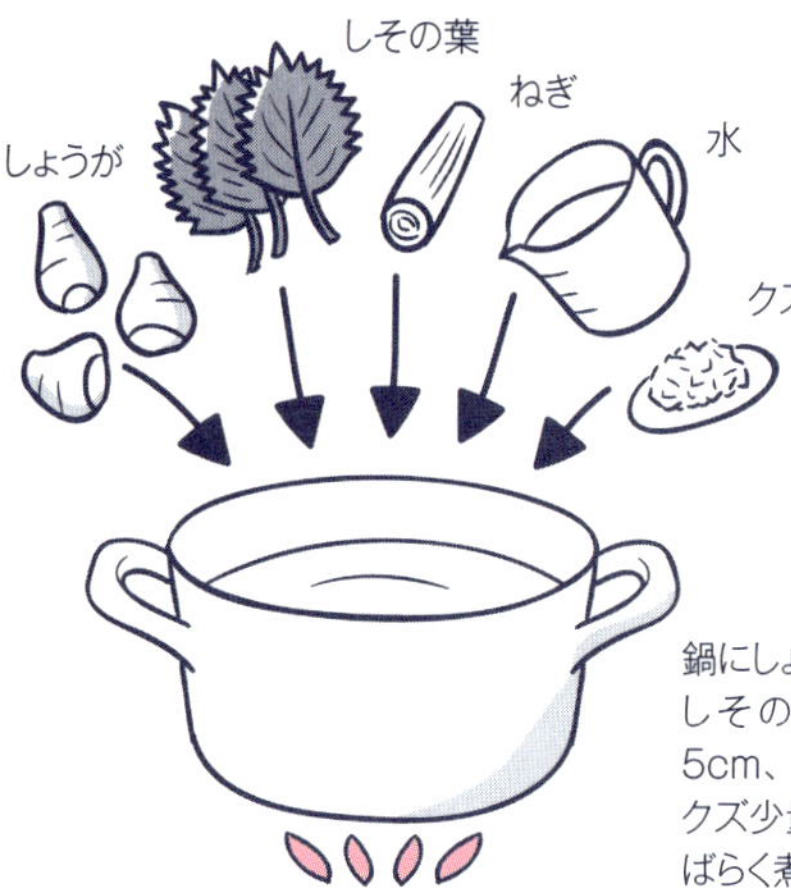

鍋にしょうが3かけと、しその葉3枚、ねぎ5cm、水600mL、クズ少量を入れて、しばらく煮る。

頭痛の手当て

●首や肩のこりを伴う頭痛のときは

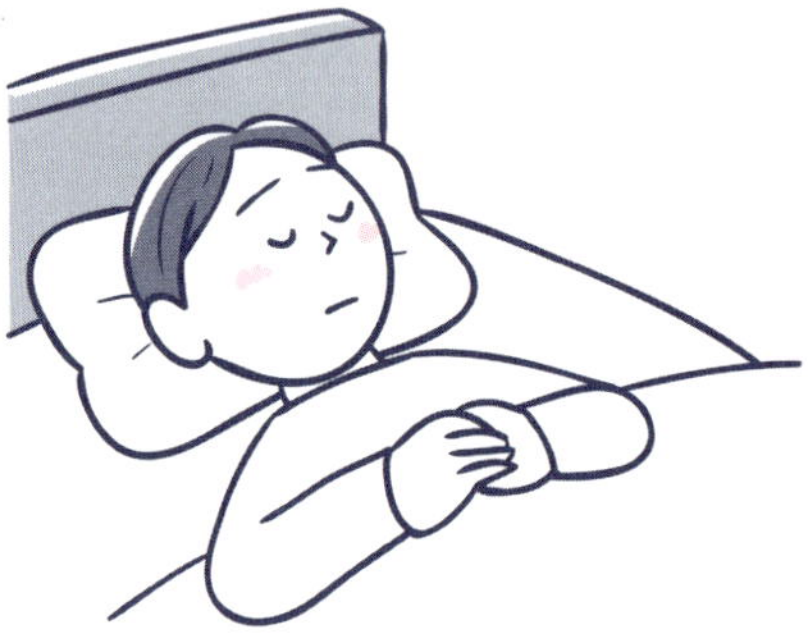

目を閉じ、なるべく頭を動かさないように固定して、横になって休む。

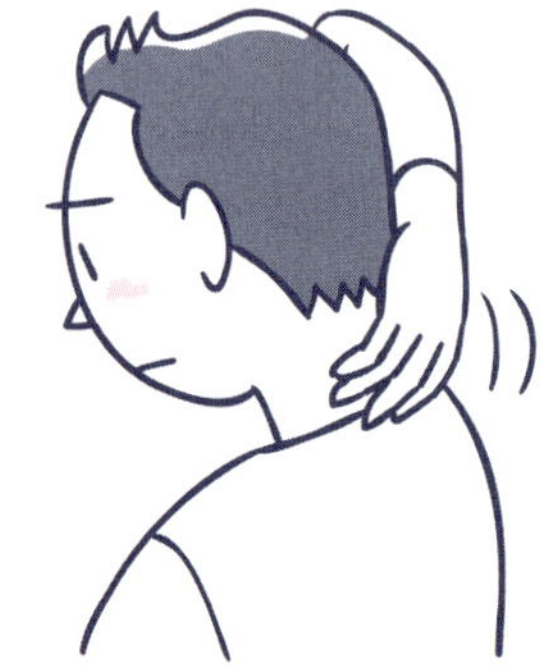

首すじの筋肉が緊張していることが多いので、マッサージをする。

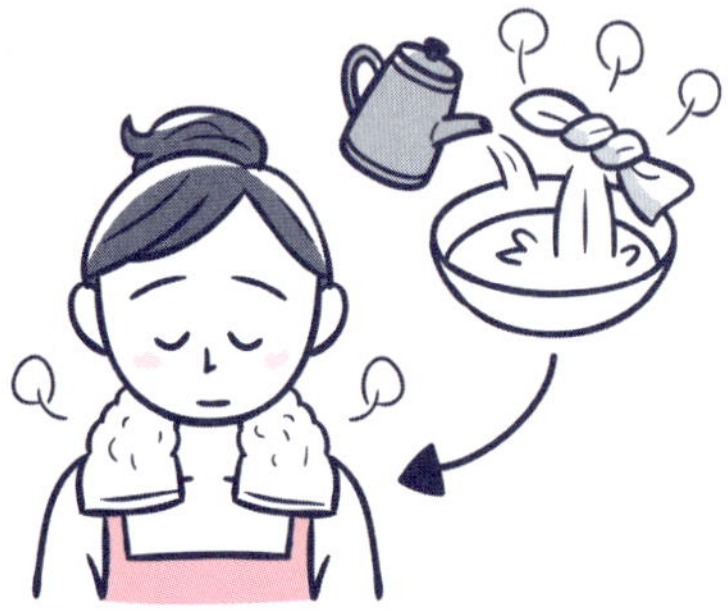

首のまわりを、熱湯に浸したタオルで温湿布する（やけどに注意）。

●痛みには鎮痛薬がよく効く

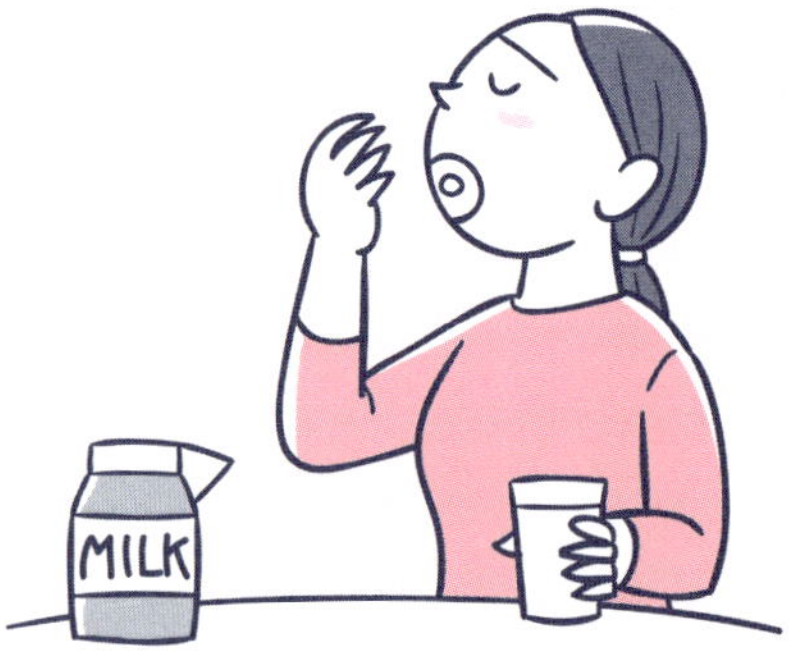

頭痛用の鎮痛薬を飲む。痛みが強まる前に飲むほうが、早く効く。空腹時は胃をあらさないよう、先に牛乳を飲んでおく。

●ズキンズキンとする頭痛のときは

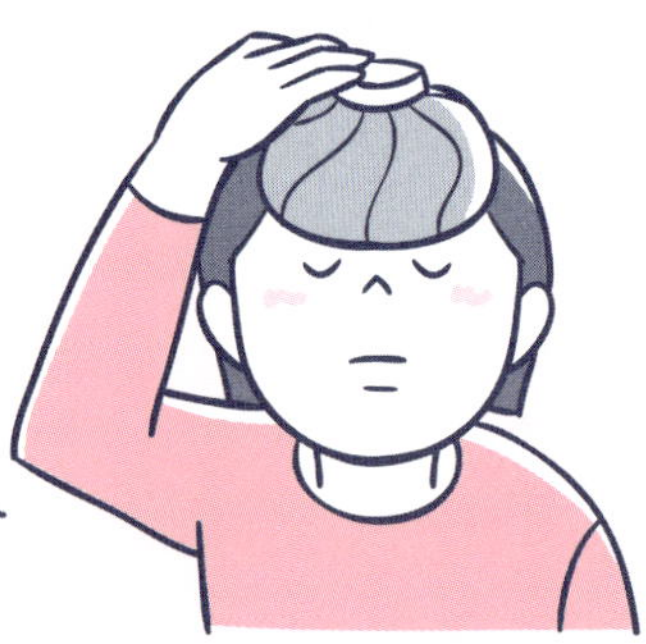

こめかみや額など、痛むところを冷やすと楽になる。

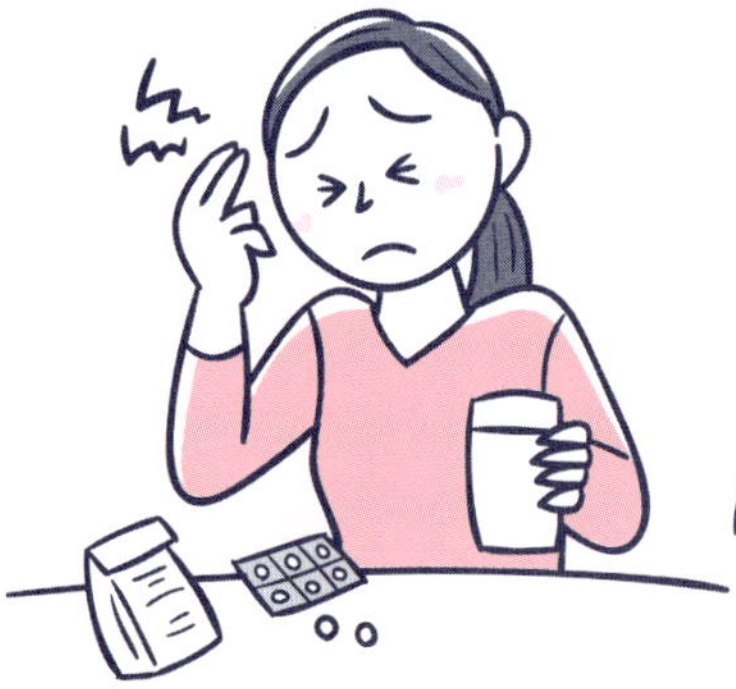

片頭痛にはトリプタンやエルゴタミンなどの薬がよく効く。

かぜの頭痛には ねぎとにんにくのスープ

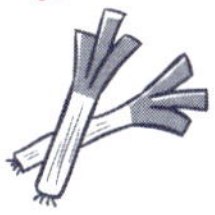

ねぎの白い部分は、漢方では葱白《そうはく》とよばれ、かぜのひきはじめや、かぜに伴う頭痛によく効くとされます。ねぎの白い部分20gと、にんにく10gを細かくきざんで、600mLの水で半量になるまで煎じます。

この煎じ汁を飲むと、ねぎの発汗作用でどんどん汗が出ますから、体が冷えないように、そのつどタオルで体をよくふき、下着を替えるとよいでしょう。

（根本）

おすすめ

発熱を伴う頭痛には ハッカ湯がいちばん

陰干しにしたハッカの葉を細かくきざんで、茶さじ山盛り2～3杯を茶こしに入れます。これに熱湯を注ぐだけでハッカ湯になります。香りものどごしもさわやかで、熱いうちに飲むと汗が出て熱が下がり、かぜやそれに伴う頭痛を治します。

ハッカの葉とハマスゲを乾燥させたものを、5gずつ煎じて、1日1回服用するのもよいでしょう。

（根本・山ノ内）

おすすめ

のぼせや高血圧の頭痛をとる 菊花茶

菊は頭痛、めまい、耳鳴りなどといった、主に頭部におこる不快な症状に有効です。血行をよくし、視力を回復させる漢方薬としても知られています。頭痛には、菊の花びらで作った菊花茶（作り方は左図）が有効です。

また、慢性の頭痛には、生の菊花20g（乾燥させた菊なら6g）とクコの実を混ぜ、300mLの紹興酒《しょうこうしゅ》の中に入れて20分ほど蒸したものを飲むと、とても効果的です。

（根本・山ノ内）

菊花茶の作り方

●材料

食用菊の花	5個
塩	少々
はちみつ	適量

1 食用菊の花びらをむしる。なるべく大きめの花びらを選び、大きさをそろえる。

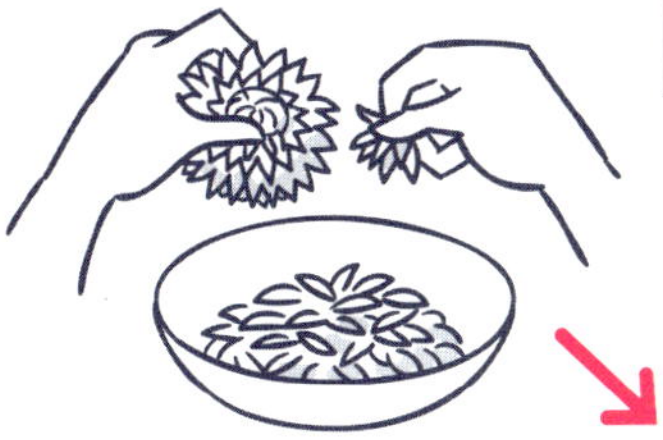

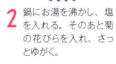

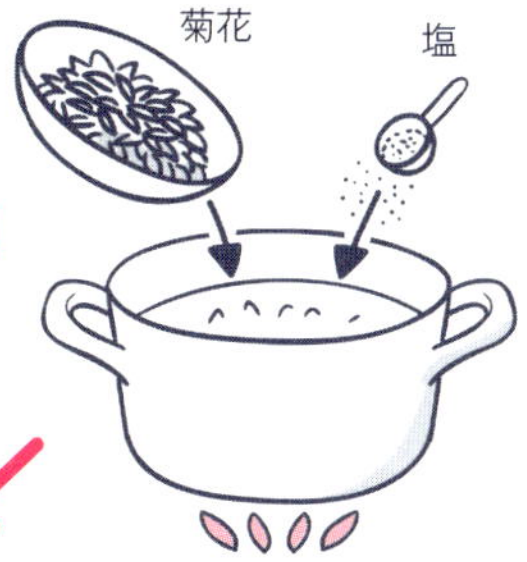

2 鍋にお湯を沸かし、塩を入れる。そのあと菊の花びらを入れ、さっとゆがく。

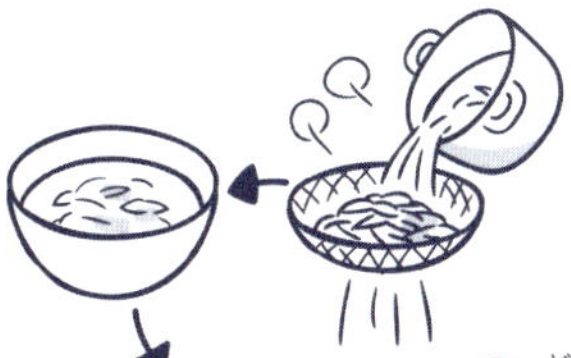

3 ざるに上げ、冷水にさらしたら、ふきんやペーパータオルで水けをふきとる。

これがコツ

乾かすときは、花が重ならないよう1枚1枚広げる。固まったままだと乾きにくく、特に夏は腐りやすい。

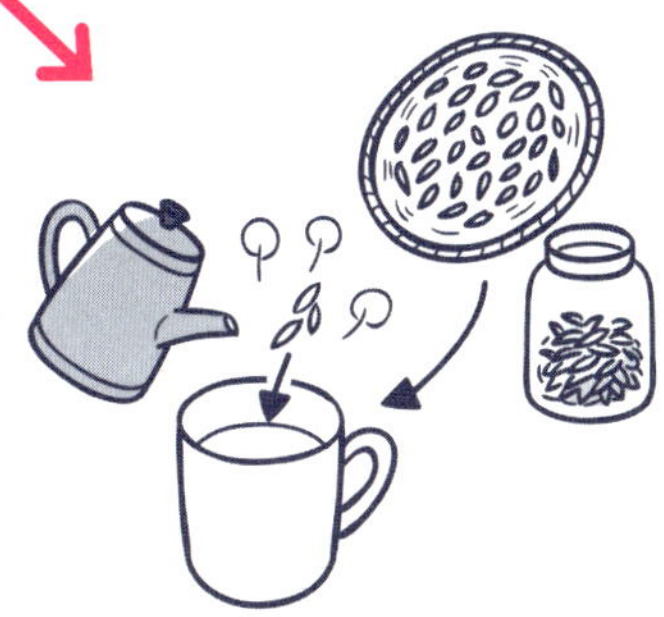

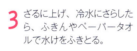

4 3を広げて乾かし、びんなどで保存。飲むときは湯のみにひとつまみの花びらを入れ、熱湯を注ぐ。飲みにくいときは、はちみつを加える。

◆作ってみました

ゆですぎると、花びらがぐずぐずになってしまい、うまく乾きません。一度にたくさんゆでると、広げるのに時間がかかるうえ、広い場所が必要になります。

◆飲んでみました

ハーブティーのように香りがよく、とても飲みやすいお茶です。

●塩番茶で頭痛を治す　番茶に塩を少量加え、十分に冷ましたものをスポイトでたらして鼻孔《びこう》を洗浄すると、鼻炎や蓄膿《ちくのう》症による頭痛に効く。

おすすめ

ヨモギは昔ながらの頭痛の特効薬

ヨモギは、端午の節句にしょうぶとともに入浴剤に用いたり、お灸用のモグサの原料にしたりと、多くの効能をもつ薬草です。冷え症からくる頭痛には、干したヨモギひとつかみを、540mLの水で半量になるまで煎じます。これを1日量としてお茶がわりに飲むと、とても効果的。煎じ汁はウルシかぶれや湿疹の湿布剤としても利用できます。また、入浴剤（生薬800gをよくもんで布袋につめ、水から風呂を沸かす）として使うと、肩こり、リウマチ、腰痛に有効です。

（根本・山ノ内）

漢方にも使われるオニノヤガラの煎じ汁

オニノヤガラは葉がなく、茎だけがまっすぐに伸びる多年草です。じゃがいもにも似たその根茎を漢方では天麻《てんま》とよび、頭痛やめまいにすぐれた効果を発揮します。強壮剤、鎮静剤としても用いられます。6月ごろに根茎を掘り、よく水洗いしてから薄く輪切りにして、陰干しにしておきます。

よく乾燥した根茎3～5gを1日量とし、200mLの水を加えて半量になるまで煎じます。これを3回に分け、食前や食後に服用すると、頭痛やめまいが治ります。

（山ノ内）

頭痛、めまいに効くカギカズラの煎じ汁

カギカズラは、葉腋に下向きに曲がった〝かぎ〟のようなものがあることから、その名がつけられたといわれています。かぎは小枝の変形したものです。薬用として用いられるのはこの部分で、漢方では釣藤鈎《ちょうとうこう》とか、藤鈎《とうこう》とよばれ、鎮静作用や鎮痙《ちんけい》作用にすぐれています。

頭痛やめまいには、カギカズラの煎じ汁が効果的です。かぎの部分を中心にして、茎を上下6cmほど切りとります。これを日干しにしたものを細かくきざみ、水で煎じて飲みます。

（根本）

●カギカズラの煎じ汁

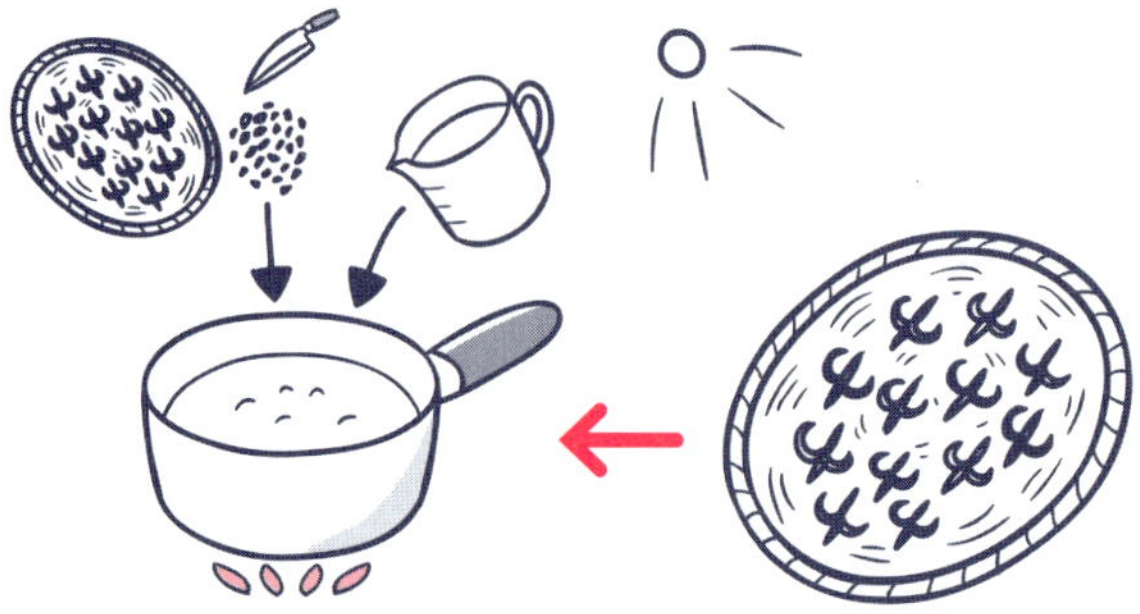

1 カギカズラのかぎの部分を中心に、茎の上下6cmを切りとり、日干しにする。

2 乾燥したら、5g分を細かくきざんで、500mLの水で半量になるまで煎じる。これを1日3回に分けて飲む。

昔からの痛み止めベニバナの浸し湯

ベニバナは中央アジア原産で、薬用には、開花初期の黄色い花を乾燥させます。昔から血行を促進する、痛みを鎮める、血圧を下げるなどの作用があるとされ、婦人病の特効薬としても知られています。

ベニバナ2gに約180mLの熱湯を入れます。冷ましてから、そのうわずみを飲むと、血流がよくなり、頭痛に効果があります。

（根本）

その他のおすすめ 食品・山野草

うめぼしを焼き網で焼くか、アルミホイルに包んで黒焼きを作ります。熱湯を注いでよくかき混ぜてから飲むと、熱を下げ、頭痛を治します。

濃いめに入れた**番茶**にうめぼしを入れ、あたたかいうちに飲みます。お茶として常飲すると、習慣性の頭痛が治ります。

シシウドの根を乾燥させたもの20gを500mLの水で半量になるまで煎じます。この煎じ汁を1日3回に分けて服用すると、頭痛の妙薬になります。

そのほか、**センキュウの根**の乾燥したもの2gを煎じて飲むのもよいでしょう。

薬草の効果的な用い方②

薬草独特の風味や有効成分は、あますところなく活用したいもの。逆効果にならないように、ポイントをしっかりおさえて。

黒焼きにする

民間療法でよく知られる黒焼きは、カビが生えたり虫がついたりしにくくなるため、保存に便利です。薬草に限らず、食品にも使われる方法です。

家庭で手軽に黒焼きにするには、フライパンを利用します。左図の要領で作りますが、必ず冷めてからふたを開け、粉末にして湿けを入れないように密閉容器で保存しましょう。すぐにふたを開けてしまうと、せっかくの蒸し焼きが燃えて灰になってしまうので気をつけましょう。

そのほか、焼き網でじかに焼く方法もあります。たとえば、みかんを丸のまま焼き網にのせ、皮がまっ黒になるまで弱火でじっくり焼きます。熱いうちに皮をむいて果肉を食べると、かぜの初期症状に有効です。この方法はいちばん簡単ですが、保存がききません。

外用として、アカザの花と果実は子供の湿疹に、キハダはうちみやねんざ、なすのヘタは歯痛や歯周病に効きます。飲用として、じゃがいもは胃潰瘍や十二指腸潰瘍、柿のヘタは血尿に効果的です。

●黒焼きの作り方

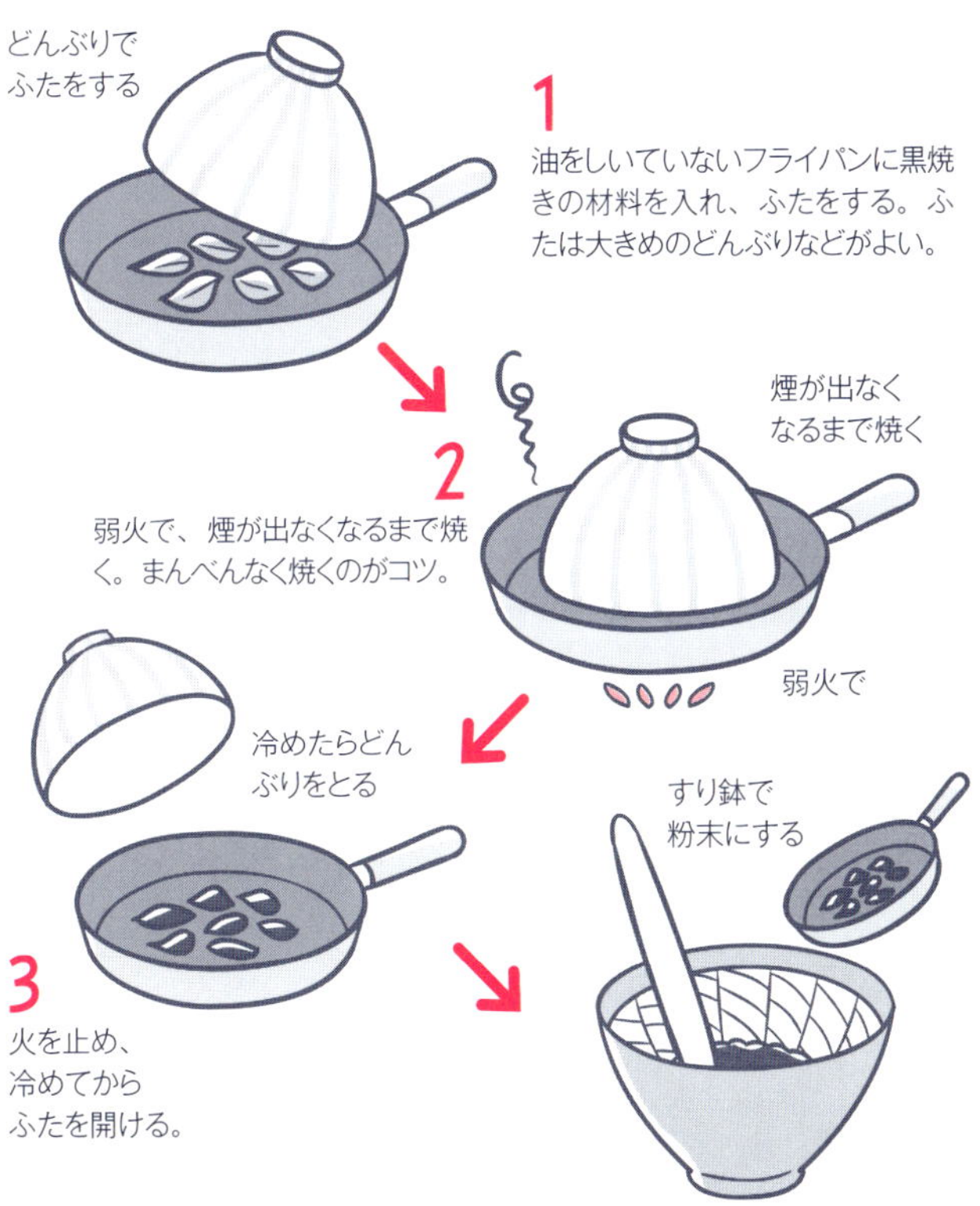
どんぶりで
ふたをする
1
油をしいていないフライパンに黒焼きの材料を入れ、ふたをする。ふたは大きめのどんぶりなどがよい。
煙が出なく
なるまで焼く
2
弱火で、煙が出なくなるまで焼く。まんべんなく焼くのがコツ。
弱火で
冷めたらどんぶりをとる
すり鉢で
粉末にする
3
火を止め、
冷めてから
ふたを開ける。

●黒焼きにする薬草・食べもの

アカザの花と果実	子供の湿疹に、少し厚めに塗る。利尿、動脈硬化予防には飲用	**なすの皮とヘタ**	歯痛、歯周病、口内炎は患部に塗る。胃腸病には飲用
柿のヘタ	しゃっくりには飲用。尿が気持ちよく出ずに血が混じるときも飲用	**じゃがいも**	胃潰瘍や十二指腸潰瘍に、茶さじ1杯ほどを水で飲用
キハダ	うちみやねんざに外用	**りんご**	かっけ、腎臓病のむくみに飲用
ニワトコ	うちみやねんざに外用	**すいかの皮**	口角炎や口内炎は、患部に塗る
うめぼし	かぜの初期に飲用	**みかん**	かぜの初期に、果肉部分を食べる

●薬は熱や湿けが大嫌い　薬の保管場所は冷蔵庫がいちばん。とはいえチルド室などは低温すぎ。冷蔵室内で10度ぐらいの場所が最適。

粉末にする

乾燥させた薬草を砕いて粉末にしておくと、保存がきき、そのまま服用できます。使いやすく、とても便利な方法です。

ナンテン粉末はせき、くちびるのあれ、切り傷、にきびなどに効きます。薬用部分は果実と葉です。果実は天日で乾燥させ、葉は陰干しにし、すって粉末にします。

アロエ粉末は殺菌作用があることから「医者いらず」といわれるほど。便秘、消化不良、慢性胃炎、頭痛に効果があります。作り方は、生葉を日干しにしてすりつぶします。朝夕、茶さじ半量ずつを、食後30分以内に内服します。

センブリ粉末は、昔から健胃薬に用いられ、胸やけや胃もたれに効果があります。全草を干して乾燥させ、粉末状になるまですりつぶします。1回0.3gを食前にそのままのむとよいでしょう。

薬草ばかりではなく、身近な食品も粉末にして利用できます。その代表がにんにく粉末。強壮に役立つほか、便秘や下痢、月経不順、慢性気管支炎に効果があります。

作り方は、皮をむいたにんにくを、ひたひたの水で煮ながら完全に押しつぶします。火を止め、卵黄を入れてかき混ぜ、再び弱火でかき混ぜながら水分がなくなるまで煮ます。それを、すり鉢で粉末に。服用は朝夕2回、耳かきの先ほどの量を2~3杯が適量です。空腹時に飲むのは避けましょう。

●アロエ粉末の作り方

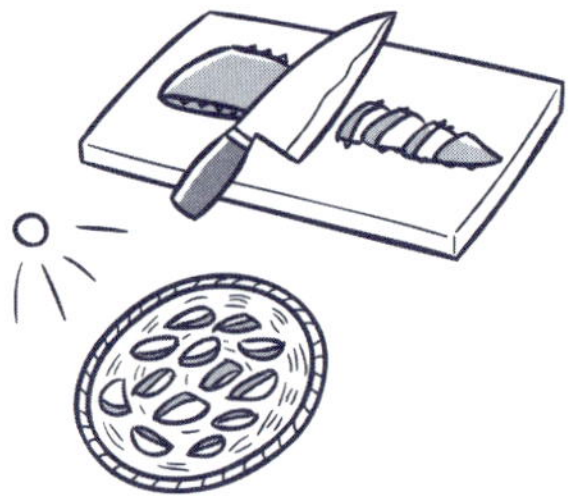

1 アロエを薄くきざみ、水分がなくなるまで日干しにする。

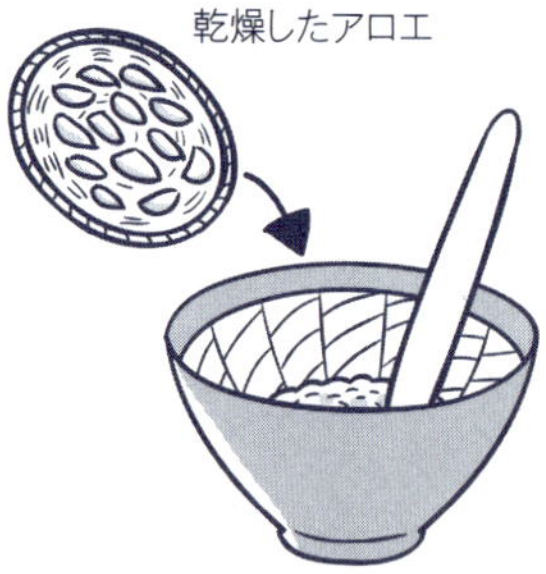

2 カラカラに干し上がったら、すり鉢に入れ、十分にすりつぶして粉末にする。

食用にする

薬効のある山野草をおかずとして食卓にのせてみるのはいかがでしょう。おいしく食べて健康になれば一石二鳥です。調理の前の下ごしらえとして、あくを抜くことが大切です。

薬草の種類によって あくの抜き方がちがう

薬草は種類により、あくの強弱が異なります。それによって水でさらすだけでよいもの、熱湯をかけるもの、ゆでるものなど、あくの抜き方も変わります。ただし、あくは独特の風味のもとでもありますから、抜きすぎるとおいしさも失われてしまいます。ほどよく上手に抜きましょう。

オオバコやカキドオシ、クコの葉をはじめ、ほとんどの薬草や若芽は、塩を少々入れた熱湯でひとゆでし、すぐにさらすだけで十分です。簡単なコツとして、さらすときは、できる限り流水にしてください。少し食べてみてあく抜きが不十分な場合は、流水でさらし続けるとよいでしょう。あくの強いものでは2~3時間かかるものもあるので根気よくやってください。かすかに苦みの残る程度でやめるのがコツです。

やや生長したヨモギやフキノトウは、塩のかわりに重曹を入れてゆでます。あくの強いワラビやぜ

●あくのある薬草とあく抜き法

	あくのある薬草	あく抜き法
あくの少ないもの	ツクシ、ハコベ、セリ、みつば、ギボウシ、シオデ、タラノキ（芽）、ネマガリダケ	さっとゆでる（熱湯にくぐらす）。色どめに塩をひとつまみ入れるとよい
あくのやや強いもの	ヨモギ、タンポポ、うどの葉	塩ゆでしたあと、十分流水にさらす。やや苦みが残っている程度にする
あくの強いもの	生長したヨモギ、フキノトウ、ワラビ、ぜんまい	重曹や灰汁であく抜きをする
	うど、やまいも	皮をむいて薄い酢水に放す

体調をよくする食べもの
薬草の効果的な用い方②

んまいは、灰汁（灰を水に浸してとったうわずみ液）の中でゆでるのがいちばんです。灰汁がなければ重曹でもかまいません。

そのほかのあく抜き法として、みかんの皮、ササの葉、米のとぎ汁、米ぬか、赤とうがらしなどを、沸騰したお湯に入れてゆでる方法もあります。花は熱湯に塩を少量加えてゆでるのがふつうです。

なお、乾燥や塩漬けにする場合は、あく抜きは不要です。

●塩ゆでしてあくを抜く

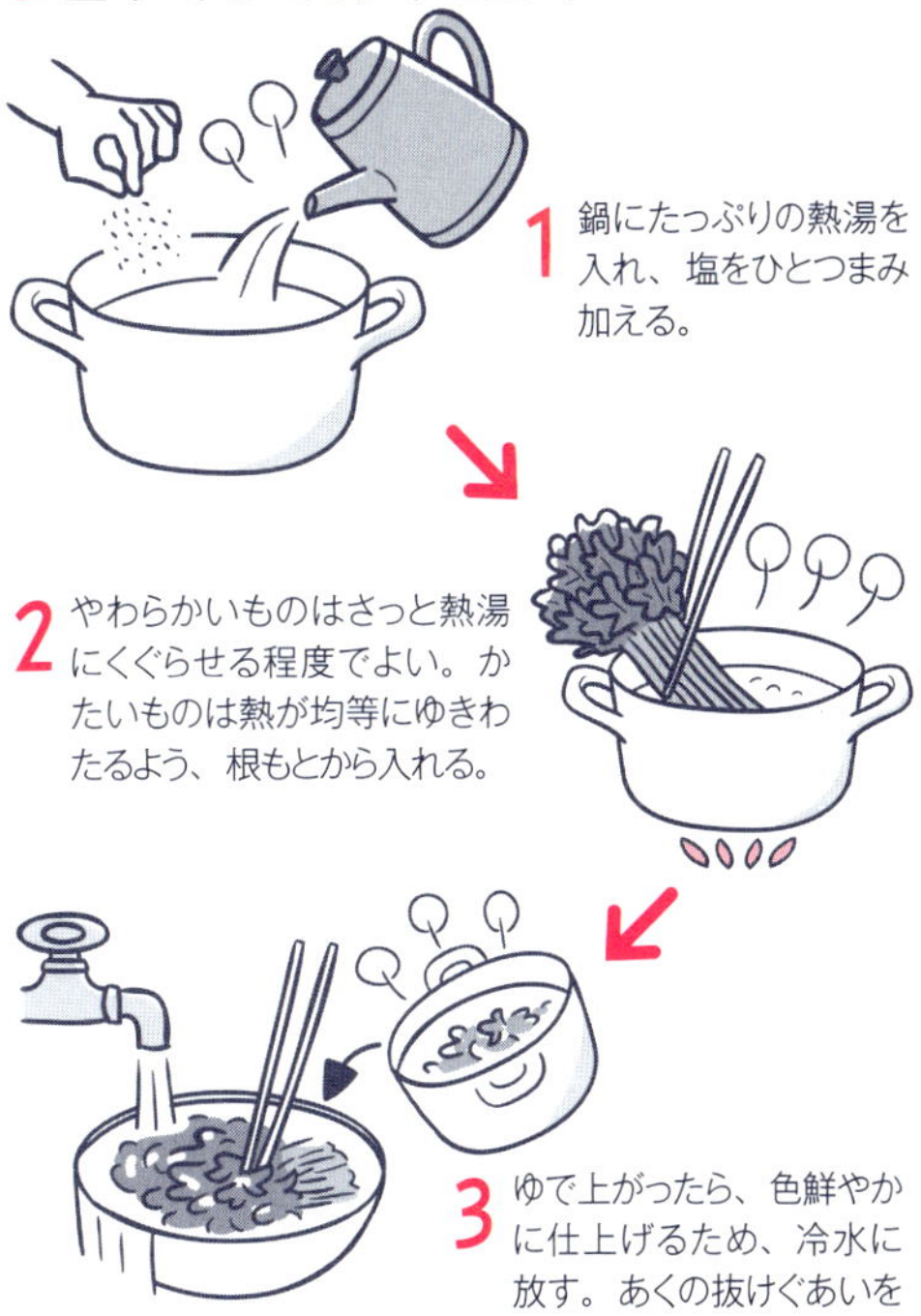

1 鍋にたっぷりの熱湯を入れ、塩をひとつまみ加える。

2 やわらかいものはさっと熱湯にくぐらせる程度でよい。かたいものは熱が均等にゆきわたるよう、根もとから入れる。

3 ゆで上がったら、色鮮やかに仕上げるため、冷水に放す。あくの抜けぐあいを食べて確かめながら流水でさらし続け、好みのところで水から上げる。

●重曹であくを抜く

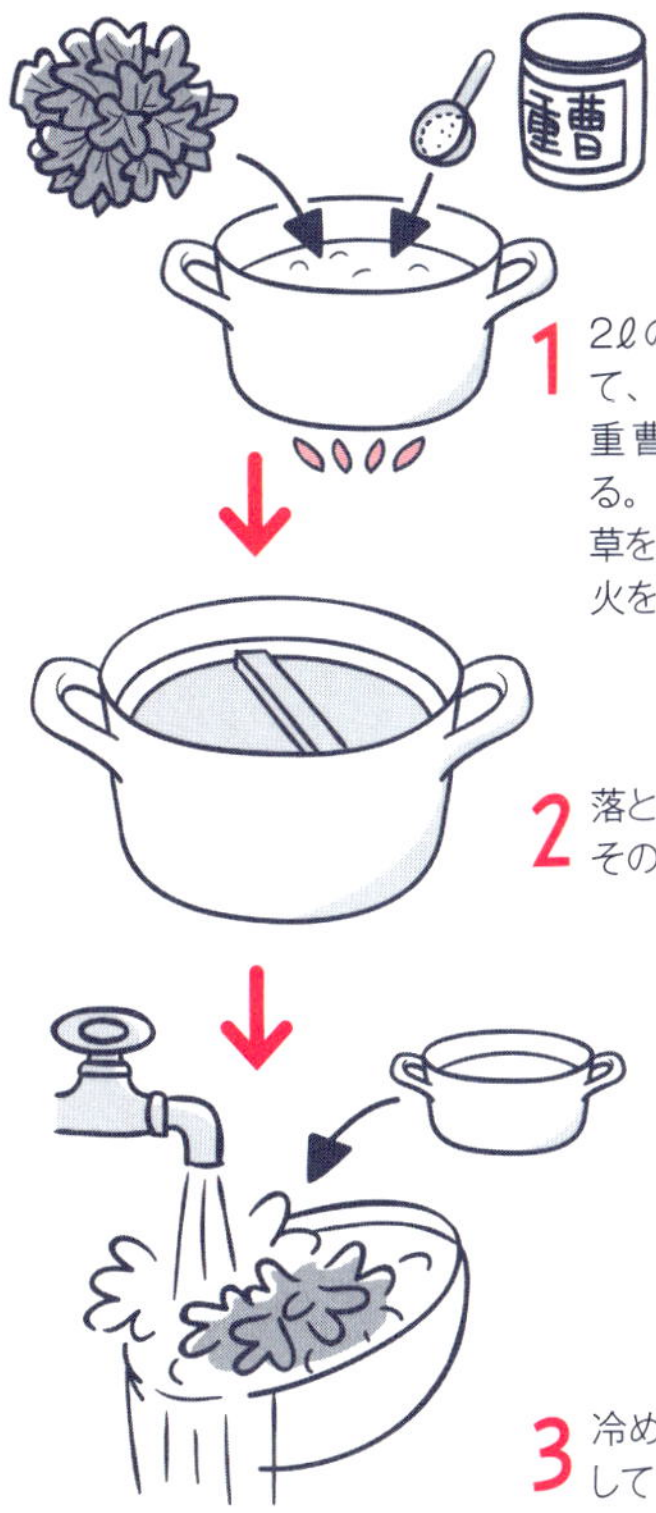

1 2ℓの熱湯に対して、茶さじ1杯の重曹を鍋に入れる。そのあと山野草を入れてゆで、火を止める。

2 落としぶたをして、そのまま冷やす。

3 冷めたら水洗いをして、調理する。

あくを抜けばいろいろな調理法が楽しめる

●あえもの

あえものは、山野草の香りや歯ごたえなどの独特なおいしさが生き、特有のクセも抜ける調理法です。その代表がごまあえ。すり鉢でねっとりとするまですったごま1に対し、砂糖2、しょうゆ1、みりん1の割合で入れ、よく混ぜ合わせておきます。食べる直前に手早くあえるのがポイントです。

春の山野草やノビルなどのユリ科に合う酢みそあえは、ときがらしを少々加えると、ピリッとして味わい深くなります。

食物繊維の多いぜんまいなどは、白ごまと豆腐、みそを合わせた白あえが向きます。

●おひたし

ほとんどの山野草に向き、風味がいちばん生きる調理法です。さっとゆがいてあくの程度に合わせて水にさらし、水けをしっかりきっておくのがポイントになります。

しょうゆ4に対し、だし汁と酒各1を少々入れ、ひと煮立ちさせて冷まし、材料にふりかけ、下味をつけます。

セリ科やアカザ科の山野草、シダ類、タンポポ、オケラなどに向いています。

●煮もの

あく抜きしたものや、乾燥保存した山野草をもどしたものを使います。ほとんどあくのないものは、そのまま薄味で煮てもよいでしょう。基本的には、葉ものはあっさり薄味に、根や茎は濃い味でしっかり煮ます。ぜんまいやワラビなどのシダ類、ふき、あざみの茎、ツワブキなどが、煮もの料理によく合います。

●ごはん

混ぜごはんは、炊いたごはんに塩ゆでした山野草を混ぜるだけでできます。炊き込みごはんは、薄く塩味をつけたごはんが炊き上がったところに、塩ゆでした山野草をみじん切りにして入れ、しょうゆなどで味つけします。ウコギ、セリ、みつばなど、単品でも、数種をとり合わせてもよいでしょう。

●天ぷら

あく抜きを兼ねた調理法なので、水分を多く含むものを除けば、ほとんどの山野草が利用できます。衣は薄めに、油の温度は150〜160度の低温でゆっくり揚げるのがコツです。塩を少々つけて食べると風味をよく感じられます。タラノメ、うど、アシタバ、カキドオシなどがよく合います。

●薬草料理とは？　家庭でも簡単に作れる薬草を使った料理のこと。ただし、薬草の食べすぎは薬効成分のとりすぎにもなり、注意が必要。

肩こり

気分転換をはかり、適度な運動、入浴で血行をよくすることが大切

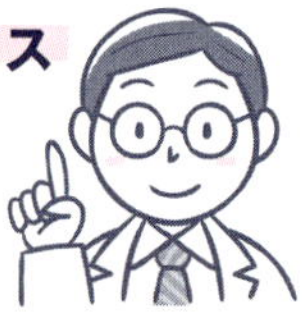

●Dr.アドバイス

胃腸や肺、目や鼻に異常があって肩がこる場合もある

ものごとに熱中しやすいタイプの人を「こり性」といいます。肩こりもまた、何かに熱中しすぎて体を長時間動かさずにいたときなどにおこりやすい症状です。肩こりに悩む人は非常に多いものの、病気というわけでもないため軽視されがち。けれど、首筋も背中も同時に痛むことが多く、とてもつらいものです。

肩こりは、筋肉が緊張し、血行がわるくなることからおこる場合がほとんどです。特に、なで肩の人や筋力のない人は、血行がわるくなりがちなので、日常的に肩がこりやすいようです。

また、原因として見過ごせないのは、精神的なものでしょう。日常生活や仕事でのストレス、プレッシャーが神経に作用して血行をわるくしてしまうのです。つとめて気分転換をはかり、姿勢をよくし、適度な運動、入浴などで血行をよくするよう心がけましょう。バランスのとれた食事、十分な睡眠をとることで、肩こりも軽減されます。

ただし、ただの肩こりと油断できない場合もあります。肩や首の筋肉は、体のあらゆる部分の疾患によって過度の緊張がひきおこされることがあるからです。胃腸、肺、肝臓、目、鼻、耳、歯に異常がある人や、高血圧の人、動脈硬化の人に肩こりがおこりやすいのはこのためです。また、心《しん》筋梗塞《きんこうそく》などの症状であることもあります。あまり長く続く場合や、いつもとちがう感じがしたら、念のため病院で診てもらったほうがよいでしょう。

おすすめ

血行をよくする しょうが湿布

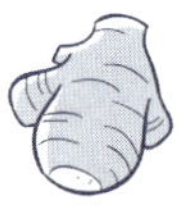

食欲増進、吐きけ止めなど、民間薬として効用の多いしょうがは、血行をよくする作用にもすぐれています。しょうがにはさまざまな種類がありますが、主に利用されるのは、ひねしょうがです。生のひねしょうがをおろして小麦粉と混ぜ合わせた〝しょうが湿布〟を患部にはると、血行がよくなり、肩こりがグッと楽になります。

しぼり汁をお湯で割ったものや、ひねしょうがをホワイトリカーに漬けたしょうが酒を飲むのも有効です。（根本・山ノ内）

●しょうが湿布

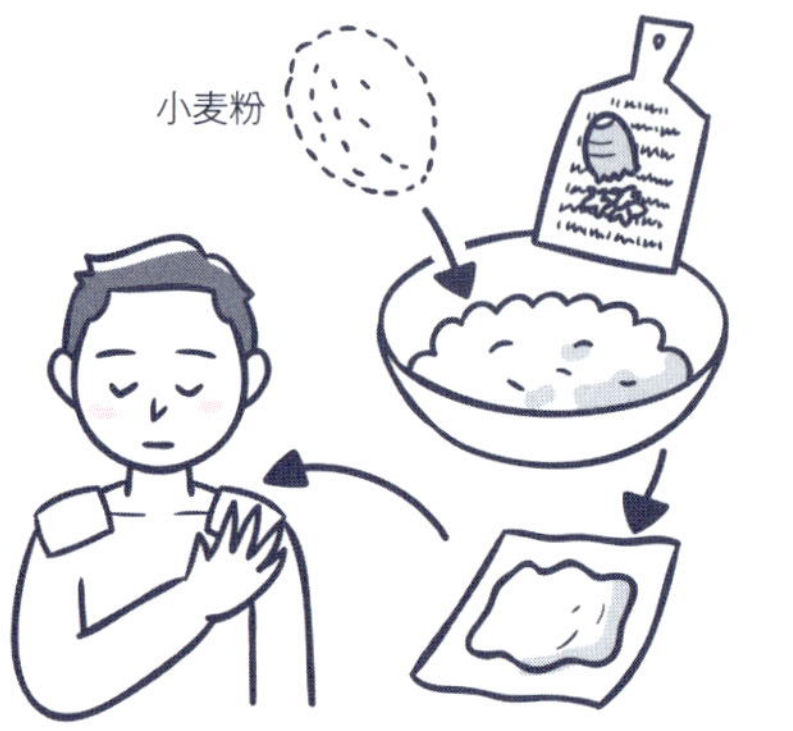

おろししょうがに小麦粉を加える。適当なやわらかさになるまで練り、ガーゼなどにのばしたら肩にはる。

肩が軽くなる 玉ねぎとしょうがの湿布

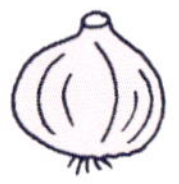

玉ねぎに含まれる刺激成分は、ねぎやにんにくと同じ硫化アリルです。この成分は消化液の分泌を助け、血行を盛んにする作用があります。おろし玉ねぎと、おろししょうが、みそをよく混ぜ合わせ、ガーゼに塗って患部に湿布します。乾いたらこまめに取り替えるようにしてください。何度か取り替えているうちに、肩がスッと軽くなります。

また、高血圧による肩こりは、玉ねぎの薄茶色の皮を煎じて飲んでも効果的です。（根本）

●玉ねぎとしょうがの湿布

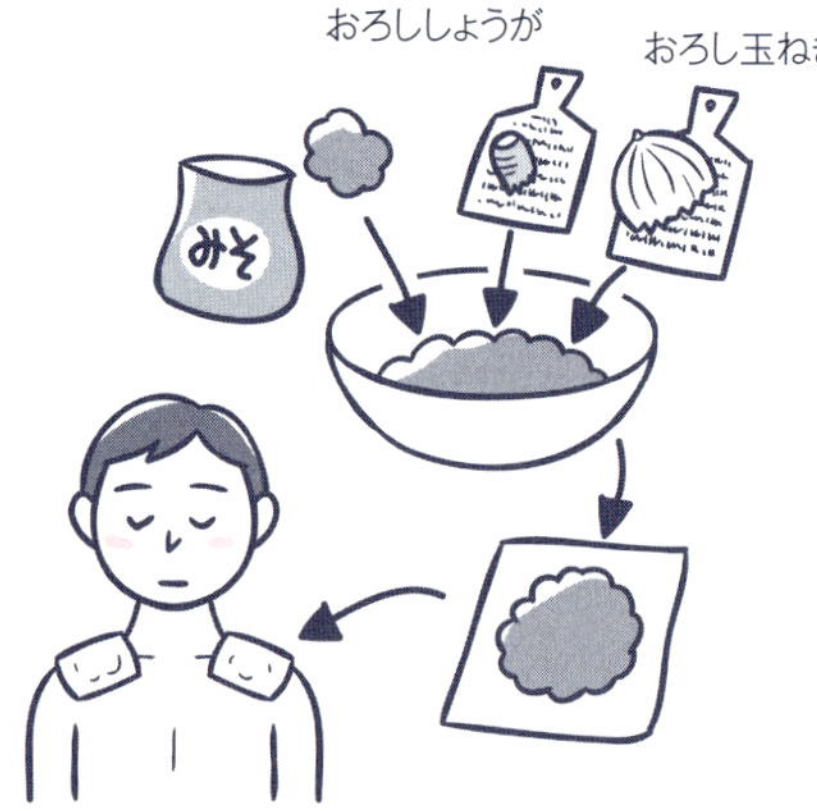

おろししょうが、おろし玉ねぎ、みそを1：1：3の割合で混ぜる。これをガーゼに塗って肩にはる。

肩こりから考えられる主な病気

SOS のときは、急いで病院へ！

首を回すと痛い	首をそらしたり回したりすると、肩や腕まで痛みが走る。左右の肩こりの度合いがちがう。しびれ、脱力感がある。若い人に多い。	SOS 頸部椎間板《けいぶ ついかんばん》ヘルニア
	首すじから肩、腕、指先にかけて、こりやしびれ、痛みなどのつらい症状がある。仕事を長時間したときに症状があらわれることも多い。	頸肩腕《けいけんわん》症候群
	以前に交通事故などで首をひねったり強く打ったりしたことがあり、痛くて首が回らない。症状は必ずしも事故直後に出ないこともある。	むちうちの後遺症
肩の関節を動かすと痛い	肩が痛く、腕を上げたり背後に回したりといった動作ができない。中年以降の人に多い。	四十肩、五十肩
	肩だけでなく、ほかの関節、特に手足の関節が強く痛む。	関節リウマチ
	肩を打ったあと、痛くて動かせない。肩のまるみがなくなり、鎖骨の外側が上または下につき出している。	肩関節脱臼
	スポーツなどで肩の腱《けん》を酷使している人で、急に肩が痛みはじめ、腕が上がらなくなる。	肩の腱損傷、腱鞘炎《けんしょうえん》
発作的に痛い	急に胸を締めつけられるような激痛があり、痛みが左肩、左腕まで伝わる。	SOS 狭心症、心筋梗塞
	肩がはれ、発作的に肩が締めつけられるように痛くなる。押すと、特定の部分に激痛がある。高熱が出ることもある。	粘液のう炎（滑液包炎《かつえきほうえん》）
その他	首筋のこりがいつもある。頭重《ずおも》、めまい、頭痛を伴うことも。低血圧の場合は血液の流れがわるくなる。高血圧の場合は肩の動脈硬化が原因。	血圧異常（高血圧、低血圧）
	肩こり、のぼせ、めまい、頭痛、不眠、動悸《どうき》、息切れ、汗をかきやすいなどの症状がある。中年の女性に多い。	更年期障害
	みぞおちや肋骨の下から背中、肩が痛む。背中や肩甲骨の下あたりが圧迫されるように痛む。発熱や、黄疸《おうだん》が出ることも。	SOS 胆石症、胆のう炎
	肩や胸に痛みがある。せきをするとさらに強く痛む。発熱したり、息切れしたりする。	胸膜炎、肺結核

炎症によく効く 酢塩

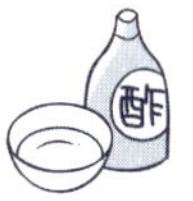

酢は疲労回復に欠かせない調味料です。特に良質の醸造酢には新陳代謝を活発にし、イライラを鎮める作用があります。

酢を使った料理を食生活に積極的にとり入れることはもちろん有効ですが、外用薬としての利用価値も見逃せません。

熱を伴うつらい肩こりには、熱湯1Lに塩小さじ2、酢大さじ2を加えます。その中に浸したタオルを、熱いうちに肩にあてます（やけどに注意）。これを何度か繰り返すと血行がよくなり、肩のこりが楽になります。（根本）

おすすめ 血液の循環をよくする ねぎとしょうがのスープ

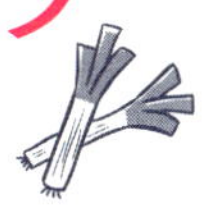

ねぎに含まれる硫化アリルは、肩こりの原因となる疲労物質の乳酸が筋肉中にとどまるのを防ぎ、エネルギーの代謝を活発にして筋肉のこりをほぐします。慢性の肩こりに悩んでいる場合は、ねぎを常食すると、肩こりの予防や解消に役立ちます。

特に、肩や首の筋肉が過度に緊張している場合は、体をあたため、発汗することで緩《ゆる》みます。体をあたためたり、発汗効果の高いねぎとしょうがのスープを飲むと、血流がよくなり、肩こりが解消されます。（根本・山ノ内）

●長時間同じ姿勢で作業をしなければならないとき　ときどき作業を休み、軽い体操などをしてリラックスすると、肩こり予防になる。

スイセンの球根の湿布薬は肩こりの特効薬

スイセンの生の球根をおろして作る湿布薬（作り方は次ページ）を肩にはると、はれものや肩こりの特効薬になります。このとき、クチナシの果実の粉末を混ぜると、より効果的です。乾いたらこまめに取り替えますが、患部が赤くなるようなら、すぐに使用を中止します。（山ノ内）

（※注意）スイセンの全草には、リコリンなどの有毒成分が含まれています。口に入れると吐きけやけいれんをおこす危険があります。絶対に内服してはいけません。

おすすめ

痛み止めにヨメナと甘草の煎じ汁

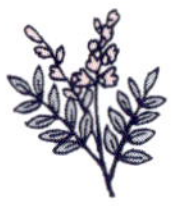

カンゾウには、ユリ科とマメ科がありますす。薬効は両方ともありますが、鎮痛作用があるのはマメ科のほうです。茎やヒゲ根を除いて日干しにしたものを漢方では甘草《かんぞう》といい、痛み止めや、ほかの生薬の作用をおだやかに調整する緩和剤、せき止め、たんきり、吐きけ止めとして用いられます。開花時に採ったヨメナ（野菊の一種）の葉と茎を乾燥させたものと、甘草をいっしょに煎じ、その汁を1日3回、空腹時に服用します。これを常飲すると、肩こりからくる痛みをやわらげます。（根本・山ノ内）

●ヨメナと甘草の煎じ汁

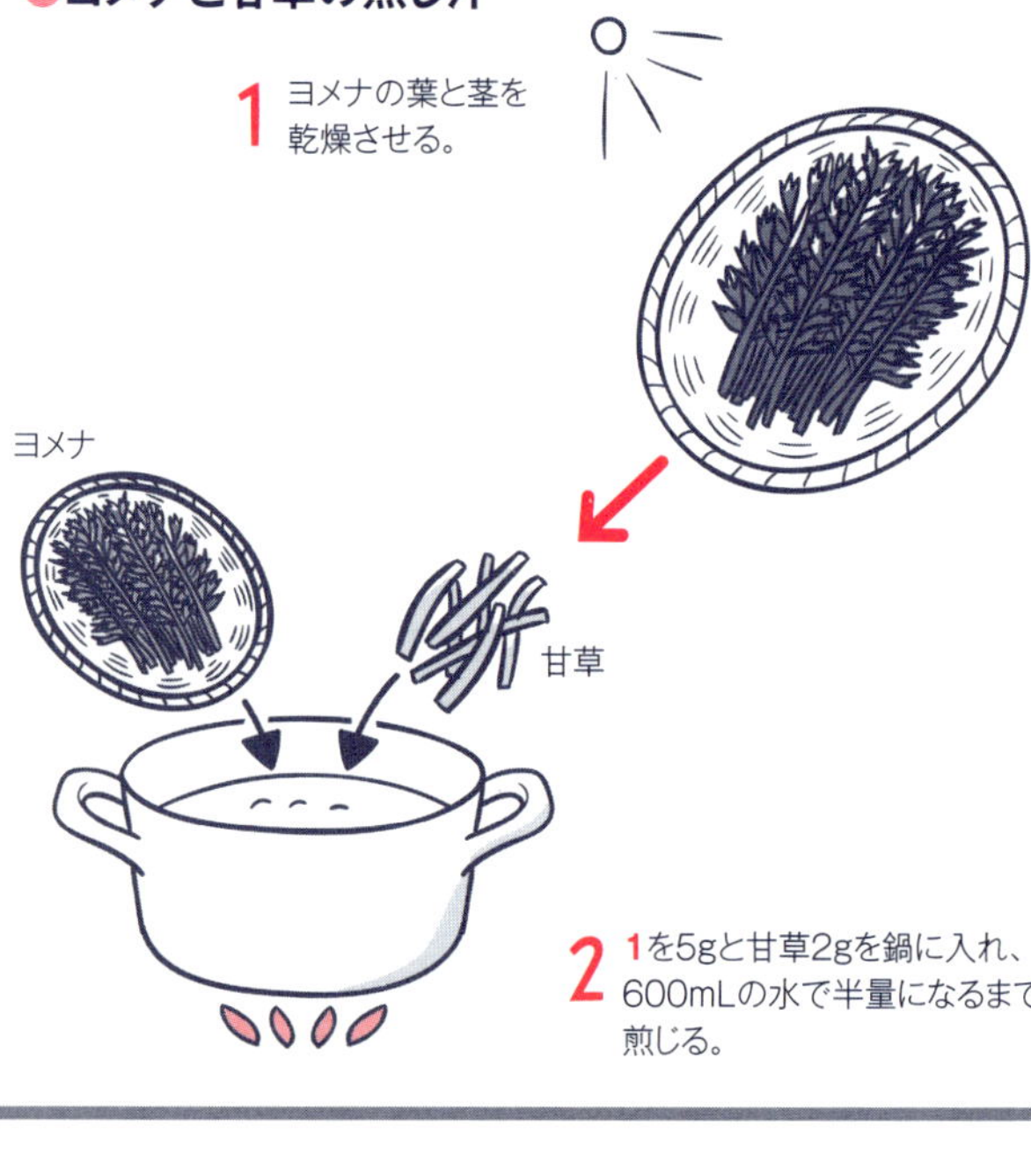

1 ヨメナの葉と茎を乾燥させる。

2 1を5gと甘草2gを鍋に入れ、600mLの水で半量になるまで煎じる。

肩のこりはじめに役立つクズの根の煎じ汁

クズは花も薬用に使われますが、主に利用されているのは根の部分です。漢方では根を葛根《かっこん》とよび、葛根湯の原料になります。葛根湯は一般的にはかぜ薬として知られていますが、じつは上半身にあらわれるほとんどの炎症に有効です。なかでも、肩や首筋のこりの初期にはとても効きます。クズの根があれば、これを天日干しにし、煎じて空腹時に飲むと効果的です。生のクズが手に入らないときは、漢方薬局にある乾燥クズを利用するとよいでしょう。（根本）

●クズの根の煎じ汁

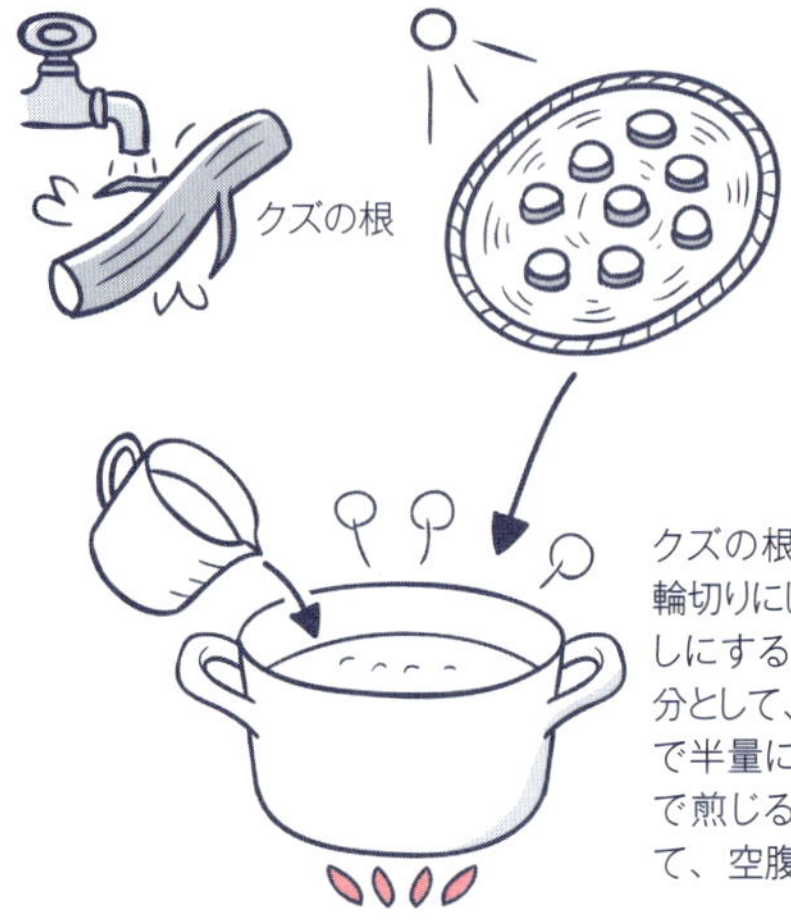

クズの根をよく洗い、輪切りにしたものを日干しにする。15gを1日分として、600mLの水で半量になるまで弱火で煎じる。3回に分けて、空腹時に飲む。

日・常・生・活・の・注・意

日常生活のなかに肩こりの原因がないかをチェック

肩こりの原因は、日常生活のなかに潜んでいます。枕は高すぎないか、窮屈な服を着ていないか、メガネの度はあっていないか、机といすの高さがあっていないままデスクワークをしていないか、わるい姿勢で読書をしていないかなど、ふだんの生活をもう一度チェックしてみましょう。また、日ごろから肩や首の体操などをとり入れ、疲労や精神的ストレスをため込まず、入浴時間をゆったりとるのもよいでしょう。首にタオルを巻いて寝ると、翌朝楽になります。

スイセンの球根の湿布薬の作り方

●材料（両肩1回分）

スイセンの球根	1個
小麦粉	適量

1 スイセンの球根は水で洗い、外側の茶色い皮をむく。

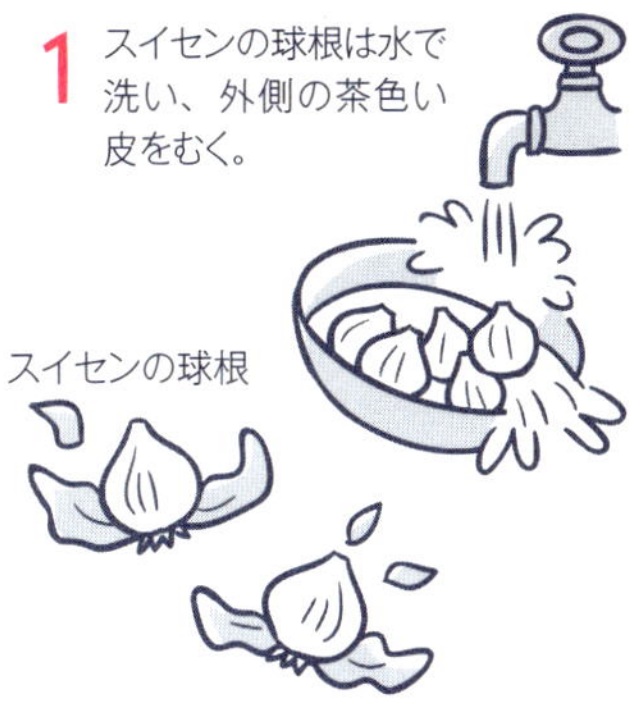

2 陶製のおろし器で、すりおろす。金属製はNG。

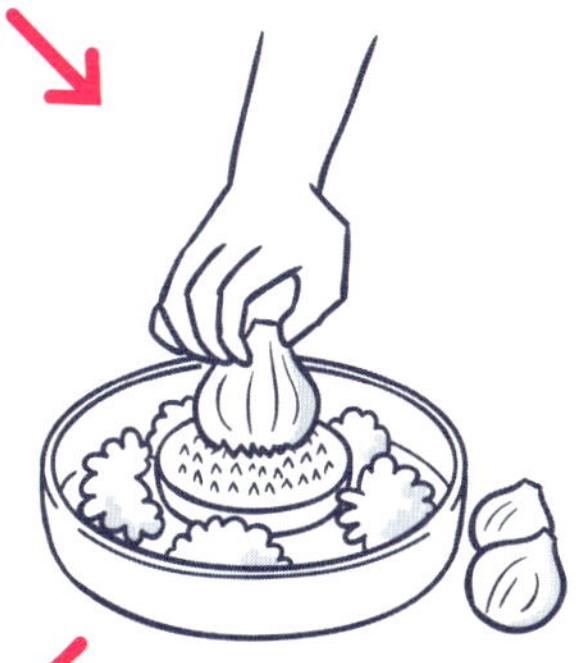

3 クリーム状になるまで小麦粉を加えて練る。

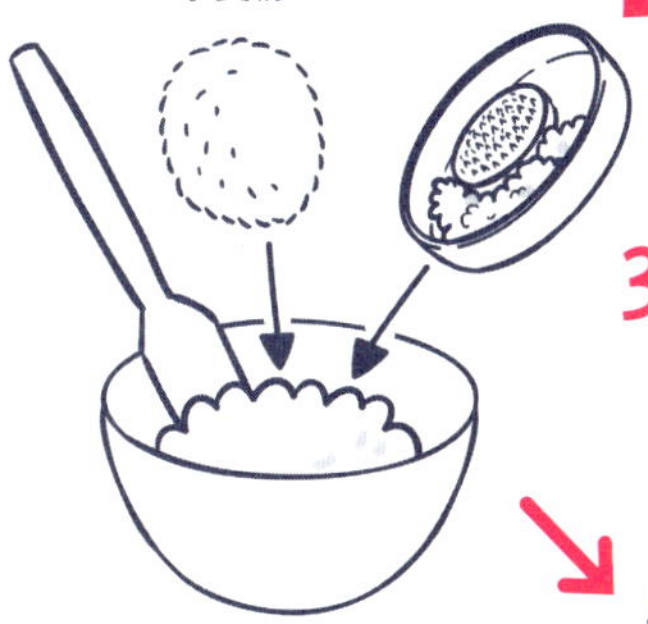

4 肩に塗り、上からガーゼで押さえる。乾いたら取り替える。

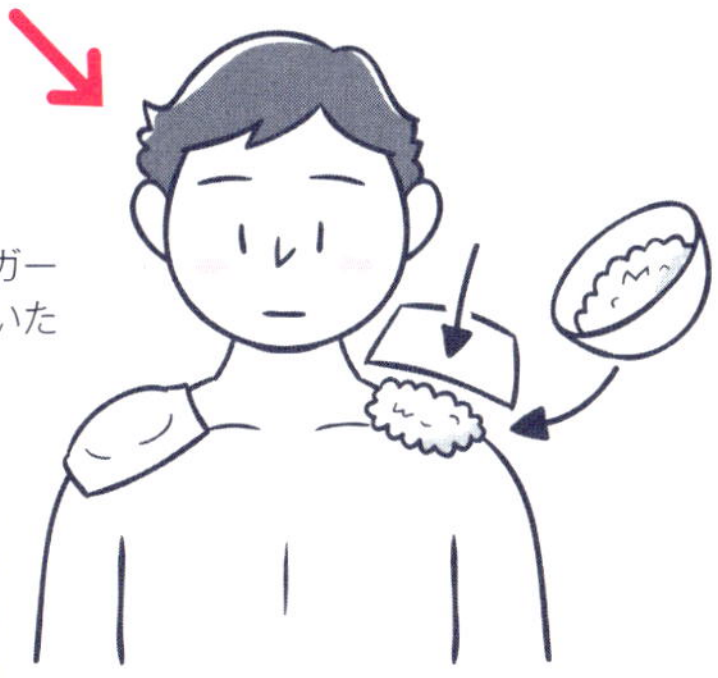

※スイセンは有毒な植物です。決して口にしないでください。また、湿布薬を扱った手や器具が食べものにふれないよう注意してください。

◆作ってみました

すりおろした球根に十分粘りがある場合は、小麦粉を入れなくてもよいようです。

◆使ってみました

冷たさが心地よく感じられました。肌の弱い人は、肩と湿布薬のあいだに、ガーゼを1枚はさんだほうがよいでしょう。

一晩で肩が楽になる ツワブキの葉の湿布

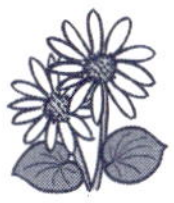

肩こりには、ツワブキの生葉の両面をとろ火であぶり、よくもんでやわらかくしたものを冷ましてから肩にはります。ひどい肩こりも一晩で楽になります。

緊急のときなどは、葉を青汁が出るまでもみ、そのまま患部にはってもかまいません。

ツワブキは常緑なので1年中手に入りますが、春先の若葉にいちばん効果があります。

（根本）

こんな方法もあります

血液の循環をよくして、こりをほぐす薬湯

こりがつらい肩は、あたためることが大切です。ぬるめのお湯にゆっくりつかると血液の循環がよくなり、こりもほぐれます。薬湯に入浴すると、肩のこりはさらに楽になります。

冬至に入浴するとかぜをひかないといわれるゆず湯は、肩こりをはじめ、神経痛、リウマチの痛みにも有効です。生のゆず4～5個を4つ割りにして、沸かしたお風呂に入れます。

また、夏みかんは、新陳代謝を活発にし、筋肉疲労に役立ちます。干した皮を、沸かし湯に入れるとよいでしょう。

ショウブ湯も肩こりに最適。薬効があるのは沼や川に自生するサトイモ科のほうで、アヤメ科の花ショウブとは異なります。根ごと刈って陰干しにしたもの（生薬名は菖蒲根《しょうぶこん》。漢方薬局で購入可能）ひとつかみを沸かし湯に入れます。

そのほか、ヨモギやせりも薬湯になります。

※薬湯の入り方については285ページも参照。

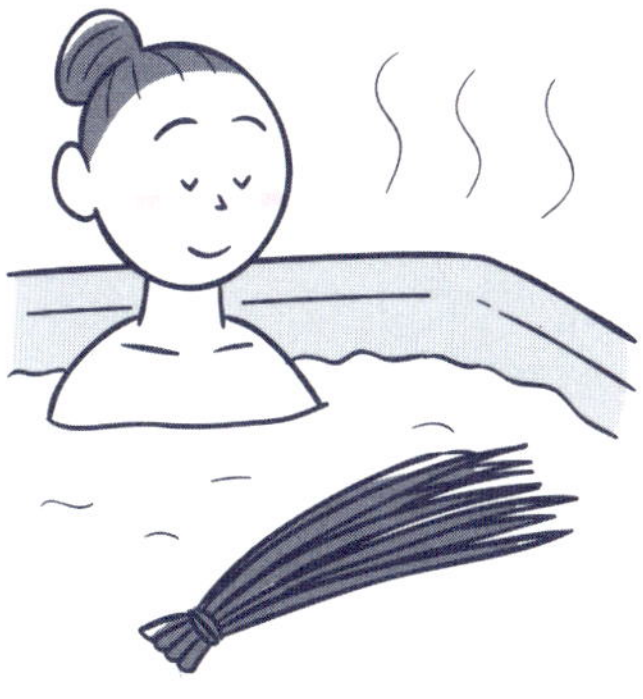

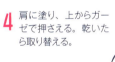

●まだある肩こりの原因　最近は、スマートフォンの使いすぎによる〝スマホ首〟が原因の肩こりも増えているので要注意です。

キハダの湿布薬の作り方

●材料（両肩1回分）

黄柏（キハダの粉末）	5g
卵白	1個分
酢	5mL（小さじ1）
しょうが	20g （しぼり汁小さじ1）

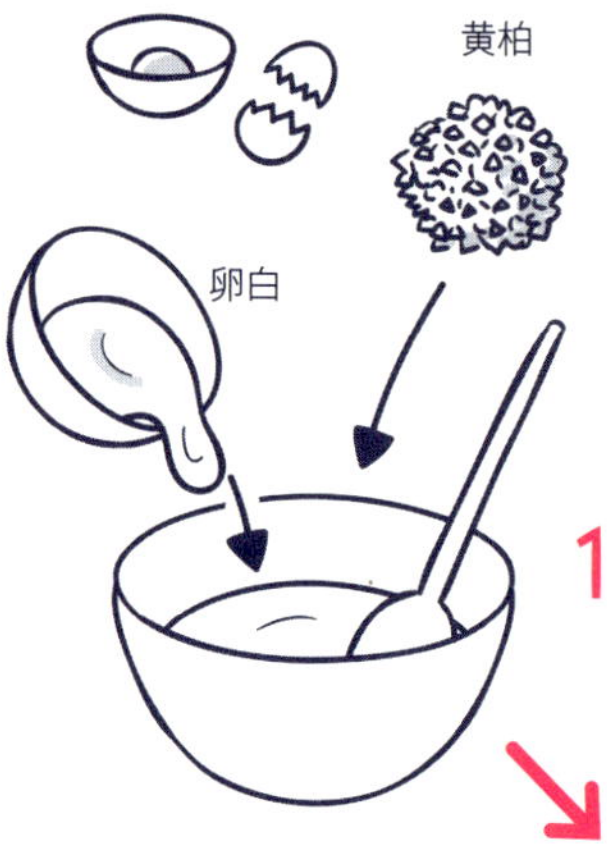

1 卵白と黄柏を混ぜ合わせる。

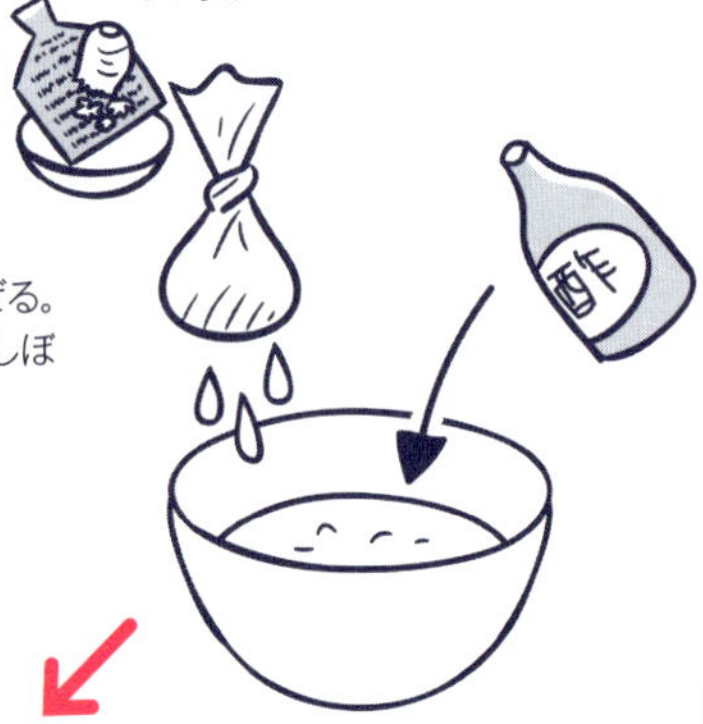

2 1に酢を加え、混ぜる。しょうがをおろしてしぼった汁も加える。

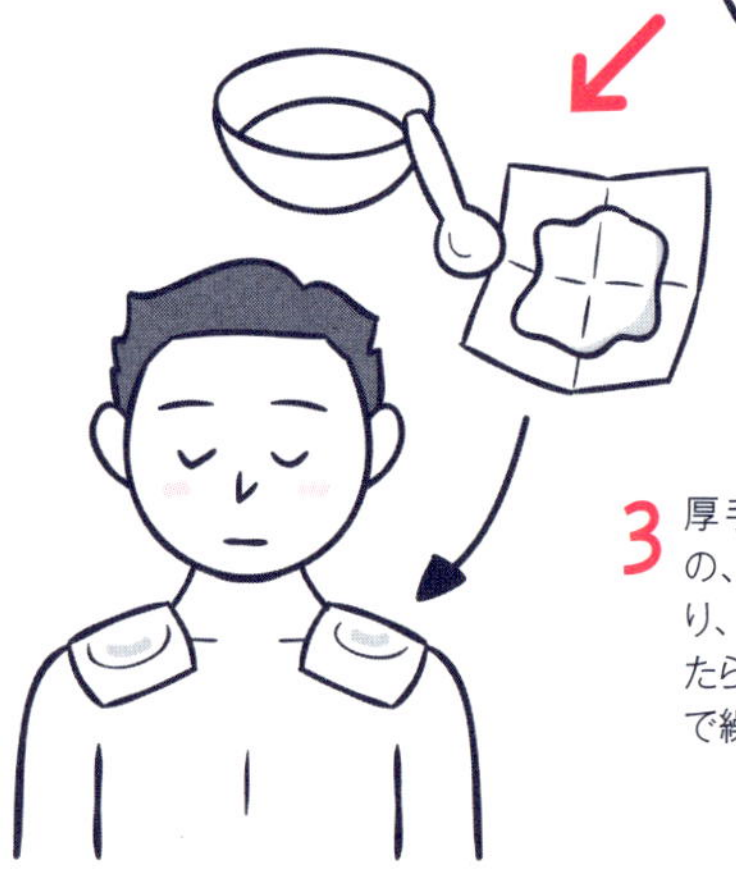

3 厚手の布を折りたたんだもの、または脱脂綿に2を塗り、患部にはりつける。乾いたら取り替え、熱がなくなるまで繰り返す。

◆作ってみました

簡単に作れます。黄柏を衣服につけると黄色くシミになってしまうので、扱いに気をつけましょう。

◆使ってみました

黄色く染まってしまうため、布は不要なものを使用するとよいでしょう。卵白の粘りけで肌につきますが、ばんそうこうで止めたほうが、はがれたりズレたりせず安心です。

熱を鎮める
キハダの湿布薬

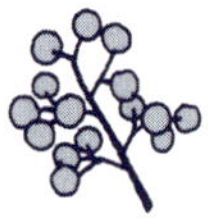

樹皮をはがすと鮮やかな黄色の内皮があらわれることから、黄肌《きはだ》という名がつきました。内皮を日干しにして乾燥させ、粉末にしたものは黄柏《おうばく》とよばれる生薬になり、健胃薬、下痢止めの薬として用いられます。また、熱をとる作用にもすぐれ、炎症を鎮める効果があります。ひどい肩こりや打撲傷、ねんざなどには、黄柏をパスタ状にしたもので患部を湿布（作り方は左図）すると、高い効果を発揮します。黄柏は漢方薬局でも手に入ります。（根本）

その他のおすすめ 食品・山野草

皮をむいた**さといも**をおろし、ガーゼなどに塗って、こっているほうの肩を湿布します。ただし、かゆくなったら湿布をやめてください。

ハマボウフウの根を水で洗って陰干しにします。それを粉末にしたもの10gを400mLの水で半量になるまで煎じます。これを1日2回に分け、あたためて飲むと慢性の肩こりに効果的です。ハマボウフウは、海岸の砂地にはえていて、スペードのような葉の形が特徴的。体をあたためて、血行をよくする効果があることから、肩こりにも有効です。ハマボウフウの根の粉末は漢方薬局でも手に入ります（生薬名は浜防風《はまぼうふう》）。

クマザサ風呂に入ると全身の血行がよくなり、肩こりはもちろんのこと、腰痛や疲労回復に役立ちます。クマザサは、葉の縁が白く〝隈《くま》どり〟されているのが特徴のササで、クマザサの名前の由来にもなっています。

むちうち症

首のはれや痛みには、湿布がよく効く

●Dr.アドバイス

ケガの程度にかかわらず病院へ。その後は安静が第一

むちうち症は、自動車事故などの突然の衝撃によって、頭が前後に激しく揺さぶられたために、頸《けい》部《ぶ》（首）に損傷を受けるものです。外傷性頸部症候群、あるいは頸椎《けいつい》捻挫《ねんざ》ともよばれます。衝撃の強さによってはまれに、頸椎の脱臼、骨折、脊髄《せきずい》の損傷、脳震盪《のうしんとう》、脳挫《のうざ》傷《しょう》などがおこることもあります。

軽ければ、はれや痛みがおこるのは首のまわりだけで、しかも、症状は事故から数日たってあらわれることも多いようです。

そのほか、片頭痛、めまい、吐きけ、耳鳴り、目の疲れや視力低下などの症状が出ることもあります。交通事故によるむちうち症の場合は、特に心理的なショックも大きく、これらの諸症状は精神面からくることも考えられます。ただし、頸部損傷による脳脊髄液減《のうせきずいえきげん》少症《しょうしょう》（脳と脊髄を守っている液が漏れる病気）でも同様の症状が出るので、注意が必要です。

頭や首に強い衝撃を受けたら、ケガの程度にかかわらず、医師の診察を受けるのがいちばんです。

消炎作用にすぐれた クチナシの湿布

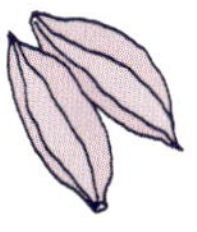

クチナシにはゲニポシドやカロテンなどの成分が含まれ、これらが胆汁《たんじゅう》の分泌を促し、消炎や鎮静、血圧降下に効果をあらわします。

乾燥させた果実の粉末に、小麦粉と酢、卵白を入れてねっとりしたパスタ状にし、これで患部を湿布すると、むちうち症、うちみ、ねんざ、腰の痛みなどの消炎にすぐれた効果を発揮します。湿布が乾いたら、こまめに取り替えます。クチナシと同量のキハダの生薬（黄柏《おうばく》）を加えると、さらに効果が高まります。（根本）

痛みをやわらげる しょうがクズ湯

クズには、発汗作用や解熱作用のほかに、肩や首すじのこりをやわらげたり、痛みを緩和したりするはたらきもあります。クズ湯にすりおろした、もしくはみじん切りにしたしょうがやシナモンを入れて飲むと、発汗してむちうちの症状をやわらげます。シナモンのかわりに、ねぎの白い部分のみじん切りを入れても効果があります。飲みにくい場合は、塩少々を入れてもいいでしょう。（根本）

鎮痛作用のある オトギリソウの煎じ汁

その昔、鷹匠が傷ついた鷹の手当てに用いたとされるオトギリソウには、強い鎮痛作用があります。乾燥させた全草5～10gを540mLの水で半量になるまで煎じます。この煎じ汁をあたため、1日3回に分けて服用します。むちうち症などの痛みをはじめ、月経不順にも高い効果を発揮します。また、乾燥させた全草10～20gを煎じ、その汁で患部を湿布すると、はれものに有効です。（根本）

炎症をやわらげる ツワブキの葉の湿布

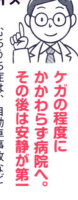

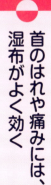

ツワブキの葉に含まれるヘキセナールという成分には、強い抗菌作用があります。むちうち症、吹き出もの、おでき、やけど、切り傷には、ツワブキの葉をきれいなフライパンでよくあぶり、やわらかくしたもので患部を湿布します。緊急の場合は生葉を青汁が出るまでよくもんでからはってもよいでしょう。葉が乾いたらこまめに取り替えます。また、煎じ汁や青汁を服用すれば、食あたりによる下痢や魚の食中毒にも効果的。（根本）

●人間が痛みを感じるまでのスピードは　秒速100m。時速にすると360km。東北新幹線では320km/hの区間もあるがそれ以上に速い。

四十肩・五十肩

急性期には安静が必要だが、痛みがやわらいだら徐々に動かす

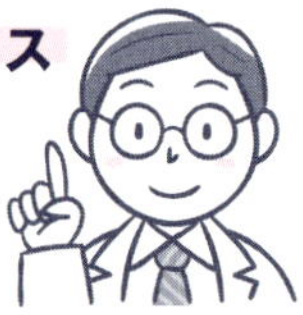

●Dr.アドバイス

老化現象のひとつ。激痛でなければあたためるとよい

四十肩・五十肩は、医学的には「肩関節周囲炎」といって、肩関節まわりの筋肉や腱《けん》の老化変性によって、肩が痛んで動かしにくくなった状態です。きき腕側におこるとは限らず、また片肩ずつ発症するのがふつうです。いわゆる老化現象のひとつで、40～60歳代に多く、予防法はありません。

ほとんどの場合、痛みは徐々におこり、肩関節を動かすだけで痛みが走って、腕を前や横に上げたり、回すことができなくなります。背中のファスナーやボタンに手が届かなくなり、髪をとかしたり、帯やエプロンのひもも結べないほどになります。

また、ある日突然、痛みが出るケースもあります。この場合は痛みが激しく、睡眠もとれません。

この病気が治るまで、半年から1年かかります。ほうっておいても数週間で治ることもありますが、まれに悪化して肩がまったく動かなくなることや、肩腱板断裂《かたけんばんだんれつ》や石《せっ》灰沈着性腱板炎《かいちんちゃくせいけんばんえん》のこともあるので、医師の診察を受けましょう。

肩が熱をもっているような急性期は、冷湿布をして安静にしますが、そうでない限りは、冷やさないように気をつけます。英語で四十肩・五十肩のことを「フローズン・ショルダー（凍った肩）」というほどですから、あたためて筋肉のこわばりをとります。

ある程度痛みがひいたら、少しずつ肩関節の運動を開始しましょう。お風呂の中で肩を動かすと効果的です。痛むからといって動かさないでいるのはよくありません。

●四十肩・五十肩の自己診断法

腕を自然にたらして立つ
↓
両手を、耳の後ろまで上げる
↓
腕を真横から真上に上げる
↓
両腕を肩の高さまで上げて前に肘を曲げ、肘から先を上下させる
↓
両腕を直角に曲げて外に開く
↓
両腕を背中に回す
↓
両腕を頭の後ろで組む

以上の動作が痛みでできなければ、肩関節周囲炎の可能性が高い

寒冷時に痛んだら とうがらし湿布

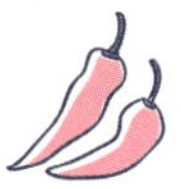

とうがらしは香辛料のなかで、最も体をあたためる作用にすぐれています。また除湿作用もあります。そのため冷えたり、湿けがあるときに痛む四十肩・五十肩の湿布薬として用いると最適です。じきにポカポカして血行がよくなり、痛みがひきはじめます。

（根本）

●とうがらし湿布

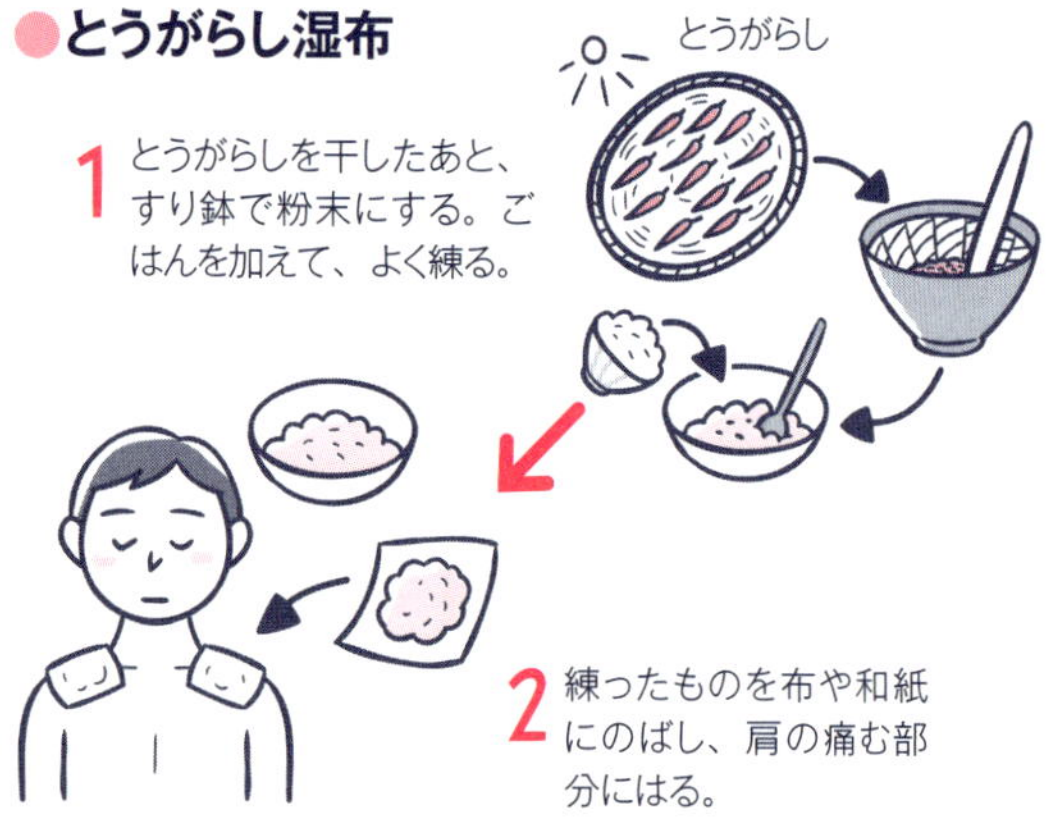

1 とうがらしを干したあと、すり鉢で粉末にする。ごはんを加えて、よく練る。

2 練ったものを布や和紙にのばし、肩の痛む部分にはる。

激痛時に効く テンナンショウ湿布

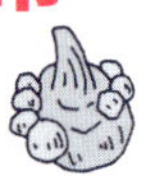

テンナンショウの球茎で作った湿布薬は、五十肩や肩こり、リウマチなど、はれものの吸い出し薬として広く用いられます。9～10月ごろに掘り出したテンナンショウの球茎の、根を除いた部分を輪切りにします。これを日干しにして粉末状にしたもの（生薬名は天南星《てんなんしょう》）を利用します。ただし、テンナンショウは毒性の強い植物なので、扱いに気をつけ、くれぐれも口に入れないようにします。

（根本）

●テンナンショウ湿布

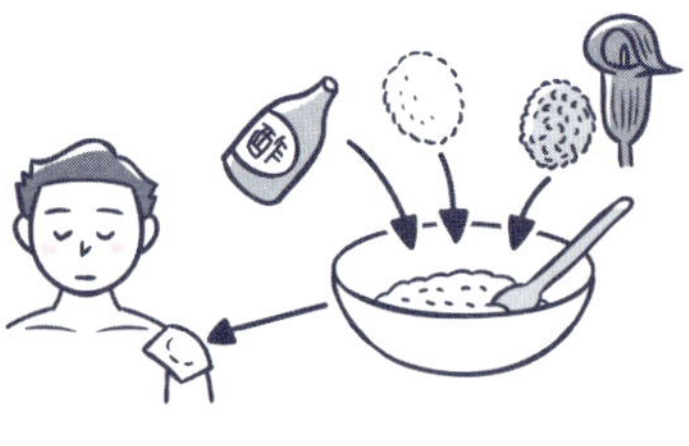

テンナンショウの粉末と少量の小麦粉、酢を混ぜて、よく練る。これを布などにのばして、肩の痛いところにはる。

鎮痛作用のある マタタビの煎じ汁

マタタビの茎約15gを、540mLの水で半量になるまで煮つめます。これを1回分として3回に分け、毎食前に服用すると、四十肩・五十肩の痛みをやわらげてくれます。

四十肩、五十肩に寒冷は禁物です。冷え症ぎみの人はマタタビ酒がおすすめ。この場合にはマタタビの生薬（木天蓼《もくてんりょう》・虫こぶになったマタタビを干したもの）を使います。

木天蓼100gをホワイトリカー720mLに2～3か月漬け込み、就寝前に常飲するとよいでしょう。茎葉を日干しにしたものは、入浴剤としても利用できます。（根本）

その他のおすすめ 食品・山野草

キハダの湿布がおすすめです。キハダの内皮（黄柏《おうばく》）を粉末状にしたものに、酢をたらしてドロドロになるまでよく練り、卵白としょうがのおろし汁をよく混ぜ合わせます。これを布にのばし、四十肩・五十肩で痛む部分に湿布すると、徐々に痛みがひいていきます。このキハダの湿布に、**クチナシの果実**を乾燥させたもの（山梔子《さんしし》）の粉末を混ぜると、さらに効果が期待できます。

こんな方法もあります

四十肩・五十肩に効果的な運動

痛みが激しいうちは、あまり患部を動かさず、安静にすることが必要です。

しかし、ある程度痛みがひいたら、入浴や、蒸しタオル、温湿布などで十分に体をあたため、筋肉のこわばりがほぐれているうちに、図のような運動をしましょう。

1日数回、少し痛みを感じる程度まで動かし、少しずつ動かす範囲を広げていきます。

●はしご体操

壁の前に横を向いて立ち、一歩分離れる。腕を横に上げ、手の指を使って壁をはい上がるように、腕をできるだけ高く上げる。

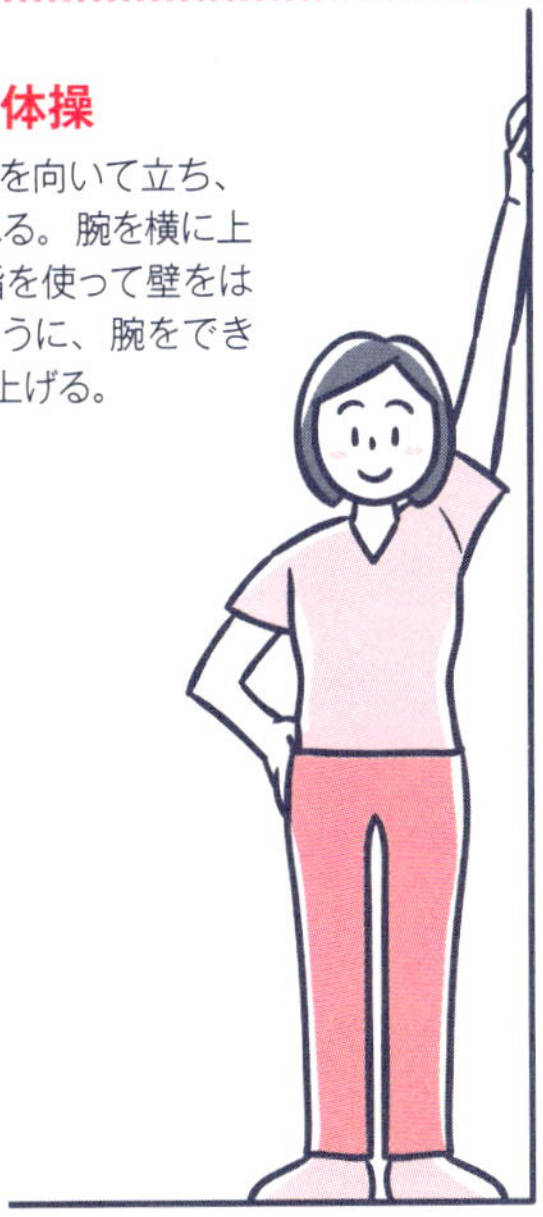

●アイロン体操

痛くないほうの手をテーブルの縁、またはももに置いて体を支え、体を前に45度傾ける。痛むほうの手で、アイロンなど2～3キロ程度の重さのものを持つ。腕を下げて前後左右に動かす。

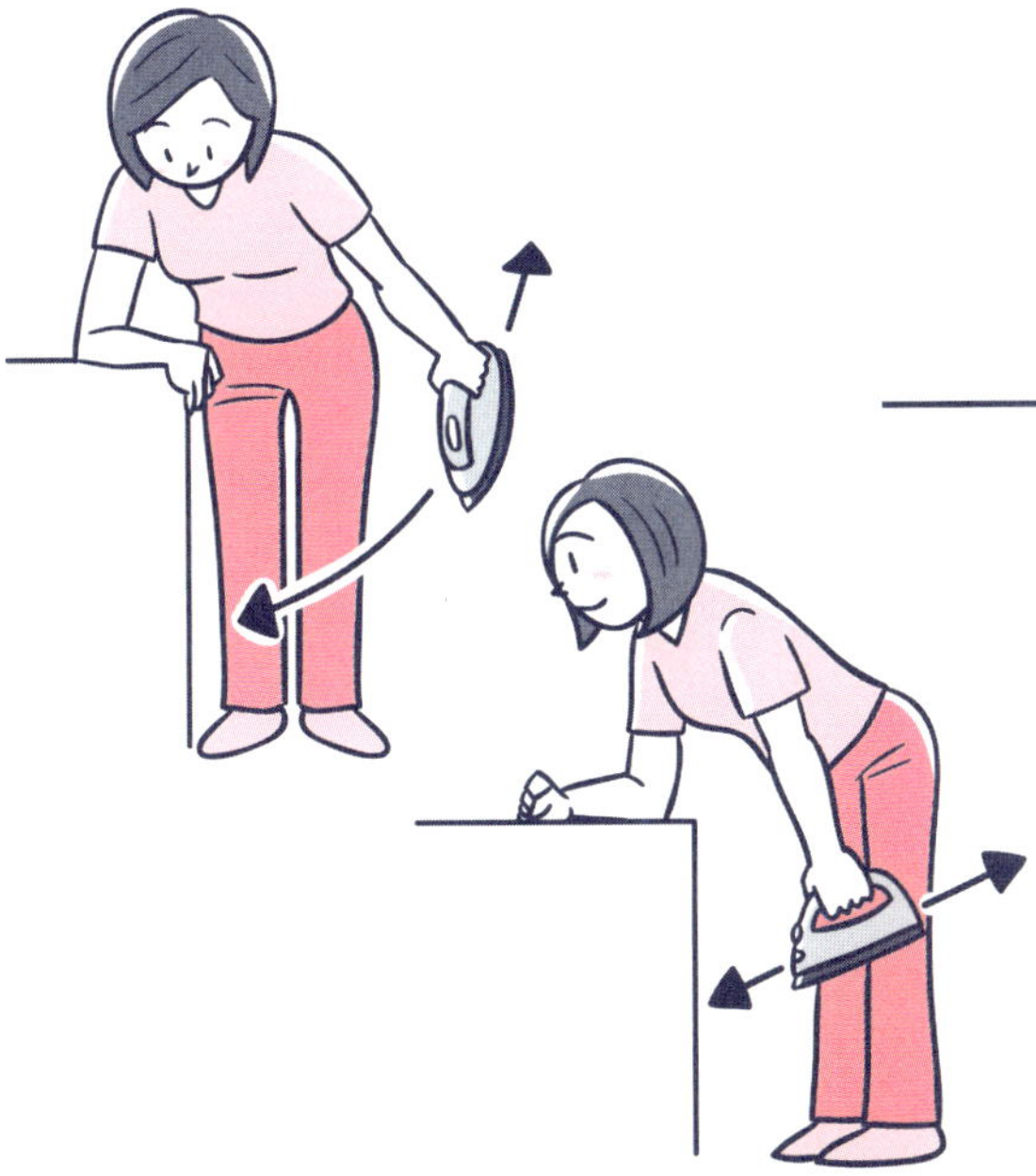

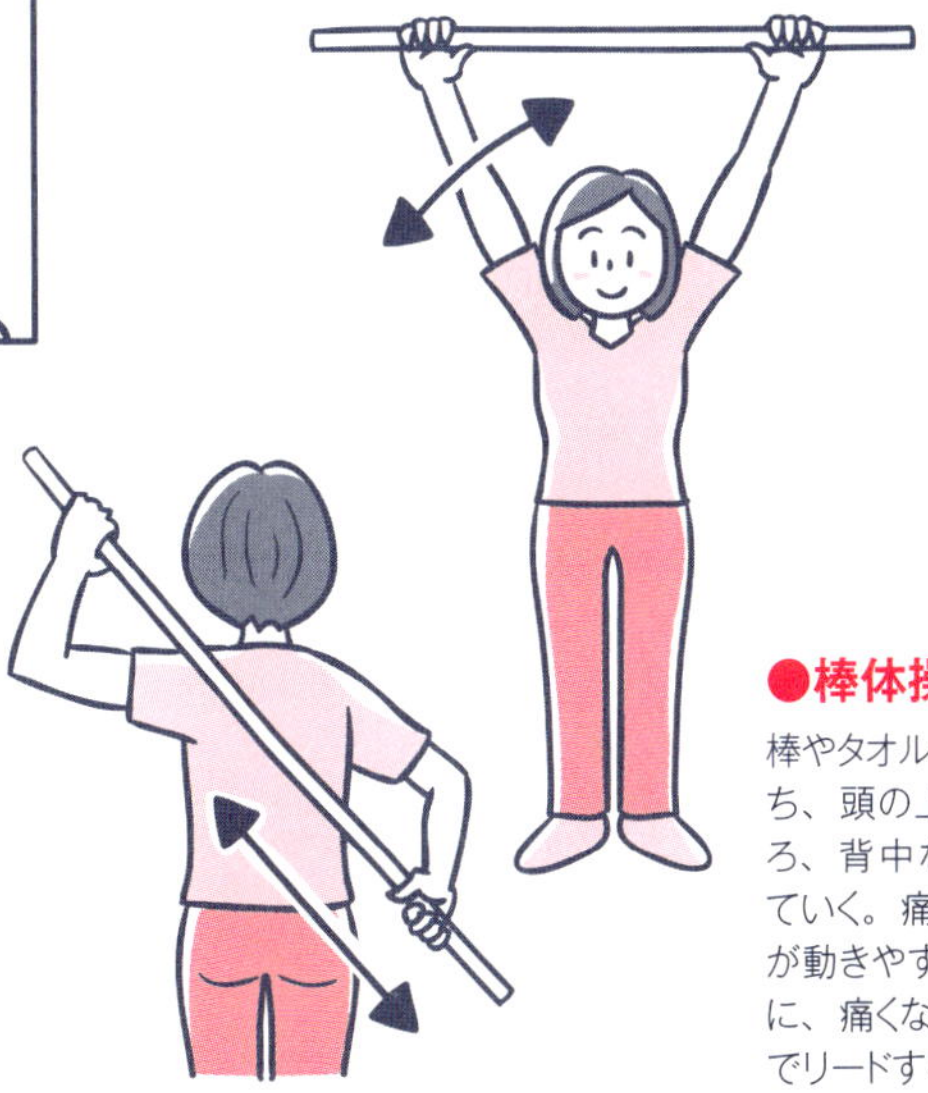

●棒体操

棒やタオルの両端をもち、頭の上や首の後ろ、背中などに持っていく。痛むほうの肩が動きやすくなるように、痛くないほうの肩でリードする。

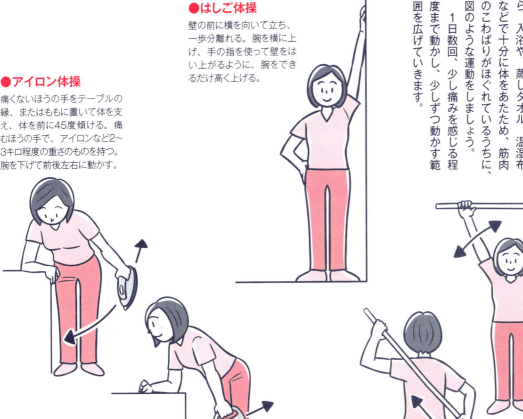

●マタタビは即効性あり？　疲れた旅人がマタタビの果実を食べたら元気になり、また旅を続けられたという、そんな語源説もあるが…。

腰痛

腰はまさしく「肉体の要」。長引くようなら整形外科へ

●Dr.アドバイス

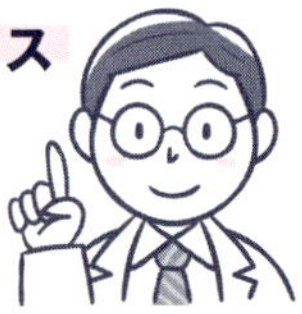

腰をあたためると楽になる。予防は正しい姿勢と太りすぎないこと

直立歩行をはじめて以来、人間の腰には、上半身の重みに加え、曲げ伸ばしや、物を持つときの負荷がかかり続けています。とはいえ現代人の腰痛の85%は原因不明とされ、多分に精神的な要因に左右されやすいものでもあります。

腰痛と聞いて真っ先に思い浮かぶギックリ腰は、不自然な姿勢をとったときや、急に腰に力を入れた瞬間に、激しい痛みとともに動けなくなります。原因は椎間《ついかん》関節のねんざなどですが、わかっていないことも多い病気です。

これに対していわゆる慢性腰痛は、長い時間同じ姿勢で仕事をしている人や、運動不足や肥満の人に多くみられます。検査を受けても異常がなく、重苦しい痛みが続くのが特徴です。

このほか、比較的若い世代に多い椎間板ヘルニアや、中年以降に多い変形性脊椎《せきつい》症などもあります。また、左ページ表のような病気が原因になっていることもあるので、痛みが持続する場合には、整形外科などで診断を受けましょう。

ふだんから腰痛がおこりやすい人は、腰を冷やさない、重いものを持ち上げない、正しい姿勢をとる、適度な運動によって腹筋や背筋を鍛える、太りすぎないなどの注意が必要です。

激痛があるときは安静にし、かための布団に背中をまるめ、横向きに寝ると楽です。

鈍痛のときは、入浴して筋肉のけいれんをほぐすと、痛みが軽減します。

血液の循環をよくする にら酒

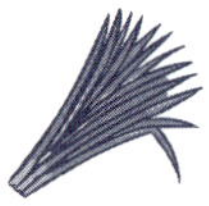

にらはにんにくと並ぶ、2大強精食品として知られています。胃腸をはじめ、体全体の調子をととのえるはたらきがあります。また、血液の循環をよくして、古い血を排出する作用があるため、腰痛にすぐれた効果を発揮します。

にら酒を常用すれば、慢性の腰痛に高い効果を発揮します。にらの強い香りは日本酒でやわらぎ、飲むと体があたたまって、腰の痛みがとれます。

ただし、胃腸の弱い人やアレルギー体質の人は、にらを多食すると下痢をすることもあるので、要注意です。（根本）

●にら酒

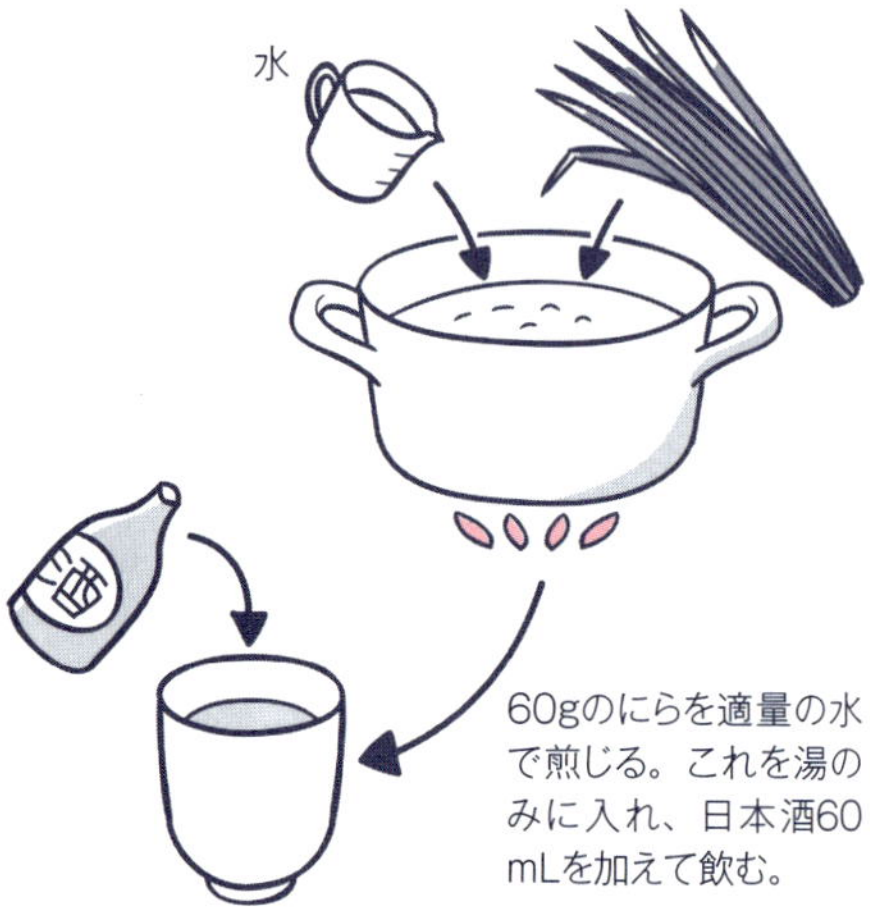

60gのにらを適量の水で煎じる。これを湯のみに入れ、日本酒60mLを加えて飲む。

妊婦の腰痛に特に効果的 なた豆

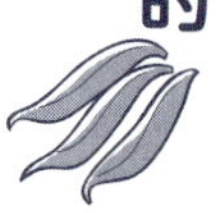

スーパーなどでみかけるなた豆は、腰痛の妙薬として有名です。特に、妊婦の腰の痛みには最適。なた豆のさや60gに卵1個を入れて、煎じるようにスープを作ります。これを飲むとよく効きます。

妊婦以外の人の腰痛の場合は、なた豆の粉末に、炊いたもち米を混ぜて食べるといいでしょう。（根本）

●なた豆の粉末

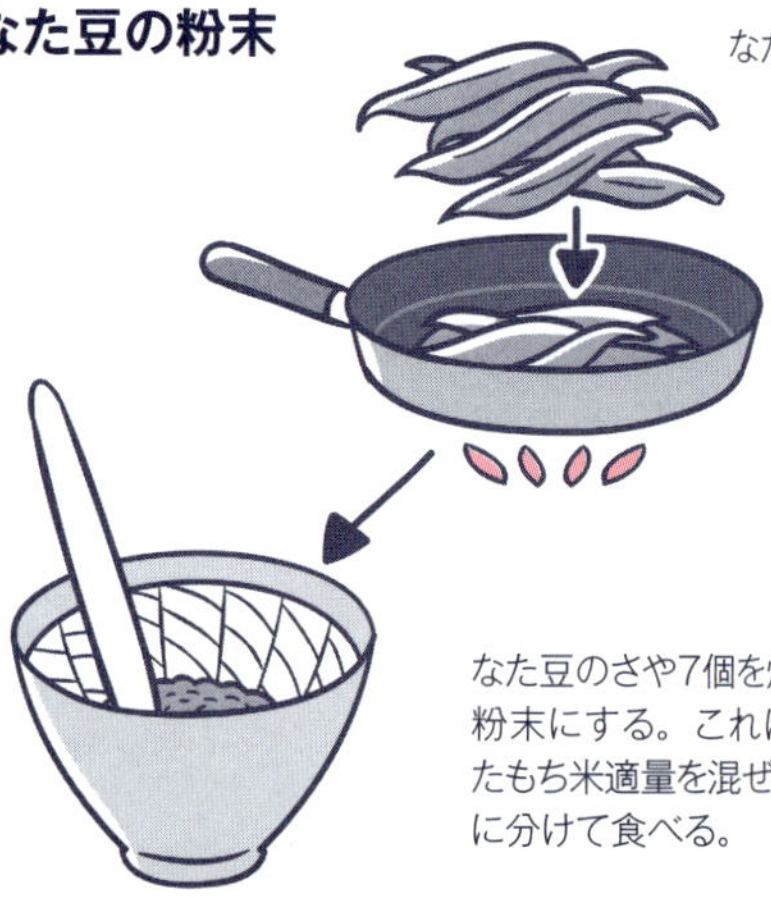

なた豆のさや7個を焼き、粉末にする。これに炊いたもち米適量を混ぜ、2回に分けて食べる。

腰痛から考えられる主な病気

SOS のときは、急いで病院へ！

激痛がする	急に痛む	急に腰をひねったり、重いものを持ち上げたりしたときに、腰に激しい痛みが走り、身動きできなくなる。	ギックリ腰
激痛がする	急に痛む	20～30歳代の人に多い。左右どちらかの腰が痛くなる。前かがみのときに痛みが増し、せきやくしゃみをしても腰にひびく。	椎間板ヘルニア
激痛がする	急に痛む	突然わき腹がさし込むように痛み、腰骨の上から背中、腹部まで痛みが広がる。濃い色の尿や血尿が出る。	腎《じん》臓結石、尿路結石
激痛がする	腰から足に痛みが走る	腰から足の先まで激しい痛みが走る。前かがみの姿勢をとろうとすると、痛みが増す。椎間板ヘルニアの人に多い。	坐骨《ざこつ》神経痛
激痛がする	腰から足に痛みが走る	静止状態から動作を開始するときに、腰から足にかけて痛む。少し動くと痛みは楽になる。	変形性脊椎症
激痛がする	激痛が続く	中年以降の人で、がんこな激痛が続き、じっとしていても痛い。足に力が入らず、まひや排尿困難が伴うことも。	SOS 腰椎のがん
激痛がする	激痛が続く	青年期・壮年期の男性で、耐えがたい激痛が続く。背中が板のように強直して曲がらなくなる。	強直《きょうちょく》性脊椎炎
鈍痛がする	腰から足が痛む	腰に重い痛みがあるが骨に異常はない。若い人に多く、同じ姿勢を長時間続けることができない。原因がはっきりしない。	腰痛
鈍痛がする	腰から足が痛む	長いあいだ腰の痛みが続く。脇腹にも痛みや圧迫感がある。頭が重く、体もだるい。発熱し、食欲がなくなる。	腎盂《う》腎炎
鈍痛がする	腰から足が痛む	激しい動きや過労によって腰痛がおこる。腰に力が入らない、冷えを感じるほか、下肢に痛みやしびれをおこすことも。	脊椎分離症 脊椎すべり症
鈍痛がする	背中も痛む	背中や腰が重苦しく、鈍痛がする。背中がまるく曲がる。骨がもろくなり、折れたりつぶれたりしやすい。高齢の女性に多い。	骨粗しょう症 脊椎圧迫骨折
鈍痛がする	腰から腹部が痛む	触診によって、腫瘤《しゅりゅう》にふれる。50～70歳代の男性に多い。大動脈瘤が大きくなると、腰椎を圧迫して痛みが出る。	SOS 腹部大動脈瘤《りゅう》
鈍痛がする	腰から腹部が痛む	月経のとき、腰や下腹部が痛くなり、痛み止めの注射や薬でおさえないと耐えられない。貧血、月経の回数が増えることも。	子宮筋腫《きんしゅ》

疲れやすい人の腰痛には黒豆の温湿布

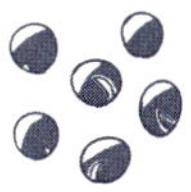

黒豆は、むくみやすい人、リウマチ性疾患の人、寝汗をかきやすく疲れやすい人には大変効果的な食べものです。特に腎臓が衰弱すると腰に負担がかかり、腰痛を悪化させてしまいます。足腰の弱った高齢者や、体力のない人の腰痛にも向きます。

やわらかく煮た黒豆を常食してもよく、また、黒豆の煎じ汁を飲むのもいいでしょう。

外用としては、黒豆を煎じ、その煎じ汁をガーゼに浸して患部にあてると、腰痛に効果があります。

（根本）

女性の腰痛にマタタビの果実の煎じ汁

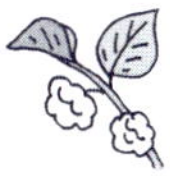

マタタビの果実に、マタタビアブラムシが入ってこぶ状にふくらんだ異常果（虫こぶという）を使います（生薬名は木天蓼《もくてんりょう》）。この煎じ汁を飲むと、特に女性の腰痛に効果的です。さらに葉やつるを日干しにしたもの2～3握りを、入浴剤として利用しても効きます。

そのほかマタタビの果実で作るマタタビ酒（作り方は259ページ）は、血行をよくするので腰痛に効きます。また、熟れすぎていない実を、塩漬けや焼酎漬けにして食べるのもいいでしょう。

（根本）

●腰痛にはせんべい布団が理想　やわらかすぎる寝具は、尻や腰が沈んで背骨の自然なカーブをくずすため、腰痛の原因になる。

骨をじょうぶにする カッテージチーズ

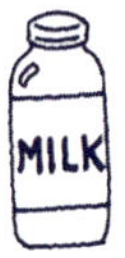

腰痛を防止するためには、カルシウムやビタミンD、たんぱく質をしっかりとることが大切です。特に牛乳やチーズをはじめとする乳製品には、骨をじょうぶにするカルシウムがとても多く含まれています。

なかでも、酢を加えて作るカッテージチーズ（作り方は次ページ）がおすすめです。酢はカルシウムの吸収をよくしてくれるからです。パンなどにつけて食べるのがよいでしょう。

（山ノ内）

妊婦の腰痛に効く 羊肉のスープ

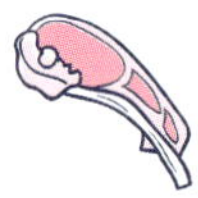

中国の医学書『金匱要略《きんきようりゃく》』には、痛みや冷えに効果のあるものとして、羊肉のスープが紹介されています。それほど昔から、このスープはすぐれた効果を示すものとされてきました。

羊肉のスープは、血液の循環をよくするはたらきがあり、特に末梢《まっしょう》の毛細血管の流れをよくします。

羊肉360gにしょうが5g、当帰《とうき》とクローブを少量ずつに水2Lを加えてスープを作ります。これを1日3回に分けて飲むと、妊婦の腰痛や冷えによく効きます。

（根本）

慢性の腰痛には アマドコロの湿布

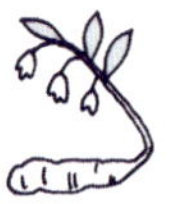

日本各地にみられるアマドコロは、10〜11月に採取した根茎を薬用として用います。腰痛をはじめ、ねんざ、うちみには、生の根茎30gを600mLの水で半量になるまで煎じ、その煎じ汁を布に浸して温湿布をします。血行を促し、慢性の腰痛をやわらげます。

痛みが激しいときには、生のままのアマドコロの根茎をすりおろして、小麦粉、酢をよく混ぜ合わせて練り、ガーゼに塗って冷湿布にするとよいでしょう。

（根本）

せっけんにもなる サイカチの豆ざやの煎じ汁

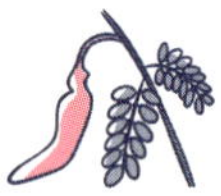

サイカチは、山野や川岸に自生するマメ科の落葉高木です。夏に花穂が出て、ねじれて垂れ下がった、緑色の四弁の花をつけます。秋になると豆果をつけ、この豆ざやが薬用として用いられます。腰痛には、10月ごろに採取したサイカチの豆ざやを乾燥させたもの10g（1日量）を、500mLの水で煎じて服用するとよいでしょう。

ちなみに、サイカチの豆ざやの煎じ汁は、せっけんの代用品としても利用されてきた歴史があり、なかでもシャンプーにはもってこいとされています。

（山ノ内）

日・常・生・活・の・注・意

腰痛予防の基本は正しい姿勢

物を持ち上げるとき

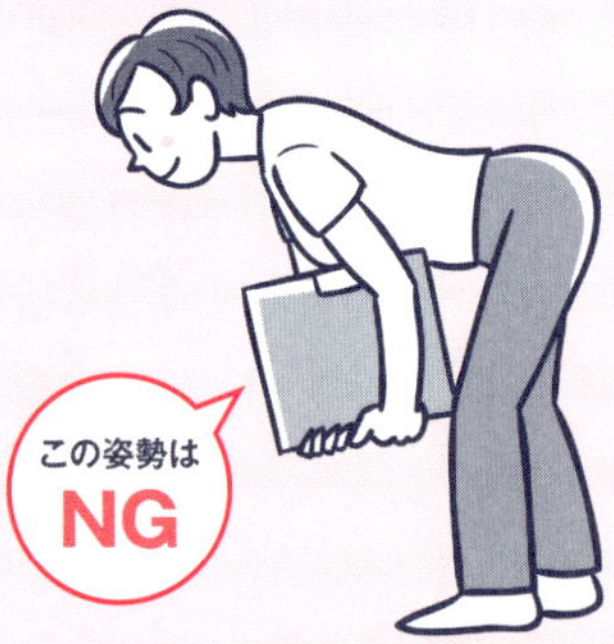

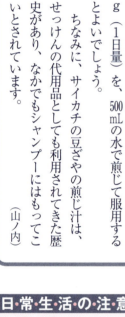

床に置いてある荷物をとるときは、上図のような中腰はダメ。お尻をしっかりおろしてしゃがみ、荷物を体に近づけて、抱くように持ち上げる。

立っているとき

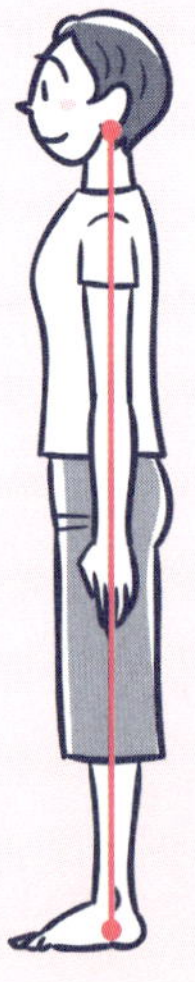

立ったときは、耳から糸でまっすぐに下げたおもりをイメージするとよい。その糸が肩先から股関節の中央、ひざ、くるぶしの真横を通るようにする。

いすに座るとき

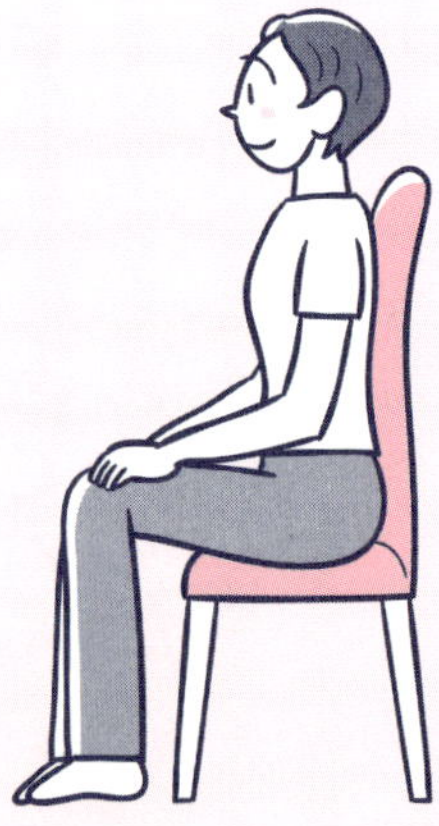

正しい姿勢はいす選びから。いすは座ってみて、太もものつけ根よりひざのほうが少し高くなるくらいがベスト。おなかに圧迫感のないものがよい。いすに座るときは、背もたれに背中をぴったりつける。前かがみにならないように。

カッテージチーズの作り方

●材料

牛乳	1L
酢	大さじ10

1 牛乳を鍋に入れ、ごく弱火であたためる。あたためながら、酢を少しずつ加える。

これがコツ

牛乳がすぐに沸騰しないように、ごく弱火にする。

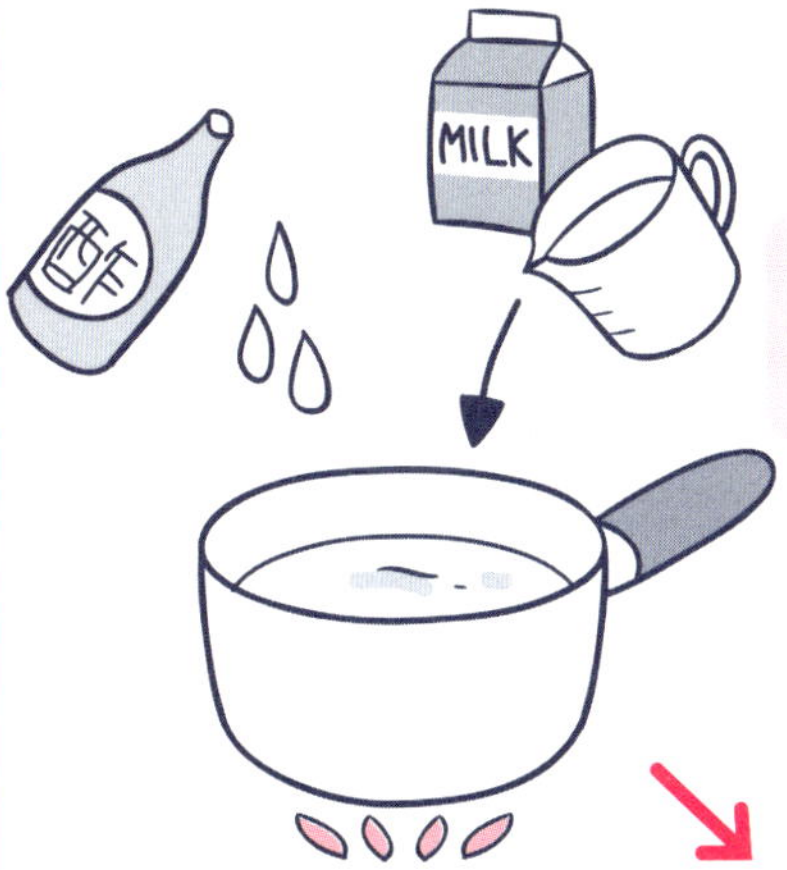

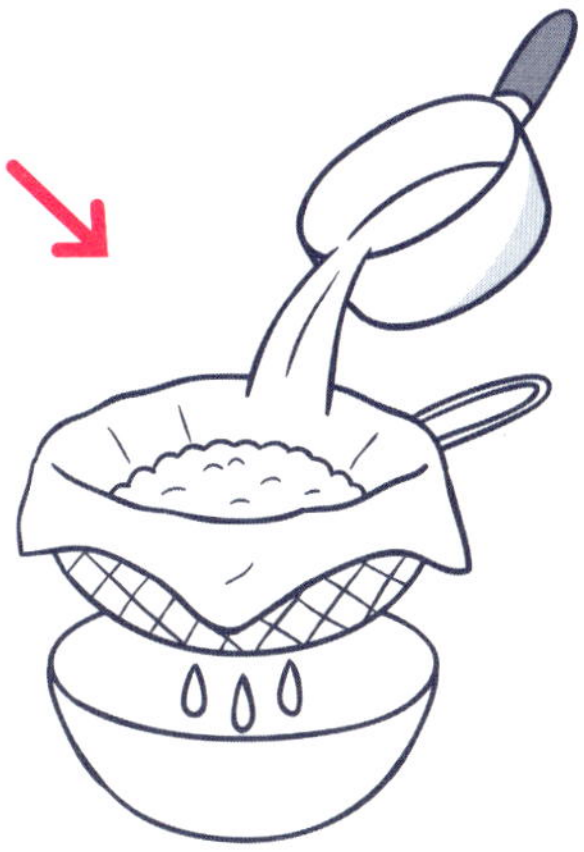

2 牛乳が分離したら、ガーゼなどでこす。こして残ったものがカッテージチーズ。

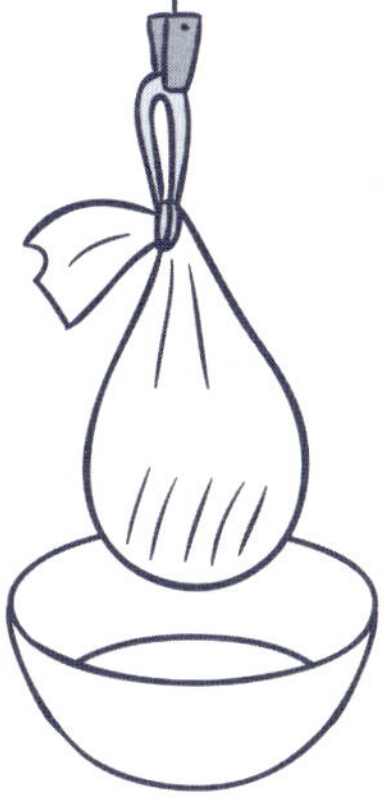

3 ガーゼなどでそのままチーズをくるみ、ひもなどで縛って、一晩つるして水けをきる。日もちがしないので、作りおきは不可。

◆作ってみました

牛乳を火にかけてから10分くらいで分離がはじまり、少しずつかたくなってきました。強火ではないため、酢の香りを強く感じました。今回は30分くらい火にかけてから、こしました。

◆食べてみました

塩分がまったく入っていませんが、味に物足りなさは感じられませんでした。さっぱりしておいしかったです。一晩おくと、酢の香りはあまり感じられません。

腰痛の緩和に ウコギ酒

ウコギは林の中の川辺などに自生している落葉樹で、全体的にトゲがあります。

腰痛の緩和には、ウコギの生薬「五加皮《ごかひ》」を使ったウコギ酒がおすすめです。五加皮はウコギの根の皮をむいて乾燥させたものです。

ウコギ酒を就寝前に、さかずき1～2杯程度、毎日飲みます。長期間飲み続けることで効果があらわれます。腰痛をやわらげるだけでなく、足腰のまひや神経衰弱にも効果があります。（山ノ内）

●ウコギ酒

1 細かくきざんだ五加皮80g、ホワイトリカー1L、氷砂糖150gを、煮沸消毒した広口びんに入れる。

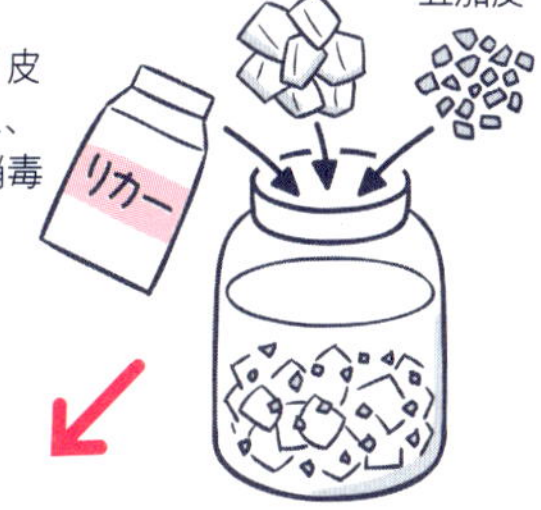

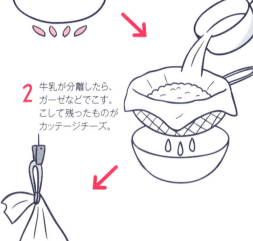

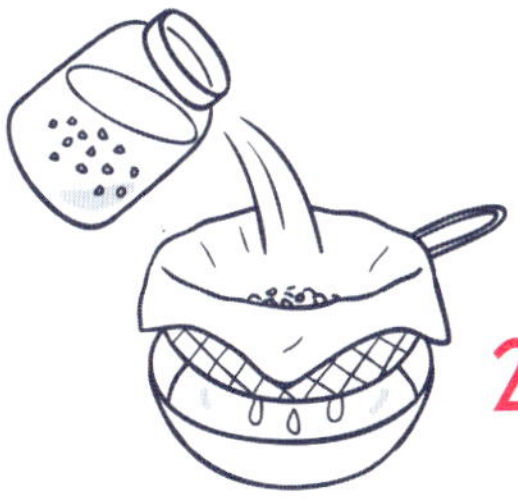

2 冷暗所に2～3か月おき、ガーゼでこす。

その他のおすすめ 食品・山野草

うめぼし2個と**干し柿**1個を540mLの水で半量になるまでじっくり煮つめ、1日2～3回に分けて服用しても効果的です。

ヨモギには体をあたためる作用があるため、腰痛はもちろんのこと、肩こりや関節の痛み、神経痛、リウマチ、冷え症などに効果的です。夏の終わりに採取したヨモギの葉を陰干しにして、よく乾燥させた全草20～30gを布の袋に入れて薬湯にします。

●鎮痛剤アスピリンのルーツは？　古代ギリシャのころから解熱鎮痛効果があると知られていた、ヤナギの木の皮から成分が発見された。

便秘

下剤に頼るよりは、食事療法と適度な運動で腸を刺激する

●Dr.アドバイス

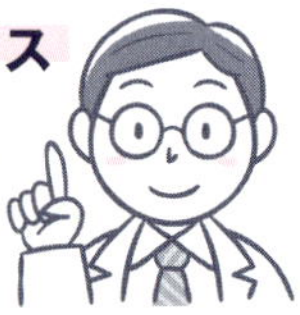

便秘のタイプを確かめたうえで適切に対処する

便秘の種類は大きく、一過性便秘、習慣性（機能性）便秘、器質性便秘に分けられます（下表）。

習慣性便秘はさらに、弛緩《しかん》性便秘と直腸性便秘、痙攣《けいれん》性便秘に分けられます。習慣性便秘のうちで最も多いのが、弛緩性便秘。これは腸の蠕動《ぜんどう》運動の低下が原因です。直腸性便秘は、排便をがまんしているとなりやすいといわれます。痙攣性便秘はストレス等で腸の運動がさまたげられておこります。

腸の病気などで便の通過障害がおこる器質性便秘を除くと、便秘対策には食事と運動が有効です。

食べものには、便をやわらかくするもの、便の量を増やすもの、便のすべりをよくするものがあります。腸の蠕動運動が弱ければ食物繊維の多い食品を、強ければ消化のいい食品を選ぶのが基本です。

運動は腹筋を鍛えることが重要です。なぜなら、いきむ力が弱いと排便時に腹圧が十分にかからないからです。ただし、高齢者や高血圧の人は、強くいきむと脳卒中のおそれがあるので注意します。

●便秘のタイプ――原因と対策

一過性便秘		●旅行に出かけたり、食生活が極端に変わったり、精神的な緊張や睡眠不足があるとおこる ●コーヒーや紅茶、緑茶の飲みすぎや、渋みやあくの強い食品を食べすぎてもおこる。これはタンニンが便をかたくするため	
習慣性（機能性）便秘	痙攣性便秘	●ストレスによって腸の緊張が高まって、痙攣性の収縮をおこし、腸の内容物の移動がさまたげられることが原因 ●左脇腹が強く痛み、便がうさぎの糞のようにコロコロしている ●便秘のあとに、下痢がおこることもある	●消化のいいものをとる。いも類、豆類は裏ごしする ●繊維のかたい野菜（ごぼう、たけのこ、セロリなど）は、やわらかく煮てから裏ごしする ●冷たいもの、油っこいもの、香辛料、アルコールもとりすぎないようにする。くだものは煮るといい
習慣性（機能性）便秘	弛緩性／直腸性便秘	●便秘の人の約2/3が弛緩性タイプ ●腸の蠕動運動が弱いためにおこる ●内臓下垂のある人や、高齢者、運動不足の人に多い ●排便のがまんや運動不足、水分や食物繊維の不足も原因に	●食物繊維をたっぷりとると便のかさが増え、これが刺激となって腸の運動がおこりやすくなる ●朝食に冷たい牛乳やヨーグルトをとると効果的 ●生のくだものと水分を十分にとる ●酢や香辛料は腸を刺激するのでよい
器質性便秘		●大腸に慢性腸炎、腸閉塞《へいそく》、がんなどの病気があり、内腔が狭くなって腸の内容物が通りにくくなっておこる	●多くのケースで、手術など医師による治療が必要になる

快便にりんごのおろし汁

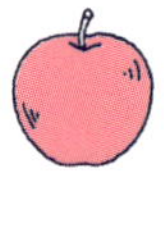

皮つきのままのりんごをおろしたものがよく効きますが、これににんじんをプラスするとさらに有効です。どちらも食物繊維のペクチンを含み、便の状態がよくなるので、下痢の人にも効果的です。

このおろし汁の飲用後、さらに仰向けになって両腕でひざをかかえ、胸に押しつける姿勢を10分ほど続ければ一層効果的です。

（山ノ内）

●りんごとにんじんのおろし汁

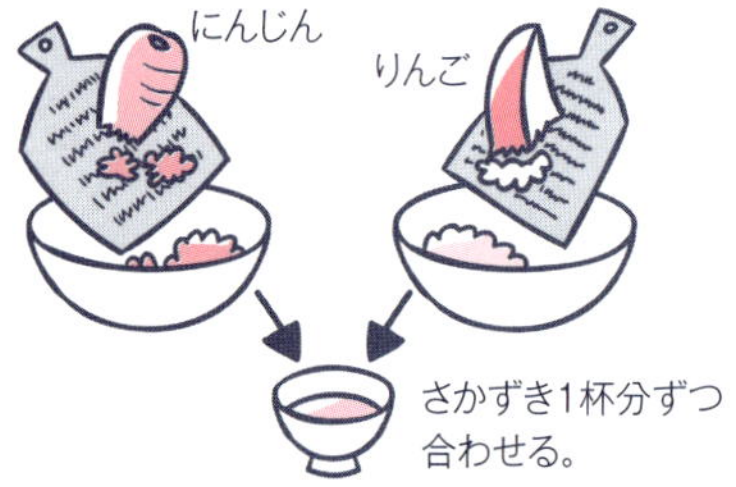

りんごとにんじんを、皮つきのまますりおろす。それぞれのしぼり汁をさかずき1杯分ずつ混ぜ合わせ、朝食の30分前に飲む。

黒ごま汁粉の作り方

●材料（8杯分）

黒ごま	70g（½カップ）
玄米	70g（½カップ）
はちみつ	適量
水	2L（10カップ）

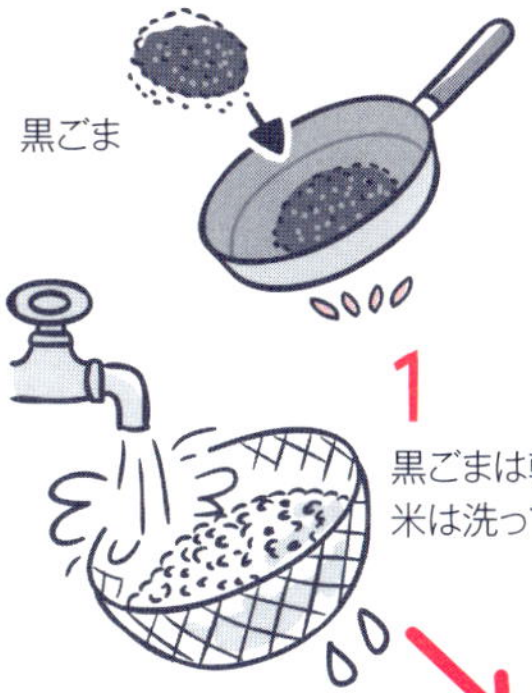

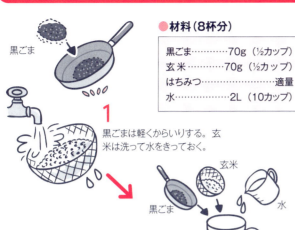

1 黒ごまは軽くからいりする。玄米は洗って水をきっておく。

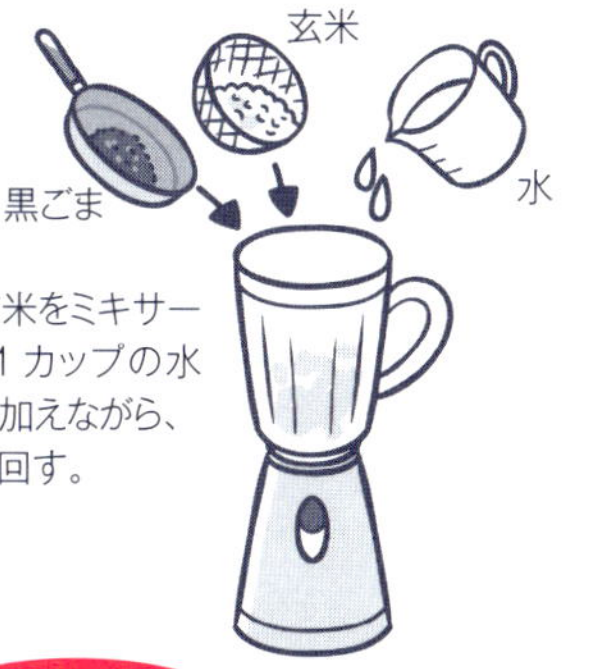

2 黒ごまと玄米をミキサーに入れ、１カップの水を少しずつ加えながら、ミキサーを回す。

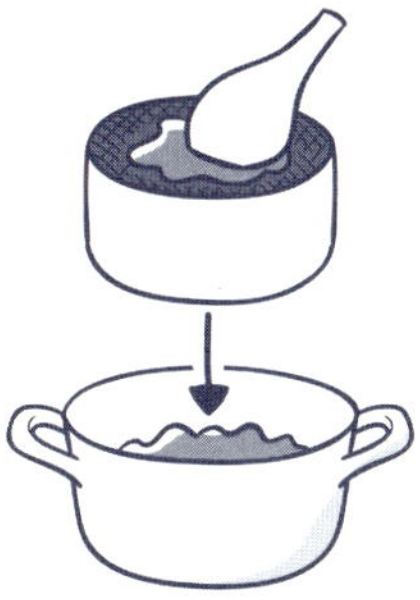

これがコツ

裏ごしした黒ごまと玄米は、水に入れてもだんご状になりやすい。おたまと箸でみそのように溶きのばすといい。

3 2を裏ごしして鍋に入れる。

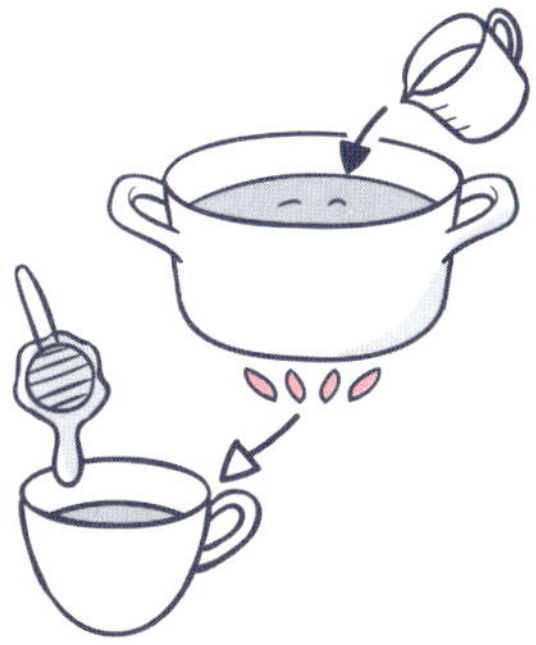

4 水9カップを3の鍋に入れ、強火にかける。沸騰したら弱火にし、20分ほど煮る。冷まして飲めるぐらいの温度になったら、はちみつを適量入れ、混ぜて飲む。

◆作ってみました

裏ごしするとき、ごまはつぶれやすいのですが、玄米は多量のカスが残りがちです。少しずつ時間をかけて裏ごしするといいでしょう。

◆食べてみました

甘みと、ごまのいい香りでおいしくいただけます。薬という感じではなく、おすすめのおやつです。

痙攣性の便秘に役立つ 黒ごま汁粉

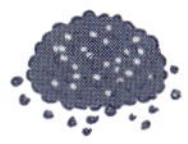

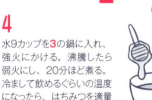

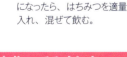

痙攣性の便秘は、便秘が数日続いたあとに乾燥便が出るのが特徴です。このような便秘には腸内を潤す作用のある食べものをとりましょう。ごま、特に黒ごまは良質のたんぱく質と糖質、ミネラルを豊富に含む食べものです。また胃腸を潤す作用にすぐれています。黒ごま汁粉（作り方は左図）や、黒ごまをすってごはんやおひたしにかけて常食するなど、積極的に活用しましょう。（根本）

ごぼうを常食して、食物繊維をとる

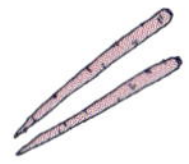

腸の蠕動運動が鈍って便秘をおこす場合は、食物繊維を含む食べものを食卓にのせるよう心がけましょう。ごぼうは食物繊維を豊富に含むうえ、肉や米などの数十倍の水分を吸収して便通をよくします。にんじんやセロリなどの食物繊維の多い野菜や、こんにゃくといっしょにきんぴらや白あえなどにするとよいでしょう。ただし、アレルギー性皮膚炎や湿疹のある人は、多食は控えます。（根本）

こんな方法もあります

毎朝おきぬけの水1杯が便秘を改善

慢性便秘の人は、毎朝おきぬけに、コップ1杯の水を飲むのが効果的です。なぜなら、空っぽの胃に飲食物が入ってくると大腸が目覚めて動きはじめ、便が直腸におりてくるからです。これを胃結腸反射といいます。

就寝前、あらかじめ枕元に水を入れたポットを用意しておき、目覚めたらすぐに飲みましょう。できれば一気に飲み干すのが理想的で、朝食後に便意をもよおしやすくなります。ただし、便意は30秒もすればおさまってしまうので、がまんせずトイレに行きましょう。

●口から肛門までの長さは？ 消化管の長さは、大人で約９m。食べものの体内滞留時間は35〜40時間。

がんこな宿便は じゃがいも汁で改善

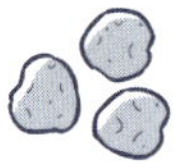

便秘による宿便（滞留便）は、高血圧や冷え、月経痛、肥満の原因になります。がんこな宿便は、じゃがいも汁（作り方は次ページ）と運動でとり除きましょう。運動は、じゃがいも汁を1日2回、空腹時に服用したあとに行います。まず、仰向けに寝て両ひざをそろえて立てます。かかとをお尻にひき寄せ、ひざを離さないようにして、ひざが床につくまで左右交互に倒します。5分運動、2分休むを繰り返し、30〜40分を目安に続けると、宿便とりに高い効果が期待できます。（山ノ内）

米ぬかの食物繊維と脂質は、便秘に有効

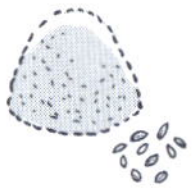

米ぬかには、食物繊維と脂質がたっぷりと含まれています。これらが腸の蠕動《ぜんどう》運動を活発にし、ひどい便秘を改善します。まず、フライパンの底全体に広がる程度にサラダ油をしき、米ぬかを4㎜くらいの厚さに入れて、焦がさないように注意しながらいります。きつね色になる一歩手前で火を止めます。このいった米ぬか小さじ2を、番茶か水といっしょに食べます。食べはじめて3日めくらいからおなかの張りがとれ、がんこな便秘でも改善が期待できます。（山ノ内）

日・常・生・活・の・注・意

腸を活発にして、便通がつく方法

●朝食をとってトイレへ

排便を促す胃結腸反射は、たいてい朝食後におこります。毎朝、朝食後には便意がなくてもトイレに入る習慣をつけると、排便の規則的なリズムが戻ってきます。

●食事の工夫で腸を刺激する

【食物繊維】 便のかさが増えて、蠕動運動が高まります。なかでも、腸内で発酵してガスを発生させやすい食品は、腸管をより刺激して便通を促します。また、穀物類に含まれる炭水化物の一部は、食物繊維と同様の効果があるため、ごはんをしっかり食べるといいでしょう。

【水分】 便をやわらかくする効果があります。特に冷たい牛乳は刺激効果が高く、朝おきぬけに飲むと有効です。なお牛乳の乳糖には、便をやわらかくする効果があります。

【脂質の多い食品】 便のすべりをよくします。植物油、バター、生クリームなどをとります。

【ビフィズス菌＋乳酸菌】 体内には善玉菌、悪玉菌を含めて100兆個もの細菌が棲みついています。その善玉菌の代表がビフィズス菌です。抗菌作用にすぐれ、感染症を予防するうえ、腸の蠕動運動を活発にし、消化吸収を促して便通をよくします。ビフィズス菌を増やすのがヨーグルトや乳酸菌飲料、食物繊維、フラクトオリゴ糖などで、これらを同時にとるとより有効です。腸内の善玉菌と悪玉菌のバランスがよくなり、便秘だけでなく下痢止めにも役立ちます。

●運動も腸の機能を強くする

全身運動で血液の循環をよくし、腹筋運動で腹圧を高めるようにします。腹部のマッサージも効果的です。

●食物繊維を多く含む食品

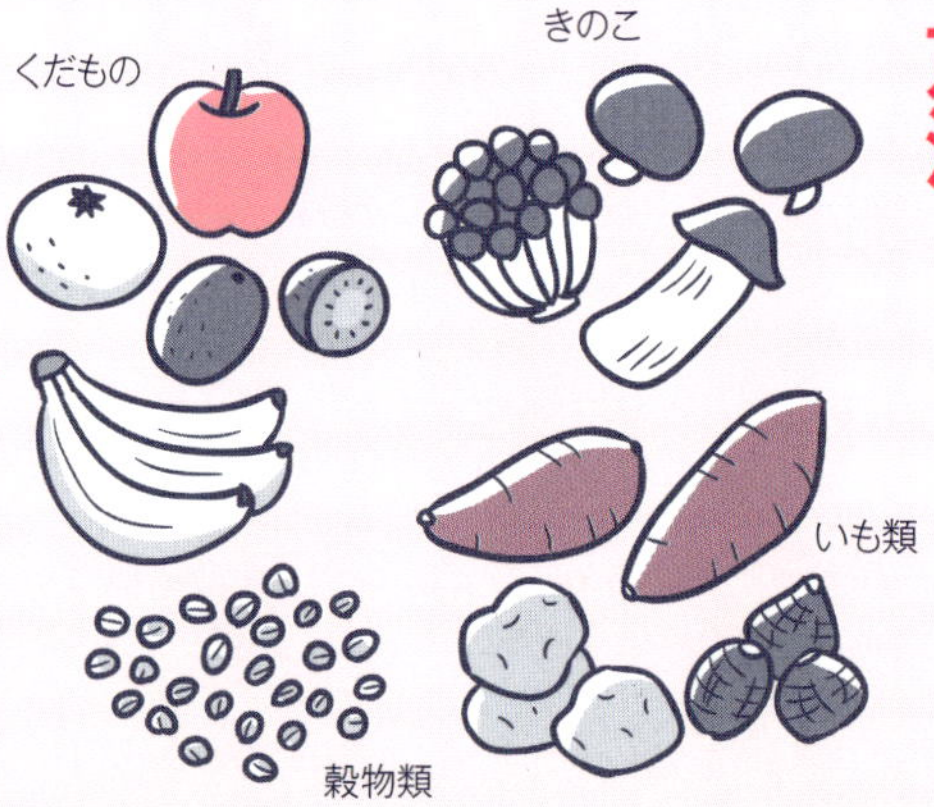

どちらも腸を刺激するので、弛《し》緩《かん》性便秘に有効です。食物繊維はビフィズス菌を増やすので、ガスも臭くありません。

●ガスが発生しやすい食品

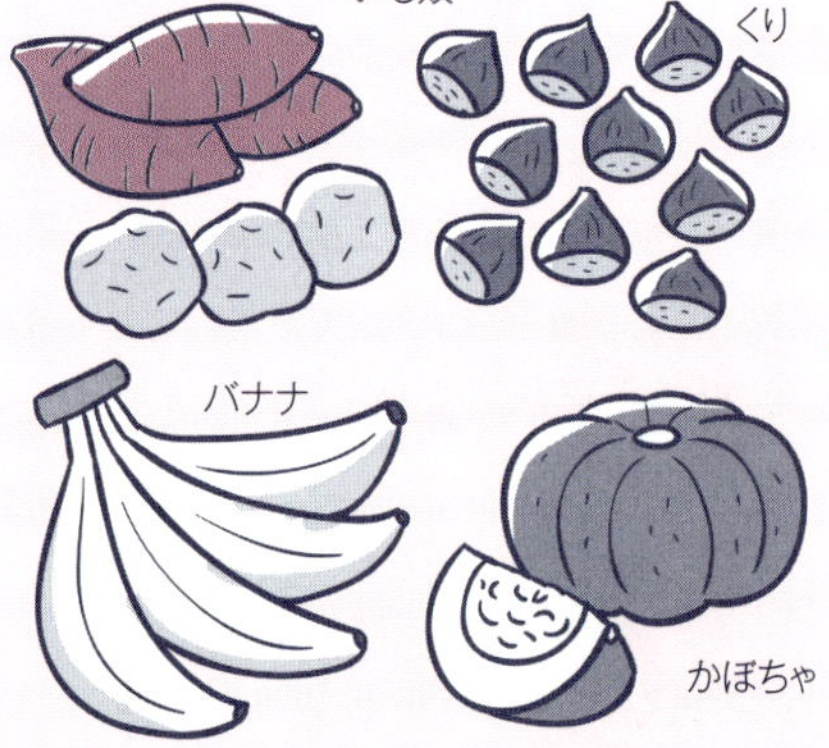

じゃがいも汁の作り方

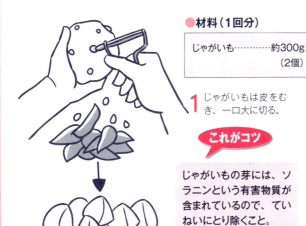

●材料（1回分）

じゃがいも…………約300g（2個）

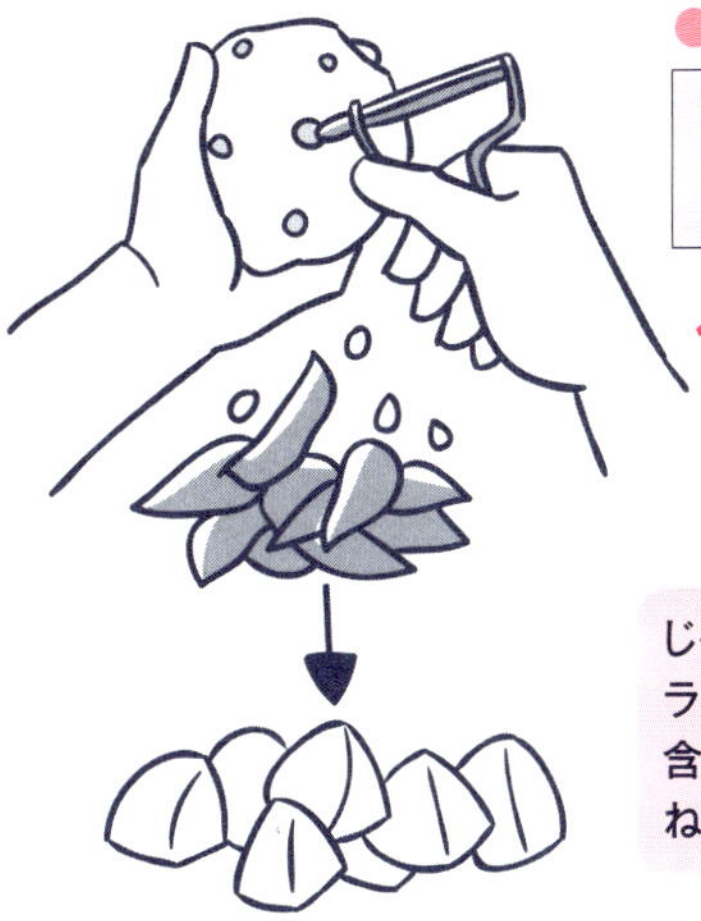

1 じゃがいもは皮をむき、一口大に切る。

これがコツ

じゃがいもの芽には、ソラニンという有害物質が含まれているので、ていねいにとり除くこと。

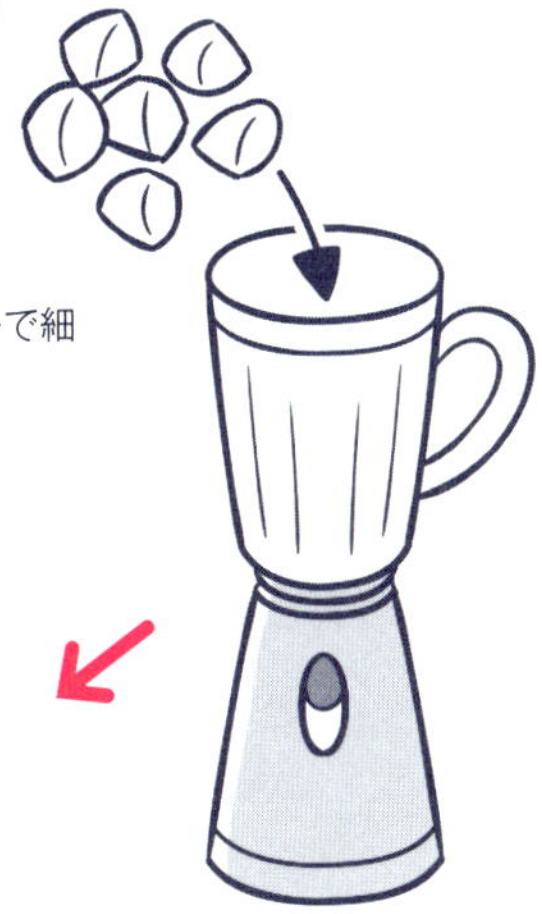

2 1をミキサーで細かくする。

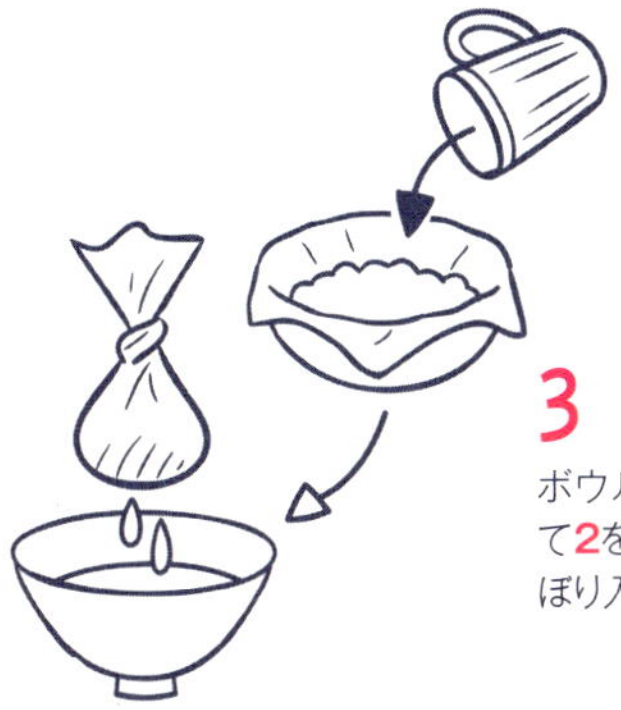

3 ボウルにガーゼをしいて2を入れ、茶碗にしぼり入れる。

◆作ってみました

じゃがいもは時間がたつと変色してくるので、飲むたびに作るようにしましょう。ミキサーを使えば、5分くらいでできます。

◆飲んでみました

あくを抜いていないので飲みにくく、じゃがいも独特のにおいが鼻をつきました。においが気になる人は、冷やして飲むといいでしょう。

習慣性便秘にも効果的 くるみ茶

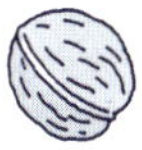

くるみの実には良質の脂質、たんぱく質が豊富に含まれています。さらに腸を潤す作用にもすぐれ、便秘や痔にも効果的です。くるみに黒ごまを混ぜた、くるみ茶を常飲すると、コロコロかたい便もやわらかくし、排泄を促します。ただし、のぼせが強く、鼻血の出やすい人には向きません。また、くるみには緩下《かんげ》作用があるため、下痢のときは多食を控えましょう。（山ノ内）

●くるみ茶

くるみ　黒ごま

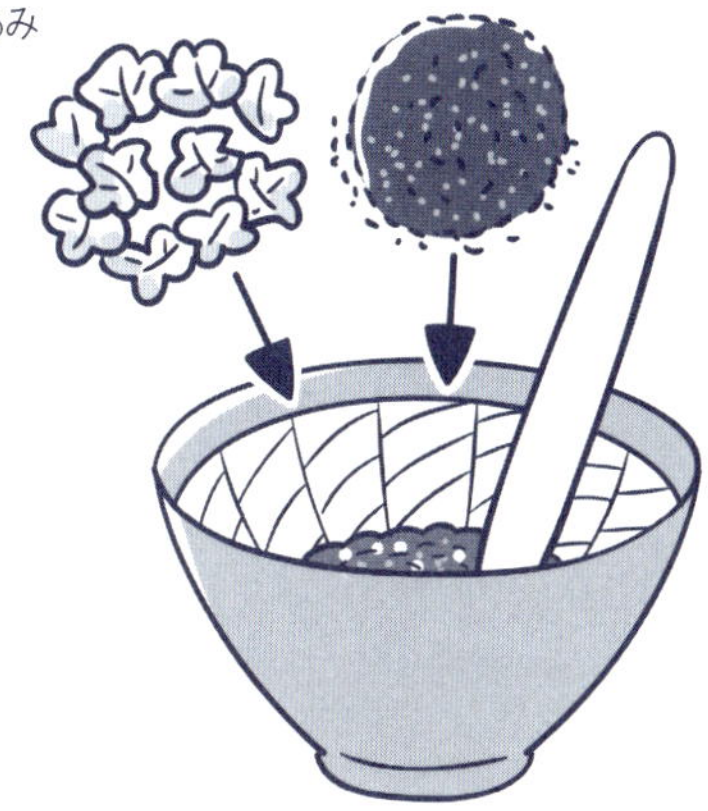

くるみ・黒ごま各60gを混ぜ、すり鉢で粉末になるまでする。この粉末小さじ１を湯のみ茶碗に入れ、お湯を注いで毎朝飲む。

おすすめ

昔から使われている ハブ茶

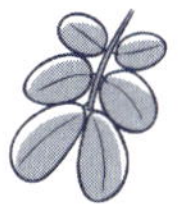

エビスグサを使ったハブ茶は、便秘の薬として古くから親しまれてきました。やかん8分目の水に、10月ごろに採取したエビスグサの種子小さじ4～5を入れて火にかけます。沸騰したら火を止め、また火をつけます。これを数回繰り返し、外皮が破れて濃い麦茶のような色になるまで煎じます。この煎じ汁を毎朝おきたときや空腹時、食前などにお茶がわりに飲むといいでしょう。（根本・山ノ内）

●肉類は便をかたくする？　食物繊維の少ない肉食中心の食生活の人は、便の量も、そこに含まれる水分量も少ないので、かたくなりやすい。

おすすめ

センナの煎じ汁は世界的に有名な便秘薬

センナの葉は便秘の民間薬として、ヨーロッパからアジアまで広く用いられてきました。センナの葉にはセンノサイドA・B、マグネシウムが含まれ、これらはいずれも下剤としてすぐれた効果を発揮します。ふつうは葉を煎じて飲みますが、センナの葉は薄いので、熱湯をさすだけでも成分がよく出ます。

最初はほんのひとつまみからはじめます。効用には個人差がありますから、便通の状況に応じて飲む回数や量を調整しましょう。このほか、葉を日干しにしたものを粉末にして用いることもできますが、人によっては腹痛をおこすことがあるので注意しましょう。ただし、痙攣《けいれん》性便秘の人、妊娠している人は多量に用いてはいけません。（根本・山ノ内）

●センナの煎じ汁

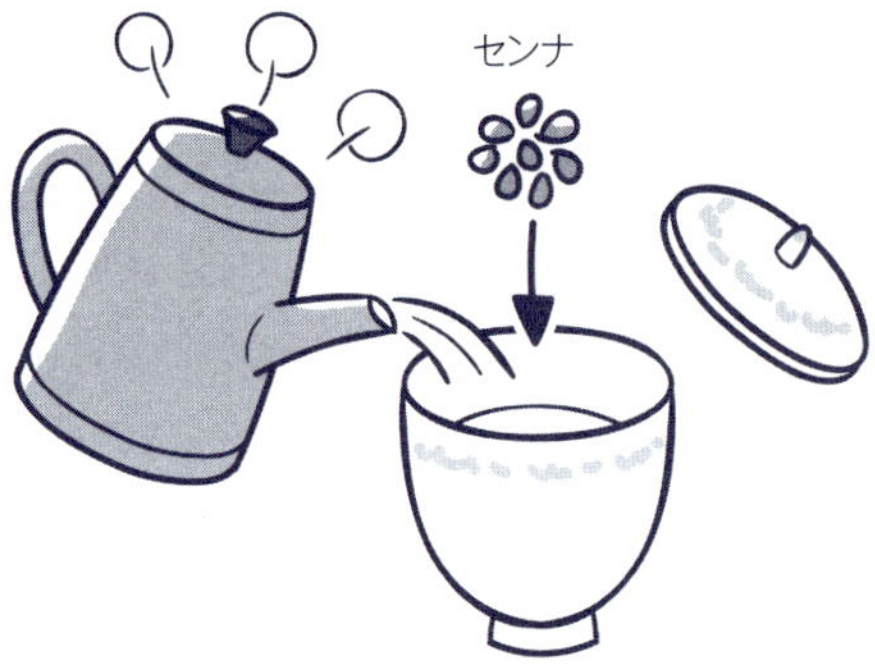

湯のみ茶碗にセンナの葉ひとつまみ（1～2g）と、熱湯100mLを入れ、ふたをする。冷めたら、そのうわずみを飲む。

おすすめ

下剤の代用になるアロエの煎じ汁

アロエは、腸壁に刺激をあたえて蠕動《ぜんどう》運動を促し、排便を助けます。薬用として利用されるのはキダチアロエで、下剤としての効用は古くから広く知られています。刺激性のある下剤なので、最初は少量から試しましょう。

アロエのおろし汁を飲むと、より速効性が期待できます。ただし妊娠中や月経中の人は避けます。また、体の弱い人は生のまま服用すると腹痛をおこすことがあるので、アロエの乾燥葉5～10gを水500mLで半量に煎じ、これを1日量として食後3回に分けて飲みます。（根本・山ノ内）

ハコベと青じその成分は便秘に効果的

春の七草のひとつであるハコベは、たんぱく質、鉄、カルシウムを豊富に含むアルカリ性食品で、酸性に傾いた体内を中和する作用があります。ハコベは、青じそと合わせると便秘にも効果があります。特にハコベと青じその汁（作り方は次ページ）がおすすめです。

青じそ特有の風味豊かな香りで、とても飲みやすいのが利点です。または、これにうめぼし1個を入れて、お茶がわりに常飲しても有効です。（山ノ内）

●アロエの煎じ汁

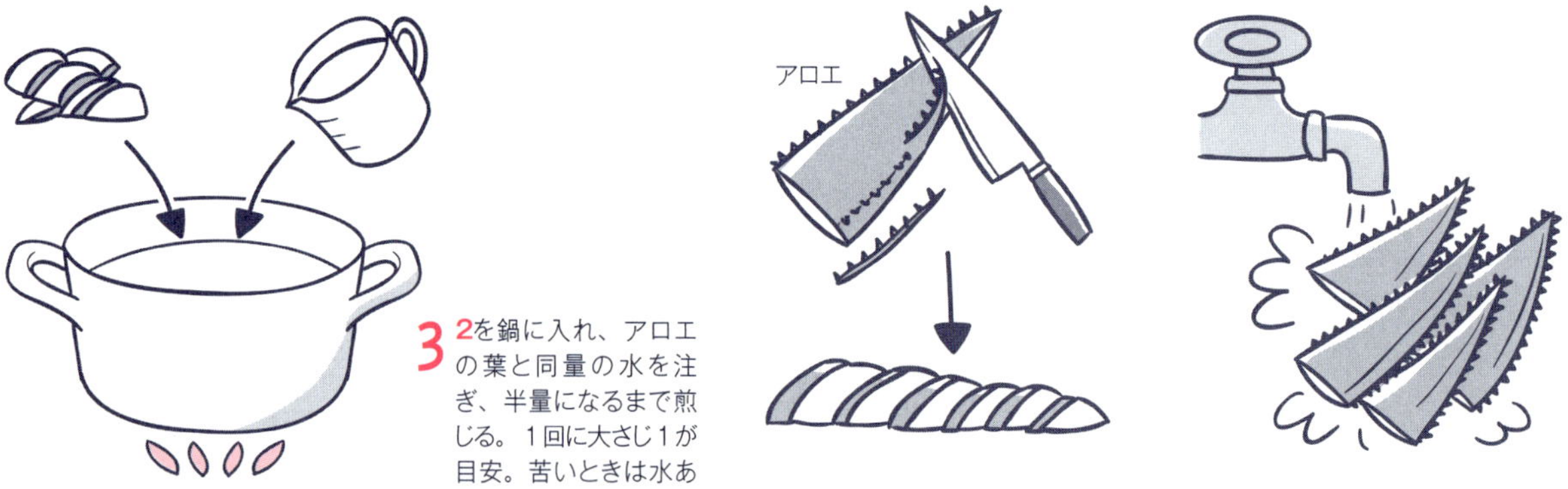

1 アロエの葉を4～5枚採り、きれいに水洗いする。

2 包丁でトゲを削ったのち、薄く切る。

3 2を鍋に入れ、アロエの葉と同量の水を注ぎ、半量になるまで煎じる。1回に大さじ1が目安。苦いときは水あめを入れて飲むといい。保存がきくのでまとめて作り、冷蔵庫へ。

ハコベと青じその汁の作り方

●材料（1回分）

ハコベ	10g
青じそ	5g（6枚）
うめぼし	1個

1 ハコベは適当な大きさにちぎる。

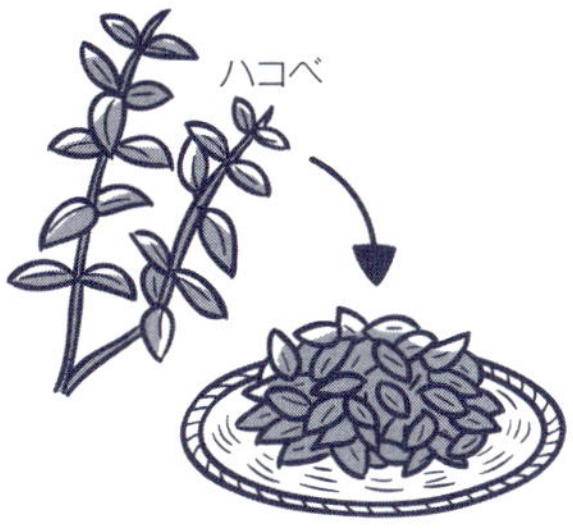

干す日数が長いので、ほこりや虫に気をつける。目の粗いざるなどをかぶせておくといい。

これがコツ

2 1と青じそを10日ほど日干しにする。

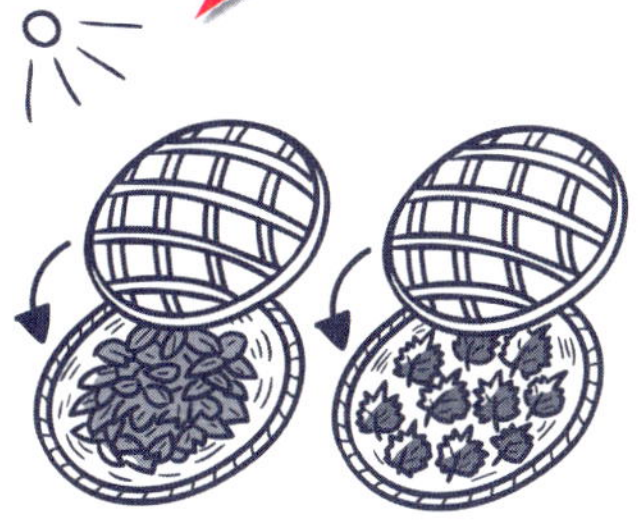

3 乾燥したら、すりこ木などで細かくなるまでもみ合わせる。

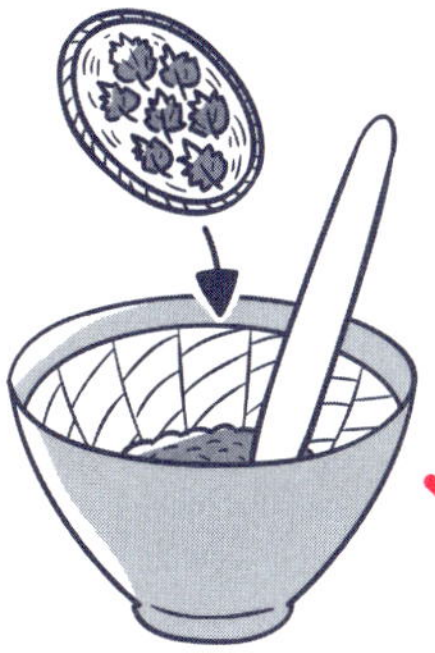

4 きゅうすに3をスプーン2杯くらい入れ、お湯を注ぐ。その中にうめぼしを入れる。

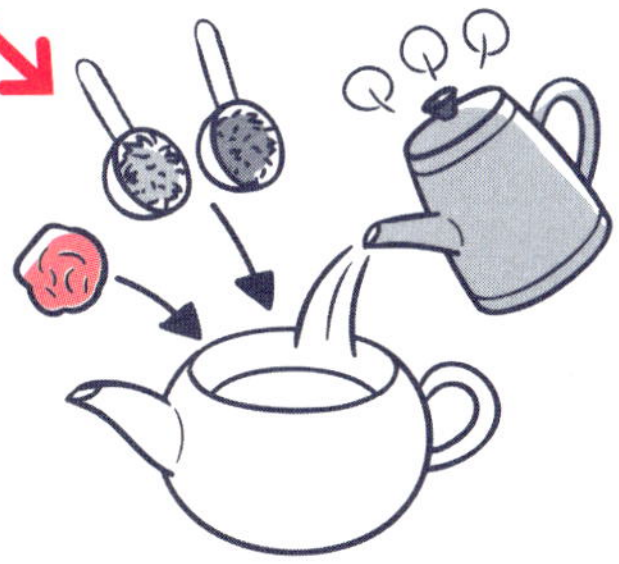

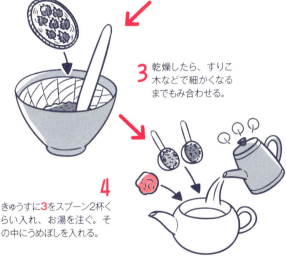

◆作ってみました

干した葉をもみすぎると、ぼろぼろになってしまうことも。軽くもみ合わせるだけでもいいようです。

◆飲んでみました

ハコベと青じその香りがさわやかです。口あたりもわるくありません。

速効性のある ノイバラの果実の煎じ汁

ノイバラの完熟した果実には、すぐれた緩下《かんげ》作用があります。果実が完熟する少し前に採取し、乾燥させたものは、下剤や健胃薬に用いられます。日干しにした果実5〜6粒をコップ1杯の水で煎じ、これを1日2回に分けて服用します。速効性があるのでいきなり多量に使用せず、体調や便の様子をみながら徐々に量を増やしていくと、重い便秘症に効果的です。

（山ノ内）

その他のおすすめ 食品・山野草

こんにゃくは「おなかの砂おろし」といわれるように、腸管内に滞留している宿便をとり除き、消化吸収を助ける作用があります。便秘が気になる人は、ふだんから積極的に食べましょう。

バナナは腸を潤す作用をもっており、すぐれた緩下効果があります。暑がりで便秘ぎみの人には最適です。ただし、体を冷やす作用もあるため、冷え症の人には向きません。また、多食は胃腸障害の原因にもなるため、1〜2本が適量です。

さつまいもはじゃがいもの約2倍の食物繊維を含み、弛緩《しかん》性便秘に効きます。皮ごとふかしたり煮たりして食べるといいでしょう。

はちみつは痙攣性の便秘に効果的です。はちみつ40gに食塩を少量加え、寝おきに服用します。食塩のかわりにごま油3mLを加え、熱湯を注いで飲んでも効きます。

そのほか、**ドクダミの煎じ汁**、**桃の花のつぼみ（白桃花《はくとうか》）の煎じ汁**、**ゲンノショウコの煎じ汁**も効果的です。

●大便は食べもののカスだけではない　食べもののカスはわずか5％程度で、便の大半は水分。残りは腸内細菌と、はがれた腸の細胞。

下痢・過敏性腸症候群

一過性のものがほとんどだが、急性の下痢には注意が必要

●Dr.アドバイス

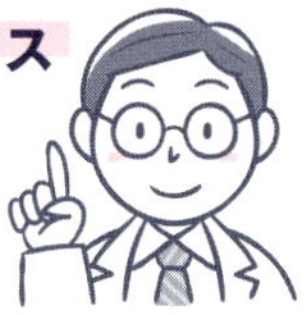

まず水分補給を。必ずあたためて飲むこと

突然おこる下痢は、ほとんどが一過性のものです。高熱や腹痛を伴い、下痢自体の症状も激しいときは、医療機関の受診が必要です。

暴飲暴食による消化不良も原因になりやすく、寝冷えや冷たいもののとりすぎによることもあります。また、試験前など、精神的な緊張もひきがねになります。

一過性の下痢なら、絶食と水分の補給をし、食事に注意すれば短期間でおさまります。水分（煎じ汁も）は必ずあたたかくして飲みます（180ページ参照）。また、安易に下痢止め（止瀉薬《ししゃやく》）の服用をしないようにします。腸内の異物や毒物を早く出すための、自己防衛的な下痢もあるからです。

急激な体重減少や貧血を伴うようなら、内臓疾患の可能性もあるので、病院で検査を受けます。

一方、慢性的な下痢は、症状はひどくなくても、長期間悩まされることがあります。ストレスなどが原因となって下痢と便秘を繰り返す「過敏性腸症候群」は、その代表的な疾患例です。

●下痢から考えられる主な病気

SOS のときは、急いで病院へ！

急な下痢	激しい腹痛がある	急にむかつきや腹痛がおこり、下痢と嘔吐《おうと》、発熱を伴う。1日に数回〜10回以上の下痢がある。便に粘液が混ざる。	急性腸炎
急な下痢	激しい腹痛がある	おなかが激しく痛み、吐きけや嘔吐があらわれる。熱が出ることもある。夏に多い。	SOS 食中毒
急な下痢	激しい腹痛がある	腹痛と吐きけがあり、突然、下痢がおこる。便は水または豆スープのようで、大量かつ頻繁に出る。	SOS 伝染性下痢症
急な下痢	激しい腹痛がある	粘液や血液の混じった粘血便ではじまり、激しくおなかが痛む。排便の回数が多く、しぶり腹もある。重症では貧血を伴う。	特発性大腸炎
急な下痢	腹痛はあまりない	不安や緊張、ストレスをはじめ、驚いたり、精神的なショックを受けたりしたときに下痢がおこる。	神経性下痢
急な下痢	腹痛はあまりない	牛乳を飲むと腹痛や、おなかが張った感じがあらわれ、ゴロゴロ鳴ることも。	乳糖不耐症《にゅうとうふたいしょう》
下痢が続く	下痢と便秘が交互にある	1日に3〜4回の下痢がある。便はすっぱいにおいがし、ふつうより少しやわらかい程度。おなかがゴロゴロ鳴って不快に感じることもある。	慢性腸炎
下痢が続く	下痢と便秘が交互にある	突然の便意で通勤や通学に支障をきたす。しばらく下痢が続いたあと、逆に便秘になるなど、下痢と便秘が交互にあらわれる。便秘が主症状の人もいる。	過敏性腸症候群

おすすめ

吐きけを伴う下痢に効く 梅肉エキス

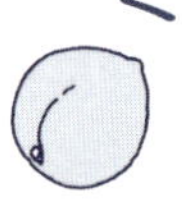

うめのいちばんの特徴は、強力な抗菌作用です。慢性の下痢をはじめ、細菌性の下痢に高い効果を示します。中国の研究によれば、うめの煎じ汁は大腸菌やチフス菌、コレラ菌などの病原菌に有効とされています。また、すぐれた整腸作用をもち、下痢止めをはじめ、食欲不振、食べものや薬物による中毒など、多くの効力があります。

吐きけを伴う下痢には、梅肉エキス（作り方は次ページ）が効果的です。梅肉エキスは食あたりや腹痛にも効きます。

また、うめの実を塩漬けにして作るうめ酢も、下痢や食あたり、嘔吐、腹痛などに効果的です。

梅肉エキスは青うめから作りますが、未成熟の青うめを生のまま食べると、中毒をおこすことがあるので注意しましょう。

（根本・山ノ内）

梅肉エキスの作り方

●材料

青うめ	5kg
お湯	適量
砂糖	適量

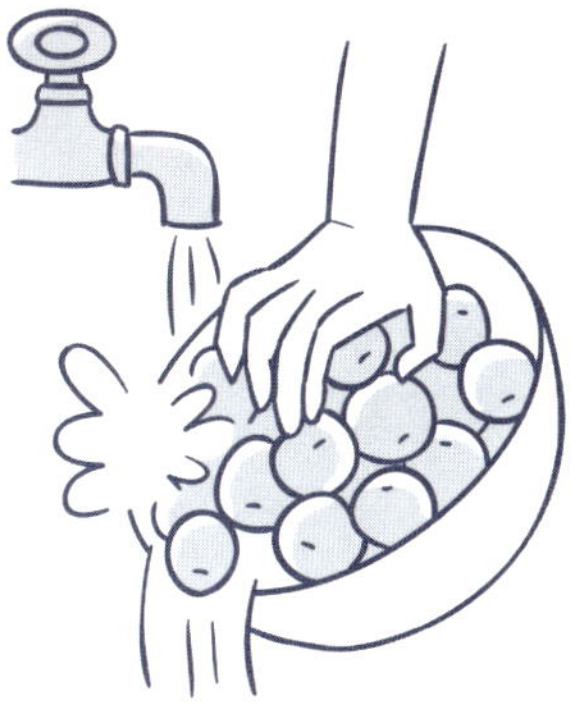

1 青うめは流水で洗ってよごれをとり、水けをきる。

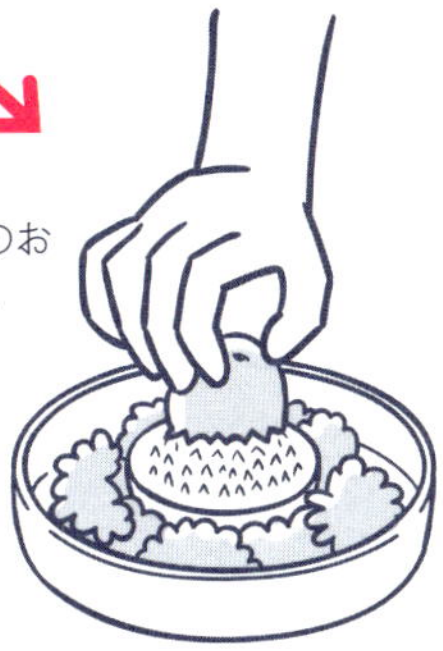

2 果肉部分を陶器製のおろし器ですりおろす。

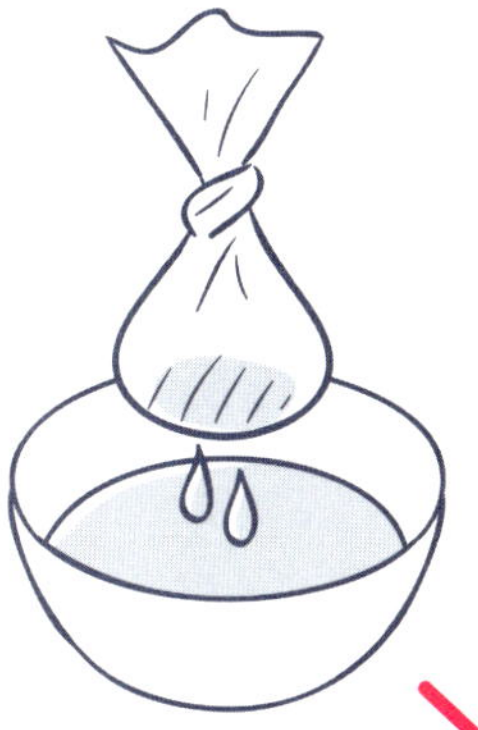

3 2をガーゼ（木綿のふきんでも可）に入れ、汁を強くしぼりとる。

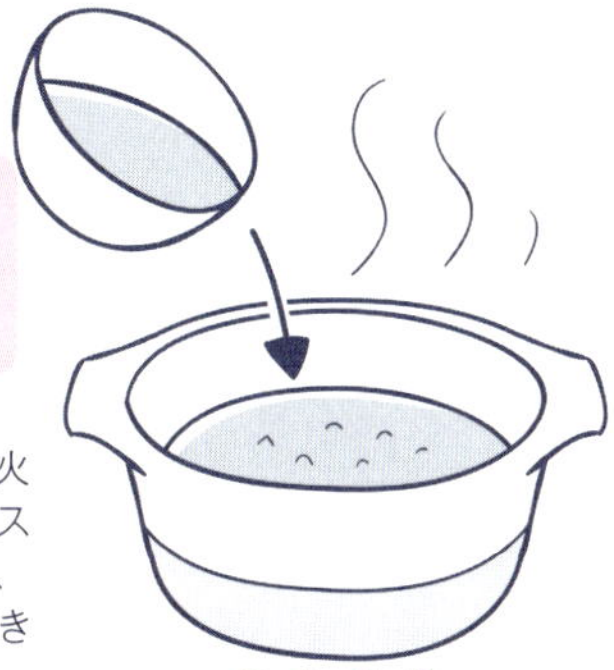

これがコツ

水分が蒸発し、色が茶から黒に変わり、とろみがつくまで煮つめる。

4 しぼり汁を陶器の鍋に入れ、弱火で2時間程度煮つめる。１回にスプーン半分くらいを湯のみに入れ、お湯を注いで飲む。飲みにくいときは砂糖を好みの量だけ加える。

◆作ってみました

青うめ5kgをすりおろすのは、とても大変な作業でした。手を傷つけないように気をつけたいものです。

◆飲んでみました

プルーンのようなにおいがします。少し苦味があるすっぱさです。砂糖を入れなくても飲めます。

強い殺菌力のある はちみつ緑茶

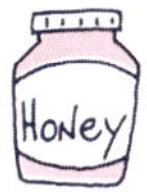

強い殺菌力をもつはちみつを、中国医学では、チフス、腸炎、細菌性の下痢などに広く用います。また、肝臓疾患や動脈硬化にも効果があります。腸炎や細菌性の下痢には、はちみつ緑茶がとても効果的です。緑茶のタンニンにも抗菌作用があり、便をかたくするはたらきがあります。緑茶15gを濃いめに煮出し、これにはちみつ65gを加えて1日1回飲用します。（根本）

冷えを伴う下痢には やまいもを常食

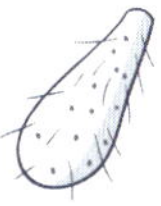

やまいもは、滋養・強壮、健胃、整腸などのほか、はれもの、しもやけ、せきの改善を目的として広く用いられます。中国ではさらに、頻尿《ひんにょう》、夜間排尿過多、糖尿病、おりものの異常、精神倦怠《けんたい》の治療にも利用されます。冷え症で下痢をしやすい人は、やまいもを常食するとよいでしょう。その場合は、生より、すりおろしたものをお粥やスープにするなど、加熱して食べたほうが効果的です。（根本）

細菌性の下痢には にんにくのしぼり汁

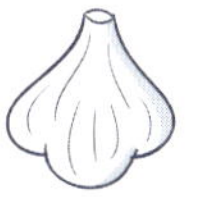

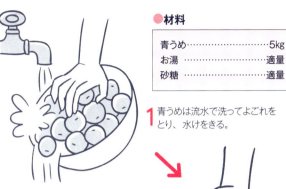

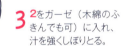

にんにくには、腸を刺激してはたらきを正常にする効果があります。刺激の程度は、食べる量によって異なります。多いほど腸の蠕動《ぜんどう》運動を抑制しますから、下痢の人は少し多めに。にんにくには抗菌作用もあり、ダブルの効果が期待できます。ただし、空腹時の生食は避けます。
かぜなどによる細菌性の下痢には、5～10％に薄めた、にんにくのしぼり汁で浣腸するという方法もあります。（根本）

●薬で下痢を止めてはいけない？　食中毒や細菌感染による下痢は止めないこと。それ以外なら、脱水予防のためにも薬は適切に使う。

過敏性腸症候群には
ハスの実だんご

ハスの実は、漢方では蓮子《れんし》とよばれ、精神安定作用、滋養・強壮作用があります。また、心臓、腎臓、胃腸のはたらきを補います。下痢は、食べすぎや冷たいもののとりすぎでよくおこりますが、最近では過敏性腸症候群が増えています。これは、腸などの消化器自体には異常がみられないのに、下痢や便秘を繰り返したりする病気です。原因は主にストレスとされます。このように精神的なものがひきがねになっておこる下痢には、ハスの実だんごが効果的。ただし、下痢が治って便がコロコロするようになったら、蓮子を多食してはいけません。

（根本）

●ハスの実だんご

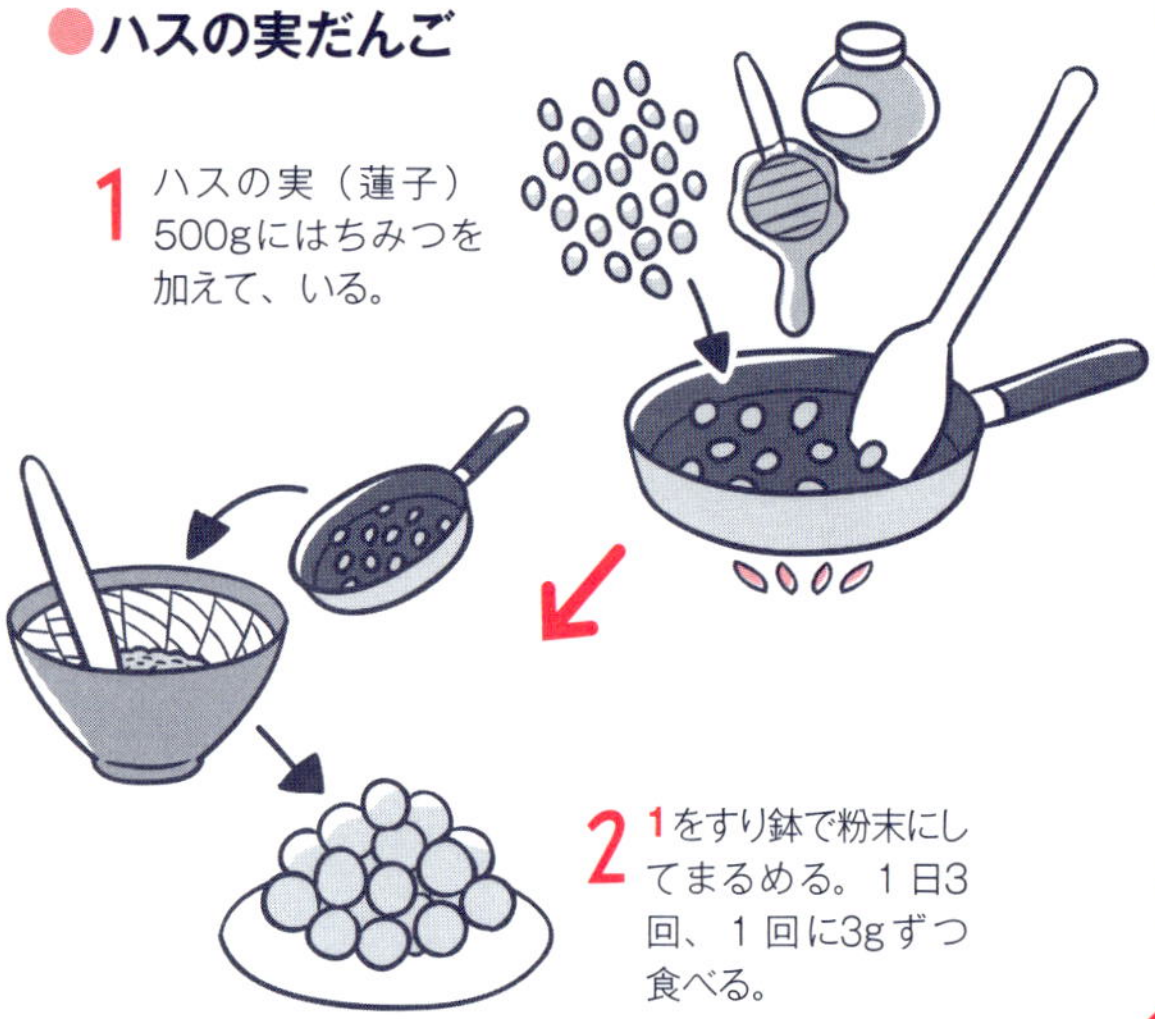

1 ハスの実（蓮子）500gにはちみつを加えて、いる。

2 1をすり鉢で粉末にしてまるめる。1日3回、1回に3gずつ食べる。

消化不良に効く
大麦の黒焼き

大麦は古くから「五穀の長」とよばれ、主に消化不良の改善や、腸のはたらきを活発にする効用があります。特に、消化不良による下痢にすぐれた効果が期待できます。殻つきのままの実を黒焼きにして、重湯《おもゆ》で服用します。便が健康的な色になるまで常飲するとよいでしょう。子供の下痢には、大麦でつくった寒晒粉《かんざらしこ》と、クズ粉を混ぜたものをスプーン1杯、白湯《さゆ》で飲ませます。ただし、胃腸が冷えて下痢をしている人、母乳の出のわるい女性は多食を避けましょう。

（根本）

おすすめ

昔からの妙薬
ゲンノショウコの煎じ汁

ゲンノショウコは、ドクダミと同様、入手しやすいポピュラーな薬草です。古くから下痢止め、腹痛の妙薬として知られ、その名前は「現《げん》の証拠《しょうこ》」（たちまち効果があらわれるの意）からつきました。主成分はタンニンで、この成分には腸をひき締めるはたらきと防腐作用があり、下痢止めに役立ちます。

慢性の下痢や、原因不明の下痢に悩んでいる人は、ゲンノショウコの煎じ汁（作り方は次ページ）を常飲するとよいでしょう。

（根本・山ノ内）

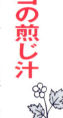

代表的な民間薬
ヨモギのしぼり汁

ヨモギはキク科の多年草で、葉を陰干ししたものを薬として利用します。日本では、端午の節句にショウブといっしょに入浴剤として使われたり、お灸のモグサの材料になったりと、昔から広く活用されてきました。

ヨモギの葉は、漢方で艾葉《がいよう》とよばれ、下痢止め、止血、鎮痛などに効用があります。しぶり腹の下痢には、しぼり汁をさかずき1杯服用します。または、春から夏にかけて採取して、陰干しにしたヨモギの葉20gを、煎じて飲むのもよいでしょう。

（根本）

●ヨモギのしぼり汁

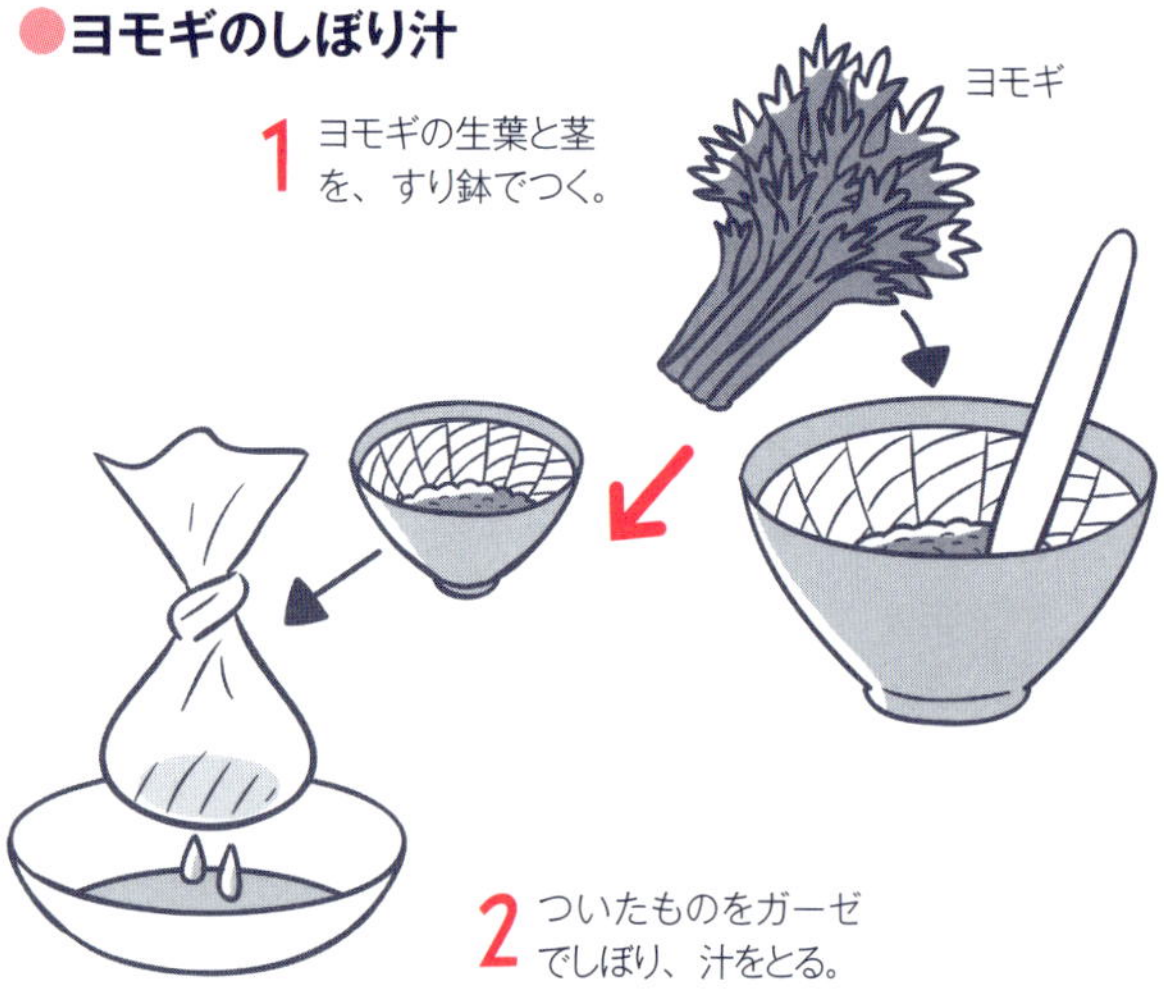

1 ヨモギの生葉と茎を、すり鉢でつく。

2 ついたものをガーゼでしぼり、汁をとる。

ゲンノショウコの煎じ汁の作り方

●材料（1日3回分）

ゲンノショウコ	10g
水	800mL（4カップ）

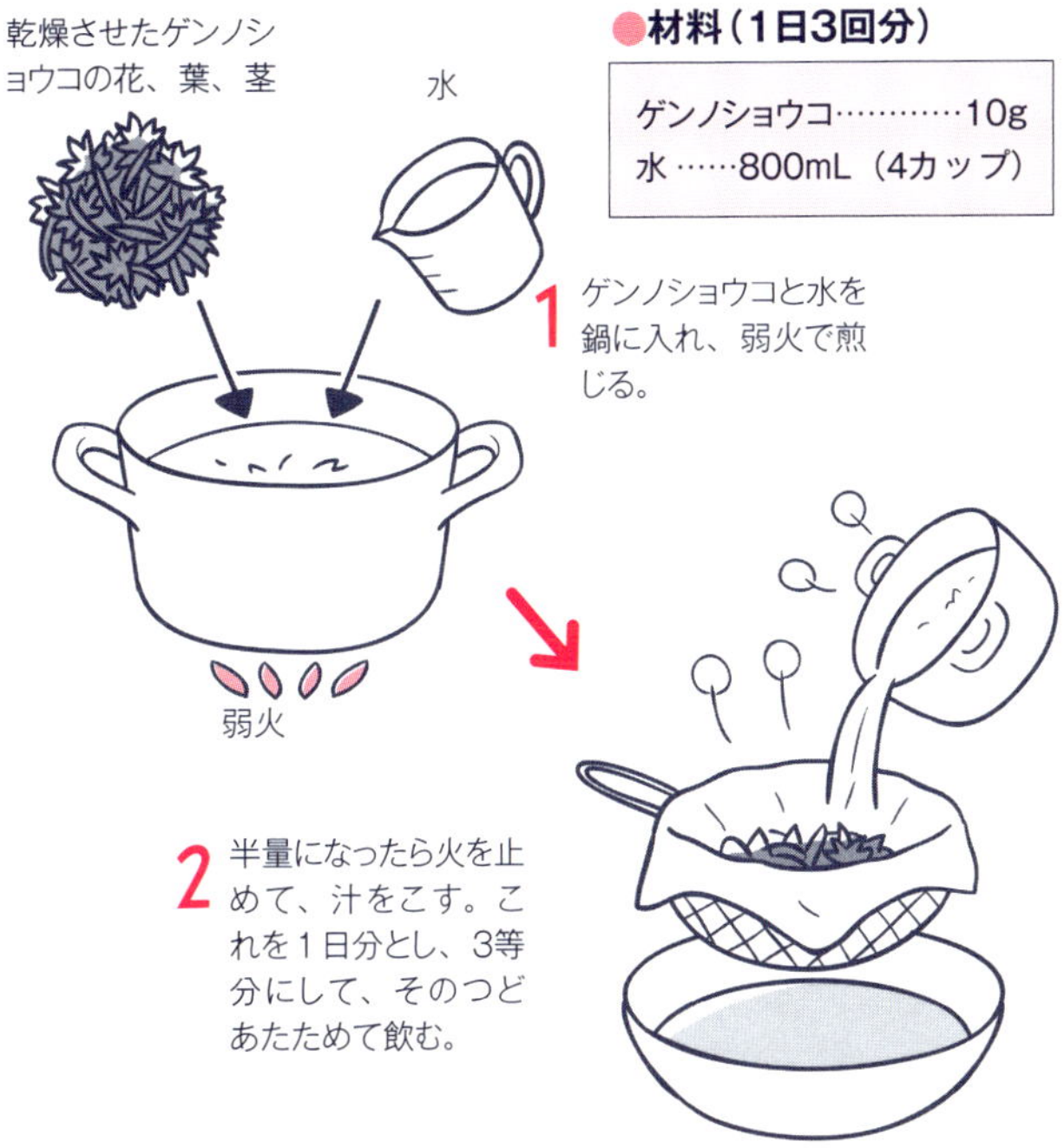

1 ゲンノショウコと水を鍋に入れ、弱火で煎じる。

2 半量になったら火を止めて、汁をこす。これを1日分とし、3等分にして、そのつどあたためて飲む。

◆作ってみました

1回分が湯のみ1杯程度です。夏期は冷蔵庫に保管し、そのつどあたためるとよいでしょう。

◆飲んでみました

薄い煎じ汁なので、お茶がわりに飲めます。

苦いけれど効く リンドウの根の粉末

食欲不振や消化不良、腹痛のあるときに効きます。秋の彼岸のころに採取した根を十分に乾燥させて、粉末にして用います。

またこれは、乳幼児の下痢が慢性的に続き、乳を吐いて栄養状態がわるくなり、発育にも悪影響を及ぼすようなときに効果的です。かなり苦味がきついのですが、粉末ですから、煎じ汁よりは飲みやすいといえます。（根本）

●リンドウの根の粉末

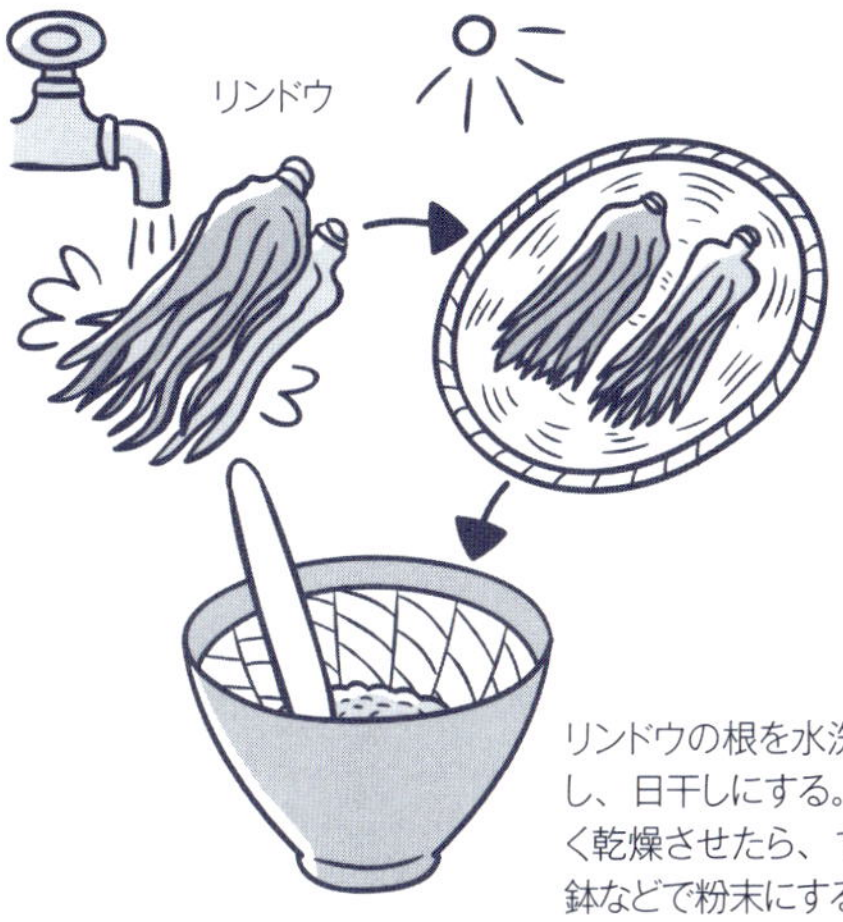

リンドウの根を水洗いし、日干しにする。よく乾燥させたら、すり鉢などで粉末にする。

おもしろ栄養学

下痢にも便秘にも効く ビフィズス菌で快腸！

健康なときの腸内には善玉のビフィズス菌が圧倒的に多くいますが、下痢や便秘のときには減り、逆に大腸菌や腸球菌といった有害菌が増えています。

このことから、腸の調子がわるいときにはビフィズス菌製剤を投与して、腸内細菌のバランスを正常に戻す治療が行われています。

効果を上げるためには、1日あたり10億個のビフィズス菌が必要とされています。

ビフィズス菌製剤は、市販薬として一般の薬局で販売されているので、利用するとよいでしょう。そのほか、機能性食品や乳製品のなかにも、ビフィズス菌入りをうたうものが数多く売られており、中には100億個以上の菌末を含む商品もあります。ビフィズス菌は大量に摂取しても副作用の心配がありませんから、安心して利用できます。

その他のおすすめ 食品・山野草

食事もとれないような下痢には、**りんご**をすりおろしたものを食べるとよいでしょう。皮ごとすりおろすのがコツです。

慢性の下痢には、**しその葉**を常食します。また、**オキナグサの葉と茎**を乾燥させたもの3gに、**キハダ**2gを加えて煎じた汁を飲んでも効きます。

●快便とはどんな便？　黄土色で太さはバナナ状、かたくもやわらかくもなく悪臭がない。「炊きたてのごはんのにおい」にたとえられるもの。

日・常・生・活・の・注・意

下痢のときは、保温と腸にやさしい食事を

●安静にする

腸の蠕動《ぜんどう》運動をおさえ、体力の消耗を防ぐためには、安静がいちばんです。

●腹部を保温する

カイロや腹巻などで、おなかをあたためると楽になります。

●ひどい下痢は絶食と水分補給を

下痢がひどいときには、1～2日絶食すると胃腸が休まり、自然に治癒力がはたらいて回復を早めます。ただし、水分を十分に補給しないと脱水症状をひきおこす可能性があるため、あたたかい番茶やスープ、重湯《おもゆ》などの流動食をとり、便の様子をみながらお粥、ふつう食へと移していきます。

軽い下痢の場合には、絶食までする必要はありません。症状がおさまるまで、スープや重湯などで消化器に負担をかけないようにすごします。

なお、果汁や清涼飲料水などの甘みのあるものは、体内で発酵しやすく、ガスを生じて便をやわらかくするので控えます。例外はペクチンを含むりんごジュースで、腸の内容物をねっとりとさせて下痢止めになります。

●下痢を悪化させる食べものに注意

①繊維のかたい食品は、消化がわるいうえに腸管を刺激して下痢を悪化させてしまいます。たけのこやごぼうは避けます。また、皮のかたい豆やすじ肉もよくありません。

②アルコールやコーヒー、炭酸飲料、香辛料などの刺激物はなるべく避けます。

③かぼちゃ、栗や豆など、甘みの強いものは腸管内で発酵し、ガスを発生させます。このガスが腸を刺激するのでなるべく控えます。

④冷たい飲みものや食べものは下痢を招きます。冷たいものは、ゆっくりとよくかんで食べましょう。これは、消化をよくするのに加えて、食べものを口腔内で体温に近づけ、刺激をやわらげるという利点もあるのです。

⑤アレルギーをおこしやすい食品は、下痢の原因のひとつになります。牛乳や乳製品、卵、魚介類などはアレルギーをおこしやすいので、アレルゲンになっていないかどうか調べてみるとよいでしょう。また牛乳は、乳糖《にゅうとう》不耐症《ふたいしょう》で下痢をおこす場合もあるので、注意が必要です。

⑥油脂類は、便のすべりぐあいを増すので控えたほうがよいでしょう。

●回復期にはたんぱく質を

回復期には、脂質が少なく、繊維のやわらかい鶏のささ身や、白身魚、豆腐、卵、あたためた牛乳やヨーグルト（ビフィズス菌入りがよい）などがおすすめです。

●おすすめ食品

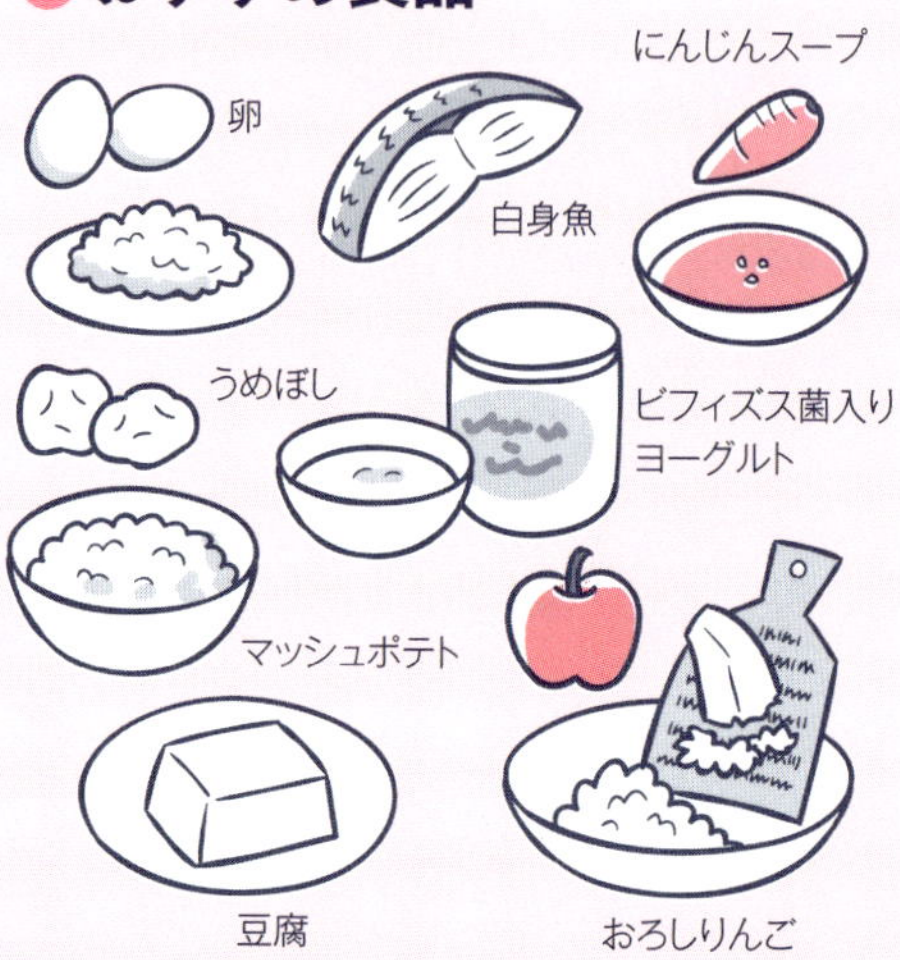
卵
白身魚
にんじんスープ
うめぼし
ビフィズス菌入り
ヨーグルト
マッシュポテト
豆腐
おろしりんご

●避けたい食品

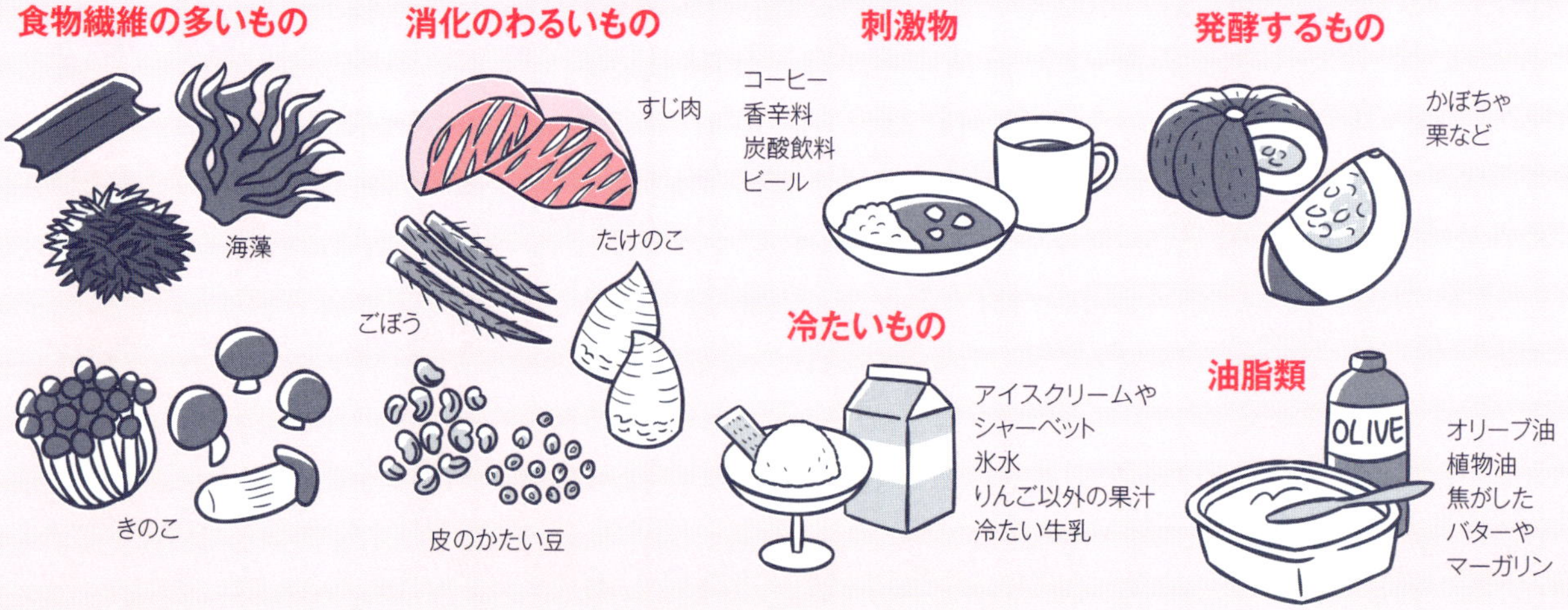
食物繊維の多いもの
海藻
きのこ
消化のわるいもの
すじ肉
たけのこ
ごぼう
皮のかたい豆
刺激物
コーヒー
香辛料
炭酸飲料
ビール
冷たいもの
アイスクリームや
シャーベット
氷水
りんご以外の果汁
冷たい牛乳
発酵するもの
かぼちゃ
栗など
油脂類
OLIVE
オリーブ油
植物油
焦がした
バターや
マーガリン

精力減退（スタミナ不足）

あなどれない精神的な要因。ストレスによる脳の疲労に注意

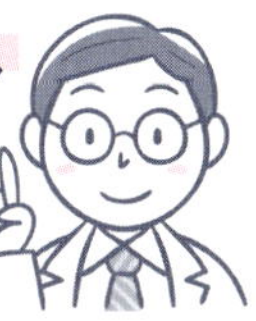

●Dr.アドバイス

あまり心配せず、心身ともにリラックスをすることが大事

精力減退は、全身の体力が落ちておこることが多いようです。個人差はありますが、年齢を重ねるにしたがって少しずつスタミナが落ちるのは、あたりまえともいえます。

また、糖尿病をはじめとした代謝疾患や、高齢者にありがちな不眠による睡眠薬の飲みすぎが原因となって、精力減退を招いていることもあります。原因がはっきりしている場合には、もとになっている病気の治療が第一です。

意外と見落とされがちなのは、精力減退の多くが、ストレスなどのメンタルな要因からきているという側面です。「最近、何となくスタミナが落ちたが、特にこれといった病気も思いあたらない」という場合には、あなたの精神状態にも目配りをしてみてください。何らかの不安やプレッシャーを抱えている人ほど、「疲れた」「疲れやすい」と訴えることが多いものです。人によっては、自分が受けているストレス自体に気づけていないこともよくあります。ストレスは身体のみならず、脳をも疲労させてしまいます。

まず、ストレスをとり除くような、心身ともにやすらげる時間をもつよう心がけることと、適度な運動と十分な睡眠をとることが大切です。それに加えて、食生活も重要になります。エネルギーは食べものから補給されるからです。バランスのとれた栄養補給が欠かせません。

おすすめ

強精効果の高い にんにくエキス

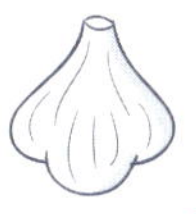

にんにくは、にらと並んで強力な強壮・強精薬として知られています。また、玉ねぎと同様、さまざまな菌に対する抗菌作用が、最もすぐれた植物のひとつです。

精力が減退してきたなと感じたら、にんにくと日本酒を混ぜて、にんにくエキスを作ります。毎日、スプーンに半分ほど飲むと、とても効果的です。ただし、にんにくが体質的に合わない人もいます。くれぐれも飲みすぎには注意しましょう。

（根本・山ノ内）

●にんにくエキス

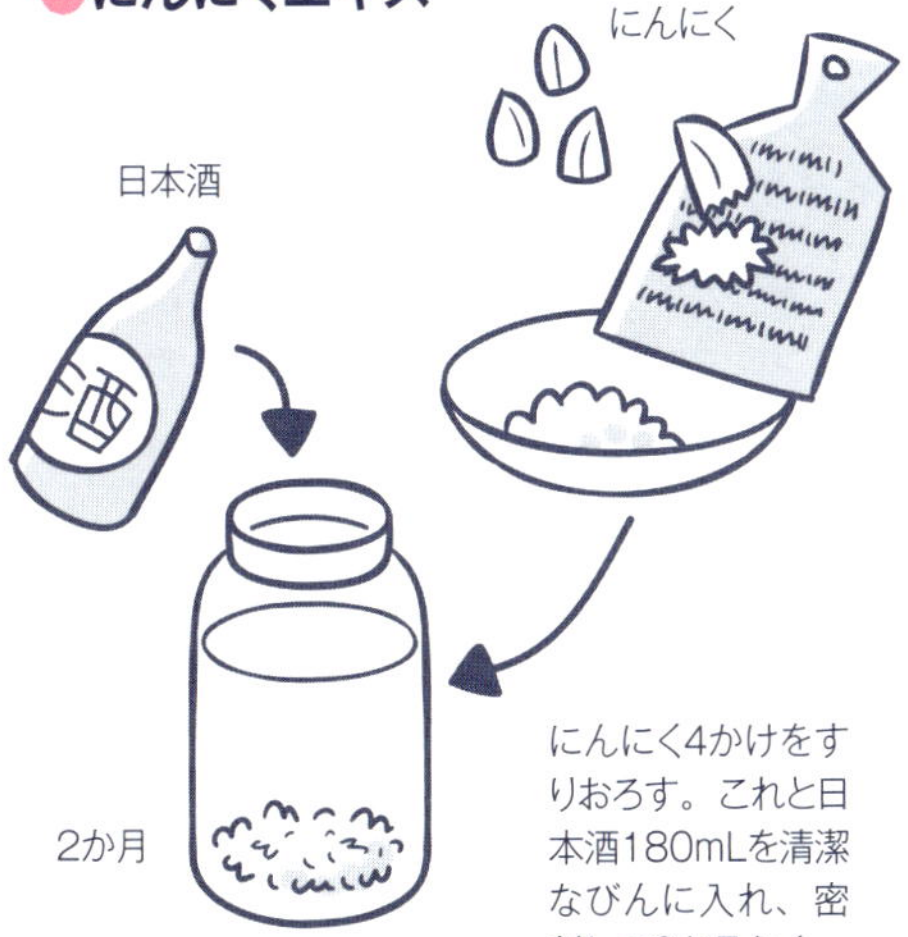

にんにく4かけをすりおろす。これと日本酒180mLを清潔なびんに入れ、密封して2か月おく。

おすすめ

ぬめりが精をつける やまいもの冷やし汁

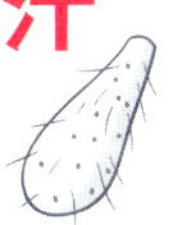

「山うなぎ」の異名をもつやまいもは、疲労倦怠《けんたい》や精力減退の解消に役立ちます。各種ビタミン、アミノ酸を豊富に含んでおり、栄養価の高さは野菜のなかでも代表格です。やまいも特有のぬめり成分が、すぐれた強壮効果をあらわします。やまいもの冷やし汁（作り方は183ページ）を常食すれば、疲労倦怠や精力減退の解消に、特によく効きます。

（根本・山ノ内）

精力増強ににんじんと羊肉の煮もの

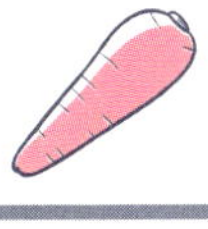

にんじんはβ-カロテンを多量に含みますが、それ以外にもCを除く各種ビタミン、カリウム、カルシウムなどのバランスがよく、疲労回復、精力増強にぴったりの食べものです。胃腸が冷えて腹痛がおきやすい人、また、消化不良になりやすい人、生殖機能が弱い人は、にんじんと羊肉をいっしょに煮て食べると、とても効果的です。

（根本）

●生物《いきもの》を食えば気がたつ　肉を食べると精がつくということ。しかし最近では、草食のほうがスタミナがつくともいわれている。

元気になる くるみとにらの煎じ汁

にらは、血液の循環を促し、胃腸をあたためるとともに、抜群の強精効果を発揮します。ＥＤ（勃起不全）や遺精《いせい》（不随意におこる射精）には、にらを常食するとよいでしょう。にらの種子は韮子《きゅうし》とよばれ、葉よりも効果が高いとされます。ただし、アレルギー体質の人は多食を控えてください。

一方、くるみは、中国の薬物書で「助陽《じょよう》薬《やく》」とよばれ、疲れやすく、元気がないときなどに陽気を補う作用があるとされます。１日60ｇずつ３か月常食すると、ＥＤや精力の改善に役立ちます。また、くるみとにらの種子を煎じたものに酒を加えて飲むと、相乗作用ですぐれた効果が期待できます。（根本）

●くるみとにらの煎じ汁

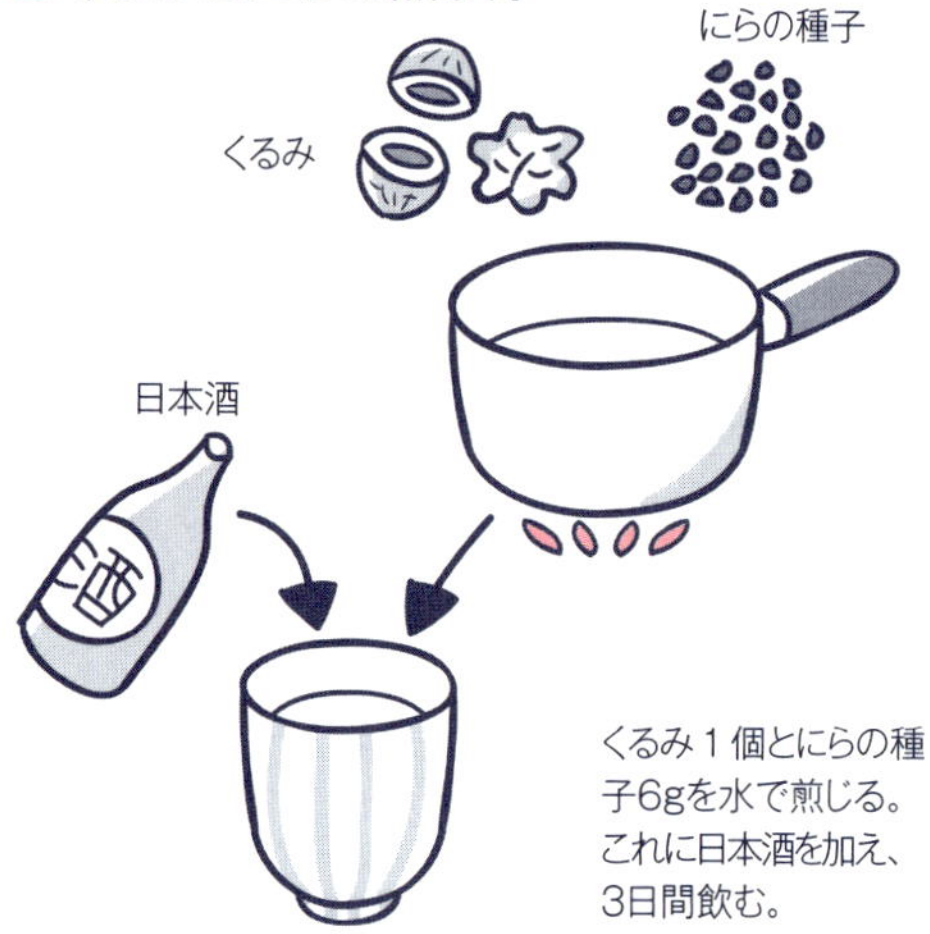

くるみ１個とにらの種子6gを水で煎じる。これに日本酒を加え、3日間飲む。

精力増強に にらと卵の炒めもの

にらは、東部アジア原産。起陽草《きようそう》ともいわれ、男性の精力を増進することから、この名がついたともいわれています。精力増強のほか、胃腸をあたためる作用、滋養強壮の作用もあります。栄養学的にも、自律神経を刺激して、新陳代謝を活発にするはたらきがあることがわかっています。

精力減退には、にらと卵の炒めものがおすすめです。卵は栄養価が高く、たんぱく質を多く含んだ完全食品。にらと合わせると、一層疲れがとれて、精力増強になります。（根本）

●にらと卵の炒めもの

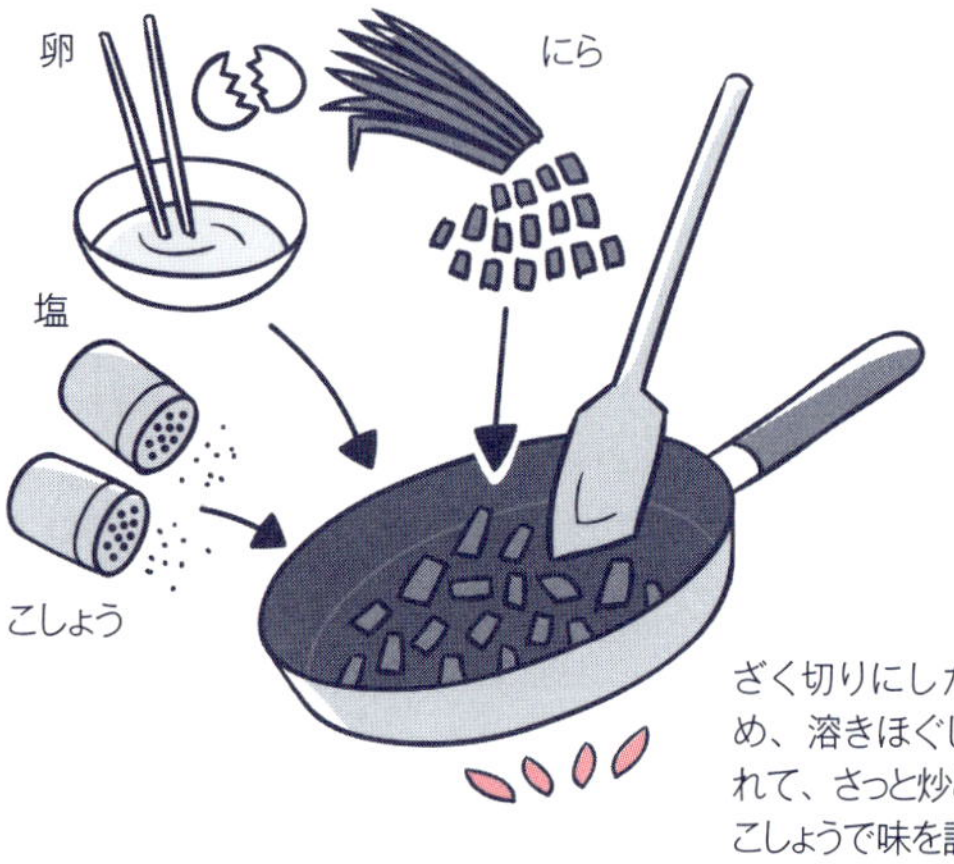

ざく切りにしたにらを炒め、溶きほぐした卵を入れて、さっと炒める。塩、こしょうで味を調える。

媚薬効果もある ネズミモチのあめ

果実がねずみの糞によく似ており、樹木はモチノキにそっくりということから、ネズミモチという名がつきました。戦中戦後の一時期には、ネズミモチの果実をいってコーヒー豆の代用にしたといわれています。漢方では果実を「女貞子《じょていし》」とよび、トリテルペンやマニトール、脂肪油などを含んでいます。葉や果実をガムがわりにかんで汁を飲むと、催《さい》淫《いん》・強精の媚薬《びやく》効果があります。生のままだとかみにくいという人には、ネズミモチの葉と果実で作った健康あめがおすすめです。冷蔵庫で保存しておけば、1年中利用できるので、便利です。（山ノ内）

●ネズミモチのあめ

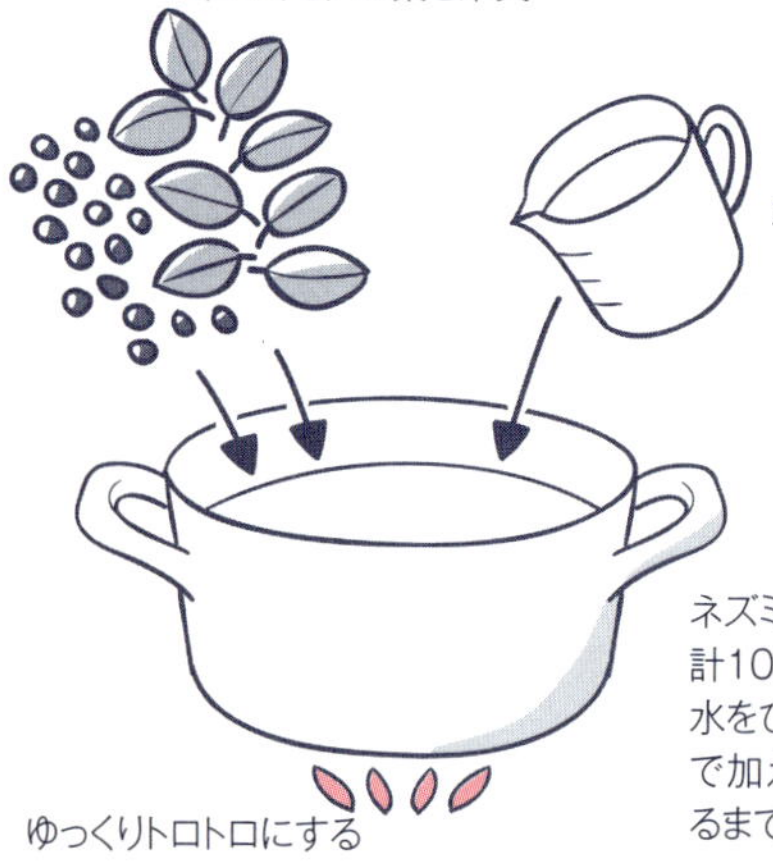

ネズミモチの葉と果実計100gを鍋に入れ、水をひたひたになるまで加え、トロトロになるまで煮る。

やまいもの冷やし汁の作り方

●**材料（1人分）**

やまいも	60g（¼本）
だし汁	100mL（½カップ）
レモン汁	少々
にんにく	少々

1 やまいもをおろし器ですりおろす。

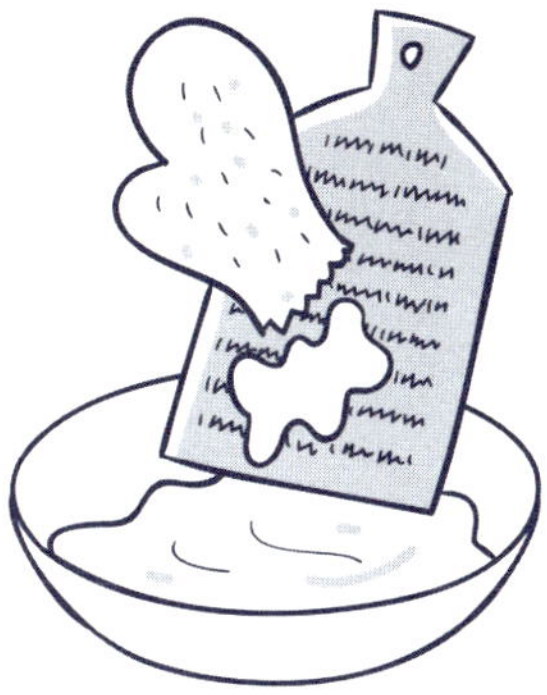

これがコツ
だし汁は全量を一気に入れるのではなく、やまいもを溶きのばしながら少しずつ加える。好みのとろみになったところでやめる。

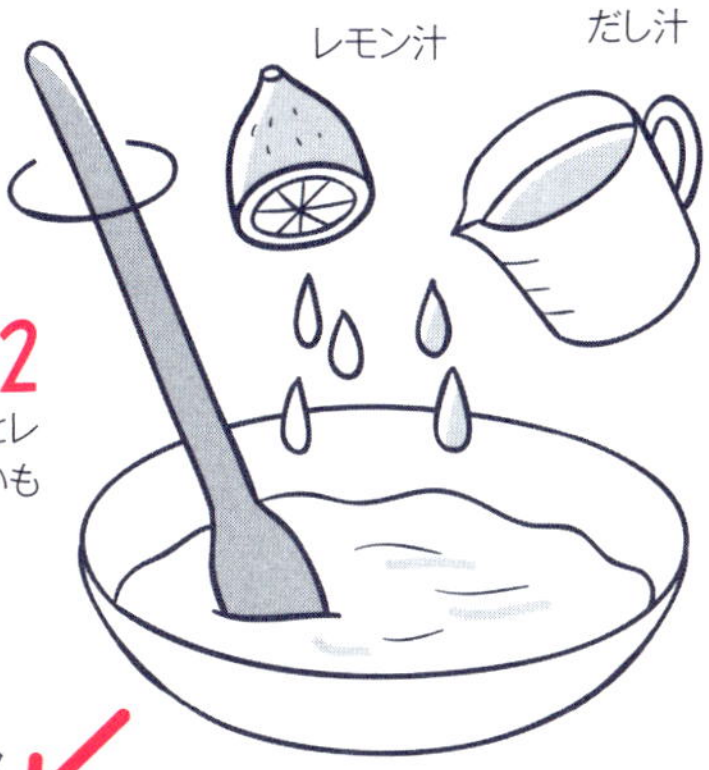

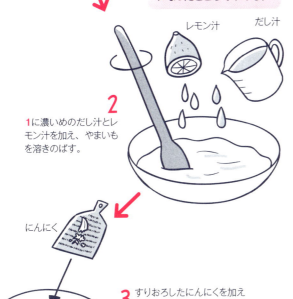

2 1に濃いめのだし汁とレモン汁を加え、やまいもを溶きのばす。

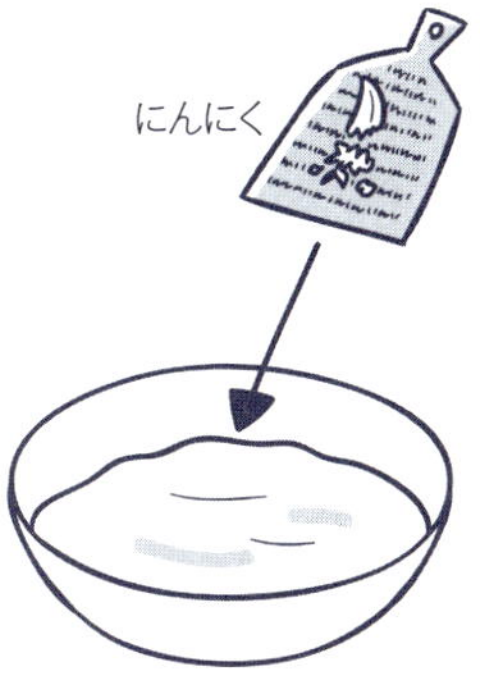

3 すりおろしたにんにくを加える。そのままで、または、ごはんにかけて食べる。

◆作ってみました

やまいもは、おろし器ですりおろしたあと、すり鉢ですると、きめが細かく、口あたりもよくなります。

◆食べてみました

味がついていないので、しょうゆをかけて食べてもよいでしょう。にんにくのにおいがきついので、外出する前には食べるのを控えましょう。

生殖器のはたらきを強める クコの煎じ汁

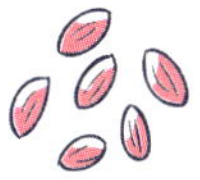

クコの葉は循環器や泌尿器、生殖器のはたらきを活発にし、しかも副作用の心配もなく、体質にかかわらず利用できます。クコの葉や実を陰干しにしたものひとつかみを、360mLの水で煎じて、お茶がわりに飲むとよいでしょう。また、クコ酒を作り、常飲しても効果的です。クコ酒はよく熟した実のしぼり汁に、3倍量の日本酒か焼酎を入れ、3～4週間おいてから飲みます。（山ノ内）

精力がつく イカリソウの煎じ汁

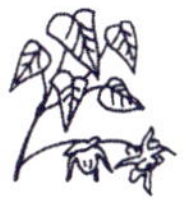

イカリソウは、4～5月ごろに船の錨《いかり》の形に似た、紅紫色の花をつけます。

イカリソウの葉は生薬名を淫羊藿《いんようかく》といい（漢方薬局で購入できる）、その名の通り、精力増強におすすめです。イカリソウの葉を乾燥させたもの10～20gを1日量として、水500mLで煎じ、1日3回に分けて飲みます。気長に飲み続けましょう。（根本）

その他のおすすめ 食品・山野草

空気のきれいな場所にはえる採りたての新鮮な**松葉**《マツバ》をかんで、その汁を飲み込みます。**松の実**を食べても効果があります。**ブクリョウ**は、松を伐採して、何年かたった古い根に寄生する菌類の一種です。ブクリョウ20～30gを、180mLの水で10分ほど煎じたものを服用します。ブクリョウは茯苓と表記し、薬膳料理や漢方薬にも使われています。

●鹿の角は強壮剤　鹿の角＝鹿茸《ろくじょう》は中国から伝わった強壮剤。自然食品店や漢方薬局で手に入れることができる。

トイレが近い

単なる水分のとりすぎなのか、病気の症状なのかを見きわめる

●Dr.アドバイス

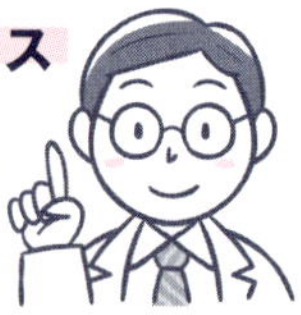

精神的緊張も影響。慢性的な頻尿は専門医にかかる

成人の1日の排尿回数は平均5～7回といわれます。ただし、個人差や季節差があり、これより回数が多くても、病気とは限りません。排尿回数は次のような状況によっても変化します。

たとえば、水分を多くとったときは、尿量が一時的に増加するので、当然、回数も増えます。また、排尿は精神的なものにも左右されるので、極度に緊張したとき、あるいは性格的に緊張しやすい人などは、トイレが近くなります。

このような原因がないのに排尿回数が多く（頻尿《ひんにょう》）、かつ尿量もかなり多い場合は、糖尿病、尿崩症《にょうほうしょう》、水腎症《すいじんしょう》などの病気が疑われます。疲労感が続き、のどの渇きを伴うときは、注意が必要です。

逆に、回数が増えているのに尿が出にくい場合は、膀胱炎《ぼうこうえん》、尿道炎、尿管結石、前立腺肥大《ぜんりつせんひだい》、前立腺がんなどが考えられます。

慢性的に頻尿があったり、残尿感があって、トイレのあとすぐ尿意をもよおすことが続く場合は、一度病院で診てもらいましょう。

おすすめ

糖尿病の頻尿にも効果的な トロロめし

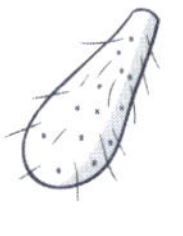

やまいもは、漢方では山薬《さんやく》とよばれます。強精・強壮剤として有名ですが、頻尿、夜間排尿過多、糖尿病が原因で尿が多い人にも大変効果があります。1日60gほどを常食するとよいでしょう。特に、やまいもをすりおろして、ごはんにかけたトロロめし（作り方は次ページ）がおすすめです。ただし、夜間の頻尿には、煮るなどして熱を通して食べたほうが効果的です。

（根本・山ノ内）

特に高齢者に有効 くるみ粥

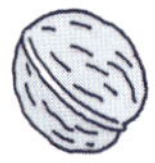

くるみには老化防止作用があります。腎機能を高め、腰を強くするはたらきがあるため、老化によっておこる腰やひざの冷痛、頻尿によく効きます。

くるみ粥にして食べるとよいでしょう。鍋に洗った米1カップと水10カップを入れて強火にかけ、煮立ったら弱火にして30分間炊きます。そこに、薄皮がついたままのくるみを入れ、さらに1時間炊いて塩で味を調えます。ただし、のぼせやすい人や下痢をしやすい人は多食してはいけません。

（根本）

夜間頻尿にもよい ぎんなんの酒煮

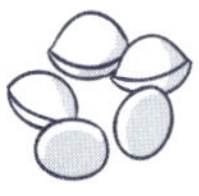

ぎんなんには、膀胱括約筋《かつやくきん》を緊張させ、頻尿を改善する作用があります。頻尿、夜尿症に悩んでいる人は、毎日食べると効果的です。

ぎんなんを1日7個ほど焼いて食べるか、よくいって粉末にしたものを1日10g飲むと効きます。おすすめは、ぎんなんの酒煮です。

ただし、ぎんなんは多食すると中毒をおこします。子供なら1日5個、大人でも10個以内にとどめて。特に、生では絶対に食べないよう注意します。また、尿の出のわるい人は食べてはいけません。

（根本）

●ぎんなんの酒煮

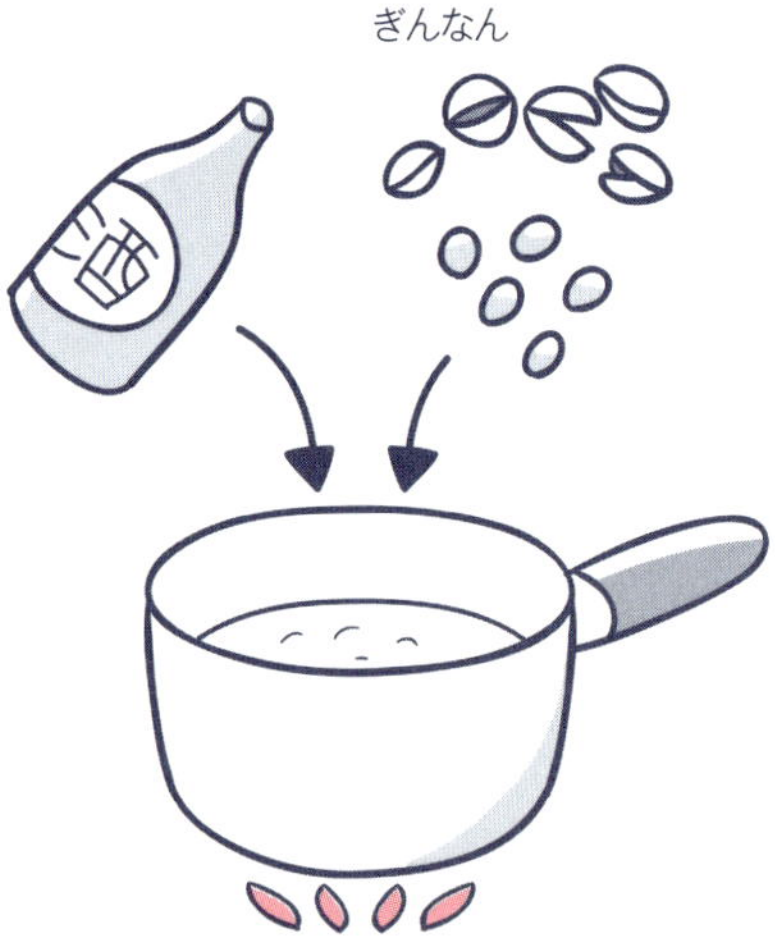

ぎんなん5個は殻をむき、100mLの酒で煮る。

緊張による頻尿に
シャクヤクの根の煮汁

シャクヤクの薬効は根にあります。頻尿をはじめ、精神を安定させるはたらきがあるため、緊張しやすくてトイレが近い人に最適です。また、産後の疲労回復や月経不順、冷え症に効くことから、婦人薬としても利用されています。シャクヤクの根10gに、しょうが3切れを加え、540mLの水で半量になるまで煮つめます。これを1日3回に分けて空腹時に飲むと効きます。（根本）

体力のない人の頻尿に
オケラの煎じ汁

オケラは根茎に水分排出の作用があり、昔から利尿薬に利用されてきました。漢方ではこの根茎を乾燥させたものを朮《じゅつ》といい、頻尿に用います。また、健胃・整腸作用があることから、胃腸が弱くて体力のない人の頻尿によく効きます。乾燥させた根茎3～5gにしょうがの干したもの3g、甘草《かんぞう》2gを加え、400mLの水で半量になるまで煎じ、1日3回に分けて、あたためて飲みます。（根本）

糖尿病の多尿に
タラノキの煎じ汁

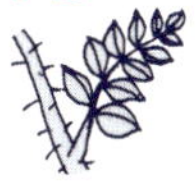

昔からタラノキの樹皮は、糖尿病によく効くことで有名です。中国の動物実験でも、実際に血糖値を下げるはたらきのあることが、はっきりと証明されました。

糖尿病による頻尿には、タラノキの煎じ汁が有効です。乾燥させた樹皮または根皮10～15gを、400mLの水で半量になるまで煎じ、これを1日3回に分けて飲むとよいでしょう。（根本）

トロロめしの作り方

●**材料（4杯分）**

押し麦	130g（1カップ）
白米	140g（1カップ）
やまいも	大1本（240g）
だし汁	130mL（⅔カップ）
薄口しょうゆ	30mL（大さじ2）
青のり	適量
水	520mL（2と⅗カップ）

1 押し麦と白米は、洗って30分水につけたあと炊く。水は通常より3割ほど多くする。

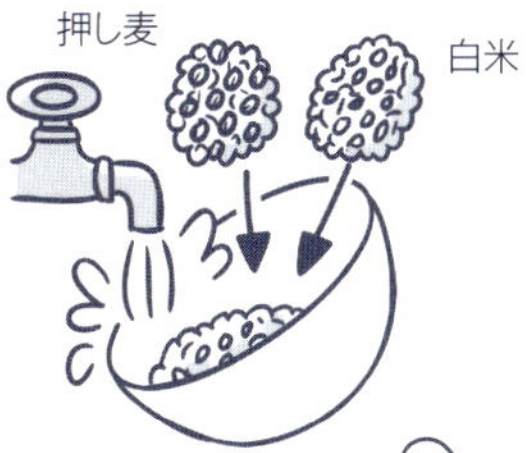
押し麦
白米

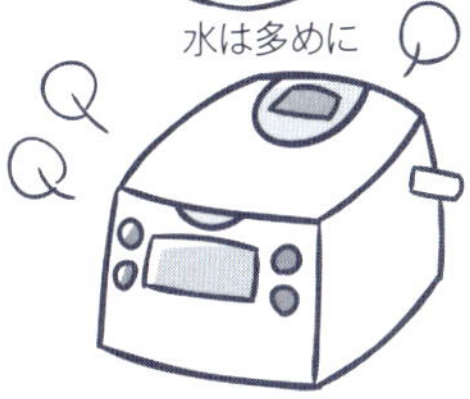
水は多めに

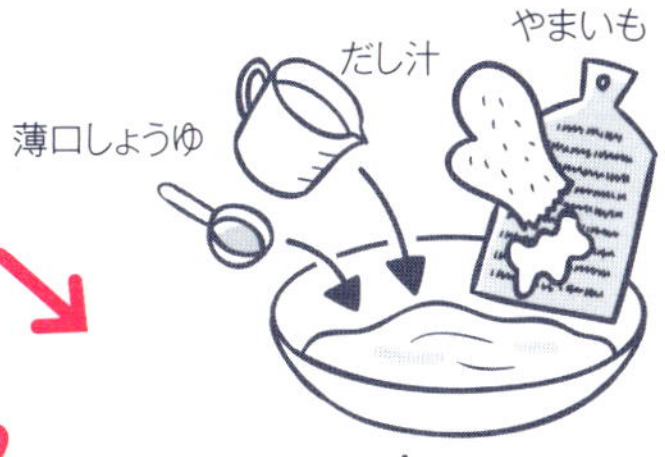
だし汁
やまいも
薄口しょうゆ

2 やまいもをすりおろす。だし汁を加えてのばし、薄口しょうゆを入れて混ぜる。炊き上がった麦ごはんを器に盛り、すりおろしたやまいもをかける。好みの量だけ青のりをかけて食べる。

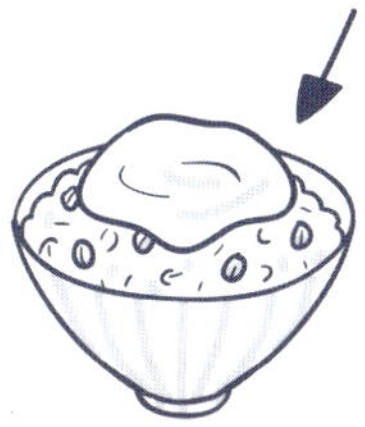

◆作ってみました

押し麦と米は、別々にといでから合わせて炊くとよいでしょう。炊き上がってから一度混ぜ返して蒸らすと、米と麦がよく混ざり、食べやすくなります。

◆食べてみました

麦ごはんを炊くとき、水が少ないとかたくなります。消化にもわるいので水は必ず増やしましょう。すりおろしたやまいもを、すり鉢でさらにすると、口あたりのよいトロロになります。

その他のおすすめ 食品・山野草

リンドウは生薬（龍胆《りゅうたん》という生薬名）に使われるほど、薬効が高い植物です。リンドウの根6gを540mLの水で半量になるまで煮つめ、これを1日量として朝夕2回、空腹時に飲むと、効果があります。

マメ科の植物である**オウギの煎じ汁**も効果があります。オウギの根5～10gを、540mLの水で半量になるまで煎じて服用します。

●健康な尿の色は？　淡い黄色は健康。透明は水分過多、濃い黄色は水分不足かも。ピンクは血尿、茶褐色は肝臓・胆のうの病気の兆候。

尿が出にくい

中年以降の男性に多い。利尿作用のある食べもので様子を

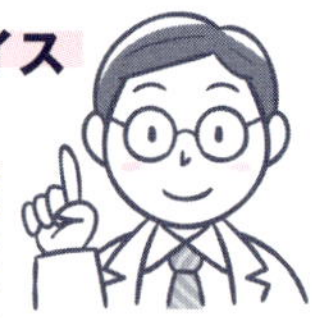

●Dr.アドバイス

疲れやすく、むくみを伴う場合は病院へ

尿意をもよおしてトイレに行ったのに、なかなか出ない。または、出し切ったのに不快な残尿感がある――これらは中高年の男性に多い症状です。

少し出にくい程度なら、豆類や川魚など、利尿作用のある食べものをとってひとまず様子をみます。症状が変わらない場合は、医師の診断を受けたほうがよいでしょう。

また、かぜなどによる高熱のために汗をかいたり、下痢で脱水状態になっている場合も、尿は出にくくなります。このときはお茶や白湯《さゆ》などで水分を補給します。

しかし、ひどく疲れやすく、むくみを伴う場合は、腎炎《じんえん》やネフローゼ症候群など、腎臓に異常があることもあります。また、低たんぱく血症や甲状腺《こうじょうせん》機能低下症などの病気も考えられます。いずれにせよ、なるべく早く医師の診断を受けるべきでしょう。特に血尿がみられるときは急を要します。

尿が出にくい人は、排尿を抑制するもち米やぎんなんなどを食べないようにしてください。

尿がよく出て、むくみもとる とうがんスープ

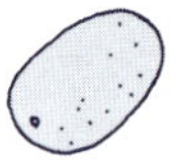

とうがんをはじめ、きゅうりやすいか、かぼちゃなどのウリ科の野菜には、利尿作用があります。なかでもとうがんは、特にすぐれていることから、漢方でも古くから膀胱炎《ぼうこうえん》や腎臓病の自宅療法に用いられています。また、水太りぎみで尿の出にくい人には、体を軽くする効果もあるようです。

症状が重いときには、とうがんスープが効果的です。とうがんの種子にも同じ薬効があるので、陰干しにした種子10gを、600mLの水で半量になるまで煎じて飲んでもよいでしょう。とうがんを煮て、味つけなしで食べても効きます。（根本）

●とうがんスープ

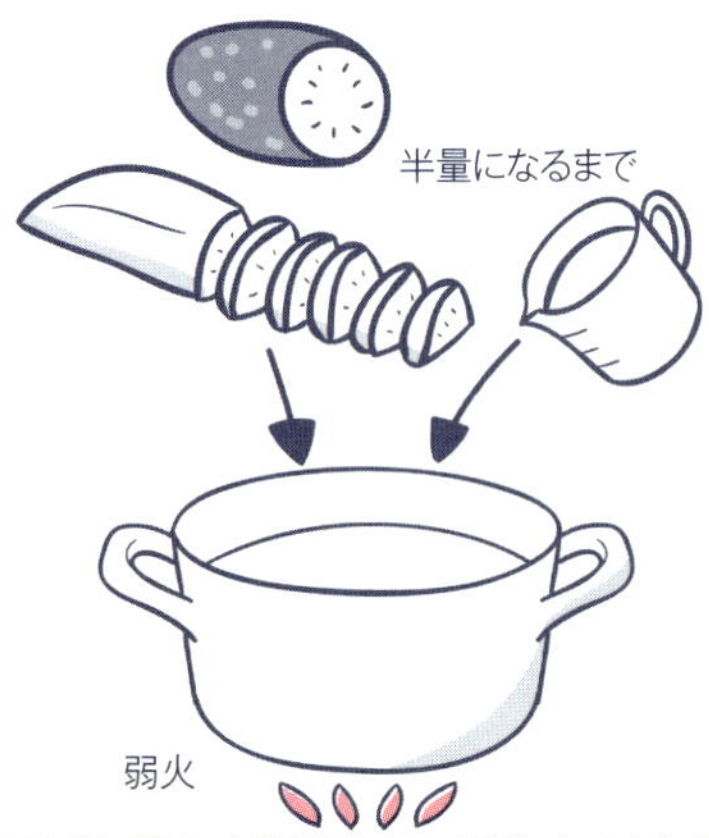

とうがん500gを薄切りにし、600mLの水に入れて弱火で半量になるまで煮つめる。これを1日分として、朝夕の2回に分けて飲む。生のとうがんが手に入らないときは、干びょう30gで代用してもよい。

利尿作用のある 酢大豆

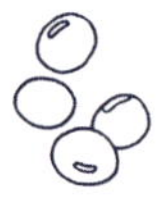

大豆は補腎《ほじん》・利尿作用にすぐれていることから、漢方でも重要な穀物とされています。特に腎臓が弱く、尿が出にくい人は常食するとよいでしょう。

大豆のなかでも、黒豆が薬効の面で群を抜いています。黒豆を、味をつけずにやわらかく煮て食べてもかまいませんが、酢大豆（作り方は次ページ）にすると食べやすく、保存ができるので便利です。毎日10～20粒を目安にするとよいでしょう。食べすぎると下痢をすることがあるので注意します。（根本）

予防にもなる いしもち

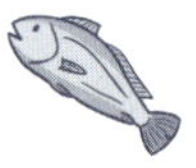

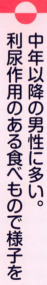

魚のいしもちは、昔から尿が出にくいときや、血尿がみられるときの食事療法に用いられてきました。塩分をとりすぎると尿の出がわるくなるので、できるだけ振り塩を少なくして焼き、しょうゆなど何もつけずに食べます。症状が強い場合は、いしもちの頭にある石（耳石《じせき》：主成分は炭酸カルシウム）を2～3粒ついて粉にし、紹興酒《しょうこうしゅ》かワインで朝晩、空腹時に飲むと効果的です。（根本）

酢大豆の作り方

●材料

大豆	200g（1と½カップ）
酢	400mL（2カップ）程度

1 大豆は、水で軽く洗い、広げて乾かす。

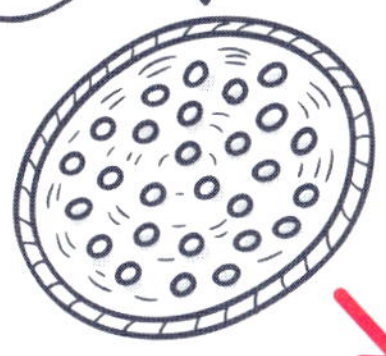

これがコツ
大豆の皮はすぐに破れるので、いりすぎないようにする。

2 ほうろくなどを使い、弱火で、皮が破れるくらいまでからいりにする。

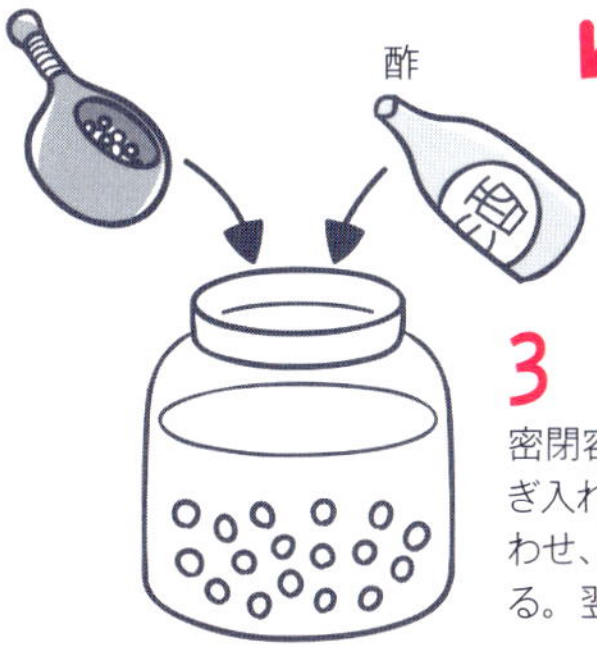

3 密閉容器に2を移し、酢を注ぎ入れる。酢の量は容器に合わせ、大豆がかぶる程度にする。翌日から食べられる。

◆作ってみました

大豆をいるのは、ほうろく以外なら、厚手の鍋やフライパンでも大丈夫です。

◆食べてみました

酢の味がきついので、そのまま食べられない人は、サラダに入れるなど、ひと工夫するとよいでしょう。

イタドリの根の煎じ汁には利尿効果がある

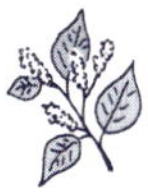

イタドリの名は「痛取《いたどり》」からきたという説があり、生の若芽をもんで傷口にすり込むと痛みがとれ、出血も止まるといわれています。

薬効があるのは、円柱状の太い根の部分です。この根を乾燥させたもの（虎杖根《こじょうこん》）を煎じて飲むと、便秘や月経不順に効くほか、利尿の効果もあります。尿が出にくいときは、イタドリの生根50gを540mLの水で半量になるまで煎じて服用するとよいでしょう。

（山ノ内）

尿閉によく効くカワラナデシコの煎じ汁

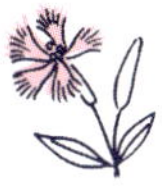

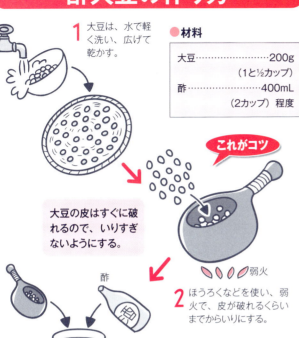

カワラナデシコの薬効部分は、果実の中にできる黒い種子、茎、葉です。尿の出をよくし、尿がまったく出ない人にも効果があります。

種子を利用する場合は、乾燥させた種子3～6gを150mLの水で半量になるまで煎じ、これを1日3回に分けて服用します。茎と葉を用いる場合は、合わせて10gを360mLの水で煎じて服用します。ただし、妊婦は流産の危険があるので、飲用を避けてください。

（山ノ内）

その他のおすすめ 食品・山野草

尿が出にくいときには、**あずき**の煮汁が有効です。あずきは中国では赤小豆《せきしょうず》といい、漢方薬にも使われています。あずきをゆでるとき、はじめに煮だした汁は捨ててしまいがちですが、この汁に利尿効果があります。

とうもろこしのヒゲには、すぐれた利尿作用があります。ヒゲ15gを600mLの水で弱火で煎じ、こしたものを1日3回に分けて、毎食前か空腹時に服用します。

カワラケツメイと**ビワの葉**もよく効きます。いずれも干したもの6gを1Lの水で煮立たせ、5分間ほど煎じて、こします。これをあたため、お茶がわりに飲みます。

チガヤも効果があります。チガヤ10gを540mLの水で半量になるまで煎じて服用します。

ウツボグサもすぐれた利尿薬になります。乾燥させた花穂《かすい》5～20gを煎じ、これを1日量として服用します。

その他、**オオバコの実**や**タニシ**も効果的です。

●排尿のあと、なぜ身ぶるいする？　体温であたたまっていた尿が急激に体外に出ると、体の熱が失われて寒気を感じるため。

スタミナ不足

年齢のせいだけとは限らない。滋養のある食べものをとろう

●Dr.アドバイス

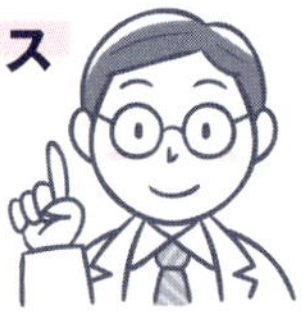

バランスよい食事、十分な休息、適度な運動が必要

スタミナ不足とは、仕事やスポーツに取り組む持久力がないことばかりでなく、日常生活で疲れやすかったり、根気が続かなかったりすることをいいます。加齢とともにこれらを実感する人も多いとは思いますが、若くしてスタミナがない人も少なからずいます。

どの世代においても、スタミナをつけるためには、しっかり食べることが基本になります。自分にとって必要十分なエネルギー量で、良質なたんぱく質やビタミン、ミネラルといった栄養バランスもいい献立になるよう、毎食、工夫するようにしましょう。

若い人のスタミナ不足なら、食事に加え、十分な休息、適度な運動を心がけることで解消します。

中年以降の人の場合は、最初から年齢のせいにするのではなく、高血圧や脂質異常症などの生活習慣病の兆候がないかどうかのチェックと、改善が必要です。それから、日ごろの生活を顧《かえり》みて、栄養や休息、運動面での不足の有無を見直すとよいでしょう。

スタミナがつく うなぎとやまいものだんご汁

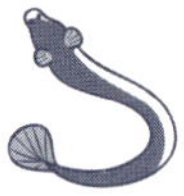

脂質が豊富なうなぎは、昔から栄養価の高い食べものとして有名です。特に盛夏に食べるうなぎは体力をつけ、夏バテ防止に効果があるため、虚弱体質でスタミナがない人に最適です。

また、やまいもも滋養・強壮作用にすぐれているという点で、トップにあげられる野菜です。

別々に食べてもスタミナはつきますが、合わせて食べるとより一層効果的です。うなぎとやまいものだんご汁がおすすめです。（根本）

●うなぎとやまいものだんご汁

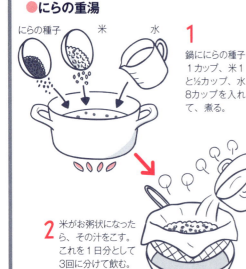

1 うなぎ1尾を三枚におろし、たたきにする。これに、おろしやまいもをだんごにできる程度に入れ、混ぜてだんごをつくる。

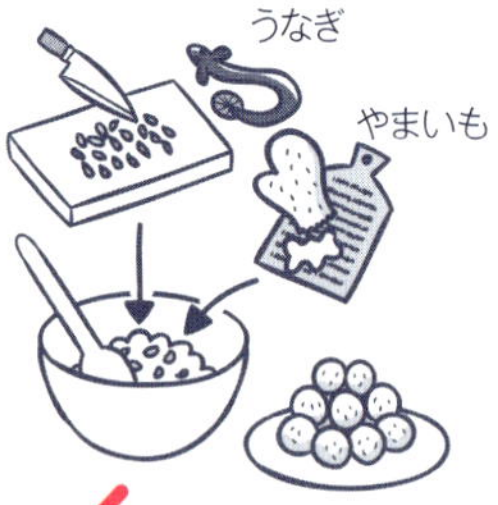

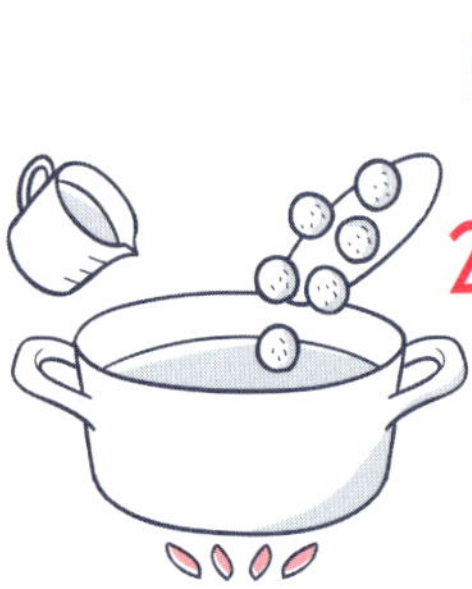

2 薄味のだし汁に、1のだんごを入れて煮る。煮立ったら、スープとともに食べる。胃腸の弱い人は、しょうがのしぼり汁やねぎのみじん切りを、食べる直前に入れるとよい。

滋養と強壮におすすめ にらの青汁・重湯

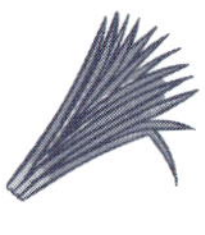

さまざまな栄養素を豊富に含んだにらは、強精・強壮作用が非常に強い野菜です。また、胃腸をはじめ、内臓全体の調子をととのえるはたらきがあるほか、血液の循環をよくし、自律神経《じりつしんけい》を刺激します。

スタミナ不足を感じたら、にらの青汁（作り方は次ページ）や、にらの重湯《おもゆ》を作って飲むとより効果的です。また、にらの種子にも強い薬効があります。種子は韮子《きゅうし》といって、漢方薬局で手に入ります。これを1回30粒、1日3回空腹時に飲みます。（根本）

●にらの重湯

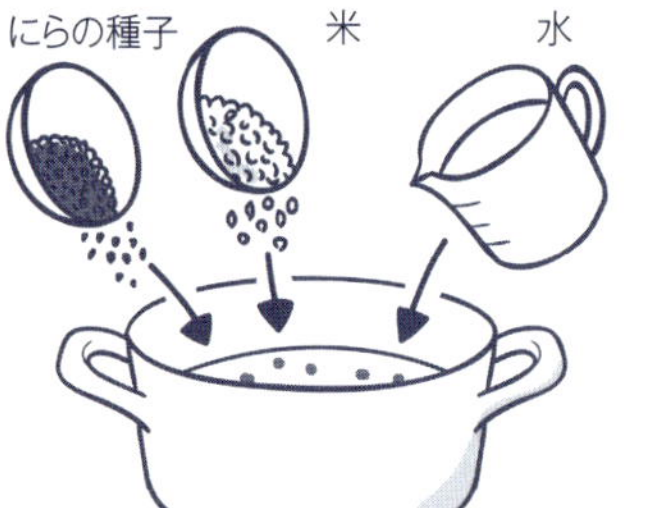

1 鍋ににらの種子1カップ、米1と½カップ、水8カップを入れて、煮る。

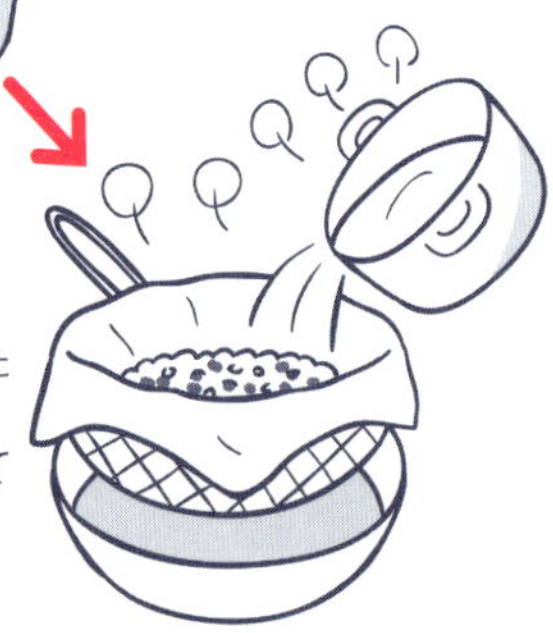

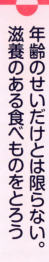

2 米がお粥状になったら、その汁をこす。これを1日分として3回に分けて飲む。

足腰がだるいときには
小えびと豚のだんご粥

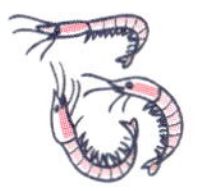

えびは強壮作用、アンチエイジング作用の強い食べものです。精力が減退し、足腰がだるくて力が入らないなどの症状がある人に、効果があります。また豚肉にも同じ作用があります。

スタミナが落ち、足腰がだるいときは、小えびと豚のだんご粥がおすすめです。小えびを豚の脂《あぶら》といっしょにすってだんごにし、これを入れたお粥と食べると効果的です。ただし、アレルギー体質の人の場合は、多食をしないようにします。（根本）

滋養・強壮にぴったり
ハスの実の煎じ汁

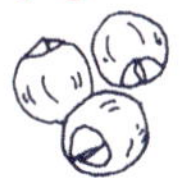

一般には、ハスといえばれんこん、つまり地下茎を食用にしています。

れんこんよりもすぐれた効用があるのが、ハスの実です。ハスの実は蓮子《れんし》といって、滋養・強壮剤としてよく用いられています。スタミナ不足のときには、この蓮子の煎じ汁がよく効きます。外側の黒くてかたい殻をとった蓮子15ｇを、600mLの水で半量になるまで煎じ、これを1日3回に分けて空腹時に飲むとよいでしょう。（根本）

スタミナがつく
にんにくドリンク

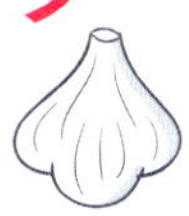

にんにくは、スタミナがつく食べものです。皮をむいたにんにくと皮つきしょうが各15ｇを薄切りにし、400mLの水で半量になるまで煎じてから、こします。はちみつを加え、あたたかいうちに飲みます。また、にんにくの蒸し焼きも効果的です。にんにく60ｇを、皮をむいてアルミホイルに包み、15分くらい蒸し焼きにします。毎日寝る前に食べると疲れがとれます。（根本）

にらの青汁の作り方

●**材料（1回分）**

にら………30～40g（1/3束）
日本酒……………………適量

1 にらは洗って細かくきざみ、すり鉢でつく。

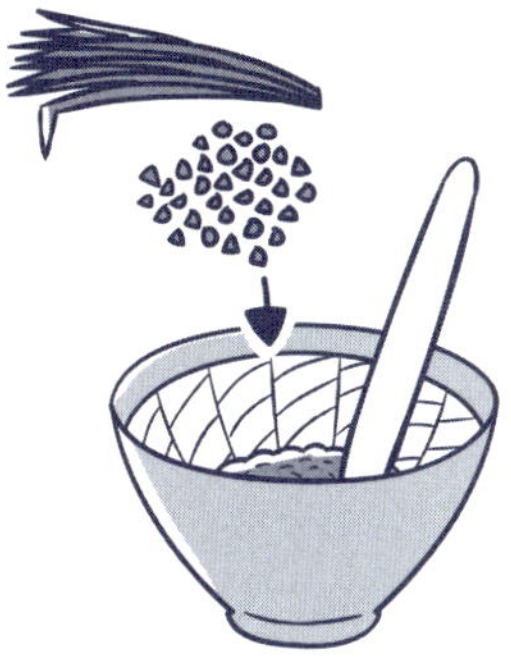

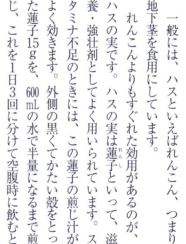

2 ドロドロになったらガーゼでしぼり、青汁を出す。青汁に好みの量の日本酒を加え、寝る前に飲む。

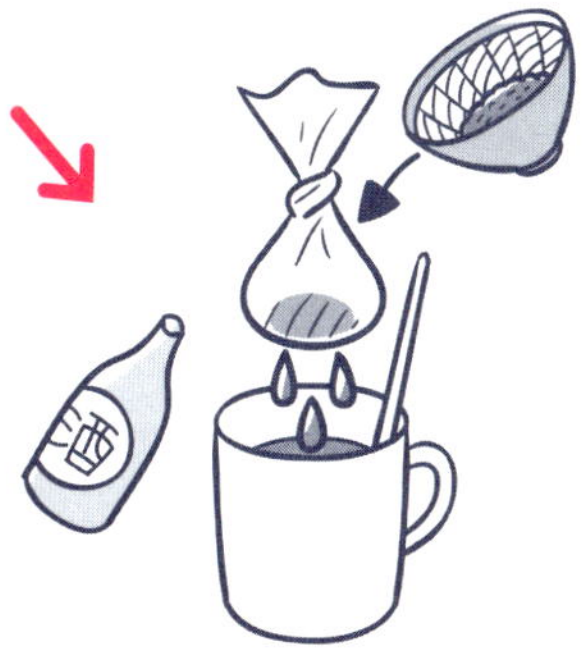

◆作ってみました

にらをつくと、あの独特のにおいが一層強くなります。にらは、新鮮なものを使います。しぼって日本酒と合わせると、においは薄らぎます。

◆飲んでみました

多少の青臭さはありますが、日本酒の香りに消されて、あまり気にならなくなります。口に含んだときには、にらの味がしますが、後味はわるくありません。

その他のおすすめ 食品・山野草

疲労感を強く感じたときは、**やまいも**をすりおろしたものを食べるとよいでしょう。

イカリソウと**アマドコロ**には、それぞれ強精作用があります。夏にはイカリソウを、秋にはアマドコロを採取し、陰干しにして乾燥させます。各10ｇを600mLの水でそれぞれ半量になるまで煎じ、1日3回に分けて飲むと、元気が出てきます。

●毎日、8000歩を目標に　これだけ歩くと運動不足の解消に。男性の平均歩行量は１日6984歩、女性は6029歩。あと一歩の努力を。

食欲不振

まず原因をつきとめて改善し、食欲を増進させるものを食べる

●Dr.アドバイス

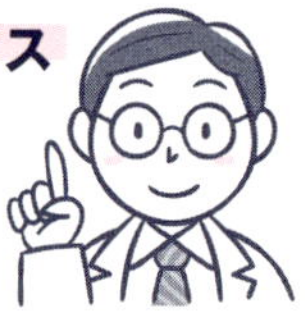

食欲は心身の不調に影響されやすい。日常生活で工夫を

食欲は、ちょっとした体の変調や精神的ストレスなどの影響を受けやすいものです。食欲がないと感じたら、睡眠不足や運動不足になっていないか、あるいは悩みや心配事を抱えていないかなど、日常生活をふりかえって、チェックしてみてはいかがでしょうか。

特に現代では、ストレスが背景にある食欲不振が増えています。この場合、ストレス要因をとり除くことがいちばんだということは、いうまでもありません。心身の休養をとる、気分を切り替えるなどの工夫をすることも大切です。

ただし食欲不振は、胃炎、肝炎、膵炎《すいえん》、胆のう炎、慢性腎《じん》臓病、がん、神経性食欲不振症など病気の一症状の場合もありますので、注意が必要です。原因不明の食欲不振が長く続く場合は、医師の診断を受けましょう。

いずれにしろ、前向きに生きることを考えれば、人間は自然に食欲が出るものです。食欲を増進させる食品を献立に生かすなどして、治す努力をすることが大切です。

パセリの香りが食欲を刺激する

パセリの香りはピネン、アピオールという精油成分によるもので、この成分は胃に適度な刺激をあたえて消化をよくし、食欲を増進させるはたらきがあります。また、魚や肉の毒を消す作用もあります。

パセリを食べずに残してしまう人が多いようですが、積極的にとるようにしたいものです。胃が冷えやすい人や、体力が衰えて食欲不振の人は、毎日、料理に添えて少しずつ食べるようにしましょう。ただし、汗っかき、わきがの人は多食を控えます。（根本）

しょうがの薄切りが食欲を増進させる

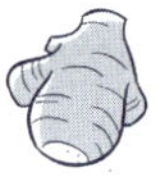

しょうが独特の香りは料理に風味をあたえ、食欲を増進させるはたらきをもっています。また、しょうがの辛み成分であるジンゲロンやショウガオールなどは、すぐれた殺菌力をもち、吐きけをおさえる作用があります。胃がつかえて食が進まないときは、生のしょうがの薄切り2～3切れを食べると食欲が出ます。ただし痔の人や、目が充血している人は控えましょう。（根本）

食欲不振の解消にはみかんの皮の煎じ汁

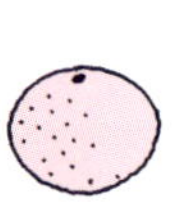

みかんの皮、種子、根のうち、いちばん薬効があるのは皮です。皮は胃のはたらきを高め、食べもののとどこおりをなくすはたらきにすぐれており、食欲不振の治療薬として昔から活用されてきました。

漢方では、みかんの皮を乾燥させたものを橘皮《きっぴ》、その古いものを陳皮《ちんぴ》といいます。皮は古いものほど薬効があるので、食欲がないときは、この陳皮を煎じた汁を飲みます。また陳皮をすって粉末にしたものの1～2gを毎食前に飲んでもよいでしょう。（根本）

●みかんの皮の煎じ汁

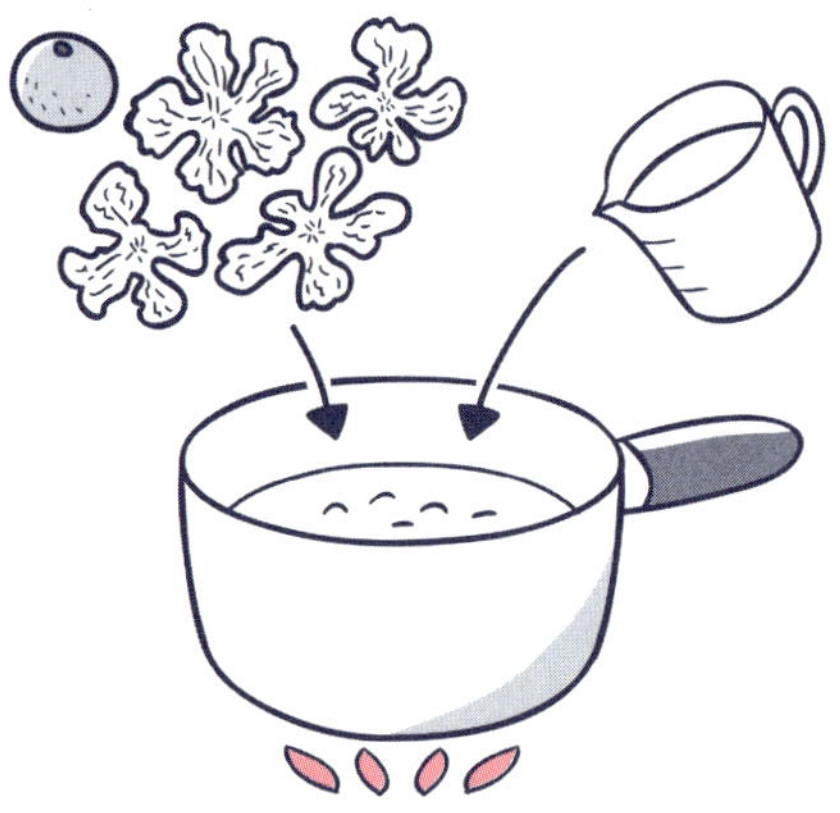

みかんの皮（ノーワックスのもの）10gを600mLの水で半量になるまで煎じる。この煎じ汁を1日3回に分けて飲む。はちみつを少し加えてもよい。

ストレスによる食欲不振には しその葉の煎じ汁

しその独特の香りは胃液の分泌を促し、食欲を増進させるほか、胃や大腸、小腸のはたらきをよくする作用があります。

また、神経症や不眠症を治す作用もあるので、精神的ストレスによって食欲不振になっている人には、ぴったりの野菜といえます。

しその葉の煎じ汁が効果的です。胃がわるくて食欲がない人にもよく効きます。（根本）

●しその葉の煎じ汁

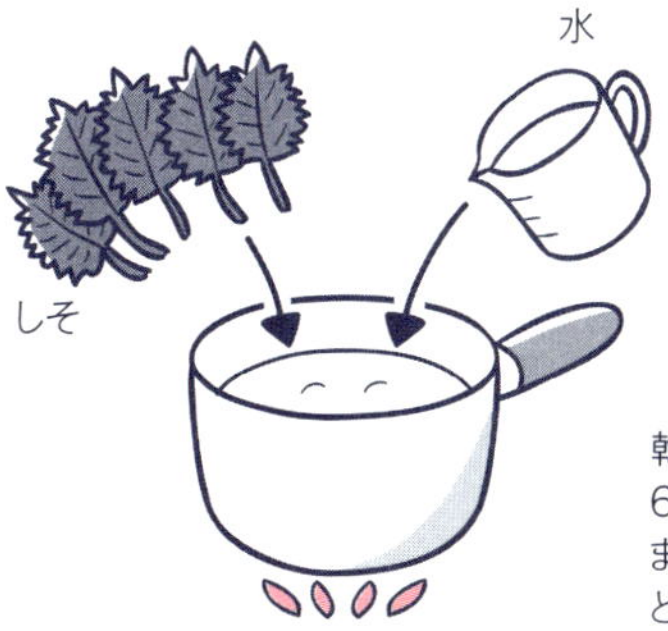

乾燥させたしその葉5gを600mLの水で半量になるまで煎じる。これを1日分とし、3回に分けて飲む。

腹痛にも効く ヤマモモの樹皮の粉末

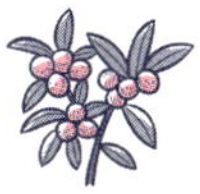

ヤマモモの濃い紅紫色の果実は、見るからに食欲をそそるものですが、薬効があるのは樹皮の部分です。乾燥させた樹皮は、楊梅皮《ようばいひ》という生薬名で、薬として利用されてきました。

皮に含まれている成分には、食欲を増進させる作用があるほか、胃腸の病気からくる下痢や腹痛を止めたり、利尿作用もあります。

生の樹皮をすって粉末にしたものを服用すると効果的です。（根本）

●ヤマモモの樹皮の粉末

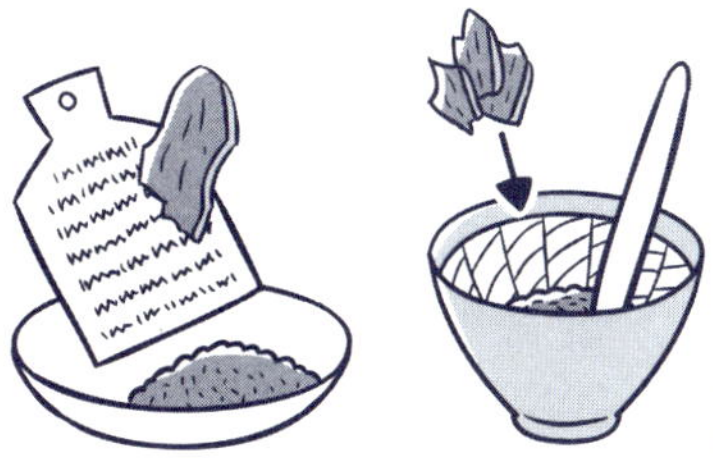

ヤマモモの樹皮をおろし器ですりおろすか、すり鉢で粉末にする。1日1～2gを3回に分けて飲む。

若い女性に多く見られる神経性食欲不振症

神経性食欲不振症は摂食障害のひとつで、拒食症ともよばれています。これは10～20歳代の女性に多くみられる病気です。原因となる疾患もないのに、食事をほとんどとらなくなり、極度にやせてしまいます。

原因として考えられるのは、やせ願望、太ることへの恐怖、心理的社会的ストレス、体重や体型についてのゆがんだ認識などです。これらに加えて、期待される体重の85％以下、かつ、無月経がみられる場合に、神経性食欲不振症と診断されます。

この病気は時に命にかかわるので放置は危険。治療は食事療法だけでなく、心理療法も必要になります。医師の診断を仰ぎ、栄養状態と食習慣の改善、食事や体重に対する考え方の改善、不安や抑うつなどの心理面の是正などを行います。

日・常・生・活・の・注・意

食欲がわくポイント

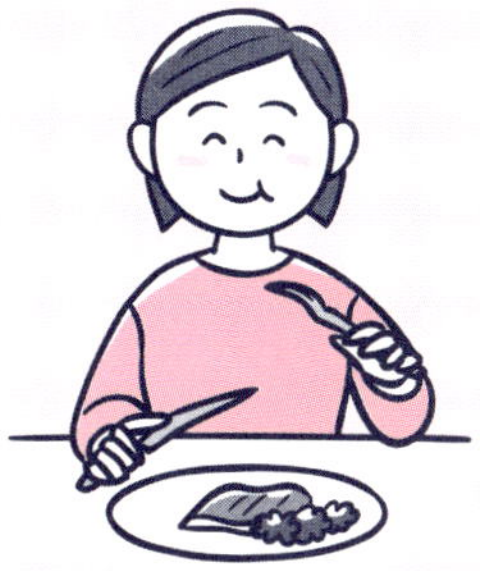

自分の好物を食卓に並べる。ひと口でもよいので食べる。

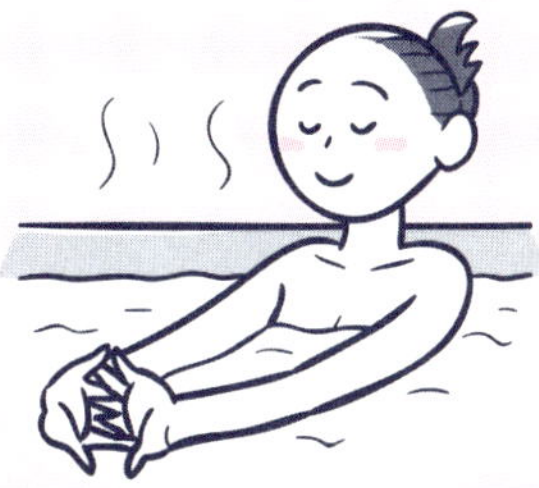

入浴し、気分を切り替えて、リラックスしてから食べる。

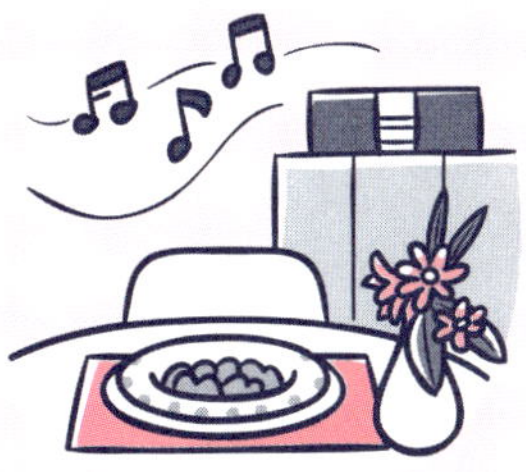

食卓に花を飾ったり、BGMをかけたり、器に気を配り、食欲をそそる演出をする。

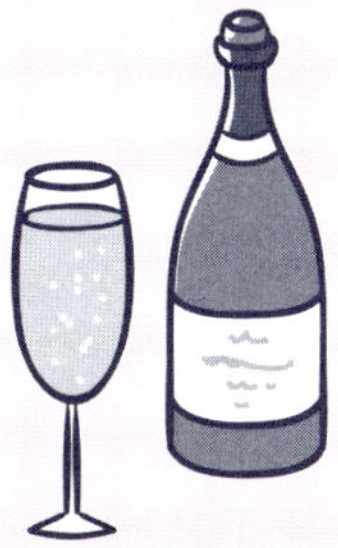

シャンパンやビール、ワインなど食前酒を飲む。

●陳皮《ちんぴ》とみかんのちがい　陳皮は体をあたためるが、みかんは体を冷やす作用がある。こたつに入ってみかんを食べすぎないように。

食中毒

毒物を早く体外に出すことが必要。水分の補給も忘れずに

●Dr.アドバイス

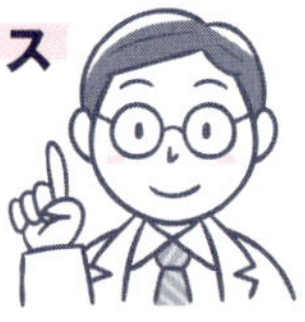

体を冷やさず安静にして水分補給を忘れずに

食中毒とは、飲食物に混じった細菌、自然毒、化学物質によって、腹痛、吐きけ、下痢、嘔吐《おうと》、発熱などの症状をおこすことです。

嘔吐や下痢は、有害なものを体外に排出しようとする反応です。食中毒が疑われるときは止瀉薬《ししゃやく》や制吐剤《せいとざい》などを使用せず、脱水を防ぐためにスポーツ飲料やお茶などで水分を十分に補給します。また、吐いたものがのどに詰まらないよう横向き寝の姿勢で、体をあたたかくして休むようにしてください。

食中毒は食後数時間で症状があらわれることが多いもの。もし気になる症状が出たら、保健所に連絡をし、病院を受診してください。数日間の食事内容を聞かれたり、検便をすることもあります。受診する際は、嘔吐物や食べ残しをビニール袋などに入れて持参すると、迅速な診断の助けになります。

食中毒は日ごろの注意で予防することができます。食べもの、特に肉や魚介類をすぐに食べない場合は、5度以下の冷蔵庫で保存し、食べる前にはよく加熱調理します。また、調理器具の熱湯消毒、ネズミやゴキブリの駆除も、食中毒を防ぐうえで大切なことです。

●次の場合は、早めに医師に診てもらう

アレルギーをもっている	食べたあとすぐに発症する	じんましんや頭痛、吐きけ、嘔吐を伴う。
フグを食べた	食後30分～4時間で発症。死亡することも	吐きけ、嘔吐、口のまわりや舌のしびれ、知覚異常、運動まひと症状が続く。
あさりを食べた	比較的長時間経過のうちに発症	嘔吐、腹痛、皮下出血、黄疸《おうだん》と症状が続く。熱は出ない。
きのこを食べた	早ければ1～2時間、遅いと10数時間後に発症	突然の吐きけ、嘔吐、下痢、脱水症状がおきる。重症になるとけいれん、まひ、呼吸困難にまでなる。
生の魚介や、加熱が不十分なもの、加熱後室温に放置したものを食べた	数時間～10時間後に発症	腹痛、吐きけ、嘔吐、発熱がある。
	食べてすぐ	頭痛、嘔吐、まひ、めまいなどがある。

食中毒の予防にもなる しその葉の煎じ汁

昔、中国歴代の名医に数えられる華佗《かだ》が、かにを食べて中毒をおこした少年を、しそで治したという有名な伝説があります。少年を中毒死から蘇《よみがえ》らせた紫色の葉なので、紫蘇《しそ》という名がついたといわれています。

実際、しそには、魚やかにの毒を中和させ、食中毒を予防するはたらきがあります。刺身のつまとして、しその葉や実（種紫蘇）がよく添えられているのもこのためです。なお、薬用としては、青じそより紫色のものがすぐれています。

食中毒には、新鮮なしその葉をたくさん食べても有効ですが、しょうが、厚朴《こうぼく》（ホオノキの生薬）、甘草《かんぞう》といっしょに煎じて飲むと、さらに効果的です。（根本）

●しその葉の煎じ汁

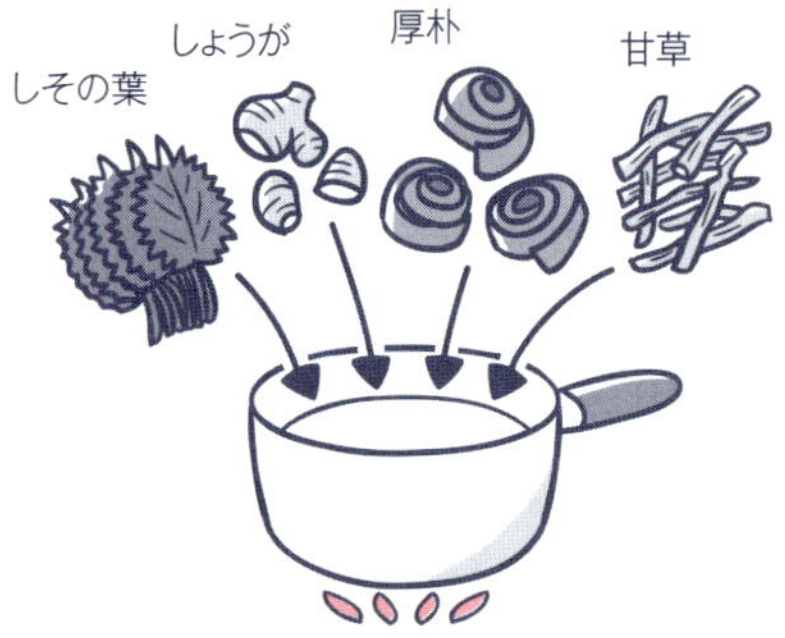

しその葉30g、しょうが18g、厚朴6g、甘草6gを、適量の水で煎じて飲む。

吐きたくても吐けないときは 生あずきの粉末

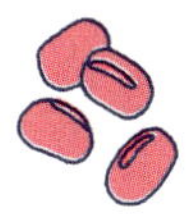

食中毒のときは、勝手に薬などを飲んで嘔吐を止めてはいけません。原因となった食べものを、できるだけ早く体外へ出すことのほうが大切だからです。

もし、吐こうとしてもうまく吐けないときは、あずきが効果的です。

その際は、あずきの粉末を利用します。生のあずきをすり鉢ですって粉末にするだけ。1回に5g程度を服用すると嘔吐を誘うので、軽い食中毒であれば、安静にしているだけで治ります。（根本）

強い殺菌力をもつ しょうがの煎じ汁

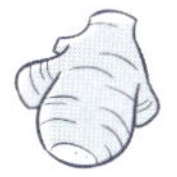

しょうがは、薬味として料理に風味をあたえ、肉や魚の臭みを消すだけでなく、食中毒を予防する効果もあります。

また、原因となった食べものを吐ききってしまったのに、それでも吐きけがおさまらないときは、しょうが5gと乾燥させたカラスビシャクの根茎（生薬名は半夏《はんげ》）5gを、600mLの水で半量になるまで煎じ、1日3回に分けて飲むといいでしょう。また、回復後、食欲が戻らないときには、しょうがのしぼり汁を飲むと効果があります。（根本）

夏の食中毒に特に効く タデの煎じ汁

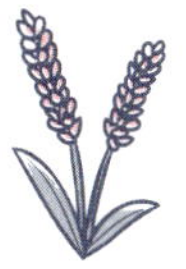

タデといっても、その種類は数多くあります。一般にタデとよびならわしているものは、ヤナギの葉に似た細い葉をつける、ヤナギタデです。薬用に用いるのもこれです。

食中毒には、タデを煎じた汁を飲むと効果があります。陰干しにしたタデの葉や茎5～8gを、600mLの水で半量になるまで煎じ、1日3回に分けて服用します。特に夏におこる食中毒によく効きます。また、生のタデの葉と生のしょうがをすりつぶした汁を、スプーン1杯飲んでもよいでしょう。（根本）

その他のおすすめ 食品・山野草

吐き下しには、**うめぼし**1個を600mLの水で、半量になるまで煎じて飲むと効果的です。**梅肉エキス**にも同じ効果があります。スプーン半分の量の梅肉エキスを、コップ1杯の水で薄めて飲みます。また、**うめ酢**を、さかずき1～2杯飲んでもよいでしょう。

そのほか、**ヨモギ**は食中毒による胃腸の痛みに、**だいこん**や**とうがん**は魚や肉の中毒に効きます。

冬こそ特に注意したい ノロウイルス

食中毒は夏に多いと思われがちですが、ノロウイルスによる感染性胃腸炎や食中毒は、冬に多発しています。生ガキによる食中毒の多くが、このウイルスによることもあって、冬の食中毒の約半数は、ノロウイルスが原因といわれています。

ノロウイルスは手指や食品などを介して経口感染し、吐きけ、嘔吐、下痢、腹痛などをおこします。健康な人は軽症で回復するものの、子供や高齢者では重症化したり、まれですが、死亡するケースもみられます。

発症したら、脱水症状をおこしたり、体力を消耗させたりしないために、水分と栄養の補給を十分に行います。子供と高齢者では、特に必要です。脱水症状がひどい場合は、病院で点滴をするなどの治療が必要になります。

事前に食品自体からウイルスを検出することは難しく、その食品を扱った人を介して汚染される場合もあるため、原因の特定は容易ではありません。

ですから予防が大切になります。調理開始前はもちろん、盛り付けの前などにも手をよく洗います。指先や指のあいだ、爪のあいだ、手首や手の甲までしっかり洗いましょう。

もし周囲でノロウイルスに感染した人がいたら、感染が広がらないように、感染者が使った食器やリネン類はほかの人のものと分けて洗浄・消毒します。ノロウイルスは乾燥すると空中を漂って口から感染することがあります。ですから、すみやかに嘔吐物の処理をし、使ったマスクや手袋はビニール袋に入れ、密閉して廃棄します。

●肉を食べたらうめぼしを　肉は酸性食品。これを中和するには、強アルカリ性食品のうめぼしを食べるとバランスがとれる。

夏バテ

体内にこもった熱をとり去り、体力がつく食べものをとる

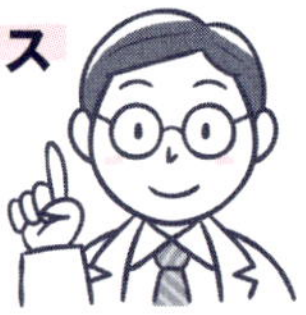

●Dr.アドバイス

暑いからといって、冷たいものは体力消耗のもと

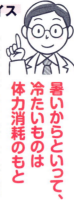

夏バテは、暑さに対して体温調節がうまくできないなどの自律神経の乱れが生じ、思考力低下、全身倦怠《けんたい》感といった症状が出ます。

特に胃腸のはたらきが弱まり、食欲不振、水分の過剰摂取による下痢、寝苦しさによる睡眠不足などが重なって、体力がガクンと低下します。ときには頭痛、発熱、めまいなどを伴うこともあります。

夏バテ解消には体力をつけることが大切です。食欲がないからと冷たい飲みものや、あっさりしたものだけを口にしていたのでは、消耗するばかりです。

量は少なくても、栄養のあるものを食べるよう心がけます。たんぱく質、ビタミン、ミネラル、油で調理したもの、さらには、食欲を刺激する香辛料や香りの強い野菜を適量とるようにしましょう。

また、冷房のきいた部屋でゴロゴロしているのではなく、外に出て汗を流して、暑さに体を慣らす訓練をすることも大切です。とはいえ、近年は酷暑続きですから、熱中症対策はしっかりしましょう。

体内の熱をとり去る
きゅうりの煎じ汁

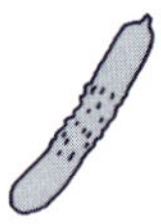

きゅうりには、体内にこもった熱や湿けをとり去る作用があるため、夏バテにはぴったりの野菜です。むくんで体がだるく、食欲がないときに食べるといいでしょう。

生で食べても効果がありますが、熱を加えたほうが利尿作用は強くなるので、煎じ汁がおすすめです。熟したきゅうりの皮をむき、30gを600mLの水で半量になるまで煎じ、これを1日3回に分けて、空腹時に飲みます。（根本）

胃腸をじょうぶにする
緑豆粥

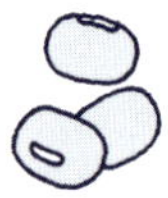

緑豆《りょくとう》は、青あずきとよばれることからもわかるように、あずきの仲間です。利尿作用と体内の熱をとる作用が強いことから、夏バテや食欲不振のときには欠かせない食べものです。春雨や豆もやしの原料にもなり、夏バテ防止や暑気あたりには、緑豆粥（作り方は次ページ）がおすすめ。日本ではなじみの薄い豆でしたが、最近は中国料理材料店のほか、豆の専門店やウェブサイトで買えます。（根本）

疲れがとれて安眠できる
クサボケ酒

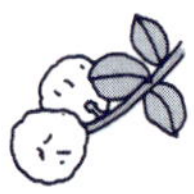

クサボケは晩夏から初秋にかけて、りんごに似た芳香を放つ果実をつけます。この果実に、夏バテによる疲労や倦怠《けんたい》感をとる作用があります。果実酒にすると効果的です。

果実500〜600gを水洗いしてから、ざるに上げてよく水をきります。これをグラニュー糖300gとホワイトリカー1.8Lに漬け、半年から1年おきます。この酒を1日20〜30mL、寝る前に飲むと、疲れがとれ、ぐっすり眠ることができます。（根本）

体内の熱を冷ます
すいか

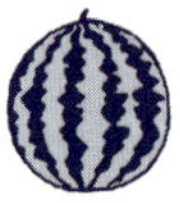

すいかには、熱を冷まして暑さを忘れさせる作用があります。また、利尿作用にもすぐれています。

夏バテをおこしたら、すいかを食べるか、ジュースにして飲むとよいでしょう。口の渇きが激しく、水をやたらに欲しがるときにもおすすめです。その場合は、のどの渇きが止まるまで食べます。ただし、冷え症、特に胃腸の冷えやすい人や、重い腎《じん》臓病の人は、食べすぎないように気をつけます。（根本）

緑豆粥の作り方

これがコツ

緑豆、えんどう豆ともに水を吸収しやすいので、大きめの器を用意する。

●材料（1杯分）

緑豆	85g（カップ½）
えんどう豆	40g（カップ½）
玄米	140g（カップ1）
とうがん	100g（1/20個）
だし汁（昆布、かつお節、干ししいたけ）	2.4L（カップ12）
サラダ油	大さじ1
塩	少々

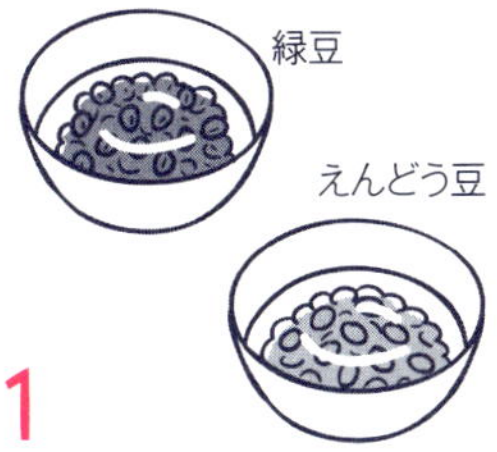

1 緑豆とえんどう豆は、たっぷりの水につけて一晩おく。

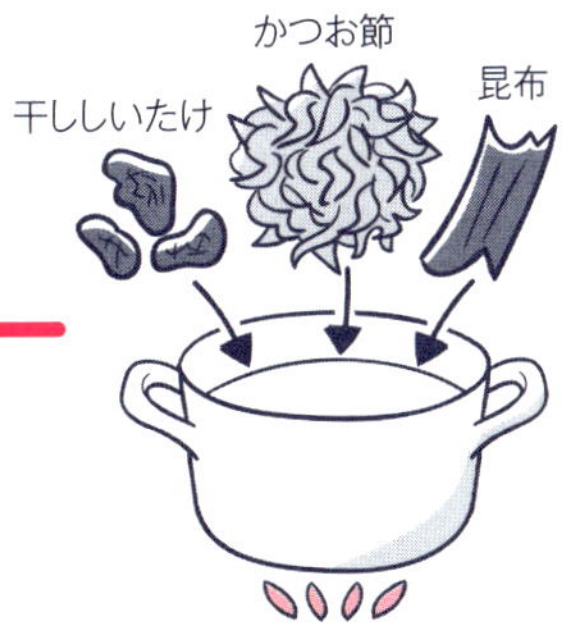

2 昆布、かつお節、干ししいたけでだし汁を作る。とり出した干ししいたけは、せん切りにしておく。

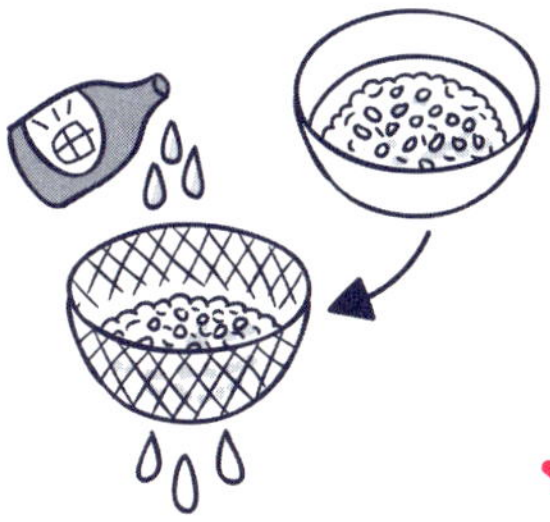

3 玄米は洗い、1時間ほど水につける。水けをきったら、サラダ油をまぶす。

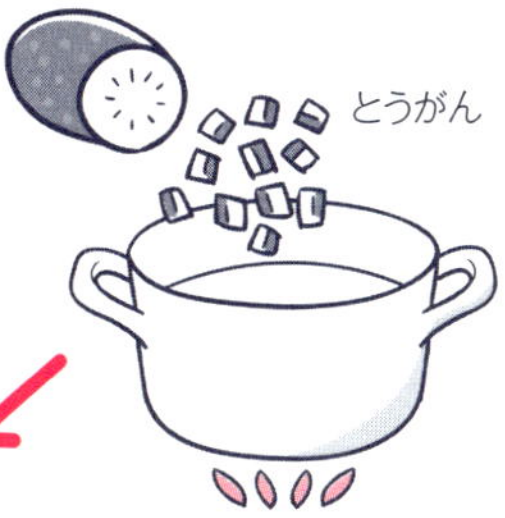

4 2にさいの目切りにしたとうがんを入れて煮る。やわらかくなったら、とうがんとスープを分ける。

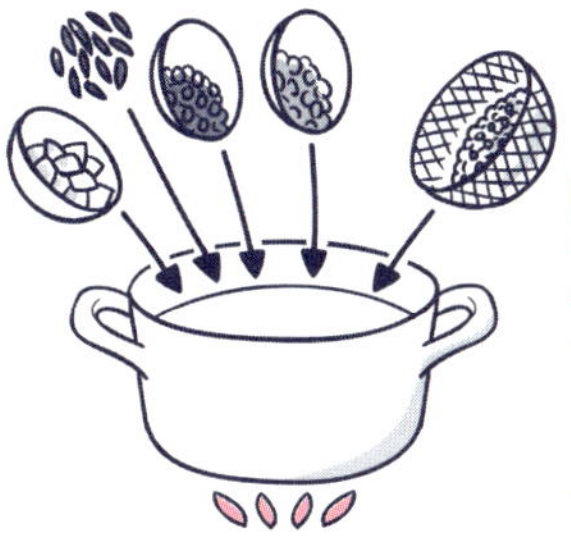

5 4のスープに3を入れ、沸騰したら1を加え、弱火で1時間ほど煮る。2の干ししいたけと、4のとうがんを加え、塩で味を調える。ひと煮立ちしたら火を止める。

◆作ってみました

豆からあくが出るので、薄いグレーのお粥になります。煮つまってくると、ふきこぼれやすくなるので注意します。

◆食べてみました

豆のおかげで、ボリュームがあります。サラダ油が入っていながらさっぱりした味で、箸もすすみました。

下痢を伴う夏バテに ヒキオコシの煎じ汁

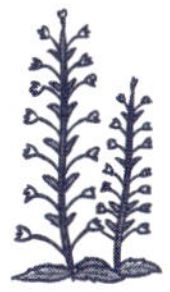

弘法大師が、道で倒れていた旅人にヒキオコシのしぼり汁を飲ませたところ、たちまち回復したという伝説が残っています。ヒキオコシは、腹痛や胃腸の不調、食あたりに効くとされ、昔から有名な薬草です。現在も、延命草《えんめいそう》という名の苦味健胃薬《くみけんいやく》として用いられています。胃の調子をよくして食欲を増進させるほか、下痢をよくおこすタイプの夏バテにも効果があります。陰干しにして乾燥させたヒキオコシの全草2～3gを煎じて飲みます。

その他のおすすめ 食品・山野草

ニガウリ（ゴーヤー）は、胃腸が弱く、夏バテしやすい人に最適です。有名な沖縄料理の、ゴーヤーチャンプルーがおすすめです。ニガウリを薄切りにし、塩でよくもんでからしぼります。これを豚肉や豆腐といっしょに炒め、しょうゆやかつお節などをかけて食べます。

とうがんも夏バテ予防によい野菜です。新鮮なとうがんのしぼり汁を、たくさん飲みます。**すもものしぼり汁**に酒を加えて飲んでもよいでしょう。

ハスも効果的です。ハスの花と葉を適量の水で煎じて服用します。

クマザサは生命力の大変強い植物です。**クマザサエキス**を飲むと、夏バテをしない体力をつくるのに効果があります。

そのほか、**トマト**、**スッポン**、**うなぎ**、**ギョウジャニンニク**、**アンズの実**、**ホオノキの煎じ汁**も、夏バテに効きます。積極的にとりたいものです。

●昼寝を上手にする　静かに目を閉じて瞑想にふけるだけでも、昼寝と同じ効果がある。ただし、30分以上の昼寝は逆効果という報告も。

イライラする

神経過敏や不安感は心身症のもと。精神を安定させる食べものをとる

●Dr.アドバイス

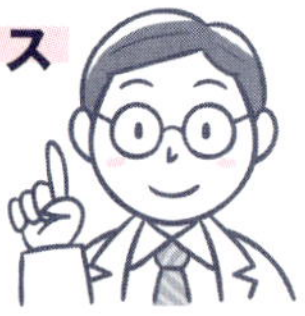

規則正しい食事でストレスに克つ心身をつくる

現代のようなストレス社会では、誰しも多少のイライラを抱え込んでいるものです。それも数日で解消できるなら、さほど心配はいりません。問題なのは、つのるイライラに、何かしらの精神症状、身体症状が出てきてしまう場合です。それを防ぐためには、心身ともにストレス耐性を高めることが大切です。規則正しい生活と、栄養バランスのとれた食生活が、その土台となります。

食事は、1日3回規則正しく、ゆっくりとよくかんで食べます。できれば孤食ではなく、誰かと食卓をともにしたいものです。また、ビタミンやミネラル類の不足にも気をつけます。代表的なのは、ビタミンCとカルシウムで、ストレスに対抗してイライラなどから心の安定を保つとされます。ほかにはビタミンA・B_1、マグネシウムやカリウムにも、神経過敏を抑制して、ストレス耐性を高めるはたらきがあります。またお酒やコーヒーなども、適量であればストレス解消に役立ちます。

おすすめ

イライラがひどいときは小麦の煎じ汁

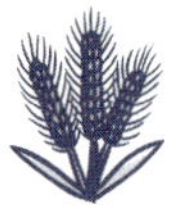

小麦は、精神を安定させるはたらきにすぐれ、漢方生薬にもなっているほどです。イライラしやすい人は小麦を常食するとよいでしょう。

イライラがひどいときは、小麦と甘草《かんぞう》、大棗《たいそう》（ナツメ）を煎じた汁が効果的です。粒のままの小麦20gと甘草5g、大棗5個を、600mLの水で半量になるまで煎じ、お茶がわりに飲みます。これは「甘麦大《かんばくたい》棗湯《そうとう》」という漢方薬で、精神不安や神経症、イライラからくる興奮によく効きます。

（根本・山ノ内）

おすすめ

精神安定作用がある玉ねぎ

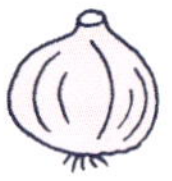

玉ねぎをきざむと涙が出ますが、その原因となる成分には、精神を安定させる作用もあります。また、ビタミンB_1の効果を増す作用をもつ成分も含まれています。ビタミンB_1は、精神疲労をとってイライラを鎮めることから、神経のビタミンともいわれています。ですから、生の玉ねぎを食べると効果的です。ただし、生は刺激が強く、多量に食べると胃腸の負担になるので気をつけてください。

（根本・山ノ内）

不眠にもよく聞くゆり根の煎じ汁

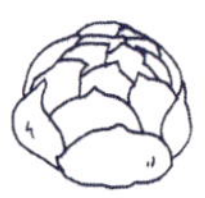

中国には昔から百合病《ひゃくごうびょう》という病気があります。現在の抑うつ神経症のような病気で、ゆり（百合）がよく効くとされています。ゆり根は、精神の不安を鎮め、不定愁訴《しゅうそ》、いわゆるヒステリー、不眠などに効果があるためです。

イライラして眠れない場合は、ゆり根の煎じ汁を飲みます。また、夕食時に、ゆり根と豚肉を加えて炊いたお粥を食べても効きます。そのほか、ゆり根にはちみつを少量たらして蒸したものを常食してもよいでしょう。

（根本）

●ゆり根の煎じ汁

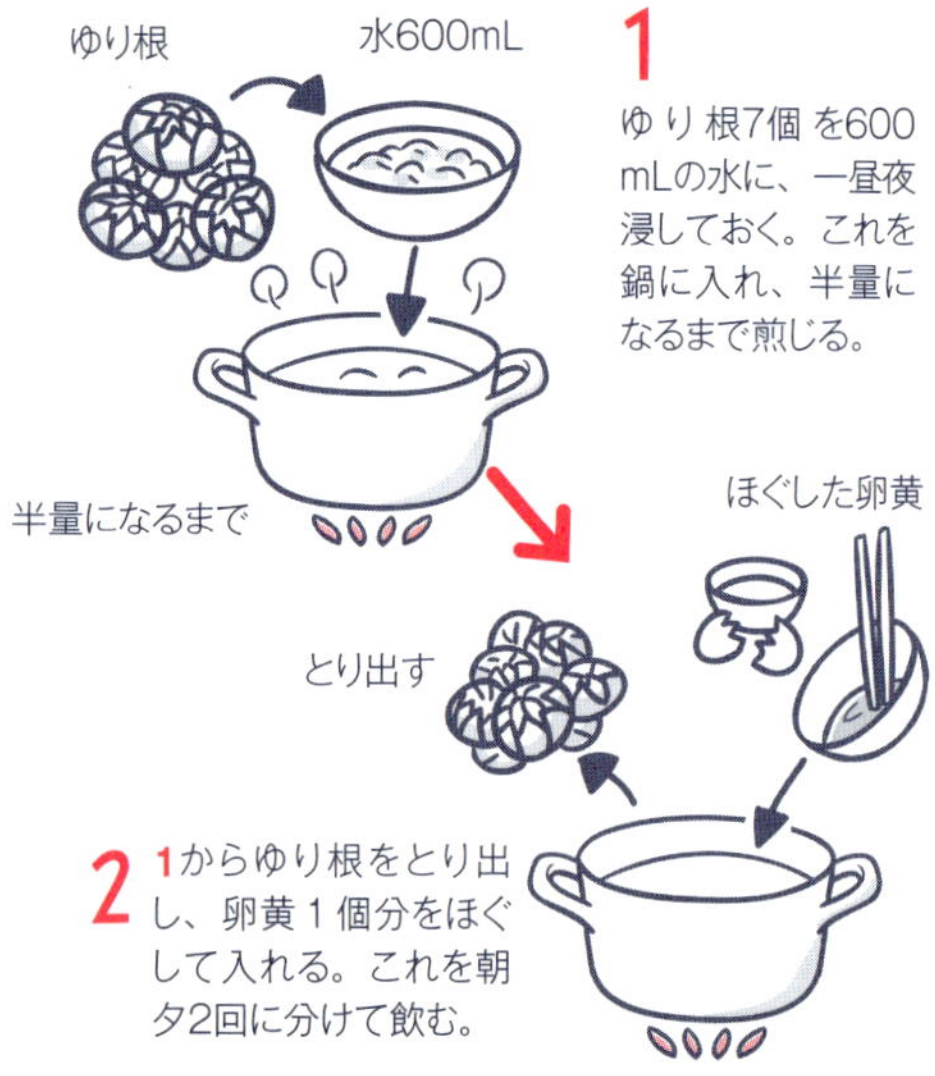

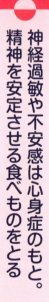

ゆり根
水600mL
1
ゆり根7個を600mLの水に、一昼夜浸しておく。これを鍋に入れ、半量になるまで煎じる。
半量になるまで
ほぐした卵黄
とり出す
2
1からゆり根をとり出し、卵黄1個分をほぐして入れる。これを朝夕2回に分けて飲む。

不安感の強いときは くるみ湯

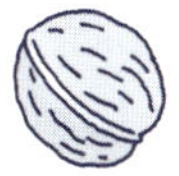

くるみは、神経症や不眠症にすぐれた効果があるとして有名です。また、良質のたんぱく質やミネラル、ビタミンB1・B2・Eなどがたっぷり含まれているため、心身の健康をとり戻すための栄養補給にも最適です。不安感が強いときには、くるみ湯が効果的です。くるみ10gを、すり鉢ですって粉末にし、少量の砂糖を加え、お湯で溶いて飲みます。（根本）

精神が不安定なとき効果のある カキ

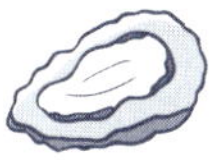

カキは精神不安が強いときや、胸騒ぎがして眠れないときの治療に効果があります。

新鮮なカキを生で食べるのがいちばんです。特に、イライラして、のぼせがある人に有効です。ただし、生のカキは体を冷やす作用も強いので、冷え症の人は避けてください。

カキの殻はカルシウム補給に役立ちます。殻の黒焼き粉末2～3gを、1日3回、空腹時に白湯《さゆ》で服用します。（根本）

気持ちを鎮める クチナシ酒

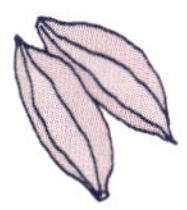

クチナシの実には、さまざまな薬効があります。消炎作用や解毒作用のほか、たかぶった神経を鎮める作用にすぐれています。イライラしやすい人には、クチナシの実（山梔《さんし》子《し》）で作った酒（作り方は左図）が効果的です。神経を鎮めると同時に、血行をよくするので、特に気がたかぶって、なかなか寝つけないような人に最適です。毎晩、寝る前に飲むとよいでしょう。（根本）

クチナシ酒の作り方

●材料（30～40日分）

クチナシの実	50g（½カップ）
黒豆	65g（½カップ弱）
ホワイトリカー	800mL（4カップ）

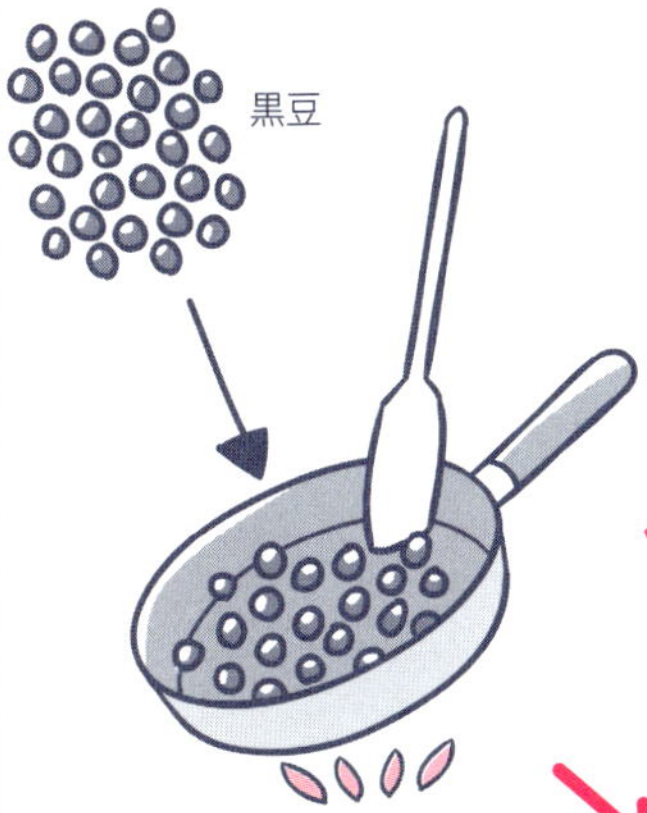

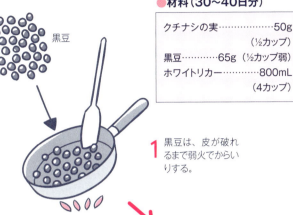

1 黒豆は、皮が破れるまで弱火でからいりする。

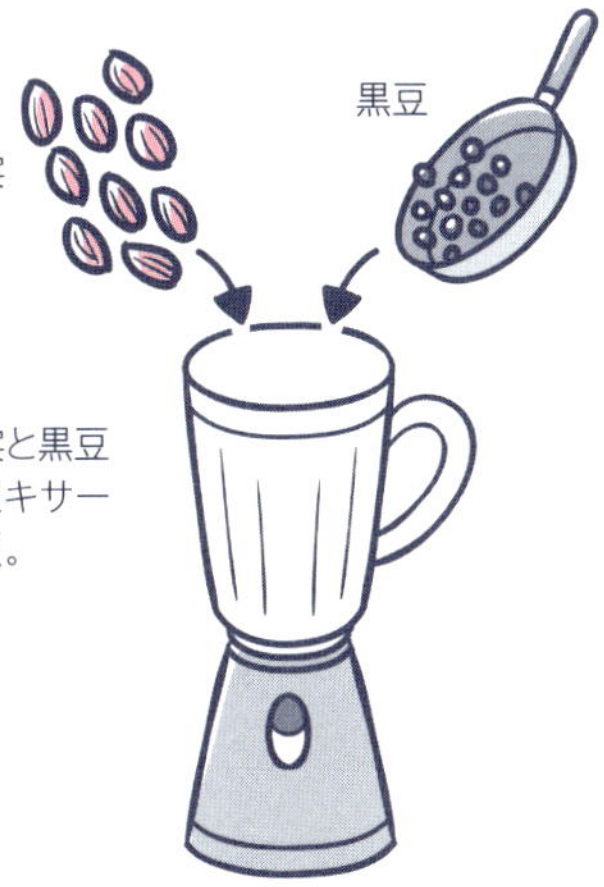

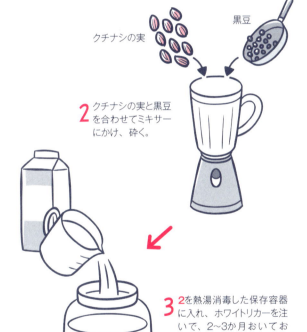

2 クチナシの実と黒豆を合わせてミキサーにかけ、砕く。

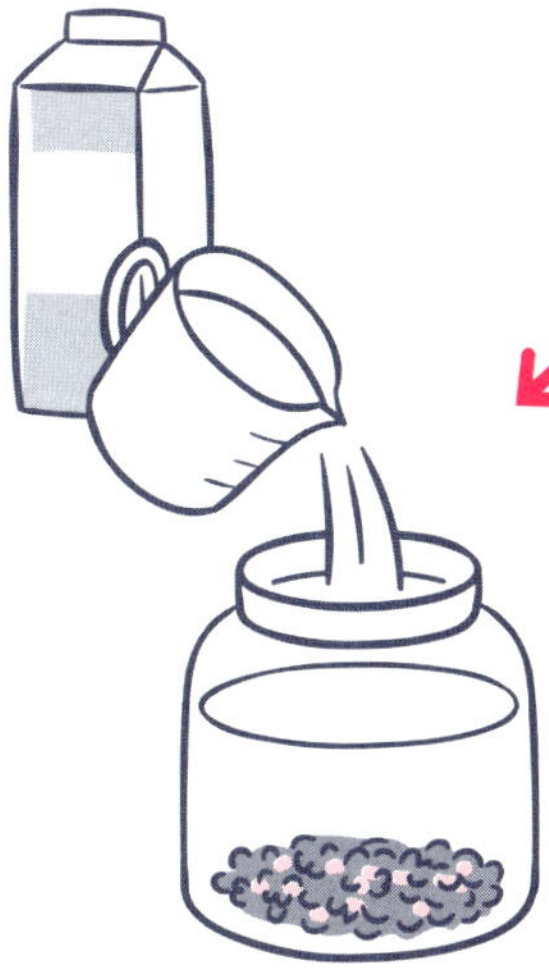

3 2を熱湯消毒した保存容器に入れ、ホワイトリカーを注いで、2～3か月おいておく。布でこし、1日1回、就寝前に20～30mL飲む。

◆作ってみました

保存しているあいだに分離してしまうので、布でこす前に一度かき混ぜたほうがよいでしょう。

◆飲んでみました

においは鼻にツンときますが、飲みやすいお酒です。

●ストレスでのどに異常が！　のどに異物がつまったように感じる、いわゆる〝ヒステリー球〟には、しその葉を食べるとよい。

不眠症

気にするとよけい不眠に。睡眠薬より食べもので治そう

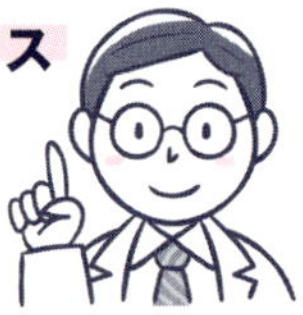

Dr.アドバイス

刺激物と、体を冷やすものは控える

不眠症とは、寝つきがわるい（入眠障害）、夜中に何度も目覚める（中途覚醒）、朝早く目が覚める（早朝覚醒）、熟睡感がない（熟眠障害）といった症状が、習慣的、慢性的に続く場合をいいます。

神経質な人に多く、ささいなことをあれこれ考えてしまい、さらには眠れないこと自体を思いわずらい、眠ろうとしてよけい眠れなくなる悪循環に陥ってしまいます。

このような神経症的な不眠は、まず眠れないことを深刻に悩まず、ゆったり構えることが大切です。それに「一晩や二晩ぐらい眠らなくても死ぬことはない」といった開き直りも必要で、どうしても眠れないときは、いっそ寝床から離れてしまったほうがよいことも。

就寝前には、コーヒー、紅茶、緑茶や、刺激物は避けます。また、体を冷やすものは中途覚醒の原因になるので、多食しないように。夕食は、就寝3～4時間前にすませ、消化器を休ませます。少量であればお酒も効果的です（飲みすぎは、睡眠の質をわるくします）。

おすすめ

成分の相乗効果が安眠を誘う にんにく酒

にんにくは、全身の血行をよくし、体をあたためて眠りを誘う作用があるほか、不眠の原因となる強い疲労感をとり去るはたらきもあります。

また、適量の酒も、眠りを促すのに役立ちます。酒のアルコール分には、毛細血管を広げ、血液の循環をよくして、神経の緊張や興奮をときほぐすはたらきがあるためです。ですから不眠に悩む人には、にんにく酒が特におすすめです。

ただし、刺激が強いので、胃腸の弱い人は飲みすぎないように注意しましょう。（根本・山ノ内）

にんにく酒

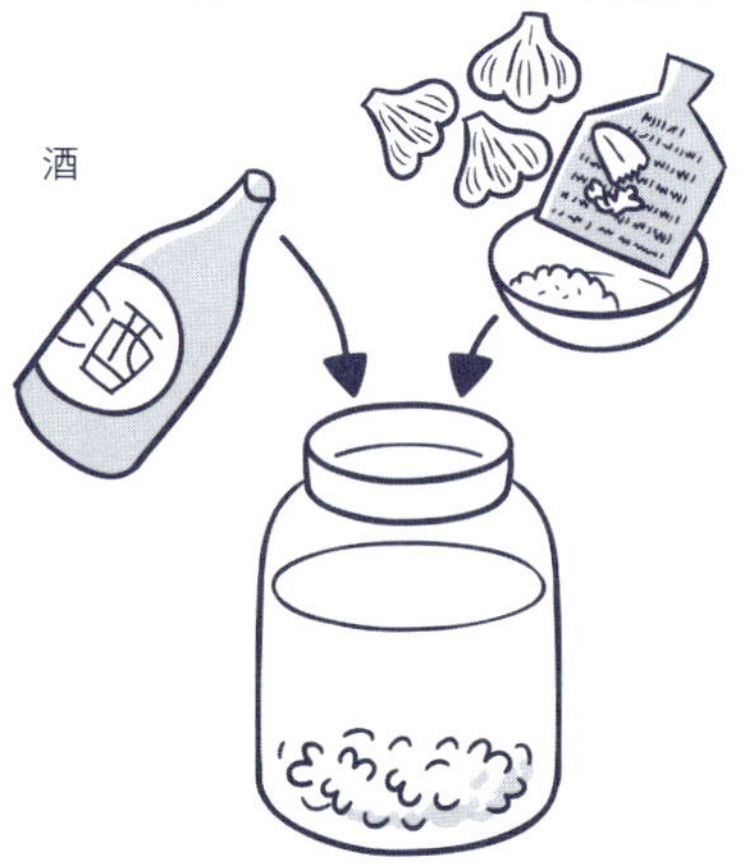

にんにく3個をすりおろして広口びんに入れ、日本酒180mLを注ぎ、10日間漬けておく。１回にスプーン１杯分を、１日数回飲む。

元気が出て、不眠症に効果的な くるみペースト

中国の義和団《ぎわだん》事件のとき、心労から不眠に陥ったオランダ人公使を救ったのは、くるみだったという話が伝わりました。以来、くるみの食養法が研究され、実際に不眠症や神経症に対する効果のあることが証明されました。

くるみは、体に活気がなくなったり、疲れやすくなったりしたとき、心身ともに元気にするはたらきにすぐれています。不眠症の人は、くるみと黒ごまとクワの葉をついた、くるみペーストを食べると効果があります。（根本）

くるみペースト

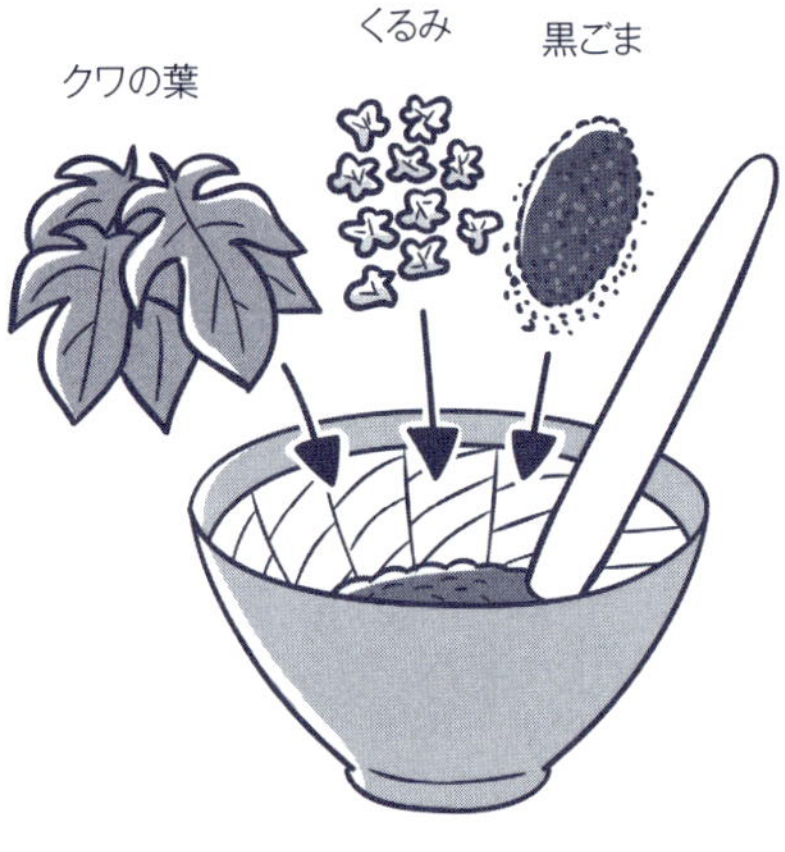

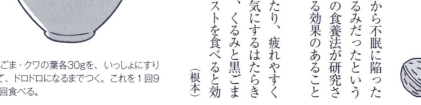

くるみ・黒ごま・クワの葉各30gを、いっしょにすり鉢に入れて、ドロドロになるまでつく。これを１回9g、１日2回食べる。

疲れやすい不眠症には キンシン菜のスープ

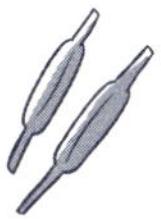

古い言い伝えでは、キンシン菜を食べると酔い心地がして、憂いを忘れるとされます。それはこの野菜がもつ、不眠症や精神不安を治す力を物語っています。キンシン菜のスープを、寝る1時間ほど前に飲むと効果的です。また、ほうれん草の10倍もの鉄分を含んでいるなど、栄養価の点でも非常にすぐれています。（根本）

鎮静効果がある 黒豆酒

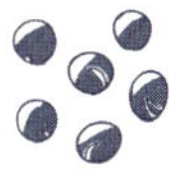

黒豆には、神経を鎮める効果があります。神経がたかぶったまま、なかなか寝つけない人は、いった黒豆を日本酒に漬け込み、2〜3か月おいた黒豆酒を飲むとよいでしょう。1日3回、1〜2杯飲むと、だんだんおだやかになり、眠れるようになります。（根本）

神経を鎮める 牛乳ドリンク

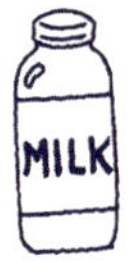

覚醒と眠りのリズムには、セロトニンという神経伝達物質が関係しています。そのセロトニンの材料となるのが、必須アミノ酸のひとつ、トリプトファン。牛乳はこれを豊富に含んでいます。カルシウムの多い牛乳には神経を鎮める作用もあるので、不眠症には理想的。眠る前に牛乳ドリンク（作り方は左図）を飲むとよいでしょう。（根本）

ぬめりと香りが効く 玉ねぎ

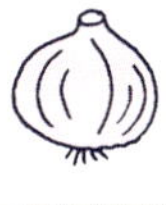

玉ねぎには、神経を安定させ、眠りを誘うはたらきがあります。寝つきのわるい人は、夕食に生の玉ねぎを食べると効果的。だし水にさらすと、ぬめりと香りが逃げてしまいます。不眠症改善のために食べるときは、さらさないようにします。また、きざんだ玉ねぎを枕元に置く不眠解消法もあります。（根本）

牛乳ドリンクの作り方

●材料（1杯分）

牛乳	200mL（1カップ）
黒砂糖	4g（大さじ½）
バター	10g（大さじ¾）
小麦粉	6g（大さじ¾）
しょうが	少々
ナツメグ	少々

1 バターと小麦粉を練り合わせる。しょうがはすりおろして汁をしぼる。

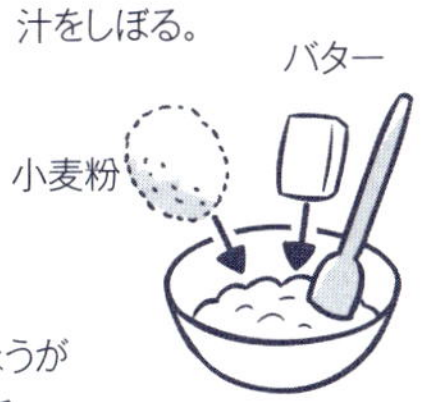

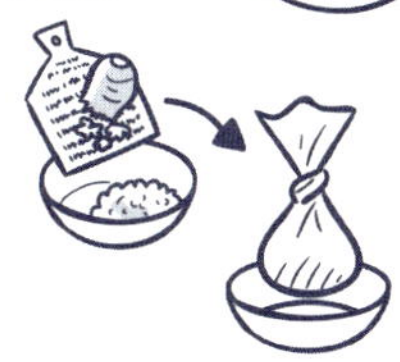

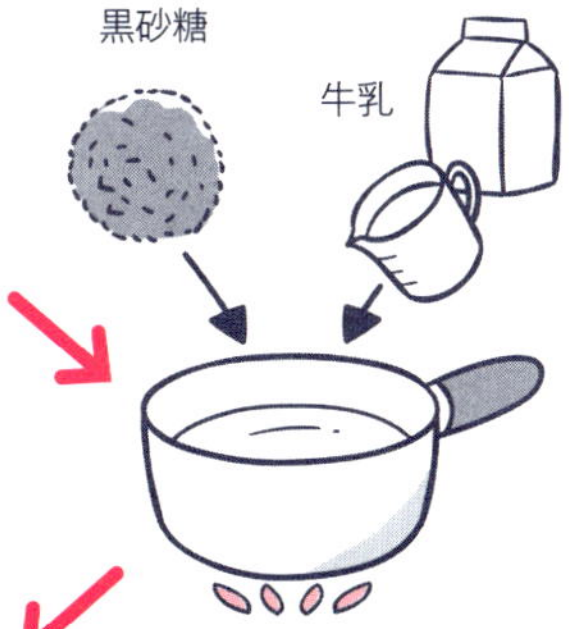

2 牛乳を沸騰しない程度にあたため、黒砂糖を溶かす。

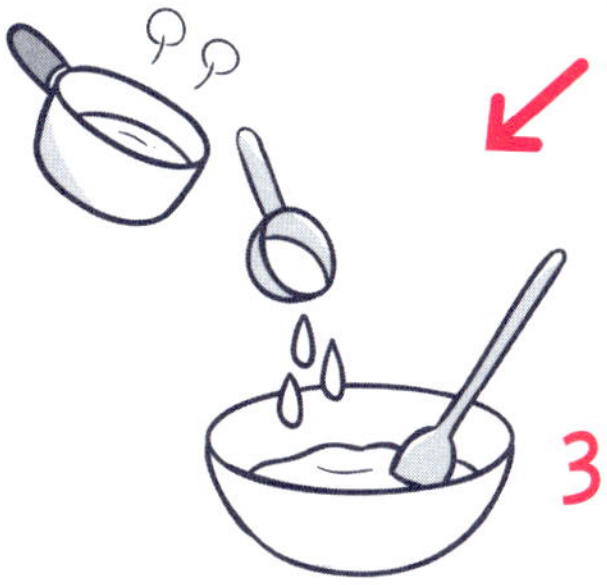

3 練り合わせたバターと小麦粉に、2を少し加えて溶きのばす。

これがコツ

バターと小麦粉はよく溶いてから火にかけないと、ダマになるので注意する。

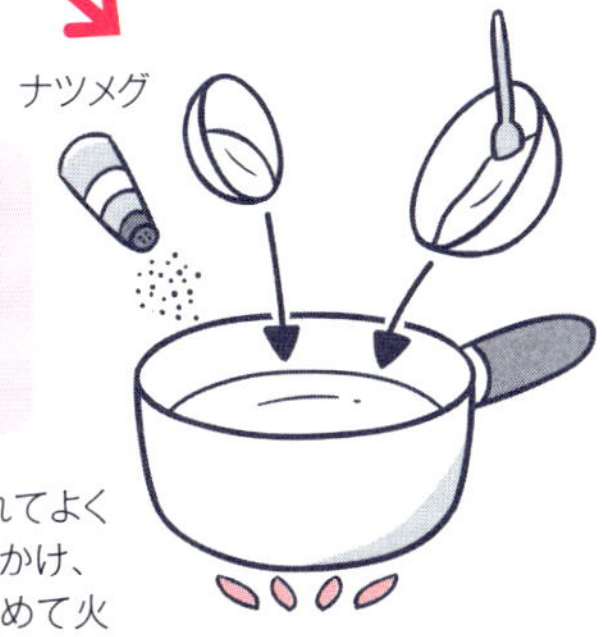

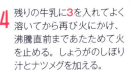

4 残りの牛乳に3を入れてよく溶いてから再び火にかけ、沸騰直前まであたためて火を止める。しょうがのしぼり汁とナツメグを加える。

◆作ってみました

黒砂糖は、かたまりのままでは溶けにくいので、包丁でけずるか、きざんでから加えるとよいでしょう。

◆飲んでみました

バターとナツメグのよい香りがします。小麦粉が、もったりと口に残るのが少し気になりました。

●不眠解消はなるべく薬に頼らず　乱用のリスクもあるので、薬は「どうしても」というとき限定に。子供と、妊娠中・授乳中の女性は使用不可。

精神が安定し、よく眠れる
しそ酒

しそには、神経を鎮めて精神不安を除く作用があり、単に食用としてだけではなく、生薬としてもよく利用されています。神経が高ぶりやすく眠れないという人は、しその効用を利用しましょう。

しそ酒（作り方は次ページ）を作って、寝る前に飲むと効果的です。神経を鎮めるしその効果と、適量のアルコールの相乗効果で、よく眠ることができます。（根本）

おすすめ

眠りを誘う
サネブトナツメの煎じ汁

サネブトナツメの種子（生薬名は酸棗仁《さんそうにん》）には、眠りを促す作用があります。不眠解消には、サネブトナツメの煎じ汁が効果的です。酸棗仁10gを少しつぶしてから、フライパンでよくからいりします。これを600mLの水で半量になるまで煎じて、1日2～3回に分けて服用します。夜は、食後、少しおなかがこなれたころに飲むとよいでしょう。（根本・山ノ内）

就寝前に飲みたい
ラベンダーティー

ラベンダーはシソ科の草花で、心地よい香りのハーブとして知られています。4～7月には、鮮やかな紫色の花を咲かせます。この花に含まれるリナロールという成分は、鎮静作用にすぐれ、不眠に効果を発揮します。市販されている乾燥ラベンダーの花穂《かすい》小さじ1をティーポットに入れてお湯を注ぎ、3～4分おいて飲みます。就寝前に飲むと、より効果があります。（山ノ内）

神経が安らぐ
アサの実の煎じ汁

アサの実には、鎮咳《ちんがい》・鎮痛作用があるほか、神経を鎮める作用にもすぐれています。

不眠には、アサの実の煎じ汁を服用するとよいでしょう。乾燥させたアサの実（生薬名は麻子仁《ましにん》）10gを540mLの水で半量になるまで煎じます。これを1日3回食間に、3日間続けて飲むとよいでしょう。

ただし、長期間連続の服用は避けてください。（山ノ内）

こんな方法もあります

不眠症の治療、予防には、精神的な緊張感をとり除く工夫を

神経を鎮めて熟睡感を得るためには、左図のような方法も有効です。食事療法とあわせて行うとよいでしょう。

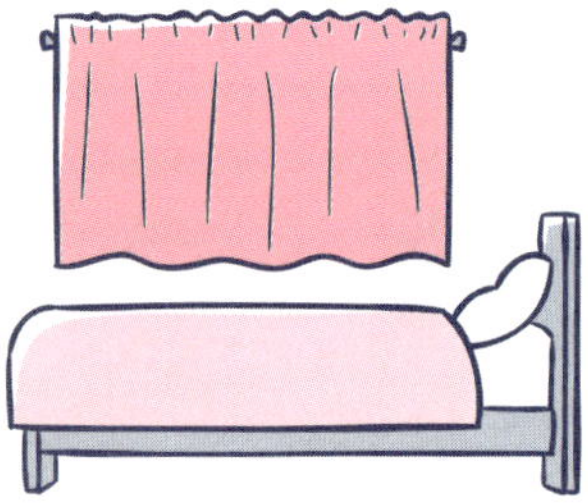
外からの光はカーテンで遮断する。

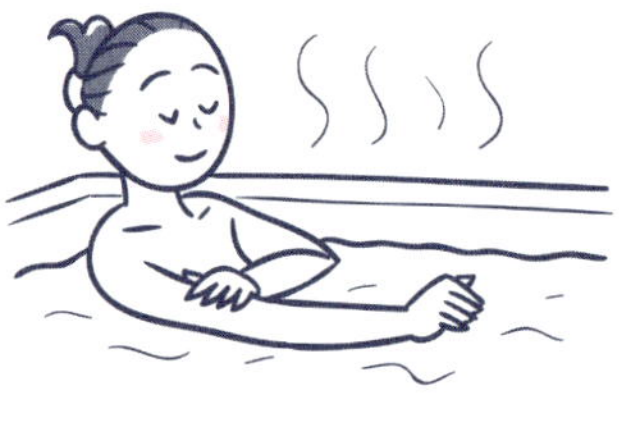
ぬるめのお風呂に入ってから寝る。

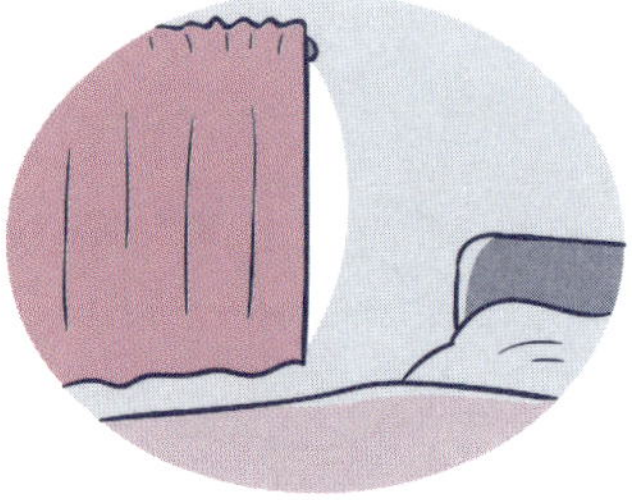
寝室の壁、カーテンの色は、できるだけ刺激の少ない中間色に。

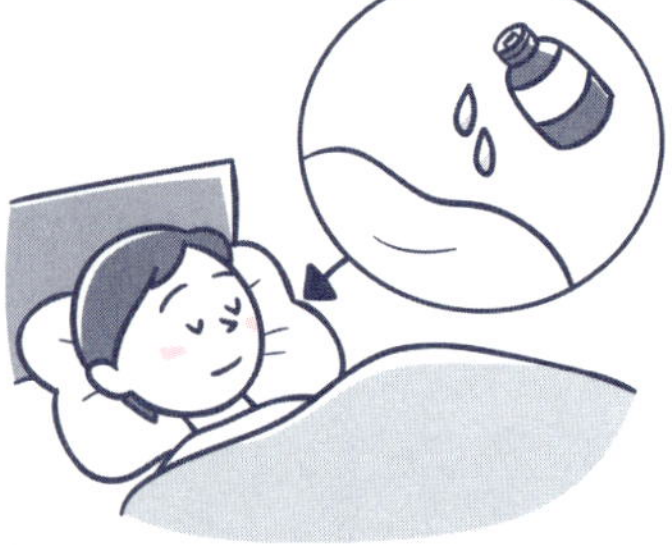
枕カバーや枕がわりのバスタオルにラベンダーのハーブオイルを数滴たらす。

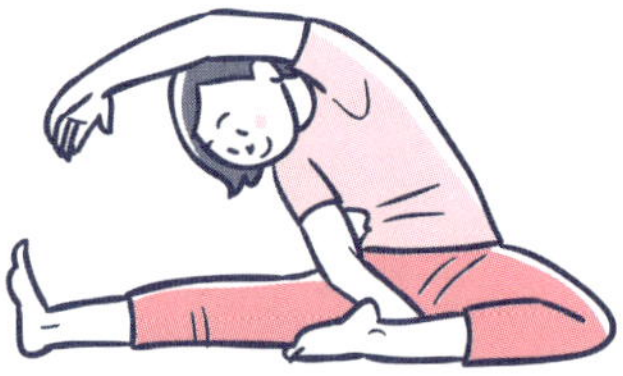
軽い運動で全身の血行をよくする。

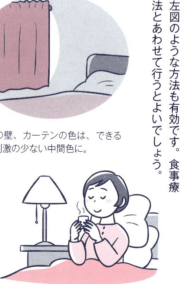

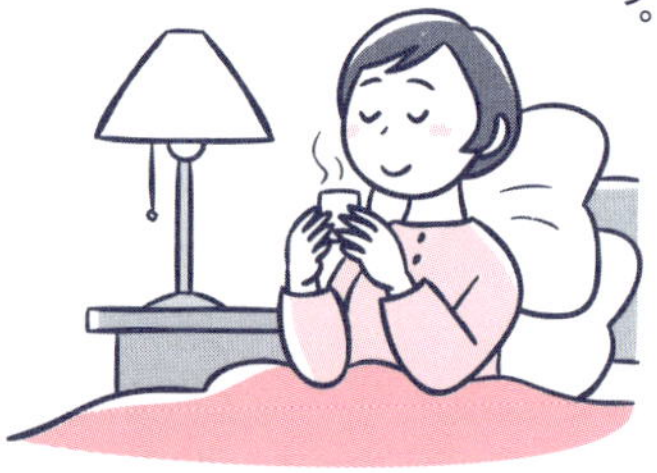
寝る30分～1時間前に、少量の酒や、カモミール、リンデンなどのハーブティーを1杯飲む。

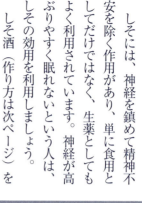

しその作り方

●材料

しそ（赤じそでもよい）	……90g（約100枚）
焼酎	……………1.8L（9カップ）
氷砂糖	………200g（1カップ）

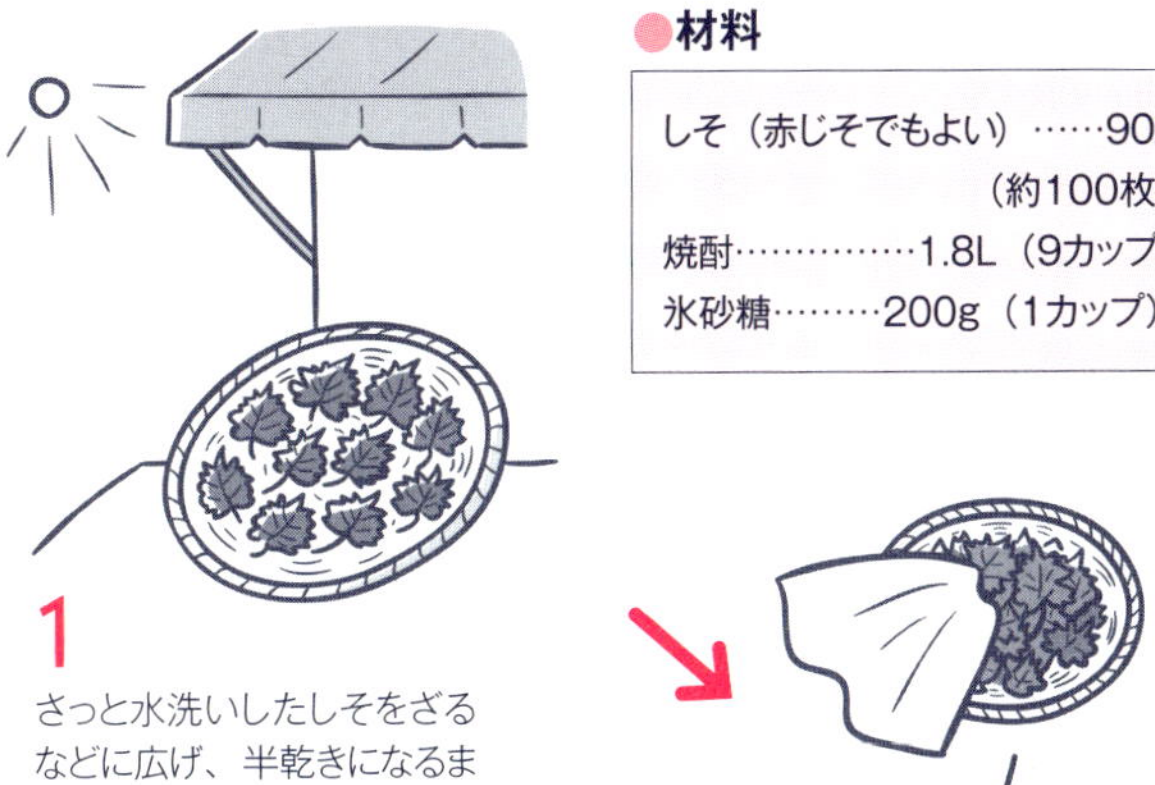

1 さっと水洗いしたしそをざるなどに広げ、半乾きになるまで半日ぐらい陰干しにする。

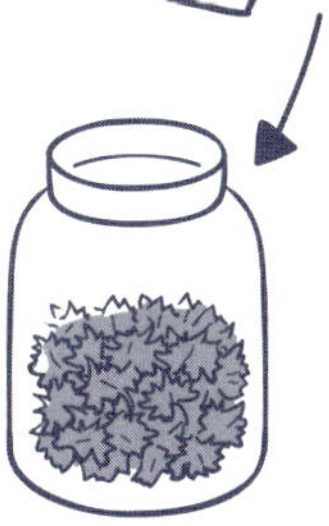

2 しその残りの水けをふきとったら、清潔な保存容器に入れる。

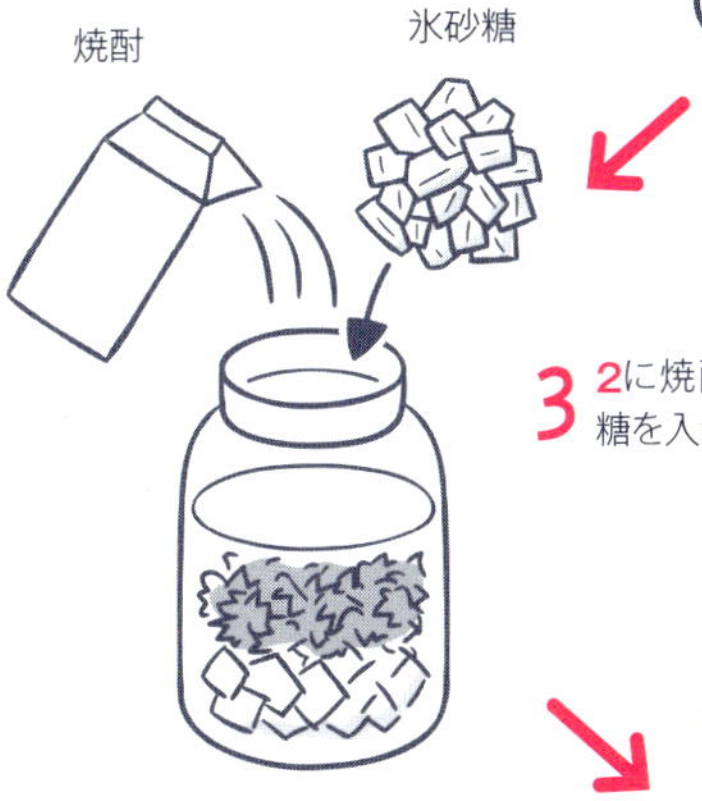

3 2に焼酎と氷砂糖を入れる。

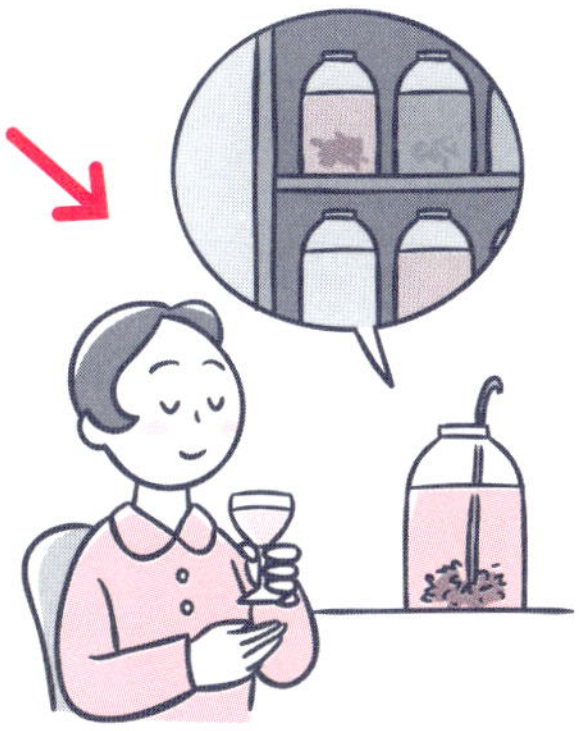

4 3か月ほど冷暗所に置き、しそをとり出して、就寝前に飲む。

◆作ってみました

とても簡単なので、思い立ったときに作れます。保存途中、容器を開けてみると、とてもきついにおいがしました。

◆飲んでみました

強いにおいのわりに、味はきつくありません。

昔から催眠剤で有名な ノビル酒

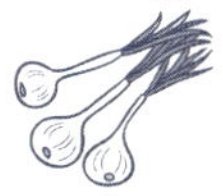

ノビルは、中国では昔から不眠に効くといわれています。葉にも球根にも薬効があるので、そのまま食べてもかまいませんが、球根を薬酒にして飲むと、より効果があります。

ノビル酒を寝る前に20〜30mL飲みましょう。熱湯で割って飲んでもよいでしょう。（根本）

●ノビル酒

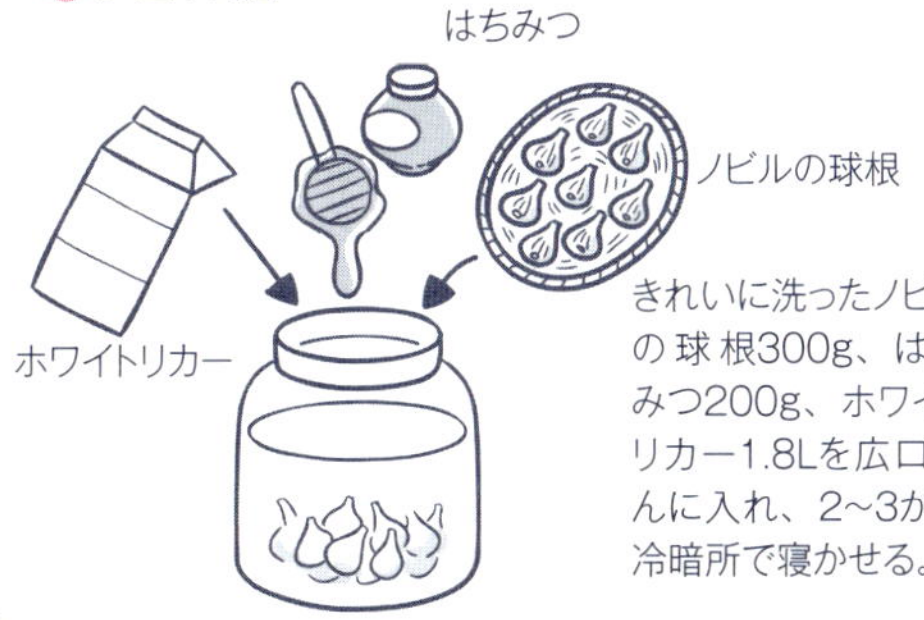

きれいに洗ったノビルの球根300g、はちみつ200g、ホワイトリカー1.8Lを広口びんに入れ、2〜3か月冷暗所で寝かせる。

その他のおすすめ 食品・山野草

不眠症には**小魚**、**黒砂糖**、**シナモン**、**キンシン菜**、**ナツメ**、**かぼちゃ**が効きます。

抑うつや、神経のたかぶりで眠れない人には、**ゆり根**が効きます。生のゆり根60〜90gに、はちみつ2さじを加え、やわらかくなるまで蒸したものを、寝る前に少し食べましょう。

セロリ湯も効果があります。セロリ半分を目のあらいおろし器ですりおろし、好みではちみつを少量入れ、熱湯を注いで飲みます。

動悸《どうき》がして眠れない人や、高血圧で不眠症の人には**ハスの実の煎じ汁**が効きます。ハスの実の芯の部分4〜5gを煎じて、お茶がわりに飲むと効果的です。

みつばも効果があります。おひたしや、あえものなどにして食べるとよいでしょう。

●夢は誰もが見ている？　朝おきたときには忘れているだけで、誰もがだいたい1〜2時間の間隔で、20〜30分の夢を見ている。

おなら対策あれこれ

おならでバツのわるい思いをした、また、人前でおならが出そうになって困ったということもよく聞きます。

●おならはなぜ出る？

　おならの正体は主に、飲み込んだ空気なのです。私たちは食事の際、必ず少量の空気をいっしょに飲み込みます。また、食べもの自体にも空気は含まれています。これらが胃の中にたまりすぎるとげっぷになり、小腸や大腸にまで達するとおならになるのです。

　なかには日常的に空気を飲み込むくせのある人がいて（空気嚥下《えんげ》症または呑気《どんき》症とよばれ、原因は精神的なものとされる）、げっぷやおならが出やすくなります。

●においを少なくするには

　おならのにおいは、食べたものが大きく関係しています。無臭のおならは、ほとんどが炭水化物に由来するものです。

　逆に、顔をしかめるほどの悪臭がするおならは、肉などのたんぱく質を多量にとったときに出ます。たんぱく質が腸内にあると、これを好む大腸菌などの腐敗菌（悪玉菌）が増殖し、インドール、スカトール、硫化水素、アミンといった悪臭ガスを発生させるのです。

　便秘や過敏性腸症候群の人も臭いおならが出ます。こんなときは、腸内で悪玉菌がせっせと増えている証拠です。

　つまり、おならは腸内の健康度を示すバロメーターなのです。

　においを少なくするには、腸内細菌による腐敗をおこさないようにすることです。善玉菌の代表ともいうべきビフィズス菌を増やす食品をとって、悪玉菌がはびこらないようにするとよいでしょう。

●おならを発生しやすい食品は？

　いも、豆類、炭酸飲料のほか、糖質もガスのもとです。ただし、さつまいもは皮ごと食べれば問題ありません。皮には、いものでんぷんの消化を助ける酵素が入っているため、いっしょに食べるとガスの発生がおさえられます。

●おなかが張って苦しいときは

　ウイキョウ湯が効果的です。ウイキョウの実には、消化を促進して、胃液の分泌を活発にし、腸内ガスの排除を促す作用があります。ただし、おなかが張っているという自覚症状がない場合は、飲まないようにします。また、体に合わない人もいるので、1〜2回飲んでも効きめがないようであれば、やめたほうがよいでしょう。

　なお、ウイキョウの実は、漢方薬局で生薬の茴香《ういきょう》を求めます。

●控えたい食べもの

[ビールや炭酸飲料]

これらはたくさんのガスを含んでいるため。

[腸の中でガスを作りやすいもの]

いも・豆類、香りの強い玉ねぎやにんにくを使った料理。

●ガスがたまったらウイキョウ湯がよい
――2通りの作り方がある

作り方1

ウイキョウの実0.5~2g（1回分）を、麻布またはガーゼに包み、100mLの熱湯に10~15分浸す。液が薄い黄色になったら飲む。

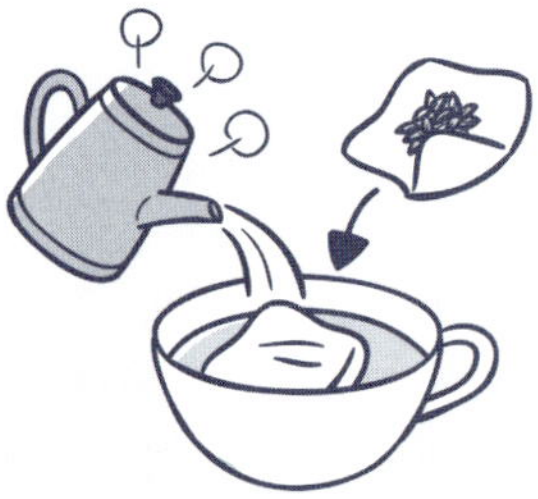

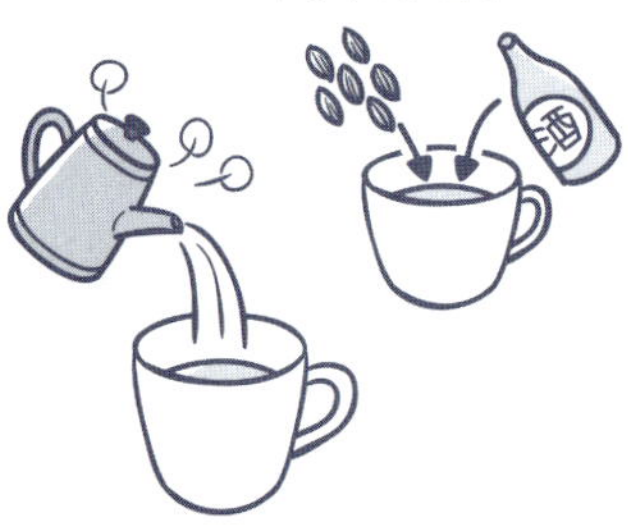

作り方2

少量の日本酒に、ウイキョウの実0.5~2gを浸す。あとから熱湯を加えて飲む。

●悪臭を消すにはビフィズス菌を増やすこと

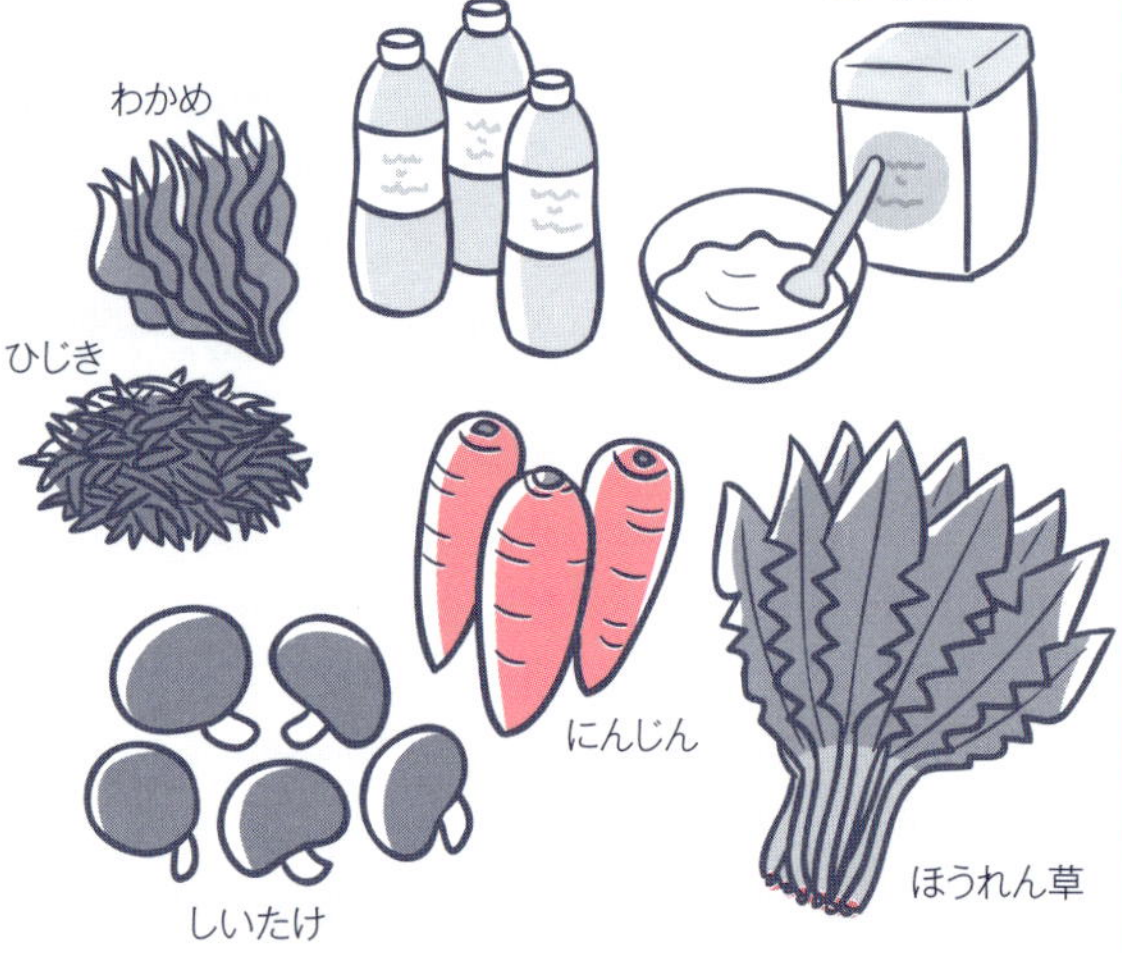

乳酸菌飲料、ヨーグルト、しいたけ、にんじんやほうれん草などの野菜、わかめなどの海藻類は、腸内でビフィズス菌を増やす。

よく食べている食材の 栄養素ランキング

私たちがふだん食べている食べものは、たんぱく質、脂質、炭水化物、ビタミンA・B_1・B_2・C、カルシウム、鉄、食物繊維などの栄養素で構成されています。特に重要な栄養素については、どんな食べものに多く含まれているかを知っておくと、健康増進や病状の改善などに役立ちます。

ここでは、栄養素別に、１回の食事でとる量を目安にランキングにしました。

（「日本食品標準成分表（七訂）」「日本人の食事摂取基準（2015年版）」より算出）

●たんぱく質――血液や筋肉、骨など、体を構成する

（→ 58 ページ）

順位	食材	量	たんぱく質(g)
1	いか	1杯250g	43.75
2	まぐろ(くろまぐろ)	100g	26.4
3	かつお	100g	25.8
4	豚ヒレ肉	100g	22.2
5	ひらめ	大1切れ100g	21.6
6	さば(まさば)	1切れ100g	20.6
6	たい(まだい)	100g	20.6
8	豚もも肉(脂身つき)	100g	20.5
8	牛ヒレ肉	100g	20.5
10	牛もも肉(脂身つき)	100g	19.6
11	鶏肉(若鶏もも皮なし)	100g	19.0
12	さんま	1尾100g	17.6
13	ぶり	1切れ80g	17.1
14	かに(毛がに)	中1杯100g	15.8
15	あじ(まあじ)	1尾80g	15.7
16	さけ(しろさけ)	1切れ70g	15.6
17	こい	1切れ80g	14.1
18	うなぎ(かば焼き)	1串60g	13.8
19	たこ(まだこ)	1本80g	13.12
20	豚レバー	60g	12.24
21	そば(生)	1玉120g	11.76
21	牛レバー	60g	11.76
23	鶏レバー	60g	11.34
24	えび	3尾50g	10.85
25	木綿豆腐	1/2丁150g	9.9
26	いわし(まいわし)	中1尾50g	9.6
27	ハトムギ	1/2カップ70g	9.31
28	プロセスチーズ	2枚40g	9.08
29	あなご(蒸し)	50g	8.8
30	納豆	1パック50g	8.25
31	鶏卵	1個60g	7.38
32	絹ごし豆腐	1/2丁150g	7.35
33	とうもろこし	中1本200g	7.2
34	ほたてがい	50g	6.75
35	牛乳	コップ1杯200mL	6.6
36	どじょう	5～6尾40g	6.44
37	あわび	50g	6.35
38	枝豆	50g	5.85

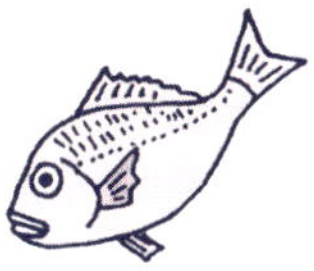
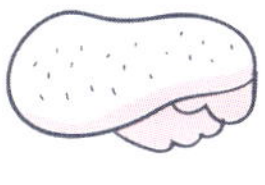
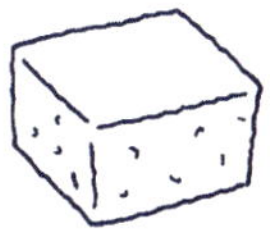
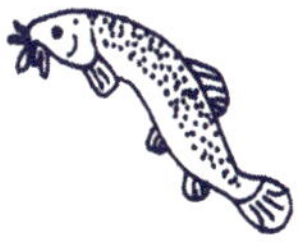

●1日の推奨量　18歳以上男性　60g　18歳以上女性　50g

●脂質――エネルギー源のひとつで、ビタミンA・Dの吸収をよくする

（→ 60 ページ）

順位	食材	量	脂質(g)
1	さんま	1尾100g	23.6
2	アボカド	1/2個90g	16.83
3	さば	大1切れ100g	16.80
4	くるみ	20g	13.76
5	うなぎ(かば焼き)	1串60g	12.6
6	プロセスチーズ	2枚40g	10.4
7	豚もも肉(脂身つき)	100g	10.2
8	植物油	大さじ1 10g	10.0
9	ピーナッツ	20g	9.5
10	牛もも肉(脂身つき)	100g	8.6
11	こい	1切れ80g	8.16
12	バター	10g	8.10
13	ベーコン	20g	7.82
14	牛乳	コップ1杯200mL	7.6
15	ロースハム	50g	6.95
16	木綿豆腐	1/2丁150g	6.3
17	鶏卵	1個60g	6.18
18	たい	1切れ100g	5.8
19	ごま	大さじ1 10g	5.19
20	鶏肉(若鶏もも皮なし)	100g	5.0
20	納豆	1パック50g	5.0
22	牛ヒレ肉	100g	4.8
23	いわし	中1尾50g	4.6
24	絹ごし豆腐	1/2丁150g	4.5
25	大豆	大さじ2 20g	3.94
26	ひらめ	100g	3.7
27	黒豆	大さじ2 20g	3.62
28	あじ	1尾80g	3.60
29	松の実	5g	3.41
30	とうもろこし	中1本200g	3.40
31	枝豆	50g	3.1
32	ヨーグルト	100g	3.0
33	さけ	1切れ70g	2.87
34	いか	1杯250g	2.5
35	そば	1玉120g	2.28
36	牛レバー	60g	2.22
37	豚レバー	60g	2.04
38	玄米	1/2カップ70g	1.89

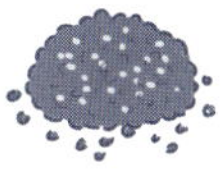
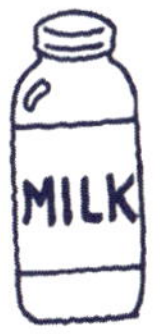

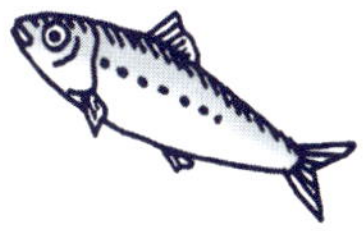

●1日の目標量　18歳以上男性　エネルギー量の20～30%　18歳以上女性　エネルギー量の20～30%

●宵越しの茶は飲むな　タンニンが、お茶に溶け出したたんぱく質を凝固沈殿させて、腐敗状態にするためとされる。

●炭水化物——エネルギー源になるが、とりすぎると体内に脂肪として貯蔵される

（→62ページ）

1	スパゲティ（乾）	100g	73.9
2	中華めん（蒸し）	1玉180g	69.12
3	うどん（生）	1玉120g	68.16
4	そば（生）	1玉120g	65.4
5	小麦	4/5カップ80g	60.64
6	そうめん（乾）	80g	58.16
7	白米	1/2カップ70g	54.32
8	胚芽米	1/2カップ70g	53.06
9	玄米	1/2カップ70g	52.01
10	ハトムギ	1/2カップ70g	50.54
11	もち	2個80g	40.64
12	バナナ	1本150g	33.75
13	とうもろこし	中1本200g	33.6
14	さつまいも	1/2本100g	33.1
15	コーンフレーク	35g	29.26
16	食パン	1枚60g	28.02
17	りんご	小1個160g	25.92
18	柿	1個150g	23.85
19	すいか	1/8個250g	23.75
20	パイナップル	150g	20.10
21	夏みかん	1/2個200g	20.0
22	グレープフルーツ	1/2個50g	19.2
23	パパイヤ	1/2個200g	19.0
24	栗	5～6個50g	18.45
25	なし	小1個150g	16.95
26	はちみつ	大さじ1 20g	15.94
27	もも	1個150g	15.3
28	大麦	大さじ2強 20g	14.42
29	じゃがいも	80g	14.08
30	キウイフルーツ	1個 100g	13.5
31	あずき	大さじ2 20g	11.74
32	いちじく	1個 80g	11.44

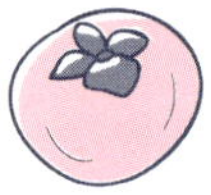
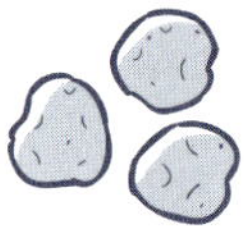

●1日の目標量　18歳以上男性　エネルギー量の50～65%　18歳以上女性　エネルギー量の50～65%

●食物繊維——便秘を解消し、脂質異常症などを防ぐはたらきがある

（→64ページ）

1	とうもろこし	中1本200g	6.0
2	アボカド	1/2個90g	4.77
3	パパイヤ	1/2個200g	4.4
4	大豆	大さじ2 20g	3.58
5	あずき	大さじ2 20g	3.56
6	納豆	1パック50g	3.35
7	そば（生）	1玉120g	3.24
8	黒豆	大さじ2 20g	3.20
9	昆布	14cm角1枚 10g	3.14
10	らっきょう	3粒15g	3.11
11	ブロッコリー	1/3株70g	3.08
12	りんご	小1個 160g	3.04
13	ごぼう	50g	2.85
14	だいこん（葉）	70g	2.80
14	さつまいも	1/2本100g	2.80
16	ひじき（乾）	大さじ15g	2.59
17	枝豆	50g	2.50
17	キウイフルーツ	1個100g	2.50
19	柿	1個150g	2.40
19	夏みかん	1/2個200g	2.40
21	パイナップル	150g	2.25
22	春菊	1/3束70g	2.24
22	かぼちゃ	1/8個80g	2.24
24	こんにゃく	1/2枚100g	2.2
25	玄米	1/2カップ70g	2.1
25	栗	5～6個50g	2.1
27	大麦	大さじ2強 20g	2.06
28	小麦	4/5カップ 80g	2.0
29	ほうれん草	5株70g	1.96
30	もも	1個150g	1.95
31	にら	2/3束70g	1.89
32	もやし	75g	1.73

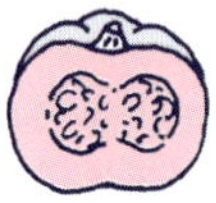
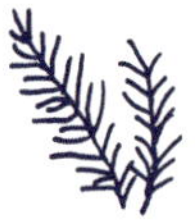
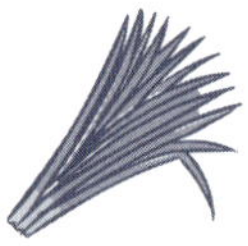

●1日の目標量　18歳～69歳の男性　20g以上　18歳～69歳の女性　18g以上

●ビタミンA——粘膜や皮膚の健康を保つ。がん予防の効果もある

（→66ページ）

1	鶏レバー	60g	8400
2	豚レバー	60g	7800
3	うなぎ（かば焼き）	1串60g	900
3	ほたるいか	60g	900
5	牛レバー	60g	660
6	春菊	1/3束70g	266
7	ほうれん草	5株70g	245
8	にんじん	1/5本30g	216
9	だいこん（葉）	70g	231
10	にら	2/3束70g	203
11	小松菜	5株70g	182
12	すいか	1/8個250g	173
13	チンゲン菜	3/4株 70g	119
14	プロセスチーズ	2枚40g	104
15	鶏卵	1個60g	90
15	菜の花	50g	90
17	まぐろ	100g	83
18	パパイヤ	1/2個200g	80
19	牛乳	コップ1杯200mL	76
20	みかん	1個80g	73.6
21	根みつば	50g	70
22	焼きのり	1枚3g	69
23	びわ	2個100g	68
24	柿	1個150g	52.5
25	せり	1/3束強30g	48
25	かぼちゃ	1/8個80g	48
27	ブロッコリー	1/3株70g	46.9
28	トマト	1個100g	45
29	さば	大1切れ100g	37
30	ヨーグルト	100g	33
31	さやいんげん	約6本50g	24.5
32	さやえんどう	25本50g	23.5

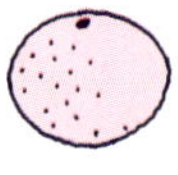
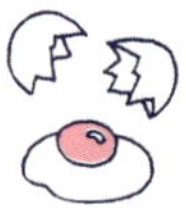
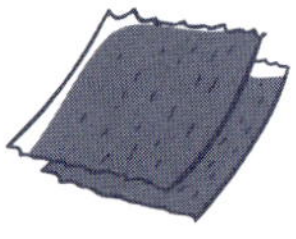

●1日の推奨量　50～69歳男性　850μgRAE　50～69歳女性　700μgRAE

●ビタミン B1——糖質を分解してエネルギーに変える

(→ 67 ページ)

			(mg)
1	豚ヒレ肉	100g	1.32
2	豚もも肉(脂身つき)	100g	0.9
3	うなぎ(かば焼き)	1串60g	0.45
4	こい	80g	0.36
5	ロースハム	50g	0.30
5	とうもろこし	中1本200g	0.30
7	玄米	1/2カップ70g	0.28
8	そば(生)	1玉120g	0.22
8	鶏レバー	60g	0.22
9	ずわいがに(ゆで)	中1杯100g	0.21
9	さば	大1切れ100g	0.21
11	豚レバー	60g	0.20
12	するめいか	1杯250g	0.175
13	ピーナッツ	20g	0.17
14	胚芽米	1/2カップ70g	0.16
14	枝豆	50g	0.16
14	夏みかん	1/2個200g	0.16
17	そら豆	5~6個50g	0.15
18	絹ごし豆腐	1/2丁150g	0.15
19	大豆	大さじ2 20g	0.14
19	黒豆	大さじ2 20g	0.14
19	グレープフルーツ	1/2個200g	0.14
22	かつお	100g	0.13
22	牛レバー	60g	0.13
24	ひらめ	100g	0.12
24	鶏肉(若鶏もも皮なし)	100g	0.12
24	パイナップル	150g	0.12
27	あじ	1尾80g	0.10
27	栗	5~6個50g	0.10
27	さけ	1切れ70g	0.10
27	さつまいも	1/2本100g	0.10
27	木綿豆腐	1/2丁150g	0.10

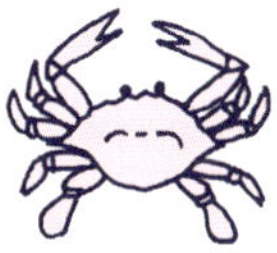
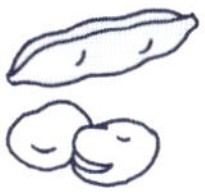
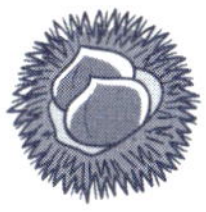

●1日の推奨量　50~69歳男性　1.3mg　50~69歳女性　1.0mg

●ビタミン B2——成長を促し、皮膚や粘膜の健康を保つ

(→ 68 ページ)

			(mg)
1	豚レバー	60g	2.16
2	牛レバー	60g	1.8
3	鶏レバー	60g	1.08
4	ずわいがに(ゆで)	中1杯100g	0.57
5	どじょう	5~6尾40g	0.44
5	うなぎ(かば焼き)	1串60g	0.44
7	ひらめ	100g	0.34
8	さば	大1切れ100g	0.31
9	牛乳	コップ1杯200mL	0.30
10	かれい	80g	0.28
10	納豆	1パック50g	0.28
12	さんま	1尾100g	0.27
13	鶏卵	1個60g	0.25
14	毛がに	中1杯100g	0.23
15	豚もも肉(脂身つき)	100g	0.21
16	とうもろこし	中1本200g	0.20
17	いわし	中1尾50g	0.195
18	牛もも肉(脂身つき)	100g	0.190
18	鶏肉(若鶏もも皮なし)	100g	0.190
20	アボカド	1/2個90g	0.189
21	かつお	100g	0.17
22	プロセスチーズ	2枚40g	0.152
23	さけ	1切れ70g	0.147
24	ほたてがい	50g	0.145
25	こい	1切れ80g	0.144
26	ヨーグルト	100g	0.140
26	ブロッコリー	1/3株70g	0.140
26	ほうれん草	5株70g	0.140
29	しじみ	30g	0.132
30	だいこん(葉)	70g	0.11
30	春菊	1/3束70g	0.11
32	そば	1玉120g	0.108

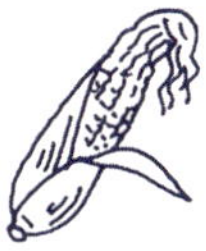
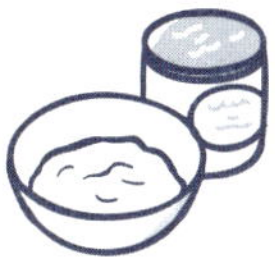
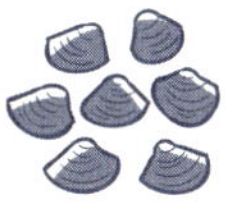

●1日の推奨量　50~69歳男性　1.5mg　50~69歳女性　1.1mg

●ビタミン C——毛細血管、骨、結合組織を健康に保つ。がん予防の効果も

(→ 69 ページ)

			(mg)
1	柿	1個150g	105
2	パパイヤ	1/2個200g	100
3	ブロッコリー	1/3株70g	84
4	夏みかん	1/2個200g	76
5	いちご	8~10個120g	74.4
6	グレープフルーツ	1/2個200g	72
7	キウイフルーツ	1個100g	69
8	菜の花	50g	65
9	カリフラワー	70g	56.7
10	ゴーヤー	70g	53.2
11	パイナップル	150g	40.5
12	だいこん(葉)	70g	37.1
13	とうがん	1/8個80g	31.2
14	さやえんどう	25本50g	30
15	キャベツ	1.5枚70g	28.7
16	じゃがいも	中1/2個80g	28.0
17	小松菜	5株70g	27.3
18	みかん	1個80g	26.4
19	さつまいも	1/2本100g	25.0
19	すいか	1/8個250g	25.0
21	ほうれん草	5株70g	24.5
22	バナナ	1本150g	24.0
23	れんこん	1/2節40g	19.2
24	牛レバー	60g	18.0
24	メロン(温室)	100g	18.0
26	チンゲン菜	3/4株70g	16.8
27	栗	5~6個50g	16.5
28	とうもろこし	中1本200g	16.0
29	ピーマン	1/2個20g	15.2
30	トマト	1個100g	15.0
31	枝豆	50g	13.5
31	アボカド	1/2個90g	13.5

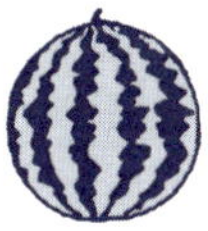
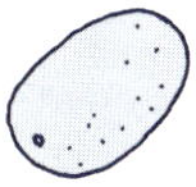

●1日の推奨量　18歳以上男性　100mg　18歳以上女性　100mg

●ミネラルとは　食べものを燃やして残った灰のこと。微量元素ともいう。最も多く体にあるのがカルシウムで平均1kgある。

●ビタミンD――カルシウムの吸収を高め、骨や歯を健康に保つ

（→70ページ）

順位	食品	目安量	含有量（μg）
1	かます	1尾220g	24.2
2	さけ	1切れ70g	22.4
3	新巻さけ	80g	16.8
4	いわし	中1尾50g	16.0
5	さんま	1尾100g	14.9
6	うなぎ(かば焼き)	1串60g	11.4
7	こい	1切れ80g	11.2
8	めかじき	1切れ100g	8.8
9	あじ	1尾80g	7.12
10	ぶり	1切れ80g	6.4
11	しらす干し	12g	5.52
12	さば	大1切れ100g	5.1
13	まぐろ	100g	5.0
13	たい	1切れ100g	5.0
15	かつお	100g	4.0
16	しいたけ(干し)	30g	3.81

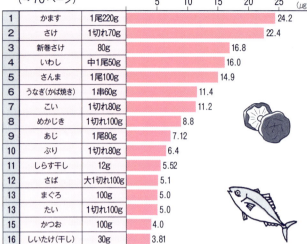

●1日の目安量　18歳以上男性　5.5μg　18歳以上女性　5.5μg

●ビタミンE――必須脂肪酸の酸化を防ぎ、老化防止に役立つ

（→71ページ）

順位	食品	目安量	含有量（mg）
1	アーモンド	20g	6.06
2	いか	1杯250g	3.5
3	アボカド	1/2個90g	2.97
4	うなぎ(かば焼き)	1串60g	2.94
5	植物油	大さじ1 10g	2.71
6	だいこん(葉)	70g	2.66
7	かに	中1杯100g	2.2
8	ピーナッツ	20g	2.02
9	かます	1尾220g	1.98
10	にら	2/3束70g	1.75
11	さんま	1尾100g	1.7
12	ブロッコリー	1/3株70g	1.68
13	ぶり	1切れ80g	1.6
13	こい	1切れ80g	1.6
13	ひらめ	100g	1.6
16	たこ	1本80g	1.52

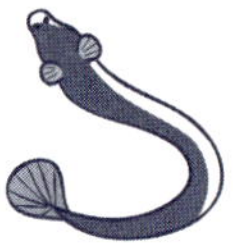
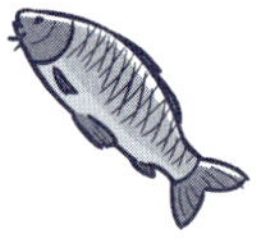

●1日の目安量　18歳以上男性　6.5mg　18歳以上女性　6.0mg

●カルシウム――骨や歯をつくり、イライラを鎮める

（→72ページ）

順位	食品	目安量	含有量（mg）
1	どじょう	5～6尾40g	440
2	プロセスチーズ	2枚40g	252
3	牛乳	コップ1杯200mL	220
4	さくらえび(素干し)	10g	200
5	だいこん(葉)	70g	182
6	いわし丸干し	中2尾30g	171
7	がんもどき	大1/2個50g	135
8	木綿豆腐	1/2丁150g	129
9	高野豆腐	1枚20g	126
10	ごま	大さじ1 10g	120
10	ヨーグルト	100g	120
12	小松菜	5株70g	119
13	切り干しだいこん	20g	100
14	油揚げ	1枚30g	93
15	うなぎ(かば焼き)	1串60g	90
16	絹ごし豆腐	1/2丁150g	85.5
17	春菊	70g	84
18	菜の花	50g	80
19	りしり昆布	14cm角1枚10g	76
20	しじみ	30g	72
21	チンゲン菜	3/4株70g	70
22	かに	中1杯100g	61
23	あじ	1尾80g	52.8
23	カキ	5～6個60g	52.8
25	ひじき(乾燥)	5g	50
26	納豆	1パック50g	45
27	さつまいも	1/2本100g	40
27	パパイヤ	1/2個200g	40
29	黒豆	大さじ2 20g	38
30	いわし	中1尾 50g	37
31	大豆	大さじ2 20g	36
32	ほうれん草	5株70g	34.3

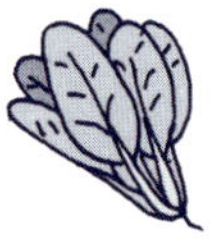
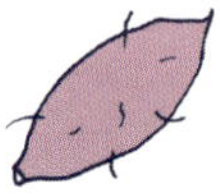
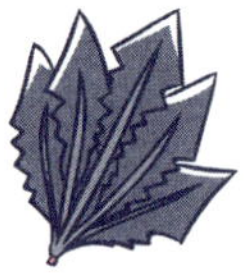

●1日の推奨量　50～69歳男性　700mg　50～69歳女性　650mg

●鉄――酸素を全身に運び、成長を助けて疲労を防ぐ

（→74ページ）

順位	食品	目安量	含有量（mg）
1	豚レバー	60g	7.8
2	鶏レバー	60g	5.4
3	しじみ	30g	2.49
4	牛もも肉(脂身つき)	100g	2.4
4	牛レバー	60g	2.4
6	どじょう	5～6尾40g	2.24
7	だいこん(葉)	70g	2.17
8	小松菜	5株70g	1.96
9	かつお	100g	1.9
9	あさり	50g	1.9
11	そば	1玉120g	1.68
12	納豆	1パック50g	1.65
13	とうもろこし	中1本200g	1.6
14	高野豆腐	1枚20g	1.5
15	玄米	1/2カップ70g	1.47
16	ほうれん草	5株70g	1.4
17	大豆	大さじ2 20g	1.36
18	枝豆	50g	1.35
18	木綿豆腐	1/2丁150g	1.35
20	さんま	1尾100g	1.3
21	さば	大1切れ100g	1.2
21	絹ごし豆腐	1/2丁150g	1.2
23	春菊	1/3束70g	1.19
24	そら豆	5～6個50g	1.15
25	黒豆	大さじ2 20g	1.14
25	カキ	5～6個60g	1.14
27	まぐろ	100g	1.1
27	ほたてがい	50g	1.1
29	あずき	大さじ2 20g	1.08
29	鶏卵	1個60g	1.08
31	いわし	中1尾50g	1.05
32	ごま	大さじ1 10g	0.96

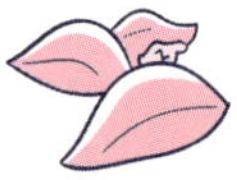
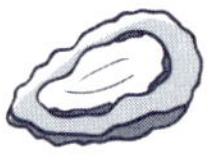
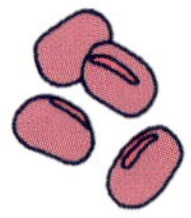

●1日の推奨量　50～69歳男性　7.5mg　50～69歳女性月経なし　6.5mg

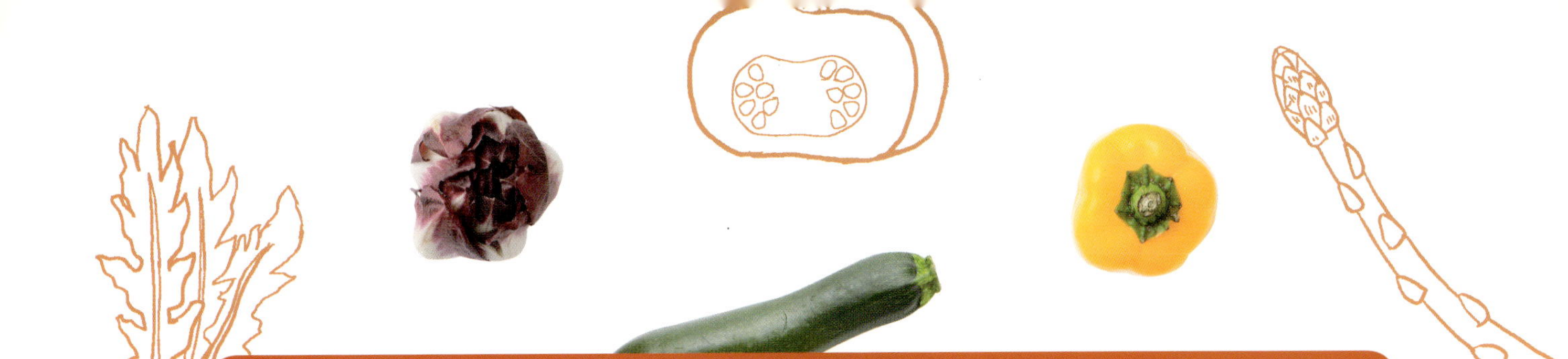

PART 3
病気を治す食べもの

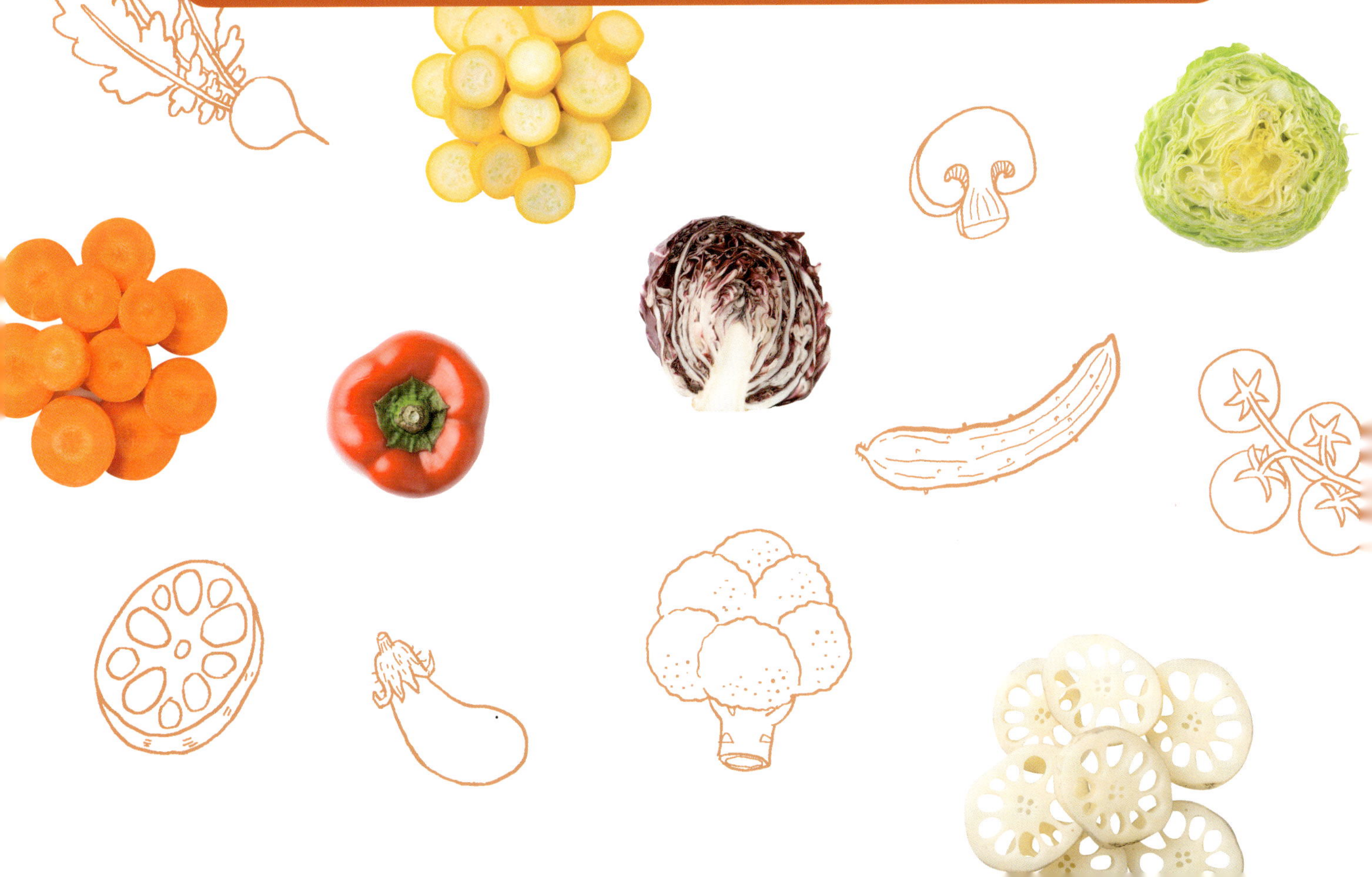

ここで紹介している方法は、人によって効果に差が出ることがあります。また、まれに体質などの理由により、合わないこともあるので、少しでも異変を感じたらすぐに中止してください。

発熱

体をあたためて発汗を促し、水分を補給する

●Dr.アドバイス

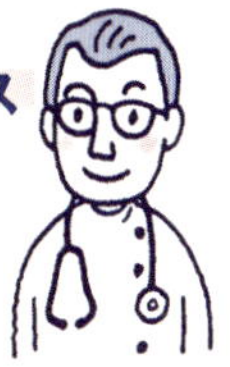

熱は病気の注意信号。まず安静が大切

発熱は体温調節のバランスがくずれたときにおこります。

いちばん多いのが、細菌やウイルスなどと闘うために熱が出るケース。かぜやインフルエンザ、扁《へん》桃炎《とうえん》、腎盂《じんう》腎炎などの感染症のときです。

医師は高熱か微熱か、1日の熱の変動はどうか、ほかに寒けや頭痛などの症状があるかを総合的に診て、単なるかぜか、別の病気が隠れていないかをいろいろな角度から診断します。

家庭での手当ては、まず安静にすることが大切です。発熱時は体力の消耗が激しいからです。

解熱時に、水分が失われますから、水分を補給すると同時に、消耗した分の栄養も補います。できるだけ消化がよい食品を選ぶとよいでしょう。

解熱剤は、対症療法として熱を下げるものです。原則的に原因がわかってから、医師の指示で服用します。状態が悪化したり、なかなか熱が下がらない場合は、早めに受診しましょう。

汗を出して熱を下げる

ねぎ

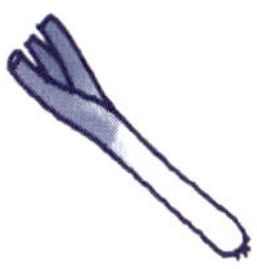

薬味としてなじみの深いねぎは、その辛みに発汗作用があります。また、香りのもととなる成分の、硫化アリルにも同じ作用があります。栄養的には、緑の部分がすぐれていますが、薬用として使われるのは白い部分です。

ねぎがよく効くケースは、熱があり、寒けがして、汗が出ないときです。これはかぜのひきはじめなどによくみられる症状です。**ねぎスープ**にして飲むと効果的です。熱があっても、すでに汗をかいているときや、寝汗をかきやすい人、口が渇くときには向きません。（根本）

●ねぎスープ

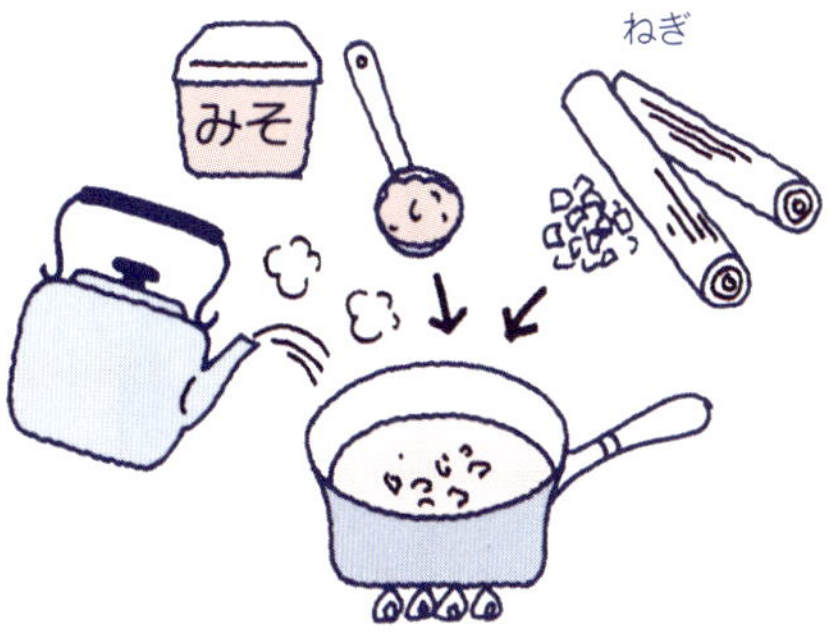

ねぎの白い部分2本分を、細かくきざんで鍋に入れ、みそ大さじ1を加える。適量のお湯を注いで、よくかき混ぜ沸騰させる。熱いうちに飲む。少量のしょうがをきざんで入れると、なお効果的。

熱による体のだるさに

玄米

血液をきれいにして血行をよくする作用があり、ビタミンB群などの栄養価にも富んでいます。

熱が出たときには、**玄米スープ**（作り方は211ページ）がよいでしょう。高熱でのどが渇き、食欲がないときは、うわずみのスープだけにしますが、玄米ごと食べれば、栄養がさらにアップします。かぜの初期には、しょうがやねぎ少々をきざんで入れると体があたたまり、さらに効果的です。（根本）

熱があり、のどが渇くとき

れんこん

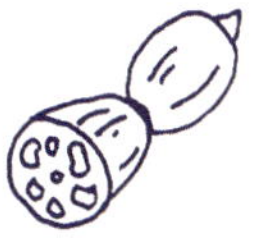

新鮮な**れんこんのしぼり汁**がおすすめです。これは止血とせきどめの効果で有名ですが、熱が出て、のどが渇くときにもよく効きます。れんこんをよく洗って皮ごとすりおろし、ガーゼでこして作ります。れんこんだけではなく、なしのしぼり汁を加えると一層効果が上がります。それぞれのしぼり汁を同量ずつコップに半分くらい入れ、混ぜて飲みます。

れんこん粥にしてもよいでしょう。すりおろしたものを、米といっしょにやわらかく煮ます。（根本）

●頭寒足熱　頭は冷やし、足はあたためたほうが健康によい。逆に、手足を急に冷やすと血圧が上がるので要注意。

のどの痛みを伴う熱に
ごぼうの種子

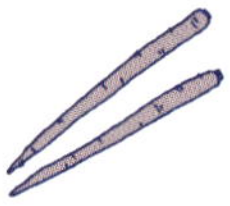

ごぼうの種子には解熱作用があり、漢方薬としても牛蒡子《ごぼうし》、大力子《だいりきし》とよばれ、古くから用いられています。**ごぼうの種子の煎じ汁**は、炎症を鎮めるはたらきにすぐれ、特にのどの痛みをとるので、扁桃炎《へんとうえん》、咽頭炎によく効きます。牛蒡子は漢方薬局で購入できます。10gを煎じてうがいをするようにして服用すると、のどのはれと痛みが軽減され、熱が下がります。このとき、キキョウ、カンゾウをそれぞれ3gずつ加えると、さらに効果的です。（根本）

かぜの発汗、発熱に
みかん

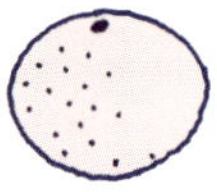

みかんには、かぜの予防と、かぜからの回復を早める効果が高いビタミンCが、豊富に含まれています。

発汗を促し、かぜのひきはじめの熱を下げるには、**焼きみかんのしぼり汁**を飲みます。作り方は、みかんをよく洗って水けをきったら皮ごと網にのせ、弱火で網焼きにします。皮全体が黒っぽくなってきたら火からおろし、布などにくるんでしぼります。熱いうちに果汁を飲みます。皮をむいてそのまま食べてもよいでしょう。（山ノ内）

✚ 発熱 の手当て

熱が出たら、ここに注意して！

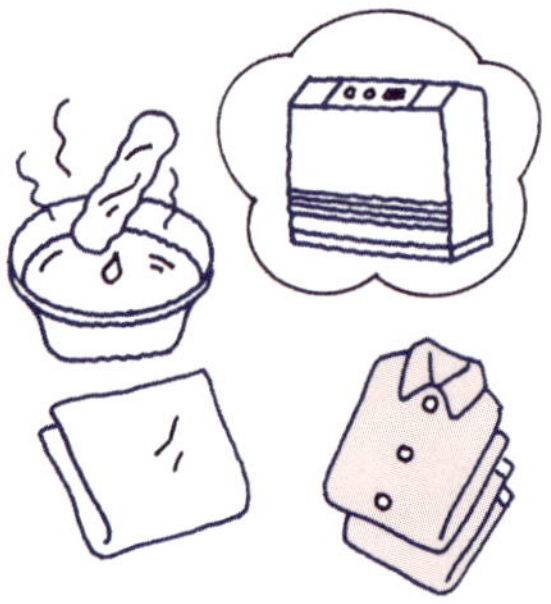

汗をかいたら、下着とパジャマを取り替える。このとき、部屋は適温にしておく。熱いお湯でしぼったタオルで体をさっとふき、乾いたタオルで水けが残らないようにふきとる。

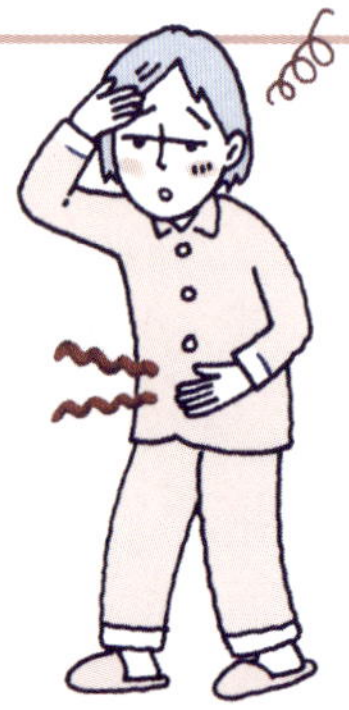

発熱以外の症状をみる。顔色や皮膚の状態、吐きけやめまい、腹痛などの体の痛みがないか、下痢や血尿にも注意。これらの症状があれば病院へ。

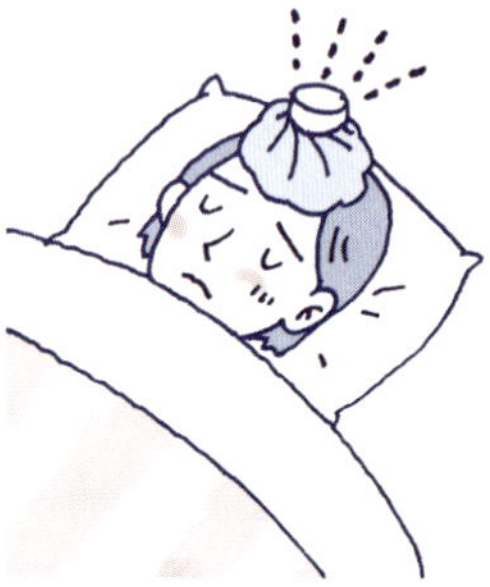

発熱に伴って頭痛がするときや、頭が熱い場合は、氷枕や氷のうで頭を冷やすとよい。ただし、首や肩は冷やしすぎないようにする。

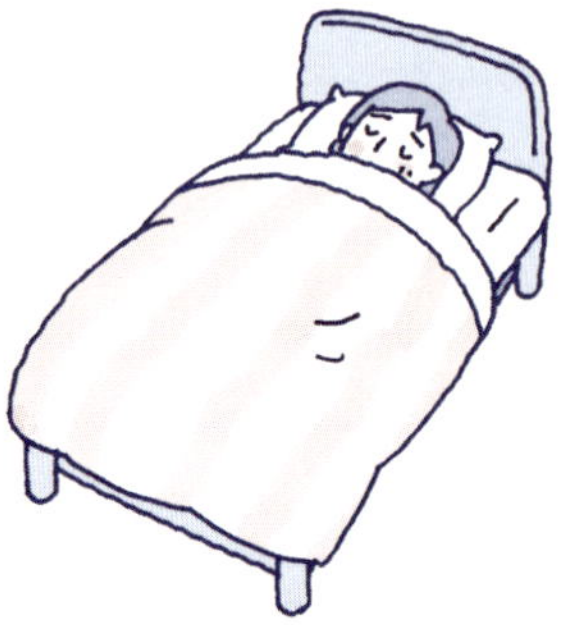

悪寒がしてガタガタふるえるときは、これから熱が上がるという前兆。この場合は、あたたかくして安静に。

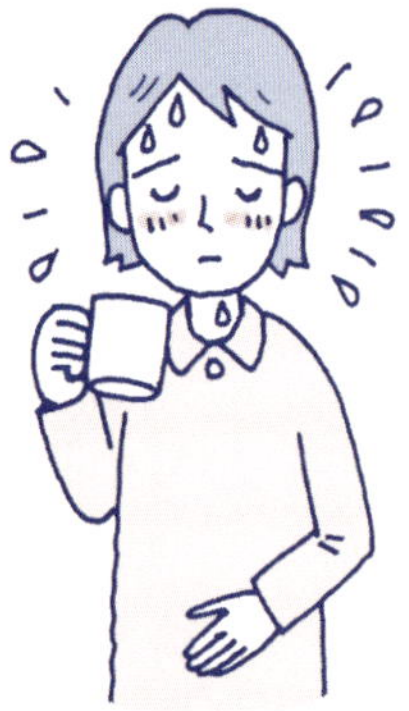

発熱で脱水すると、便秘になりやすいので、そのためにも、しっかり水分補給をする。

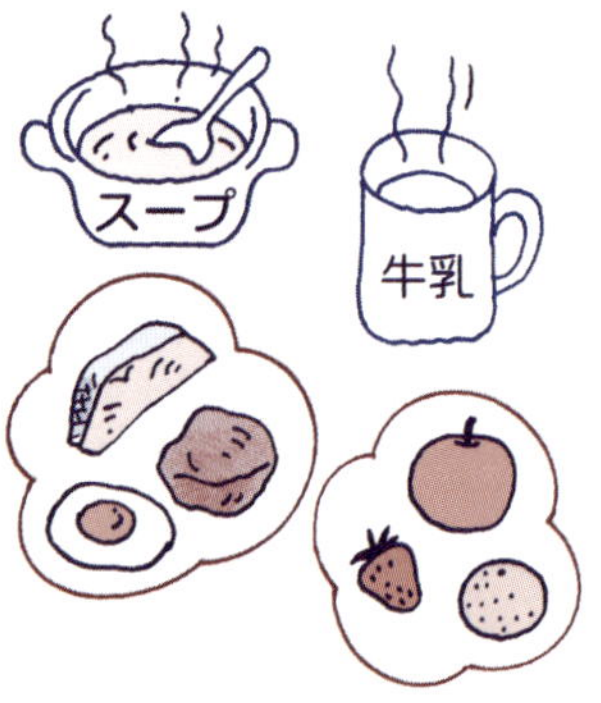

発熱は体力を消耗しやすく、栄養補給も必要。胃腸のはたらきが弱っているので、消化のよいものを。重湯《おもゆ》、クズ湯、スープ、牛乳など、のどごしのよいものに加えて、魚、肉、卵などでたんぱく質をとる。くだものでビタミンも補給する。

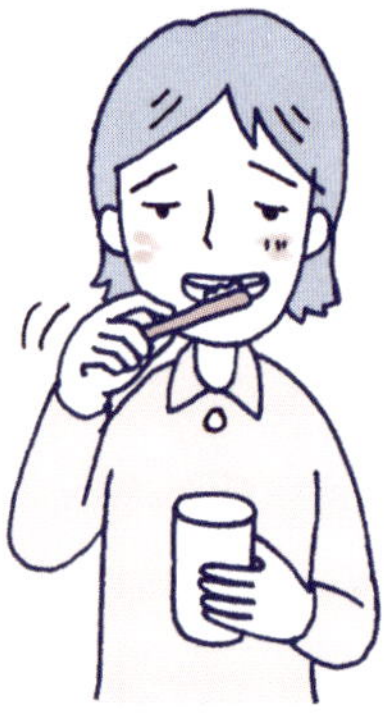

免疫力が低下して、細菌が繁殖しやすくなるので、口の中は清潔を心がける。食後は必ずうがいをするか、歯をみがくように。

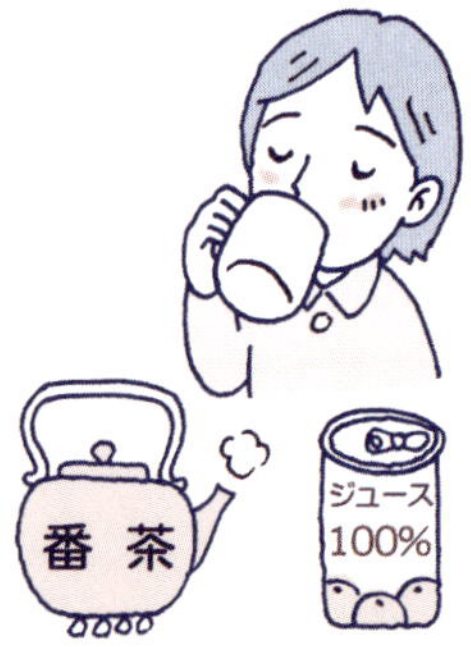

熱を体外に放出するため、体の水分が汗となって失われる。水分が不足すると熱が下がりにくくなるので、十分に補うことが大切。番茶や湯冷まし、ジュースなどを飲む。

玄米スープの作り方

●材料（1杯分）

玄米	5g（小さじ2）
水	200mL（1カップ）
塩	少々

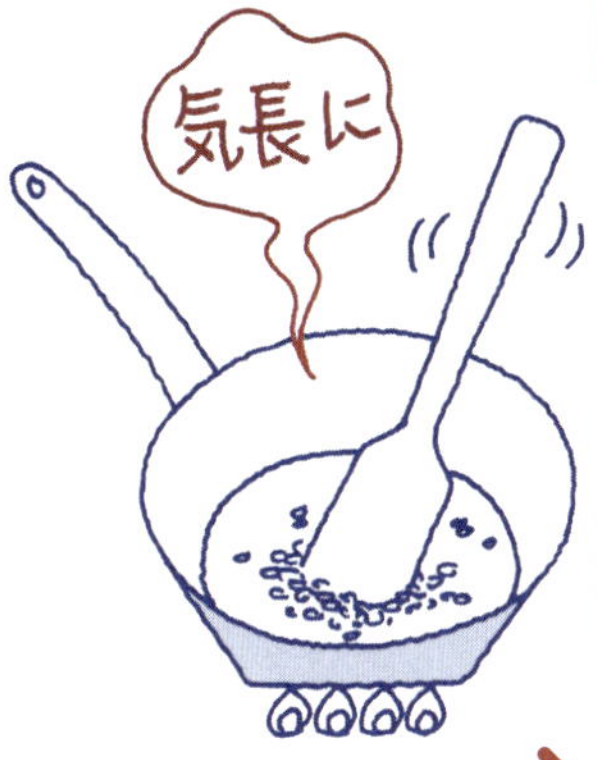

1 これがコツ

フライパンに玄米を入れ、香ばしいにおいがして、うっすらと色がつくまで中火で気長にいる。

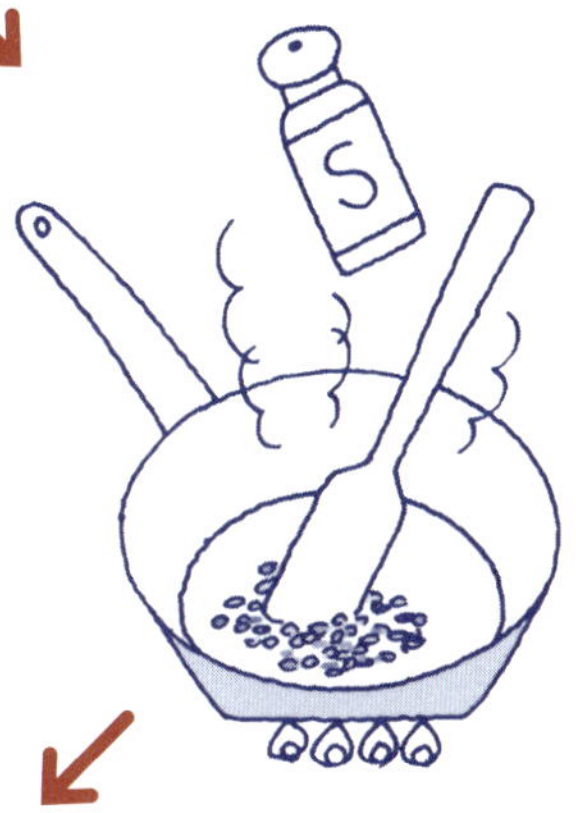

2

少し焦げてきたら、塩をふる。

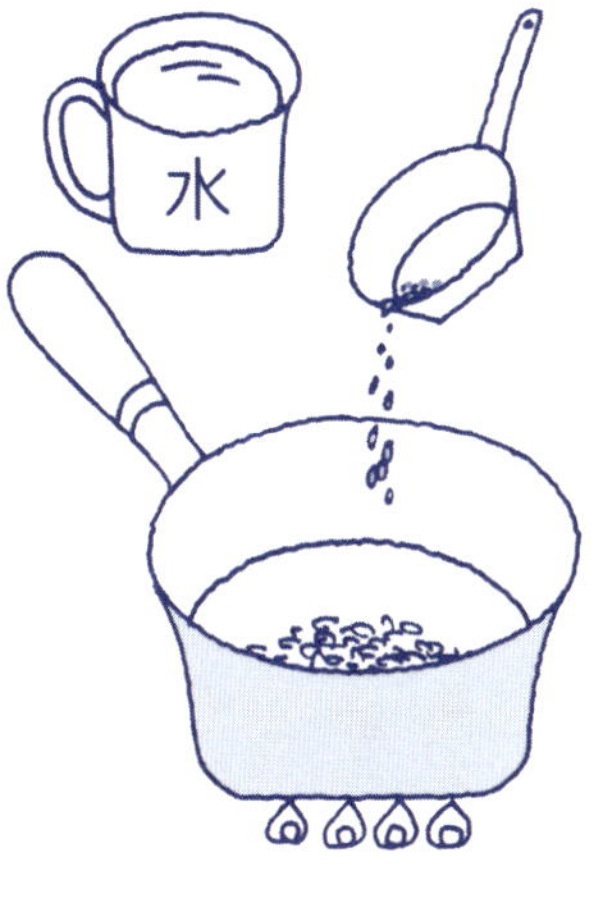

3

2を鍋に移したら、水を加え、15分ほど煮る。

作ってみました

少なめに作りたいからといって、水の量を減らしすぎると玄米が水を全部すってしまい、ドロドロになってしまいます。水は多めのほうがよいでしょう。

飲んでみました

香ばしくほどよい塩味があり、飲みやすいスープです。玄米もやわらかくなっているので、おいしく食べられます。水分しか受けつけないとき以外は、玄米もいっしょに食べましょう。

解熱効果がある ツユクサ

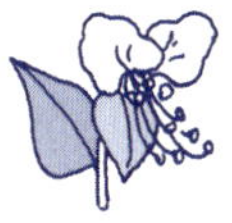

ツユクサは古くから染料としても使われていた植物で、湿った日陰などによくみられます。全草に薬効があり、夏に青い花が咲くころに採って水洗いし、陰干しにして用います。

ツユクサの煎じ汁や生食はいずれも、のどの炎症からくる熱を下げる効果があります。乾燥したツユクサ15gを600mLの水で煎じて半量にしたものを飲むか、30〜50gをすりつぶして食べます。

解熱作用のほか、気管支ぜんそく、扁桃炎、はれものなどを鎮めるはたらきがあります。（根本）

その他のおすすめ 食品・山野草

にんにく粥も発熱時に効果的です。熱のために口が渇くときは、だいこんおろしを添えて食べるとよいでしょう。

梅肉エキスも有効です。これは青うめをすりおろして汁をしぼり、煮つめたものです。解熱には少量の梅肉エキスに熱湯を注いで飲みます。

カミツレ茶は、ヨーロッパで古くから親しまれているハーブティーの一種です。体をあたためる効果があり、寒けとふるえを伴う発熱に効果的です。開花期の花を採り、乾燥させたものを茶こしに入れ、熱湯を注ぎます。1回量はカミツレの乾燥花5〜7gが目安です。

ハッカは、生のままでも効果がありますが、解熱には乾燥させたもののほうが効きます。6〜8月ごろに茎葉を採り、陰干しにして乾燥させます。茎葉10gを400mLの水で半量に煎じて、1日2回に分けて飲みます。また、生の葉をよくもんでこめかみにはりつけると、頭痛を伴う発熱によく効きます。

※かぜの発熱は222〜225ページも参照。

●子供の熱は大人より高い　大人の平熱は36〜37度。子供はそれよりやや高いのがふつうなので、発熱の判断は慎重に。

せき・たん

せき、のどの痛みを鎮め、体を潤すものを食べる

●Dr.アドバイス

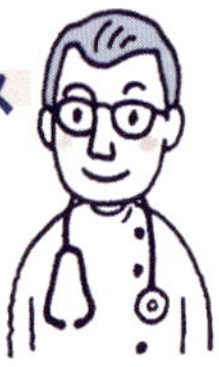

しつこいせきとたんは、必ず原因を調べる

せきは、気道が何らかの刺激を受けたときにおこる、防御的な反応です。たんは、細菌やゴミが分泌物と混じったものです。せきは乾いたせき、湿ったせきの2つに分けられます。

乾いたせきはからぜきといわれ、コンコン、カンカンという感じで、たんはほとんど出ません。かぜや気管支炎、肺炎の初期にみられます。乾いたせきが続くと、百日咳《ひゃくにちぜき》や肺結核の可能性もあります。

湿ったせきはたんがからむので、ゴホンゴホン、ゼイゼイといいます。乾いたせきの症状が進んで、湿ったせきに変わることもあります。肺の病気、気管支拡張症、心臓弁膜《べんまく》症の場合にもみられます。

せきが激しいときや、発作的におこったとき、たんに血が混じったり、色のついたたんが出るときは、できるだけ早く医師の診察を受けましょう。また、胸の痛み、頭痛、腹痛、発熱などの症状にも注意します。

家庭では体力を消耗しないように、栄養のある食事を心がけます。

せきどめ、たんきりの妙薬
ねぎ

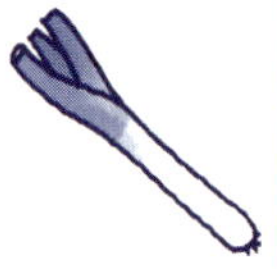

かぜによる発熱によく効くねぎは、せきどめにも効果があります。ねぎの栄養分は青い葉のほうに多いのですが、白い部分にはビタミンAこそ含まれていないものの高い薬効があり、かぜやせき、たんきりなどに効力を発揮します。

白い部分だけを使う、**ねぎのはちみつ煮**（作り方は次ページ）をスプーン1杯ずつ、1日に2回食べると、せきを鎮め、たんをきる効果があります。湿布薬として使っても、せきを止めます。

（根本）

発熱、寒けのあるせきに
しそ

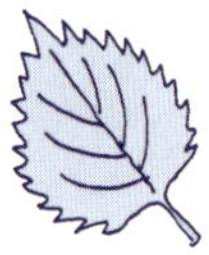

しその葉と実には、せきどめ、鎮静、鎮痛などの薬効があります。かぜをひいて、発熱と寒けを伴うせきには、**しそとしょうがの煎じ汁**が効きます。

しその葉10枚にしょうが5gを加え、300mLの水で半量になるまで煎じて飲みます。または、しその葉10枚に陳皮《ちんぴ》（みかんの皮を乾燥させたもの）としょうがを3gずつ加え、600mLの水で煎じます。これを3回に分けて、あたためて飲みます。

（根本）

のど、肺を潤す
なし

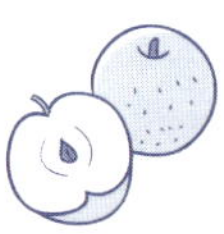

熱があって、せきがとまらず、たんもきれないときや、のどに痛みや渇きがあるときには、**なしのしぼり汁**がよく効きます。なしをすりおろし、ガーゼでしぼった汁を飲みます。

これに、しょうがのしぼり汁とはちみつを加えてあたためる、**ホットジュース**も効果的です。

薄切りにしたなし1個を冷水につけ、半日ほどおいて、その汁を飲むと口の渇きがおさまります。

胃が冷えやすく下痢ぎみの人、冷え症の人、出産後の人は、食べすぎないよう注意します。

（根本）

●なしとしょうがのホットジュース

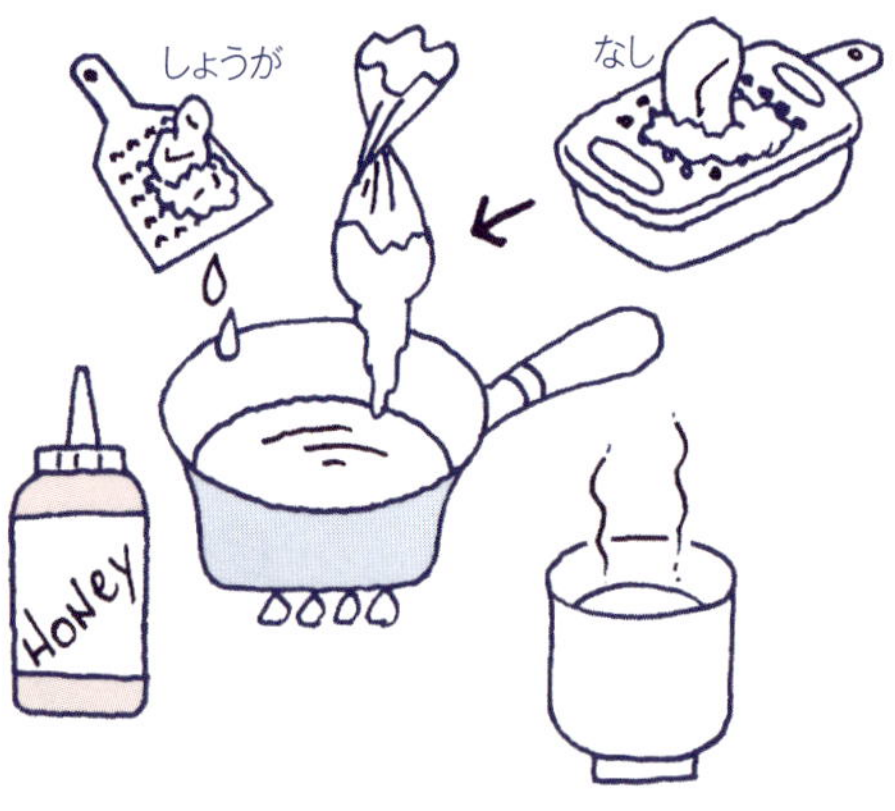

なし１個をすりおろして、ふきんでしぼり汁をとる。親指大のしょうが１かけをすりおろして汁をとり、なしの汁と合わせる。好みではちみつを加えて、あたためて飲む。

ねぎのはちみつ煮の作り方

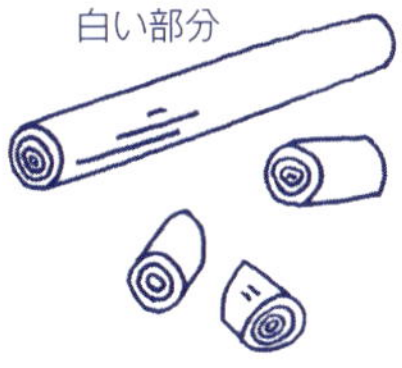

●材料（約170g分）

ねぎ	7本
はちみつ	60g（大さじ3）
水	100mL（½カップ）

1 ねぎは白い部分だけ使う。適当な大きさに切り、すり鉢などでしっかりつきつぶす。

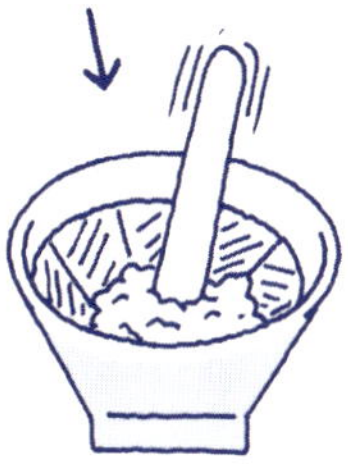

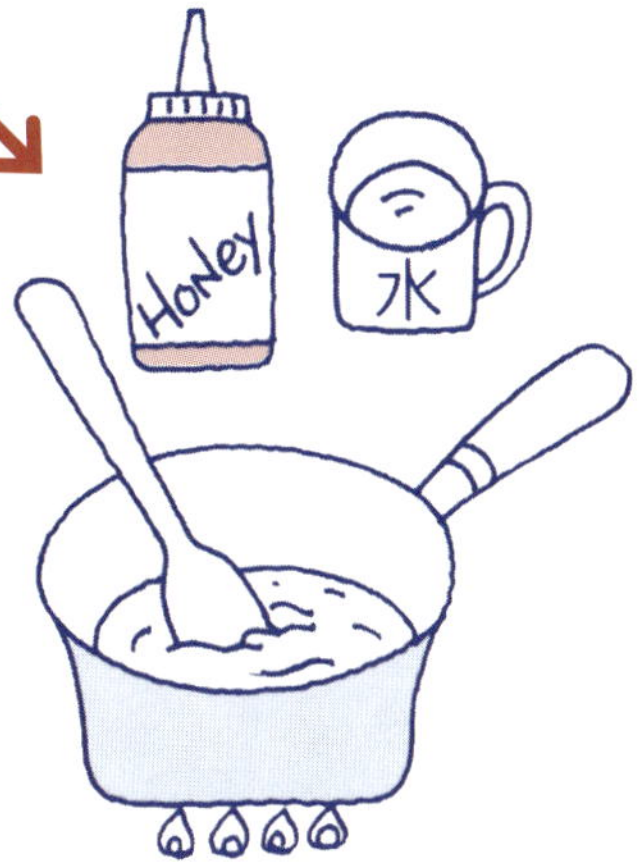

2 鍋にうつし、はちみつと水を加えて混ぜ、とろ火でコトコト煮る。ときどきかき混ぜれば、焦げつかない。

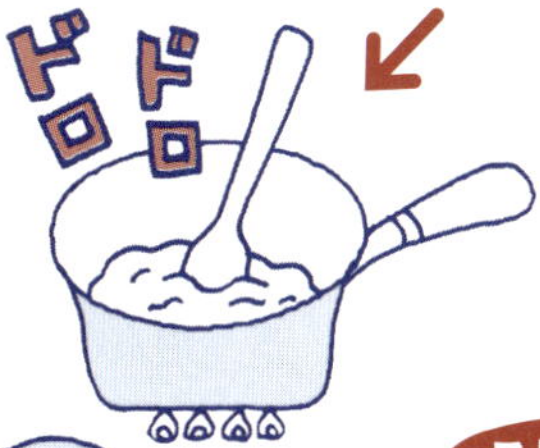

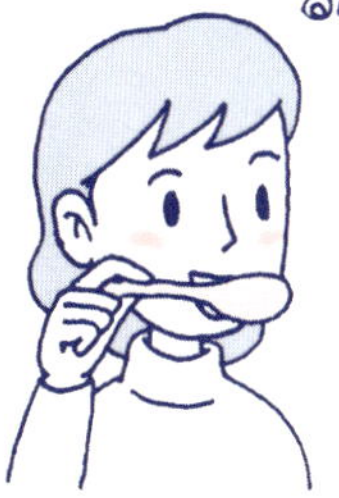

3 これがコツ

とろみが出て、ねぎがドロドロになるまでとろ火で煮る。これを1回にスプーン1杯（約5g）、1日に2回食べる。

作ってみました

ねぎをつくのは時間と腕力が必要になります。前もってスライサーやフードプロセッサーで粗いみじん切りにし、それからつぶしてもよいでしょう。

食べてみました

よく煮込んだねぎはとても甘く、ねぎ特有の臭みや辛みもありません。子供でも食べやすい味です。

かぜのひどいせきに効く
れんこん

せきどめには、**れんこん湯**が効果的です。まずれんこんを皮つきのまま乾燥させます。これを薄切りにし、水から煎じます。これに、だいこんあめ（作り方は215ページ）を加えて、好みの甘さにしたものがれんこん湯です。1日3回飲むと、ひどいせきも軽減されます。

また、れんこんを生のまますりおろして、そのしぼり汁を飲むのも効果的です。きれいに泥を洗い流して、皮をむかずにすりおろします。皮つきのままのほうが薬効があるからです。

（根本）

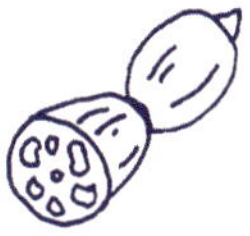

●れんこん湯

1 乾燥させたれんこんの薄切りを煎じる。

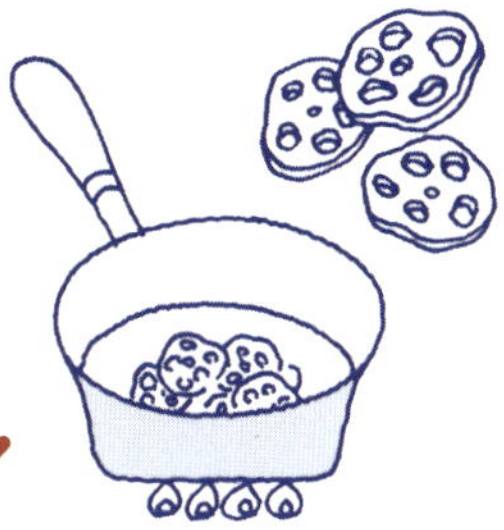

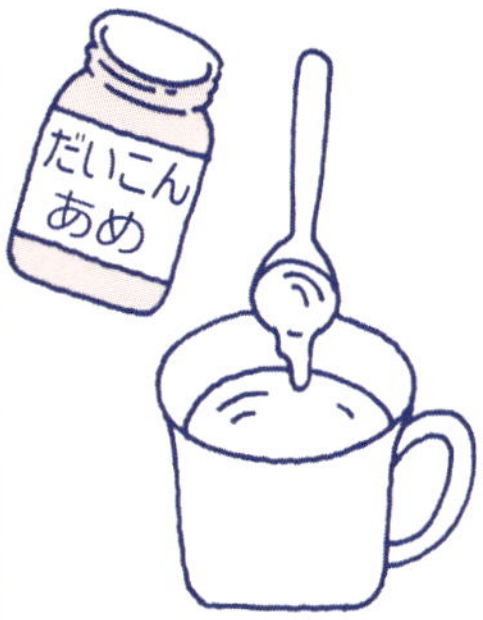

2 好みに合わせて、**1**にだいこんあめを加える。

こんな方法もあります

せきどめに効果的なねぎの湿布

1 ねぎの白い部分を約5cm長さに切ったものを、8～10本用意する。焼き網にのせて、しんなりする程度にあぶる。

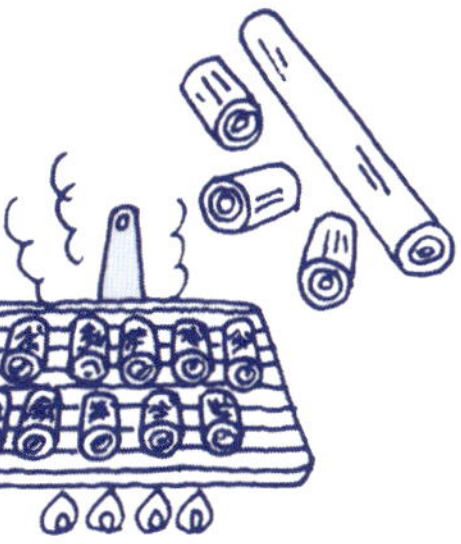

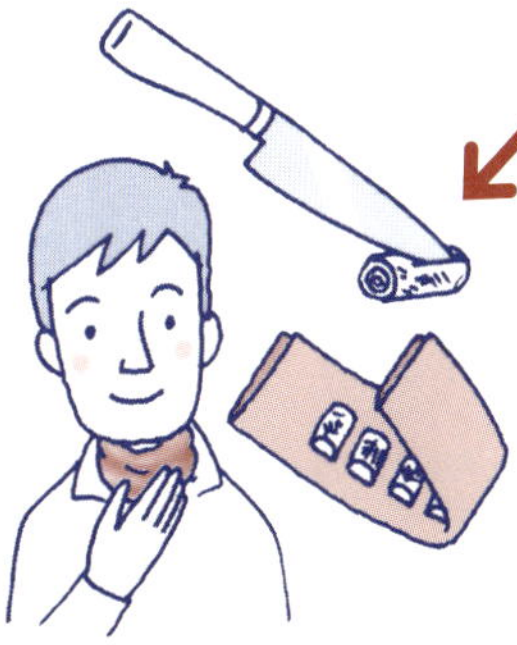

2 あら熱をとって縦に切り、これをのどに直接あてて湿布する。一晩に2～3回取り替える。

●せきに砂糖湯　子供がせき込むときは、少量の砂糖を入れた湯冷ましを飲ませるとよい。せきを鎮め、水分の補給にもなる。

昔ながらのせきどめ薬
だいこん

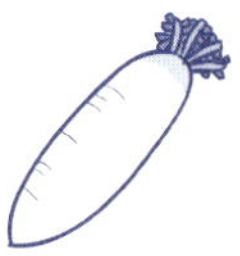

激しくせき込むことが続くと、胸が痛くなったり、体力を著しく消耗したりします。せき込むせいで眠れなくなったり、食欲不振に陥ることもあります。だいこんは消化を促進する以外に、気管や肺の熱を下げるはたらきがあるため、かぜによるせきやたんを鎮めるのに最適です。だいこんの薬効成分を上手にとり出して飲むには、**だいこんあめ**（作り方は次ページ）が効果的です。せきが出るときにさかずき1杯を飲むか、飲みにくいときは、お湯で割って飲みます。身近な材料で、一晩でできるので便利です。

（根本）

たんきりの効果がある
オオバコ

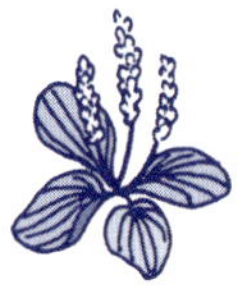

オオバコは種子にも全草にも薬効がある多年草で、道ばたでもよくみかけます。生薬名は、全草を車前草《しゃぜんそう》、種子を車前子《しゃぜんし》といい、せきどめ、たんきりのほか、下痢どめ、むくみのあるときの利尿などの効果もあります。全草は夏、種子は秋に採り、日干しにして薬用にします。全草を煎じた汁には、気道の粘膜分泌を活発にする作用があることがわかっています。

1日分として、乾燥した種子または全草10gを、200mLの水で煎じ、半量まで煮つめたものを3回に分け、食間に服用します。

（根本）

かぜのせき、たんに効く
きんかん

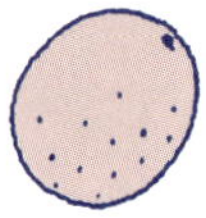

親指ほどの大きさの実を、砂糖で煮たり漬けたりしたものが食用に使われます。薬用としても、せき、のどの痛みに効きます。

よく熟したきんかん10個をまるごときざみ、200mLの水と砂糖少々で、沸騰するまで煮ます。この煮汁を、あたたかいうちに飲みます。何回かに分け、あたため直して飲んでもよいでしょう。

きんかん4個と、ナンテンの実10個をよく砕いて200mLの水で煎じ、砂糖小さじ1を加えた**きんかんの煎じ汁**にも、同じ効果があります。

（根本）

●きんかんの煎じ汁

1 熟したきんかんの実4個と、ナンテンの実10個をつき砕く。

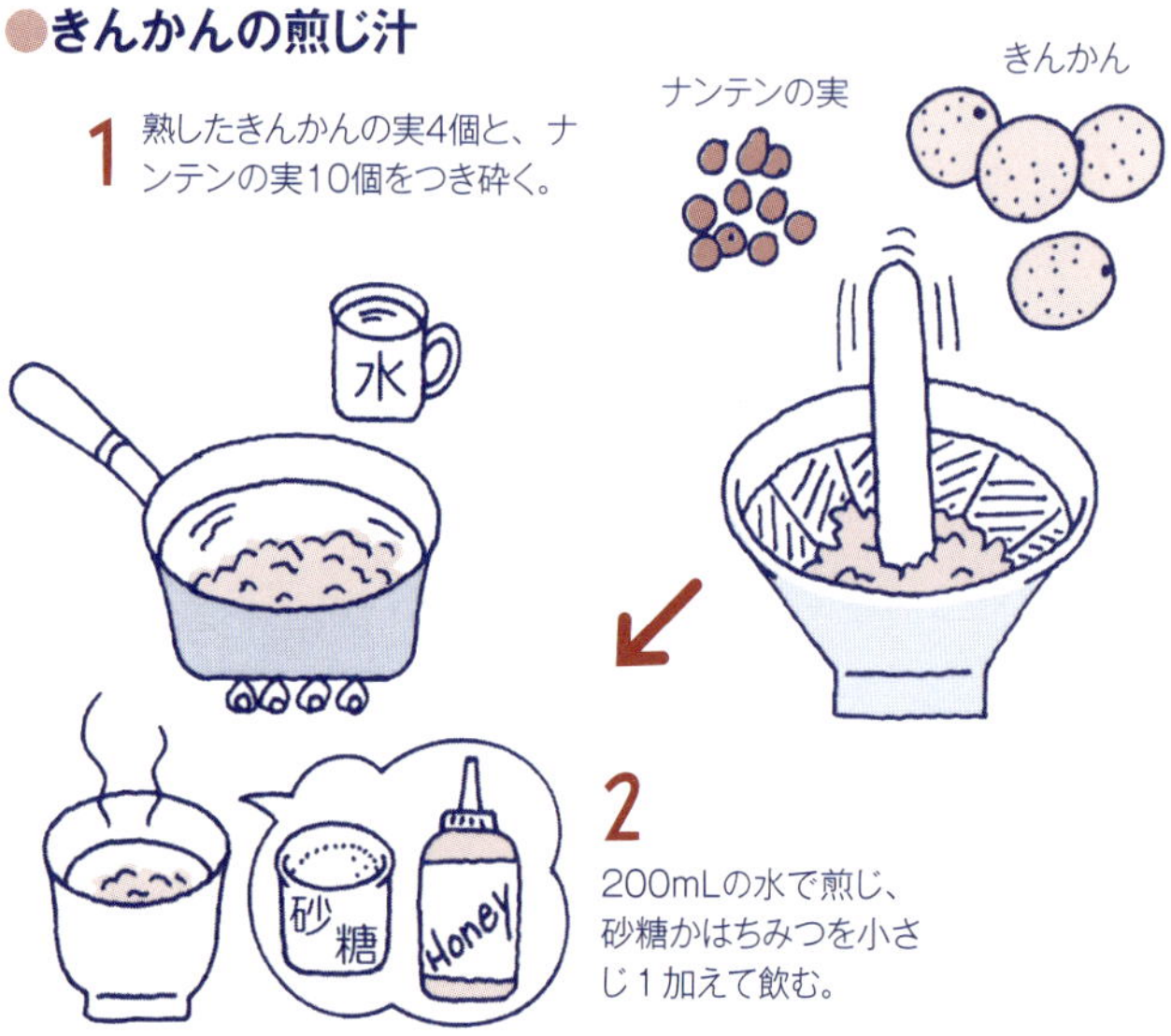

2 200mLの水で煎じ、砂糖かはちみつを小さじ1加えて飲む。

せき、たんのタイプで有効な食べものがちがう

●せき

乾性のせきが出て、たんは少ないけれど粘りがあってきれにくいときは、**なし**、**だいこん**、**はちみつ**、**白きくらげ**、**ゆり根**、**ビワの葉**がよく効きます。ビワの葉は、葉の裏の毛をたわしで落としながら洗い、陰干しにしたものを手でもんで細かくしておきます。これに熱湯を注いで、お茶にして飲みます。

湿性のせき、たんの場合は、みかんの皮を乾燥させた**陳皮**《ちんぴ》、**ゆず**が適しています。

●たん

体に熱があり、たんが黄緑色がかっていたり、熱をおびている状態を「熱性」といいます。こんなときは**だいこん**、**とうがん**、**なし**、**海藻類**、**ビワの葉**、**柿**などの、体を冷やす作用のある食べものをとります。だいこんは煮るよりも、すりおろして生で食べます。

体が冷えて、寒けがしたり、たんが透明で冷たい感じのときは、「寒性」の状態です。効果のある食べものは、**にんにく**、**しょうが**、**ねぎ**、**陳皮**、**ぎんなん**、**くるみ**などです。しょうがはすりおろしたもの少々に熱湯を注いで飲むと、体があたたまります。ぎんなんは、せきどめのほか、ぜんそくにも効果的です。生のぎんなんは、食べすぎるとめまいやひきつけなどの中毒をおこすこともあるので厳禁。必ず火を通したものを、大人なら1日に10個、子供は5個を限度としましょう。

だいこんあめの作り方

●材料

だいこん……………3cmの輪切り
はちみつ（水あめでもよい）…適量

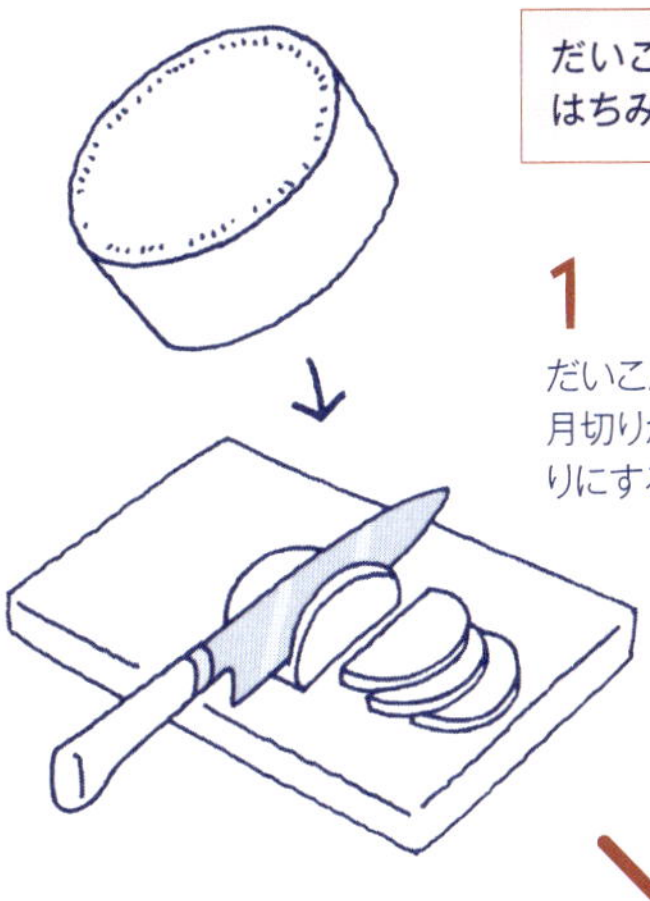

1
だいこんを5mm幅の半月切りか、いちょう切りにする。

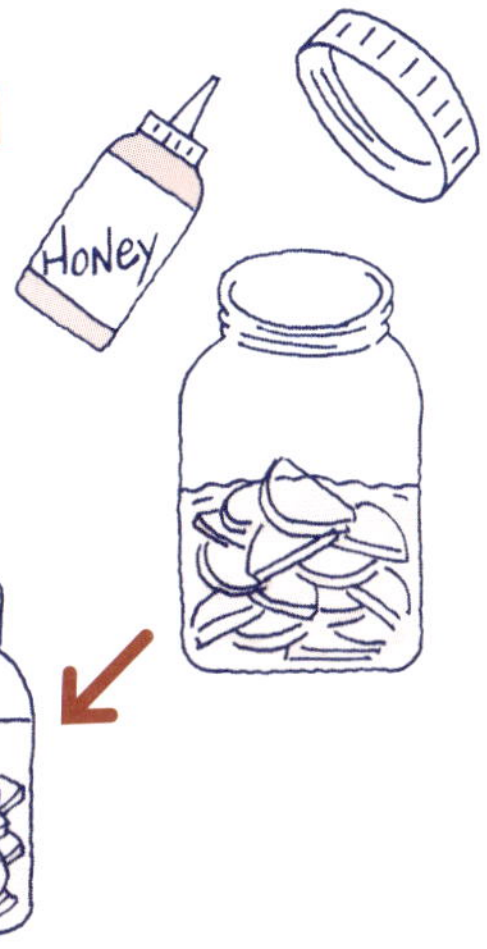

2
だいこんをふたのある容器に入れ、はちみつをひたひたになるくらい注ぐ。

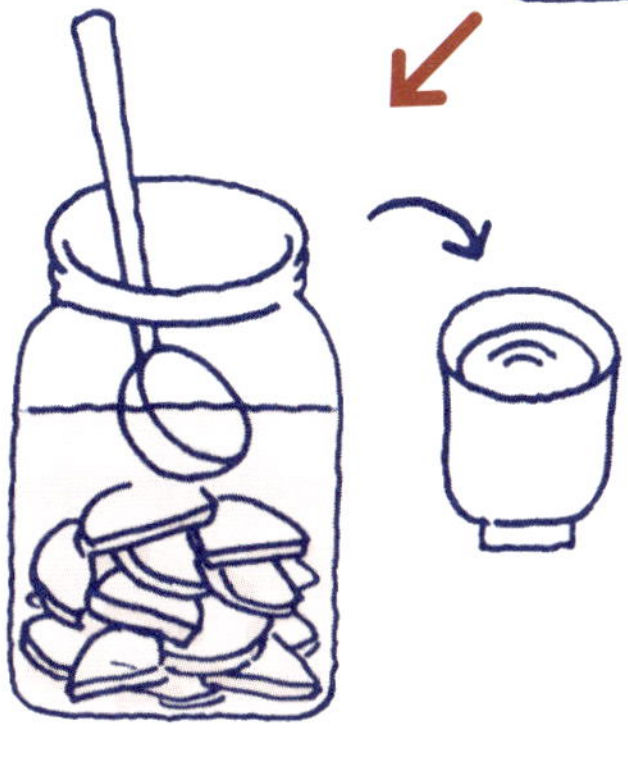

3 これがコツ
ふたをして、一晩おく。汁が上がってくるので、スプーンなどで静かにすくいとり、それを飲む。

作ってみました

材料さえあれば簡単にできます。だいこんは、容器に合わせて、角切りや拍子木切りなど、ほかの切り方でもよいでしょう。

飲んでみました

はちみつの甘みがのどにここちよく、子供でも飲めます。冷やしておけば、より飲みやすくなります。

※1歳未満の乳児には、はちみつを与えてはいけない。

その他のおすすめ 食品・山野草

しそは実、葉ともに、赤じそを陰干しにしたものが薬用に使われ、漢方処方にも配合されています。汗を出したり、せきを鎮めたりします。乾燥した葉の粉末を茶さじ1、お湯か水で飲みます。

煎じて飲むと効果があるものには、**ナンテンの実**があります。ナンテンの実は、生薬名を南《なん》天実《てんじつ》といいます。実がよく熟したものを日干しにしておき、1日分として10gを、600mLの水といっしょにとろ火にかけ、カスを除きながら半量まで煮つめます。これを3回に分け、食間に飲みます。

日本各地で、果樹としてよくみかける**ナツメ**には、炎症をやわらげる作用があります。実は生でも食べられますが、日干しにしたものを蒸し、さらに干したものは大棗《たいそう》という生薬として使われます。

ナツメ酒もせき、たんに効果があります。アルコール度数35度の焼酎1.8Lに、生の実なら900g、大棗の場合は300gを入れて、冷暗所で3か月ほど寝かせます。そのままストレートでも、また、お湯や水で割ったり、砂糖やはちみつで好みの味にして飲んでもよいでしょう。

せき、たんの出やすい人は食事にも注意

豚肉は、食べすぎるとたんが出やすくなります。たんのからみやすい人や、熱があるときには、食べないほうが無難です。**ナマコ**も、たんが多い人は多食しないようにします。

ぜんそくの人やせきが出やすい人は、**ぶりの刺身**を食べすぎると、発熱、たん、嘔《おう》吐《と》などの症状が出ることがあります。食べるなら素焼きか塩焼きにしたものを、少量にとどめましょう。

ほかの食べものでは、**もち米**や**たけのこ**も、ぜんそくやせきを悪化させます。

●柿はたんの薬　柿はたんきりの薬といわれる。生のまま食べれば、たんをきり、のどの渇きにも効果的という。

腹痛

まず絶食。痛みがおさまったら消化のよいものを少しずつ

●Dr.アドバイス

突然の激痛や、痛みが続くときは病院へ

腹痛の多くは、食道や胃、腸をはじめとする消化器官、あるいは腎臓、膀胱《ぼうこう》といった泌尿器の病気でおこります。また、心臓病の症状でも、おなかが痛くなることがあります。女性では子宮や卵巣などの生殖器の病気でもみられます。

病気になった臓器によって、痛む位置や痛みの様子がちがいますから、どこが痛いか、急な痛みか徐々に痛くなったか、痛みの程度はどのくらいか、などを観察します。ほかに、発熱、嘔吐《おうと》、下痢を伴うかどうかも重要なサインです。

激痛の場合や、下血や吐血があるときは、大至急病院へ。いつまでも痛みがおさまらないときや、ほかの症状が強いときも、医師の診察を必ず受けましょう。

暴飲暴食など、はっきりした原因が思いあたるときは、あまり心配はいりません。便秘でも腹痛がおこることがあります。

原因がはっきりするまでは、薬は勝手にのまないようにします。腹痛時には、胃腸に負担のかからない食べものを選びましょう。

●腹痛のおこる場所と考えられる主な原因●

●右下腹部

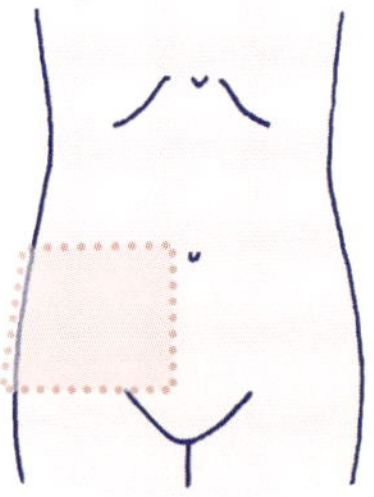

みぞおちからおなか全体、そして右下腹部へと痛みが移る場合は、**虫垂炎**の疑いがある。このときは絶対あたためたりせず、至急病院へ。

●右上腹部

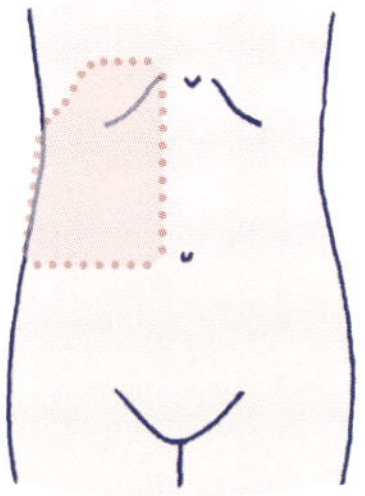

激痛に加えて、吐きけ、嘔吐があるときは、**胆石症**の疑いがある。さらに高熱がある場合は、**急性胆のう炎**の疑い。そのほか**肝臓病**も考えられる。

●おなか全体

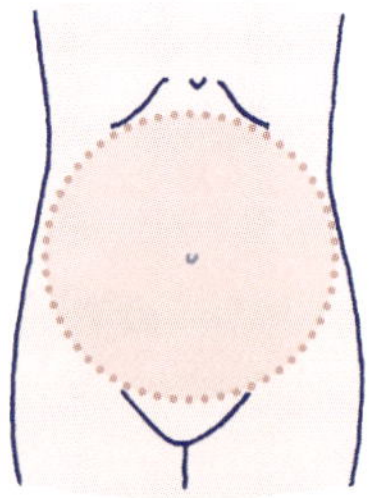

急性腹膜炎、**過敏性腸症候群**、**腸閉塞《へいそく》**、**腸捻転《ねんてん》**が考えられる。みぞおちからしだいにおなか全体が痛くなるときは**食中毒**。痛みが増したらすぐ病院へ。

●左下腹部

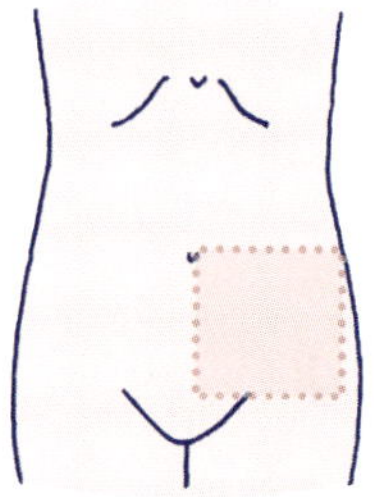

発熱やひどい下痢を伴うときは**急性腸炎**が考えられる。

●左上腹部

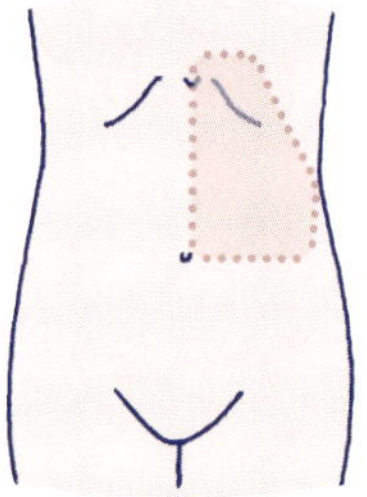

背中にも激痛がある場合は**急性・慢性膵《すい》炎《えん》**が考えられる。

●みぞおち

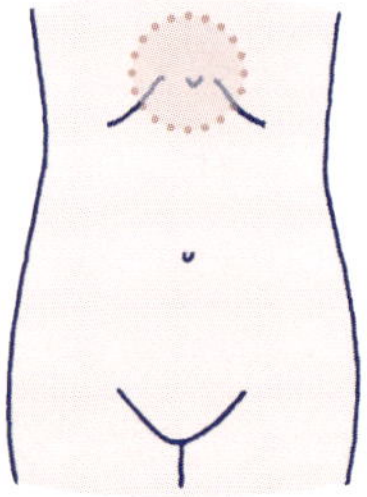

急性・慢性胃炎か、**胃・十二指腸潰瘍**の疑いがある。さらに、**胃がん**のことも。基本的にはあたためてもよいが、吐血があった場合は、冷やして至急病院へ。

●へそまわり

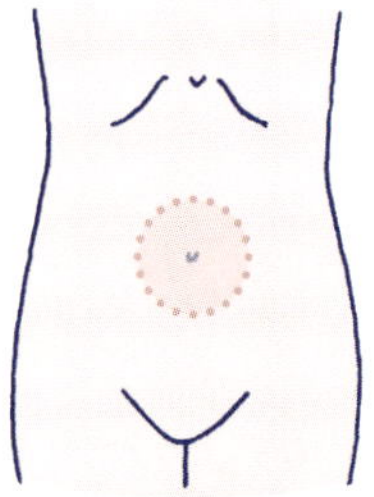

へそのすぐ左側なら、**急性・慢性膵炎**。へそからおなか全体に広がる場合は**腸閉塞**が考えられる。ガスがたまったり、便が出なくなったら要注意。至急病院へ。

●下腹部

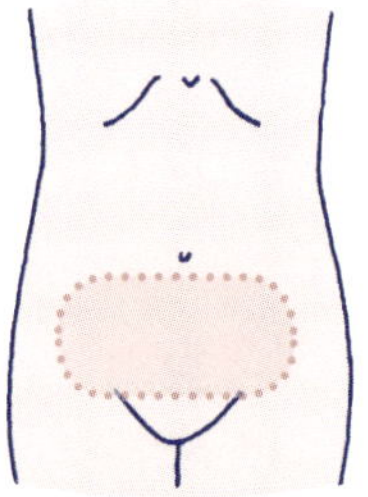

下腹部の痛みの場合、特に女性は要注意。**子宮付属器炎**のほか、不正出血がみられるときは**子宮外妊娠**の可能性も考えられる。至急病院へ。

●両脇腹

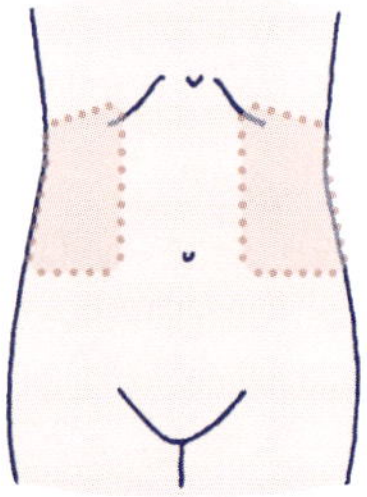

高熱やむくみ、頻尿《ひんにょう》、尿の濁りを伴う場合は**腎盂腎炎《じんうじんえん》**を疑う。激痛と血尿があるときは、**尿路結石**が疑われる。このときは至急病院へ。

冷えによる腹痛、下痢に
しょうが

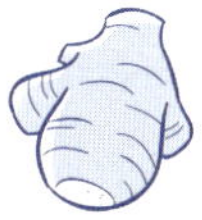

体が冷えると腹痛をおこし、下痢をするケースがよくみられます。こんなときはしょうがが最適です。しょうがは体をあたためる作用にすぐれ、冷えを解消し、胃腸のはたらきをよくします。

中国の漢方では生のものを生姜《しょうきょう》、乾燥したものを乾姜《かんきょう》といいます。体をあたためる作用が強いのは乾姜です。単独で用いるより、**乾姜ともち米の煮汁**（作り方は左図）にして飲むと効果的です。（根本）

便秘や血便にも効く
きくらげ

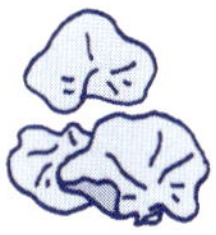

きくらげはきのこの一種で、白、黒、黄などの色があり、食用にも、漢方薬としても利用されます。主な薬効は血液の浄化作用ですが、便秘や潰瘍、痔にも効果があります。中国では、特に白きくらげが珍重されています。

便秘で腹痛のあるときは、肉や魚、野菜などの、炒めものや煮ものに入れて食べましょう。

下痢や血便を伴う腹痛には、きくらげ15gとざらめ60gを、300mLの水といっしょによく煮たものを食べます。（根本）

整腸作用がある
うめ

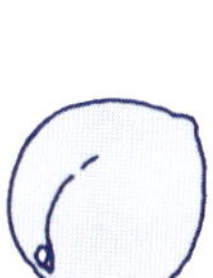

うめは、日本ではうめぼしに加工するのがほとんどですが、中国では**烏梅**《うばい》（作り方は248ページ）や**酸梅膏**《さんめいこう》にして保存します。烏梅は半熟のうめの実をくん製にして干したもの、酸梅膏は種子を抜いた青うめの果肉をつぶし、布でこして数年寝かせたものです。すぐれた整腸作用は烏梅、酸梅膏、うめぼしともに共通で、下痢や食あたり、腹痛に効果があります。下痢と腹痛がとまらないときは、烏梅10gを煎じて飲むとよく効きます。（根本）

乾姜ともち米の煮汁の作り方

●材料（1杯分）

しょうが……50g（大1かけ）
もち米…………9g（大さじ1）
水………400mL（2カップ）

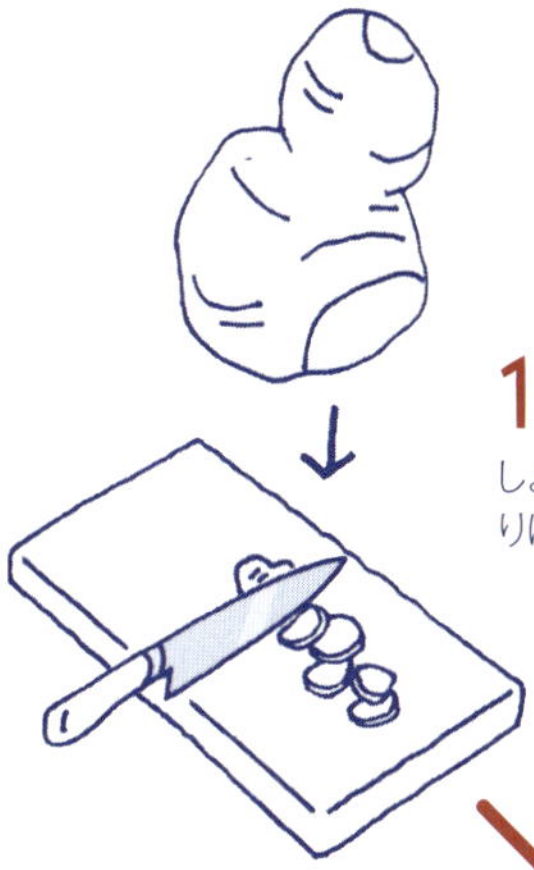

1
しょうがは厚さ1㎜ほどの薄切りにする。

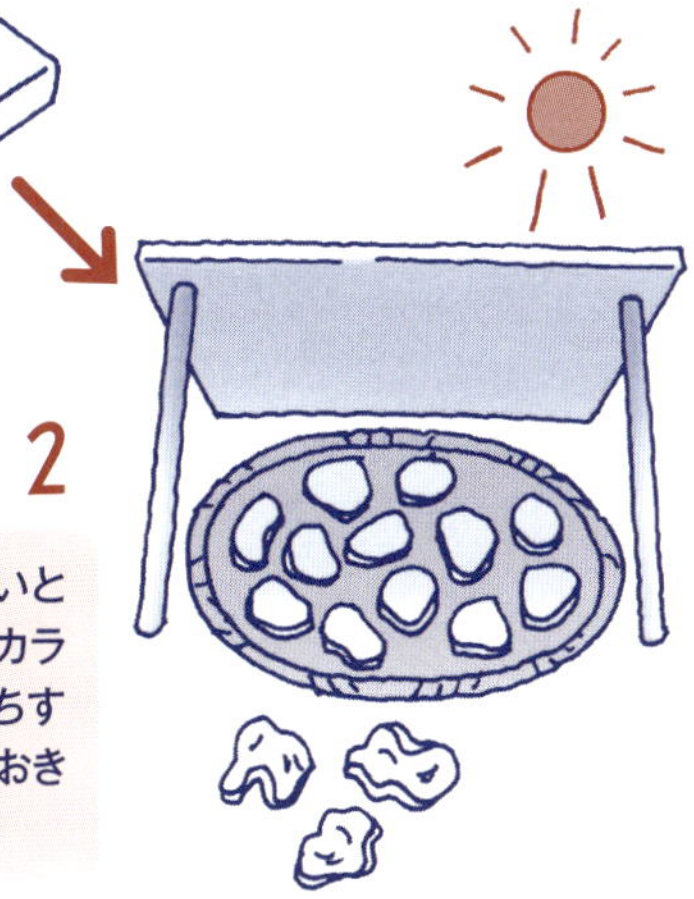

これがコツ
2
しょうがは、風通しのよいところで、陰干しにする。カラカラに乾燥させると長もちする。これが乾姜で、作りおきすると便利。

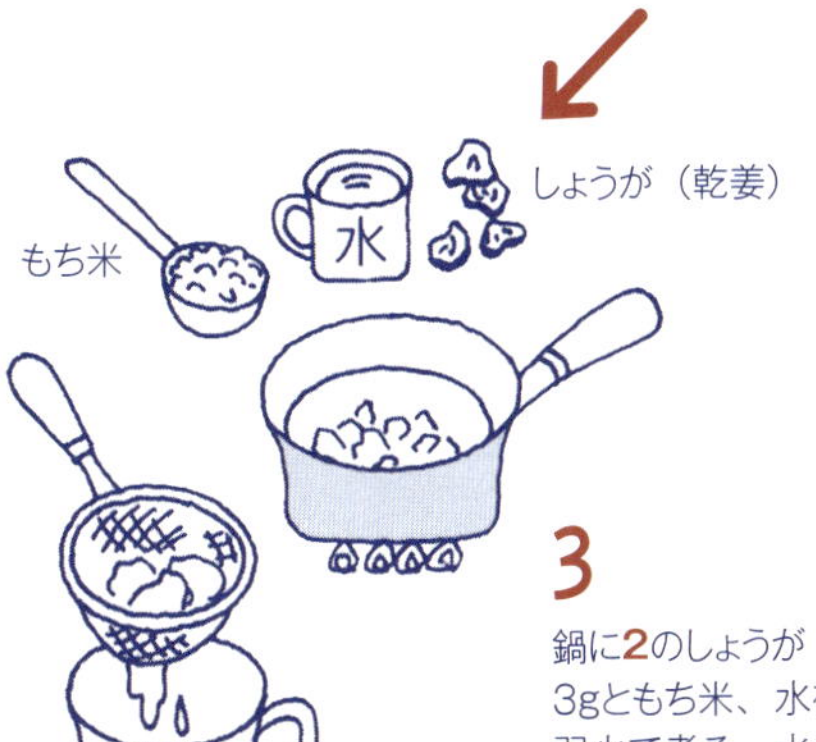

3
鍋に2のしょうが（乾姜）3gともち米、水を入れ、弱火で煮る。水が半量になるまで煎じ、汁だけをこして飲む。

作ってみました

しょうがは乾燥させると1/10以下になってしまうので、3gの乾姜のために50gの生しょうがを使いました。干し上がるのに夏でも3日かかりました。

飲んでみました

しょうが入りの重湯《おもゆ》に似ています。ピリピリとした刺激がありますが、のどごしはさらっとしています。じきに体もあたたまります。

苦みが痛みに有効
キハダ

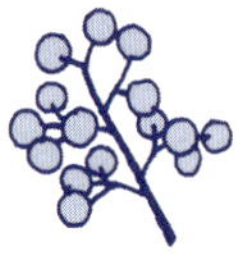

キハダの木の樹皮をはぎ、外側のかたい部分をとり除いて乾燥させたものが、生薬の黄柏《おうばく》です。黄柏は苦みに特徴があり、苦いと感じた神経の反射が、胃腸のはたらきを正常に戻します。木曽御岳の百草丸《ひゃくそうがん》や陀《だ》羅尼助丸《らにすけがん》もキハダから作られています。

腹痛には、細かくきざんだ黄柏3gの煎じ汁を、1日分として服用します。粉末の黄柏は、1回1gを1日3回、食後に水か白湯《さゆ》で服用します。（根本）

煎じても、青汁でも効く
ハコベ

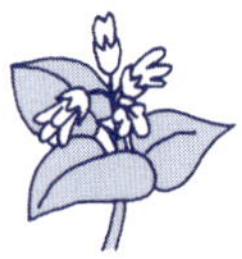

日本ではいたるところに生えていて、昔から食べられる野草として利用され、春の七草にも加えられています。必要なときにすぐに採取でき、乾燥したものでも生でも使えて重宝。春から夏の盛りの時期に採ったものを、日光で乾燥させて保存するとよいでしょう。

生のハコベは約200gを塩でもみ、しぼった汁を飲むと、腹痛が軽減されます。

乾燥したものなら、15gを300mLの水で半量まで煎じ、2回に分けて飲みます。（根本）

その他のおすすめ 食品・山野草

下痢を伴う腹痛には、**りんご**や**にんじん**をすりおろしたり、やわらかく煮て食べるとよいでしょう。体をあたため、滋養もある**クズ湯**も効果的です。

梅肉エキス小さじ1をお湯で薄めて飲んでも効きます。

がんこな下痢が続くときは、**キンミズヒキ**が効きます。特に大腸炎や赤痢に、著しい効果が期待できるといわれています。開花期の全草を採り、日干しにしたものを使います。1日量は10～20gで、600mLの水で半量まで煮つめ、3回に分けて服用します。

ゲンノショウコも、下痢や腹痛に効果を発揮します。日なたで乾燥させたゲンノショウコ10gを800mLの水で半量になるまで煎じます。これを1日分として3回に分けて飲みます。

サンザシは、完熟前の10月ごろに採った実を湯通しして種子をとり、乾燥させます。消化、整腸作用にすぐれており、腹痛に有効です。5～7gを水300mLで半量まで煮つめたものを、1日3回に分けて飲みます。

※便秘が原因でおこる腹痛の場合は、170～175ページを参照してください。

✚ 腹痛 の手当て

病院に行く前にここをチェック

●腹痛以外の症状をみる

腹痛以外に、発熱、吐きけ、嘔吐《おうと》、便の状態、尿の状態を観察しておきます。また、216ページを参照して、どの部分の腹痛かということも把握しておきましょう。

●吐きけがしたり、嘔吐したとき

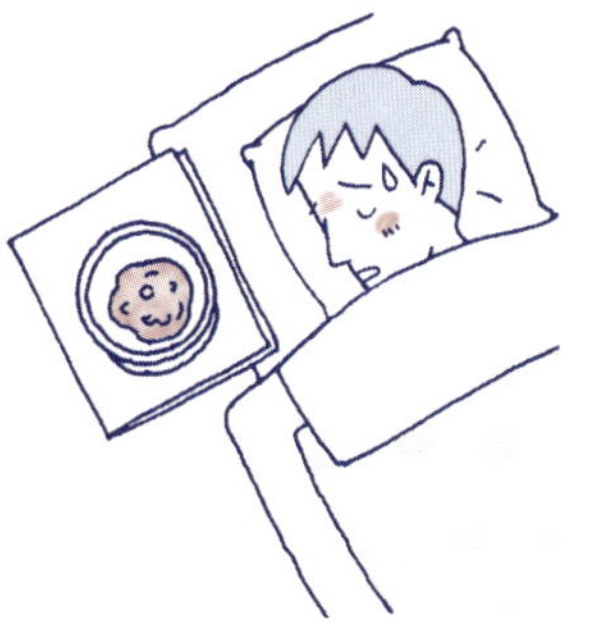

吐いたときは、吐物で気道をふさがないように横向きに寝かせる。吐いたものに血が混じっていないか観察しておく。できれば、吐いたものを医師に見せる。

●ひどい下痢があるときは

とりあえず絶食し、症状がおさまるまでは、何も食べないようにします。番茶や白湯を飲ませてもかまいませんが、できれば医師の診察を受けてからにしましょう。便に血や膿、粘液が混じっているかどうかをみておき、医師に相談します。

●痛みの原因が便秘のときは

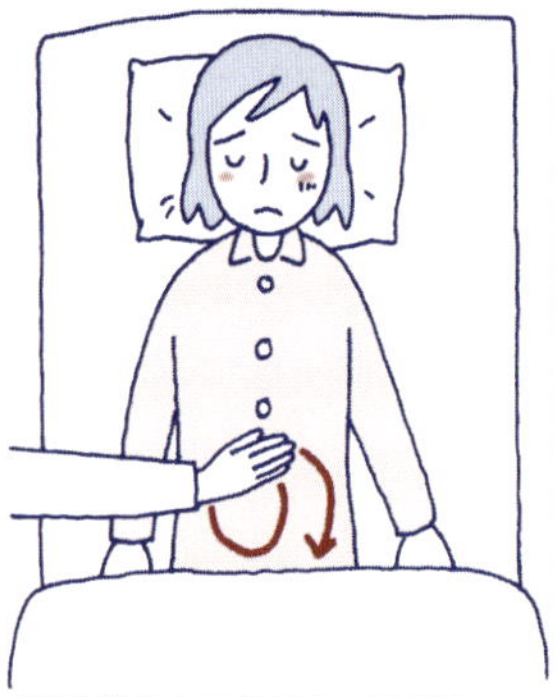

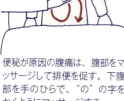

便秘が原因の腹痛は、腹部をマッサージして排便を促す。下腹部を手のひらで、“の”の字をかくようにマッサージする。

むくみ

水分と塩分を制限し、排尿を促す食べものを

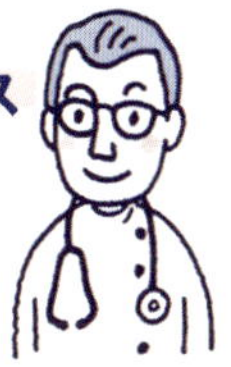

●Dr.アドバイス

どこがむくむか、何が原因かをつきとめる

体内に余分な水分が増えた状態をむくみ（浮腫《ふしゅ》）といいます。体重が増えてくると同時に、まぶたがはれぼったくなる、足首やふくらはぎが太くなるなどの異常がみられます。

腎臓や心臓の病気が原因となってあらわれることが多くみられます。ほかには肝臓病の腹水、たんぱく質不足による栄養失調、更年期障害のようなホルモンの異常などでも、むくむことがあります。

足からむくみはじめる病気には、弁膜症や心不全などの心臓の病気をはじめ、低たんぱく血症、肝硬変、腹膜炎などがあります。

妊娠後期には、全身、特に足がむくみやすくなりますが、むくみがひどく、よく眠った翌朝にもみられるようなら、妊娠高血圧症候群のおそれもあります。

足の片方のみがむくむ場合は、足の静脈に血栓ができていることがあります。そのときは、早めに医師の診察を受けてください。

以上のむくみは、指で皮膚を押すと水分が移動してくぼみができますが、押してもへこまないむくみもあります。これは、甲状腺《こうじょうせん》機能の低下や薬の副作用でみられます。

長時間の立ち仕事のあとなどにみられるむくみは、異常ではありません。むくみのあるときは、水分と塩分をとりすぎないように心がけましょう。利尿作用のある食べものも効果的です。

むくみの症状が重く、なかなかおさまらないときには、医師の診断が必要です。

利尿薬を飲むこともありますが、服用にあたっては、必ず医師の処方にしたがって薬を使います。勝手に市販の利尿薬を飲んではいけません。

●むくみの早期発見法

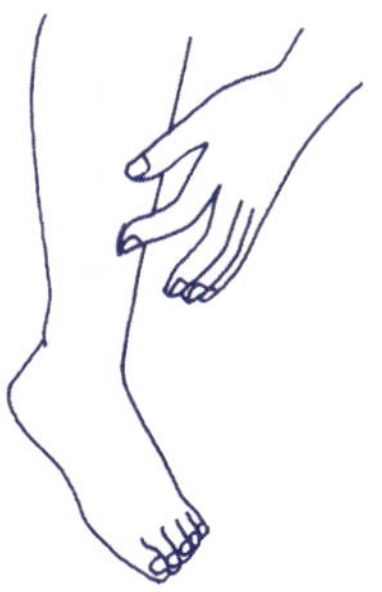

足のむくみは、その原因として心臓の病気が考えられるため、早期発見がのぞましい。簡単な見つけ方は、むこうずねを骨のほうへ指先で約30秒押す。むくみがなければすぐもとに戻る。へこみが残るときは、むくんでいる証拠。また、靴がきつくなるのもサインのひとつ。

利尿効果の高い あずき

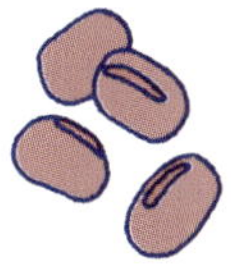

あずきには強力な利尿作用があり、さまざまなタイプのむくみに著しい効果をあげます。

薬効を第一に考えるときは、味つけをしないことが大切です。何も味つけをしない**あずきの煮もの**を、ごはんがわりに食べるとむくみがとれます。これは栄養失調によるむくみにも最適です。**あずきの煎じ汁**（作り方は221ページ）を飲んでも有効です。（根本）

●あずきの煮もの

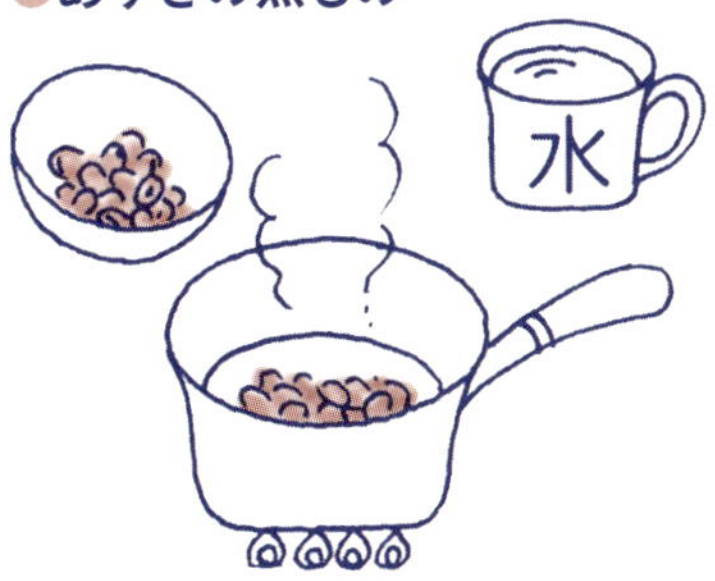

あずき大さじ2〜3を水だけで煮る。味つけなしで、あくとりもしないのがポイント。

果肉、種子に利尿効果が すいか

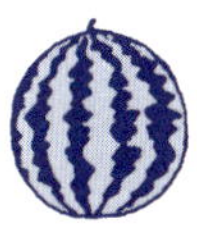

すいかを食べると、尿の出がよくなります。水分制限のある腎臓病の人は、**すいか糖**（287ページ参照）がよいでしょう。

すいかの種子の煎じ汁も同様の効きめがあります。8gの種子を600mLの水で半量まで煮つめたものを、1日3回に分け、空腹時に飲みます。（根本）

心臓が原因のむくみに りんご

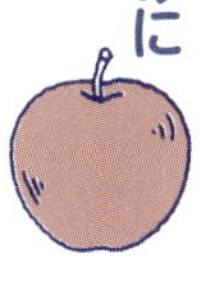

心臓病によるむくみは、主に下半身にあらわれます。このむくみには、りんごの黒焼きが効きます。りんご1個を皮ごと1cmぐらいの薄切りにして、アルミホイルで包み、フライパンで黒焼きにして粉末にします。1回5〜6gを白湯《さゆ》で飲みます。（山ノ内）

●まぶたのむくみに腎臓病多し　顔のむくみは気になるもの。朝おきたとき目があかないほどだと、腎臓病の疑いあり。すぐに病院へ。

身近な利尿薬
きゅうり

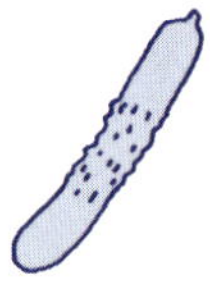

きゅうりには、すぐれた利尿作用があります。またカリウムが多く含まれているため、むくみに効果的です。

そのまま生で食べてもいいのですが、**きゅうりの皮の煎じ汁**のほうが、よりおすすめです。きゅうりの皮30gを500mLの水で半量になるまでゆっくりと煎じます。これを1日分として、2~3回に分けて飲みます。

（山ノ内）

抜群の利尿効果
とうもろこし

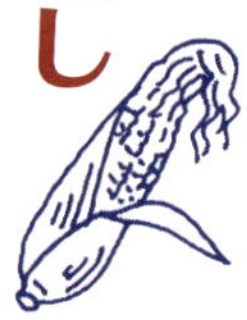

とうもろこしは、実にも芯にもヒゲにも、利尿作用があります。むくみがあるときには、**ヒゲの煎じ汁**を飲むと、尿を出してむくみを改善します。ヒゲは南蛮毛《なんばんげ》、または玉米鬚《ぎょくべいす》という名前で生薬としても市販されています。

乾燥させたヒゲ15gを600mLの水で半量になるまで煎じ、こしたものを3回に分けて、毎食前か空腹時に飲みます。

（根本）

種子に薬効がある
カワラナデシコ

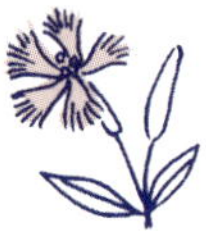

カワラナデシコは、夏から初秋にかけて花が咲く、秋の七草のひとつです。種子の部分に薬としてのはたらきがあり、煎じたものを服用すると効果が得られます。

利尿が期待できるほか、炎症をおさえる作用もあり、腎炎《じんえん》などにも有効です。

ただし、妊娠中のむくみをとるために飲む場合は、多量にとると流産のおそれがあるので、飲みすぎないようにしましょう。

（山ノ内）

●カワラナデシコの煎じ汁

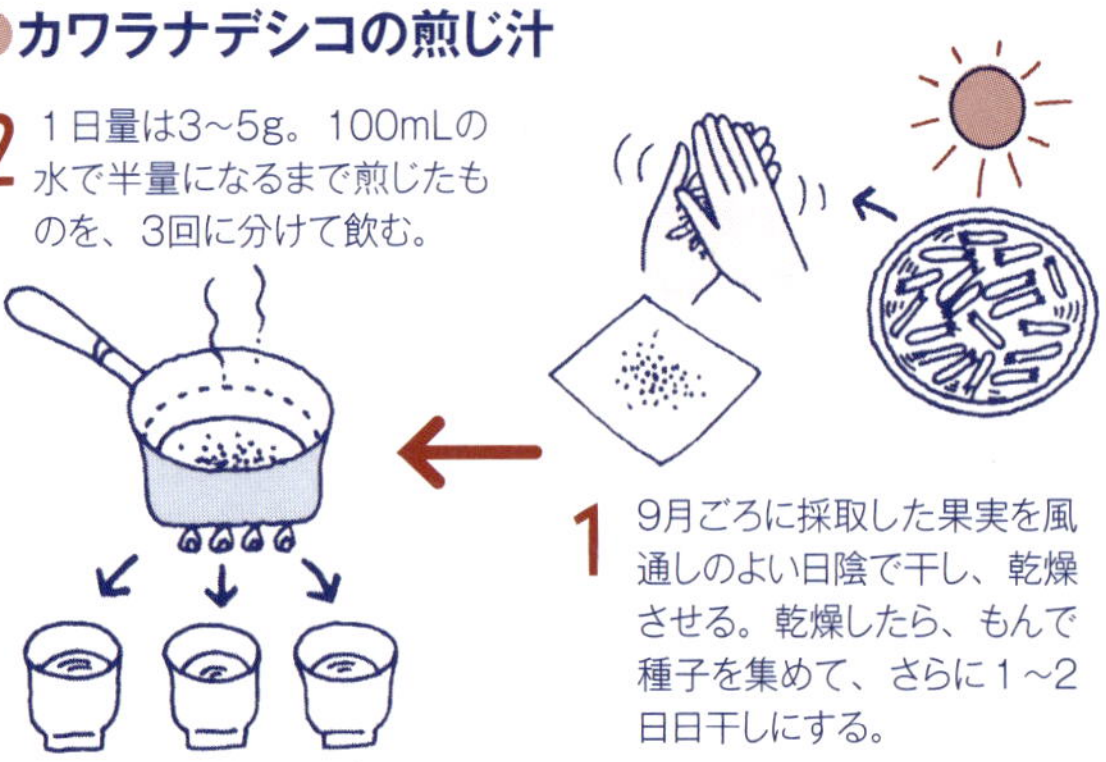

1 9月ごろに採取した果実を風通しのよい日陰で干し、乾燥させる。乾燥したら、もんで種子を集めて、さらに1~2日日干しにする。

2 1日量は3~5g。100mLの水で半量になるまで煎じたものを、3回に分けて飲む。

日常生活の注意
むくみがあるときの厳守6か条

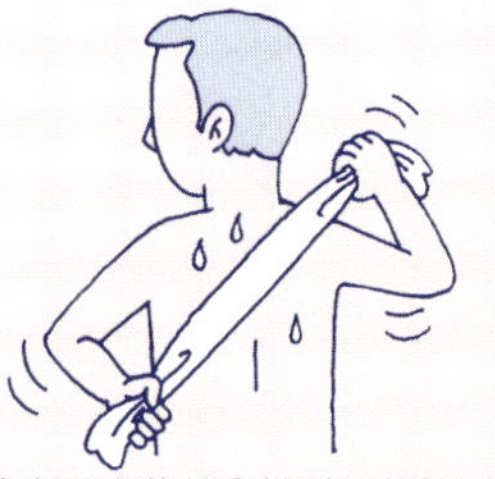

1 湿けが強くなると体が重くなり、かゆみが出ることがある。特に気をつけたいのは汗をかいたあと。あせもなどができないように清潔にしておくこと。

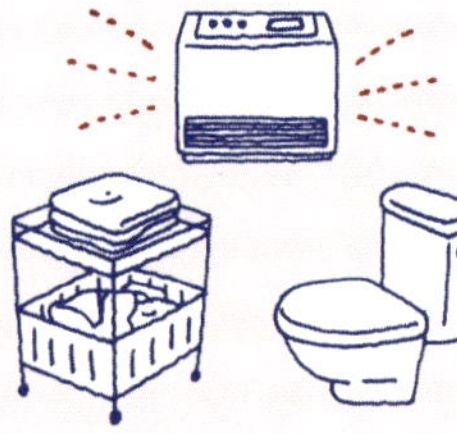

2 冬は血液の循環がわるくなりやすいため、体を冷やさないように心がける。浴室の脱衣所やトイレにも暖房を入れる。

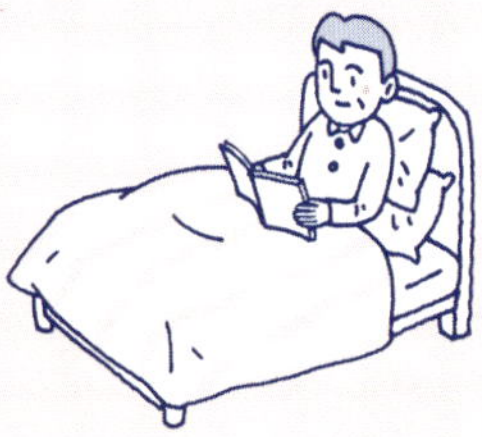

3 むくみがひどいときは安静に。内臓にも水分が多くなり、心臓や腎臓に負担をかけるので無理は禁物。

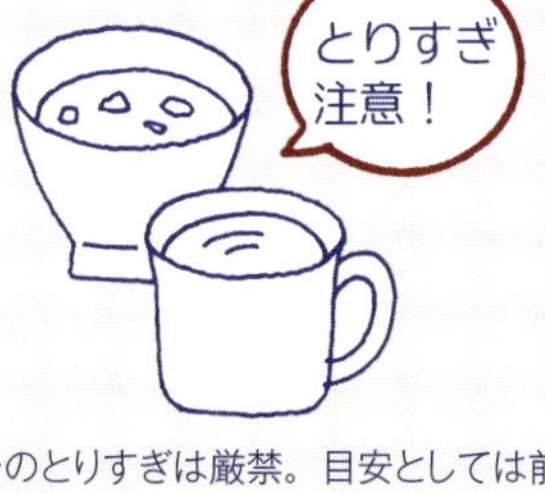

4 水分のとりすぎは厳禁。目安としては前日の尿量以上の水分をとらない。排尿回数や尿の量が多いときは、水分を控える。

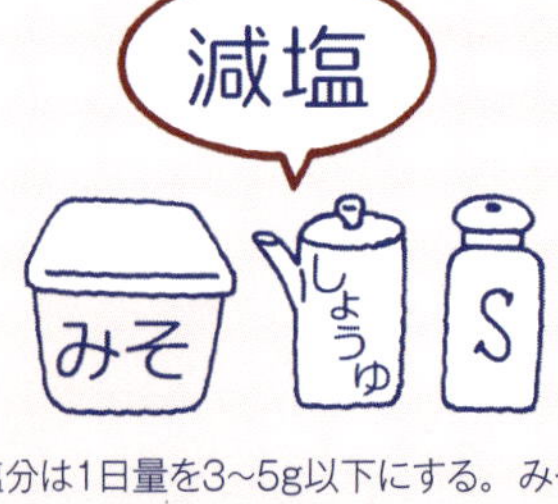

5 塩分は1日量を3~5g以下にする。みそ、しょうゆには塩分が多いので、使用量に注意する。

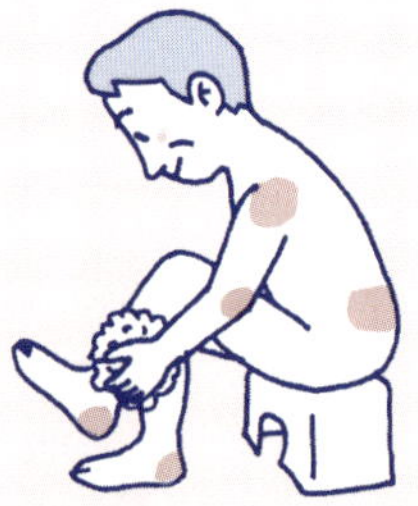

6 皮膚を清潔に保つ。皮膚の抵抗力が弱くなるため、ただれたり、傷つきやすくなる。ひじや肩、腰、かかとは特に清潔に。

あずきの煎じ汁の作り方

●材料（1日3回分）

あずき………30g（大さじ2）
水………600mL（3カップ）

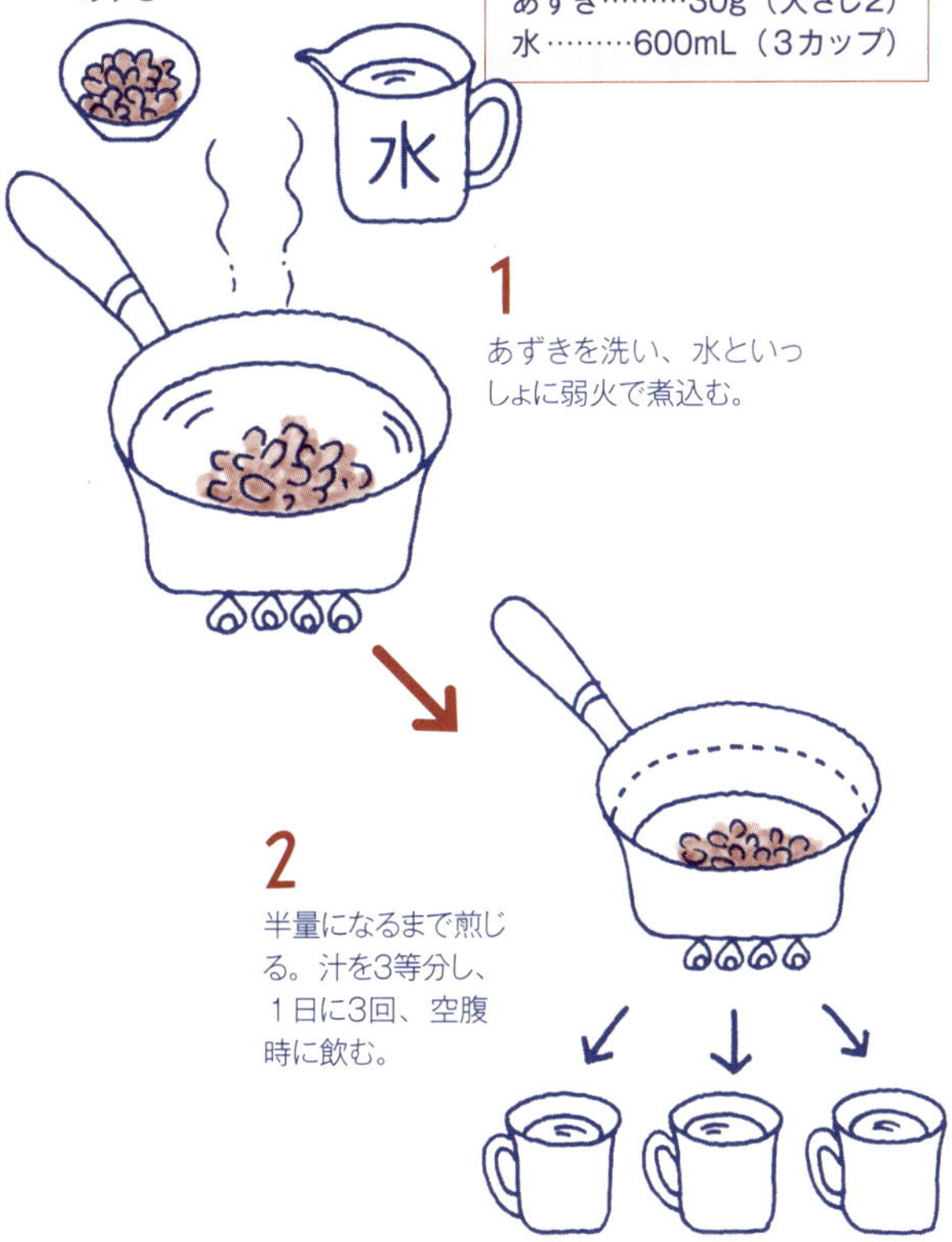

1 あずきを洗い、水といっしょに弱火で煮込む。

2 半量になるまで煎じる。汁を3等分し、1日に3回、空腹時に飲む。

作ってみました

簡単に作れます。吹きこぼれないように要注意。

飲んでみました

まったく甘みのない、薄い粉汁といった感じですが、特に飲みにくいということはありません。あずき特有のにおいが気になる人は、冷ましてから飲むとよいでしょう。

その他のおすすめ 食品・山野草

こいは魚のなかでは最も利尿効果があり、むくみに有効です。ぶつ切りのこいを弱火で煮込み、みそで味つけする「こいこく」が代表的な食べ方ですが、塩分の制限も大切なので、みその量を控え、薄味にするのがポイントです。こいのかわりに**ふな**でも代用できます。

あさりや**タニシ**は砂や泥を吐かせ、薄味のスープや潮汁《うしおじる》にして飲みます。

えんどう豆や**黒豆**などは、薄味の煮豆にして食べます。むくみがひどいときには、煎じて飲む方法もあります。

アケビは乾燥した茎10～15g、**オオバコ**は乾燥した全草5～10g、**キササゲ**は乾燥した果実10gを、それぞれ水で煎じて飲むとよいでしょう。

タンポポは、煎じても食べても効果があります。乾燥した葉か根を10g、生の葉なら30gを、600mLの水で半量まで煎じたものを1日に3回、空腹のときに飲みます。むくみの出やすい人は、タンポポの葉のサラダやおひたし、あえものをふだんから食べるとよいでしょう。

腹水の特効食で有名なすいかの黒霜《こくそう》

すいかのヘタの部分をカットして中身をくりぬき、皮だけにします。中ににんにくをつめ、カットした部分でふたをし、紙で包み、さらに泥を塗って周囲を固めます。これを火中の灰に1日埋めて蒸し焼きにします。そして、カラカラに乾燥した皮を粉末にして用います。朝と晩に1.5gずつを白湯《さゆ》で飲みます。

風変わりですが、中国ではよく知られた方法です。

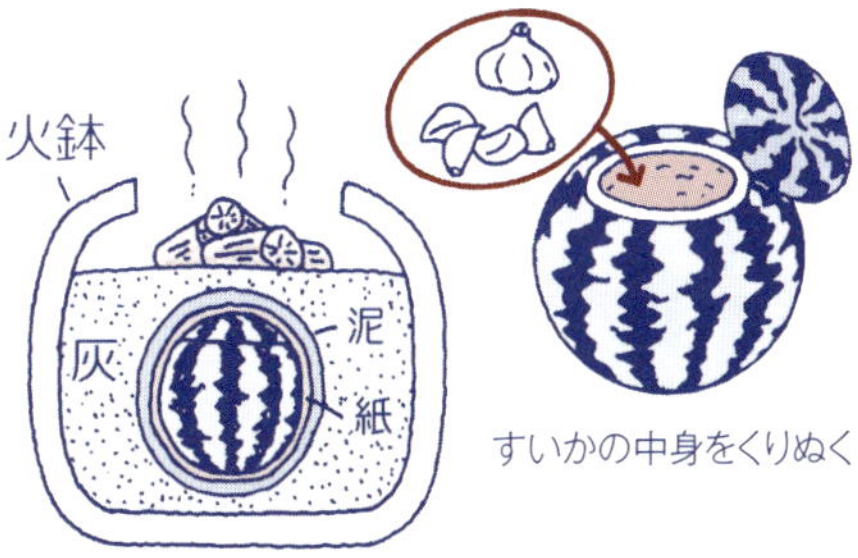

すいかの中身をくりぬく

塩分は大敵。尿の排泄をおさえる食品もダメ

塩分はむくみの症状を重くする作用があるので、できるだけ控えるようにします。塩はもちろん、**みそ**、**しょうゆ**、**化学調味料**なども塩分を多く含んでいるので、薄味で食べる習慣をつけましょう。**香辛料**や**アルコール**も制限が必要です。

もち米は、尿の排泄をおさえるはたらきがあります。**赤飯**や**おこわ**、**せんべい**などもできるだけ食べないようにします。同じ性質の**とうがらし**、**ぎんなん**も要注意です。

●尿意のがまんの限度は？ 膀胱《ぼうこう》に約300mLの尿がたまると尿意を感じる。いくらがまんしても、限度は500mLほど。

かぜ

体をあたためて、栄養をとって十分に寝ることが大事

●Dr.アドバイス

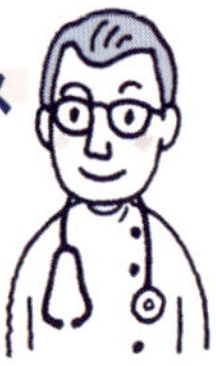

良質のたんぱくとビタミンA・Cがかぜの特効薬

かぜは、ウイルスの感染によっておこることがほとんどです。ウイルスが体内に入り込んだときに、疲労、睡眠不足、栄養不足、寒さなどによる、体力や抵抗力の低下が重なると発病します。

初期の症状はくしゃみ、鼻汁、寒け、発熱、頭痛など。胃腸炎をおこすこともあります。この段階で適切な手当てをして、早めに治してしまいましょう。

手当ての基本は栄養をとることと、あたたかくして休むことです。食欲がないとき、胃腸が弱っているときは、消化がよく、食べやすいものを工夫します。体に負担のかからない食べもの、細胞の抵抗力を高めるビタミンA・Cを含むものを積極的にとりましょう。

何日も熱が下がらない、せきやたんがひどい、胸が苦しいなどの症状があるときは、医師の診断が必要です。

市販のかぜ薬は症状をやわらげることはできますが、ウイルスに対する抵抗力をつけるには、安静、保温、栄養補給が欠かせません。

消化がよく、栄養豊富

鶏卵

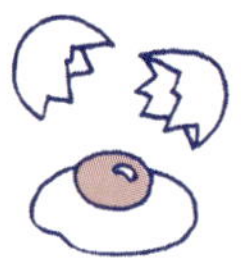

鶏卵は、たんぱく質などがバランスよくとれる高栄養食で、食べると汗を出して熱を下げます。白身にはのどを潤し、せきを鎮める作用もあります。**卵酒**（作り方は次ページ）は、かぜのひきはじめの微熱によく効きます。ただし、高熱にはかえって悪化を招くことがあるので注意しましょう。

また、卵のアレルギーのある人、酒の弱い人には向きません。

（根本）

のどの痛みやせきに

だいこん

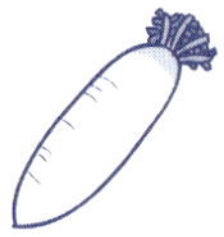

ジアスターゼなどの消化酵素が豊富で、消化促進や胃を強くする作用がよく知られていますが、せきどめや、たんを出しやすくするはたらきもあります。

せき、たん、のどの痛み、のどの渇きには、**だいこん湯**がおすすめです。コップに¼くらいのだいこんおろしに、おろししょうがを少々加え、熱湯を注いであたたかいうちに飲みます。はちみつで甘くしたり、レモンのしぼり汁で酸みをプラスするなど、飲みやすくしてもよいでしょう。

（根本）

胃腸が弱ったときに

にら

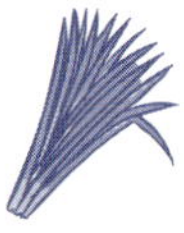

にらの強いにおいのもとになっている硫化アリルという物質が、自律神経《じりつしんけい》を刺激し、冷えた胃腸や内臓の調子をととのえます。ビタミンA・B群・C、カルシウム、カリウム、鉄も多く、かぜをひいたときの栄養補給に最適の野菜です。血液の循環をよくするはたらきもあります。

にら粥か**にら雑炊**にして食べると、体が芯からあたたまるうえ、体の冷えからくる胃腸の痛みにも効果があります。

ただし、アレルギー体質の人、下痢をしやすい人は、食べすぎないように注意してください。

（根本）

●にら粥

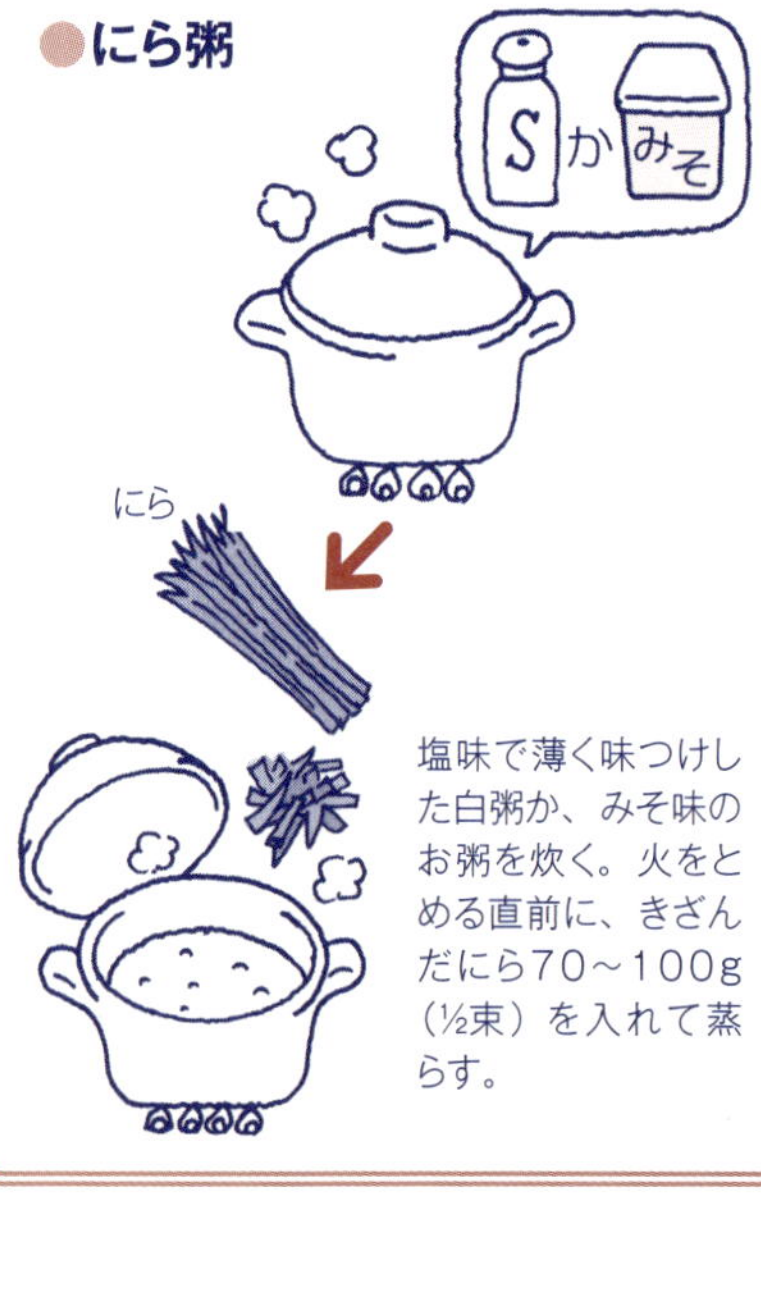

塩味で薄く味つけした白粥か、みそ味のお粥を炊く。火をとめる直前に、きざんだにら70～100g（½束）を入れて蒸らす。

卵酒の作り方

●材料（1杯分）

鶏卵	1個
日本酒	180mL（1カップ弱）
しょうが	1かけ
砂糖	適量

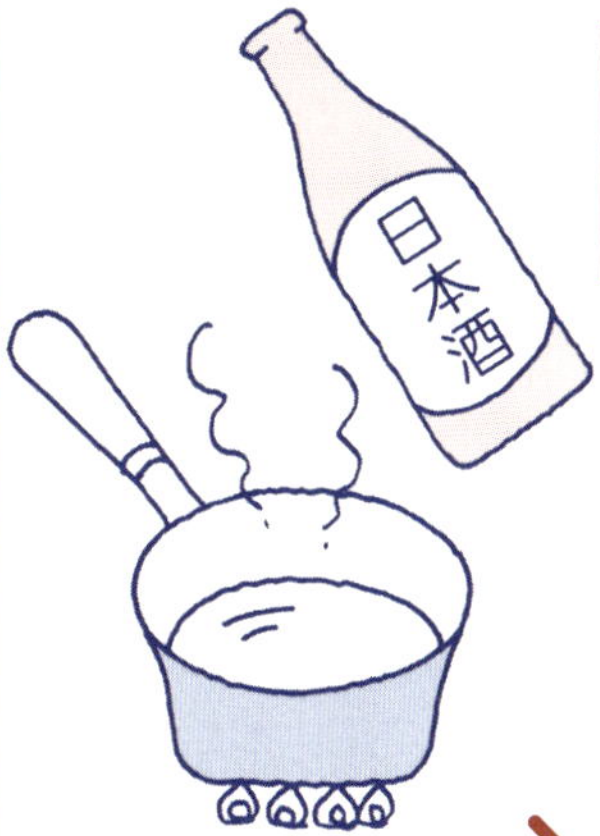

これがコツ

1 鍋に日本酒を入れ、沸騰させる。ふきこぼれないように注意する。

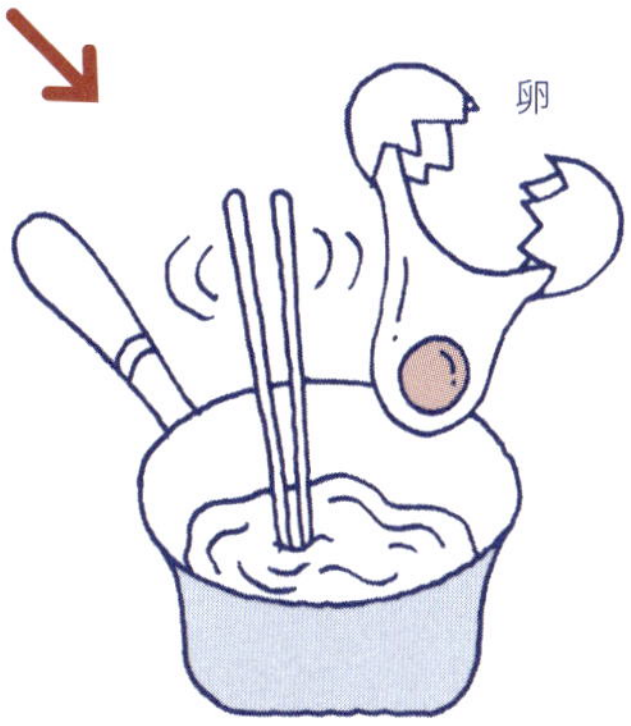

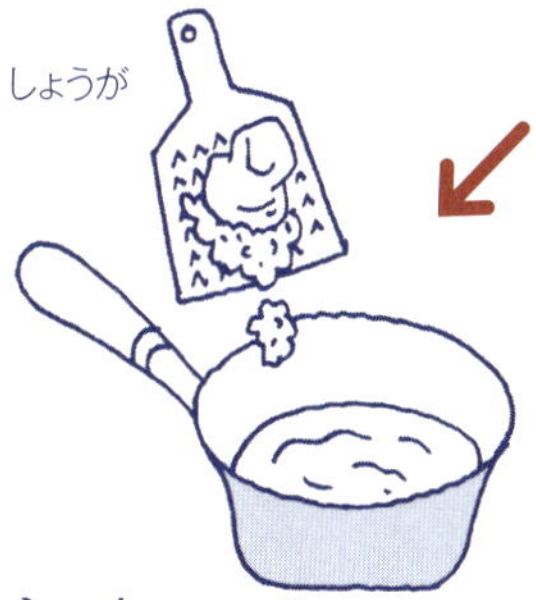

2 沸騰したら卵を割り入れ、すぐに火をとめ、菜箸でかき混ぜる。

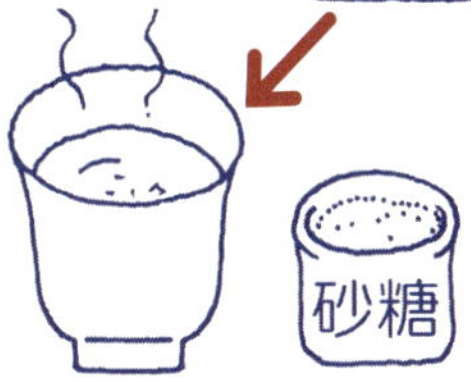

3 しょうがをすりおろして加える。好みで砂糖を入れ、熱いうちに飲む。

作ってみました

試作では小さい鍋を使ったために、日本酒がふきこぼれてしまいました。卵を入れたときのかき混ぜやすさからも、大きめの鍋をおすすめします。

飲んでみました

卵が固まって口に残るのが気になりますが、しょうが汁を入れると、すっきりして飲みやすくなります。

体をあたためる ねぎ

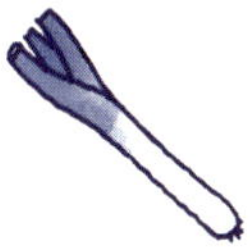

ねぎの白い部分は、漢方では葱白《そうはく》といい、汗を出して熱を下げ、体をあたためます。ただし、熱があっても、すでに汗をかいている場合には使えません。

ねぎの白い部分をみじん切りにしてみそを混ぜ、熱湯を注いで飲みます。ねぎのみじん切りとしょうがのしぼり汁を加えたお粥も効きます。（根本）

解熱効果がある うめ

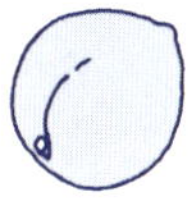

うめぼしの黒焼きは、せきどめや解熱の作用があります。

黒焼きは、うめぼしを焼き網かフライパンで弱火であぶって真っ黒になるまで作ります。

黒焼きのうめぼし2個を器に入れて黒砂糖5gを加え、½カップくらいの熱湯を入れて、うわずみをあたたかいうちに飲みます。（根本）

せきとたんきりに しょうが

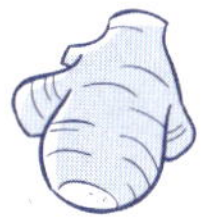

かぜからくる頭痛、せき、鼻づまり、冷えなどにとても効果があります。辛み成分には殺菌作用もあります。

せき、たんには、しょうが汁にはちみつを入れてあたためた、**しょうが湯**を飲みます。

親指大のしょうがのおろし汁に熱湯を注ぎ、はちみつは好みに合わせて加えます。（根本）

●しょうが湯

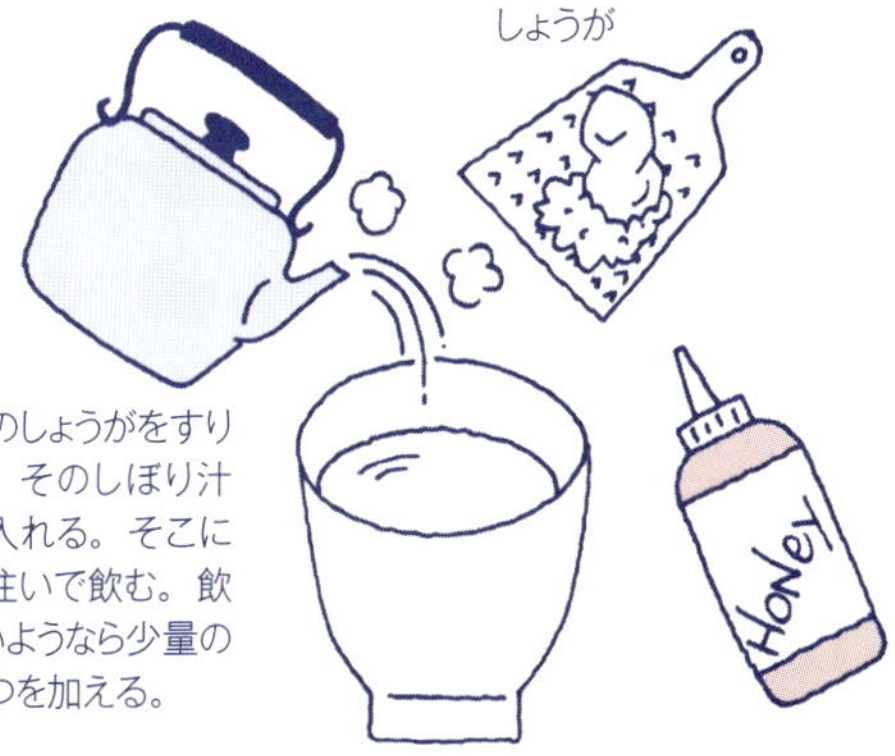

親指大のしょうがをすりおろし、そのしぼり汁を器に入れる。そこに熱湯を注いで飲む。飲みにくいようなら少量のはちみつを加える。

●かぜは万病のもと　かぜは長びくと体力が落ち、多くの合併症を招く。肺炎から死に至ることもあるので、治療は早めに。

かぜのひきはじめに
クズ

薬効があるのは、地下30cmより深いところに張る根の部分です。ヒゲ根をとって洗い、乾燥させたものを漢方では葛根《かっこん》といい、煎じて飲むほか、生薬の葛根湯《かっこんとう》の主成分として配合されます。

クズには発汗作用、解熱作用があります。また、かぜの初期症状の頭痛、肩や首すじのこりをやわらげたり、痛み止めのはたらきもあります。

市販のクズ粉でつくる**クズ湯**にも、滋養があり、体をあたためるので、かぜのひきはじめや回復期に飲むと、効果があります。

（根本）

●クズ湯

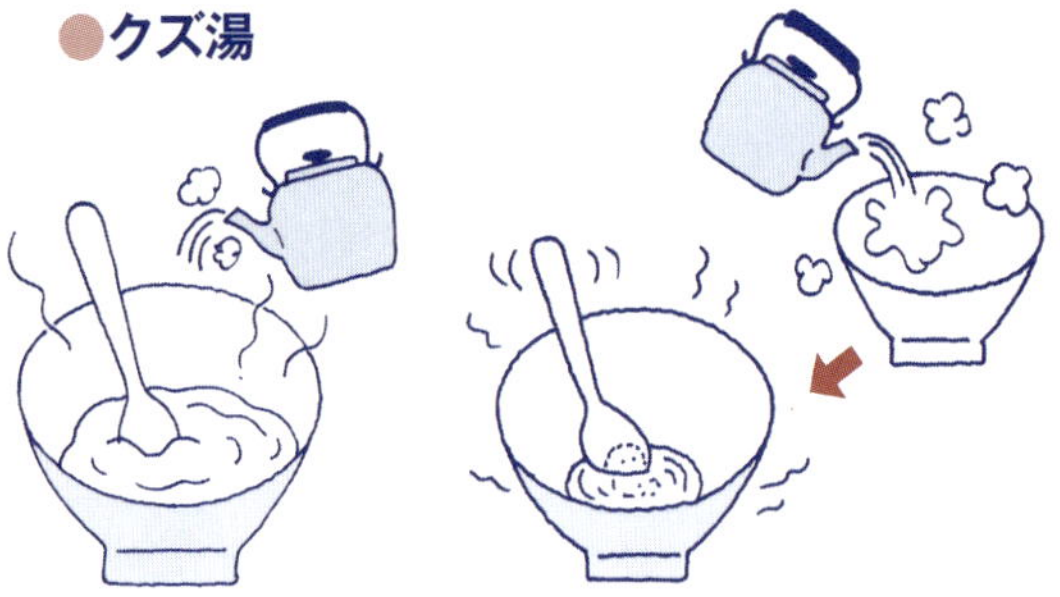

1 どんぶりは、あらかじめ熱湯をかけてあたためておく。クズ粉小さじ１をまず少量の水で溶く。

2 １カップ程度の熱湯を注いで、透明になるまでかき混ぜる。好みに合わせて、砂糖やおろししょうがを加えてもよい。

かぜの発熱に効く
カミツレ

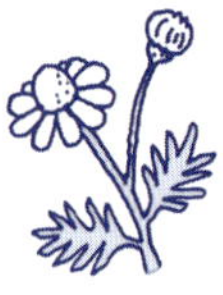

洋名はカモミール。独特の香りがする花に薬効があり、体をあたためます。春から夏にかけて、白い小さな花をつけます。咲ききったものから順に、30cmほどの長さで茎ごと刈りとり、花だけを採って陰干しにします。

カミツレ茶の煎じ方は、乾燥した花5～7gを茶こしに入れ、熱湯を回しかけるだけで十分です。これを1日3回、食間にあたたかいうちに飲みます。汗を出し、体温を下げる効果があります。市販のティーバッグになったカミツレもあります。

（根本）

せきとたんを鎮める
みかん

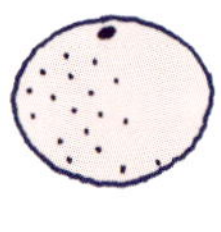

よく熟したみかんの皮をとり、陰干しや日干しにしたものを陳皮《ちんぴ》といって、漢方薬としてよく処方されます。せきやたんを鎮めたり、体をあたため、発汗を促すはたらきがあります。かぜのときには、**陳皮の煎じ汁**（作り方は次ページ）がよく効きます。果肉を食べたり、ジュースにして飲むと、水分やビタミンCの補給、食欲増進に役立ちます。

果肉は体を冷やす性質があるので、冷え症、腎炎《じんえん》や膀胱炎《ぼうこうえん》になりやすい人は、多食するのは控えましょう。

（根本）

発汗を促して熱を下げる
ハッカ

主成分は、さわやかな香りのもとでもあるメントールで、漢方薬、現代医薬のどちらにも処方されます。

ハッカ湯は、汗を出して熱を下げる作用のほか、頭痛をおさえたり、胃を丈夫にする薬効もあります。葉、茎ともに、乾燥したものを使いますが、かぜのときの熱や頭痛には、葉を使います。

乾燥した葉を細かくきざみ、これを茶さじ1ほど湯のみに入れ、熱湯を注いでしばらくおいて、うわずみを飲みます。

（根本）

おもしろ 栄養学

ビタミンCは、なぜかぜに効く？

ビタミンCには、ウイルスの感染を防ごうとする体のはたらきを、強める作用があります。また、寒さに対する抵抗力をつけるはたらきもあります。さらに、ウイルスが破壊した細胞や組織を回復させるので、かぜの予防はもとより、ひきはじめから回復期まで効果をあらわします。

かぜをひいて熱が出ると、体内のビタミンCが減ります。特に、白血球に含まれるビタミンCの濃度が減少します。そこで、積極的にこれを補給する必要があるのです。

ビタミンCは柑橘《かんきつ》類、パイナップル、いちごなどのくだものをはじめ、パセリやピーマンなどの緑黄色野菜に多く含まれています。

加熱するとCは破壊されるので、生のジュースにして飲むのが、手軽で効果的です。

陳皮の煎じ汁の作り方

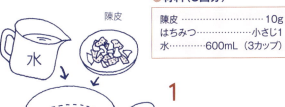

●材料（3回分）

陳皮	10g
はちみつ	小さじ1
水	600mL（3カップ）

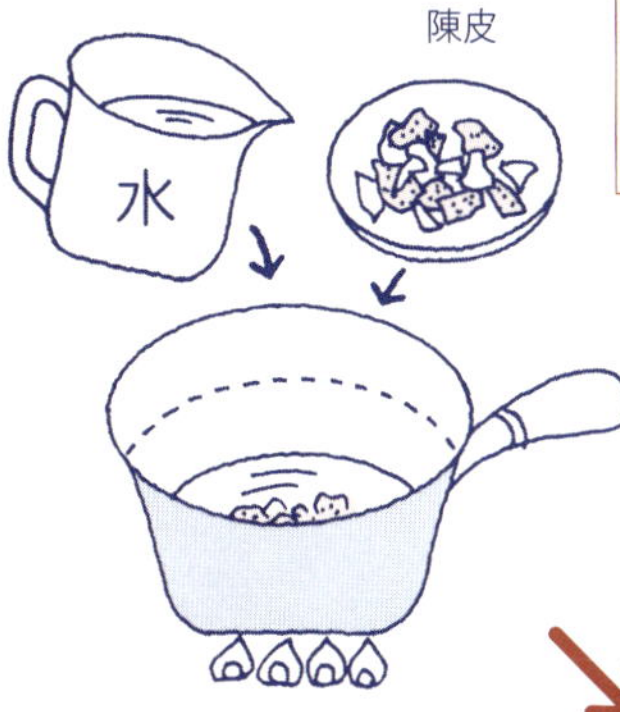

1
陳皮と水を鍋に入れ、半量になるまで煎じる。

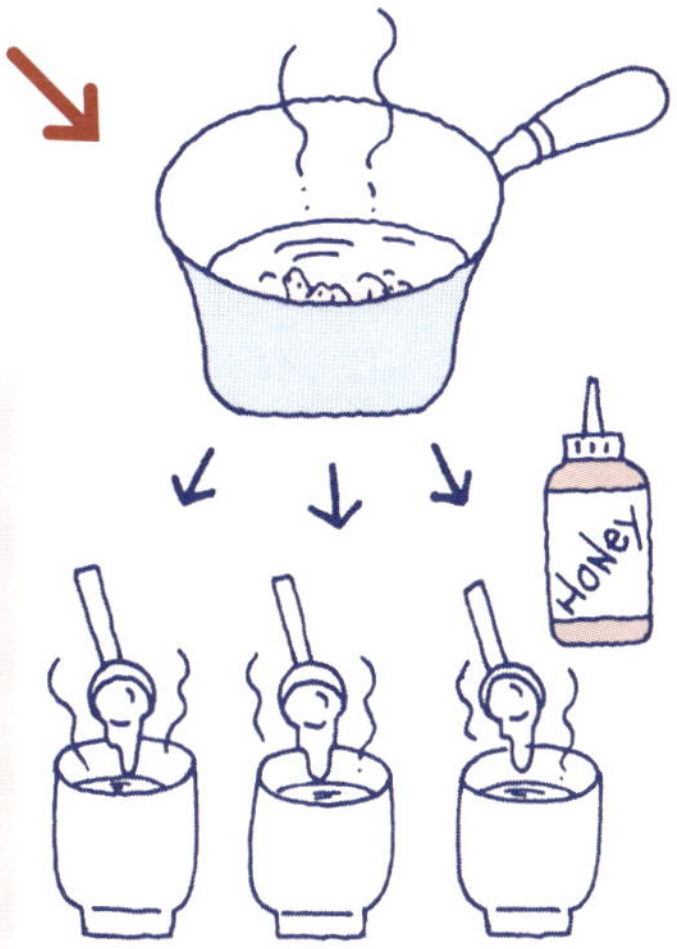

これがコツ

2
煎じ汁の⅓を1回分とする。飲むときはこれにはちみつをそのつど加え（小さじ⅓）、あたためて飲む。3回分のはちみつ（小さじ1）をまとめて入れる場合は、冷めると沈むので、飲むたびにあたためてかき混ぜる。

●陳皮は作りおきすると便利

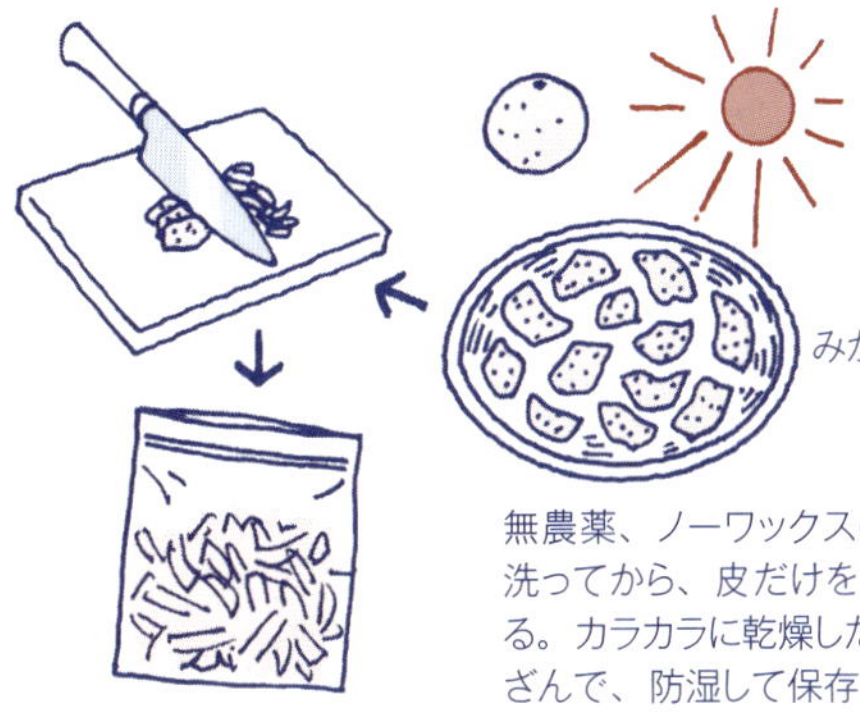

無農薬、ノーワックスのみかんを洗ってから、皮だけを日干しにする。カラカラに乾燥したら細かくきざんで、防湿して保存する。

作ってみました

陳皮は、漢方薬局でも手に入ります。市販のみかんの多くは、皮にワックスがかけてある可能性が高いので、使う場合には売り主に確認してください。

飲んでみました

みかんの香りがする、おいしい飲みものです。甘くすれば、子供でも飲めます。

※1歳未満の乳児には、はちみつを与えてはいけない。

その他のおすすめ 食品・山野草

なしやりんごには、熱によるのどの渇きをいやす効果があります。なしはしぼり汁を飲み、りんごはすりおろして食べるとよいでしょう。胸がすっきりして、食欲増進にもつながります。

ビタミンCが豊富な**きんかん**は、はちみつ煮にすると、のどの痛みに効果的です。

玄米は、バランスのよい栄養がとれますが、消化がわるいので、やわらかい玄米スープやお粥にして、よくかんで食べます。しょうがやねぎを加えると、体があたたまります。

アロエを使うときは、葉を3～4cmすりおろし、お湯をさして飲むと、のどの痛みやせきに効きます。はちみつやレモンで飲みやすくします。

しその葉は、煎じたものが寒けや熱に効果的です。しょうがやみかんの皮といっしょに煎じて、あたたかいうちに飲みます。**しその実**にも薬効があり、せき止めの作用がすぐれています。

生薬の煎じ薬では、**オオバコ**や**ナンテン**が、せきを鎮めるはたらきをもっています。オオバコの種5～10gを1日量として、200mLの水で半量に煎じます。ナンテンは乾燥させた果実5～10gを、1日量として煎じて飲みます。

※かぜの発熱については209～211ページも参照。

体を冷やす食べものは控える

食べものも、体をあたためるものを選んで食べるようにします。

体を冷やす性質の食べもののなかには、のどや口の渇きをとったり、熱を下げる効果をもつものもありますが、悪寒《おかん》があるようなかぜの初期には向きません。

体を冷やす氷や冷たい水、ジュースなどは飲むのを避けましょう。

●うぶ屋のかぜは一生つく　うぶ屋とは、その昔お産に使った場所。子供の病気は用心するにこしたことはないという戒め。

扁桃炎

熱が出てのどが痛むときは、解熱・消炎作用のある食べものを

●Dr.アドバイス

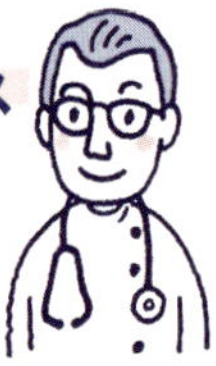

体をあたため、のどごしのよい食べものを

口の奥にある口蓋扁桃《こうがいへんとう》で、細菌の活動が活発になっておこる炎症を、扁桃炎といいます。

若い人に多く、かぜで体力が落ちたときや疲労がたまったとき、季節の変わり目、体調のわるいときなどに発病しやすくなります。急性の場合は、のどの痛みと発熱を伴います。高熱が出やすいのも特徴です。急性扁桃炎を繰り返すうちに慢性になることもあり、その場合、症状はおだやかですが、疲れたときなどにはのどが痛み、熱が出やすくなります。

ときには、中耳炎や腎炎などの二次疾患をひきおこすことがあります。痛みが激しく、熱が高いときは、医師の診察を受けましょう。

発熱のため体力を消耗するので、家庭では安静と保温を第一に心がけます。のどに負担がかからないような、のどごしがやわらかく、栄養価の高い食べものと飲みもので、栄養を補給します。

空気の乾燥しやすい冬は、うがいを励行してかぜを予防し、疲れをためないことも大切です。

のどに異和感があるときに
きんかん

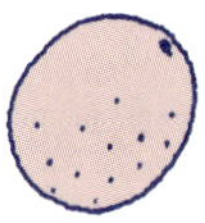

酸みの強い果肉部分にくらべ、皮のほうに甘みがあるので、まるごと食べるのがふつうです。栄養も豊富で、皮はビタミンCやカルシウムを含み、のどの炎症を鎮める作用があります。果肉にはビタミンA・B1・B2・C、カルシウムなどが含まれます。

生ではすっぱくて食べにくければ、**ミツ煮**（作り方は次ページ）にします。この煮汁にお湯をさして飲んでも効果があります。葉にも薬効があり、煎じて飲むとよいでしょう。

（根本）

花に解熱作用がある
スイカズラ

地上部分に薬効があり、葉や茎の生薬を忍冬《にんどう》、花の生薬を金銀花《きんぎんか》といいます。かぜには**金銀花の煎じ汁**を飲むと解熱作用があり、効果的です。

開花期は4～5月で、花の色が白から黄色に変色します。管状の花の細いほうを吸うと、甘いミツの味がします。このころの花を摘み、風通しのよい場所で陰干しにします。1回の分量として、乾燥した金銀花2～3gを200mLの水で半量まで煎じて、食後に服用します。

（根本）

発熱し、のどが痛むとき
なし

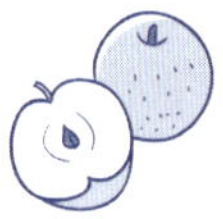

なしには、熱を下げ、のどを潤し、鎮痛作用があるため、扁桃炎の症状を軽くします。**なしのしぼり汁**は、かぜのせきやたんにも効果があります。

なしをすりおろし、しぼり汁をゆっくり飲んでのどを潤します。痛みが激しいときは、氷で冷やすとのどごしもよく、飲みやすくなります。

熱が出ても寒けを伴うときや、重い冷え症の人、下痢をしやすい人はホットにしましょう。

（根本）

●なしのしぼり汁

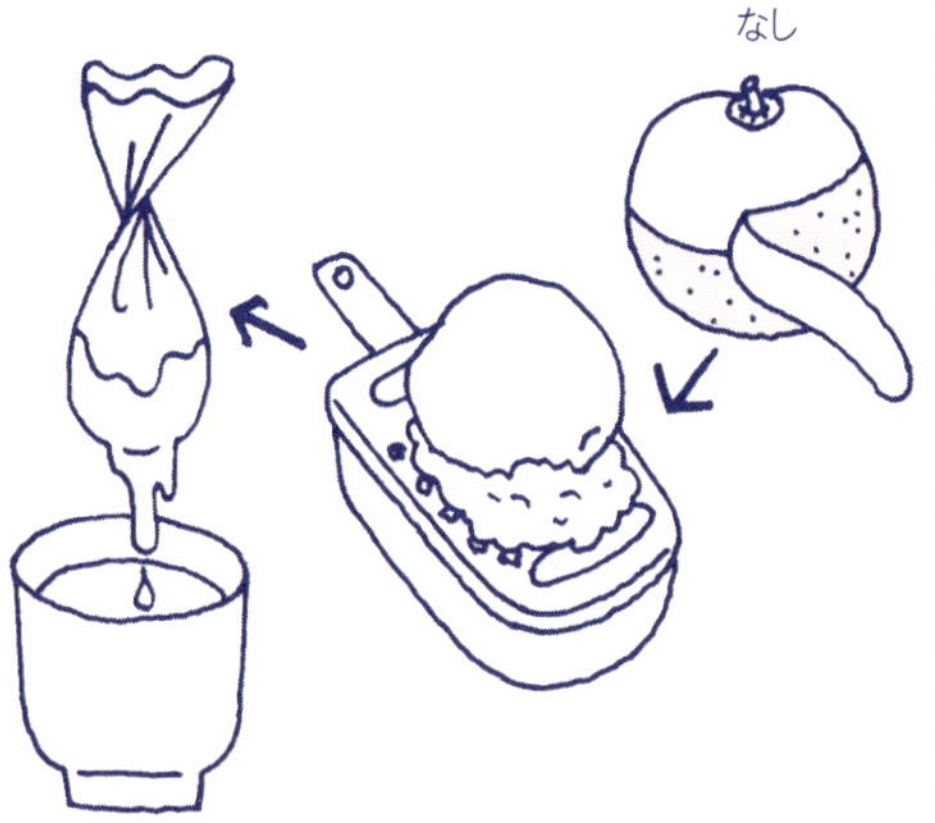

なし１個を、皮をむいてからすりおろし、しぼり汁をゆっくり飲む。

のどの痛みに早く効く 甘草

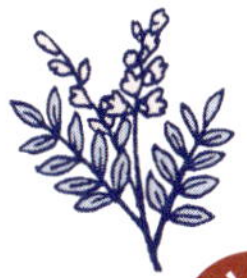

甘草《かんぞう》の根の煎じ汁は、炎症や痛みをやわらげる効果があり、扁桃炎で激しくのどが痛むときによく効きます。漢方薬局では中国産の甘草の根からできたものを、生薬として市販しています。日本産のヤブカンゾウは全く別種なので、まちがえないように注意します。

甘草6gを400mLの水で煎じ、半量まで煮つめてカスをとり除きます。これを3回分として、少量ずつ口に含み、うがいをしながらゆっくりと飲み込みます。

（根本・山ノ内）

のどがはれ、化膿しているときに キキョウ

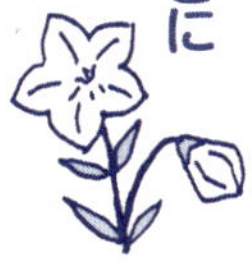

キキョウは根に薬効があり、消炎、たんきり、排膿（膿《うみ》を出す）のはたらきがあります。夏に根を掘り、水洗いして乾燥させたものを薬用にします。

薬効が強いものの、服用すると吐きけがするので、甘草といっしょに煎じて飲みます。キキョウの根3g、甘草2gを300mLの水で半量まで煎じ、カスをとります。うがいをしながら、のど全体にゆきわたるようにして飲みます。

（根本・山ノ内）

うがい薬として用いる ザクロ

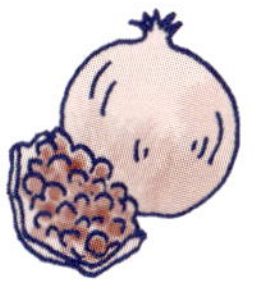

ザクロの実の煎じ汁が、のどの痛みに効きます。果実1個を適当な大きさに割って、400mLの水とともに火にかけます。沸騰してから30分くらい煎じ、こした汁でうがいをします。

いちばん薬効があるのが果実の皮なので、陰干しにした皮だけを煎じるとより有効です。

葉でもうがい薬が作れ、同様の効果があります。ひと握りの葉と、400mLの水を弱火にかけ、半量まで煮つめます。カスをとり除いてうがい薬にします。

（根本）

きんかんのミツ煮の作り方

●**材料**

きんかん	10個
氷砂糖	50g（12〜13個）
水	400mL（2カップ）

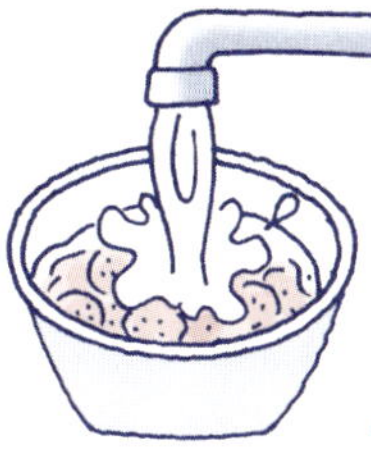

これがコツ

1

きんかんは水で洗い、味がしみるようにつまようじなどで、皮に数か所穴をあける。

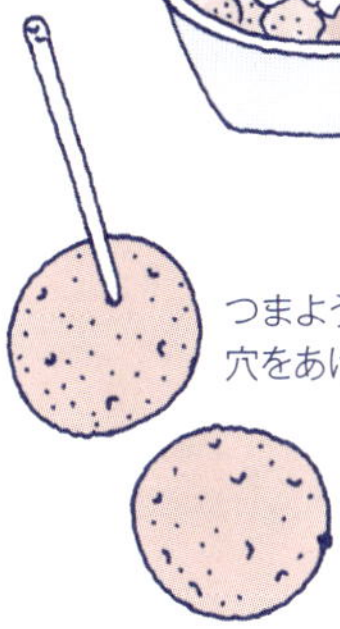

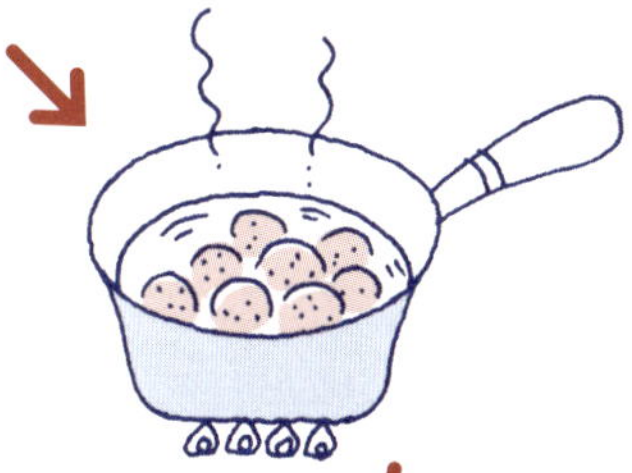

2

鍋にきんかんと水を入れて火にかけ、沸騰したら弱火で30分ほど煮る。氷砂糖を入れて、つやが出るまで煮込む。多めに作るときは、氷砂糖の量はきんかんの1.5〜2倍の量にする。

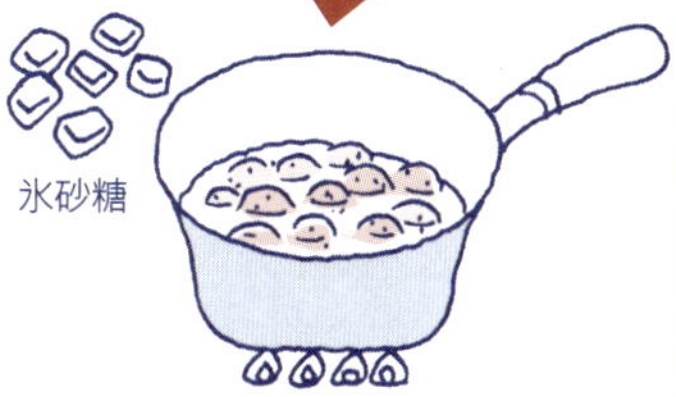

作ってみました

きんかんの出盛りの時期に、多めに作って保存するとよいでしょう。つまようじで穴をあけるかわりに、ヘタのところに十字に切れめを入れるだけでも味がしみます。

食べてみました

果実はおいしいのですが、のどが痛くて食べられないときは、煮汁をお湯で割って飲むとよいでしょう。

その他のおすすめ 食品・山野草

クチナシや**ナンテン**は、熟した果実を乾燥させたものが漢方薬に使われます。1日分として、クチナシの実なら3個を、ナンテンの実は砕いて30gほどを、180mLの水で煎じて服用します。

煎じ汁を飲むときは、うがいをしながら、ゆっくりとのどを潤すようにしてから飲み込みます。

●のどもとすぎれば熱さを忘れる　食道はもともと鈍感な器官。食道に違和感があって飲み込みにくいときは、がんなどの心配も。

気管支炎

禁煙と節酒を守り、栄養を十分にとって慢性化を防ぐ

●Dr.アドバイス

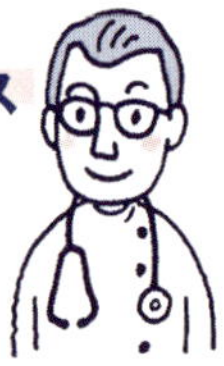

発熱、息切れ、チアノーゼは、要注意のサイン

急性気管支炎は、かぜやインフルエンザに伴うことが多く、気管や気管支の粘膜に炎症がおこります。せきとたんが主な症状で、軽ければ、数日でおさまります。しかし手当てを怠ったり、アレルギーが原因の場合は、長びくこともあるので注意しましょう。

症状が重く長びき、ひどくせき込んだり、くちびるが紫色になるチアノーゼや、息切れ、発熱がみられたら、医師の診断が必要です。

3か月以上もせきやたんが続き、気管支の炎症が慢性化した状態を慢性気管支炎といいます。喫煙と大気汚染がその要因となりやすく、また、冷気などの刺激でも、症状が重くなることがあります。

家庭では禁煙し、アルコールや刺激の強い香辛料も控え、消化のよい食事と水分の補給を心がけます。ほこりや冷気を避け、熱があるうちはなるべく安静にして、体をあたたかくして休みましょう。

たんを出しやすくする「体位性ドレナージ」という方法もあり、医師に相談するとよいでしょう。

肺を潤し、せきをとめる
ゆり根

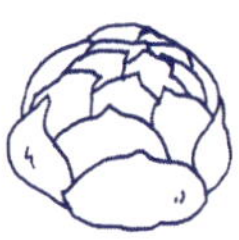

ゆり根はイライラや不眠に効く以外に、せきを改善するはたらきもあります。せきどめには**ゆり根となしの蒸しもの**がおすすめです。ゆり根となしをきざみ、砂糖を混ぜて、約2時間蒸します。冷めてから食べるとせきに効果的です。

また、**ゆり根のつき汁**をお湯で割って飲むと、老人性の気管支炎に効きます。

ただし、かぜの初期で寒けがあるときや、慢性の下痢の人は、食べないほうがよいでしょう。（根本）

●ゆり根となしの蒸しもの

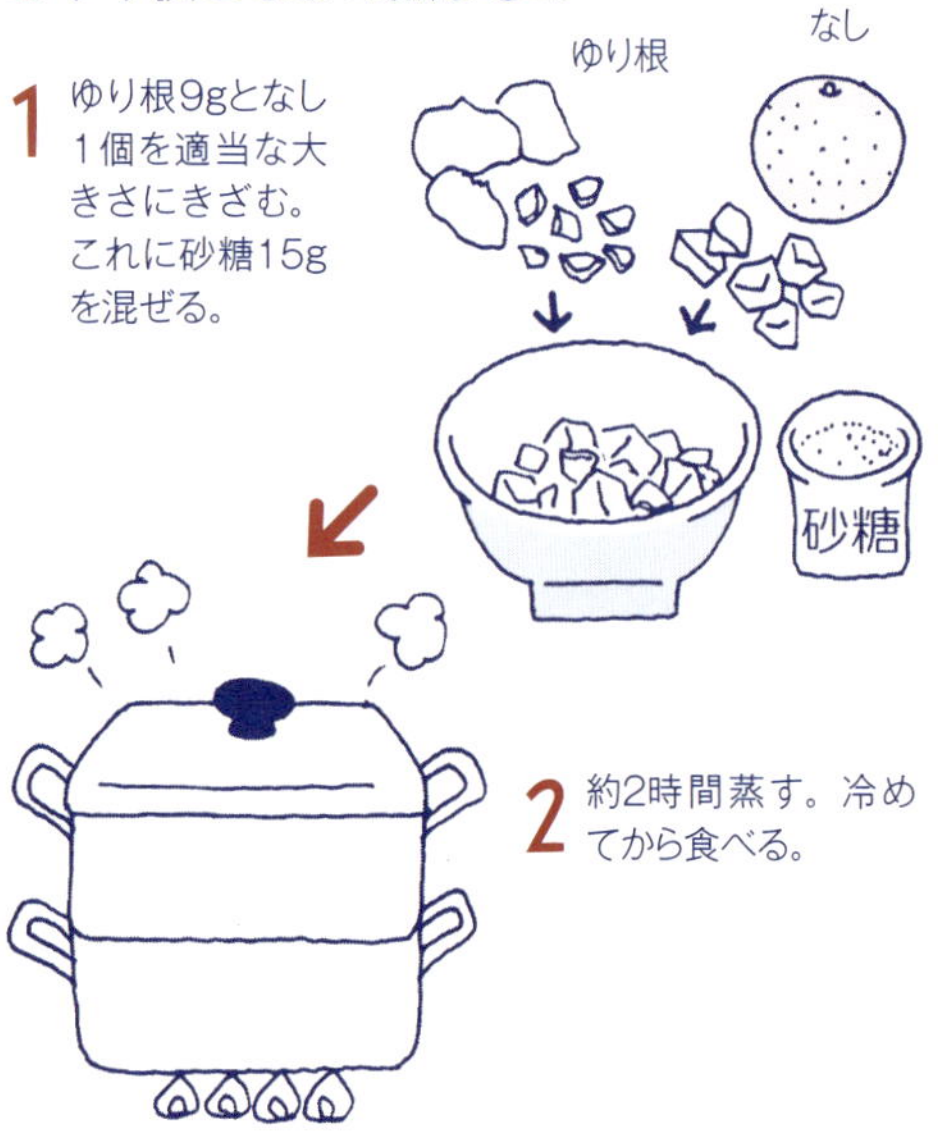

1 ゆり根9gとなし1個を適当な大きさにきざむ。これに砂糖15gを混ぜる。

2 約2時間蒸す。冷めてから食べる。

気管支の粘膜を強くする
にんじん

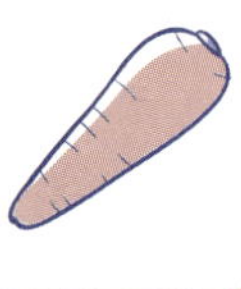

にんじんのオレンジ色はカロテンという色素で、体内でビタミンAに変化します。そのほかビタミンB群やCも含んでいます。

ビタミンAとCは、粘膜をじょうぶにして、抵抗力をつけるはたらきがあるので、気管支の粘膜が炎症をおこしているときにも効果があります。

生のにんじんをすりおろして、そのまま食べてもよく、布でしぼった汁をさかずきに1～2杯飲んでも効きます。（根本）

激しくせき込んだときに
れんこん

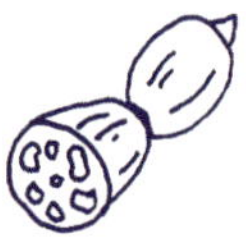

激しくつらいせきを鎮めるには、**れんこんのしぼり汁**を使います。

皮をむかないほうがより効果的なので、よく洗って使います。黒っぽい節のところをすりおろし、その汁を飲むと、せきがおさまり、楽になります。

熱を伴っているときは、れんこんのしぼり汁といっしょに、同量のなしのしぼり汁を合わせて飲むとよいでしょう。（根本）

ぎんなんの水煮の作り方

●材料（1回分）

ぎんなん	10g（5〜6個）
はちみつ	適量

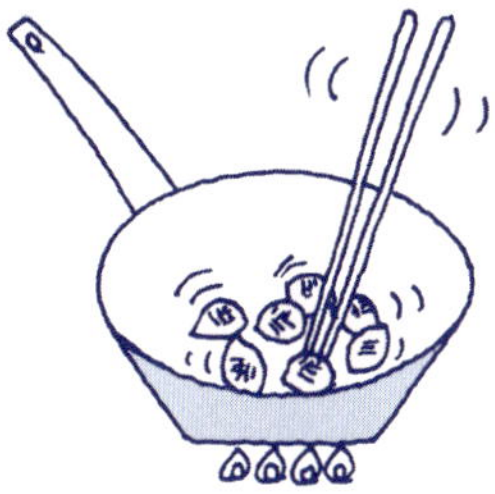

1 ぎんなんは殻に割れ目を入れ、殻ごと弱火で3〜5分いる。

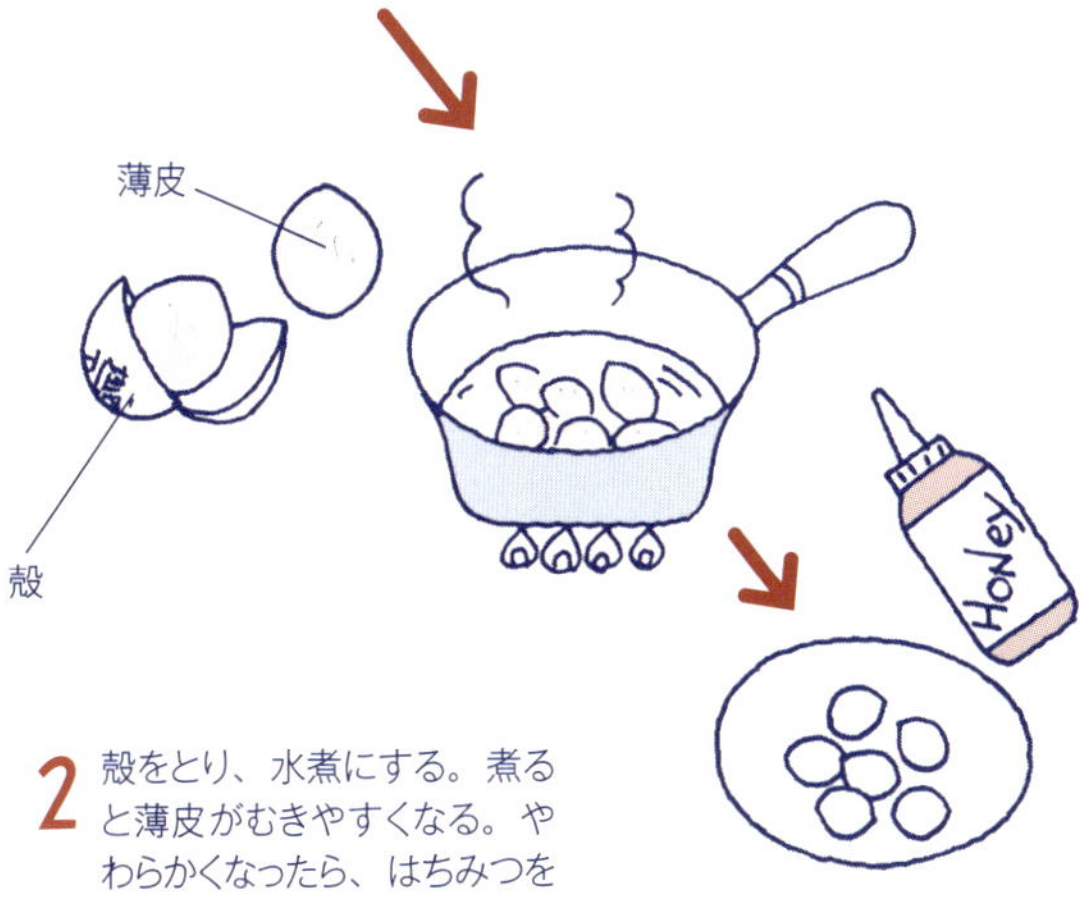

2 殻をとり、水煮にする。煮ると薄皮がむきやすくなる。やわらかくなったら、はちみつを好みの量かけて食べる。

作ってみました

ぎんなんの薄皮は、無理に手でむかず、水煮にします。煮たあと、おたまの背で押すと、簡単にとれます。

食べてみました

ぎんなん特有のほろ苦さがはちみつでやわらぎ、意外と食べやすい味です。のどごしもなめらかです。

せき、たんの特効薬

ぎんなん

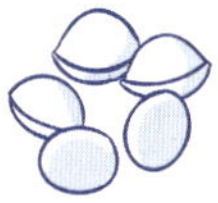

ぎんなんは、呼吸器をととのえる作用があり、せきどめの漢方薬に処方されます。

せきどめには、**ぎんなんの水煮**（作り方は左図）がよいでしょう。また、薄皮をむいたぎんなんを、だし汁としょうがのみじん切り、しその実とともに煮た**ぎんなんのスープ**もおすすめです。

生のぎんなんは、中毒物質が含まれるので注意が必要です。火を通したぎんなんでも多食は禁物で、子供では1日に5個以内、大人でも10個までとします。（根本）

のどが渇くときに

なし

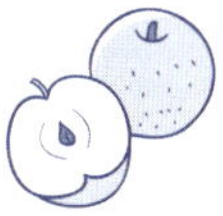

発熱による口やのどの渇き、せき、のどの痛み、たんがきれないなどの症状に使われてきました。肺やのどを潤して、せきを止めます。

のどの炎症をおさえたり、せきやたんを鎮めるには、なしをそのまま食べるより、**なしのしぼり汁**をそのまま、またははちみつを加えて飲みます。のどを潤すように、ゆっくり飲むと、よりいっそう効果的です。

なしに、はちみつとひねしょうがを加え、ドロドロに煮たものを食べても、効果があります。（根本）

インフルエンザの予防と対策

毎年冬になると流行するインフルエンザですが、最近では1年を通じてみられるようになりました。インフルエンザウイルスによる急性熱性感染症で、ウイルスにはA、B、Cの3つの型があります。この従来のウイルスが大きく変異して大流行する新型インフルエンザも、近年聞かれるようになりました。

インフルエンザは、その年によって流行する型が異なり、それを予想して予防接種が行われます。感染を避けるには、この予防接種をすることが重要なのですが、接種したからといって、インフルエンザにかからないわけではなく、「かかりにくい」「かかっても症状が軽い」という程度です。

インフルエンザは人から人へと感染します。感染した人のせきやくしゃみに混じったウイルスが、ほかの人の口や鼻に入る、いわゆる飛沫感染です。そのため、マスクの着用と、外出先から帰ってきたら手洗いとうがいを忘れないことも大切な予防法のひとつです。

感染すると、38℃以上の高熱、頭痛、全身の倦怠感、関節痛、筋肉痛などの症状が現われます。続いて、せき、鼻水、のどの痛みなどがあらわれます。

これらの症状がみられたら、すぐに医師の診察を受けます。インフルエンザと診断されたら、抗ウイルス薬を服用するとともに、自宅で安静にすることが求められます。1週間程度で回復します。

●1日に吸う空気の量は？ 人間が1日に吸いこむ空気の量は、約10㎥。牛乳びんにして約5万6000本にあたる。

皮だけを使う みかん

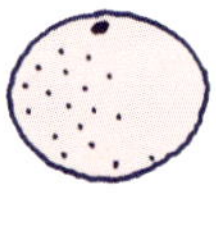

せきを鎮め、たんをきる効果は皮にあります。果肉は体を冷やす作用があり、せきの出やすい人は控えます。

皮を干したものは陳皮《ちんぴ》といわれる生薬で、漢方薬局で求められます。**陳皮の煎じ汁**を飲んでも有効ですが、セリの根を加えると効果が増します。おすすめは**陳皮とセリのスープ**（作り方は次ページ）です。

（根本）

慢性気管支炎に クチナシ

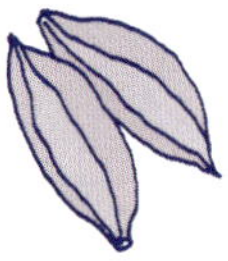

クチナシの実の黒焼きが効きます。これには炎症を軽減する効果があります。また、強いせきで胸が痛くなったときにも効果的です。1日1gを、1日3回服用してください。

クチナシの実は、晩秋に黄色く熟したものを採り、日干しにして保存しておくといいでしょう。漢方薬局でも求められます（生薬名は山梔子《さんしし》）。

（山ノ内）

せき止めに効く かぶ

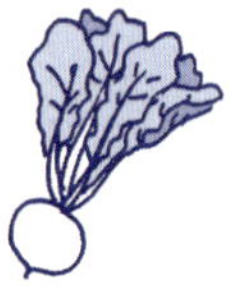

かぶのしぼり汁は、せき止めによく効きます。かぶにはビタミンCが豊富に含まれているからです。ビタミンCはのどなどの粘膜を、じょうぶにするはたらきがあります。

かぶを皮ごとすりおろし、ガーゼなどでしぼります。しぼり汁大さじ2~3と、氷砂糖1個をカップに入れ、50㎖の熱湯を注いで飲みます。

（山ノ内）

たんを止める アロエ

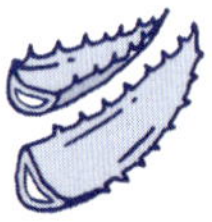

アロエには炎症の抑制や、殺菌などの作用があるため、長く続くせき、気管支炎からくるたんなどを止めるのに使われます。**アロエあめ**がおすすめです。

すりおろしたアロエの葉4~5枚分を、ガーゼなどでこします。そこに水あめ200㎖を加えて、トロトロになるまで弱火で煮つめます。これを1回につき小さじ1ほど食べます。

（山ノ内）

日・常・生・活・の・注・意

気管支炎を1週間で治すポイント

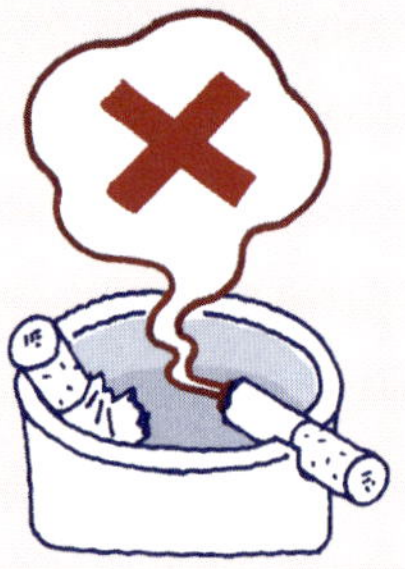

禁煙は絶対条件。必ず守る。家族も家では禁煙がのぞましい。

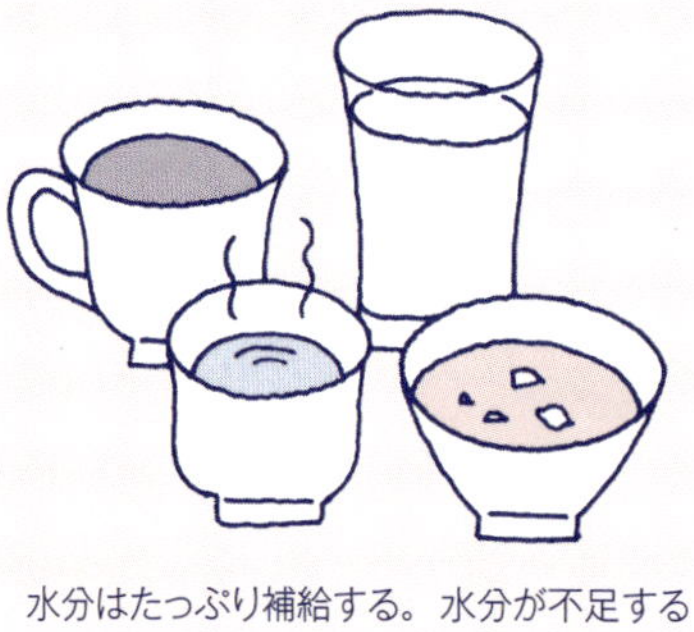

水分はたっぷり補給する。水分が不足すると、せきが出やすくなったり、たんがからみやすくなる。

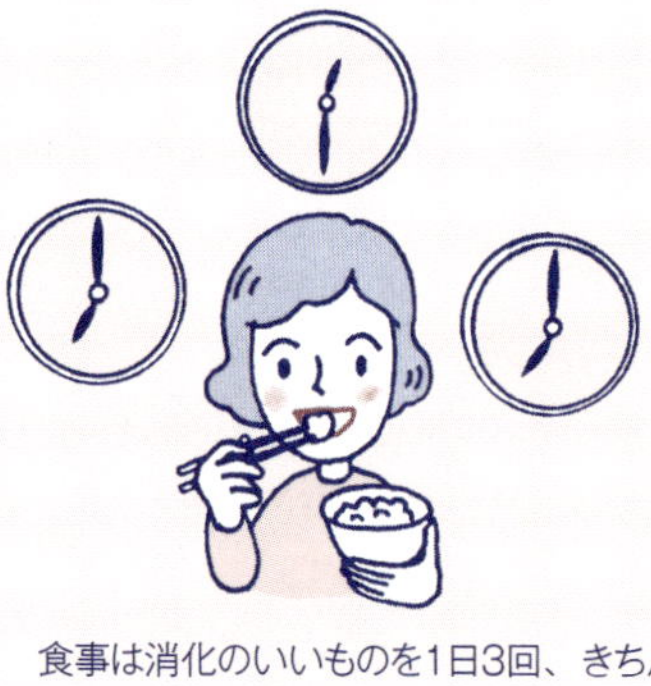

食事は消化のいいものを1日3回、きちんと食べるようにする。

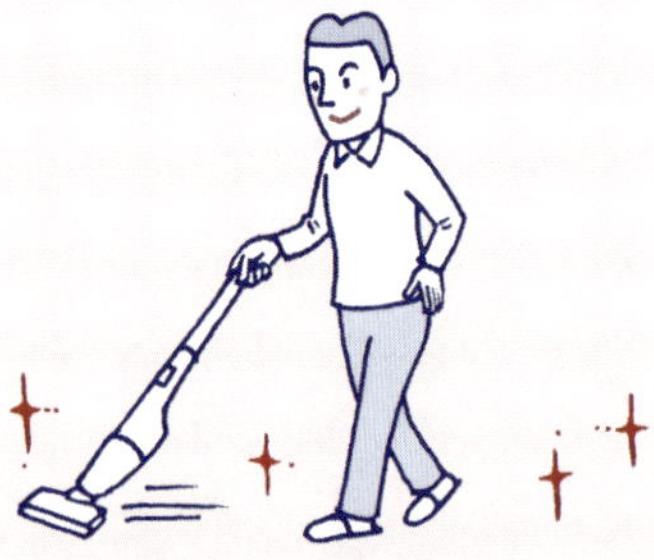

ほこりや粉塵はせき込む原因になる。掃除をこまめに行い、室内を清潔に保つ。

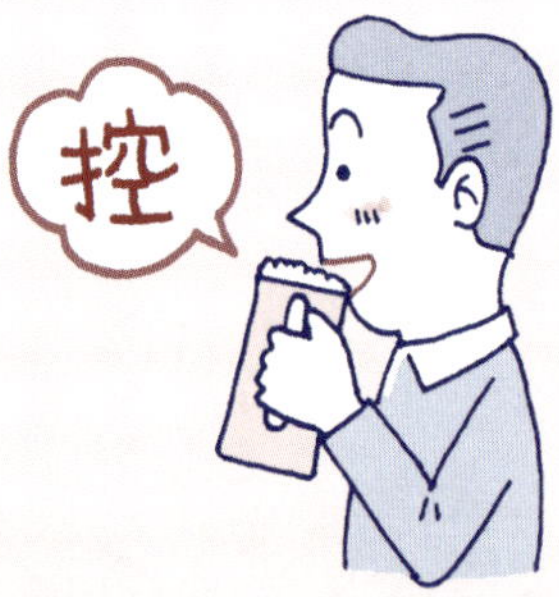

禁酒か節酒して、アルコールを控える。

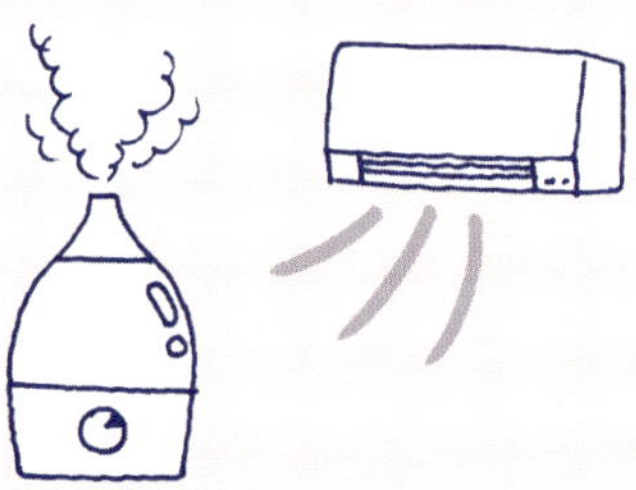

室内はあたたかくする。ただし、空気が乾燥しないように、加湿器などで加湿する。

陳皮とセリのスープの作り方

●材料（1回分）

陳皮	9g（大さじ2）
セリの根	1束分
水あめ	30g（大さじ½弱）
水	400mL（2カップ）

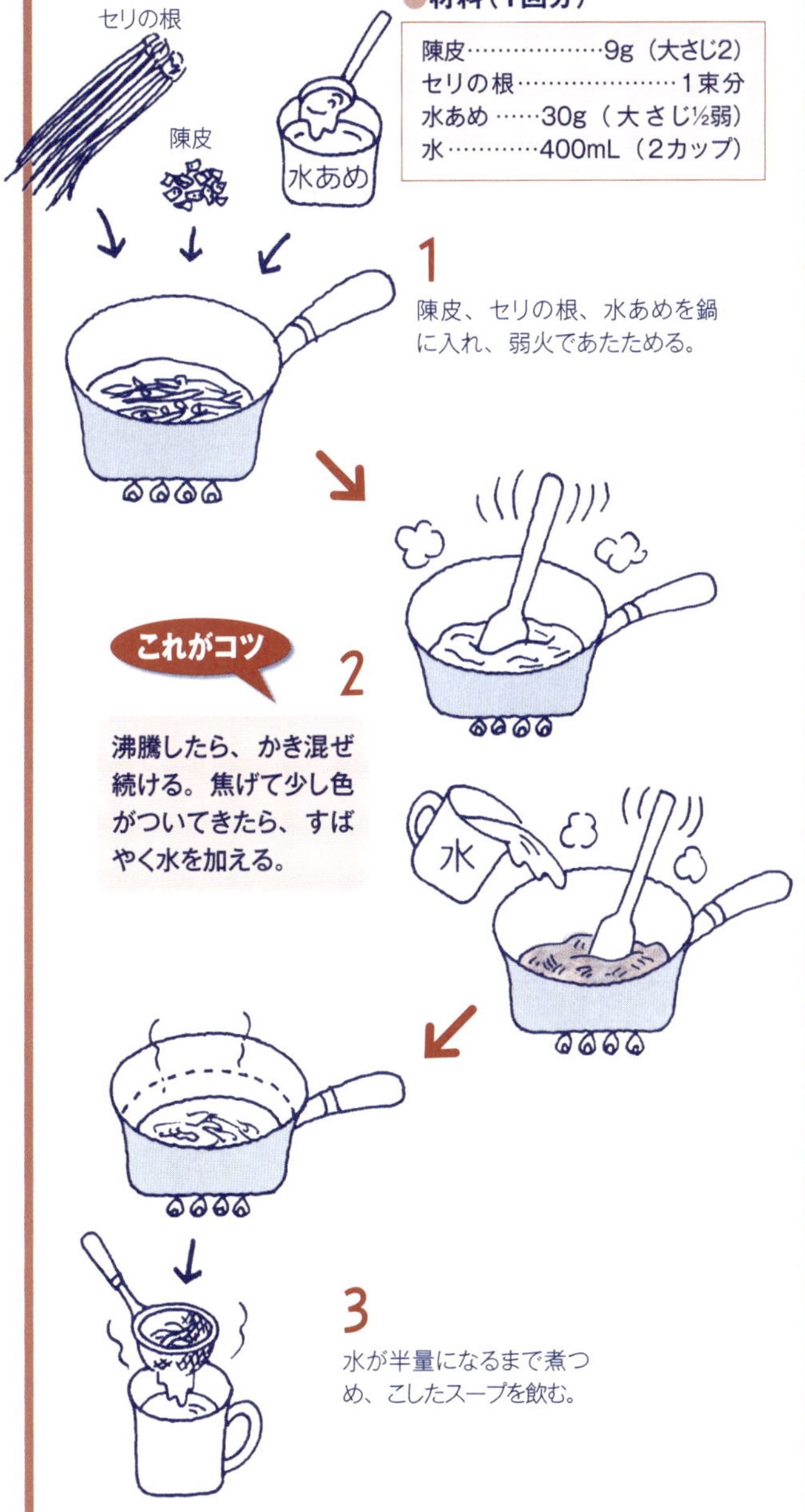

1 陳皮、セリの根、水あめを鍋に入れ、弱火であたためる。

2 **これがコツ** 沸騰したら、かき混ぜ続ける。焦げて少し色がついてきたら、すばやく水を加える。

3 水が半量になるまで煮つめ、こしたスープを飲む。

作ってみました

弱火にしても、水あめが強く煮立って全体が焦げそうになるので、ときどき火からおろしながら混ぜたら、うまくいきました。

飲んでみました

甘くて飲みやすく、のどの痛みやせきに効きそうです。陳皮がたくさん入っているので、みかんの香りがさわやかで、カラメル状になった水あめの香りともよく合います。

その他のおすすめ 食品・山野草

気管支炎の主な症状である、のどの痛みやせきは、食べものや煎じ薬でやわらげることができます。日常の生活にとり入れれば、病気の予防にも役立ちます。

黒豆や**ヘチマ**を煮た汁が効果があります。黒豆は大さじ2を水から煮て、煮汁を飲みます。ヘチマは、輪切りにした生の果実を煮た汁が、せきやたんに効きます。この汁に甘草《かんぞう》を煎じた汁を加えて飲むと、さらに効果があります。**クラゲ**もたんの特効薬です。クラゲを水でもどし、あえものや酢のものに利用しましょう。

乾燥させた**ナンテンの果実**は、1日に5～10gを煎じて飲みます。効き目が強いので、量に注意します。

アンズの種子の中にある**杏仁**《きょうにん》も、のどの痛みに有効です。乾燥したもの3～6gを煎じて、1日量とします。

からしの粉末は湿布薬として使います。市販のものをぬるま湯で練って布に、均等に塗ります。のどにはりつけて、5分から10分したらはがします。

※そのほか、せき・たん（212～215ページ）の項目も参照。

もち米、たけのこを食べると悪化する

もち米には、体をあたためるはたらきがありますが、そのぶん炎症が治りにくくなるので、気管支炎のような炎症性の病気のときには、食べてはいけません。せきにもわるい影響が出ます。

赤飯はもちろんですが、**大福**、**柏もち**といったもち菓子も控えましょう。

気管支炎が持病になっているときは、**たけのこ**を食べると再発しますから要注意です。ほかに**酢**、**なす**、**豚肉**、**えび**、**かに**、**ぶり**（刺身などの生食）も、せきやたんを悪化させます。

●空気を吸い込む速さは？　ふつうの呼吸のとき、空気は時速約16kmで吸い込まれる。くしゃみの速さは、時速300km以上にもなる。

肺炎

抗生物質で治療。水分補給をし、熱が下がったら滋養食を

●Dr.アドバイス

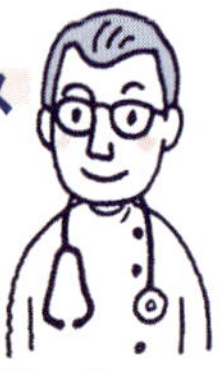

かぜに似ているが高熱、呼吸困難、胸痛は要注意

細菌やウイルスの感染で肺が炎症をおこすもので、かぜより重い肺の病気です。

初期の症状は、寒け、せき、発熱などで、突然38～40℃の高熱が出ることもあります。その後たんが出るようになりますが、膿《うみ》のような粘りけがあり、色はだんだん濃く、血の色をおびてきます。

高齢者や子供のように、抵抗力の弱い人がかかりやすく、命にかかわることもあります。マイコプラズマ肺炎は、症状が軽くて熱も出にくいのですが、肺炎と同じく、まずは医師の診断を受け、早めに抗生物質での治療をすることが大切です。

家庭での療養では、安静と、保温、保湿を守り、水分を補給します。食事は、症状に合わせ、重湯《おもゆ》やスープなどの流動食から、ふつうの食事へ戻していきます。消化がよく、エネルギーが高い食べものを選びましょう。

ふだんから、粘膜を強くするビタミンAやCの多いものを食べていれば、予防にもなります。

熱を下げる
うめ

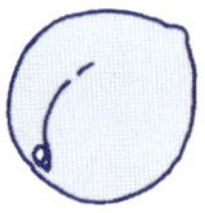

肺炎やかぜで熱がある場合は、**烏梅《うばい》**（作り方は248ページ）の粉末がおすすめです。炎症をおさえるはたらきがあります。烏梅は、未成熟のうめの果実を蒸して乾燥させたもので、市販もされています。この烏梅を細かい粉末にしてカップに入れ、熱湯を注いで飲みます。

また、**うめ酢の湿布**も有効です。ただし皮膚につけると刺激が強すぎるので、薄めてから布に浸してはります。

（根本）

ひどいせきに効く
かりん

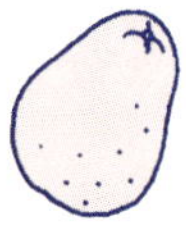

せきを鎮めるはたらきがあるのは、**かりんの煎じ汁**（作り方は次ページ）です。かりんはバラ科の果実で、古くから薬として用いられています。香りがよく、のどあめなどでもおなじみの果実です。かりんは秋に実がなりますが、生では食べられません。実を乾燥させてから、煎じて飲みます。少量の生姜《しょうきょう》を加えると、その薬効はさらに高くなります。

（根本）

しつこいたんがきれる
竹の油

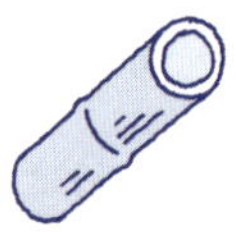

生の竹をあぶると油が出てきます。これを**竹瀝《ちくれき》**とよんでいます。のどがゼイゼイいうときに飲むと、たんのきれがよくなり、せきがやわらぎます。

肺炎のたんには、竹の油にすりおろしたしょうがを加えて飲むと、効果がアップします。さかずき1杯ほど飲むと、せきがおさまり、さらに高熱が下がることもあります。竹の油は、火にあぶると泡のように出てきます。これを容器にとりますが、ゴミが混じっていたら和紙か絹紙でこすとよいでしょう。夏は冷蔵庫に入れて保存します。ただし、たけのこはせきを悪化させるので食べるのを控えます。

（根本）

●竹の油

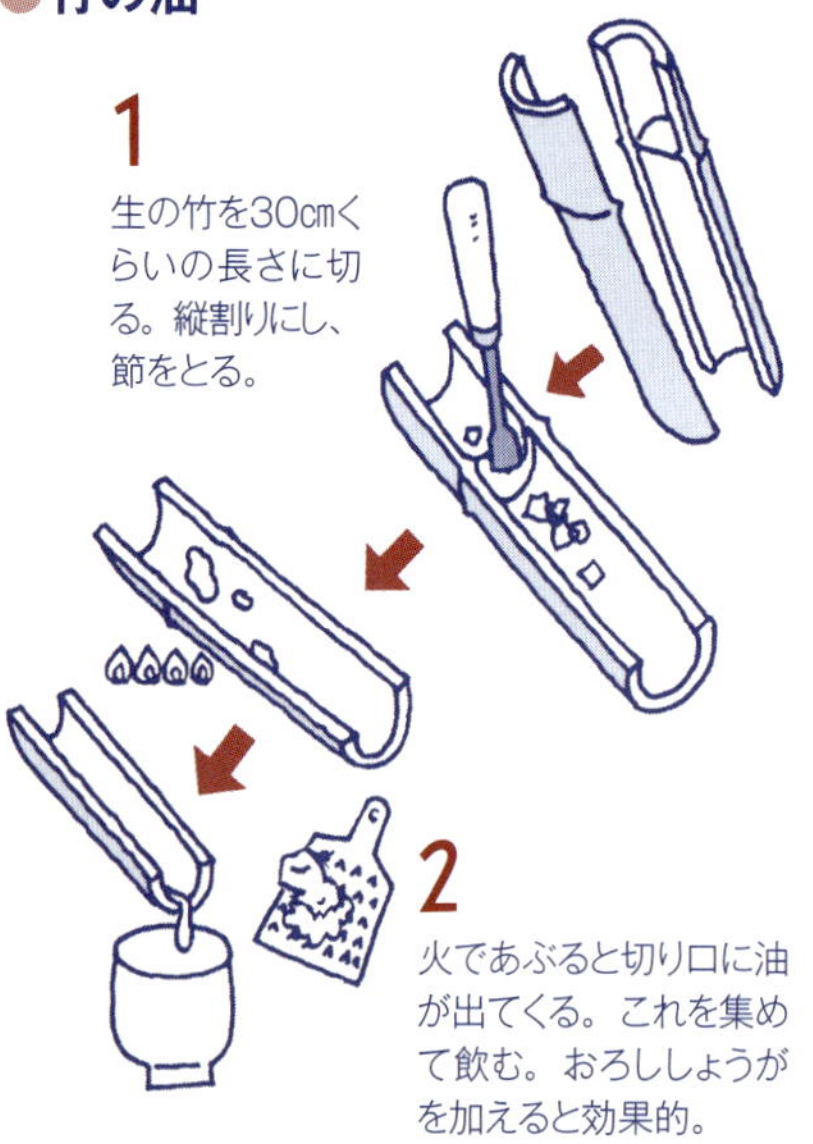
1
生の竹を30cmくらいの長さに切る。縦割りにし、節をとる。
2
火であぶると切り口に油が出てくる。これを集めて飲む。おろししょうがを加えると効果的。

かりんの煎じ汁の作り方

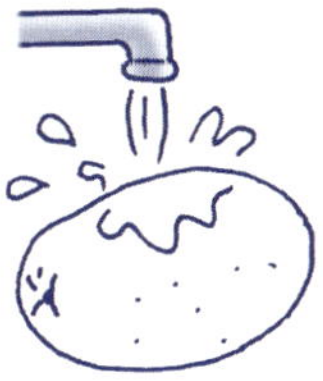

●材料

かりん……………………適量
水……500mL（2と½カップ）

1
かりんはよく洗い、適当な大きさに切る。種はとり出しておく。

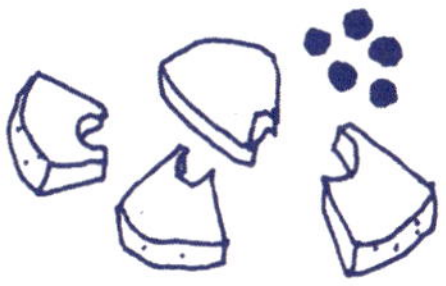

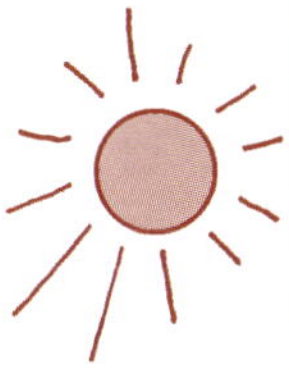

2
カラカラになるまで天日干しにする。

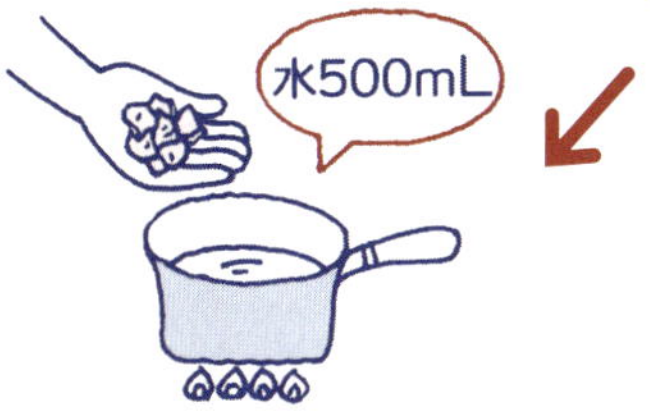

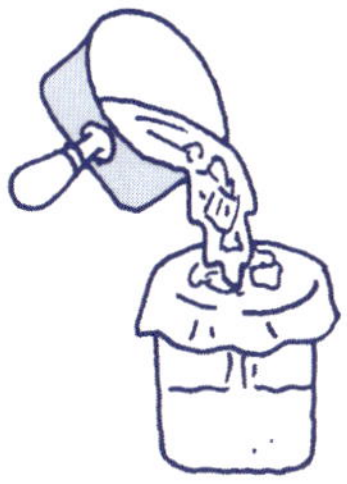

3
鍋に、ひとにぎりの**2**と水500mLを入れて沸騰させ、弱火で半量になるまで煎じる。冷ましてこしたものを1日かけて飲む。

作ってみました

かりんの実はけっこうかたく、皮の表面には少し脂が出ています。切るときに手をすべらせてケガをしないよう、軍手などをするとよいでしょう。
乾燥開始後3〜5日くらいでカラカラになりますが、香りは残っています。乾燥したかりんを鍋に入れて沸騰させても、果実の香りはしませんでしたが、半量になるころには、ほのかな柑橘系の香りがただよいはじめました。

食べてみました

香りや味が強いとかえってせき込むかな、と思いましたが、ほんのり香りと味がついただけの煎じ汁だったので、そのようなことはありませんでした。

その他のおすすめ 食品・山野草

うなぎの油が効きます。生のうなぎをびんにつめ、沸騰した熱湯の中に1時間入れておきます。びんの中に出てきた油を飲みます。

慢性になった肺炎で、熱が出たり、息が苦しいときには、**しょうがとれんこんのおろし汁**が効きます。同量のおろし汁を合わせて熱湯を注ぎ、塩を少し加えて飲みます。1日3回、毎日飲むと効果があらわれます。

※そのほか、せき・たん（212〜215ページ）の項目も参照。

こんな方法もあります

胸の痛みがとれる“変わり”湿布法

●馬肉の切り身湿布

馬肉には炎症をおさえるはたらきがあります。肺炎のとき湿布がわりにすると、胸の痛みがとれ、熱も下がります。

1日に1回、あるいは肉が腐敗したら、新しいものに取り替えます。

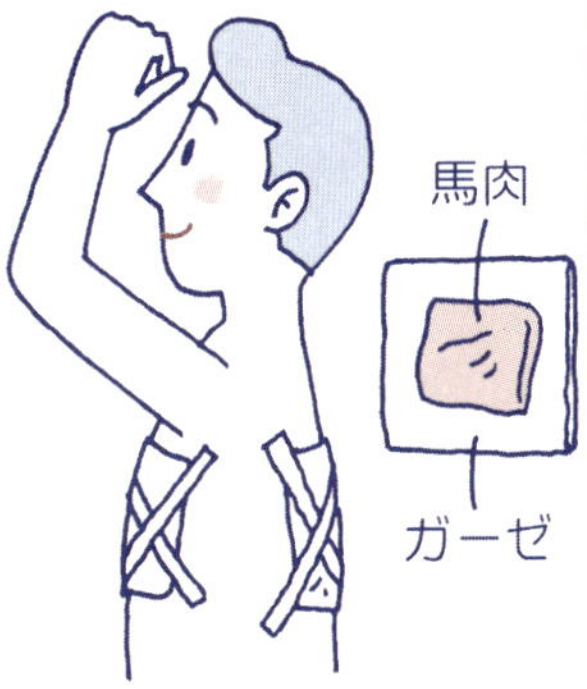

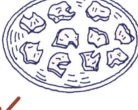

生の馬肉を胸と背中にあて、ガーゼや布を上からあてて、ばんそうこうでとめておく。

●スルメの黒焼き湿布

スルメには痛み止めの効果があります。湿布として利用するときはスルメを黒焼きにします。これを粉末にしたものに、熱を除く作用のある麦ごはんを合わせて使用すると、胸痛がやわらぎます。

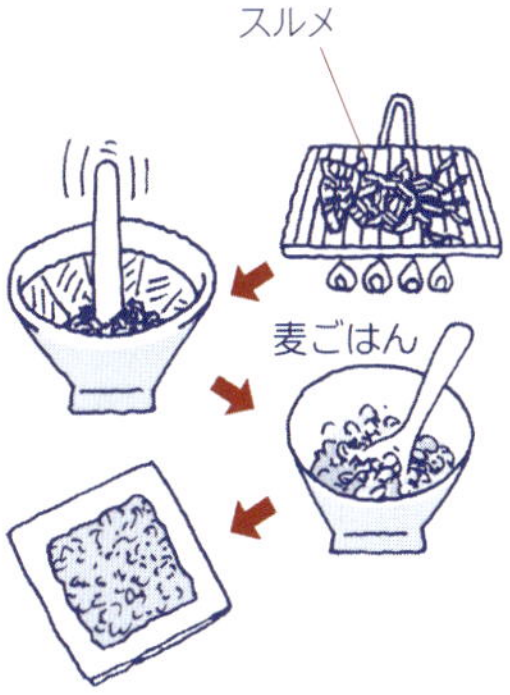

スルメを焼き網にのせて、真っ黒になるまで焼く。これを細かく砕き、麦ごはんとよく練り合わせる。ガーゼにのばしてはり、湿布する。

●「肺炎に高熱」には例外も　マイコプラズマ肺炎や高齢者の肺炎では、熱が出ないことも多い。かぜが長びくときは検査を。

気管支ぜんそく

症状を軽くし、体質を改善する食生活を

●Dr.アドバイス

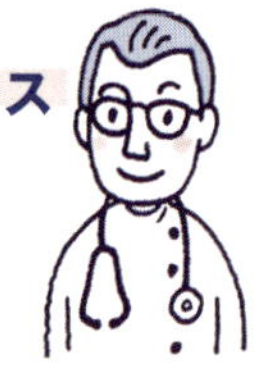

アレルゲンをとり除き、発作予防を

ぜんそくは、空気の通り道である気管が炎症で狭くなる病気。息苦しさや喘鳴《ぜんめい》（胸がヒューヒューと鳴る）が典型的な症状ですが、かぜと見分けがつかない場合もあります。

原因の多くはアレルギーで、ダニやハウスダスト、花粉、公害物質などの原因物質（アレルゲン）が体内に入ることで発作がおきます。アレルゲンが特定できるこのタイプを、アトピー型といいます。

それ以外にも、発作を誘発する要因はさまざまあります（下図）。発作は夜中や朝方に多く、秋から冬にかけてや、梅雨時など、天気や気温が不安定な時期におこりやすい傾向があります。

治療の基本は発作予防で、症状のないときから吸入ステロイド剤を使うのが主流です。なぜなら、発作をおこすたびに気道の状態が悪化してしまうからです。

日常生活では、アレルゲンをとり除くと同時に、症状を軽くする食べもので、体質を改善する食事を心がけます。

発作の予防法は、原因によってちがう

アトピー型

原因となるアレルゲンがはっきりわかっているもの。アレルゲンがハウスダスト、ダニ、花粉、カビ、動物の毛などの場合は、こまめに掃除をしたり、ペットを飼わないなど、原因となるものを生活環境の中からとり除くことが大切。食べものにアレルゲンがある場合は、食事にも注意が必要。

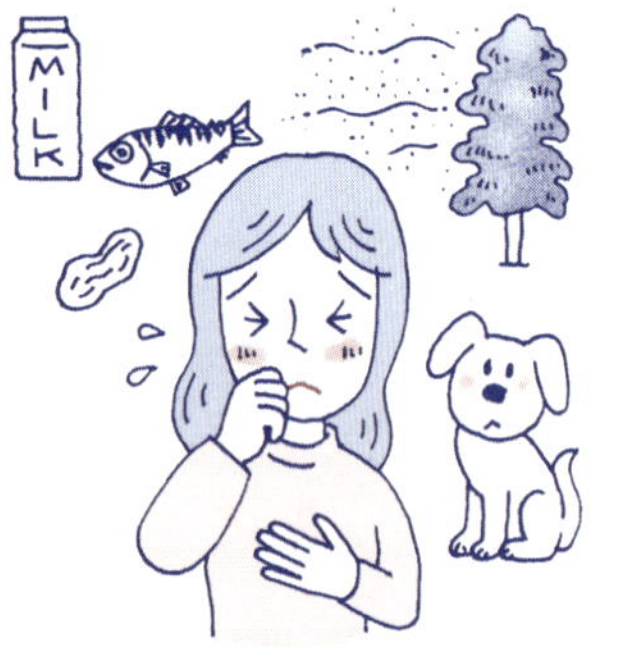

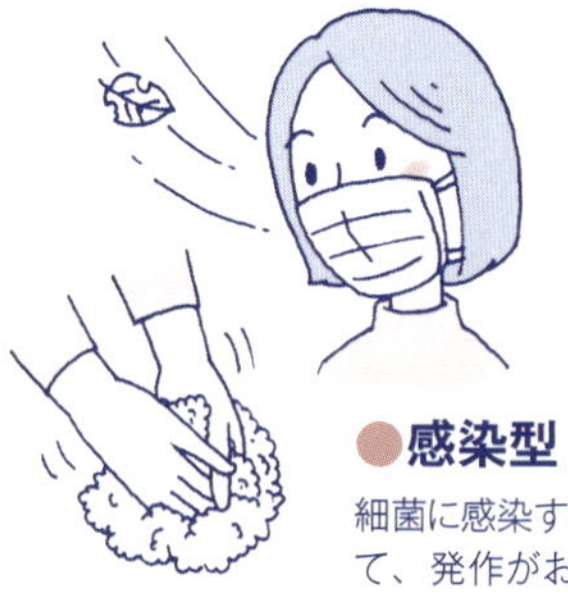

感染型

細菌に感染することによって、発作がおこる。かぜの予防対策が最も大切。

混合型

アトピー型と感染型の両方が原因となっているもの。アレルゲンの除去と感染症の予防を。

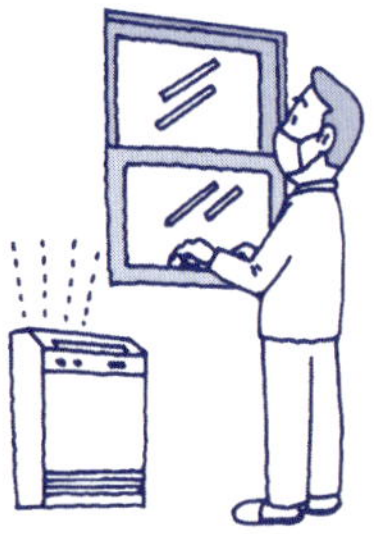

心因型

精神的なストレスが原因となる。規則正しい生活と食事、十分な睡眠を。適度な運動もストレス解消に役立つ。

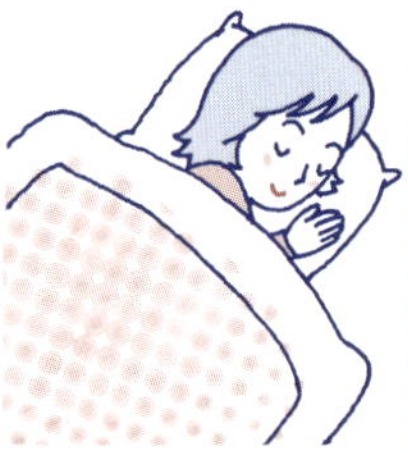

その他の要因

薬（特に解熱鎮痛薬）、たばこの煙、大気汚染、化粧品、食品添加物など、日常生活のなかに発作の誘因が潜んでいる。個人では特定が難しいので、一度、専門医に相談を。

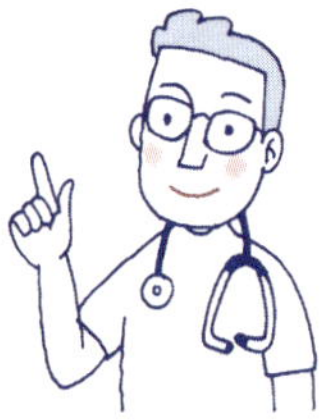

たんがからむときに にんにく

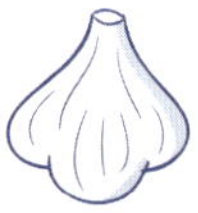

にんにくは気管支の粘膜に作用して、たんをきるはたらきがあります。

にんにくのざらめ煮（作り方は次ページ）を作り、毎日朝夕2回ほど食べ続けると、効果があらわれます。

また、にんにくには、疲労回復や滋養作用があり、常食しているうちに体力がつき、体質改善にも役立ちます。（根本）

毎日食べると効果的 ぎんなん

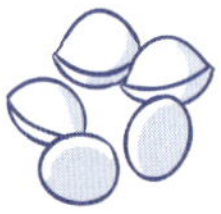

たんのきれをよくする作用があります。**ぎんなんの油漬け**や**煮たもの**、**スープ**を食べるとよいでしょう。生食は厳禁です。

油漬けは、秋の新鮮なぎんなんで作ります。薄皮をむき、ガラスか陶製の容器に入れて、ぎんなんが浸るくらいまで、大豆油か菜種油を注ぎます。密閉して、3日目後くらいから食べられます。朝晩1個ずつが目安です。（根本）

体質改善メニューに
ふき

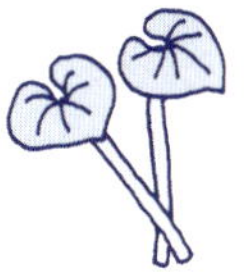

毎日のおかずにふきをとり入れて、気長に食べ続けると、発作のおこりにくい体質になることから、ぜんそくの妙薬といわれます。ふきの芽である、ふきのとうにも同様の効果があります。

葉、茎とも、細かくきざんで、薄くしょうゆで味をつけ、煮て食べます。肉料理などのつけ合わせにもよく合います。（根本）

不思議にせきが止まる
黒豆

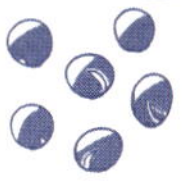

黒豆の煎じ汁は、せきの出る人にはもってこいの食べものといえます。

黒豆大さじ2を鍋に入れ、水600mLを加えて長時間煎じます。独特のにおいがしますが、このにおいの出た汁に黒砂糖少々を入れて煮ます。この煮汁を飲んでいるうちに、せきが軽減されます。（山ノ内）

おすすめ

果実がせきを止める
ナンテン

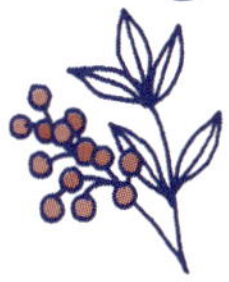

12月ごろに完熟した果実を採り、黒焼きにしたものを粉末にします。これを小さじ½ずつ、1日に2〜3回服用します。煎じ汁も効きます。乾燥した果実1日5〜10gを、水で煎じて服用します。強い効きめがあるので、1日量は守りましょう。飲みにくければ、はちみつや水あめを加えます。（根本・山ノ内）

せきの発作を止める
キカラスウリ

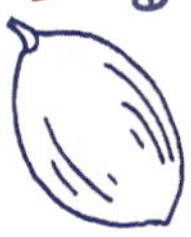

根と種子にせき止めの効果があります。秋に採って、根は皮をはいで洗い、輪切りにして日干しにします。種子は熟した果実からとり出し、日干しに。

ぜんそくのせきには、乾燥した根の煎じ汁を使います。1日量10〜15gを400mLの水で半量まで煎じて、3回に分けて服用します。（根本）

にんにくのざらめ煮の作り方

●材料（できあがり90g）

にんにく………60g（5〜6かけ）
ざらめ……90g（½カップ強）
水……………………………少量

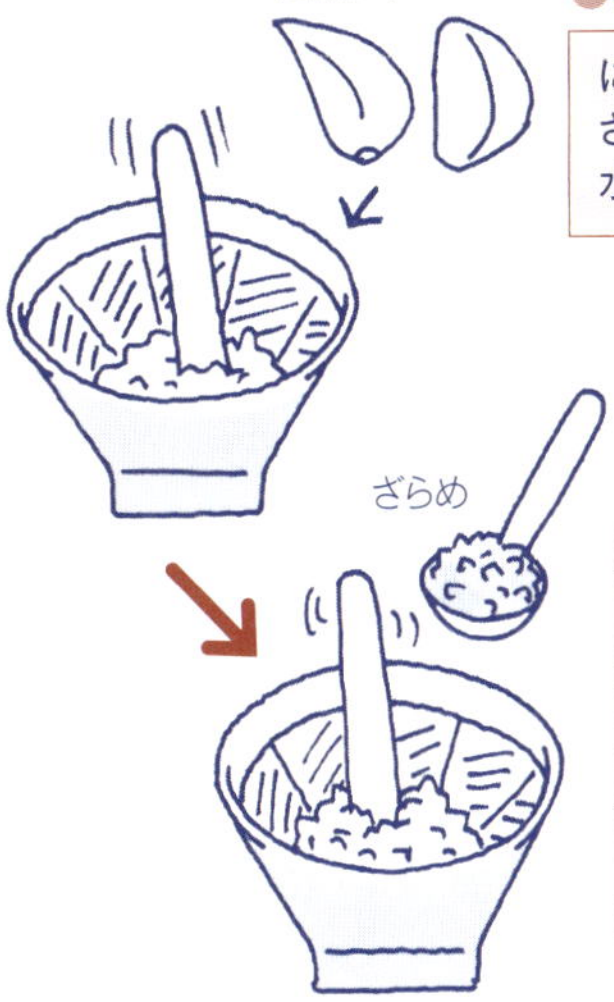

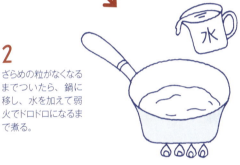

1 これがコツ

にんにくの皮をむき、ざらめとともにすり鉢でつき混ぜる。先ににんにくだけを細かくなるまでついておき、ざらめを少しずつ加えながらつき混ぜると、ムラなく仕上がる。

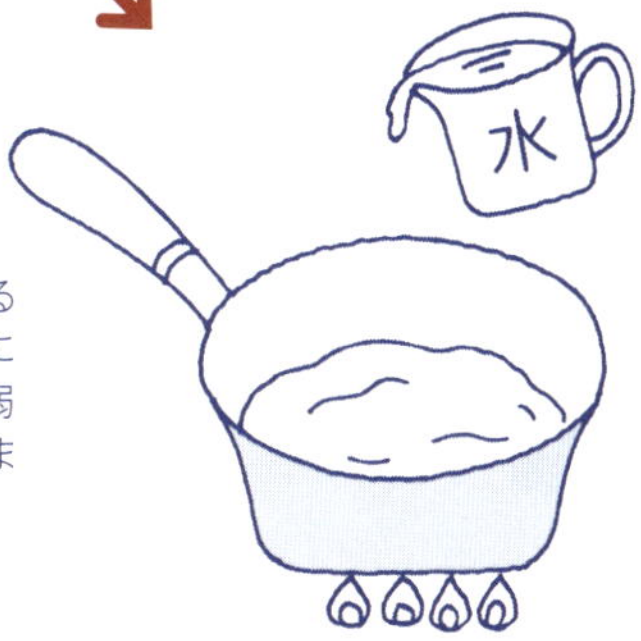

2

ざらめの粒がなくなるまでついたら、鍋に移し、水を加えて弱火でドロドロになるまで煮る。

作ってみました

煮すぎると、冷めたときにかたくなってしまいます。煮るのは、ひと煮立ちする程度でよいようです。

食べてみました

口あたりがよく、食べやすいのですが、においがかなり強いのが気になります。

もち米やもち、刺激の強いものは避ける

とにかく、お腹いっぱい食べないこと。せきやぜんそくの発作は、胃に食べものがたくさん入っているときほどひどくなるからです。

もち米は、炎症が治りにくくなるので、食べてはいけません。**赤飯**や**もち**、**せんべい**などの加工食品、**とうがらしなど刺激の強いもの**、**やまいも**、**たけのこ**、**山菜**、**いくら**や**たらこ**などの魚卵類、**さば**などを避けます。

●ぜんそくの人は天気予報に注意　気温が急に下がったり、天気の変わりめには発作がおきやすい。予報に応じて予防強化を。

その他のおすすめ 食品・山野草

せきの症状を緩和するごく簡単な療法としては、**はちみつ**に熱湯を注いだものを、湯のみに1杯飲みます。寝る前の服用が効果的です。

激しくせき込んで胸が痛くなったときには、**からし湿布**がよく効きます。和がらし（西洋がらしではダメ）少量と、10倍量の小麦粉を用意します。これを混ぜ合わせ、水で練り、タオルにのばして胸全体にはります。蒸しタオルで上からおおうと、10分ほどで湿布した部分が赤くなるので、はずしてぬるま湯でふきます。

ツユクサの生の葉を毎日の食事にとり入れて、気長に食べ続けると、粘りのあるたんが出るぜんそくに、効きめをあらわします。おひたしや、みそ汁の具にして食べるといいでしょう。陰干しにした葉を、煎じて飲む方法もあります。

ぜんそくの発作を鎮めるには、煎じ薬が効きます。せきが止まらないときには、**オオバコ**10〜15gを600mLの水で半量まで煎じ、1日3回飲みます。続けているうちに、発作のつらさが軽減していくことが期待できます。

※そのほか、せき・たん（212〜215ページ）、気管支炎（228〜231ページ）の項目も参照。

日・常・生・活・の・注・意

発作の予防は、誘因をとり除くことが第一

発作後の食事は少なめに

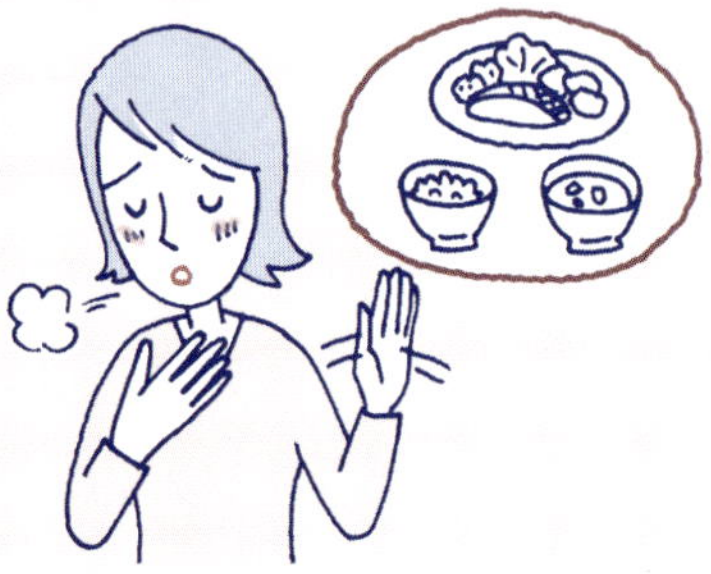

発作直後の食事は控えたほうがよい。おさまりかけた発作が、食べることによって再発することがある。

エアコンや扇風機の風に直接あたらない

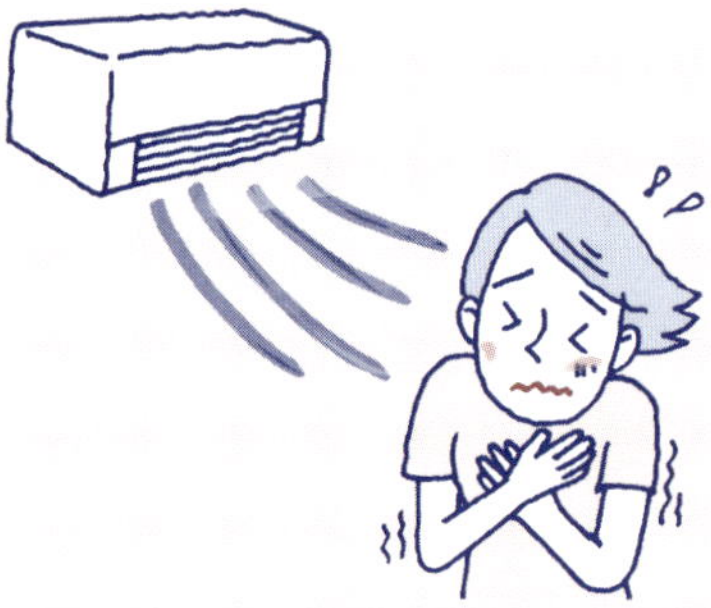

急激に体を冷やすことは、発作のひきがねになるので避けること。

古いたたみやカーペットを使用しない

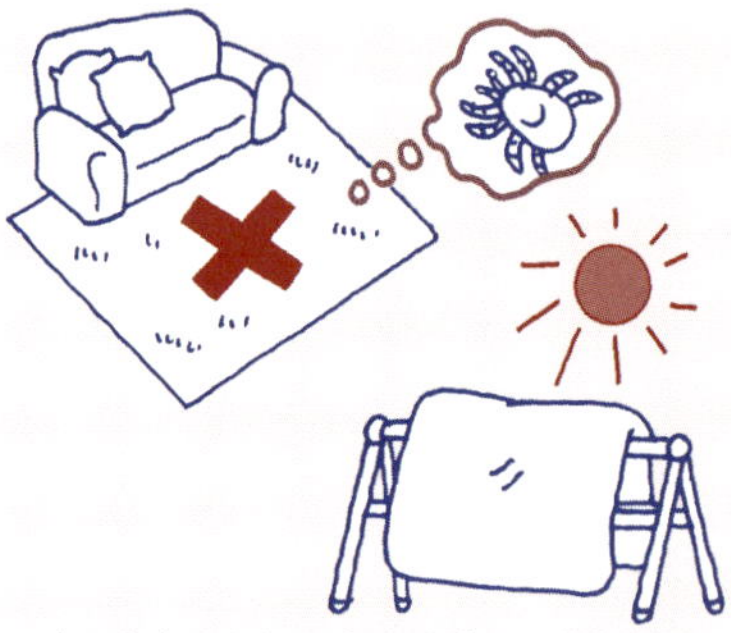

古いたたみやカーペットはダニの発生を促しやすい。ハウスダストやカビも、発作の原因になりやすいので注意。寝具も日に干して、ダニ退治を心がける。寝具や室内を清潔に。

入浴後の温度変化に注意

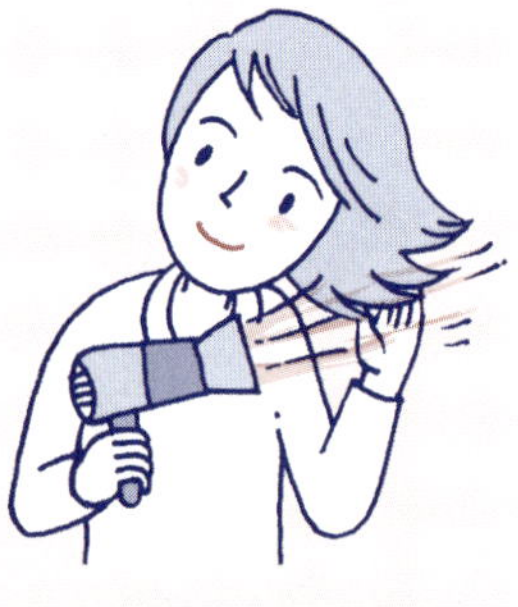

冬は特に、脱衣所も暖房する。ぬれた髪は体を冷やすので、洗髪後は素早く乾かす。

発作がおこったら前かがみになるとよい

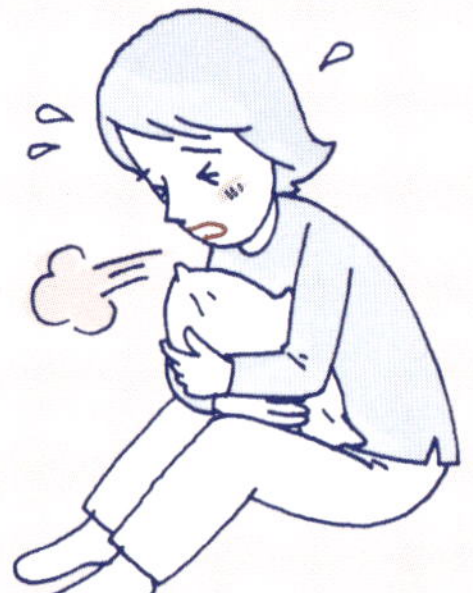

横になると呼吸が苦しいので、上体をおこして、前かがみに座る（起坐《きざ》呼吸）。クッションを抱くようにすると楽になる。

禁煙を厳守する

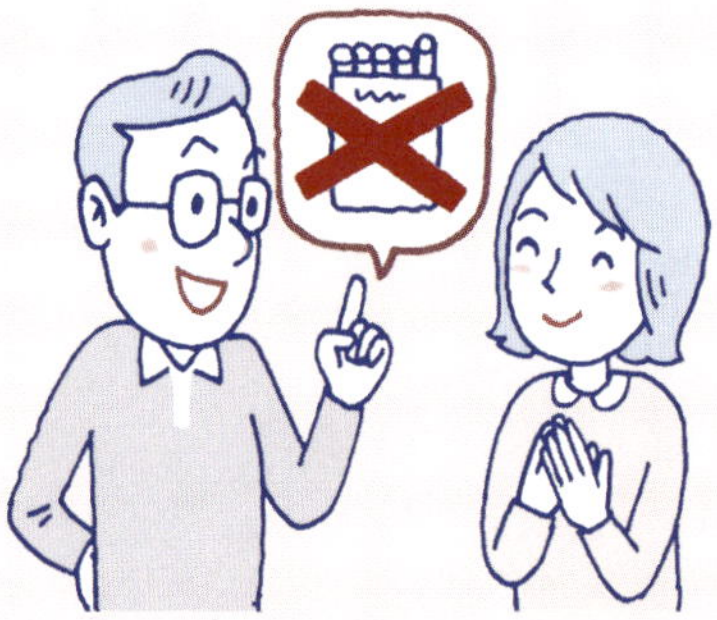

本人はもちろんのこと、家族の吸わない協力も必要。

乾燥薬・エキス

手に入りにくい山野草や生薬でも、乾燥葉やエキスのかたちで購入できるものがあります。上手に利用してみましょう。

季節に関係なく利用できるのがメリット

本書で紹介しているような治療法を試してみたいと思っても、身近なところに薬草がないと、なかなか実行にうつすことができません。季節によっては、その薬草や食材が思うように手に入らないこともあります。

最近では、乾燥した葉や果実など、すぐに薬として利用できるものが数多く市販されています。漢方の専門店だけでなく、インターネットなどでも購入できるので、これらを利用するとよいでしょう。

一般に生薬は煎じて使いますが、もっと手軽に試してみたい場合には、山野草のお茶がおすすめです。

煎じ汁にくらべると薬効はやや落ちますが、体にやさしく作用し、毎日のお茶がわりに安心してのむことができます。

乾燥葉の袋詰めのほか、ティーバッグや、粉末にしたものなどがあります。また、日本の山野草、ヨーロッパのハーブなど、種類も豊富で、なかには数種の山野草をブレンドしたものもあります。

薬草や生薬の有効成分だけをとり出したものがエキスです。薬効が大きいのが特徴ですが、家庭では抽出のしかたが難しく、また虫がついたりカビが生えやすく、保存にも気を使います。生薬エキスも市販品を購入すると便利です。濃縮された液状のものや、保存性が高く、飲みやすい錠剤や顆粒タイプもあります。

●乾燥葉●

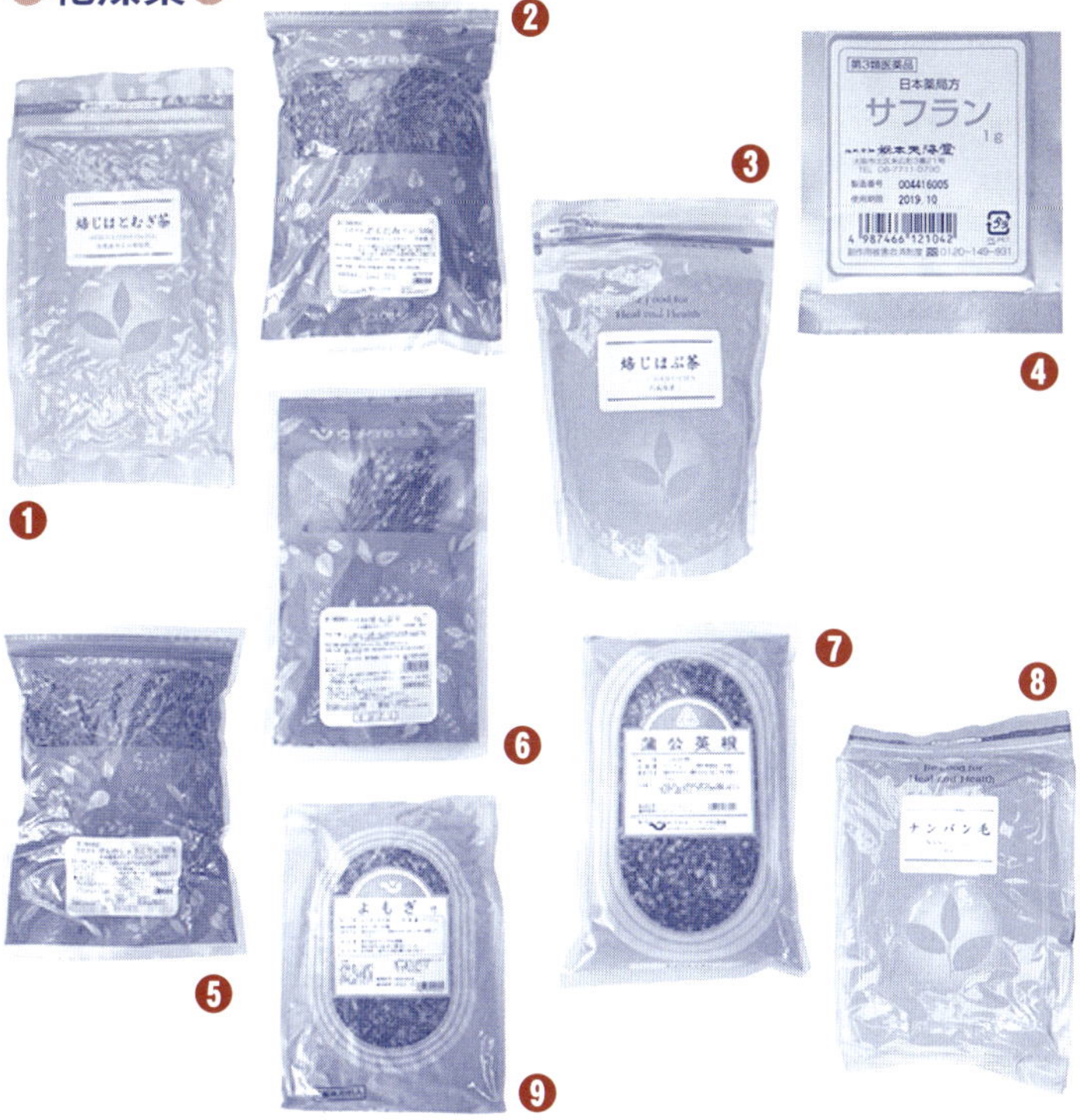

❶焙じハトムギ（500g1400円①）、❷ドクダミ（500gオープン価格②）、❸焙じハブ茶（500g1600円①） ❹サフラン（1g2500円①）、❺ゲンノショウコ（500gオープン価格②）、❻せんぶり（500gオープン価格②）、❼蒲公英根（500gオープン価格②）、❽南蛮毛（500g5000円①）、❾ヨモギ（500gオープン価格②）

●乾燥実●

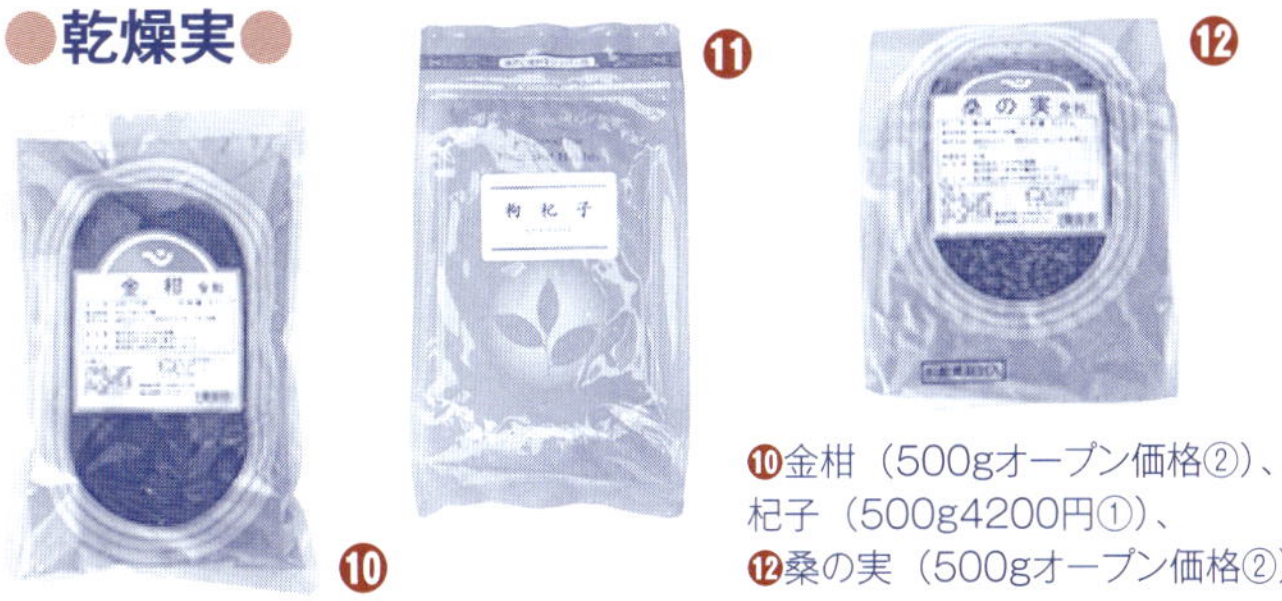

⓾金柑（500gオープン価格②）、⓫枸杞子（500g4200円①）、⓬桑の実（500gオープン価格②）

●エキス●

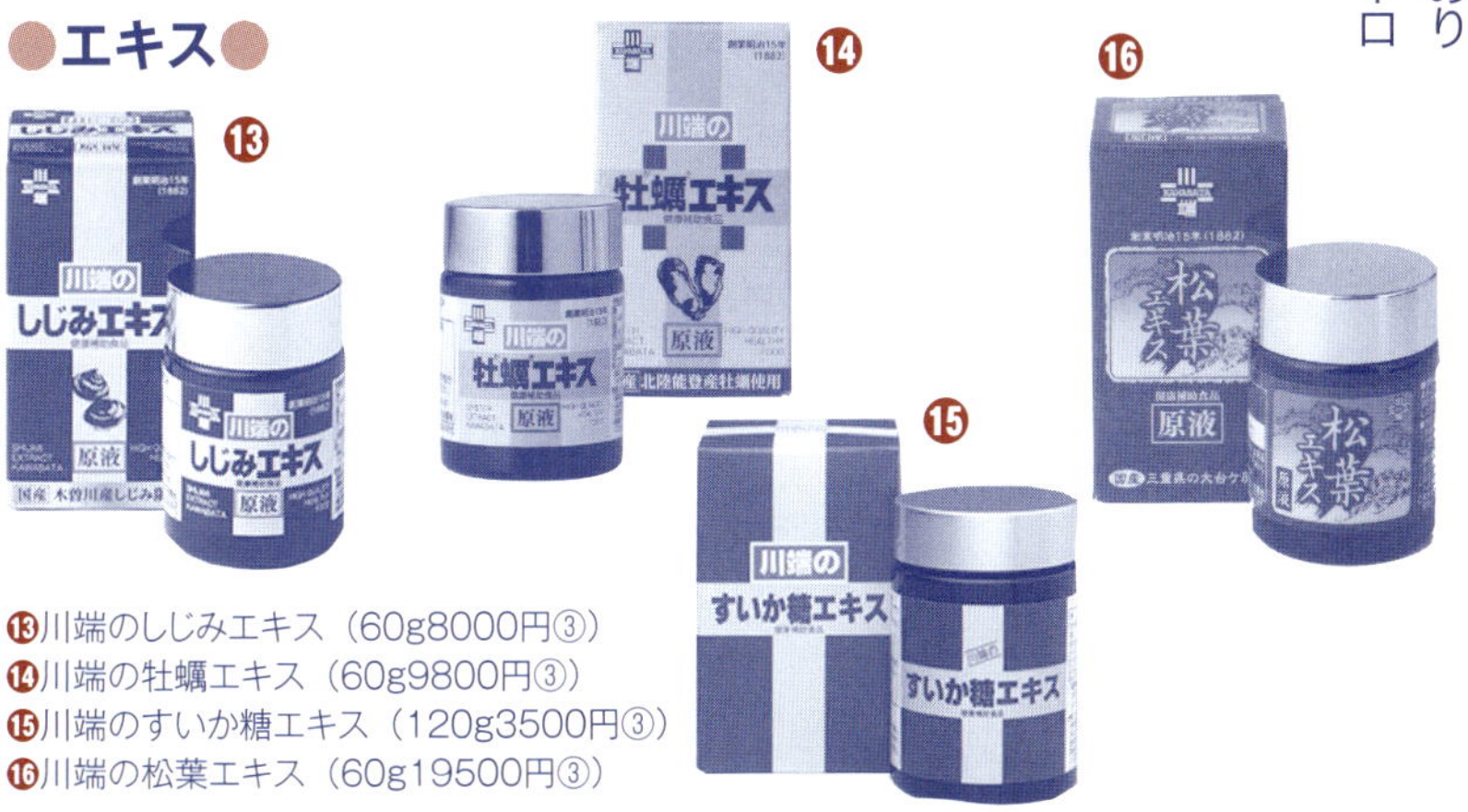

⓭川端のしじみエキス（60g8000円③）
⓮川端の牡蠣エキス（60g9800円③）
⓯川端のすいか糖エキス（120g3500円③）
⓰川端の松葉エキス（60g19500円③）

価格はすべて税抜（2018年8月現在）。パッケージは変更になる可能性があります。

問い合わせ先 ①漢方薬局ハレノヴァ☎06-6312-8429 http://www.halenova.com/（商品はすべて栃本天海堂）
②ウチダ和漢薬 お客様相談センター☎03-3806-4141 https://www.uchidawakanyaku.co.jp/
③川ばた乃エキス フリーダイヤル0120-474-425 https://www.ekisu.com

胃炎

負担の軽い食べもので、疲れた胃を休める

●Dr.アドバイス

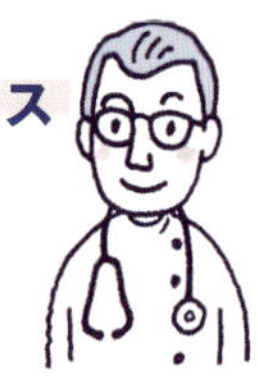

規則正しい食事とストレス解消がポイント

急性胃炎は、胃の粘膜があれたり、ただれたりする病気です。胸やけ、むかつき、みぞおちの不快感、食欲不振がみられます。吐きけや嘔吐《おうと》、みぞおちの痛みや圧迫感、ストレスによる下痢もおこります。原因には食べすぎ、飲みすぎ、食中毒、香辛料などの刺激物のとりすぎ、アレルギーなどが考えられます。また、精神的なストレスが原因の場合もあります。

ひどい吐きけや吐血があったときは、重い病気が隠れていないか、すぐ医師に診てもらいましょう。

慢性胃炎は、常に胃がもたれた感じで食欲がなく、食後には胸やけ、吐きけもし、過食や飲酒、ストレスなどで消化機能が低下した状態です。ピロリ菌感染症や逆流性食道炎で似た症状を訴える人も多いので、内視鏡検査を受けます。

規則正しい日常生活を送り、暴飲暴食を避けて、たばこをやめ、睡眠と休息を十分にとります。ストレスをためないことも大切です。症状が重いときは禁煙・禁酒して、おなかをあたためて安静にします。

炎症をおさえるには
じゃがいも

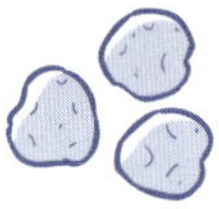

じゃがいもは、炎症をおさえて胃腸をじょうぶにする作用をもち、胃がはる感じやむかつきに効きめがあります。生のじゃがいもをすりおろし、しぼった汁には、アトロピンという成分がわずかに含まれており、これが胃の痛みを鎮めます。

1日2回、空腹時に、しぼり汁をさかずきに1杯ずつ飲みます。即効性はないので、最低でも1か月は、気長に飲み続けましょう。

すりおろした汁で作る、**じゃがいもカーボン**（作り方は次ページ）は、より効果的です。ただし、芽に含まれるソラニンは有毒なので、利用するときは必ず芽をとり除きます。

（根本）

●じゃがいものおろし汁

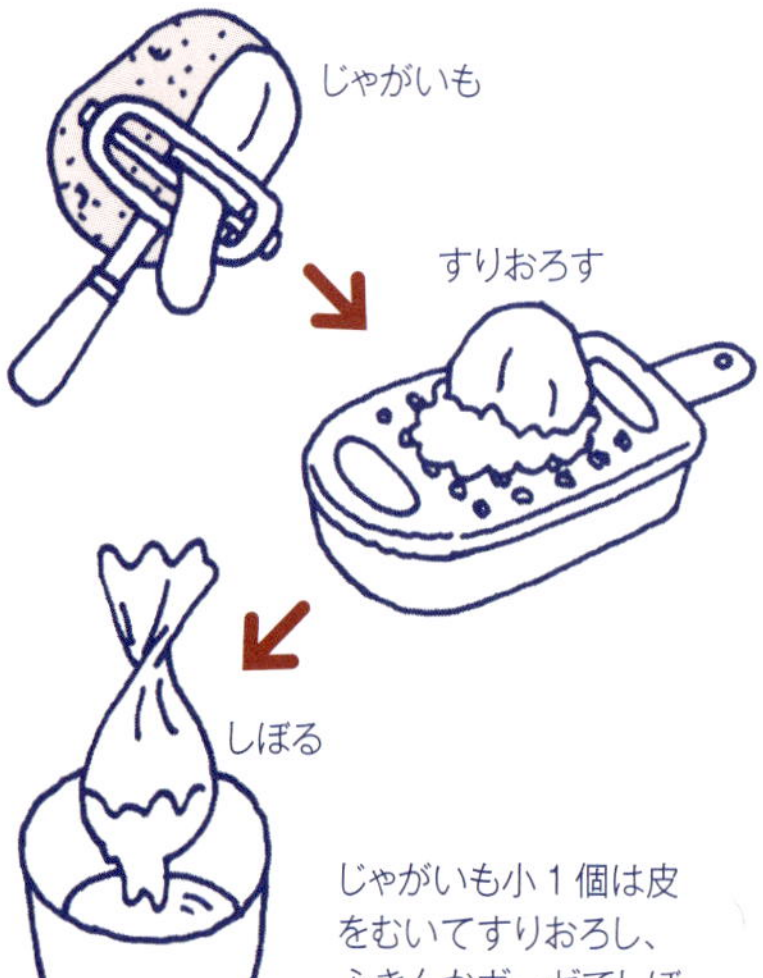

じゃがいも小１個は皮をむいてすりおろし、ふきんかガーゼでしぼって汁をとる。

お酒を飲みすぎた胃炎に
トマト

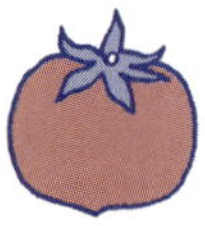

トマトには消化を助けて炎症をおさえ、のどの渇きをいやすはたらきがあります。お酒を飲みすぎて、胃炎をおこしたときのむかつきにも効果があります。

胃のむかつきをおさえるには、生で食べるか、**トマトジュース**を飲みます。市販のジュースは、なるべく食塩無添加のものを選びます。りんごを加えると、さらに効果が高まります。

（根本）

●トマト・りんごジュース

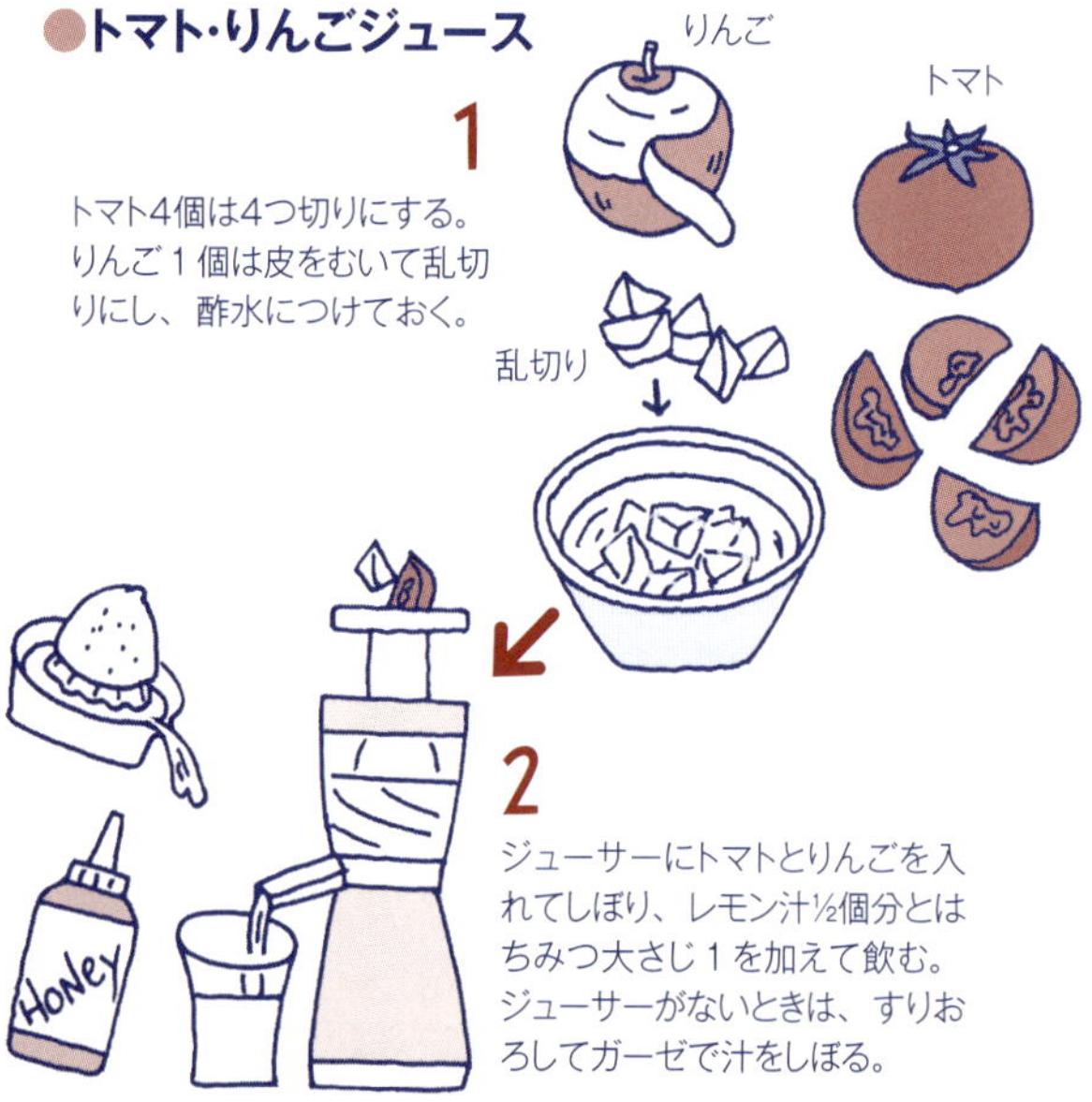

1 トマト4個は4つ切りにする。りんご１個は皮をむいて乱切りにし、酢水につけておく。

2 ジューサーにトマトとりんごを入れてしぼり、レモン汁½個分とはちみつ大さじ１を加えて飲む。ジューサーがないときは、すりおろしてガーゼで汁をしぼる。

じゃがいもカーボンの作り方

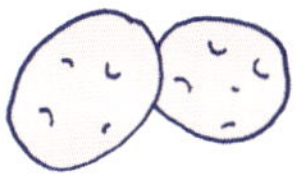

●材料（できあがり40g）

じゃがいも	20個

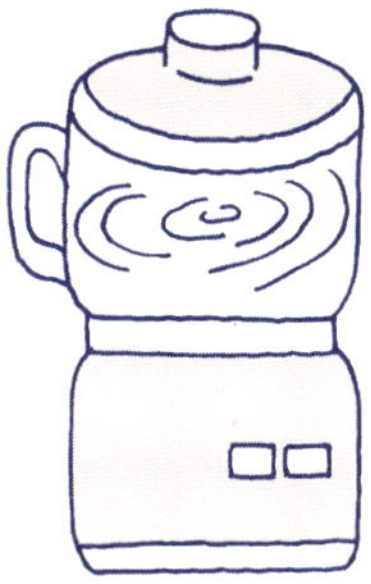

1 じゃがいもは皮をむき、芽をとり除いておろし器ですりおろすか、フードプロセッサーにかけてすりおろす。

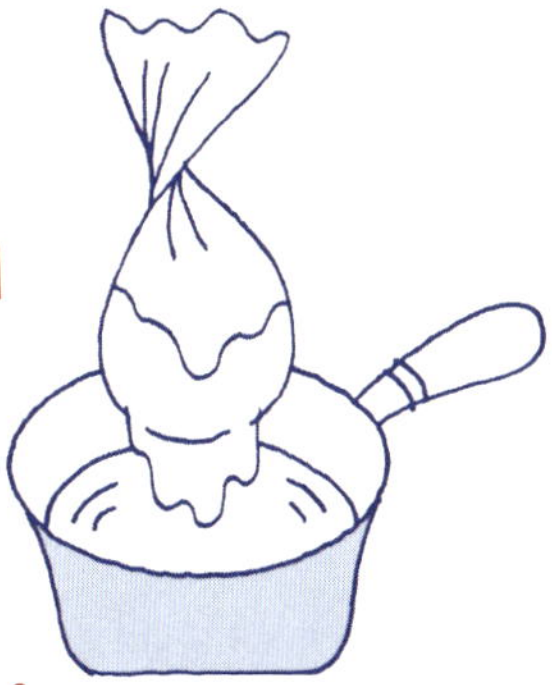

2 おろしたものを布でしぼり、汁をとる。

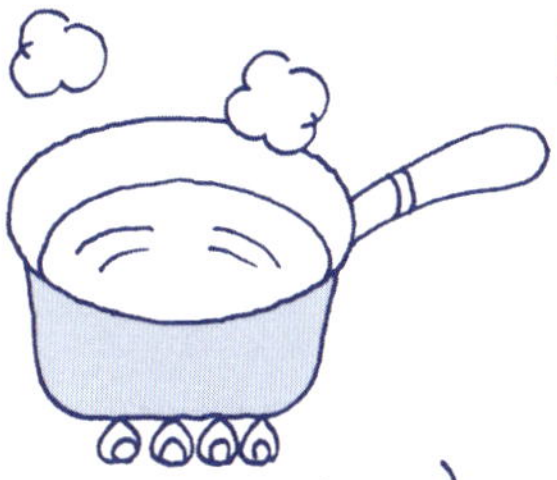

3 汁を鍋に入れて、煮つめる。焦げてまっ黒くなったら、火を止める。フッ素樹脂加工の鍋だと焦げつきが少なく、作りやすい。

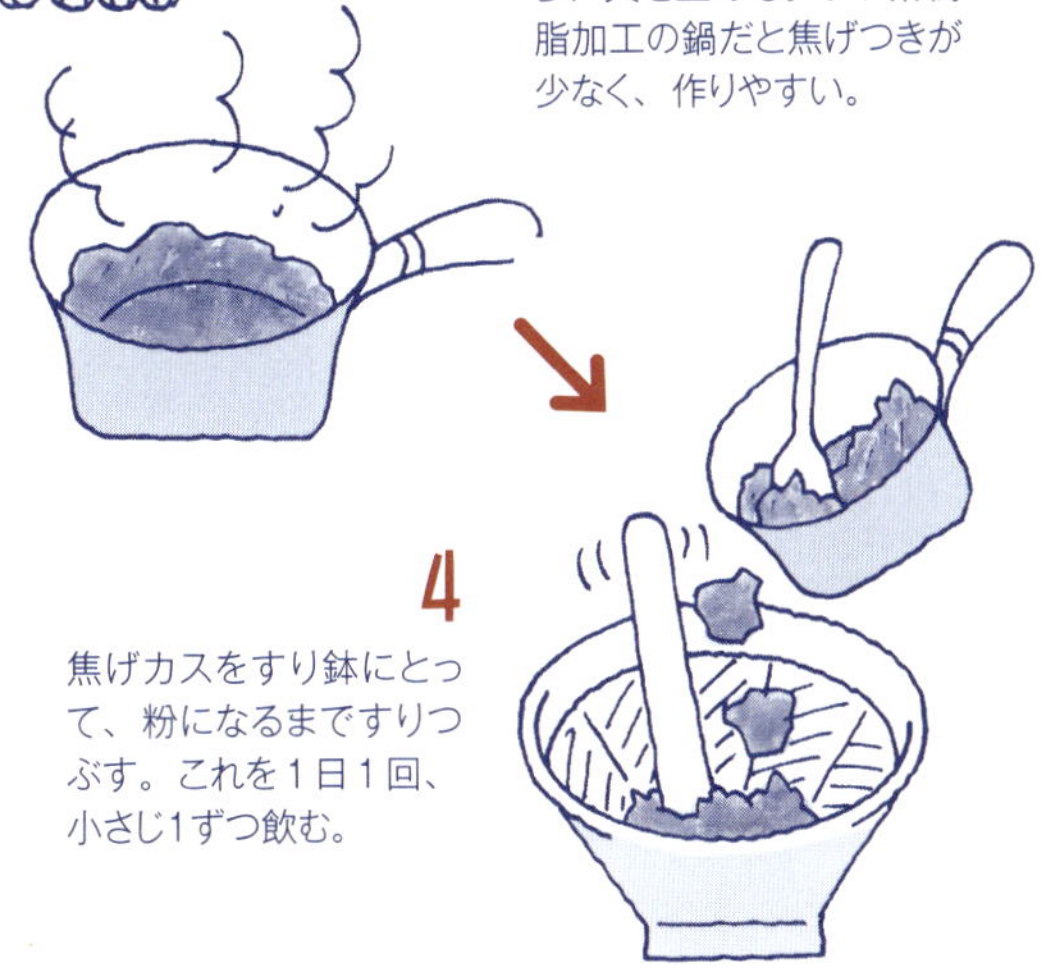

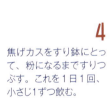

4 焦げカスをすり鉢にとって、粉になるまですりつぶす。これを1日1回、小さじ1ずつ飲む。

作ってみました

全体が均一に焦げるように、煮つまってきたらよく混ぜます。火から上げたり、おろしたりするとうまくいきます。

食べてみました

飲みにくいなら、オブラートに包むとよいでしょう。そのままだと、口にざらつきが残ります。

消化を助け、胸やけをとる だいこん

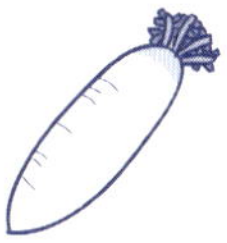

だいこんは炭水化物を分解する消化酵素のジアスターゼが豊富で、消化促進や胃をじょうぶにする効果があります。

嘔吐がある場合は、**だいこんおろし**を食べると胃がすっきりします。流動食としても有効で、嘔吐がおさまって半日ほどしたら、1回に1～2さじずつ食べはじめ、慣らしていきます。すりおろした汁だけを飲んでも効果があります。

生のだいこんは体を冷やすので、胃が冷えやすい人には向きません。

（根本）

日・常・生・活・の・注・意

症状が激しいときは絶食し、重湯、お粥の順で食べはじめる

症状の程度に合わせ、ひどいときはまず絶食をします。その後は回復の様子をみながら、重湯《おもゆ》からお粥へと、次にあげる順序で、徐々にふつう食へ戻していきます。

①絶食。嘔吐があるときは絶食しますが、番茶やお湯を飲み、水分の補給は十分に。

②重湯、あたためた牛乳などの流動食。薄いみそ汁、ポタージュ、酸みの少ない果汁、ババロアやプリンも食べられます。1回の量は少なめに。

③三分粥や半熟卵、卵豆腐、ヨーグルトなどを食べます。マッシュポテト、りんごを裏ごししたものもよいでしょう。

④五分粥、オートミール、うどん、やわらかいパン、ホットケーキ、湯豆腐、じゃがいもやほうれん草などの野菜のクリーム煮。

⑤全粥、白身魚や鶏肉の蒸しもの、卵焼き、野菜の煮込みなど。

⑥ふつう食。消化のよいものを選び、量は、腹五分目くらいにしておきます。

どの食事も、少量ずつをよくかんで、ゆっくり食べることを心がけて。食事の時間を規則正しくして、胃に負担をかけないようにすることが大切です。

味つけは薄めにし、極端に熱いものや冷たいものも避けます。

 ●腹のやわらかいは無病　内臓の病気の代表的な症状は、痛みのほかにはれやしこりが生じるので、やわらかいおなかは健康だということ。

吐いたときに効く
にんにく

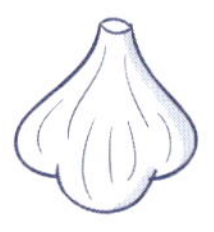

にんにくは、内臓をあたため、水分の代謝をよくしたり、胃腸をじょうぶにします。

ただし、刺激が強い食べものなので、胃や十二指腸に潰瘍がある場合は控えます。

急性胃炎で嘔吐《おうと》があったときは、にんにく1かけをフライパンなどでよく焼いたものに、はちみつをかけてゆっくり食べるとよいでしょう。

（根本）

口に苦い良薬
センブリ

センブリはとても苦い草ですが、この刺激が胃の機能を活発にします。秋に白い花が咲くころ、全草を根ごと採ります。土を払い、水洗いせずに軒下などに下げ、陰干しにします。

センブリ茶は、乾燥した全草2〜3本が1杯分です。折って湯のみに入れ、熱湯を注いでふたをし、しばらく蒸らしてから飲みます。

（根本）

胸やけに効く
カキ

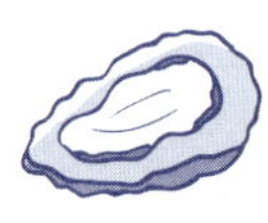

昔から胃酸過多による胸やけには、**カキの殻の粉末**が効くといわれています。これは、カキの殻に含まれるカルシウムに、胃酸を中和させるはたらきがあるからです。

カキの殻の粉末2〜3gを、1日1〜2回飲みます。カキの殻の粉末は、牡蠣《ぼれい》という生薬名で、漢方薬局で購入できます。

（山ノ内）

慢性胃炎に
アロエ

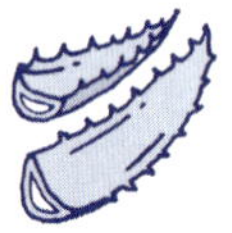

胃がもたれたり、食欲がないときには、**アロエの葉のおろし汁**をしぼって、さかずきに1杯飲むとよく効きます（作り方は次ページ）。細かくきざんだ葉を、少量食べてもよいでしょう。下痢をしやすい人は、食べすぎないようにします。

慢性胃炎には、アロエ酒を毎日少しずつ飲むのも効果的とされています。

（根本）

こんな方法もあります

急な痛みに効く温湿布

急な胃の痛みは、みぞおちをあたためることによって、やわらげることができます。タオルを熱めのお湯でしぼって、温湿布するのもひとつの方法ですが、キッチンにある身近なもののなかにも、温湿布に適したものがあります。

こんにゃくをお湯であたためたものでする温湿布は、古くからよく知られています。こんにゃくを使うと、冷めにくく効果的です。

こんにゃくがないときは、しょうがの煎じ汁をあたためたものでも代用できます。しょうが温湿布の作り方は下図の通りです。ただし、この温湿布は痛みの原因が胃痛とはっきりわかっているときに、行うようにします。

かぶれやすい人は、肌に異常があらわれたら、すぐやめましょう。

●こんにゃく温湿布

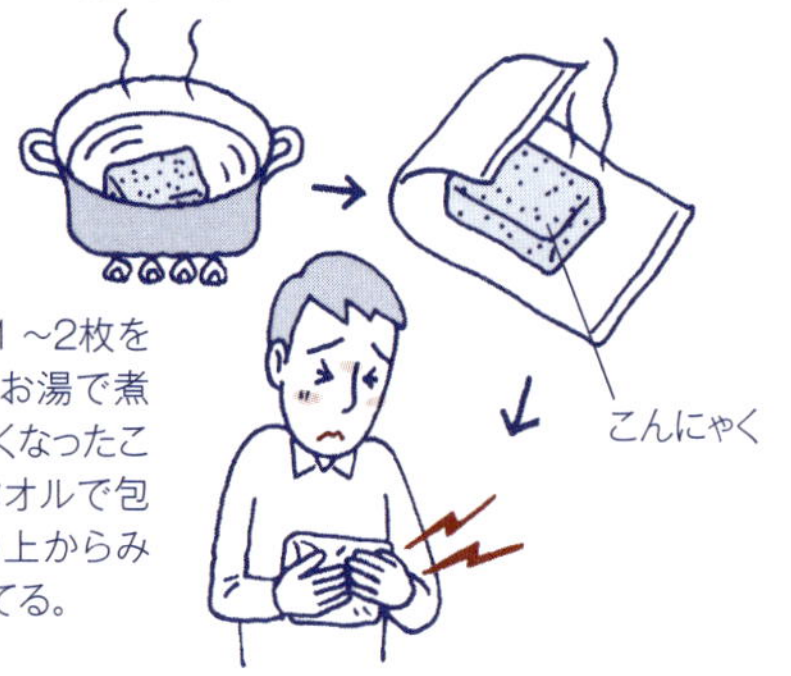

こんにゃく1～2枚をひたひたのお湯で煮立てる。熱くなったこんにゃくをタオルで包んで、服の上からみぞおちにあてる。

●しょうが温湿布

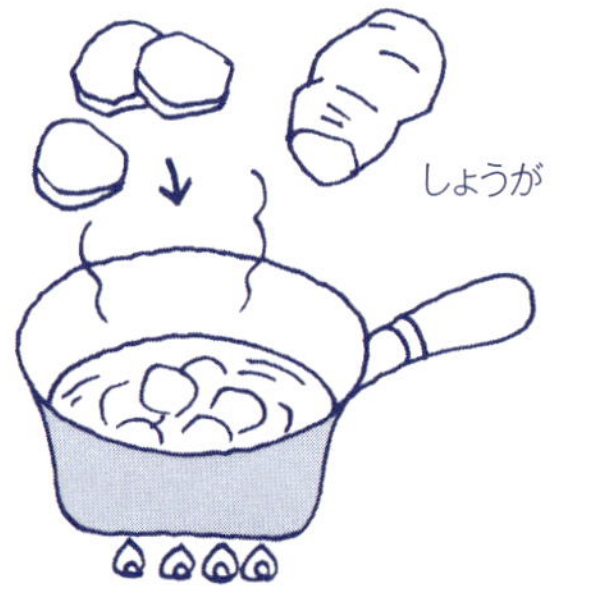

1 しょうが1かけを1～2㎜くらいの薄切りにして、ひたひたのお湯で煮立てる。

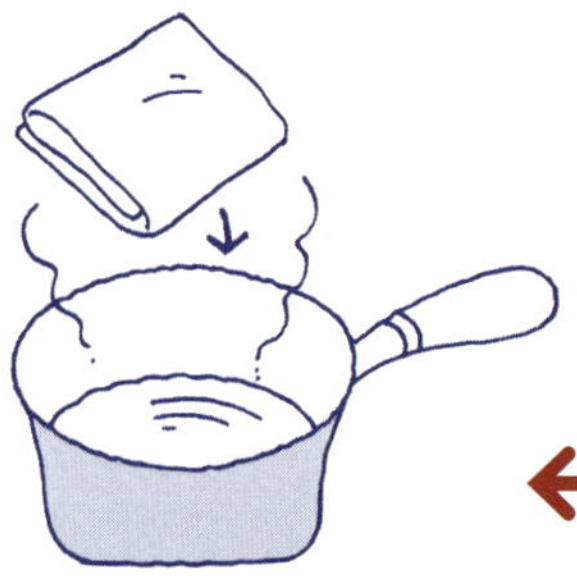

2 煮たてた汁にタオルを浸し、やけどに気をつけながらしぼり、あら熱をとる。

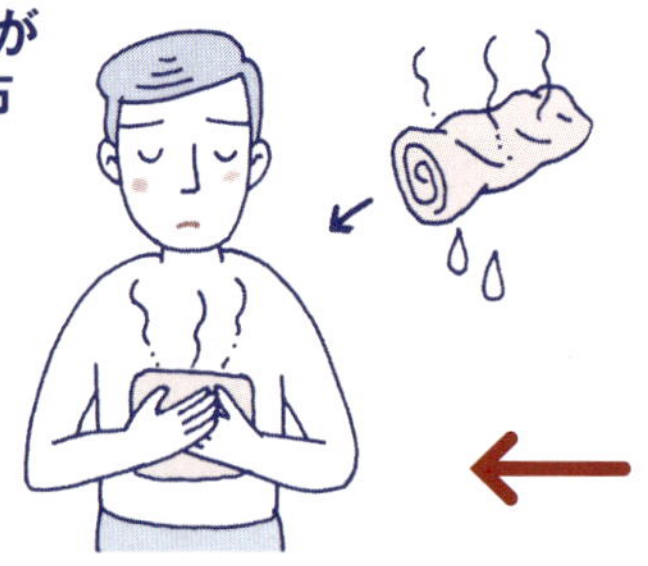

3 みぞおちの上にタオルをあてる。冷めたらタオルを取り替える。

アロエの葉のおろし汁の作り方

●材料（1杯分）

アロエ……………………30g

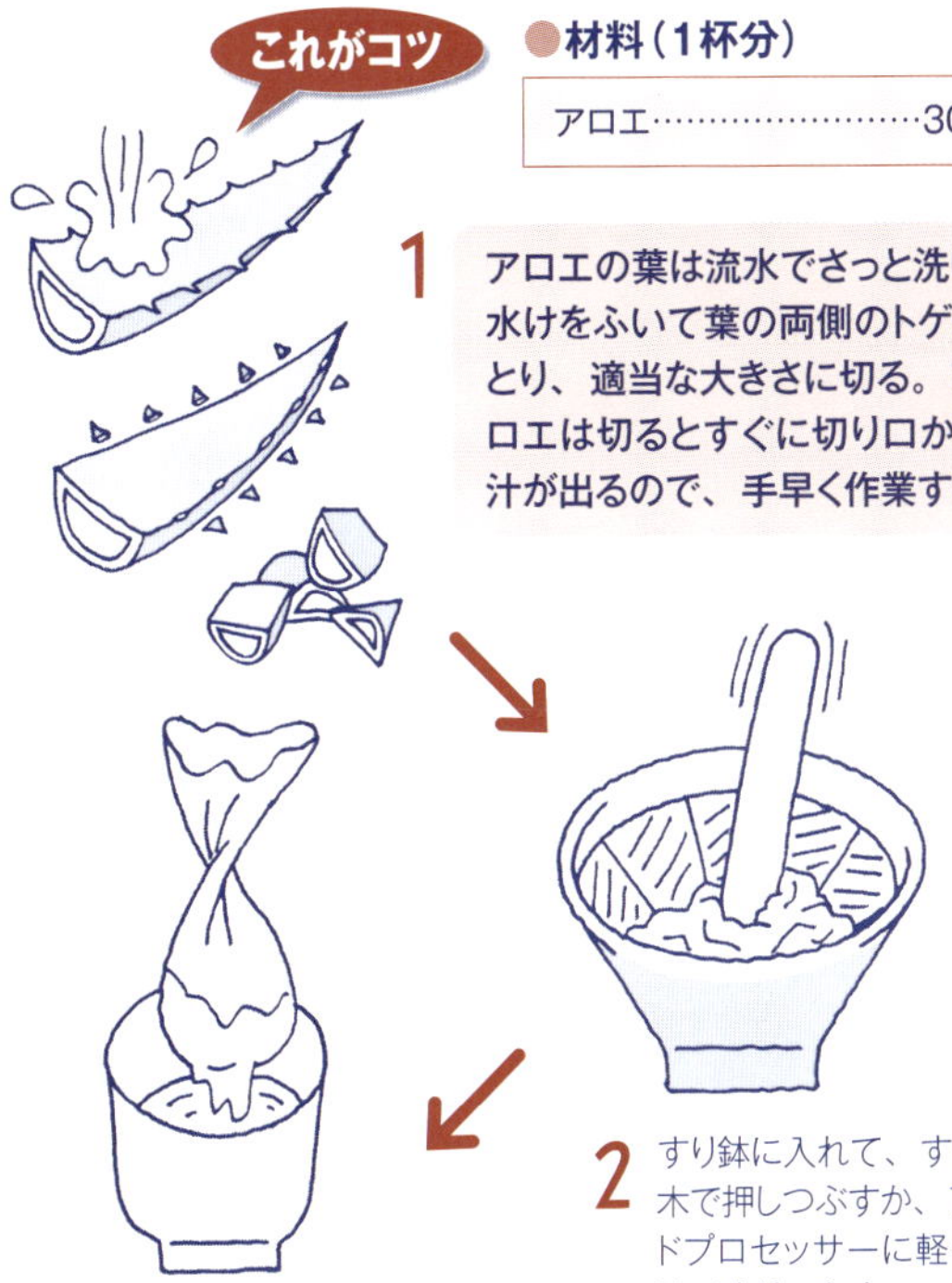

1 アロエの葉は流水でさっと洗い、水けをふいて葉の両側のトゲをとり、適当な大きさに切る。アロエは切るとすぐに切り口から汁が出るので、手早く作業する。

2 すり鉢に入れて、すりこ木で押しつぶすか、フードプロセッサーに軽くかけてすりつぶす。

3 ガーゼでしぼり、汁を飲む。生の葉3gをきざんで、そのまま飲んでもよい。

作ってみました

アロエの葉は水分が多く、少しつぶすだけで汁が出ます。すり鉢がなければ、ボウルなどに入れて、スプーンで押しつぶしてもよいでしょう。

飲んでみました

アロエ特有の苦み、青臭さがあります。1回量はわずかなので、一気に飲めます。

その他のおすすめ 食品・山野草

胃腸を強くする食べものには、**しょうが**や**しその葉**などがあります。しょうがの薄切りを口に含んでいると、吐きけが軽減されます。すりおろして、だいこんおろしに混ぜたものは、二日酔いに効果的。**はちみつ**は、1回スプーン1杯を、1日3回なめると効果があります。

キャベツには、胃粘膜の再生を助けるビタミンUが含まれています。効果的にとるには、しぼった汁を1日2回、食前に飲みます。

おなかが痛いときに効く煎じ薬は、**サクラの樹皮**、**ウイキョウの種子**、**ゲンノショウコ**などです。ウイキョウはフェンネルともいい、ヨーロッパでは魚料理に欠かせないハーブで、葉や茎が使われます。**リンドウ**は、急性胃炎の回復期に煎じて飲むと効果的です。消化不良や下痢を改善します。

胃のむかつき、食欲不振には、**いちじく**が効きます。乾燥させた果実を細かくきざみ、少し焦げるまでいったものを小さじ1と、はちみつ小さじ1を湯のみに入れ、お湯をさして飲みます。

慢性胃炎のように、いつも胃の調子がすぐれず食欲のない人は、**サンザシの果実**を乾燥させたものを煎じて飲むといいでしょう。生の果実を食べても効果があります。

塩辛いもの、油っこいものや、胃腸を冷やすものはダメ

体調が完全に戻るまでは、**アルコール類**は厳禁です。

塩、**しょうゆ**、**砂糖**などで濃く味つけされた料理、カレーのように**香辛料**がきいているもの、薬味としての**わさび**や**とうがらし**も控えます。

そのほか、酸みや甘みが強い食べもの、飲みものも控えたほうがよいでしょう。

お腹がはる人は、**食物繊維の多い野菜（たけのこ、ごぼう、さつまいも）**や**海藻類**は消化がわるいので要注意です。

また、**脂肪の多い肉**や**種実類**、**あずき**、**大豆**、**もち米**なども食べないようにします。素材にかかわらず、かたい食べものも避けるようにしましょう。

調理法では、**天ぷら**、**フライ**などのように、油をたくさん使った揚げものはいけません。

消化がよくても熱すぎたり、冷たすぎては効果も薄れます。お粥などは、しばらくおいて冷まします。冷たいジュースは、口の中で少しあたためてから飲み込みます。

し好品では、**紅茶**、**炭酸飲料**は禁止します。

●胃けいれんとは？ 実際に胃がけいれんしているわけではなく、みぞおちの強い痛みをいう。原因は胆石や潰瘍など、いろいろ。

胃潰瘍・十二指腸潰瘍

ストレスを発散させ、食生活も注意しよう

●Dr.アドバイス

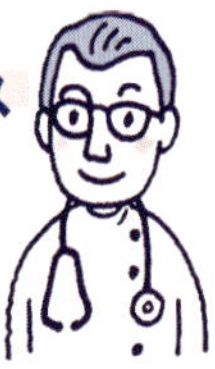

ピロリ菌除菌とストレス発散がポイント

胃液（成分は塩酸や消化酵素のペプシンなど）により、自分自身の胃や十二指腸の粘膜が消化されて、潰瘍を生じる病気です。

代表的な症状は、上腹部の痛みや不快感のほかに、胸やけ、胃もたれ、呑酸《どんさん》（胃液が食道へ逆流する）などがありますが、これらは逆流性食道炎など、ほかの病気でもみられる症状です。

胃・十二指腸潰瘍の症状で最も特徴的なのは、空腹時や夜間、食後2～3時間たってからの、みぞおちの痛みです。同時に、胃が締めつけられるような不快感、胸やけなどの症状があらわれます。

潰瘍が進行して出血するようになると、その血が消化管を下って便と混じります。そのため便は黒光りするようになります（タール便）。また、胃からの出血で吐血することもあります。このときの血は、コーヒーのカスに似た色を帯びています。出血の量が多くなれば、貧血の症状も出ます。

潰瘍が悪化すると胃や十二指腸に孔《あな》があいて（穿孔《せんこう》）、腹膜炎を

豊富なビタミンCが胃壁を強化
じゃがいも

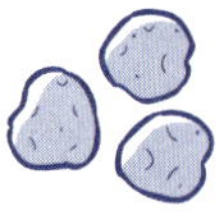

粘膜を強くするビタミンCを多く含み、カリウム、カルシウムなどのミネラルバランスもよい食べものです。でんぷん質に守られ、加熱してもビタミンCが破壊されにくいため、効率よく摂取できます。

生のしぼり汁を飲むか、**黒焼き**（作り方は次ページ）を食べると効果的です。黒焼きはフライパンなどで表面をまっ黒に焼くほうがより効果的ですが、家庭では焼き網を使うと手軽です。

（根本）

胃腸をじょうぶにする
かぼちゃ

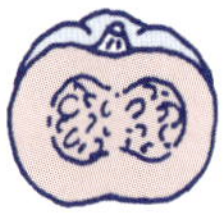

ビタミンCやカロテンが豊富で、実だけでなく、花、葉、種子にも薬効があります。でんぷん質も多いので、調理してもビタミンCの損失が少なく、たっぷりとることができます。薬効をできるだけ生かすためには、蒸す調理法が理想的です。

胃がシクシク痛むときは、**かぼちゃのポタージュ**（作り方は244ページ）や**クリーム煮**などにすると、消化がよくなります。かぼちゃの花は、スープの具にすると熱を下げたり、下痢に効きます。

（根本）

胃の粘膜を再生する
キャベツ

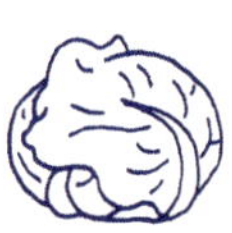

胃や十二指腸の粘膜を再生し、潰瘍を改善するビタミンU（キャベジン）やKが豊富です。生でも煮ても炒めてもおいしい野菜ですが、ビタミンUは加熱すると壊れてしまうので、潰瘍の食事には、生か、さっと火を通して用います。日ごろから食べていると、体調をととのえてくれます。

ジューサーにかけたり、しぼった**青汁**を少しあたためて、食前に飲む方法が手軽でおすすめです。約10日間、症状によってはそれ以上飲み続けると、効果があらわれます。

（根本）

●キャベツの青汁

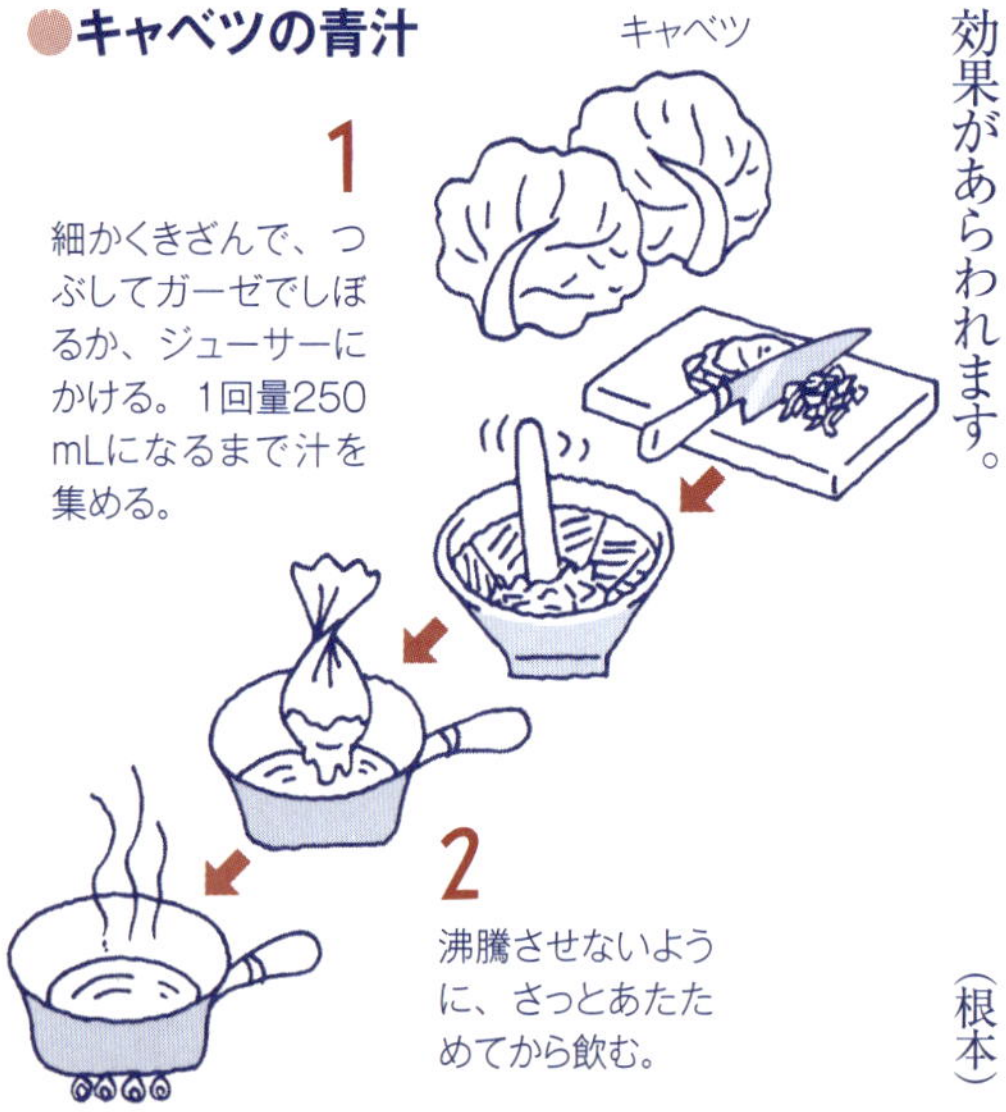
キャベツ
1
細かくきざんで、つぶしてガーゼでしぼるか、ジューサーにかける。1回量250mLになるまで汁を集める。
2
沸騰させないように、さっとあたためてから飲む。

おこすこともあります。すると突然、激しい腹痛におそわれて、おなかがかたくなります。また、孔があいても、ほかの臓器でふさがれた状態（穿通《せんつう》）になることがあります。この場合は症状がわかりにくいのですが、背中に痛みが散るような感じがします。

さらに、吐きけや嘔吐《おうと》があったり、みぞおちのあたりに張りを感じたりするときは、胃から十二指腸への出口（幽門《ゆうもん》部）の潰瘍のため、食べたものが通りにくくなる、幽門狭窄《きょうさく》が考えられます。

以上のサインがあったら、すぐ医師の診断を受けてください。

胃・十二指腸潰瘍と、ピロリ菌（ヘリコバクター・ピロリ）の感染とのあいだに、強い因果関係のあることが近年判明しました。ピロリ菌は胃がんとの関係も明らかになっており、感染がわかれば、まず抗生物質での除菌をします。また、胃酸をおさえる治療として、H_2ブロッカーやプロトンポンプ阻《そ》害薬《がいやく》（PPI）などの薬を使用します。今は手術をしなくても治るケースがほとんどです。

日常生活の注意は、消化のよいものを中心に、刺激物を控え、腹七分程度におさえた食事を、ゆっくり、規則正しくとることです。

また、胃粘膜を攻撃する要素として、強いストレス、非ステロイド性消炎鎮痛薬の連用、アルコール、喫煙も悪化の要因となるので、注意が必要です。

じゃがいもの黒焼きの作り方

●材料（3回分）

じゃがいも	中1個

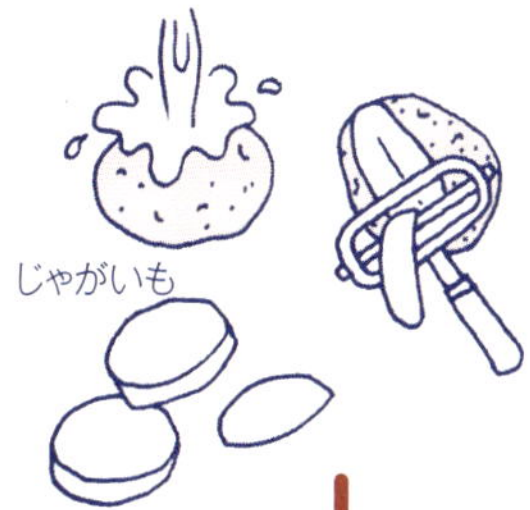

1 じゃがいもはよく洗い、よごれを落とす。皮をむき、芽は包丁でえぐりとり、厚さ1cmの輪切りに。

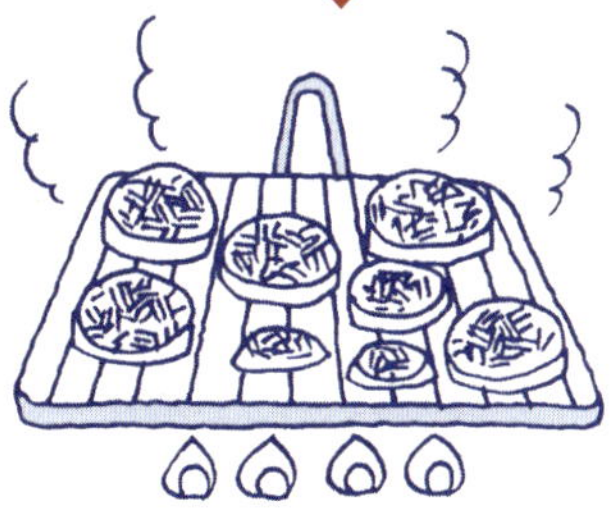

2 焼き網に**1**を並べ、両面がまっ黒になるまで焼く。

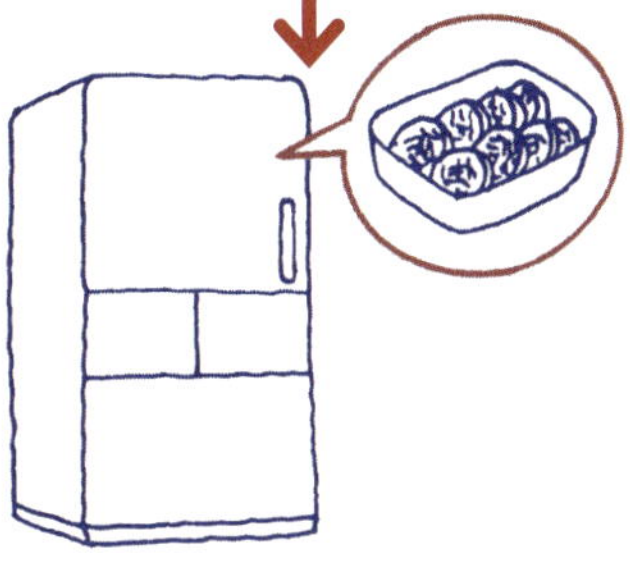

3 冷蔵庫に保存し、1日に2～3枚食べる。

作ってみました

火が強いと、中に火が通る前に黒く焦げてしまううえ、炭化してぼろぼろになります。弱火から中火で、まめに表裏を返しながら焼くと上手にできます。

食べてみました

焦げた部分が舌にざらつきますが、じゃがいもの風味も残っているので、見ためよりも食べやすいです。

お茶がわりに飲む タンポポ

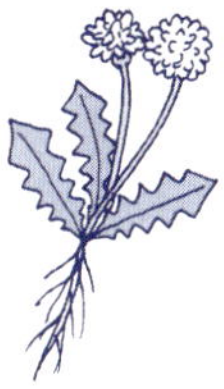

タンポポには、胃をじょうぶにするはたらきがあり、薬用にも食用にもなります。

最も簡単な用い方としては、生の葉をよく洗って口に含み、ゆっくりとかみ、汁を飲みます。生の葉や花は、おひたしやサラダにしても食べられます。

また**タンポポコーヒー**も手軽に作れます。（根本）

●タンポポコーヒー

1 開花期に採取して乾燥させた根を、細かくきざみ、フライパンに油をひかずにいる。

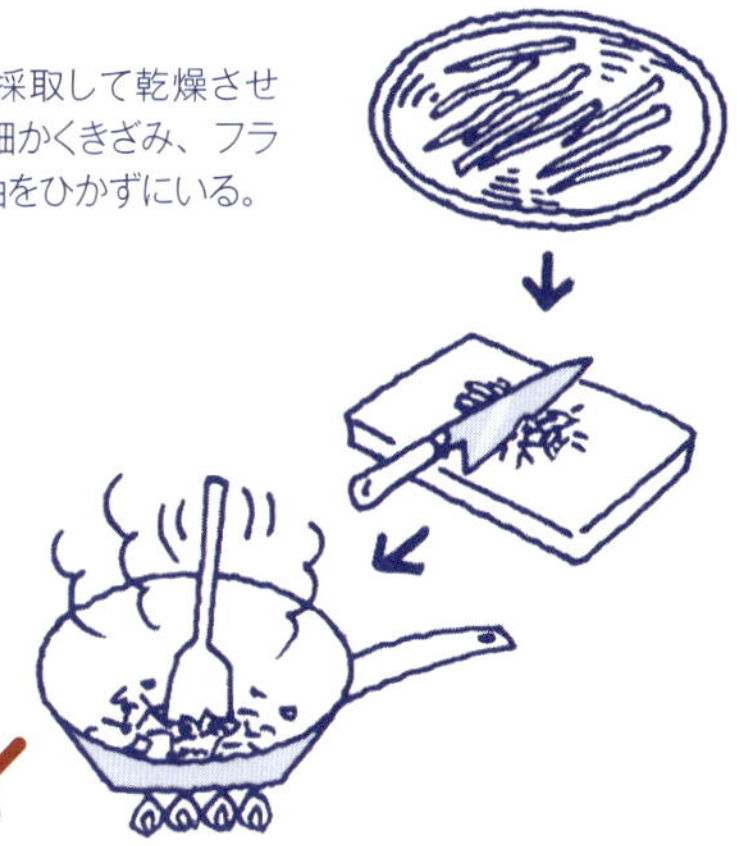

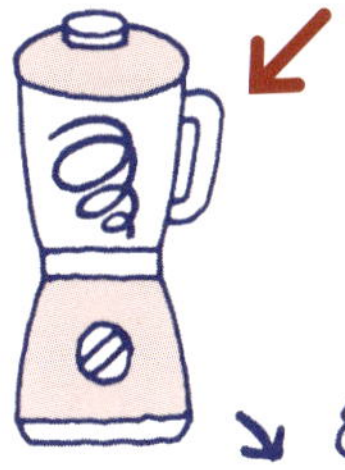

2 **1**をすりつぶすか、あら熱をとってからミキサーにかけて粉末にしたら、小さじ1を茶こしに入れて熱湯を注ぐ。

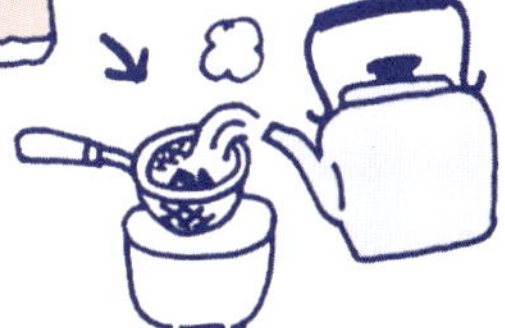

●腹痛のおこる時間で病気がわかる　一般に、食後数時間以内の腹痛は胃潰瘍、空腹時や深夜の痛みは十二指腸潰瘍のサイン。

かぼちゃのポタージュの作り方

● 材料（4人分）

かぼちゃ	400g（¾個）
米	¼カップ
牛乳	100mL（½カップ）
塩・こしょう	各少々
水	400mL（2カップ）

1 皮をむき、食べやすい大きさに切ったかぼちゃと、米、水を鍋に入れ、弱火で40～50分ほど煮る。※かぼちゃは消化よく仕上げるために、皮の部分はすべてとること。

2 1のあら熱をとり、ミキサーにかける。裏ごししてもよい。

3 2を鍋に戻し、弱火であたためながら、牛乳を加えて、塩、こしょうで味を調える。

作ってみました
作り方のコツとして、ミキサーにかけたとき、ときどきスイッチを止めて上下にかき混ぜます。すると、舌ざわりがよりなめらかにできあがるので、おすすめです。

飲んでみました
米が入っているので、とろみがあり、ボリュームを感じますが、油を使っていないので、さっぱりとした胃もたれのしないスープになっています。

胃のむかつきにも効く　いちじく

いちじくには、潰瘍や下痢を改善し、弱った胃腸をじょうぶにするはたらきがあります。

乾燥した果実をきざみ、半分焦がすまでいって、はちみつ少々とお湯を注いで飲みます。

いちじくの保存には、果実をよく乾燥させ、さらに火であぶって粉にし、使うときにお湯か水で溶く方法があります。（根本）

● いちじくのほかの保存法

1 いちじくにひたひたの量の水、いちじくの1.5倍の砂糖を加えて、やわらかくなるまで煮つめる。

2 冷ましてから実を清潔なびんにつめ、冷蔵庫で保存。必要なときに乾燥させ、上記の方法で飲む。

胃液の分泌を促す　タラノキ

日本各地の山野に生える、ウコギ科の落葉低木です。

根と木の幹を秋に採り、皮をはいできざみ、日干しにします。根皮と樹皮それぞれ15gに、甘草（漢方薬局で買える）1gを加え、750mLの水で半量まで煎じます。これを1日分として3回に分け、食間に服用します。（根本）

その他のおすすめ　食品・山野草

しその葉の煎じ汁は、胃腸の機能を活発にします。吐血があったときは、れんこんをすりおろし、しぼった汁を少量飲みます。軽い出血なら止まります。

庭木によくみられるムクゲは、白い花のつぼみを開きかけたときに採り、日干しにします。これを煎じて飲むと、下痢や胃腸の出血に効果的です。

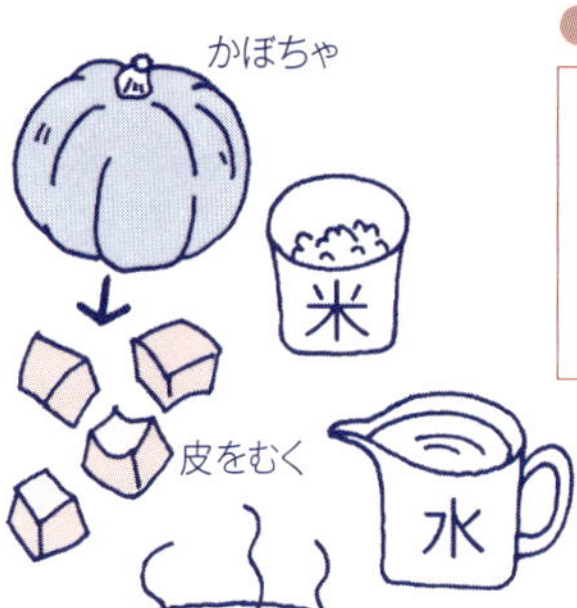

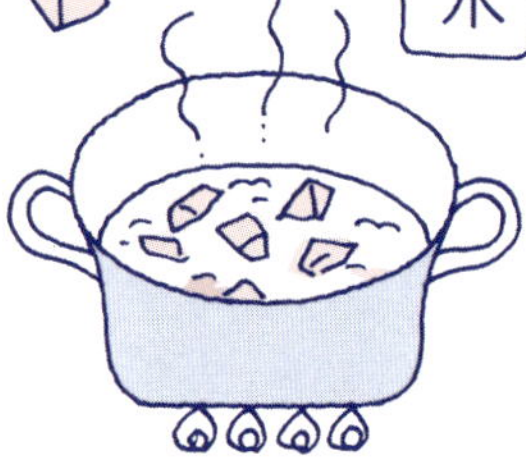

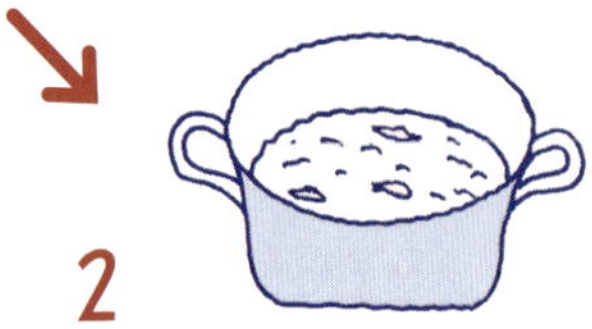

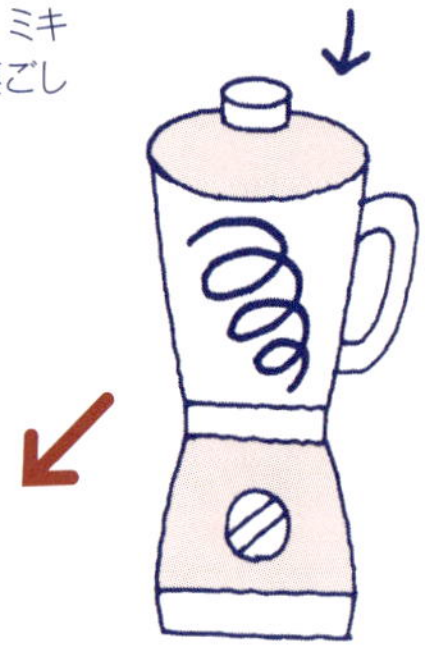

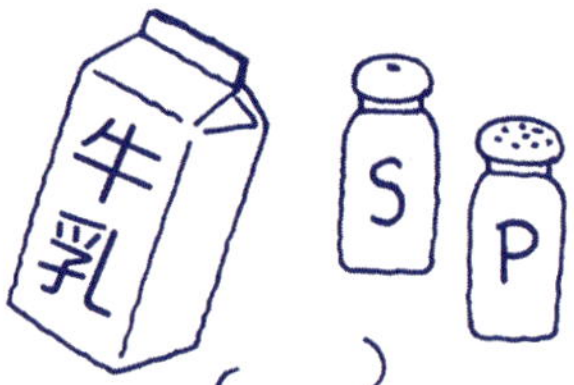

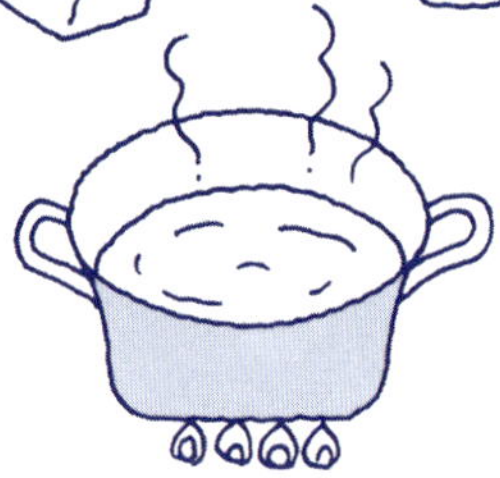

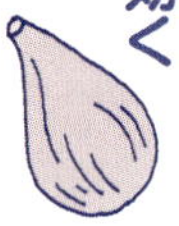

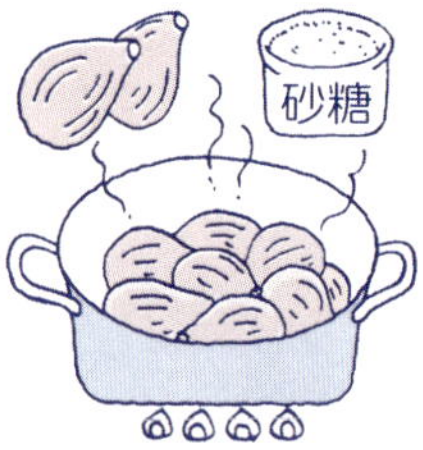

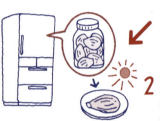

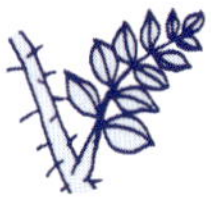

胃潰瘍・十二指腸潰瘍になったときの食べもの

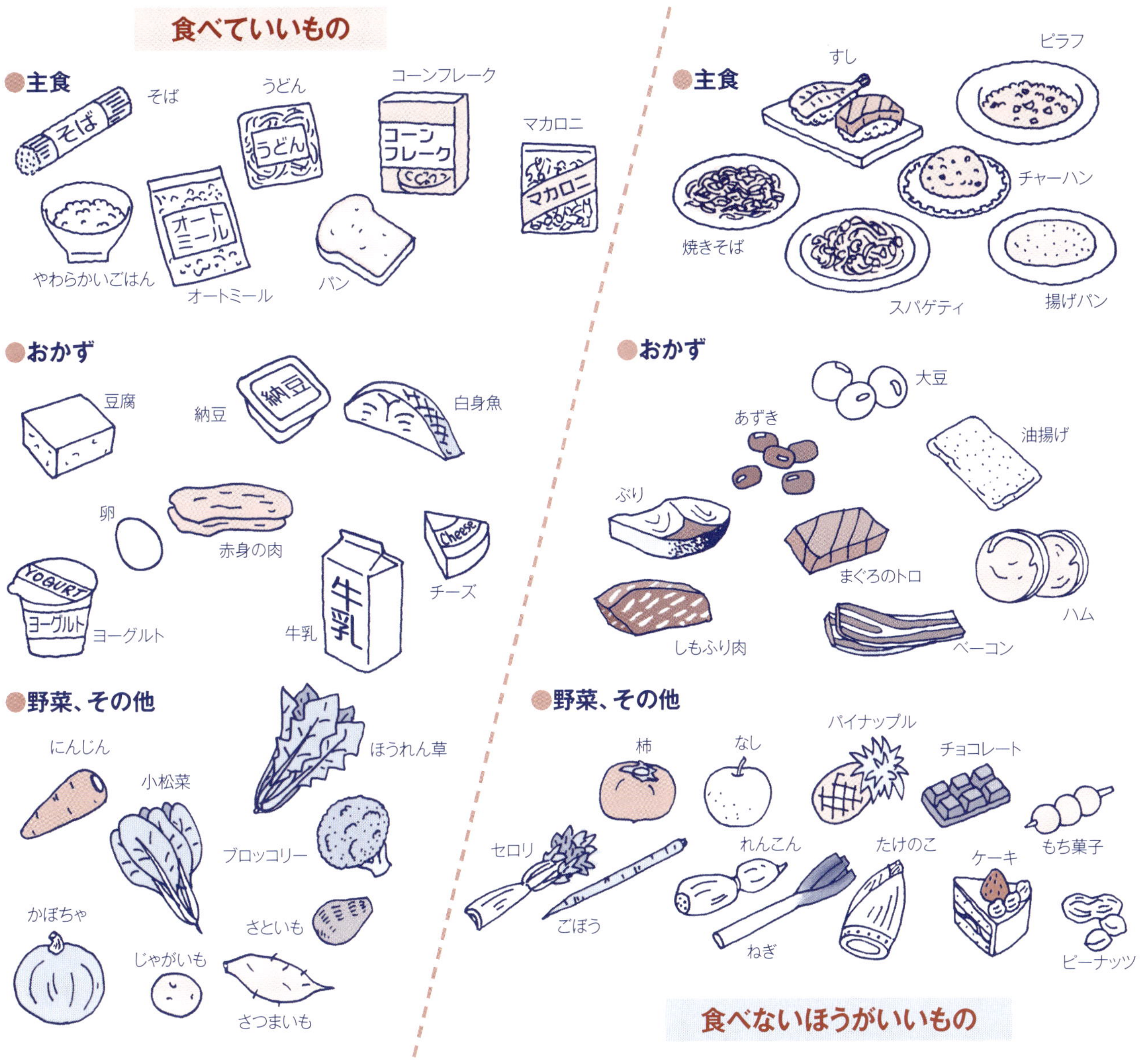
食べていいもの
主食
そば
うどん
コーンフレーク
マカロニ
やわらかいごはん
オートミール
パン
おかず
豆腐
納豆
白身魚
卵
赤身の肉
チーズ
ヨーグルト
牛乳
野菜、その他
にんじん
小松菜
ほうれん草
ブロッコリー
かぼちゃ
じゃがいも
さといも
さつまいも
主食
すし
ピラフ
チャーハン
焼きそば
スパゲティ
揚げパン
おかず
大豆
あずき
油揚げ
ぶり
まぐろのトロ
ハム
しもふり肉
ベーコン
野菜、その他
柿
なし
パイナップル
チョコレート
もち菓子
セロリ
ごぼう
れんこん
ねぎ
たけのこ
ケーキ
ピーナッツ
食べないほうがいいもの

胃・十二指腸潰瘍の人はこんな外食がよい

胃・十二指腸潰瘍のときの食事の原則は、胃粘膜を刺激しないことと、十分に栄養を補給することです。

外食するときも、上手にメニューを選んで、症状を悪化させないようにしましょう。外食のメニューで、第一に気をつけたいのは、栄養のバランスです。ラーメンやざるそばのように、穀類メインでおかずの少ないものではバランスがよくありません。ポイントは、たんぱく質と野菜が、消化しやすく調理されているものを選ぶこと。たとえば、焼き魚や煮魚、刺身を中心に、野菜の煮ものなどがついた定食は、消化がよく、栄養も十分です。

めん類なら、卵とじや月見のうどんかそばがよいでしょう。中華めんやスパゲティは、消化がわるく、調理に油を多く使うので避けます。

天ぷらやカツ、フライなどの揚げものも、油が多いのですすめられません。天ぷらそば、天どん、カツどんも避けます。どんぶりものなら、親子どん、卵どん、鉄火どんにしましょう。

すしを食べるときは、ごはんがかたいので少なめに。まぐろの赤身、白身魚、卵焼きなどを選びます。

中華料理なら、ワンタンや中華粥を、洋食の一品料理ならオムレツなどは、消化がよく、胃にもたれません。

食べる際の注意としては、ゆっくり、よくかんで食べ、熱いものは少し冷まして飲み込みます。

●「腹八分めに病なし」の腹八分めとは？　一般に牛乳600mLで満腹を感じるといわれている。腹八分めの容量は500mL弱というところか。

胃酸過多症と減酸症は、食生活の改善が第一

胃酸過多症と減酸症は症状が似ている

胃液の分泌が多く、胃液の中の胃酸の濃度が高い状態を胃酸過多症、あるいは過酸症といいます。逆に胃液の中の胃酸の濃度が低いと、減酸症になります。

どちらの場合も胃液の検査で診断できますが、特に症状がなければ病気とは判断されません。

胃酸過多症と減酸症は症状が似ています。主な症状は胃のもたれ、げっぷ、胸やけなどです。胃酸過多症の場合は、げっぷのときにすっぱい胃液が上がってくることもあります。減酸症では、胃酸が不足するため、消化不良や下痢をおこすことがあります。

しかし、自覚症状だけで胃酸の分泌が多いか、少ないかを判断することは困難です。そのため、自分勝手に消化剤などの市販の胃腸薬を飲むと、胃酸の分泌を促してしまい、胃酸過多症の人は、かえって症状が進行してしまいます。

胃酸過多症は、たんぱく質を多くとり、刺激物を控える

胃酸過多症の人が日常生活で注意すべきは、胃液の分泌をおさえるために、暴飲暴食や刺激物を控えることです。禁煙、禁酒または節酒を心がけ、ストレスを解消することも大切です。医師の指示で、胃酸の分泌をおさえる制酸剤を服用する場合もあります。

過剰に分泌される胃液から胃壁を守るために、良質のたんぱく質を多く食べるようにします。たんぱく質が豊富で、胃を刺激しない食べものは、豆腐や白身魚、牛乳などです。良質のたんぱく質は豆類にも多く含まれていますが、消化がわるいので、必ずやわらかく煮てから食べるようにしましょう。

えんどう豆を薄味でやわらかく煮たものは、胃腸を丈夫にします。

胃の粘膜を丈夫にするビタミンも欠かせません。くだものや野菜も積極的にとりましょう。

油を使う料理には、オリーブ油やごま油を活用すれば、胃酸の分泌をおさえられます。ただし、多量にとりすぎないようにします。

逆に控えたい食べものは、えび、貝類などの消化のわるい魚介類、脂肪分の多い肉類、たけのこ、ごぼうなどの食物繊維の多い野菜、酸みや甘みの強いものです。野菜類は、できるだけやわらかく煮て食べるようにします。

コーヒーや紅茶、香辛料は胃を強く刺激するので、控えるか、薄めにして飲みます。強い症状のあるときは禁止しましょう。

民間療法では、卵の殻を使います。よく洗って粉末にしたものを、1回2～3gずつを、水か白湯《さゆ》で飲みます。

減酸症は、消化のわるいもの、油っこいものを控える

減酸症の人は胃酸の分泌が少ないので、一度に大量に食べると消化不良や下痢をおこします。少量ずつ、栄養価の高いものをとるようにします。一回あたりの量を減らして、食事の回数を増やすとよいでしょう。適度な刺激の香辛料や、にんにく、レモン汁は胃液の分泌を促すのに役立ちます。

胃酸過多症と同様、消化がわるいものはできるだけ控え、油っこいものも避けます。生野菜は水分が多く、胃酸をますます薄めてしまうので、サラダよりも、煮たり炒めたりして食べましょう。消化のよいたんぱく質とビタミン類も欠かせません。

コーヒーや紅茶は、やはり薄めにいれて、たくさん飲みすぎないようにしましょう。

民間療法では、生のサンザシの果実を、2～3個食べるとよいとされています。

●胃酸過多症と減酸症では胃腸薬もちがう

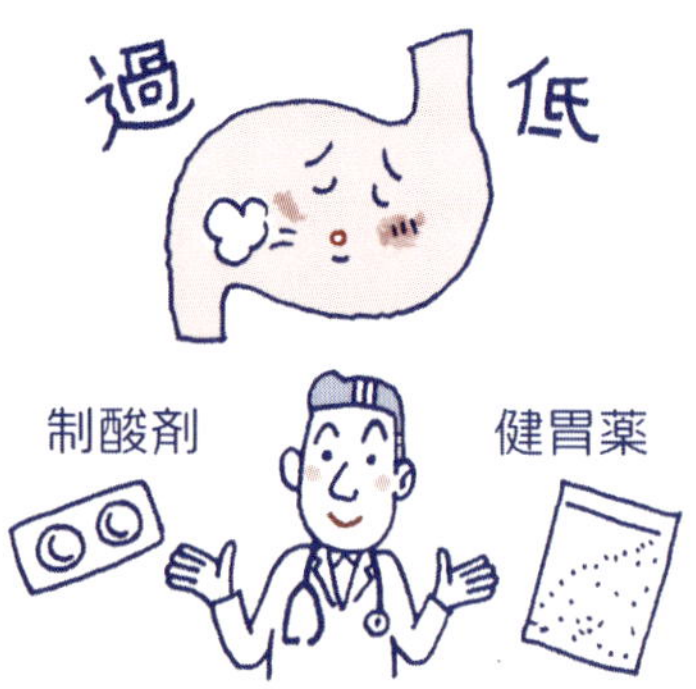

胃もたれ、胸やけ、げっぷなどの胃の不快な症状は、胃酸過多症でも減酸症でも同じだが、市販の胃腸薬を飲むときは注意が必要。胃酸過多症は胃酸の分泌が盛んなので、消化を助ける消化剤や健胃薬は、ますます胃酸を分泌させて逆効果になる。医師処方の制酸剤や、胃酸から胃壁を守るタイプの胃腸薬を選ぶ。減酸症の人は、胃酸の不足を助ける消化酵素を含むものや、健胃薬を飲む。

●低酸症によいサンザシの果実

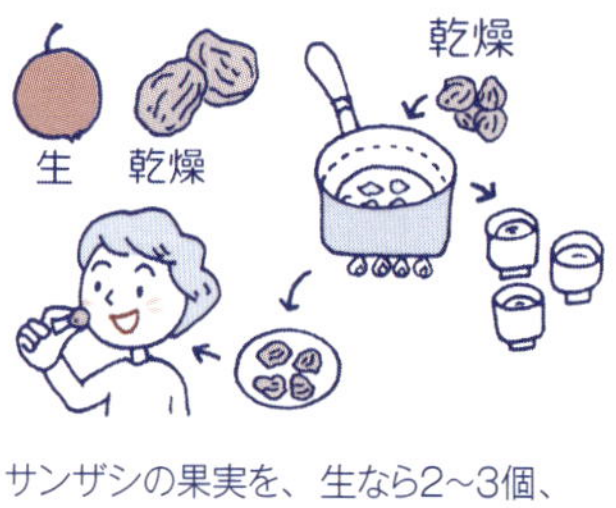

サンザシの果実を、生なら2～3個、乾燥した果実なら2～4gずつ食べる。煎じて飲むときは、乾燥させた果実10gを600mLの水で半量になるまで煎じて、1日3回飲む。煎じたあとの果実を食べても効果的。

●胃酸過多症によい卵の殻

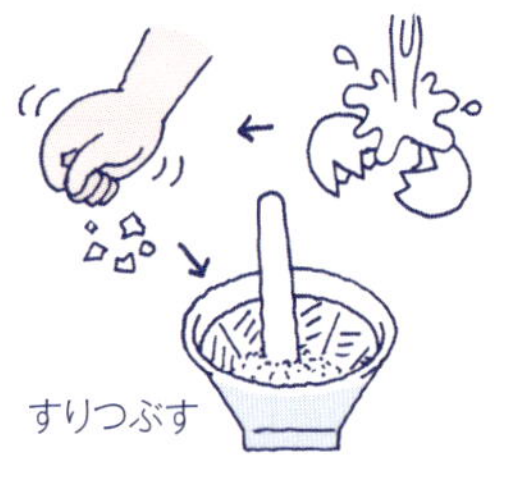

卵の殻2～3個分をよく洗って水けをふきとる。手で砕いてから、すり鉢などで粉末状にすりつぶす。1回2～3gずつ飲む。

胃下垂・機能性ディスペプシア

食事の回数を分け、適度な運動で腹筋を鍛える

●Dr.アドバイス

基本的には生活改善で対処する

胃の位置が、ふつうより下がっている状態を胃下垂といい、「虚弱体質」「やせ型で筋肉が弱い」「神経質」といった特徴の人に多くみられます。胃下垂では、胃自体の機能が正常であれば、これといった自覚症状もありません。

また、消化不良やげっぷ、胃もたれ、胸やけ、吐きけ、食後のおなかの張りなどの自覚症状があっても、検査で異常が認められない場合は、「機能性ディスペプシア」と診断されます。不規則な食生活やストレスが原因となり、胃酸の出すぎや胃粘液の不足、胃の知覚過敏などがあると考えられています。

とはいえ、本人に苦痛がなければ、治療の必要はありません。基本的には生活上の注意や工夫で改善していきます。

食事は、消化がよく、栄養のバランスがとれたものを、1回の量を少なめに食べます。

軽い運動で腹筋を鍛えることも有効。症状があっても、あまり気に病まないことも大切です。

胃痛や不快症状があるときに
マツバ

みぞおちのあたりに痛みやむかつきがあるときは、マツバでやわらげることができます。

手軽なのは、枝からとった新鮮なマツバを水で洗い、生のままよくかんで汁を飲み込む方法です。

それだと苦みが気になるという人は、マツバを煎じて汁を飲んでもよいでしょう。このときも、葉の量が多いと苦くなるので注意して。どうしても飲みにくいときは、はちみつを加えれば、苦みがやわらいで飲みやすくなります。

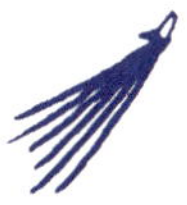

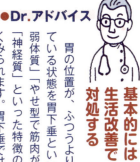

（根本）

体力を増進させる
朝鮮人参

朝鮮人参は、オタネニンジンの根を乾燥させたものです。正式な生薬名は人参《にんじん》ですが、朝鮮から日本に伝えられたことから朝鮮人参とよばれました。

胃下垂になりやすいタイプの人は、**朝鮮人参酒**を作って飲むと、体力をつけるのに役立ちます。

焼酎1.8Lに、朝鮮人参100g、陳皮《ちんぴ》（みかんの皮）・しょうが・大棗《たいそう》（ナツメ）各20gを入れて漬け込みます。3～6か月後には飲めます。

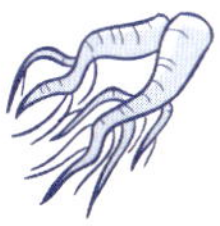

（根本）

その他のおすすめ
食品・山野草

胃のもたれには、**トマトジュース**を少しずつ飲むとよいでしょう。

うめぼしにしょうがのしぼり汁を加え、番茶を注いだ**うめぼし番茶**も効果があります。

煎じて使うものでは、**オケラ**や**センブリ**が効きます。オケラの根をきざんだもの3gに、しょうが4gを加え、煎じて飲みます。センブリは乾燥したものに熱湯を注いで、うわずみを飲みます。

つらい胃部症状はあるのに、異常はみつからない「機能性ディスペプシア」

慢性的に胃がもたれる、胃（みぞおち）が痛いという症状があるのに、検査しても異常がみつからない――今までは慢性胃炎とされてきましたが、最近「機能性ディスペプシア」と診断するようになりました。ディスペプシアとは、胃の痛みや胃のもたれなどの不快な症状をさす医学用語。何らかの自覚症状があり、病院にかかった人の半数近くにこの病気がみつかるほど、ありふれた病気です。治療をすればよくなります。早めに受診しましょう。

●なぜ、胃液で胃が溶けない？　胃壁の粘膜から粘液が分泌され、胃液による自己消化を防いでいる。この機能が失調すると潰瘍に。

腸炎

絶食して、下痢や腹痛がおさまるのを待ち、徐々にふつう食へ

●Dr.アドバイス

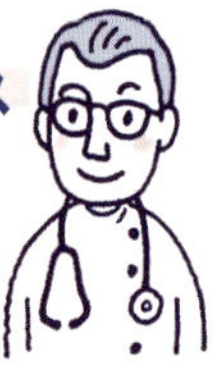

感染症でなければ、自宅で安静に

腸の粘膜に炎症がおき、激しい下痢や腹痛、吐きけや嘔吐《おうと》におそわれるのが急性腸炎です。

原因のひとつは、暴飲暴食や寝冷えなどによる一時的な不調です。その場合は絶食し、腹部をあたためて安静にして、症状がおさまるのを待ちます。脱水症状に対して、湯冷ましや番茶などで水分を補給し、おさまってきたら重湯《おもゆ》、お粥の順で、ふつう食に戻します。

感染性腸炎は細菌やウイルスなどの病原体による感染症です。サルモネラ菌、腸炎ビブリオ菌、黄色ブドウ球菌、病原性大腸菌などによる食中毒が増えています。また、ノロウイルス、ロタウイルス感染は、秋から冬にかけて流行します。前述の症状に加えて、高熱、下痢便に粘液や血が混じるときは、急いで医療機関を受診します。

慢性の腸炎は、下痢、腹痛、血便が主な症状です。原因は結核菌の感染、潰瘍性大腸炎などの炎症性腸疾患、膠原《こうげん》病、ストレス（過敏性腸症候群）などが考えられます。医療機関の受診が必要です。

下痢をしているときの食事に
玄米

体をあたためる力があり、白米よりもビタミン、ミネラルを豊富に含むので、下痢をして体力が落ちているときに最適です。内臓を強くし、血行をよくするはたらきもあります。元気のない人、顔色のわるい人、冷え症やかぜをひきやすい人の体質改善に役立ちます。ただし、ふつうに炊いて食べると消化がよくありません。病中や病後には、消化、吸収のよい**玄米湯**（作り方は次ページ）やお粥にして、よくかんで食べましょう。

（根本）

腸の炎症を鎮める
お茶

お茶の成分のタンニンには、胃腸の炎症を鎮めたり、粘膜をひき締めるはたらきがあり、中国では下痢止めの薬として用いられています。水のような便の下痢があり、のどが渇くときによく効きます。

絶食中には水分補給のために、薄めの番茶を飲みますが、下痢止めには、**濃いせん茶**を使います。

濃く入れたせん茶に、しょうがのしぼり汁を少し加え、ゆっくり飲むとよいでしょう。

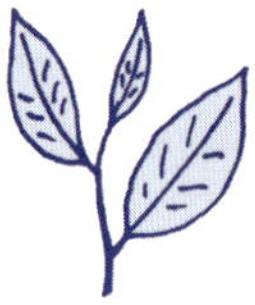

（根本）

慢性の下痢によく効く
うめ

すぐれた整腸作用で下痢をとめます。抗菌力が強いので、細菌性の腸炎による下痢、嘔吐にも効果を発揮します。

うめぼし、**梅肉エキス**、**烏梅《うばい》**など、加工したものを使いますが、どれも効用に差はありません。なお、生の青うめは、中毒のおそれがあるので食べられません。烏梅は中国では薬用に使われるもので、市販されていますが、手作りもでき、保存もききます。下痢止めには、烏梅を煎じたり、粉末にしたものを飲みます。

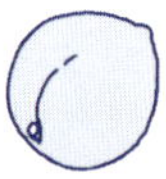

（根本）

●烏梅

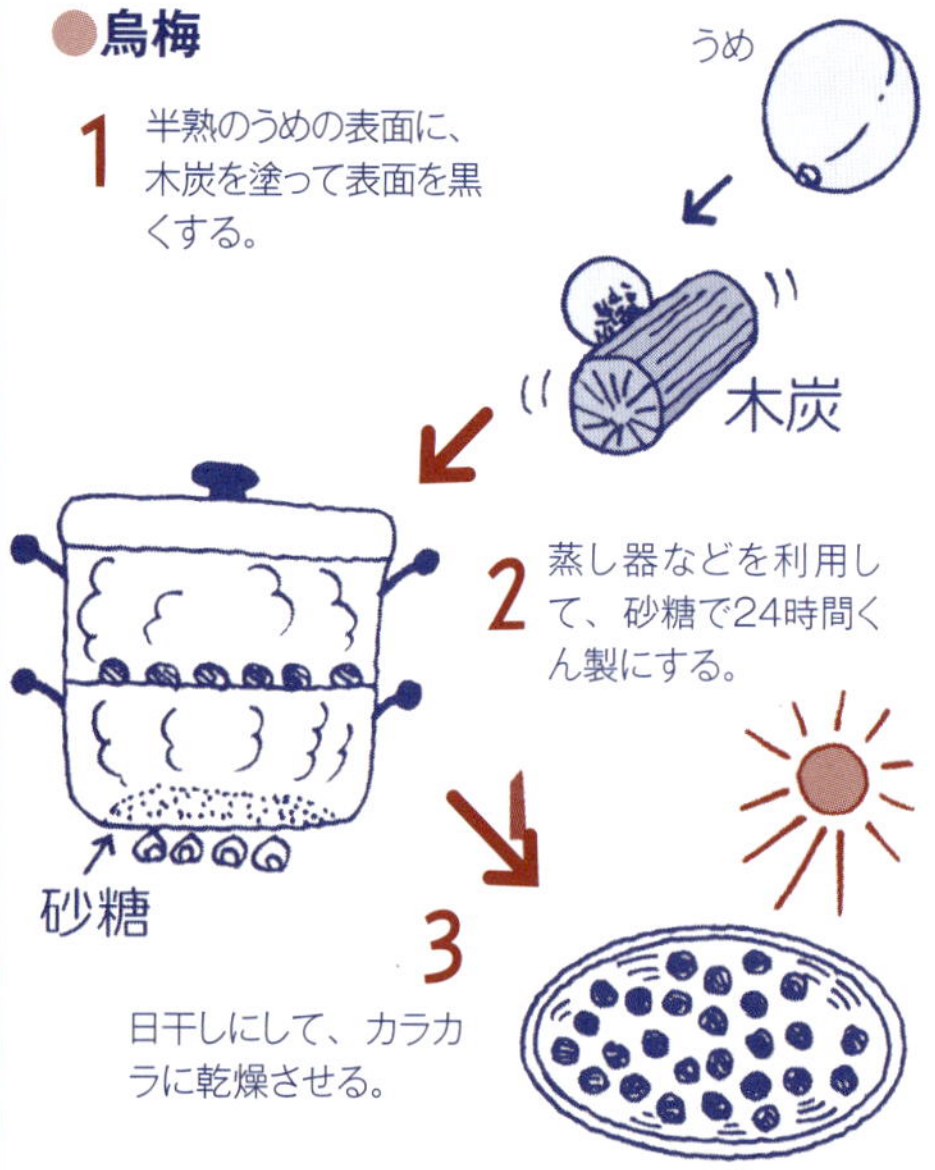

1 半熟のうめの表面に、木炭を塗って表面を黒くする。
うめ
木炭
2 蒸し器などを利用して、砂糖で24時間くん製にする。
砂糖
3 日干しにして、カラカラに乾燥させる。

玄米湯の作り方

●材料（約400mL分）

玄米	140g（1カップ）
大豆	⅕カップ
昆布	5g
水	800mL（4カップ）

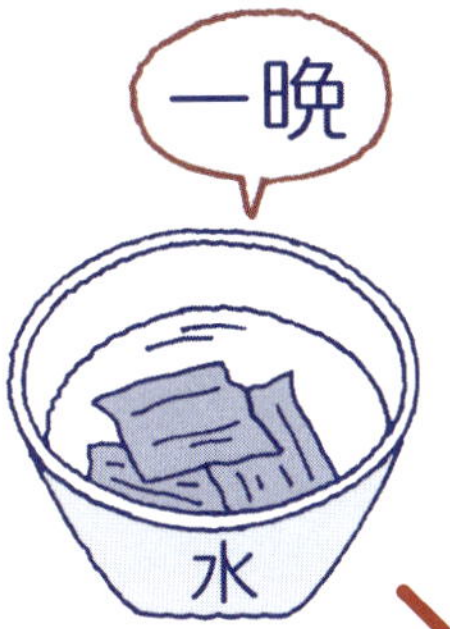

1 昆布は4カップの水に一晩つけておく。

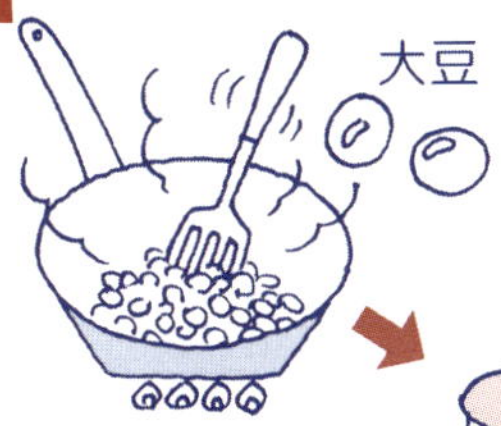

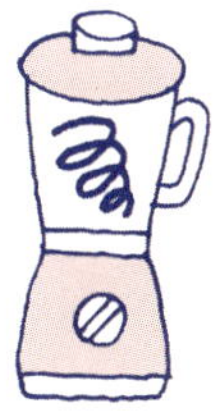

これがコツ

2 大豆は豆臭さがとれ、香ばしくなるまで中火でいって、あら熱をとってからミキサーにかけて細かくする。玄米は焦がさないようにゆすりながら、焼き色がつくまでからいりする。

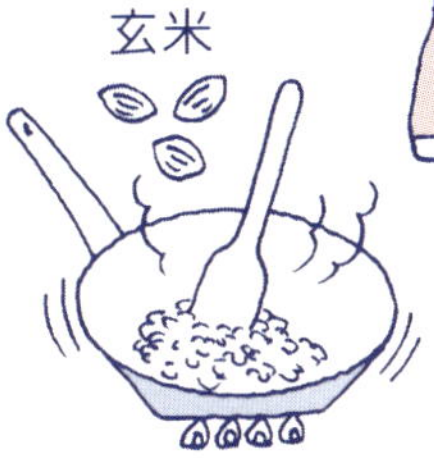

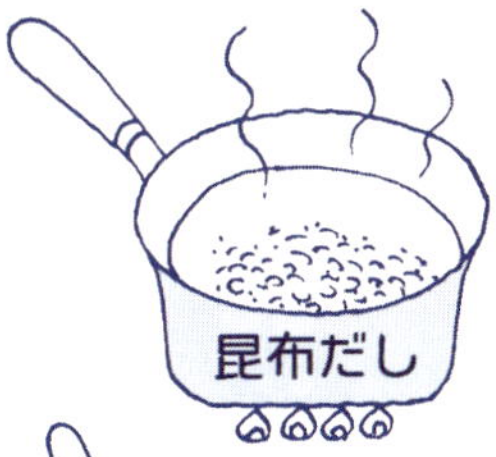

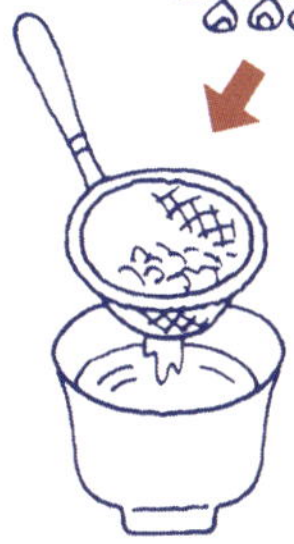

3 1でとった昆布のだし汁に、2の大豆と玄米を入れ、弱火で約15分煮る。煮汁だけをこして飲む。

作ってみました

あまり長く煮ると、大豆と玄米が水を吸ってしまい、スープがとれなくなるので、煮すぎないように。

飲んでみました

名前は玄米湯ですが、大豆の味のホットスープです。残った大豆と玄米はかたいので、食べないほうがよいでしょう。

整腸作用がある しそ

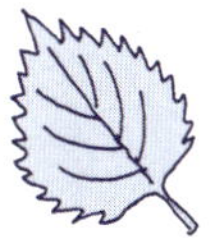

薬効は葉や実にあり、香りの成分には、防腐作用が含まれています。胃や腸のはたらきを活発にして、冷えが原因の下痢にも効果的です。

乾燥した葉を細かく砕いたもの茶さじ1に、お湯を注いで飲んだり、5gを煎じて飲んでも効きめがあります。魚やかにの中毒による腸炎には、生のしその葉を食べる方法もあります。

乾燥させる場合、葉は夏に採って半日ほど日干しにしたあと陰干しにし、実は秋に採って陰干しにします。（根本）

抗菌作用の強い ゲンノショウコ

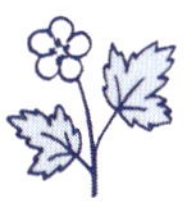

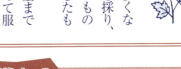

下痢に効果のあるタンニンの成分が多くなる、夏の土用の丑の日のころに、全草を採り、水洗いしたあと陰干しにします。自生のものは手に入りにくくなりましたが、乾燥したものは、漢方薬局で市販されています。

1日の分量は20gで、500mLの水で半量まで煎じ、3回に分けて、そのつどあたためて服用します。なお便秘のときは、20gを600mLの水で煎じ、1日4～5回に分けて飲みます。これは冷めたほうが効果があります。（根本）

なるほどゼミナール

渋いお茶ほど下痢に効く

お茶の渋みはタンニンによるものです。タンニンは口腔《こうくう》・消化器官の粘膜組織をひき締めるため、下痢止めになります。

お茶の種類別タンニンの含有ランキングは次のとおりです（浸出液100mL中）。

①玉露（茶10g／お湯60mL）……0.23g
②せん茶（茶10g／お湯430mL）……0.07g
③ほうじ茶（茶15g／お湯650mL）……0.04g
④番茶（茶15g／お湯650mL）……0.03g

玉露は甘い味で知られますが、タンニンも意外に多く、群を抜いています。いざというときの下痢止めにどうぞ。ほかのお茶も濃く入れるのがコツです。

●鳴る腹にたたりなし　人前でおなかが鳴るのは恥ずかしいが、これは健康の証。正体は腸内のガスや液体で、腸の蠕動《ぜんどう》運動で鳴る。

完熟前の果実が効く
サンザシ

薬効は果実にあり、生薬では山査子《さんざし》と書きます。胃や腸のはたらきをととのえ、消化を促進する効果があります。

大きな果実をつけるオオミサンザシも、薬用に適しています。10月ごろ、完熟直前の果実を採り、日干しにします。

1日量5～8gを煎じ、3回に分けて飲みます。（根本）

代表的な胃腸薬
センブリ

センブリは全草に薬効があり、秋に白い花が咲いたころに採取して、日干しにします。

乾燥させた全草2～3本を手で折って、お湯を注ぎ、薬効成分を抽出して飲みます。煎じて飲む場合、1日の適量は0.3～1.5gです。食欲がないときは食前30分くらい前に、それ以外は食後すぐに飲みます。（根本）

その他のおすすめ
食品・山野草

下痢のときは**クズ湯**、**半熟卵**のような、消化のよいものを食べましょう。

クズ湯は小さじ1のクズ粉を少量の水で溶き、1カップの熱湯を注いで作ります。砂糖を少し加えると、おなかの痛みも軽減されます。

りんごは、すりおろして食べます。特に皮の部分は下痢止めに効果があります。りんごを水で煮て、その汁と果実を食べても効果があります。

冷えが原因の下痢の場合は、体をあたためる効果のある、**ねぎ**の白い部分を利用します。ねぎ2～3本分としょうが2かけほどを、600mLの水で煎じ、3回に分けてあたためて飲みます。

葉が互生し、ひとつの柄から羽状に3枚の葉が出ている**シャクヤク**も効果的です。けいれん性のおなかの痛みには、シャクヤクを含む芍薬甘草湯《しゃくやくかんぞうとう》という漢方薬を煎じて飲みます。

「憩室症」は食物繊維で予防できる

憩室症とは大腸壁が圧迫されてふくらむ病気

憩室《けいしつ》とは、臓器の壁が外側に飛び出して小さな部屋ができるもので、大腸によくみられます。腸壁が、筋肉層ごと外にふくらんでできたものが真性《しんせい》憩室で、筋肉のすきまから粘膜だけ突出したものが仮性《かせい》憩室です。大腸にできるのは、ほとんどが仮性憩室です。

原因は、大腸の内圧が高くなり、粘膜層を筋層の外に押し出すためです。便秘の人に多くみられる症状ですが、必ずしも便秘が原因というわけではありません。

また、70歳以上の高齢者では、腸の老化に伴って憩室が増加していきます。腸壁が老化によってたるむことで、蠕動《ぜんどう》運動が衰えて便やガスがたまりやすくなり、内圧が高まるのが原因と考えられます。

憩室症が進むと、さまざまな合併症がおこる

憩室ができただけでは、症状はありません。しかし、憩室の中に腸の内容物が入り込むと炎症や合併症がおき、症状が出てきます。

憩室の底に炎症がおこるのが憩室炎です。憩室全体の炎症は、憩室周囲炎といい、発熱や腹痛があり、できた場所によっては虫垂炎とまちがわれることもあります。

憩室炎が進行したり、腸内圧が急に高くなると、腸に孔《あな》があき（穿孔《せんこう》という）、腹膜炎をおこします。特に高齢者は、排便時にこれがおこりやすいようです。腹膜炎の範囲が広いと、膿瘍《のうよう》ができて、症状を繰り返すことにつながり、危険です。

また、憩室に入った内容物の水分が吸収されてかたくなると、周囲の血管を傷つけてしまいます。このため大量の出血（憩室出血）につながることもあります。

便秘を防ぐことがいちばんの予防ポイント

憩室症の予防には、ふだんから食物繊維の多い食べものをとるのがいちばんです。食物繊維のなかでも特に有効なのは、水に溶けない不溶性の食物繊維。これを多く含む食べものは、穀類や豆類です。

●食物繊維の多い食べもの

小麦フスマ　豆腐
豆乳　納豆　豆類
りんご　オートミール
キャベツ　にんじん

病気を治す食べもの
腸炎／動悸・息切れ

動悸・息切れ

循環器の病気をまず疑う。禁煙、禁酒を

●Dr.アドバイス

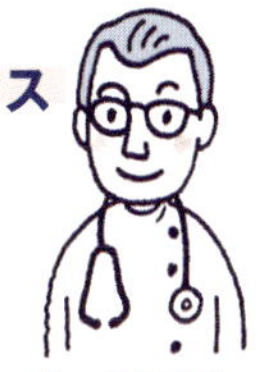

動悸・息切れに加えて胸痛があると要注意

ふだん自覚することのない心臓の鼓動《こどう》。激しい運動をしたり、驚いたり、緊張しているわけでもないのに、ドキドキと強く、速く自覚されることを動悸《どうき》といいます。同様に、呼吸が苦しくなることを、息切れといいます。

もし、安静にしているときや、ちょっと動いただけで動悸や息切れがするようなら、何らかの病気が隠れているかもしれません。心不全や心臓弁膜《べんまく》症などの心臓の病気、肺気腫《はいきしゅ》といった呼吸器系の病気、バセドウ病のような甲状腺の病気、ほかにも貧血や更年期障害など、さまざま考えられます。

脈が一瞬とぎれるほか、乱れる、速い、遅いなどの異常がある場合は、不整脈も考えられます。

中高年の人で、階段を上ったときに動悸があったら、動脈硬化の検査をしてもらいましょう。また、動悸や息切れに、胸の痛みが伴うときは、狭心症や心筋梗塞《しんきんこうそく》の前ぶれのおそれもあります。高血圧、過労ぎみの人は特に注意し、早めの検査が必要です。

動脈硬化が原因なら
ごま

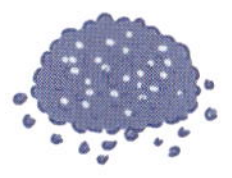

ごまは、動脈硬化を防ぐ不飽和脂肪酸《ふほうわしぼうさん》の、リノール酸やリノレン酸を含みます。さらには、不飽和脂肪酸の酸化を防ぎ、高血圧や心臓病の予防にも役立つビタミンEが豊富です。

ごまには、黒、白、茶の3種があり、黒ごまの薬効がいちばんすぐれているようです。**黒ごまドレッシング**（作り方は468ページ）や、**ごま納豆**（作り方は253ページ）、**ごまあえ**などを毎日の食事にとり入れましょう。ごまはすって使ったほうが、消化がよくなります。（根本）

●ごまを使った料理

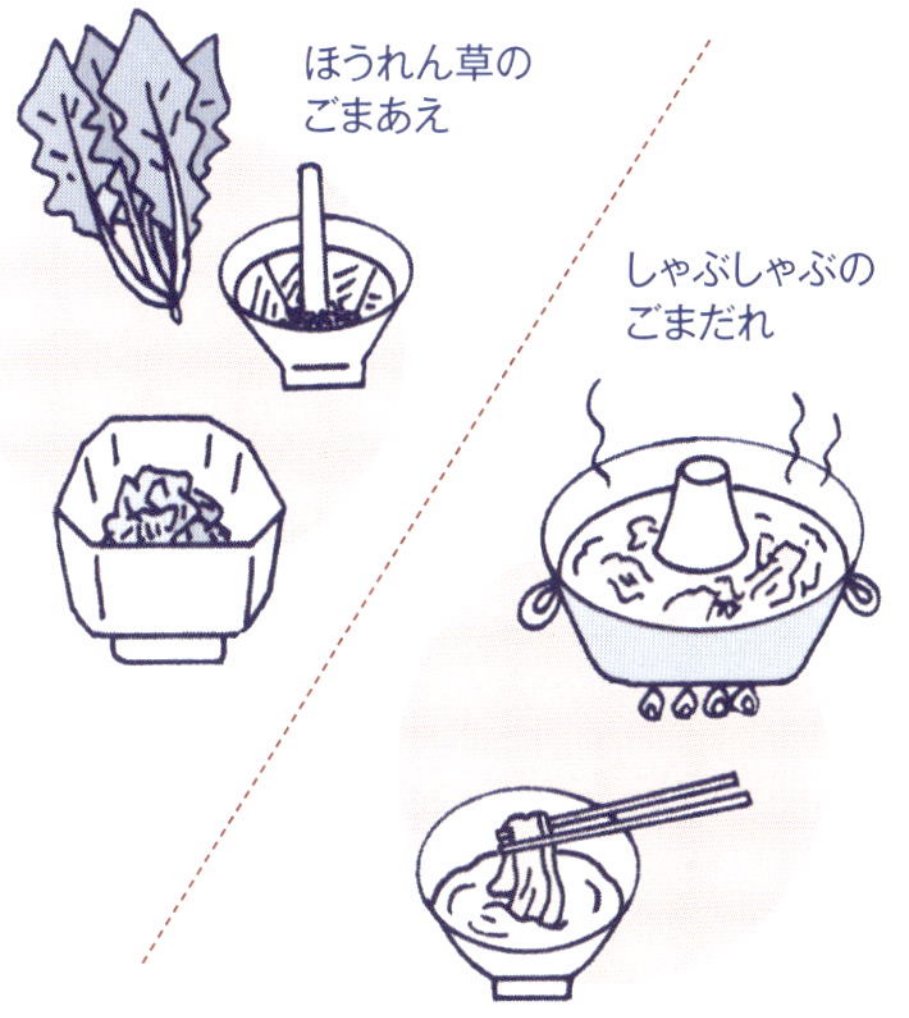
ほうれん草のごまあえ
しゃぶしゃぶのごまだれ

動悸がしやすい人に
龍眼（肉）

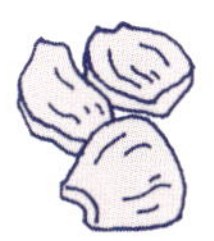

龍眼《りゅうがん》は、神経過敏で動悸がする人に有効で、滋養、強壮、不眠改善にも効果があります。

龍眼は中国料理材料店で手に入ります。缶詰製品もあり、これは一般の食料品店にもあります。

1日に食べる適量は5～10個。中国料理では煮ものの、炒めもの、スープなどに使われます。甘いデザートにしても食べやすくなります。

龍眼を干したものも同様に使えます。これは龍眼肉といい、漢方薬局で求められます。**はちみつ漬け**にしておくと便利です。（根本）

●龍眼肉のはちみつ漬け

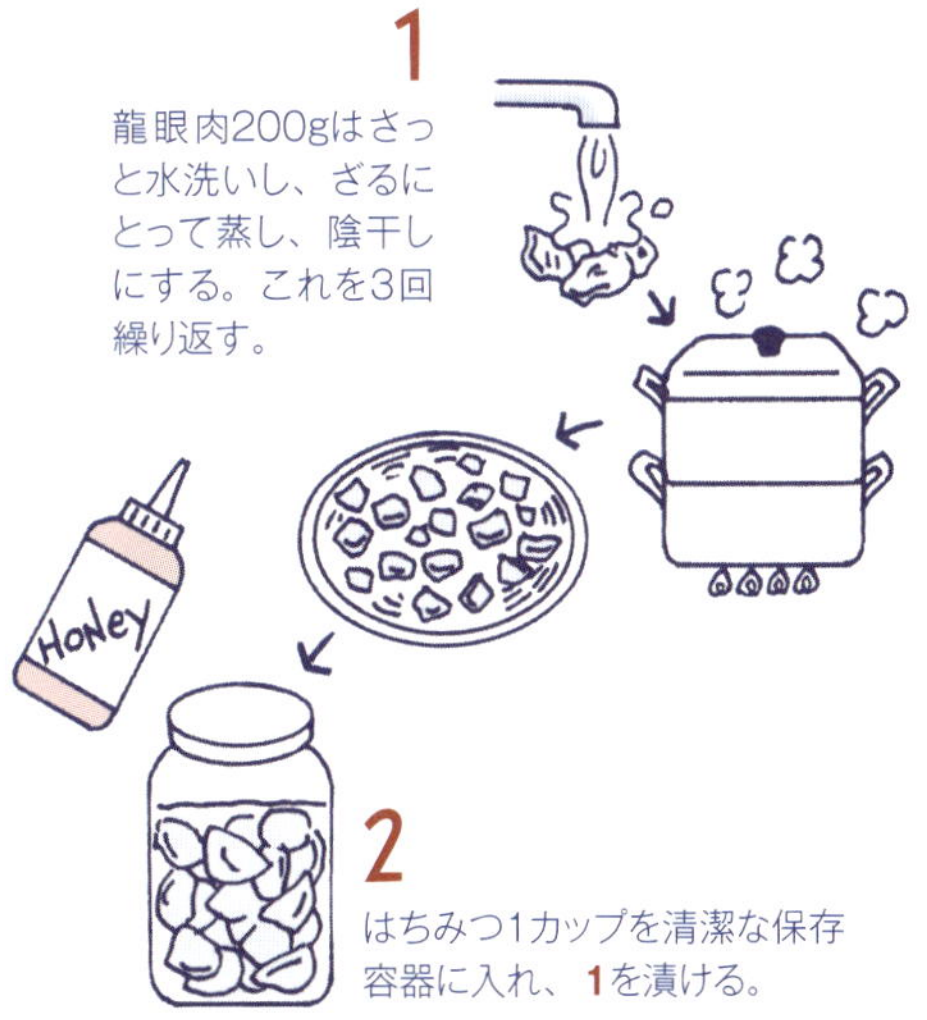

1 龍眼肉200gはさっと水洗いし、ざるにとって蒸し、陰干しにする。これを3回繰り返す。

2 はちみつ1カップを清潔な保存容器に入れ、1を漬ける。

●脈なし病とは　動脈に炎症がおき、局所的に血液の流れが少なくなる病気。腕の動脈にこれがおきると、脈が弱くなる。

すぐドキドキする人に ハスの実

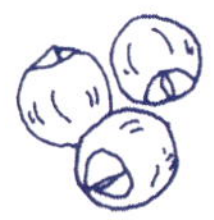

中国菓子に用いられることの多いハスの実は、滋養、強壮をはじめ、精神安定の作用や、心臓、腎臓、胃腸を強くする効果があります。生薬では石蓮子《せきれんし》といい、表面のかたい殻をとり去って用います。

神経質で、すぐに胸がドキドキする人は、**ハスの実の煎じ汁**をお茶がわりに飲んでみてください。ハスの実はそのまま焼いて食べてもよいでしょう。水でもどし、炒めものなどの料理に加えることもできます。お粥に入れる方法もあります。

（根本）

動悸が気になるときに クチナシ

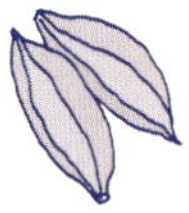

クチナシは果実に薬効があります。10～11月ごろに完熟の果実を摘みとって、日干しか陰干しで乾燥させたものを、生薬では山梔子《さんしし》といいます。黄色の染料として、飛鳥・天平の時代から使われています。芳香のある花は、食用にもなります。

動悸がして、胸に不快感があるときは、**クチナシの果実の煎じ汁**を毎日飲むと、効果があります。特に精神不安に有効です。

1日の量は、山梔子5～10個を360mLの水で半量に煎じます。

（根本）

心臓に異常がないのに、動悸、息切れがするとき

実際には心臓に何も異常がないのに、胸の痛みや動悸、息切れがする場合を、「心臓神経症」といいます。

これは心因性の症状で、不安障害の一種ともいわれます。内向的、神経質などのもともともっていた性格や、甲状腺《こうじょうせん》機能がたかぶりやすい体質が要因となり、これにストレスが加わって、症状があらわれます。心筋梗塞《しんきんこうそく》の発作を経験した人にもよくみられます。

安静にしているときに症状が出るのが特徴です。胸の痛む場所ははっきりしており、吐く息が苦しく感じられて、ため息のようになります。動悸や息切れは、運動などで気分が変わると、おさまることもよくあります。不安感が強い場合は、そのために症状が悪化したり、悪循環に陥ることもあります。こうした症状は医師の診察により、心臓疾患ではないことはすぐにわかります。まぎらわしいケースは、心電図などで検査をして診断します。

治療は、カウンセリングなどでストレスや不安をとり除くことが中心になります。家庭でもリラックスを心がけると同時に、神経のたかぶりを鎮め、症状をやわらげる食べものを利用しましょう。

カキの殻は、漢方では牡蠣《ぼれい》といい、カルシウムが緊張や不安な気持ちをほぐし、不眠にも効きめがあります。しその葉・実にも、同様のはたらきがあります。しその葉・実は生のまま食べます。乾燥品なら煎じたり、お茶のように飲んで常用しましょう。憂《ゆう》うつ感には、ユキノシタの葉が効果的。天ぷらやおひたしにして、1日に10枚くらい食べます。

●カキの殻

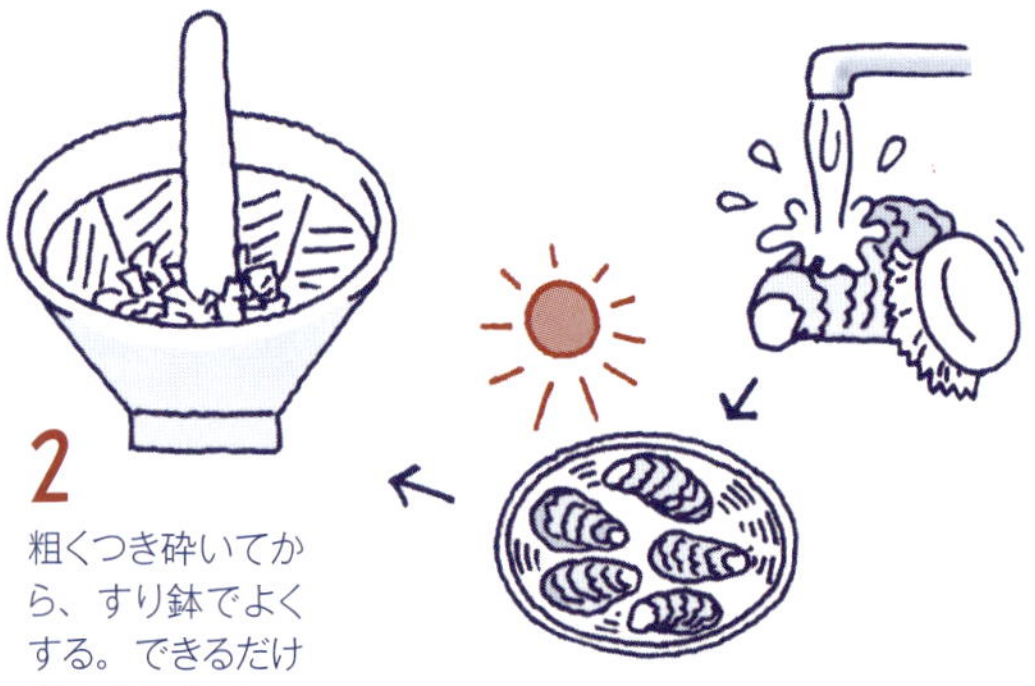

1 カキの殻はきれいに水洗いして、乾燥させる。

2 粗くつき砕いてから、すり鉢でよくする。できるだけ細かくすること。1回に1gずつ、1日3回水で飲む。

●しその葉・実

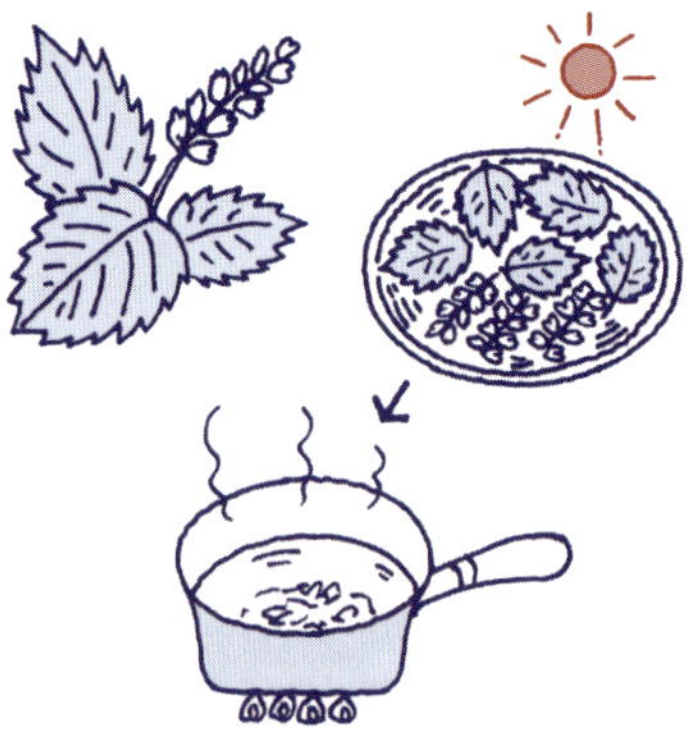

生のものでも、乾燥したものでもよい。生のものは料理に使い、乾燥したものは煎じて飲む。

●ユキノシタの葉

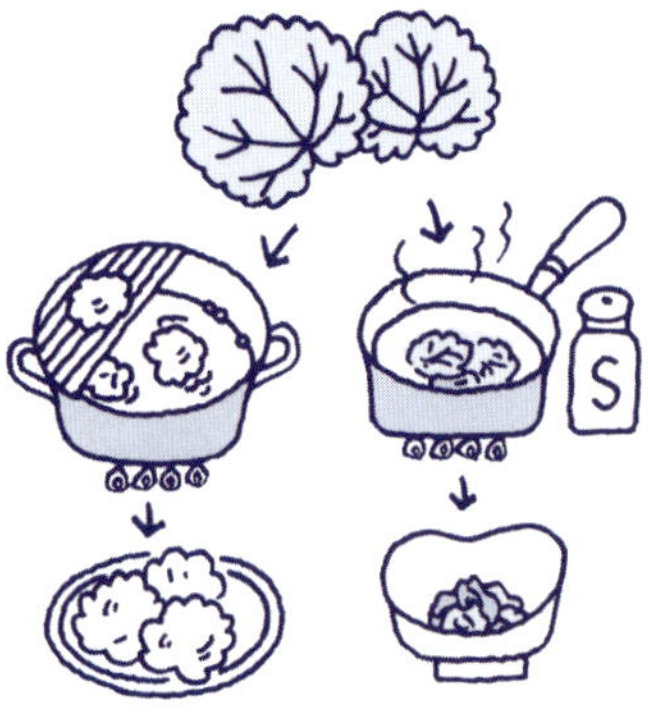

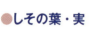

よく洗ってから、天ぷらやおひたしに。ゆでて使うときは、熱湯に塩をひとつまみ入れるとよい。

黒ごまドレッシングの作り方

●材料

黒ごま	18g（大さじ2）
黒酢	100mL（½カップ）
サラダ油	270mL（約1と⅓カップ）
玉ねぎ	½個
レモン汁	½個分
塩	2.5g（小さじ½）
こしょう	少々

1 黒ごまは軽くいってから、半量をすり鉢で油が出るまですり、残りは切りごまにする。

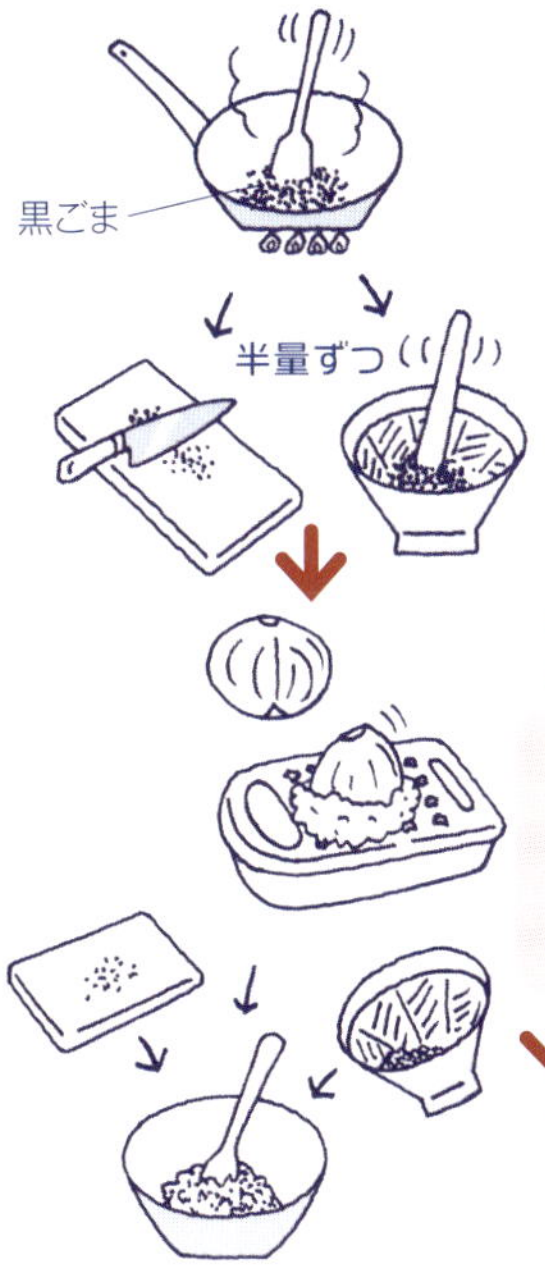

これがコツ

2 玉ねぎはおろし器でおろし、1のすりごま、切りごまと合わせる。すったごまはだんご状になっているので、よく混ぜ合わせる。

3 2にサラダ油、黒酢とレモン汁を合わせ、塩、こしょうを加えてよく混ぜる。

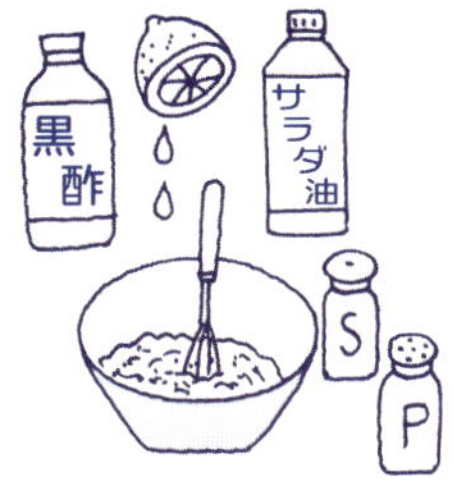

作ってみました

たっぷりできるので、使わない分は容器に入れて冷蔵庫で保存しておきましょう。また、分離しやすいので、使う直前によく混ぜましょう。

食べてみました

薄味で、黒ごまの香りがよいドレッシングです。温野菜のサラダによく合います。

精神不安による動悸に
アマドコロ

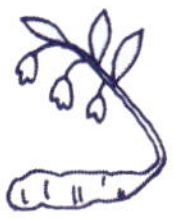

アマドコロは地中に長くのび、横に張る根に薬効があります。滋養、強壮の漢方薬としてよく用いられます。萎蕤《いずい》という生薬名で市販されています。不安からくる動悸にも効きめがあります。

掘り採った根を水洗いして日干しにし、この**煎じ汁**を飲みます。乾燥したもの5～10gが1日の分量です。また100gをグラニュー糖100gといっしょに焼酎に漬け込み、**アマドコロ酒**にしてもよいでしょう。半年ほど寝かせたあと、布でこして飲みます。1回20mLくらいが適量です。

（根本）

精神の不安定や動悸に
ナツメ

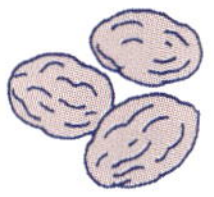

中国でナツメは、健康を維持するのに重要な果実として栽培されてきました。またスイーツなどにも使われている、熟すと甘みがぐんと増す、人気の果実です。動悸がする場合は、**ナツメとシナモンの煮汁**を飲むのがおすすめです。

ナツメとシナモンを細かくきざみ、適量の水で煮たものを飲みます。動悸だけでなく、精神が不安定なときにも効果があります。

（根本）

その他のおすすめ 食品・山野草

心臓病によい民間薬として、古くから親しまれているものに、**卵油**があります。卵の黄身から作る真っ黒な油のことで、家庭でも作れます（作り方は255ページ）。胸が痛むときに飲んだり、ふだんから飲み続けると、滋養強壮にも役立ちます。

神経が細やかで、動悸に不眠の症状を伴っているときには、**くるみ**、**黒ごま**、**クワの葉**を合わせたものがよく効きます。それぞれ30gずつをすりつぶし、ドロドロになったものを1日2回、1回あたり9g服用します。また、不眠には**ナツメ（大棗《たいそう》）酒**を、就寝前にさかずき1杯ずつ飲むと効果的です。

激しい動悸がするときには、**ツユクサ**を煎じて飲みます。花、茎、根を細かくきざみ、乾燥させたもの15gを540mLの水で半量に煎じます。これを3回に分けて、毎食の30分前に飲みます。

●ノミの心臓とは？　ささいなことでもドキドキすること。実際、小さな動物ほど脈は速く、ハツカネズミは1分間に600～700回打つ。

狭心症・心筋梗塞

動脈硬化が主な原因。血管を強くしよう

●Dr.アドバイス

コレステロールのとりすぎに気をつけ、腹八分目を守る

心臓のはたらきがわるくなり、血液が正常に流れなくなる病気を総称して、心臓病といいます。なかでも狭心症と心筋梗塞《しんきんこうそく》は、心臓の血管の障害が原因で、虚血性心疾患《きょけつせいしんしっかん》とよばれます。

心臓には、まわりをとりまく冠動脈から、必要な酸素や栄養が送られています。この血管にコレステロールがたまって、動脈硬化がおきると、血管の内腔が狭くなり、血液が十分に流れなくなります。この状態が狭心症です。症状は胸の痛みですが、軽いものから激しい痛みまで、程度はさまざまです。

血管が狭くなったところに血栓《けっせん》（血のかたまり）がつまって、血液がまったく流れなくなるのが心筋梗塞です。突然の激しい痛み、胸の圧迫感、締めつけを感じ、死ぬのではないかという恐怖におそわれます。このような胸痛発作がおきたら、すぐに専門医の手当てを受けなければなりません。

予防法は、日常生活で動脈硬化を招く危険因子をとり除くことです。特に注意したいのは、食べすぎ。なかでも動物性脂肪のとりすぎと、肥満、運動不足です。さらに寒冷刺激、ストレス、喫煙、過労、便秘に気をつけます。

●狭心症の痛みがおこるところ●

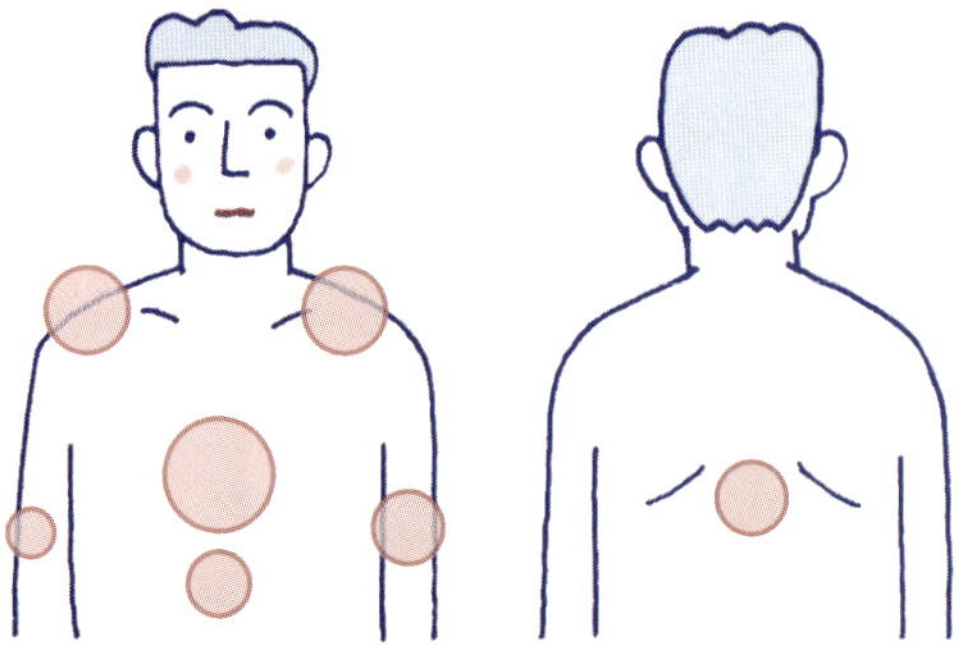

●発作はこんなときにおこりやすい

①階段、坂道をのぼるとき
②あたたかいところから、急に寒いところへと出たとき
③入浴時の急な温度変化があるとき
④食事のあと。特に食べすぎたり、飲みすぎたりしたあと
⑤重い荷物を持ち上げたとき
⑥興奮したり、緊張したとき

●心臓発作の前ぶれ●

前ぶれのサインを感じたら、必ず医師の診断を受けることが大切。

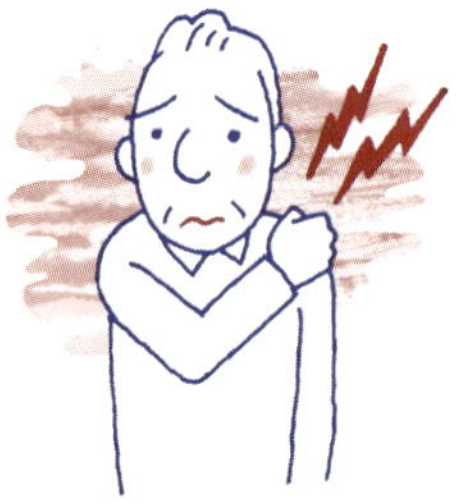

肩こりがひどくなった、あるいは肩が痛い。

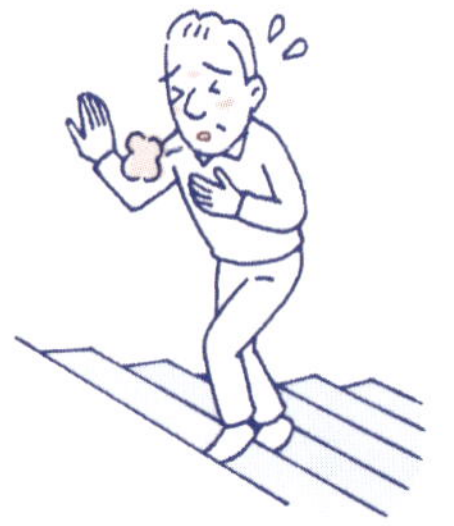

いつもより階段の昇降がつらい、あるいは息切れがする。

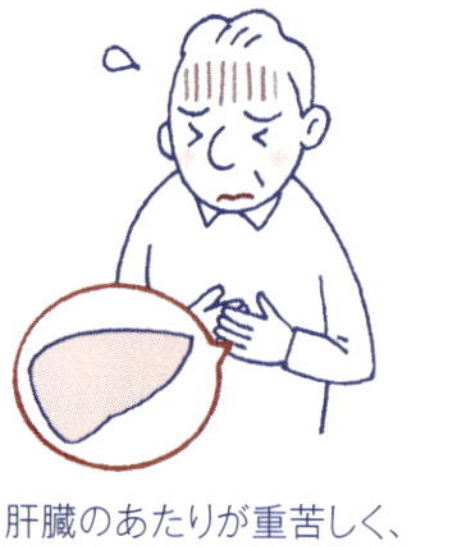

肝臓のあたりが重苦しく、痛みがある。

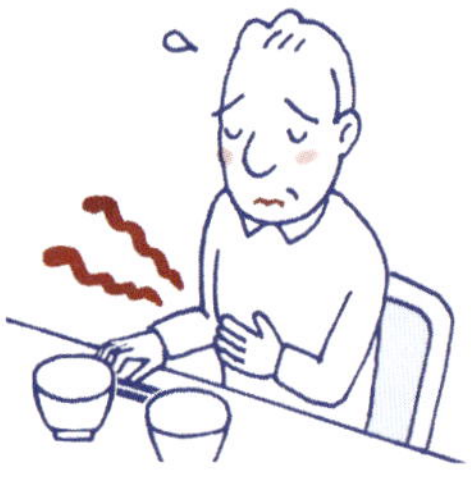

食後に胸やけがしたり、胃痛に似た痛みがしばしばある。

心臓発作の手当て

「じっと動かない」が原則

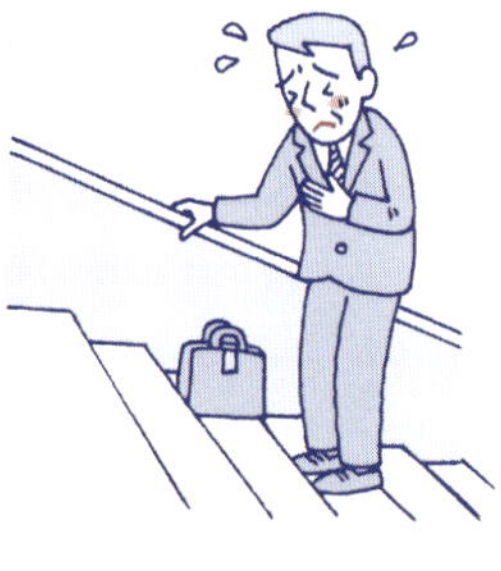

1

ひとまず安静にする。階段をのぼる途中や道を歩いているときでも、動作を止めて動かない。胸痛がひどければ、座ったままじっとしている。横になって休むと、かえって心臓に負担がかかる。

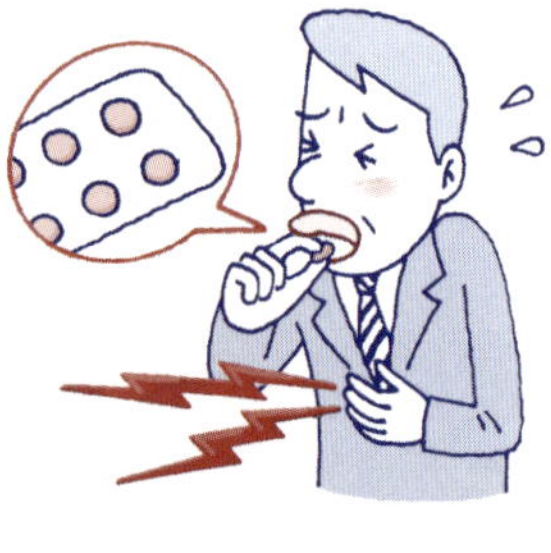

2

痛みが10分程度でおさまれば狭心症。薬（ニトログリセリン）を持っている場合は、舌の下に入れると、狭心症なら10分以内には発作がおさまる。焼け火ばしを押しつけられているような激痛が、15分以上も続くときは心筋梗塞で、薬は効かない。すぐ救急車の手配をする。

おすすめ

動悸の特効薬
鶏卵

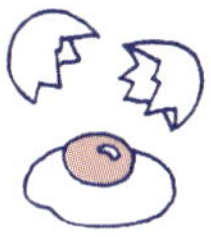

卵の黄身の部分は、漢方では血液や体液を補う作用が強いとされており、心臓病に効果がある食べものと考えられています。しかも、血中コレステロール値の上昇をおさえる、リノール酸も含まれています。

特に**卵油**（作り方は左図）は、心臓病の民間薬として知られています。手作りができ、保存もきくので、たくさん作って毎日茶さじ1/3ずつ朝晩飲みましょう。滋養や強壮にも効果的です。

（根本・山ノ内）

おすすめ

狭心症によく効く
らっきょう

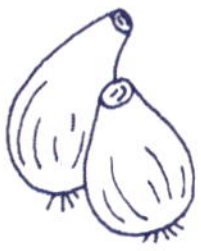

漢方薬のなかでも、狭心症に効くことで有名なものに、括呂薤白白酒湯《かろがいはくはくしゅとう》という処方があります。これは、らっきょうと、キカラスウリの根を酒と水で煎じたものです。狭心症の発作の、左胸からみぞおちにかけての痛み、左肩や腕に散る痛みに効きます。続けて服用すれば、心筋梗塞の予防にも役立ちます。

薄味の**らっきょう漬け**も、効果が期待できます。食事のたびに、2〜3粒を食べ続けるといいでしょう。

（根本・山ノ内）

発作を予防する
カキ

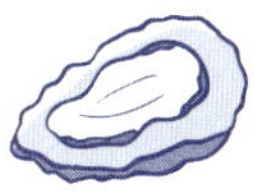

海のミルクとよばれるカキには、タウリンというアミノ酸が豊富です。タウリンは心臓の異常な興奮を鎮め、また血管内に発生する血栓を防ぐのにも効果的。心臓発作が心配な人には最適の食べものといえます。

発作が心配で不安がつのる人には、**カキの殻**がおすすめです。乾かして粉末にして飲みますが、それより殻を洗い、水で煮て、エキスの出たスープを飲む方法が、簡単で効果的です。

（根本）

卵油の作り方

●材料（約16g分）

卵黄……………………5〜10個

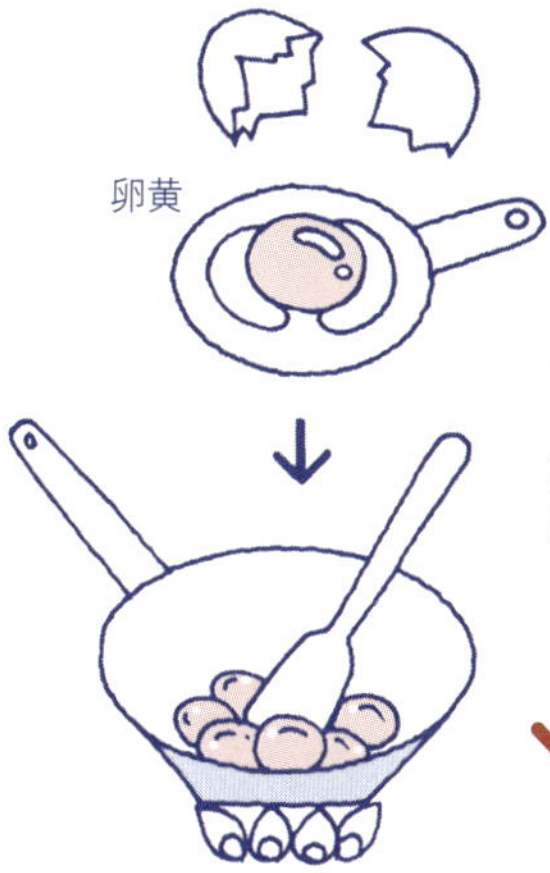

1
卵黄をフライパンに入れ、強火にかけ、木べらでかき混ぜる。

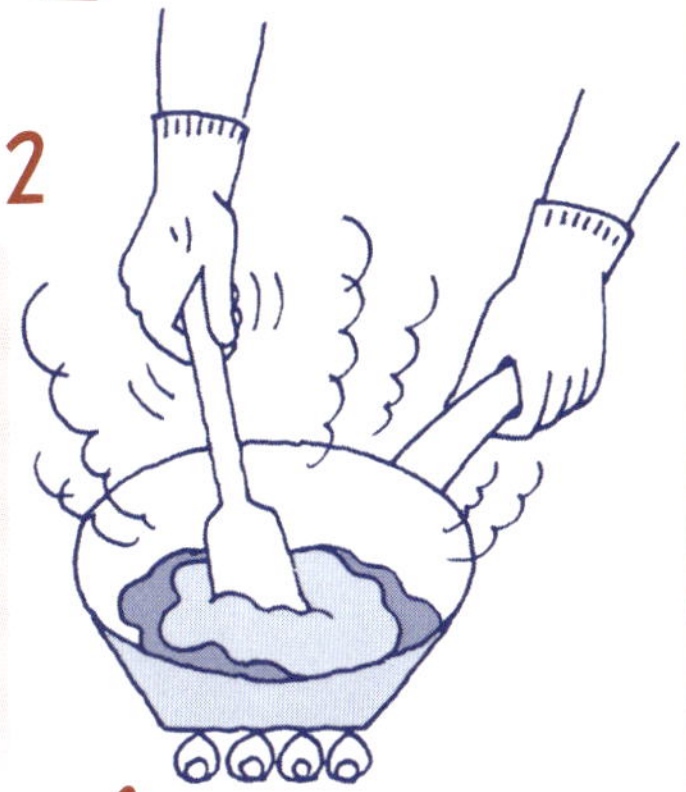

2

これがコツ

濃いこげ茶色になると煙が出はじめる。卵黄がベトベトしてくるので、さらにかき混ぜる。やがて、黒い油がにじみ出てくる。フライパンが熱くなるので、軍手をはめて調理したほうがよい。

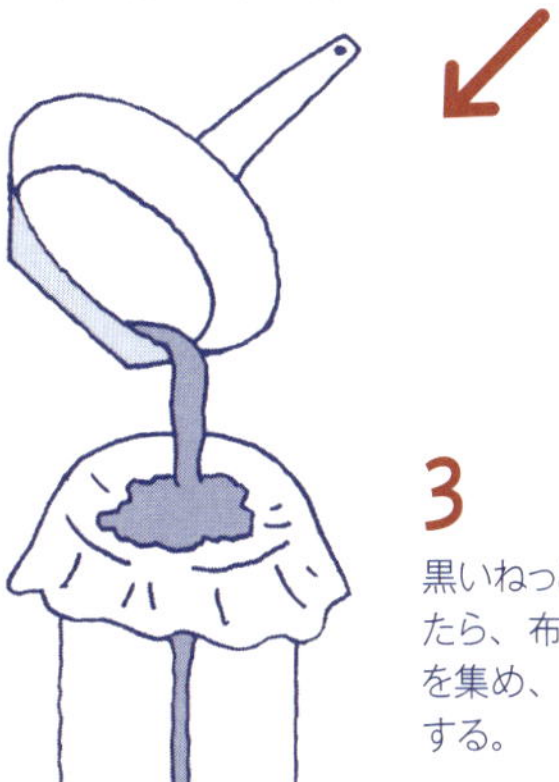

3
黒いねっとりとした油が出たら、布でこして油だけを集め、びんなどで保存する。

作ってみました

においが強烈で、煙がどんどん出るため、換気扇を回し、窓も開けて作ったほうがよいでしょう。4〜5年はもつので、たくさん作りおきしておくことができます。

飲んでみました

独特のにおいがあって飲みづらいので、数滴をオブラートに包むか、市販のカプセルにつめて飲むとよいでしょう。

●心臓が1日に送り出す血液量は？　心臓が拍動のたびに押し出す血液は、1分に4〜5L、1日では約7000Lにもなる。

血圧を下げて発作を防ぐ
しいたけ

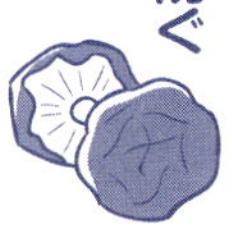

しいたけのコレステロールを下げる作用が注目されています。常食することによって、血圧や血糖値が改善され、高血圧、脂質異常症、動脈硬化、糖尿病などを予防します。

また、低エネルギー食品のため、肥満防止によく、心臓病のある人にはおすすめです。生より**干ししいたけ**のほうが薬効が高いといわれ、煎じたり、粉末にしてお湯で溶いて飲んでも、効果が得られます。（根本）

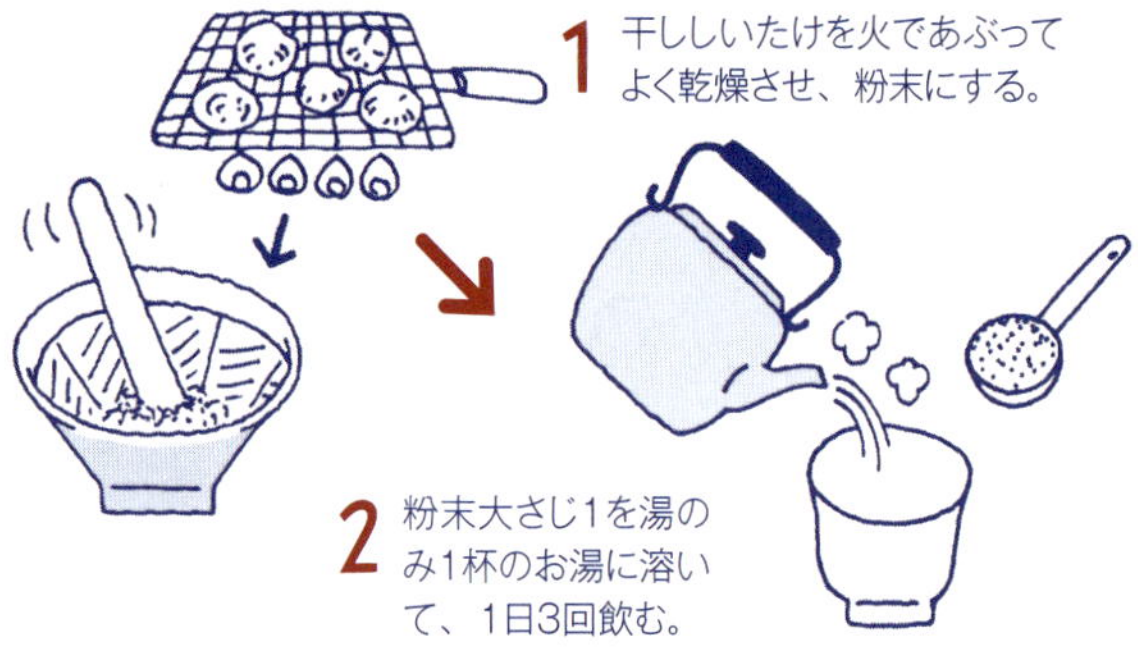

●干ししいたけの粉末
1 干ししいたけを火であぶってよく乾燥させ、粉末にする。
2 粉末大さじ1を湯のみ1杯のお湯に溶いて、1日3回飲む。

弱った心臓に
豚の心臓

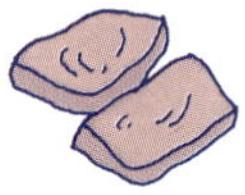

弱った臓器を強くするには、動物の同じ臓器を食べるとよいという、中国特有の考え方があります。これを「同物同治《どうぶつどうち》」、または「以類治類《いるいちるい》」といいます。

そこで弱った心臓によいとされるのが**豚の心臓《ハツ》**です。精神を安定させるはたらきもあり、心労の多い人に向きます。

ハツは臭みがあるため、下準備が大切。よく洗い、白いすじや脂肪をそぎ落としたら、大きく2〜3つに切ってざるに入れ、流水をかけて血を洗い流します。それから熱湯にさっとくぐらせると、臭みがとれます。

豚のハツはしいたけやきくらげ、キンシン菜などといっしょに、スープや煮もの、炒めものに使うとよいでしょう。

スープにする場合は、あくをたんねんにとり除くと、おいしくできます。

なお心臓は、豚のハツに限らず、**鶏**や**牛**、**羊のハツ**を利用しても、同様の効果があります。（根本）

血液がサラサラになる
きくらげ

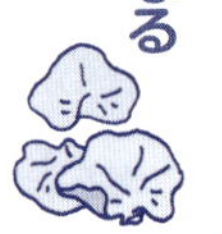

桑などの樹木に寄生するきのこの一種で、黒きくらげと白きくらげがあります。コリコリした歯ざわりでクラゲに似ているため、木クラゲと名づけられたそうです。

主な薬効は血液の浄化作用。動脈硬化、高血圧に効果が期待でき、狭心症や心筋梗塞《しんきんこうそく》を防ぐはたらきがあります。

食物繊維が多く、しかも低エネルギーのため、発作の誘因ともなる便秘や肥満防止にもよい食べものです。

黒きくらげには鉄とカリウムが多く含まれ、貧血や高血圧の人におすすめです。

中国料理の材料として、乾燥したものが市販されており、手軽に購入できます。水でもどし、石づきをとってから、炒めものや煮ものに入れて食べるほか、蒸したり、煎じたりして利用します。**蒸しきくらげ**（作り方は次ページ）は、きくらげの薬効エキスが簡単にとれる一品です。（根本）

狭心症・心筋梗塞の食事のポイント

腹八分目を守る

心臓への負担を小さくするために、1回の食事は少量にして、何回かに分けて食べます。腹八分目を習慣にして、太りすぎを避け、標準体重を保つことが大切です。

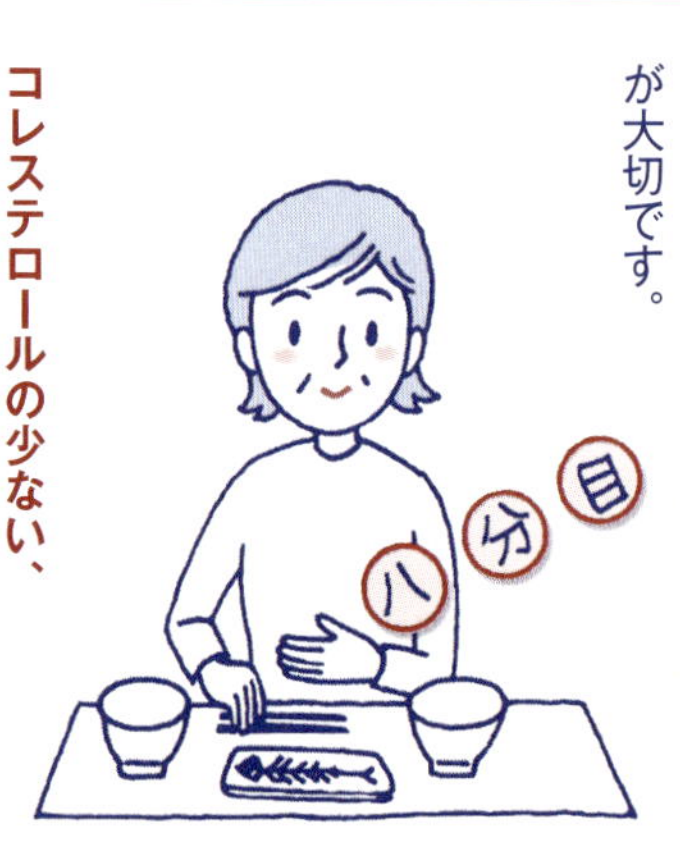

コレステロールの少ない、良質のたんぱく質をとる

次のような食べものなら、たんぱく質が豊富で、含まれるコレステロールが少なく、安心して食べられます。

脂肪の少ない鶏のささみ、牛・豚の赤身やヒレ肉、かれい、あいなめ、たい、さんま、いわし、さば、牛乳、カッテージチーズ、プレーンヨーグルト、豆腐や納豆などの大豆製品、卵など。

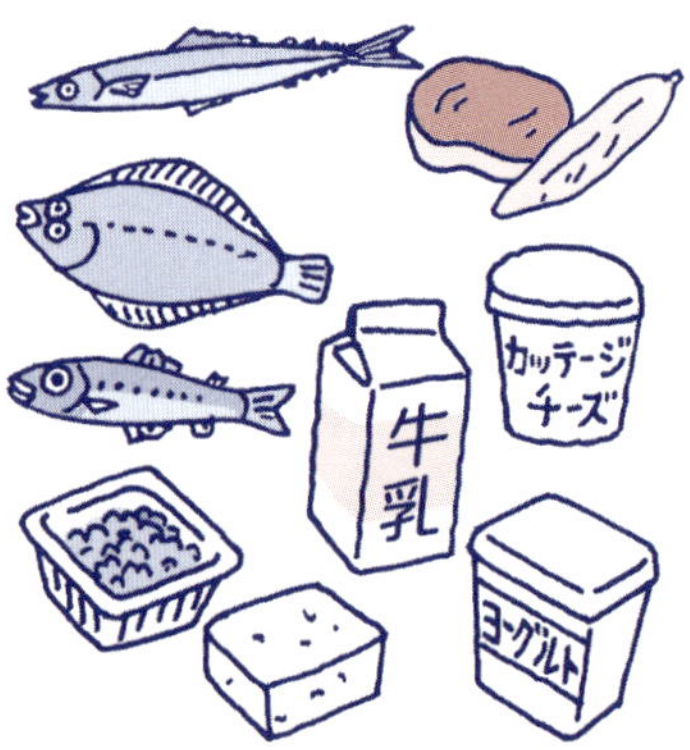

心臓発作が心配で不安な人に
キンシン菜

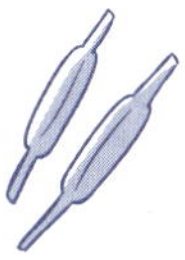

中国料理で使われるキンシン菜は、ユリ科のホンカンゾウを乾燥させたもので、栄養価が非常に高い食材として重宝されています。

鉄分がたっぷり含まれ、貧血の特効食ですが、同時に血液浄化作用も期待できます。また別名を「忘憂菜《ぼうゆうさい》」「安神菜《あんしんさい》」というように、精神不安をとり除くはたらきにすぐれています。

狭心症の発作をおこした人は、再発作の不安にかられて心配しがちです。そんなときには、**キンシン菜を煎じたスープ**がよいでしょう。（根本）

摘みたてのものが効く
ツユクサ

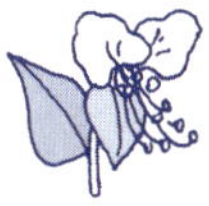

薬効は地上部の全草にあり、心臓病には**ツユクサの青汁**が効果的です。採ったばかりの新鮮な地上部を水で洗い、細かくきざんで、すりつぶします。これを布でこしたものが青汁です。

1日に、コップ1～2杯の服用が適当。冷え症や虚弱体質の人は、しょうがのおろし汁を加えて飲むか、乾燥させたツユクサを煎じて飲みます。

夏の開花期に採った全草を、日干しにして保存すれば、冬のあいだも利用できます。煎じるときは、15gを1日の分量とします。（根本）

蒸しきくらげの作り方

●**材料（1食分）**

きくらげ	3g（大さじ1）
氷砂糖	適量

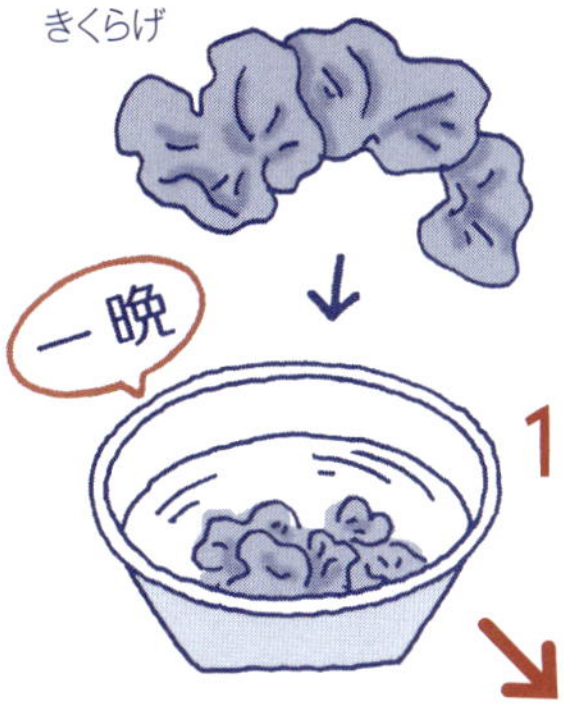

1 きくらげを水に浸し、一晩おく。

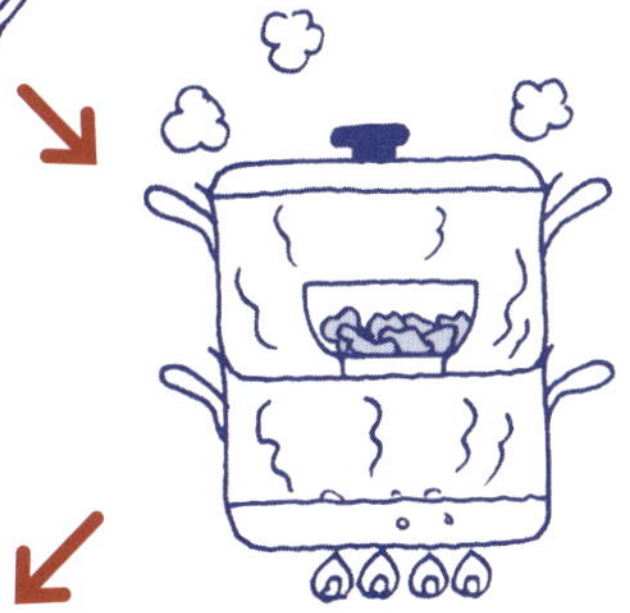

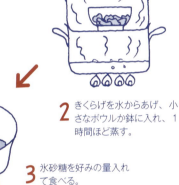

2 きくらげを水からあげ、小さなボウルか鉢に入れ、1時間ほど蒸す。

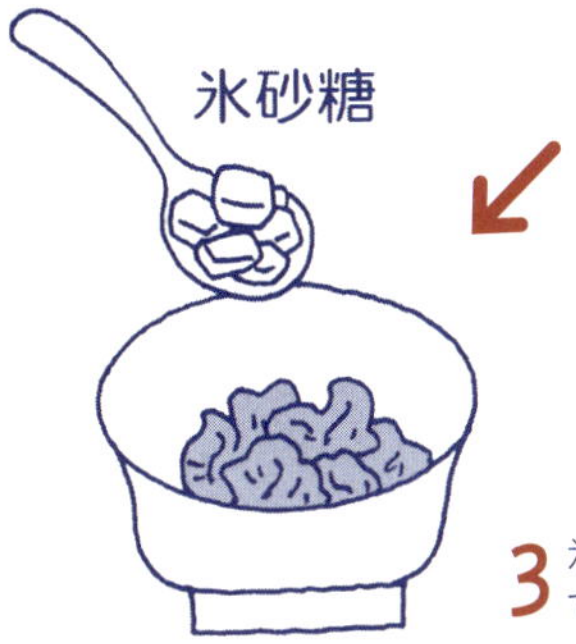

3 氷砂糖を好みの量入れて食べる。

作ってみました

きくらげは7～8倍にふくれるので、大きめの容器を使ってもどすようにします。また、石づきの部分はゴミがついているので、流水で流しましょう。

食べてみました

ねっとりしており、そのままではあまり味がありませんが、氷砂糖の甘みでデザート感覚で食べられます。

食物繊維を十分にとる

食物繊維にはコレステロールの吸収をおさえ、排出するはたらきがあります。また、便秘を予防する効果も期待できます（便秘は血圧を上げて、心臓発作のひきがねになることもある）。野菜やいも類、きのこ類、海藻類などを、火を通してたっぷり食べましょう。

毎日食べるお米も、白米より、玄米のほうが食物繊維が豊富です。

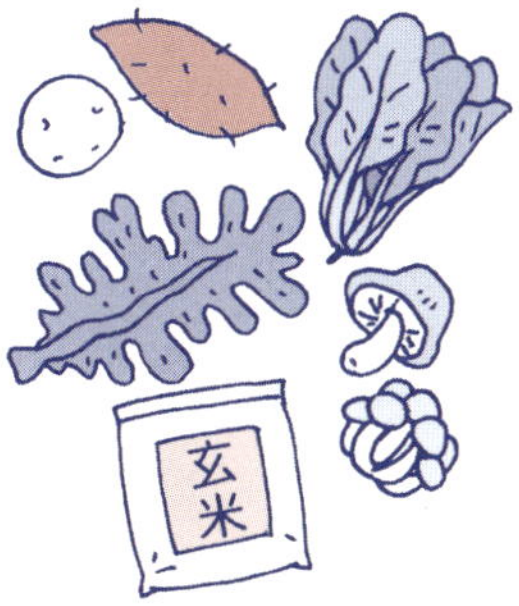

油はリノール酸のものを使う

油脂類は、コレステロールを減らす効果がある、リノール酸を中心にします。ごま油、大豆油、ベニバナ油、コーン油などです。ただし、とりすぎは逆効果になるので注意を。油の系統はちがいますが、オリーブ油、エゴマ油、アマニ油もおすすめです。

減塩を心がける

塩分過多は血圧を上げます。毎日の料理はできるだけ薄味に仕上げて。

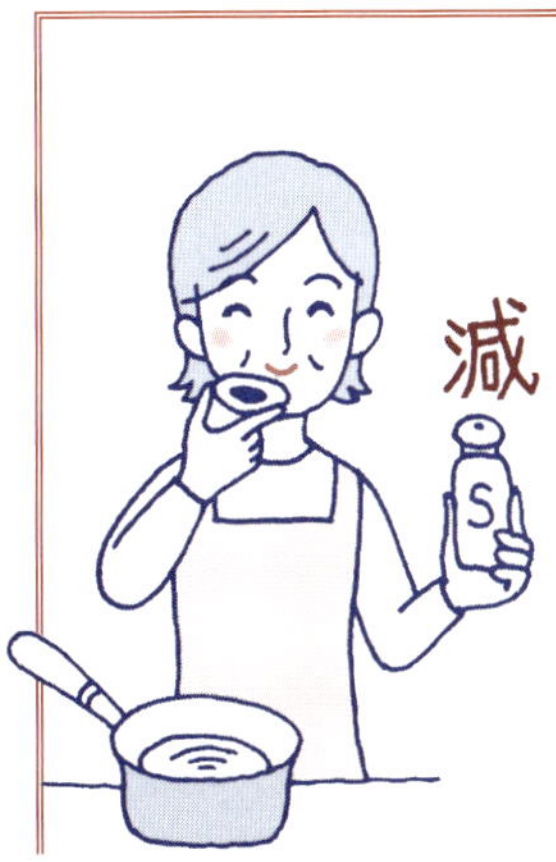

●**心臓は五臓の王**　中国の古書『黄帝内経』にあることば。肺臓、心臓、肝臓、脾臓、腎臓の五臓のうち、心臓の重要性は王に等しい。

強心作用がある
マタタビ

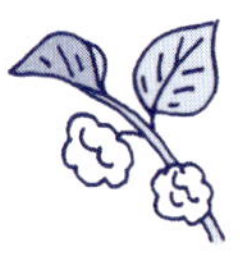

マタタビは、秋にだいだい色の果実がつきます。先のとがった楕円形で、大きさは2～3cmです。虫の卵を産みつけられた花からできた果実は、こぶ状のまるいふくらみ（虫こぶ）になり、この果実に限って薬効があります。生薬では、木天蓼《もくてんりょう》といいます。血液の循環をよくしたり、利尿、鎮痛の効果があり、漢方薬局などで購入できます。

虫こぶの煎じ汁を服用したり、焼酎に漬け込んで**マタタビ酒**（作り方は次ページ）を作って飲みます。

（根本）

血管壁を強くする
アカマツ

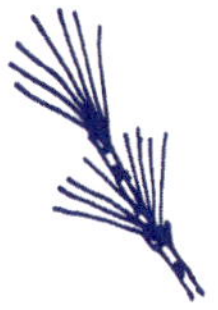

アカマツの薬効は葉にあり、ケルセチンという成分と、ビタミンCが血管の壁を強くし、高血圧の改善に効果が期待できます。1年を通して利用できるので、必要なときに葉を採り、水で洗って使います。

生の葉をかみ、にじみ出た汁を少しずつ飲み込みます。焼酎に漬けて、**マツバ酒**にして飲んでもよいでしょう。焼酎1.8Lに対し、アカマツの葉350g、グラニュー糖100gが分量の目安です。3か月ほどおいて、布でこしてできあがりです。

（根本）

むくみがあるときに
とうもろこしのヒゲ

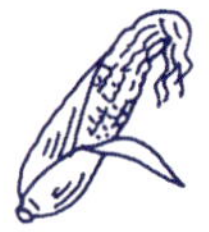

虚血性心疾患《きょけつせいしんしっかん》に限らず、心臓のポンプ機能が低下して血液がたまる、うっ血性心疾患などの心臓の病気では、体にむくみがあらわれることがよくあります。こうしたむくみには、**とうもろこしのヒゲの煎じ汁**が効果的です。

とうもろこしのヒゲは、生薬名を南蛮毛《なんばんげ》、玉米鬚《ぎょくべいす》ともいい、すぐれた利尿作用があり、むくみを解消します。

乾燥させたとうもろこしのヒゲ15gを、600mLの水で半量になるまで煎じ、1日3回、空腹時に服用します。

（根本）

苦みが心臓病に効果的
イタドリ

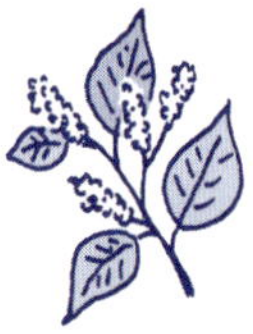

漢方の考え方では、心臓に関係のある味は苦みで、民間薬のなかでも、苦いものが心臓疾患に効くとされています。

イタドリの根茎は苦く、さらに、血圧を上げやすくする便秘も解消するため、心臓病の人には一石二鳥です。秋から冬に掘り採った根茎を、水で洗い、細かく切ってから日干しにし、保存します。

煎じ汁は、1日の分量を10gとし、600mLの水で半量まで煮つめます。これを3回に分け、食間の空腹時に服用します。

（山ノ内）

動脈硬化による動悸・息切れを予防
ごま

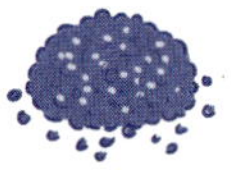

ごまは、奈良時代には重要な食材として日本でも栽培されていました。

ごまは、不飽和脂肪酸のひとつリノール酸を多く含んでいるため、コレステロールの血管への沈着を防いで、動脈硬化による動悸《どうき》や息切れを予防します。また「ゴマリグナン」というごまにしか存在しない成分には抗酸化作用があるため、酸化しにくいのが特徴です。

塩を加えないごまを、毎日ごはんにふりかけて食べるとよいでしょう。

（根本）

動悸に効果的
リュウノヒゲ

ジャノヒゲともいわれる常緑の多年草で、全国の山林や草原、庭先などに自生します。

薬効は根にあり、貯蔵根といわれる、ふくらんだ部分だけが利用されます。**リュウノヒゲの煎じ汁**は滋養、強壮にすぐれ、動悸、息切れにも効果が期待できます。

根は夏に掘り、貯蔵根だけを採って水洗いし、日干しにします。これが生薬の麦門《ばくもん》冬《どう》です。1日量を10～15gとして、煎じて服用します。煎じるときに、はちみつを加えてもよいでしょう。

（山ノ内）

マタタビ酒の作り方

●材料

マタタビの乾燥虫こぶ（生薬の木天蓼）…………100g（½カップ）
焼酎…720mL（3と½カップ強）

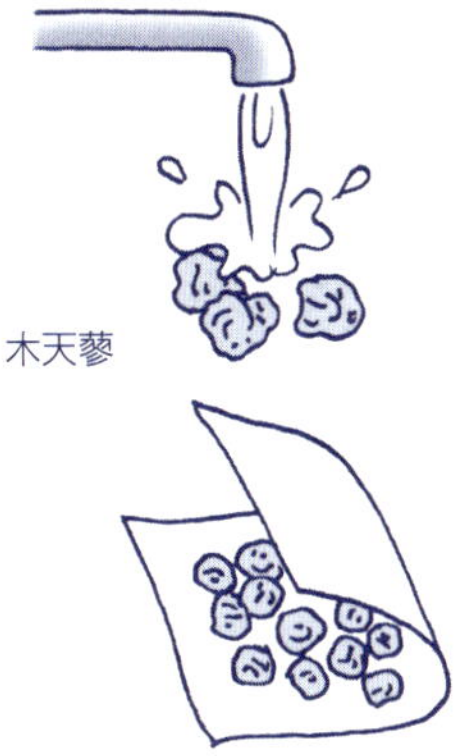

1 木天蓼は流水で洗ってよごれを落とし、水けをふきとる。

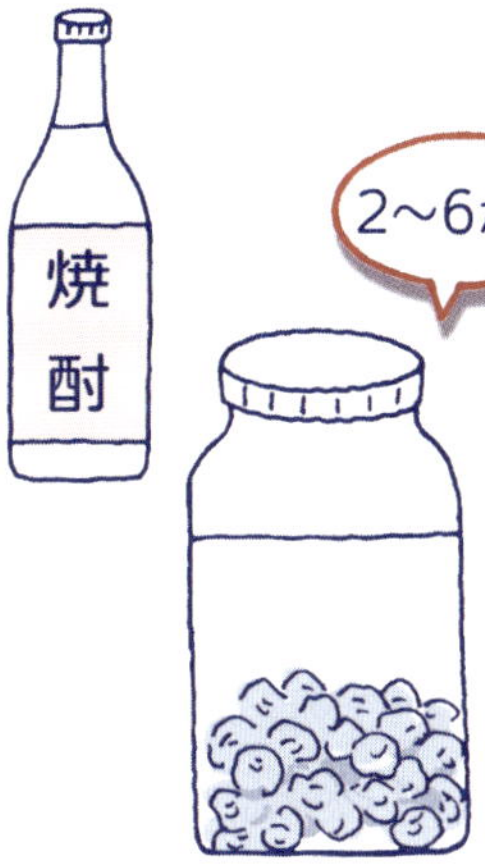

2 清潔な保存容器に木天蓼と焼酎を入れ、2～6か月間、冷暗所で保存する。

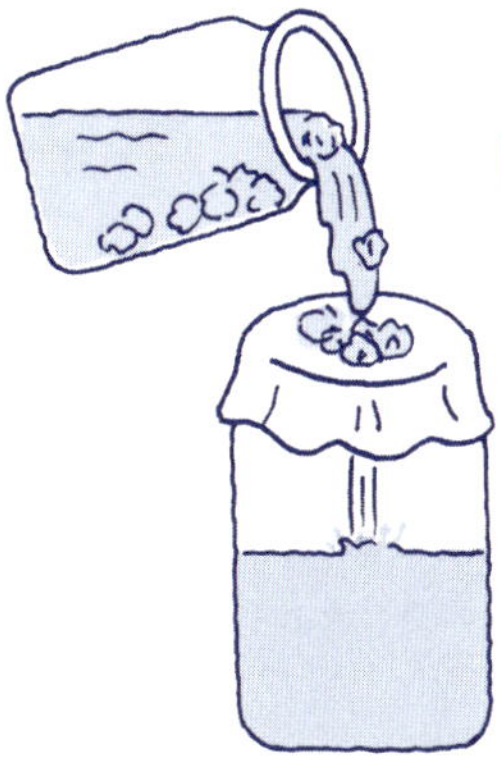

3 布でこして木天蓼をとり除く。朝夕2回、1回に15mLずつ飲む。

作ってみました

木天蓼は漢方薬局で買うことができます。乾燥していて、水を多く吸ってしまうので、手早く洗うようにしましょう。

飲んでみました

少しにおいがあり、飲みにくいので、水で割って飲むとよいでしょう。

その他のおすすめ 食品・山野草

トマトは、心臓発作の原因となる高血圧を予防します。毎日、空腹時に1～2個食べるのが効果的といわれています。

れんこんは、生のおろし汁をさかずき1杯、1日2回飲む方法があります。れんこんは煮たものも心臓によいので、たくさん食べましょう。

狭心症の胸の痛みには、**ドクダミの煎じ汁**が効果的です。お茶がわりに飲むとよいでしょう。

ほかには、茶さじ¼の**抹茶**を飲む方法もあります。

※高血圧（260～263ページ）と動脈硬化（266～269ページ）の項目も参照。

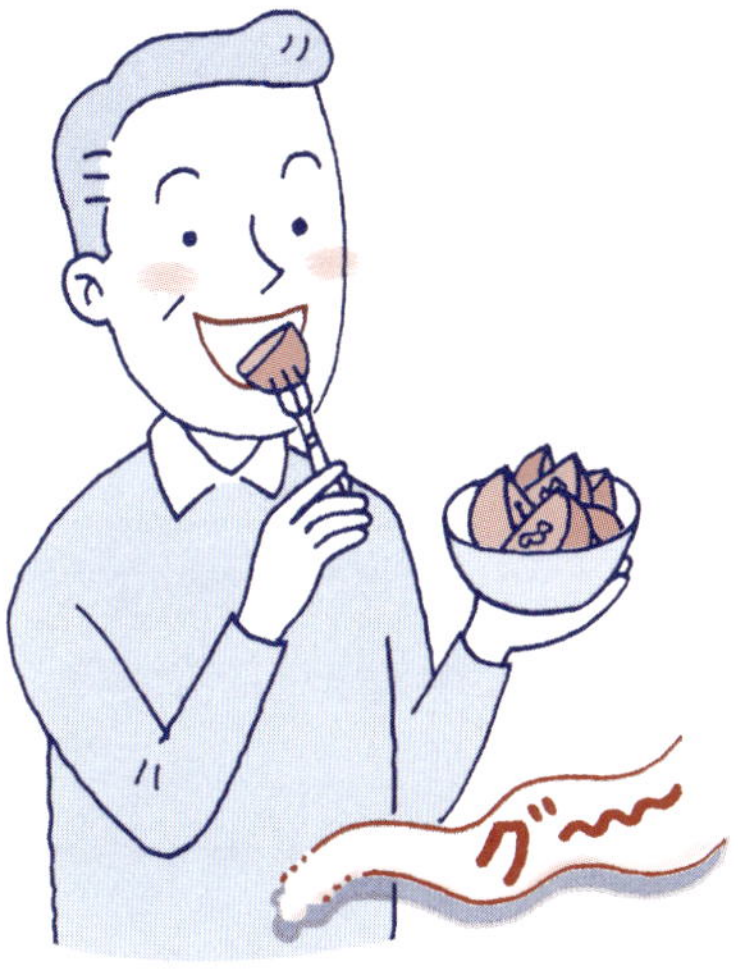

肥満、動脈硬化につながる動物性脂肪は控えめに

牛肉や豚肉の脂身の多い部分や、**バター**、**ラード（豚脂）**、**ヘット（牛脂）**、**生クリーム**、**チーズ**、**アイスクリーム**などは、控えめにします。魚介類では、**たらこ**、**いくら**、**うに**、**数の子**、**うなぎ**、**あなご**などにコレステロールが多く含まれます。しかし、これらの食べものには必須アミノ酸も含まれるため、むやみに制限せず、上手にとる工夫が必要です。

また、血圧を上げて動脈硬化を進めるため、**塩分**のとりすぎにも要注意です。

●血液が体内を流れるスピードは？　体を一巡する平均時間は約１分。いろいろなルートがあり、最短では約20秒で循環する。

高血圧

食生活を改善するだけで、確実に血圧は下がる

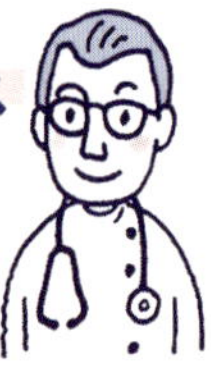

●Dr.アドバイス

中高年になったら食生活、運動不足に注意し、血圧管理を

高血圧は、自覚症状がほとんどあらわれません。しかし、高血圧の状態が長期にわたると、血管に悪影響が出て、動脈硬化がおこります。さらに、血液の流れがとどこおり、脳卒中、狭心症、心筋梗《しんきんこう》塞《そく》、腎臓病といった、重大な合併症の危険もあります。特に太っている人、糖尿病の人、酒やたばこの量が多い人、家系に高血圧の人が多い場合には、注意が必要です。

治療法は、何らかの病気が原因の二次性高血圧の場合、元の病気の治療が第一となります。原因となる病気がない本態性《ほんたいせい》高血圧では、食事、運動、体重調整、日常生活などの改善が中心になります。塩分や脂肪の摂取を制限し、適度な運動と休息、ストレス解消、飲酒と喫煙を控えることが基本です。

高血圧の基準は、病院で測定した収縮期血圧（上）が140以上で拡張期血圧（下）が90以上（単位はmmHg）、家庭での測定では上が135以上、下が85以上とされています。血圧管理の目標として、まずは上135、下85未満をめざします。

おすすめ

柿

タンニンが血圧に効果的

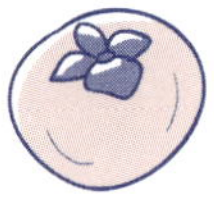

柿の渋み成分であるカキタンニンは、血圧を下げる効果が期待できます。これは、果実だけでなく葉にも含まれています。成分を抽出したものを**柿渋エキス**といい、漢方薬局で購入できます。

積極的に血圧を下げるには、**柿の葉茶**（作り方は次ページ）や、柿渋エキスを用いると効果が期待できます。

柿渋エキスは毎日飲み続けます。1日3回、1回の量はさかずき1杯が適量です。だいこんおろしを少し加えると、飲みやすくなります。

血圧が急に高くなったときは、**柿汁入り牛乳**を試してみてください。

（根本・山ノ内）

●柿汁入り牛乳

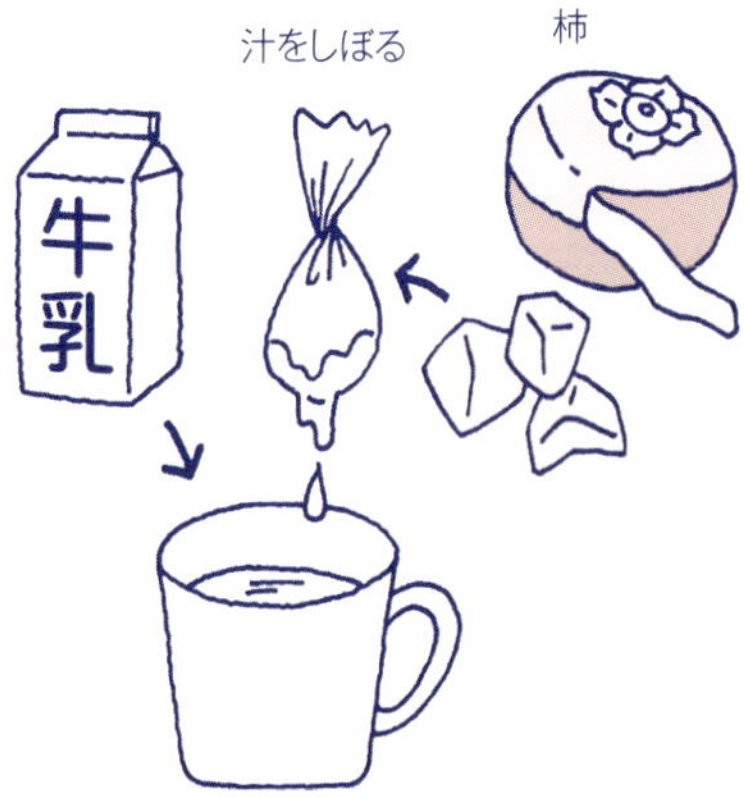

柿1個は皮をむいて適当な大きさに切り、布かガーゼで汁をしぼる。柿のしぼり汁と同量の牛乳を加えて飲む。

春菊

のぼせをやわらげ血圧を下げる

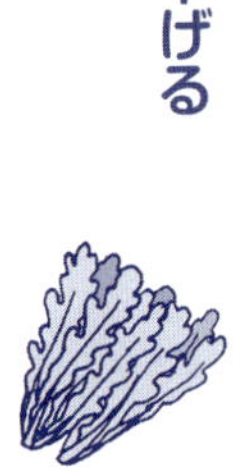

春菊をはじめ、緑色が濃く鮮やかな野菜には、ビタミンAやCのほか、カルシウム、鉄、リン、カリウム、マグネシウムが豊富に含まれます。野菜をゆでたときには、ゆで汁も飲むようにすれば、溶け出た栄養もとれるのでより効果的です。

特に春菊には、毛細血管を広げ、血圧を下げるはたらきのあるマグネシウムが豊富です。また、漢方の考え方では、独特の苦みに、心臓のはたらきを助ける作用があるといわれています。

薬効成分をムダなく使うには、**春菊の生汁**がいちばん。しぼり汁は加熱せず、すぐ飲みます。

（根本）

●春菊の生汁

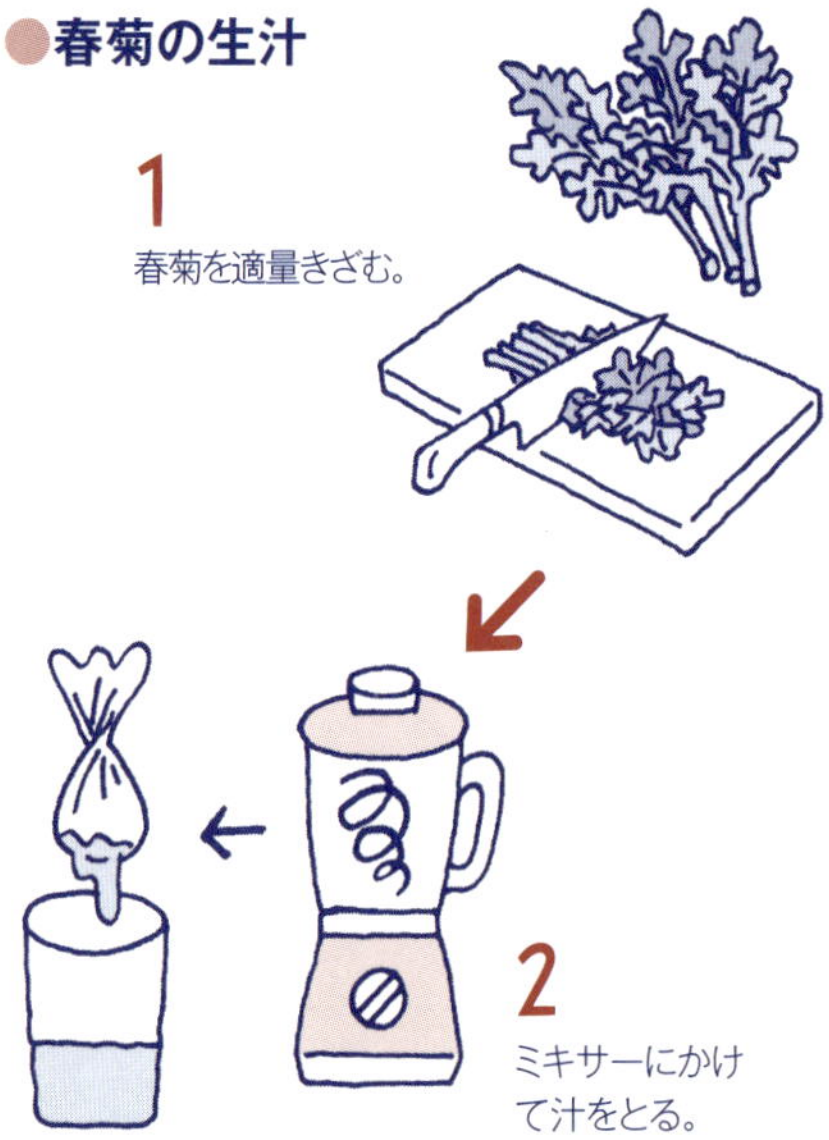
1
春菊を適量きざむ。
2
ミキサーにかけて汁をとる。

柿の葉茶の作り方

●材料

柿の葉	適量

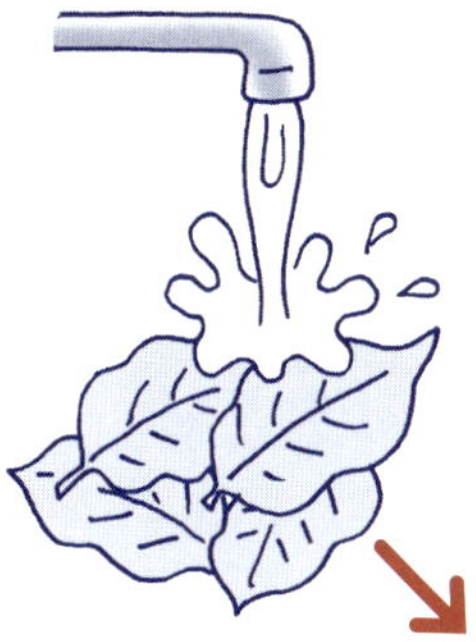

1 柿の葉は6～10月のうちに摘んで、よく水洗いする。よごれがひどい場合は、ガーゼなどで葉の表面をこすり洗いする。

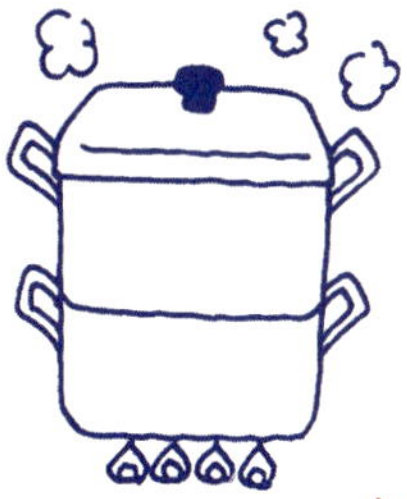

2 蒸し器で2～3分蒸し、冷ましてから、3㎜幅に切る。

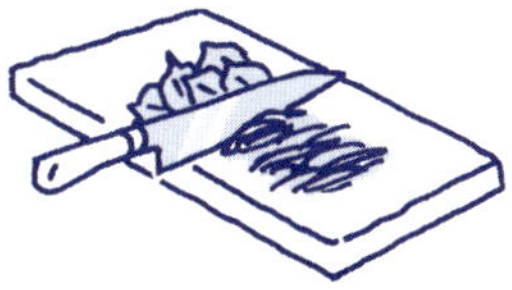

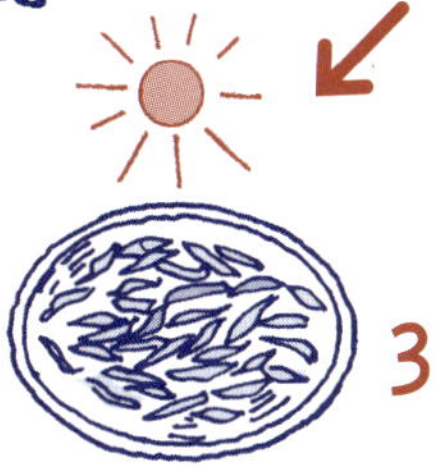

3 日干しにして乾燥させ、乾いたら保存容器に入れる。

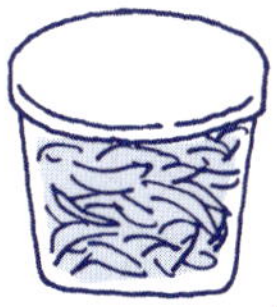

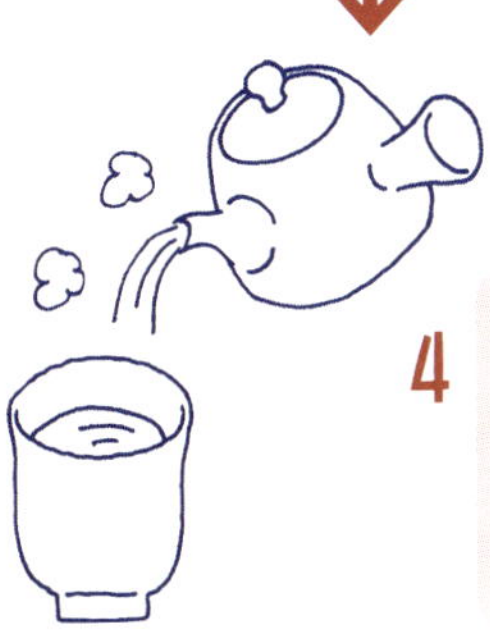

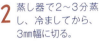

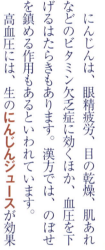

4 これがコツ
きゅうすは金属製のものは不可。ふつうのお茶のように、熱湯をさして飲む。ビタミンCの吸収をよくするため、飲んだ後40～50分は、コーヒー、紅茶、緑茶は控える。

作ってみました

葉が乾燥しにくいようだったら、30秒ほど電子レンジにかけると、乾燥しやすくなります。ただし長時間かけると葉が焦げるので、注意しましょう。

飲んでみました

味がよく飲みやすいお茶です。ビタミンCがたっぷりのわりには、すっぱくありません。

血圧を下げ、動脈硬化も防ぐ 玉ねぎ

高脂肪の食事によって血中コレステロールが上がったときに、玉ねぎにはすぐれた効果が期待できるので、大いに利用したいものです。高血圧の治療と動脈硬化の予防をかねて薬用にする場合は、薄茶色の**玉ねぎの皮の煎じ汁**を飲みます。

1日の分量は5gで、600mLの水で煎じます。半量になるまで煮つめ、カスをこしたものを3回に分けて飲みます。食間の空腹時に、あたためて服用しましょう。（根本）

朝・昼・晩に汁を飲むと効果的 にんじん

にんじんは、眼精疲労、目の乾燥、肌あれなどのビタミン欠乏症に効くほか、血圧を下げるはたらきもあります。漢方では、のぼせを鎮める作用もあるといわれています。

高血圧には、生の**にんじんジュース**が効果的。1回に100g分のしぼり汁を、1日に2～3回飲用します。

高血圧を促進させる便秘を改善するには、**にんじんのつき汁**に、はちみつを適量加えて飲むとよいでしょう。（根本）

下の血圧が90以上の場合は、動脈硬化を疑う

日本高血圧学会では、正常域血圧を「収縮期血圧139以下－拡張期血圧89以下」、最も心臓や血管の病気にかかりにくい血圧を「同120未満－80未満」としています。

血圧を計るとき、収縮期血圧のほうを気にする傾向が強いようですが、それと同時に注意しておきたいのは、拡張期血圧が上がったときです。これが90より高くなると、細い血管に動脈硬化がおこっている可能性が出てきます。この状態をそのままにしておくと、動脈硬化がさらに進み、心臓の負担が増えます。さらに血栓《けっせん》ができやすくなり、血流をさまたげる原因となるため、狭心症や心筋梗塞につながることもあります。

● 「血圧は年齢に90をたす」は本当？ 血圧の正常値は年齢に関係なく、上が130未満、下が85未満と覚えたほうが確実。

降圧作用のある成分を含む
セロリ

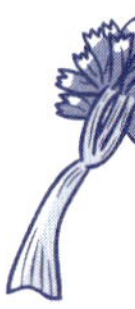

漢方では、セロリは血圧を下げる、けいれんを鎮める、利尿、浄血などの作用があると認められ、広く利用されてきました。本態性《ほんたいせい》高血圧に、特に効果的という研究もあります。

高血圧が気になりはじめたら、生の**セロリのしぼり汁**を飲みます。きざんでしぼった汁に、同量のはちみつを混ぜ、1回40mLを1日3回服用します。

セロリはスープにしてもよく、特にナツメとは好相性です。サラダや炒めものにして、常食するのもいいでしょう。

（根本）

生活習慣病予防の特効薬
昆布

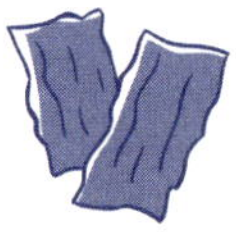

カルシウムやカリウムが豊富で、高血圧に効果があります。また、アルギン酸ナトリウムという成分が、血圧や血中コレステロールを下げることが明らかになっています。

市販されている加工食品には塩分が多いため、**昆布茶**や**昆布の粉末**（作り方は次ページ）を手作りして、塩分をとりすぎない食べ方を工夫しましょう。粉末は黒焼きにしてから粉にしますが、十分に乾燥させた昆布であれば、ミキサーにかければ粉になります。1回3gを、1日3回服用します。

（根本）

日・常・生・活・の・注・意

血圧を下げる食事・運動・入浴法

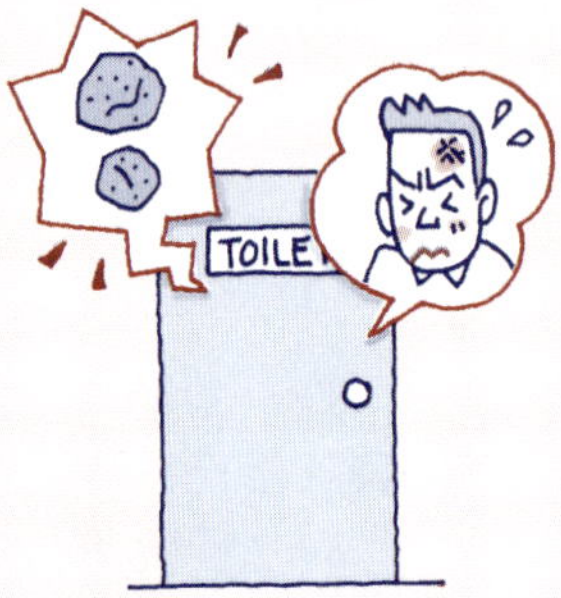

食物繊維をたっぷりとる。便秘をすると血圧が上がりやすくなるが、食物繊維を多く含む食べものをとることで便秘予防になる。

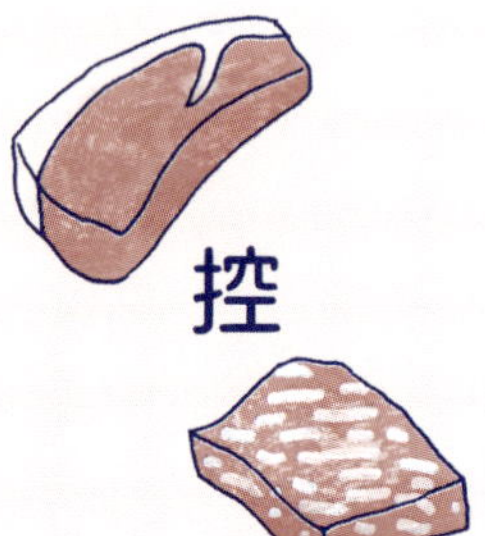

動物性脂肪のとりすぎに注意。コレステロールが多く含まれているため、肉類の脂身やしもふり肉などは多食しないようにする。

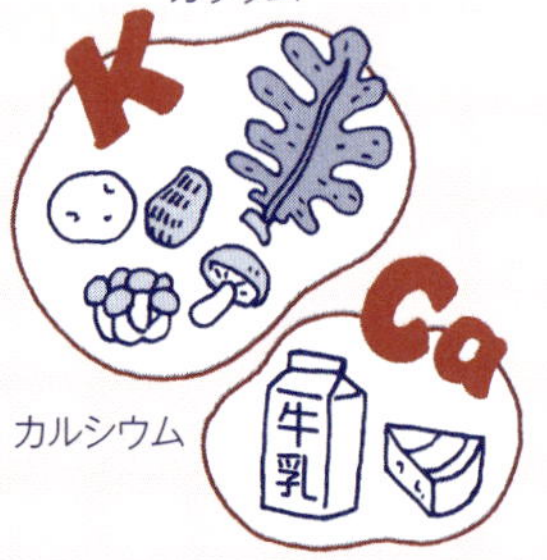

カルシウムとカリウムをたっぷりとる。カリウムとカルシウムは、塩分による血圧の上昇をおさえるはたらきがある。いも類、海藻、きのこ類、牛乳・乳製品をとる。

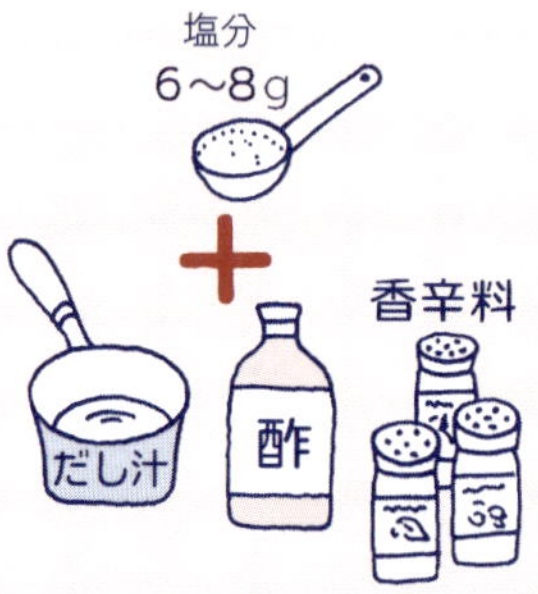

塩分の摂取量は1日に6～8gに。塩分のとりすぎは高血圧の大敵。だし汁や酢、香辛料などと組み合わせて、薄味の食事を心がける。

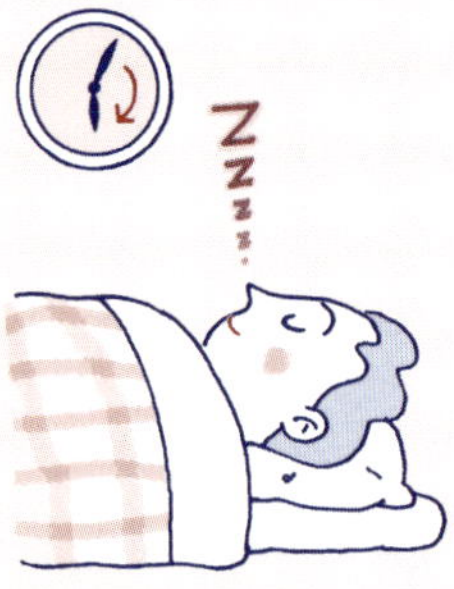

横になって休むだけで血圧は下がる。眠ればなお下がる。体内のリズムは午前1時～6時ごろに血圧が最も低くなるので、この時間に熟睡できるように。

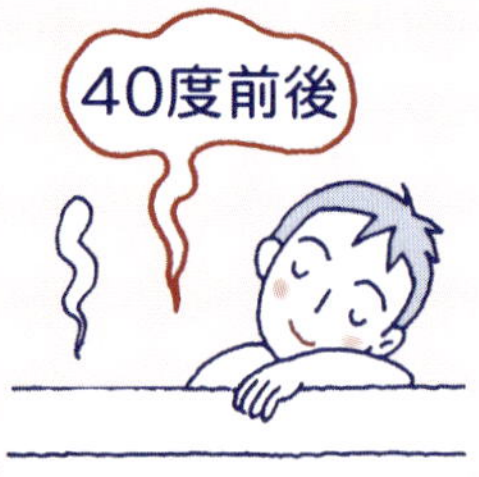

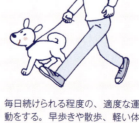

お風呂は40度前後のぬるま湯に、ゆっくりつかる。ぬるいほうが血圧の上昇度が低く、安定した血圧に戻るのも早い。チリチリするほどの熱いお湯は、血圧が急上昇して危険。

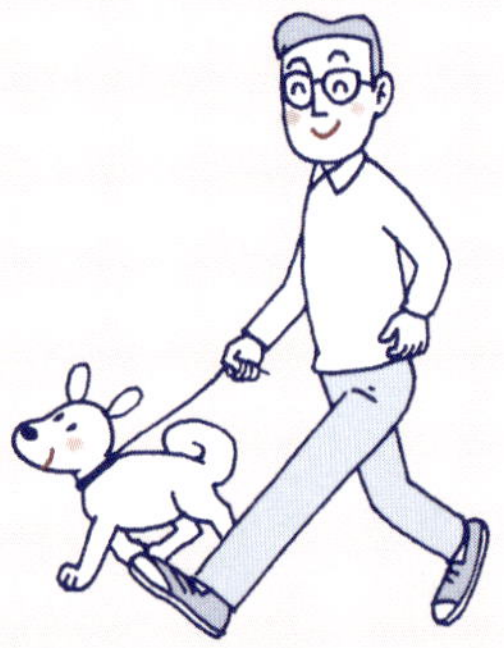

毎日続けられる程度の、適度な運動をする。早歩きや散歩、軽い体操がおすすめ。激しい運動よりも、負荷が少ない運動のほうが、血圧を下げる効果が高い。

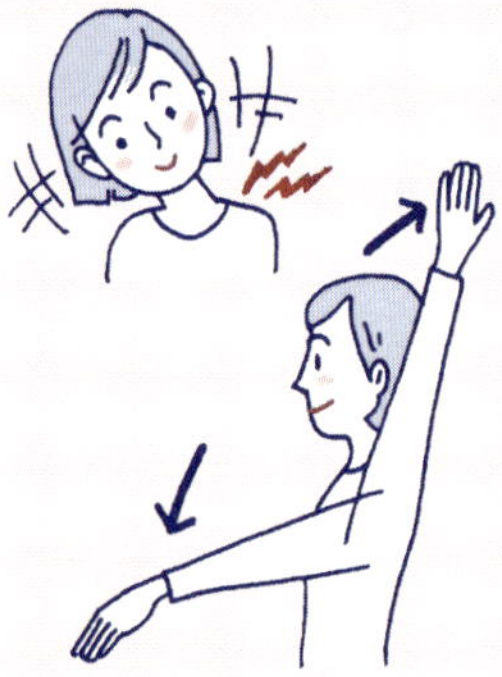

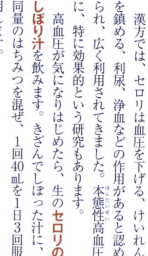

肩や首にうっ血があると、血圧が上がる。首を左右に振る運動や、腕の上下運動、手首と足首を回す運動などで、こりを予防する。

昆布の粉末の作り方

●材料（約10g分）

昆布 …………………………	20g

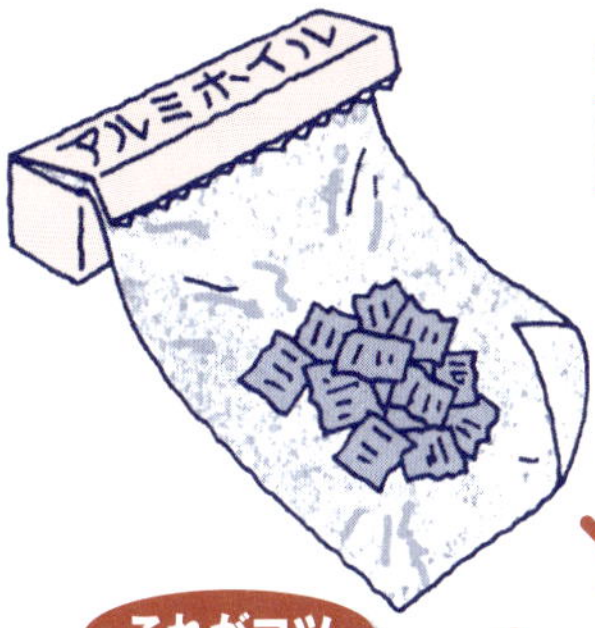

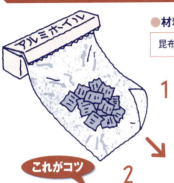

1 細かく切った昆布をアルミホイルに包む。

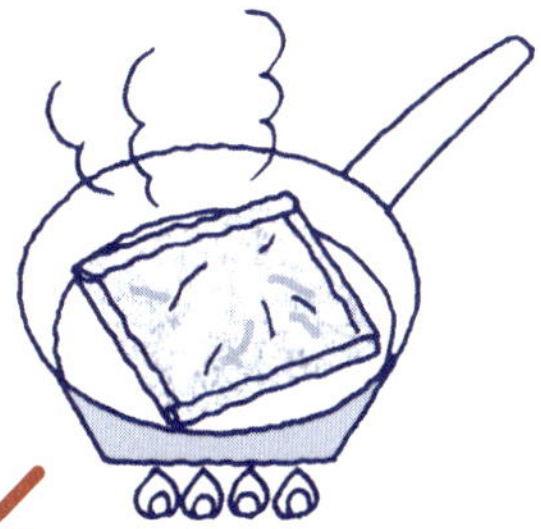

2 これがコツ

昆布をフライパンなどで黒焼きにする。黒焼きにせず、日干しにして十分に乾燥させたものでもよい。

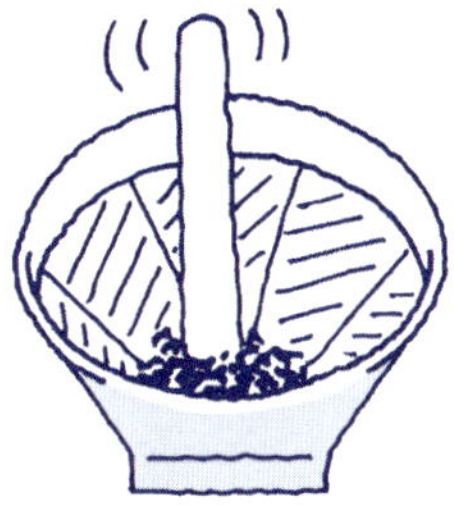

3 すり鉢ですり、粉末にする。1日3回、1回3g程度を水かお茶で飲む。

作ってみました

日に干したものを使う場合は、ミキサーにかけてからすりつぶして粉にしたほうが手軽です。黒焼きにした場合より、分量的には多くできます。

食べてみました

少し焦げ臭いにおいがするので、口に入れたらすぐにお湯を含んで流し込むと、楽に飲めます。

利尿作用で塩分を出す

えんどう豆

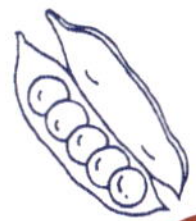

糖尿病が進行したときの口の渇きによく効くほか、血行をよくし、利尿作用もあるので、高血圧や心臓病にも効果があります。

高血圧には**えんどう豆のしぼり汁**を飲みます。1日2回、茶碗に半分ほどのしぼり汁をあたためて服用します。利尿作用を十分に生かすには、薄味で煮たり、スープにします。（根本）

おすすめ

予防と治療に

アカザ

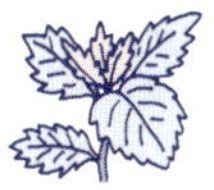

アカザの薬効は紅紫色の若葉にあり、動脈硬化や高血圧の予防と治療に役立ちます。

葉をゆでて、**おひたし**や**あえもの**にして食べます。味はほうれん草によく似ています。

陰干しにした葉や茎を煎じて飲んでも効果があります。

1日の適量は約20gです。（根本・山ノ内）

血管を強くする

そば

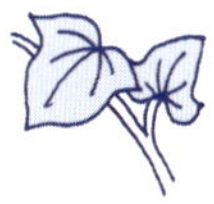

そばには、毛細血管を強くするルチンや、ビタミンP（ヘスペリジン）が豊富に含まれています。さらに体内の余分な塩分を排泄するカリウムとの相乗効果で、高血圧を予防します。

ただし、ルチンやビタミンPは水溶性の栄養素なので、そばだけでなく、そば湯も飲むようにしましょう。（山ノ内）

花のつぼみが効く

エンジュ

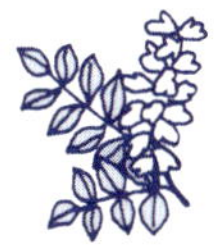

エンジュの花のつぼみに含まれるルチンという成分が、弱くなった毛細血管を回復させるといわれています。

花を日干しにしてから**煎じ汁**にしますが、生薬の槐花《かいか》を使うと簡単です。

1回量は5gで、水200mlで半量になるまで煎じて、空腹時に服用します。（山ノ内）

その他のおすすめ 食品・山野草

グリーンアスパラガス、**そばのゆで汁（そば湯）**には、血管を強くし、血圧を下げるルチンという成分が多く含まれています。

新鮮な**トマトジュース**も同様に効きます。

カリウムが豊富な**ドクダミの煎じ汁**も有効です。**クコの葉**は、お茶がわりに飲むと血管を強化します。

●お茶は血圧を下げる？ 緑茶の成分には、血中コレステロールをおさえ、血圧を下げる作用がある。やや濃いめに出したお茶が効果的。

低血圧

血行をよくして活力をアップするとよい。体を冷やさないこと

●Dr.アドバイス

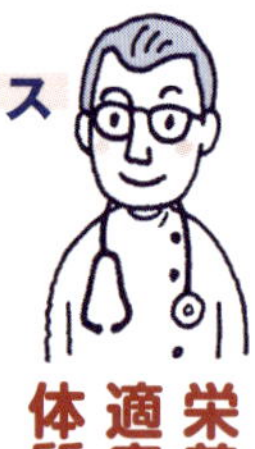

栄養をとり、適度な運動で体質改善

最大血圧が100以下の場合を、低血圧といいます。高血圧と同様に、原因となる病気がない（本態《ほんたい》性《せい》低血圧）ケースが多いのが特徴です。胃腸が弱い、やせ型で筋肉が少ないといったタイプの人や、若い女性によくみられます。

血圧が低いだけなら特に問題はありませんが、何らかの症状があるときには治療が必要です。

主な自覚症状は、だるい、疲れやすい、手足が冷える、頭痛、肩こり、朝おきられない、眠れない、便秘、食欲不振などです。一般に血圧が下がる傾向にある夏には、症状が悪化しやすくなります。

治療は、食事、運動、睡眠など、日常生活の改善が中心です。栄養価が高く、バランスのとれた食事を規則正しくとります。

少量のアルコールであれば、食欲増進や安眠に役立ちます。

散歩や簡単な体操などの軽い運動や、ゆっくり入浴することも、血行促進や安眠に効果があります。夜は早めに床につき、十分な休養をとりましょう。

体があたたまり、元気が出る
にんにく

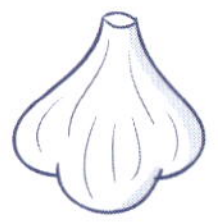

内臓をあたため、代謝を活発にして、虚弱体質を改善します。さらには、胃腸をじょうぶにし、体調をととのえます。にんにくを常食することで、体内の免疫力が高まりますが、眼の病気、胃潰瘍、十二指腸潰瘍のある人は、食べすぎてはいけません。

酢漬けのにんにくは、おなかが冷えやすくて体が弱い人に、とても効きめがあります。また、**にんにくはちみつ丸**（作り方は次のページ）を作っておくと便利です。

（根本）

虚弱体質を改善する
にんじん

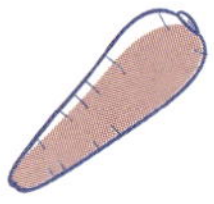

にんじんは生でも、加熱しても効果があります。低血圧の改善には、あたたかいごはんに、**すりおろしたにんじん**を大さじ1ほどのせ、しょうゆをたらして食べるとよいでしょう。

体内でビタミンAに変化するβ-カロテンを最大限に生かすには、油で炒めて食べるのが最適です。逆に、たくさんの酢といっしょに食べると、カロテンが破壊されるので注意しましょう。

（根本）

貧血ぎみのときに効果的
ぶり

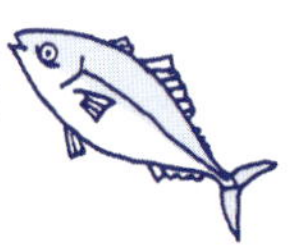

血行をよくし、体力、気力を充実させて健康をもたらす、滋養食として重宝される魚です。

新鮮なぶりは刺身でも食べられますが、脂質が多く、胃腸の弱い人がたくさん食べると、嘔吐《おうと》、発熱などをおこすことがあります。

火を通し、脂《あぶら》を落としたものなら、安心して食べられます。胃弱で、冷え症もあるような低血圧の人の場合は、サンショウの若芽をプラスした、**ぶりの木の芽焼き**がおすすめです。

（根本）

●ぶりの木の芽焼き

1 サンショウの芽をすり鉢ですって、みそと混ぜ、ぶりの切り身を約1時間漬け込む。

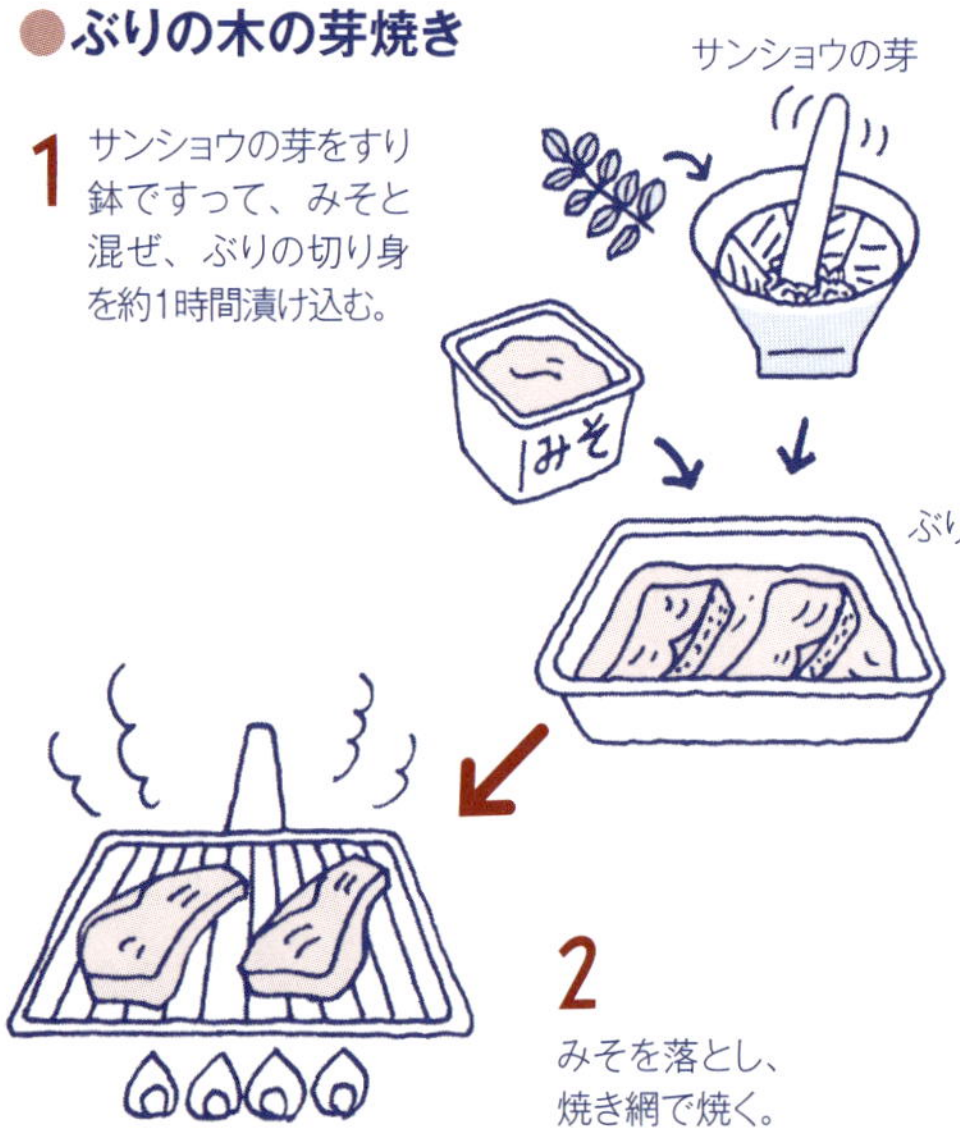

2 みそを落とし、焼き網で焼く。

にんにくはちみつ丸の作り方

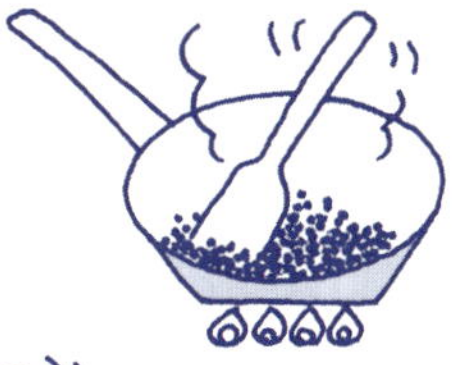

●材料（約40粒分）

黒ごま………120g（1カップ）
にんにく……………………1個
はちみつ……………180mL

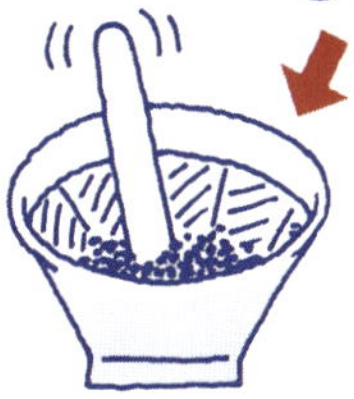

1 黒ごまは中火で十分にからいりし、すり鉢ですっておく。

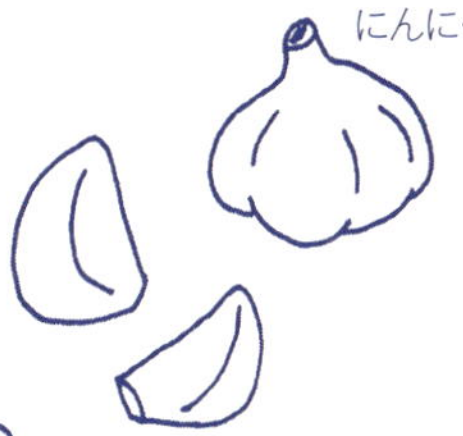

2 にんにくは薄皮をむき、おろし器ですりおろす。

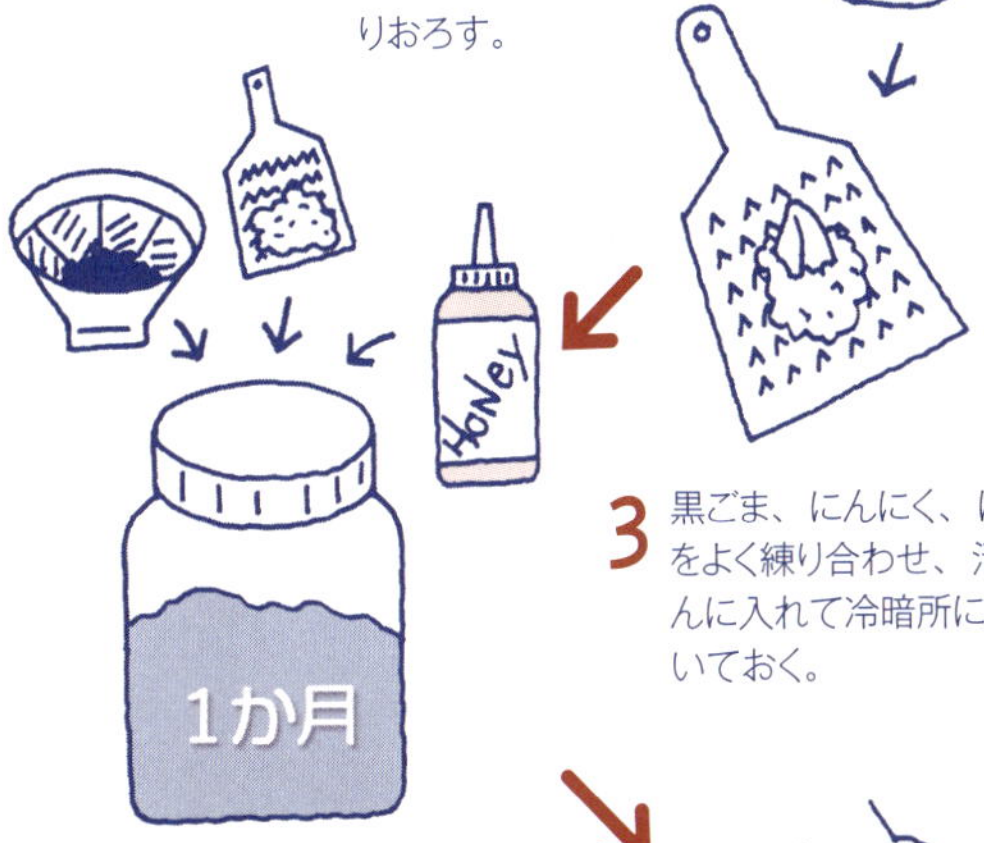

3 黒ごま、にんにく、はちみつをよく練り合わせ、清潔なびんに入れて冷暗所に1か月おいておく。

4

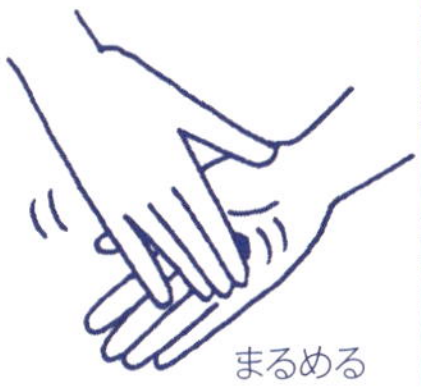

これがコツ

びんから取り出して、1粒を大豆くらいの大きさにまるめる。ベタベタするときは、いって軽くすりつぶした黒ごまの上で、ころがすとよい。底が浅くて大きめの密閉容器に広げて保存する。これを1日2回、1回1粒を湯のみに入れ、お湯を注いで飲む。

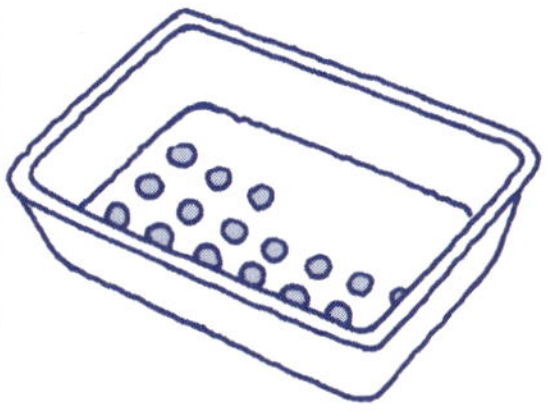

作ってみました

練り合わせたときには、ちょっとやわらかめですが、1か月後にはまるめやすいかたさになっていました。

飲んでみました

にんにくのにおいがかなりしますが、飲めばじきに体があたたまります。夏バテや冬の寒さにも強くなりそうです。

血行をよくする クワ

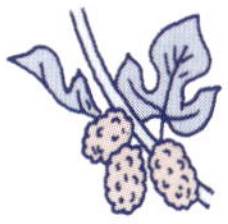

低血圧には**クワの実酒**がおすすめです。造血作用があり、血行をよくします。6〜7月に採れるクワの実500gをよく洗って水分をふきとり、焼酎1.8L、氷砂糖150gとともに広口びんに入れます。2か月間ほど冷暗所で保存し、果実をとり出します。就寝前に、さかずきに1〜2杯ほど飲むとよいでしょう。（根本）

薬湯にしても効く ゲンノショウコ

体をあたためる作用があります。花の咲く夏の盛りに全草を採り、日干しにします。ハブ茶と合わせて、1日の分量15gずつを、600mLの水で半量まで煮つめます。これを3回に分けて服用します。同量の乾燥させたヨモギと混ぜて、入浴剤にしても効果があります。（山ノ内）

その他のおすすめ 食品・山野草

貧血を伴う低血圧の人は、週に1〜2回、焼いた**レバー**を食べます。胃腸がじょうぶな人なら、**玄米**を常食すると効果的です。**龍眼**《りゅうがん》や**キンシン菜**も有効です。**ナツメ**や**サフラン**を焼酎に漬けて薬酒を作り、寝る前にさかずき1杯程度飲むのも効果的です。

体を冷やす食べものは避ける

低血圧の人は、冷え症で胃腸障害を伴っていることがよくあります。消化がわるいものや、生野菜はよくありません。

避けたいものは、**牛乳**、生の**だいこん**、**きゅうり**、**トマト**など。くだものでは、**柿**などです。**そば**も多食しないほうがいいでしょう。積極的に食べたい緑黄色野菜も、生では消化がわるいので、必ず温野菜で食べましょう。

●低血圧は長生きする？　高血圧にくらべ、元気はないが病気でもない。低血圧の人には、細く長くの長寿タイプが多いとされる。

動脈硬化

食生活の注意で進行がくい止められる。脂肪のとり方が大事

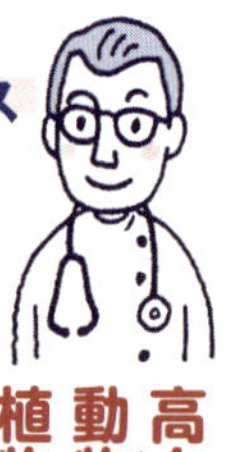

●Dr.アドバイス

高血圧に注意。動物性脂肪をとりすぎず、植物油をとる

動脈の血管の内壁に、コレステロールや石灰質が沈着したため弾力性が失われ、もろくなったり狭くなったりする状態を動脈硬化といいます。動脈硬化が進むと、血液が流れにくくなり、狭心症や心筋梗塞《しんきんこうそく》、脳卒中をおこす危険が高まります。

動脈硬化の原因のうち、最も大きいのが高血圧、脂質異常症、喫煙で、三大危険因子ともよばれます。そのほか肥満、糖尿病、運動不足、ストレス、高年齢、家族歴、攻撃的性格なども関係します。

高血圧の予防が特に大切で、放置しておくと、狭心症と心筋梗塞の発症率が2～3倍、脳卒中は約4倍と高くなります。食生活ではできるだけ減塩を心がけることがポイントです。

脂質異常症は、血液中の脂質（コレステロールや中性脂肪など）が異常に多くなった状態です。LDL（悪玉）コレステロール値の高い人は、動物性脂肪のとりすぎを避け、コレステロールの排出を促すはたらきがある、リノール酸の多い植物性油を積極的にとることがすすめられます。

中性脂肪値の高い人は、穀類、砂糖、お菓子類、アルコールをとりすぎないようにします。つまり、摂取エネルギーが過剰にならないように気をつけ、肥満を防ぐということです。

そのほかビタミンC、Eも大切です。どちらも、動脈硬化を促進する、過酸化脂質を防ぐはたらきがあります。食物繊維はコレステロールの吸収をおさえるので、たっぷりとりましょう。

コレステロールを減らす しいたけ

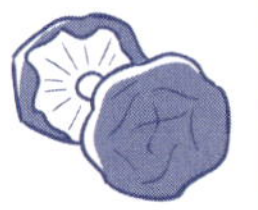

しいたけに含まれるエリタデニンという成分に、コレステロールをおさえる作用があります。生よりも、**干ししいたけ**のほうが薬効がすぐれています。食べる前に日光にあてるだけでも、効果がちがってきます。

動脈硬化には干ししいたけを煎じたり、火であぶって粉末にしたものに、お湯をさして飲む方法が効果的です。（根本）

EPAやDHAが豊富 いわし

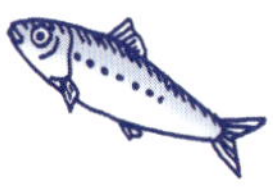

いわしには、エイコサペンタエン酸（EPA）とドコサヘキサエン酸（DHA）とよばれる脂肪酸が豊富。リノール酸と同じ不飽和《ふほうわ》脂肪酸《しぼうさん》の仲間で、コレステロールや中性脂肪を少なくするはたらきがあります。

不飽和脂肪酸は酸化しやすいので、抗酸化作用のあるビタミンEを同時にとるようにします。ごま油をたらした**つみれ汁**（作り方は次ページ）は、理想的な調理法です。（根本）

血管を広げるはたらきがある グリーンアスパラガス

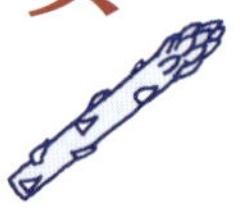

薬効成分は根や茎に含まれるアスパラギンです。これが体内に入ると、末梢の血管を広げたり、心臓の機能を補うアスパラギン酸に変化するため、高血圧や動脈硬化が予防できます。

ふだんの食事にとり入れたり、ほかの野菜やくだものと合わせて、野菜ジュースにして飲んでもいいでしょう。

薬効成分が出た**煮汁**でも有効で、生のグリーンアスパラガスをよく煮て、その汁を飲むと、動脈硬化を防ぎます。（根本）

●グリーンアスパラガスの煮汁

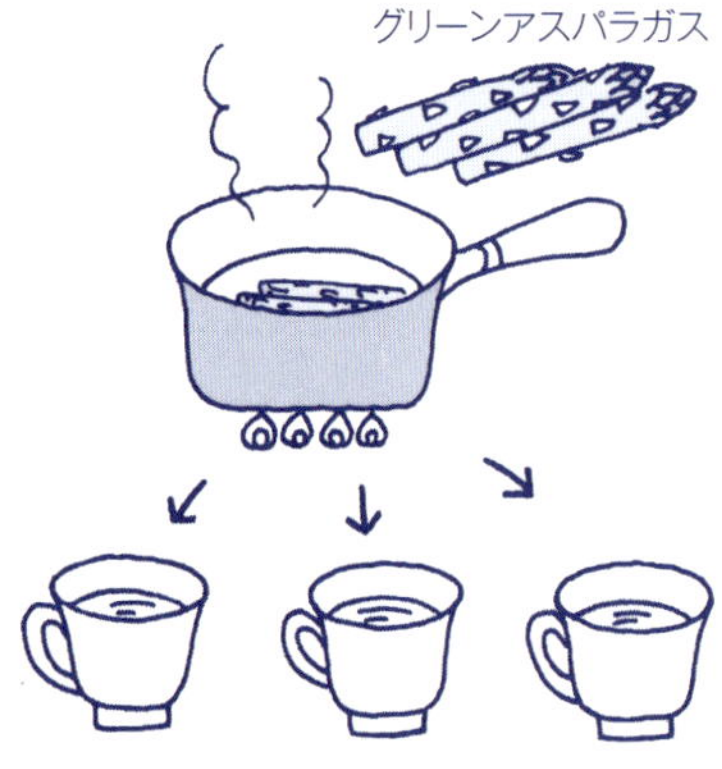

グリーンアスパラガス2～3本を、1Lの水で煮る。1日3回を目安に分けて飲む。

いわしのつみれ汁の作り方

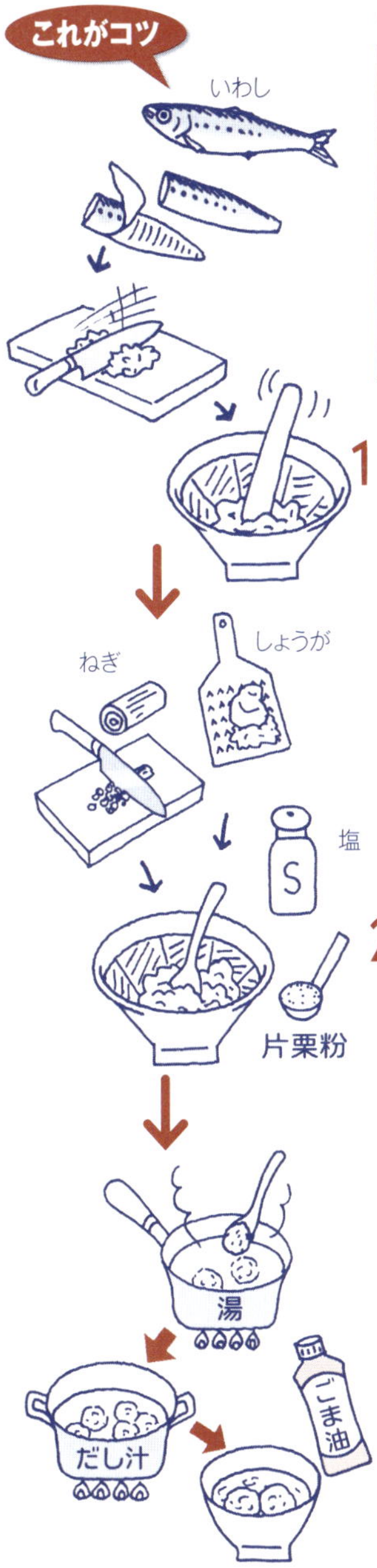

●材料（3人分）

いわし	2尾
しょうが	10g（1かけ）
ねぎ	10g
片栗粉	大さじ1
だし汁	3カップ
しょうゆ	大さじ1
みりん	小さじ1
塩	少々
ごま油	小さじ1

1 いわしは3枚におろし、皮をとる。包丁でたたき、すり鉢でよくする。いわしは小骨が残りやすいので、包丁で切るようにたたくとよい。

2 1におろししょうがとねぎのみじん切り、塩、片栗粉を加えてよく混ぜる。

3 2をスプーンですくってつみれにしたら、熱湯に落とし入れ、浮いてくるまで煮る。別の鍋にだし汁、しょうゆ、みりん、塩を加え、つみれを入れ、ひと煮立ちさせる。ごま油をたらして食べる。

作ってみました

つみれ汁はいわしの風味が大切なので、ごく薄い味にしました。つなぎの片栗粉が少ないと、煮くずれてしまいます。

食べてみました

つみれは、しょうがとねぎの香りで、臭みがまったくありません。また、ごまの風味が加わって、おいしく食べられます。

水に溶ける食物繊維が有効 こんにゃく

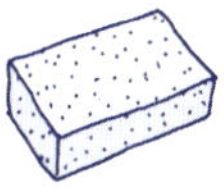

こんにゃくに含まれるグルコマンナンは、水溶性食物繊維。腸内に長くとどまり、コレステロールの吸収を防ぐ作用があるため、血中のコレステロールを減らす効果があります。こんにゃくは97％が水分で、残りが食物繊維とカルシウムです。したがって、食物繊維のグルコマンナンだけをとれば、効率よく高い効果が得られます。それには**こんにゃく精粉**が最適です。精粉は、えぐみ抜きのものを求めましょう。（根本）

なるほどゼミナール

イヌイットで証明された青魚の効能

グリーンランドのイヌイットを対象に健康調査をした結果、動脈硬化や心筋梗塞、脳梗塞などの病気が極端に少ないことがわかりました。

これには魚やアザラシの肉を中心とした、彼らの食生活が大きく貢献していることも明らかになりました。

そこで注目されたのが、魚やアザラシの肉の脂《あぶら》に含まれる、EPA（エイコサペンタエン酸）、DHA（ドコサヘキサエン酸）という脂肪酸、いわゆるオメガ3（n-3）脂肪酸です。

EPAやDHAは悪玉コレステロールを減らし、血液を流れやすく、固まりにくくするので、動脈硬化や血栓《けっせん》症の予防に大きな効果があります。また、EPAには、血管を広げて血圧を下げる作用もあります。

これらの脂肪酸は青魚に特に多く、なかでも血合いの部分にたくさん含まれています。

ただし、魚の脂は酸化が早く、変質したものを食べると逆効果です。

●EPA·DHAの多い魚
（100g中の量）

	EPA	DHA
まぐろ（トロ）	1400mg	3200mg
にしん	880mg	770mg
さんま	1500mg	2200mg
ぶり	940mg	1700mg
まいわし	780mg	870mg
さけ	240mg	460mg
さば	690mg	970mg
うなぎ	580mg	1100mg
あじ	300mg	570mg

（「日本食品標準成分表2015年版（七訂）」より）

● 血管の長さは？　大動脈から毛細血管まで、大小さまざまな血管をつなぎ合わせると、全長は約10万km。地球を２回半回るという。

血液が固まるのを防ぐ
ひじき

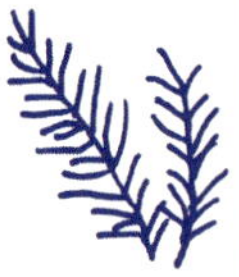

ひじきは和食のお惣菜によく使われる海藻で、健康食品として、古くから食用に使われています。血液を固まりにくくする作用があり、動脈硬化や血栓《けっせん》を防ぎます。血圧や、血中のコレステロール値も下げるので、生活習慣病の予防には欠かせません。そのうえ低カロリーですから、肥満が気になる人にもおすすめです。

ひじきと昆布の煮もの（作り方は次ページ）など、煮ものにして常食するとよいでしょう。ただし体を冷やす作用があるので、胃腸の弱い人は食べすぎに注意してください。

（根本）

カリウムが多く含まれる
ドクダミ

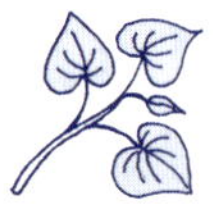

ドクダミは、さまざまな効能をもつ、大変すぐれた植物です。ドクダミという名も、ドクダミ自体が毒をもっているという意味ではなく、毒をためる「毒矯《た》め」からついたといわれています（「矯める」とは、わるい性質を直す意）。ドクダミにはカリウムが豊富に含まれ、血液を解毒する作用にすぐれていることから、動脈硬化が気になる人には、**ドクダミ茶**がおすすめです。

花のついている時期に全草を刈り採り、陰干しにします。10～20gを800㎖の水で煎じて、お茶がわりに飲むとよいでしょう。

（根本）

血管の脂肪を洗い出す
大豆

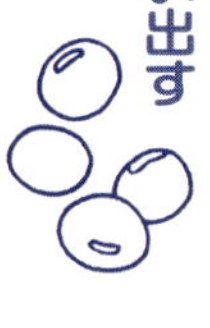

大豆たんぱく質には、コレステロールを減らす作用があります。また、大豆に含まれるリノール酸やレシチンといった脂質は、血管壁についたコレステロールをとり除き、血管を柔軟にしてくれます。しかもレシチンには、悪玉コレステロールを分解して排泄するとともに、善玉コレステロールを増やすはたらきもあり、二重の意味で動脈硬化を予防してくれます。

リノール酸は、体内に入っても酸化して過酸化物質になりやすいのが欠点ですが、大豆には酸化を防ぐビタミンEやサポニンも多く含まれているので、安心して食べることができます。

大豆は生では食べられませんから、煮たり焼いたりする必要があります。その点、大豆加工品の**豆腐**、**きな粉**、**ゆば**、**油揚げ**、**がんもどき**などを使えば手軽で便利でしょう。

（根本）

動脈硬化の進行をくい止めるには

日・常・生・活・の・注・意

コーヒー、紅茶を飲みすぎない

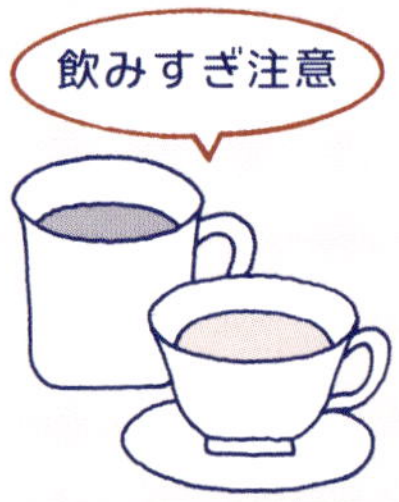

カフェインが適量をこえると、血管が収縮するうえに中性脂肪も増える。1日に6杯以上も飲む人は、心筋梗塞《しんきんこうそく》の危険が2倍以上にもなる。

アルコール類は適量を守る

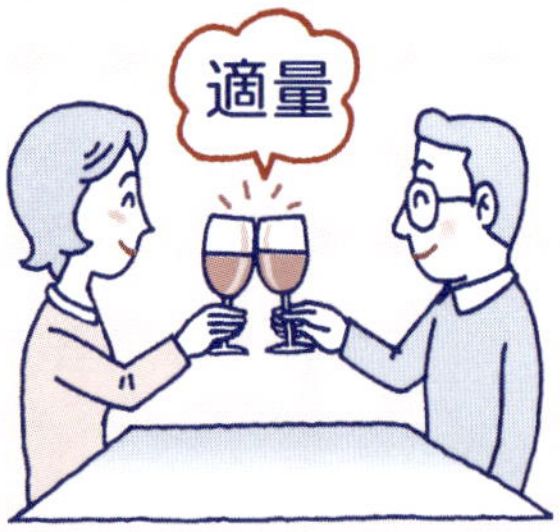

適量のアルコールはHDL（善玉）コレステロールを増やす。度を越さないように気をつければ、アルコールは飲んでもよい。

運動する

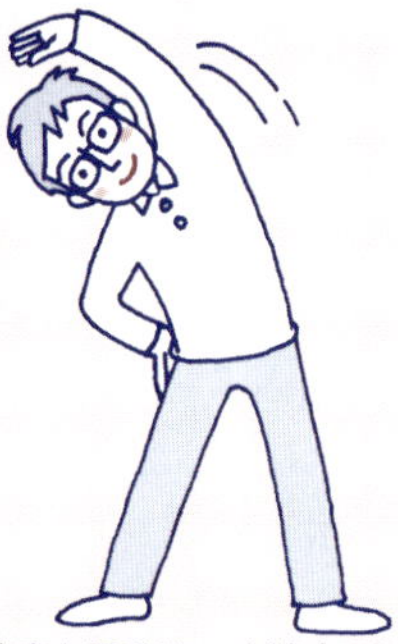

適度な運動は、血液中のHDL（善玉コレステロール）を増やし、LDL（悪玉）コレステロールと中性脂肪を減らす。持続できる程度の軽い運動を習慣化するとよい。

禁煙する

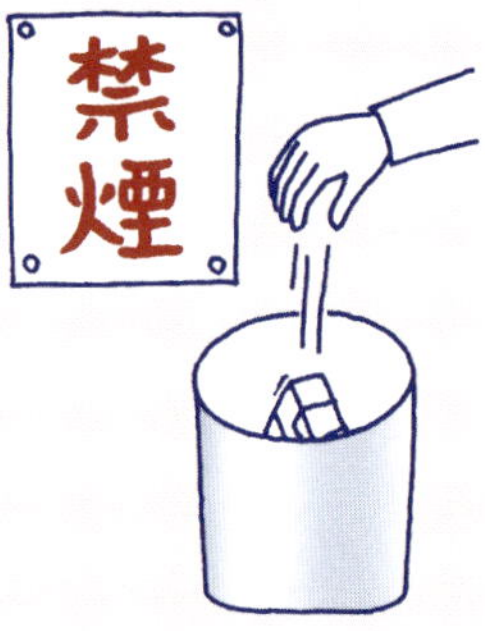

たばこは血管を収縮させ、血圧を上げる。また、血栓ができやすくなることによって心筋梗塞や脳卒中の発作を誘発するため、禁煙は必ず守るようにする。

ひじきと昆布の煮ものの作り方

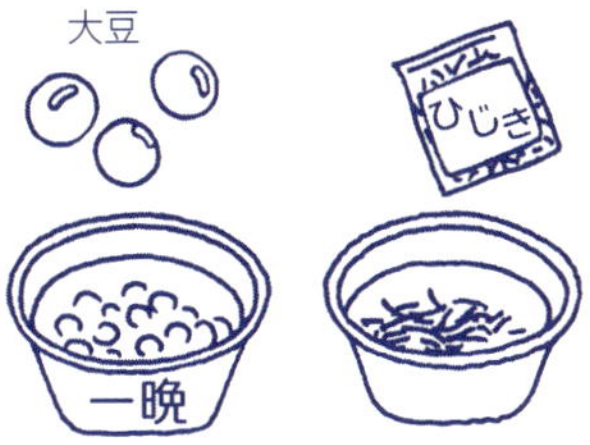

●材料

大豆	250g
ひじき（乾燥）	50g
昆布	50g
砂糖・しょうゆ	少々

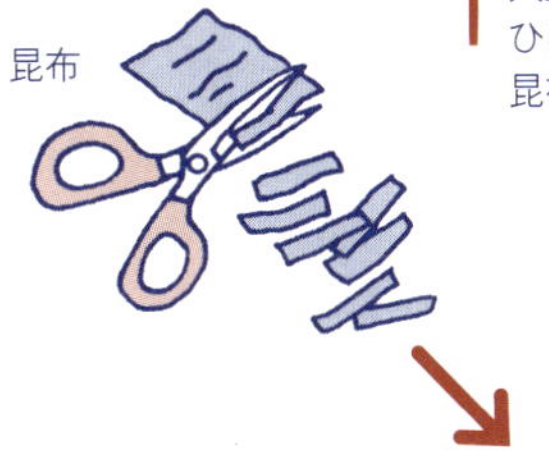

1 大豆は一晩水につけておく。ひじきは水でもどしておく。昆布は細切りにする。

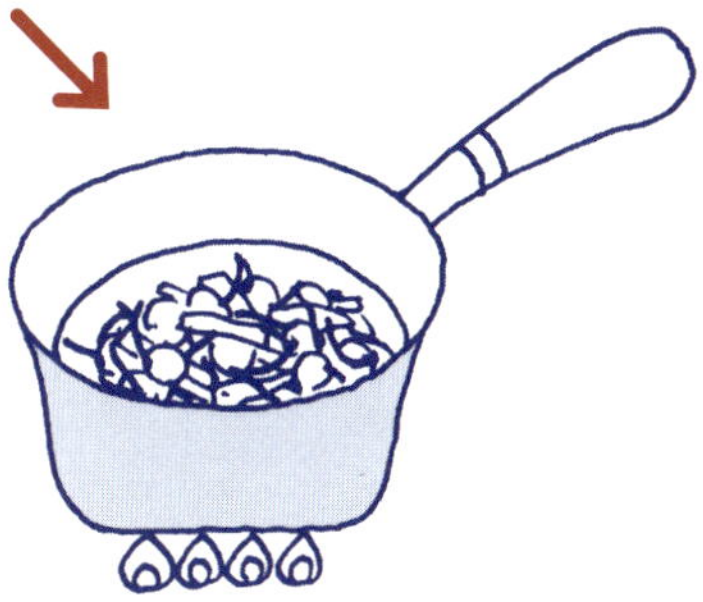

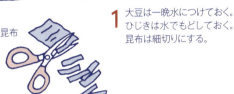

2 鍋にひじき、昆布、大豆を入れ、ひたひたの水を加えて火にかける。

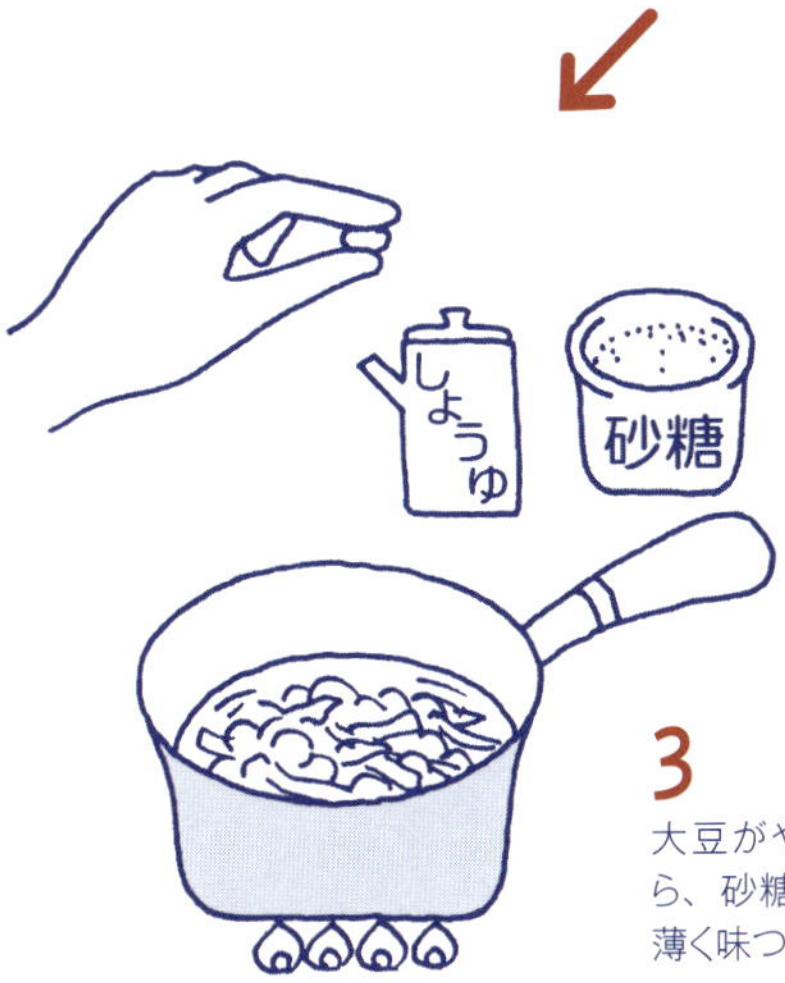

3 大豆がやわらかくなったら、砂糖としょうゆでごく薄く味つけする。

作ってみました

大豆がやわらかくなるまで約20分。昆布もやわらかくなり、食べやすくなるのですが材料の量以上のボリュームになり、驚きました。弱火で煮るとふきこぼれません。

食べてみました

昆布のだしがしっかりでるので、少し苦みがありました。大豆やひじきには、その苦みは入られないので、おいしく食べられます。

脂肪を溶かすリノール酸が豊富

ベニバナ

漢方ではベニバナは、「血の循環をよくして古い血を溶かす」といわれています。花の雌《め》しべにある子房に、リノール酸が含まれており、血液中のコレステロールを溶かす作用があります。

花を天日干しにして乾燥させたものに、お湯を注いで飲みます。冷え症や婦人科系疾患がある人にも効果的です。

種子を原料としたベニバナ油も、リノール酸が大変豊富なので、動脈硬化が心配な人も積極的に料理に使うことができます。（根本）

●ベニバナの浸し湯

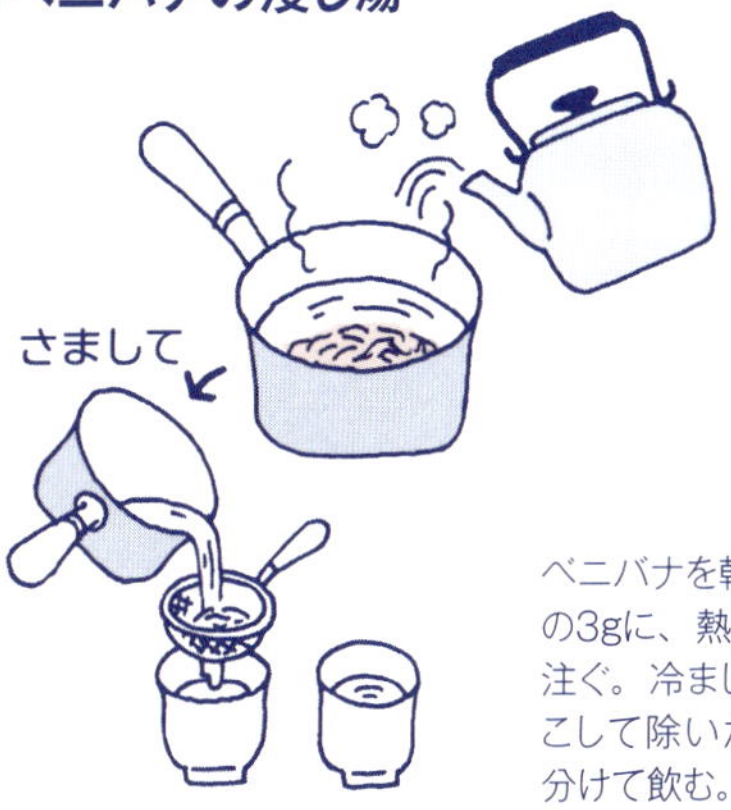

ベニバナを乾燥させたもの3gに、熱湯180mLを注ぐ。冷ましたら、花をこして除いた液を2回に分けて飲む。

生活習慣病の特効薬

サルノコシカケ

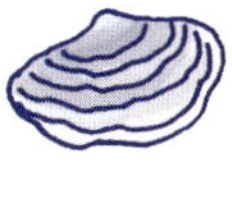

サルノコシカケは木に寄生するきのこの一種で、猿が座れるような形と、石のようなかたさが特徴です。動脈硬化のほか、腫瘍《しゅよう》が広がるのを防ぐはたらきがあることで知られています。

ブナやケヤキに寄生しますが、なかでもクワの木にできたサルノコシカケが、動脈硬化にはよく効くといわれています。

日干しにしたものを、細かく砕き、15gを600mLの水で煎じます。半量まで煮つめたものを1日分として、3回に分けて食間に服用します。（山ノ内）

●理想の総コレステロール値は？　高くても低くてもダメ。130～219mgが目安。220mg以上は心筋梗塞が、130mg以下では脳卒中の心配が。

脳卒中

高血圧と動脈硬化が主な原因。食事の注意で予防できる

●Dr.アドバイス

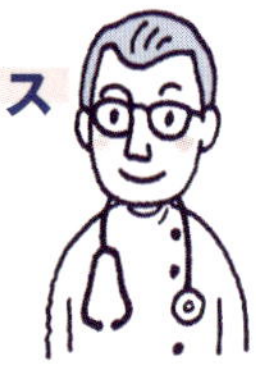

減塩で高血圧予防。たんぱく質で血管をじょうぶに

脳の血管がもろくなり、破れて出血したり（脳出血、くも膜下出血）、狭くなったり、つまって血液が流れなくなる（脳梗塞《のうこうそく》）状態を総称して脳卒中といいます。

脳梗塞には3つのタイプがあります。脳の比較的太い血管の動脈硬化が原因の「アテローム血栓《けっせん》性脳梗塞」、細い血管の動脈硬化でおこる「ラクナ梗塞」、そして心房細動など心臓の病気が原因となる「心原性脳塞栓《そくせん》症」です。

脳梗塞は、前ぶれの一過性脳虚《きょ》血《けつ》発作がおこることも多く、体の片側のマヒや発語の異変があらわれたら、早急に受診が必要です。

寝たきりになる原因の約3割は脳卒中といわれ、日本における死因の第4位でもあり、患者数は年々増えています。

脳卒中を防ぐには、高血圧と動脈硬化に気をつける必要があります。減塩を心がけ、1日6g以下におさえましょう。食物繊維も大切で、血圧上昇を招く便秘を解消し、コレステロール値を下げるはたらきもあります。

脳の血管修復に

大豆

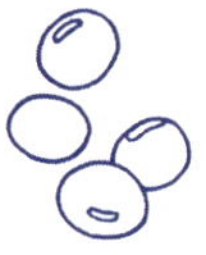

中国では、脳卒中の発作をおこしたあと、舌がこわばってうまく話ができないときに、**大豆の水煮**を食べるのがよいといわれます。

大豆をあめ状にまで煮たものを食べ続けるうちに、症状が改善されるといいます。これはいわば大豆のエキスであり、常食することによって、傷んだ脳の血管が回復されるためだと考えられます。（根本）

●大豆の水煮

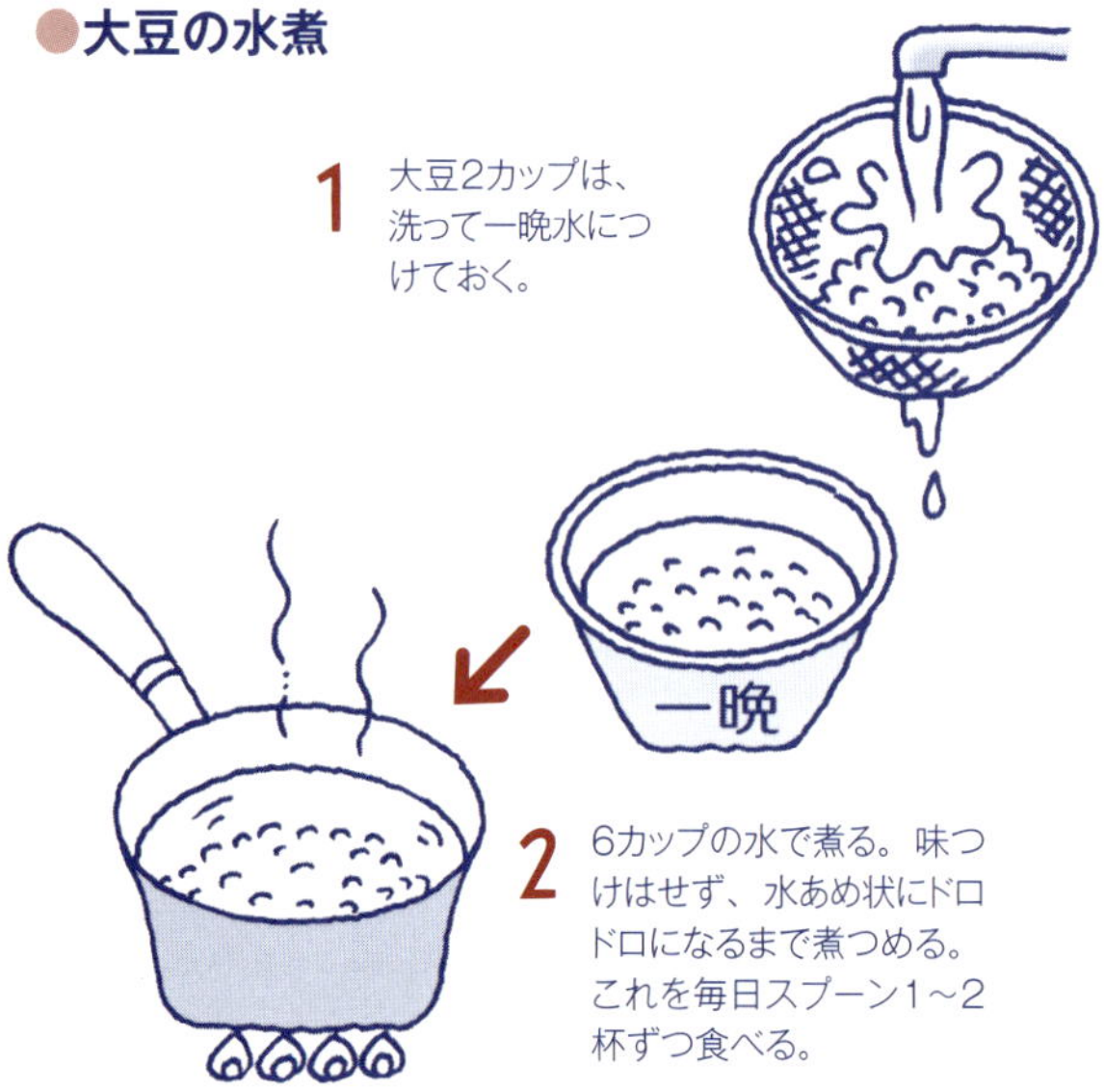

1 大豆2カップは、洗って一晩水につけておく。

2 6カップの水で煮る。味つけはせず、水あめ状にドロドロになるまで煮つめる。これを毎日スプーン1～2杯ずつ食べる。

西欧でも注目の食物薬

玉ねぎ

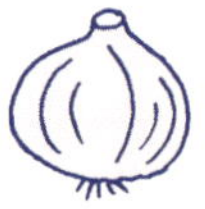

玉ねぎに含まれるケルセチンという黄色い色素が、高血圧を防ぎます。また、シクロアリインやそのほかの成分が血栓を予防したり、できてしまった血栓を溶かしたりすることが実証されています。

さらに、善玉コレステロール（ＨＤＬ）を増やすはたらきもあります。血管を強くするビタミンＣも多く含まれていますから、たくさん食べると脳梗塞や心筋梗塞の予防に役立ちます。

玉ねぎを包む、薄茶色の**皮の煎じ汁**にも薬効があり、高血圧や動脈硬化を防ぎます。（根本）

●玉ねぎの皮の煎じ汁

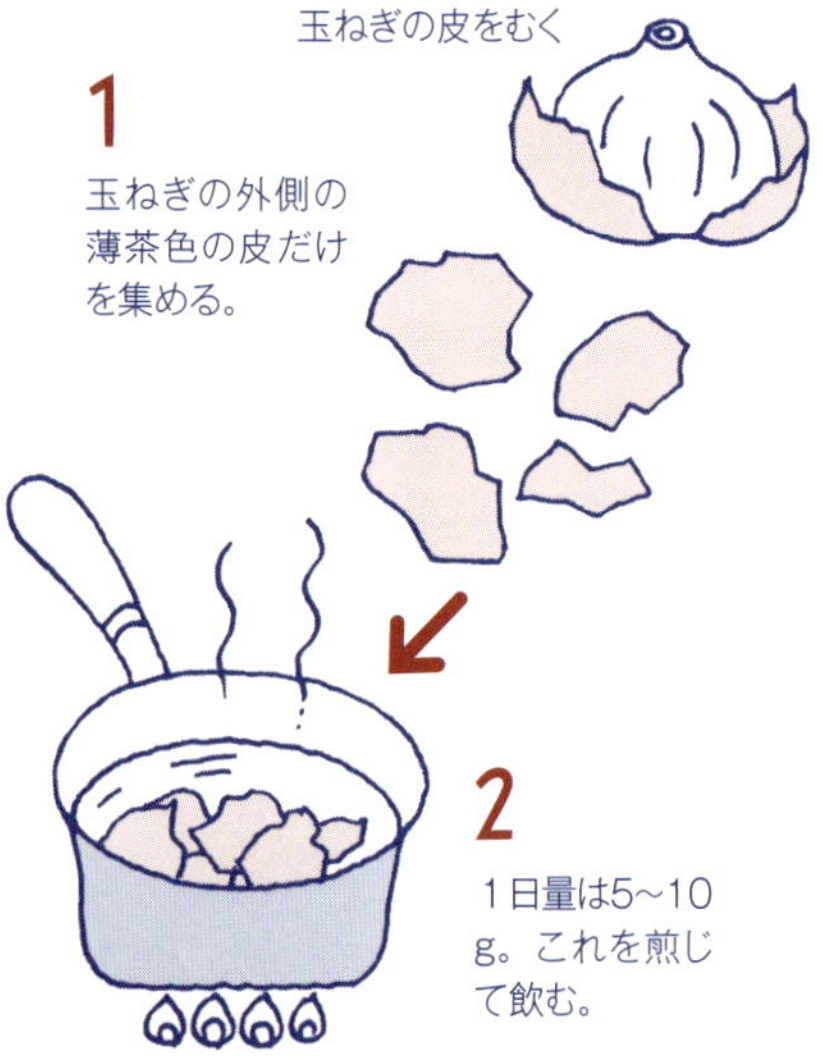

1 玉ねぎの外側の薄茶色の皮だけを集める。

2 1日量は5～10g。これを煎じて飲む。

予防にも回復にもよい ごぼう

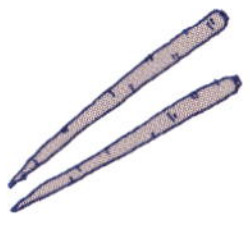

古くから強精作用で知られていますが、それはごぼうに含まれるアルギニンという成分が、性ホルモンの分泌を促すからといわれます。さらに、豊富な食物繊維の整腸作用により便秘を解消することで、高血圧の予防になります。これらの成分の相乗効果で、脳卒中の予防にも役立つとされています。

ごぼう粥（作り方は左図）なら常食にうってつけです。これは脳卒中発作後の、後遺症からの回復にも効果的です。（根本）

手足のしびれをとる ヨモギ

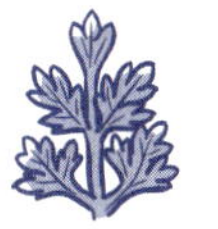

春先の若芽は草もちに、葉は入浴剤に、葉の裏の毛はもぐさにと、利用範囲の広い野草です。薬効は葉と根にあります。葉は6～7月に採り、日干しにして保存します。根は季節を問わず、使うときに採り、洗ってすぐ、新鮮なうちに使います。

手足のしびれには、**ヨモギの葉の煎じ汁**を用います。酒を使って煎じるとより効果的。1回にヨモギの葉12gを煎じます。クワの葉20gでも、同様の効果が得られます。（根本）

葉緑素が効く クマザサ

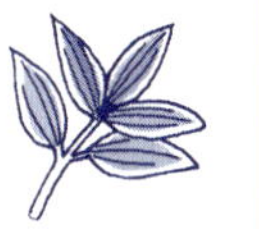

クマザサエキスには、葉緑素（クロロフィル）がたっぷり含まれています。これは、ヘモグロビンに似た化学構造をしていることから「緑の血液」ともよばれており、よごれた血液をきれいにし、細胞を活性化させます。

ほかには食物繊維、ビタミンA・B・C・E・K、カルシウム、アミノ酸も含まれ、貧血や高血圧、動脈硬化への著しい効果が知られています。脳卒中の予防はもちろん、発作後の精神安定にも役立ちます。（根本）

ごぼう粥の作り方

これがコツ

ごぼうはきれいに洗って、皮ごと使う。

●**材料（4人分）**

ごぼう…………50g（約14㎝）
米…………………………1カップ
水…………800mL（4カップ）

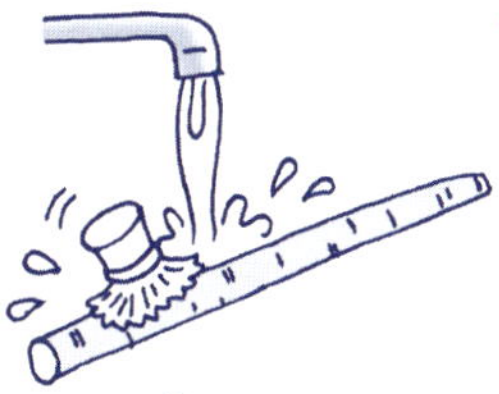

1 ごぼうの皮は、大切な香りとうまみ成分が含まれているので、完全にこそげとらないほうがよい。ささがきにしながら水に入れてあくを抜く。

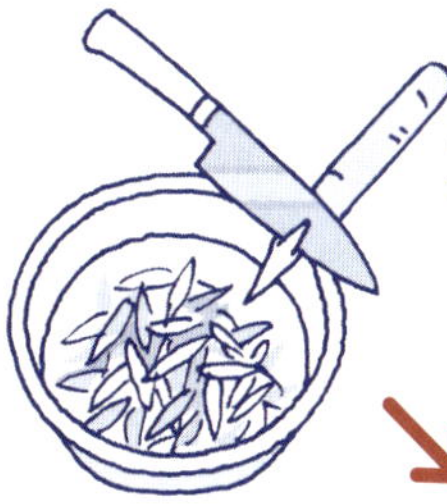

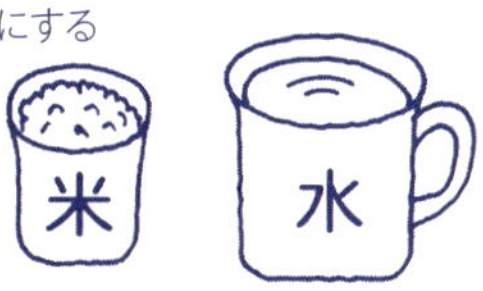

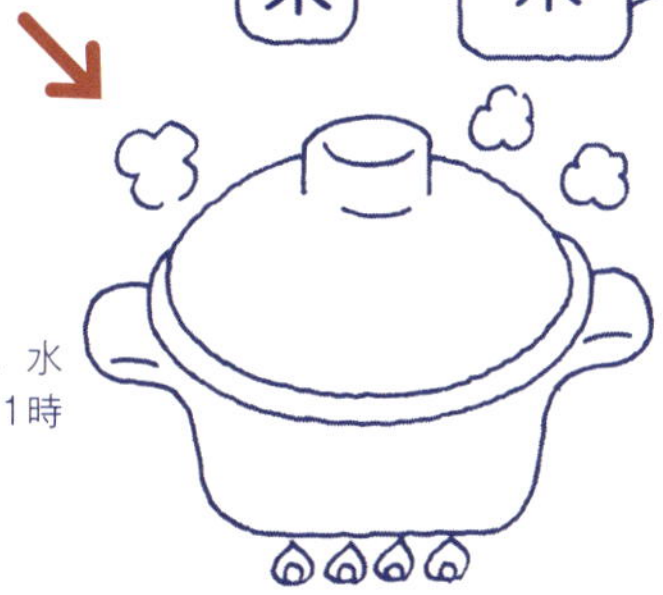

2 鍋にごぼうと米、水を入れ、弱火で1時間ほど炊く。

作ってみました

火加減さえ気をつければ、ふつうにお粥を炊く要領で簡単にできます。

食べてみました

ごぼうがやわらかく、クセもないので、常食できそうです。食べにくければ、ごく少量の塩を加えるとよいでしょう。

その他のおすすめ 食品・山野草

あじや**さば**、**いわし**などの青魚には、EPA（エイコサペンタエン酸）やDHA（ドコサヘキサエン酸）といったオメガ3系脂肪酸が豊富です。オメガ3系脂肪酸には血流を改善したり、血圧を下げるはたらきがあります。

ひじきや**昆布**などの海藻もおすすめです。

●**脳は大食漢** 血液が運ぶ酸素や栄養素のうち、20%は脳が消費する。思考力や判断力が鈍くなるのは、脳が空腹のサイン。

塩分を控える食べ方

塩分のとりすぎは、高血圧やがんの危険因子となります。栄養バランスがよくヘルシーと、世界の人からも評価の高い伝統的な和食ですが、唯一の欠点が塩分といわれています。日本人の食事はもともと高塩分になりがちなので、意識的に減塩することが必要です。

食塩量はできれば1日6gまでにおさえたい

食塩に含まれるナトリウムは、体内においてカリウムとともに、水分バランスの維持や、細胞内外液の浸透圧の調整にはたらく、不可欠の栄養素です。しかし、とりすぎは悪影響があり、その代表が高血圧。

塩分を過剰に摂取して血液中のナトリウム濃度が高まると、それを薄めるために水分量が増えます。それに加えてナトリウムは、交感神経を刺激して末梢血管を収縮させることから、血液が全身を循環するためには強い圧力が必要になります。その結果、高血圧になるのです。

高血圧は動脈硬化を促し、狭心症や心筋梗塞《しんきんこうそく》のほか、脳卒中（脳出血や脳梗塞）の最大の危険因子です。また、腎臓にも負担をかけ、慢性腎炎の原因にもなります。さらに、多すぎる塩分は胃粘膜を刺激し、胃がんのリスクも高めます。

このことから、厚生労働省では1日あたりの食塩摂取量を、男性は8g以下、女性は7g以下を目安とし、健康のためにはさらに6g以下までおさえるようにすすめています。

1日6g以下ということは、1食あたり2g程度になる計算です。濃い味つけに慣れてきた人にとって、これはかなりの薄味です。とはいえ舌は徐々に慣れてくるので、ともかくはじめることが大切です。

どんな食品にどれくらい塩分が含まれているかを知る

減塩食を始めるには、ふだん自分が食べているものにどれくらいの塩分が含まれているのかを確認することからはじめましょう。そうすることで、自分がいかに塩分をとりすぎていたのか、自覚できるはずです。

塩分量を皮膚感覚で身につけることも大切。塩分1gは、ほぼ指でひとつまみした量です。調理のときは、できれば計量スプーンを使ったり、キッチンスケールで測ったりしたほうがよいのですが、測るのがめんどうなときでもおおよその目安を知っておくと、使いすぎを防げます。

左表にあげたように、塩分1gが含まれる調味料の、おおよその量も覚えておくと便利です。しょうゆやソース、マヨネーズなどはあまり意識することなく、好きなだけ使っている人も多いかもしれませんが、それではダメです。何げなく使っている調味料から意外に塩分を多くとっていることを自覚しましょう。

もちろん、うめぼし、漬けもの、干もの、たらこや明太子など、塩辛い食品を控えることは大切ですが、かまぼこなどの練りものが、高塩分であることは気づきにくいので要注意。パンやお菓子にも隠れた塩分が多いものがあるので、表示を確認する習慣をつけるようにしましょう。

スーパーやコンビニで売られている食品には、塩分量ではなくナトリウム量で表示してあるものが少なくありません。この場合は塩分量に計算し直します。食品表示のナトリウム量から塩分を計算する簡単な式があるので左に紹介します。

●塩分1gってどのくらい？

薄口しょうゆ……小さじ1
濃口しょうゆ……小さじ1強
米みそ（淡色辛みそ）……大さじ½
米みそ（赤色辛みそ）……大さじ½強
ウスターソース……大さじ⅔
中濃ソース……大さじ1
トマトケチャップ……大さじ2
マヨネーズ……大さじ3強

●食塩の量を計算する

食塩相当量（g）＝
ナトリウム量（mg）×2.54÷1000*
（パッケージの栄養成分値にある）

*ナトリウム量がｇ表示の場合は不要

例

57mg×2.54÷1000＝0.14g
食塩相当量

味にメリハリをつけると減塩食でも満足できる

減塩食に切り替えると、初めは薄味に慣れず、食事がおいしく感じられないことがよくあります。しかし、人間の舌は自然と慣れてくるので、がんばって続けることが大切です。

減塩食をおいしくするには、下図のようなコツがあるので、ぜひ試してみてください。

また、和食は低脂肪・低カロリーなので健康的な食事ではあるのですが、みそやしょうゆといった調味料を多用したり、漬けものやうめぼしを毎食おかずにしたりすると、塩分過多になりやすく、注意が必要です。

一方、洋食のメニューは意外に塩分が少ないので、脂質やカロリーに気をつければ減塩食としてアレンジしやすいといえます。和食と洋食のおかずを日替わりにしたり、1品を洋食のおかずにすると、塩分量の調節がしやすくなります。

また、減塩食に切り替えたときにやってしまいがちなのが、全部のおかずを薄味にしてしまうことです。これだと飽きやすいので、汁ものや好物のおかずなど、1品だけはふつうの味つけにして、おかず全体で塩分量のバランスをとると、食べる楽しみが減る心配はありません。

●ムリなく塩分を控える9つのポイント

1 だしをきかせる

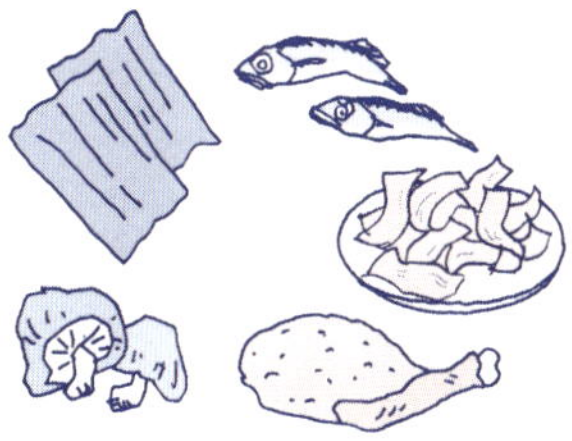

うまみやコクで薄味をひきたてる。ただし、市販のだしの素は塩分が多め。自分でかつお節や昆布、干ししいたけなどでだしをとる。

2 香味野菜・香辛料・レモン・酢などを使う

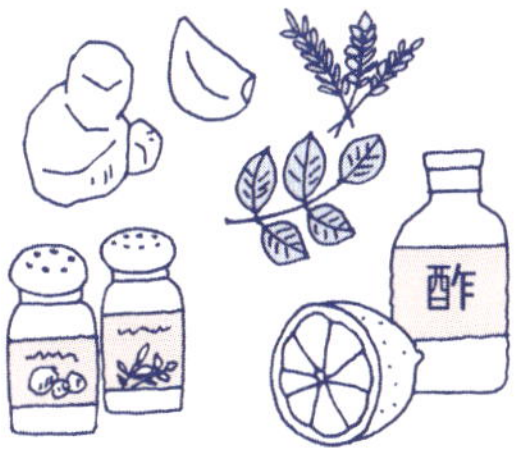

酢やレモン果汁をかけたり、わさびやからしを使ったり、しそやみょうがといっしょに食べるようにすると、塩味に頼らなくてもおいしい。

3 調味料は必ず計量する

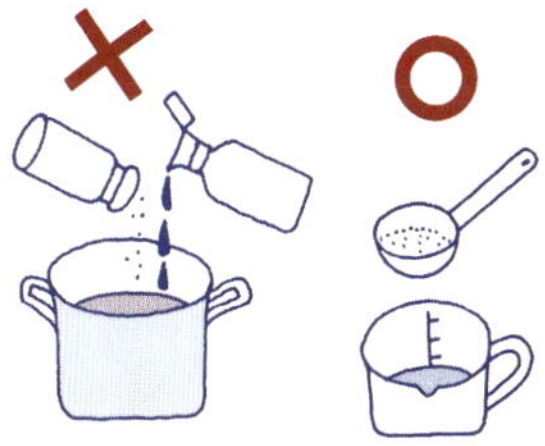

調味料は調理するときだけでなく、食卓で使うときもきちんと測ること。おおよその量を目で覚えると外食時にも役立つ。

4 減塩の調味料を使う

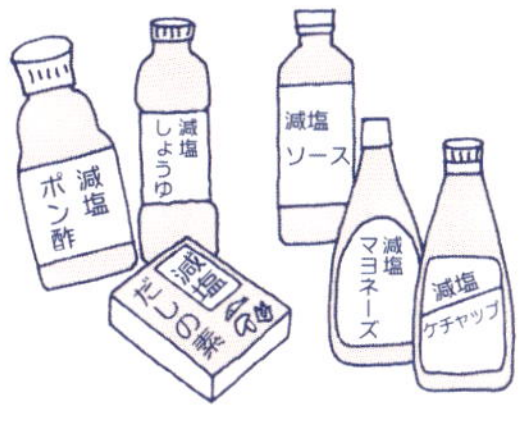

塩、しょうゆ、みそ、ケチャップなど、減塩タイプがあるものは利用する。ただし、減塩調味料はもの足りなく感じやすく、大量に使いがちなので注意する。

5 しょうゆはできれば割りじょうゆにする

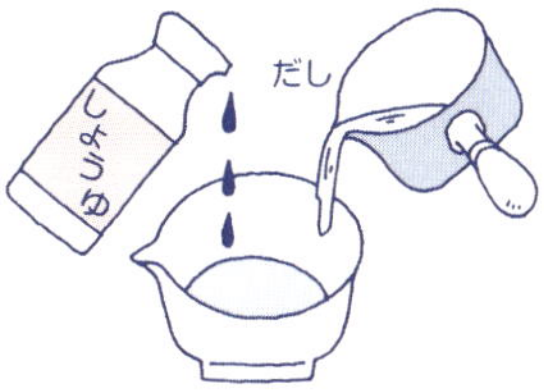

しょうゆをだしで割るとコクが増し、塩分をカットできる。手作りだし汁と減塩しょうゆを1対1で混ぜる。だしは濃いめにとるのがポイント。

6 コクを補う

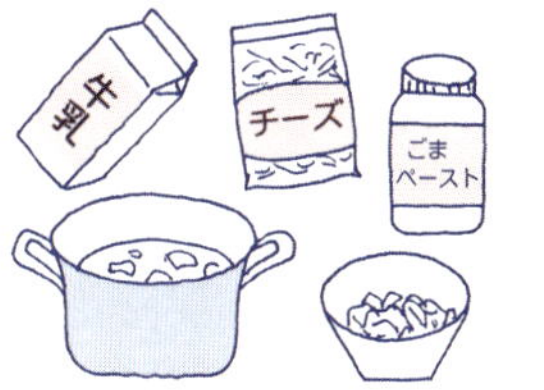

牛乳やチーズ、ごまペースト、ピーナッツバターなどを少量加えてコクを出すと、薄味でもおいしくなる。

7 しょうゆやソースは「かける」のではなく「つける」

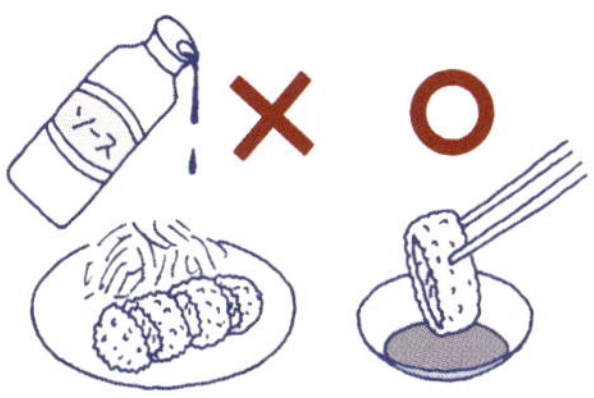

しょうゆやソース、たれなどを料理に直接かけると、食材にしみ込んで塩分のとりすぎに。小皿に入れ、少しずつつけて食べると塩分摂取量が減らせる。

8 下味はつけず、表面にのみ味をつける

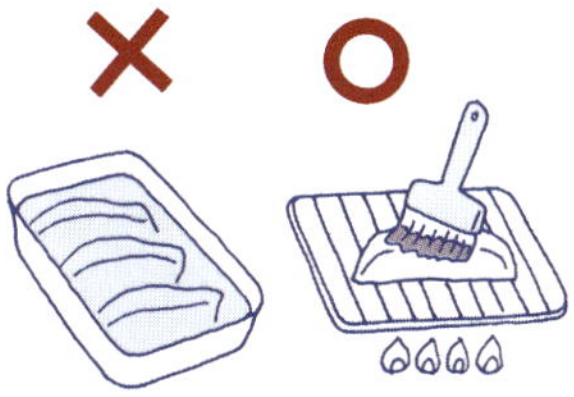

塩やしょうゆ、たれなどで下味をつけると、塩分過多になりやすい。肉や魚の表面にだけ味をつけると、舌に味を感じるので、減塩でもおいしく食べられる。

9 煮込まない

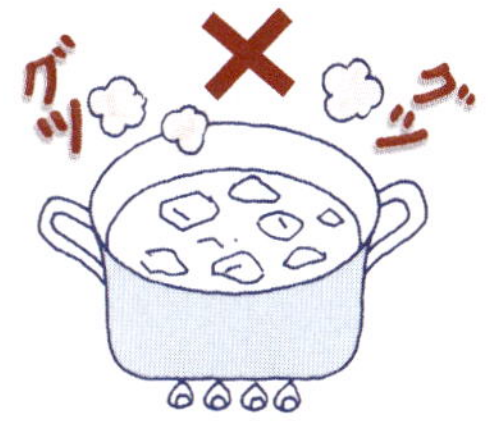

長時間煮込むと、食材に調味料がしみ込むことから塩分過多になりやすい。煮込み時間をできるだけ短くするか、長時間煮込むときは塩分を控えめにする。

●減塩すると血圧は下がる？　減塩すると血中のナトリウム濃度が下がるため、循環する血液量が減り、血圧は下がる。

生薬の上手な買い方と利用法

生薬は天然の薬物で、正しく用いれば高い効果が確実に得られます。薬効を知ったうえで、品質のよいものを選びましょう。

生薬とは、薬効成分をもつ天然の素材

長い歴史のなかで先人たちが、植物、動物など、自然の素材に薬効を見出してきたものを生薬《しょうやく》といいます。生薬は、生活のなかで民間薬として利用されながら開発され、現在では、漢方薬や西洋薬としても処方されています。

現在、和漢薬専門店、漢方薬局などで購入できる生薬は、約500品目にのぼるといわれます。生薬の大半は、薬草といわれる植物です。全体が使えるもの（全草）や、葉、茎、根、花、果実、種子、樹皮など特定の部分を使うものがあり、部位によって薬効が異なります。動物が原料の生薬には、鹿の角《つの》の鹿茸《ろくじょう》、タツノオトシゴの仲間の海馬《かいば》、熊の胆汁《たんじゅう》である熊胆《ゆうたん》（熊の胆《い》）などがあります。菌類の生薬は少数ですが、冬虫夏草《とうちゅうかそう》やサルノコシカケ科の茯苓《ぶくりょう》が有名です。

また、ごくまれですが、鉱物を原料とするものもあります。

自然の素材なので、薬効成分が一定しない欠点はありますが、効果の確実性、持続性にすぐれ、副作用が少ないことは、大きな長所。科学的な研究が進行中のものもあり、今後の展開が期待されます。

和漢薬専門店ならば量り売りも可能

専門店では、病人の体質や体力と症状に合わせて、最適な生薬を調剤するのがふつうです。煎じ液や、薬酒、薬用入浴剤を作ったり、薬膳料理の材料として、単品の量り売りをしてくれるところもあります。高価な生薬も、少量の量り売りなら、手ごろな値段で買うことができます。

和漢薬専門店や漢方薬局に行ったら、生薬についての疑問やわからないこと、症状、体質、健康に関する相談、また、生薬の煎じ方、飲み方、保存法など、いろいろな話を聞いておきます。顔見知りになれば、アドバイスも受けやすいでしょう。

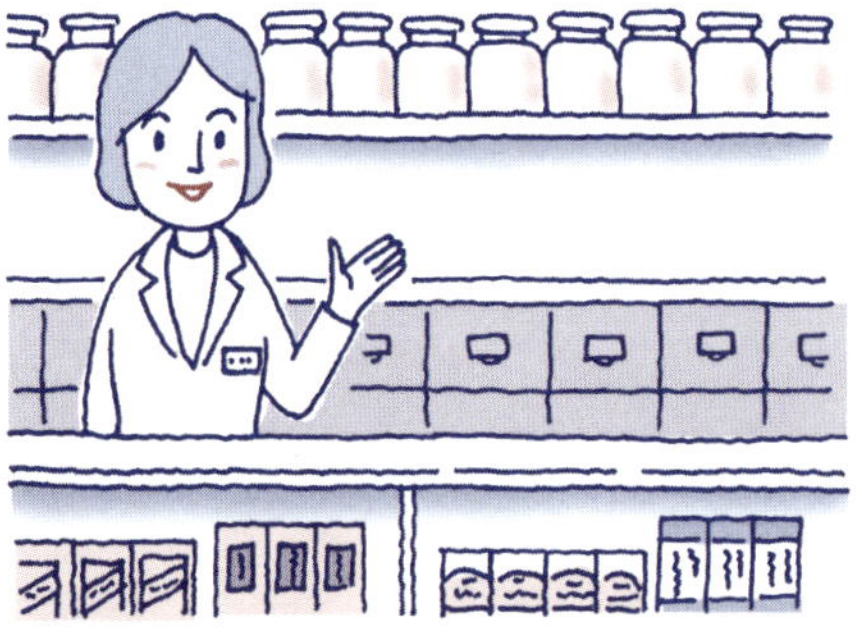
和漢薬専門店は、品数、品種が豊富な店をさがそう。

カビ防止、虫よけなど、保存法が大切

生薬は使う分だけ求め、なるべく早く使いきります。余ったり、自分で手作りしたものを保存する場合は、まず防湿を心がけます。

空気が乾燥する冬のあいだの保存は比較的簡単ですが、梅雨どきから夏の保存には、カビの発生や腐敗に気をつけます。日陰や冷蔵庫を活用すると便利です。

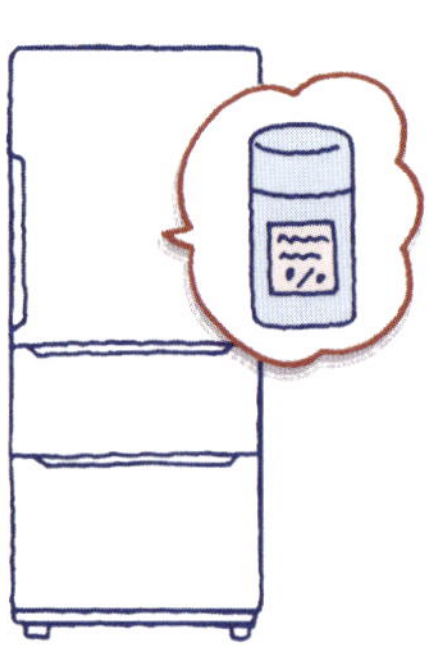
夏は冷蔵庫に入れて、カビないようにする。

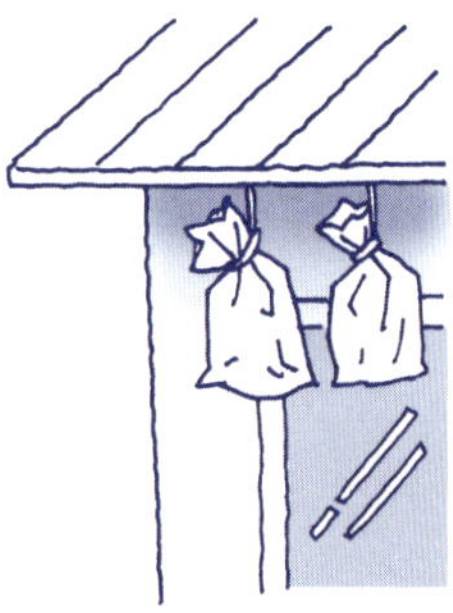
厚手の紙袋に入れて、風通しがよい軒下につるす方法もある。

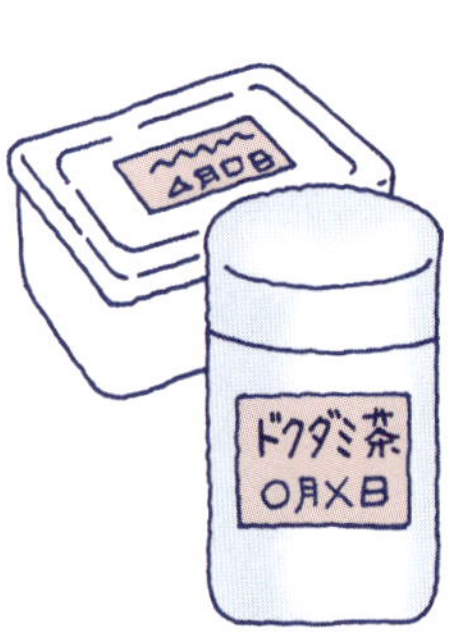

買ってきた生薬は保存容器に入れて、買った日付と生薬名を書いたラベルをはっておく。

●主な生薬の薬効と選び方

生薬名	材料	薬効	選ぶときのポイント
人参《にんじん》（朝鮮人参）	オタネニンジンの根	消化不良、腹痛、嘔吐《おうと》、下痢、食欲不振	黄白色、紡錘形で、太く、重いものがよい。六年根が最良。
甘草《かんぞう》	中国産のマメ科のカンゾウの根および走出茎	胃潰瘍や胃けいれんの痛み、せき、たん	まっすぐで長く、かたくしまっていて、薄赤い。甘いほど良品。
当帰《とうき》	トウキの根	貧血、月経不順、冷え症など婦人病一般	柔軟で香りが強く、辛みと甘みがあるもの。
何首烏《かしゅう》	ツルドクダミの塊状根《かいじょうこん》	強壮、腰・ひざの疼痛《とうつう》、遺精、おりもの、白髪	中国産の連珠状のもので、大きく、断面に淡紅色の花紋があるもの。
桔梗根《ききょうこん》	キキョウの根	気管支炎のせき、たん、扁桃炎、のどの痛み	外皮は淡い褐色、内側は白で、太く、1本立ちのもの。
葛根《かっこん》	クズの根	発汗、解熱、鎮痛、かぜによる筋肉痛	白くて粉っぽく、新しいもの。日本産と中国産がある。
蒲公英《ほこうえい》	タンポポの根と全草	消炎、解熱、利尿、かぜ、消化不良	十分乾燥し、葉が色鮮やかで、ほのかな香りと苦みがあるもの。
山梔子《さんしし》	クチナシの果実	消炎、解熱、止血、黄疸《おうだん》、打撲症	皮が薄く、赤黄色でまるい。７～９本のすじが出ているもの。
大棗《たいそう》	ナツメの果実	強壮、利尿、筋肉痛、せき	外側は赤から黒紫色で、内部は黄白色。しわが少なく、大粒で弾力があるもの。
山査子《さんざし》	サンザシの果実	消化不良、慢性下痢、産後の腹痛、高血圧	粒が大きく、赤いものがよい。黒っぽいものや小さいものは不良。
五味子《ごみし》	チョウセンゴミシの果実	滋養、強壮、気管支炎、ぜんそく、下痢	黒紫色でしわのような模様があり、大粒でやや甘く、酸みがあるもの
龍眼肉《りゅうがんにく》	リュウガンの果実	滋養、強壮、精神安定、貧血、不眠	黒紫色でしっとりした感じで、甘みが強いもの。中国福建省のものが最高品質。
杏仁《きょうにん》	アンズの種子	せき、ぜんそく、呼吸困難	扁平で厚く、大粒で中身の色が白いもの。アーモンドと勘ちがいする人もいるが、別のもの。
枸杞子《くこし》	クコの果実	強壮、めまい、頭痛、腰やひざの痛み	鮮やかな紅色で大粒のもの。小粒なもの、色が暗いものは二級品。
薏苡仁《よくいにん》	ハトムギの種子	鎮痛、利尿、消炎、排膿《はいのう》、むくみ	渋皮のあるものは殻が薄いもの、渋皮がなければ白い大粒のもの。
紅花《こうか》	ベニバナの花	血行促進、冷え症、月経不順、更年期障害	鮮やかな紅色の新しいものがよい。古いものは色が暗く変色する。
杜仲《とちゅう》	トチュウの樹皮	強壮、鎮痛、インポテンツ、高血圧	油分が多くしっとりして、切って横に伸ばすと白い絹のようなゴム質状の糸をひく。
茯苓《ぶくりょう》	サルノコシカケ科のマツホドの菌核	鎮静、利尿、口の渇き、めまい	皮が黒く、内部が白で、かたく、重みがあるものが良品。
鹿茸《ろくじょう》	マンシュウアカジカの角	胃腸の機能促進、強壮、疲労回復、めまい	小ぶりで軽く、きめはややあらいほうがよい。かたいものは不良。
熊胆《ゆうたん》	ツキノワグマやヒグマの胆汁	強心、解毒、胆汁分泌促進、腹痛、ひきつけ	光沢のある漆黒色で、苦みが強く焦げ臭いものがよい。

●民間薬と漢方薬のちがいは？　前者は生薬を１種類だけ用いることが多い。後者はいくつかの生薬を配合した処方になっている。

肝臓病

症状がなかなか出にくい沈黙の臓器。毎日の食生活と養生が大切

●Dr.アドバイス

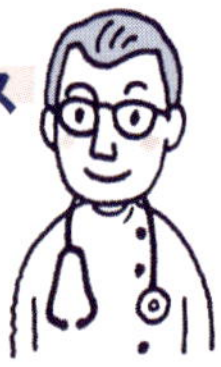

急性、慢性とも、高たんぱくの食事と安静を心がける

肝臓病には、急性と慢性の肝炎、脂肪肝、肝硬変などがあります。

急性肝炎は、原因となったウイルスによって、A型、B型、C型や、そのほかの型に分類されます。

慢性肝炎は急性肝炎が完治せずに、肝機能が6か月以上低下したままになったり、肝臓がはれて、炎症が続く状態です。現在ではウイルス性の慢性肝炎も、完治可能になりました。

急性肝炎の10%が慢性肝炎になり、そのなかの数パーセントが肝硬変になり、さらにその数パーセントが肝臓がんへと進行します。つまり、肝炎では、急性・慢性の時期に完治させることが大切です。

肝臓の細胞に中性脂肪がたまるのが脂肪肝です。肥満している人に多くみられます。進行すると肝臓は肥大し、機能が低下します。

かつては過度の飲酒によるアルコール性脂肪肝が中心でしたが、今は非アルコール性脂肪肝炎（NASH）が増加しています。NASHは、脂肪肝炎の中でも肝硬変に移行しやすいことがわかっています。その背景には肥満のほか、糖代謝の異常や遺伝なども関係していると考えられています。

急性、慢性の肝炎ともに、高たんぱく質の食事と、十分な休養が大切です。これは、病気によって障害を受けた肝細胞の再生を促すために必要だからです。

急性肝炎は初期には吐きけ、発熱、食欲不振などの症状で、十分に食べられない場合があります。病気の回復にしたがって、良質のたんぱく質を増やしていきます。

慢性肝炎は長びくことが多く、食事でも忍耐強い取り組みが必要です。基本は「高たんぱく質・高エネルギー」ですが、意識しすぎると栄養過多になり、かえって肥満を招きます。高栄養食品をバランスよくとることが大切です。

良質なたんぱく質とは、人体に欠くことのできない各種アミノ酸をバランスよく含むということ。牛乳、チーズ、卵、鶏肉、牛肉、まぐろ、豆腐などがあげられます。

高ビタミン、高ミネラルのものとしては豚肉、豚レバー、しじみ、あさり、にんじん、ブロッコリー、小松菜、ひじきなどがあります。

肝臓病のときは、このような食べものを意識してとりましょう。

おすすめ

肝炎の特効薬 しじみ

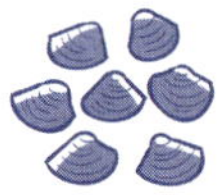

しじみは良質のたんぱく質を含み、造血作用のあるビタミンB_{12}をはじめ、ビタミンB_2、カルシウム、鉄も豊富で、肝機能の向上にも効果的です。そのうえ、脂質が少ないので、肝臓には理想的な栄養源となる食べものです。

しじみは1年中いつでも使えるので、みそ汁やスープなどにして常食しましょう。油は使わず、味つけは薄めにします。

肝臓病による黄疸《おうだん》によく効くメニューとして、**しじみとキンシン菜のスープ**があります。しじみの煮出し汁とキンシン菜のもどし汁を合わせ、黄疸によい野菜を加えて煮ます。また、より高い薬効を得るために、**しじみエキス**（作り方は次ページ）を利用してもよいでしょう。二日酔いや悪酔いの薬にもなります。

（根本・山ノ内）

●しじみとキンシン菜のスープ

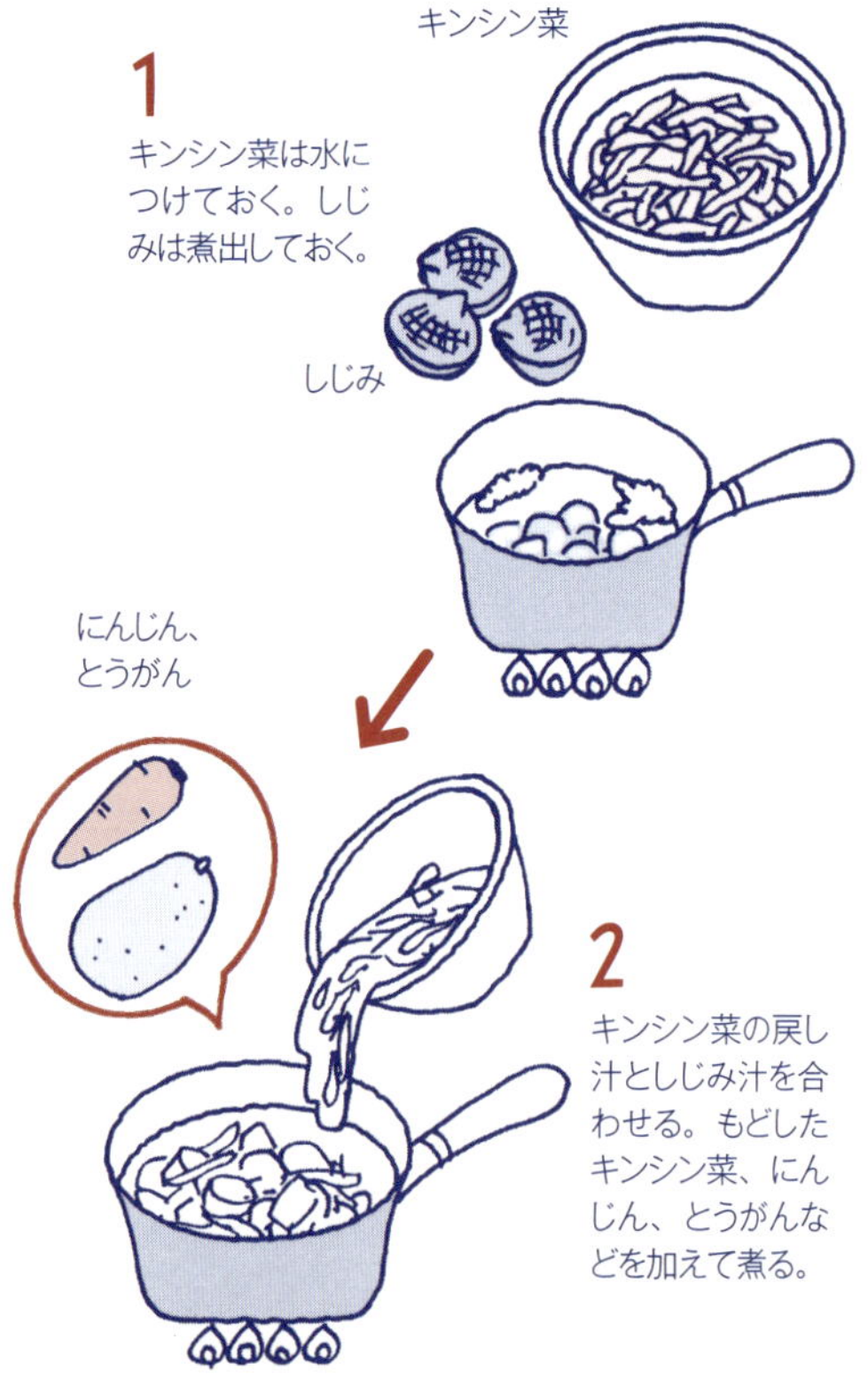

1 キンシン菜は水につけておく。しじみは煮出しておく。

2 キンシン菜の戻し汁としじみ汁を合わせる。もどしたキンシン菜、にんじん、とうがんなどを加えて煮る。

しじみエキスの作り方

●材料（約6杯分）

しじみ……約700g（4カップ）
水………………1L（5カップ）

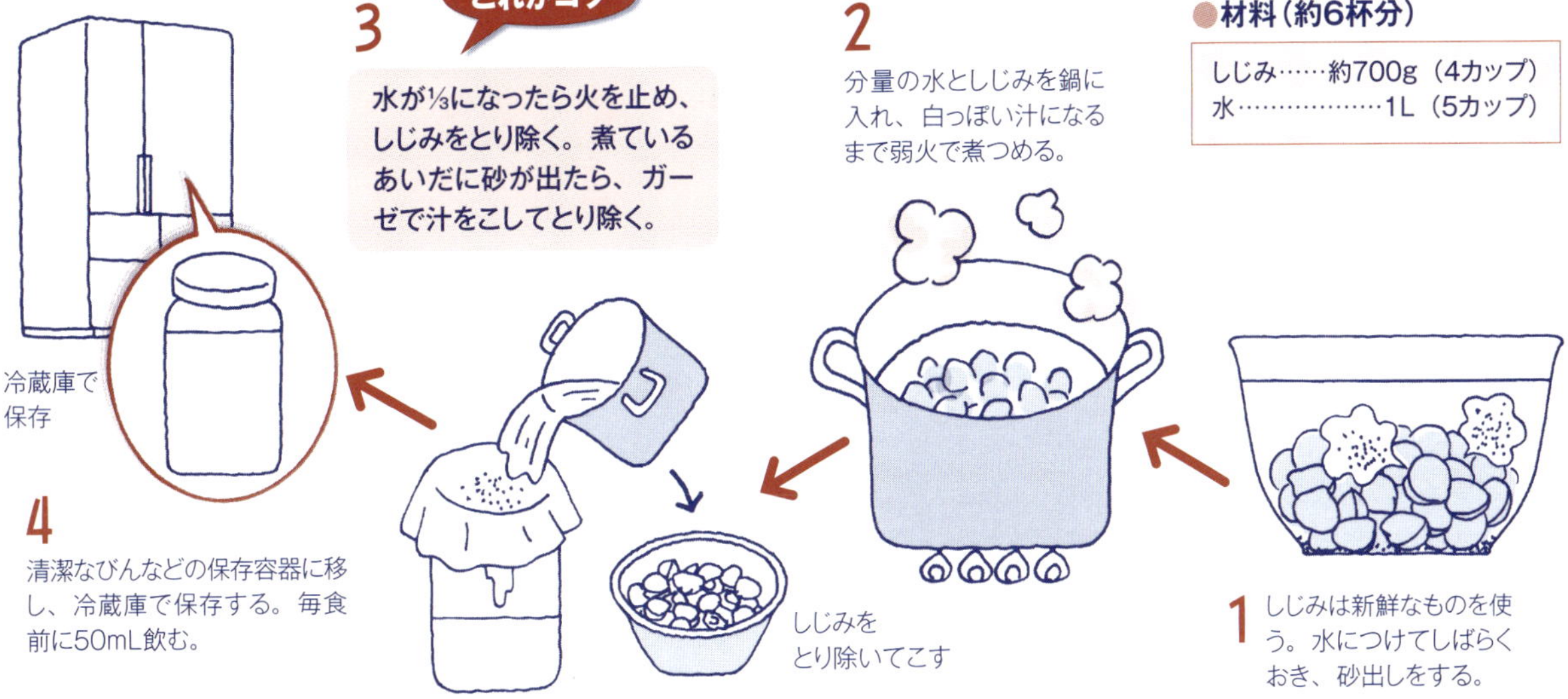
冷蔵庫で
保存
しじみを
とり除いてこす
これがコツ

1 しじみは新鮮なものを使う。水につけてしばらくおき、砂出しをする。

2 分量の水としじみを鍋に入れ、白っぽい汁になるまで弱火で煮つめる。

3 水が⅓になったら火を止め、しじみをとり除く。煮ているあいだに砂が出たら、ガーゼで汁をこしてとり除く。

4 清潔なびんなどの保存容器に移し、冷蔵庫で保存する。毎食前に50mL飲む。

作ってみました

どこまで煮つめればよいかわかりにくい場合は、事前に約300mL（分量の⅓）の水を試しに鍋に入れてみて、見当をつけておくとよいでしょう。

飲んでみました

しじみのみそ汁のだしの味を、かなり濃縮した感じになります。貝好きの人は抵抗がないと思いますが、最初は少し生臭く感じる人も多いかもしれません。

なるほどゼミナール

肝臓が一晩で分解できるアルコールの量は？

酒に含まれるアルコールの大部分が肝臓で分解されます。その代謝能力は、体重や体調、体質によって異なります。たとえば体重60kgの人が日本酒を3合飲んだとき、肝臓は約12時間かけてそのアルコールを処理します。

しかし、大量の飲酒を続けた場合、処理能力が落ちて中性脂肪が多量に合成されるようになります。それは血液中にも放出されますが肝臓での蓄積量も増え、脂肪肝へと進んでしまいます。

1日に3～4合の日本酒を飲み続けた場合、5年で脂肪肝、10年以上では肝硬変になる可能性が高まるといわれています。健康を保つ飲酒の適量は左上図の通りです。さらに、週に1～2日は禁酒して、休肝日としましょう。

肝臓がアルコールを処理するときに、たんぱく質がそのはたらきを助けます。酒を飲むときには、たんぱく質を同時にとることを心がけましょう。脂肪の少ないたんぱく質食品の、刺身や焼魚、赤身肉や鶏肉、枝豆や冷奴、湯豆腐などをつまみにしましょう。

●酒の種類別の適量

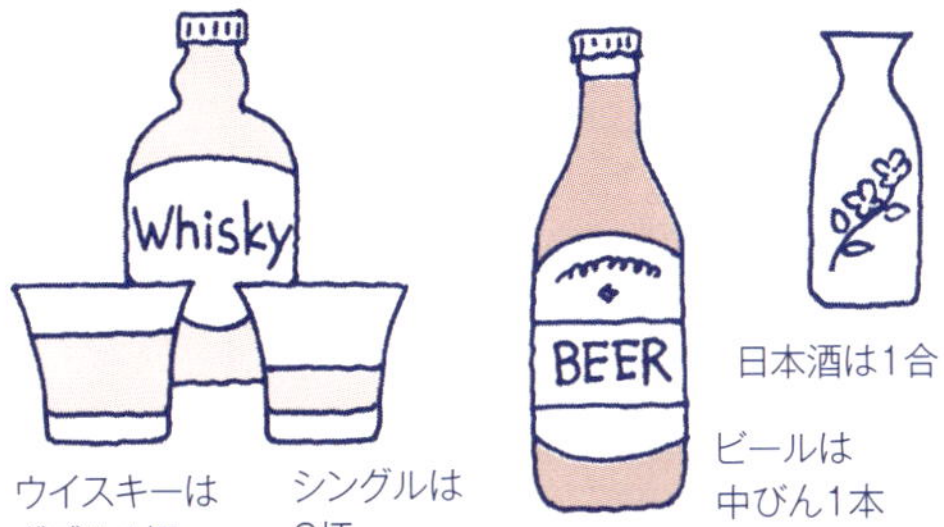

ウイスキーはダブル1杯
シングルは2杯
ビールは中びん1本
日本酒は1合

欧米人にくらべて、なぜ日本人は酒に弱い？

肝臓には500種類以上の酵素があり、それぞれに仕事をしています。アルコールの分解にも、酵素がかかわります。アルコールはアセトアルデヒドに分解され、それが酢酸に、酢酸は炭酸ガスと水へと、順番に分解されていきます。

これらの各段階によって、はたらく酵素は異なります。日本人の場合、アセトアルデヒドからあとの分解を進めるための酵素の力が弱いことが明らかになっています。そのため、同じ量のアルコールを飲んだとき、欧米人より早く酔ってしまうのです。

●二日酔いに迎え酒は効く？ 深酒をした翌日の頭痛や吐きけは、迎え酒でやわらぐ気がしても、肝臓には害ばかり。酒より水を。

慢性の肝炎に効果的
どじょう

どじょうは現代の食卓には縁遠い食材で、食べず嫌いの人も多いのですが、鉄、カルシウム、ビタミンB_1・B_2、良質のたんぱく質を多く含みます。利尿・解毒作用があり、黄疸《おうだん》や二日酔いにも効果があります。滋養・強壮効果も高く、肝機能の回復にぴったりです。

旬は夏。生きたままを買い、泥臭さを抜くため、2～3日水に放してから調理します。**柳川鍋**、**どじょう鍋**など、煮て食べます。（根本）

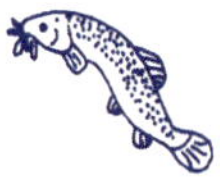

●どじょう鍋

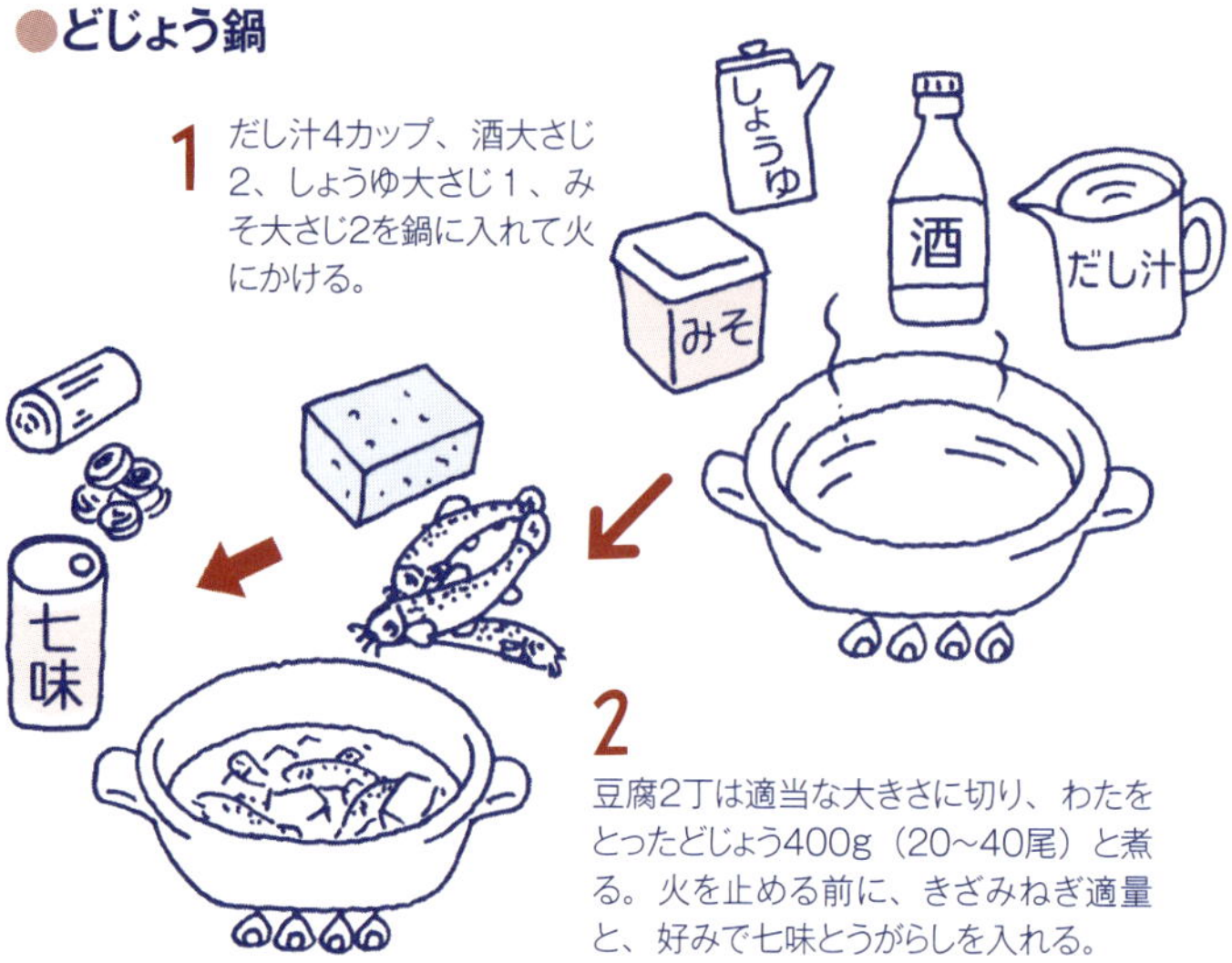

1 だし汁4カップ、酒大さじ2、しょうゆ大さじ1、みそ大さじ2を鍋に入れて火にかける。

2 豆腐2丁は適当な大きさに切り、わたをとったどじょう400g（20～40尾）と煮る。火を止める前に、きざみねぎ適量と、好みで七味とうがらしを入れる。

黄疸とむくみに効果的
キンシン菜

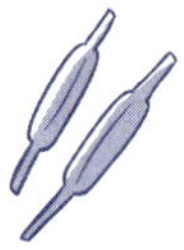

キンシン菜は栄養価が高い中国野菜で、特に鉄を多く含みます。そのため貧血や、出血性の病気の治療によく用いられます。炎症を鎮め、利尿作用もあるので、黄疸やむくみにも効果があります。

キンシン菜30gを羊肉といっしょに煮たり、しじみとスープにして食べると効果的です。また、根を煎じた汁にも効きめがあり、利尿作用があるのでむくみがとれます。（根本）

肝硬変の腹水に
緑豆

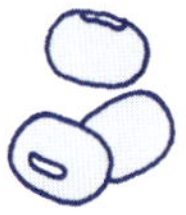

緑豆《りょくとう》はあずきよりひとまわり小さい緑色の豆で、春雨の原料です。体内の熱をとる解熱作用、解毒作用、利尿作用があり、むくみ、口の渇きの解消に効果があります。

肝硬変による腹水には、**緑豆のスープ**（作り方は次ページ）がおすすめです。薄味に作り、1日2回飲みます。緑豆は中国料理材料店で、大《たい》棗《そう》は漢方薬局で購入することができます。（根本）

こんな方法もあります

●肝臓の休養法

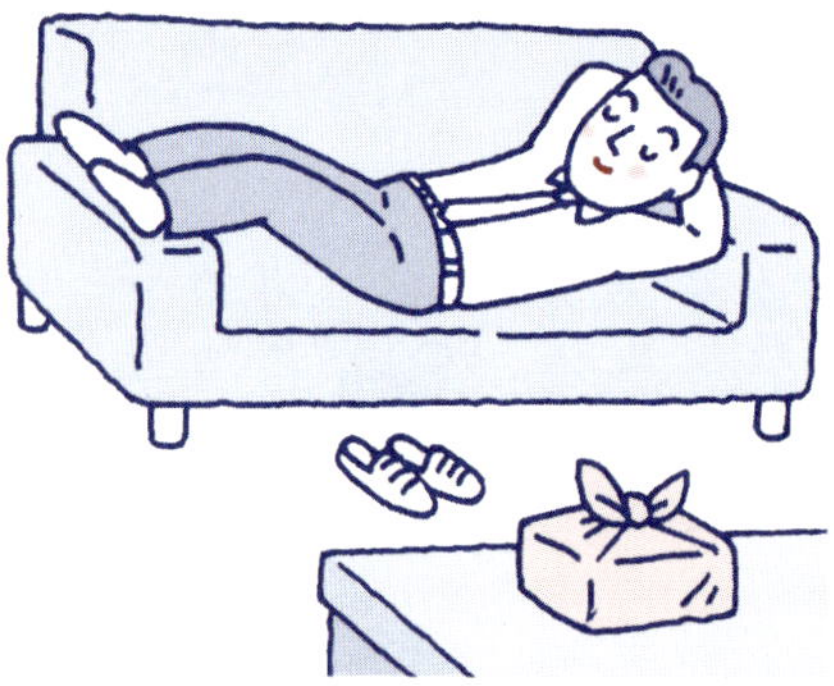

食後は血液が胃腸へ集中するため、肝臓の血液が減少しがちになる。食後は、できれば横になって肝臓に血液が多く流れるようにする。オフィスでは、足をいすにのせるだけでもよい。

●腹部の圧痛によい温湿布

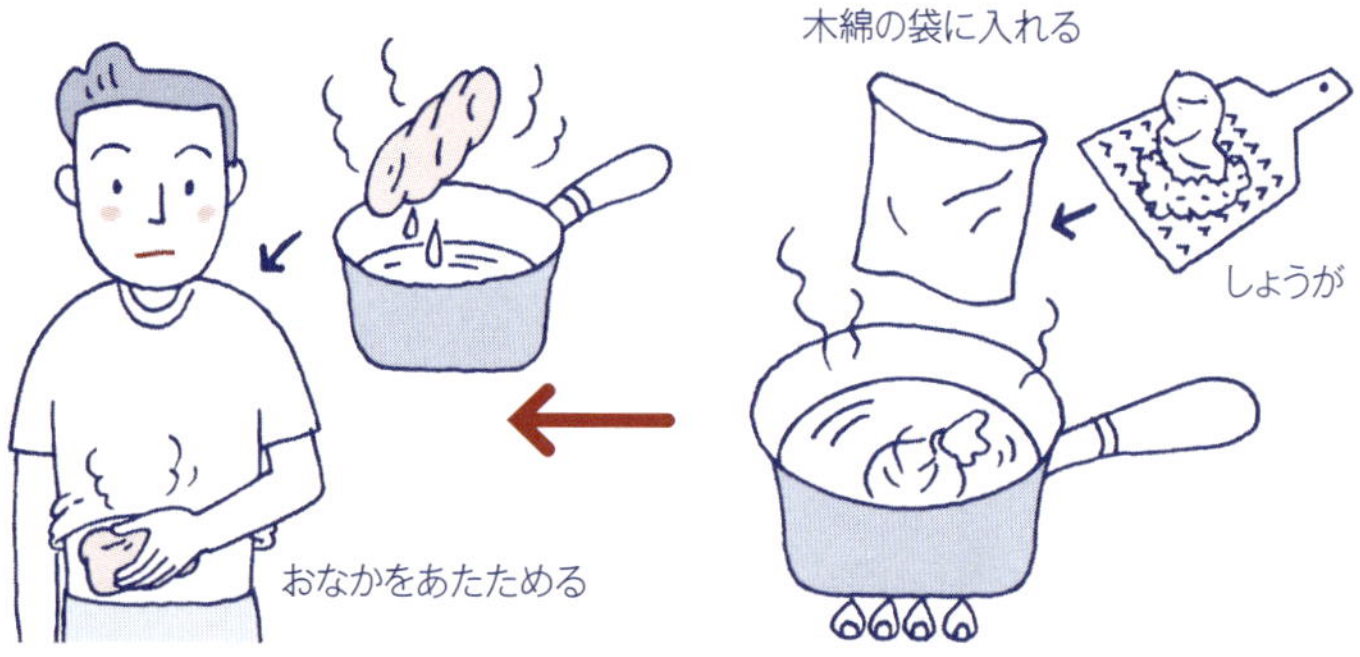

1 しょうが50g（約半かけ）を皮のまますりおろし、木綿袋に入れる。1Lの水で煮立てて、熱いしょうが汁を作る。

2 タオルを**1**に浸して軽くしぼり、右の肋骨の下あたりにあてて、あたためる。20～30分を目安に、冷めたら取り替えて、繰り返し湿布する。

緑豆スープの作り方

●材料（1日2回分）

緑豆	30g
キンシン菜	20g
ナツメ（生薬の大棗）	20g
水	400mL（2カップ）

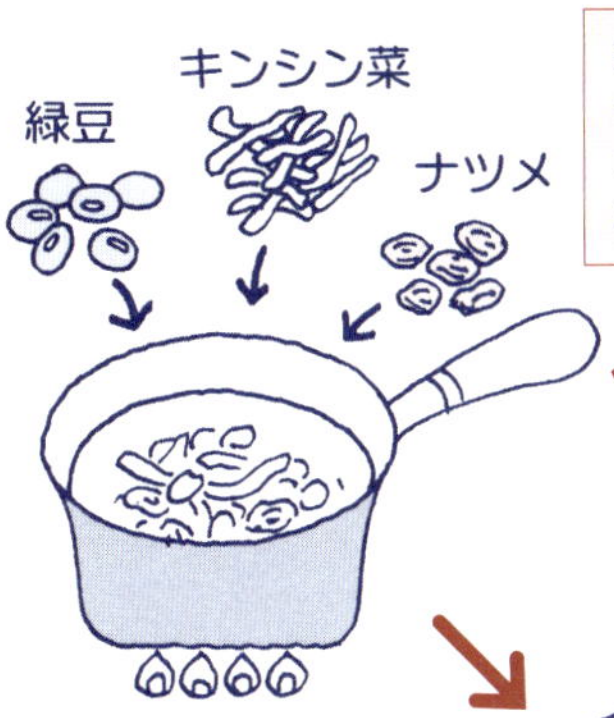

1 緑豆、キンシン菜、ナツメ（生薬の大棗）と水を鍋に入れて、火にかける。

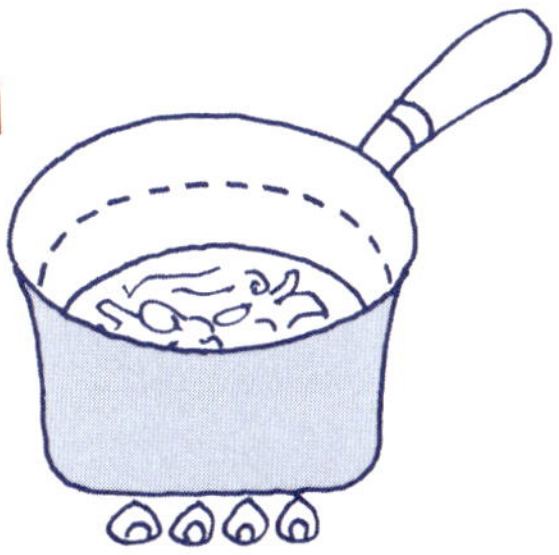

2 半量になるまで煮つめる。これを2回に分けて飲む。

作ってみました

ふきこぼれないようにと思い、中火～弱火で煮つめたら、うまくできました。

飲んでみました

調味料を何を入れないので、食材そのものの味が混ざった、食べたことのない味でした。

肝臓の機能を活発に
レバー

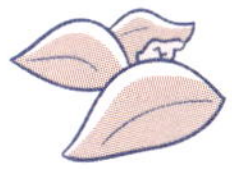

レバーは、牛でも豚でも鶏でも、肝機能の回復に効果があります。肝臓が原因で疲労感やめまいがあるときは、レバーがうってつけの食材です。

レバーは「血を養う」造血作用にもすぐれた食べものです。実際、造血のビタミンといわれるB_{12}が豊富です。焼いて食べるとよいでしょう。レバーは良質なたんぱく源なので、肝細胞の再生にも役立ちます。（根本）

利尿作用にすぐれた
キバナアザミ

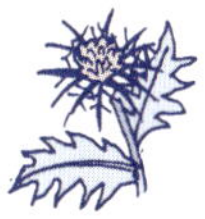

西洋では、古代から食用にされる山野草であり、民間薬としても重宝されてきました。肝機能改善、消化力促進、利尿、解熱や止血の効果が期待できる万能薬として、栽培もされていたようです。

薬効を得るには、お茶が手軽でしょう。ティースプーン1杯のキバナアザミをカップに入れ、お湯を注いで10分ほどおいて飲みます。ただし、妊婦や授乳中の女性、幼児は避けます。（根本）

急性肝炎は消化がよく、食べやすい栄養食を

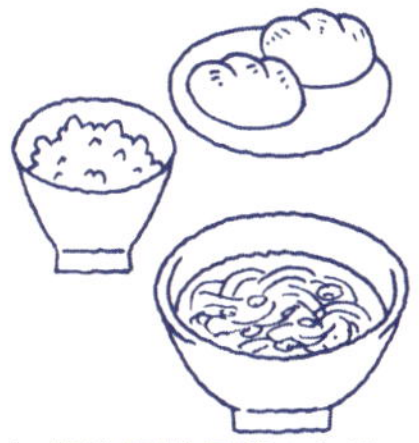

初期は肝臓保護のため、糖質中心の食事に。

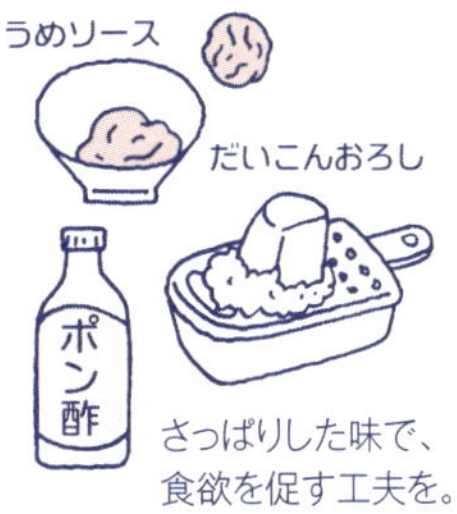

さっぱりした味で、食欲を促す工夫を。

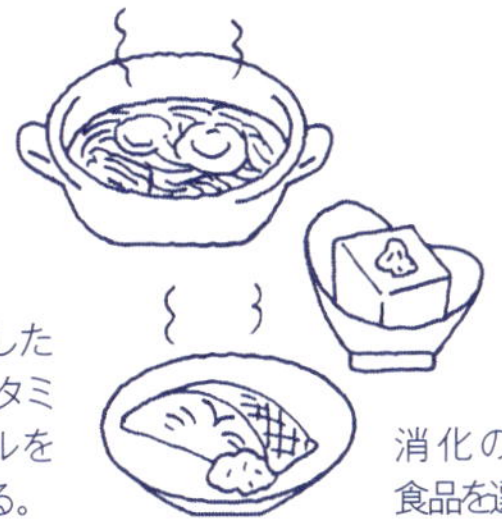

消化のよい食品を選ぶ。

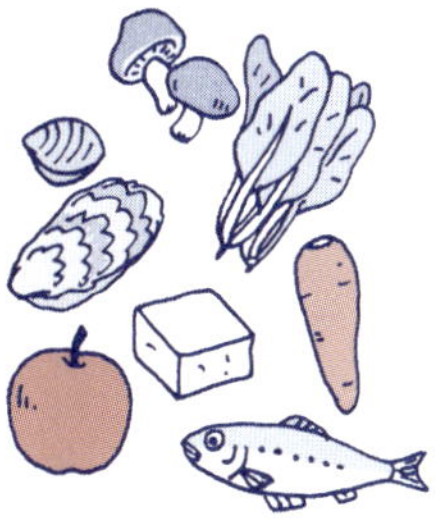

症状が安定したら良質のビタミン、ミネラルを積極的にとる。

慢性肝炎は高たんぱく質・高ビタミン・高ミネラル食を

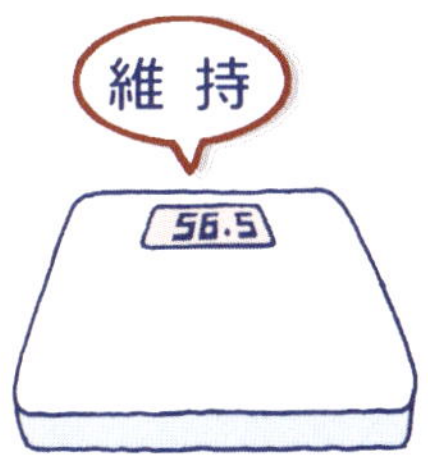

標準体重を維持するカロリーを守る。栄養過多にならないよう注意。

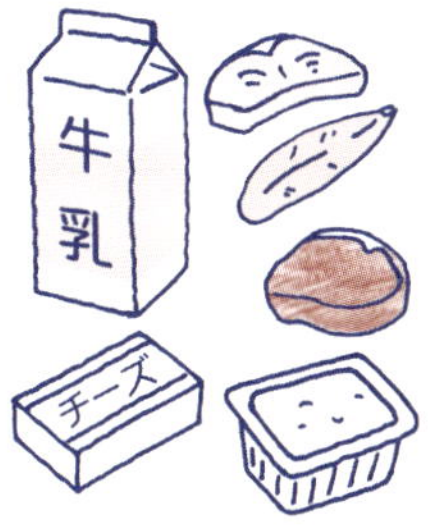

良質なたんぱく質を、1日60～80gとる。

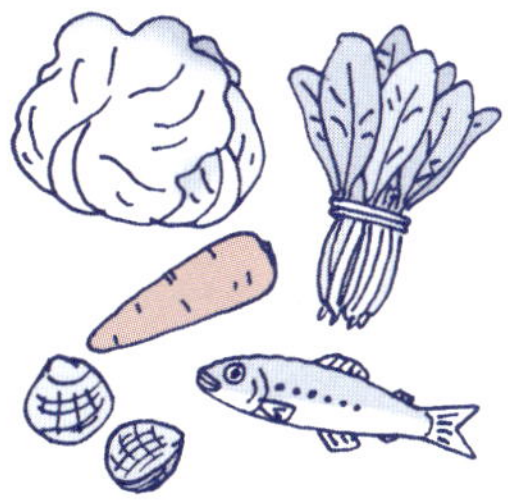

野菜を中心に、高ビタミン・高ミネラル食に。

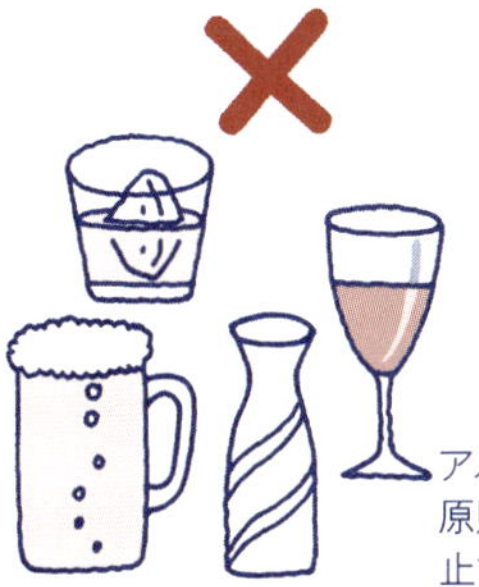

アルコールは原則として禁止する。

●肝心かなめ　「肝腎」とも書く。非常に重要なことをさすその言葉通り、肝臓、心臓、腎臓の病気は命にかかわる。くれぐれも大切に。

むくみや腹水があるときに

とうがん

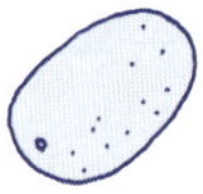

むくみがあったり、肝硬変で腹水がたまったときは、専門医の治療の補助として、食事で症状をやわらげましょう。

とうがんは、すぐれた利尿作用があり、むくみをとり、腹水を軽くするのに役立ちます。ただし冷え症の人、下痢をしやすい人、ふだんから排尿回数の多い人には向きません。

腹水には、**とうがんのつき汁**（作り方は次ページ）を飲みます。60mLずつ、1日3回服用します。むくみには、煮て食べたり、煎じた汁を飲むとよいでしょう。（根本）

利尿効果がある

すもも

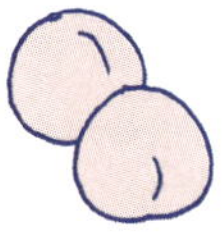

すももには、古い血をとり除き、肝臓の機能を改善する作用があって、二日酔いの口の渇き、肝臓病の腹水にも効果があります。

原産地の中国では、古代から肝臓のはたらきを補うものとされ、最も重要な5つのくだもののひとつに数えられています。果肉だけでなく、種子の殻をとったものも薬として使われています。

新鮮なすももを食べると、利尿作用を高めて尿を出しやすくし、肝硬変による腹水を軽減してくれます。（根本）

肝臓のはたらきを助ける

かぶ

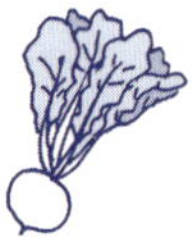

かぶは、花や種子に薬効があり、煎じて飲むと、肝臓のはたらきをよくして肝炎や黄疸《おうだん》の症状を鎮めます。

かぶの花は春に採り、陰干しにしたものをふるいにかけ、細かくして使います。1日分10〜15gを600mLの水で煎じ、半量になったものを3回に分けて服用します。

かぶの種子は、干さずに生のままをすり鉢ですり、粉末にします。1日10gを水600mLで半量まで煎じ、3回に分け、そのつどあたためて飲みます。（根本）

お茶がわりに飲んでもよい

ビワ

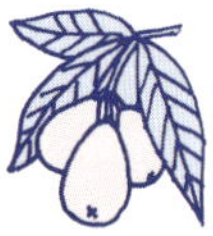

肝臓病のむくみには、利尿作用のある**ビワの葉や種子の煎じ汁**が効きます。

特に葉は、お茶がわりに飲み続けると、肝機能が改善します。夏に採った葉をよく洗って、葉の裏の毛は、たわしで落とします。1週間ほど陰干しにしたあと、手でもんで細かくして保存します。飲み方はひとつまみをきゅうすに入れ、熱湯を注ぎます。

種子も夏に採り、日干しにしたもの5gを1日分として、600mLの水で煎じます。半量になったものを3回に分けて飲みます。（根本）

黄疸を伴う慢性肝炎に

カワラヨモギ

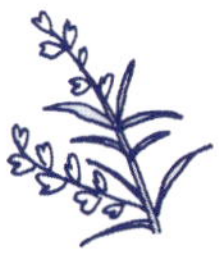

薬効があるのは茎、葉、花で、解熱、利尿の作用があり、発熱性の黄疸にも効きます。最近の研究では、抗菌作用や、炎症を鎮めて肝臓の機能を回復させるはたらきが明らかになっています。生薬では茵蔯蒿《いんちんこう》といいます。

花が咲いているときに茎から採って、陰干しにしたものを煎じて飲みます。

カワラヨモギ8gに、クチナシの実（生薬名は山梔子《さんしし》）3gと大黄《だいおう》1gを、500mLの水で200mLになるまで煎じたものを**茵蔯蒿湯**といい、これも黄疸に効きます。（根本）

●カワラヨモギの煎じ汁

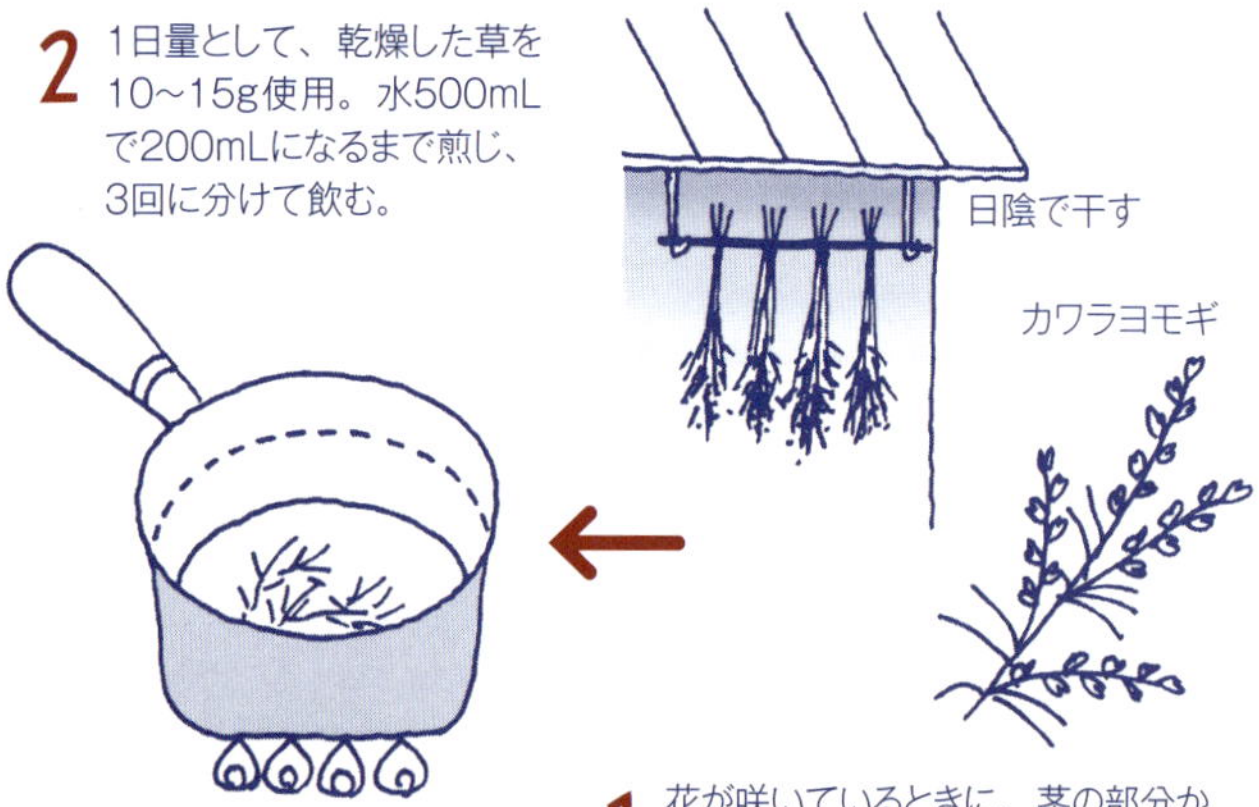

1 花が咲いているときに、茎の部分から採り、日陰で干して乾燥させる。

2 1日量として、乾燥した草を10〜15g使用。水500mLで200mLになるまで煎じ、3回に分けて飲む。

とうがんのつき汁の作り方

●材料（約1週間分）

とうがん	1個

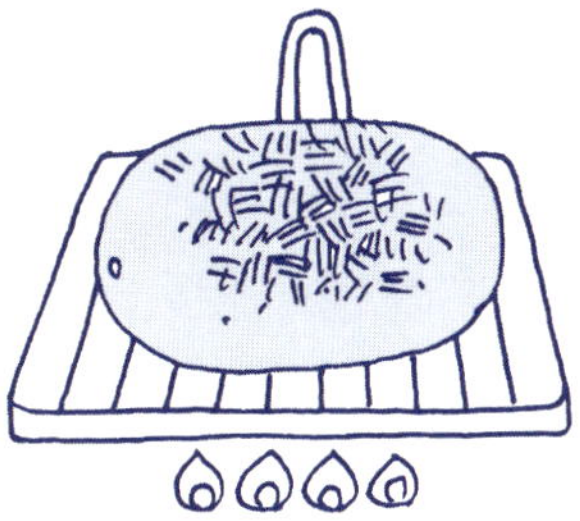

これがコツ

1
とうがんを焼き網でまんべんなく焼く。とうがんに串を刺して、抜いた串が熱かったら焼きあがり。

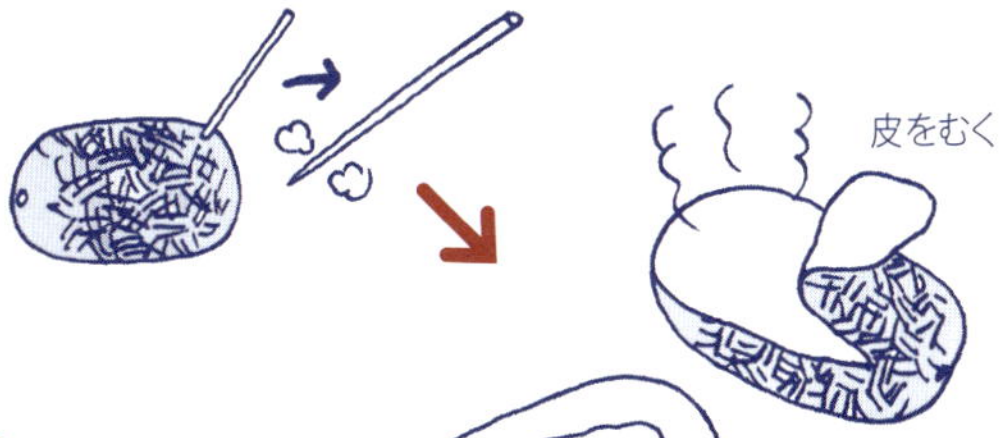

2
とうがんの皮をむいて種子を除き、乱切りにする。すり鉢などに入れ、すりこ木で少しずつつきつぶし、汁をとる。

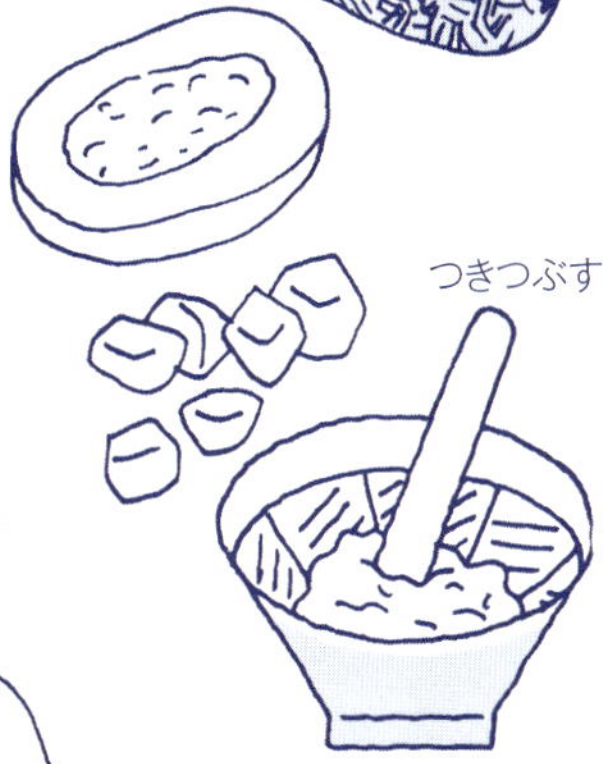

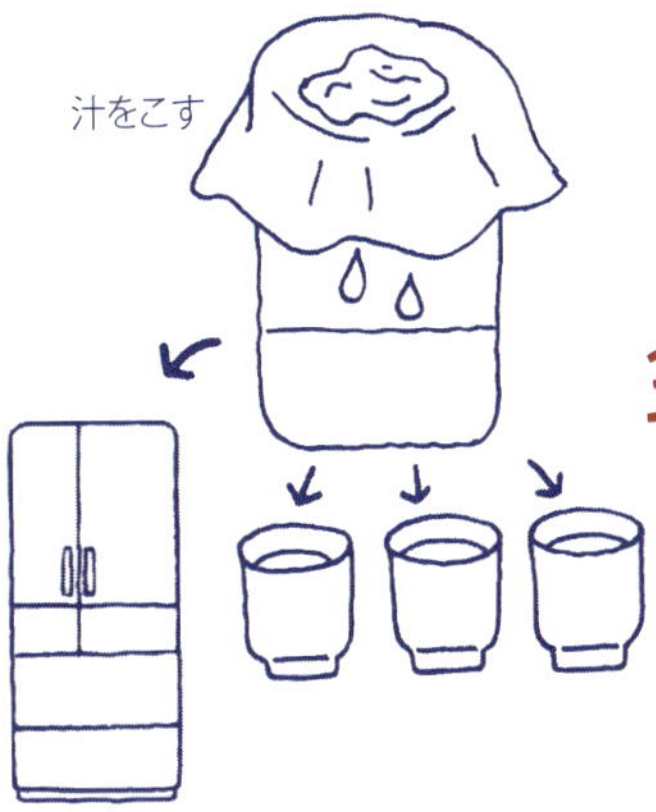

3
ガーゼなどで汁をこして、1日3回、1回60mLを飲む。残りは冷蔵庫で保存する。

作ってみました

とうがんは1個2kg以上もあるので、なるべく大きな網を用意しました。焼きあがるまでに、かなり時間がかかります。気長に、ゆっくり焼いてください。

飲んでみました

青臭みがあって、甘みのないすいかの汁のような味です。十分に冷ましたほうが飲みやすいです。

その他のおすすめ 食品・山野草

漢方では、肝臓病の症状を4つに分類して、それぞれに合わせた、効果的な食事療法を実践することができます。

「肝血《かんけつ》不足」とは、肝機能の衰えによるめまいや疲れの症状のこと。めまいや目のかすみにも有効な**クコの実**や、利尿作用にすぐれ、むくみなどにも効果がある**キンシン菜**をスープにして飲んだり、**プルーン**、**ローヤルゼリー**のような造血作用のあるものを、多く食べると効果があります。

たばこや飲酒の量が多く、太りぎみの人によくみられる、発熱、顔や目の赤み、吐血、便秘、耳鳴りなどは、「肝火上炎《かんかじょうえん》」といいます。

柿、**セリ**を食べたり、キクの花を乾燥させた**菊花**を煎じて飲むとよいでしょう。充血や頭痛にも効果があります。

「肝気うっ血」は、精神的なストレスからくる胸の痛み、不眠、嘔吐《おうと》の症状です。**ナツメ**などが適しています。

肝機能がわるい人には、食べものでは**あさり**、**しじみ**、**あゆ**、**なまこ**、**スッポン**などが効きます。そのほか、黄疸には**タニシ**を酒で煮たものや、**セリ**の煎じ汁やつき汁が効果的です。

肝機能検査のAST、ALT、γ-GTとは？

AST（GOT）、ALT（GPT）は、肝細胞のなかのトランスアミナーゼという酵素の一種で、いずれも略称です。肝臓に障害がおきて、肝細胞が壊れると、その細胞から血液中に出てきます。数値が高いのは、肝臓病のサインです。

γ《ガンマ》-GT（γ-GTP）は、アルコールに反応する酵素で、飲酒によって数値が上昇します。80以上の数値はアルコール性の肝臓病の疑いがあります。

ASTの正常値 10〜30 IU/ℓ

ALTの正常値 0〜30 IU /ℓ

γ-GTの正常値〜50 IU/ℓ

●肝臓は唯一再生する臓器　人体の数多い臓器のうち、再生可能なのは肝臓だけ。3/4を摘出しても、やがてもと通りになる。

胆石症

右上腹部の激痛が特徴。40～50歳代の女性は特に要注意

●Dr.アドバイス

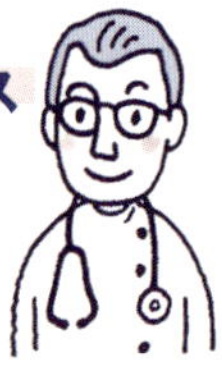

油っこいものや甘いもの好きは、食生活の改善を

胆のうや胆管で胆汁の成分が固まって石ができ、つまる病気が胆石症です。石の成分によって、コレステロール結石、黒色結石、ビリルビン結石に分けられます。

原因は食生活の欧米化に伴う、脂肪の摂食過多が大きいと考えられます。実際、脂っこいものが好きで太っている人に多くみられ、年齢は40歳代以降、発病率は女性が男性の1.5～2倍です。

症状は胆石疝痛《せんつう》発作といい、みぞおちから右肋骨《ろっこつ》の下あたりが突然激しく痛みます。右肩や背中まで痛むこともあります。食べすぎたり、脂肪分の多い食事のあと、数時間でおこる傾向があります。

発作がおきたときは安静にし、痛みがおさまっても医師の診断を受けましょう。症状によって、石を溶かす薬の投与や、除去手術などの治療が行われます。食事で胆石をとり除くことはできませんが、胆石を予防し、再発を防ぐことはできますので、コレステロールの制限など、食生活の改善に取り組んでみましょう。

発作時の痛みをやわらげる

うめ

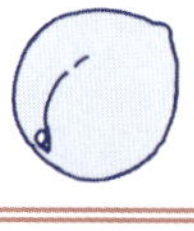

うめには胆のうを収縮させ、胆汁の分泌を促し、流れをスムーズにすることで胆石ができたり、大きくなるのを防ぎます。**うめぼし**、**烏梅**《うばい》など薬効は共通ですが、胆汁の分泌促進に関しては、特に烏梅の効果がすぐれています（烏梅の作り方は248ページ）。

烏梅を煎じて飲むか、1日1個のうめぼしを食べれば、胆石の予防に効果的です。

うめぼし番茶（作り方は次ページ）を飲むと、激しい痛みをやわらげることができます。（根本）

胆石症の予防、予後によい

こんにゃく

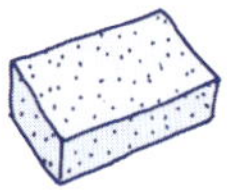

こんにゃくの重要な成分はグルコマンナンという食物繊維です。食物繊維には、余分なコレステロールを吸着して、体外に排出するはたらきがあります。このため、胆石症の予防になります。そして、こんにゃくの残り97％の成分は水分です。水分は大腸で一気に吸収され、利尿効果を発揮します。

また、胆石症の激しい疝痛発作には、**こんにゃく温湿布**（作り方は240ページ）も効果的です。（根本）

発作を防ぐために食べたい

さつまいも

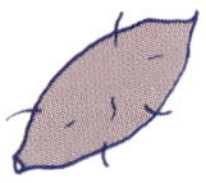

ビタミンAのもとになるβ－カロテン、ビタミンB群・C、ミネラルが豊富で、さつまいもはいも類のなかで、最も多くのビタミンを含んでいます。それに加えて、食物繊維はじゃがいもの1.7倍もあり、胆石症の発作の誘因となる便秘を改善し、余分なコレステロールを排出し、肥満予防にも役立ちます。ただし、食べすぎれば肥満や、おなかにガスがたまる原因になるので、1日200g（中1本）くらいにおさえましょう。

食べ方は、**ふかす**、**焼く**、**煮る**など自由です。ふかしたさつまいもは胃腸をじょうぶにし、気力や食欲を増進させます。煮たさつまいもは、黄疸《おうだん》に効くともいわれています。（根本）

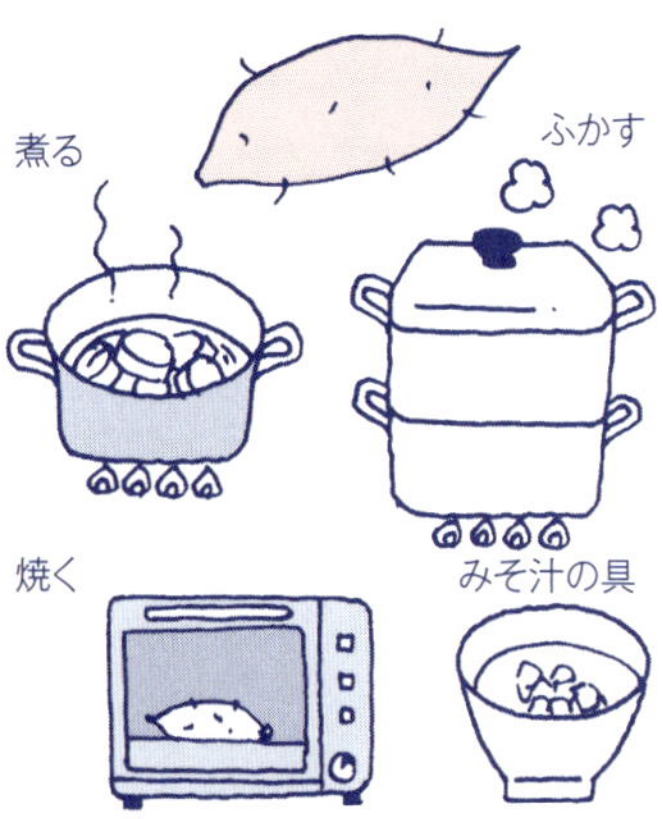

煮たり、ふかしたり、焼きいもにして食べる。いもごはんや、みそ汁の具にしてもよい。甘いお菓子やケーキのおやつをやめて、さつまいもを食べるようにする。

うめぼし番茶の作り方

●材料（1杯分）

うめぼし	1～2個
おろししょうが	大さじ1
砂糖	小さじ1
番茶	200mL（1カップ）

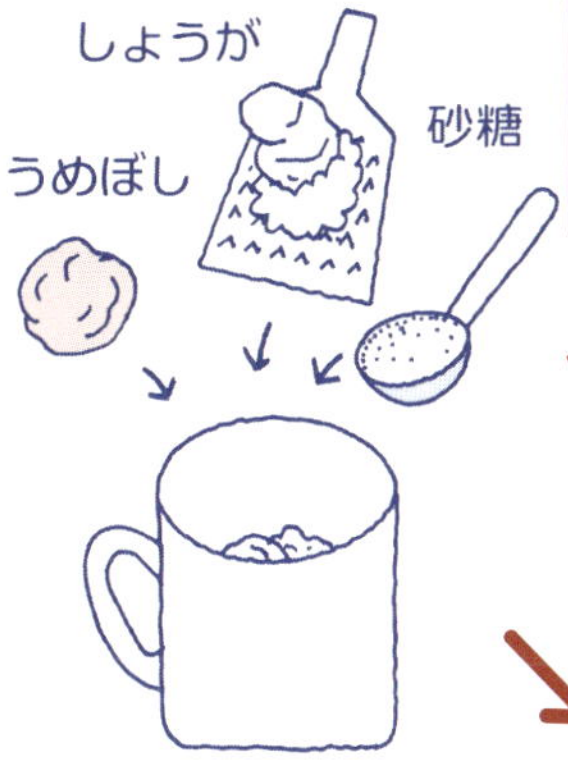

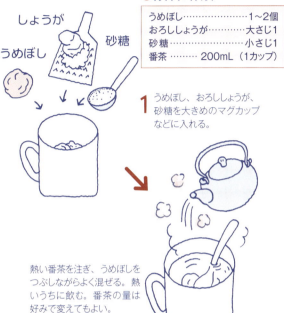

1 うめぼし、おろししょうが、砂糖を大きめのマグカップなどに入れる。

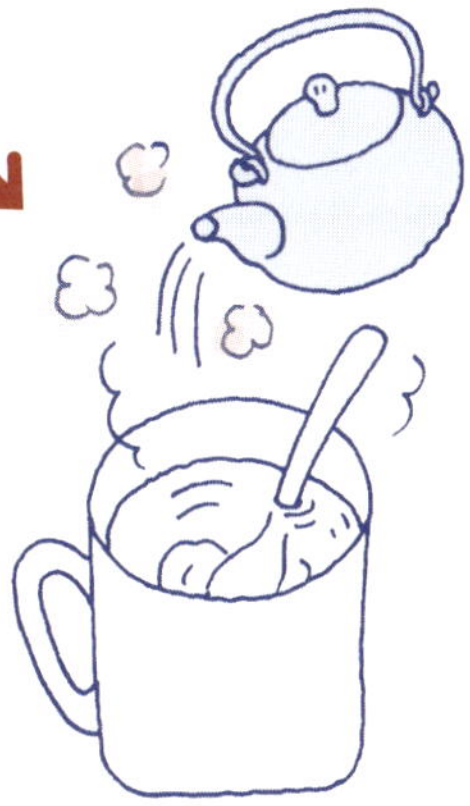

熱い番茶を注ぎ、うめぼしをつぶしながらよく混ぜる。熱いうちに飲む。番茶の量は好みで変えてもよい。

作ってみました

しょうがをおろすだけでよいので、短時間でできました。急なときでも簡単にできるので便利です。

飲んでみました

しょうががたっぷり入るので、体があたたまります。ややすっぱいので、酸みが苦手な人は、砂糖を少し多めにしてもよいでしょう。

おすすめ

煎じ汁を毎日飲むと効果的
クマヤナギ

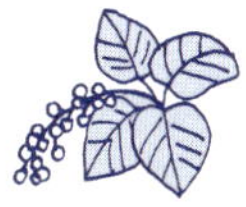

クマヤナギは、夏から秋に採ったつると葉を使います。つるは太さ5㎜から1㎝のものを選び、長さ2㎝くらいに切ってから、葉とともに日干しにします。

乾燥したつると葉8gに、カキドオシの葉の干したもの4gを合わせると効果が高まります。すべての材料を約1Lの水で煎じます。これが1日分で、3回に分けて、あたためて飲みます。長期間にわたって毎日服用するのが効果的。（根本・山ノ内）

胆のうのはたらきを助ける
とうもろこし

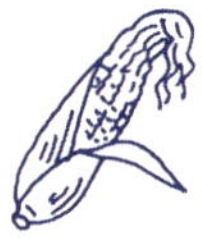

とうもろこしのふさふさしたヒゲには、胆汁の分泌をよくする作用と、血液中の脂肪を減らす作用があります。

胆のう炎や胆石症には、乾燥した**とうもろこしのヒゲ**30gを1日分として、600mLの水で煎じ、半量になったものを3回に分けて服用します。気長に続けることが肝心です。

とうもろこしのヒゲ20gに、タンポポの根とカワラヨモギの生薬である茵蔯蒿《いんちんこう》9gずつを加え、煎じて飲む方法もあります。（根本）

胆石症を予防する食事

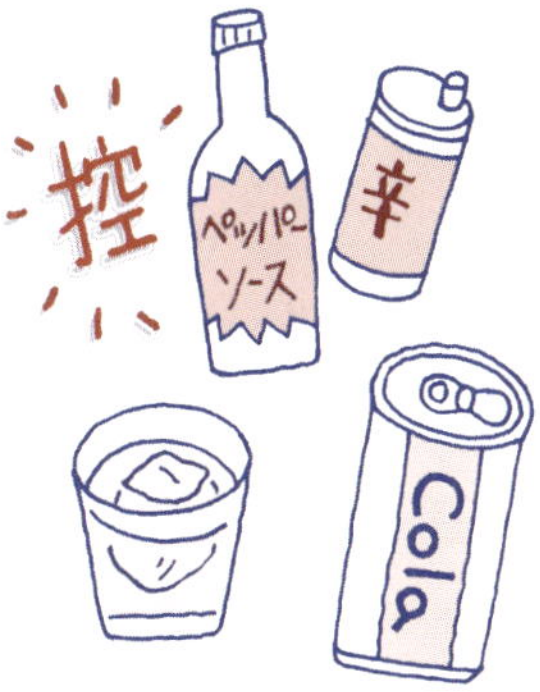

刺激の強い香辛料、炭酸飲料、アルコールなど、胃液の分泌を促すものは控える。胃液によって過度に胆のうが収縮すると、発作の誘因に。

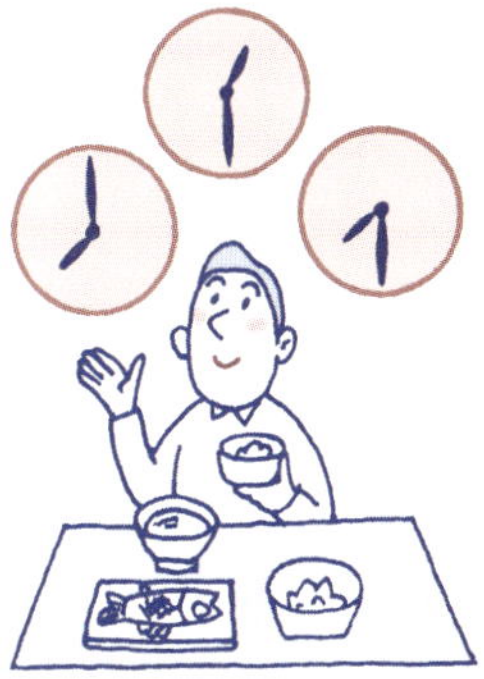

食事は朝、昼、晩の3食を、時間を決めて食べる。胆汁の排出が不規則になると、胆管や胆のうに胆汁がたまりやすくなり、発作の原因になる。

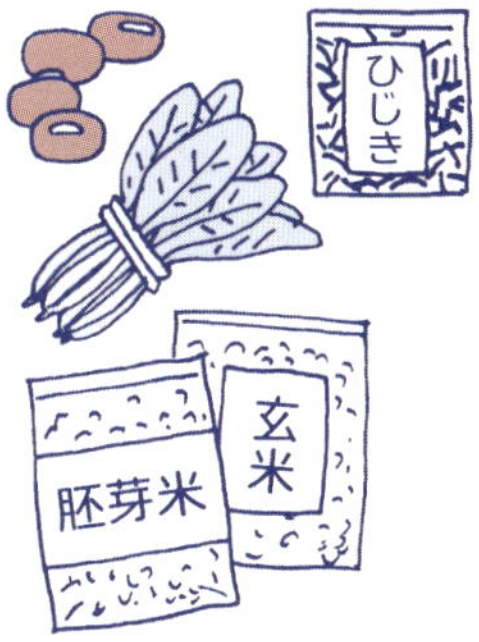

食物繊維は血液中のコレステロールを減らすはたらきがある。食物繊維を多く含む玄米や胚芽米、大豆、野菜、海藻を積極的にとる。

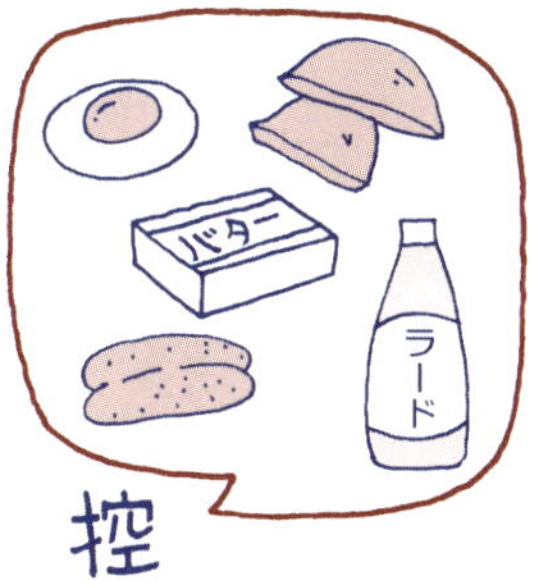

体内のコレステロールが増えると、胆石ができやすくなる。卵黄、レバー、ラード、バター、魚卵類や、動物性脂肪を多く含む食べものは控える。

●胃けいれんに胆石多し　みぞおちの痛みは胃の病気と思われやすい。胆石のことも珍しくないので、放置せずに一度は検査を。

結石を溶かす効果がある
ニワヤナギ

別名をミチヤナギともいい、全国に分布し、道ばたや野原でみかけられます。

利尿作用や緩下《かんげ》作用があるほかに、結石を溶かすはたらきがあるタンニンを含み、胆石症や黄疸《おうだん》の薬として使われます。生薬名は萹蓄《へんちく》といいます。

薬用部分は地上部の全草で、6～7月ごろに採り、水洗いしてから日干しにします。乾燥したニワヤナギ5～15gを、600mLの水で半量に煎じたものが1日分です。これを3回に分け、服用します。

（根本）

あらゆる結石に
ウラジロガシ

ウラジロガシは、カシの木の一種で、その名の通り葉の裏が白いのが特徴です。

葉と小枝に含まれるタンニンが、結石に効果があると考えられます。必要なときに、葉や小枝を採って、細かく切って日干しにします。

1日の分量は50～70gで、1L弱の水で煎じます。とろ火で10時間以上煮つめた汁を、数回に分けて服用します。

また、この汁に乳糖を少し加えて冷やしたものを、3回に分け、空腹時に飲むという方法もあります。

（根本）

こんな方法もあります
胆石の発作痛に効くからし湿布

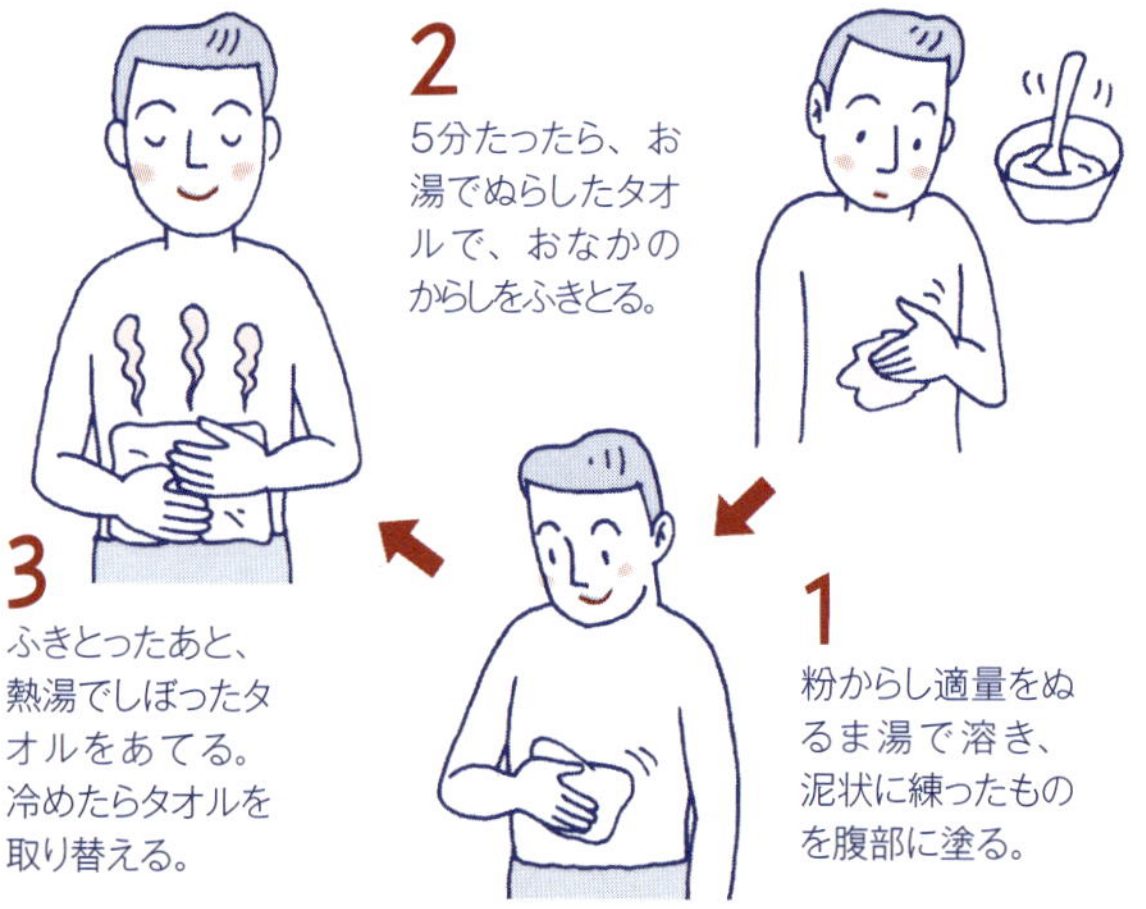

1
粉からし適量をぬるま湯で溶き、泥状に練ったものを腹部に塗る。
2
5分たったら、お湯でぬらしたタオルで、おなかのからしをふきとる。
3
ふきとったあと、熱湯でしぼったタオルをあてる。冷めたらタオルを取り替える。

その他のおすすめ
食品・山野草

胆石症の予防のために積極的に食べたい食品は、高たんぱく質、低脂肪で、食物繊維が豊富なものです。

たんぱく質を多く含む食品では**ひらめ**、**たい**、**かれい**などの白身魚、乳製品では**脱脂粉乳**、**カッテージチーズ**など。

野菜は**ほうれん草**、**にんじん**、**かぼちゃ**、**ブロッコリー**などの緑黄色野菜、**いも類**や**豆類**にも食物繊維が豊富です。

穀類は**玄米**や**胚芽米**、**オートミール**などを食べるよう心がけましょう。

ハトムギは、殻のまま煎じて飲みます。**ナズナ**は開花期に全草を採って陰干しにし、10～15gを煎じて飲みます。

発作のときの痛みには、**ヒキオコシ**の葉か茎の乾燥したもの10～15gを煎じ、1日3回服用します。

動物性脂肪やコレステロールを避ける

コレステロールの多い食品と脂肪のとりすぎに注意しましょう。

制限したい食べものは**バター**、**クリームチーズ**、**卵**、**いくら**や**すじこ**、**たらこ**などの魚卵類、刺身の**トロ**、**脂《あぶら》身の多い肉**、**ベーコン**、**ソーセージ**、**油揚げ**、**生揚げ**などです。

ラーメン、**焼そば**、**天ぷら**、**カツ**なども避けたい食品です。

生クリームや**バター**の多い洋菓子、**ピーナッツ**、**アーモンド**、**くるみ**などのナッツ類も要注意です。

熊の胆は胆石の特効薬

熊《くま》の胆《い》が消化不良や腹痛に対して効果があることは、昔から伝えられてきました。熊の胆とは俗称で、正式には熊胆《ゆうたん》といい、熊の胆のうのなかにある胆汁《たんじゅう》を乾燥させたものです。研究により、熊の胆の主成分がタウロウルソデオキシコール酸であることがわかりました。これは胆石の溶解療法の薬として、現代医学で使われているものです。民間療法では、熊の胆は胆石症にもよいと伝えられてきましたが、科学的なデータからも裏づけられたというわけです。

家庭でできる薬湯健康法

お風呂好きの日本人にとって、薬湯は最も身近な健康法です。上手な入浴法を知って、健康増進に役立てましょう。

入浴効果は新陳代謝の促進からストレス解消まで

入浴のいちばんの効用は、体を清潔にすることです。汗やほこりをきれいに落とすには、42度前後の熱めのお湯を浴槽に張り、浴室を蒸気でいっぱいにしておきます。蒸気で毛穴が開き、汗や皮脂が浮き出て、よごれを洗い流しやすくなります。

さらに、お湯にゆっくりとつかって、とれやすくなったアカを、タオルなどでこすって落とします。

次に温熱作用による効用です。お湯の温度によって得られる効用は異なりますが、35～40度くらいのお湯に、ゆっくりつかるのが理想的。疲れた心も軽くなり、筋肉もほぐれて心身ともにリラックスできます。

42度前後の高温浴や、34度以下の低温浴、25度未満の冷水浴は、心身を刺激し、新陳代謝を活発にしますが、心臓の弱い人や、高血圧の人には向きません。

また、お湯の中では浮力が生じて体が楽に動きます。これを利用して、軽い運動をするとよいでしょう。

お風呂から上がる前に、シャワーの水圧で肌に刺激をあたえると、湯冷めの防止や、体のシェイプアップにもつながります。

●入浴剤は布袋に入れる

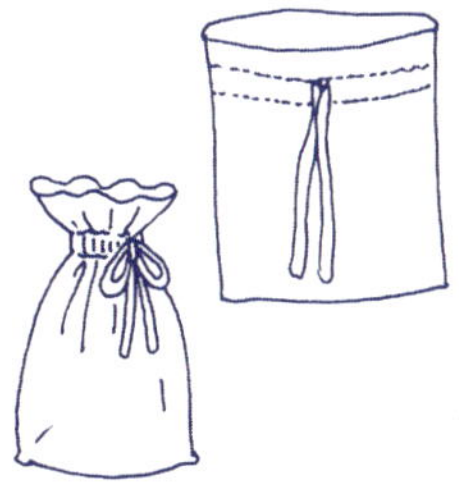

薬草を入れる袋は木綿の布を使って作る。口に結びひもをつけ、口が閉まるようにする。

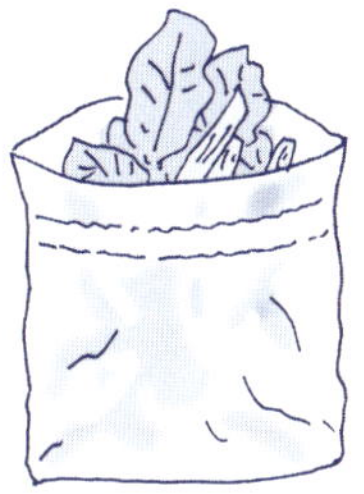

薬草はそのまま入れるとお湯の中で散らばるので、必ず木綿袋に入れる。薬草の量はふつうの浴槽なら50～100gが目安。

●入浴時の注意

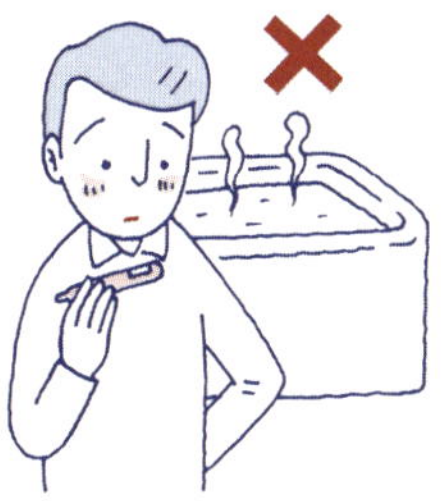

発熱時、関節のはれ、炎症（扁桃炎、眼病、ケガ）、化膿があるときは入らない。

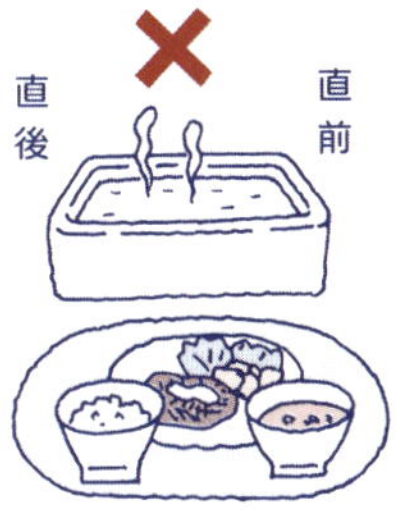

食事の直前、直後の入浴は避ける。治療が目的のときは、1日2～3回入る。

身近な野菜・くだもの・山野草で薬湯を楽しむ

薬効のある山野草や野菜などを、お風呂に入れる入浴法（薬湯）は、古くからの生活の知恵でした。ユズ湯、ショウブ湯のような季節感のある薬湯のほかにも、手軽に利用できるものがたくさんあります。

赤とうがらし湯は、血行をよくして、肩こり、しもやけに効きます。熟したとうがらしを粗く切って、木綿袋につめてお湯に入れます。

しょうが湯は、初夏から夏の新しょうがを使います。葉と茎を日干しにしてきざみ、木綿袋に入れ、水から沸かします。神経痛におすすめ。

セリ、夏みかん、みょうがは、肩こり、神経痛、リウマチに効きます。セリ湯は、できれば自生のセリを日干しにして、水から沸かします。夏みかん湯は、皮を陰干しにして、ぬるめのお湯に入れ、ゆっくりつかります。みょうが湯は、葉と茎をきざみ、木綿袋に入れて、お湯に入れます。いちじく湯は、神経痛や冷え症、痔に有効です。生の葉と茎をきざみ、水から入れて沸かします。

桃の葉湯は、生か陰干しの葉を木綿袋に入れ、水から沸かします。これは、あせもやただれに有効です。

●高齢者に一番湯は毒 沸かしたてのお湯は、皮膚に刺激が強すぎる。高齢者には家族が入ったあとのやわらかい湯が理想的。

腎臓病

治療の中心は食事療法。たんぱく質と塩分制限が大切

●Dr.アドバイス

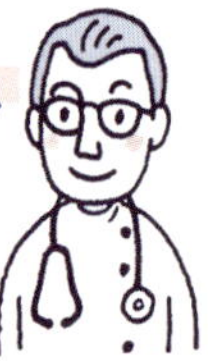

腎不全に至ってしまうと生活が大きく制限される。早急に食事改善を

腎臓は、腰のあたりの背骨の両側に、左右ひとつずつあるそら豆のような形の臓器で、大きさは大人の握りこぶしよりやや大きく、重さは120～150gくらいです。

腎臓には糸球体《しきゅうたい》という組織があり、血液をろ過し、尿をつくり出しています。同時に、血液中の塩分などのミネラル成分を正常に保ち、老廃物や有毒物質を尿といっしょに排泄させるほか、尿の量を調節して、体内の水分を一定に維持するという、重要なはたらきもしています。

腎臓のはたらきが低下する主な原因は、糖尿病や高血圧などの生活習慣病と、加齢や喫煙などによるものとされ、血液検査と尿検査から診断されます。

腎臓は沈黙の臓器といわれ、よほど悪化して機能が低下しない限り、症状があらわれないという特徴があります。そのため、発見されたときは腎不全が避けられない可能性もあります。代表的な症状として、顔や手の指、すねなどのむくみ、血圧の上昇、脇腹や腹部などの痛み、尿量の減少などがみられます。肝心なのは早期発見です。これらの症状が出たら、医師の診察を受けましょう。

腎臓病には急性と慢性があり、同じ症状が3か月以上続くようなら慢性腎臓病と診断されます。腎臓病には感染症が原因で糸球体に炎症が起こる「急性糸球体腎炎」、ろ過機能が急に障害されて短期間に腎機能が低下する「急速進行性糸球体腎炎」、血尿やたんぱく尿がみられ、しだいに腎機能が悪化する「慢性糸球体腎炎」、糖尿病の合併症のひとつである「糖尿病性腎症」、動脈硬化によって腎臓が萎縮する「腎硬化症」、大量のたんぱくが尿中にもれる「ネフローゼ症候群」、徐々に進行して透析が必要になる「慢性腎不全」などがあります。

治療の際は安静を心がけることが第一で、食事療法も重要な役割を果たします。特に、塩分の制限や高たんぱく質食品のとり方が、大切なポイントになります。

●腎臓病の主な症状

むくみがあらわれる
顔、特にまぶたが最初にむくむ。症状が進むにつれて、手、足、腹から全身へと広がる。

尿に異常が出る
血尿やにごった尿が出たり、尿量が少なくなる。検査ではたんぱく尿がみつかる。

血圧が上がる
初期の症状として、血圧が上がる。それに伴い、頭痛、めまい、吐きけ、動悸《どうき》、息切れがする。

<悪化すると出てくるおもな症状>

全身がかゆい
血液中に老廃物がたまり、その毒素が全身に回るため、かゆみが出る。

吐く息がにおう
アンモニアのような口臭がある。

目が充血する
血液中にたまった老廃物の毒素が、目を充血させる。

下痢や吐きけ
胃痛や腹痛がおこる。嘔吐《おうと》や下痢を伴うこともある。

腎臓病の食事の6つのポイント

①エネルギー摂取量を守る
エネルギー不足は腎臓に負担をかけるため、摂取エネルギーを過不足なく守る。

<摂取エネルギーの算出法>

1日の摂取エネルギー量＝
標準体重×25～35kcal*
↓
身長（m）×身長（m）×22

*軽い労働の人（デスクワーク中心、主婦など）…25～30kcal／ふつうの人（接客、立ち仕事など）…30～35kcal／重労働の人（力仕事が多い人）…35kcal～とする。肥満の人は20～25kcalで計算。

［例］
175cmでおもにデスクワークの人
1.75×1.75×22=**67.4kg**…標準体重
67.4×30=2022➡**2000kcal**
………1日の摂取エネルギー量

②病状によってはたんぱく質を制限する
たんぱく質をとると腎臓に負担がかかるため、病状によってはたんぱく質の制限が必要なこともある。

③食物繊維をしっかりとる
食物繊維が多く含まれる野菜をふんだんにとることで、血管の老化を防いで動脈硬化予防になり、腎臓の負担を軽減することができる。

④塩分は1日6g未満に
高血圧になりやすく、また高血圧が原因で腎臓病になる場合もあるので、1日6g未満を目安にする（くわしい減塩方法は272ページ参照）。

⑤体にいい脂をとる
不飽和脂肪酸《ふほうわしぼうさん》がおすすめ。特に青魚に多く含まれるEPA（エイコサペンタエン酸）やDHA（ドコサヘキサエン酸）は動脈硬化予防、腎臓病対策に役立つ。

⑥病状によってはカリウムを制限することも
腎機能の低下によって、血液中のカリウムの濃度が上がり、高カリウム血症になることも。その場合は、カリウムが多く含まれる食品の量を減らしたり、調理法を工夫したりする。

すいか糖の作り方

●材料（約450g分）

すいか …………………	大2個

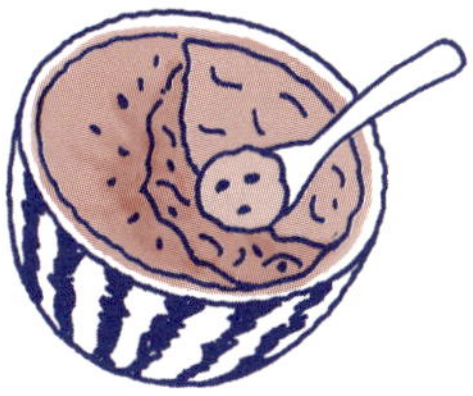

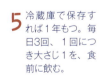

1 すいかを半分に切り、スプーンなどで果肉をすくいとる。

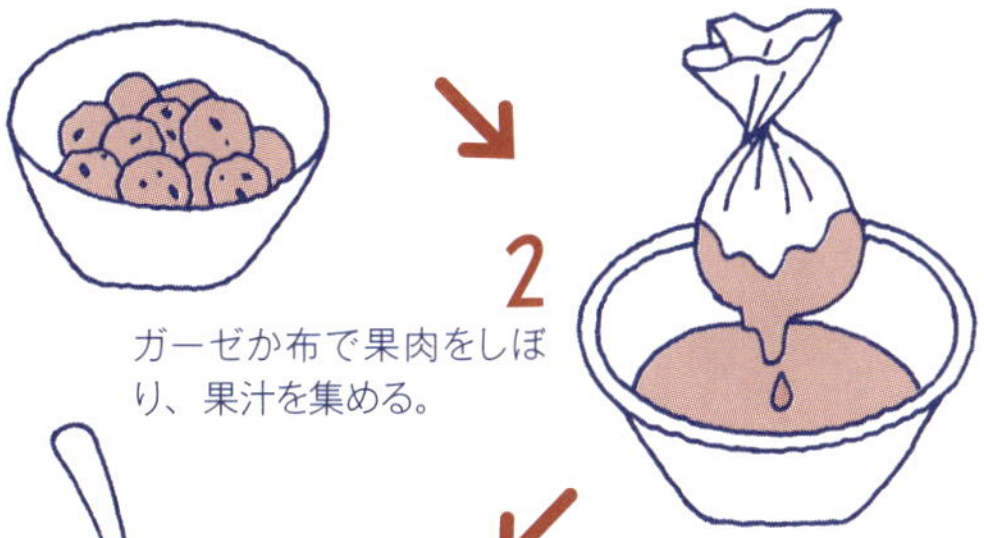

2 ガーゼか布で果肉をしぼり、果汁を集める。

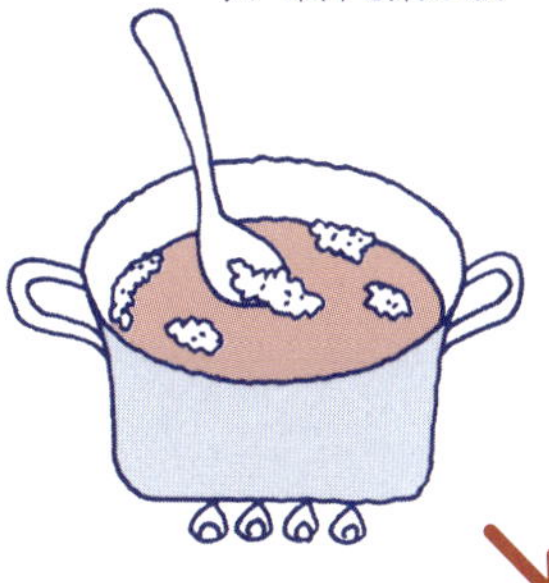

3 果汁を鍋に入れて弱火で煮る。赤い澱《おり》が浮いてきたら、すくいとる。

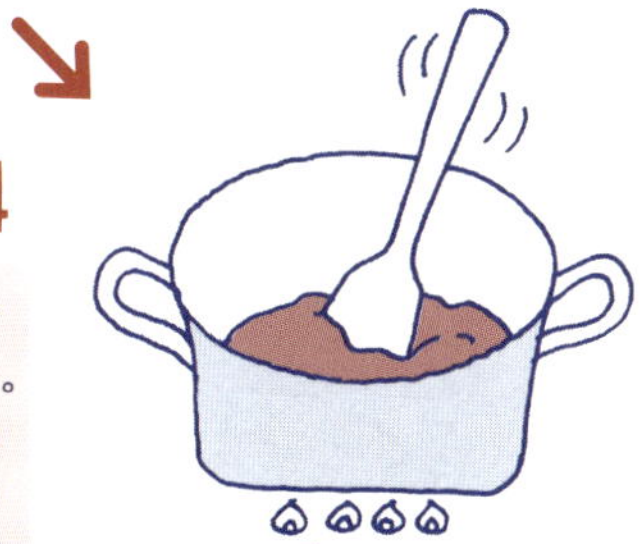

これがコツ

4 3〜4時間煮ると、水分が少なくなり、とろみが出てくる。焦げないように、よく混ぜること。冷めるとかたくなるので、はちみつよりもゆるいぐらいのとろみがついたら、火を止める。

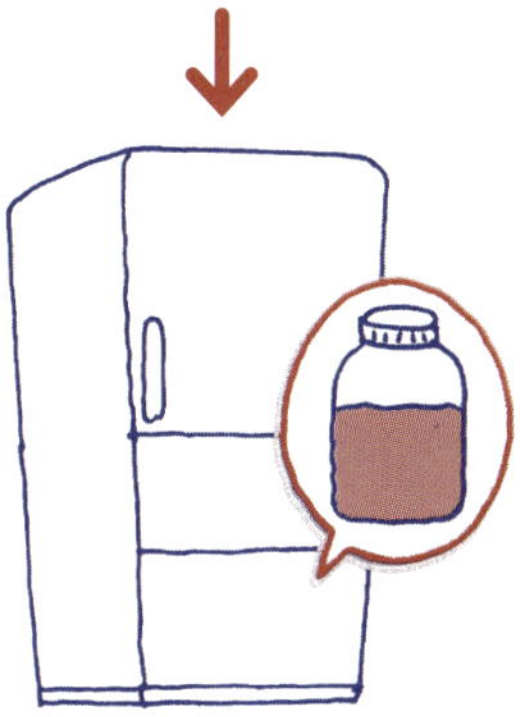

5 冷蔵庫で保存すれば1年もつ。毎日3回、1回につき大さじ1を、食前に飲む。

作ってみました

すいかはほとんどが水分なので、果肉をしぼると意外にたくさんの果汁がとれました。鍋は大きいものを用意しましょう。

飲んでみました

すいか風味の水あめといった感じで、甘くておいしく飲むことができます。

むくみの特効薬

すいか

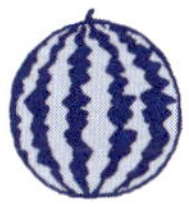

すいかには、腎臓の機能を活発にして、尿毒症を防ぐ効果があります。むくみやすい人や、腎炎で熱があり、尿が出にくくなったときに食べると効果的です。

すいかは生のまま食べたり、ジュースにしたりしますが、体を冷やすので、冷え症の人は食べすぎに注意しましょう。出盛りのものを使って、**すいか糖**（作り方は左図）を作っておくと、夏以外の時期に便利です。冷え症の人は、お湯で割って飲みます。（根本）

むくみがあるときの主食に

あずき

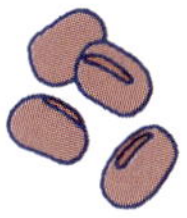

あずきにはすぐれた利尿作用があり、むくみがあるときに最適の食べものです。

むくみが強いときには、**あずきの煎じ汁**が効果的です。1日量10gのあずきを、600mLの水で半量に煎じた汁を3回に分けて、空腹時にあたためて飲みます。

また、あずき、米、大麦で炊いたお粥を、主食として1日2回食べても効きます。

麦ごはんに、甘みをつけずに煮たあずきを添えて食べると、より効果的です。（根本）

●あずき煮と麦ごはん

押麦を混ぜてごはんを炊く。あずきは砂糖を加えずにやわらかく煮て、麦ごはんといっしょに食べる。

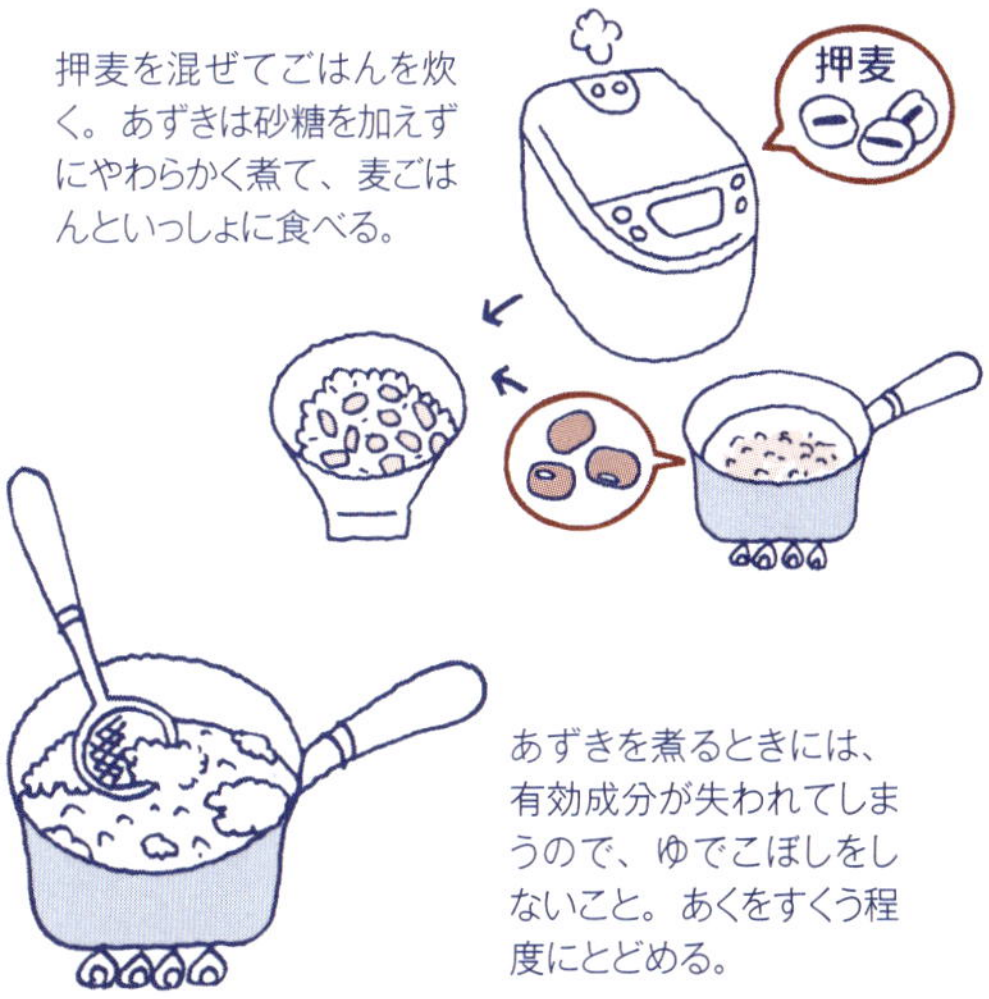

あずきを煮るときには、有効成分が失われてしまうので、ゆでこぼしをしないこと。あくをすくう程度にとどめる。

●1日の血液ろ過量は？ 腎臓の糸球体がろ過する血液は、1日約180Lだが、ほとんどが体内に再吸収され、尿になるのは1％未満。

ヒゲも芯も効く
とうもろこし

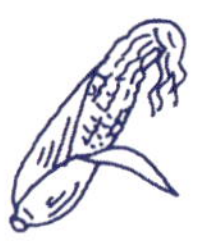

利尿作用があって腎臓病に有効なのは、とうもろこしのヒゲの部分です。生薬名は南蛮毛《なんばんげ》といいます。尿の出がわるく、むくみがあるときに用いるとよいでしょう。

とうもろこしの収穫のときにヒゲをむしりとって集め、陰干しにします。乾燥したもの8～10gが1日分で、煎じて服用します。

芯にも同様の薬効があり、実をとったあとの芯を砕き、煎じて飲みます。ヒゲといっしょに煎じても効果があります。

（根本・山ノ内）

●とうもろこしのヒゲの煎じ汁

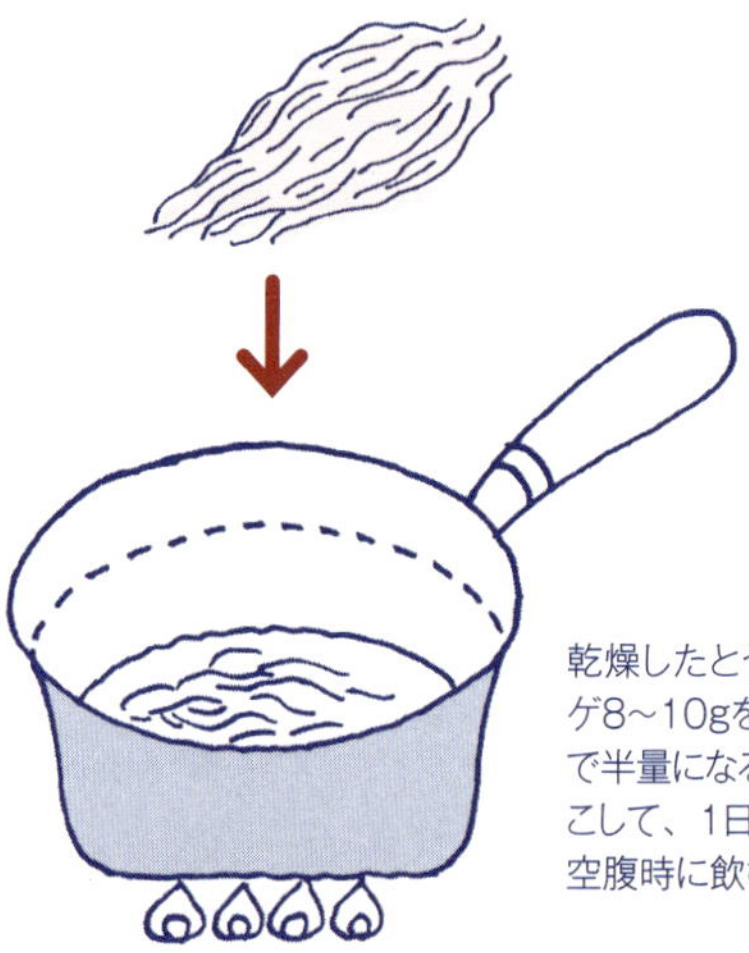

乾燥したとうもろこしのヒゲ8～10gを、水500mLで半量になるまで煎じる。こして、1日数回に分け、空腹時に飲む。

血圧が高いときに
そら豆

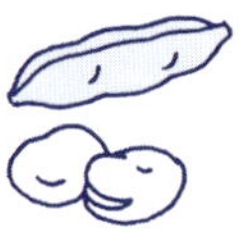

そら豆を乾燥させて3年以上おいたものが、むくみをとる薬効が高いといわれます。血圧を下げる効果もあるので、腎臓病の人には最適。1日分5gを600mLの水で煎じます。半量まで煮つめた汁を3回に分け、空腹時にあたためて服用します。

そら豆の皮の煎じ汁（作り方は次ページ）は保存がきき、慢性腎炎に効果的です。1日3回、1回に20mLずつ飲みます。

（根本）

皮に利尿作用あり
きゅうり

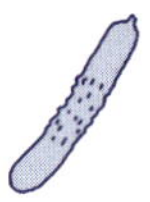

きゅうりは、すぐれた利尿作用でよく知られています。また、カリウムを多く含んでいるため、体内の余分な塩分の排出を促します。

腎臓病によるむくみには、**きゅうりの皮**のほうが実の部分よりも効果があります。きゅうりの皮30gと水500mLを半量になるまで煎じ、これを1日2～3回に分けて飲みます。

（山ノ内）

カリウム塩が効く
アケビ

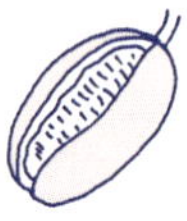

アケビは野山に自生する樹木で、薬用とされるのは、主に果実とつる状の茎の部分。利尿効果のあるカリウム塩が含まれています。

アケビのつるの煎じ汁は、夏の開花期に採り、日干しにしたもの10～15gを1日分として煎じ、3回に分けて飲みます。

果実の煎じ汁は、1日に15gを360mLの水で半量になるまで煮つめます。これを毎食30分前に服用します。

（根本）

お茶のかわりに飲む
アマチャ

葉は、生のときは苦みが強いのですが、お茶のような製法で発酵させ、乾燥するとサッカリンの2倍の甘みが出ます。これはフィロズルチンという成分の効果です。煎じた液にはタンニンも含まれ、甘味料、防腐剤としても使われていました。

市販の乾燥したアマチャ2～3gを約1Lの水で煎じて、半量まで煮つめたものを、お茶がわりに飲みます。

（山ノ内）

利尿効果がある
キササゲ

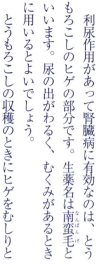

キササゲの薬効部分は果実で、さやに含まれる無機質のカリウム塩に利尿作用があります。腎炎でむくみがあるときに効きます。

秋に、長さ30cmにもなる果実がつくので、完熟してさやが割れる直前に採り、日干しにします。

キササゲの果実の煎じ汁は、10gを1日量として、水400mLで半量になるまで煎じ、3回に分けて飲みます。食前の服用がより効果的です。

（根本・山ノ内）

そら豆の皮の煎じ汁の作り方

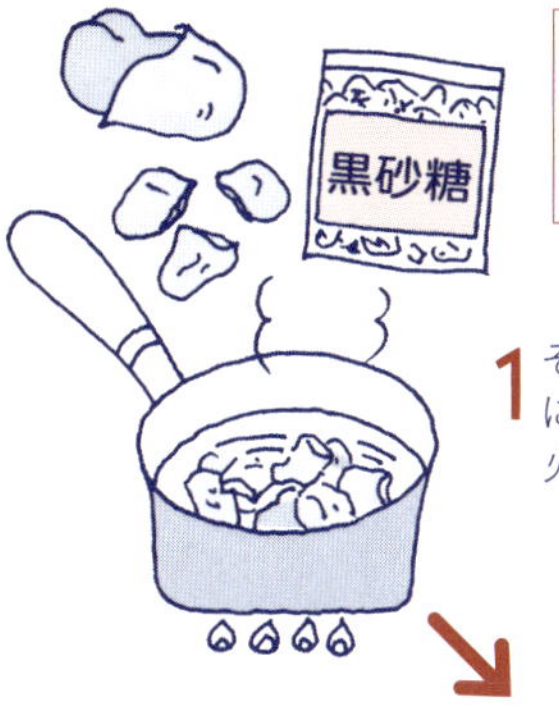

●材料（500mL分）

そら豆の皮	125g
黒砂糖	90g
水	1L（5カップ）

1 そら豆の皮、黒砂糖を鍋に入れ、水を加え、中火で半量まで煎じる。

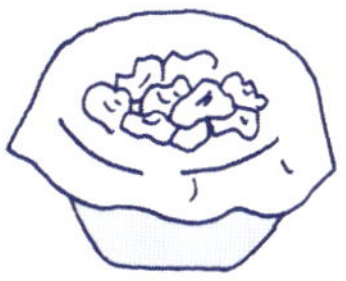

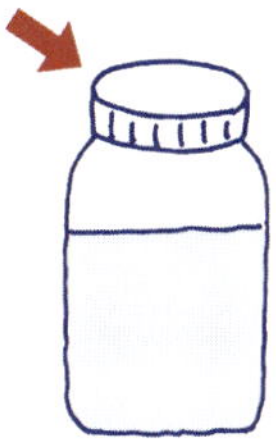

2 ガーゼで汁をこし、そら豆の皮を除く。これを保存容器に入れて保存する。１日3回、１回に20mLを飲む。

作ってみました

そら豆は春の野菜なので、出盛りの時期に作ります。豆自体は乾燥させて3年おいたものがよいので、皮と豆を別々に利用すると有効です。

飲んでみました

黒砂糖の甘みが強く、飲みやすい煎じ汁です。

種子に薬効がある カワラナデシコ

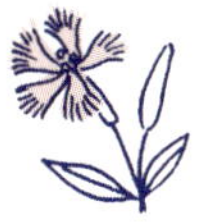

夏から初夏にかけて花が咲く**カワラナデシコの種子**には、利尿の作用があります。また、炎症をおさえる作用もあるため、むくみにも効果を発揮します。

カワラナデシコの種子を乾燥させたもの3～5gを、水100mLで半量になるまで煎じます。これを1日3回に分けて飲むとよいでしょう。

ただし、流産の危険性があるので、妊婦は飲まないでください。（山ノ内）

その他のおすすめ 食品・山野草

あずきは甘みをつけずに煮て、煮汁もいっしょに食べるのが最適です。

緑豆《りょくとう》は、あずきと並んで利尿効果の高い豆です。1日分の分量は30gで、これを煎じて飲みます。

また、**黒豆**を煮て、毎日のように食べてもよいでしょう。

とうがんは、すいかと同じ瓜の仲間で、生で食べたときの効果も同様です。スープや煮ものにすれば、冷え症の人も安心です。

煎じて飲むものには、**ハトムギ**や**オオバコ**などがあります。

ハトムギは殻をむいたもの30gを煎じて、お茶がわりに飲むと、むくみにとてもよく効きます。

オオバコは、生なら根ごとすりつぶして、お湯か、あたためた酒で割って飲みます。陰干しで乾燥させた場合は、葉は10g、種子は5gを1日分として煎じ、3回に分けて、空腹時にあたためて服用します。

腎臓の病気全般に効くのが、**カキドオシ**です。葉と茎の乾燥したもの15gが1日分で、煎じ汁を3回に分けて飲みます。

塩分、高たんぱく質のものはひかえる

腎臓病の食事療法の最大のポイントは、たんぱく質の制限です。腎臓に負担をかけないためには、1日の摂取量を、体重1kgに対して0.5g以下におさえます。

むくみがあったり、血圧が高いときは、塩分の制限も必要になります。味つけに使う塩だけでなく、調味料や加工食品にも予想以上に多量の塩分が含まれています。成分表示を確認する習慣をつけましょう。**みそ**、**しょうゆ**、**ソース**、**うめぼし**、**ハム**、**ソーセージ**、**ベーコン**などは、塩分を控えた製品を使うようにします。**パンやめん類**も意外と塩分が多いので要注意です。

●散歩する腎臓とは？ 臓器は勝手に位置を変えることがある。腎臓の場合は遊走腎《ゆうそうじん》といって、痛むこともある。特に女性に多い。

腎臓・膀胱・尿管結石

たんぱく質を控え、十分な水分をとる

●Dr.アドバイス

脇腹と下腹部の激しい痛みが特徴。発作時には病院へ

尿の中の、しゅう酸カルシウム、尿酸カルシウムなどの成分が固まって結石になり、腎臓、尿管、膀胱《ぼうこう》につまったり、ひっかかったりして、激しい痛みなどの症状が出る病気で、総称して尿路結石ともいわれます。

原因の大半は不明ですが、遺伝、偏食、運動不足などの生活習慣が関係しているものと考えられています。

発病率が高いのは、20～50歳代の男性で、女性1に対して男性は2.5の割合と、高めになっています。

腎臓に結石がある場合（腎結石）、症状はあっても鈍痛程度ですが、結石が大きくなると尿の排出がとどこおって水腎症《すいじんしょう》などをおこす危険があります。石が尿管に下りてきて、途中でつまった状態が尿管結石で、激しい痛みがあります（疝痛《せんつう》発作）。小さな石であれば、尿といっしょに体外へ出てしまいますが、大きいものは排出されずにとどまります。

膀胱結石は、腎臓にできた結石が下りてきたものや、膀胱内でできた結石が、痛みや血尿、排尿異常などをひきおこします。

さらに、尿道までできた結石が排出されずにとどまってしまうのが、尿道結石です。

治療法は、結石の大きさ、場所によって違います。尿管結石の場合、10㎜以下の石なら、水分摂取（1日2Lが目安）を心がけて尿量を増やし、石を押し流す保存療法が中心です。石が大きい場合は自然排出が期待できないので、特殊な装置で結石を砕く体外衝撃波結石破砕《はさい》術や、尿道や背中などから内視鏡を差し込み、レーザーや超音波を使用して石を砕く方法などがあります。砕いた石がつまった場合は、内視鏡でとり除く方法もとられます。以前とは違い、開腹手術による治療はほとんど行われなくなりました。

予防や治療の予後には、結石ができやすくなる高容量のビタミンC摂取をやめる、動物性たんぱく質を控える、適度な運動などを実践しましょう。

●結石ができたときの主な症状

石のある側の脇腹から背中が痛む

特に尿管結石の疝痛発作は激烈で、「痛みの王様」とも称される。多くの場合、鈍痛などの前兆がある。

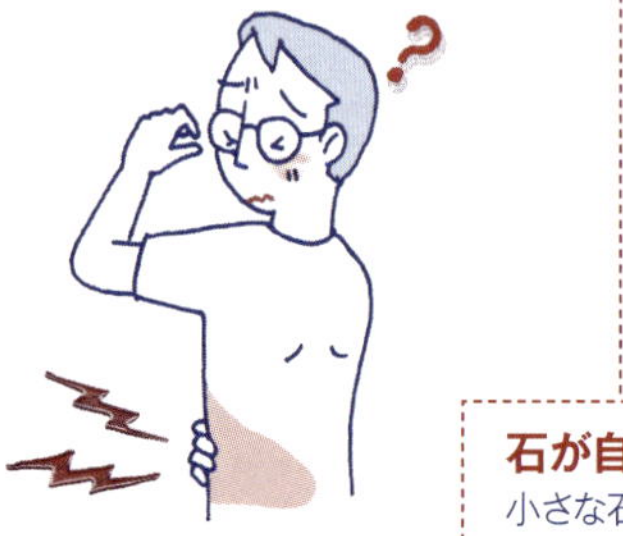

血尿が出る

血が混じり、にごった尿が出る。ただし、肉眼で見てもわからない（潜血）こともある。

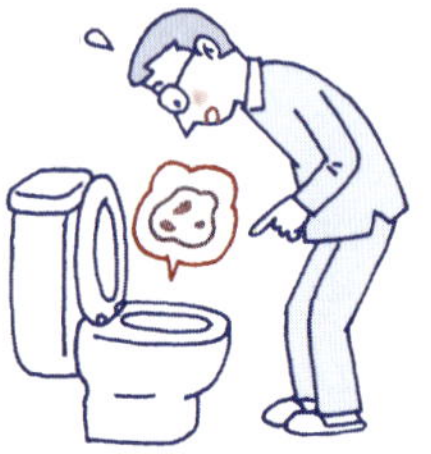

石が自然に出ることも

小さな石なら、排尿中に出てくることがある。

日・常・生・活・の・注・意

結石が小さいときに心がけること

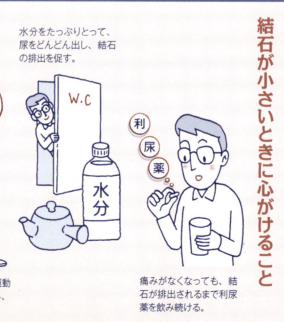

動物性たんぱく質は、結石を大きくする原因となりやすいので、控える。

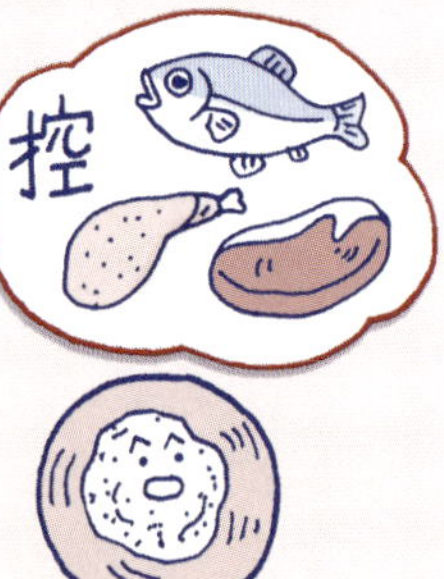

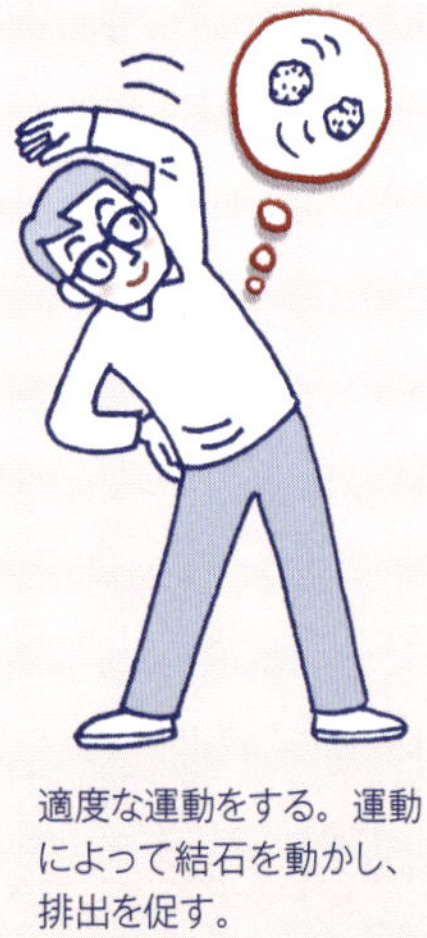

適度な運動をする。運動によって結石を動かし、排出を促す。

水分をたっぷりとって、尿をどんどん出し、結石の排出を促す。

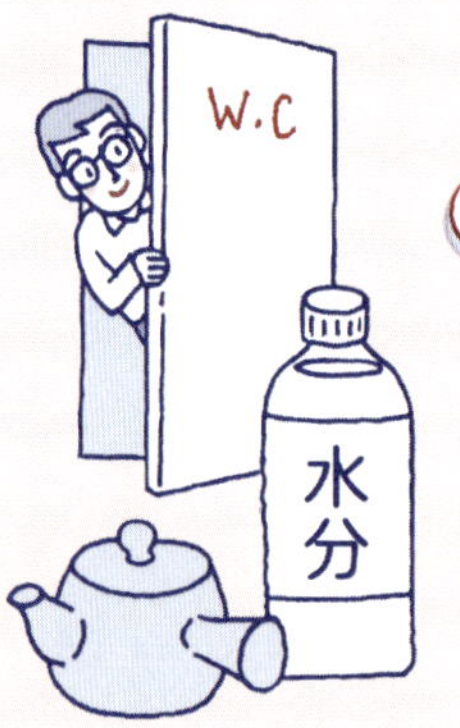

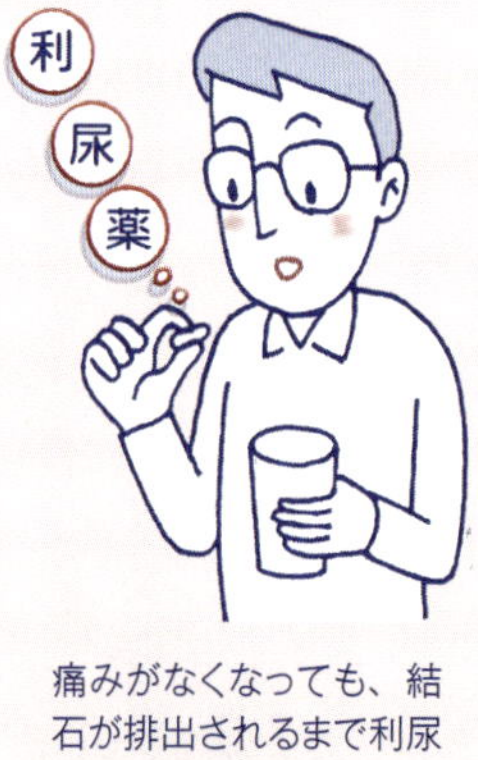

痛みがなくなっても、結石が排出されるまで利尿薬を飲み続ける。

くるみのごま油ねりの作り方

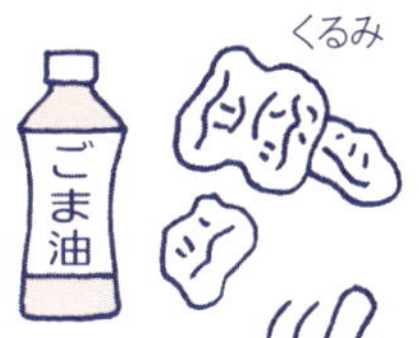

●材料（約150mL分）

くるみ	………70g（1カップ弱）
ごま油	………70g（大さじ5強）
氷砂糖	………70g（⅓カップ）

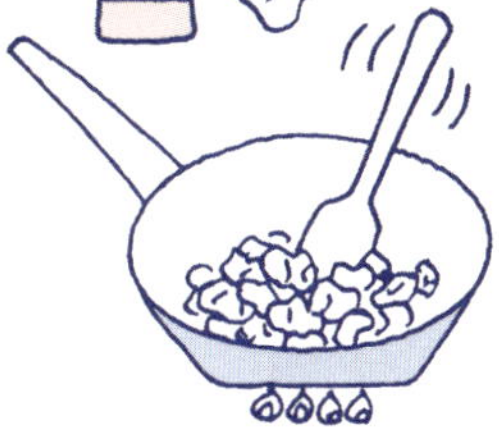

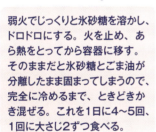

1 フライパンにごま油を入れてあたため、くるみを入れる。弱火でくるみ全体が茶色になるまでいる。

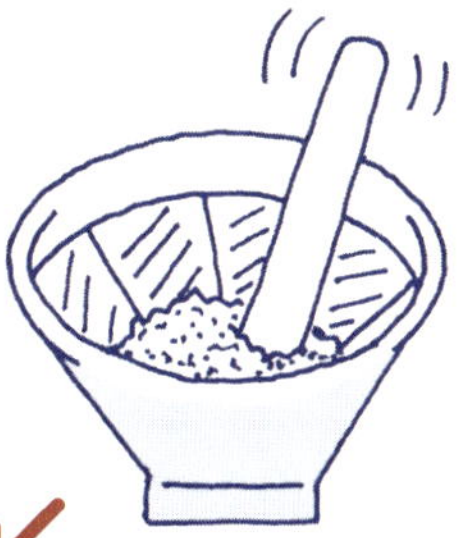

2 くるみをとり出したら、すり鉢に入れ、よくすりつぶす。

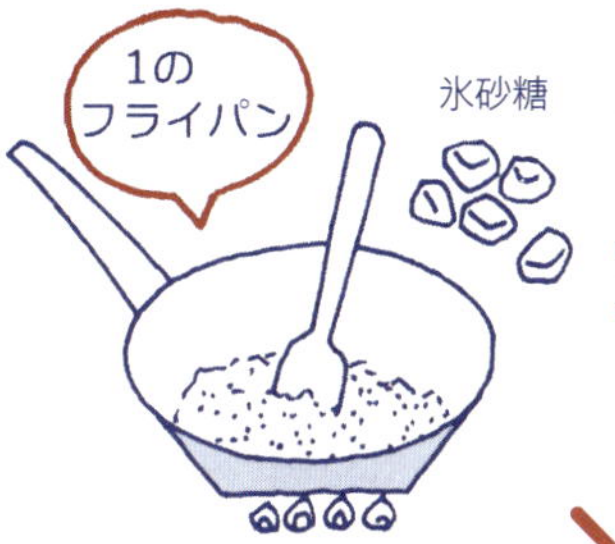

3 くるみをもう一度 1 のフライパンに戻し、弱火であたため、氷砂糖を加える。

4

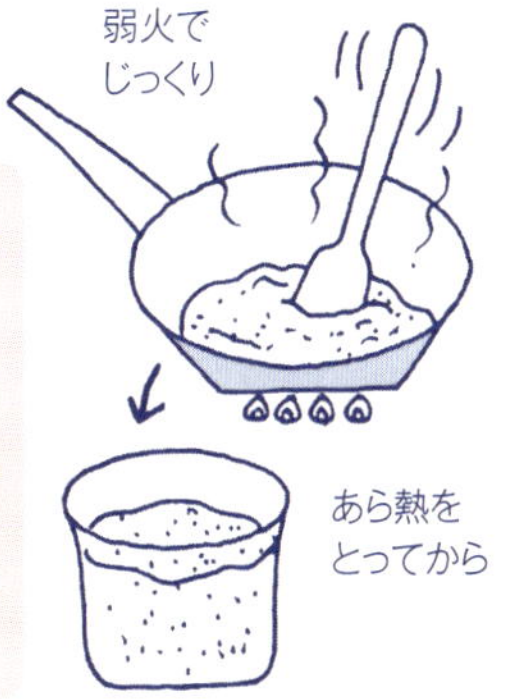

これがコツ

弱火でじっくりと氷砂糖を溶かし、ドロドロにする。火を止め、あら熱をとってから容器に移す。そのままだと氷砂糖とごま油が分離したまま固まってしまうので、完全に冷めるまで、ときどきかき混ぜる。これを1日に4〜5回、1回に大さじ2ずつ食べる。

作ってみました

油をかき混ぜ続けるので、やけどをしないように注意しましょう。氷砂糖は溶けにくいことがあるので、ある程度砕いてから加えるとよいでしょう。

食べてみました

ちょっと油分がべとつきますが、くるみが香ばしく、キャラメルのような味がします。

尿管結石に効く くるみ

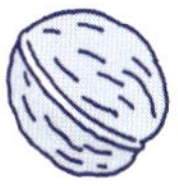

良質のたんぱく質や脂質が豊富で、腎臓の機能を高め、泌尿器系の結石、排尿の異常、腰やひざが冷える症状に効果的です。

体をあたためる作用があるので、のぼせやすく、鼻血が出やすい人は食べすぎに注意。下痢ぎみのときも控えます。

尿管結石には**くるみのごま油ねり**（作り方は左図）を食べると、早い人は1〜3日で結石が排出されます。食べると尿が白くにごりますが、心配はいりません。（根本）

血尿が出たときに 柿

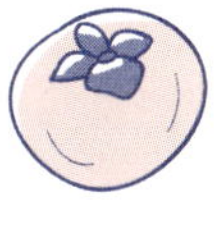

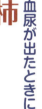

柿は実にも、葉にも、ヘタの部分にも、薬効があるすぐれた果実です。

血尿に効果があるのは、**柿の実の煎じ汁**です。新鮮な柿の実には、止血の効能があります。そこで柿の実に、黒豆と少々の食塩を加えて煎じます。黒豆は腎臓を強くするはたらきがあり、利尿効果もあるため、この煎じ汁は血尿の出る人に最適です。干し柿を黒焼きにして、スプーン1〜2杯を服用する方法もあります。これは中国でもよく知られる民間療法です。（根本）

結石を流してくれる あずき

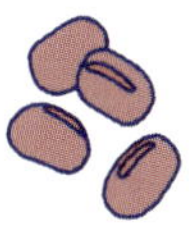

あずきには、サポニンが豊富に含まれています。サポニンはアンチエイジング、糖尿病や高血圧などの生活習慣病に高い効果を発揮しますが、利尿作用もあることから、むくみや、石を流すのにも役立ちます。

あずきの煮汁を大量に飲むと、強力な利尿作用が発揮され、石が流れやすくなります。作り方は、あずきを一晩水につけたものをゆでて、布などでこします。こした汁をできるだけたくさん飲むとよいでしょう。（根本）

●結石の痛みは「3大激痛」のひとつ　胆石、膵《すい》炎と合わせて3大激痛といわれる。なかでも結石は想像できないほどの痛み。

結石が排出されるのを助ける
たい

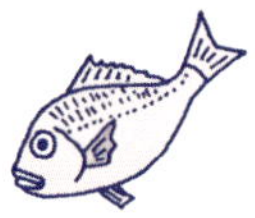

日本では古くから、たいは体をあたため、造血作用もある魚とされてきました。常食すれば、腎臓の機能を助けてむくみをとり、血色をよくし、胃腸の弱い体質を改善し、体力をつけるといわれています。

結石には、**たいの骨の黒焼き**が効きます。頭の骨を、油をしかないフライパンに入れて火にかけ、真っ黒になるまで焼きます。それを細かく砕いて保存し、毎食前に1gずつ服用すると、結石が自然に排出されます。

（根本）

尿路結石に効く
カキドオシ

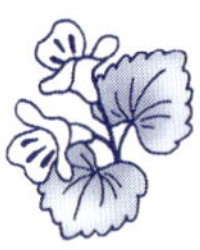

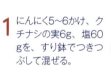

カキドオシの全草の生薬名は金銭草《きんせんそう》で、昔から利尿作用や結石の排出に効果があるとされています。特に尿路結石に効果を発揮します。そのほか血糖降下作用や、子供のかんの虫にも効果があります。

カキドオシは春に薄紫色の花を咲かせます。そのときに全草を採り、陰干しにしたものを煎じて、お茶がわりに飲みます。

（根本）

おすすめ
利尿作用がある
ウツボグサ

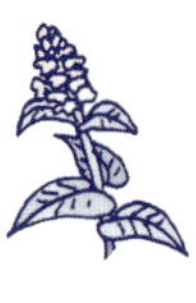

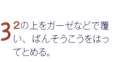

薬用にされるのは花穂《かすい》の部分で、生薬では夏《か》枯草《ごそう》といいます。花穂は8月の初旬ごろに採り、日干しにします。

無機質の塩化カリウムを多く含むため、利尿作用があります。結石には、夏枯草5g、カキドオシ10g、ウラジロガシ10g、ウワウルシ5gの、それぞれ日干しにした葉を、500～700mLの水で煎じて飲みます。

利尿薬として使う場合、夏枯草の1日量は10gで、煎じ汁を服用します。

（根本・山ノ内）

その他のおすすめ
食品・山野草

ヒトツバの葉は、利尿薬になります。ヒトツバとは、暖かい地域の海岸の急な傾斜地や岩場に多くみられる常緑のシダ植物です。日本では、関東地方以西の本州や四国、九州、南西諸島などに自生しています。葉は厚くてじょうぶで、40cmほどの長さになることもあります。

干した葉を、1日15gを煎じて服用します。

大量のほうれん草とたけのこは避けて

結石のもとになりやすいといわれるしゅう酸を含む食べものは、なるべく控えたほうがよいでしょう。

ほうれん草などの葉野菜や**たけのこ**には、えぐみやあくの成分として、しゅう酸が多く含まれています。よほどの量を食べない限り心配はありませんが、ゆでるなどして十分にあく抜きをしてから食べるに越したことはありません。

動物性のたんぱく質も、結石の誘因と考えられます。**肉類**や**チーズ**、**バター**のとりすぎに要注意です。

こんな方法もあります

尿の量を増やす「はり薬」の作り方

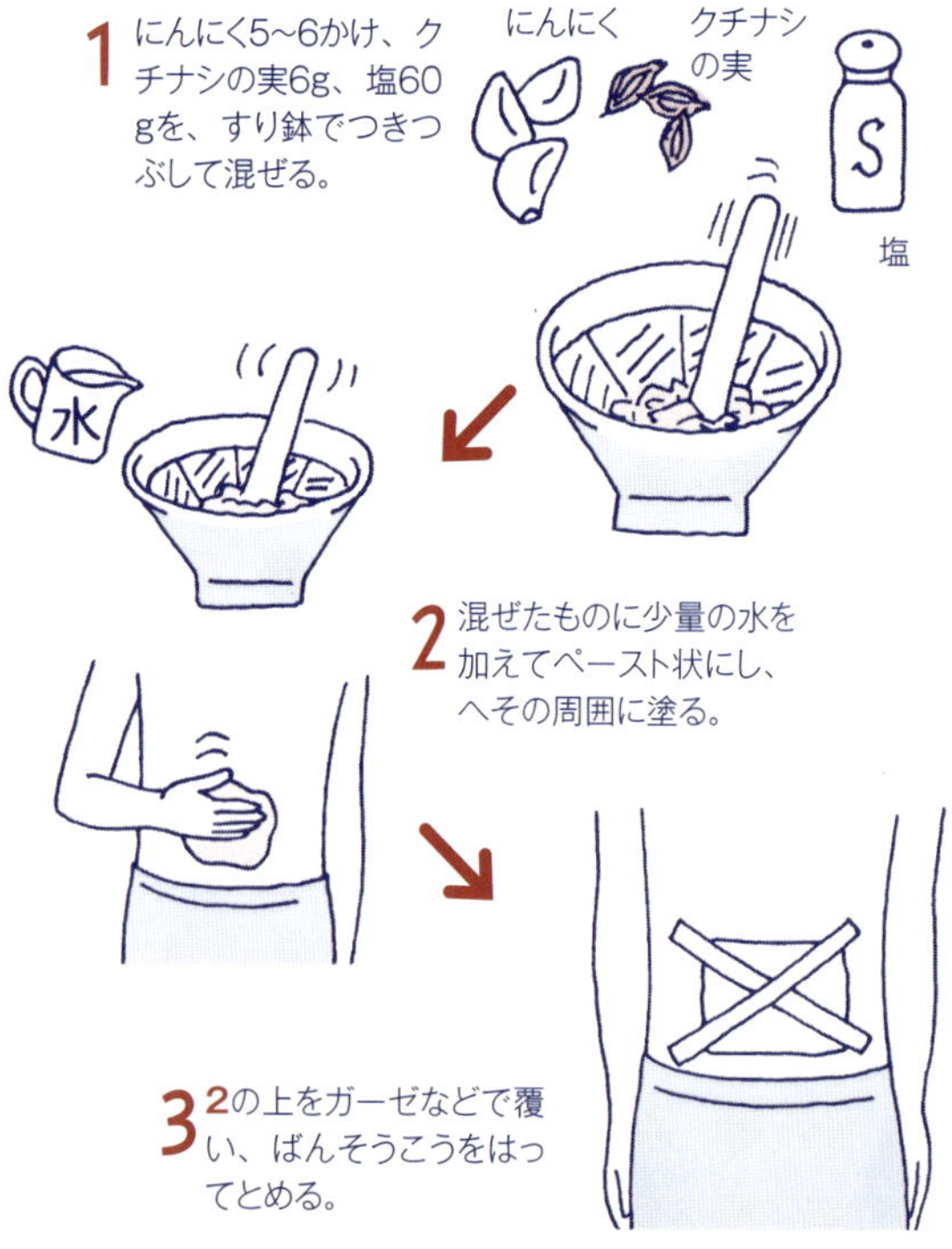

1 にんにく5～6かけ、クチナシの実6g、塩60gを、すり鉢でつきつぶして混ぜる。

2 混ぜたものに少量の水を加えてペースト状にし、へその周囲に塗る。

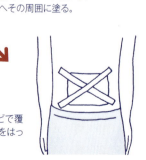

3 2の上をガーゼなどで覆い、ばんそうこうをはってとめる。

膀胱炎

予防と治療には、水分をたっぷりとって、全身を清潔に

●Dr.アドバイス

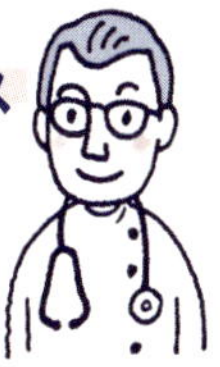

排尿後の痛みや、尿のにごり、頻尿があれば病院へ

膀胱《ぼうこう》炎は、膀胱の粘膜に炎症がおきる病気で、泌尿器科の病気のなかでも、最も多くみられるもののひとつです。

主な原因は、尿道からの細菌感染です。本来、膀胱は細菌に対する抵抗力を備えていますが、病気や過労などでこれが弱まったとき、感染しやすくなります。

男性にくらべ、女性は尿道が短いため細菌が侵入しやすく、発病率が高くなっています。

急性膀胱炎の症状は、トイレが近くなる（頻尿《ひんにょう》）、尿のにごり、排尿の終わりごろの痛みなどです。特に痛みは、焼けつくような激しさです。尿のにごりは、分泌物や粘膜のカスなど、白っぽいものが混じりますが、血尿が出ることもあります。

痛みや血尿があるときは、すぐ医師の診察を受けましょう。抗菌剤や抗生物質などの薬と安静で、1～2週間で治るのがふつうです。体を清潔に保ち、水分の補給などに注意し、再発や慢性膀胱炎への移行を防ぎましょう。

症状がひどく血尿が出るとき
あずき

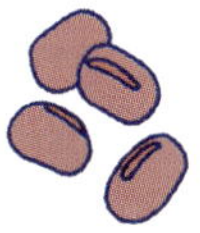

利尿作用にすぐれ、炎症を鎮めるはたらきもあるので、膀胱炎で尿の出をよくしたいときに最適です。

煮て使う場合は、薬効成分が煮汁に溶け出すので、捨てずに飲むことが大切です。甘みをつけずに煮たものをごはんがわりに食べたり、煮汁や煎じた汁を飲んだりすると、尿が出てむくみがとれます。

血尿が出たときや炎症があるときには、**あずきとねぎの飲みもの**（作り方は295ページ）や緑豆《りょくとう》でも同じ作用があります。（根本）

珍味だがよく効く
とんぶり

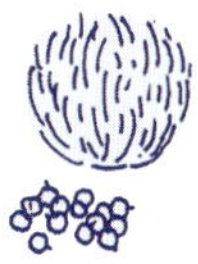

とんぶりとは、秋田県特産のホウキグサの実のこと。郷土料理として有名です。

とんぶりの煎じ汁は、10gの実を600mLの水といっしょに火にかけ、半量まで煎じます。これを1日3回、食前に飲みます。

ホウキグサは、葉や茎にも効能があります。陰干しで乾燥させたもの15gを、実と同じように煎じて飲みます。（根本）

利尿作用があり、むくみに効く
オオバコ

国内のいたるところでみられる多年草で、全草の生薬名は車前草《しゃぜんそう》といいます。消炎作用、たんきり、せき止め、下痢止めの効果があるほか、利尿作用にすぐれ、むくみにも効きます。

膀胱炎には、特に利尿作用が高い茎や葉を使った**オオバコの煎じ汁**を飲みます。夏にオオバコの全草を採り、乾燥させます。これを1日量約10gとして、煎じて飲みます。（根本）

●オオバコの煎じ汁

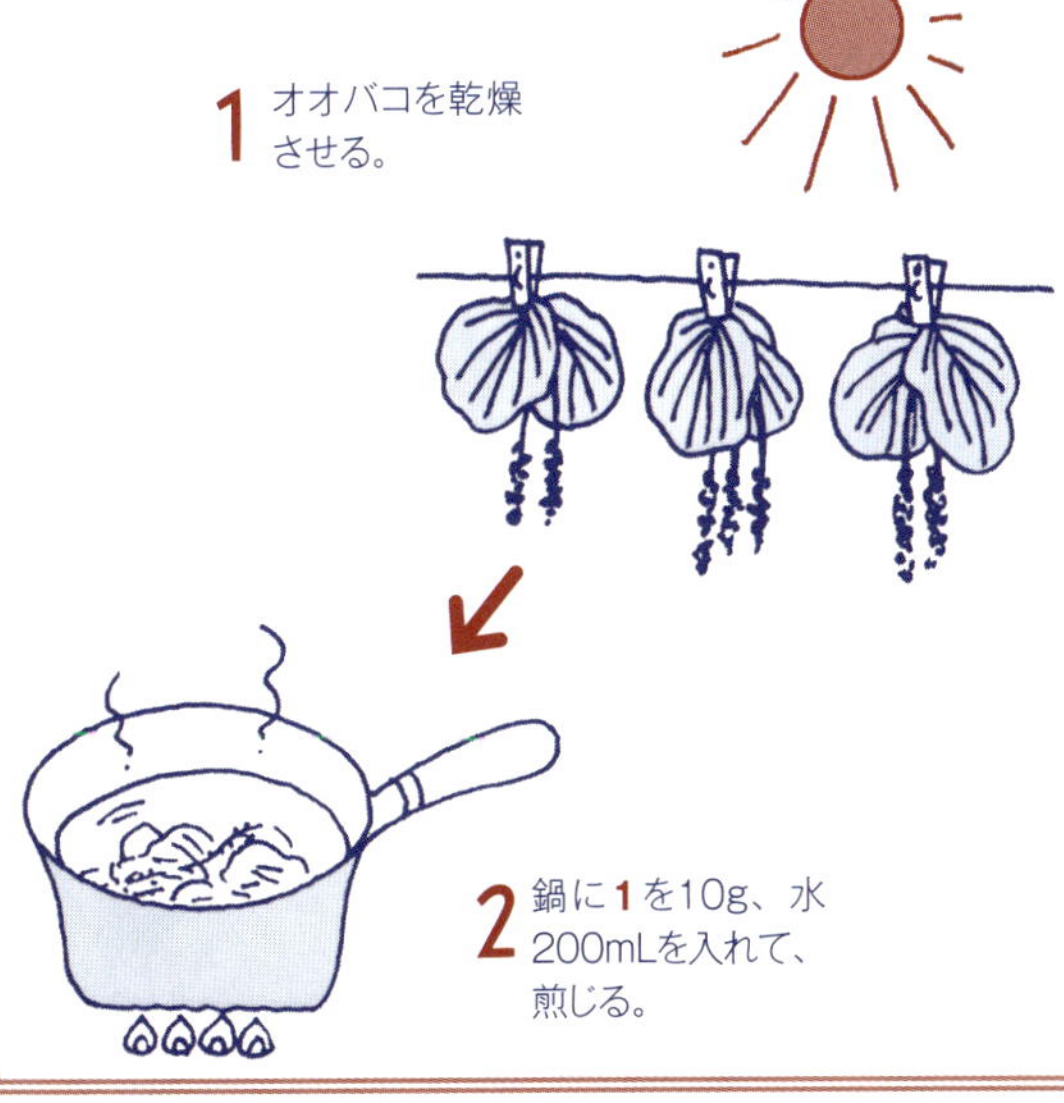
1 オオバコを乾燥させる。
2 鍋に1を10g、水200mLを入れて、煎じる。

●平均的なトイレの回数は？ 昼間に7～8回、夜間に0～1回が平均。頻尿は、大量に水分をとらないのに8回以上ある場合をいう。

血尿、排尿痛に
れんこん

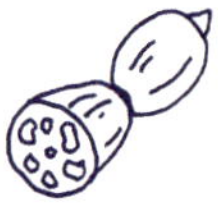

れんこんはハスの地下茎が肥大したもので、止血作用にすぐれた食べものです。膀《ぼう》胱炎《こうえん》以外に、胃潰瘍や痔の出血にも効果が期待できます。また、炎症を鎮め、痛みをやわらげるはたらきもあります。

膀胱炎による血尿や排尿時の痛みには、**れんこんのしぼり汁**が効果的です。

1回量6gのれんこんを、すりおろして布で汁をしぼり、これを1日3回飲みます。また、ハスの実（蓮子《れんし》）120gを600mLの水で半量に煎じて飲む方法もあります。（根本）

実はこれも伝統的な民間薬
豆乳

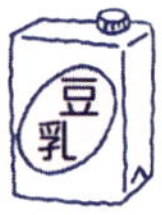

大豆には、尿を出しやすくする効果があります。やわらかく煮たものを食べたり、煮汁を飲んだりするほか、豆腐などの大豆製品も利用しましょう。膀胱炎の人は**はちみつ豆乳**がおすすめです。

コップ1杯の豆乳を鍋に入れて火にかけ、煮立たせないように気をつけながら、あたためます。はちみつ90gを加え、あたたかいうちに飲みましょう。頻尿《ひんにょう》などでイライラしがちな気持ちを、鎮める効果も期待できます。（根本）

炎症を鎮めるはたらきがある
大麦

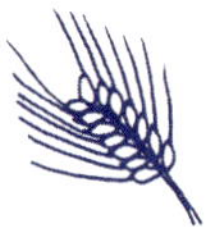

穀類のなかで、利尿効果がすぐれているのが大麦です。熱を下げる作用もありますが、食べ続けても体が冷えることはありません。

膀胱炎のときは、**大麦の煎じ汁**を飲みます。大さじ2の大麦を、400mLの水で半量になるまで煮つめます。この汁をこしてカスをとり除き、しょうがのおろし汁とはちみつを適宜加えて好みの味にしたものを、毎日2～3回に分けて朝晩飲み続けます。（根本）

おすすめ
排尿の回数を増やす
とうもろこし

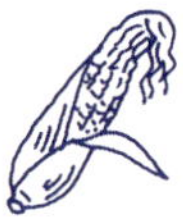

とうもろこしのヒゲには薬効があり、生薬では南蛮毛《なんばんげ》という名でよばれ、利尿効果がすぐれています。**とうもろこしのヒゲの煎じ汁**を飲むと、排尿の回数が増え、膀胱に尿がたまるのを防げます。

とうもろこしが出回ったらヒゲを捨てずに干しておき、15gを600mLの水で半量になるまで煎じ、お茶がわりに飲むとよいでしょう。また膀胱炎にかかったときは、下腹部をあたためたり、こまめに排尿することもポイントです。（根本・山ノ内）

日・常・生・活・の・注・意

再発を防ぐ4原則

水分をたっぷりとる
尿の量が増えると細菌を流しやすくなる。そのためにも十分な水分補給をする。

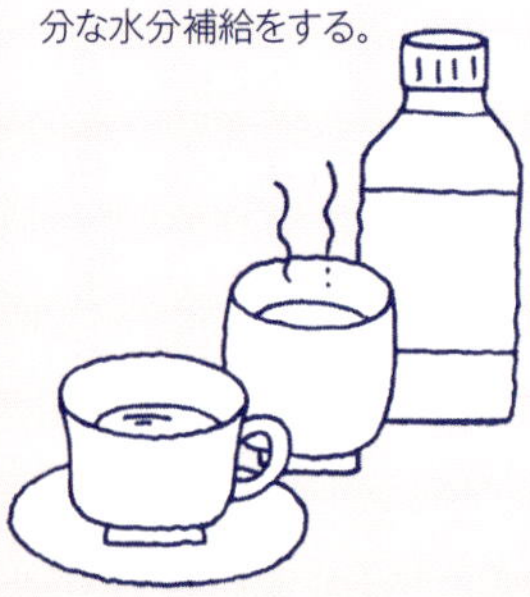

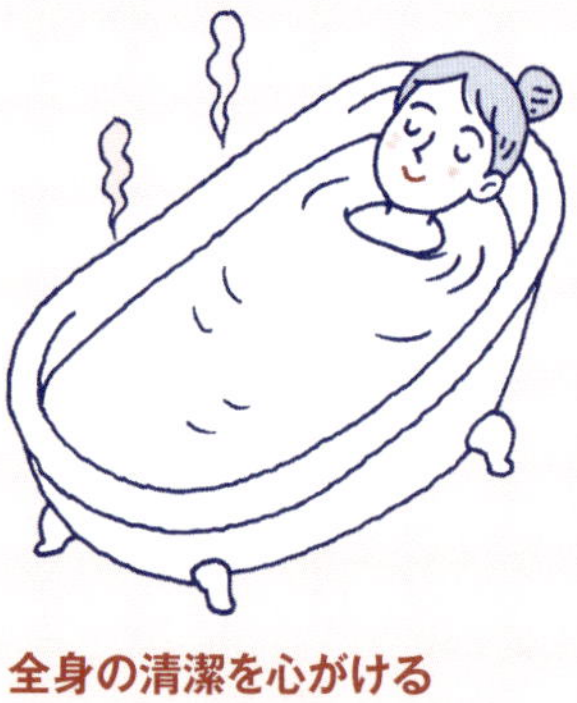

全身の清潔を心がける
女性は特に尿道が太く短いため、細菌が膀胱内に侵入しやすい。毎日入浴したり、できれば温水洗浄機能つき便座を使用するのがよい。

トイレをがまんしない
膀胱内に多量の尿がたまっていると、細菌が繁殖しやすくなる。

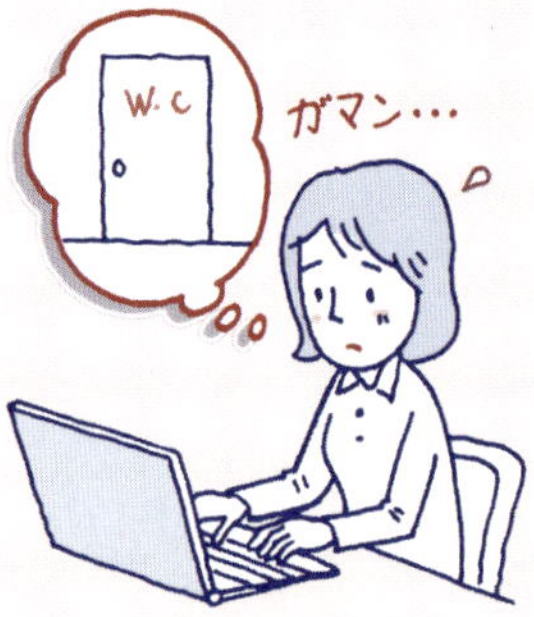

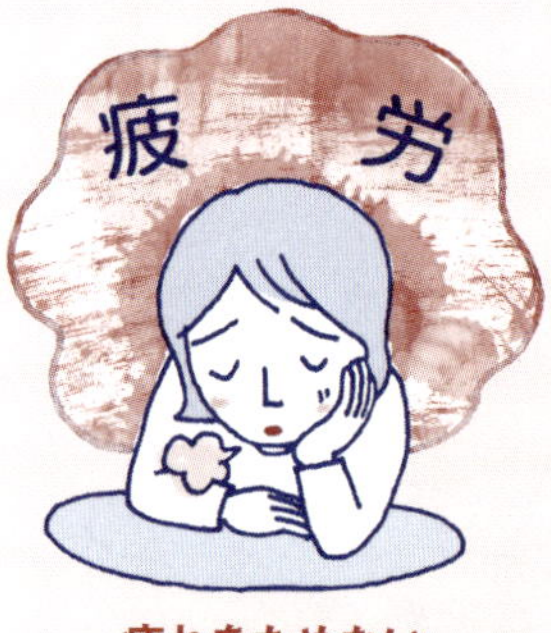

疲れをためない
疲れがたまると、体の抵抗力が弱まり、細菌に感染しやすくなる。

あずきとねぎの飲みものの作り方

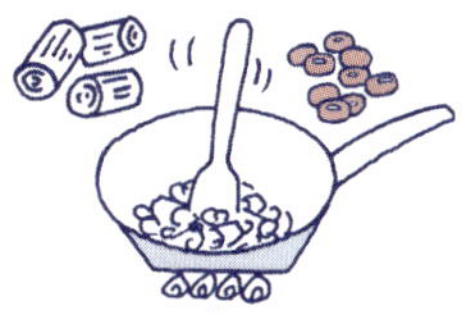

●材料（1杯分）

ねぎ	1本
あずき	40g（1/4カップ）
日本酒	200mL（1カップ）

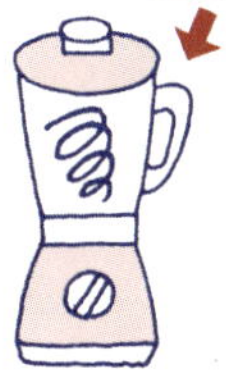

1 ねぎは白い部分だけをぶつ切りにして、あずきとともにフライパンに入れ、弱火でじっくりとからいりする。ねぎが全体に色づいたら火からおろし、ミキサーで粉末にする。

2 日本酒と1を鍋に入れ、ひと煮立ちさせる。酒に弱い人はよく煮て、アルコール分をしっかりとばすとよい。

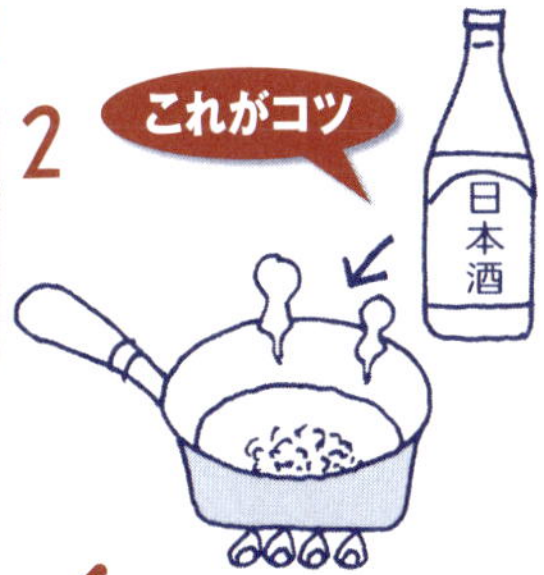

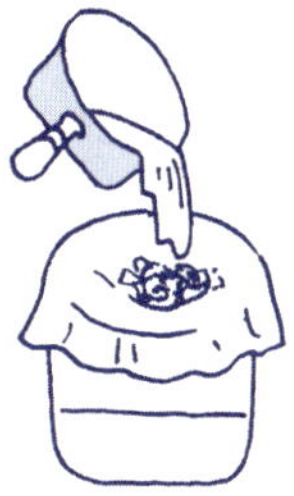

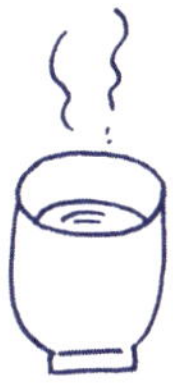

3 ガーゼなどで汁をこして、あたたかいうちに飲む。

作ってみました

ガーゼでこすときは、熱いので注意しましょう。ミキサーがないときは、すり鉢でつぶしてもよいでしょう。

飲んでみました

あずきのせいか、ほんのりとお汁粉の香りがします。ねぎのにおいはきつくなく、飲みやすいです。

むくみが出たときに効く

アケビ

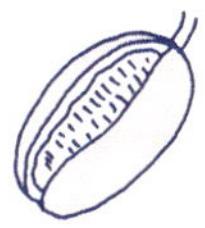

薬用にするのは、つる状に伸びる茎で、生薬名は木通《もくつう》です。つるは7〜8月ごろに白くて太いものを採り、日干しにします。カリウム塩を多く含んでおり、利尿作用と消炎作用があるため、膀胱や尿道の炎症が原因のむくみによく効きます。

膀胱炎には、**アケビとナツメの煎じ汁**を飲みます。アケビのつるを乾燥させたものと、ナツメ（生薬の大棗《たいそう》）各10gを、600mLの水で半量に煎じ、毎食30分前に服用します。（山ノ内）

その他のおすすめ

食品・山野草

利尿作用のある食べものの代表格は、**すいかととうがん**です。

すいかは生で食べてもいいですし、**すいか糖**（作り方は287ページ）にして、毎日少しずつ飲むのもいいでしょう。

とうがんは生で食べても、煮て食べても効果があります。

柿は体の熱を冷まします。尿を出しやすくしたいときは、生のまま黒ごまといっしょに煎じて、その汁を飲みます。

カワラケツメイは、根ごと陰干しにしてきざんだものを煎じ、1日3回、空腹時に飲みます。**スベリヒユ**も干したものを煎じ、1日3回服用します。血尿にも効きます。

血尿が出る場合には、**ミソハギ**が効きます。花の終わりごろに茎から刈り、陰干しにしたものを使います。6gを1日量として、400mLの水とともに弱火にかけ、1/3量に煮つめます。これを3回に分け、空腹時に服用します。**ドクダミ**は、お茶がわりに飲むと予防になります。排尿時の痛みには、入浴剤にして腰湯に使うと、症状がやわらぎます。

！尿を抑制するもち米は避ける

食べもののなかには、排尿をおさえる作用のものがあるので、膀胱炎のときには控えます。注意したいのは、**もち、おこわ、せんべい**などの、もち米が原料のものです。

利尿作用のあるすいかやあずき、レタスなどを食べるときは、効果を相殺してしまう、**もち米**との食べ合わせに気をつけましょう。

ぎんなんにも尿を抑制するはたらきがあるので、避けます。

また、くだものでは、**みかんやぶどう**の食べすぎはいけません。

●緊張するとなぜトイレに行きたくなる？　緊張したり不安をかかえていると、そのストレスが自律神経のはたらきを乱すからとされる。

前立腺肥大症

病院の治療とあわせて、尿を出す食べものをとる

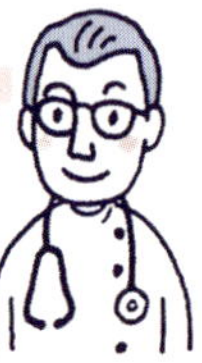

●Dr.アドバイス

頻尿、残尿感がある中高年の男性は検査を

前立腺《ぜんりつせん》は男性生殖器の一部で、膀胱《ぼうこう》のすぐ下で尿道を囲む、栗の実ほどの大きさの腺組織です。これが肥大し、排尿の異常がおこるのが、前立腺肥大症です。

50歳代から肥大がはじまり、60歳代で7割、70歳以上では9割の人にみられます。症状は3段階に分けられ、順に進行していきます。

第1期（膀胱刺激期）は、尿が出にくい感じがして、排尿の回数が増えます。特に夜、たびたびトイレにおきるようになります。

第2期（残尿期）になると、尿が出きった感じがせず（残尿感）、頻尿《ひんにょう》が昼間もおこるようになります。飲酒や薬の副作用、性交などの影響で、尿がまったく出なくなる（尿閉）こともあります。

第3期（尿閉期）に進むと、排尿困難から慢性的な尿閉や、尿失禁をおこしたりすることもあり、腎臓にも障害が出はじめます。

治療は段階によって、薬を飲むか、手術を行います。家庭では、尿の出をよくする食べものをとるよう心がけます。

尿が出にくいときに　なす

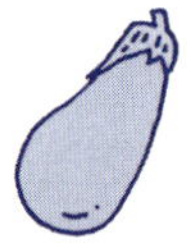

なすは食材としてのみならず、民間療法の薬として、日本でも中国でも昔から広く利用されてきました。熱を冷まして血液の流れをよくする効果や、鎮痛作用、利尿作用、炎症をおさえる作用があります。

尿が出にくいときには、乾燥させた**なすのヘタの粉末**（作り方は次ページ）を飲みます。1日1回、4gをお湯で服用する方法が効きます。

（根本）

尿が止まったときに　とうがん

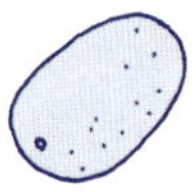

とうがんは瓜の一種で、日本でも古くから栽培されています。尿を出しやすくし、体の熱をとる作用があります。生のしぼり汁や煎じ汁を飲むか、煮ものなどにして食べます。

尿が止まった場合は、**とうがんのしぼり汁**に、はちみつを少し加えたはちみつ入りとうがん汁を飲むと効果があります。ただし頻尿のときには逆に控えましょう。

（根本）

こんな方法もあります

尿を出すはり薬の作り方

●ねぎのはり薬　2通りの方法がある

1つめの方法

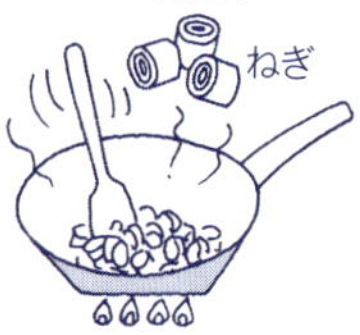

1 ねぎの白い部分を1～2㎝の長さに切って、フライパンかホーローの鍋でからいりし、布などで包む。

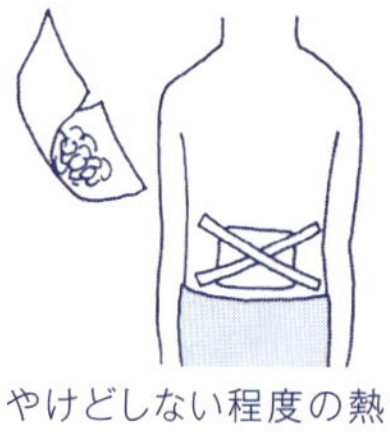

2 やけどしない程度の熱さのうちに、へそにあててはる。冷めたら取り替えて、1時間ほど続ける。

2つめの方法

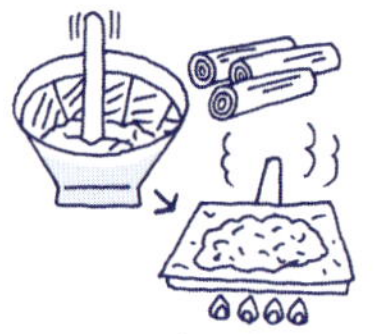

1 ねぎの白い部分500g分をつきつぶす。アルミホイルにのせて焼き、ガーゼなどにのばす。

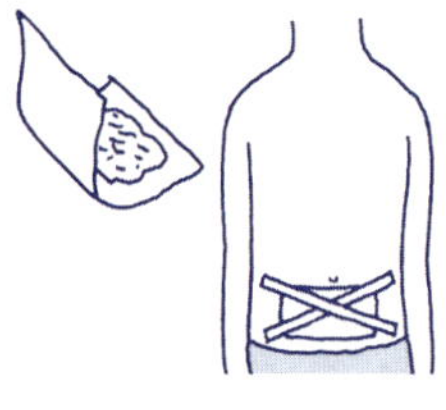

2 1をへその下あたりにあてて、冷めたら取り替える。

●タニシのはり薬

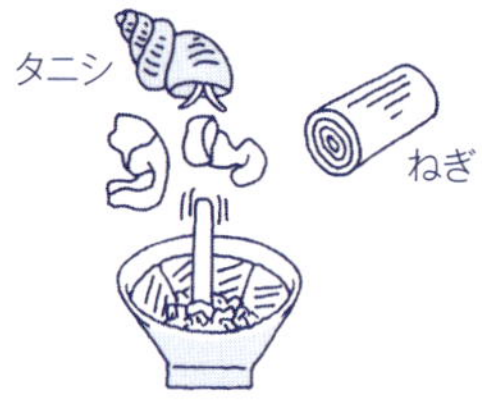

1 生のタニシ5～6個を殻からとり出し、ねぎの白い部分3～4㎝分といっしょに、すり鉢などでつきつぶして混ぜる。

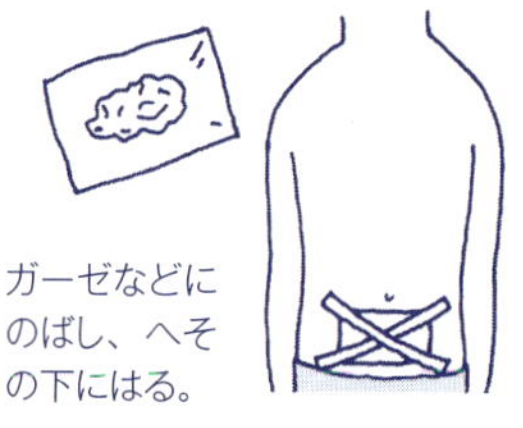

2 ガーゼなどにのばし、へその下にはる。

尿の出をよくする オオバコ

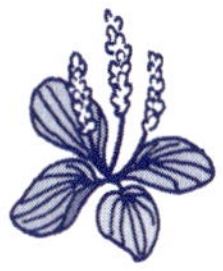

オオバコの葉と茎には、胃腸をじょうぶにする効果や利尿作用があり、種子には、せき止めのはたらきがあります。生薬では、全草を車前草《しゃぜんそう》、種子を車前子《しゃぜんし》といいます。

一般には、乾燥させたものを用います。葉なら10g、種子は5gを1日の量として、**煎じた汁**を飲みます。

生でも、利尿の効果はあります。生のままの葉、茎、根、種子をすりつぶしたものを、白湯《さゆ》か日本酒で飲みます。　（根本）

その他のおすすめ 食品・山野草

尿の出がわるいときは、利尿作用のある食べものを多く食べましょう。

緑豆《りょくとう》には、強い利尿作用と解熱作用がありますが、中華料理でおなじみの食材ですが、最近は日本のスーパーでも手軽に購入できるようになりました。お粥に混ぜて食べるのがいちばんです。

あずきの利尿効果を生かすには、あずきを煮て、薬効成分が溶け出した煮汁を捨てずに飲みます。

毎日の食事にとり入れやすいのは、**あさり**のスープやみそ汁、**やまいも**でしょう。

いしもちは白身の魚で消化がよく、胃腸をととのえます。頭にある魚脳石《ぎょのうせき》（耳石《じせき》）は、尿が出にくいときや、排尿痛があるときおすすめです。2～3粒をよく洗い、そのまますりつぶすか、焼いてすりつぶしたものを、1日2回、朝と晩にお湯で服用します。

桃の花を乾燥させて粉末にしたもの3～5g（1回量）を、はちみつを溶かした水で服用してもいいでしょう。

とうもろこしのヒゲを乾燥させたもの15gを、煎じて飲むのも効果的です。

なすのヘタの粉末の作り方

●**材料**

なすのヘタ……………数本分（できるだけ多く）

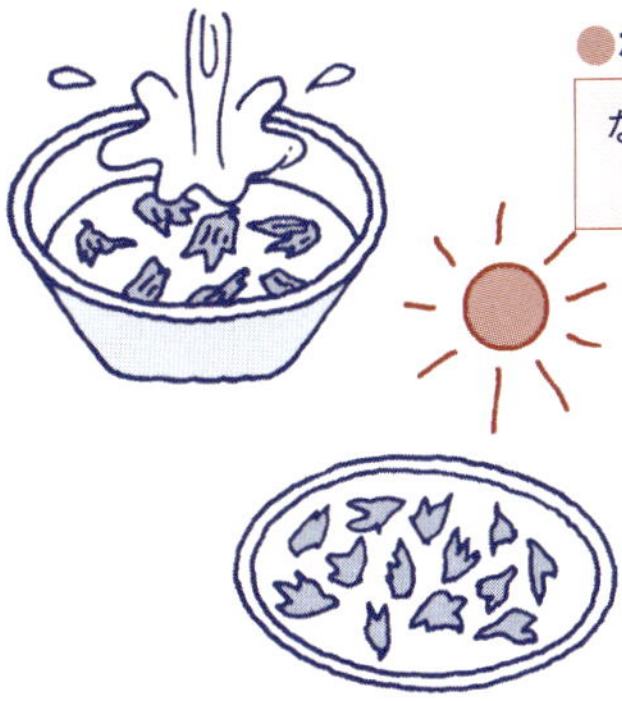

1 なすのヘタをよく洗う。水けをふきとってざるにならべ、日に干す。

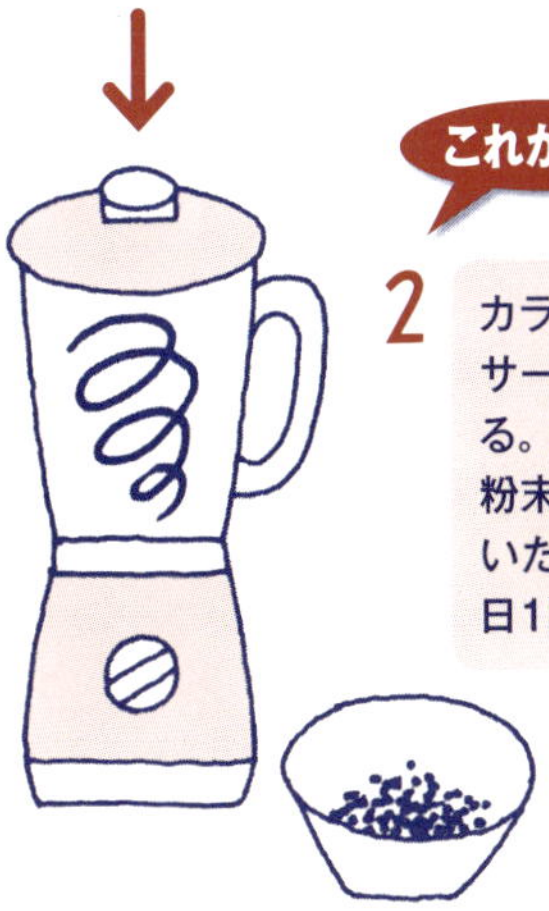

これがコツ

2 **カラカラに乾いたら、ミキサーなどで砕いて粉末にする。乾燥しきらず、うまく粉末にならない場合は、砕いた状態でさらに干す。1日1回、4gをお湯で飲む。**

作ってみました

風通しのよい、涼しい場所でなければ、なかなか乾燥しません。特に夏は腐りやすいので、干す場所を工夫しましょう。

飲んでみました

粉っぽいので、飲みにくいときは、オブラートなどに包むとよいでしょう。

進行したら、もち米、ぎんなんは避ける

症状が進んで尿が出にくくなったら、尿の出をおさえる**おこわ**や**せんべい**などのもち米製品、**ぎんなん**などは食べないようにします。**ぶどう**もあまりたくさん食べないほうがよいでしょう。

また、前立腺肥大症の初期で頻尿がみられるときは、逆に利尿作用があるものを食べすぎないようにします。前立腺肥大症は段階ごとに症状が変化するので、自分の今の状態が頻尿なのか、それとも尿が出しぶるのか、医師に相談のうえ、見きわめてから適切な食べものをとるようにしましょう。

●1日に出る尿の量は？　健康な人の排尿量は、1回150～250mL。1日に4~7回トイレに行くとして、1~2Lもの尿が出る。

糖尿病

治療の基本は「一に食事で二に運動」。薬は最後の手段

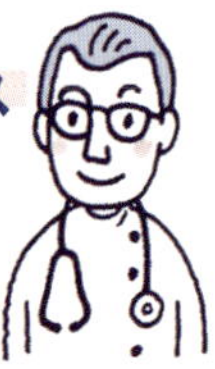

Dr.アドバイス

おそろしいのは合併症。軽ければ、食事の改善だけでも血糖値が安定する

糖尿病は、膵臓《すいぞう》から分泌されるインスリンというホルモンが、不足したり、はたらきがわるくなったりすることにより、食事からとった血中のブドウ糖が十分に活用されなくなって、血糖値が高いまま下がらなくなる病気です。

糖尿病は、大きく2つのタイプに分類されます。

①1型糖尿病（インスリン依存型）……自己免疫の異常などにより、インスリンを分泌する膵臓の細胞が破壊されて生じる。比較的若い人に多くみられる。

②2型糖尿病（インスリン非依存型）……過食や肥満、運動不足、ストレスなど、好ましくない生活習慣が原因となって生じる。中高年の発症が多く、糖尿病のほとんどはこのタイプ。

糖尿病のおそろしさは、合併症にあります。初期には自覚症状がありませんが、高血糖の状態は確実に血管にダメージを与え、動脈硬化を進行させます。その結果、①網膜症（失明にいたることがあります）、②腎症《じんしょう》（人工透析導入の最大の原因です）、③神経障害（末梢神経や自律神経、運動神経が障害され、さまざまな悪影響が出ます）という、3大合併症がひきおこされます。また、重要な血管の動脈硬化が進むと、脳卒中や心筋梗塞《しんきんこうそく》といった、突然死をひきおこす病気を招く結果となります。

2型糖尿病の治療の基本は、まずは食事療法。それに運動療法が必須です。初期であれば、それだけで血糖値を安定させることができます。それでも高血糖の状態が続く場合は、薬物療法をはじめますが、その場合でも、食事療法と運動療法は欠かせません。1型糖尿病の場合は、発症時から毎日のインスリン注射が必要です。

●糖尿病が進行するとあらわれる自覚症状●

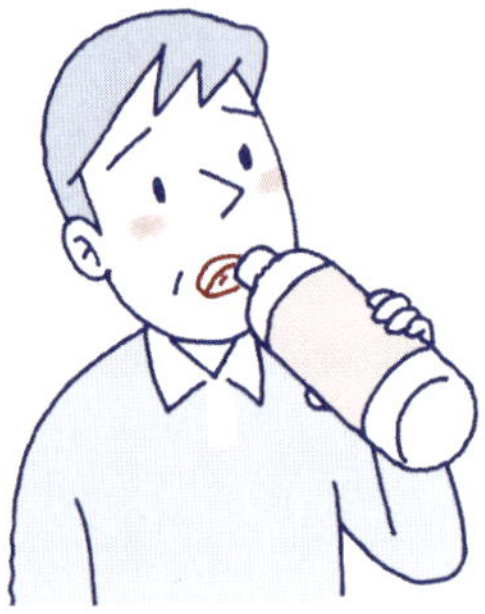

のどが渇く
血液中の余分な糖を尿として排出するために、大量の水分が失われるので、のどがひどく渇くようになる。

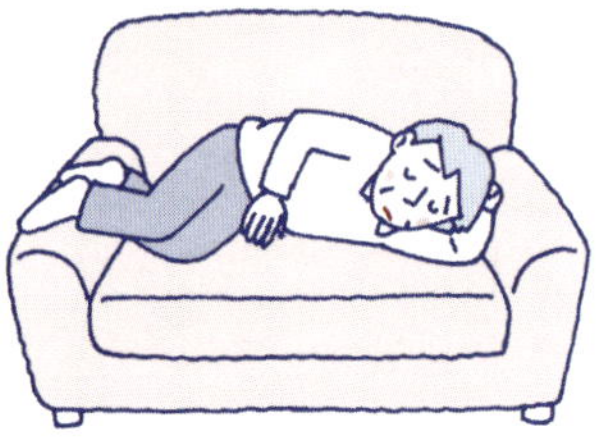

だるい・疲れやすい
体が利用できるエネルギーが不足して、何もする気にならないほど、ひどい疲労感がある。

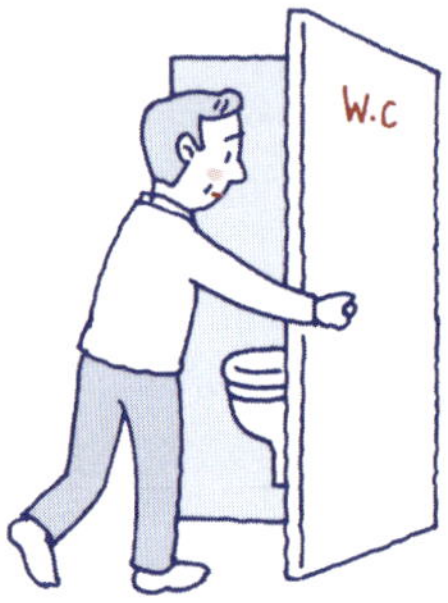

トイレの回数が増える
のどが渇き、水を大量に飲むようになるため、排尿の量も回数も増える。

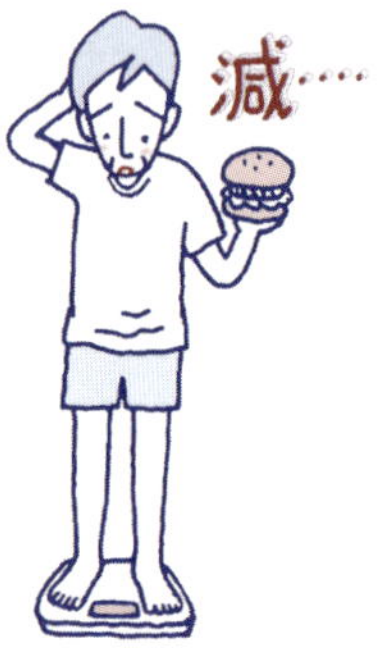

食べているのに、やせる
ブドウ糖を活用できなくなると、エネルギー源として脂肪を消費するようになるため、やせはじめる。

食事療法の原則は、たった2つ。ただし、厳守することが大切

禁過食

摂取カロリーを守り、太りすぎない
食事は、医師に指示される摂取エネルギーを守る。これは、標準体重（142ページ参照）と、日常的な労働量によって決められる。太っている人は、標準体重を目安に減量をはじめる。

禁偏食

栄養のバランスを保つ
糖尿病患者に、絶対ダメという食品はない。できるだけ多種類のものを、かたよらずに食べることが重要。ただし、糖質はとりすぎないように注意。

●2つのはかりが必要

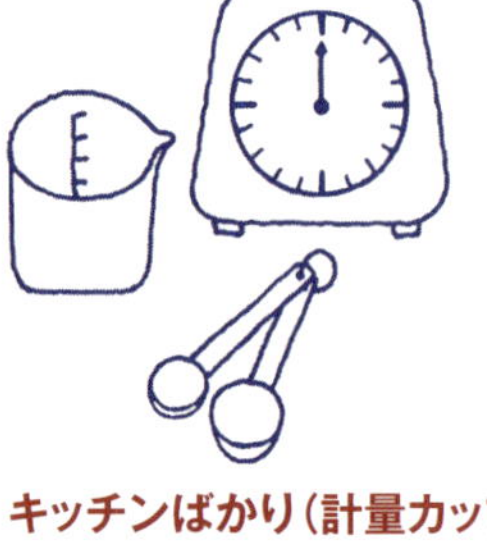

キッチンばかり（計量カップや計量スプーンも）
食事の摂取エネルギーを守るためには、キッチンばかりが必要。計量カップや計量スプーンもあわせて用意するとよい。

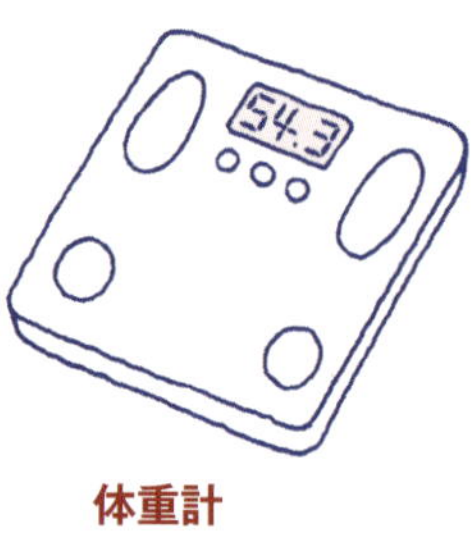

体重計
肥満は大敵。体重計を用意して毎日量り、標準体重の維持を心がける。

えんどう豆の煮ものの作り方

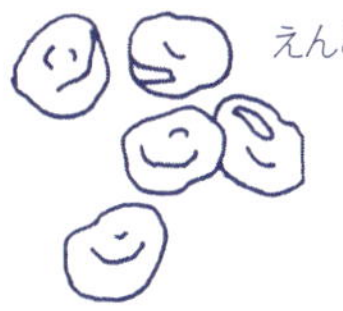

●材料（3日分）

乾燥えんどう豆	160g（3カップ）
水	600mL（3カップ）
塩	小さじ1

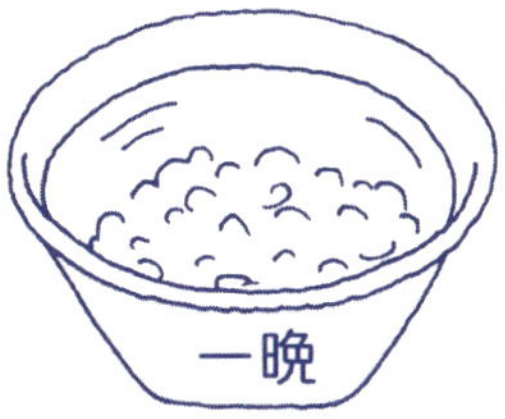

1 えんどう豆は、たっぷりの水につけたまま、一晩おいてもどしておく。

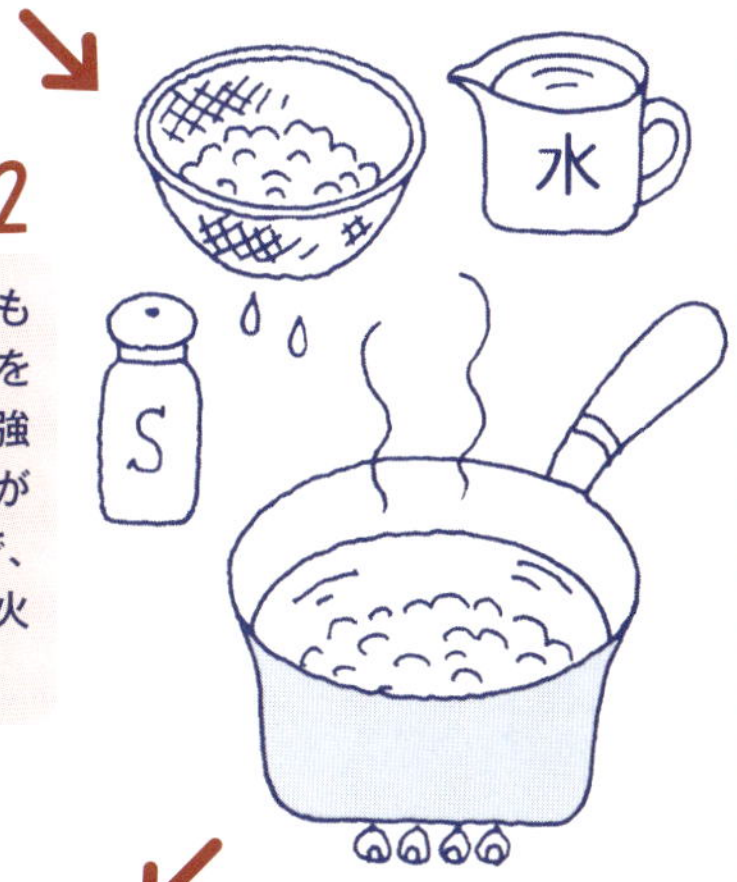

これがコツ

2 鍋に3カップの水と、もどしたえんどう豆、塩を入れ、弱火で煮る。強火で煮立てると豆の皮が破れて煮くずれるので、豆が踊らない程度の弱火をキープする。

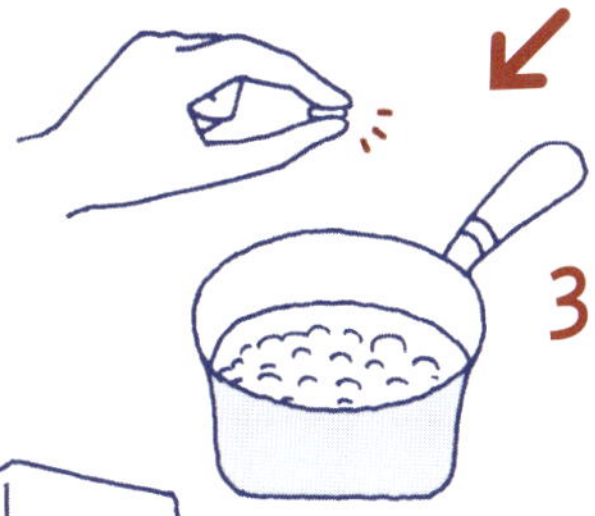

3 豆がやわらかくなったら火を止め、そのまま冷ます。

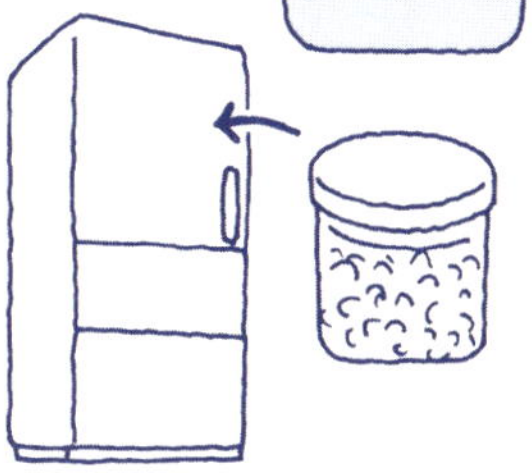

4 冷蔵庫で保存し、1日1カップずつ食べる。

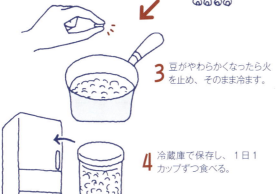

作ってみました

えんどう豆は煮くずれしやすいので、煮ている途中はかたさをまめに確認して、食べられるくらいのやわらかさになったらすぐに火を止めます。

食べてみました

薄い塩味がおいしさをひきたてます。手軽な常備菜にもなります。

のどの渇きに効く えんどう豆

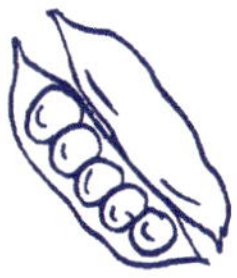

中国・明代の有名な薬用書、『本草綱目《ほんぞうこうもく》』には、「えんどう豆の主たる効用は脾《ひ》胃《い》を中心とする病である」（脾胃とはすい臓を含む胃腸系全体）、「糖尿病のように口が渇くときは、薄味で煮て食べるとよい」とあります。えんどう豆には糖尿病や胃の調子をよくするはたらきがあるのです。

常食するには、**えんどう豆の煮もの**（作り方は左図）がよいでしょう。また、豆苗《とうみょう》の若芽にも同様の効果があるので、**豆苗のつき汁**コップ½杯を、1日2回飲みます。

（根本）

のどが渇く肥満の人に とうがん

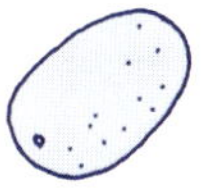

とうがんには強い利尿作用があります。長期にわたって食べると、体が軽く健やかになるといわれます。しかも低エネルギー食材なので、肥満対策にはうってつけです。

96％が水分ですから、のどが渇く場合によく、特に**とうがんの煎じ汁**がおすすめです。これは、干したとうがん（生薬の冬瓜《とうが》）と麦門冬《ばくもんどう》（リュウノヒゲの根）、黄連《おうれん》（オウレンの根茎）を加えて煎じます。ただしこれは、夜間頻尿《ひんにょう》のある人には向きません。

（根本）

●とうがんの煎じ汁

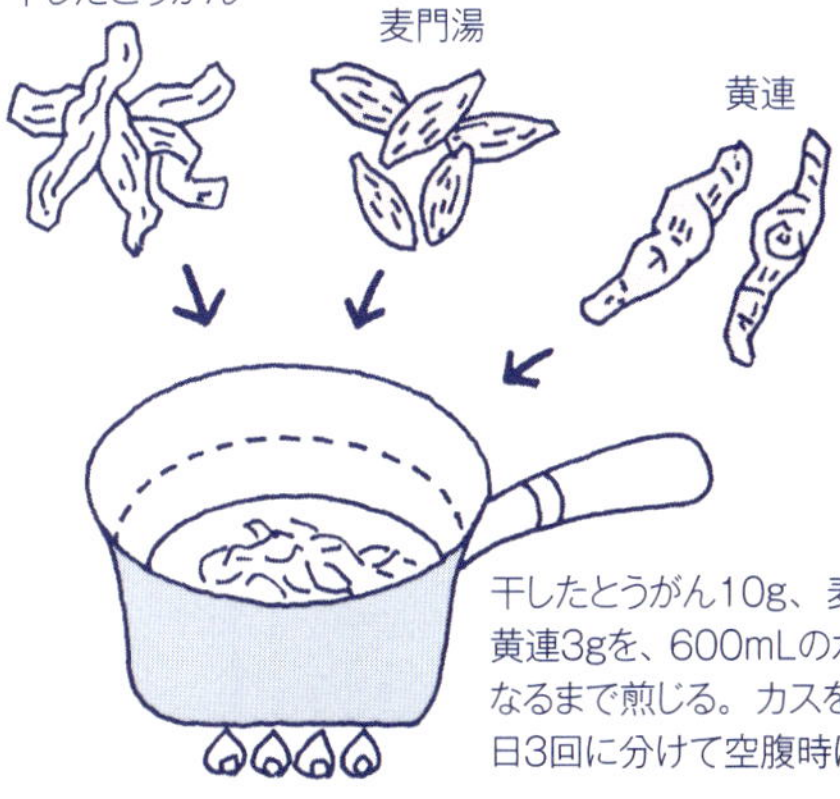

干したとうがん10g、麦門冬10g、黄連3gを、600mLの水で、半量になるまで煎じる。カスをとり除き、1日3回に分けて空腹時に飲む。

●体の中にある島って？ インスリンは膵臓に点在するβ《ベータ》細胞から分泌される。この細胞を、発見者の名にちなんでランゲルハンス島とよぶ。

膵臓のはたらきがよくなる
やまいも

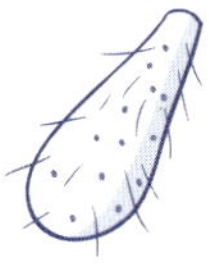

糖尿病が進行するととても体が疲れやすくなるので、強壮作用のあるやまいもは好適な食品です。しかも、膵臓《すいぞう》の機能を助ける作用もあり、毎食60gずつ食べると、のどの渇きや頻尿《ひんにょう》も改善されます。

やまいもと豚の膵臓のスープにすると、著しい効果があります。これは、中国の「以類治《いるいち》類《るい》」という考え方に基づくもので、病んだり傷ついたりした臓器を治すためには、ほかの動物の同じ臓器を食べるといいとされます。つまり、豚の膵臓を食べることで、インスリン分泌の改善を促すのです。

（根本）

●やまいもと豚の膵臓のスープ

1 豚の膵臓1個と、やまいも1本分を、ひたひたの水でやわらかくなるまで煮る。

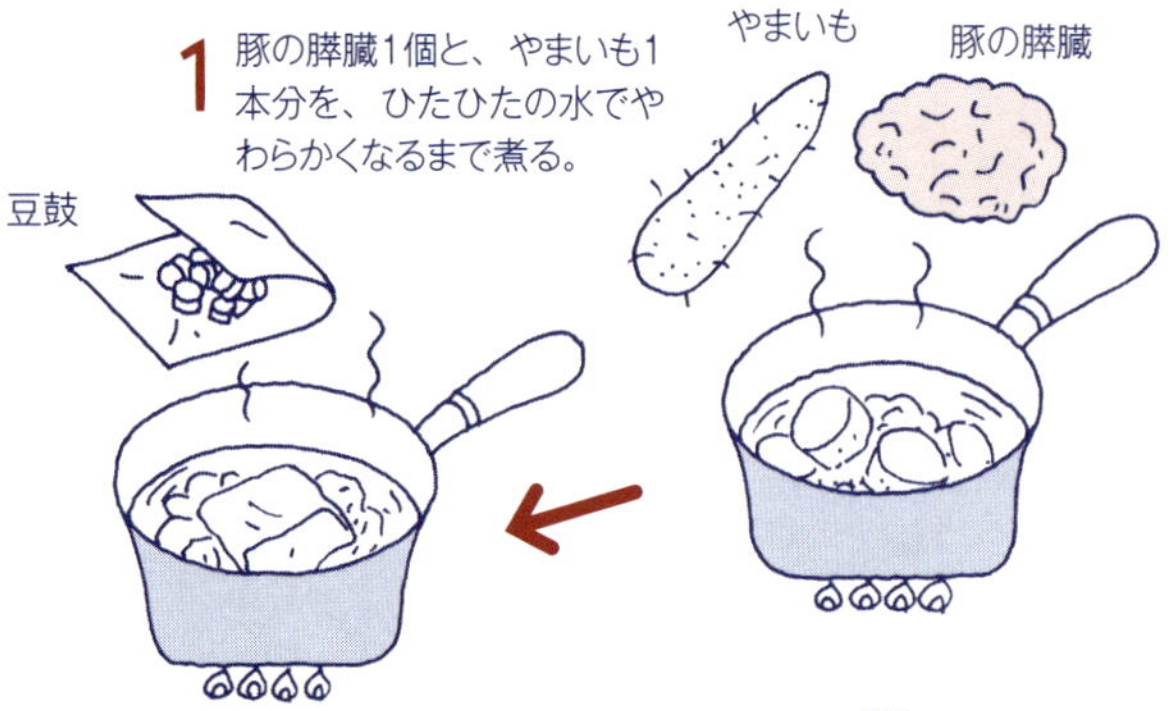

2 ねぎの白い部分を1本分ぶつ切りにしたものと、豆鼓《トウチー》（浜納豆でも可）30gをガーゼに包んで加え、さらに煮込む。スープだけをこして、塩で薄く味をつける。これを1週間に2回飲む。ひきあげた膵臓も、細かくきざんで食べる。

※豚の膵臓は、デパートなどの精肉部で予約すると、2〜3日で手に入る。

食物繊維が血糖値をおさえる
こんにゃく

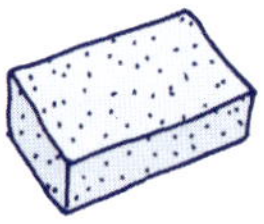

こんにゃくに含まれるグルコマンナン（コンニャクマンナンともいう）が、血糖値を正常にします。これは水に溶ける食物繊維で、近年その効果が注目されています。低エネルギーですから、肥満の人にもおすすめの食品です。

こんにゃくのかたちでとるより、グルコマンナン（いわゆるこんにゃく製粉）そのものを食べたほうが効果はアップします。しかし、これはえぐみが強くてそのままでは食べられません。えぐみを抜いたものも売られていますが、一般の人の入手は難しくなっています。

（根本）

日・常・生・活・の・注・意

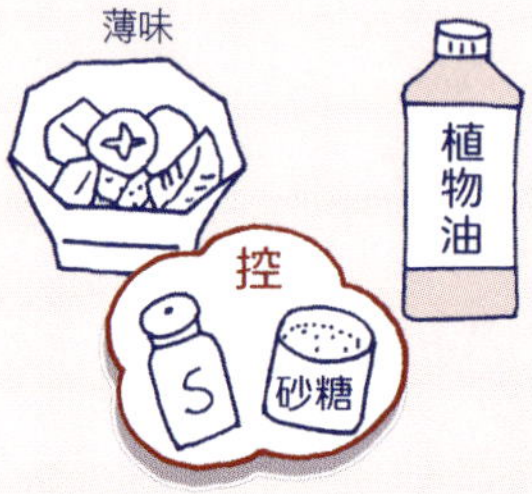

味の濃い料理は、ごはんを食べすぎてしまうため、薄味に。塩分、糖分とも控える。また、動脈硬化の予防のためには、油は植物性油脂にする。

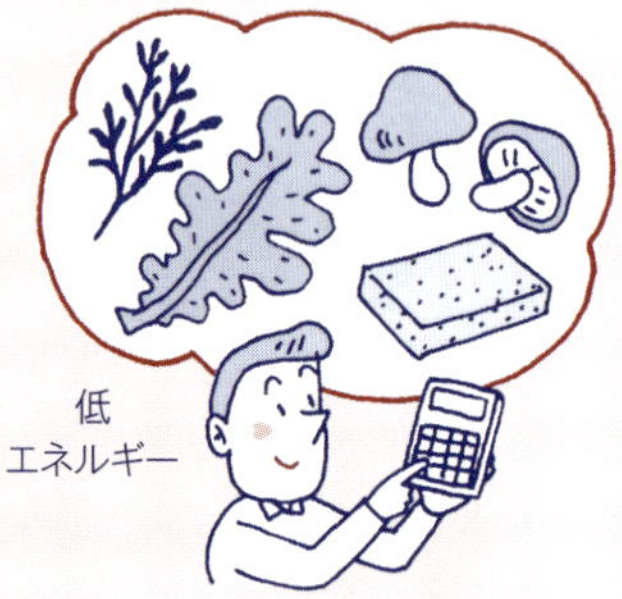

医師に指示された摂取エネルギー量を厳守。量が少なくても満腹感を得やすい、ひじき、わかめ、しいたけ、こんにゃくなどの低エネルギー食品を利用する。

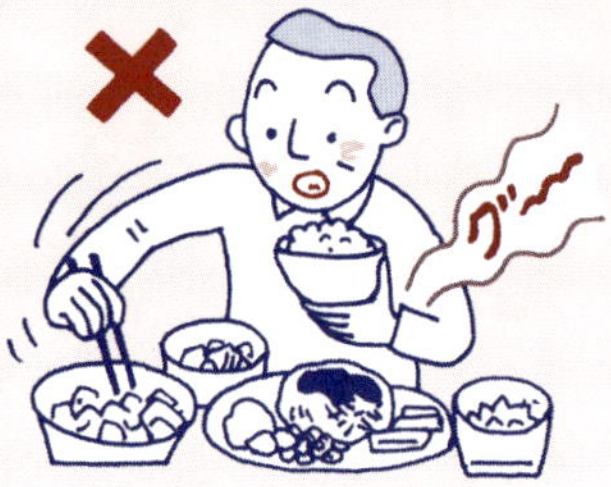

食事時間は規則正しく。間隔があきすぎると、空腹のあまり次の食事で食べすぎて血糖値が急激に上がる原因に。まとめ食いも急激に血糖値が上がってしまう。

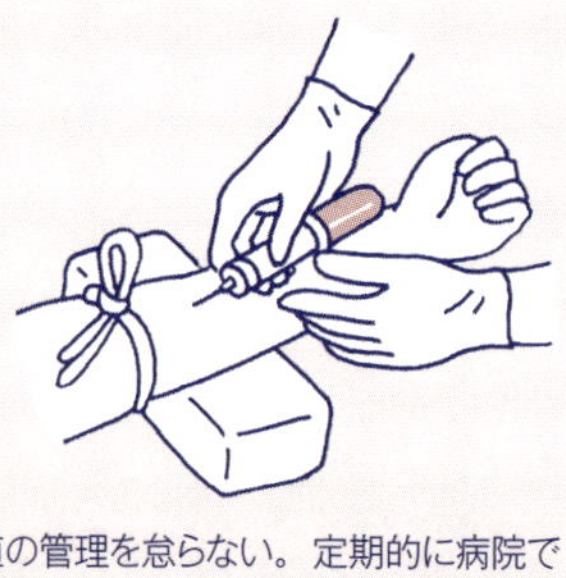

血糖値の管理を怠らない。定期的に病院で検査を受けるか、医師と相談して携帯用の血糖測定器を購入し、自己管理する。

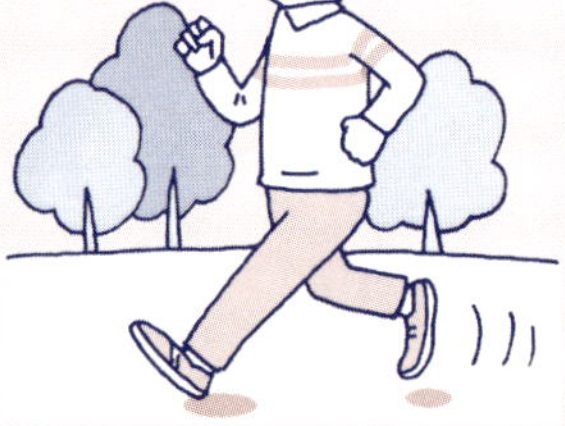

適度な運動をする。少し汗ばむ程度の強度が最適。運動することによって、血液中のブドウ糖が筋肉の細胞へとり込まれ、エネルギーとして消費されるため、血糖値の上昇を防ぎ、安定させることができる。

あさりスープの作り方

これがコツ

●材料（4人分）

あさり（むき身）…………250g（5カップ）
にら………………200g（1束）
水…………600mL（3カップ）

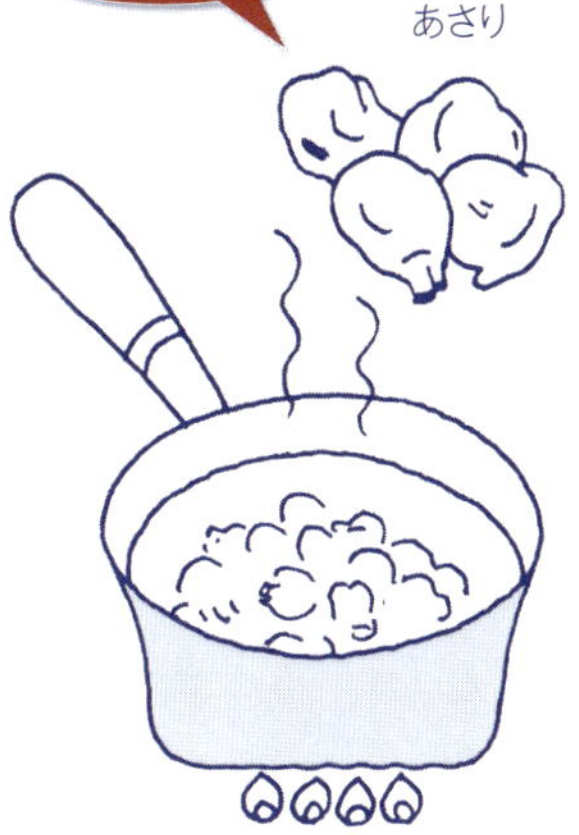

1 あさりと水を鍋に入れて煮る。殻つきのものを使う場合は、砂抜きをしてから水を加えてゆで、一度とり出して殻をむき、むき身をゆで汁に戻す。

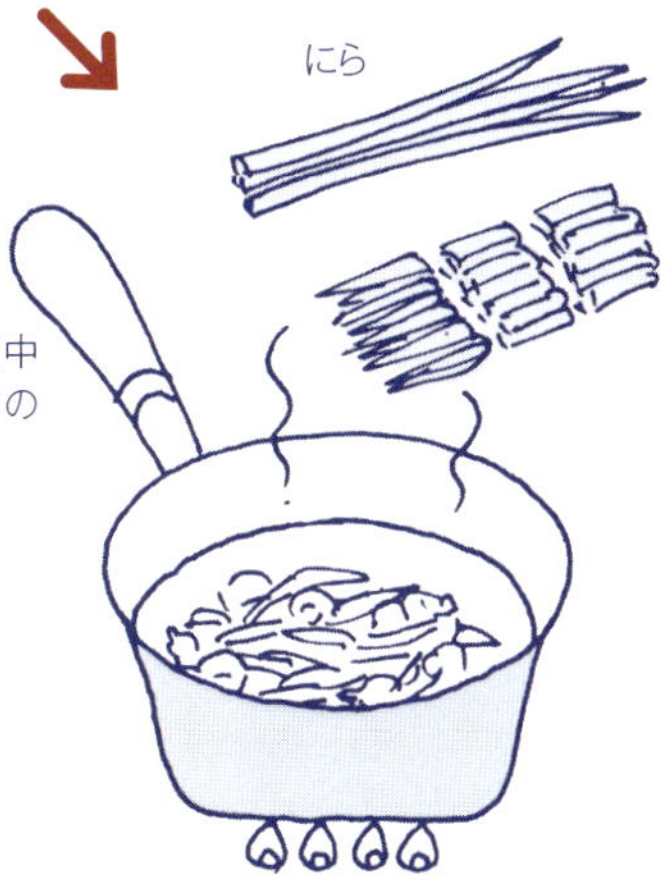

2 沸騰したら、しばらく中火で煮て、ザク切りのにらを加える。

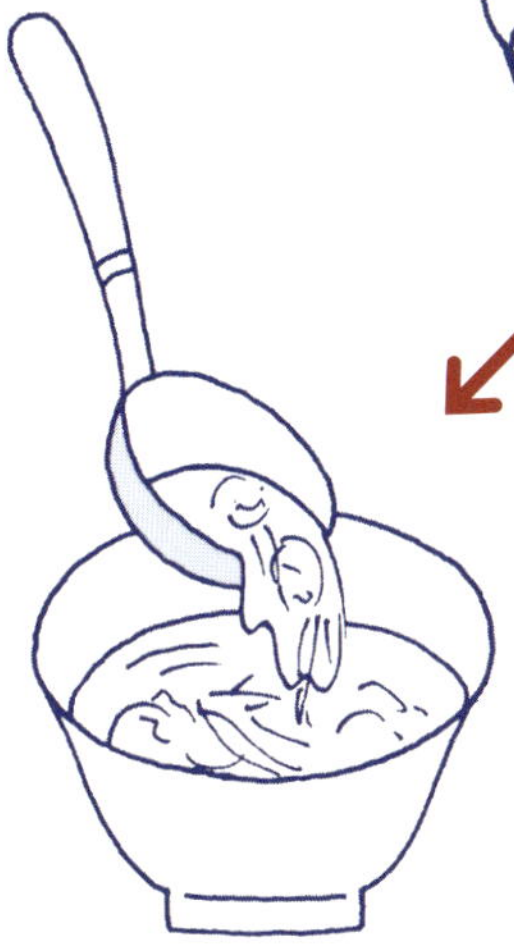

3 にらに火が通ったら火を止め、器に入れる。

作ってみました

簡単にできます。殻つきを求めるときは、むき身の5倍の1.25kg必要です。

飲んでみました

あさりのうまみが十分に出た、おいしいスープです。にらの青臭さが苦手な人は、よく煮るとよいでしょう。

のどの渇きに効果的 あさり

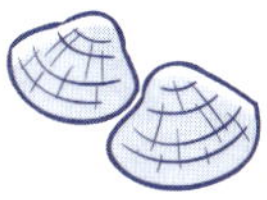

進行した糖尿病で、のどの渇きがつらい場合には、あさりを常食してみましょう。

みそ汁や潮汁《うしおじる》にする場合には、塩分を控えめにすることをお忘れなく。

糖尿病の人は疲労しやすいので、強壮効果のあるにらを加えた**あさりスープ**（作り方は左図）をおすすめします。そのほか、やまいもやゆり根、セリを加えても合います。特にセリには血圧を下げる効果があるので、高血圧を伴う糖尿病患者に向きます。（根本）

なるほどゼミナール

血糖値の上昇をおさえる水溶性の食物繊維

水に溶ける性質をもつ水溶性食物繊維には、くだもの・野菜に含まれているペクチン、こんにゃく・わかめなどに多いアルギン酸やラミナリン、フコイダン、こんにゃく・やまいもなどに含まれるグルコマンナンなどがあります。

いずれもヌルヌルとした性質をもつために、ゆっくりと腸に送り出されます。これによりブドウ糖の吸収がゆっくりになり、血糖値の急激な上昇を防ぎます。おかげで糖の代謝に必要なインスリンを分泌する、膵臓の負担が軽減されます。このことから、水溶性食物繊維は、糖尿病の予防と治療に特にすすめられています。

●水溶性食物繊維の血糖値降下作用

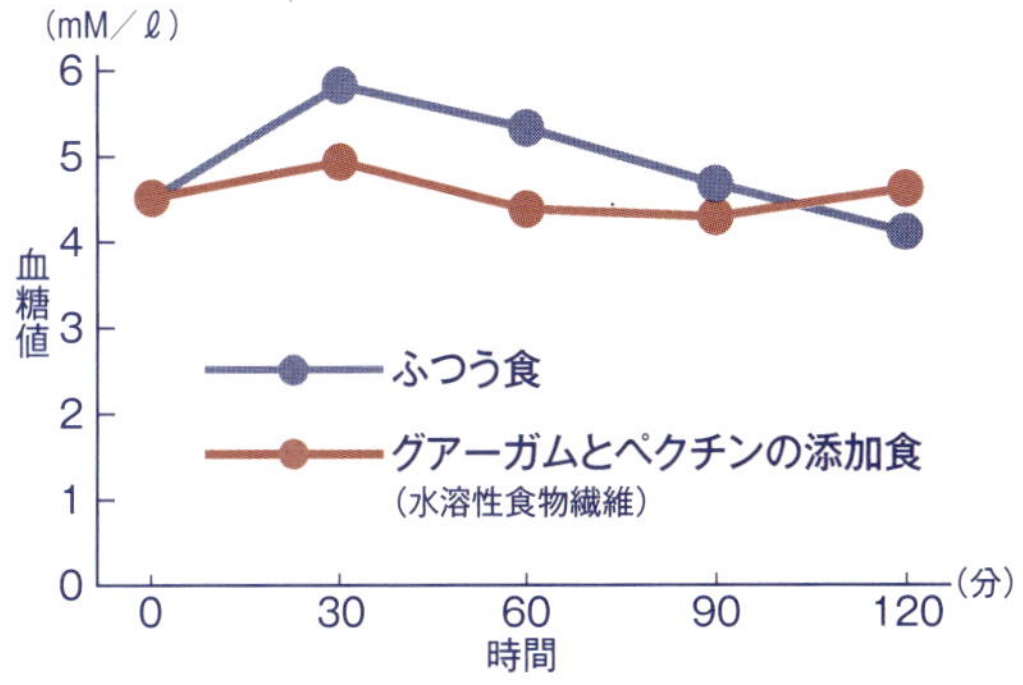

食物繊維をとると、血糖値の上昇がおさえられることがわかる。（JENKINS.D.J.A.1977年）

●水溶性食物繊維が豊富な食品は？　こんにゃく、わかめ、昆布、いも類、きくらげ、なめこ、干ぴょう、切り干しだいこん。

のどの渇きをとめる
ほうれん草

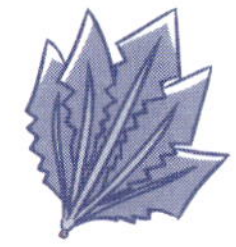

中国では、ほうれん草には「のどの渇きをとめて潤す作用がある」といわれています。栄養学的にも、ビタミンA・B群・Cと鉄が豊富で、食物繊維も含むなど、すぐれた緑黄色野菜の代表です。

のどの渇きには1日100gくらい食べると効果があり、しかもそれにより、1日に必要なビタミンAが補給できます。

しきりにのどが渇くときには、**ほうれん草のスープ**（作り方は次ページ）を、1日3回飲むとよいでしょう。

（根本）

肥満解消のメニューに
ハトムギ

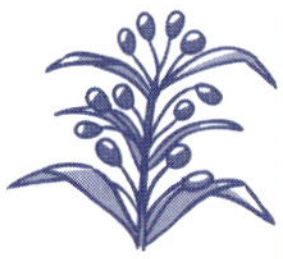

殻つきのハトムギは、お茶にすると香ばしくいただけます（374ページ参照）。また、殻をむいたものは薏苡仁《よくいにん》とよばれ、食用や薬用にします。ハトムギは、体内の余分な水分を除く利尿作用にすぐれており、糖尿病にかかりやすい「水太りタイプの肥満」の改善に効果があります。

ハトムギの煎じ汁は、実（殻つき）10gを5カップの水で煎じます。あたためたものをお茶がわりに飲むとよいでしょう。また、主食のごはんのかわりに、ハトムギ粥を作って食べるのもおすすめです。

（根本）

血糖値を下げる作用がある
ごぼう

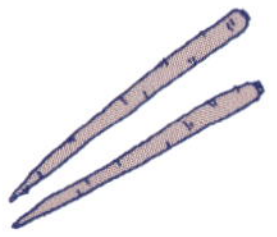

ごぼうには、血糖降下作用があることが確認されています。リグニンという不溶性食物繊維が多く、胃や腸にとどまる時間が長いため、糖質の吸収がゆっくりおだやかになります。

また、新陳代謝を高め、強壮に効く食べものとしても有名です。糖尿病では、糖質がエネルギーとして体内で十分に活用されないため、全身の倦怠感を覚える人が少なくありません。その体のだるさをとるのにも、ごぼうは役立ちます。**ごぼう入り炊き込みごはん**は、常食できる最適のメニューといえます。

（根本）

●ごぼう入り炊き込みごはん

1 玄米3カップ、ごぼうのささがき1本分、にんじんのあらみじん切り⅓本分を、炊飯器に入れる。

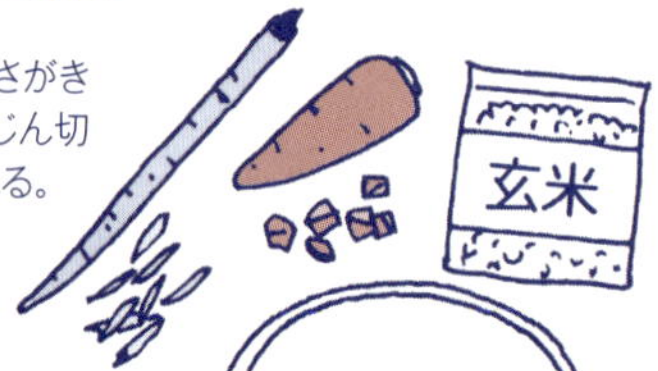

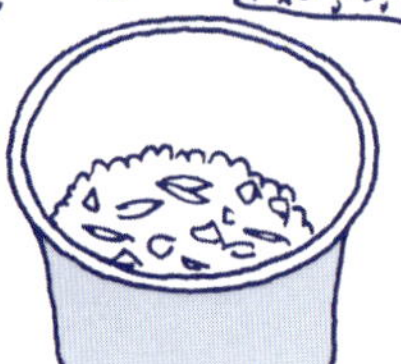

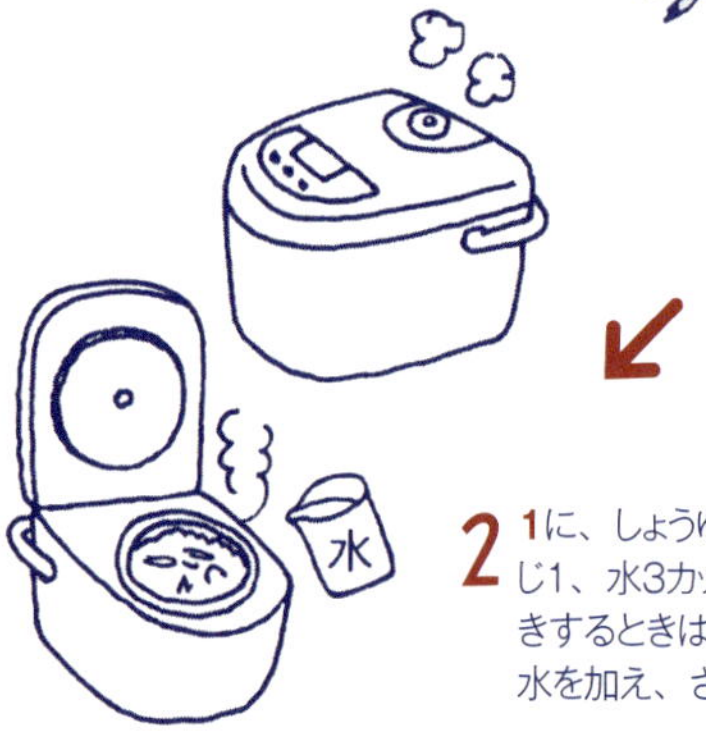

2 1に、しょうゆ大さじ3、酒大さじ2、みりん小さじ1、水3カップを入れて炊く。炊飯器で二度炊きするときは、一度炊きあがってから1カップの水を加え、さらに15分ほど炊いてから蒸らす。

おすすめ

特に根皮が効果的
タラノキ

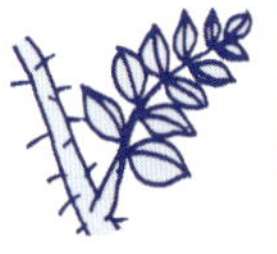

タラノキは、北海道から沖縄までの各地でみられる落葉低木。幹にも枝にもトゲが生えています。タラノキは、芽、枝、皮、根のすべてが、血糖値を下げるはたらきをもっています。なかでも「タラコンピ」とよばれる根の皮に、最も薬効があります。

糖尿病には、**根皮の煎じ汁**を1日3回飲むとよいでしょう。根皮は乾燥させずに生のままがよく、春、新芽の出る前に根を掘り出し、よく洗ってから皮をはぎます。1日分50gを、450㎖の水で半量になるまで煎じます。

乾燥させた市販品もありますが、値がはるうえ、多くは根皮ではなく、幹の皮を使用しています。楤木《そうぼく》という生薬名で売られているのがこれです。市販品を使用する場合には、カキドオシやフジバカマの乾燥品を5gずつ加えるとよいでしょう。いずれの材料も副作用がありません。

タラノメは山菜の王とよばれ、てんぷらによく使われます。サポニンと食物繊維が含まれ、腸で糖質や脂肪の吸収をおさえることから、糖尿病だけではなく、肥満改善にもよい食品です。

（根本・山ノ内）

ほうれん草のスープの作り方

●材料（3回分）

ほうれん草	100g（約5株）
鶏肉（胃袋）	150g
水	600mL（3カップ）

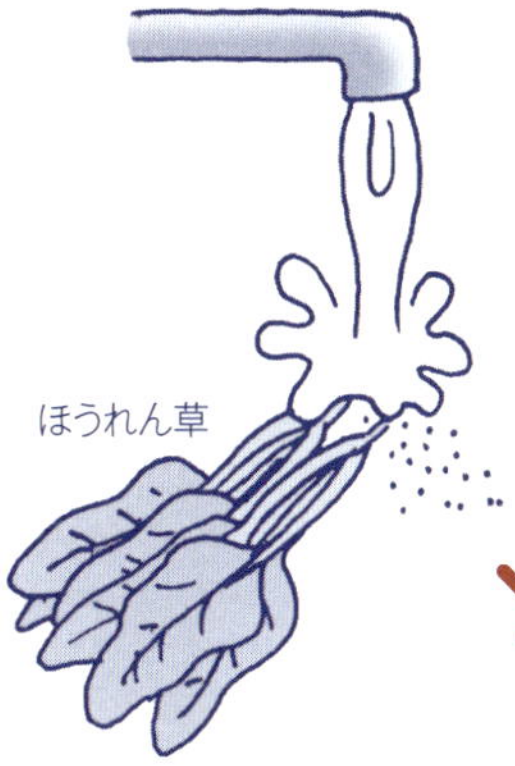

1 ほうれん草は洗って、根の泥を落とす。

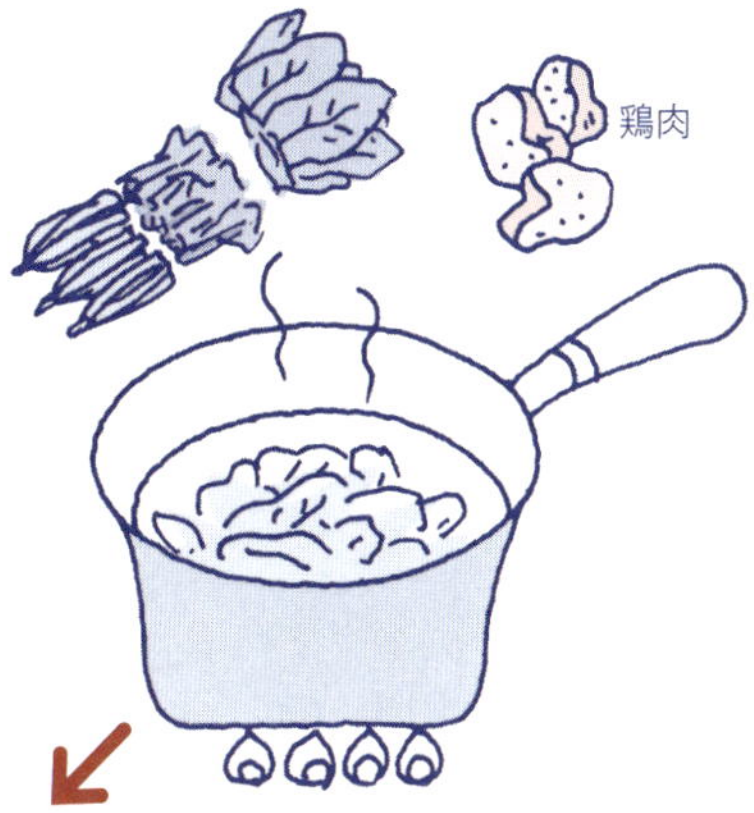

2 ザク切りにしたほうれん草と鶏肉を鍋に入れ、水を加えて煮る。

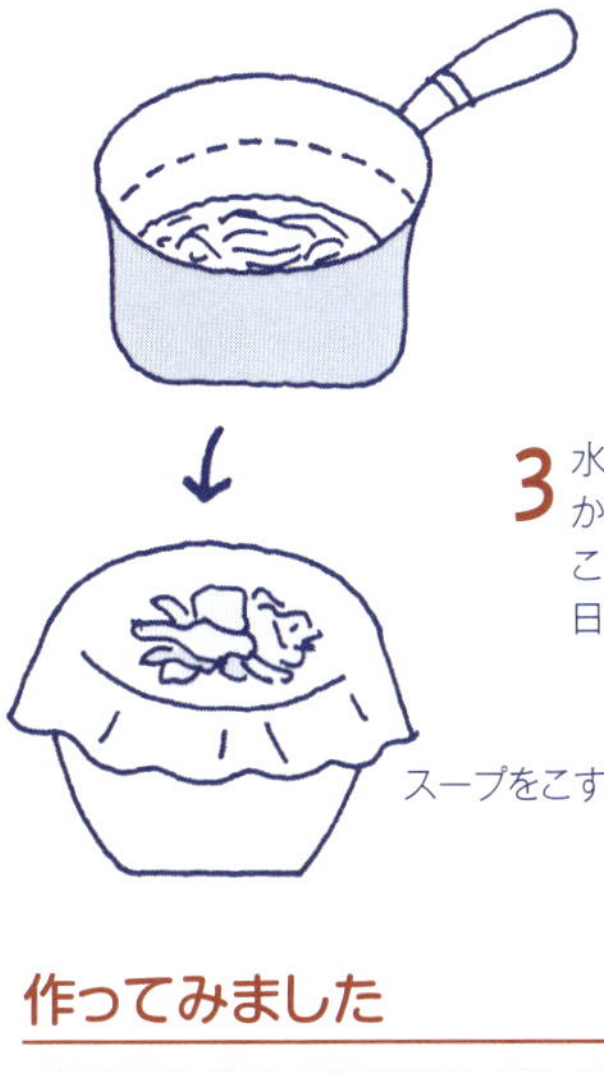

3 水が半量になったら火からおろし、ガーゼでこす。このスープを1日3回飲む。

作ってみました

ほうれん草は、薬効成分を捨てないために、下ゆでせずに使います。あくが気になるときは、あくの少ない生食用（サラダ用）で作るとよいでしょう。

飲んでみました

ほうれん草の渋みが強く、とても飲みにくいです。良薬は口に苦しと覚悟して、頑張って飲んでください。

おすすめ

予防効果もある フジバカマ

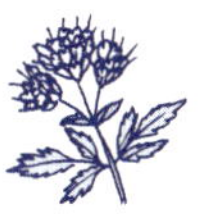

全草を乾燥させたもの（生薬名は蘭草《らんそう》）を使います。

フジバカマの煎じ汁は、1日量10gを水400mLで煎じ、3回に分けて飲みます。

特に糖尿病の治療と予防には、ほかの薬草（ビワの葉やカキドオシ、タラノキを各5gずつ）と配合すると効果が増します。

（根本・山ノ内）

●フジバカマの煎じ汁

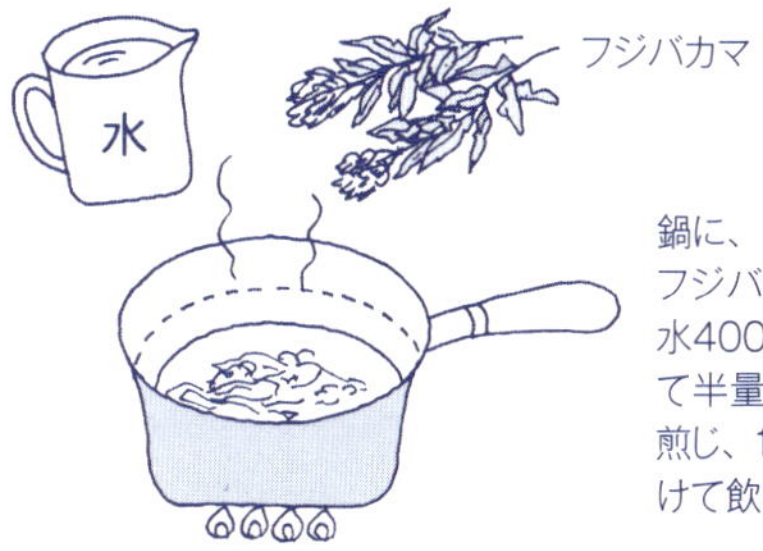

鍋に、乾燥させたフジバカマ10gと水400mLを入れて半量になるまで煎じ、1日3回に分けて飲む。

おもしろ栄養学

生大豆を食べるとインスリンが増える？

ニワトリを大豆のエサで飼育すると、膵臓《すいぞう》が大きくなることが知られています。これは、ネズミの実験でも証明されています。さらに、インスリンを分泌するランゲルハンス島が大きくなり、分泌量自体も20～40％ほど増加していることがわかりました。

たんぱく質が豊富な大豆を食べると、膵臓でつくられる「トリプシン（たんぱく質分解酵素）」が活発にはたらきます。ところが、大豆には「トリプシンインヒビター（トリプシン阻害《そがい》因子）」が含まれているため、大豆を生のまま食べると下痢しやすいことが知られています。一般に大豆を加熱して食べるのは、この阻害因子の活性を失わせるためです。しかし、「トリプシンインヒビター」が体の中に入ってくると、対抗してトリプシンを分泌しようとするため、膵臓の機能が活発になり、結果としてインスリンの分泌量まで増えることがわかってきました。

古くからの民間治療でも、糖尿病には「大豆を水につけ、やわらかくしてからそのまま食べる」というのがあります。試してみてはいかがでしょう。

●よくつまずくのは糖尿病？　神経が障害されると、調和のとれた筋肉運動ができなくなり、筋力も低下。つまずくのもその一症状。

痛風

肉食中心の食事や酒の飲みすぎが原因。食生活の改善を

●Dr.アドバイス

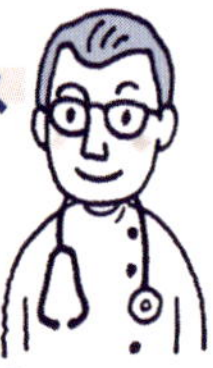

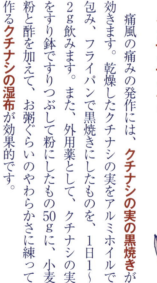

肥満が最大のリスク。服薬中も食事療法は厳守

痛風は、血液中に細胞の老廃物である尿酸が多くなった結果（高尿酸血症）、その尿酸が結晶となって関節などに沈着し、激痛をひきおこす病気です。患者の多くが、中高年の男性。美食、多食、多飲酒が原因となることから、かつては「帝王の病」ともよばれていました。そのせいか庶民には無関係と油断している人が多いのですが、生活が昔とは比較にならないくらい豊かになった現代では、誰もがかかりうる病気です。

この病気をひきおこす尿酸とは、プリン体という化合物の燃えカスです。プリン体の全体量のうち、体内でつくられるものは8割、食事からの摂取分は2割程度なので、それほど多いとはいえません。しかし、プリン体を多く含む食品を頻繁・多量に食べていると、尿酸値は上がってしまいます。尿酸は体内に必ず存在するものなので、それ自体に悪い作用があるわけではありません。ただ、量が過剰になると、病気をひきおこしやすくなるのです。

痛風発作は一般に、足の親指のつけ根が赤くはれて、突然痛み出してはじまります。

治療は薬の服用（尿酸排泄薬）と食事療法が中心です。特に食事は重要で、ふだんからかたよった食生活を送っていると尿酸値がさらに高くなります。

食事の原則は、①太らないようにする、②動物性たんぱく質と脂質を制限する、③アルコールは控える、④尿酸が腎臓にたまらないよう、水分を十分にとり、尿を出すことです。生活全般では、運動を習慣化させて、ストレスを避けることも大切です。

おすすめ

痛みとはれに効く クチナシ

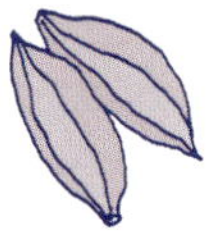

痛風の痛みの発作には、**クチナシの実の黒焼き**が効きます。乾燥したクチナシの実をアルミホイルで包み、フライパンで黒焼きにしたものを、1日1～2g飲みます。また、外用薬として、クチナシの実をすり鉢ですりつぶして粉にしたもの50gに、小麦粉と酢を加えて、お粥ぐらいのやわらかさに練って作る**クチナシの湿布**が効果的です。

さらに**クチナシとあずきのお粥**（作り方は次ページ）で、痛みの発作を防ぎましょう。

（根本・山ノ内）

おすすめ

煎じても薬湯にしても効く スイカズラ

薬効があるのは茎葉（生薬名は忍冬《にんどう》）と花（生薬名は金銀花《きんぎんか》）です。

はれものや関節痛によく効き、煎じ汁や薬湯に利用しますが、ニワトコの枝葉（生薬は接骨木《せっこつぼく》）を加えると効果が高まります。

乾燥したスイカズラとニワトコをそれぞれ10gずつ合わせ、600mLの水で半量に煎じたものを飲むか、煎じ汁をお風呂に入れます。

（根本・山ノ内）

日常生活の注意

痛風発作を予防するには

肥満を解消する

肥満は痛風の主要な原因になるとともに、治療のさまたげともなるため、標準体重（142ページ参照）から5%減くらいを目標に、ダイエットする。特に脂質のとりすぎは、尿酸の排泄をさまたげるので注意。

水分補給は十分に

腎臓結石を予防するため、水分を1日に2L程度とるようにする。清涼飲料水ではなく、水やお茶などで補給すること。

●発作を防ぐ薬湯

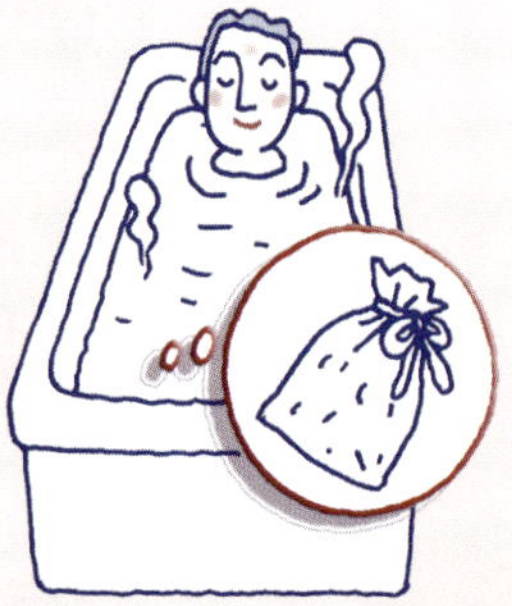

しょうが湯

しょうがの葉茎を陰干しにして乾燥させたあと、きざんで木綿袋に入れ、水から風呂を沸かす。

タイム湯

タイムの生の葉茎をきざみ、木綿袋に入れて浴槽へ。

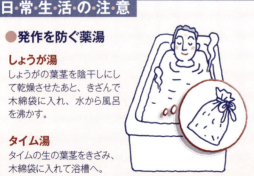

おすすめ

痛みによし、利尿にもよし マタタビ

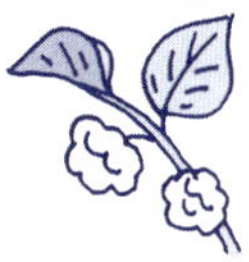

関節の痛みをやわらげ、利尿効果もあります。痛風は、水分を十分にとって尿量を増やし、腎臓に尿酸結晶がたまらないようにすることが大事です。

マタタビの果実を焼酎に2か月から6か月間漬けて**マタタビ酒**を作り、布でこしてから、毎日朝夕2回服用すると、利尿、関節痛に効果があります。果実を1日分15g煎じて飲用すれば、効果が高まります。

（根本・山ノ内）

その他のおすすめ 食品・山野草

尿酸増加の原因となるプリン体が、まったく含まれていないか、あるいは、わずかな量しか含まれていない食材は以下のとおりです。**米**、**うどん**、**小麦粉**、**スパゲッティ**、**とうもろこし**などの穀類や、**じゃがいも**、**さつまいも**、**さといも**などのいも類、**牛乳**、**バター**、**チーズ**といった乳製品、**キャベツ**、**にんじん**、**小松菜**、**トマト**、**かぶ**、**かぼちゃ**、**白菜**、**なす**などの野菜類、**サラダ油**などの油脂類、**のり**、**わかめ**、**昆布**などの海藻類など。

ただし、穀類やいも類などを食べすぎて肥満を招いては本末転倒です。

また、**大豆**、**大豆製品**はコレステロールが少なく、痛風患者に必要なたんぱく質が豊富に含まれています。肉類は脂肪分の少ない赤身を選び、鶏肉は皮をとり除くのが原則です。

なお、心臓や腎臓に障害がないケースでは、水を十分に補給し、尿といっしょに尿酸の排出を促すよう心がけます。利尿作用をもつ**あずき**、**とうがん**、**すいか**を食べるのもよいでしょう。**トネリコ**（生薬名は秦皮《しんぴ》）は樹皮を除き、1～3gをコップ1杯の水に浸し、緑色になった液を飲むと効果的です。

クチナシとあずきのお粥の作り方

●**材料（4人分）**

あずき	40g（大さじ2）
ハトムギ	40g（¼カップ弱）
玄米	80g（½カップ強）
クチナシの実	1個
貝割れ菜	適量
塩	少々
水	2L（10カップ）

1 あずき、ハトムギ、玄米は、それぞれ洗って、たっぷりの水に一晩漬けておく。

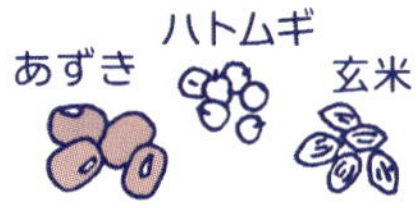

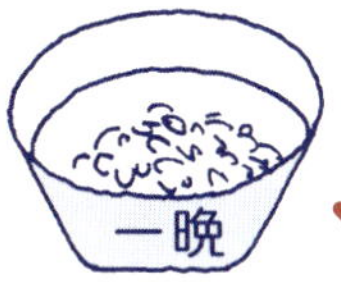

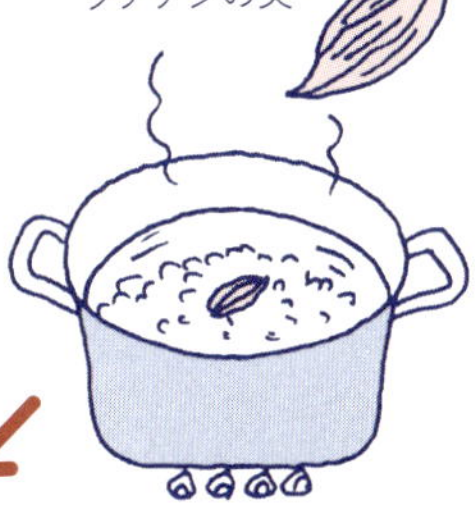

2 クチナシの実と**1**、分量の水を鍋に入れ、強火で煮立たせてから、弱火で1時間煮込む。

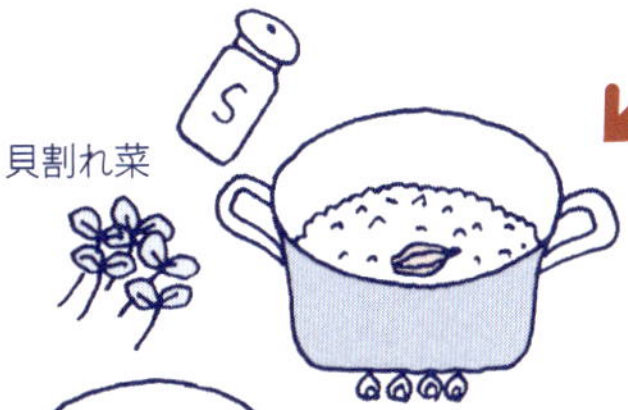

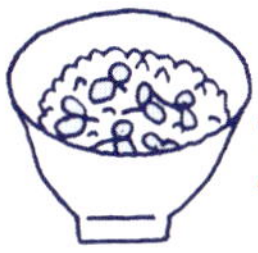

3 塩で味を調え、火をとめる。食べるときに貝割れ菜を散らす。

作ってみました

クチナシの色が出るまでは強火で、あとは弱火で煮ます。せっかくのエキスを吹きこぼさないようにします。

食べてみました

鮮やかな黄色がきれいなお粥です。クチナシの実は多少苦みがあり、冷めると苦さがきつくなるので、あたたかいうちに食べましょう。

プリン体の多い食べものや、脂肪、アルコールは控える

プリン体は、細胞の核に含まれる物質。以前の痛風患者は、プリン体の多い食材をとらないように指導されましたが、現在はそれほどうるさくはいわれません。ただ、プリン体の多い食材をなるべく避けるのは意味のあることです。**鶏や豚肉の脂身**、**ベーコン**、**バラ肉**、**牛・豚のレバー**、**いわし（特にオイル漬け）**、**肉エキス**、**かつお**、**にじます**、**いか**、**えび**、**カキ**、**魚卵類**の多食には要注意。

また、アルコール飲料は、尿酸の排出をさまたげるので禁酒を必ず守ります。特に**ビール**は注意が必要です。

●痛風と尿酸値の関係　尿酸値が9mg/dLを超えると5人に1人が痛風を発症するといわれている。尿酸値が高いほど発作の危険性も上がる。

甲状腺機能亢進症

首のはれる代表的な病気はバセドウ病と甲状腺腫

Dr.アドバイス

動悸や発汗、倦怠感があればバセドウ病を疑う

のどにある甲状腺《こうじょうせん》のはたらきが活発になりすぎて、甲状腺ホルモンの分泌が過剰になる病気の代表が、バセドウ病です。女性がかかりやすく（男性の5〜6倍）、30〜40歳代に最も多くみられます。特徴的な症状は、頻脈《ひんみゃく》（動悸《どうき》）、首のはれ、眼球突出の3つ。

甲状腺ホルモンは新陳代謝を活発にするので、分泌過剰になると、ふつうに生活していても体力の消耗が激しく、発汗、倦怠《けんたい》感、食べているのに体重が減るなど、全身に症状があらわれます。治療には、薬物療法（甲状腺ホルモンの分泌を抑制）、アイソトープ治療（放射性ヨード入りのカプセルを内服して甲状腺を破壊）、外科手術（甲状腺を切除）などがあります。

甲状腺ホルモンはヨード（ヨウ素）が原料のため、これが多く含まれる海藻類などの摂取を気にする人もいますが、基本はバランスのいい食事を心がければ心配ありません。ただ、体力の消耗が激しいので、高たんぱく質・高ビタミン食品を意識して補給します。

発汗がひどければ
もち米

もち米は、疲れやすくて寝汗をかく人、頻尿《ひんにょう》で夜中に何度もおきる人によい食べものです。

発汗がひどいときには、**もち米のはちみつ煮**を食べるとよいでしょう。作り方は、もち米3対水5対はちみつ1の割合で材料を鍋に入れて、煮込みます。

また、同量の玄米と小麦をいって粉にし、玄米スープ（211ページ参照）にこれを10g加えて飲む方法もあります。

（根本）

●もち米のはちみつ煮

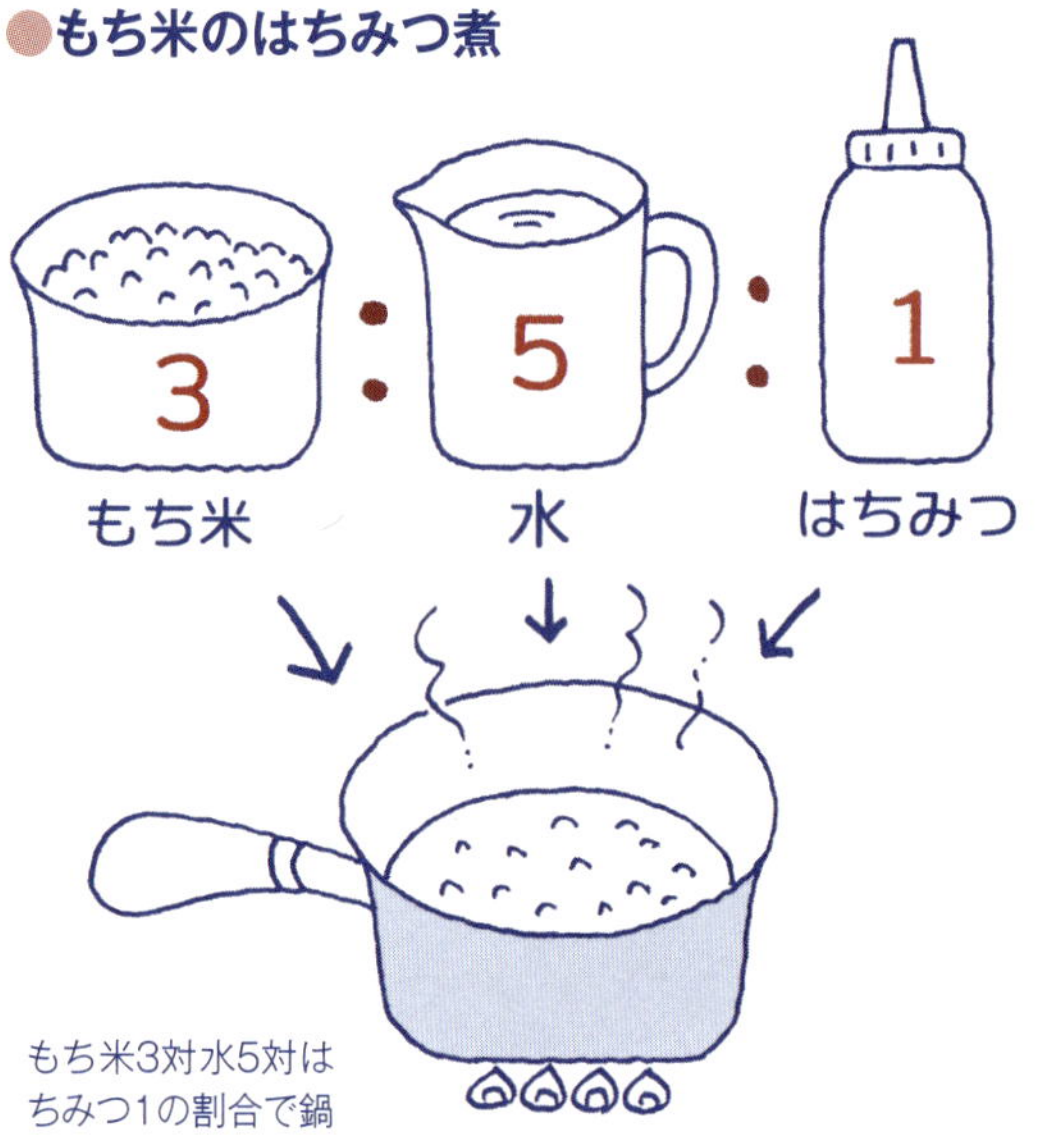

もち米3対水5対はちみつ1の割合で鍋に入れ、煮込む。

動悸がするときに
ハスの実

ハスの種子は胃腸をじょうぶにするばかりでなく、補腎《ほじん》といって、強精・強壮・強心作用があります。

ハスの実の中にある**胚芽《はいが》（蓮子芯《れんししん》）の煎じ汁**をお茶がわりにして飲むと、動悸に効きめがあります。

精神を安定させるはたらきもあり、バセドウ病の症状によい食品です。

（根本）

⚠ アブラナ科の野菜や大豆製品の食べ過ぎは避ける

キャベツ、**ブロッコリー**、**小松菜**、**チンゲン菜**、**カリフラワー**、**水菜**、**だいこん**などの**アブラナ科の野菜**や、**豆腐**や**納豆**、**厚揚げ**、**油揚げ**、**豆乳**などの**大豆製品**を大量に食べるのは避けるようにします。なぜなら、甲状腺腫の増大をまねくことがあるからです。

ただし、これらの食材は、通常の食事量であれば何ら問題はありません。

体にいい油（脂）のとり方

脂質はカロリーが高く、何かと敬遠されがちですが、むしろ体に必要ないい油もあります。何より三大栄養素のひとつでもあり、体にとって不可欠なもの。そこで、油脂の種類を知り、上手にとることで健康増進に役立てましょう。

動脈硬化を防ぎ、進行させないカギは「アブラ」

一般に、脂質のとりすぎは肥満の原因となったり、コレステロールや中性脂肪を増やして血中脂質の異常や動脈硬化を促進したりします。

しかし、脂質は細胞やホルモン、脳の神経組織などの材料となるため、極端に不足するのもよくありません。

例えば、脳出血で脳の血管が破れる一因は、高血圧だけでなく、コレステロール不足で血管がもろくなっていることにもあるのです。

大切なのは、体にとって質のいい油脂を適切にとることです。そのためには、油脂にはどんな種類があるのか知っておくと安心です。

油脂にも種類がある。いい油を意識してとる

油脂の種類は、脂質を構成する脂肪酸の種類によって分類されます。

まず大きな分類としては、動物性脂肪に多い「飽和脂肪酸《ほうわしぼうさん》」と、植物性脂肪や魚油に多い「不飽和脂肪《ふほうわしぼう》酸《さん》」に分けられます。このうち肉類に多い飽和脂肪酸は、とりすぎるとコレステロールや中性脂肪を増やす原因になります。

意識してとりたいのは、不飽和脂肪酸のほうです。その中でも体にいい油といえるのが、n-3系のα-リノレン酸、DHA（ドコサヘキサエン酸）、EPA（エイコサペンタエン酸）です。

α-リノレン酸が多いのは、亜麻仁油やえごま油、しそ油などです。

DHAとEPAはどちらも魚に多い油で、さばやいわし、さんま、まぐろなどの青魚に特に豊富に含まれています。

ほかに、n-9系のオレイン酸も体にいい油です。これはオリーブ油やひまわり油、菜種油などに多く含まれています。

特にDHAやEPAは食べものからしかとれない

n-3系のα-リノレン酸、DHAやEPAは、人の体内ではつくれないため、食べものからとるしかありません（α-リノレン酸をとると、体内でEPAやDHAが合成されます）。どうせ油脂をとるなら、こうした健康にいい油脂を積極的にとるようにしたいものです。

日本人は、サフラワー油やごま油などn-6系のリノール酸の摂取量は多いのですが、n-3系の油は不足しています。厚生労働省でも、DHAやEPAを少なくとも1日に2gほどとることを推奨しています。これを魚に換算すると約90g食べる計算になるので、もっと食卓に青魚の献立を増やしたほうがいいでしょう。

DHAとEPAには血流の改善、アレルギーを抑制する作用、記憶力や学習能力のアップなどの効果があるとされます。この点からも魚油はおすすめの油といえます。

● n-3系不飽和脂肪酸が多く含まれるもの

1日の目安量（g）

	男性	女性
18〜29歳	2.0	1.6
30〜49歳	2.1	1.6
50〜69歳	2.4	2.0
70歳〜	2.2	1.9

（「日本人の食事摂取基準2015」より）

α-リノレン酸　含有量ベスト5（1回量中）

1	くるみ（20g）	1800mg
2	木綿豆腐（1/2丁　150g）	405mg
3	黒豆（大さじ2　20g）	320mg
4	大豆（大さじ2　20g）	300mg
5	枝豆（50g）	260mg

EPA　含有量ベスト5（1回量中）

1	ぶり（1切れ　100g）	940mg
2	さんま（1尾　100g）	850mg
3	さば（1切れ　100g）	690mg
4	いわし（1尾　50g）	390mg
5	うなぎかば焼き（1串　60g）	348mg

DHA　含有量ベスト5（1回量中）

1	ぶり（1切れ　100g）	1700mg
2	さんま（1尾　100g）	1600mg
3	さば（1切れ　100g）	970mg
4	うなぎかば焼き（1串　60g）	660mg
5	たい（100g）	610mg

（「日本食品標準成分表2015年版（七訂）」より算出

●α-リノレン酸の効果　中性脂肪を下げる、高血圧を予防する、血栓《けっせん》を防ぐ作用がある。EPAやDHAを体内でつくる重要な役割も。

手軽にできる薬茶健康法

毎日飲んでいる煎茶や番茶の茶葉を薬草に変えるだけ！ 手軽で、おいしく、健康増進に役立つ薬茶《くすりちゃ》をお試しください。

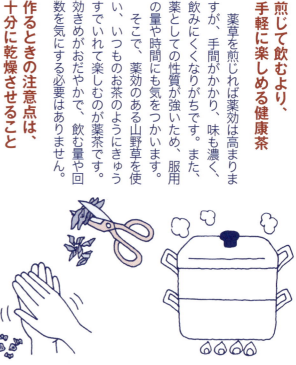

煎じて飲むより、手軽に楽しめる健康茶

薬草を煎じれば薬効は高まりますが、手間がかかり、味も濃く、飲みにくくなりがちです。また、薬としての性質が強いため、服用の量や時間にも気をつかいます。

そこで、薬効のある山野草を使い、いつものお茶のようにきゅうすでいれて楽しむのが薬茶です。効きめがおだやかで、飲む量や回数を気にする必要はありません。

作るときの注意点は、十分に乾燥させること

材料を採取する時期は、それぞれの植物によって異なります。また、葉、花、果実、種子、根など、使う部分でもちがってきます。

採る量は、乾燥するとかさが減ることを考え、多めにします。生で使うもの以外は、広げて乾燥させます。日干しと陰干しの2通りあり、多くは風通しのよいところで日干しにしますが、芳香のあるもの（シソやサフランなど）は、香りが残るよう陰干しにします。

保存は防湿が第一、期間は約1年が目安

薬草の大敵は湿けです。湿けが多いとカビや虫がつきやすくなり、薬茶の質がわるくなります。

茶筒やアルミ缶などの密閉容器に、防湿剤といっしょに入れるか、厚手の紙袋に入れて風通しのよいところに置きます。管理がよければ長期間の保存が可能です。しかし、翌年には、また新たな植物が採取できますから、1年を目安にするのが適当です。

飲み方は熱湯を注ぐだけ。ブレンドは同量が基本

茶こしやきゅうすに薬草を入れて、熱湯を注げば薬茶ができます。飲む量や回数は基本的に自由ですが、1日に3〜5杯が適量です。食間の空腹時に飲むと、さらに効果的です。

薬茶は、数種類を合わせて飲むと、効果が増す場合もあります。一般的には、同量ずつを混ぜ、強めたい薬効があれば、それを多めに入れて飲みます。

乾燥後はハサミで切るか、手でもんで細かく砕き、利用しやすくする。

葉によっては、乾燥させる前に蒸すものもある。

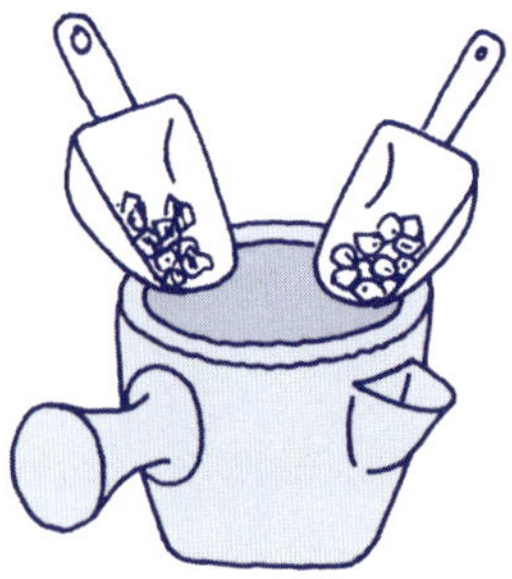

ブレンドは同量ずつが基本。薬効を求めるときは、強めたい効き目の草を多めに。

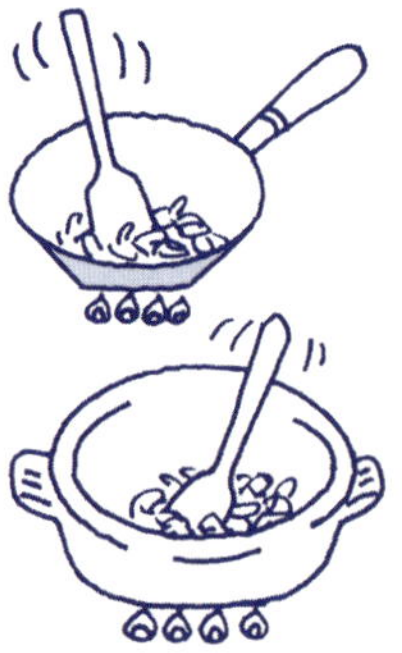

焙《ほう》じる必要があるときは、油をしかないフライパンか、土鍋を使う。

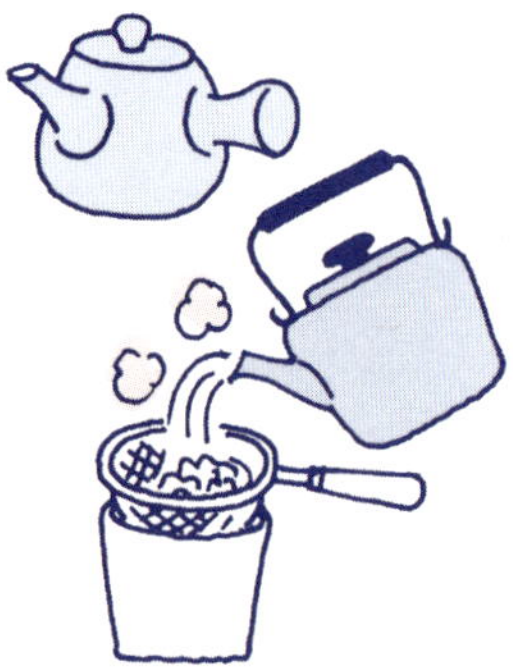

飲み方はきゅうすか茶こしに薬草を入れて熱湯を注ぐ。

●主な薬茶の効能と作り方

薬茶名	効能	作り方・飲み方
菊花茶《きっかちゃ》	神経性の頭痛、熱を伴う頭痛、高血圧によるめまい。結膜炎、白内障、緑内障などの眼病。口臭の予防	花を乾燥させたものに、熱湯を注いで飲む。エキスの市販も。
玫瑰茶《まいかいちゃ》（ハマナスの花）	胃腸、肝臓、子宮の機能を高める。慢性の胃炎や肝炎、月経不順に効果的。関節炎に効く	9～15gを煎じて飲む。関節炎には、9gを紅茶6gと合わせて煎じたものに、酒を少々加えて飲む。
スイカズラ茶	多くの細菌に対する殺菌作用、保温、利尿作用がある。かぜの予防と初期症状の改善、のどの痛み、膀胱炎《ぼうこうえん》に	葉を夏に採り、水洗いして陰干しにしたら、手でもんで砕いておく。飲む前に焙じ、1回にひとつまみを茶こしに入れて熱湯を注ぐ。
ウツボグサ茶	降圧、利尿、抗菌の作用があることから、高血圧、目の充血、結膜炎、膀胱炎に	6～7月につく花穂を、暗褐色になりかける8月ごろに採り、日干しにする。高血圧には、ウツボグサ10gと同様の菊花を合わせて煎じると効果的。
サフラン茶	頭痛、めまい、冷え症、月経痛、月経不順、鼻血、不眠、かぜのひきはじめに	花の先の赤い雌しべを採って陰干しにする。6～10本を熱湯に入れ、しばらくおいてから、お湯だけを飲む。
ドクダミ茶	細菌やカビの繁殖を防ぎ、血管を強くする。高血圧、鼻炎、おできのできやすい人の体質改善に。軽い便秘にも効く	花のある時期に全草を刈り採り、日干しにする。10～15gを800mLの水で煎じて飲む。紅茶を加えれば痔に、しょうがのしぼり汁を加えればかぜに効く。
ごま茶	滋養・強壮、消炎、解毒の作用がある。便秘、皮膚の乾燥に効果的	黒ごま10～13gを煎じて飲むと、皮膚の乾燥によく効く。毎日飲むことが大切。
枸杞《くこ》茶	疲れをとり、胃のはたらきをよくする。便秘、冷え症、高血圧、糖尿病に	春の若い葉を採り、水洗いして約2分蒸し器で蒸してから日干しに。使う前に焙じて、ひとつまみをお茶のようにいれて飲む。
ヨモギ茶	胃のはたらきをよくし、疲労回復や強壮の作用もある。冷え症、貧血、神経痛、リウマチなどに効く	6～7月に葉を採り、水洗いして日干しに。細かくきざんでさらに日干しにする。1回にひとつまみで、200mLのお湯が適量。
蘭《らん》茶	強精作用が主。鎮静作用も期待できる。中国産の東洋ラン、日本産のシュンランが使われる	花を切りとって水洗いし、花1：塩1の割合で3日間、塩漬けにする。それを1～2個、湯のみに入れ、熱湯を注いで飲む。
アシタバ茶	妊娠や腎炎《じんえん》によるむくみ、高血圧、動脈硬化、便秘に効く	春から夏の若葉を採り、水洗いして日干しにする。乾燥させたあとは、手で細かくしておく。茶こしに入れて熱湯を注ぎ、飲む。
柿の葉茶	体の抵抗力を高め、かぜ、高血圧、動脈硬化を予防する。利尿作用もある	春から初夏の葉が最適。蒸し器に入れ、強火で2分間蒸し、手早く冷ます。細かくきざんで手でしぼり、あくを抜いてから日干しに。大さじ1が1人分。

緑茶にも見逃せない数々の薬効がある

薬茶にはさまざまな効能があることは上の表の通りですが、私たちがふだん飲んでいる緑茶にも、すぐれた薬効があります。

緑茶のタンニンには、抗がん作用が報告されています。動物実験によると、肺がんなどの発生をおさえるはたらきがあったとのこと。また、がん細胞の増殖をおさえるはたらきもあり、がんの予防・治療の両面から期待されています。

緑茶のなかでも番茶には、血糖値を下げる効果が強くあります。これはお茶の葉に含まれるポリサッカライドという成分のはたらきによるものです。これらの有効成分は、一番茶や玉露、二番茶よりも、安価な番茶にむしろ多く含まれるそうです。

一方、玉露や煎茶に多く含まれているうまみや甘みの成分であるテアニンには、リラックスの指標とされるα波の発生を増大させる作用があるといわれています。

緑茶にはほかにも、コレステロール値が上がるのを防ぐ、血圧を下げる、殺菌作用で胃腸の粘膜を保護する、口臭・むし歯予防など、数々の薬効があります。

●朝茶は七里帰っても飲め　朝のお茶は健康に非常によい。飲み忘れて家を出たときは、遠路を戻っても飲めという教え。

結膜炎

炎症があるときは、刺激のある食品を避けて安静にする

Dr.アドバイス

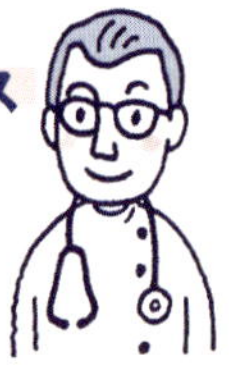

ひどいはれや目やに、充血は眼科を受診

結膜とは、まぶたの裏から折り返して白目全体をおおっている薄い膜のことです。これが炎症をおこす病気を結膜炎といいます。原因は細菌やウイルス、異物、化学物質、アレルギーなど。結膜炎にかかると目が赤くただれ、涙や目やにが出ます。この病気は急性と慢性に分けることができます。

急性結膜炎は、細菌やウイルスの感染が主な原因です。急に症状があらわれることが多く、涙が出たり、かゆみや異物感があったり、目やにが増えたりします。抗生物質の点眼液で比較的治りやすく、障害が残ることもまずありません。

慢性結膜炎は、細菌感染のほかに機械的刺激、薬品などの化学的刺激も原因になります。症状も急性にくらべて非常におだやか。ただ、慢性結膜炎は治りにくいので、薬物療法のほかに、十分な睡眠と栄養のバランスのとれた食事を心がけ、根気よく治していくことが必要です。周囲の人にうつさないよう、洗面器やタオルは家族とは別のものを使いましょう。

アレルギー性の結膜炎に
メギ

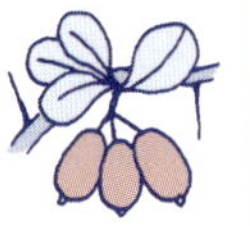

メギは、漢字で「目木」と書きます。昔から目の病気の治療に使われてきたことから、その名がついたといわれます。

枝や根を折って水で煎じると黄色になるので、これをガーゼでこします。この**メギの煎じ汁**を脱脂綿に浸して軽く洗眼してください。

メギには、アルカロイドのベルベリン、オキシベルベリン、ベルバミン、ヤトロリジンが含まれていて殺菌性が高いので、目の充血や炎症がおさまります。結膜炎や涙腺炎《るいせんえん》、そのほかの化膿性眼疾患に有効です。

（根本）

●メギの洗眼薬

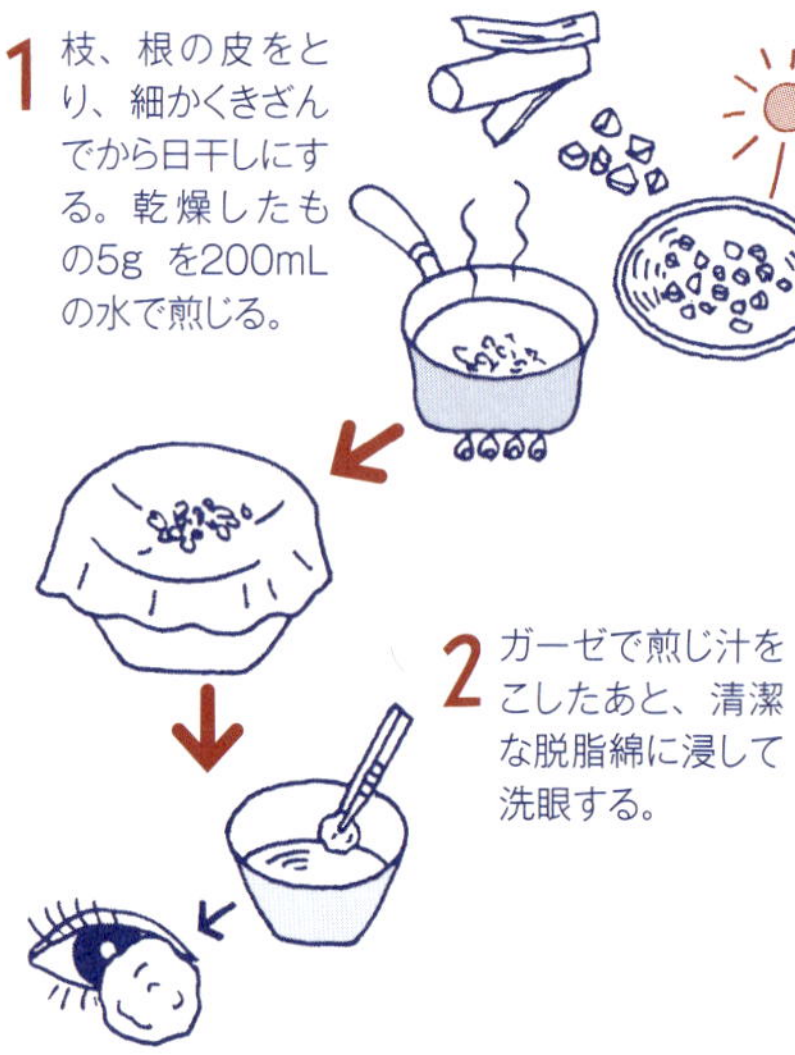
1 枝、根の皮をとり、細かくきざんでから日干しにする。乾燥したもの5g を200mLの水で煎じる。
2 ガーゼで煎じ汁をこしたあと、清潔な脱脂綿に浸して洗眼する。

目の充血をとり、すっきりさせる
菊花

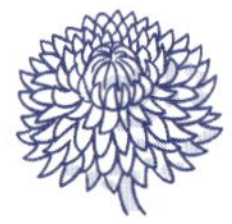

菊花は、キクの花を乾燥させたもので、かつては不老長寿の薬草といわれていました。解熱や解毒、消炎、鎮静などの作用があり、目にも効くとされています。視力低下や目のかすみ、充血、めまい、頭痛などに用いられます。

目の充血には、**菊花茶**がおすすめです。菊花10ｇ（もしくは生のキクの花50ｇ）を600㎖の水で半量になるまで煎じ、1日3回に分けて飲みます。目のかすみもとれ、目がすっきりします。

（根本）

結膜炎になりやすい人に
ハブ茶

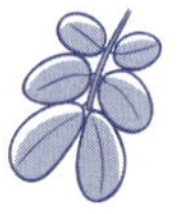

エビスグサから作るハブ茶は、やかん8分目の水に、10月ごろに採取したエビスグサの種子小さじ4～5を入れて、火にかけます。沸騰したら火を止め、また火をつけます。これを数回ほど繰り返し、エビスグサの種子の外皮が破れて、濃い麦茶のような色になるまで煎じます。

この煎じ汁にナツメの実を入れて飲むと、結膜炎に効果があります。

（根本）

ツワブキのはり薬の作り方

これがコツ

●材料（1回分）

ツワブキの葉……………………1枚

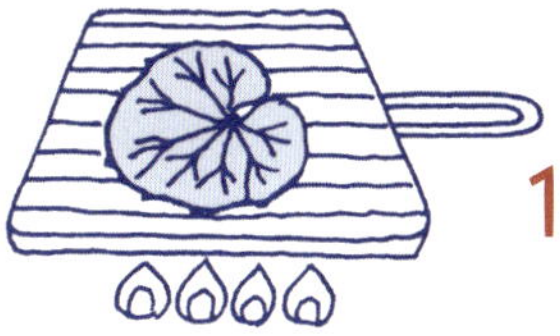

1 ツワブキの葉を直火で焦がさないようにあぶる。焼き網を使うと簡単にできるが、火に近いので焼きすぎないように気をつける。

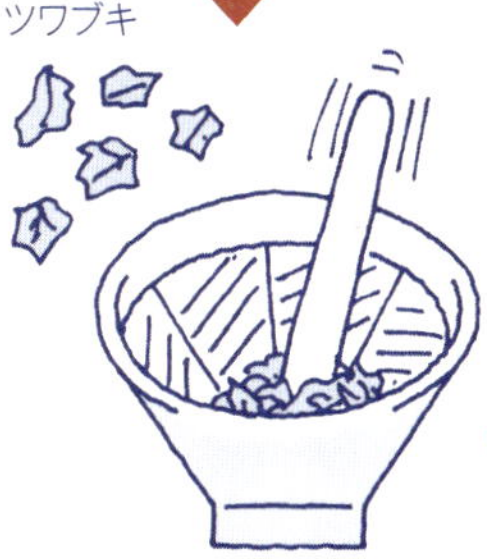

2 葉をちぎってすり鉢に入れ、すりこ木でつぶす。

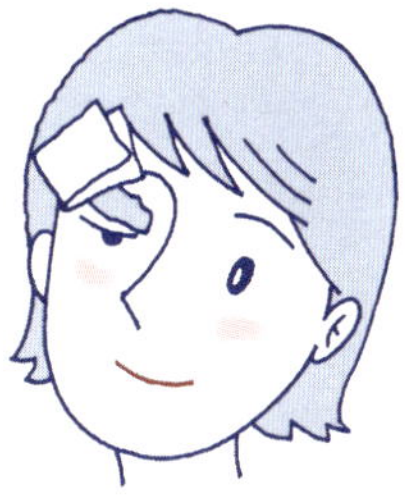

3 はれものの上にあて、上からガーゼなどで押さえておく。

作ってみました

火加減に注意して、ガスコンロの上で葉の両面を火にかざしながらあぶります。葉をつぶす際は、やりすぎるとボロボロになって扱いにくいので気をつけてください。

試してみました

あぶり方が足りないと、汁が出て目に入りそうになります。汁が出たら軽くしぼります。

膿を出す効果がある ツワブキ

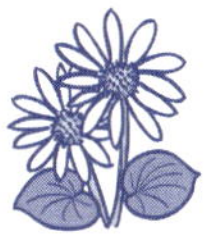

ツワブキのもつ成分、ヘキセナールは強い抗菌作用をもちます。ものもらいのように膿をもった病気には、**ツワブキのはり薬**（作り方は左図）が効果的です。

このほか、葉をフライパンなどにのせてあぶり、やわらかくなったら、ちぎって患部にはってもよいですし、青汁が出るまでもんでつけてもよいでしょう。（根本）

目の病気全般に オウレン

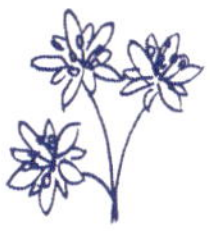

オウレンは抗菌性が非常に高い山野草です。

オウレンの煎じ汁は、根2gを600mLの水で煎じ、1日3回、空腹のときに飲みます。

また、**オウレンの洗眼液**は、根5gを200mLの水で6分間煎じて火を止め、少し冷ました汁をガーゼに浸して洗眼します。（根本）

その他のおすすめ 食品・山野草

ものもらいには**オオバコ**の葉を火であぶり、軽くもんで熱いうちにまぶたにはりつけて就寝します。翌朝、葉をとると膿が出るので、2～3回続けます。

ドクダミの生の葉を2～3枚きざみ、もんでやわらかくしてガーゼに塗り、目にはる方法もあります。

日・常・生・活・の・注・意

悪化を防ぎ、感染を予防するためには清潔に

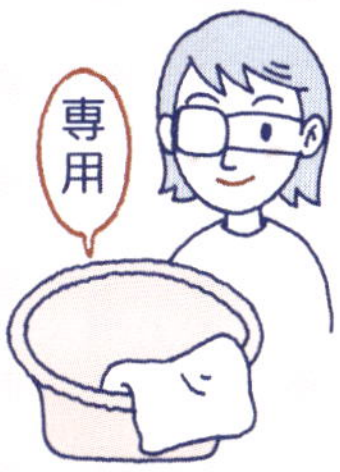

人に病気をうつさないようにするため、タオルや洗面器は専用のものを。使用後は必ず消毒滅菌する。

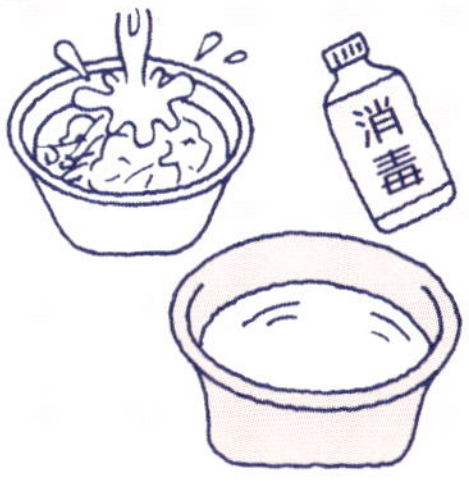

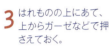

洗眼に使う洗面器や容器は、消毒した清潔なものを用いる。使用後は十分に水洗いする。

刺激の強い食品は避ける

にんにくは刺激が強く、眼病のある人が多食をすると目やにが多くなったり、視力が落ちたりと、症状を悪化させるので控えます。**とうがらし、わさび、しょうが**も、充血性の眼病やものもらいの人も、これらの多食は禁物。

漢方で血をさわがすといわれる**えび、かに、たらこ、いくら**などの魚卵類も、眼病を悪化させるので避けなければなりません。

また、チョコレートも控えます。

●目やにとは？　粘液や上皮細胞、白血球、ホコリなどが混じったもの。通常は涙で流されるが、就寝中や結膜炎のときは、たまりやすい。

外耳炎・中耳炎

痛みや化膿を鎮める治療をし、抵抗力をつける食事を

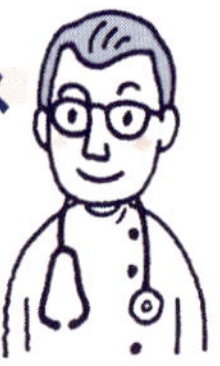

Dr.アドバイス

痛みやはれ、化膿があれば早めに病院へ

耳は外耳《がいじ》、中耳《ちゅうじ》、内耳《ないじ》に分けられます。外耳は、私たちがふだん「耳」とよんでいる耳介《じかい》から、外耳道を通って鼓膜《こまく》に達する部分。外耳炎は、外耳道のただれや、おできなどの炎症で、この部分は皮下組織が少ないため、まわりが盛り上がり、強い痛みを伴います。耳かきなどで外耳道に傷をつけたり、水泳などで汚い水が入ったりすることにより、ブドウ球菌、インフルエンザ菌などの化膿菌に感染しておこります。何となくかゆいという症状からはじまり、1〜2日たつと強い痛みに変化。治療は抗生物質入りの軟膏を塗ります。

中耳炎は連鎖球菌などの化膿菌が、鼓膜付近の粘膜に侵入しておこります。かぜをひいて鼻がつまったとき、無理に鼻を強くかむと、耳管の中に鼻汁が押し込まれます。鼻汁の中には細菌がいるため、中耳炎の原因となります。安静を心がけ、入浴を控え、専門医の治療を受けて、完治させましょう。家庭では化膿や炎症を促す食品（左ページ参照）を控えます。

急な痛みによく効く
ごぼう

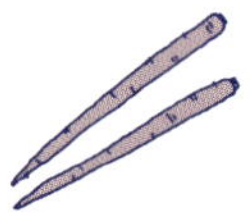

ごぼうは排膿《はいのう》作用、解熱作用をもっています。**ごぼうのすりおろし汁**は中耳炎によく効く治療法として、昔からよく使われてきました。ごぼうをすりおろし、しぼった汁を痛む耳にたらします。

ごぼうは根よりも種子のほうが、薬効が強いといわれています。ごぼうの汁を耳にたらすと同時に、**種子の煎じ汁**を飲むと、さらに効果的です。種子を水で煎じて、1日3回、空腹のときに飲みます。中耳炎になりやすい人は、試してみましょう。種子は牛蒡子《ごぼうし》という生薬名で、漢方薬局で売られています。

（根本）

●ごぼうのすりおろし汁

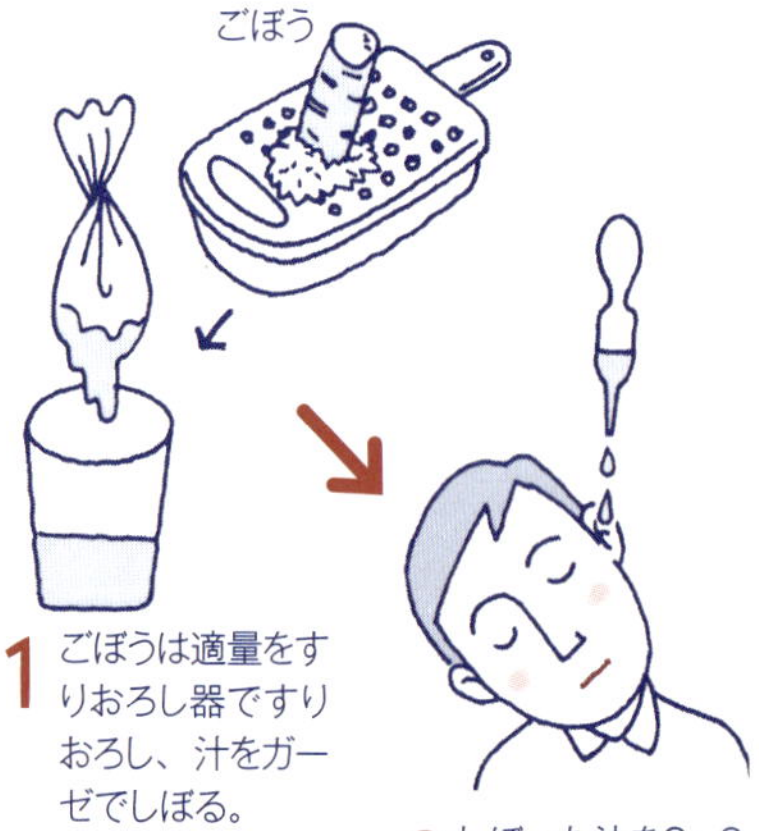

1 ごぼうは適量をすりおろし器ですりおろし、汁をガーゼでしぼる。

2 しぼった汁を2〜3滴、スポイトで耳の穴にたらす。2時間おきに行う。

耳の聞こえがわるいときに
黒豆

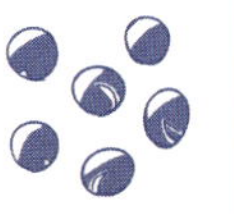

黒豆は体の抵抗力を強くして、中耳炎にかかりにくくする食べものです。中耳炎になりやすい人や、慢性の中耳炎がなかなか治りにくい人は、日ごろから食べるように心がけるとよいでしょう。

外耳炎、中耳炎などで、耳がよく聞こえないようなときには、**黒豆の煮もの**を常食すると効果があります。一晩水に浸した黒豆を、ひたひたの水でやわらかくなるまで煮ます。味はつけないか、なるべく薄味で煮るようにしましょう。

（根本）

外耳炎がはれて痛むときに
テンナンショウ

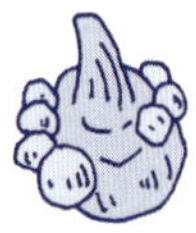

テンナンショウには、痛みを鎮める効果があります。外耳炎（外耳道炎）は、外耳道におこる炎症で、かなり痛みます。このような痛みにテンナンショウのもつ鎮静作用、鎮痛作用が効果を発揮します。

テンナンショウの根の粉末を酢で溶き、綿棒などに含ませて、炎症部分につけると痛みがおさまってきます。テンナンショウは強い有毒成分も含むので、絶対に口に入れないように注意しましょう。

（根本）

痛みはじめたときに
ユキノシタ

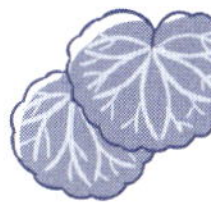

地方によってはミミダレグサとよぶように、古くから耳の薬として有名です。その効能は、消炎作用のあるベルゲニンに由来します。

ユキノシタのしぼり汁（作り方は左図）は、耳だれ（耳漏《じろう》）に効果があります。直接、耳にたらしても効きます。（根本）

慢性化した中耳炎に
サンシュユ

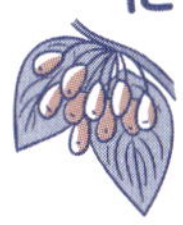

サンシュユの煎じ汁は、新陳代謝を活発にして、細菌への抵抗力を高める作用があります。種子を除いたサンシュユを水で煎じ、1日3回に分けて、空腹時に飲みます。

予防の効果もありますから、慢性化して中耳炎になりやすい人はふだんから常飲するとよいでしょう。（根本）

耳だれが出るときに
ハマゴウ

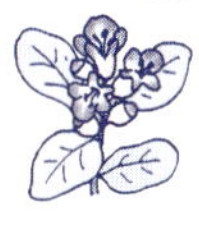

ハマゴウは、北海道を除く各地の海浜砂地に群生しています。**ハマゴウの実の煎じ汁**は、耳の病気に効くといわれています。乾燥させたハマゴウの実5gを、200mLの水で半量まで煎じ、1日3回、空腹のときに飲むと効果があります。実を乾燥させたものは蔓荊子《まんけいし》という漢方薬になります。（根本）

ユキノシタのしぼり汁の作り方

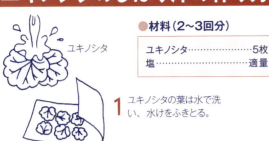

●材料（2～3回分）

ユキノシタ	5枚
塩	適量

1 ユキノシタの葉は水で洗い、水けをふきとる。

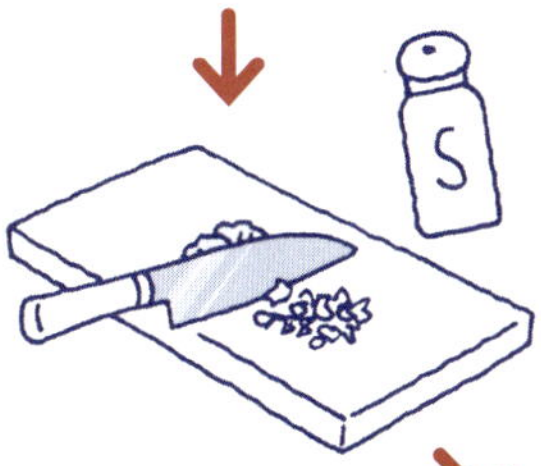

2 これがコツ

包丁で粗くきざみ、塩をふる。あまり細かくきざむと汁が出てしまうので、粗くてよい。

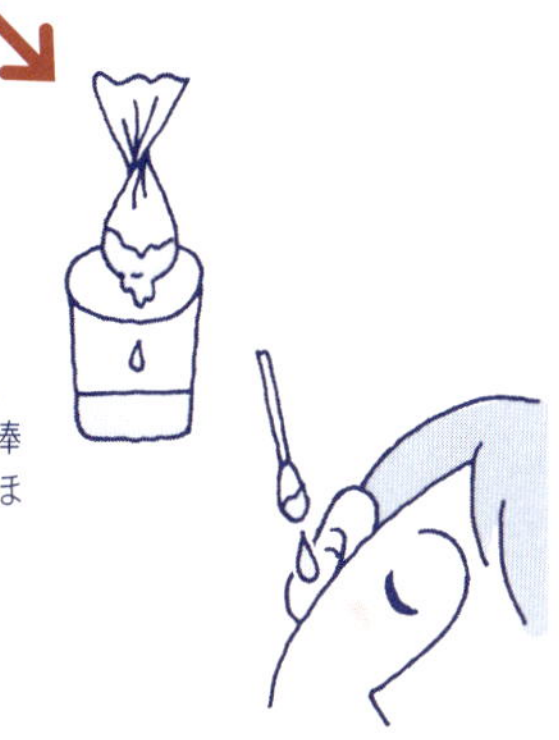

3 2をガーゼでしぼる。その汁2～3滴を綿棒に浸し、痛い耳のほうにたらす。

作ってみました

ユキノシタは新鮮なものほど、汁がたっぷりとれました。

試してみました

綿棒にたっぷりしみ込ませて塗るとよいでしょう。スポイトを使うと、耳の穴にうまくたらせます。

! 化膿や炎症を促す食べものは控える

化膿性疾患の場合は、**もち**を食べると症状がひどくなります。**赤飯**、**せんべい**など、**もち米を使った食品**も同様です。**タケノコ**も化膿や炎症をひどくするので、絶対に避けます。

そのほか、**えび**、**かに**、**ほたてがい**、**平貝**、**魚卵類**、**チーズ**、**香辛料**なども避けなければなりません。**明太子**、**いくら**などの**魚卵類**は、生のものばかりでなく、加工品も食べないようにします。また、慢性の場合や、何度も繰り返してかかるときは、**砂糖**のとりすぎにも要注意です。

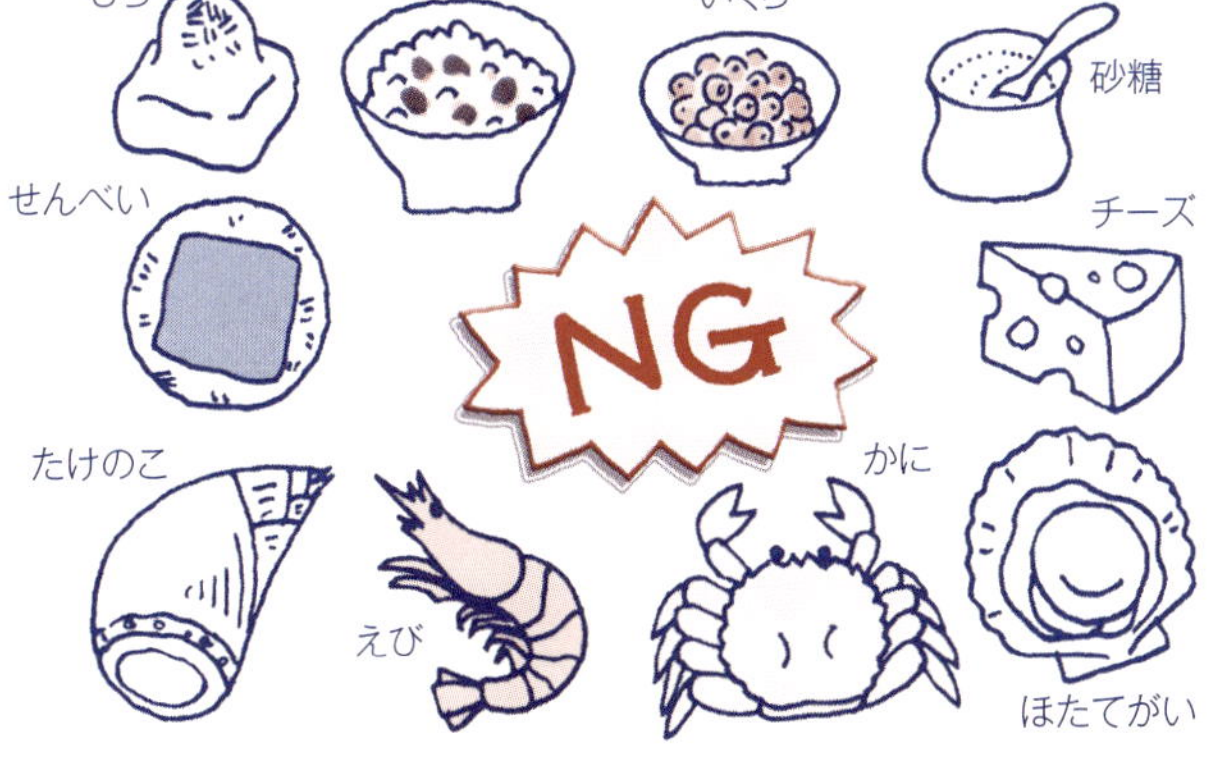

●耳にツバをつけると水が入らない？ 昔の人が泳ぐときよくやっていたこと。唾液の粘着力で水の侵入を防ぐというが、これはまちがい。

鼻炎

慢性化させない早めの治療が大切。慢性化したら食事療法を

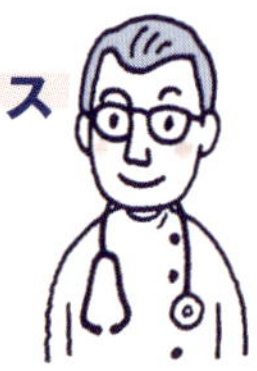

Dr.アドバイス

かぜによる感染性、アレルギー性など原因に合った治療を

鼻の粘膜が炎症をおこすのが鼻炎です。鼻炎には、かぜやはしかなどの感染症による「急性鼻炎」、単純性鼻炎や肥厚《ひこう》性鼻炎などの「慢性鼻炎」、ほかに「アレルギー性鼻炎」や「萎縮《いしゅく》性鼻炎」などの種類があります。

急性鼻炎は、鼻汁がつまってにおいがわからなくなります。せき、たん、発熱、頭痛、全身の倦怠感、筋肉の痛み、のどの痛みなど、かぜの症状を伴うのがふつうです。

肥厚性・萎縮性鼻炎は、鼻腔《びくう》に異常がおこったもので、薬物療法や手術などが行われます。アレルギー性鼻炎の代表は、スギ花粉症です。くしゃみ、鼻汁が止まらなくなり、目が激しくかゆくなることもあります。抗アレルギー剤の服用、点鼻薬、点眼薬の使用で症状が軽くなります。最近は予防的な治療も導入されはじめました。

体を冷やす食べものは鼻をつまらせる原因となるので、避けるようにしましょう。

鼻炎は慢性化すると治りにくいので、早めの治療が大切です。

鼻づまりに効果的 だいこん

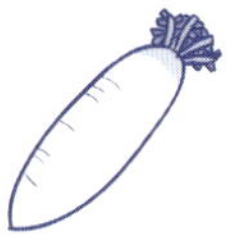

だいこんには、消化を促進して胃のもたれを解消したり、だいこんあめがのどの痛みを鎮めたりするなど、さまざまな効果があります。そして、鼻づまりをとるのにも有効です。

しつこい鼻づまりで息苦しいときは、**だいこんおろしの鼻洗浄液**（作り方は次ページ）を作り、脱脂綿を浸して鼻につめます。2～3回繰り返して行うと鼻の通りがよくなり、すっきりします。だいこんは、辛くない部分を使うことがポイントです。

（根本）

鼻うがいでスッと楽に 番茶

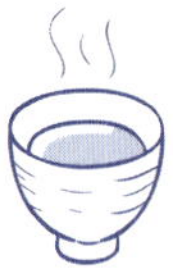

お茶は、日本では古くから薬用を目的としても栽培されてきました。

鼻がつまって苦しいときは、0.9％の**塩番茶**で鼻孔《びこう》を洗う（鼻うがい）と楽になります。濃く煎じてからぬるく冷ました番茶に塩を入れ、スポイトでさしながら鼻の中を洗います。これを2～3回行うと、鼻づまりが治ってスッとします。あるいは、この汁を脱脂綿にしみ込ませて、鼻につめても効果があります。

（根本）

くしゃみが止まらないときは しょうが

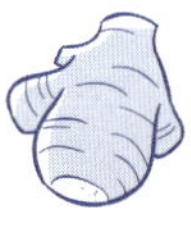

しょうがには、いろいろな薬効があることから、昔から重宝がられてきました。特に、体をあたため、冷えをとるはたらきが強く、吐き け止め、解毒、胃腸のはたらきを助けるなどの作用もあることから、かぜの治療薬として用いられてきました。冷えによる下痢にも有効です。

くしゃみがとまらないときは、きざんだしょうがとねぎの白い部分を煎じた、**しょうがとねぎの煎じ汁**を飲むとよいでしょう。

（根本）

●しょうがとねぎの煎じ汁

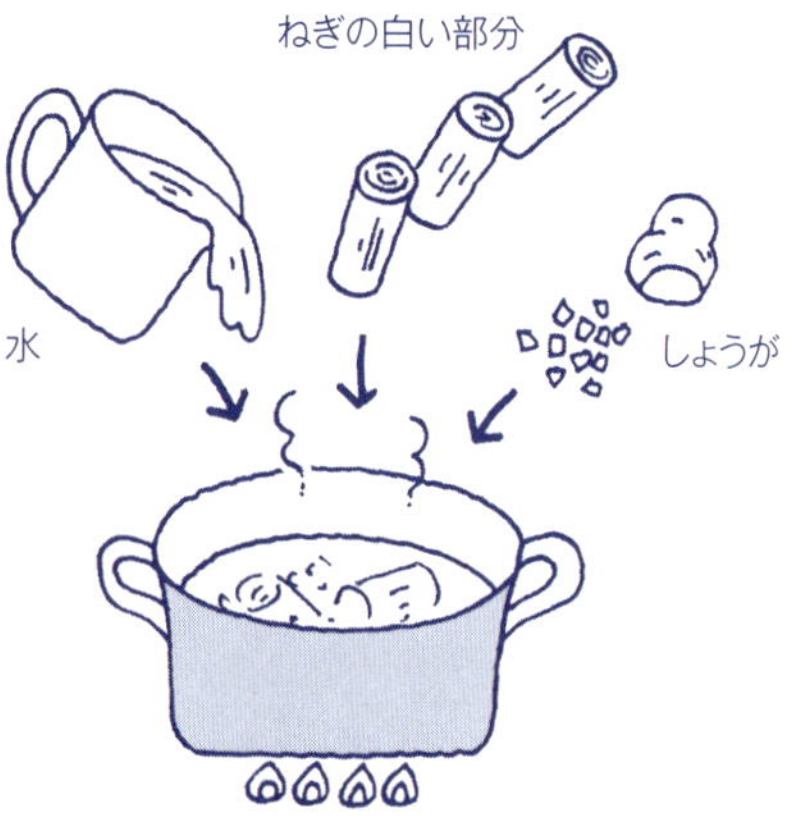

親指大のしょうがをきざんだものと、ねぎの白い部分を、3合の水で煎じて飲む。

だいこんおろしの鼻洗浄液の作り方

●材料(約10回分)

だいこん……………………………80g
(厚さ2cmの輪切り1枚)

これがコツ

だいこんは、青首だいこんの青い部分など、辛くないところを選んですりおろす。汁をなめてみて、辛くないか確かめておく。

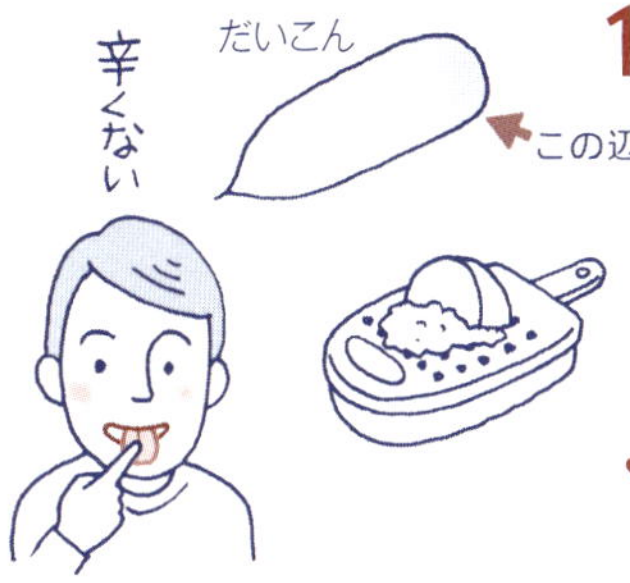

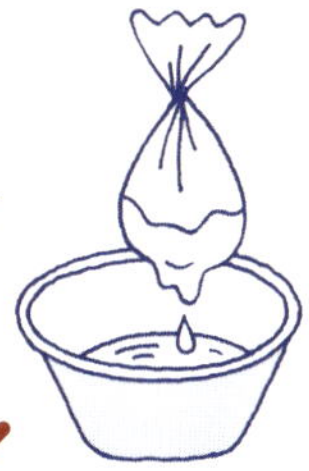

2 ガーゼでしぼって汁をとる。

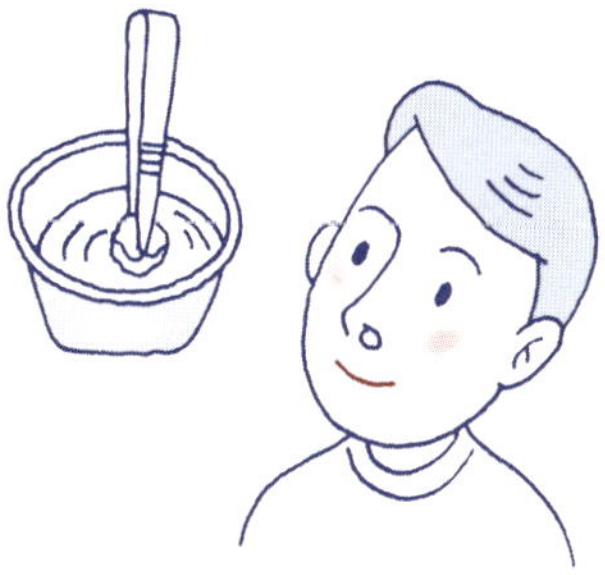

3 脱脂綿に汁をつけ、まるめて鼻の孔《あな》につめる。あまり奥までつめすぎないように注意。

作ってみました

だいこんは少しおろすだけで、たくさんの汁がとれます。作りおきはできないので、作りすぎないように。

試してみました

辛いだいこんで作ると、2~3分で鼻の中がピリピリと痛くなってしまい、がまんできなくなりますから、気をつけて。においは特に気になりません。

慢性化した鼻炎に ドクダミ

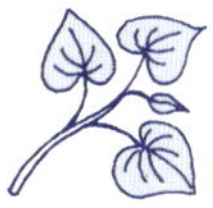

ドクダミは、民間療法のなかでも薬効の多さで代表格。特に体質改善の効果があり、慢性化した鼻炎の治療にも有効です。

1年を通していつも鼻炎に悩んでいる人は、**ドクダミ茶**を飲むとよいでしょう。ドクダミの乾燥葉15gと、ハトムギ15gを合わせて煎じて、お茶がわりに毎日飲みます。

(根本)

その他のおすすめ 食品・山野草

鼻炎には〝冷え〟が大敵。体をあたためる食べものを口にするとよいでしょう。**うど、ねぎ、しょうが、にんじん、かぶ、玄米、サンショウ、ウイキョウ、チョウジ**などもよいとされています。

また、ぬるま湯で鼻の中をよく洗い、**ねぎとしょうがのスープ**をあたたかいうちに飲んでマスクをし、厚着をして発汗させる方法も効きます。

そのほか、体をあたためる**しょうが入りクズ湯**を食べてもよいでしょう。

シナモンティーにしょうがのしぼり汁を加えた、**ジンジャーシナモンティー**も体があたたまり、おすすめです。

果実に無数のトゲがある**オナモミの果実の煎じ汁**は、鼻づまりが原因になっている頭痛に効果的です(316ページ参照)。

体を冷やす食品や、ジュース類は禁物

体を冷やすものを避けることです。**生のジュース**や**生野菜のサラダ**などは、控えます。また、**えび、かに、山菜、チョコレート、ココア**など、漢方でいう「血をよごす」ものは、鼻粘膜の充血によくないので、注意が必要です。

入浴後に髪がぬれていると、鼻炎症状を悪化させるので、髪を洗ったあとは、ドライヤーですばやく乾かさなければなりません。水泳なども避ける必要があります。

こんな方法もあります

冷えから鼻づまりになったら

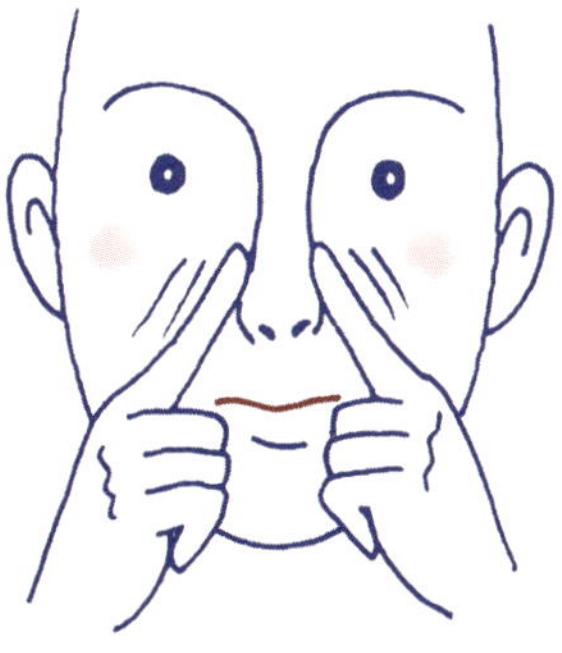

鼻の両側に両手のひとさし指をあて、力を入れずに30秒ほど素早くこする。

●いびきは元気のしるし? 驚くべきことに、昔はそんなことも信じられていたが、実際は不健康の象徴。特に睡眠時無呼吸症候群に要注意。

蓄膿症

鼻づまりと頭痛を解消する食べものや、薬草で症状の改善を

鼻汁以外に頭痛、頭重などの症状も出てくる

蓄膿症は、医学的には慢性副鼻腔炎といいます。鼻腔のまわりの左右4対ある空洞＝副鼻腔がおきて、膿がたまる病気です。

かぜをひくと粘膜がはれて分泌物が増え、排出が間に合わなくなって、副鼻腔にたまります。このような状態を急性副鼻腔炎といいます。これを繰り返しているうちに慢性化して、蓄膿症になります。

鼻づまりをおこして、粘りけのある膿のような鼻汁がたくさん出ます。嗅覚が低下したり、鼻声になったり、いびきをかいたりして、頭痛、頭重を伴います。鼻汁が気になって集中力が欠け、仕事や勉強の能率がわるくなってきます。

軽症の場合は、抗生物質などの薬によって炎症を鎮めたり、鼻汁を流れやすくしたりする保存的治療がとられます。薬による場合は数か月から1年と、長期治療が必要です。症状が重い場合は、手術も選択肢になります。また、食事や日常生活に注意して、抵抗力をつけていきます。食生活では、砂糖のとりすぎに注意しましょう。

鼻づまりの解消に
ふき

ふきは、煮ものとしておなじみの葉柄とともに、花のつぼみであるふきのとうにも独特の苦みがあって、珍重されます。また、どちらの部位にも同じような薬効があり、カロテンやビタミンAにも富むので、積極的に食べましょう。ふきは血をきれいにし、毒消しになる春の野菜のひとつです。

蓄膿症による鼻づまりには、**ふきのさし込み療法**に効果があります。生のものを使うので、出盛りの時期に試してみましょう。

（根本）

●ふきのさし込み療法

1 ふきの茎を2cmぐらいの長さに切る。

2 就寝前、鼻孔に入れておく。息苦しくならないよう、片方ずつ行う。

鼻づまりによる頭痛に
オナモミ

オナモミは荒れ地や道ばたに生えている雑草の一種です。トゲのある果実は解熱・発汗・鎮痛作用をもっています。果実をついて出た液汁を冷やし、飲みます。あるいは、煎じ汁を煮つめたエキスを外用して、悪質なはれものを治します。

オナモミの果実の煎じ汁（作り方は次ページ）は、蓄膿症に欠かせない重要な薬です。トゲのある果実を乾燥させたもの（生薬名は蒼耳子）を煎じて飲みます。

（根本・山ノ内）

長期の治療に効果的
オオバコ

軽症の蓄膿症であれば、体質を改善することによって、自然に治ることもあります。ただ、かなり長い期間の取り組みが必要になります。

オオバコの煎じ汁を毎日飲み続けることによって、このような蓄膿症を改善します。乾燥させた全草20gを1日量として、煎じてお茶がわりに飲みます。蓄膿症以外では、頭痛、せき止めなどにも効きます。

（根本・山ノ内）

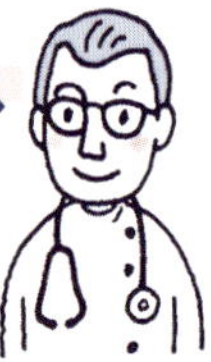

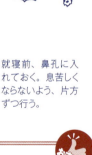

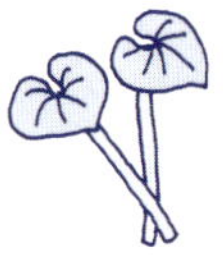

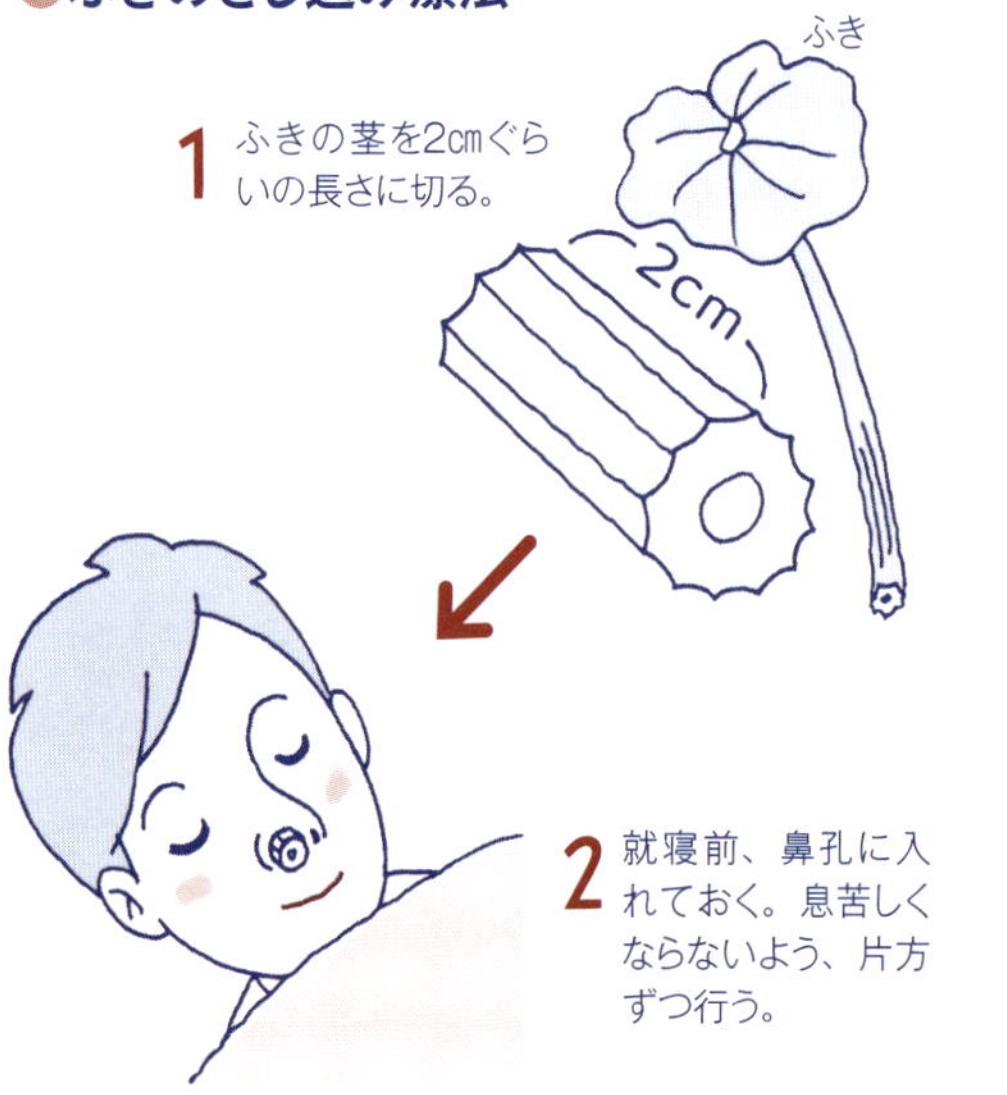

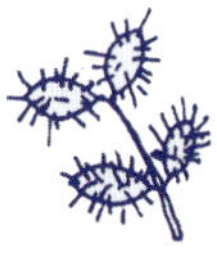

オナモミの果実の煎じ汁の作り方

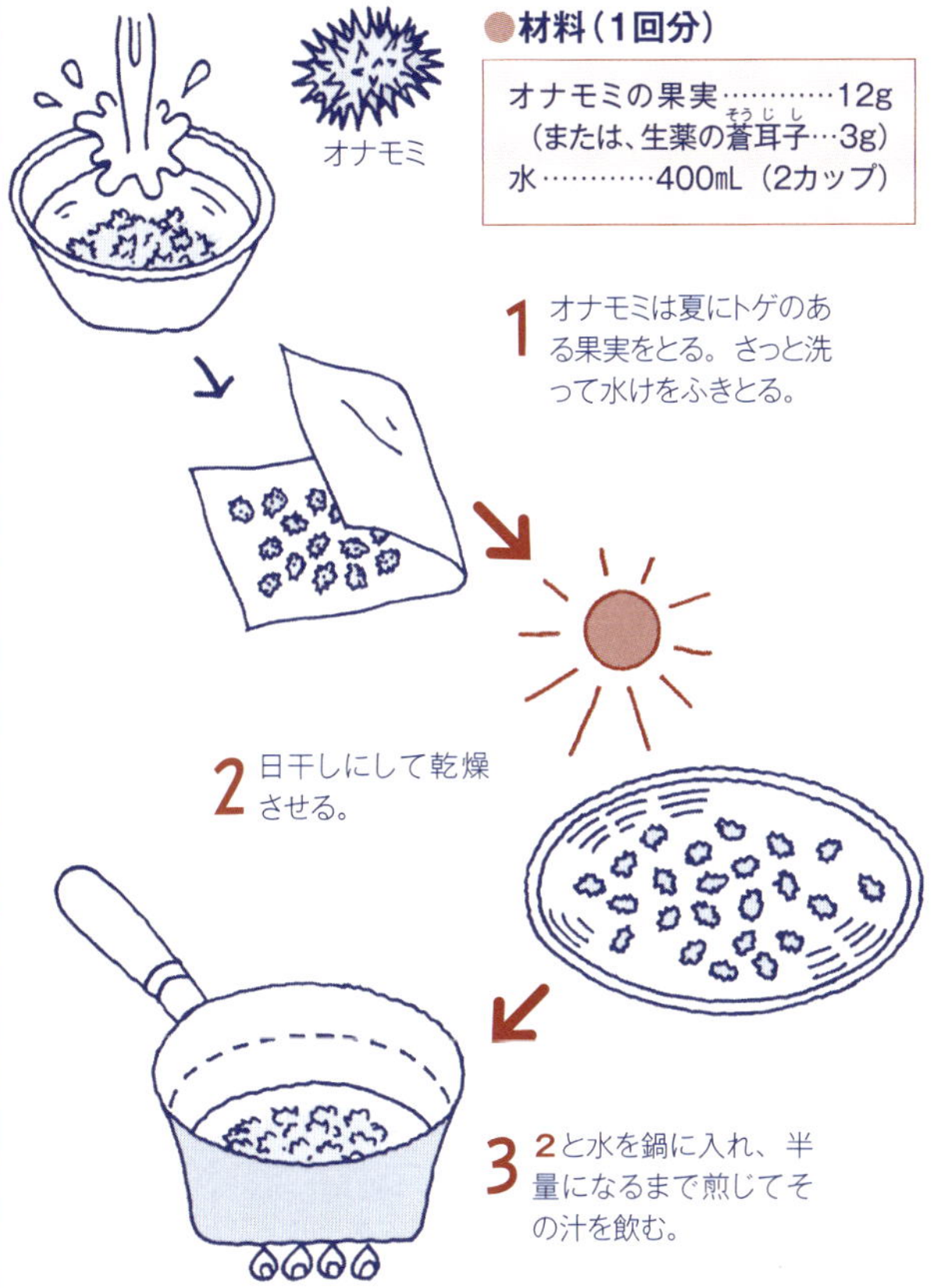

●材料（1回分）

オナモミの果実…………12g
（または、生薬の蒼耳子《そうじし》…3g）
水…………400mL（2カップ）

1 オナモミは夏にトゲのある果実をとる。さっと洗って水けをふきとる。

2 日干しにして乾燥させる。

3 2と水を鍋に入れ、半量になるまで煎じてその汁を飲む。

作ってみました

オナモミの果実を乾燥させた蒼耳子は、漢方薬局で買うことができますが、夏のあいだに、乾燥させた果実をたくさん作っておくと便利です。

飲んでみました

ハーブティーのような香りがしますが、味は特になく、飲みやすいです。

おすすめ

鼻汁を出しやすくする ドクダミ

蓄膿症の鼻づまりや鼻汁は、細菌による粘膜の炎症と、毛細血管への血液の集中が原因です。この症状には、**ドクダミのさし込み療法**をはじめ、洗浄液や煎じ汁に効果が期待できます。

ドクダミの洗浄液は、全草を陰干しにしたものを煎じて冷ましてから、少量の塩を加え、スポイトで鼻の中を洗います。

乾燥葉の煎じ汁を、毎食30分前に半年以上続けて飲む方法もあります。（根本・山ノ内）

●ドクダミのさし込み療法

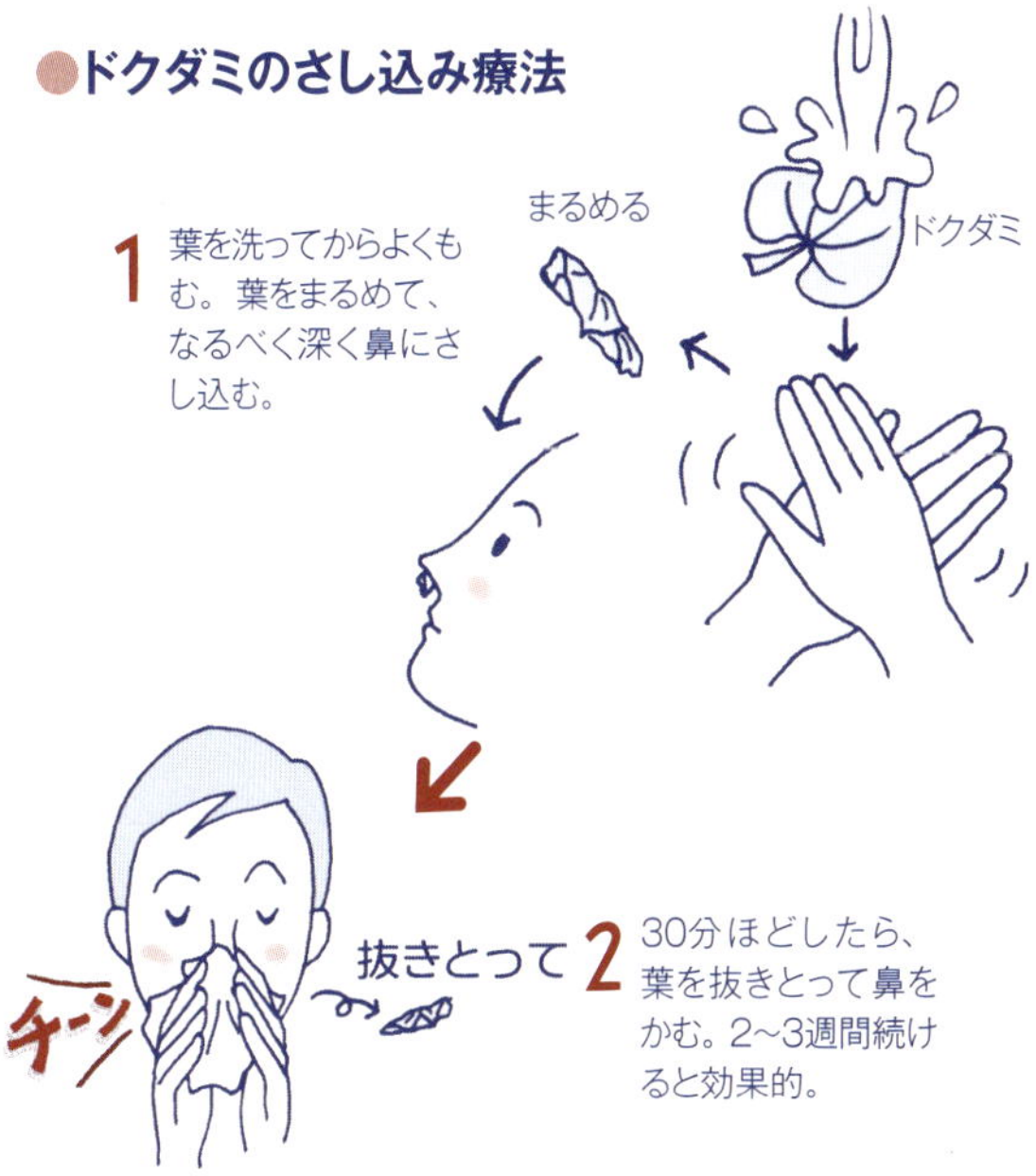

1 葉を洗ってからよくもむ。葉をまるめて、なるべく深く鼻にさし込む。

2 30分ほどしたら、葉を抜きとって鼻をかむ。2〜3週間続けると効果的。

膿を出すはたらきがある キキョウ

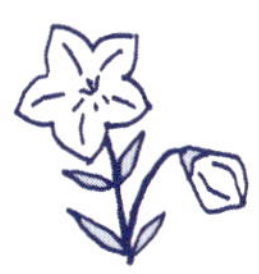

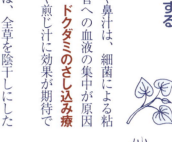

キキョウの根には昔から薬効があるといわれ、膿《うみ》を出すはたらきがあることで知られています。とくに、**キキョウの根と甘草の煎じ汁**（作り方は227ページ）は、蓄膿症をはじめ、のどの炎症をおさえたり、たんをきるといった化膿性疾患によく効きます。

うがいをしながら、のど全体にゆきわたるようにして飲むと効果があります。（根本）

その他のおすすめ 食品・山野草

鼻の粘膜を保護したり、強化することによって蓄膿症の症状を改善できます。**クマザサエキス**にこの効果があります。クマザサエキスを適量の水で薄めて飲むか、薄めずに点鼻薬として使います。**だいこんおろしの鼻洗浄液**（作り方は315ページ参照）も、鼻の通りをよくします。

●鼻に生えるきのことは？ 鼻の中にできるポリープのこと。鼻茸《はなたけ》とよばれ、鼻粘膜がはれたもの。

口内炎

栄養のバランスがとれた食事を心がけ、口腔内を清潔にする

Dr.アドバイス

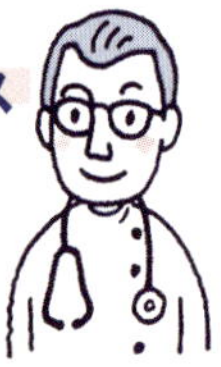

胃腸障害やストレスなど、原因の見きわめを

口内炎は、いろいろな原因により、口の中があれて痛む病気です。カタル性口内炎、アフタ性口内炎のほかに、まれですが潰瘍性口内炎などがあります。

カタル性口内炎は、口の中の粘膜が赤くはれるほか、くちびる、上あご、舌なども赤くなります。ほとんどの場合、痛みを伴います。原因は口の中が不潔であることや、入れ歯などがあたる刺激です。また、栄養面ではビタミンB群が不足することによります。

アフタ性口内炎は、口の中の粘膜に円形の小さな浅い潰瘍ができます。かたよった栄養、胃腸障害、精神的なストレスなどが原因で、ベーチェット病でもみられます。

潰瘍性口内炎では、粘膜のいろいろな場所に潰瘍が生じ、重症になると痛みが激しくなって食事もとりにくくなります。

口内炎は再発が多い病気です。できやすい人はバランスのとれた食事を心がけ、1日に4～5回うがいをして、口腔《こうくう》を清潔にしておきましょう。

口内の病気の特効薬
なす

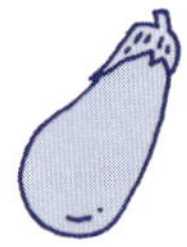

夏野菜は体を冷やす作用をもつものが多いのですが、なすはその筆頭格。熱を冷まし、痛みやはれを鎮めるはたらきがあることから、口内炎の特効薬といわれてきました。

口内炎ができたときは、**なすの黒焼き**をはちみつで練って患部に塗ると治ります。

また、ヘタを切りとり、日光にあててカラカラに干したものを患部にはると、炎症を鎮めることができます。このヘタは、歯痛にも効果があります。

（根本）

●なすの黒焼き

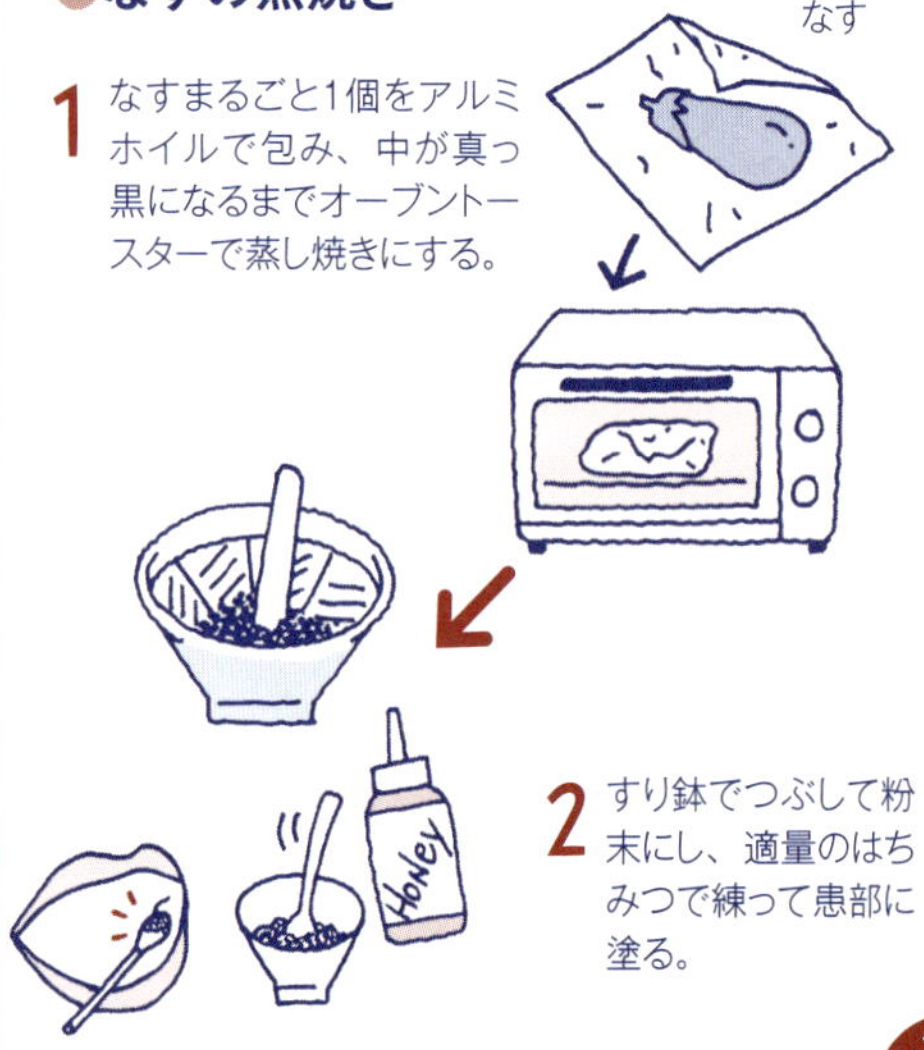

1 なすまるごと1個をアルミホイルで包み、中が真っ黒になるまでオーブントースターで蒸し焼きにする。

2 すり鉢でつぶして粉末にし、適量のはちみつで練って患部に塗る。

胃に原因がある口内炎に
大麦

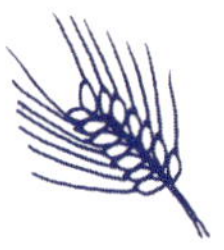

大麦に含まれる食物繊維とフィチン酸のはたらきは、整腸作用にすぐれており、消化を促します。このような特徴をもつ大麦は、口内炎にかかりやすい人にぴったりの食べものといえます。

胃に原因がある口内炎は、口内が苦く感じ、舌に白いコケができるといった症状を伴うケースが一般的です。**大麦粥**（作り方は次ページ）を常食するか、**大麦の粉**（はったい粉、麦こがし）を1日3回、白湯《さゆ》で飲むことによって、症状が軽くなります。

（根本）

おすすめ

熱をとって痛みをやわらげる
トマト

トマトには、のどの渇きをいやすはたらきがあります。また、酸みが胃液の分泌を促進し、消化を助け、胃の調子をととのえてくれます。トマトに含まれるビタミンB_2は血液をきれいにし、また、ルチンは血管をじょうぶにします。これらのトマトの作用は、口内炎にも効果的です。

口内に炎症があるときは、**トマトジュース**を数分間、口の中に含むようにします。1日に数回行ってください。

（根本・山ノ内）

痛みによく効く
アカザ

若葉の中心が赤みをおびているものをアカザ、白みの強いものをシロザとよびます。薬効は同じですが、同一種ではありません。

アカザの若葉や芽には、ビタミンA・B_1・Cなどが含まれています。また、痛みをおさえるはたらきがあるので、虫さされのときなどには、生の葉の汁を直接塗ると痛みがおさまります。

口内炎のときは、**アカザの全草の黒焼き**を炎症部分に塗ると、効果があります。（山ノ内）

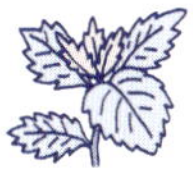

おすすめ

塗ってもうがいに使っても効く
キハダ

樹皮の内皮が黄色いので、キハダといい、痛みをおさえる効果をもっています。

口内炎で痛みがあるときは、キハダの内皮、クチナシの実、ナンテンの葉をそれぞれ10gずつ細かくきざんで、ガーゼを2枚重ねて包みます。これを口の中に含んでいると症状がおさまります。

キハダの内皮の煎じ汁は、キハダ3〜6gを400mLの水で半量に煎じ、布でこします。この汁でうがいをすると、痛みが楽になってきます。**キハダの粉末**を患部に塗っても効果的です。（根本・山ノ内）

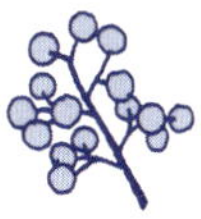

口内炎の早期治療に
エビスグサ

エビスグサは消化を助け、痛みをおさえるはたらきがあります。この作用は口内炎にも効果的です。**エビスグサのうがい薬**の作り方は、乾燥した**エビスグサの種子**（生薬名は決明子《けつめいし》）5〜10gを、600mLの水で100mLになるまで濃く煎じます。外皮が破れ、粘りが出てくるまでが目安です。この煎じ汁を口に2〜3分含んでから吐き出します。数回繰り返すと口内炎が早く治ります。（根本）

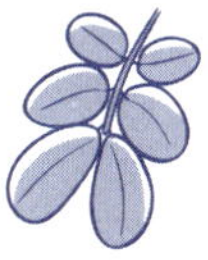

大麦粥の作り方

●材料（4人分）

大麦（押麦）	½カップ
米	½カップ
塩	約5g（小さじ1）
アサツキ	少々
水	1.6L（8カップ）

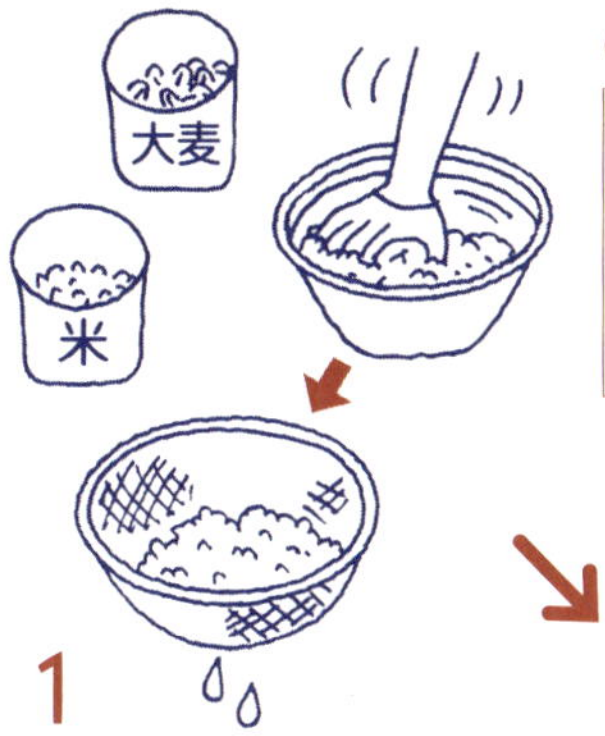

1 大麦と米は洗ってざるに上げる。

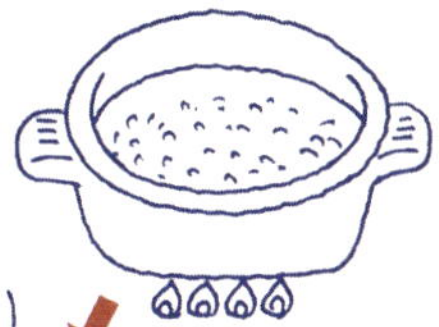

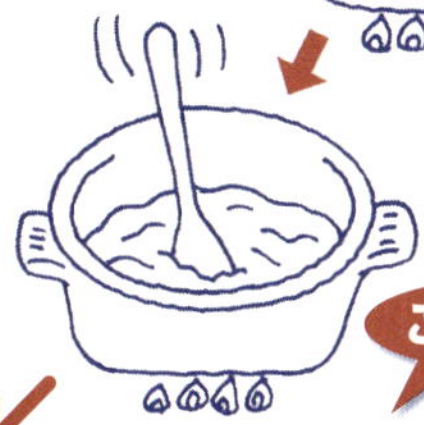

これがコツ

2 鍋に1と水を入れ、強火で煮る。沸騰したら弱火にする。上のほうがのり状になるので、ときどき混ぜながらコトコトと1時間半ほど炊く。

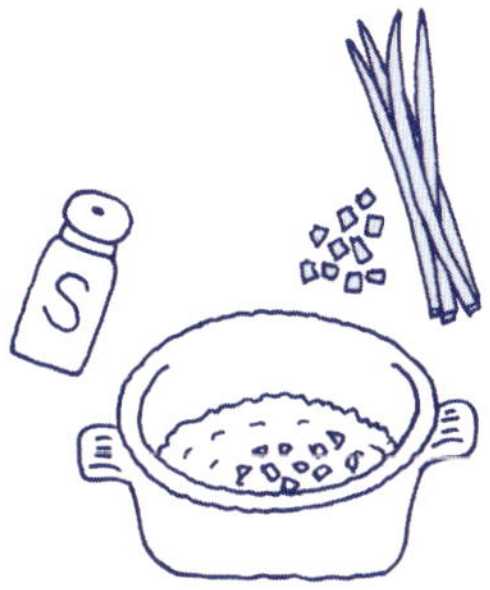

3 塩を加えて火を止め、アサツキの小口切りを散らす。

作ってみました

ふきこぼれないように注意するだけで、あとはとても簡単にできます。

食べてみました

あっさりとした味の、ふつうのお粥です。口内炎があるときは、あつあつではなく、少し冷ましてからのほうが食べやすいでしょう。

その他のおすすめ 食品・山野草

食欲がないときは、**だいこんおろし**を食事のたびに茶碗⅓ほど食べます。食事ができないほど痛いときは、患部に**ローヤルゼリー**を塗るか、**はちみつ**を薄めた液で1日数回うがいをしても効果があります。

甘草《かんぞう》の粉末を患部にたびたびつけると、痛みが軽減して早く治ります。

●口内炎はつぶしてもいい？　異物感があるので、つぶしたくなるが、これはNG。雑菌が入り、炎症が悪化することがある。

歯周病

歯をみがくだけでなく、歯ぐきのマッサージも忘れずに

Dr.アドバイス

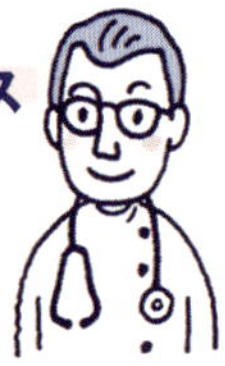

歯垢をとり除き、歯ぐきの血行を促すことが大切

歯周病は、歯ぐきに炎症がおきて組織が壊れ、歯を支えられなくなる病気です。血や膿《うみ》が出てくることから、かつては歯槽膿漏《しそうのうろう》とよばれました。悪化すると歯がグラつき、やがては抜けてしまいます。初期は自覚症状にとぼしく、かなり進行して発見される例が少なくありません。いちばんの原因は、歯みがきが不十分なことによる、歯垢《しこう》の付着です。歯垢は細菌の塊であり、石灰化するとより強固な歯石になります。これにより歯ぐきに炎症がおこるのです。

自覚症状としては、歯ぐきのむずがゆさや、歯をみがいたときの少量の出血くらいで、痛みはありません。ただ、歯ぐきを見ると赤くはれていたり、指で押すと膿が出たりします。病気が進むと歯がぐらぐらし、冷水がしみて、口臭がひどくなります。治療は毎食後に歯みがきをしっかり行い、歯垢、歯石の除去、マッサージで歯ぐきの血行を促します。食事はビタミンCの豊富な食品をとりましょう。よくかむことも大切です。

歯ぐきのはれや痛みに効く
昆布

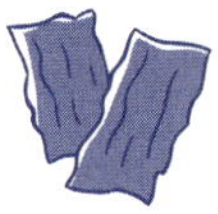

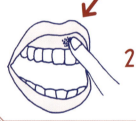

昔、中国の名医・李東垣《りとうえん》が、「石のようにかたくなったものは、昆布を用いなければとり除くことができない」といいました。昆布には、かたいものをやわらかくし、しこりになったはれものを治すはたらきがあります。そのほか、水分代謝をスムーズにする作用があり、むくみやはれに有効です。このはたらきが、歯周病初期の、歯ぐきがはれて痛がゆいという症状によく効きます。歯ぐきがはれて痛いときは、**昆布の黒焼き**を、こすりつけるように塗るといいでしょう。

（根本）

●昆布の黒焼き

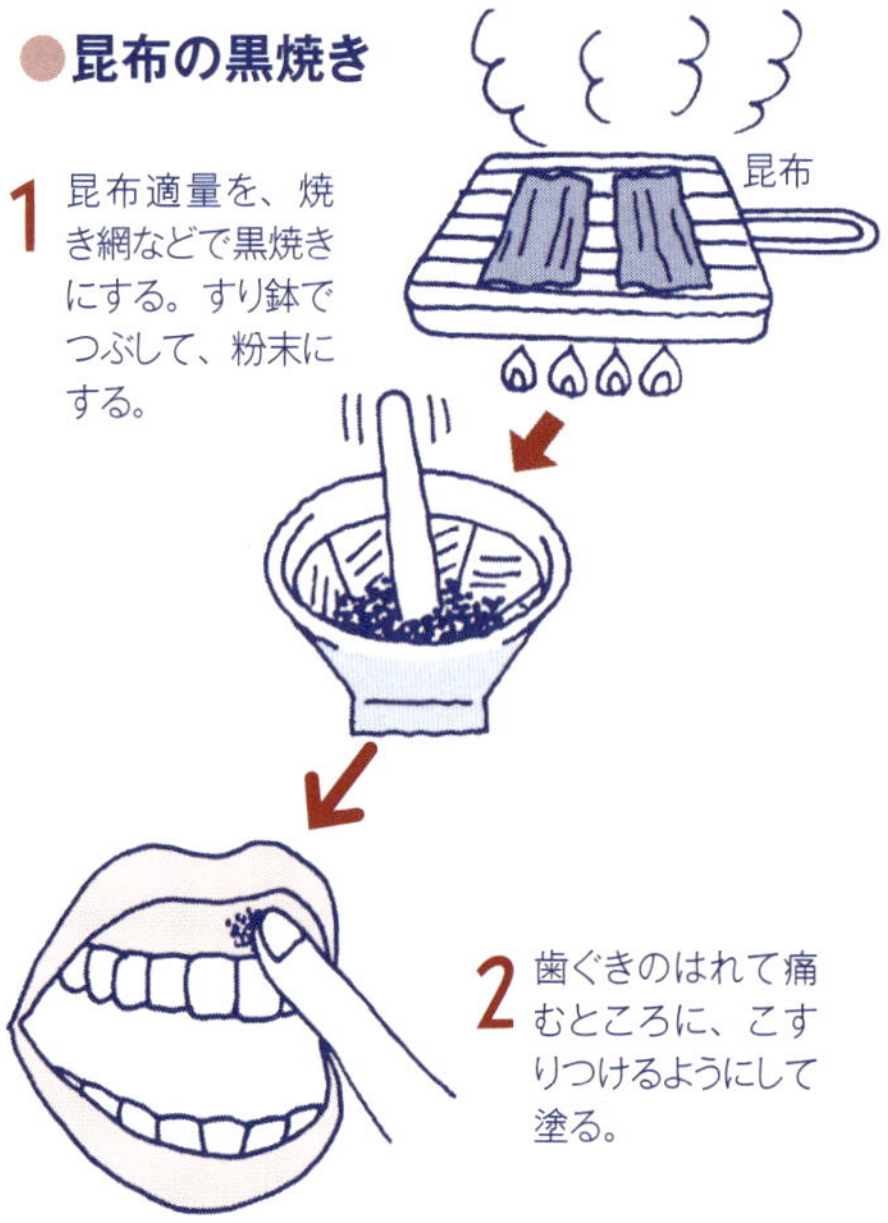

昆布
1 昆布適量を、焼き網などで黒焼きにする。すり鉢でつぶして、粉末にする。
2 歯ぐきのはれて痛むところに、こすりつけるようにして塗る。

日・常・生・活・の・注・意

歯周病かどうか自己チェックしてみよう

- □歯ぐきに赤くはれた部分がある。
- □何となく口臭が気になる。
- □歯ぐきがやせてきた気がする。
- □歯と歯のあいだにモノがつまりやすい。
- □歯をみがいたあと、歯ブラシに血がついたり、口をすすいだ水に血が混じることがある。
- □歯と歯のあいだの歯ぐきが、鋭角的な三角形ではなく、うっ血していてブヨブヨしている。
- □ときどき歯が浮いたような感じがする。
- □指でさわると、少しぐらつく歯がある。
- □歯ぐきから膿が出たことがある。

・**ひとつでもあてはまる**……歯周病の可能性が。毎日の歯みがきを見直したり、歯科医で確認を。

・**3つ以上あてはまる**……歯周病が進行しているおそれあり。早めに歯科医の診察を受ける。

ハコベの歯みがき粉の作り方

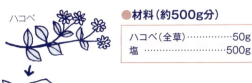

●材料（約500g分）

ハコベ（全草）	……50g
塩	……500g

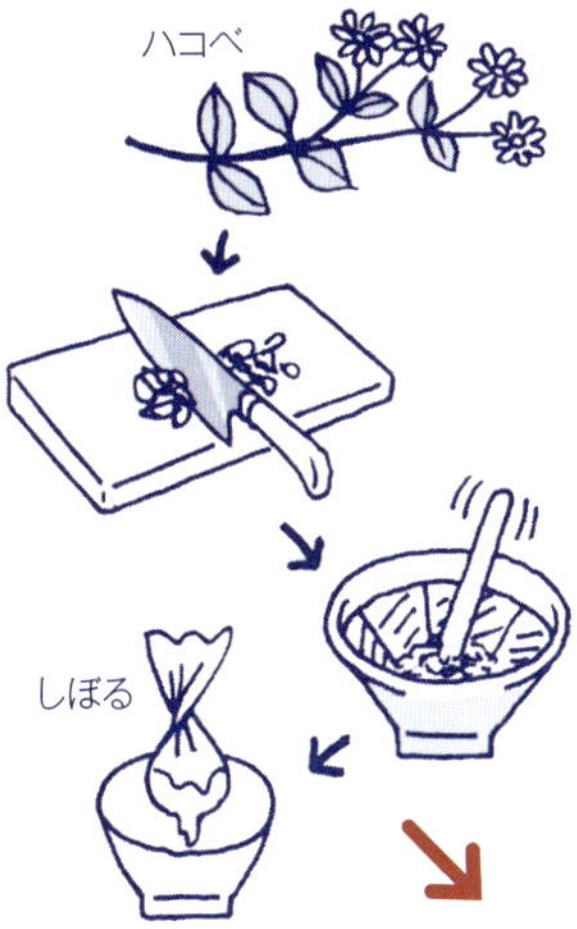

1 ハコベは生葉をきざんで、すり鉢ですったあと、ガーゼでしぼって汁をとる。

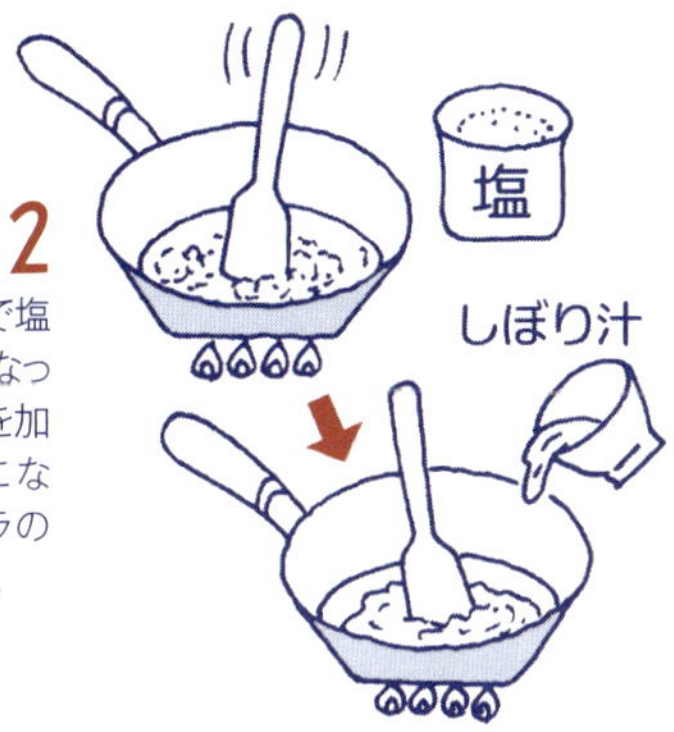

2 油を使わずにフライパンで塩をいる。薄いきつね色になったら、ハコベのしぼり汁を加える。全体が若草色になり、湿けがないサラサラの状態になればできあがり。

作ってみました

強火だと焦げてしまうので、弱火から中火ぐらいに調節するとうまくできます。ハコベの出盛りのときにたくさん作っておくようにしましょう。

試してみました

塩のひき締め効果がよくわかります。ハコベは青臭さもほとんどなく、ほのかに草の味がします。

古い血をとり除く なす

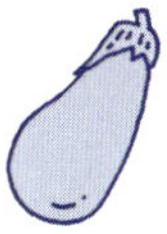

なすには、痛みを止め、古い血をとり除く効果があります。

なすのヘタや皮を、アルミホイルに包んでオーブントースターやガスコンロのグリルなどで黒焼きにします。それを粉にして塩を混ぜ、**なすの歯みがき粉**にします。歯ぐきをよくマッサージするようにみがくと、効きめが増します。（根本）

歯ぐきの痛みに ハコベ

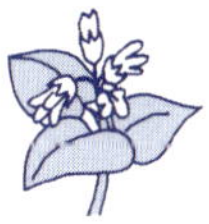

歯ぐきが痛いとき、ハコベの青汁と塩で歯をみがくことは、昔から伝えられてきた方法です。ハコベのもつ痛み止めの効能と、塩の殺菌&歯ぐきのひき締め作用を利用したものです。

ハコベの歯みがき粉（作り方は左図）で、歯みがきと歯ぐきのマッサージを、朝晩2回続けるとよいでしょう。（根本）

歯ぐきのマッサージに ユキノシタ

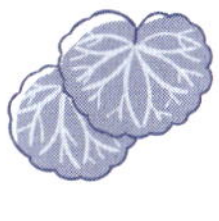

全国各地でよくみかけるユキノシタの葉には、痛みをとり、はれをおさえる作用があります。

新鮮で、裏が淡緑色をした生の葉を1枚、水洗いします。火にかざしてやわらかくしたあと、直接歯ぐきにはるか、塩もみしたものをまるめて、歯ぐきをよくマッサージすると効果があらわれます。（根本）

痛むところへ塗る サンショウ

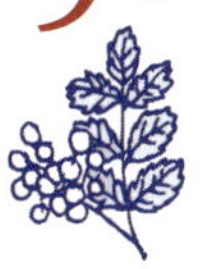

昔から、うなぎのかば焼きの薬味として添えられるサンショウは、健胃・整腸剤として有名ですが、はれや痛みをおさえる作用にもすぐれています。

歯周病には、**サンショウの酢の煎じ汁**を使用。果皮を酢で煎じ、歯ぐきに塗るか、口に含んで少しずつ飲むと、痛みをおさえる効果があります。（根本）

その他のおすすめ 食品・山野草

塩には殺菌と収れん作用があり、炎症をやわらげ、歯ぐきの組織をひき締めます。人さし指の腹に塩をつけ、朝晩、歯ぐきをたんねんにマッサージします。**クマザサエキス**で歯ぐきをマッサージすると、クロロフィルのはたらきによって、炎症、痛み、膿をおさえます。また、口臭予防にも有効です。

●白い歯は健康？　歯の色は個人差があり、日本人はもともと黄色がかっているので、白いから健康、白くないから不健康、というわけではない。

西洋の薬草・ハーブ健康法

「西洋の漢方薬」ともいわれるハーブには、さまざまな薬効があります。手軽なハーブの利用法をマスターしましょう。

ハーブのいちばんの効能は〝芳香〟にある

ハーブの利用は、ヨーロッパでは非常に古い歴史をもっています。ハーブとは特定の植物の名前ではなく、薬用、食用、香料などに用いられる植物の総称です。ハーブの特徴は、それぞれの植物がもつ、個性的な香りにあります。この芳香成分にこそ薬効があり、消化促進、発汗促進、鎮静など、用途に合わせて使い分けられています。

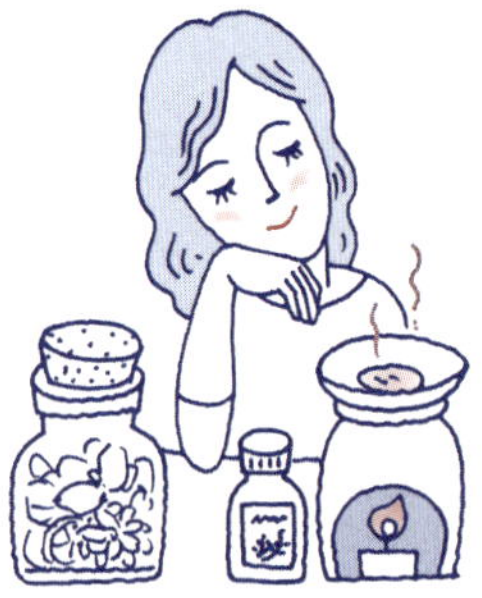

ポプリや精油にして香りを楽しむのがいちばん。

利用法は、お茶、香辛料、入浴剤などさまざま

一般的には、生や自然乾燥させたハーブをお茶にして飲みます。ワインやオイルに漬け込んだり、香辛料として料理に使う方法もポピュラー。ハーブの入浴剤や、香料を混ぜて作るポプリは、日本でもすっかり定着しました。防虫や防臭のはたらきもあり、染めものに使われることもあります。

●ハーブの主な利用法

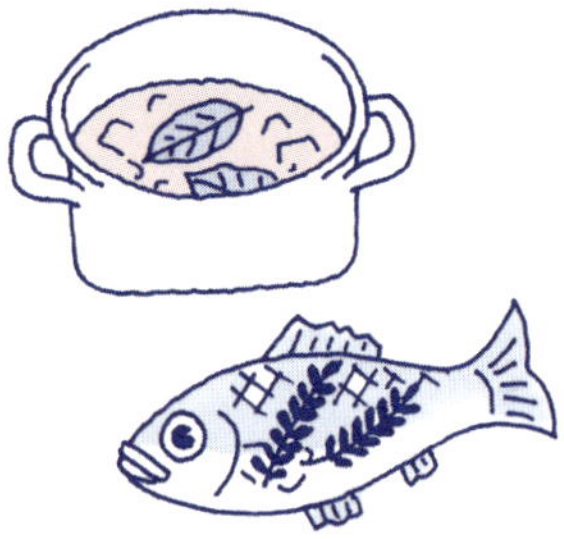

料理の香りづけ
肉料理や魚料理の臭み消しとして使うとよい。

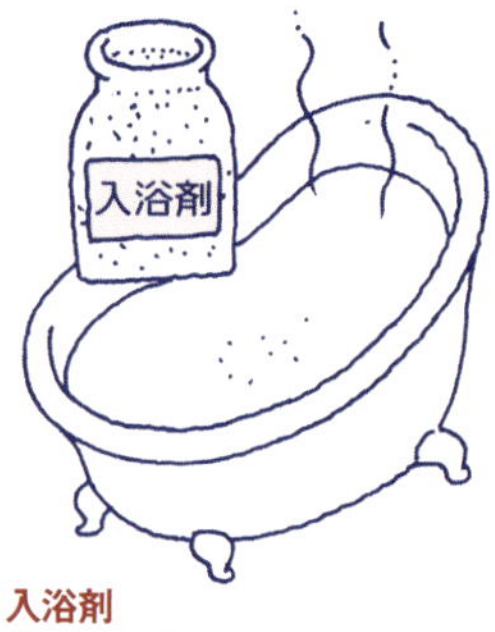

入浴剤
芳香があり、体をあたためるはたらきのあるものを利用するとよい。

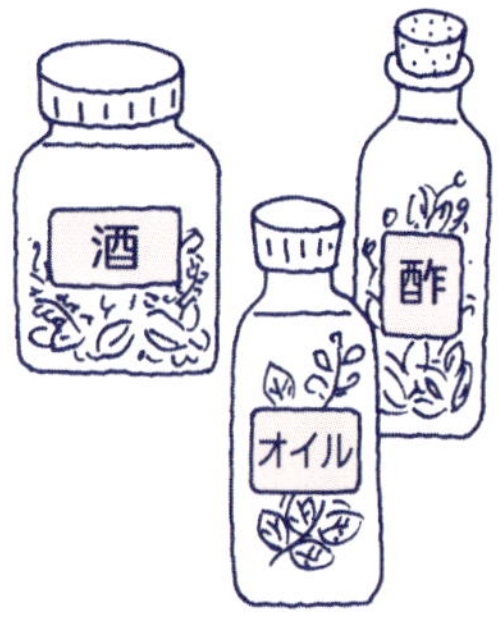

酒漬け・オイル漬け
料理に使うとよい。酢漬けにすることもある。

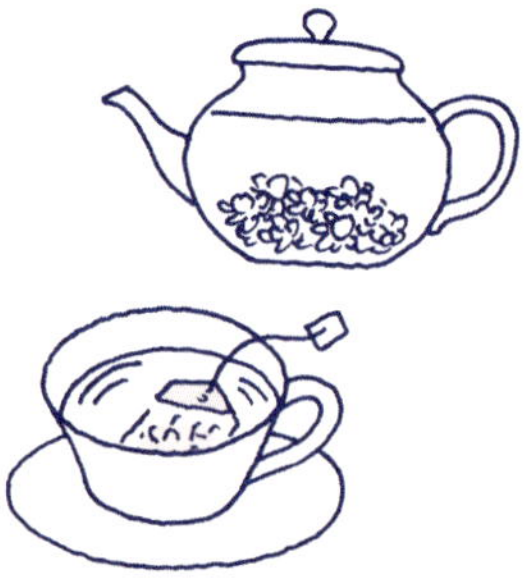

ハーブティー
ティーバッグになったものが手軽で便利。香りを楽しむ以外に、薬効を利用するものもある。

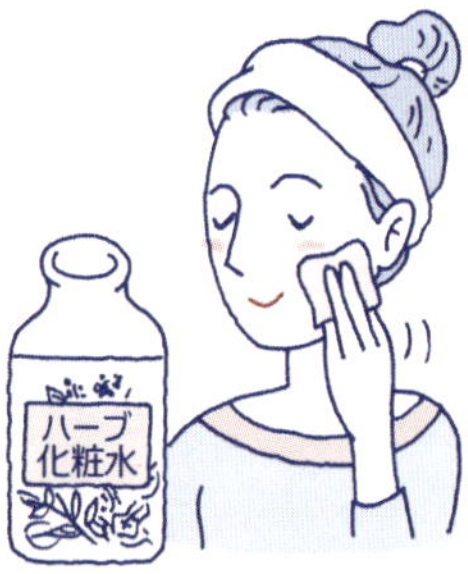

その他には
化粧水を作ったり、軟膏にしたり、お湯に入れて湯気を吸う方法も。

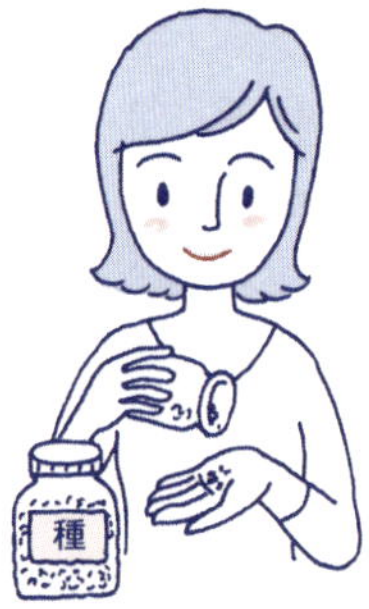

種子・果実を飲む
薬効のある種子や果実を、粉末にして飲む。

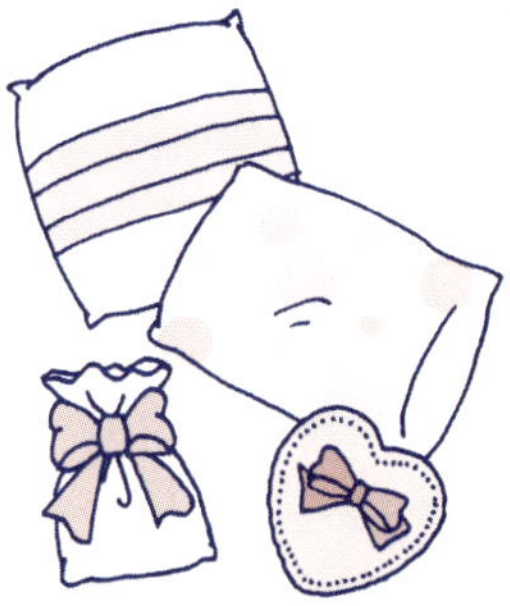

芳香剤
ポプリにして香りを楽しんだり、クッションや枕に入れる方法も。

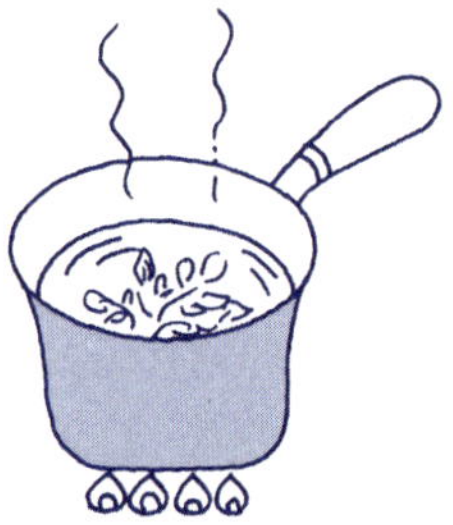

煎じる
山野草と同様に煎じるか、浸し湯を飲む。

●主なハーブの効能と利用法

ハーブ名	効能	利用法
セージ	解熱、消化促進、殺菌、頭痛、かぜ	ソーセージには欠かせない香料となる。生か乾燥させた葉を5～6枚使ってお茶に。口内炎やのどの痛みのうがい薬にも。
ラベンダー	鎮静、安眠、防虫、ケガの消毒	入浴剤にしたり、枕に入れたりすると、誘眠効果がある。薬用アルコールに漬ければ、脂性肌用の化粧品になる。
オレガノ	頭の疲れや痛み、神経性の病気	入浴剤としてお風呂に入れるか、葉をお茶にして飲む。生でも乾燥でもよい。煮込み料理やトマトソースにも合う。
コリアンダー	腹痛	熟した種子を飲むと腹痛に効く。血液を浄化するはたらきもある。葉はスープの浮き実にしてもおいしい。香菜《シャンツァイ》、パクチーの名でも知られる。
タイム	鎮静、安眠	入浴剤やお茶にする。乾燥葉を小袋につめて、衣類の虫よけに利用。魚や肉の煮こみ料理やスープにも。
ゼラニウム	香りづけ	生、あるいは乾燥した葉を入浴剤に。ほかのハーブと合わせてお茶にも。
チャイブ	強壮、高血圧予防	葉を採り、生のまま食べるか、煮て食べる。
キダチハッカ	葉を採り､生のままか､煮て食べる	別名・セイボリーともいう。乾燥させた葉をお茶にして飲むと、胃や呼吸器の病気によい。生葉は虫さされにも効く。
バジル	胃・呼吸器の病気	葉を採り、お茶や入浴剤にしたり、におい袋につめたりして、香りを楽しむ。
ヤロウ	かぜの解熱、精神安定	葉と花をお茶や入浴剤に。傷や湿疹には外用し、かぜには煎じて飲む。
ルバーブ	湿疹、傷の止血、かぜ	葉柄を利用。砂糖やはちみつで煮てジャムにしたり、焼酎に漬けて薬酒に。
レモンバーム	便秘	葉を食べたり、お茶にして飲む。外用しても効果がある。
ローズマリー	強壮、安眠	葉や枝を使い、お茶、入浴剤、化粧水に。濃く煮出した汁はヘアリンスに。
パセリ	鎮静、収れん	地上部を生のままきざんでお茶に。煎じた汁は入浴剤やヘアリンスに。
ヒソップ	消化促進、口臭予防、かぜ	地上部を乾燥させ、お茶にして飲む。入浴剤にもなる。
ベルガモット	発汗促進､のどのあれ	生葉や花をサラダにしたり、乾燥させた葉や花をお茶にする。
ミント	疲労回復、精神安定	生葉を用いたり、乾燥させた葉をお茶にしたりして飲む。入浴剤にもなる。
リンデン	消化促進、強壮	西洋菩提樹《ぼだいじゅ》のこと。乾燥させた花、葉をお茶にして飲む。
キャラウェイ	不眠症、血液浄化	ザワークラウトの香りづけや、種子を乾燥させてお茶にして飲む。

●ハッカ歯の毒、目の薬　ここでいうハッカとは、お菓子のハッカ糖。刺激で頭や目がさえるが、食べすぎればむし歯になるといういましめ。

神経痛

安静と、痛みをとる治療が基本。体をあたためるのもよい

Dr.アドバイス

家庭では安静にし、薬湯や温湿布を

神経痛とは、神経に沿って痛みがおこる症状で、よく知られているのが三叉《さんさ》神経痛、肋間《ろっかん》神経痛、坐骨《ざこつ》神経痛です。

三叉神経痛は、俗に顔面神経痛ともよばれるように、顔から前頭部、あごにかけて激痛が走ります。40歳以上の中高年によくおこります。顔の片側に症状があらわれるのが特徴です。

肋間神経痛は、左右12対の肋骨に沿って激しい痛みがおこります。

坐骨神経痛は、神経痛の代表ともいわれるもので、ほとんどは椎《つい》間板《かんばん》ヘルニアが原因です。重いものを持ち上げようとしたときや、中腰になったとき、急に立ち上がったときに、腰から太ももの裏側に痛みが走ります。

治療は、いずれも安静にし、鎮痛剤や筋弛緩剤によって痛みをやわらげます。

そのほか、温熱療法（薬湯や温湿布など）、牽引《けんいん》療法、マッサージなどの物理療法も有効です。原因となっている病気を治すことも大切です。

おすすめ

うめ酒湿布が痛みに効く
うめ

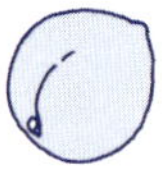

痛みがおこったら安静にして、**うめ酒湿布**（作り方は左ページ）をすると楽になります。うめ酒は、果実酒として作ったふつうのものでよいのですが、外用する場合は氷砂糖を入れないほうがよいでしょう。

うめ酒をそのまま飲んでもよく、この場合は1日に2～3回飲用します。

うめ酒湿布は神経痛だけでなく、リウマチや関節炎、はれものの痛み、扁桃炎《へんとうえん》や気管支炎による、のどや胸の痛みにも効きます。

（根本・山ノ内）

飲み続けると効果的
ハトムギ

神経痛患者の多くは、いつも汗をかいていたり、むくみぎみになったりして、水分代謝がわるいのが特徴とされます。

ハトムギにはすぐれた利尿作用があります。また、筋肉のこわばりや神経痛に有効です。殻つきのままで**ハトムギ茶**にするほか、殻をとり去った実（薏苡仁《よくいにん》という）を煎じるか、**薏苡仁酒**（薏苡仁100～300gをホワイトリカー1.8Lに漬ける）にして利用します。

（根本）

肋間神経痛の痛みに
かぼちゃ

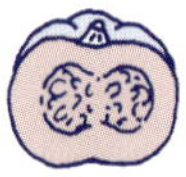

中国では、かぼちゃは「上腹部（胸、肺）をじょうぶにする食べもの」とされています。

肋間神経痛の痛みには、鎮痛・消炎効果のある**かぼちゃ湿布**がよいでしょう。

皮つきのかぼちゃをよく蒸してドロドロにつぶし、背骨から脇腹、おなかにかけての痛む部分に湿布します。冷めたらあたたかいものと取り替えて、1日2～3回繰り返すとよいでしょう。これは肋膜《ろくまく》（胸膜）の痛みにも有効です。

（根本）

●かぼちゃ湿布

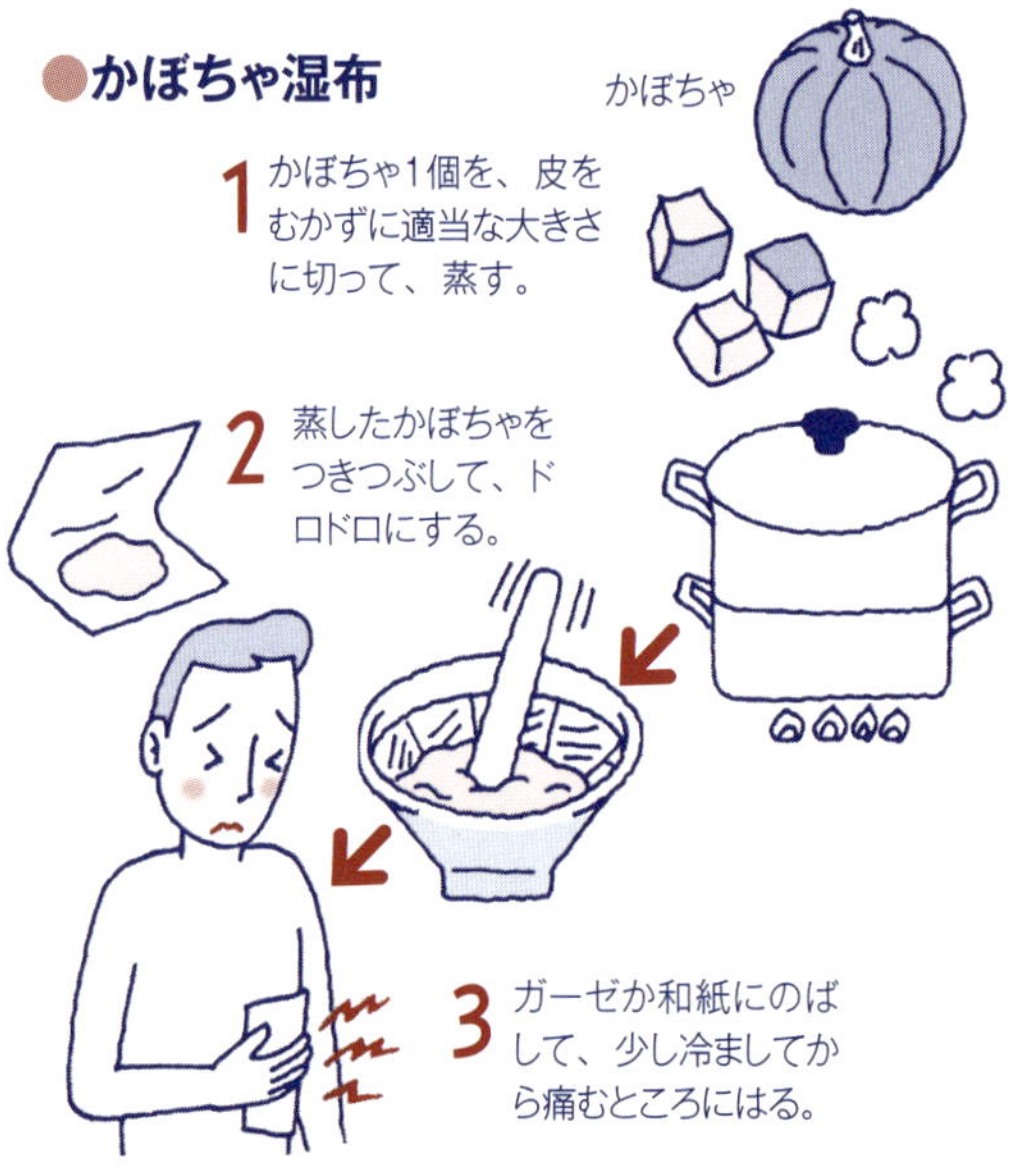

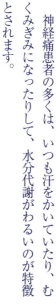

かぼちゃ
1 かぼちゃ1個を、皮をむかずに適当な大きさに切って、蒸す。
2 蒸したかぼちゃをつきつぶして、ドロドロにする。
3 ガーゼか和紙にのばして、少し冷ましてから痛むところにはる。

うめ酒湿布の作り方

●材料

青うめ	500g
ホワイトリカー	900mL（4と1/2カップ）

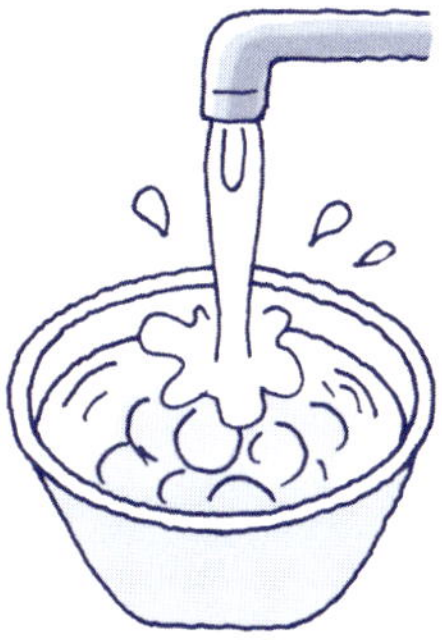

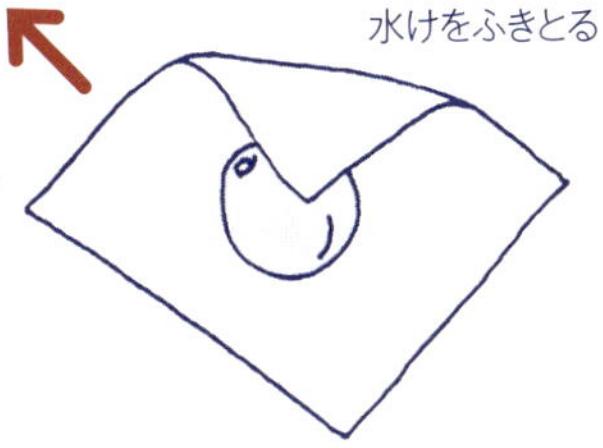
水けをふきとる

1 青うめは傷のないものを選んで、ていねいに洗い、水けをきちんとふきとる。

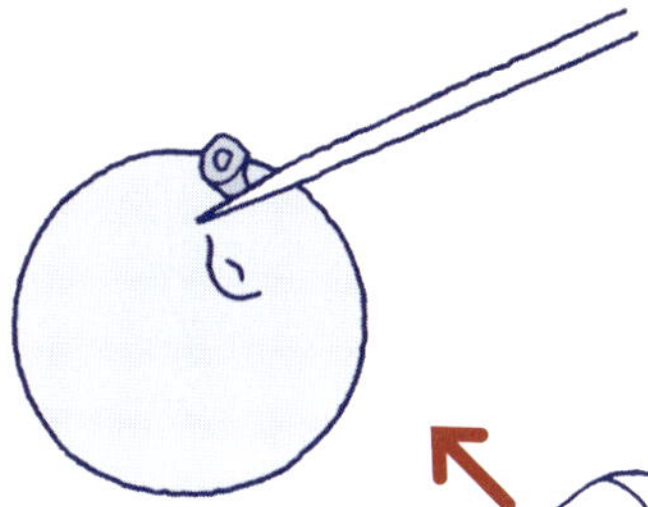

2 竹ぐしを使って、ヘタとヘタの中についているゴミをとり除く。1個1個ていねいに行う。

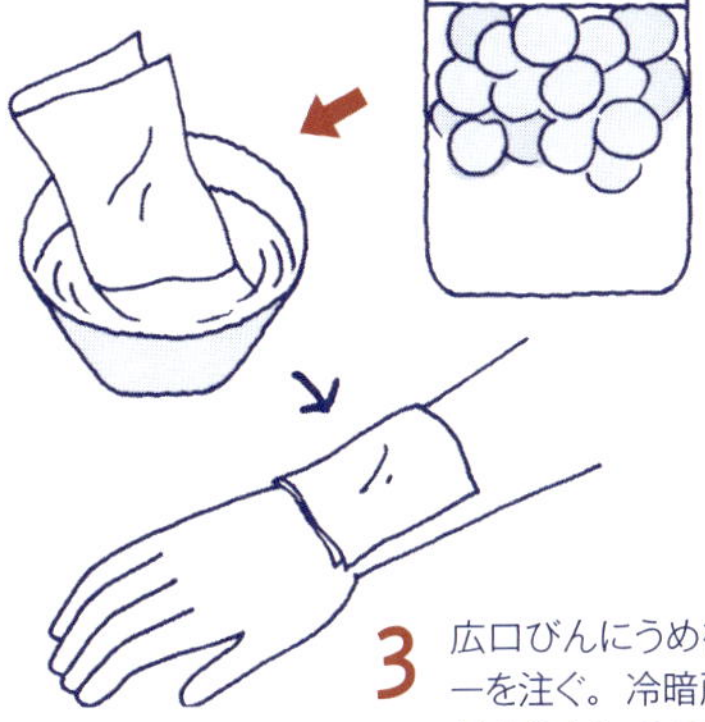
これがコツ
湿布用はホワイトリカーのみで、氷砂糖は入れない。

3 広口びんにうめを入れ、ホワイトリカーを注ぐ。冷暗所で3か月おく。糖分が入らないので熟成に時間がかかるが、うめが沈んだらできあがりの目安。これをガーゼに浸して、痛むところを湿布する。

作ってみました

飲むうめ酒と作り方の基本は同じで、氷砂糖が入らないだけです。飲用にするときは、これに氷砂糖を200～300g入れて作ります。

試してみました

肌にはったとき、最初はひんやりしますが、だんだんポカポカとあたたまってきます。砂糖が入っていないので、ベタつきもありません。

神経痛発作の手当て

痛みの発作予防と処置の方法

●坐骨神経痛の場合

重いものを持つときに注意が必要。ひざを曲げて、腰に負担がかからないようにする。

発作がおきたら

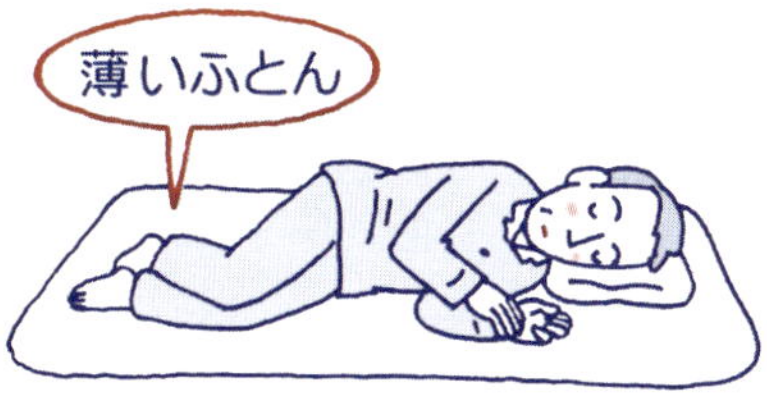

薄いふとんに楽な姿勢で寝かせる。痛むときには無理をして病院へ行かず、4～5日様子をみる。痛みが消えないときは病院へ。

●肋間神経痛の場合

激しくせき込んだり、大きな声を出したりしないよう、ふだんから心がける。

発作がおきたら

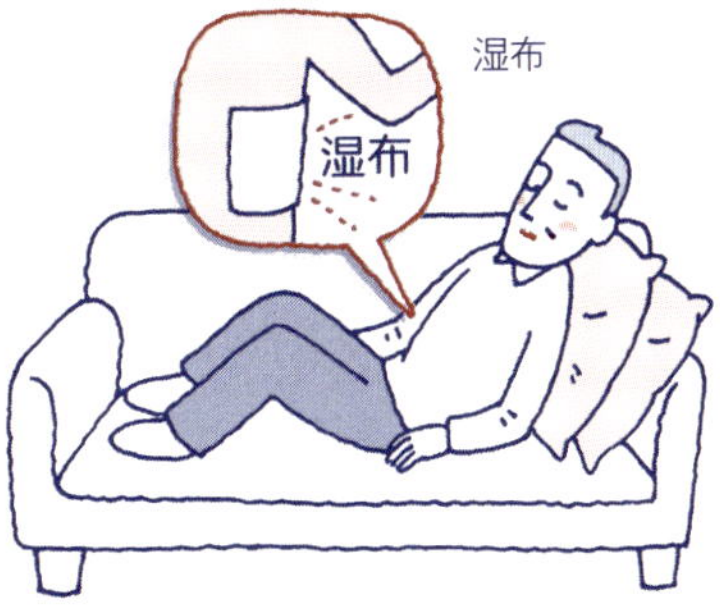

あたためると痛みがやわらぐので、安静にして温湿布などで保温する。

●三叉神経痛の場合

心身ともに疲労をためないようにする。毎日規則正しい生活を送るよう心がける。

発作がおきたら

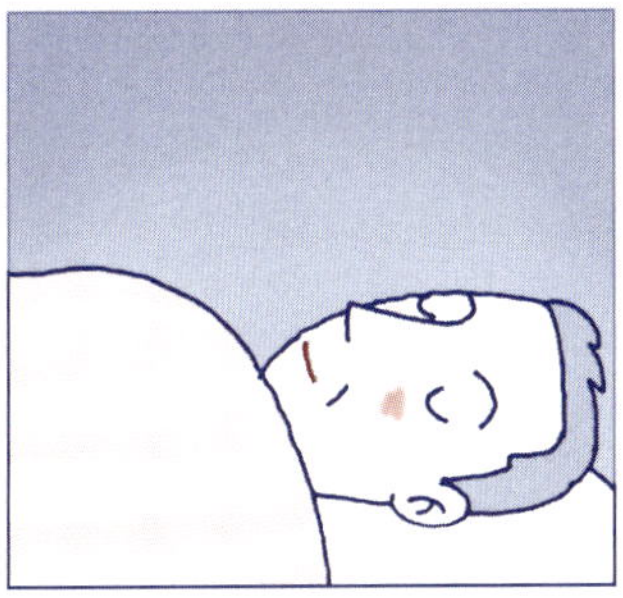

特に顔面を動かさないようにし、部屋を薄暗くして寝かせる。物音や人の出入りなどで刺激しない。

●神経にさわる　その人の気持ちを逆なでして、不愉快でいらいらさせること。そのさまが神経痛のピリピリした痛みに似ている。

鎮痛効果がある
ウチワサボテン

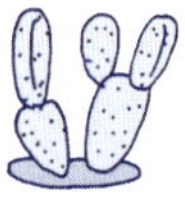

日本には、おそらく江戸時代の初めごろ渡来したサボテンで、団扇仙人掌《うちわせんにんしょう》ともよばれます。

サボテン湿布は、肋膜炎《ろくまくえん》や神経痛の民間治療薬として、昔から広く用いられています。生のウチワサボテンのトゲをとり除いて、おろし器ですりおろします。それを和紙か布にのばして、痛むところにはります。根治をめざす薬ではありませんが、一時的に痛みをやわらげる効果があります。

生のまますりおろしたものを飲むと、せき止めや熱冷ましにも効果があります。（根本）

体をあたため、痛みを鎮める
マタタビ

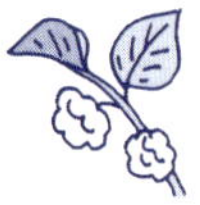

マタタビの果実の生薬である木天蓼《もくてんりょう》には、鎮痛や保温の効果があります。自分で採取したものを生薬にするのは難しいので、漢方薬局などで購入します。

乾燥させた果実の粉末を1日3回飲むと、神経痛、腰痛に効きめがあります。**マタタビの煎じ汁**は、木の皮を乾燥させて、水で煎じます。1日3回に分けて、あたためて飲んでもよいでしょう。乾燥したつるや葉は、入浴剤にして薬草風呂にします。体がよくあたたまって、痛みをやわらげます。（根本）

痛みの万能薬
ヘチマ

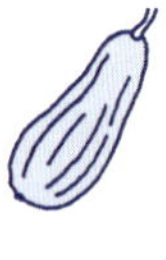

つるからとれるヘチマ水は化粧水として有名ですが、ほかにも神経痛や頭痛、腹痛、リウマチ、五十肩など、痛みに対する幅広い薬効があります。

特に神経痛には、**ヘチマ水**を患部につけたり、**煮汁**を飲むと高い効果が得られます。ヘチマ水は秋にとるのがよく、1本のつるから1～2Lもとれます。とったヘチマ水に、氷砂糖を加えて煮つめたものを、さかずき1～2杯、食前に飲みます。（根本）

●ヘチマ水の煮汁

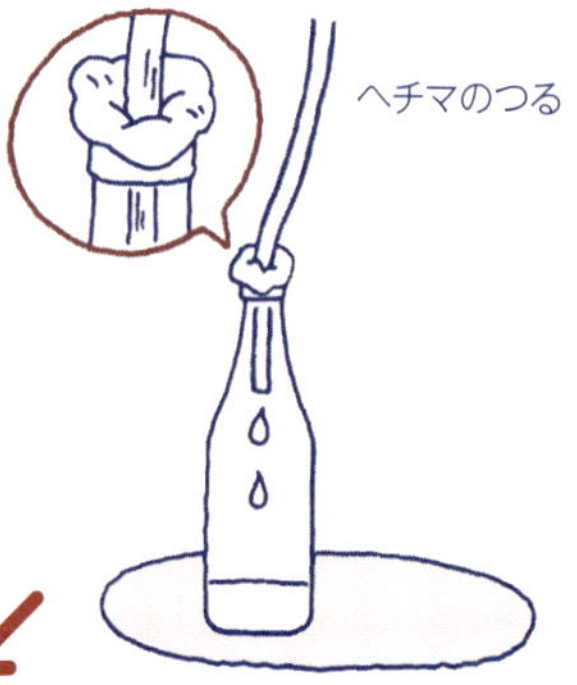

1 ヘチマのつるを根もとから60㎝ほどのところで切り、切り口をびんの中に入れてヘチマ水を集める。びんの口にほこりが入らないよう、すきまには綿をつめる。

2 2～3日するとヘチマ水がたまる。ヘチマ水360mLに氷砂糖200gを加え、半量に煮つめる。食前にさかずき1～2杯飲む。

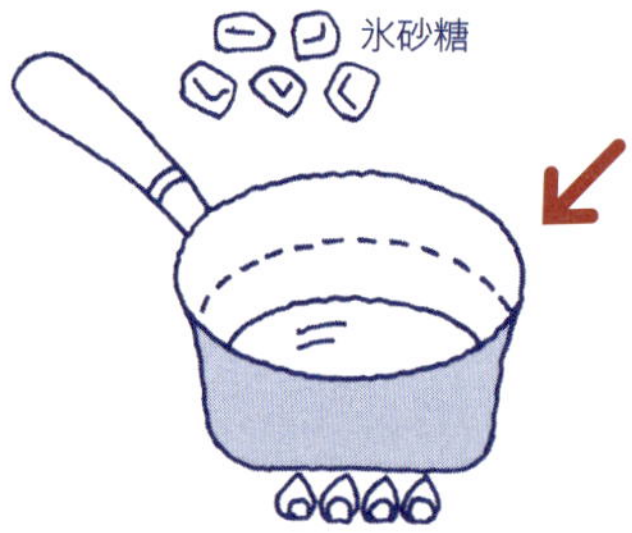

その他のおすすめ
食品・山野草

やまいも15gを540mLの水で半量に煮つめ、毎食30分前に飲みます。**オトギリソウ酒**は、オトギリソウを小さく切って一升びんに⅓ほど入れて、焼酎を注ぎ込み、寝かせます。これで痛むところを湿布します。**オトギリソウの煎じ汁**は、葉と茎を細かく切って、カンゾウといっしょに水で煎じて、1日3回服用します。**クワとヨモギの煎じ汁**は、クワの小枝40gとヨモギ60gを500mLの水で半量に煎じます。1日3回、1か月ぐらい続けて飲むとよいでしょう。

水分をとりすぎたり、体を冷やすものは控える

神経痛では、体を冷やすことは禁物ですから、**生野菜のジュース**、**サラダ**や**くだもの**なども多食するとよくありません。黒砂糖はさしつかえありませんが、**砂糖**もできるだけ控えめにしたほうが無難です。**水分**のとりすぎも体を冷やすので、十分に注意しましょう。

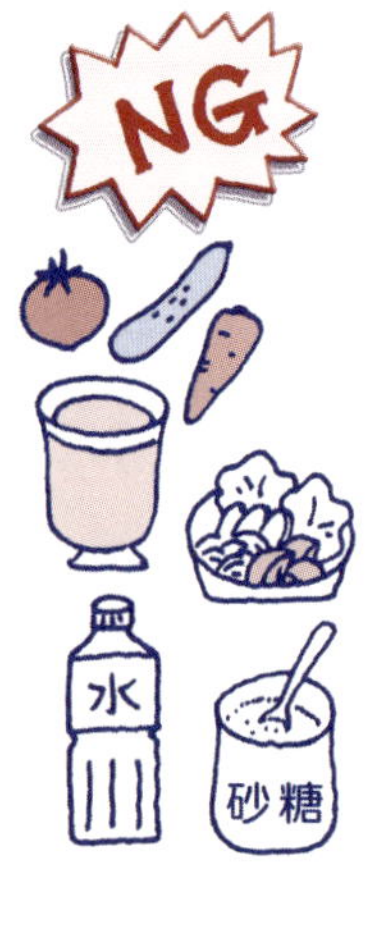

神経痛にいい入浴法と、効果のある薬草風呂

神経痛にいい入浴法

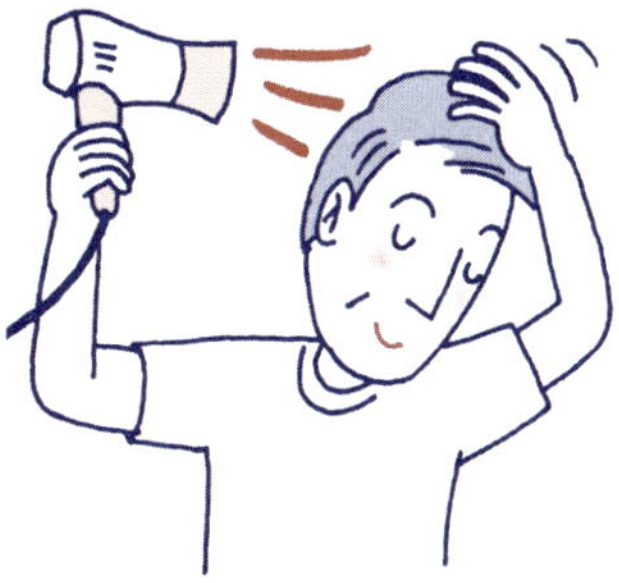

お風呂上がりには、体の水けを十分にふきとる。洗髪後はドライヤーなどで手早く乾かすようにする。

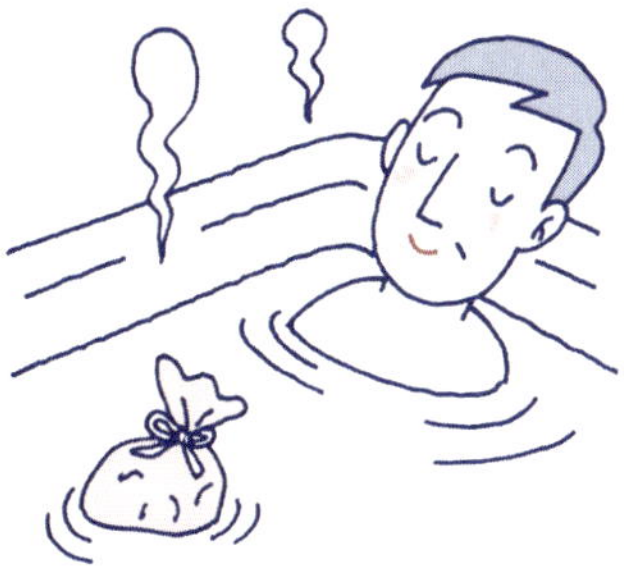

白湯《しらゆ》は湯冷めしやすい。体をあたためるはたらきのある薬草を入れると効果的。

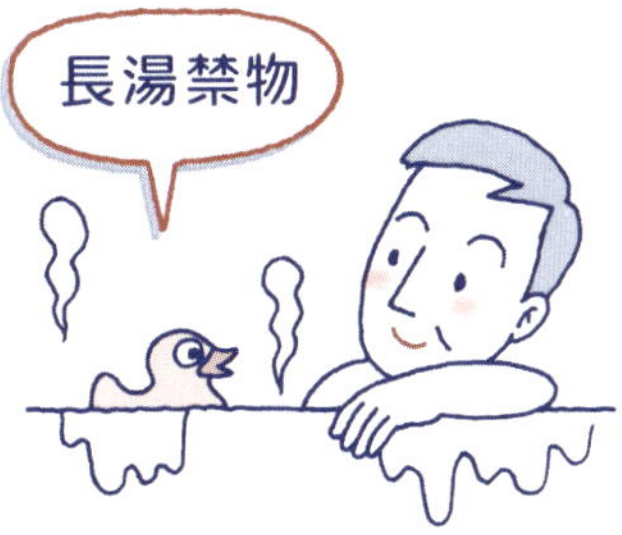

入浴は短時間にとどめ、長湯をしないように。あたためすぎると、かえって翌朝痛みがひどくなることがある。

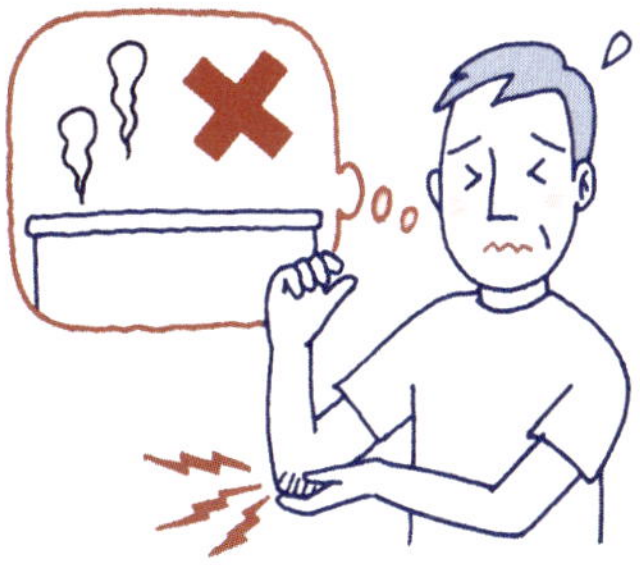

患部の炎症がひどいときや、痛みが激しいときは入浴しない。

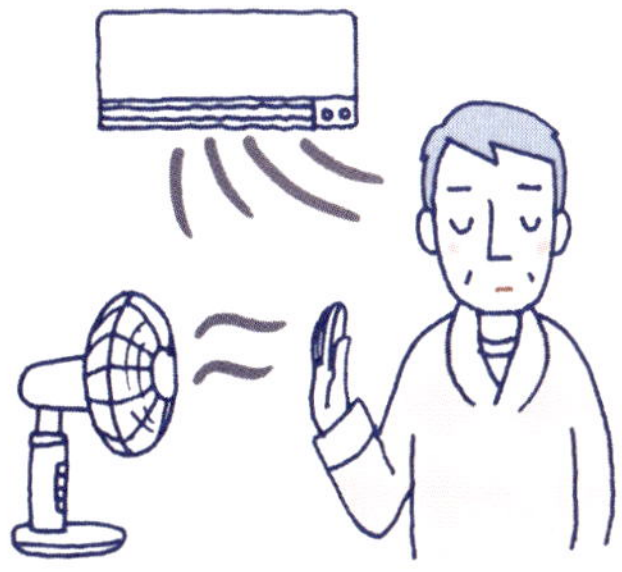

入浴後に、扇風機やクーラーなどで体を冷やさない。冷えると痛みが激しくなる。

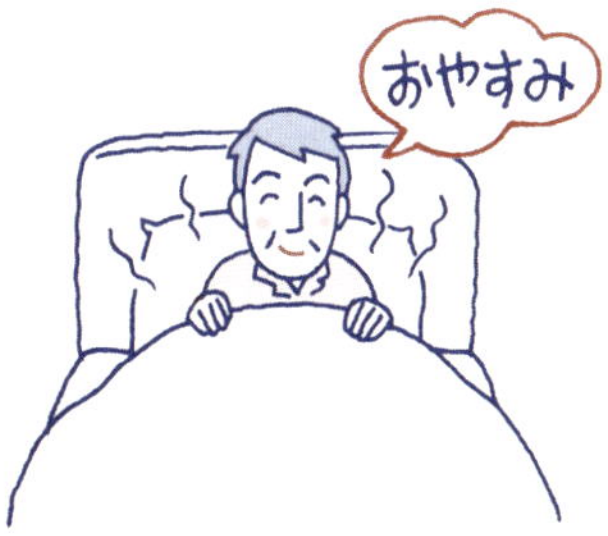

入浴後は、湯冷めしないうちに早めに布団へ入る。

効果のある薬草風呂

●ニワトコ湯

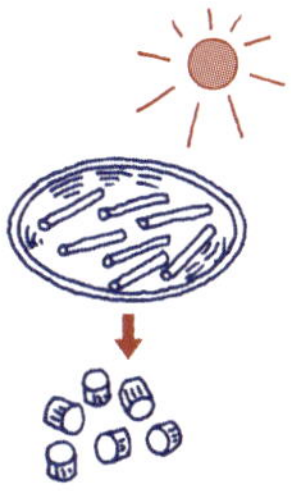

1 花が咲く前に採ったニワトコの枝を、日干しにして輪切りにする。

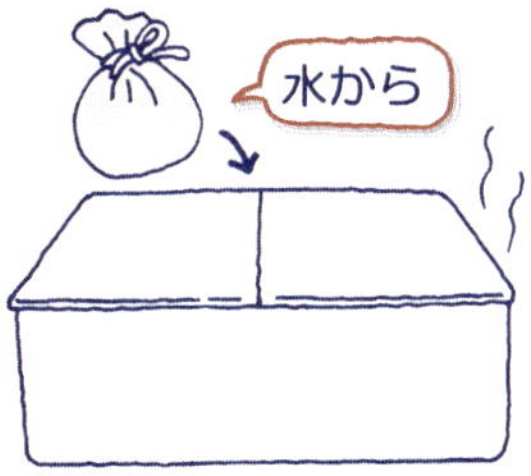

2 乾燥させた**1**の100g分を木綿袋に入れて水から沸かす。ぬるめのお湯にゆっくり入ると効果的。

●ドクダミ湯

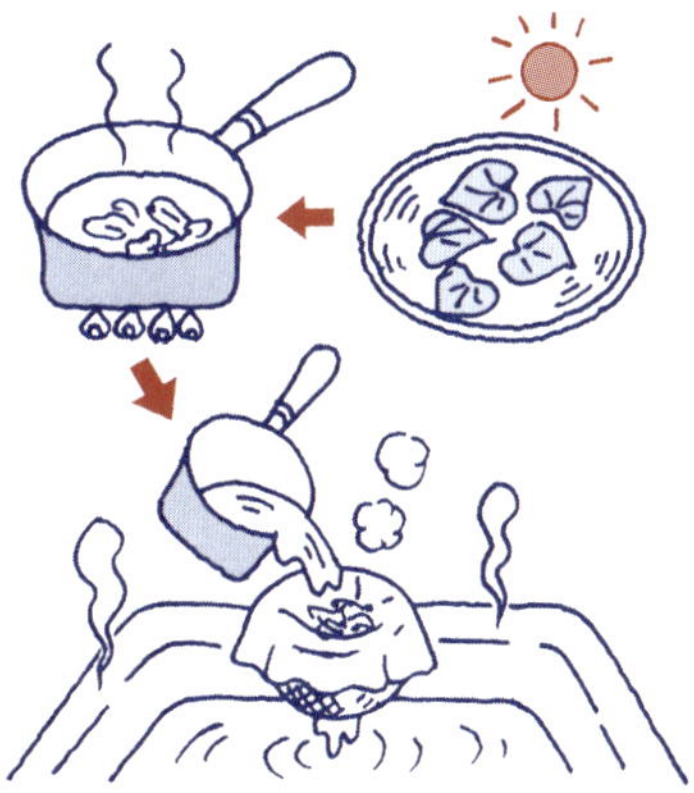

生葉はにおいがきついので、乾燥させた葉100gを煎じ、煎じ汁をお湯に入れる。

効果は

血行を促進するはたらきがあり、寒さや冷えによる血行不良で痛むときに効果的。

●マツバ湯

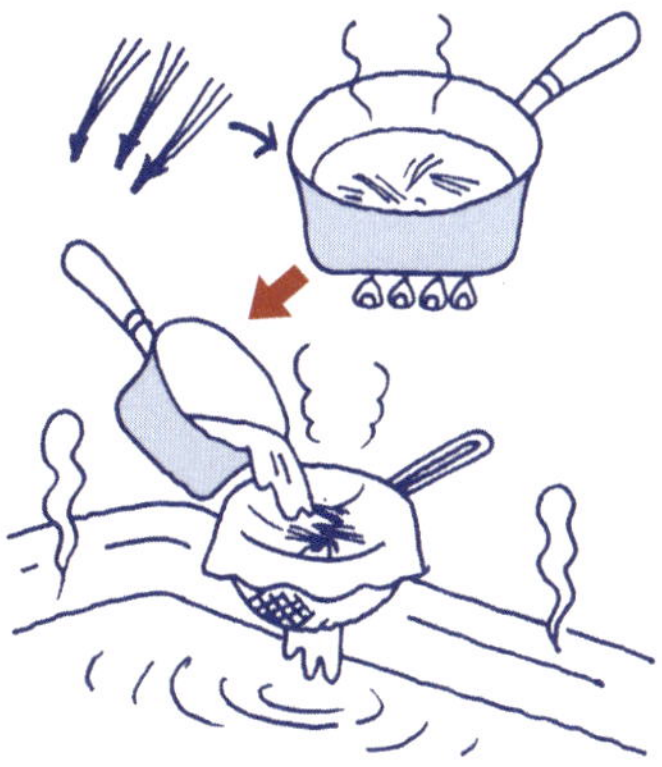

生のマツバ200~300gを煎じて、その煎じ汁をお湯に入れる。

効果は

体があたたまり、湯冷めしにくい。松の精油成分は香りもよく、リラックスできる。

●一番風呂は避けるべき？ お湯と浴室の温度差がありすぎるとヒートショックの原因に。事前に浴室をあたためて温度差を解消しておく。

関節リウマチ

冷えと湿けを防ぎ、毎日関節を動かすことが大切

Dr.アドバイス

栄養のバランスに気をつけて、体力低下を防ぐ

関節リウマチは、男性より女性の患者数が3～4倍多く、30～50歳代での発症が中心です。主な症状は下図の通りです。

症状が激しいときは、安静にしてあたためると痛みがやわらぎます。しかし、ただ安静にしているのはまちがいで、痛みの強いときでも1日2～3回は、すべての関節を十分に動かして、可動域を維持することが必要です。これを怠ると関節が変形したり、動かなくなったりしてしまいます。さらに、関節や周囲の筋肉が衰え、心臓や肺の機能まで低下してしまいます。

リウマチの進行と痛みをおさえるためには、抗リウマチ薬や生物学的製剤、ステロイド薬など、いくつかの薬を併用することで高い効果が得られます。薬物療法は、関節の破壊が進む前、早めにはじめるようにします。また、寒さや湿けが痛みの誘因になりますから、冬は十分に部屋をあたため、除湿にも気をつけます。

薬物療法により治療ができるとはいえ、長期間にわたります。闘病生活が長びき、体重減少と貧血がおこりがちなので、偏食しないように心がけましょう。また、寒さに対抗するためには、血液の循環を促し、新陳代謝を活発にすることが必要で、ビタミンEやB_1・C、鉄分などを補給します。

●関節リウマチの主な症状

全身症状が出る
病気が進行すると、心臓や肺、目、神経系もおかされる。

皮下結節《けっせつ》ができる
ひじ、ひざ、後頭部、指など、圧迫を受けやすい部分に小さなしこり状のかたまりができる。痛みはない。

起床時にこわばりがある
朝、おきるときに関節や体がこわばり、自由に動かせない。少しずつ動かすと徐々にとれる。

手足の関節がはれて痛む
初期の症状としてあらわれることが多い。熱感をもっていることもある。

関節の痛みに効く ハトムギ

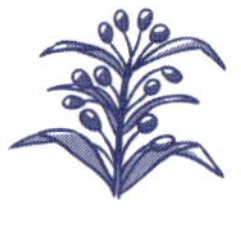

消炎と鎮痛作用があり、リウマチによる関節のはれや痛みに効果的です。**ハトムギ茶**を飲むか、**ハトムギ入りあずき粥**（作り方は次ページ）にして積極的に食べましょう。血行や水分代謝を促すので、慢性関節リウマチの経過が長く、疲れやすい人によいでしょう。（根本）

はれと痛みに だいこん

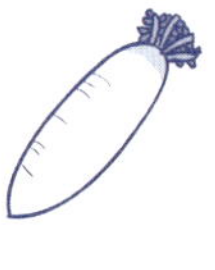

胃のもたれやのどの痛みの緩和、鼻づまり解消など、さまざまな薬効があります。外用にすれば、熱をとるはたらきがあり、関節のはれや痛みにも有効です。

炎症の初期で、はれて痛む関節には、**だいこんおろし湿布**をするとよいでしょう。（根本）

温湿布が効果的 ねぎ

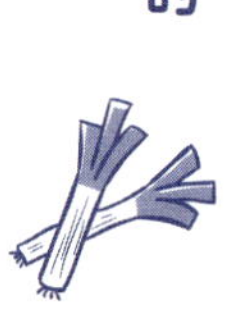

リウマチ性疾患の痛みには、**ねぎの湿布液**で患部をあたためるとよいといわれます。ねぎ、粉からし、大麦を木綿袋に入れ、水で煮つめます。このお湯にガーゼかタオルを浸して使用。ねぎには炎症をやわらげる作用があり、関節の動きをなめらかにしてくれます。（根本）

●ねぎの湿布液

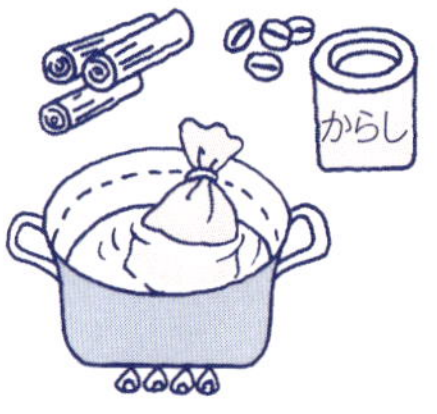

1 ねぎ560g（約10本）、粉からし36g、大麦100gを木綿袋に入れて、1.8Lの水で⅔量になるまで煎じる。

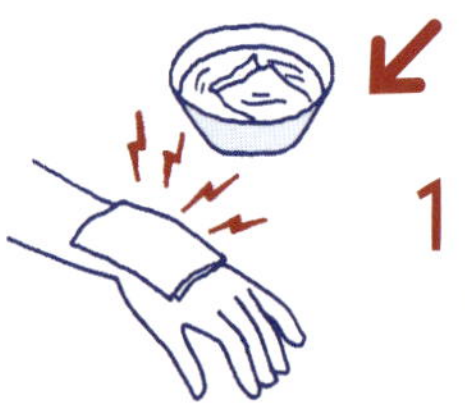

2 煎じ汁にガーゼかタオルを浸して、痛む関節に湿布する。

ハトムギ入りあずき粥の作り方

●材料（4人分）

ハトムギ	40g（¼カップ）
あずき	45g（¼カップ）
大豆	35g（¼カップ）
玄米	85g（½カップ）
鶏肉（骨つきもも肉）	1本
やまいも	100g（約1/2本）
ねぎ	少々
セリ	少々
塩	適量
こしょう	適量
水	2L（10カップ）

1 ハトムギ、あずき、大豆、玄米はそれぞれ洗って、たっぷりめの水に一晩つけておく。

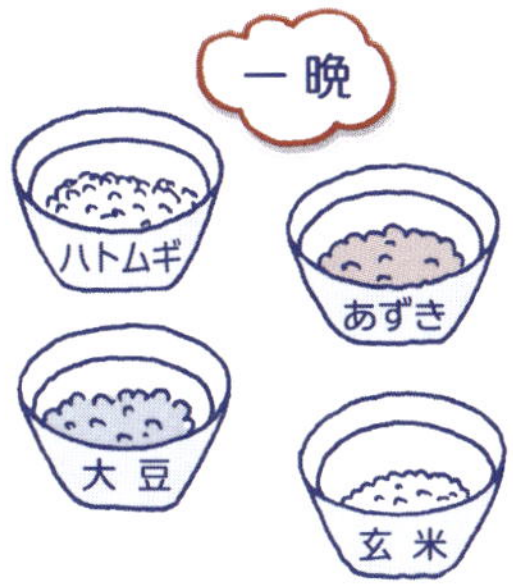

2 鍋に水と鶏肉を入れて火にかけ、スープをとり、布でこす。スープを鍋にうつし、1の材料をすべて入れ、弱火で約1時間煮る。

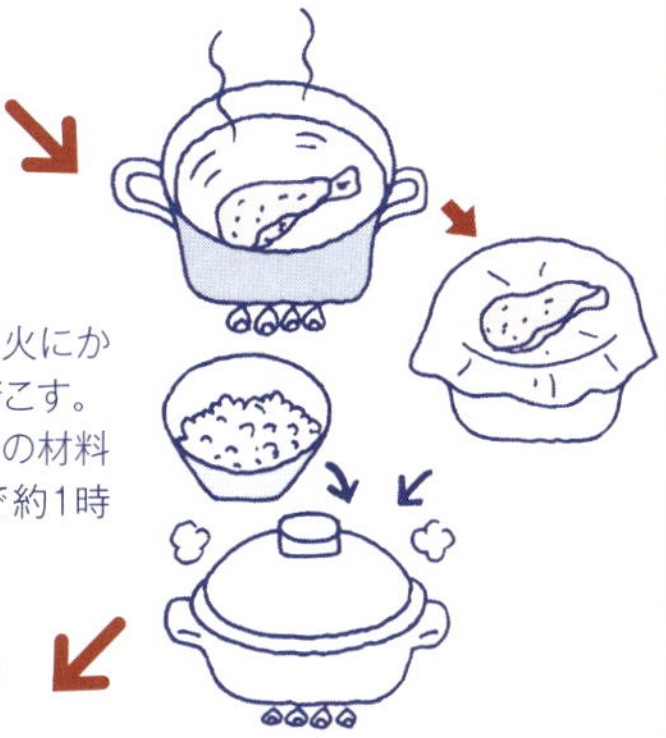

3 やまいもは焼き網で焼いてヒゲをあぶりとる。皮をむかずに乱切りにする。

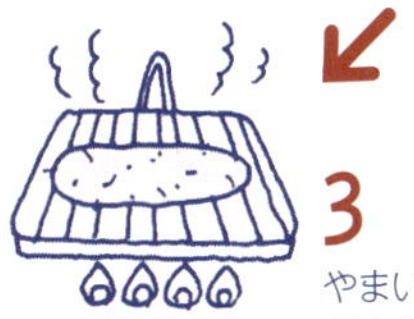

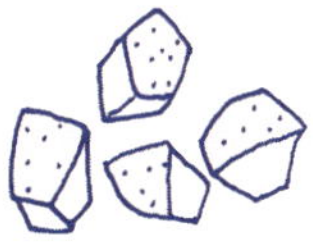

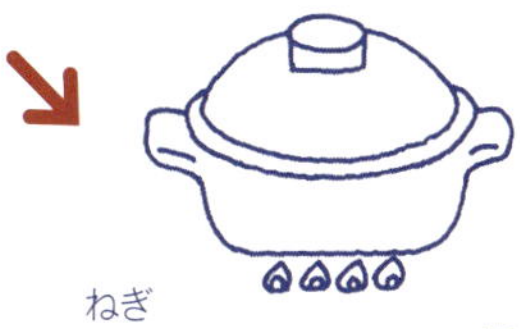

4 2にやまいもを加え、約10分煮込む。塩とこしょうで薄く味つけする。火を止める前に、きざんだねぎとセリを散らす。

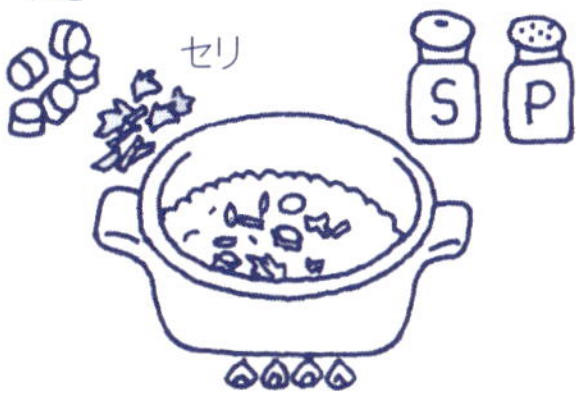

作ってみました

いろいろな種類の穀類や大豆が入り、煮え具合がちがうので注意しましょう。大豆がいちばん火の通りが遅いので、ゆっくり弱火で煮ます。

食べてみました

鶏肉のスープなので、薄味でもこくがあります。たくさんの具がマッチして、おいしいお粥です。

痛みがあるときに
黒豆

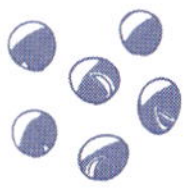

黒豆には、腎臓のはたらきを助ける補腎《ほじん》作用や利尿作用があるほか、鎮痛効果もあり、むくみやすい人やリウマチ性疾患の人には最適の食品です。

関節の痛みをとるのに特に効果的なのが、**豆淋酒《とうりんしゅ》（黒豆酒）**で、リウマチや関節炎の改善によく飲用されます。

黒豆を使ったまむし酒（黒豆、しょうが、まむしを日本酒に漬け込んだもの）も、リウマチに効く薬酒です。（根本）

●豆淋酒（黒豆酒）

1 黒豆360gをフライパンでからいりして皮をとる。

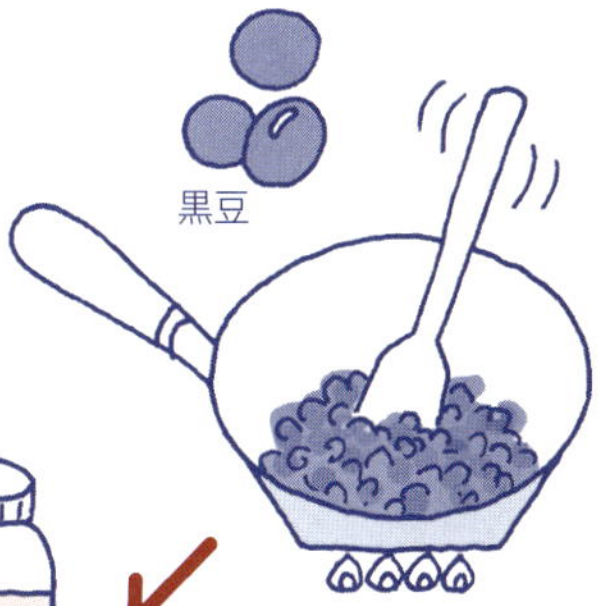

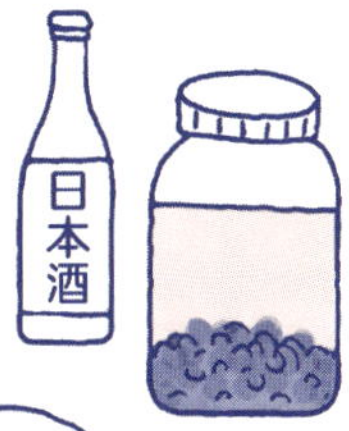

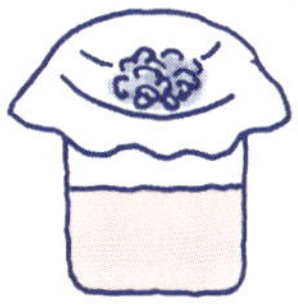

2 1を日本酒1.8Lに漬け込んで、2～3か月冷暗所で保存。布でこしたものを、1日3回、さかずきで1～2杯飲む。

煎じても薬酒にしても効く
クサボケ

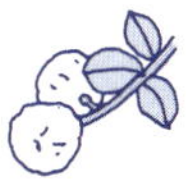

薬用にはまだ青みのある若い果実を、夏の終わりごろに採取して、陰干しにしたものを用います。**クサボケの果実の煎じ汁**は体をあたためる作用をもつので、リウマチに効果があります。生のクサボケの果実3個とクワの枝20gを600mLの水で半量に煎じて、1日3回に分けてあたためて飲むとよいでしょう。疲れやすい体質の人には、果実を水洗いして水けをきり、グラニュー糖を加え、焼酎に半年から1年漬けた**クサボケ酒**が効果的。（根本）

●リウマチの語源は？　ギリシャ語のリウマ（「流れる」という意味）から。脳から流れ出たわるい液のために関節が痛むと考えられた。

関節障害

中年以降のひざの痛みは、大半が老化現象。保温で楽になる

●Dr.アドバイス

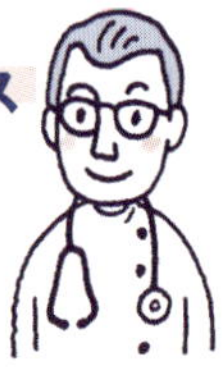

関節が熱をもっていないかぎり、自宅療養が基本

関節が痛む病気はいろいろありますが、中年以降におこるのは、ほとんどの場合が変形性関節症です。動かしはじめに関節が痛み、動かしているうちに痛みは消えます。そのうちに関節に水がたまり、外見も変形してきます。ひざ、股、ひじの順におこりやすいものです。

痛みを少しでもやわらげるためには、①関節に無理な負担をかけない、②関節を冷やさない、③転ばないように気をつけることです。

冷房のある部屋ではサポーターやひざかけをして保温しましょう。薬草風呂に入って体をあたためると、楽になります。

転ぶと症状が悪化することがあるので、杖を使うのもひとつの方法です。これは体重を支える役割もあり、関節の負担が軽くなります。

このほか、化膿菌や結核菌が関節内に侵入して炎症をおこすことがあります（化膿性関節炎・結核性関節炎）。関節がはれて熱をもっているときは、あたためずに冷やします。いずれも入院治療が必要です。

●関節が痛む主な病気

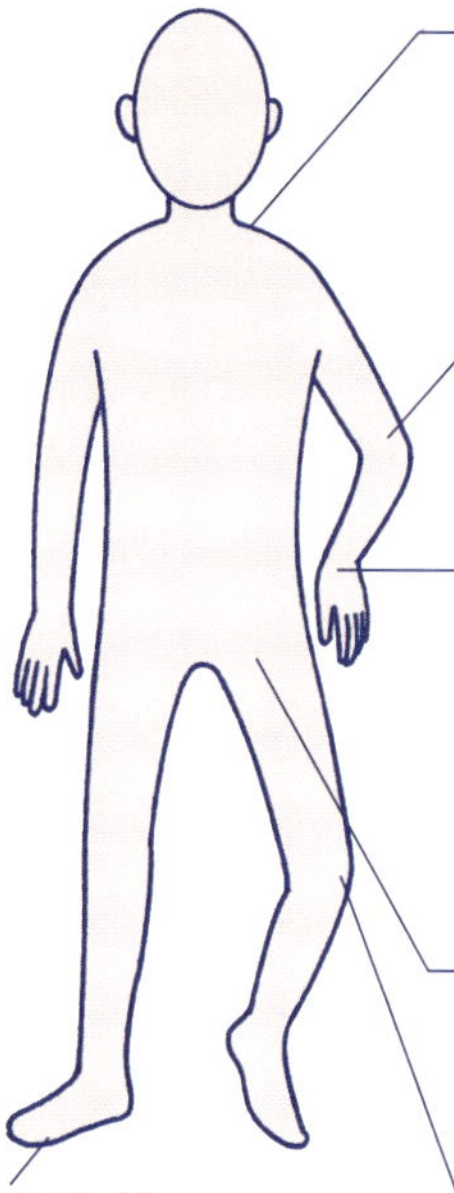

肩の関節
四十肩、五十肩：正式には肩関節周囲炎。腕を上げたり、腕を回したりすると痛い。片方の肩だけにおこることが多い。

ひじの関節
テニスひじ：ひじの外側の出っぱり部分が痛む。手首やひじを使うスポーツが主な原因。

手の関節
月状骨《げつじょうこつ》軟化症：手首にある骨がつぶれることによって痛む。
腱鞘炎《けんしょうえん》、ばね指：前腕にある指を曲げる筋肉と指先をつなぐ腱が炎症をおこし（腱鞘炎）、これが進行するとばね指に。

股関節
変形性股関節症：股関節からお尻、太ももにかけて痛む。進行すると安静にしていても痛み、足をひきずるようになる。

ひざの関節
変形性ひざ関節症：関節軟骨や半月板の劣化や損傷により、ひざの関節が痛む。中高年に多い。

足の関節
痛風、外反母趾《がいはんぼし》、ねんざ：痛風と外反母趾は、足の親指の根もとがはれて痛む。ねんざは足首に多い。

痛むところにはる さといも

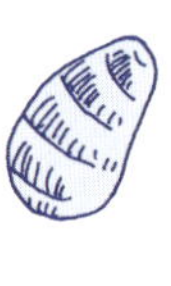

関節がはれて痛み、熱をもっているようなときには、**さといも湿布**（作り方は次ページ）をします。

これは、さといもの解熱作用を生かした外用法で、関節痛だけではなく、歯痛にも効きます。熱のために湿布が乾いてきたら取り替えます。（根本）

はれを鎮める かに

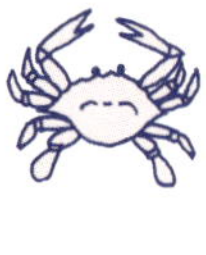

かにには体を冷やすはたらきがあるので、食用はなるべく控えます。関節障害では、**かに湿布**にして患部に用いると効果的です。熱をもって痛むときには、生のかにを細かく砕いて患部に塗ります。炎症を鎮め、はれを早く治します。（根本）

常食するとよい うなぎ

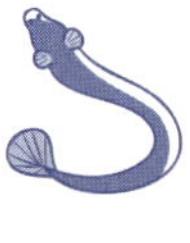

うなぎには滋養と強壮の効果があることはよく知られており、体力をつけ、夏バテ、夏やせを防ぐ栄養価の高い食品です。

中国では関節リウマチ、神経痛、関節炎に効果があるとして用いられてきました。常食すると、関節炎を根幹から治療するのに役立ちます。（根本）

塗ると効果的 みそ

みそには毒消しの作用があり、二日酔いのときにみそ汁を飲むと、効果的です。

関節がはれて痛むときは、**みそ湿布**が効きます。患部に直接みそを塗って湿布します。その上から灸をすえると、より効果が上がります。（根本）

痛む場所をあたためる
塩

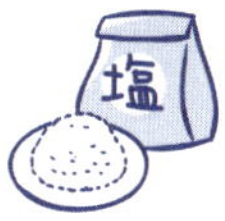

キキョウの根には、膿《うみ》を出すはたらきがあります。とくに、**キキョウの根と甘草の煎じ汁**（作り方は227ページ）は、蓄膿症をはじめ、のどの炎症をおさえたり、たんをきるといった化膿性疾患によく効きます。

うがいをしながら、のど全体にゆきわたるようにして飲むと効果があります。（根本）

黄色い内皮で湿布
キハダ

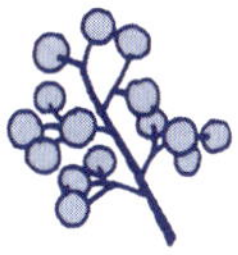

夏に樹皮をはぎ、内皮をとり出して日干しにしたものが黄柏《おうばく》とよばれる漢方生薬です。

キハダの内皮を直接痛む関節にはってもよく効きます。また、黄柏の粉末に酢を加えて練った、**キハダの湿布薬**をはってもいいでしょう。乾いたら何度も取り替えるようにすると、さらに効果があります。（根本）

鎮痛効果がある
スミレ

スミレは食用にする以外に、はれものができたときの外用薬としても使われます。

関節が痛むときには、**スミレとオオバコの温湿布**が効果的です。乾燥させたスミレとオオバコを同量ずつ混ぜて、濃いめに煎じます。これをあたたかいうちにガーゼか布を浸して、痛むところに温湿布します。（根本）

冷えて痛むときに
サンショウ

冷えて体の節々が痛むときは、**サンショウの実入りのお粥**を、熱いうちに食べるとよいでしょう。また、解熱作用もあるので、関節炎で熱をもっているようなときには、**サンショウの実の煎じ汁**が効きます。熟しきっていない実を乾燥させ、0.7〜2g（1日量）を煎じて3回に分け、毎食前30分に飲みます。（根本）

さといも湿布の作り方

●材料（3〜4回分）

さといも	150g（約3個）
しょうが	1かけ
小麦粉	適量

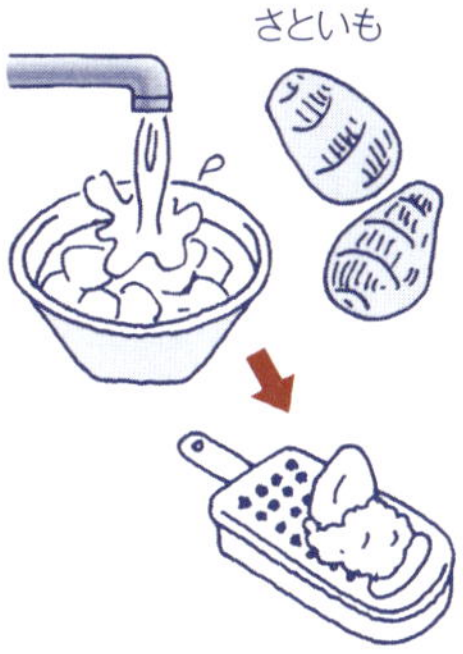

1 さといもは皮をむいて洗い、おろし器ですりおろす。しょうがもすりおろして、さといもと混ぜる。

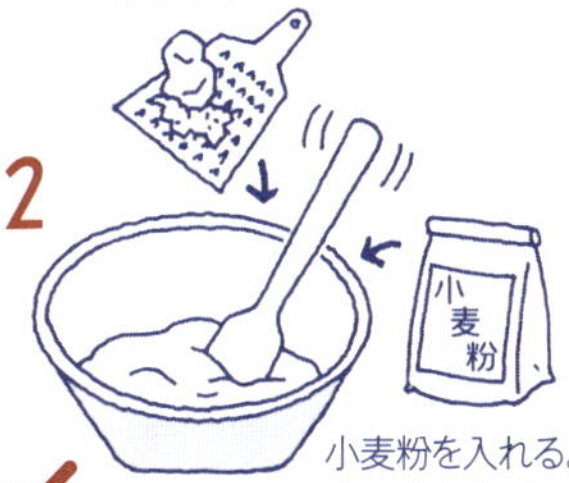

これがコツ

1と同量の小麦粉を加え、練り合わせる。水けが多いようならば、小麦粉の量を増やす。

2 小麦粉を入れる。古い小麦粉がよいとされる

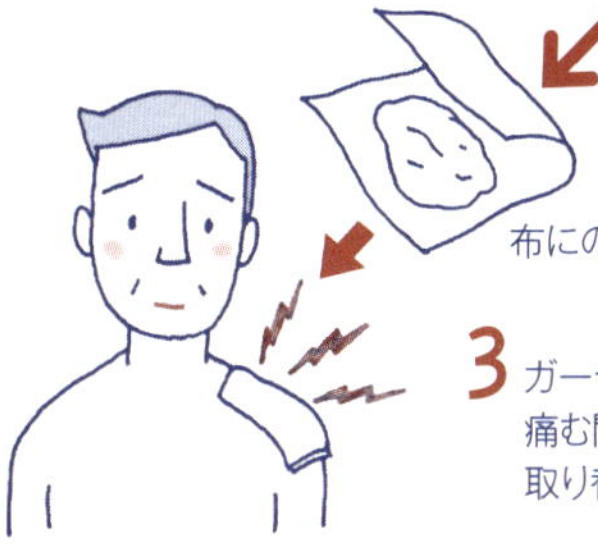

布にのばす

3 ガーゼにのばしてくるみ、痛む関節にはる。乾いたら取り替える。

作ってみました

さといもはぬめりがあるので、ゴム手袋をしておろすとすべりません。小さめに切ってからミキサーにかけてもよいでしょう。

試してみました

ひんやりと冷たいので、熱やほてりがとれます。肌の敏感な人は、ガーゼを2枚重ねにしましょう。

その他のおすすめ
食品・山野草

慢性化した関節障害には**ローヤルゼリー**が有効です。1日400mgを3〜6か月ぐらい毎日飲み続けます。3〜4週間で効きめがあらわれてくるでしょう。

黒豆で作った**豆淋酒**《とうりんしゅ》を飲んでも効果があります。

オダマキの茎と葉をつきつぶし、そのつき汁を痛む関節に塗るのもよい方法です。

●けんびき肩を越すと死ぬ　けんびきとは「肩こり」のこと。重症の肩こりは命とりになるので油断するなという意味。

かっけ

ビタミンB1の欠乏が原因。魚や肉、野菜嫌いで甘党の人は要注意

Dr.アドバイス

インスタントや加工食品を控え、偏食をやめる

かっけ（脚気）の原因はビタミンB1の欠乏で、体のだるさ、手足のしびれ、動悸《どうき》、食欲不振、下肢のむくみなどの症状が出ます。

江戸時代、玄米ではなく白米を日常的に食べるようになった江戸の町で、かっけ患者が急増し、「江戸患《わずら》い」とよばれました。明治に入ってからも原因不明のまま多くの死者を出したのですが、栄養学の進歩とともに典型的なかっけは少なくなりました。

しかし最近では、インスタント食品の多食や、かたよった食事が原因で、かっけがふたたび増加しています。また、運動をよくする人にもB1不足がみられます。そのほか、魚や肉、野菜が嫌いな人や、砂糖入りの清涼飲料水を好む人、大酒を飲む人も要注意です。糖質をとりすぎると、これをエネルギーにするために大量のB1が使われて、不足してしまうのです。

予防には食生活の改善が第一。多種類の食品をバランスよくとり、玄米、胚芽米、半つき米を主食にするのがおすすめです。

おすすめ

ビタミンB1の宝庫
玄米

ビタミンB1の成人の摂取推奨量は1.2～1.4mg／日。かっけはビタミンB1の不足が原因なので、まずこれを補うことが大切です。玄米は100gの中にビタミンB1を0.41mg含んでいるのに対して、白米では0.08mgにすぎません。米をといだり、炊いたりすれば、その過程でも失われていきますから、白米を炊いたごはんと玄米ごはんのビタミンB1の含有量をくらべると、85％以上も少なくなっているのです。かっけの人は、まず主食を玄米にするとよいでしょう。

（根本・山ノ内）

かっけによるむくみに
あずき

あずきにはビタミンB1が含まれていて、心臓病をはじめ、腎臓病、かっけなど、あらゆるむくみの症状をやわらげるために、昔からよく用いられてきました。かっけによるむくみには、**あずきの煎じ汁**が有効です。1日分として30gを540mLの水で煎じて、3回に分けて飲みます。

ゲンノショウコ15gを合わせて煎じると、便通もととのい、効果が高くなります。

（根本）

各種ビタミンが豊富
チンゲン菜

チンゲン菜はかっけによく効くビタミンB1をはじめ、ビタミンA・Cも豊富に含む、栄養価の高い野菜です。炒めても、ゆでてもよいのですが、小さく切らず、2つか3つに大きく切るのがコツです。炒め煮やスープの具、めん類の青みなどに使えるので便利です。ビタミンB1の豊富なほうれん草や小松菜、だいこんの葉と合わせた青汁も、かっけに効果があります。ただし、青汁は体を冷やすので、冷え症の人はジュースにするより、料理に使ってビタミンB1を摂取したほうが、より健康的といえるでしょう。

（根本）

●チンゲン菜の青汁

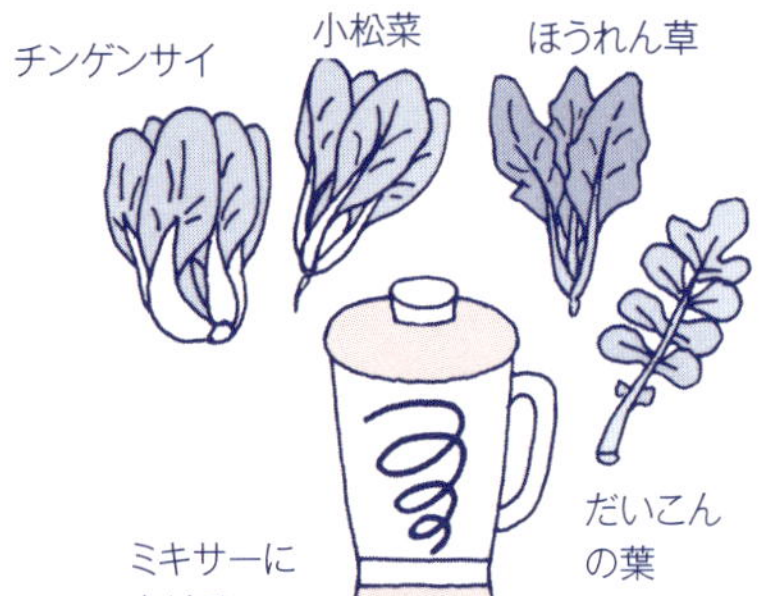

チンゲンサイ
小松菜
ほうれん草
だいこんの葉
ミキサーにかける

チンゲン菜の葉5枚、小松菜50g、ほうれん草50g、だいこんの葉50gを、それぞれザク切りにし、ミキサーにかける。ミキサーがない場合は、細かくきざんですり鉢ですり、布で汁をしぼる。

麦湯の作り方

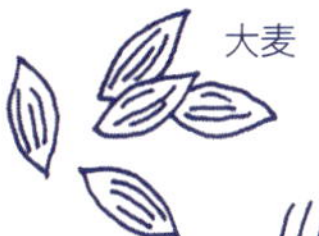

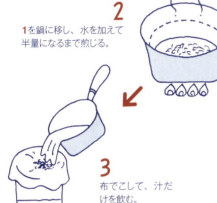

●材料（1杯分）

大麦…………約10g（大さじ1）
水……………200mL（1カップ）

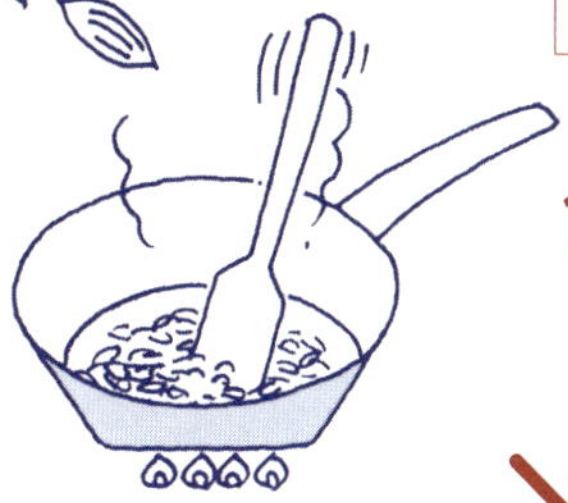

1 大麦は殻つきのまま中火でいる。焦げやすいので、火加減に注意し、全体が茶色になったら火を止める。

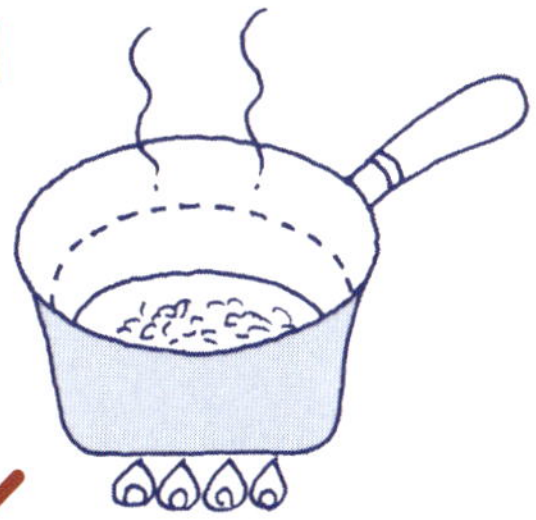

2 1を鍋に移し、水を加えて半量になるまで煎じる。

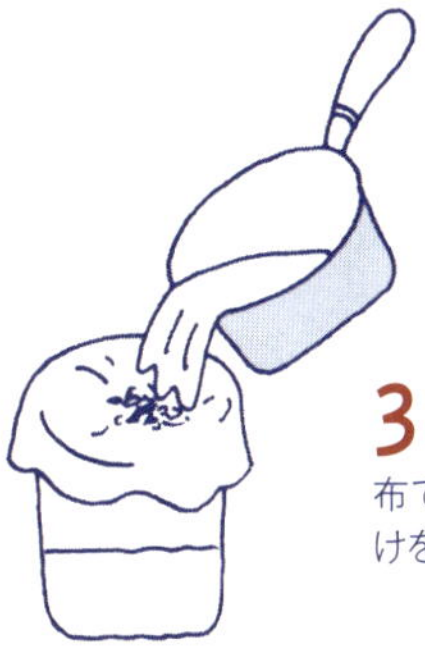

3 布でこして、汁だけを飲む。

作ってみました

すぐに焦げてしまうので、ムラなくいり上がるように、たえずかき回すようにします。

飲んでみました

いった麦が香ばしく、麦茶に似た味がします。あたたかくても、冷たくしてもおいしく、お茶がわりに常飲できます。

消化のよいビタミンB_1

大麦

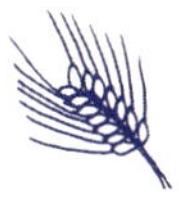

最近の自然食ブームのなかで、おいしくて消化もよく、ビタミンB_1も含んでかっけ予防の面でもすぐれた大麦は、おすすめしたい穀物です。

かっけには、**麦湯**（作り方は左図）、**大麦粥**、**大麦の粉**（麦こがし）、**麦茶**をたくさん摂取すると、症状をおさえるのに効果があります。（根本）

中国伝来の特効薬

クサボケ

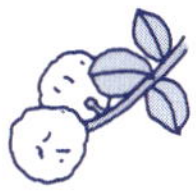

クサボケを薬用として活用するには、秋にまだ青みの残っている果実を採取して、縦に4つか6つに割ったものを、日干しにして乾燥させます。

かっけでむくみがあるときは、**クサボケの果実の煎じ汁**が効きます。乾燥させた果実10gを、600mLの水で半量になるまで煎じて、1日3回に分けて飲みます。（根本）

むくみによく効く

イノコヅチ

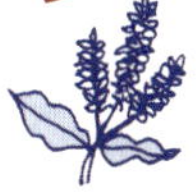

茎の節が牛のひざに似ていることから、漢方ではイノコヅチの生薬名を牛膝《ごしつ》といいます。

薬用には根を使います。秋に採取して日干しにし、乾燥させます。**イノコヅチの煎じ汁**は、根8gを600mLの水で半量になるまで煎じ、1日3回に分けてあたためて飲むと、むくみがとれます。（根本）

若葉に薬効がある

カラタチ

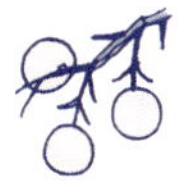

カラタチは早春に白い花を咲かせ、芳香をもつまるい実がなります。中国名は枳《き》といいます。

秋にまだ熟さない果実をとり、焼酎に3か月間漬けたものが**枳《き》殻《こく》酒**で、健胃作用があります。

カラタチの煎じ汁は、若葉ひと握りを水で煎じて毎日服用すると、しだいに足のむくみがひいていきます。（山ノ内）

その他のおすすめ

食品・山野草

ビタミンB_1を豊富に含む食品には、**豚肉**、**牛レバー**、**鶏レバー**などの肉類のほか、**ライ麦パン**、**オートミール**、**焼きのり**、**うなぎのかば焼き**、**ほうれん草**、**にんじん**などがあります。**とうがん**は煮るか、塩漬けにして少しずつ食べます。玄米食のおかずとして、**春菊**、**かぶ**、**玉ねぎ**、**納豆**、**豆腐**、**卵**などを食べましょう。

●ビタミンB_1不足の早期発見法　足を組み、ひざ頭の下をかたいものでたたいたときに、脛《すね》がピョンと上がらなかったら不足している証拠。

アレルギーと食べもの

もはや日本人の国民病ともいえる「アレルギー」。最近では大人になってから、気管支ぜんそくやアトピー性皮膚炎を発症するケースや、花粉症の通年化など、アレルギーを取り巻く状況も変化してきています。アレルギーの現状とアレルギー体質を改善する食事対策をご紹介しましょう。

●主なアレルギー症状と原因

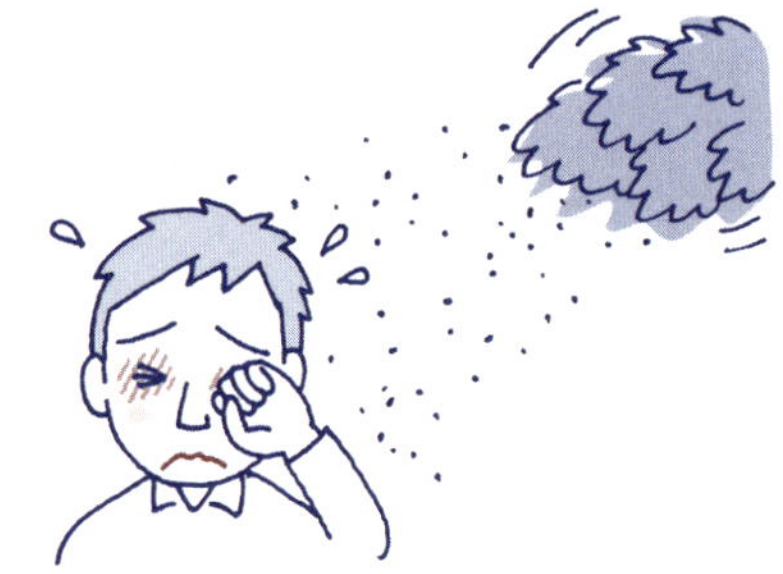

花粉症
空気中に漂う花粉を吸い込んだり、鼻や目の粘膜に花粉が付着することによっておこる。鼻水やくしゃみ、目のかゆみ、頭痛などの症状が特徴。

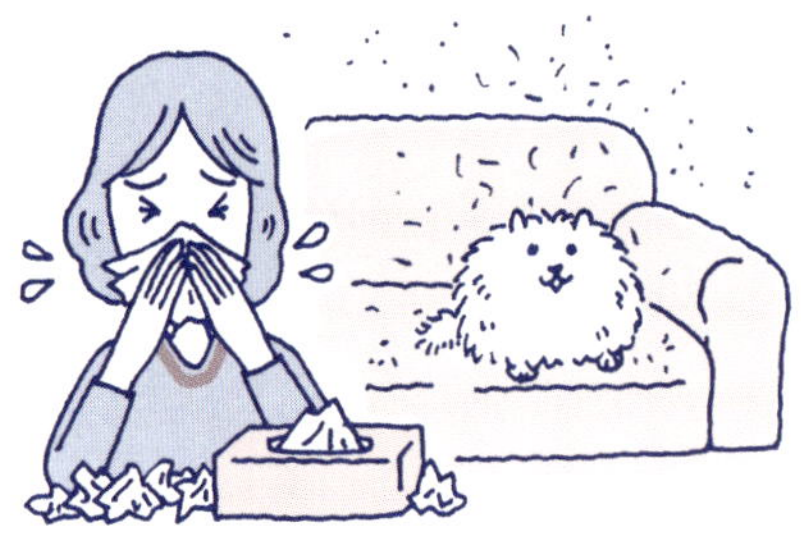

アレルギー性鼻炎
ハウスダストやダニ、ペットの毛などを吸い込むことでおこる。症状はくしゃみ、鼻水、鼻づまりなど。

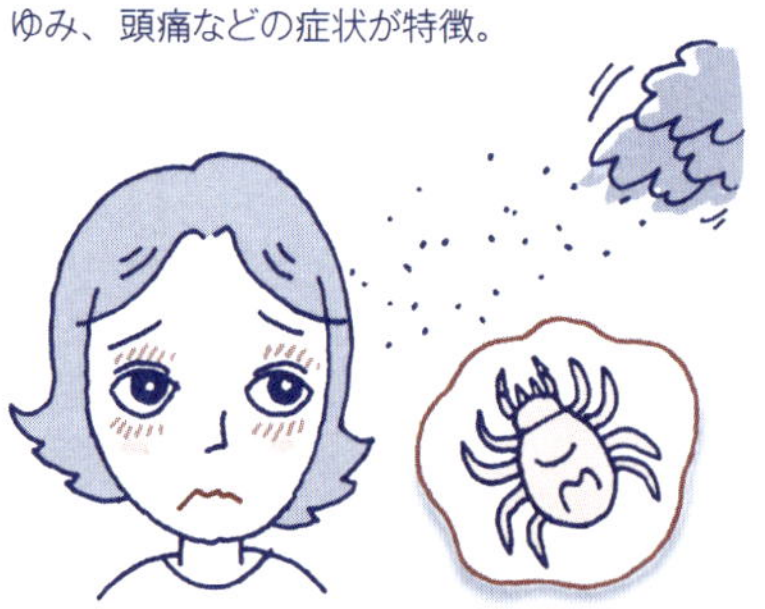

アレルギー性結膜炎
ハウスダストやダニ、花粉が原因。目のかゆみ、異物感、充血、目やになどの症状がおこる。

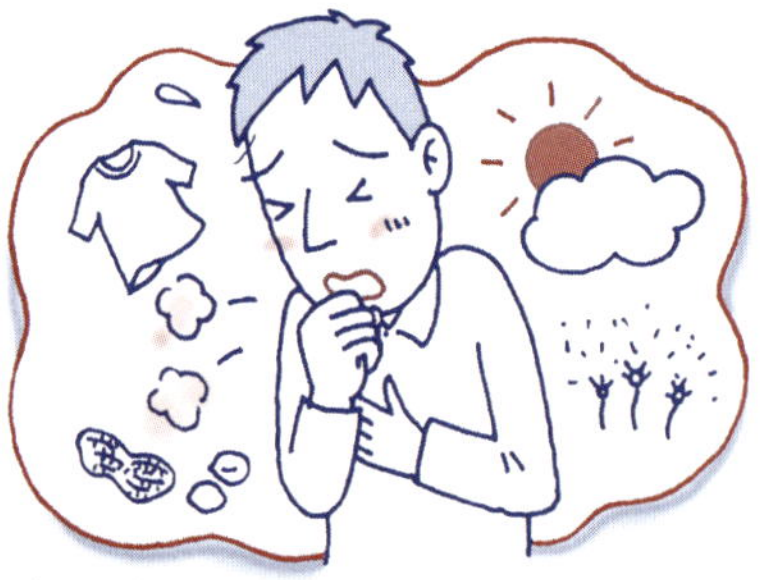

気管支ぜんそく
原因はハウスダスト、チリ、ダニ、綿や絹の繊維、カビ、食べもの、ストレス、気候、環境汚染、感染など。せきが出たり、のどがゼイゼイ鳴り、呼吸困難がおこることも。

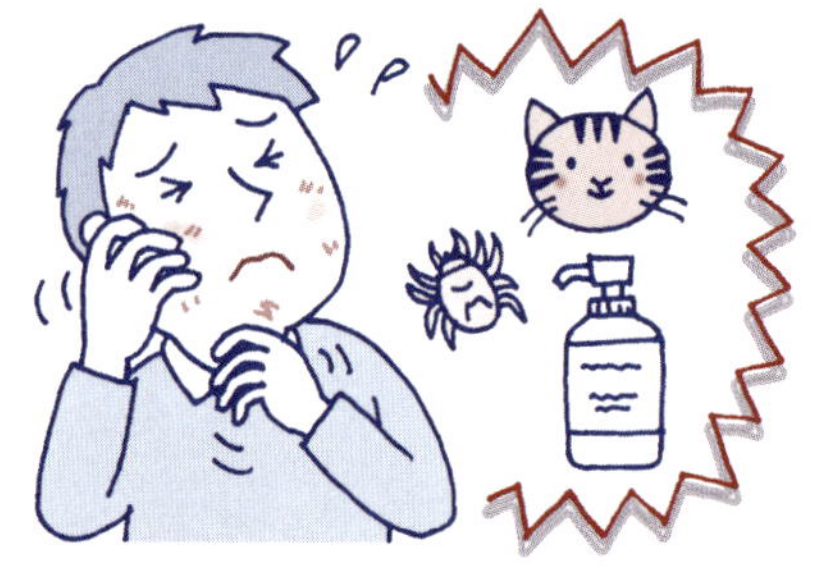

アトピー性皮膚炎
体質、環境、ダニ、ペットの毛、汗、プールの塩素、洗剤、シャンプー、食べもののほか、ストレスが原因になることもある。症状は湿疹や皮膚の強いかゆみなどで、個人差が大きい。

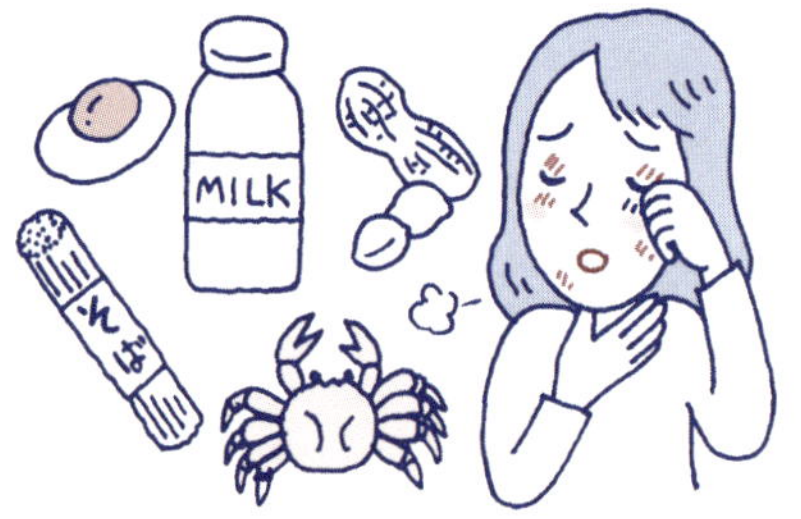

食物アレルギー
卵、牛乳、小麦、ピーナッツ、そば、えび、かに、大豆など実にさまざまな食品が原因となり、個人差が大きい。症状も軽いじんましん、目やのどのかゆみから、アナフィラキシーショックまでさまざま（336ページ参照）。

住環境や食生活の変化で増え続けるアレルギー

アレルギー性鼻炎（花粉症もその一種）や気管支ぜんそく、アトピー性皮膚炎、食物アレルギーなど、いまや日本人の約3人に1人が何らかのアレルギー症状に悩んでいるといわれています。上図に挙げたアレルギー症状にはそれぞれのアレルゲン（原因）があります。しかし、最近では「寒暖差アレルギー」など、アレルゲンやウイルスに関係なく発症するタイプも登場しています。

戦後、日本人にアレルギー患者が急増したのは、①スギ花粉やダニなどのアレルゲンの増加 ②食生活の欧米化により、アレルゲンとなるたんぱく質の摂取量増加 ③環境汚染の進行 ④ストレスの増加――などの要因が挙げられます。

食生活の変化の中では、砂糖や油脂、脂肪の多い食品のとりすぎ、とうがらし、わさびなどの香辛料の多用といった影響が大きいようです。

食卓にのる食材のバリエーションが増えるのに伴い、アレルゲンも多様化、複雑化しています。直接、体内にとり入れるものだけに深刻な問題です。食物アレルギーは卵、牛乳、小麦のほかにも、実にさまざまな食品がアレルゲンとなっています。

花粉症カレンダー

春先のスギやヒノキだけじゃない 1年中こんなに飛んでいる

花粉症のシーズンは終わったはずなのに、くしゃみや鼻水がとまらずマスクが手放せない、という声をよく聞きます。それもそのはず、アレルギーの原因となるさまざまな花粉は、1年中とぎれることなく飛散しているのです。

アレルゲンとなる花粉は環境や体調の変化によって、変わることもあります。また、「寒暖差アレルギー」など、ウイルスやアレルゲンが原因でないアレルギー症状を訴える人も増えています。「今年は症状が出る期間が長いなあ」と思ったら、医師の診察を受け、アレルギーの原因を明らかにしましょう。

寒暖差アレルギーってどんなもの？

暖かい日が続いたあとで、急に寒くなったときや、真夏に暑い外から冷房の効いた室内に入ったときなどに、くしゃみや鼻水が止まらなくなったことはありませんか？　それは「寒暖差アレルギー」かもしれません（医療機関では「血管運動性鼻炎」と診断されることがある）。最近では、この寒暖差アレルギーに悩む人が急増しています。

主な症状は、くしゃみや鼻水、鼻づまりのほかに、じんましん、食欲減退や胃腸の不調、イライラやストレスなど広範囲に及びます。室内外の気温差や、乾燥した空気の刺激によって自律神経が乱れ、体温調節がうまくできなくなることでおこると考えられています。

対策としては、できるだけ体を冷やさないようにすることがポイント。寝具や下着を工夫するほか、食事の面ではたんぱく質、ビタミン、ミネラルを積極的にとるようにし、トマト、きゅうり、バナナなどの、体を冷やす食べものは避けましょう。

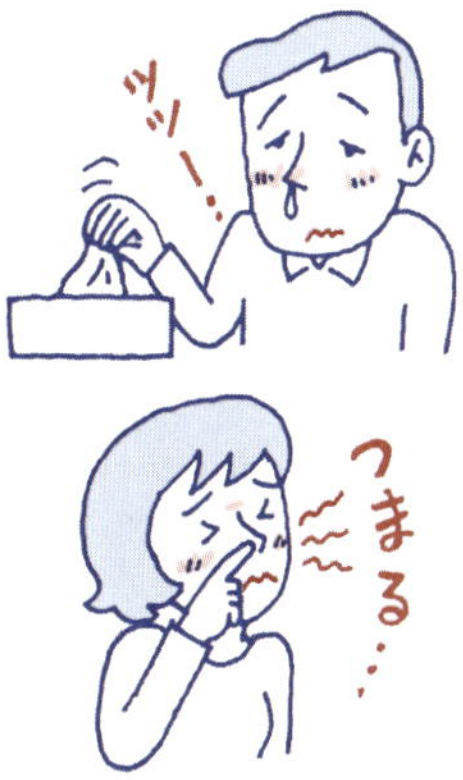

●主な花粉の飛散カレンダー（全国）

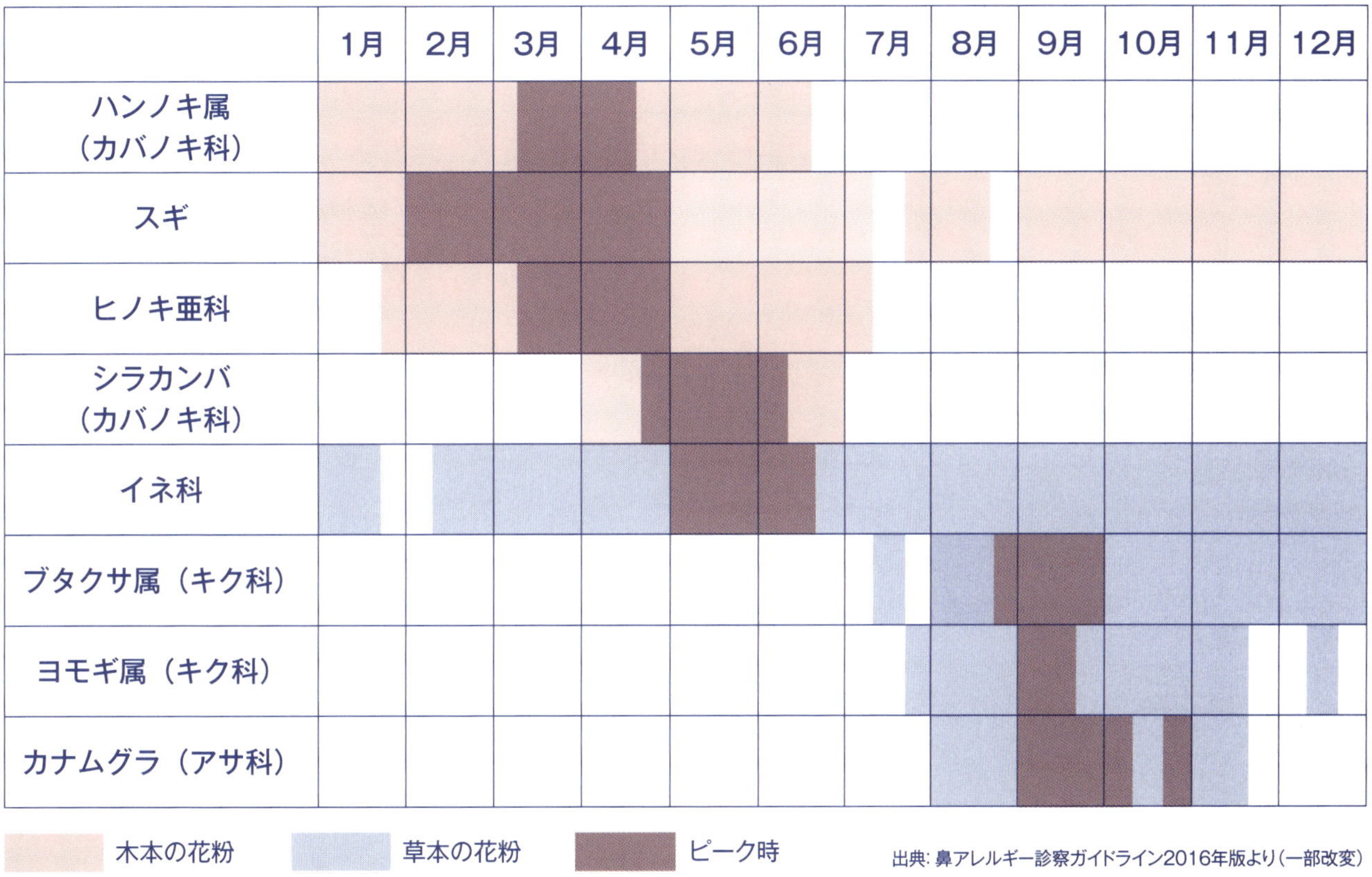
1月
2月
3月
4月
5月
6月
7月
8月
9月
10月
11月
12月
ハンノキ属（カバノキ科）
スギ
ヒノキ亜科
シラカンバ（カバノキ科）
イネ科
ブタクサ属（キク科）
ヨモギ属（キク科）
カナムグラ（アサ科）
木本の花粉
草本の花粉
ピーク時

出典：鼻アレルギー診察ガイドライン2016年版より（一部改変）

●いちばん多い花粉は　かつてはブタクサといわれた時期もあったが、現在では、スギ、ヒノキの花粉量が圧倒的！

避けたい食品はアレルゲン以外にもある

漢方の考え方では、スギ花粉症、アトピー性皮膚炎などのアレルギー体質の人が増えた原因は、食の欧米化や加工食品の浸透などに象徴される、現代日本の食生活の変化であるとしています。アレルギー体質の原因となる食事の特徴は、高エネルギー、高脂肪、動物性たんぱく質が多いことです。

さらに漢方では、血のめぐりが悪い状態をひきおこす食品（下図参照）も、アレルギー体質の人は食べてしまうと、症状が出やすくなったり、悪化することがあるので注意しましょう。

特に、砂糖をたくさん使った食べものと、動物性のたんぱく質をできるだけ控えるよう、毎日の食生活を見直しましょう。

また、食事で体質を改善するときに、このような食品を控えたり、食べないようにすることで、改善の効果があらわれる早さが格段に違ってきます。

同時に、次ページで述べる、血液をきれいにするドクダミ茶やハトムギ（薏苡仁（よくいにん））などを食生活にとり入れるのもいいでしょう。

●アレルギー体質の人が避けたい食品

糖質類

砂糖／ケーキ／ココア／チョコレート／和菓子

魚介類

えび／かに／たこ／青魚（いわし、さばなど）／赤貝／ほたてがい／いか

魚卵類

いくら／明太子／たらこ／キャビア／かずのこ／うに

香辛料

カレー／わさび／とうがらし

もち米類

もち／赤飯／おこわ／おかき／せんべい

油脂類

生クリーム／バター／チーズ／乳製品／アイスクリーム／時間のたった揚げもの

ナッツ類

ピーナッツ／アーモンド／カシューナッツ／ごま

山菜類

たけのこ／ゼンマイ／ワラビ／ふき

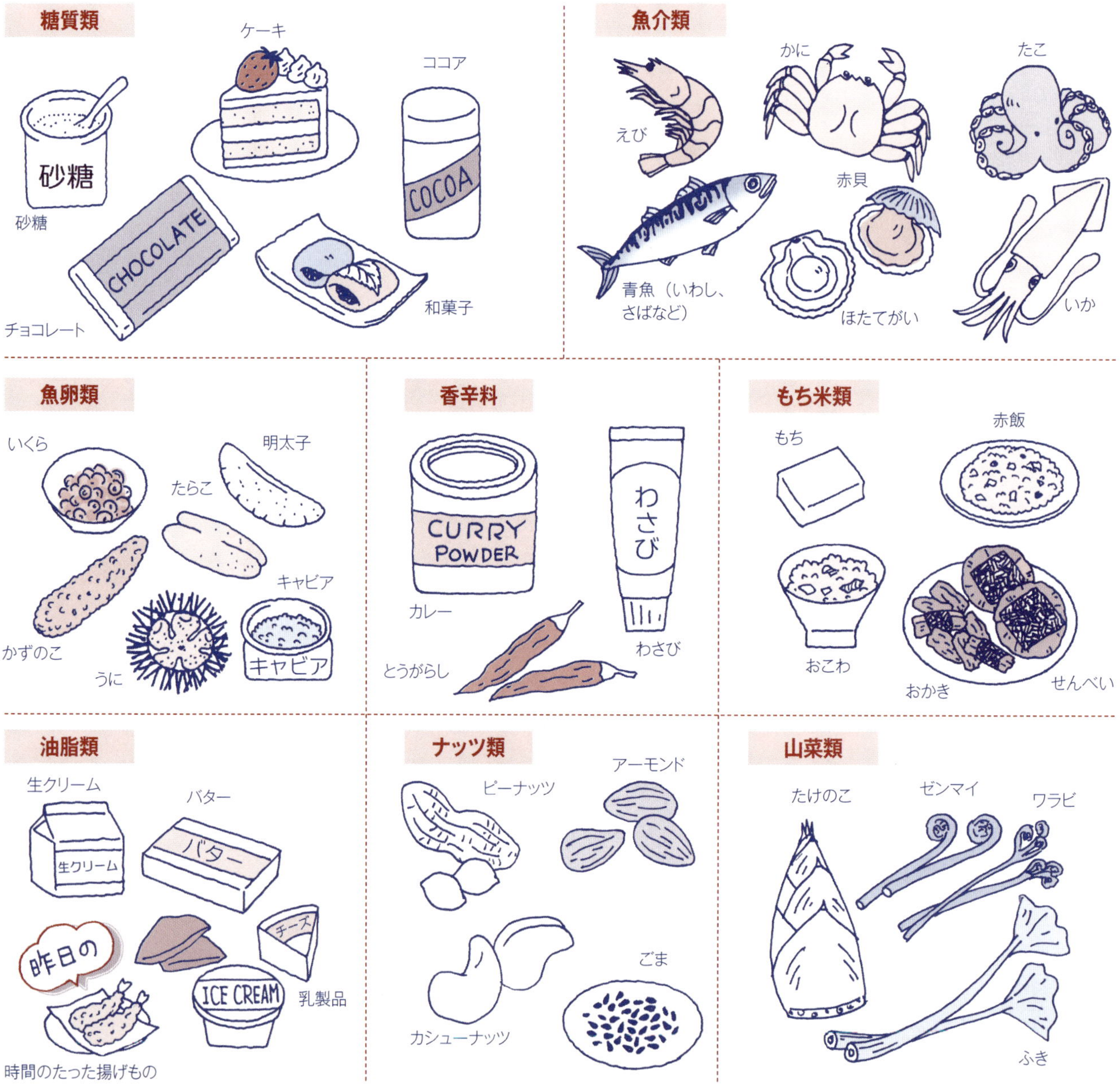

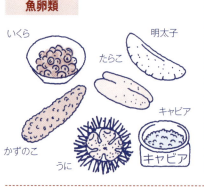

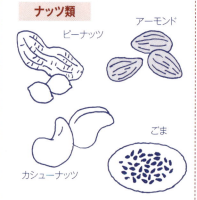

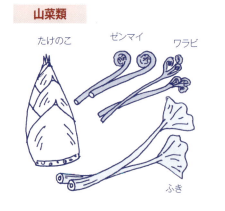

体質改善を助けるものをとろう

血液を浄化するものをとるのが漢方の考え方

●お茶にしても効果的なドクダミ

血液をきれいにする代表的な民間薬がドクダミです。

道ばたや庭に自生していることが多く、栽培することもできます。生のときは独特のにおいがありますが、乾燥させればあまり気になりません。

アレルギー体質の改善には、乾燥したものを煎じ、お茶がわりに常飲するといいでしょう。花が咲いているときに全草を刈りとり、日干しにします。これは十薬《じゅうやく》という生薬名で市販されており、これを利用する手もあります。ドクダミ10～15gを800mLの水で煎じます。

ほかにも血管を強くするはたらきや、抗菌、抗カビ、利尿作用もあり、高血圧症、膀胱炎《ぼうこうえん》などに効果があります。軽い便秘にも効きます。

●ふだんの料理にも加えたいハトムギ

ハトムギは体内の血液や水分を浄化し、代謝を促します。利尿作用にもすぐれているので、心臓病や肝臓病による体のむくみ、膀胱炎、水太りタイプの肥満にも効果が期待できます。また、肌あれを改善するはたらきもあります。

最も簡単な使い方は、市販のハトムギ茶を常飲することです。ティーバッグになったものもあり、手軽に使うことができます。

ハトムギ茶では殻つきのものを使いますが、殻をむいたものは薏苡仁といい、漢方薬局で購入できます。食用にも、薬用にも利用され、これをいって煎じたものは、お茶より薬効が高くなります。

いろいろな生薬とブレンドしても使われます。薏苡仁とドクダミ各10～15gを煎じて飲む方法もあり、吹き出ものに効果が期待できます。

食用としても利用法が多く、家庭ではお粥に入れたり、野菜や白身魚といっしょにスープにして食べるといいでしょう。製粉して小麦粉と混ぜ、クッキーに使うこともできます。

ただし、体を冷やす性質があるので、冷え症の人は要注意です。しょうが、サフラン、ベニバナのような、体をあたためる作用のあるものと合わせて食べるようにしましょう。

消化もあまりよくないので、下痢をしやすい人や胃腸に自信のない人は、お茶として飲むほうが安心です。

●ハトムギ入り野菜スープ（4人分）

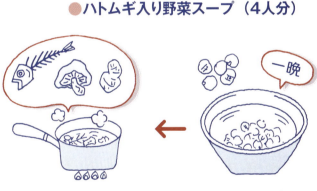

1 ハトムギ1カップは一晩水に浸しておく。

2 白身魚の骨2～3尾分、干ししいたけ4～5枚、しょうがひとかけと水4カップでスープをとる。

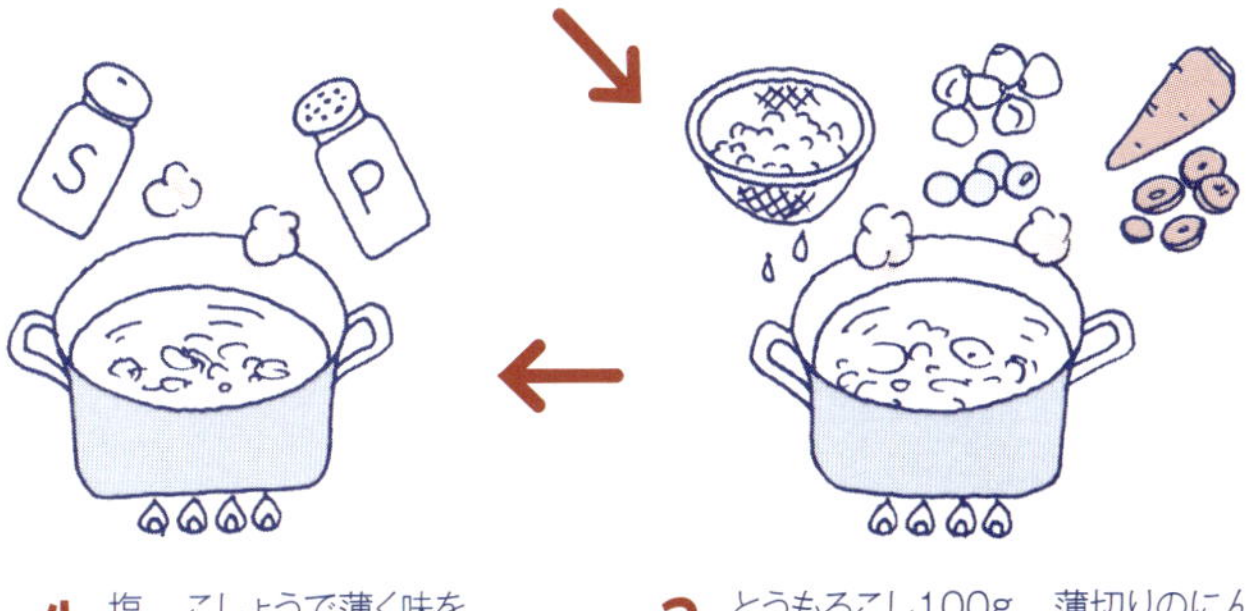

3 とうもろこし100g、薄切りのにんじん½本分、1のハトムギ、グリーンピース適量を加えて煮る。

4 塩、こしょうで薄く味をつける。

米がアレルゲンでない場合は玄米食も効果的

玄米には血液をきれいにし、血液の循環をよくするはたらきがあるため、アレルギー体質の改善に役立てることができます。

白米に精製する際にとり除かれる胚芽や外皮には、ビタミンB群・E・K、カルシウム、リン、鉄、食物繊維などが含まれています。こうした豊富な栄養素が、アレルギーに強い体をつくります。

玄米は白米のかわりに、毎日の主食として食べるのがいちばんです（玄米については481ページ参照）。

また、少し焦げるくらいまでいった玄米に、塩と水を加えて煮れば、玄米スープ（作り方は211ページ）ができます。食べやすく、病気の回復期にもおすすめです。

ただし、食物アレルギーやアトピー性皮膚炎のアレルゲンが米の場合には、玄米を使うことはできません。

また、玄米は消化がわるいので、食べるときはよくかみ、夜遅い時間や寝る前には食べないようにします。

●得食《えじき》に毒なし　好物に毒はないというが、何事にもほどほどが肝心。体にいいからと、とりすぎるのは逆効果で、バランスを大切に。

じんましん

過敏体質やアレルギー体質を、根本から改善するのがのぞましい

Dr.アドバイス

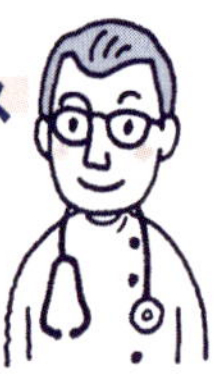

疑わしい食品を避けること。便通にも配慮を

皮膚に赤みやふくらみができ、かゆみが生じる症状をじんましんといいます。原因は多岐にわたり、ストレスによる場合もありますが、原因不明というケースも少なくありません。じんましんの大きさや形はいろいろあり、体中のどこにでもできます。

症状が強く、急激にあらわれるものを急性じんましんといいます。全身にできることが多く、1週間ほどで治ります。慢性のものは症状が軽いことが多く、症状の出る場所も部分的ですが、1か月から1年といった長い期間続きます。

治療は、抗ヒスタミン剤、あるいは抗アレルギー剤の注射や内服で、症状をやわらげます。

食事は、疑わしい食品を避けることが基本です。動物性の食品が原因のことが多いので、野菜類を煮たり、裏ごしするなど、消化のよいかたちにしてたっぷりとります。便秘や下痢は症状を悪化させるので注意してください。

※アレルギーと食べもの（P334～337）も参照。

●じんましんの主な原因

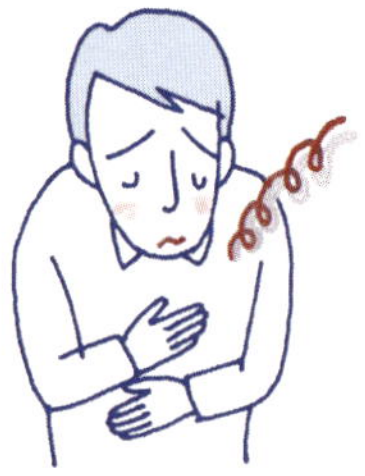

病気が原因

慢性的な感染症が内臓にあるか、化膿性の病巣があることによっておこる。

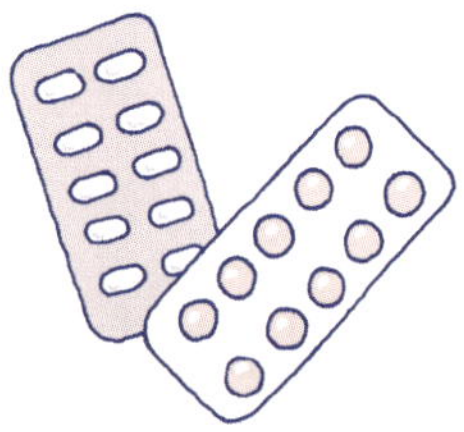

薬物が原因

アスピリン、ペニシリンなどの抗生物質、サルファ剤などの抗菌剤によっておこる。

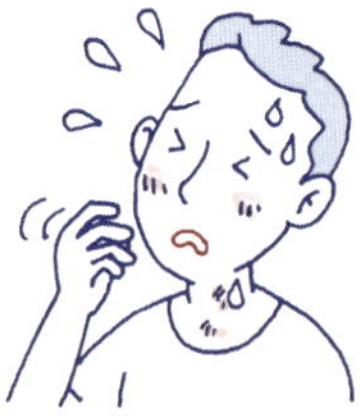

汗が原因

運動や、緊張のための発汗によって症状が出る。慢性化しやすい。

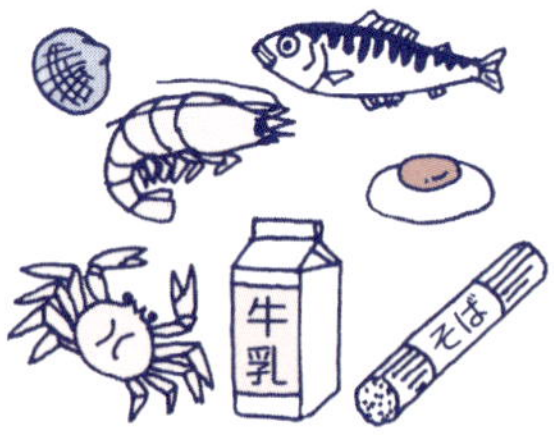

食品が原因

青魚、貝類、えび、かに、卵、肉類、そば、牛乳などの食品をとることでおこる。

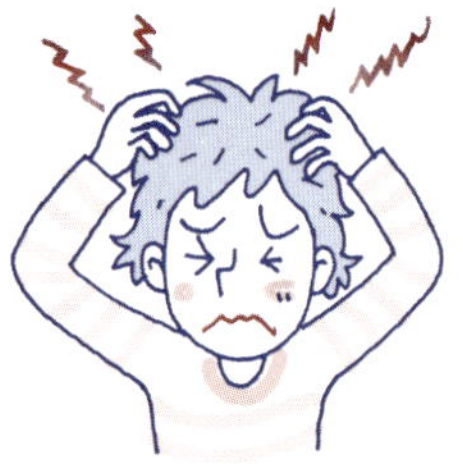

精神的なことが原因（心因性）

ヒステリーやてんかん、自《じ》律《りつ》神《しん》経《けい》失《しっ》調《ちょう》症《しょう》などが原因。慢性化しやすい。

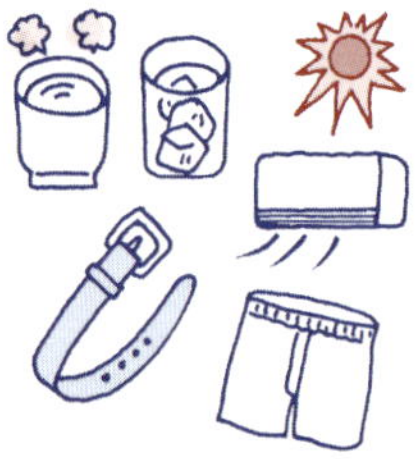

物理的な刺激が原因

温水や温風、冷水や冷風、太陽光線、ベルト、下着などが、肌にふれることによっておこる。

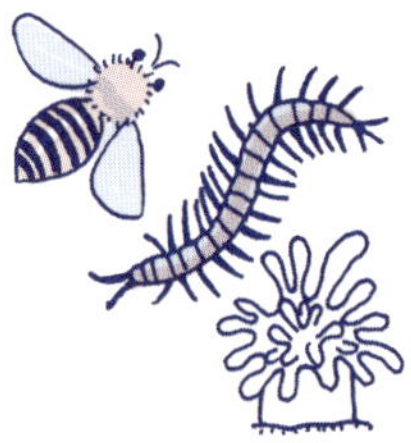

虫などが原因

ハチ、ムカデに刺されたり、クラゲやイソギンチャクなどに刺されたりすることでおこる。

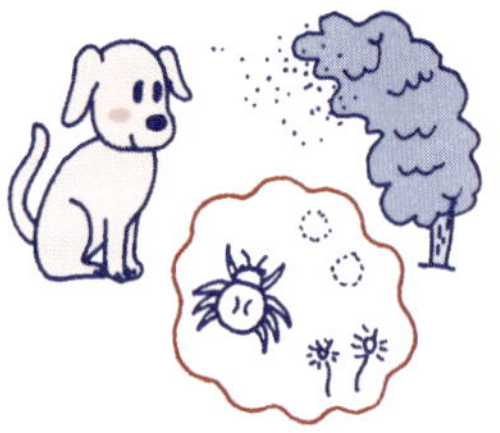

花粉・ハウスダストなどの吸入物が原因

花粉、綿ぼこり、ペット類の毛、ダニ、カビ、細菌を吸い込むことによっておこる。

魚介類が原因なら しそ

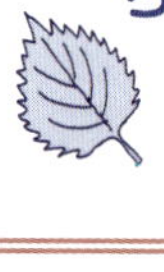

魚やえび、かになどを食べてじんましんが出たときは、新鮮なしその葉をきざんでたくさん食べるか、**しその葉のしぼり汁**を飲みましょう。

また、**しその葉の煎じ汁**もよく、乾燥させた葉を水で煎じて飲みます。（根本）

●しその葉の煎じ汁

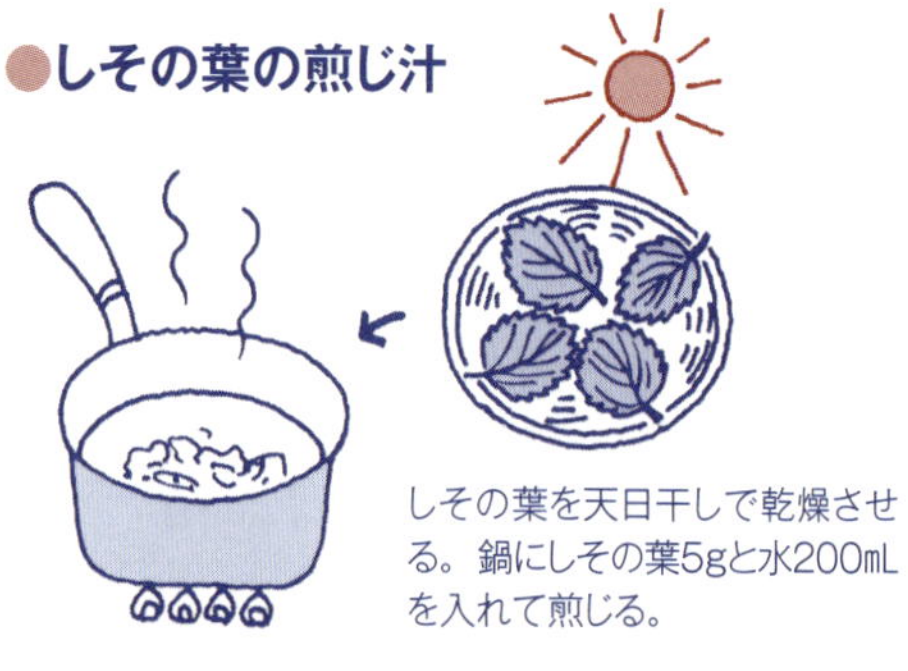

しその葉を天日干しで乾燥させる。鍋にしその葉5gと水200mLを入れて煎じる。

病気を治す食べもの
じんましん

葉を入浴剤にする 桃

桃の葉湯に入ると、じんましんのかゆみをおさえるだけでなく、じんましんそのものをできにくくする効果があります。

生のままか、陰干しで乾燥させてきざんだ葉を、2つかみほど木綿袋につめて浴槽に入れ、水から沸かします。お湯の温度はぬるめにして、ゆっくりつかるとさらに効果的。（根本）

生葉も煎じ汁も効く ビワ

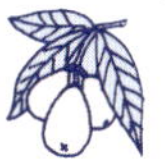

びわは葉に薬効があります。**ビワの葉の煎じ汁**は、あせもやじんましんに効きめがあります。

葉を3枚ほど手でちぎり、500mLの水で煮出したあと、冷ました汁で患部を洗います。

ビワの葉湯は、木綿袋に葉をつめ、熱湯をかけてしばらくおき、出た汁とともにお風呂に入れます。（根本）

煎じ汁が効く エノキ

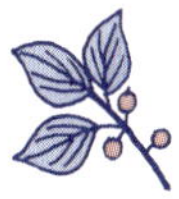

肉厚の葉は卵形で、縁が波状のエノキは、秋には暗黄褐色の果実がなります。薬用に使われるのは、葉と果実です。

エノキの葉の煎じ汁を、じんましんのできたところに塗ると効果があります。または、水に酢を少々加えて**果実を煎じた汁**を、同じように塗っても効果があります。（根本）

さまざまな薬効がある ドクダミ

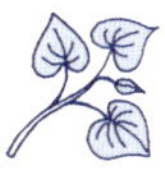

ドクダミは日本では庭や道ばたなどで幅広く自生し、「毒を矯《た》める」から転じて、解毒する、吸い出す、炎症をおさえるなどさまざまな薬効をもっています。その成分には、抗菌作用をもつものもあります。

じんましんには、**ドクダミ紅茶**（作り方は左上図）を飲むのが効果的です。（根本）

ドクダミ紅茶の作り方

●材料

ドクダミ……………………適量
紅茶…………………………適量

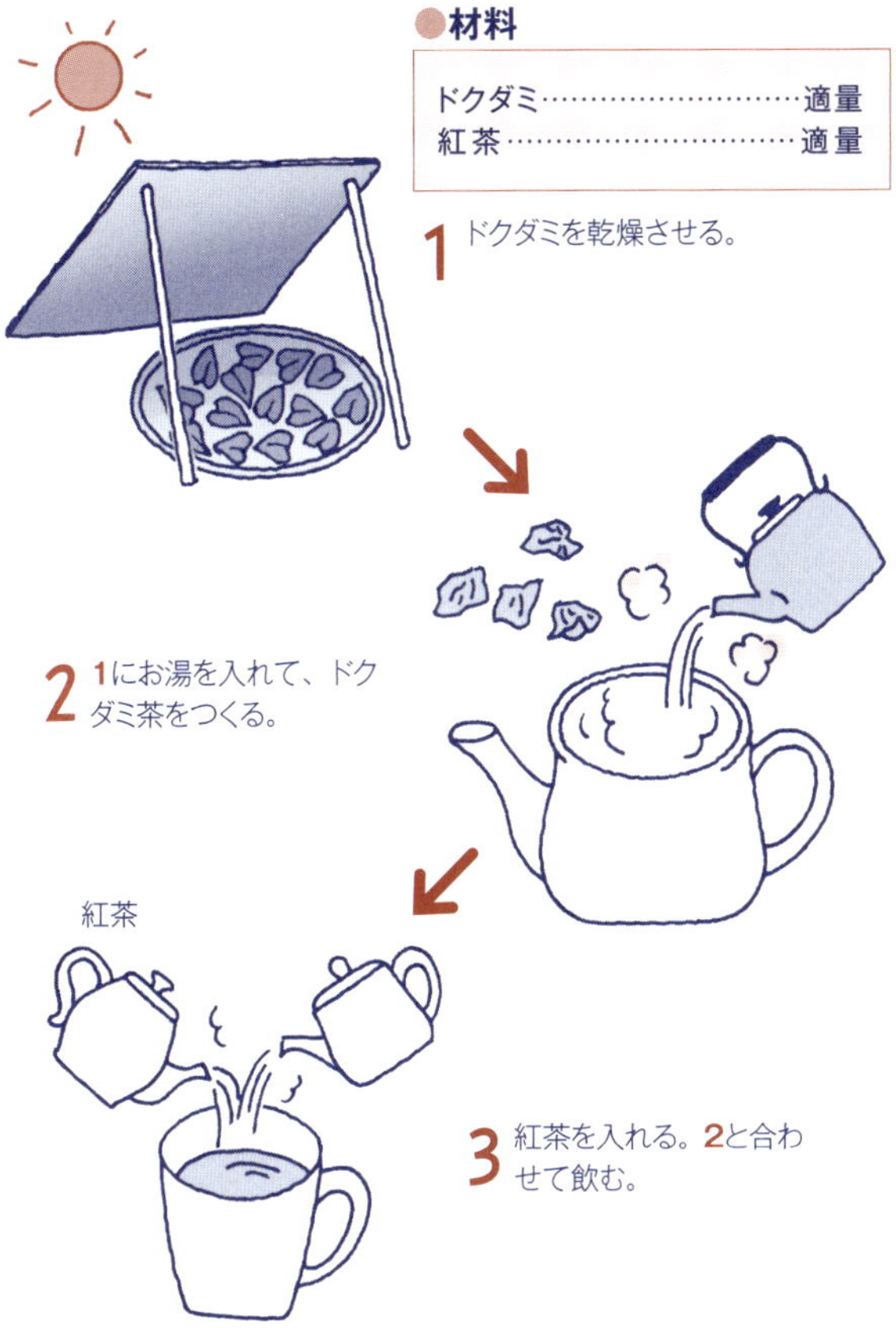
1 ドクダミを乾燥させる。
2 1にお湯を入れて、ドクダミ茶をつくる。
紅茶
3 紅茶を入れる。2と合わせて飲む。

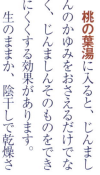

作ってみました

ドクダミは乾燥させると独特な香りはおさまりますが、お茶にすることで、その香りが復活します。

飲んでみました

ドクダミ茶と紅茶を同量にすると、飲みやすくなります。飲んで少しすると、口の中にドクダミの香りが広がります。冷めると、飲む前からその香りが強くなりました。

発疹を悪化させる食べものは避ける

漢方の食養生では、血をよごす性質がある食べものは、じんましんを悪化させるとしています。**えび、かに、たこ、いか**をはじめとする魚介類、**たけのこ、もち米、山菜類、チョコレート、コーヒー、ココア、アルコール類、香辛料、砂糖**などです。症状が出ているときは、禁止するかできるだけ避けましょう。

じんましんの出やすい人は、じんましんの原因になる食品はもちろん、疑わしい食品も避けます。

●びわが黄色くなると医者が忙しくなる　びわの果実が熟れる6月ごろから、食欲不振などの夏バテで病院に通う人が増えるため。

湿疹

慢性化しやすいため、原因を断ち、食生活の改善も行う

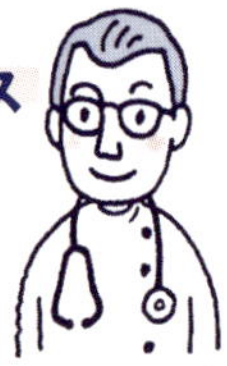

Dr.アドバイス

がんこで治りにくい湿疹。原因も複雑なため、専門医の治療が必要

皮膚病のなかで最も多いのが湿疹で、かゆみのある小さな発疹ができます。湿疹のできやすい体質の人の皮膚が、さまざまな刺激に反応しておこる病気です。化膿して、かさぶたができることも。これを繰り返すと、慢性化することもありますが、他人にうつることはありません。

原因によって、脂漏性《しろう》皮膚炎、接触性皮膚炎、異汗性湿疹などに分類されます。

脂漏性皮膚炎は、主に頭や顔、わきの下、股間などで、皮脂の分泌に異常があっておこります。

接触性皮膚炎は、かぶれともいいます。酸やウルシのように強い刺激や毒性のあるものにふれておこる場合と、アレルギー性のものがあります。湿疹を根治するには、医師の指導のもと、抗生物質の入ったステロイド剤の軟膏で治療します。

異汗性湿疹は、手のひらや足の裏、指のあいだなどに、水ぶくれが出たり消えたりします。小さい水ぶくれがたくさんできたり、大きい水ぶくれができて赤みが出たり、かゆくなったりします。汗が原因で炎症がおこるといわれています。

湿疹になりにくい健康な皮膚をつくるためにはまず、全身の栄養状態をよくすること、胃腸の調子をととのえること、睡眠を十分にとることなどがあげられますが、特に栄養面は非常に大切です。

皮膚に必要なビタミンは、A・B_2・B_6・C・D・Eなどです。これらのビタミン含有食品（204～206ページ参照）を毎日十分にとることが大切です。

炎症を鎮める きゅうり

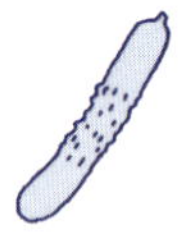

生で食べると体内の熱を冷まし、炎症を鎮めますが、外用薬にしても効果があります。湿疹で肌が熱っぽくなったときは、しぼり汁をガーゼか布に浸して**きゅうり湿布**（作り方は次ページ）にします。熱がとれ、炎症がおさまります。

毒虫に刺された場合には、しぼり汁や生の葉をもんで塗ります。

（根本）

患部に塗ると効く 片栗粉

片栗粉とは、カタクリの根からとったでんぷんのことで、鱗茎《りんけい》を砕き、水洗いを繰り返し、乾燥させて作ります。

湿疹やできものには、粉を患部にふりかけるか、水で練ってのり状になったものを塗ると、効果があります。

なお、市販の片栗粉は、ほとんどがじゃがいものでんぷんで、カタクリを原料としたものは少なくなりました。

（根本）

日常生活の注意

湿疹を悪化させないために

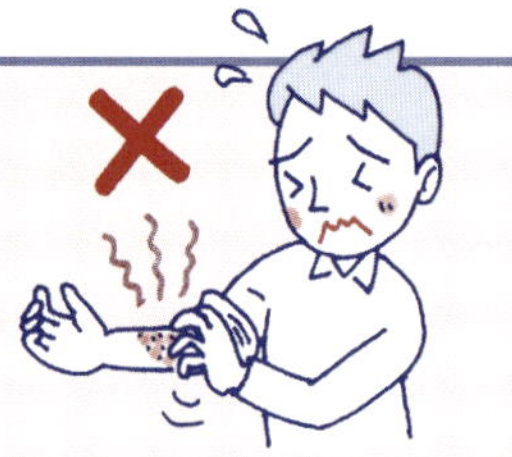

患部は清潔に保つ。手でいじったり、さわったりしないこと。かきむしるのもNG。かゆいときはガーゼをあてて、氷のうなどで冷やすとよい。

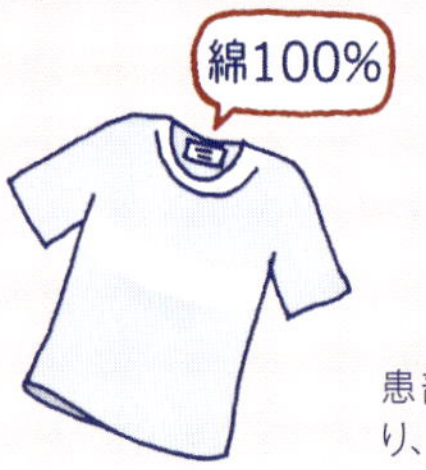

下着など肌に直接ふれるものは、木綿100%の、清潔で着なれたものを。

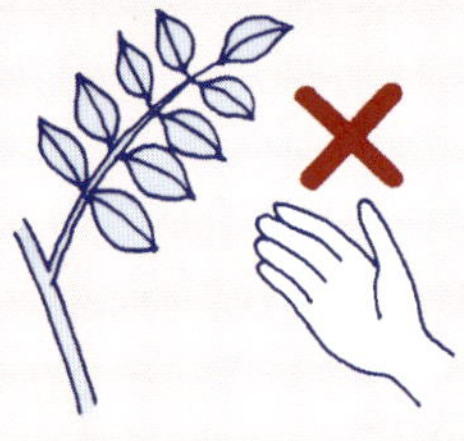

接触性の湿疹は、原因となるものにふれないようにする。

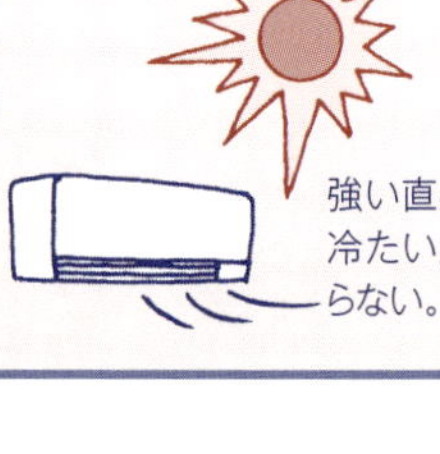

強い直射日光や冷たい風にあたらない。

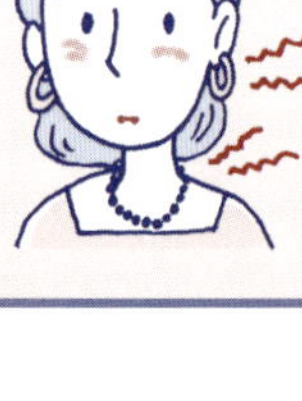

イヤリング、ネックレスなどのアクセサリー類は、つけないほうがよい。

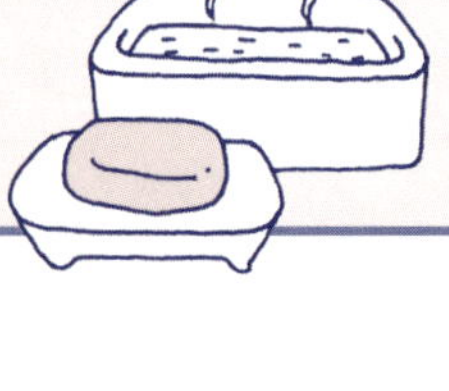

入浴はぬるめのお湯に入る。石けんは低刺激性のものを。また化粧はしっかり落として、必ず最後は石けんなどで洗顔する。

きゅうり湿布の作り方

●材料（1回分）

きゅうり………約150g（中1本）
硼砂《ほうさ》…………………………少々

1 きゅうりは適当な大きさに切る。

2 布かガーゼできゅうりを包んですり鉢でつきつぶし、汁をとる。

3 しぼり汁大さじ1に対し、硼砂を耳かき1杯分を目安に加え、よく混ぜる。これをガーゼなどに塗って、患部にはる。

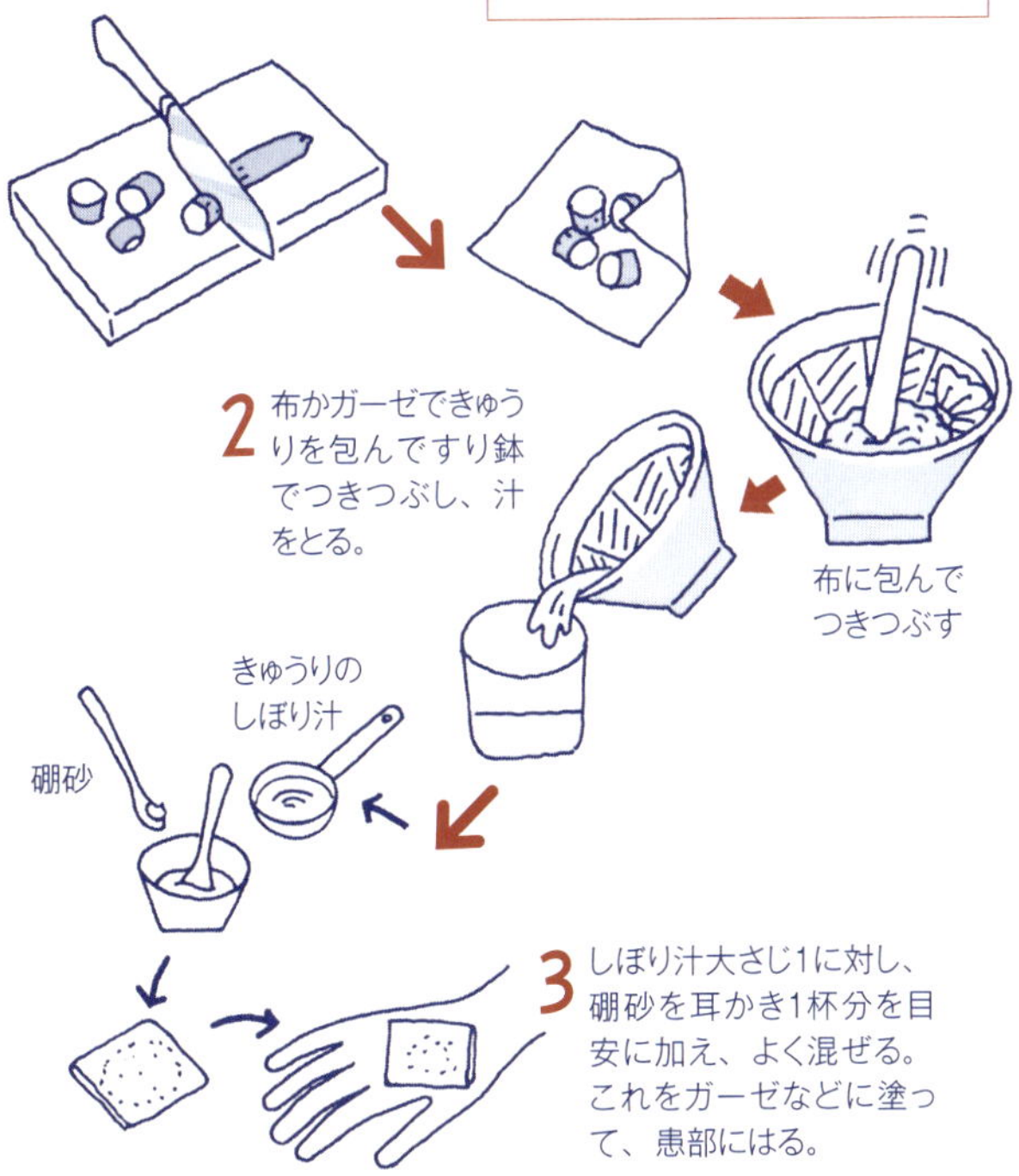

作ってみました

硼砂は薬局で購入できます。きゅうり1本から約大さじ1のしぼり汁がとれます。湿布する部分によって、きゅうりと硼砂の量を加減しましょう。

試してみました

熱をもったかゆみがあるところに湿布すると、ひんやりとします。汁は特にベタつきません。

おすすめ

熱をもったかゆみに
キハダ

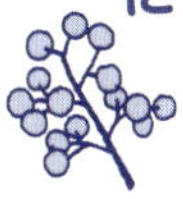

キハダを薬用にするときは、黄色い内皮の粉末を使います。生薬名は黄柏《おうばく》といいます。

1回に使う量を3等分し、ひとつをまっ黒になるまで、もうひとつはきつね色になるまでいり、残りは生のまま全部を合わせ、ごま油を混ぜて練ります。これを1日2回、朝夕に患部に塗ります。（根本・山ノ内）

ウルシかぶれに効く
栗

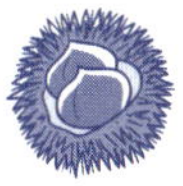

ウルシなどのかぶれには、**栗の葉の煎じ汁**が効きます。真夏に採って乾燥させた葉ひと握りを500mLの水で煎じ、冷ましたもので患部を洗います。

栗の花の煎じ汁も有効です。この場合は濃く煎じた汁を患部に塗りますが、もし効きめがあらわれなければ、早めに中止しましょう。（根本）

皮膚の炎症をおさえる
ドクダミ

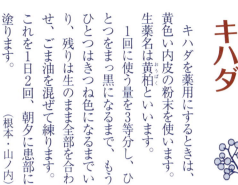

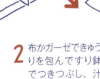

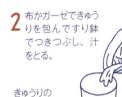

ドクダミは、皮膚の炎症をおさえる効果があります。

軽い湿疹やかぶれには、**ドクダミの生葉**をよくもんで、湿疹ができている部分にはるとよいでしょう。また、**ドクダミの全草**をすりつぶしてガーゼに塗り、患部にあてると効果がさらに高くなります。乾燥してにおいが消えたら交換します。（山ノ内）

化膿止めにもなる
オナモミ

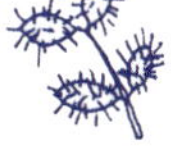

オナモミは、無数のトゲのある果実でおなじみの雑草です。

湿疹やあせも、ただれには、**オナモミのしぼり汁**が効果的です。生の葉や茎をすりつぶすか、よくもんでしぼり汁をとり、患部に塗ります。

このしぼり汁は、虫さされや切り傷にも効き、化膿予防にもなります。（根本）

血をさわがすものや、炎症を促すものはNG

湿疹で避けたい食べものは、じんましん、とびひ、おできなどと共通です。**あじ**、**さば**などの青魚や**赤貝**、**えび**、**かに**、**いか**、**たこ**などの魚介類、**たらこ**や**いくら**などの魚卵類、**たけのこ**、**山菜**、**もち米製品**、**チョコレート**、**香辛料**、**アルコール**、**砂糖**、**甘いお菓子**などは禁止するか、できるだけ食べないようにします（336ページ「アレルギー体質の人が避けたい食品」参照）。

食べすぎに注意したいものは、**大豆製品**、**牛乳**です。また、肉類は全般的に控えめにしましょう。

●ウルシかぶれには、つぶしがにの汁を塗れ　昔からいい伝えられる民間療法。特にさわがにに即効性があるといわれる。

とびひ

水疱やかさぶたができるのが特徴。他人に感染させない注意を

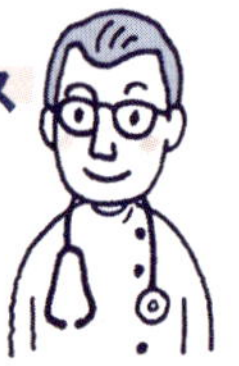

Dr.アドバイス
分泌物が周囲につかないように気をつける

不潔な皮膚やあせも、湿疹、虫さされなどに、ブドウ球菌などの細菌が感染しておこります。正式な病名は、伝染性膿痂疹です。

とびひには、水疱（水ぶくれ）ができるタイプと、厚いかさぶた（痂皮）ができるタイプの2種類があります。いずれも接触によって、自分はもちろん、他人にもすぐ伝染するため、とびひ（飛び火）といわれます。

水疱タイプは、夏期に幼児や児童によくみられます。黄色ブドウ球菌が原因で、強いかゆみが特徴。かさぶたタイプは大人にもみられ、夏だけでなく冬にもかかります。主に連鎖球菌が原因で、かゆみはほとんどありません。治療せずに放置しておくと、腎炎をおこすことがあるので要注意です。

治療には、抗生物質や抗菌剤の入った軟膏が使われます。薬がうまく合えば急速によくなり、重症でも数週間で治ります。繰り返して症状が出るようなら、体質改善のための食事療法を、試みる方法もあります。

化膿性の皮膚炎によく効く
ねぎ

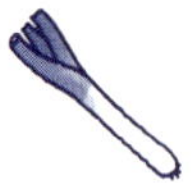

とびひのような化膿性のおできには、ねぎとタンポポのはり薬（作り方は次ページ）が効果的です。ねぎと、とったばかりのタンポポの全草、はちみつをそれぞれ同量使います。これらを合わせて、よくつき混ぜたものを患部にはります。

また、はれて痛みのあるおできには、たたいてつぶしたねぎに酢を加えていり、あたたかいうちに患部にはります。

（根本）

はれもの、おできに効果的
ゆり根

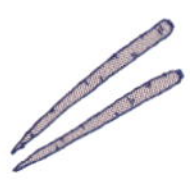

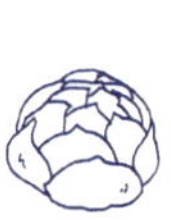

ヤマユリやオニユリの地中にある鱗茎で、食用としては煮ものや天ぷら、きんとんなどに使われます。ゆり根は薬用にもなり、漢方では百合といいます。

とびひなどのおできには、**ゆり根湿布**をします。生でも、干したものでも使えます。生のゆり根をよく洗い、塩少々を加えてつき、のり状になったものを患部にはって使用します。

乾燥したゆり根の場合は、砕いて粉末にしてから酢を加えて練り、湿布薬のように使います。1日に何回か取り替えると、さらに効果的です。

（根本）

アレルギー以外のおできに効く
ごぼう

ごぼうはあくが強いため、アレルギー性の皮膚炎の人は、食べすぎに注意しなければなりません。それ以外が原因のおできであれば、外用薬として活用することができます。

とびひには、**ごぼう汁の湿布**を試してみましょう。ごぼう、もしくはごぼうの葉をついて出た汁を患部に塗るか、湿布します。ごぼうの量は湿布する範囲によって加減します。湿布の場合は、乾いたら取り替えます。

（根本）

●ゆり根湿布

1 ゆり根1個に少量の塩を加えて、つきつぶす。

2 のり状になったらガーゼにのばし広げ、1日2〜3回患部にはる。

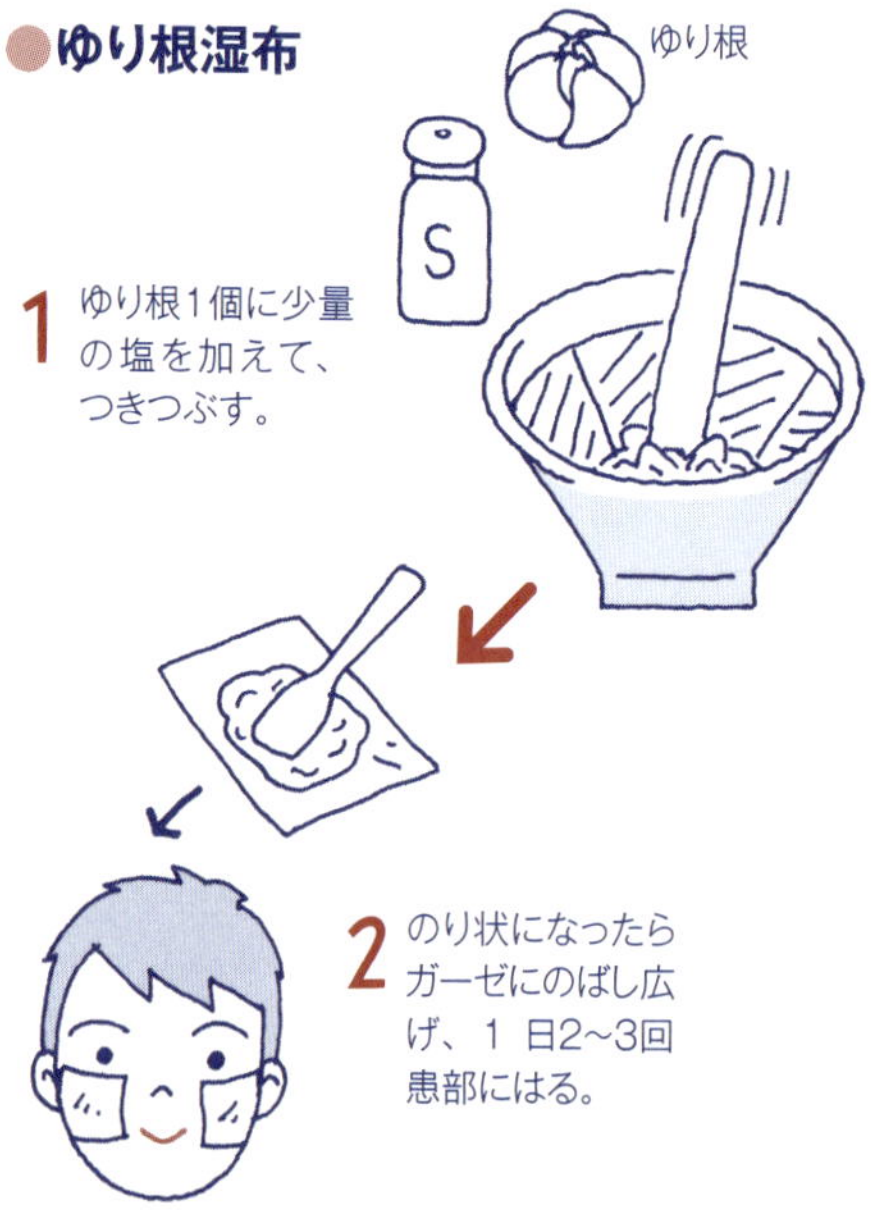

ねぎとタンポポのはり薬の作り方

●**材料（1回分）**

ねぎ（白い部分）	10g（1本分）
タンポポ（全草）	10g
はちみつ	10g

1 タンポポは新鮮なものを用意し、土をよく洗い流す。

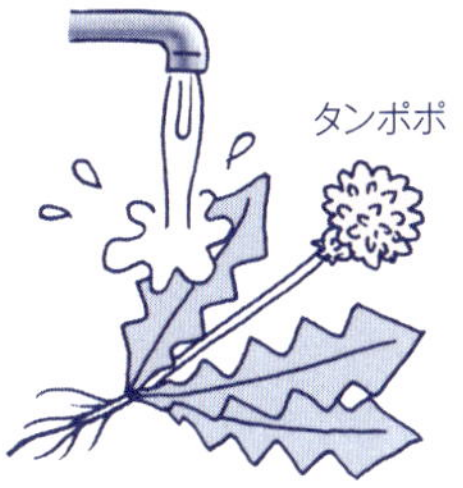

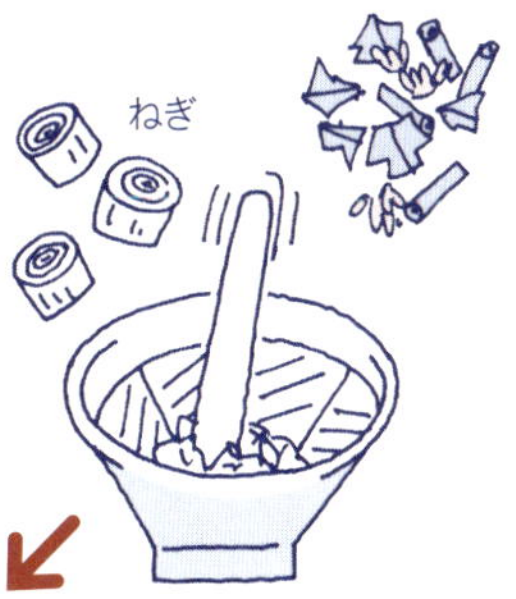

2 ねぎは適当な大きさに切り、すり鉢でよくすりつぶす。タンポポをザク切りにし、加えてつき混ぜる。

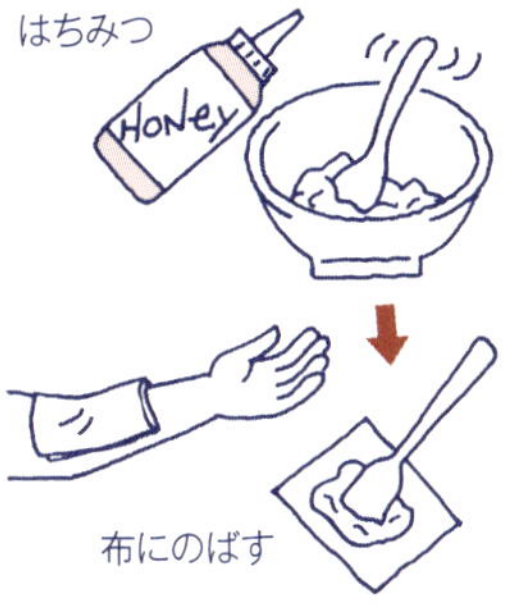

3 はちみつを加え、よく混ぜ合わせる。布やガーゼにのばし、患部にはる。

作ってみました

ねぎもタンポポも、あらかじめなるべく細かく切っておいたほうが、簡単にすりつぶせます。多少汁っぽいので、布やガーゼは厚手のものを用意しましょう。薄手では、すぐにじんでしまいます。

消炎作用がはれに効く

あずき

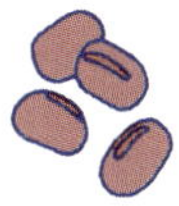

あずきは煮て食べると、利尿作用でむくみをとるほか、便秘や二日酔いにも効きます。

外用薬としては炎症を鎮める効果があり、化膿する前のはれものに効くといわれます。

とびひには、**あずきのはちみつ練り**を塗ります。いってよくつぶしたあずきに、水かはちみつを加えて練り、患部に塗ります。

いったあずきをすりつぶして粉末にし、酢で練って、ガーゼにはさんではる方法もあります。

（根本）

湿布にして用いる

じゃがいも

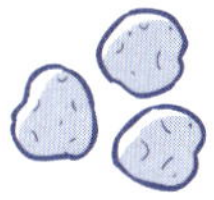

じゃがいもを外用薬にするときは、生のまますりおろしたものを使います。

湿疹やとびひができたときは、**じゃがいものすりおろし汁**を塗るか、すりつぶしてドロドロになったものを湿布薬として使います。湿布は、1日に4〜5回取り換えると効果的です。

じゃがいもの皮をむいてすりおろしたものは、軽いやけどの応急処置にも有効です。この場合は、厚めに塗ったほうが早く治るのでおすすめです。

（根本）

日・常・生・活・の・注・意

とびひをうつさないために

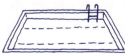

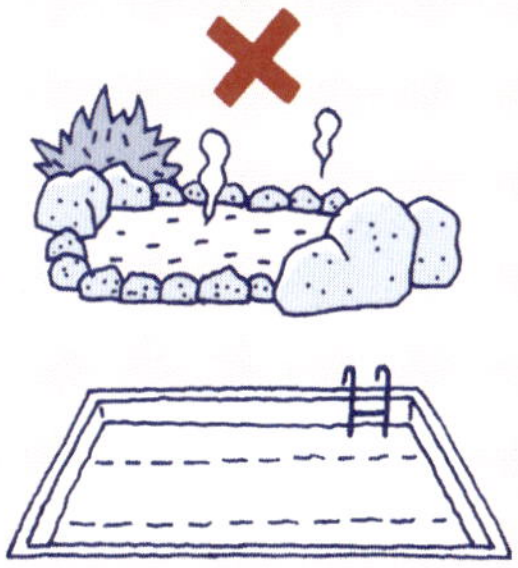

感染予防のため、プールや温泉など、肌の接触する公共施設を利用しないように。

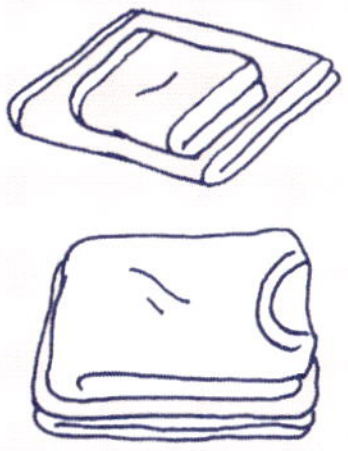

家族に感染させないよう、タオルや衣類は完治するまで専用のものにする。

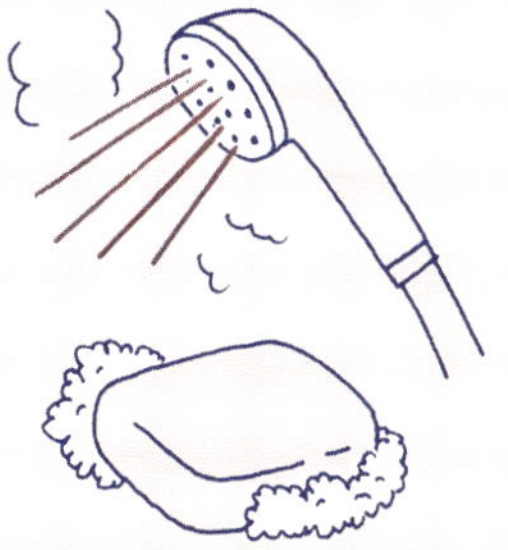

入浴はシャワーを浴びるのにとどめる。患部は薬用石けんでそっと洗う。

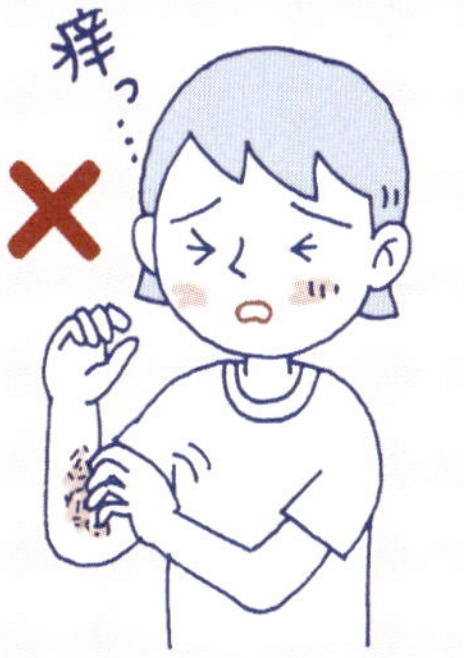

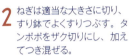

手でいじらない。水疱の汁にふれたら手を洗い、水疱がつぶれたら、すぐにガーゼなどでふきとる。

●**皮膚は20層から成る**　皮膚は、表皮の内側でできた細胞がだんだん押し上げられ、角質化したものが20枚ほど重なってできている。

おでき

食生活に注意して、睡眠不足や過労を防ぐことが大切

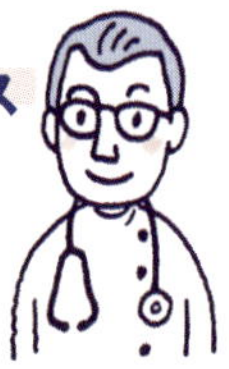

Dr.アドバイス

痛みやはれがひどく、繰り返すときは病院へ

皮膚の毛穴に化膿菌が入り、炎症がおきたものがおできです。おできには、癤《せつ》とようの2種類があります。

炎症が毛穴とそのまわりにあって、赤みがあり、中心が赤く化膿しているものが癤です。特に顔にできた癤のことを面疔《めんちょう》といい、これが重症になると危険な場合があります。必ず医師の診断を受けましょう。

複数の癤ができてつながったものをようといいます。炎症が進むにつれて膿《うみ》がたまり、はれた部分が盛り上がってきます。ふれるとしこりがあって熱っぽく、押すと痛むのが特徴です。

どちらもやがては膿が出て自然に治りますが、癤は1～2週間、ようは2～3週間かかるのがふつうです。

応急処置としては冷水で冷やし、無理につぶして膿を出したりせずに、皮膚科で治療を受けます。

たびたび化膿する人や、重症になりやすい人は、糖尿病の疑いもあるので、全身的な検査を受ける必要があります。

※避けたい食品は、湿疹の項目（341ページ）を参照。

自然に膿を出させる
さといも

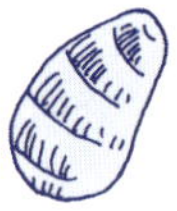

日本で古くから伝わる民間療法に、**さといも湿布**（作り方は次ページ）があります。炎症のある部分にはって使います。おろしたしょうがを少量混ぜてもよいでしょう。また、ごはんのかわりに、小麦粉を用いる方法もあります。

刺激が強いので、必ず皮をむいてすりおろし、少量で試してから使用してください。かぶれたときは、すぐに中止します。

（根本・山ノ内）

殺菌作用がある
ぎんなん

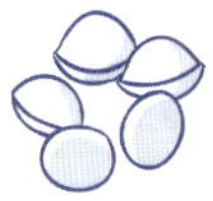

おできができたときは患部を清潔にして、指でいじったり、つぶしたりしないようにします。もしふれてしまったときは消毒して、化膿菌を繁殖させないようにしましょう。

生のぎんなんには強い殺菌作用があり、患部を清潔に保つのに有効です。

新鮮なぎんなんを半分に切って、断面で患部をこすります。この方法は、ほかのはれものにも効果があります。

（根本）

はれ、化膿がひどいときに
玄米

玄米は、ビタミン類やミネラル類が豊富な健康食です。ビタミンは、胃腸をじょうぶにすると同時に、皮膚の新陳代謝も活発にさせます。

はれて赤みがあり、化膿しているおできには、黒くいった**玄米粉**を塗ります。

いってまだあたたかいうちに塗ると、膿が早く出て、治りを早くします。

（根本）

●玄米粉

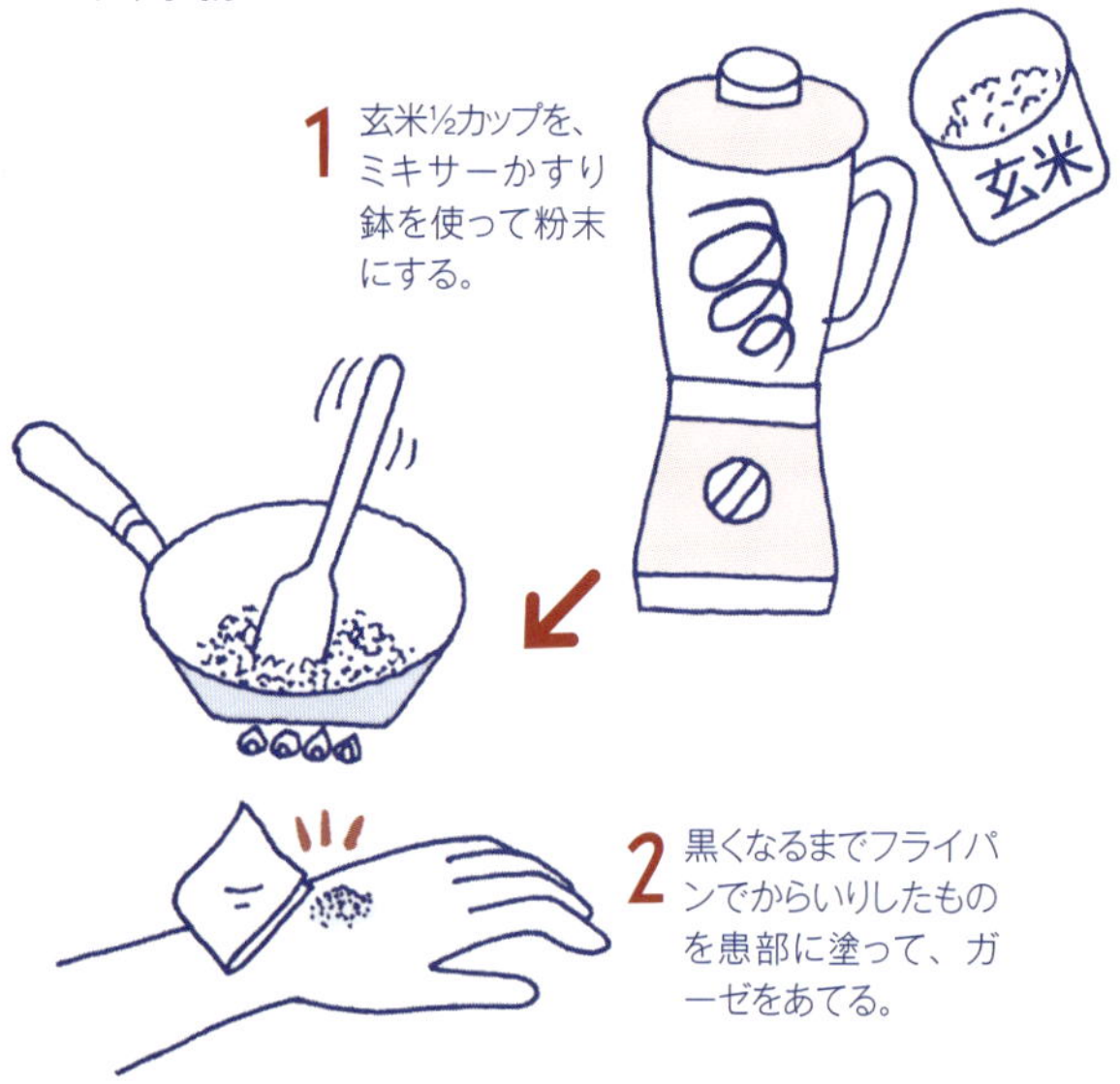

1 玄米½カップを、ミキサーかすり鉢を使って粉末にする。

2 黒くなるまでフライパンでからいりしたものを患部に塗って、ガーゼをあてる。

さといも湿布の作り方

●材料（約3回分）

さといも	約50g（中1個）
ごはん	50g（さといもと同量）

1 さといもは皮をむいてすりおろす。ごはんといっしょにすり鉢ですりつぶし、よく練り合わせる。

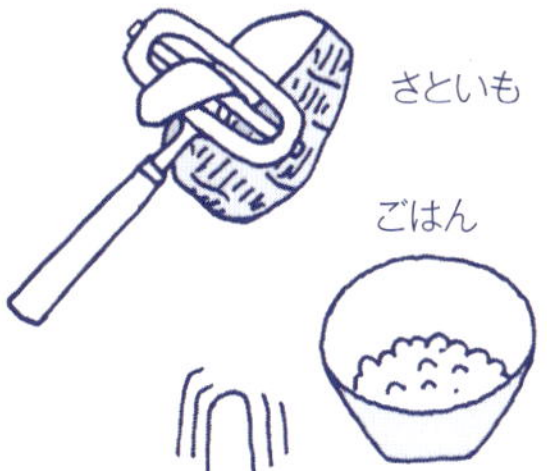

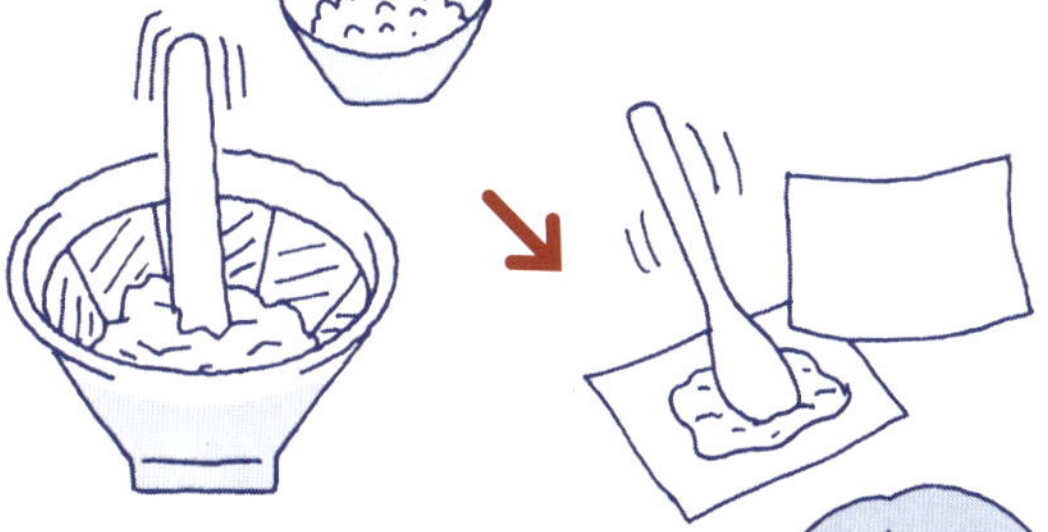

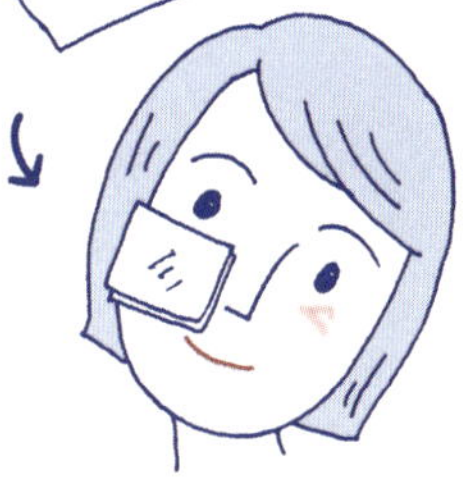

2 ガーゼにのばす。直接肌にふれないよう、さらに上からもう1枚ガーゼを広げてはさみ、患部にあてる。

作ってみました

さといもとごはんは、もち状になるまで練り合わせます。さといもが水っぽいときは、ごはんの量を増やします。湿布するとひんやりします。残った分はラップをして冷蔵庫で保存すると便利です。

はれものの妙薬

黒豆

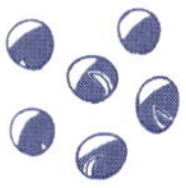

栄養価の高い大豆には、黄、緑、褐色など、数種類あります。なかでも黒豆には、すぐれた薬効があるといわれています。

中国の古い薬物書にも「諸毒を消し、腎を補い、血を活かし、風を散じ、腫《しゅ》を消す」とあるように、はれものにも効果的です。

黒豆のすりつぶしをおできに塗ると、治りが早くなります。生の黒豆をすり鉢などですりつぶして、患部に塗り、ガーゼで押さえておきます。

（根本）

膿を出し、はれをひかせる

ドクダミ

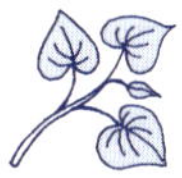

おできやはれものには、**ドクダミの生の葉の湿布**をします。特にジクジクして、治りがわるいおできによく効きます。摘んだばかりの新鮮な葉を水で洗い、新聞紙などに包んで、遠火であぶります。やわらかくなった葉をたたんで患部の大きさに合わせ、ばんそうこうではっておくだけ。軽症ならはれがひき、化膿していれば膿が出ます。

煎じ汁の服用もよく、乾燥した葉25gを540mLの水で煎じたものを飲みます。

（根本）

日・常・生・活・の・注・意

おできを悪化させないために

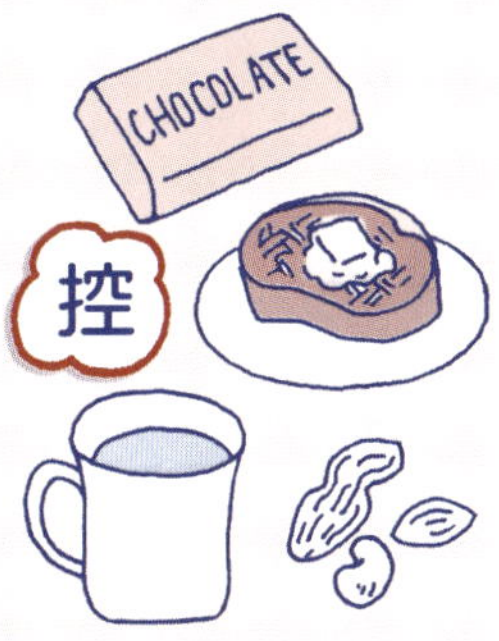

脂《あぶら》っこいもの、チョコレート、ナッツ類、コーヒーなどの飲食は控える。

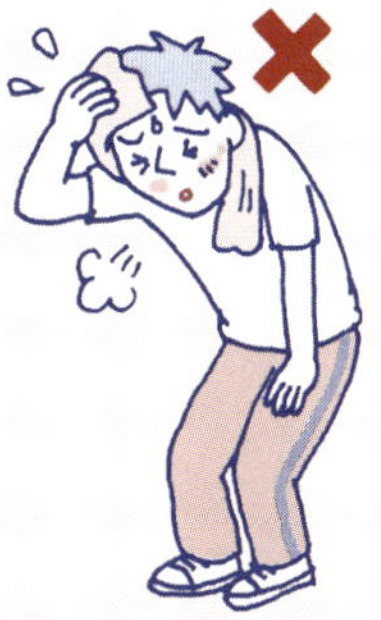

激しい運動はしない。過労になると悪化するので、できるだけ安静に。

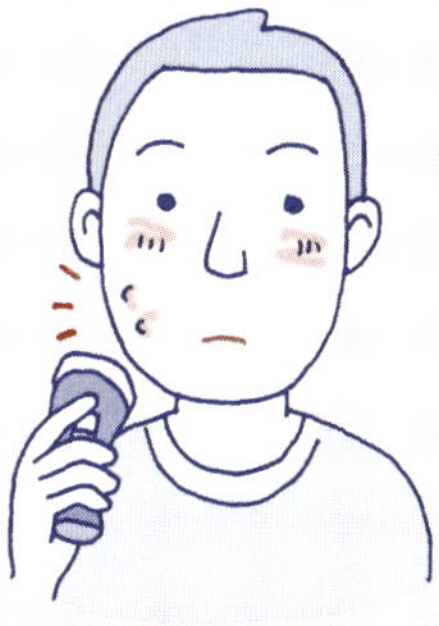

おできが顔面にできてしまったときは、化粧やひげそりをしない。

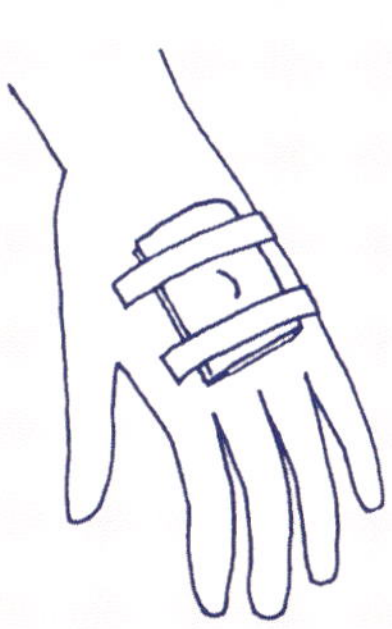

化膿したところを指でつぶさない。手でふれないようガーゼをあてる。

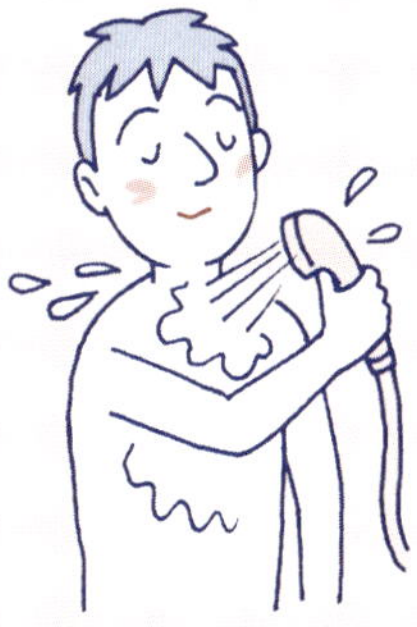

入浴はせず、シャワーを浴びるだけにする。患部をこすらない。

●膿《う》んだものはつぶせ？ 排膿《はいのう》の処置は、手や用具を消毒し、適切に行わなければ逆効果。専門医に任せるのがいちばん安心。

水虫

清潔第一を心がけ、根気よく治療を続けることが肝心

Dr.アドバイス

ひどくなるほど治療が難しい。早めの処置が大切

白癬菌《はくせんきん》というカビの一種（真菌《しんきん》）が感染しておこる皮膚病を、水虫といいます。白癬菌は、皮膚表面の角質を養分にして成長します。あたたかく、湿りけがあって、風通しのわるい、やわらかい皮膚で繁殖しやすいため、これらの条件がそろった手足の指のつけ根や、指と指のあいだによく発生します（左図参照）。

水虫の9割近くが足にできます。それは、1日中靴をはいたままの現代人の生活は足がむれやすく、白癬菌にとって過ごしやすい環境になっていることにあります。以前は男性のほうが水虫にかかる人が多かったのですが、現在では女性でも水虫に悩む人が多くみられます。

水虫の種類によって、症状は異なります。足の裏や側面に小さな水疱ができ、破れては新たにあらわれるものを小水疱型といいます。水ぶくれが指と指のあいだにできてふやけ、湿っぽいものは趾間《しかん》型です。この2つはかゆみを伴います。

足の裏の皮膚がかたく厚くなって、粉をふいたようになる角質増殖型と、爪に白癬菌が感染したため白く濁る爪の水虫（爪白癬）では、水疱やかゆみはみられません。

水虫の治療は、塗り薬のほか、のみ薬もあります。専門医にかかり、症状に合った薬の使用を、白癬菌が完全になくなるまで、根気よく続けることが大切です。

ここで紹介するように、水虫に有効な民間療法もあります。入浴後など、皮膚が清潔なときに試すと効果的です。

●水虫ができる主な部位

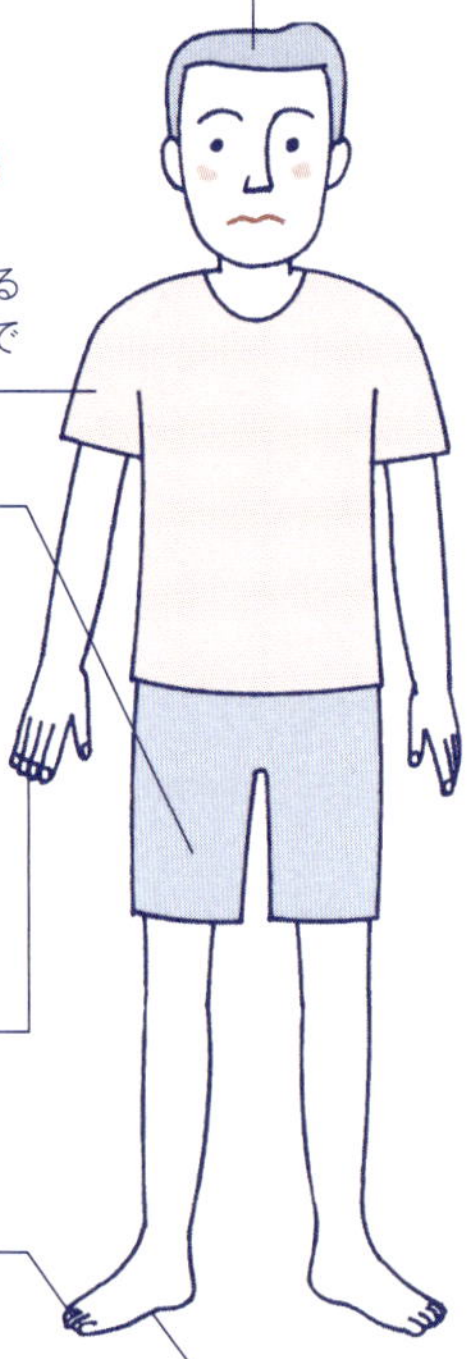

頭（シラクモ／頭部白癬）
円形や楕円形に脱毛する部分がみられる。子供に多い。
体のいたるところ（ぜにたむし／体部白癬）
顔や首など、体のいたるところに、赤い発疹ができる。
ふとももの内側（いんきんたむし／頑癬《がんせん》）
男性に多い。盛り上がらない赤い斑点ができ、強いかゆみがある。
手（手白癬）
足と同じような症状がある。
爪（爪白癬）
爪全体が白っぽくなり、爪が厚くなる。爪の表面に縦じわができることも。
足（足白癬）
小水疱型、趾間型、角質増殖型がある。

殺菌効果が高い にんにく

水虫があって、体力の低下を感じている人は、日ごろからにんにくを食べたり、**にんにく酒**を飲んだりすれば、体質の改善につながります。

水虫に直接つける外用薬には、**にんにくのしぼり汁**があります。皮をむいてすりおろしたにんにくをしぼり、その汁を患部にすり込みます。このとき患部はよく洗って清潔にし、水けをふきとって、乾かしておきます。綿棒にしぼり汁を含ませてつけるとよいでしょう。

（根本）

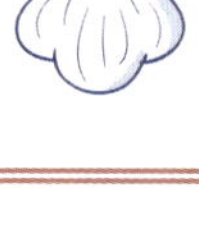

治りにくいがんこな水虫に クララ

クララは初夏には黄緑色の小さな花が咲き、秋に細長い果実をつける、マメ科の多年草です。

根に薬効があり、苦参《くじん》という、漢方薬に処方される生薬にもなります。しつこい水虫には**クララの煎じ汁**を試してみるとよいでしょう。

皮をとり、日干しにした根5gを600㎖の水といっしょに弱火にかけ、半量になるまで煎じます。この煎じ汁で、清潔にした患部を洗います。

（根本）

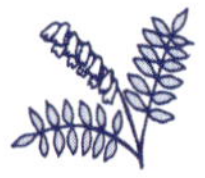

※ただし、クララは有毒なので、絶対に口にしないように。

水虫菌によく効く 酢

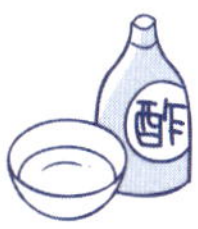

酢は殺菌力が強く、水虫菌の退治にも有効です。なかでも、米などの穀物から作られた醸造酢が最もよく効きます。

酢を浸した布で直接患部をふく方法は、簡単ですが、強い刺激があります。ただれがおきた場合は、薄めて使いましょう。

酢の薬湯は、熱いお湯で薄めた醸造酢に、患部を浸す方法です。ゆっくり浸したあとは、水で洗ったりせず、乾いたタオルでふき上げ、乾燥させます。

（山ノ内）

●酢の薬湯

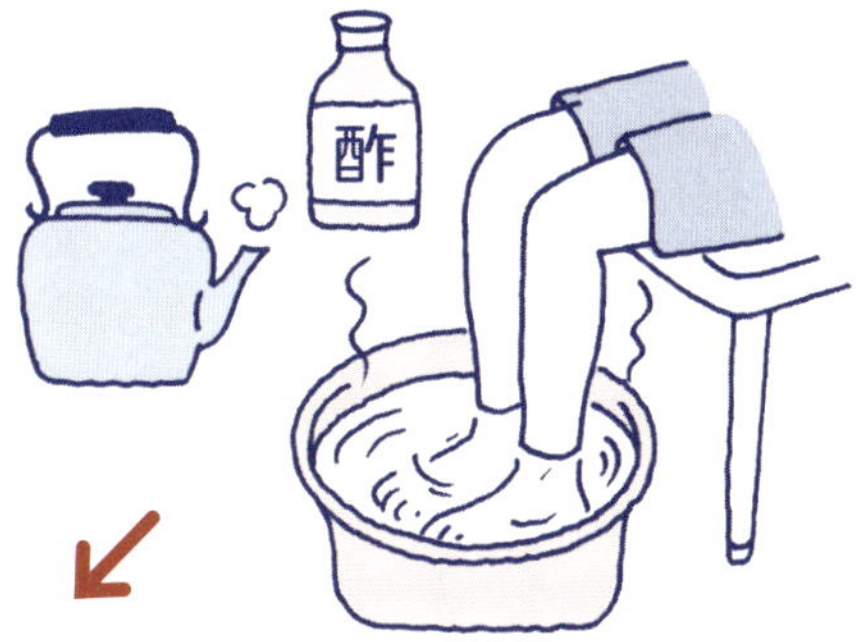

1 金だらいに醸造酢と熱めのお湯を入れて、患部を30分浸す。

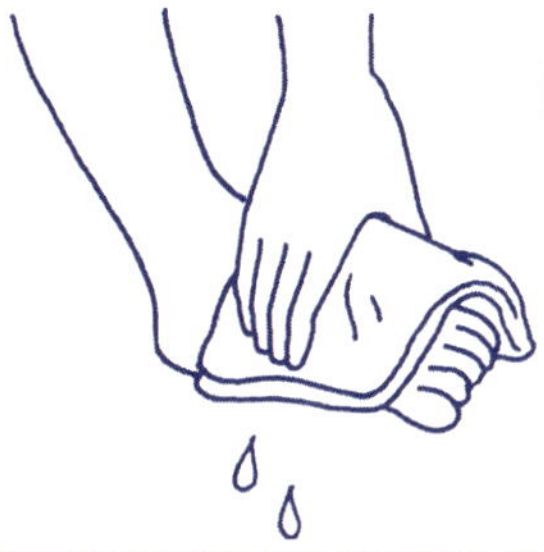

2 水で洗い流さず、タオルでふくだけにする。

その他のおすすめ 食品・山野草

ザクロは果実の外側の皮をとり、それをしぼった汁を水虫の患部にすり込みます。

抗菌作用がある**梅肉エキス**を塗るのも効果的です。

しそ、**キササゲ**、**ドクダミ**は、生の葉を採取して使います。葉をもんだり、すりつぶしたりして出た汁を、清潔にした患部につけ、すり込んでください。

キササゲとドクダミは、夏に採った葉を陰干しにしておき、たっぷりの水で煮出した汁を、足湯に使ってもよいでしょう。

水虫を予防するには

家族に水虫の人がいると、バスマットなど共用しているものを介して感染しがちです。そうならないためには、毎日のケアで未然に防ぐことが大切です。

入浴の際には、足をていねいに洗うこと。指と指のあいだもしっかり洗います。靴は通気性がよいものを数足用意し、毎日同じ靴をはかないようにします。プールや温泉などたくさんの人が素足でいるところに行ったときは、帰宅後足をよく洗い、菌が繁殖しないようにしましょう。

日常生活の注意

水虫を悪化させないために

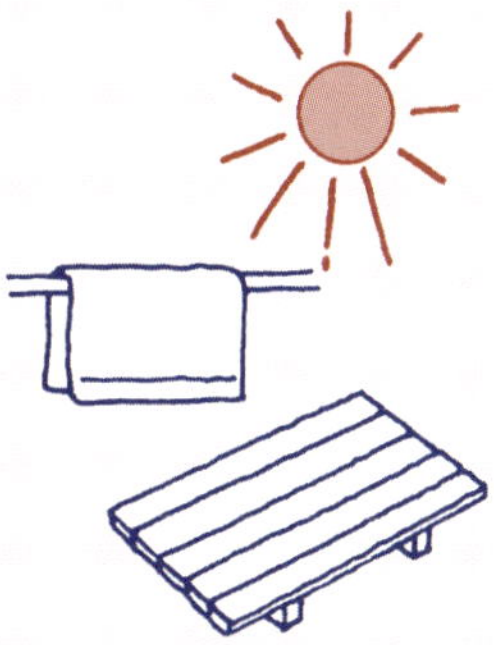

風呂場のすのこやマットは、感染源になるのでこまめに日光消毒する。

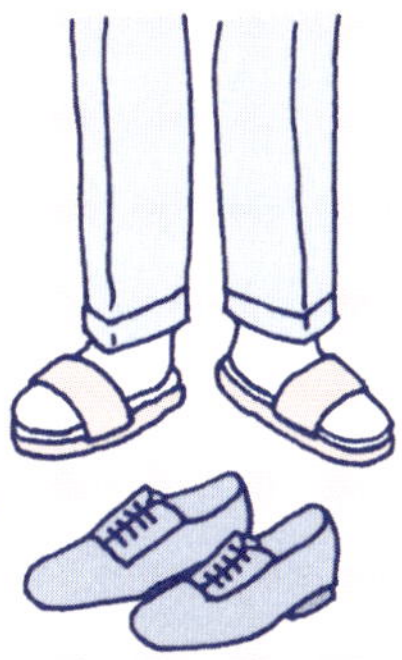

オフィスなどでは、できれば靴からスリッパやサンダルにはき替える。

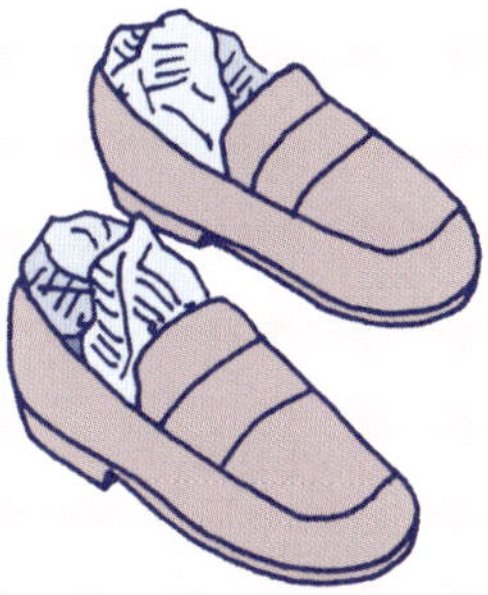

靴は湿けがこもらないように、内部をしっかり乾燥させる。

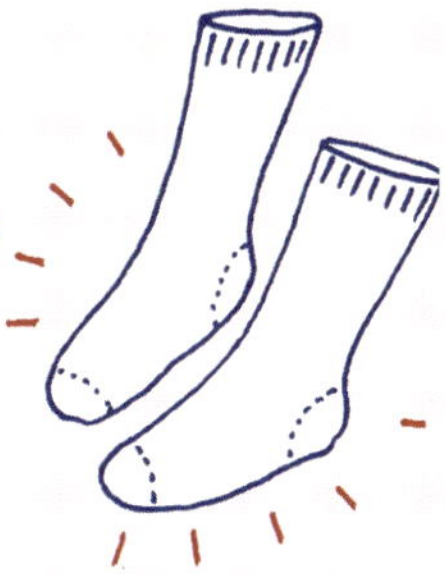

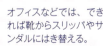

白癬菌の温床とならないよう、靴下は毎日、清潔なものにはき替える。

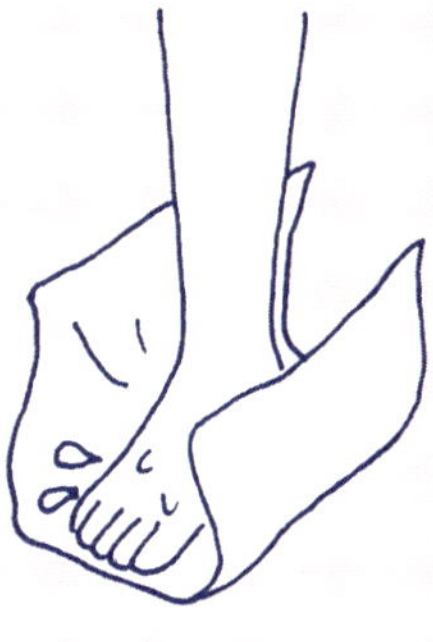

入浴などで足を洗ったあとは、水けをきちんとふきとる。

●疥癬《かいせん》3年また3年、治って3年また3年　疥癬はヒゼンダニが寄生する皮膚病。水虫同様治りにくく、完治には長期間が必要。

円形脱毛症

毎日のマッサージと食生活の改善、リラックスが大切

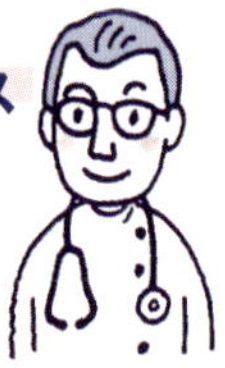

Dr.アドバイス

ストレスをやわらげることが治療の第一歩

親指大から10円玉くらいの大きさで、まるく毛が抜けます。原因ははっきりしませんが、ストレス、自律神経失調症《じりつしんけいしっちょうしょう》、ホルモンの異常、自己免疫などの説があります。

痛みやかゆみなどの前ぶれがまったくないため、本人は気づかず、親しい人や理容師、美容師などに見つけられることが多いようです。

ひとつだけできる単発型、いくつもの脱毛の場所がつながって頭全体に広がる全頭型があります。汎発型《はんぱつ》といって、頭髪だけでなく、まゆ毛、まつ毛、ひげ、わき毛、陰毛など、脱毛が全身に広がるケースもあります。

小さいものや数が少ない場合は、放置しておいても数か月で治りますが、範囲の広いものは数年かかることもあります。

医師による治療は、ステロイド剤を中心にした外用薬や物理化学治療などが行われます。

自宅では、ブラッシングなどの刺激や食事の工夫で血行をよくしたり、ストレスをとり除くことを心がけましょう。

脱毛の特効薬
栗

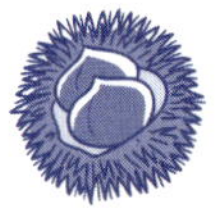

お菓子や炊き込みごはんの材料として親しまれている栗は、胃腸をじょうぶにしたり、血行をよくしたりします。民間薬としては、葉を煎じたものをかぶれにつけたり、やけどの治療に使ったりします。

脱毛症には、**栗のイガの黒焼き**（作り方は119ページ）を用います。栗のイガ10個分の黒焼きを粉末にして、200㎖のごま油と合わせてよくかき混ぜます。1回分を小さじ1～2として、1日2～3回、頭の地肌にすり込みます。

（山ノ内）

血行をよくする効果がある
とうがらし

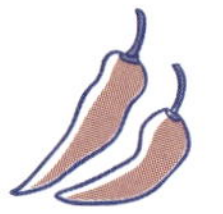

香辛料として使えば、体全体の血行をよくします。また、頭皮を直接刺激する方法もあり、さらに有効です。これは**とうがらしチンキ**（作り方は次ページ）といい、脱毛症の民間療法として古くから知られています。作り方は、とうがらしを薬用アルコールに漬けて1週間ほどおきます。これを頭皮に塗り、すり込むようにマッサージします。

ただし、かぶれやすい人は注意しましょう。

（根本）

おすすめ

葉も、果実も、皮もよく効く
アオギリ

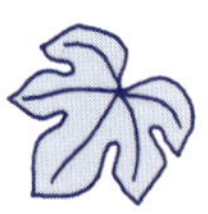

円形脱毛症には、**アオギリの果実の黒焼き**が効きます。黒焼きにした果実を粉末にし、ごま油少々で練って作ります。これを毎日2～3回、患部にすり込んでください。長期間、根気よく続けることが肝心です。

アオギリの葉は、生か、夏にとって日干しにしたものを使います。どちらも水で煎じ、その汁を頭皮にすり込むか、髪を洗うときに使います。

アオギリの樹皮は生のものを使い、すりつぶして汁をとります。これを、ヘアートニックのかわりにすると、抜け毛が減り、発毛が促進されます。

（根本・山ノ内）

●アオギリの煎じ汁

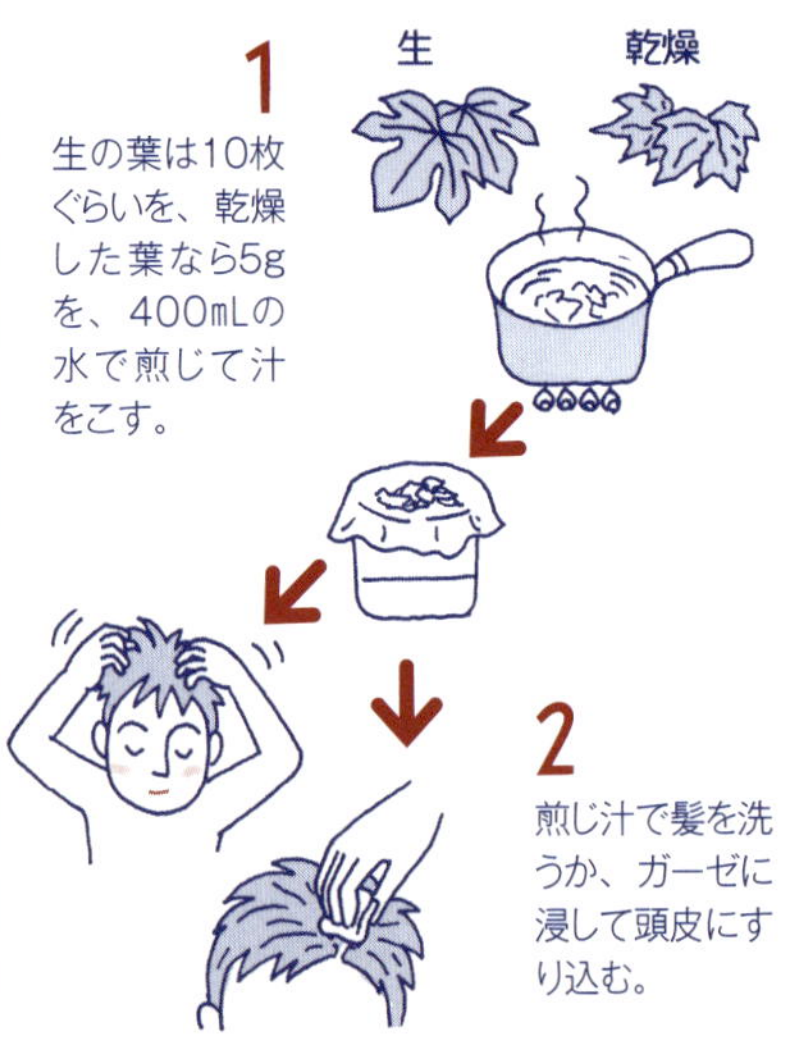
1
生
乾燥
生の葉は10枚ぐらいを、乾燥した葉なら5gを、400mLの水で煎じて汁をこす。
2
煎じ汁で髪を洗うか、ガーゼに浸して頭皮にすり込む。

おすすめ

毛はえ薬として有名
カラスビシャク

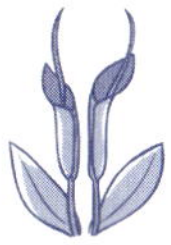

薬効は地下の塊茎《かいけい》にあり、生薬では半夏《はんげ》という名前です。夏、花の咲いている時期に塊茎を掘り採ります。根と外皮をとり除き、水洗いして日干しにします。

円形脱毛症には、日干しにした**カラスビシャクの塊茎の粉末**を患部につけ、よくマッサージします。これは、まゆ毛が薄くなったときにも効果があります。刺激の強い生薬なので、目に入らないよう、十分に注意してください。

（根本・山ノ内）

抜け毛に効果がある
朝鮮人参

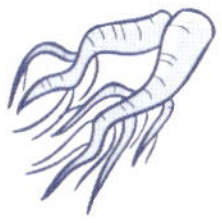

朝鮮人参の正式な生薬名は人参《にんじん》ですが、朝鮮から日本に伝えられたことから、朝鮮人参と呼ばれるようになりました。この朝鮮人参を使った**朝鮮人参酒**が、抜け毛に効果があります。

煮沸した清潔な保存びんに、朝鮮人参100gとホワイトリカー1Lを入れて、2か月間冷暗所に置いて漬け込みます。この液を頭皮の気になる部分に少量つけ、軽くたたきます。

（根本）

煎じ液を毎日つける
センブリ

センブリは全草に薬効がありますが、抜け毛には、葉と枝の使ったセンブリの煎じ液が効果があります。

センブリの葉と枝を日干しして乾燥させ、1本を2合の水で沸騰させます。これを清潔な保存びんに入れて、冷蔵庫で保存します。この液を頭皮の気になる部分に少量つけ、軽くたたきます。センブリは、秋に白い花が咲いたころに採取しておくとよいでしょう。

（根本）

とうがらしチンキの作り方

●材料（100mL分）

とうがらし	10g（約30本）
薬用アルコール	100mL（½カップ）

1 とうがらしを保存容器に入れ、薬用アルコールを注ぎ、約1週間、漬け込む。薬用アルコールが赤くなるのができあがりの目安。

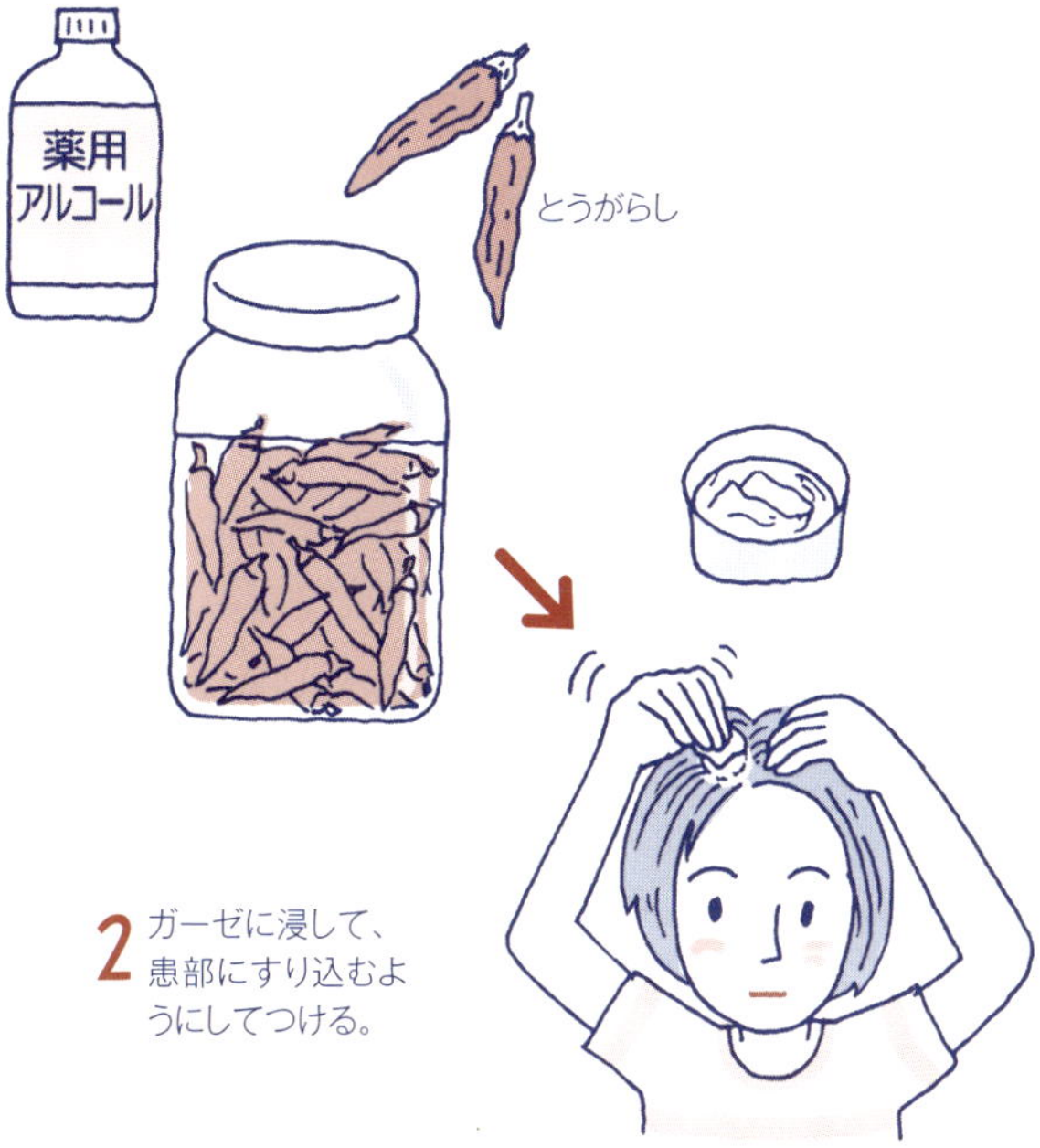

2 ガーゼに浸して、患部にすり込むようにしてつける。

作ってみました

作り方は簡単です。とうがらしエキスが溶け出して透明な赤い液ができます。肌につけるとアルコールはさっと蒸発するのでベタつきがありません。患部に傷があるときは、使用を控えましょう。

その他のおすすめ
食品・山野草

髪を洗うときに使うとよいのが**だいこんの葉**です。まず葉を干して煮ます。しょうがのおろし汁を数滴たらし、これで髪を洗うようにします。

クコの生の葉を煎じた汁も効きます。また、**センブリ**なら乾燥したもの10～15gを200mLの焼酎に漬けこみます。1～3か月おいたものを1日1回、少量を患部につけてマッサージ、あるいはリンスにします。水で濃く煎じた汁を使ってもよいでしょう。

●1日100本以内の抜け毛は心配ない　頭の毛の数は約10万本。このうちの15%前後は抜け替わる毛なので、少々の抜け毛は心配無用。

おいしく飲む薬酒健康法

百薬の長である酒を、よりおいしく、より健康的にしたのが薬酒《やくしゅ》です。家庭での薬酒の作り方のコツを紹介しましょう。

クセの強い山野草をおいしく飲める薬酒に

生薬や山野草などを酒に漬け、エキスをしみ出させたものが薬酒です。

酒は、適量であれば食欲を増進させ、血液の循環をよくし、体調をととのえることは、よく知られている通りです。またアルコールには、薬効成分を抽出させ、その吸収をよくするはたらきがあるので、薬酒は効果的な民間薬といえます。薬酒にすると、草木や果実独特のあくと苦みがやわらぎます。また、砂糖の甘みで飲みやすくなるという利点もあります。

薬酒に使う酒の種類は、色もにおいも味もない焼酎（ホワイトリカーが一般的）が最適。

ほかに、日本酒、ウイスキーなどでも作れます。あまり高価ではない酒で十分です。

糖分を加えることには、飲みやすくするという目的のほかに、薬酒の発酵と熟成を促すという意味もあります。砂糖は各種どれでも使えますが、氷砂糖、グラニュー糖、はちみつが一般的です。

薬酒を外用薬として使用する場合など、用途によっては、糖分を加えないこともあります。

●糖分

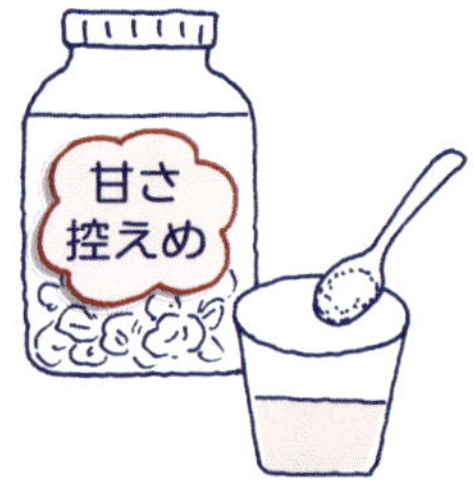

甘味料の量は控えめにしておいて、飲むときに好みの味にすると飲みやすくなる。

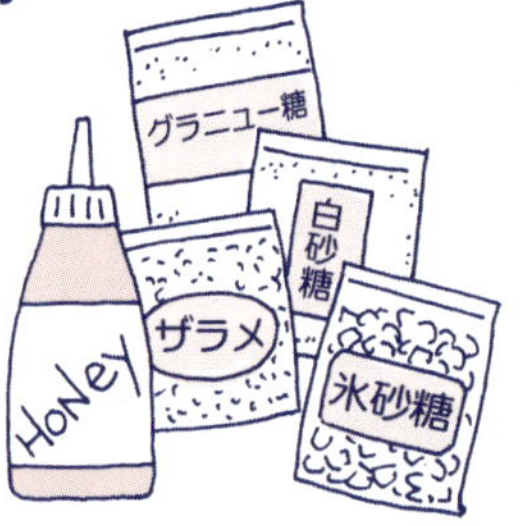

甘みづけには、ざらめ、氷砂糖、グラニュー糖、白砂糖、はちみつが主に使われる。

●アルコール類

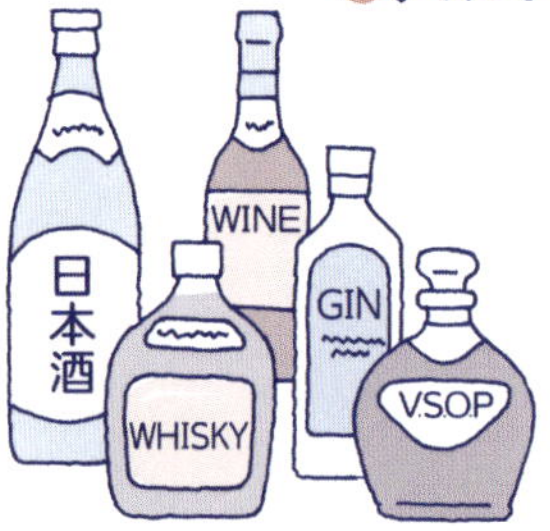

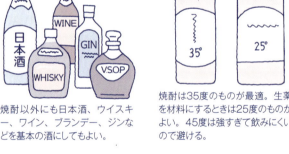

焼酎以外にも日本酒、ウイスキー、ワイン、ブランデー、ジンなどを基本の酒にしてもよい。

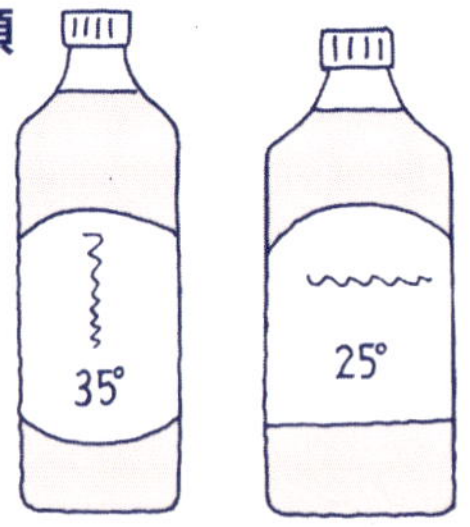

焼酎は35度のものが最適。生薬を材料にするときは25度のものがよい。45度は強すぎて飲みにくいので避ける。

材料は旬で新鮮な、傷のないものを選ぶ

薬酒に使う山野草などは、良質のものを用意します。古いものは薬効が落ちることがあります。また、傷んだ材料では酒がにごったり、味がわるくなったりします。

生で用いるものは、まず水でよく洗い、ふきんなどで水けをすっかりとることが大切です。くだものは、ひとつずつていねいにふきましょう。その後、必要に応じてきざんだり、草木の葉や茎、根は乾燥させたりしてから、酒に漬け込みます。

生薬は保存が難しく、カビが生えたりして傷みやすいものです。買い求めるときは必要量だけにしたほうがよいでしょう。

●野菜・くだもの類の使い方

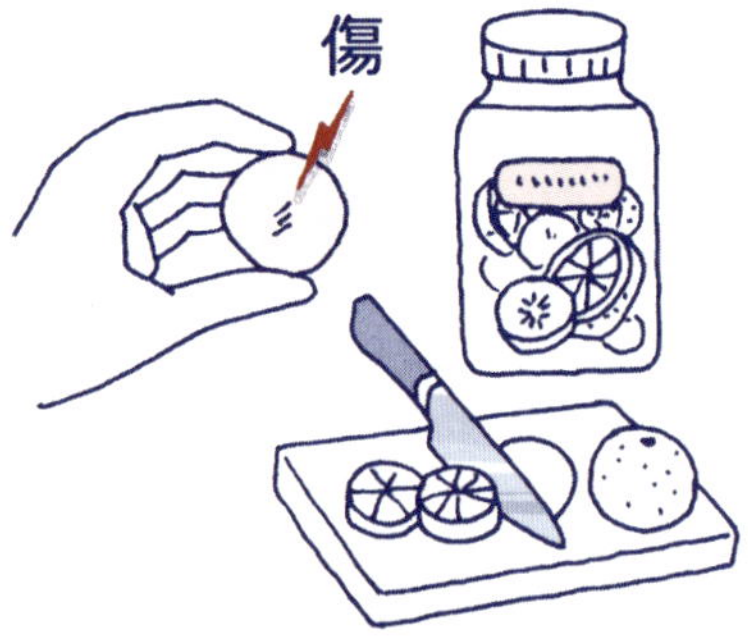

傷がないか、1個1個よく確かめながら選び、びんの中におさまるよう、適当な大きさに切って使う。

●生薬類の使い方

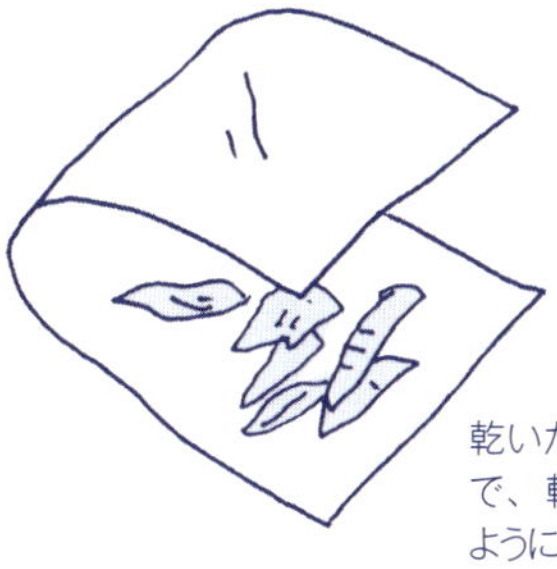

乾いた布やふきんで、軽くふきとるようにしてもよい。

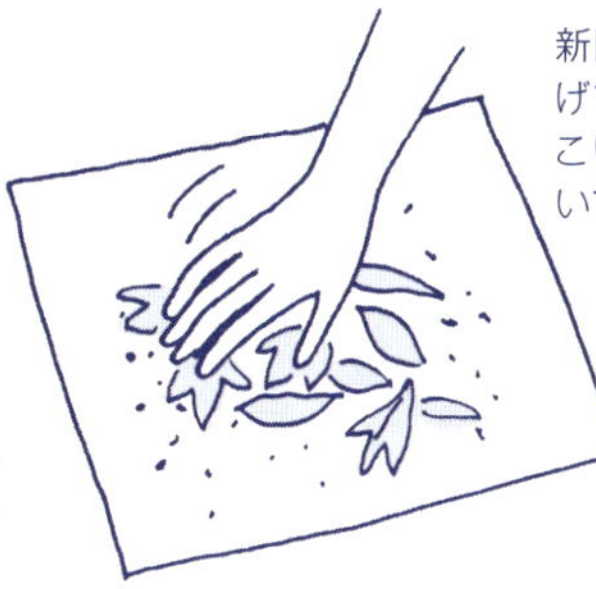

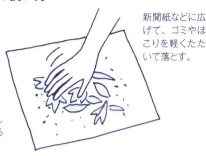

新聞紙などに広げて、ゴミやほこりを軽くたたいて落とす。

●山野草類の使い方

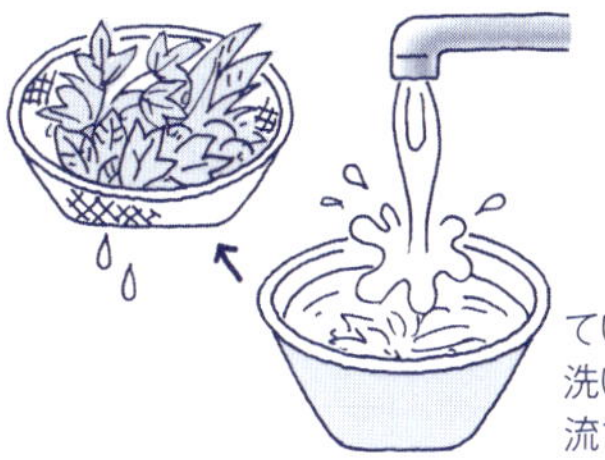

ていねいに水で洗い、泥や土を流す。洗ったら水けをしっかりきる。

熟成中は冷暗所で、熟成後はびんを替える

材料を漬け込む容器は、「密封できる」「出し入れしやすい広口」「熟成の様子がわかる透明のもの」の3条件を備えたものが適しています。熟成期間中は、直射日光のあたらない涼しいところに置きます。ときどきびんをゆすると、成分の抽出が促進されます。

熟成後は材料を出し、木綿のふきんやガーゼでこして、保存用の細口びんに移し替えます。なかには、この作業をせず、そのまま漬け込むタイプの薬酒もあります。

薬酒は薬であり、酒です。飲みすぎたり、飲み方を誤ったりすれば、体調をくずすこともあります。

材料の性質や、治したい病気、体質など、目的によって飲む量や飲み方が異なります。食前や就寝前、1日に飲む回数など、最も効果的な飲み方を守りましょう（詳細は次ページ）。

薬酒は、毎日、少量を長期間にわたって飲むほどよいといわれます。計量の目安となるさかずき1杯は、約15mL（大さじ1）です。好みや季節によって、甘みを追加したり、水や氷、お湯で割ったりしてもよいでしょう。

●薬酒作りに必要なもの

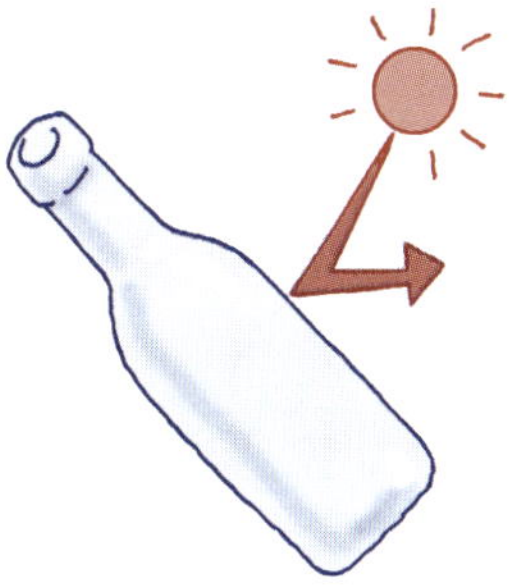

保存用びん
品質保持のため、光を通さない不透明のびんで、細口のものがよい。

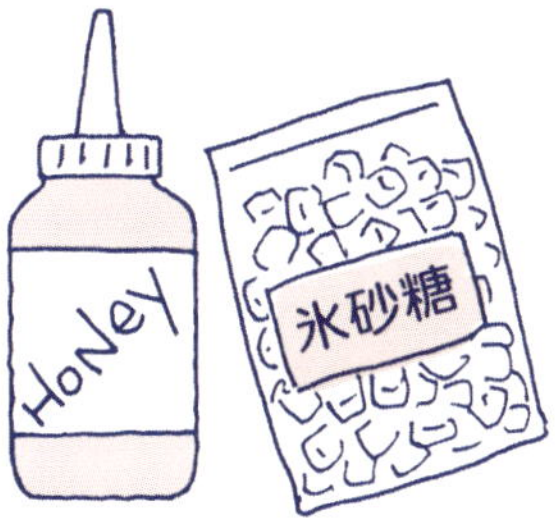

糖分
氷砂糖やはちみつなどで、好みの甘みをつける。

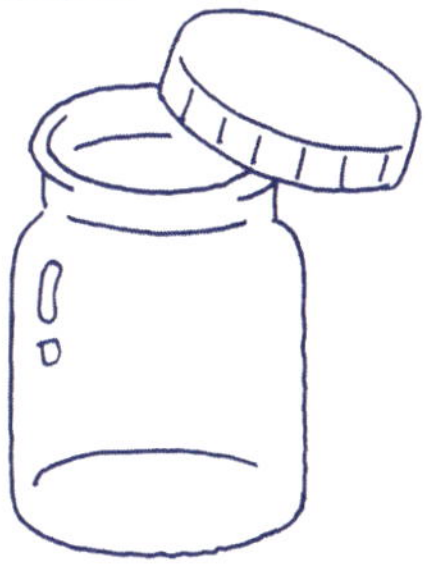

広口のびん
広口のほうが作業しやすい。透明で中身が見えるものがよい。

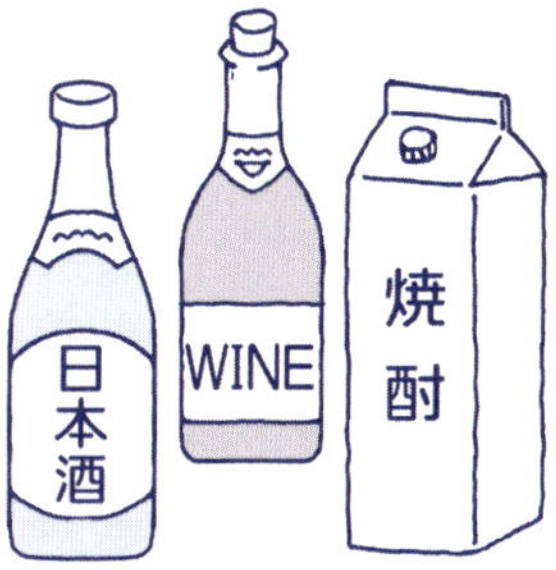

基本の酒
焼酎や日本酒、ワインなど、漬け込むための酒を用意する。

●薬酒作りのコツ

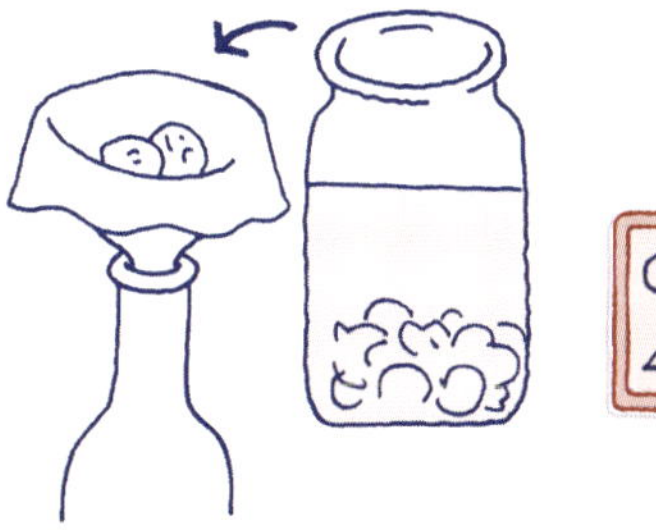

熟成後に材料をとり出す必要があるものは、布でこし、細口の不透明のびんに移し替えて保存する。

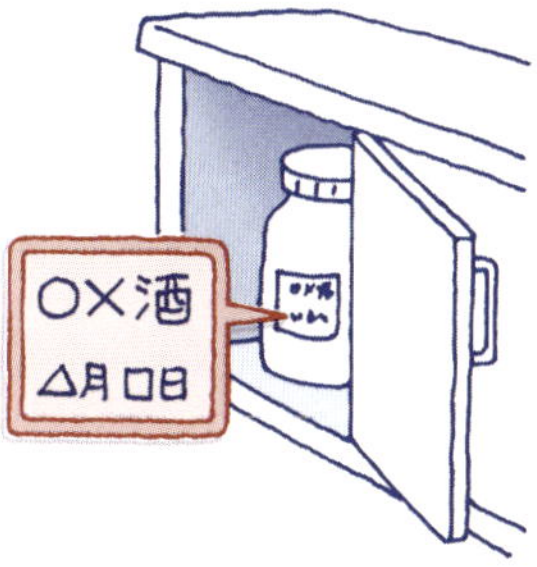

保存は必ず冷暗所で。漬け込んだ日がわかるように、年月日を書いたラベルをはっておく。

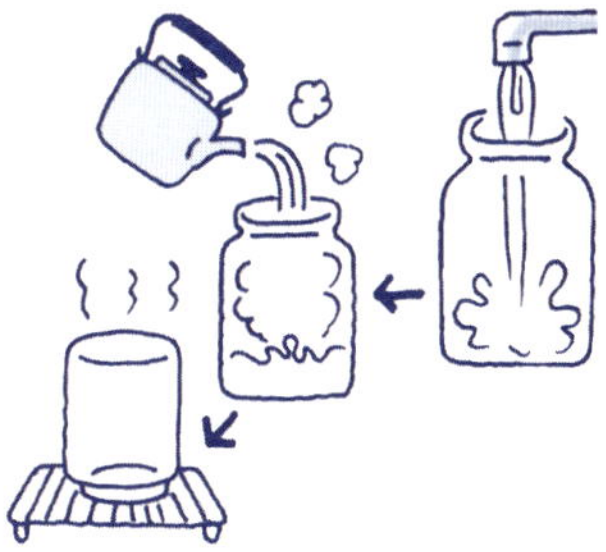

びんを洗い、熱湯で消毒してよく乾かしたあとに、漬け込む。

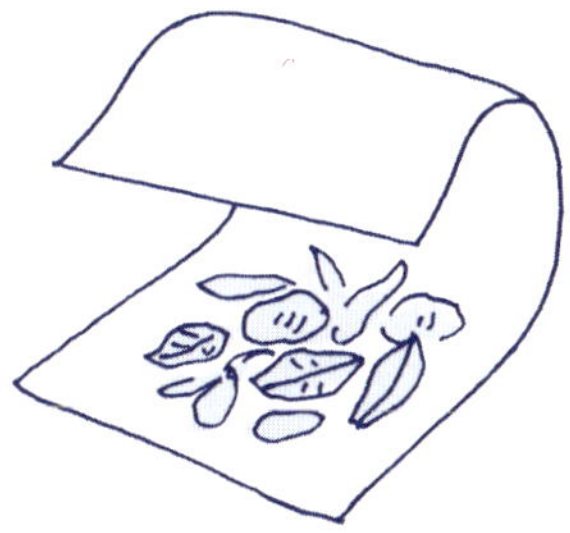

漬け込む野菜、果実は洗ったあと、きちんと水けをとる。水分が残っていると、カビや失敗のもと。

●朝酒は門田を売っても飲め　朝飲む酒は、格別においしい。門の前にあるよい田を売ってでも飲むべきだということ。

●主な薬酒の効能と作り方

薬酒名	効能	時期	材料	作り方
アカマツ酒	高血圧、冷え症、神経痛	1年中	新鮮なアカマツの葉350g、焼酎1.8L、氷砂糖300g	洗って水けをきった葉を細かくきざみ、焼酎、氷砂糖とともに容器に入れ、冷暗所で保存。3か月後に布でこす。1回にさかずき1杯、1日3回が適量。
アロエ酒	胃弱、便秘、痔、冷え症	1年中	アロエ300g、焼酎1L、氷砂糖100g	洗って水けをきったアロエのトゲをとり、6~7㎝に切る。ほかの材料といっしょに容器に入れ、冷暗所に2か月おいた後、ふきんでこす。1回にさかずき1杯を、1日2~3回飲む。
イカリソウ酒	強壮、強精、胃弱	5~6月	乾燥したイカリソウ50g、焼酎1.8L、氷砂糖50g	細かくきざんだイカリソウ（生薬名は淫羊藿《いんようかく》）と、氷砂糖、焼酎を容器に入れ、冷暗所に1~4か月おく。1回にさかずき1杯を1日2回が限度。
ウイキョウ酒	かぜ予防、せき、たん	9月ごろ	乾燥したウイキョウの果実100ｇ、焼酎1.8L、氷砂糖200ｇ	すべての材料を容器に入れ、冷暗所に4~5か月保存。布でこして、さらに2か月おく。1回にさかずき2杯を１日2回が限度。
菊花酒《きくかしゅ》	疲労回復、血圧安定、解熱	11月ごろ	市販の菊のり100g、焼酎1.8L、はちみつ1カップ	蒸して乾燥させた菊のりと、ほかの材料を容器に入れ、冷暗所に2~3か月おき、布でこす。1回にさかずき1杯、1日2回を限度とする。
枸杞酒《くこしゅ》	疲労回復、血圧安定、解熱	10月ごろ	乾燥したクコの実200g、焼酎1.8L、氷砂糖100g	クコの実のよごれをとり除き、すべての材料を容器に入れる。冷暗所に2~3か月おいてから、布でこす。1回にさかずき1杯くらいを、1日2~3回飲む。
桑の実酒	疲労回復、動脈硬化予防	6~8月	熟した桑の実500g、焼酎1.8L、氷砂糖150g	果実を洗い、水分をふきとって、ほかの材料とともに容器に入れる。冷暗所に1~2か月おいたあと、果実をとり出す。さかずきに1~2杯を、就寝前に飲む。
ゴミシ酒	強壮、疲労回復、せきどめ	11月ごろ	チョウセンゴミシの果実300ｇ、焼酎1.8L、氷砂糖300ｇ	乾燥したゴミシの果実はよごれをとっておく。すべての材料を容器に入れ、冷暗所で2か月保存したあと、布でこす。1日量の限度は40mL程度。
サフラン酒	月経不順、婦人病	10~11月	生薬のサフラン5g、焼酎1.8L、氷砂糖100g	すべての材料を容器に入れ、冷暗所に保存する。2~3か月後に布でこす。1回にさかずき1~2杯を、1日2回飲む。
サンザシ酒	健胃、整腸	10月ごろ	熟したサンザシの果実500g、焼酎1.8L、氷砂糖200g	種子をとって果肉だけにした果実と、ほかの材料を容器に入れる。冷暗所で1~2か月保存したあと、布でこす。さかずき1~2杯を1日量として、2回に分けて飲む。
タンポポ酒	健胃、整腸、解熱、利尿	春	タンポポの葉と根200g、焼酎1.8L、氷砂糖200g	水洗いした葉と根をきざみ、日干しにする。ほかの材料とともに容器に入れ、冷暗所に2~3か月おいた後、葉と根をとり出す。1回にさかずき1~2杯、1日2回飲む。
大棗酒《たいそうしゅ》（ナツメ酒）	滋養、強壮、冷え症、低血圧	9~10月	乾燥したナツメの果実150ｇ、焼酎1.8L、氷砂糖50ｇ	乾燥果実はよごれをふきとり、4つ切りにして、ほかの材料とともに容器に入れる。冷暗所で3か月保存し、布でこす。さかずきに半分~1杯を、就寝前に飲む。
朝鮮人参酒	疲労回復、虚弱体質、冷え症	1年中	朝鮮人参100g、焼酎1.8L、氷砂糖200g	人参は細かくきざみ、ほかの材料とともに容器に入れる。半年~1年おいてから飲みはじめる。1日に30~60mLを3回に分けて飲む。高血圧、アレルギー体質の人には向かない。
紅花酒《べにばなしゅ》	月経不順、月経痛、冷え症	6~7月	乾燥した紅花50g、焼酎1L、氷砂糖200g	容器にすべての材料を入れ、冷暗所に2~3か月おいたあと、布でこす。1日量さかずき2~3杯を2回に分け、夜飲む。

病気を治す食べもの

薬酒名	効能	時期	材料	作り方
マタタビ酒	疲労回復、神経痛、冷え症、腰痛	10月ごろ	マタタビの果実の生薬である木天蓼100g、焼酎1.8L、氷砂糖100g	マタタビの果実は洗ってから水分をふきとり、ほかの材料とともに容器に入れる。冷暗所で3か月保存し、布でこす。30mLを限度として、就寝前に飲む。
ユズ酒	疲労回復、貧血、低血圧	12〜2月	ユズ5個、焼酎0.9L、氷砂糖200g	水で洗い、輪切りにしたユズと、ほかの材料を容器に入れる。冷暗所に1か月おいてユズをとり出す。生薬の地黄、当帰、芍薬を各20g加えると、薬効が高まる。
赤とうがらし酒	食欲増進、冷え症	秋ごろ	熟したとうがらし15本、レモン4個、焼酎1.8L	とうがらしは水で洗い、レモンは皮をむいて4つ切りに。すべての材料を容器に入れ、冷暗所で保存。とうがらしは2週間後、レモンは2か月後にとり出す。
いちじく酒	疲労回復、便秘、貧血	6〜8月	熟したいちじくの果実500g、焼酎0.9L、氷砂糖150g	いちじくは洗って果柄を切り、縦2つに切る。材料を入れた容器は冷暗所におき、2か月おいて果実をとり出す。1回にさかずき1杯が適量。
うめ酒	疲労回復、食欲増進、下痢	6〜7月	青うめ1kg、焼酎1.8L、氷砂糖400g	うめはよく洗い、水けをきっておく。材料を容器に入れ、冷暗所で最低3か月、通常は1年ほど保存する。果実はそのままでもよい。1日2回、1回に30〜40mL飲む。
かりん酒	疲労回復、せきどめ	10〜2月	熟したかりんの果実1kg、焼酎1.8L、氷砂糖200g	かりんの果実は洗って水けをふき、1cmの輪切りにする。材料を合わせて容器に入れ、冷暗所に半年〜1年おく。1回にさかずき1〜2杯が適量。
きんかん酒	たん、せきどめ	12〜2月	きんかんの果実500g、焼酎1.8L、氷砂糖200g	洗って水けをふいたきんかんを、ほかの材料と合わせて容器に入れる。冷暗所に1〜2か月おいて、果実をとり出す。20mLくらいを就寝前に飲む。
さくらんぼ酒	疲労回復、虚弱体質	5〜6月	さくらんぼ1kg、焼酎1.8L、氷砂糖150g	さくらんぼは酸みの強いものを選び、軸がついたまま洗って、水けをきる。材料を容器に入れて冷暗所におき、3〜6か月でさくらんぼをとり出す。1日に20〜30mL飲む。
しそ酒	精神安定、貧血、整腸	夏	半乾燥の赤（紫）じその葉と実200g、焼酎1.8L、氷砂糖200g	赤（紫）じその葉と実を2〜3日陰干しにしてから、ほかの材料とともに容器に入れる。冷暗所に保存し、3か月後にこす。さかずき1〜2杯を水で割り、就寝前に飲む。
しょうが酒	かぜ、冷え症、肩こり	1年中	ひねしょうが100g、焼酎1.8L、氷砂糖200g	洗って水けをきったひねしょうがを薄切りにして、ほかの材料とともに容器に入れる。冷暗所に6か月おいたあと、布でこす。毎日寝る前に20〜30mL飲む。
セロリ酒	食欲増進、疲労回復、不眠	1年中	セロリ200g、焼酎1.8L、氷砂糖100g	セロリは洗い、水けをきって1〜2cm幅にきざむ。ほかの材料と合わせて容器に入れ、1〜2か月たったら布でこす。1回に20〜30mL、1日3回を限度として飲む。
豆淋酒	血圧の安定、冷え症	1年中	黒豆360g、日本酒または焼酎1.8L	からいりして皮をとった黒豆を、日本酒か焼酎に漬け、冷暗所におく。2〜3か月後に布でこす。1回の量をさかずき1〜2杯として、朝晩飲む。
にんにく酒	かぜ、冷え症、疲労回復	1年中	にんにく300g、焼酎1L、氷砂糖250g	にんにくは外皮と薄皮をむき、1かけずつばらす。すべての材料を容器に入れ、保存。1年後、にんにくをとり出し、さらに3か月おく。さかずき1杯を食後に飲む。
やまいも酒	滋養、強壮、病後の体力回復	1年中	乾燥したやまいも200g、焼酎1.8L、氷砂糖150g	乾燥したやまいもは細かく砕き、ほかの材料といっしょに容器に入れる。冷暗所に2〜3か月おいたあと、布でこす。1日40mLが限度で、寝る前に飲むと効果的。

●古代三寸酒はスタミナ強化に　東北地方に古くから伝わる納豆酒のこと。飲み続けると三寸も背が伸びるといういわれがある。

家庭で栽培する薬用植物

薬用になる植物は野山でなければ育たないわけではありません。庭やベランダで、楽しみながら簡単に栽培できる植物も多くあります。

家庭菜園やプランター、鉢植えで栽培できる

民間療法に利用される薬効のある草花は、野山や空き地、庭先など、身近なところに自生しているものも少なくありません。

庭や植木鉢で栽培してみましょう。種子や苗が市販されている薬草や野菜もあります。最近は、ハーブ類も豊富です。

植えつけや管理が簡単なものも多く、自宅の庭や、ベランダのプランター、小さな鉢植えなど、スペースに合わせて栽培できます。

●家庭で栽培できる植物

春	セリ、みつば アカザ、カキドオシ、クサノオウ、タンポポ、カミツレ
夏	きゅうり、しそ、すいか ベニバナ、ハブソウ、ドクダミ、ミント、ラベンダー
秋	しょうが、にら、にんにく、とうがらし、ハトムギ、じゃがいも、エビスグサ、サフラン、ハブソウ、リンドウ、カワラナデシコ
冬	だいこん、かぶ
通年	ねぎ、みょうが アロエ、ユキノシタ、ローズマリー

●家庭で栽培できる庭木類

春	ニワトコ（花）、桃（花）
夏	うめ、柿（葉、果実）、クコ（葉）、サクラ（樹皮）、びわ（果実）、ニワトコ（葉）
秋	キササゲ、クコ（葉、果実、根皮）、サンザシ、ダイダイ
冬	きんかん、ナンテン、みかん、ユズ
通年	ビワ（葉）、ツワブキ（葉）

●庭やベランダでできる

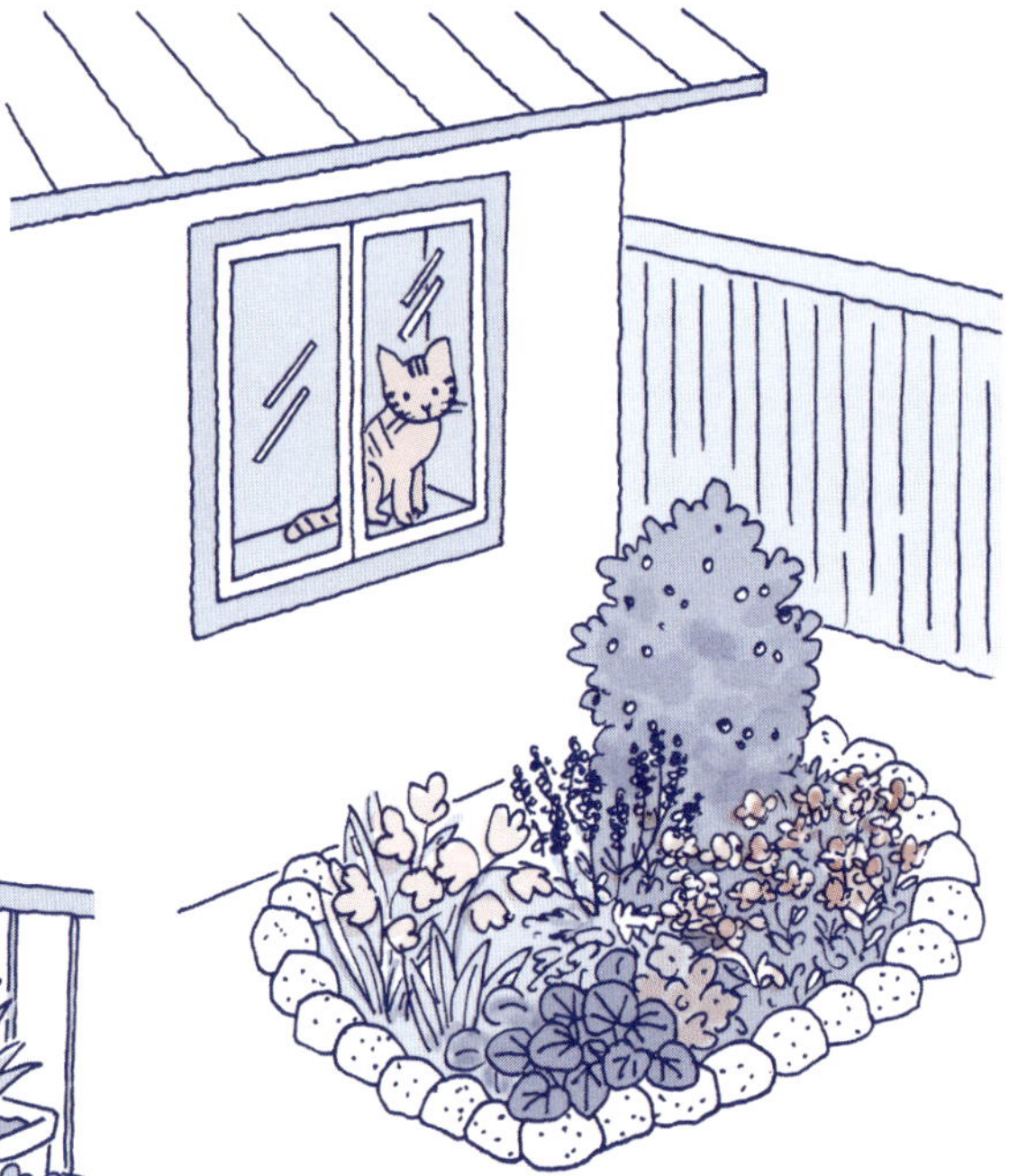

多少の日陰でも育つ植物があるので、軒下やわずかな空き地も活用したい。観賞用の草花になるものも多いので、庭園や花壇風にアレンジできる。

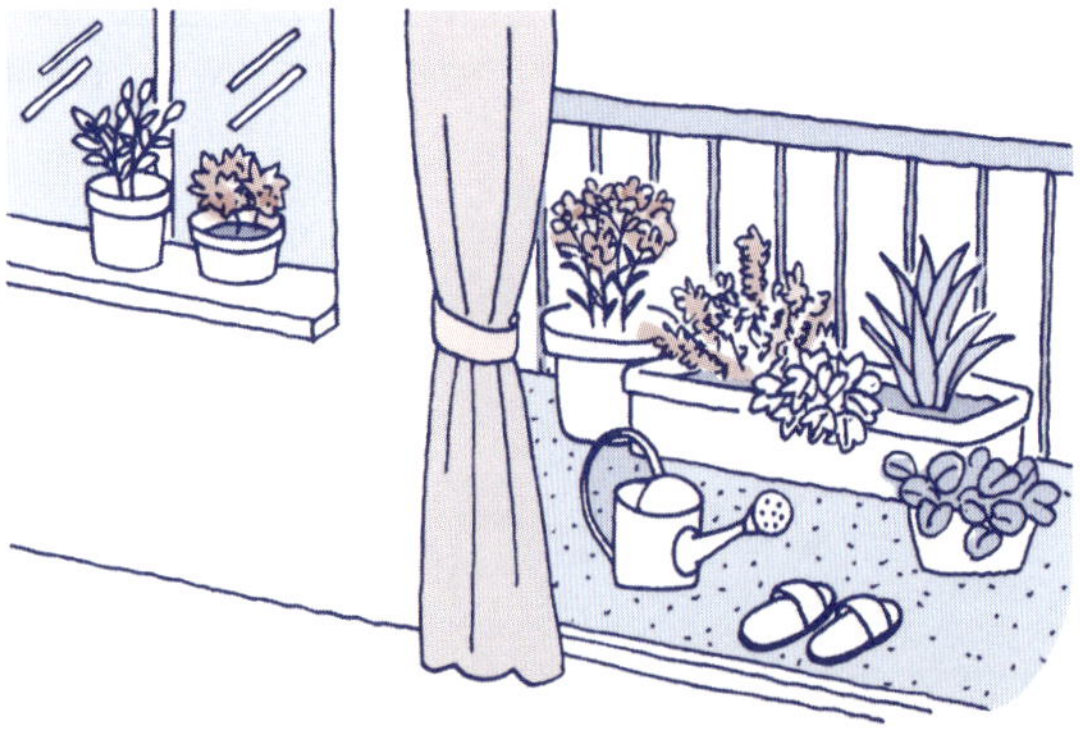

庭や空き地がないマンションやアパートでは地面に直接植えられないが、水やりや栄養分に注意すれば十分に育てられる。プランターや鉢に植えて、ベランダや日あたりのよい窓際において。

栽培しておくと便利な薬用植物

家庭で栽培できる薬用植物やハーブ類は、薬以外に、料理に利用できます。セリやみつば、しそ、とうがらしなど、薬味として利用できるものもたくさんあります。

また、キキョウやリンドウ、シャクヤク、カミツレ、シランのように花を楽しめるものや、アロエやユキノシタのように観葉植物にもなる薬草もあります。楽しめて、しかも健康づくりに役立つのであれば、まさに一石二鳥です。ぜひ挑戦してみましょう。

家庭で栽培する薬用植物

ウイキョウ

- 英語ではフェンネルといい、原産地は地中海沿岸。スパイスとしても使われる。
- 日あたりがよく、水はけのよい場所に直接まいて育てる。種子をまく時期は春か秋。秋につく小さな果実が、淡黄褐色になりはじめたころ摘みとる（このころが最も精油含量が高い）。

種子まき

発芽後2～3回間引きして1本にする

3月、9月に株の根もとに追肥、土寄せする

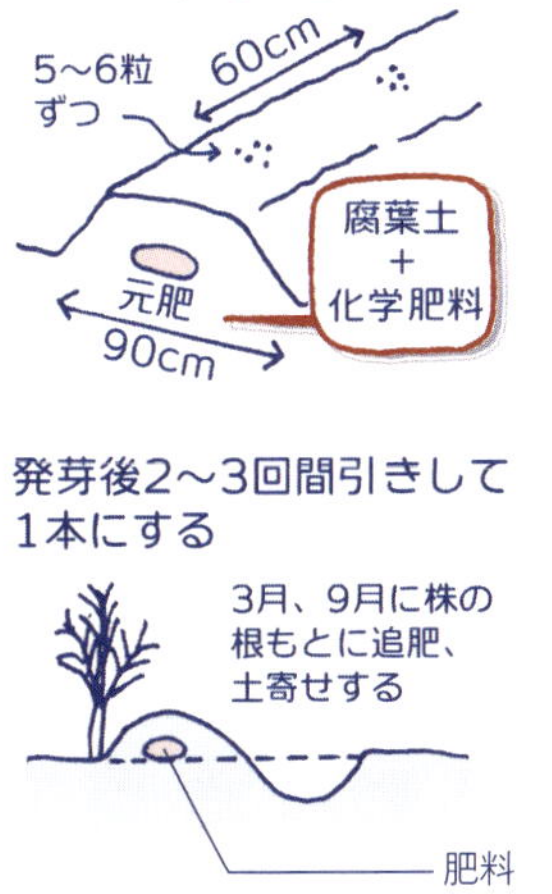

イカリソウ

- 鉢植えで栽培。植えて3～4年の株を分ける。植える時期は、3月か9月が最適。春と秋はよく日にあて、夏は半日陰に。
- 4～5月に咲く紅紫色の、船の錨に似た花が特徴。5～6月に採った茎葉を干して、薬用にする。

株分け

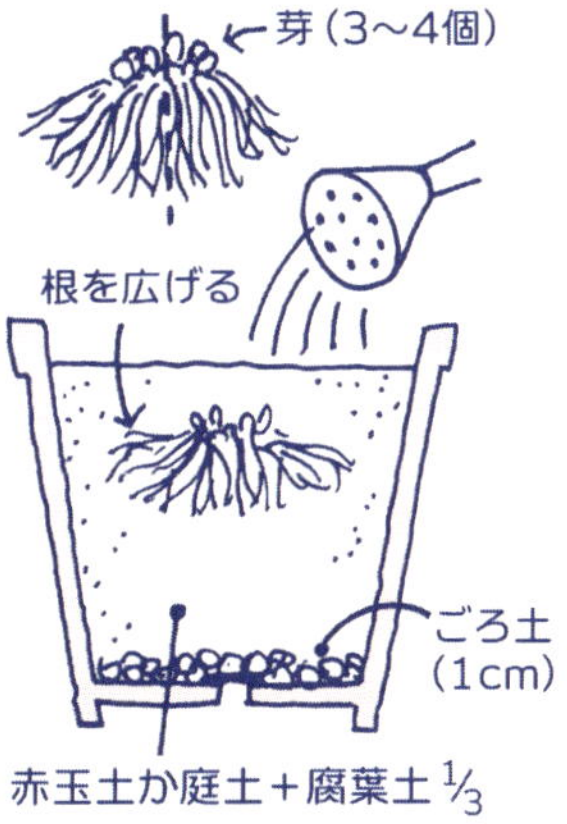

アロエ

- 鉢植えで栽培する。さし木をする時期は、春の終わりごろ。日のあたる場所で乾きぎみに育てる。霜に弱いので冬は室内か軒下で。
- 生の葉をすりおろして飲むか、そのまま外用薬として利用する。

さし木

葉が3～4枚ついている茎　15cmぐらい

赤玉土・川砂・腐葉土

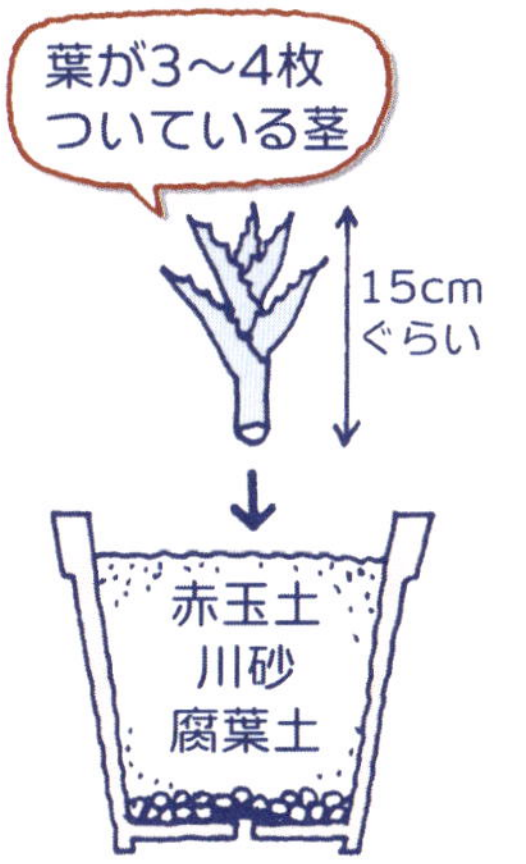

キキョウ

- プランターで栽培する。4月上旬に種子をまいて苗を育て、春か秋に植えつけをする。
- 青や紫、白の花が、7月ごろから初秋まで咲き、観賞用としても楽しめる。薬用には、葉が枯れた秋から冬に掘り採った根を使う。

種子まき

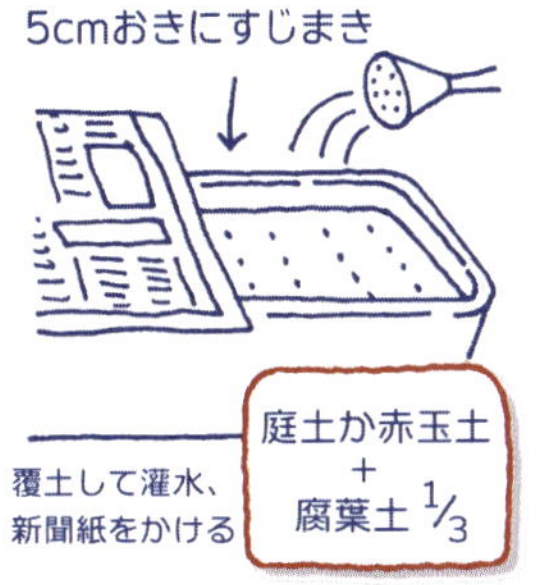

植えつけ

ごろ土と用土

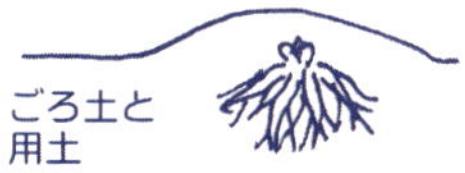

カミツレ

- ヨーロッパ原産の2年草。草たけは30～60cmまで伸びる。乾燥した花に独特の香りがあり、お茶や入浴剤に使う。
- 種子をまく時期は、8月下旬から9月。プランターで風通しのよいところで育て、翌年の5～6月に採取する。

種子まき

手で押さえ、灌水する

赤玉土＋腐葉土 1/3 ＋石灰ひとにぎり

葉にアブラムシがつきやすい。早めに駆除を

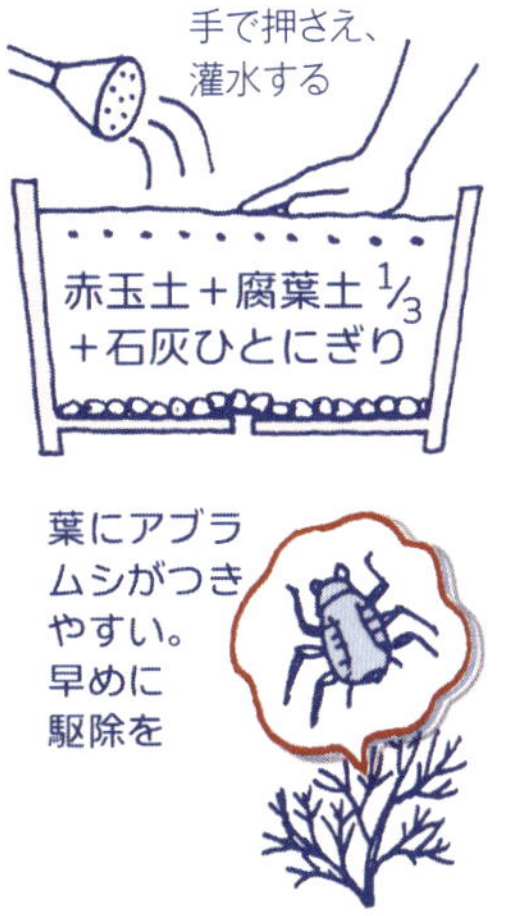

エビスグサ

- 種子をまく時期は4月の中旬から下旬。地面に直接まいても、鉢でもプランターでも栽培できる。排水のよい肥沃な砂質土を好む。
- 7月ごろに黄色い花が咲き、その後につくさやを、10月ごろに採る。

種子まき

覆土（1～2cm）土を押さえる　すじまきする

2～3回間引き

20～30cm

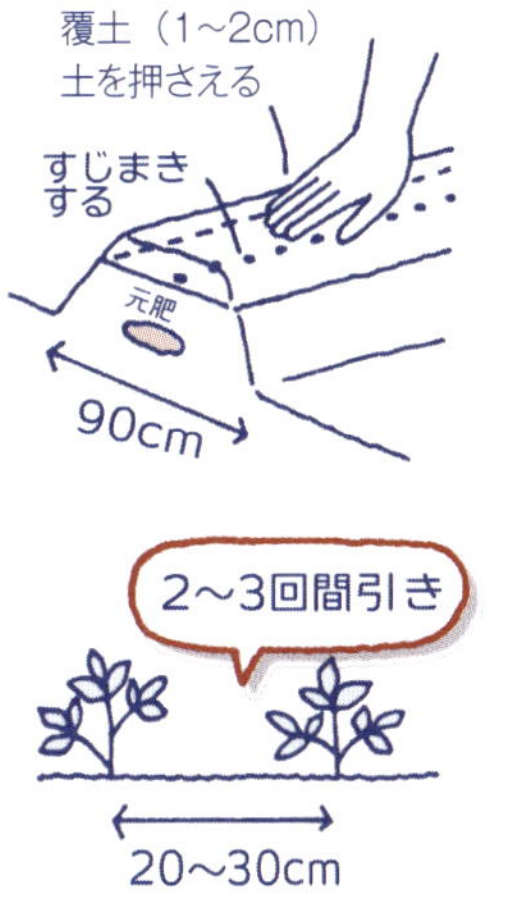

ウツボグサ

- 春に日あたりのよい場所に種子をまき、苗を育てる。プランターへの植えつけは、春か秋が適している。草たけは15～30cmほどまで育つ。
- 薬用になる花穂は6～7月ごろ、褐色になりかけたものを採り、日干しに。

種子まき

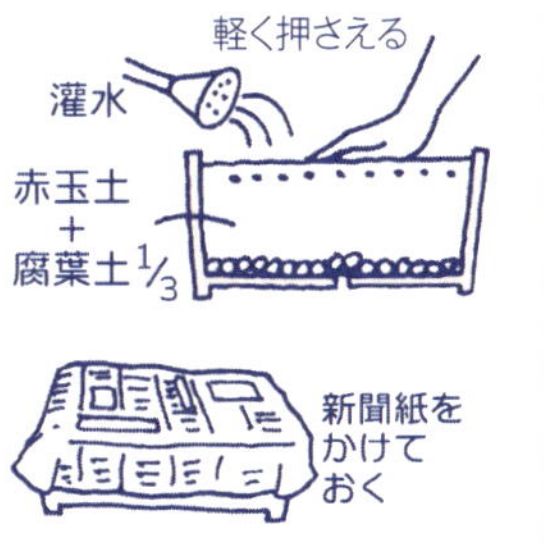

灌水　軽く押さえる

赤玉土＋腐葉土 1/3

新聞紙をかけておく

植えつけ

10～15cm

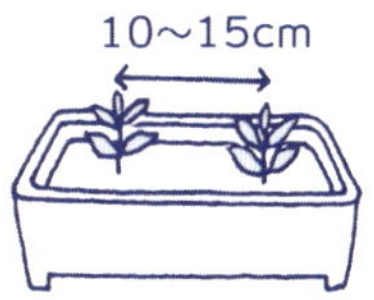

スイカズラ

●つる性の常緑低木で、春か秋に植えつけたあと、日あたりのよい地面に植え替えて栽培する。植え替え時期は3月ごろ。
●花は5〜6月ごろの開花期に、茎葉は必要なときに採って日干しにする。

植えつけ

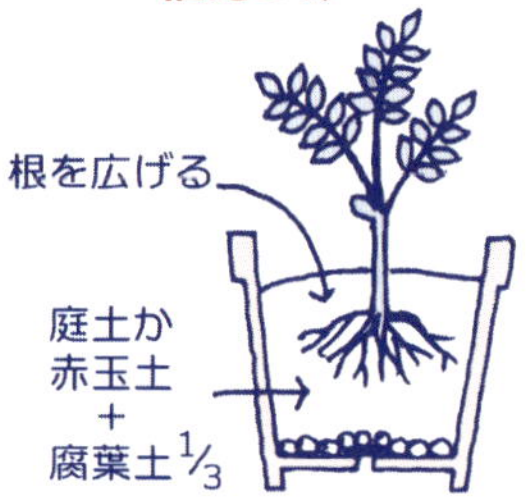

増やし方

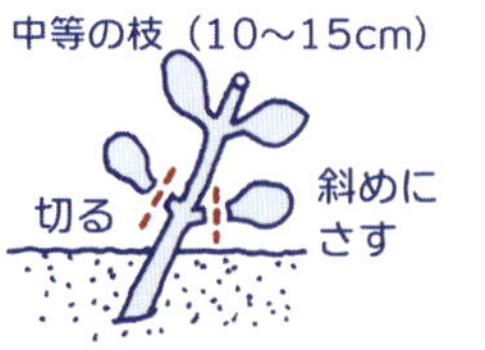

シャクヤク

●初夏には大きな花が咲くので、園芸植物として人気がある。鉢植えで栽培でき、植えつけは秋にする。日あたりのよいところを選ぶ。
●薬効は根にあり、植えてから4〜5年たったものを、葉が枯れた9〜10月に掘りおこす。

植えつけ

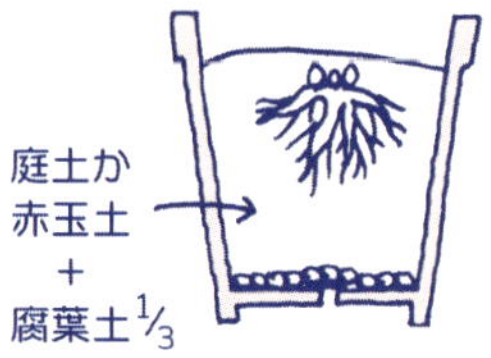

追肥

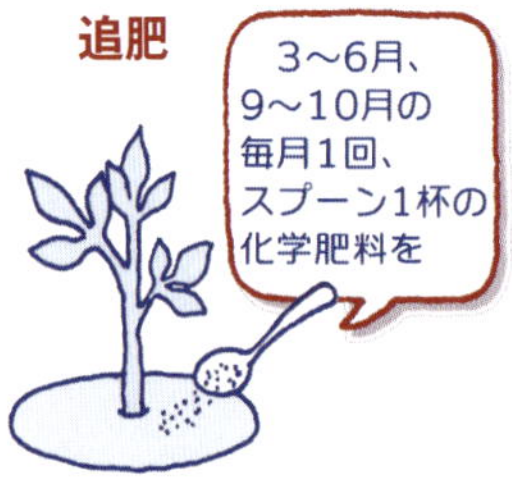
3〜6月、
9〜10月の
毎月1回、
スプーン1杯の
化学肥料を

ゲンノショウコ

●春、鉢に種子をまいて育て、春か秋に、プランターに植えつけをする。場所は、日なたがよい。
●夏の土用の丑の日ごろに、白か紫紅色の花が咲く。この時期が採取に適しており、全草を採って薬用にする。

種子まき

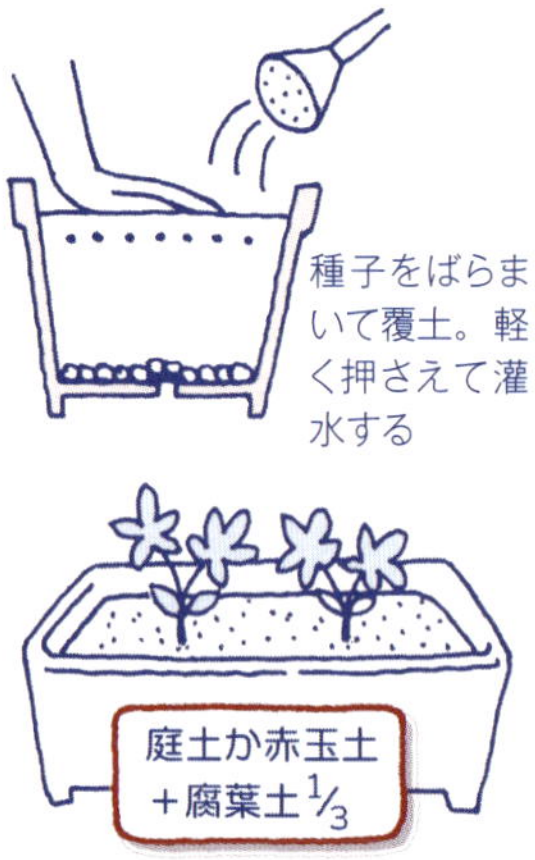

クコ

●鉢植えで栽培できる落葉低木。高さ1〜2mまで育つ。やや湿ったところを好む。
●苗の植えつけは、11〜3月に。さし木は5〜6月が最適で、10cmに切った枝を使う。
●夏には薄紫の花、秋には真っ赤な卵形の果実をつける。

植えつけ

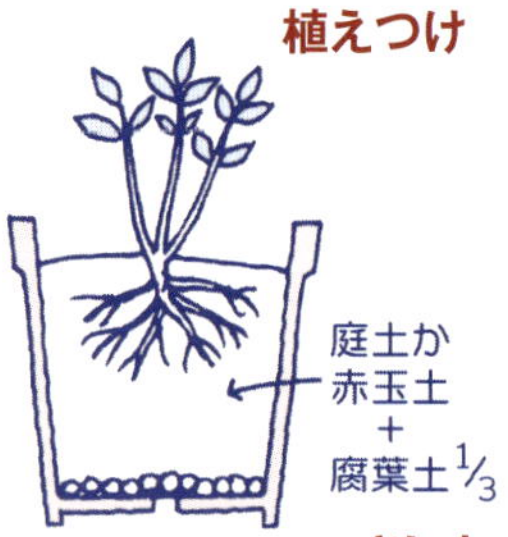

さし木

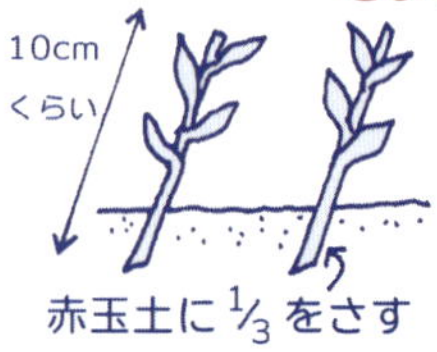

ユキノシタ

●庭の北側や石垣など、湿りけのある日陰を好み、観賞用としても栽培される。
●根ぎわから伸びるランナー（匍匐茎《ほふくけい》）の先の新しい株をとって、鉢やプランターに植えつける。土を乾燥させない程度に、水やりに注意する。

植えつけ

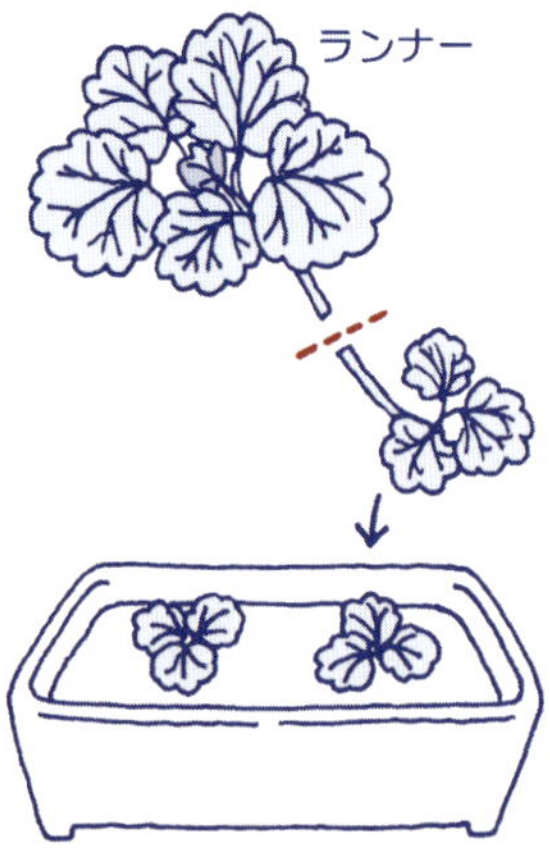

ハトムギ

●和漢薬を扱う薬局で、いっていないハトムギを求め、4〜5月ごろに鉢か地面にまく。1〜2週間で発芽する。肥料が必要。
●10月ごろ根もとから刈る。2〜3日間日干しにしたあと、実を採り、さらに5日ほど日干しにする。

植えつけ

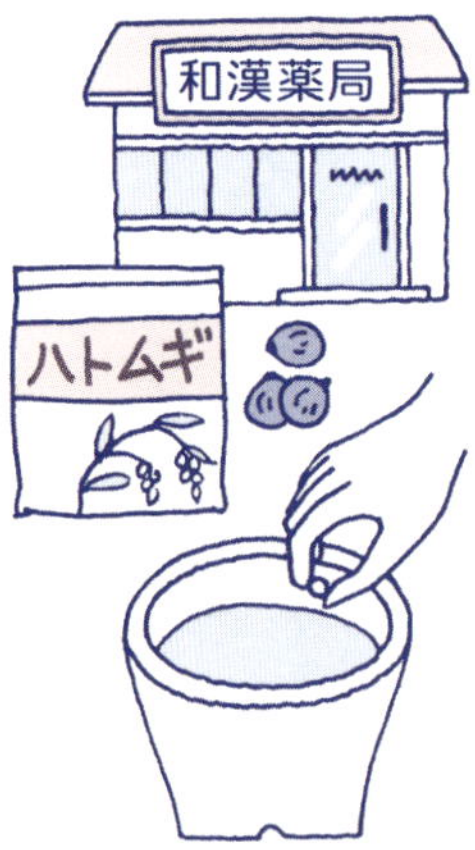

ノイバラ

●山野に自生するノイバラだが、鉢植えでも栽培できる。植えつけに適した時期は、3〜4月ごろと10月ごろ。
●葉が白く粉をふいたようになるウドンコ病に注意する。
●秋に熟す赤い果実を採り、日干しにして便秘薬に。

植えつけ

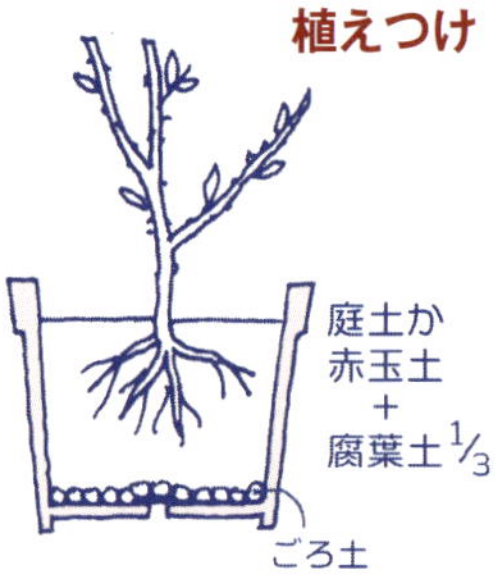

消毒

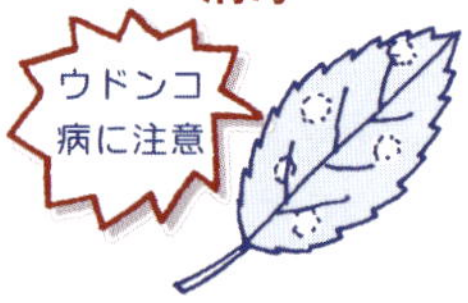

ドクダミ

●庭先や道ばたでみかける多年草で、プランターで栽培できる。植えつけは、真冬以外ならいつでもよいが、真夏が最適。半日陰地を好む。
●生の葉を必要なときに採る。開花期に採った全草は、日干しにして保存する。

植えつけ

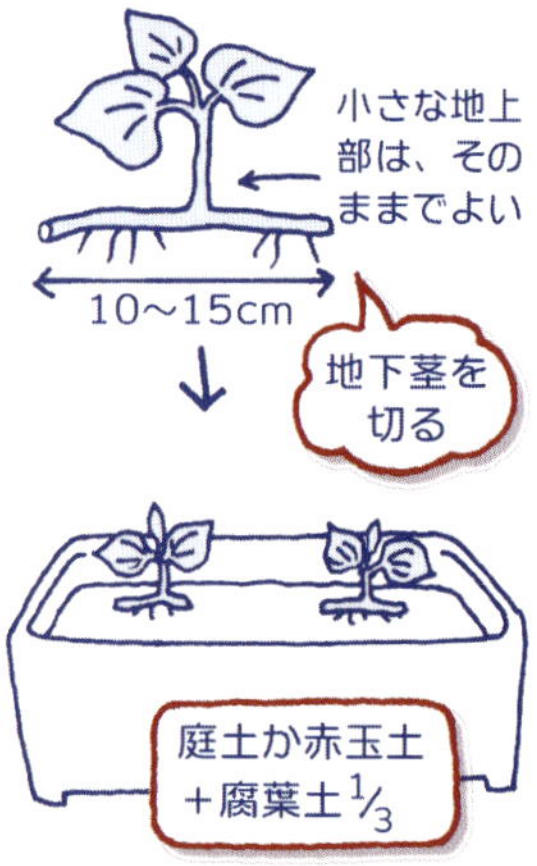

痔・脱肛

便秘を防ぐ食生活を心がけ、入浴や座浴で患部を清潔に

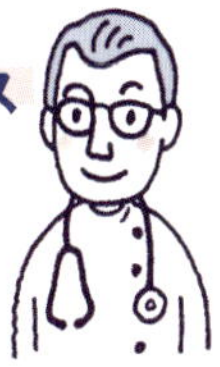

Dr.アドバイス

かたい便は悪化のもと。出血や痛みがあるときは専門の病院へ

痔には、大きく分けて、痔核《じかく》、裂肛《れっこう》、痔瘻《じろう》の3種類があります。痔核と裂肛の主な原因は、便秘です。痔瘻は、細菌による炎症です。

痔核は、いぼ痔ともいい、肛門周囲の静脈のうっ血などから、こぶ状のふくらみができたものです。便秘で排便時に強くいきむとできやすくなります。

脱肛は、痔核が自然に肛門外に出た状態です。痔核が大きくなっておきるもので、女性の場合、便秘や出産でいきむことで痔が悪化し、脱肛をおこすケースがよくあります。軽症であれば快便と患部の清潔を心がけ、さらに肛門まわりの筋肉を強化する運動（おしりの穴をキュッとすぼめることを繰り返す）で治します。

裂肛は、肛門部の皮膚や粘膜に傷ができるもので、切れ痔ともいいます。かたい便が通るときに切り傷ができ、痛みます。傷口に炎症がおきると潰瘍になることもあり、痛みが増します。

痔瘻は穴痔《あなじ》ともいいます。直腸と肛門のあいだのくぼみにあって粘液を分泌している、肛門腺の感染から炎症がおこります。炎症が進むと化膿して、肛門のはれや痛み、発熱がみられます。さらに進行すると、皮膚を破って膿《うみ》が出てくるようになります。

痔核や裂肛では、食事や入浴、便通の調整と薬物療法を中心に治療します。便は軟便になるよう消化がよいものを食べ、下痢にも気をつけます。重症のときや痔瘻の場合は、手術が必要です。

※便秘（170〜175ページ）、下痢（176〜180ページ）の項目も参照

●痔を悪化させない食生活

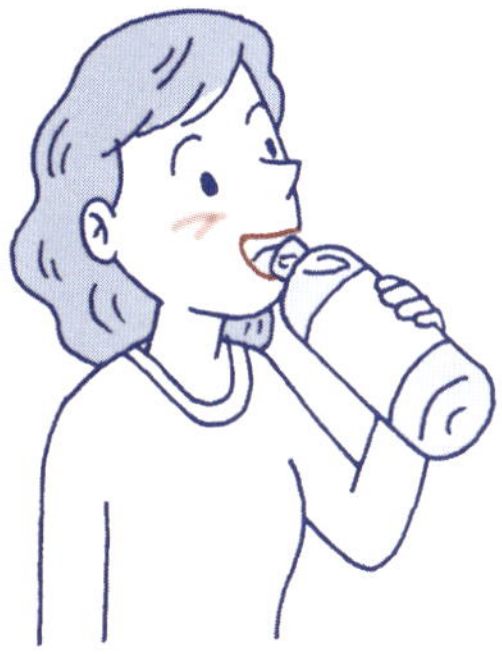

便がかたくならないように、水分をたっぷりとる。

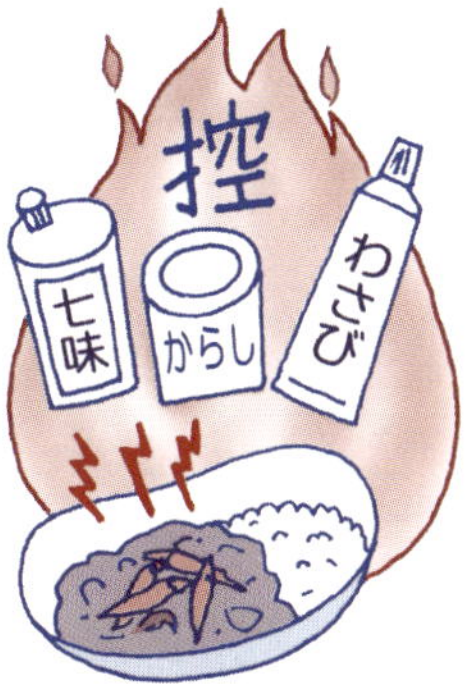

香辛料や刺激の強い食べものは控える。

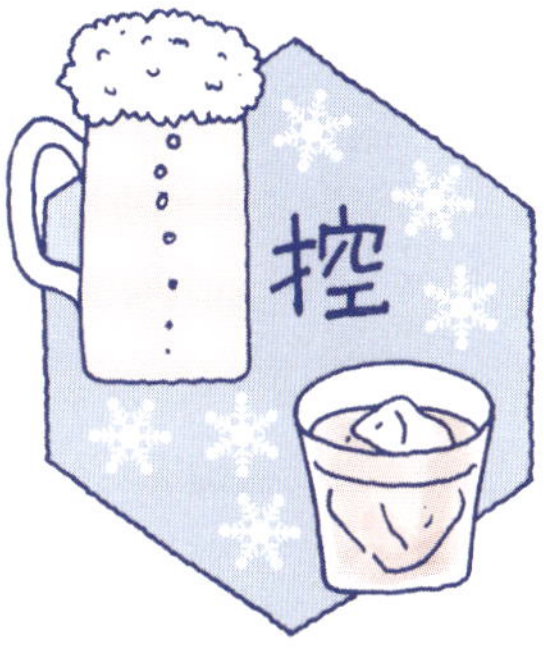

アルコール類、特に冷えたビールや水割りは控える。

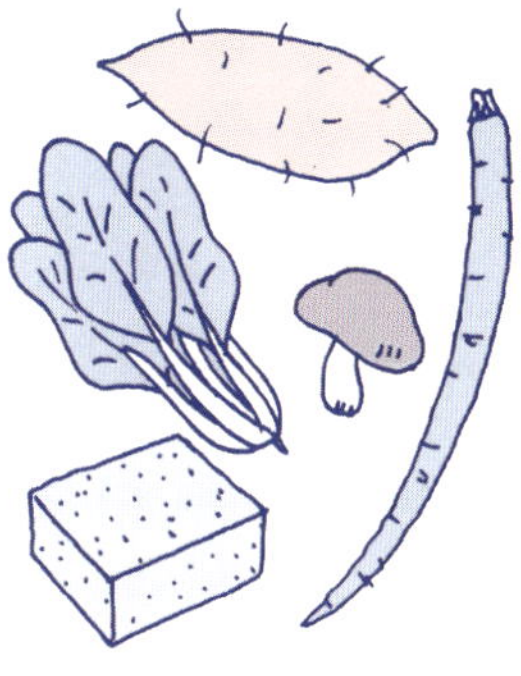

食物繊維を十分にとる。ビフィズス菌が増えて快便になる。

腸の熱をとって痔によい ほうれん草

ほうれん草は食物繊維が豊富で、腸を潤すはたらきがあることから、便秘を治す食生活には欠かすことができません。

漢方の考え方では、痔の原因は腸の湿熱《しつねつ》といわれます。ほうれん草には、腸の熱を鎮める作用もあり、効果が期待できます。

便秘によく効く黒ごまと合わせて食べれば、さらに効果が高まります。

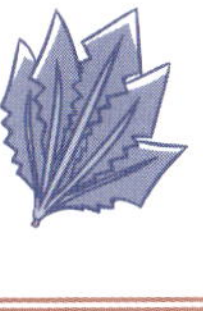

（根本）

外用薬にもなる ごま

滋養、強壮や老化防止、胃腸の病気に効くほか、便秘にも効果があります。血行がよくなり、うっ血が原因の痔核の予防にも役立ちます。薬効が高いのは、白ごまよりも黒ごまのほうです。

黒ごまをいったものにはちみつを加えて食べると、便秘に効きめがあります。

外用薬としても使え、その場合は**黒ごまの煎じ汁**で患部を洗います。

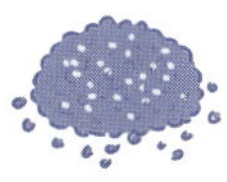

（根本）

 ●**大便をしばしば忍べば気痔となる**　便意があるのにがまんすると、便秘がちになり、痔につながるという、貝原益軒のことば。

いぼ痔には種子が効く
かぼちゃ

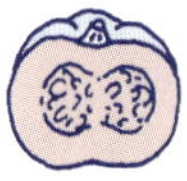

かぼちゃはビタミンCやカロテンのほか、食物繊維にも富んでいることから、便秘を解消するのによい食べものです。

痔核のうち、肛門の内側にできたいぼ痔には、**かぼちゃの種子の煎じ汁**が効きます。

種子300gを水1Lで煎じ、半量まで煮つめます。この汁で、1日2回、患部をていねいに洗うとよいでしょう。

（根本）

痛みがあるときの外用薬に
にんにく

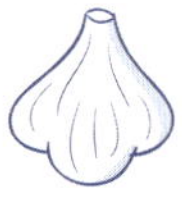

痔の痛みには、**にんにくの蒸し焼き**を用います。

ひとかけずつにばらしたにんにくを、薄皮はとらずにアルミホイルに包んで、オーブントースターで焼きます。やわらかくなったら薄皮をむき、ガーゼで包んで痔の患部にあてます。

寝る前にあてて、朝までそのままにしておくと、効果的です。

（山ノ内）

いぼ痔の内服薬
あずき

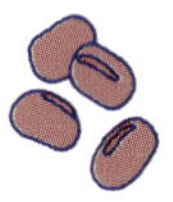

あずきを煮たものや、粉末にしたものを内服すると、痔によく効くといわれています。

いぼ痔には、**あずきとそば粉の煎じ汁**が効きます。あずきの粉末に、同量のそば粉を混ぜ合わせ、白ムクゲの花の煎じ汁で飲むと、効果があります。

また、酢で煮たあずきをつぶし、重湯《おもゆ》と食べると出血に効きます。

（根本）

痔の出血に
柿

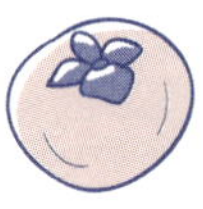

食物繊維の量も、くだもののなかでは多いほうで、便秘の解消に役立ちます。生でも、干し柿でも、また、干し柿の表面の白い粉にも薬効があります。

若い柿の葉を陰干しにし、蒸して作る**柿の葉茶**（作り方は261ページ）は、利尿、解熱、止血の作用があり、痔の出血にも効果があります。毎日飲むと、より効果的です。

（根本）

日・常・生・活・の・注・意

おしりを〝うっ血〟させないための工夫

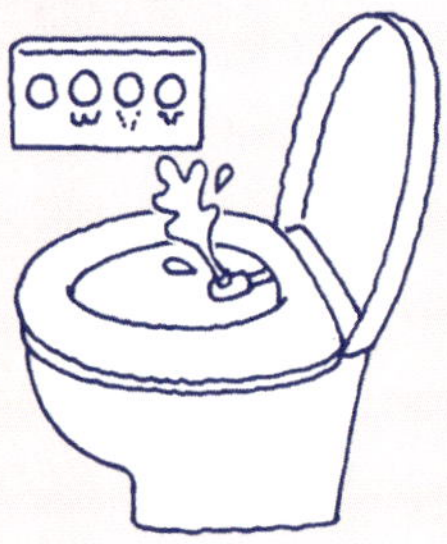

和式よりも洋式トイレのほうが、比較的いきまずに排便しやすいので痔にはよい。できれば温水洗浄機つきのトイレを使用するとよい。

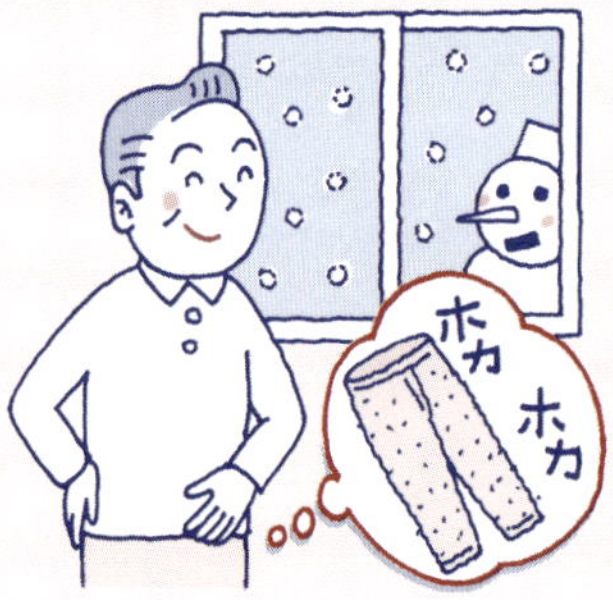

冷えは痛みを増す原因になるので禁物。冬は特に、厚手の下着で保温を心がける。

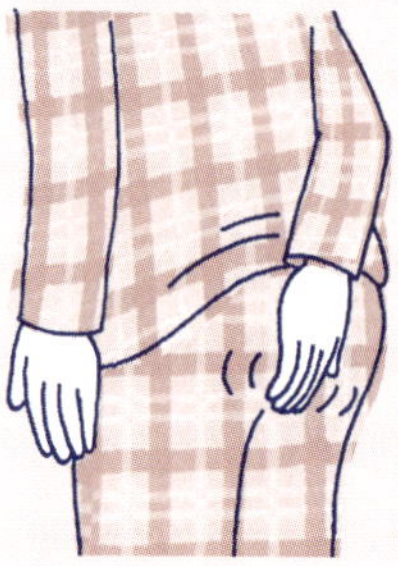

毎日入浴する。おしりの血行をよくするために、入浴後におしりを軽くマッサージする。

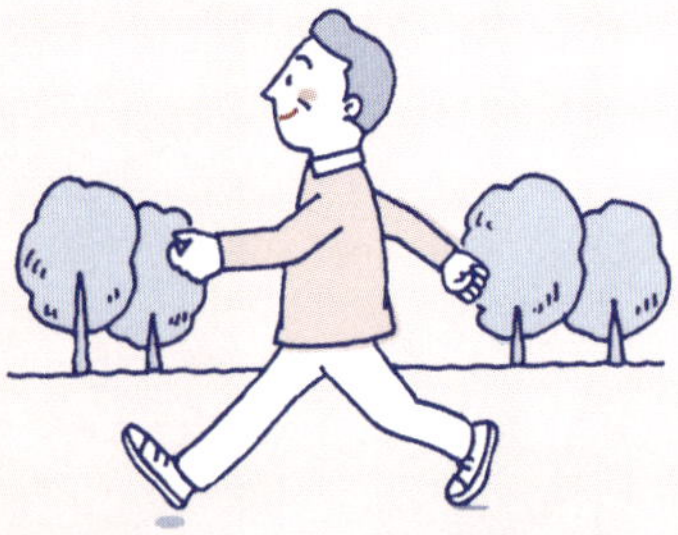

おしりのうっ血を防ぐため、痛みがないときは軽い運動をする。

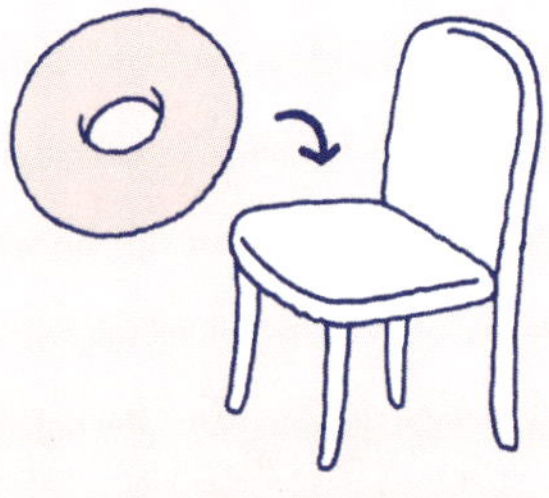

いすには、ドーナツ型のクッションをしくと、痔への刺激が軽減される。

排便前に、痛むところに軟膏を塗り、排便時には、必要以上にいきまないようにする。坐薬を挿入して便の出を楽にする方法もある。

湿布しても食べても効く
いちじく

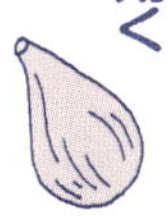

生の葉か乾燥させた**いちじくの葉の煎じ汁**が痔に有効です。1回量5～10gを400mLの水で半量に煎じます。これで肛門を湿布すると、血行が促進され、症状がやわらぎます。

いちじく1～2個を1日2回、空腹のときに食べるだけでも痔に効きます。痛みや出血があるときには、水煮にして食べます。（根本）

痛みをやわらげる
ユキノシタ

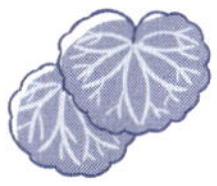

痔の痛みを手軽にやわらげる方法に、**ユキノシタ湿布**があります。生の葉を火であぶり、さらに手でもんでやわらかくしたものを、患部にはります。

乾燥させた葉の煎じ汁も効きます。1日の分量10gを、水で煎じます。その汁を脱脂綿などに浸して、患部をそっとなでるように洗うと、痛みがおさまります。（根本）

その他のおすすめ 食品・山野草

きくらげは、出血があるときに効果的で、黒きくらげ30gと砂糖60gを、200mLの水で煮て食べます。

ピーナッツは、茶色い薄皮に止血作用があります。薄皮を煎じた汁を服用します。

ドクダミの生葉を使い、すりつぶしてガーゼか布に塗り、湿布してもよいでしょう。**ヨモギの生葉**を塩でもみ、患部にあてる方法もあります。

刺激の強い香辛料は痔の大敵

とうがらし、しょうが、こしょう、カレー粉などの香辛料、**コーヒー**や**チョコレート**のとりすぎは、絶対に避けましょう。**アルコール**や**たばこ**は、特に厳しく制限する必要があります。

下痢も、痔の症状を悪化させる要因となるので、消化のわるい食べもの、冷たいものはなるべく避けます。

また、**たけのこ**のように、炎症を促進する作用のある食べものも控えるよう、注意が必要です。

痛みが楽になる腰湯と湿布

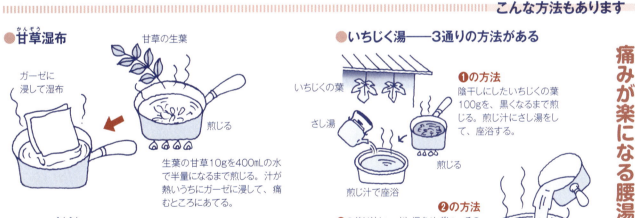

こんな方法もあります

●甘草《かんぞう》湿布

生葉の甘草10gを400mLの水で半量になるまで煎じる。汁が熱いうちにガーゼに浸して、痛むところにあてる。

●甘草の煙罨《えんあん》法

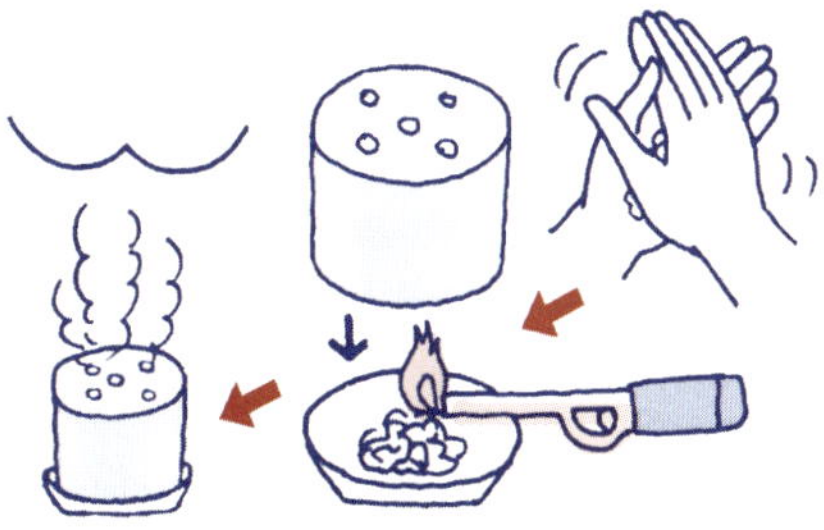

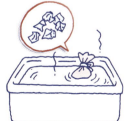

甘草の生葉をよくもんでから火をつけ、穴をあけた缶などでおおう。出てきた煙を直接肛門にあてる。

●いちじく湯——3通りの方法がある

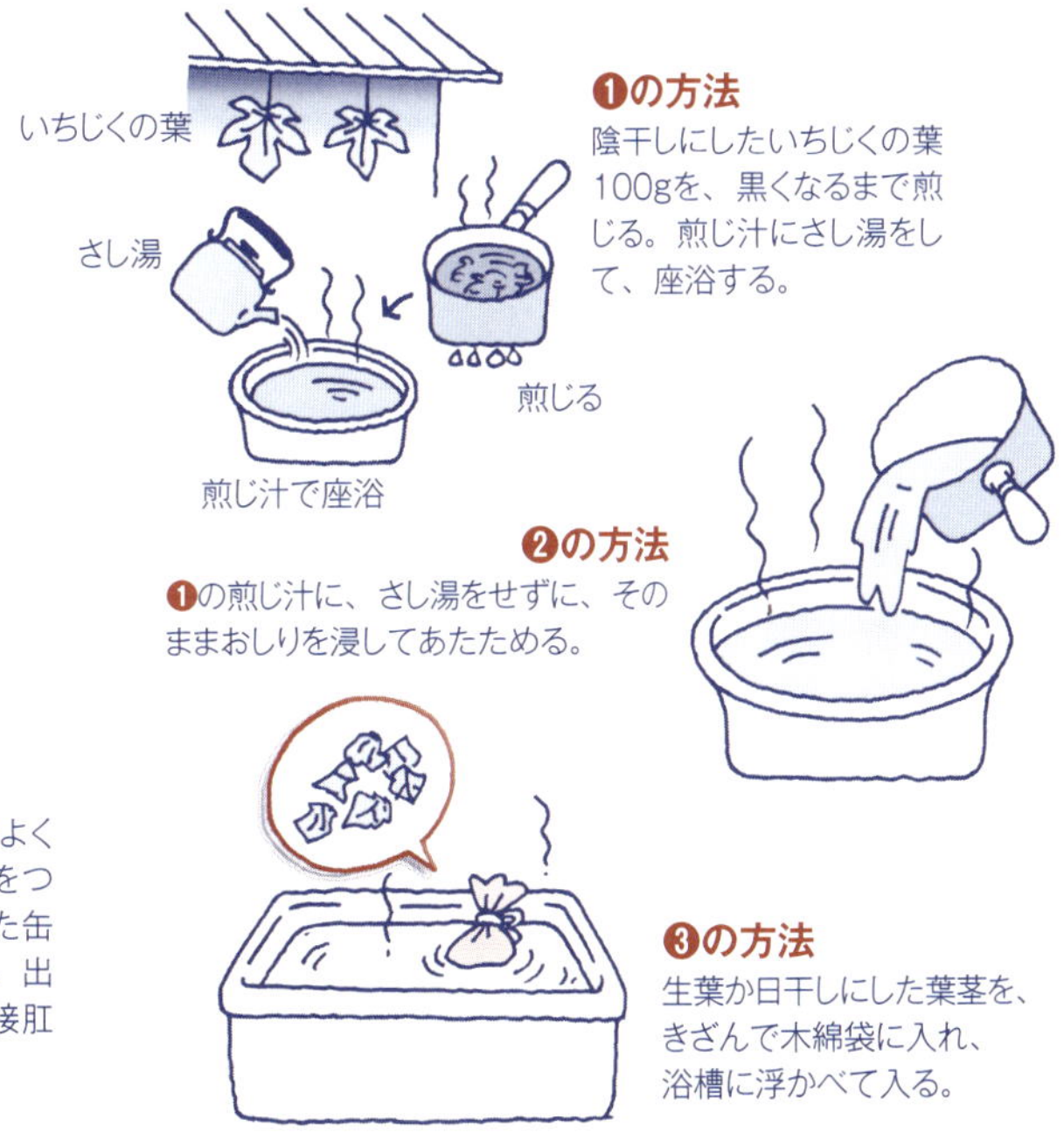

❶の方法
陰干しにしたいちじくの葉100gを、黒くなるまで煎じる。煎じ汁にさし湯をして、座浴する。

❷の方法
❶の煎じ汁に、さし湯をせずに、そのままおしりを浸してあたためる。

❸の方法
生葉か日干しにした葉茎を、きざんで木綿袋に入れ、浴槽に浮かべて入る。

●痔の人はゴルフ禁止？ スイングのときの腹圧、芝めを読む際にしゃがむ姿勢は、痔の大敵。冬のコースの寒さはうっ血のもと。

こころの病気

精神を安定させる食べものを積極的にとるのもひとつの方法

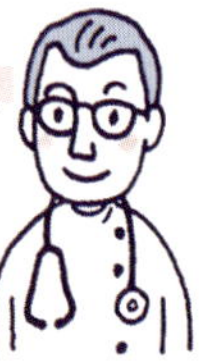

Dr.アドバイス

心身両面の治療が必要。自分に合った方法でストレス解消を

こころの病気には、うつ病、双極性障害《そうきょくせいしょうがい》、不安症などがあります。

発症には、本人の性格や環境によるストレスのほか、生まれもった体質や遺伝的要素などが関係しています。一部の病気では、脳に器質的な変化がおこることもわかっています。これらの原因が複雑に絡み合っておこると考えられていますが、原因を特定することは難しく、あらわれている症状に応じて治療が行われます。

近年、特に患者数が増えているのが、うつ病です。憂《ゆう》うつな気分が長期間続き、あらゆることへの興味や関心、意欲が失われます。治療は、脳に作用して不安感をやわらげたり、意欲を高めたりする薬を服用します。それとともに、物事に対する考え方のクセや、人間関係などを見直す精神療法も重要です。

双極性障害は、うつ病のように気分が落ち込む抑うつ状態と、それとは正反対に、気分がたかぶって過剰に活動的になる躁《そう》状態を繰り返す病気です。抑うつ状態は、ストレスがきっかけでおこることが多いといわれています。治療には、気分を安定させる薬が使われます。

不安症は、強い不安感からさまざまな症状がおこる病気で、パニック症や社交不安症などが代表的です。不安や恐怖感から動悸《どうき》や息苦しさがあらわれたり、人と関わる場面で声や体の震え、発汗などがみられます。治療の中心となるのは精神療法で、不安や恐怖を感じる場面で適切な行動をとれるような練習をして、症状の軽減をめざします。薬による治療も行います。

また、こころの不調は、全身の病気のひき金になります。長期間、強いストレスにさらされると、体が耐えきれなくなり、神経系や免疫系、内分泌系の機能に異常が生じて、さまざまな症状があらわれてくるのです。

このように、発症や経過にストレスが大きく関わっている病気を心身症といいます。心身症とされる病気は、高血圧や胃潰瘍、気管支ぜんそくなど、多岐にわたります。

こころの病気や心身症の診断・治療には、専門医の指導が必要です。こころと体の両面から、最も適した方法で治療が行われます。再燃・再発も多い病気なので、あせらず治しましょう。

日常生活では、スポーツをしたり、趣味をみつけて、自分に合ったストレス解消法、リラックスのしかたを身につけましょう。ストレス耐性をつけたり、不安解消に効果的な食品をとる方法もあります。家族や友人に自分の考えや悩みを話すことも大切です。

心の不調が招く全身の病気

循環器	高血圧、低血圧、狭心症、心筋梗塞《しんきんこうそく》など
呼吸器	気管支ぜんそく、過換気症候群など
消化器	胃潰瘍、十二指腸潰瘍、過敏性腸症候群など
内分泌・代謝	神経性過食症、神経性食欲不振症、糖尿病、甲状腺機能亢進症など
骨・筋肉・神経	関節リウマチ、腰痛、チック、片頭痛、緊張型頭痛、線維筋痛症、自律神経失調症など
女性の病気	月経前症候群（PMS）、月経痛、無月経、更年期障害など
皮膚	じんましん、アトピー性皮膚炎、円形脱毛症など
鼻・耳・咽頭	メニエール病、アレルギー性鼻炎、慢性副鼻腔炎、心因性難聴、失語など

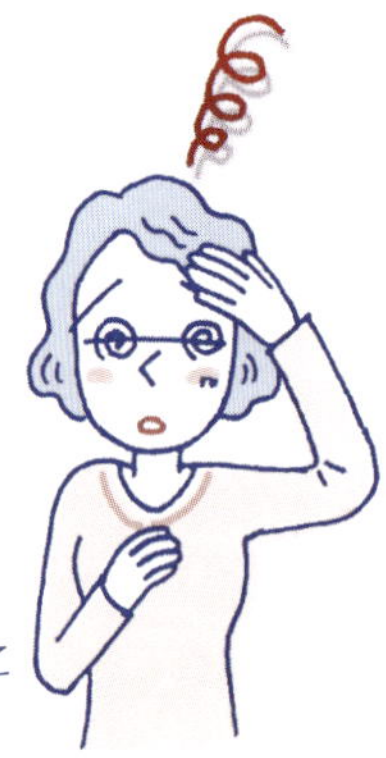

身体的な症状が中心のため、体の病気と思い込んでしまうことも多い。

イライラや精神不安に
ゆり根

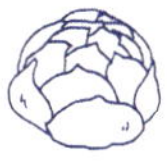

　ゆり根の生薬名は百合《ひゃくごう》といいます。昔から中国に百合病という病気があり、ゆり根がその特効薬でした。ちょうど現代のノイローゼのような症状だったといわれます。

　神経が弱っていたり気分が落ち着かないとき、不眠のときには**ゆり根のはちみつ蒸し**が効果的です。これを1日に2回食べます。特に、夜寝る前に食べると効果的です。　（根本）

●ゆり根のはちみつ蒸し

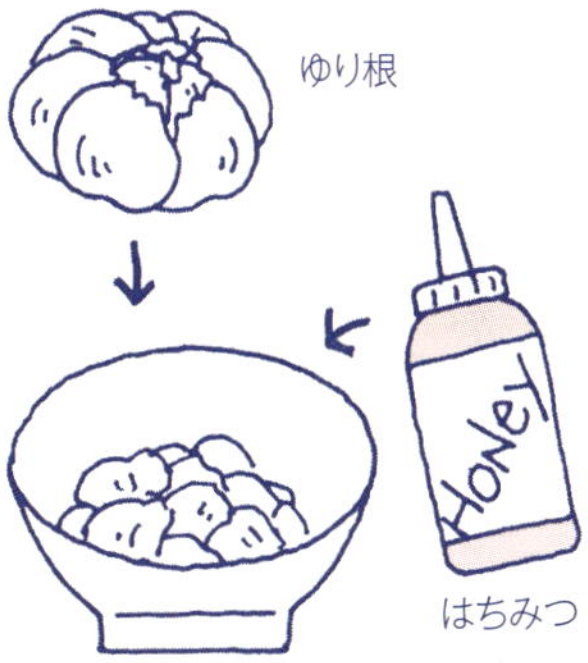

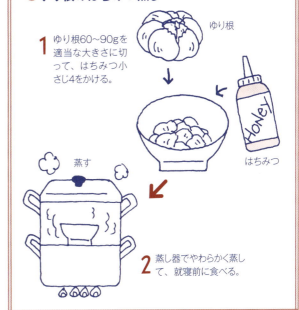

1 ゆり根60〜90gを適当な大きさに切って、はちみつ小さじ4をかける。

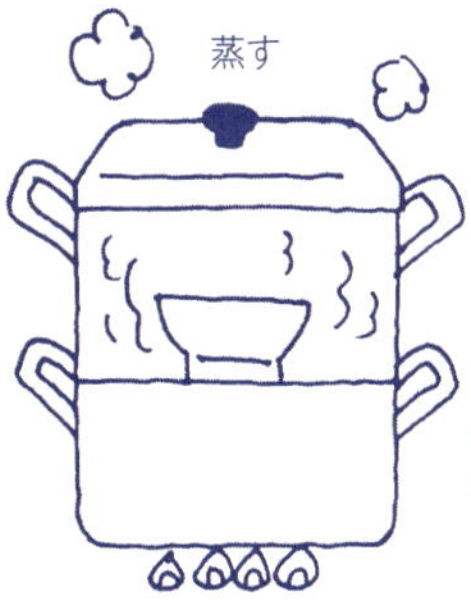

2 蒸し器でやわらかく蒸して、就寝前に食べる。

緊張、不安があるときに
にら

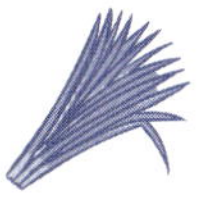

　強壮薬として利用され、また、胃腸の冷えや便秘などに効果があります。強いにおいのもとは、硫化アリルという物質で、自律神経を刺激する作用が明らかになっています。緊張したとき、のどがつかえたような感じになってしまう人には、**安中五汁飲**《あんちゅうごじゅういん》（作り方は左図）という民間薬が効きます。

　にら、しょうが、なし、れんこんから、それぞれ汁をとり、牛乳を混ぜて作ります。　（根本）

安中五汁飲の作り方

●材料（2杯分）

牛乳	200mL（1カップ）
にら	20g（1株）
れんこん	60g（½節強）
しょうが	20g（1かけ）
なし	40g（¼個）

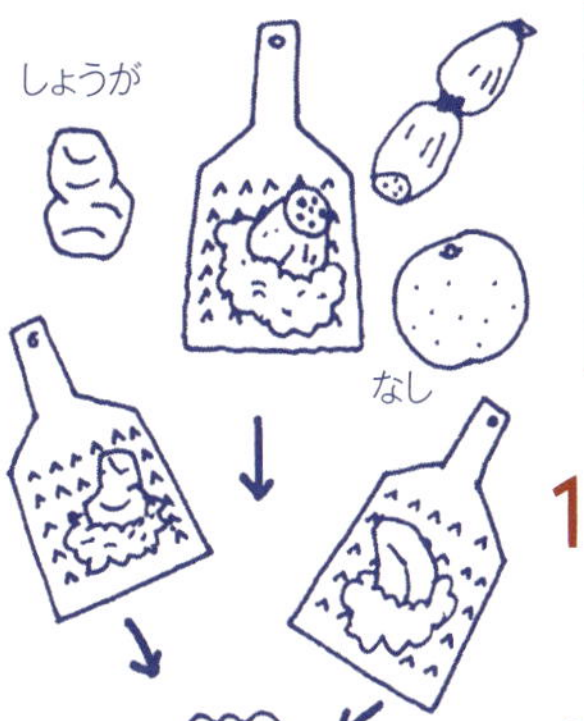

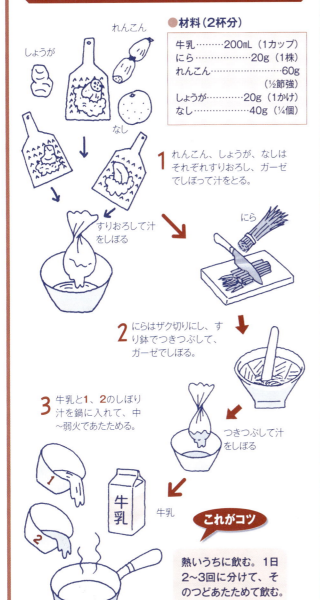

1 れんこん、しょうが、なしはそれぞれすりおろし、ガーゼでしぼって汁をとる。

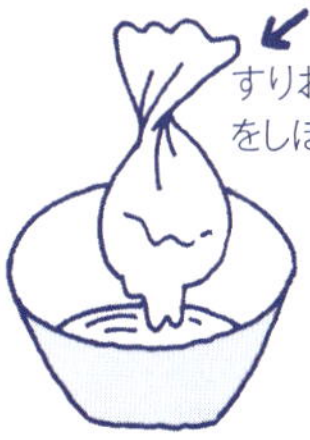

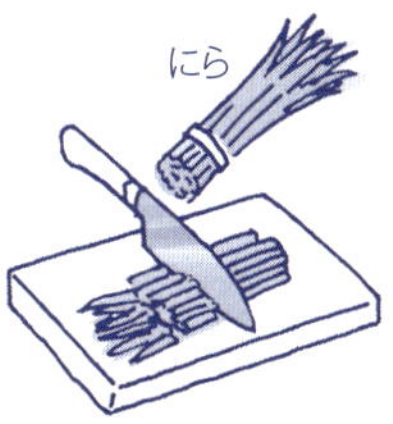

2 にらはザク切りにし、すり鉢でつきつぶして、ガーゼでしぼる。

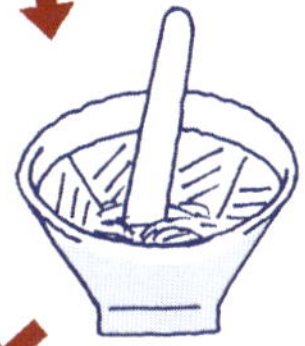

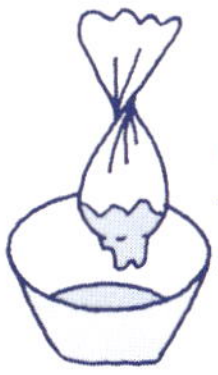

3 牛乳と**1**、**2**のしぼり汁を鍋に入れて、中〜弱火であたためる。

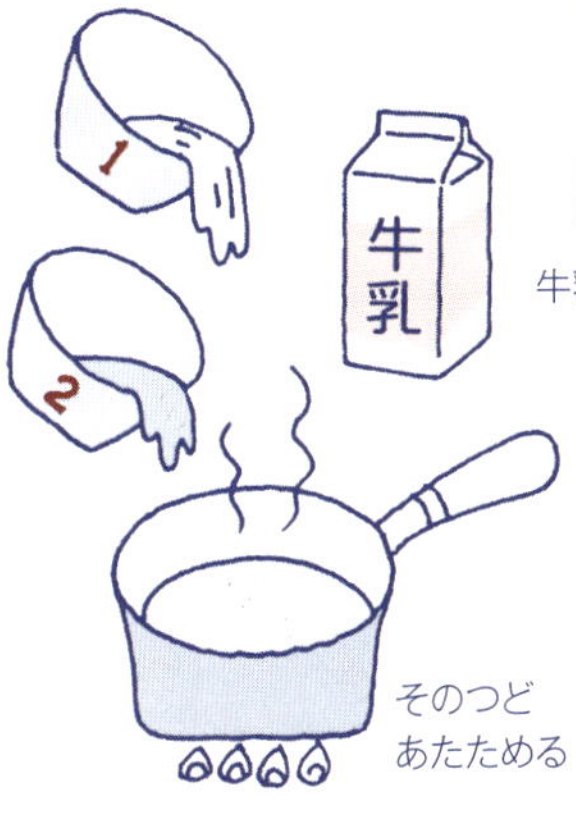

これがコツ

熱いうちに飲む。1日2〜3回に分けて、そのつどあたためて飲む。

作ってみました

4種のしぼり汁を集めるのが手間がかかりますが、作り方自体は簡単です。しぼり汁は多めにとって常備すると便利ですが、なるべくそのつど作るようにします。

飲んでみました

体がポカポカにあたたまる飲みものです。ただし、にらのにおいが強いので、少し飲みにくいです。

●“気にやむな”は逆効果？　人をなぐさめたり、元気づけるときの決まり文句だが、本当に気に病んでいる人には負担になる。

めまいや頭痛があるときに
ほうれん草

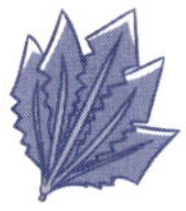

ほうれん草は和食では、おひたしやごまあえによく使われますが、炒めものや、サラダ、洋風メニューでも親しまれています。

ストレスからくるめまいや頭痛に悩む人は、ほうれん草を常食すると効果があります。ゆでてから、ごま油で炒めたものが、よく効きます。加熱することで、量もたっぷり食べられます（ただし結石症の人は控えめに）。

緑黄色野菜にはカルシウムが含まれるものもあるので、イライラ防止のためにも、ほかの野菜もつとめて食べるようにしましょう。（根本）

精神不安をやわらげる
くるみ

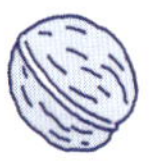

中国の書物に、疲れやすく元気がないときには、人の体に不足している陽気を補う「助陽《じょよう》薬《やく》」を用いると記されており、くるみもそのひとつです。また、不眠やノイローゼにも効果があるという報告もあります。

くるみと黒ごま、クワの葉を30gずつ合わせて、ドロドロになるまでよくつきます。できあがったものを1回に9gずつ、1日2回飲むと効果的です。

食べすぎは肌がかゆくなったり、鼻血を出しやすくなるので注意します。（根本）

うつ病によるイライラに
うど

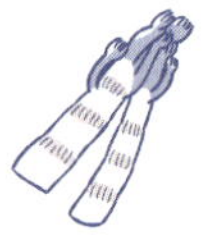

うどは早春に発芽したものが、夏には2mにまで育ち、うす緑色の花が咲きます。食用にされるのは若芽と根茎の部分で、独特の香りと歯ごたえが好まれます。

薬用には根茎の部分を用います。栽培種よりも、山地に自生する山うどのほうが、薬効が高いといわれています。

精神を安らかにし、イライラを鎮めるには、**生の茎か根のしぼり汁**をとり、1回に50mLを、1日3回服用します。生のままきざんで食べてもよいでしょう。（根本）

抑うつ状態、疲労感に効く
イカリソウ

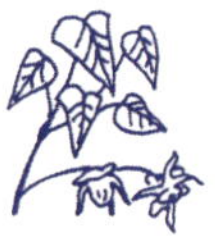

初夏に採ったイカリソウの葉茎を日干しにしたものを、薬用にします。生薬名は淫羊藿《いんようかく》といいます。主な薬効は強壮作用ですが、うつ病で気分が落ち込んだときには**イカリソウの煎じ汁**が効きます。

乾燥したイカリソウの葉茎20gを1日分として、煎じて服用します。

また、30gを900mLの焼酎に漬けて、1週間おいた薬酒も効きめがあります。カスをとり除き、1日2回、さかずきに1杯ずつ飲みます。これは強壮薬としても効果的です。（根本）

こんな方法もあります

●音楽を聴く

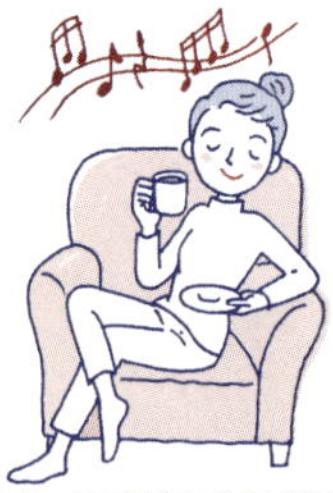

音楽によって脳波に好影響をあたえ、精神安定やストレス解消に役立つ。精神科などでも治療にとり入れているところがある。

●アロマを楽しむ

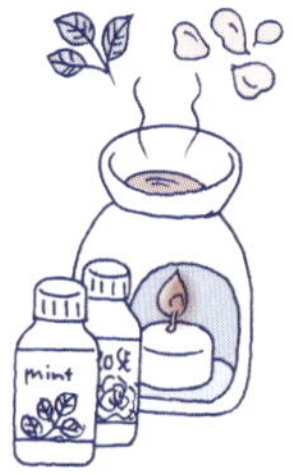

においの成分に、精神を落ち着かせる効果がある。バラは誘眠、じゃこうは元気づけ、ラベンダーは精神安定によい。

●好きなスポーツを楽しむ

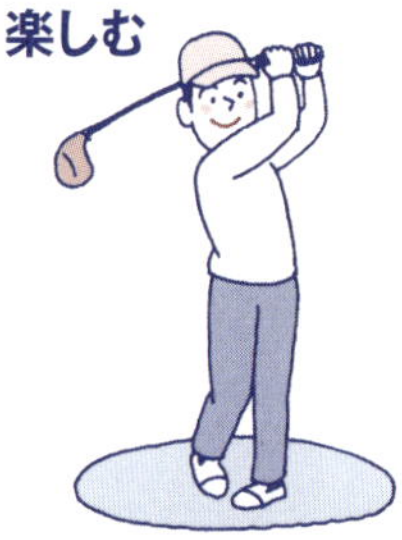

好きなスポーツで体を動かすことは、気持ちがすっきりして、気分転換になる。

●お風呂にゆったり入る

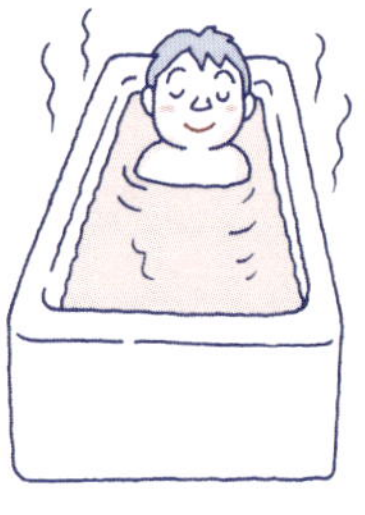

就寝前には、ぬるめのお湯にゆっくりつかる。お湯の温度は40度以下がよい。

ストレスに強くなる食べもの

ストレスは心身ともに疲弊させ、さまざまな病気の原因になります。しかし、そもそもストレスをゼロにはできませんし、私たち自身の向上につながるような、よいストレスだってあるのです。そこで、食事でストレスに負けない体づくりをしましょう。

トリプトファンは精神安定作用のセロトニンをつくる

仕事や人間関係などの悩みから精神的なストレスを抱えている人は多いでしょう。あまりにストレスが強いと、うつ病や不安障害など心の病気にかかる心配もあります。

趣味や遊びでリラックスを心がけると同時に、ストレスに負けない体づくりをすることも大切です。そこでおすすめなのが、セロトニンを増やすトリプトファンという成分です。

セロトニンとは、脳内の神経伝達物質の一種で、精神を安定させるはたらきがあります。セロトニンが減少すると不安が強くなったり、攻撃性が高まったりして精神状態が乱れやすくなると考えられています。このセロトニンを増やすはたらきがあるのが、トリプトファンです。

トリプトファンは、たんぱく質を構成する必須アミノ酸のひとつです。精神安定を促すセロトニンのもとになり、鎮静や催眠作用もあります。

トリプトファンは、牛乳やチーズ、ヨーグルトなどの乳製品、大豆製品、ナッツ類に多く含まれています。

そして、トリプトファンからセロトニンをつくるには、ビタミンB6とマグネシウムをいっしょにとる必要があります。ストレスがあると感じたときは、下記の食品を意識してとりましょう。

玄米に含まれるギャバは神経の興奮をおさえる

ストレスが強いときは神経がピリピリと興奮し、そのせいで余計に疲れやすくなります。こんな場合は、ギャバ（GABA）がおすすめです。

ギャバはアミノ酸の一種で、神経伝達物質の合成を助け、副交感神経を活発にして気分をリラックスさせるはたらきがあります。また、血圧を下げる効果も期待されています。

ギャバを多く含む食品は、発芽玄米やトマト、みかん、しょうゆやみそなどがあります。

ビタミンCやカルシウムなども積極的にとる

体に強いストレスが加わると、それに対抗するために抗ストレスホルモンともよばれる、副腎皮質ホルモンの分泌が活発になります。このホルモンをつくるには、ビタミンC（69ページ参照）が欠かせません。そのため、ストレスを感じるときにはビタミンCの消費量が増えることから、そのぶん補給も必要です。

また、カルシウム（72ページ参照）が不足するとイライラや神経過敏になりやすくなるため、牛乳やチーズ、小魚などからカルシウムもしっかり補給しましょう。乳製品には、前述のトリプトファンも多いのでおすすめです。

さらに、たんぱく質（58ページ参照）も重要です。トリプトファンのような必須アミノ酸は体内で合成できないので、良質のたんぱく質から補給するしかありません。また、ストレスにさらされると免疫力も低下し、病気にかかりやすくなります。抵抗力を維持するためにも、たんぱく質の摂取を心がけましょう。

●ストレスに効果のある食べもの

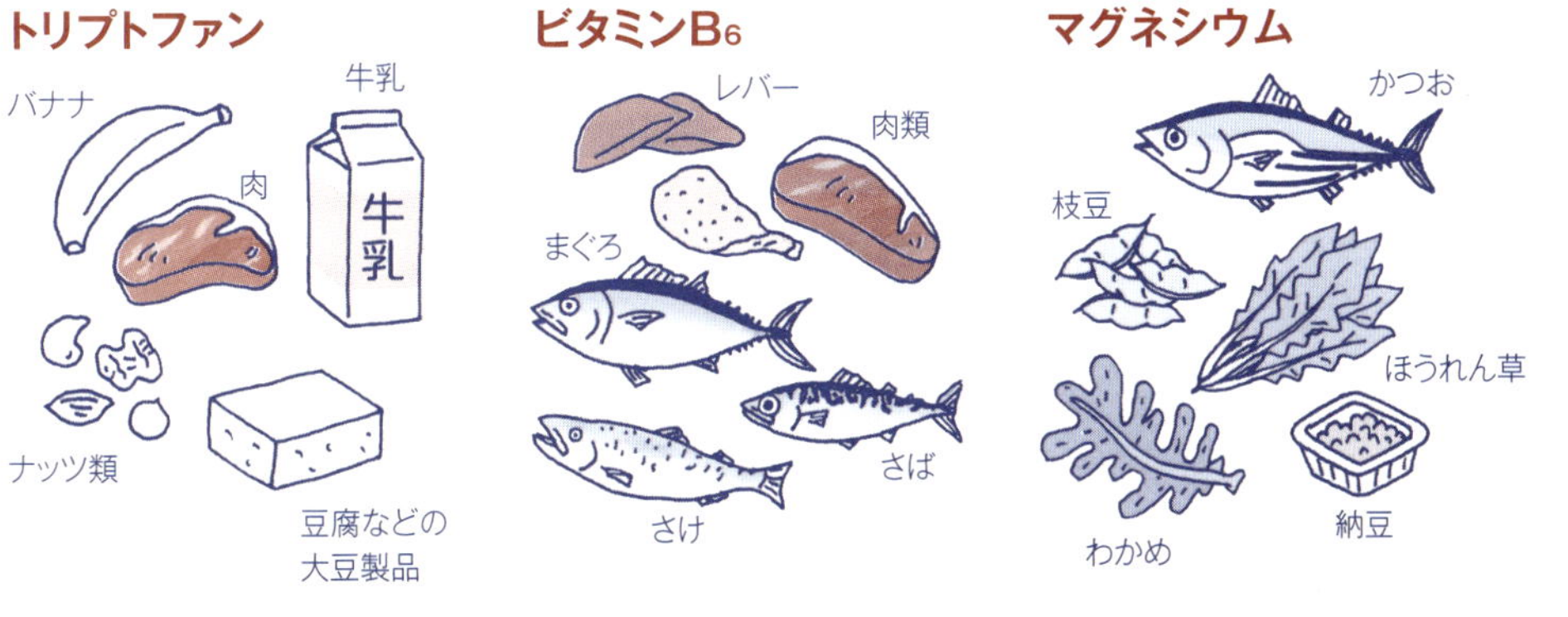
トリプトファン
バナナ
牛乳
肉
牛乳
ナッツ類
豆腐などの大豆製品
ビタミンB6
レバー
肉類
まぐろ
さば
さけ
マグネシウム
かつお
枝豆
ほうれん草
わかめ
納豆

●トリプトファンは眠りを誘う？　トリプトファンが原料のセロトニンから、睡眠ホルモンのメラトニンが脳でつくられる。

がんを防ぐ食生活

最新の研究により、科学的な根拠に基づいたがんの予防法が明らかになりました。食習慣や飲酒に関する項目もあり、食生活がいかに重要かが示されています。

日本人の死亡原因の1位はがん

がんは、1981年以降、現在に至るまで、日本人の死亡原因第1位を占めています。しかも、がんにかかる人も、がんで亡くなる人も、増え続けています。

2016年の統計では、がんによる死亡者数は37万人を超え、全体の28・5%となっています。実に、日本人の約3人に1人はがんで亡くなっている計算になります。検査技術や治療法は年々進歩していますが、それでもなおがんにかかる人が増えている背景には、日本の高齢化が大きく影響しています。

がんは高齢になるほど発生しやすく、高齢者人口の多い日本では、それに比例してがんの患者数も増加しているのです。『がんの統計2017年版』のデータでも、日本人の2人に1人が生涯で一度はがんにかかると推測しており、他人事とはいえません。ちなみに、男性に多いがんは、上位から順に胃がん、肺がん、大腸がん、前立腺がん、肝臓がん、女性に多いのは乳がん、大腸がん、胃がん、肺がん、子宮がんです。

がんの原因には生活習慣が大きく関わる

がんは特別な病気ではなく、誰もがかかる可能性があります。

がん研究によると、日本人のがんの原因として考えられている要素がいくつか明らかになっています。

まず最も重要度が高いのが、「喫煙と受動喫煙」です。次いで「ウイルスや細菌への感染」、そして「飲酒」「塩分摂取」「過体重・肥満」「野菜の摂取不足」「くだものの摂取不足」「運動不足」などの項目があげられています。そして、男性のがんの53・3%、女性のがんの27・8%は、生活習慣や感染が原因になったと考えられているのです。

それに続けて行われた追跡調査では、「禁煙」「節酒」「食生活の改善」「身体活動」「適正体重の維持」の5つを実践している人は、がんにかかるリスクが男性では43%、女性では37%も下がるという結果が得られています。

このように、がん予防において生活習慣の改善はとても重要であり、なかでも食生活やお酒の飲み方など、食べものや食べ方の見直しが必須であることが示されたのです。

お酒は適量を守る。節酒を心がける

多量の飲酒は、がんのリスクを高

●こんな人はがんになりやすい

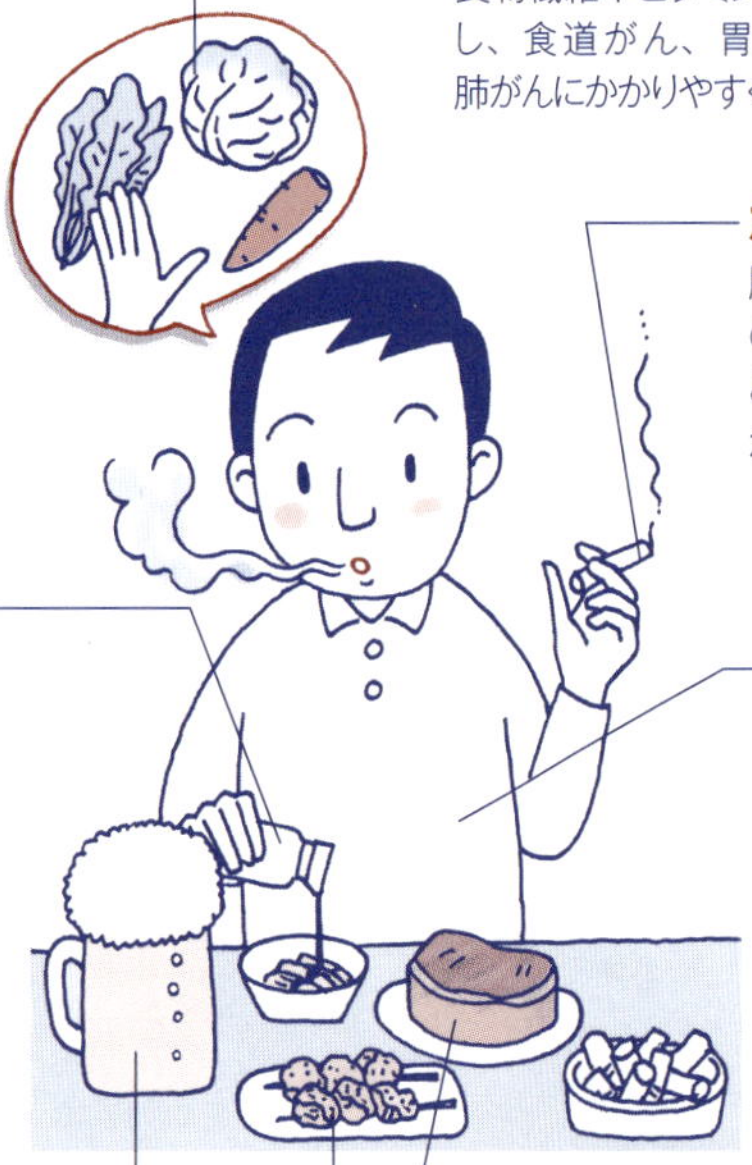

緑黄色野菜を食べない
緑黄色野菜に含まれる、がんの予防に有効なビタミン類やカロテンが不足し、食道がん、胃がん、肺がんになるリスクが増える。

くだものを食べない
食物繊維やビタミンが不足し、食道がん、胃がん、肺がんにかかりやすくなる。

たばこを吸っている
肺がんをはじめ、呼吸器系のがんはもちろんのこと、どのがんにもかかるリスクが高くなる。

塩辛いものを食べる
塩分の高い食べものをとりすぎると、胃がんになるリスクが高まることがわかっている。

太っている
肥満の人はがんになりやすいことがわかっている。特に閉経後の乳がんとの関連性は「確実」とされ、大腸がんと肝がんはほぼ確実といわれている。

酒を大量に飲む
適量を超えると、肝臓がん、大腸がん、食道がんをはじめ、どのがんにもかかるリスクが増える。

肉食中心の食事
ハムやソーセージなどの加工肉や、牛肉・豚肉などの赤肉は大腸がんのリスクを上げる可能性がある。国際的な基準では赤肉の摂取は1週間に500g以内をすすめている。

めます。日本人男性を対象にした調査では、1日あたりの平均アルコール摂取量が純アルコールに換算して23g未満の人と比較し、46g以上の人は約40%、69g以上の人は約60%もがんにかかるリスクが高くなることが明らかになっているのです。

飲酒はすべての種類のがんに影響します。なかでも強い関連が疑われているのが食道がんと大腸がんです。また、女性では乳がんのリスクが高くなることもわかっています。女性は男性より飲酒の影響を受けやすく、男性よりも少ない飲酒量であってもがんになるリスクが高くなります。

お酒はストレス解消にもなり、〝百薬の長〟ともいわれますが、それはあくまで適量を守って飲んだ場合の話。がんを予防するには、左の目安量を守り、少なくとも週に1〜2日は、飲まない日を設けるようにします。

●お酒の1日の目安量

（アルコール量換算で1日約23gが目安）

- 日本酒➡1合
- ビール➡大びん1本
- 焼酎、泡盛➡⅔合
- ウイスキー、ブランデー➡ダブル1杯
- ワイン➡ボトル⅓程度

熱い食べもの、飲みものは適温にしてから

「あたたかい料理は、あたたかいうちに。冷たいものは、冷たいままに」が、食事をおいしくいただく基本です。けれどなかには、やけどしそうなほどの〝熱々好き〟という人もいます。熱すぎる飲食物は、口の中や食道の粘膜を傷つけてしまい、食道がんのリスクを確実に高めることが明らかになっています。

がんのリスクを下げるには、適度に冷ましてから食べたり飲んだりするようにしましょう。

バランスのとれた食生活で体重をコントロール

がんを予防するには、体重のコントロールも重要です。

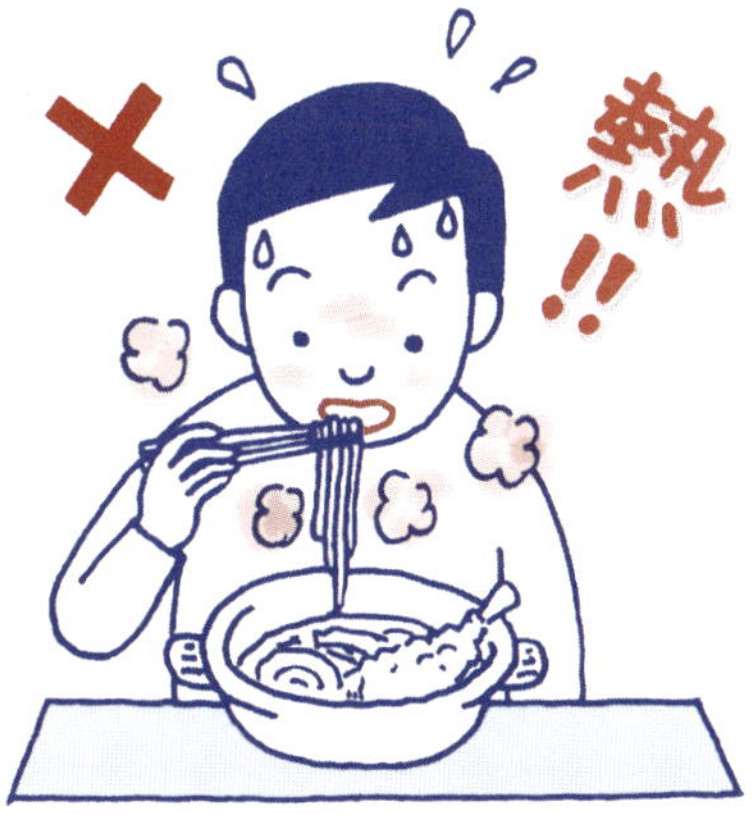

あまり熱い食べものや飲みものをとると、食道がんのリスクが高くなる。

実践しよう！ がんを防ぐための12か条

左にあげたがんを防ぐための12か条は、日本人を対象とした疫学調査など、科学的な研究をもとに、がん研究振興財団が提案したものです。これは、がんのリスクを下げるだけでなく、高血圧や糖尿病といった生活習慣病の予防にも応用できます。

自分のために、また家族のためにも、毎日の生活にぜひ、とり入れてみましょう。

喫煙

1条 たばこは吸わない

2条 他人のたばこの煙はできるだけ避ける

喫煙者は禁煙する。自分は吸わなくても、他人のたばこの煙はできるだけ避ける。

飲酒

3条 お酒はほどほどに

1日に飲む量は上記（1日の目安量）くらいまで。飲まない人、飲めない人は無理に飲まない。

食事

4条 バランスのとれた食生活を

5条 塩辛い食品は控えめに

6条 野菜やくだものは不足しないように

減塩を意識し（272ページ参照）、野菜やくだものが不足しないようにバランスよく食べる。また熱い状態で飲んだり食べたりすることは控える。

身体活動

7条 適度に運動する

1日60分以上は歩くようにする。また、汗をかく程度の運動を1週間に60分程度行う。

体形

8条 適切な体重維持

中高年の男性のBMI（142ページ参照）で21〜27、女性では21〜25の範囲内になるように体重をコントロールする。

感染

9条 ウイルスや細菌の感染予防と治療

肝炎ウイルス検査や、ピロリ菌感染検査を受けるようにする。

検診

10条 定期的ながん検診を

1〜2年に1回は、定期的にがん検診を受ける。検診は早期発見に有効で、前がん状態も発見できる。

受診

11条 身体の異常に気がついたら、すぐに受診を

やせる、顔色がわるい、貧血、下血やおりものがある、せきが続く、食欲がないなどの症状があったら、すぐに受診する。

情報

12条 正しいがん情報でがんを知る

正しいがん情報を得て、自分に合ったがんの予防法を身に着ける。

●正しいがん情報は　がん研究振興財団（https://www.fpcr.or.jp/）や国立がん研究センターがん情報サービス（https://ganjoho.jp/）から。

がんを促進する食べもの・予防する食べもの

がんの種類	がんを促進する食べもの	がんを予防する食べもの	注意する食習慣・生活習慣
胃がん	高塩分食品（漬けもの、みそ汁、魚の干ものなど）。	野菜（でんぷん質を除く）、くだもの。	禁煙する。ピロリ菌検査をする。
食道がん	熱い食べもの、飲みもの。	野菜（でんぷん質を除く）、くだもの。とくにβ-カロテンやビタミンCが多いものを積極的に。	禁煙する。節酒し、熱い飲食物は冷ましてから。
大腸がん	牛・豚・羊などの赤肉、ベーコンやハム、ソーセージなどの加工肉。	食物繊維やカルシウムをとる。	禁煙、節酒し、肥満を解消する。
肺がん	—	くだものをとる。	禁煙する。受動喫煙も避ける。
乳がん	—	—	節酒し、運動する。
口腔がん	熱い食べもの、飲みもの。	野菜やくだもの。とくにビタミンCやE、β-カロテンなどが豊富なものを積極的にとる。	禁煙、節酒する。

日本人の中高年を対象に行われた研究では、がんによる死亡率は体重と関係があることが示されました。

肥満度の指標であるBMI値と、がんによる死亡リスクの関連を調べたところ、男性ではBMI値が21・0〜26・9の人が、女性では21・0〜24・9の人が、死亡リスクの低いことがわかったのです。

この研究が意味するのは、がんに関しては肥満でもやせすぎでも死亡リスクが高くなるということです(高血圧や糖尿病では、肥満の影響のほうが強いことがわかっている)。

特に、男性の場合は肥満している人よりもやせている人のほうが、がんでの死亡リスクは高くなります。

逆に女性の場合は、BMI値が30〜39・9という高度な肥満の人が、がんによる死亡リスクが25%も高くなるのです。女性は閉経後に太りやすくなり、肥満によって乳がんにかかるリスクも高くなります。

ちなみに、男女とも極端にやせすぎて低栄養の状態にあると、免疫力が低下して感染症にかかりやすくなったり、血管がもろくなって脳出血を起こしたりする原因にもなります。

このことから、がんを予防し、健康的にすごすには、男性ではBMI値21〜27、女性では21〜25の範囲内になるよう体重をコントロールすることがすすめられます。

そのためには、年齢や活動量に応じた適正な摂取エネルギー量を守り、栄養バランスのとれた食事を心がけましょう。

野菜は1日5皿を目安に食べる

ふだん、野菜不足を実感している人も多いかもしれませんが、がん予防の観点からみても、やはり野菜を十分にとることが大切です。

国内で行われた疫学調査でも、野菜不足はがんのリスクを高めることがわかっています。野菜を十分にとると食道がんは確実にリスクが下がり、胃がんでもリスクを下げる可能性があるとされています。

実際、私たちが1日に食べている

ウイルスなどの検査も受けておこう

がんの発生には、ウイルスや細菌などが確実に関わっていることもわかっています。必ずがんになるわけではありませんが、検査が大事です。

●B型・C型肝炎ウイルス

両ウイルスとも主に血液から、B型肝炎ウイルスは性的接触を介しても感染します。出産時の母子感染、輸血や血液製剤の使用、昔受けた医療行為などからも知らないうちに感染していることがあります。これらのウイルスに感染すると、肝臓がんのリスクを上げることが確実です。医療機関のほか、地域の保健所で検査を受けられるので、まだ受けていない人は一度検査を受けましょう。

●ヘリコバクター・ピロリ菌

胃・十二指腸潰瘍の原因としてよく知られていますが、胃がんの発生にも深く関与していると考えられています。日本人は特に中高年以上の感染率が高いため、消化器の専門医を受診して、検査を受けましょう。

●ヒトパピローマウイルス(HPV)

ほとんどの女性が感染していますが、このうち100分の1〜1000分の1の確率で、子宮頸がんが発生することがわかっています。

ワクチン接種で70%以上が予防可能とされていますが、接種については慎重に検討を。ワクチン接種を受けていない人は、子宮頸がん検診を積極的に受けましょう。

野菜の量は、男性が290ｇ、女性では270ｇです。厚生労働省では1日あたり350ｇを目標にしていますから、その量には大きな隔たりがあります。

　がん予防には、野菜料理を1日5皿を目安に食べるのがよいでしょう。5皿の目安量が350ｇになります。

　また、できれば糖質（でんぷん）の多いいも類を避け、抗酸化作用のあるビタミンCやE、β-カロテン、リコピンなどが豊富な緑黄色野菜を中心にするとよいでしょう。

くだものは1日1皿食べる

　くだものには、抗酸化作用があるビタミンCやE、β-カロテン、アントシアニンなどのポリフェノールが豊富なものが多く、がん予防に役立ちます。また、体内の余分なナトリウムの排出を促すカリウムが含まれているので、塩分対策としてもおすすめです。

　がん予防には、野菜と合わせて1日あたり約400ｇを目安にとるとよいとされています。そのため、くだものは1日1皿を目安にとりましょう。

　ただ、種類によっては甘く、糖分が多めのものもあるので、食べすぎにならないように気をつけます。

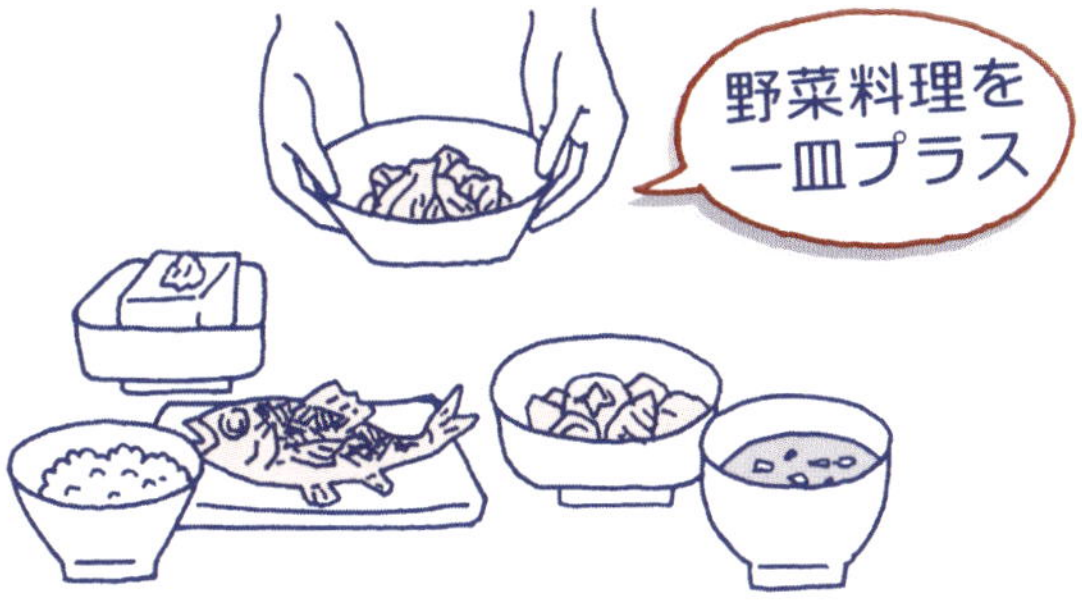
野菜料理を一皿プラス
毎食、野菜料理をとり入れ、1日5皿は食べるようにする。

塩辛いものは避け、できるだけ塩分をおさえる

　塩分のとりすぎは高血圧だけでなく、がんのリスクも高めます。なかでも深く関係しているのが、胃がん。中高年の人を対象にした調査によると、漬けものや魚の干もの、魚卵、かまぼこという塩蔵品の摂取量が多い人は、摂取量の少ない人とくらべて胃がんのリスクが1・46～2・24倍と高くなることがわかっています。

　塩分濃度の高い食品が胃粘膜を刺激するため、胃がんになりやすいのではないかと考えられています。

　がんを予防し、高血圧などによる心臓疾患や脳卒中を防ぐためにも、減塩を心がけましょう（272ページ参照）。1日の塩分摂取量は男性8ｇ以下、女性7ｇ以下を目標にします。

加工肉や赤肉、穀類は食べる量を守る

　肉類の摂取量もがんと関係があります。ベーコンやハム、ソーセージなどの加工肉や赤肉（牛・豚・羊など。鶏肉は含まれない）のとりすぎは、大腸がんのリスクを高める可能性があることがわかったのです。

　加工肉や赤肉に含まれる動物性たんぱく質を加熱すると、発がん性物質が発生するためと考えられています。そのため国際的な基準では、赤肉の摂取量を、1週間に500ｇを超えないようにすることがすすめられています。

　また、穀類についても新たに注意事項が加わりました。とりすぎによって胃がんのリスクを高めることがわかったのです。

　穀類は米や小麦など主食の大半を占めますが、がん予防のためには食べすぎないようにしましょう。

食品のカビには発がん性のある物質が含まれている

　ピーナッツやその加工品、とうもろこしやそばなどに発生したカビには、アフラトキシンとよばれる、強力な発がん性の物質が含まれることがわかっています。

　こうした危険な物質を口にしないためには、食品の管理に十分に注意し、消費期限を過ぎて古くなったもの、カビの生えたものは絶対に食べないようにしましょう。

絶対に禁煙。他人のたばこの煙も危険

　喫煙は全身のがんに関与していますが、特に食道がん、肺がん、胃がん、膵臓がん、子宮頸がん、肝臓がんにかかるリスクを高めることが〝確実〟とされています。

　また、自分ではたばこを吸わなくても油断できません。受動喫煙によってリスクが高くなるがんもあり、肺がんと乳がんに関しては関係があることが示されています。

　さらに、がんで死亡した日本人の20～27％は喫煙が原因であることもわかっており、もし禁煙をしていれば、防げた死ともいえます。がんになるリスクを下げるには、禁煙が必須条件なのです。

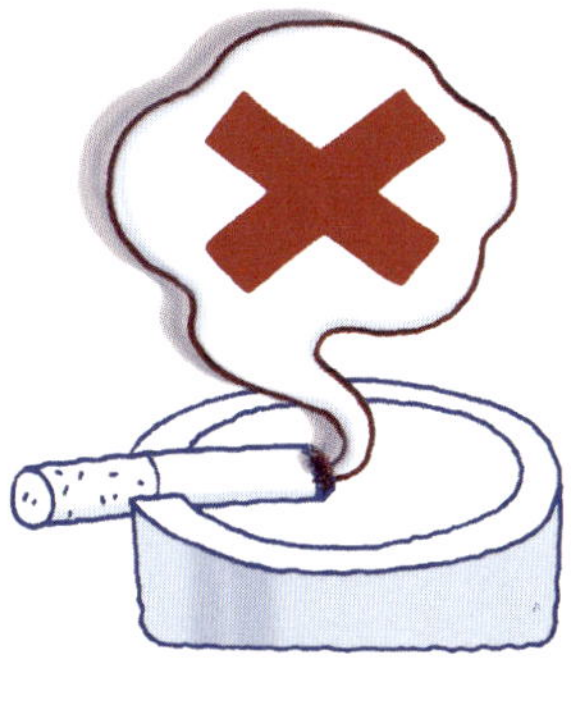

●体を動かすことも大事　64歳までなら毎日60分、65歳以上なら毎日40分体を動かすと、がんの発生リスクが低くなる。

適度な運動は がんも肥満も予防する

がんは運動（身体活動を高めること）によってリスクが下がることが明らかになっています。なかでも大腸がんは、ほぼ確実にそのリスクが下がるほか、閉経後の乳がん、子宮体がんについても、リスクが下がる可能性が高いといわれています。

366ページで、がん予防には体型を維持することが重要だと述べましたが、肥満のある人はがん予防と減量のためにも、適度な運動をしたほうがよいでしょう。特に、高血圧や糖尿病などの生活習慣病の持病がある人には、運動が効果的です。

運動の目安は、家事労働も含めて、ウォーキングや散歩と同程度の強度の身体活動を1日約60分、さらに息がはずんで汗ばむ程度の運動を1週間に60分程度行うようにします。

がん検診を定期的に受けることも大事

がんで命を落とさないためには、早期発見が重要です。そのため、定期的な検査が欠かせません。

勤務先の健康診断などは必ず受けます。また、市区町村など自治体の行っている対策型がん検診（左表参照）は、費用が無料か一部自己負担で、胃・子宮頸部・乳房・肺・大腸の5つのがん検診を受けることができます。自営業の人や家庭の主婦で、がん検診を受ける機会がない人は利用したい制度です（自治体によっては、5つ以外の検診も「対策型がん検診」と表示しているところがある）。

がんは、高齢になるほどかかるリスクが高くなる病気です。そのため、年齢が高い人ほど定期的な検査を受け、早期発見に努めることが大切です。また、がん家系の人も必ず定期的に検査をし、早期に発見できるようにしましょう。

●定期的に受けたいがん検診

がん検診の種類	検診方法	対象年齢	検診間隔
胃がん	胃部X線または胃内視鏡検査	50歳以上の男女	2年に1回
大腸がん	便潜血検査	40歳以上の男女	年に1回
肺がん	胸部X線と喀痰《かくたん》検査（喫煙者のみ）の併用	40歳以上の男女	年に1回
乳がん	視触診とマンモグラフィ（乳房X線）の併用	40歳以上の女性	2年に1回
子宮頸がん	細胞診	20歳以上の女性	2年に1回

こんな症状があったらすぐに受診する

がんは、検査技術や治療法の進歩、新薬の登場により、早期であれば治る可能性が高くなっています。

気になる自覚症状があるときはすぐに受診し、決して放置しないことが大切です。

がんだからといって、何か特別な症状があらわれるわけではありません。不調が続いて治らないとか、何度もぶり返す症状があるときには、市販薬でごまかしたりせず、必ず受診しましょう。左表には、各種のがんで比較的よくあらわれる症状をあげています。必ずしもこれらの症状があらわれるわけではありませんが、重要な目安になります。

ほかにも、ダイエットなどもしていないのにやせてきた、顔色が悪い、貧血がある、食欲不振の状態が続く、下血や出血、せきが続く、下痢と便秘を繰り返すなどの症状があるときは、まずはかかりつけの医師に診てもらいます。そのうえで、必要なら紹介状をもらい、精密検査を受けるようにしましょう。

また、自分では気づかない異変や不調を家族や周囲の人に指摘されることも少なくありません。日ごろからあなたのことをよく知っている人たちの、こうした指摘は意外に無視できません。その場合も、念のためにかかりつけ医を受診してください。

●主な自覚症状

主な自覚症状	考えられるがん
胃の不快感、消化不良、食欲不振、食習慣の変化	胃がん
せき、たん、血痰《けったん》	肺がん
硬いしこり、乳頭からの血性分泌物	乳がん
性交時出血、血性のおりもの、月経異常	子宮がん
血便、排便異常、便柱狭小、肛門からの出血	大腸がん
上腹部の不快感、黄疸《おうだん》	肝がん/膵がん
胸骨裏の激痛、食べものを飲み込むときのつかえ感	食道がん
難治性の潰瘍《かいよう》	口腔がん
肉眼でわかるほどの血尿	膀胱《ぼうこう》がん
声のかすれ	咽頭《いんとう》がん
出血しやすい、疲れやすい、発熱	白血病
境界がわからないほくろ	皮膚がん

PART 4

女性の病気を治す食べもの

ここで紹介している方法は、人によって効果に差が出ることがあります。また、まれに体質などの理由により、合わないこともあるので、少しでも異変を感じたらすぐに中止してください。

鉄欠乏性貧血

貧血の最大の敵は栄養不足。かたよらない食事を心がけ、鉄分を十分に補給すること

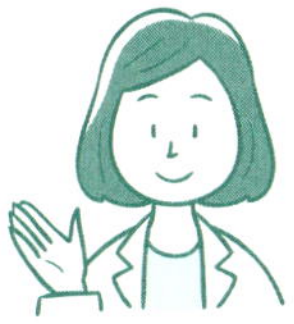

●Dr.アドバイス

めまい、だるい、顔色がわるい。それは鉄不足のサイン

鉄欠乏性貧血は、血液の成分である赤血球や、その中に含まれているヘモグロビンという赤い色素の量が減少しておこります。ヘモグロビンは、ヘム（鉄を含んでいる）が結合したたんぱく質で、肺でヘムが酸素と結びつき、これを全身に運搬する役目を果たしています。そのため赤血球や色素が減ると、全身の細胞が酸素不足になるので、顔色が青くなり、体がだるくなるほか、頭痛、めまい、動悸《どうき》、息切れなどの症状が生じやすくなります。

鉄不足は、いうまでもなく食生活のかたよりが大きな原因です。鉄は吸収されにくい栄養素で、摂取した総量の10%程度しか吸収されません。過激なダイエットや偏食で鉄の量が不足すると、たちまち貧血状態になります。また、胃酸の分泌が低下していると、さらに鉄の吸収がわるくなります。

女性に鉄欠乏性貧血が多いのは、月経による出血で鉄が失われやすいからです。また妊娠期は、母体と成長する胎児の両方の赤血球をつくるために、通常より鉄をよけいにとらなければならないという事情もあります。

男性や閉経後の女性の貧血は、体のどこかで慢性的な出血がおきていることが多く、胃・十二指腸潰瘍、大腸がんなどが疑われます。

貧血のときは、病院で薬（鉄剤）をもらうこともできますが、それよりも日ごろからかたよらない食事を心がけ、鉄分を十分にとることが大切です。

おすすめ

鉄分の王様野菜 ほうれん草

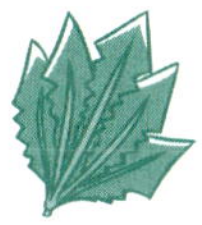

鉄分は、ビタミンCや葉酸が加わると、その吸収率がアップします。ほうれん草は鉄分が豊富なうえ、ビタミンCや葉酸も含むので、鉄欠乏性貧血にはうってつけの食べものです。

中国では、ほうれん草には止血の効果があり、血液成分のもとである葉緑素を補う食品として、貧血防止にすすめられます。貧血の人は常食するとよく、特に**ほうれん草のごま油炒め**がおすすめです。（根本）

●**ほうれん草のごま油炒め**

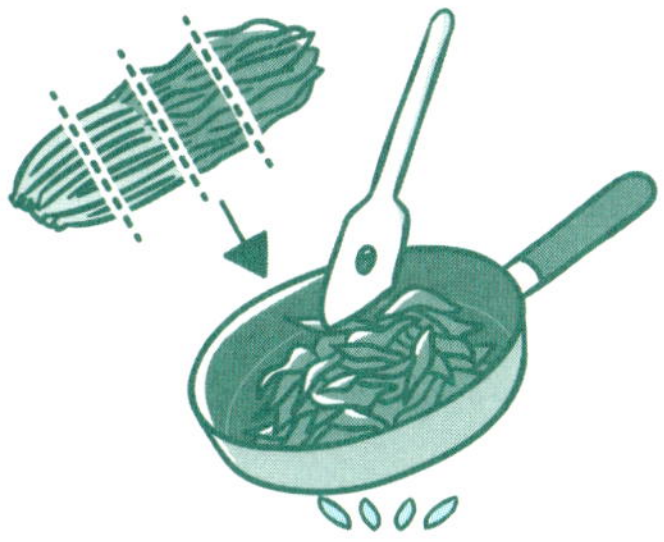

沸騰したたっぷりめのお湯に塩をひとつまみ入れ、ほうれん草を入れてゆでる。ゆであがったら、流水に浸す。熱したフライパンにごま油を入れ、食べやすい大きさに切ったほうれん草を炒める。

鉄と銅がとても多い 昆布

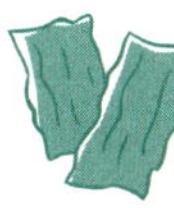

昆布をはじめとする海藻は、赤血球の中のヘモグロビン（血色素）を形成するのに必要な、鉄や銅をとても多く含んでいます。ひじきやわかめ、青のりも同様です。昆布は煮ものをはじめ、だしをとるのに利用され、常食しやすいので特におすすめです。おぼろ昆布やきざみ昆布も、積極的にとりましょう。

ただし、胃腸が弱く下痢をおこしやすいタイプの人は、多食しないようにします。（根本）

ミネラル補給に プルーン

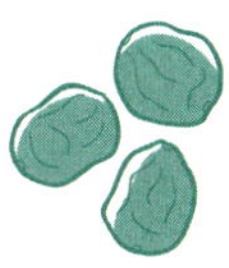

プルーンは、ミネラルとビタミンを理想的なバランスで含んだ栄養価の高い食べものです。特にミネラルのなかでは鉄分を、ビタミンのなかでは造血に欠かせないB群を、それぞれ豊富に含んでいるため、貧血の改善をめざすには理想的です。またプルーンには、鉄分の吸収を促進する効果もあります。毎日5個ぐらいずつ食べましょう。ただし、下痢をしやすい人は、多食してはいけません。（根本）

●体内に存在する鉄の量は？ 約3～4g。これは、短い釘のおよそ1本分に相当する。

血液を浄化する
きくらげ

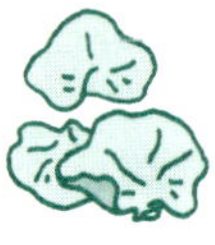

カルシウムをたっぷり含んだきくらげは、血液を浄化する作用があるため、貧血によく効くほか、動脈硬化や高血圧、婦人科系疾患などにも効果的です。なかでも、白きくらげにすぐれた薬効があります。貧血には**白きくらげの甘酢**（作り方は次ページ）を食べるとよいでしょう。もちろん黒きくらげでも十分な薬効は得られます。黒きくらげとナツメ各30gを600mLの水で半量になるまで煎じ、これを1日3回に分けて、あたためて飲むとよいでしょう。（根本）

貧血の特効薬
キンシン菜

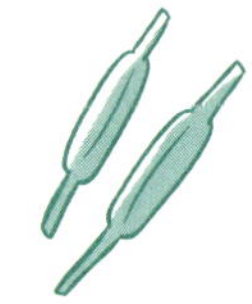

キンシン菜は、ニッコウキスゲやヤブカンゾウの花とつぼみのこと。ほうれん草の約10倍もの鉄分が含まれており、貧血の治療薬として利用できます。常食すると、血液の循環が改善して、顔色もよくなります。

乾燥したキンシン菜は、水でもどしてから調理します。もどし水には鉄分が溶け出しているので、スープなどに活用するとよいでしょう。つぼみも炒めものに使えます。ただし生のキンシン菜は中毒をおこすことがあるので、使ってはいけません。（根本）

その他のおすすめ 食品・山野草

しその葉にも鉄分が多く含まれているため、貧血に効果的です。うめぼしにしその葉を巻いて、毎日食べるとよいでしょう。

しそ酒を飲むのもよい方法です。青じその葉200gを手でちぎり、1.8Lのホワイトリカーに3か月ほど漬け込みます。飲むときは布でこし、水でお好みに薄めて、朝昼晩にさかずき1杯ずつ飲みます。

パセリには、鉄分が多く含まれています。生のパセリと水をジューサーにかけた青汁がおすすめです。パセリにはビタミンCも多く、鉄分の吸収率を高めるはたらきがあり、すぐれた鉄の供給源となります。毎日飲むことで貧血を改善し、体内の毒素を排出してくれます。

ひじきにも、他の海藻と同じように鉄分が豊富です。貧血予防のためには、毎日とりましょう。

クマザサエキスは造血作用のほか、末梢《まっしょう》神経の血管を拡張するはたらきがあることから、全身のすみずみにまで酸素を送って、貧血を防ぎます。クマザサエキスを適量のお湯で薄め、常飲するとよいでしょう。

ドクダミは、毛細血管を強化するので、血流の改善に有効です。陰干しにした野生のドクダミ20gを、1.8Lの水で半量になるまで煎じます。これを毎食前に、湯のみ1杯飲むと効きます。

なるほどゼミナール

肉&お茶の組み合わせは鉄分の吸収率が半減する？

食材に含まれる鉄には、「ヘム鉄」と「非ヘム鉄」があります。

ヘム鉄は肉や魚など動物性のものに多く含まれ、非ヘム鉄は穀類や海藻、緑黄色野菜に多く含まれています。同じ鉄分でも、ヘム鉄の体への吸収率が15～25％なのに対し、非ヘム鉄の吸収率は2～5％と、とても少なくなっています。

また、緑茶や紅茶、コーヒーなどに含まれるタンニンには、鉄分の吸収をわるくさせる性質があります。反対にビタミンCは、鉄を吸収しやすい形に変えて、吸収を促します。

つまり鉄分は、食材に含まれる量だけでなく、いっしょにとる食材との相性によって、吸収率がよくなったり、わるくなったりするということです。たとえばハンバーガーには、コーヒーや紅茶よりも、100％果汁のフルーツジュースを合わせると、鉄分の吸収がよりよくなるのです。

レバーとにらや、ひじきとレモンもおすすめの組み合わせ。にらレバ炒めは、貧血予防には最強です。ひじきは非ヘム鉄なのですが、レモンのビタミンCが加わると吸収率がアップします。

貧血の人は、食事中や食後のお茶にも、気を配ることが大切です。

白きくらげの甘酢の作り方

●材料（4人分）

白きくらげ	20g
きゅうり	1本
にんじん	75g（約1/2本）
セロリ	90g（1本）
しょうが	10g（1かけ）
くるみ	50g
枸杞子《くこし》（クコの実の乾燥品）	10g
甘酢	
酢	1/2カップ（100mL）
みりん	大さじ2
塩	少々
酒	適量

1

白きくらげは水に5～6時間つけておく。もどしたら石づきをとり、さらに熱湯に2時間つける。

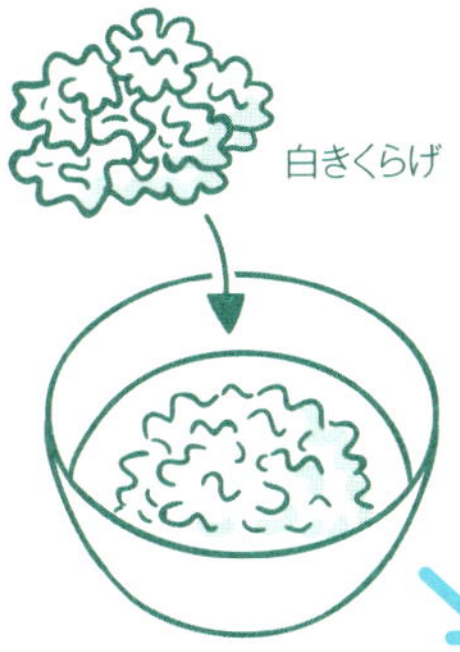

2

1をボウルごと蒸し器に入れ、30分ほど蒸す。蒸しあがったら粗熱をとる。

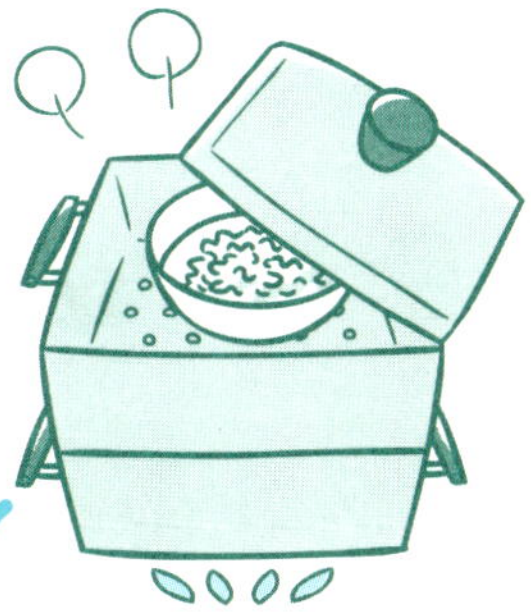

3

きゅうり、にんじん、セロリ、しょうがはそれぞれせん切りにする。くるみはきざみ、枸杞子は酒につけてもどしておく。

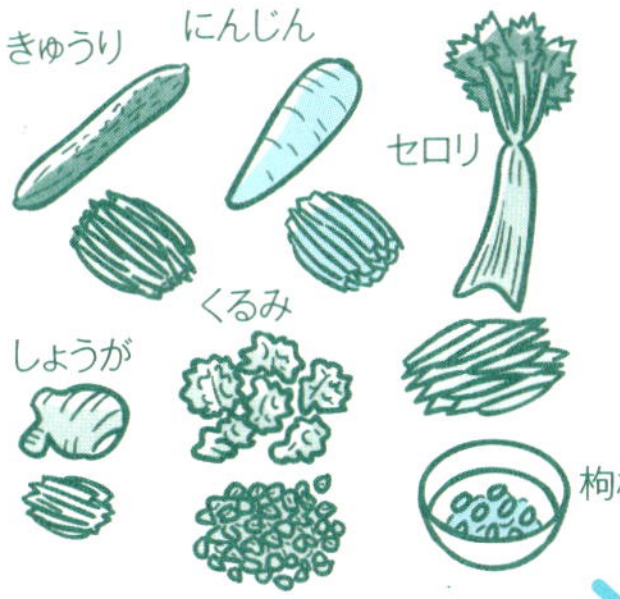

4

器に2と3を盛る。甘酢の材料をよく混ぜてかける。

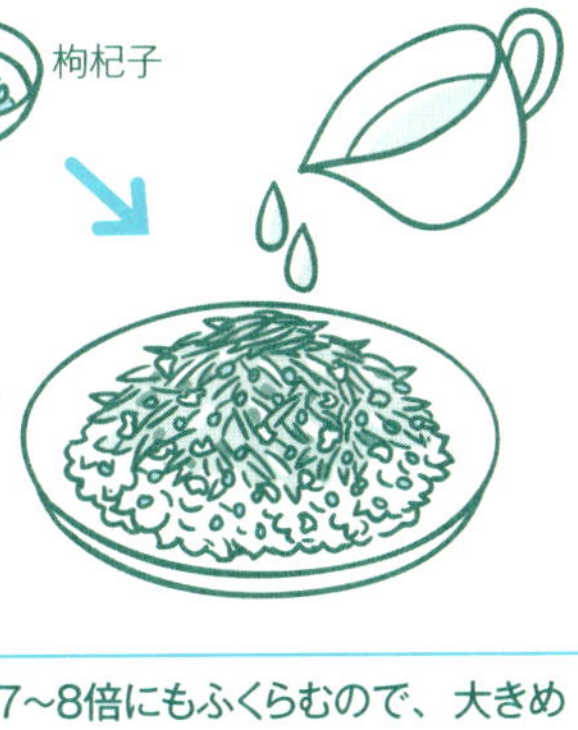

作ってみました

白きくらげは水にもどすと、7～8倍にもふくらむので、大きめの容器に水をたっぷりはるとよいでしょう。蒸し器には、ざるやせいろにのせてから入れると、とり出しやすいようです。

食べてみました

さっぱりしていて、サラダ感覚で食べられます。各材料を別々に冷蔵庫に入れておき、食べるときに盛り合わせると、よりおいしく食べられます。

代表的な造血食 レバー

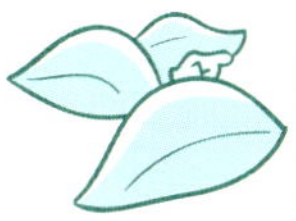

動物性食品に含まれている鉄はそもそも吸収率が高いのですが、とりわけレバーは約70％とトップです。鉄分豊富なレバー類のなかでも、いちばんは豚レバー（100g中13mg）で、以下鶏レバー（同9mg）、牛レバー（同4mg）となっています。1食分の目安は60g。鉄欠乏性貧血の人は、積極的に食べたいものです。なお、レバーには造血作用のあるビタミンB_{12}も豊富に含まれており、悪性貧血にも有効です。

（根本）

おもしろ栄養学

こうすれば鉄分が効果的にとれる

鉄を効率よく吸収するには、同時に動物性たんぱく質を摂取するのがコツで、特に牛肉と鶏肉が鉄の吸収をよくすることが知られています。そのほか、ビタミンC、クエン酸、葉酸、銅、乳酸も鉄の吸収を促します。

鉄分は、動物性食品のなかでも、とりわけ肉や魚の赤身の濃いものが、鉄供給源としてすぐれています。レバーや、血合《ちあい》の多いかつお、いわし、さんまがおすすめです。

そのほか、内臓まで食べられる小魚、カキ、あさりなどの貝類も鉄分が豊富です。意外に思われるかもしれませんが、大豆にも鉄分がたくさん含まれています。うずらの卵や鶏卵も同様に鉄分豊富です。

また、これらの調理に鉄鍋を使うと、一層効果的です。鍋の鉄分が少しずつ溶け出すため、知らず知らずに摂取できます。また、高齢者は胃酸の分泌を高める食品（柑橘類、酢、とうがらし、わさび、こしょうなど）をとると、鉄の吸収がよくなります。

●鉄分の多い主な食材

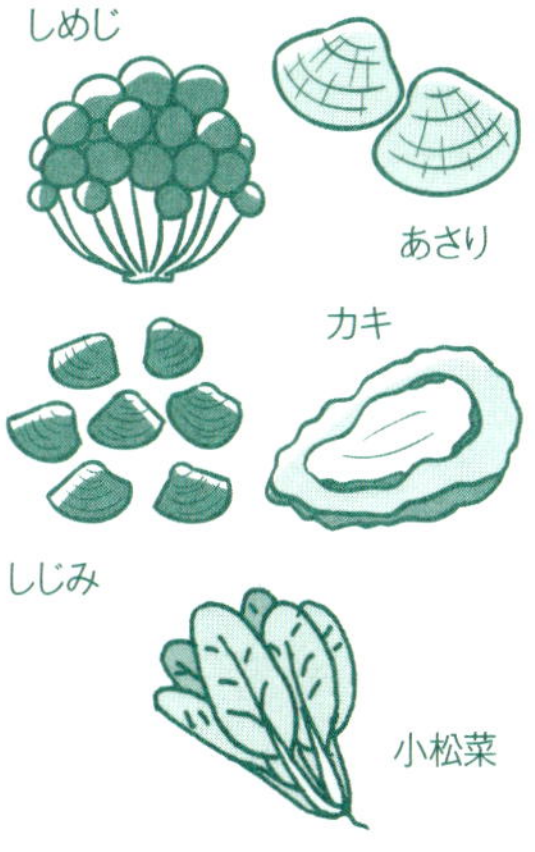

●貧血と脳貧血はちがう　貧血は、主には血液が薄くなっておこるが、脳貧血は血液に異常がなく、脳への血行が妨げられた状態をいう。

肌あれ

肌は健康のバロメーター。美しい肌を保つためには、まず体の内側から健康に

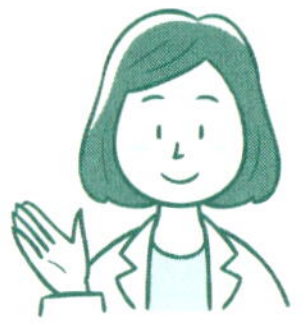

Dr.アドバイス

化粧品のかぶれや便秘のほかに、ホルモンのアンバランスも原因に

「毛穴が開いて肌にきめこまやかさがなくなった」「肌がガサガサしてあれている」——このような肌のトラブルは、乾性肌の人にも脂性肌の人にもおこります。

原因は、化粧品かぶれのこともありますが、ホルモンの分泌異常とも大きな関係があります。

皮脂の分泌をおさえるのは女性ホルモンで、逆に促進するのは男性ホルモンです。そのため、このバランスが崩れると肌があれるのです。特に女性の場合、月経や更年期障害によってホルモンの変化がおこりやすくなっています。

また、かぜなどのちょっとした体の不調も、すぐ肌に影響を及ぼします。特に便秘は大敵です。本来は排泄されるべき有害物質が腸で吸収され、それが汗腺や皮脂腺から分泌されやすいからです。

肌は体の具合を鏡のように反映します。肌を美しく保つには、まず全身が健康でなくてはいけません。そのためにはまず、かたよらない食生活を心がけることです。なかでもたんぱく質やビタミンは、肌に不可欠です。毎日バランスよくとるようにしましょう。

角質化した肌に

うめ

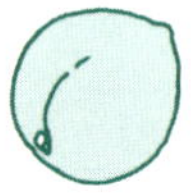

うめは、数々の効能をもつすぐれた食品です。食べても外用しても効果がある民間薬として、昔から重宝されてきました。塗れば皮膚疾患にもよいとされ、肌あれを治すはたらきでも知られています。特に**うめぼしの日本酒漬け**が効果的です。

うめぼし2~3個を、コップ1杯の日本酒に1週間ほど漬け込みます。この汁を入浴後、あれた肌にていねいにマッサージしながらすり込むと、肌がスベスベしてきます。特にガサガサに角質化してしまった肌を、改善するのに効果的です。（根本）

うめぼしの日本酒漬け

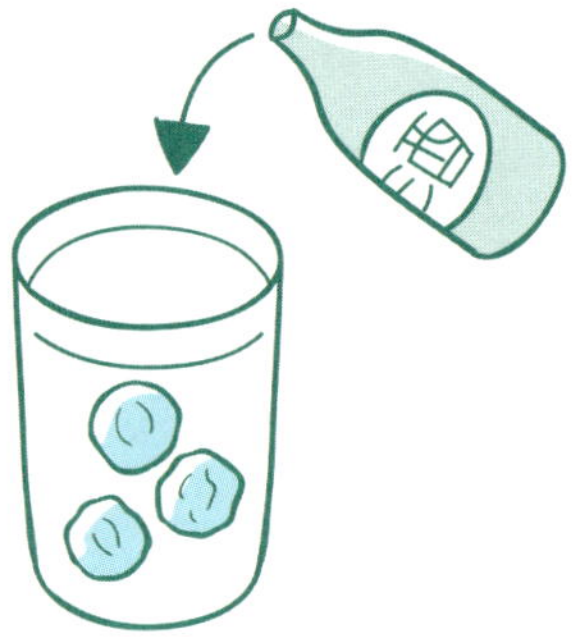

うめぼし2～3個をコップに入れ、日本酒をなみなみ注いで1週間ほど漬け込む。これを入浴後、マッサージしながらすり込む。

肌がスベスベになる

ハトムギ

ハトムギは、体内の血液や水分を浄化し、代謝を促します。肌にできたイボをとる効能で有名ですが、肌あれを治すはたらきにもすぐれています。お粥やスープに入れるなど、いろいろな料理に使うことができますが、いちばん簡単な用い方は、**ハトムギ茶**です。

殻つきのハトムギを天日干しなどでよく乾燥させてから（殻なしの薏苡仁《よくいにん》や乾燥したものを購入しても可）、フライパンなどで焦がさずによく炒り、お湯で煮出します。飲むと、肌がスベスベになります。（根本）

顔のつやがよくなる

れんこん

れんこんは、ビタミンCやミネラルが豊富に含まれており、薬効としては、止血作用がよく知られています。また、漢方や民間療法では心臓の病によいとされ、血圧をコントロールし、末梢《まっしょう》神経の血行をよくするはたらきが期待できます。つまりれんこんには、新陳代謝を活発にして、肌あれを防ぐ効果があるのです。

特に、**れんこんのお粥**が効きます。ハスの実（生薬名は蓮子《れんし》。漢方薬局などで購入できる）を使うとより有効で、この場合は30gをお粥に入れます。（根本）

便秘がちで肌あれの人に きくらげ

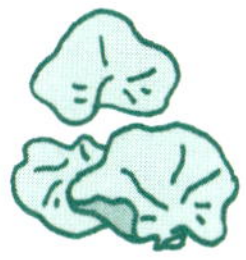

きくらげはビタミン類やミネラル類をたっぷり含んでおり、血液を浄化する作用にすぐれていることから、肌に大変よい食べものです。中国でも古くから不老長寿、滋養・強壮、美容に効果があるとして親しまれています。また、食物繊維も豊富に含まれているため、ふだんから便秘がちで肌あれのある人には最適です。炒めものやスープにして、たくさんとるようにしたいものです。**きくらげとナツメの煎じ汁**を飲むと、より効果的です。（根本）

●きくらげとナツメの煎じ汁

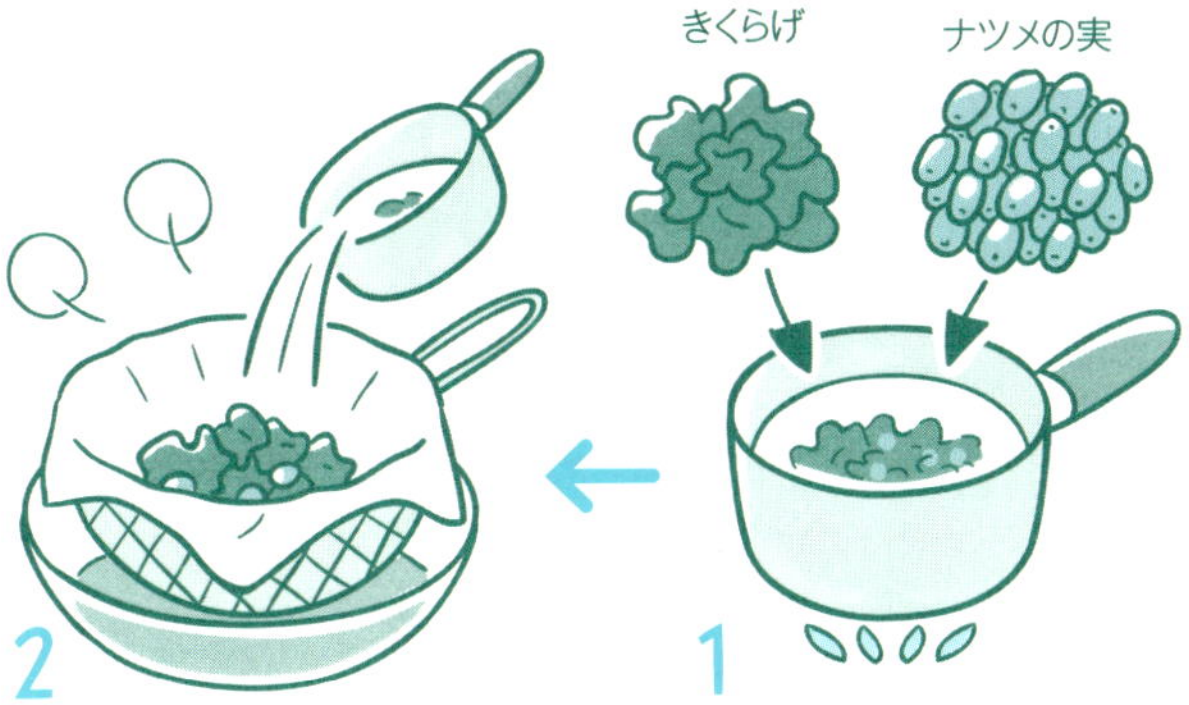

1 きくらげ（乾燥）20gとナツメの実20個を、600mLの水で弱火で煎じる。

2 半量になったら布でこす。こした汁を1日分として、空腹時に3回に分けて飲む。

ガサガサした肌によい ごま

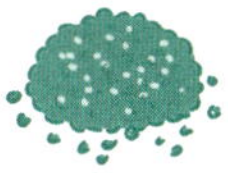

中国の西太后《せいたいこう》は、美肌のために好んでごまを食べたと伝えられています。現代の中国でも女性たちは、ごまをつき、水とはちみつを加えてドロッとしたものを好んで飲んでいるそうです。

実際、栄養学の観点からみても、ごまはリノール酸とビタミンEを多く含んでおり、末梢血管障害を改善して、肌をなめらかにする作用をもつことが認められています。肌が乾燥してガサガサしている人は、ぜひとりたい食べものです。肌あれに悩む人は、**ごま茶**を毎日飲むと肌がしっとりして、つやが出てきます。（根本）

●ごま茶

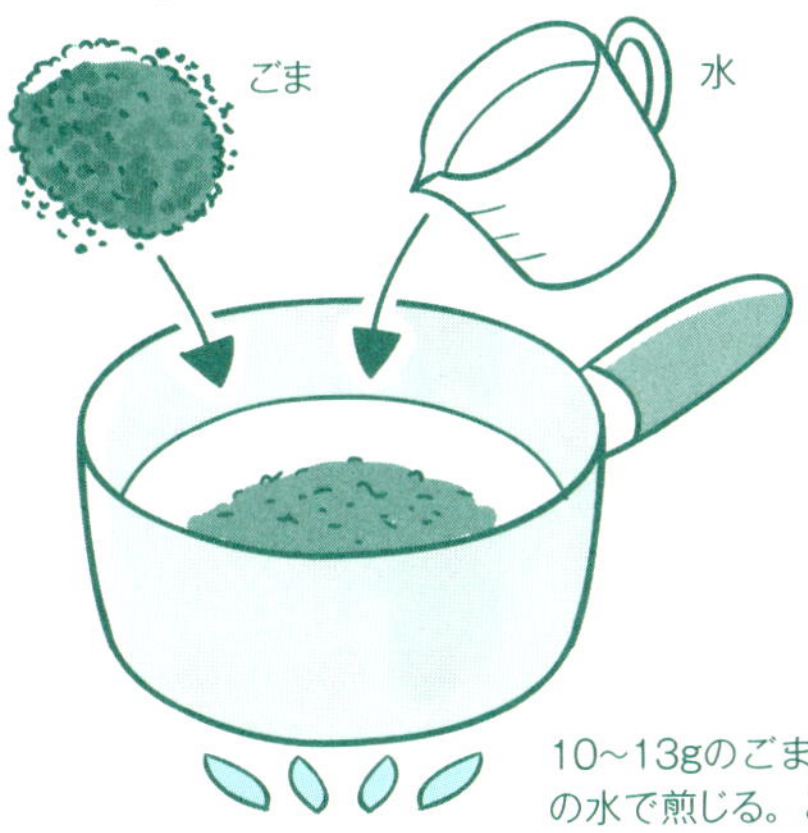

10〜13gのごまを、適量の水で煎じる。これを1日分として、毎日飲む。

日・常・生・活・の・注・意

肌のトラブルを防ぐ洗顔法

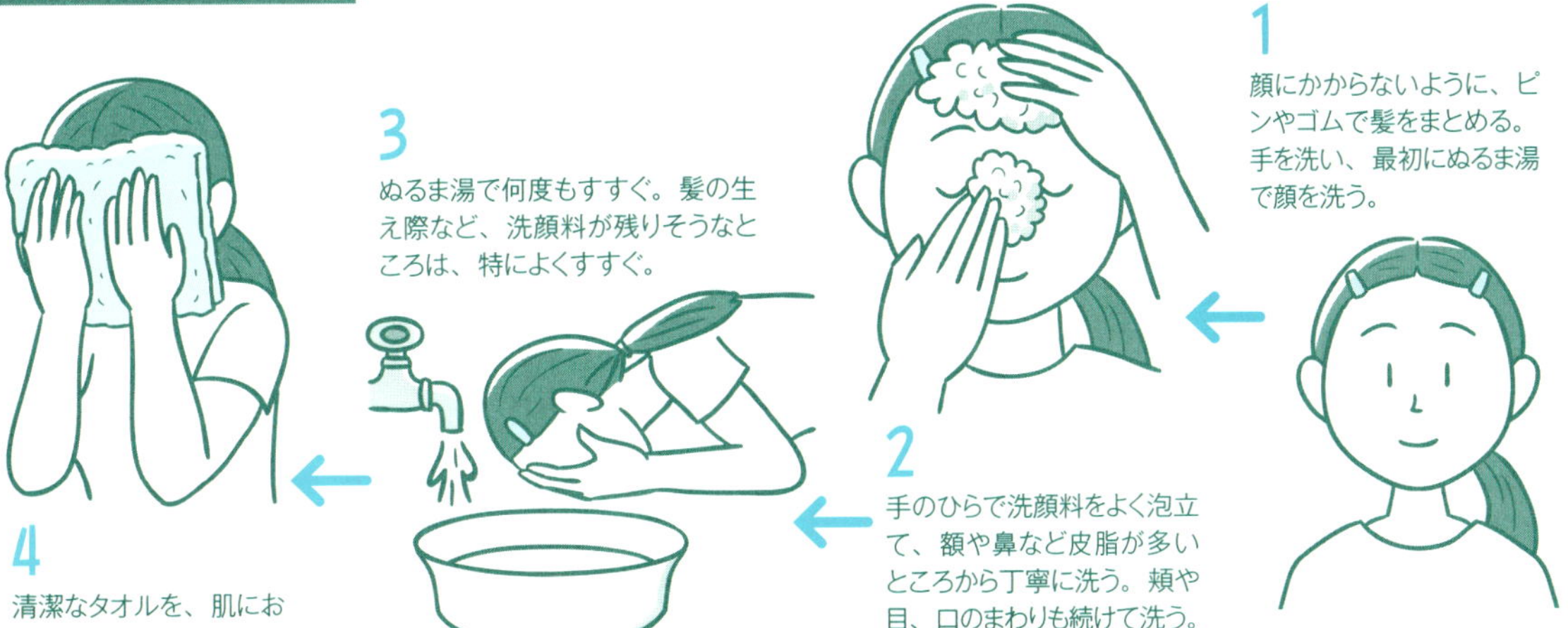

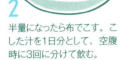

1 顔にかからないように、ピンやゴムで髪をまとめる。手を洗い、最初にぬるま湯で顔を洗う。

2 手のひらで洗顔料をよく泡立て、額や鼻など皮脂が多いところから丁寧に洗う。頬や目、口のまわりも続けて洗う。

3 ぬるま湯で何度もすすぐ。髪の生え際など、洗顔料が残りそうなところは、特によくすすぐ。

4 清潔なタオルを、肌におしつけるようにして、水分をふきとる。

●たわしで美しく？ 入浴時に足の裏全体をたわし（天然素材のもの）でよくこすると、全身の血液循環がよくなり、美肌にも効果的。

血液の解毒と水分代謝を促進する

ドクダミ

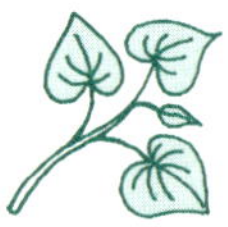

ドクダミと聞くと、あの独特な臭気を思い浮かべる人も多いでしょう。ですが、実際はさまざまな効能を持つ（「十薬《じゅうやく》」の異名も）大変すぐれた植物です。その名も、ドクダミ自体が毒をもっているという意味ではなく、毒性を消す「毒矯《た》め」からついたといわれます。古くから知られている薬草で、非常に強い繁殖力をもっています。

ドクダミは抗菌作用や抗カビ作用などのほかに、水分代謝を促進し、血液を解毒する作用にもすぐれています。また、便通をよくすることから、水虫、あせも、おでき、湿疹、かぶれなどのほかに、美肌づくりにも大変効果があります。

肌あれには、**ドクダミ茶**を飲むことをおすすめします。（根本）

●ドクダミ茶

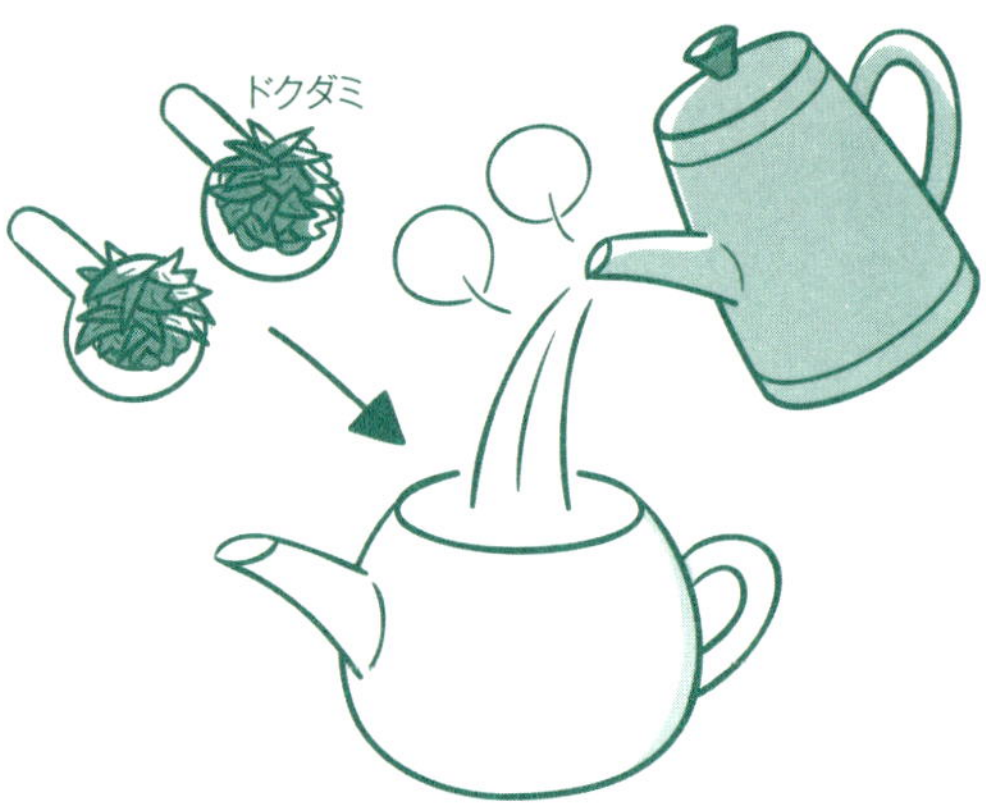

きゅうすなどに大さじ山盛り2杯のドクダミを入れ、熱湯を注ぐ。ふたをして、2〜3分おいてから飲む。

肌がスベスベになる

やまいも

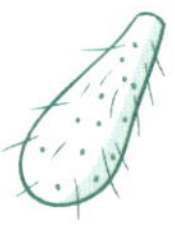

やまいもは肌を潤す作用にすぐれているため、あれた肌をスベスベにします。

やまいもは、滋養・強壮効果のあるネバネバ成分や酵素成分を含んでいます。これらには新陳代謝を高めるはたらきがあるため、胃腸を強化し、消化を促進して、便秘による肌あれに効果があります。**やまいものうめぼしあえ**は、せん切りのやまいもと梅肉をあえ、きざみのりをのせたもの。新陳代謝が一層高まって、美肌づくりに効果的です。（根本）

＊やまいも　アトピーなどアレルギー体質の人は避ける。

美肌づくりに砂糖のとりすぎは禁物

中国では、体をあたためすぎる食品は、〝血をさわがす〟として、皮膚にトラブルのあるときは、多食を禁じています。

その代表が**砂糖**、**チョコレート**、**あくの強い山菜（ワラビ、ぜんまいなど）**、**もち米**、**たけのこ**、**えび**、**かに**、**うに**などです。

特に砂糖のとりすぎは、肌あれをさらに悪化させるため要注意。甘いお菓子は控えたほうが無難です。また、たけのこやもちを食べすぎると、にきびや吹き出ものができることがありますが、これは体内の新陳代謝が過剰になるためです。そのほか、**香辛料**のとりすぎも肌には大敵です。

その他のおすすめ　食品・山野草

くるみと**黒ごま**には、新陳代謝を活発にして、肌を美しくする作用があります。くるみ30ｇと黒ごま15ｇを混ぜたものをすって、毎朝1さじずつ食べるとよいでしょう。特に、便秘がちで肌あれに悩む人に効果的です。

にんじんは、乾燥した肌をスベスベにして角質化を防ぐほか、便秘による肌あれも防止します。有効な栄養素を効率よくとるためには、なるべく皮つきのまま油炒めや天ぷらにして食べましょう。

酢大豆も便秘を解消し、肌を美しくするのに効果的です。大きめの広口のガラスびんに、天然醸造の米酢と大豆を3対1の割合で入れ、ふたをして4〜5日おいておきます。これを1日5〜10粒食べるようにします。

大麦も肌をなめらかにする作用があるので、常食することをおすすめします。

そのほか**ハブ茶の煎じ汁**や、**ドクダミ**と**薏苡仁《よくいにん》**（ハトムギの種子の殻をむいたもの）をブレンドして煎じたものを、お茶がわりに飲んでも効きます。

なるほどゼミナール

たばこと肌の看過できない関係

「スモーカーズフェイス」という言葉があります。これは喫煙により、肌本来の潤いやハリ、透明感を失ってしまった顔のことです。喫煙者特有の顔ともいわれ、肌あれと喫煙の関係が明らかになってきてからできた言葉です。

たばこに含まれているニコチンは、毛細血管を収縮させるだけでなく、毛細血管への酸素供給も減少させます。その結果、血行がわるくなるため、肌つやは損なわれ、肌あれをおこすのです。

また、たばこは肌に必要な栄養素の補給も妨げます。これはニコチンやタールが胃粘膜を刺激して、食べものの消化吸収をわるくし、食欲を低下させてしまうからです。さらに喫煙は大量のビタミンCをも奪ってしまいます（Cはコラーゲン合成にはたらき、肌にハリをもたせます）。

その結果、肌の新陳代謝は低下してあれ、顔色もわるくなり、目のまわりも黒ずんで、不健康そうにみえるようになってしまいます。たばこは「老化促進剤」ともいわれ、非喫煙者より5～10年も老化がはやくなるとも指摘されています。

たばこは百害あって一利なし。健康のためにも、禁煙がのぞましいといえます。

こんな方法もあります

手作り化粧水とパックで肌イキイキ

とうがん水は、肌の色を白くしてしっとりさせます。毎晩、寝る前につけるとよいでしょう。長く続けると、皮膚のつやもよくなります。

ゆず1個を、皮つきのまま日本酒400mLに1か月ほど漬け込めば、ゆずローションができます。肌にすり込むと、冬でもスベスベします。

バナナとはちみつのパックは、疲れて肌がかさついたり、ハリがなかったりするときにおすすめです。熟したバナナをしっかりつぶしてトロトロにし、はちみつ小さじ1を加えてよく混ぜます。顔に塗り、10分ほどおいたら、ぬるま湯でよく洗い流します。傷んで敏感になっている肌を休ませ、ほどよくひき締めてくれます。肌への刺激が少ないのもうれしいポイントです。

●とうがん水

とうがん500gの皮をむき、細かくきざむ。鍋に酒と水各1Lと、とうがんを入れ、ドロドロになるまで煮込む。

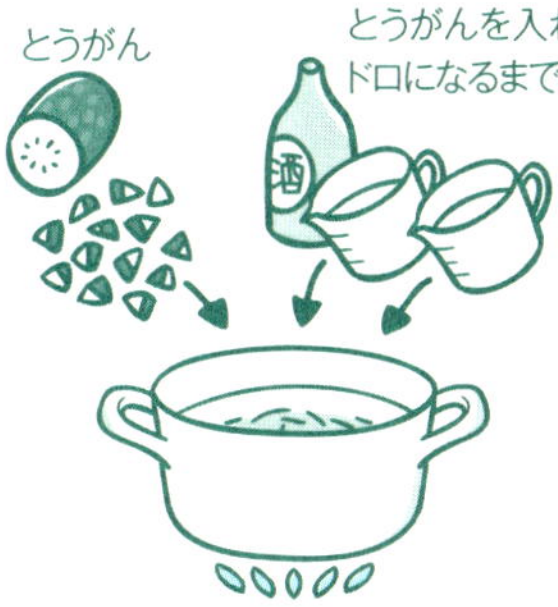

薬草風呂につかってスベスベな肌に

昔からの風習で、冬至にゆず湯に入るとかぜをひかないといわれていますが、ゆず湯には肌を美しくさせるはたらきもあります。これはゆずのよい香りが気分を爽快にすることと、香油成分であるピネンやシトラールが皮膚を刺激して、血行をよくするためです。ゆずを輪切りにして布袋に入れ、浴槽に浮かべます。

美肌づくりの特効薬ともいえるハトムギは、お風呂に入れても効果抜群です。ハトムギの殻はかたいため、浴槽に入れる前に、50gを1Lの水で30分ほど煎じます。これを浴槽のお湯に足してお風呂に入ります。

小麦フスマ（小麦を粉にひいたあとに出る外側のカス）も入浴剤として最適です。ふすまの酵素は皮膚のはたらきを活発にするとともに、保護する作用があるからです。ふすま100～300gを布袋に入れ、浴槽に浮かべます。このとき酵素が活性化しやすいように、お湯はぬるめにします。

みかん湯も効果的です。みかんの皮のペクチン質という成分にも、肌をなめらかにする作用があります。みかんの皮を布袋などに入れ、お風呂に浮かべます。よい香りが立ち込め、気分もリラックスできます。

土用の丑《うし》の日には、桃の葉を入れたお風呂に入る習慣があります。これは桃に邪気を払う力があるためだといわれていますが、桃の葉には肌あれを防ぐという効用もあります。乾燥させた桃の葉100gを煎じ、この汁と、生葉適量を入れた布袋を浴槽に入れます。あせもや湿疹などの皮膚病にも効果的です。

サイカチ湯も、肌をなめらかにするのに効果的です。サイカチとは、マメ科の植物で、戦争中にはよくせっけんがわりに使われたものです。現在でも、皮膚病などでせっけんが使えないときの、代用品としても利用できます。

米ぬかに含まれた脂質やたんぱく質は、薬湯に最高です。米ぬか湯に入ると、肌が若返ります。

●米ぬか湯

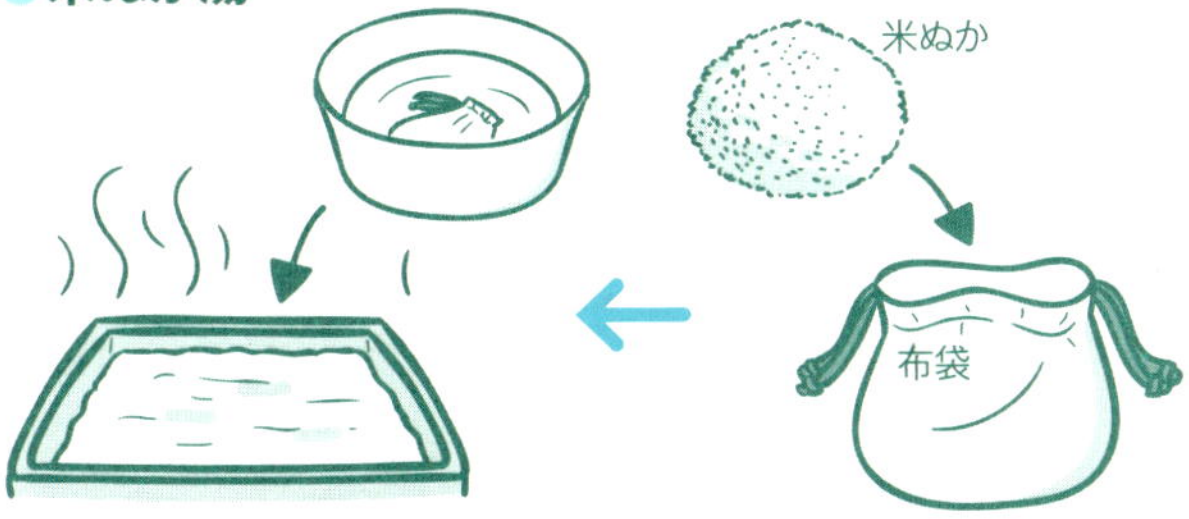

1 米ぬかを布袋に入れて、口を閉じる。

2 洗面器などにお湯を張り、1を浸し、エキスを抽出する。これをお風呂のお湯に混ぜ、入浴する。

●肌をリフレッシュするには　化粧は皮膚呼吸を妨げる。肌の再生機能を高めるには、素肌で過ごす時間をできるだけ多くするとよい。

にきび

つぶすのは絶対にダメ。洗顔をまめにして、脂質と糖質の多食、便秘に気をつけて

にきびの位置と原因

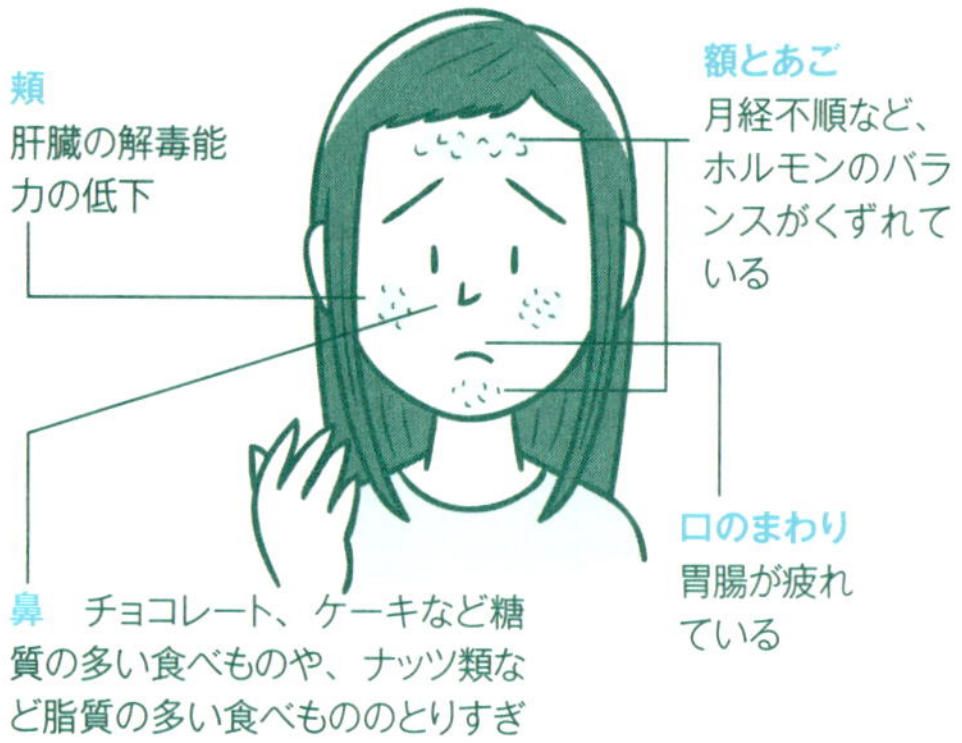

頬
肝臓の解毒能力の低下
額とあご
月経不順など、ホルモンのバランスがくずれている
口のまわり
胃腸が疲れている
鼻　チョコレート、ケーキなど糖質の多い食べものや、ナッツ類など脂質の多い食べもののとりすぎ

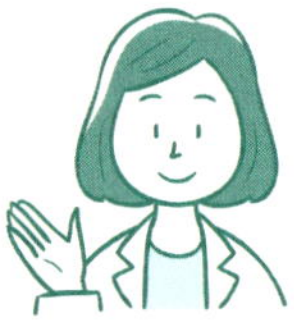

Dr.アドバイス

原因は過剰な皮脂分泌

にきびは思春期から20歳代の男女に多発し、顔をはじめ、背中の中央部や胸などによくできます。昔は青春のシンボルともいわれましたが、当人にしてみれば大きな悩みの種です。

にきびは、思春期にホルモン分泌の状態が大きく変化し、男性ホルモンの分泌が盛んになることからできるものです。男性ホルモンには皮脂の分泌を盛んにするはたらきがあるため、この時期、毛穴の根もとにある皮脂腺から、皮脂がどんどん分泌されます。これが過剰になると、毛穴の途中に皮脂がつまりやすくなってしまい、そこに細菌がついて炎症をおこし、にきびになるのです。

これに加えて、睡眠不足、脂質や糖質の多食、油性化粧品の頻用、便秘やストレスなどがあれば、さらににきびを招く結果になります。そのほか、遺伝的体質も大きく影響します。

治療は、ふさがれた毛穴を開く塗り薬をはじめ、炎症をおさえる抗生物質や内服薬もあります。しかし薬に頼らずとも、食事の改善によってもかなりよくなります。

にきびに効果あり ハトムギ

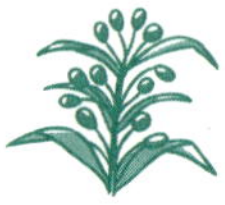

ハトムギは昔からイボとりの妙薬といわれてきました。これはハトムギに新陳代謝促進作用があるほか、コイクノライドという成分が腫瘍《しゅよう》組織に効くためです。またハトムギの繊維質には、便秘を緩和するはたらきもあります。これらの効能は、にきびにとても効果があります。

ハトムギ茶を飲むとともに、**ハトムギローション**（作り方は次ページ）を毎日使いましょう。

ハトムギ茶は、ハトムギ20～30gを軽く焦がし、500～600mLの水で20～30分煎じてカスをこせば、飲むことができます。（根本）

おすすめ 化膿したときは ドクダミ

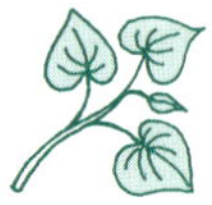

ハート形をしたドクダミの葉は、にきび退治の妙薬です。特に化膿したにきびに有効で、**ドクダミの煎じ汁**がおすすめです。

まずドクダミの葉を5～6月に刈りとり、風通しのよい場所で3日間以上陰干しにします。この乾燥させた葉15gに、サルトリイバラの根5gと、リンドウの根2gを加え、いっしょに煎じます。これを1日量として服用します。

また、**ドクダミとユキノシタの生葉のもみ汁**をガーゼにつけ、化膿したにきびにはっても効きます。（根本・山ノ内）

おすすめ にきびの特効薬 スベリヒユ

スベリヒユは繁殖力が強い雑草ですが、にきびをはじめ、はれものやできものの特効薬でもあります。漢方でも馬歯莧《ばしけん》という生薬名で利用されているほどです。スベリヒユに含まれている、しゅう酸に似た有機酸が有効成分だと考えられています。

にきびには、**スベリヒユの煎じ汁**を服用すると効きます。地上部をきざんで干したもの10gを、400mLの水で半量になるまで煎じたら、これを1日量として服用します。また、この煎じ汁を塗ったり、洗顔に使うと効果が倍増します。（根本・山ノ内）

ハトムギローションの作り方

●材料

ハトムギ	250g
日本酒	720mL

1
ハトムギは軽く洗い、水けをきる。日本酒とともにびんに入れて、冷蔵庫で1週間保存する。その後ハトムギをこし、あらかじめ熱湯消毒した保存容器に移す。

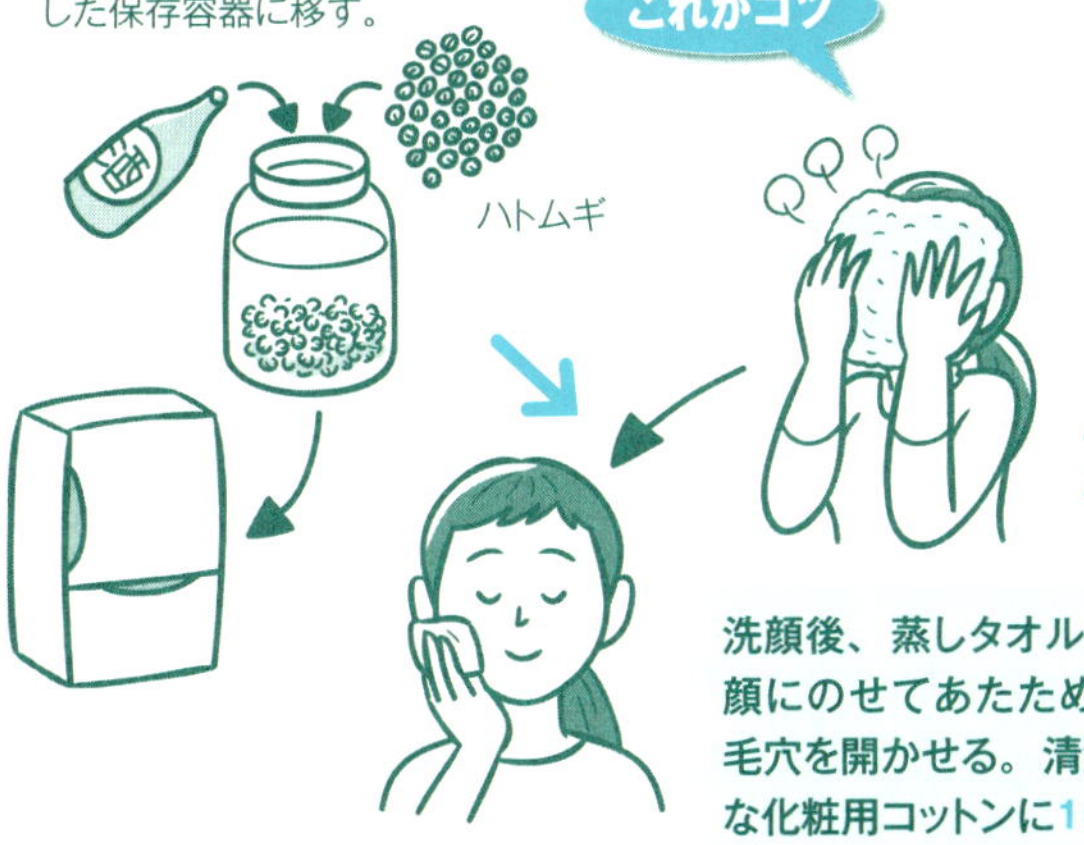

2
洗顔後、蒸しタオルを顔にのせてあたため、毛穴を開かせる。清潔な化粧用コットンに1のローションを適量とり、顔にたっぷりつける。これを3度繰り返す。

作ってみました

簡単に作れます。保存容器は、熱湯消毒することを考えると、ガラスのびんがよいでしょう。

使ってみました

酒のにおいがしますが、乾くと消えます。肌がとてもしっとりするので、保湿にもよいようです。

日・常・生・活・の・注・意

にきびを悪化させないためには

ふさがった毛穴を開くのに洗顔は不可欠。少なくとも朝晩2回は、刺激の少ないせっけんや洗顔料で洗うことが大切です。このとき、体温よりやや高めのお湯（お風呂のお湯と同程度）で洗うのがコツ。冷水では皮脂が固まってしまうので気をつけます。また、髪の毛が顔にかかって刺激しないようにしましょう。

さらに、にきびが気になっても、指でいじったり、つぶしたりしてはいけません。細菌感染したり、跡が残ったりします。

食事は、便秘にならないように食物繊維をたっぷりとりましょう。そして毎日、睡眠は十分にとるように心がけます。

解毒作用でにきびに効く
ヤブガラシ

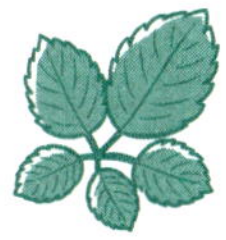

ヤブガラシは、全国いたるところにはびこっている多年草の雑草です。その名は、ヤブの他の植物をみな枯らしてしまうほどの、すごい勢いで蔓延《まんえん》するところからつけられたものです。しかしこの植物は、ただの雑草ではありません。解毒作用があり、にきびを改善してくれます。

特に**ヤブガラシの根の煎じ汁**が効果的です。陰干しにした根20～30g程度を、3カップの水で半量になるまで煎じ、これを1日3回に分けて服用すると効きます。

（根本）

その他のおすすめ 食品・山野草

だいこんはにきびの炎症を鎮め、にきびが増えるのを防ぎます。だいこんおろしのしぼり汁を、洗顔後につけます。

スイカズラの花8gと**タンポポの根**8gを1日量として、400mLの水で半量になるまで煎じて服用しても効きます。

ホオズキの全草をきざんで乾燥させたものを、煎じて服用してもよいでしょう。また、**ネナシカズラの茎**をもんで、汁をにきびにつけても効果があります。

脂質や甘みの強いものは、控えること

にきびを防ぐには、まず脂質の摂取を減らすことが大切です。皮膚の粘膜を過敏にさせ、炎症をおこしやすくさせるからです。

刺激物も、にきびの原因になります。なかでも、**牛肉**、**豚肉**、**ピーナッツなどのナッツ類**、**チョコレート**、**クリーム**、**白砂糖**、**チーズ**、**バター**、**コーヒー**、**ココア**などは、できるだけ控えるようにします。この種の食べものは、ただでさえ皮脂腺をつまらせやすい性質をもっているからです。

●にきびは数えない　気にしすぎて個数を数えたりするとストレスがたまり、よけいに増えるというしめ。あまり神経質にならないように。

しみ・そばかす

メラニン色素の沈着を防ぐには ビタミンCを毎日しっかりとることが効果的

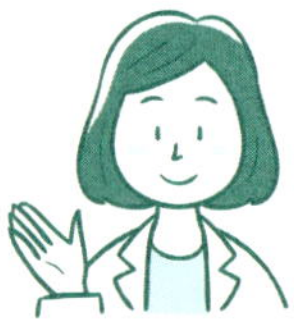

●Dr.アドバイス

紫外線の影響が大きい。強い日光にあたらないこと

しみは、薄い褐色で境目のはっきりした色素斑。多くは30歳以降の女性の顔にできます。特に額や両頬、鼻の周囲にできやすく、たいてい左右対称に出ます。

そばかすは、細かい茶褐色の斑点が、目の周囲や頬、腕の外側や手の甲など、日光のあたりやすいところに群がるようにできます。

いずれも皮膚の内側にメラニン色素が沈着する現象ですが、まだはっきりした原因はつかめていません。紫外線にあたると、メラニン色素を合成する酵素が活性化され、色が濃くなったり、数が増えたりすることは確かです。そばかすの場合は、遺伝的要素が強いといわれており、しみの場合はホルモンの分泌異常が原因とも考えられています。

予防には、日光にできるだけあたらないようにすることです。

さらにビタミンCが豊富なくだものや野菜を多めにとるとよいでしょう。Cは細胞内の酸化還元作用を促進するので、新陳代謝機能を強くし、しみ・そばかすによいからです。ただ、Cの大量摂取は下痢することがあるので注意。

そばかすによい

あずき

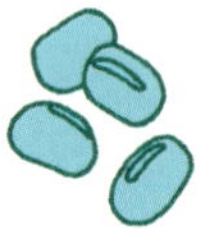

日本では、昔から祝い事に食べられてきたあずきですが、中国では薬として重宝されてきました。中国に古くから伝わる薬物書によれば、あずきは「吹き出ものを除いて、肌をつややかにする」としています。このあずきの薬効が、そばかすにも効きます。あずきの粉末をつめた布袋で、そばかすを軽くこすります。1日2～3回、5分ずつ繰り返すと薄くなってきます。

ただし使うごとにあずきは取り替え、布袋も清潔にしておかないと、かぶれることがあるので注意しましょう。

（根本）

●あずきの粉末

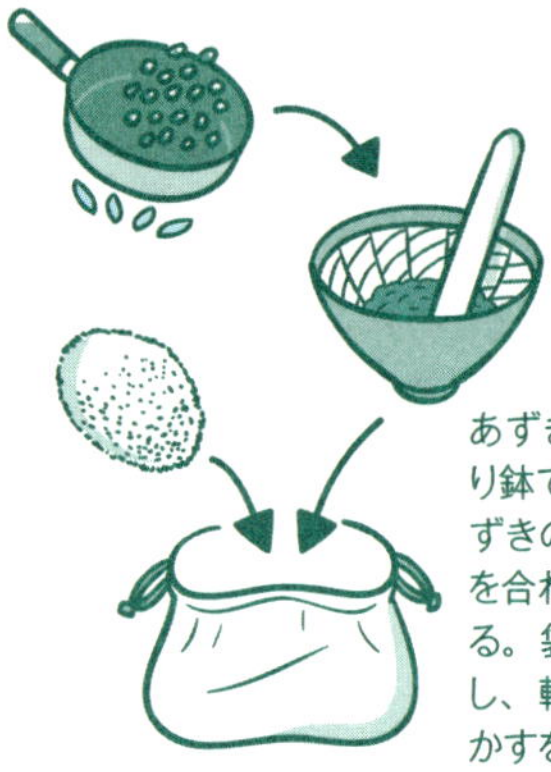

あずき10gをいり、すり鉢で粉末にする。あずきの1/3量の米ぬかを合わせて布袋に入れる。袋ごと熱湯に浸し、軽くしぼり、そばかすを軽くこする。

肌の再生に効果

ヨーグルト

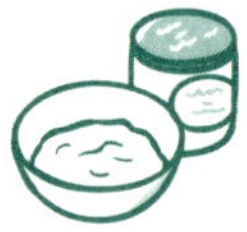

ヨーグルトは、肌の再生に欠かせない良質のたんぱく質、カルシウム、ビタミンB_2を豊富に含んだ食べものです。腸内環境をととのえるはたらきもあります。また、豊富に含まれた乳酸菌が、新陳代謝を活発にして、肌の老化を防ぐはたらきもします。

しみやそばかすに悩む人は、ヨーグルトを、毎日食べるとよいでしょう。ただし、食べすぎるとガスがたまりやすくなるので気をつけます。

また、メラニン色素の沈着を防ぐ作用のあるビタミンCをたくさん含んだ、いちごやみかんをヨーグルトに加えて食べると、さらに効果が上がります。

（根本）

しみに効果的

カワラヨモギ

カワラヨモギは、漢方では茵蔯蒿《いんちんこう》とよばれており、不要な水分を外に排出させる、炎症をおさえるなどの作用があります。

タンニンとフラボノイドをたっぷりと含み、抗菌作用が強力です。濃いめに煎じた汁を飲むと、肝胆の作用を強化するので、しみやそばかすに効果があります。

カワラヨモギは、敏感肌用の化粧品などにも多く利用されていることから、煎じ汁を肌につけても効果が期待できます。

（根本）

酢卵の作り方

●材料（1日分）

鶏卵	1個
醸造酢	適量
はちみつ	20g
水	少々

1
鶏卵は殻ごと使うので、殻のよごれを水できれいに洗う。

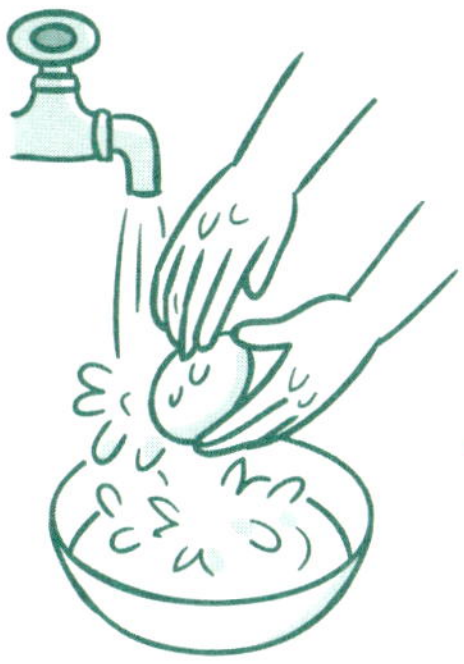

2
1をコップに入れ、醸造酢をひたひたになるくらいまで注ぐ。

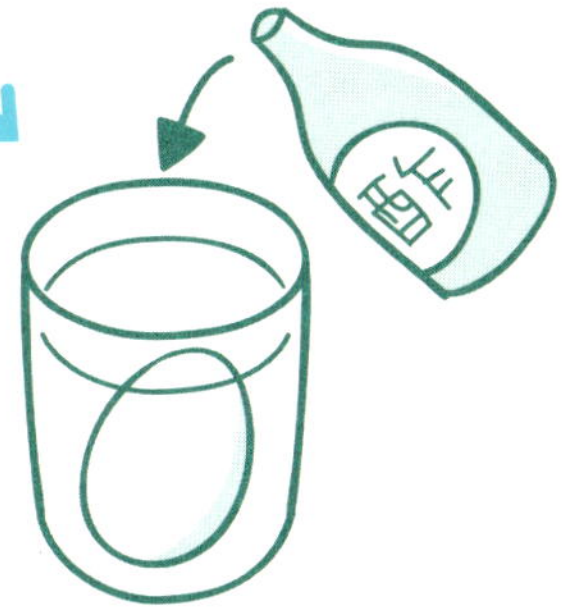

3
ラップでしっかりふたをし、冷暗所または冷蔵室へ入れ、3～4日おく。

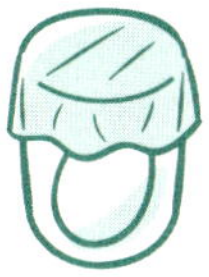

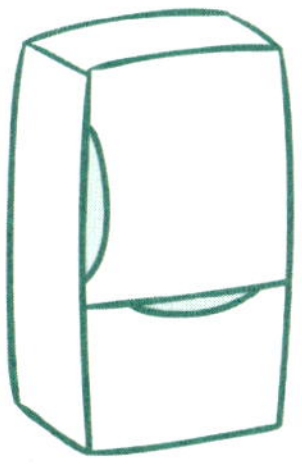

4
つついてみて、殻に弾力性が出ていたら、殻を破って中身をとりだす。そして水、はちみつを加え、よく混ぜる。これを1日3回に分けて飲む。

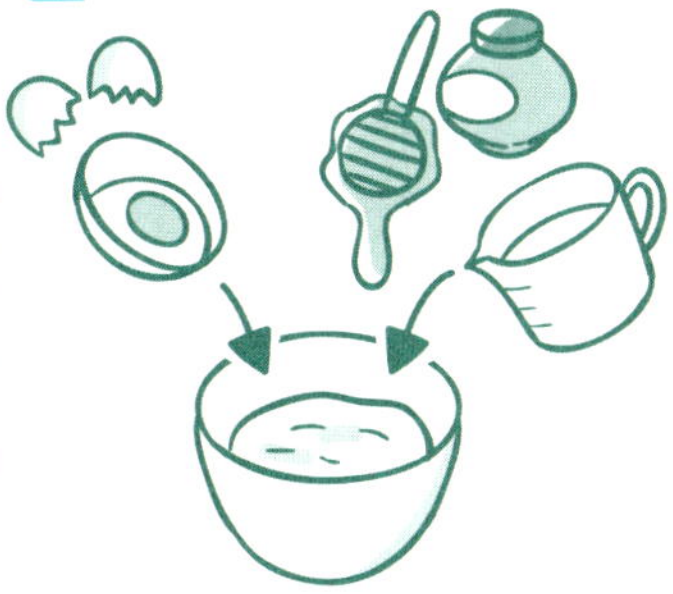

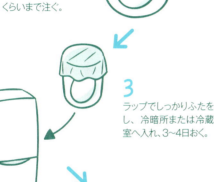

作ってみました

鶏卵の入ったコップに酢を注ぐと、びっくりするほどの気泡が出ます。これは殻と酢が化学反応をおこして二酸化炭素が発生しているとのこと。体に悪影響はありません。

飲んでみました

酢と生卵のにおいが案外きつく、飲むとき鼻につきます。飲みにくいからといって、はちみつを入れすぎると、糖質のとりすぎになるので、大さじ１弱が限度です。

顔や手足のしみに

鶏卵

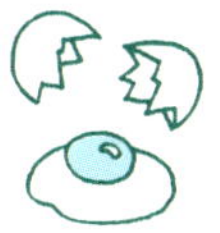

鶏卵には、高血圧や糖尿病のほか、顔や手足のしみをきれいにする効果があります。酢にも肌をきれいにする効果があるようです。このふたつを合わせた**酢卵**（作り方は左図）を飲むとよいでしょう。

毎日根気よく飲み続けると、がんこなしみもかなり目立たなくなるほか、肌が潤い、体力もついてきます。

（根本）

おすすめ

外用に抜群の効果

桃の花

中国原産の桃は、日本には奈良時代以前に渡ってきました。昔から、花も葉も種子も薬として使われてきましたが、肌に効果があるのは白い花です。

しみ・そばかすには、**桃の花パック**が効果的です。これは、白い花と、とうがんの種子を同量ずつ混ぜて、すりつぶしたものを塗る方法です。

（根本・山ノ内）

＋ 日焼け後 の手当て

日焼けはほてりを鎮めるのがいちばん

海水浴などで急激に肌を焼くと、赤くなってヒリヒリ傷んだり、水疱ができたりします。これがしみ・そばかすを増やす原因となります。

肌が赤くなってしまったら、ほてりを鎮めます（左図参照）。そしてほてりがおさまったら、化粧水や薬などで肌を保湿して、保護します。

[顔の日焼け]

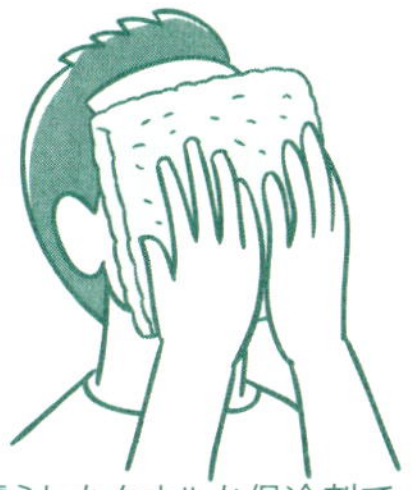

濡らしたタオルか保冷剤で、顔を冷やす。

[体の日焼け]

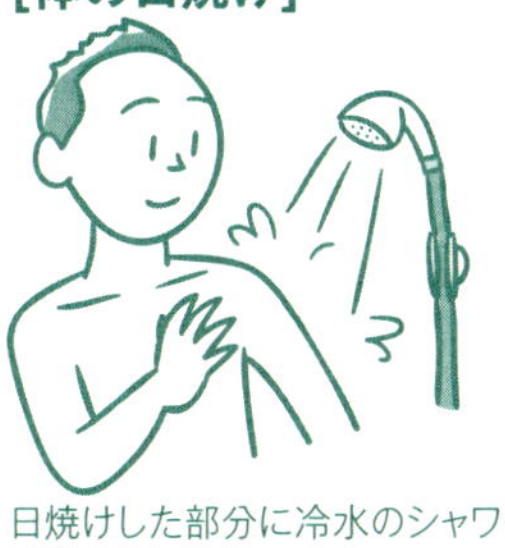

日焼けした部分に冷水のシャワーをあてる。水風呂に入るのも可。

●手のひらは日に焼けない？　手のひらや足の裏は、日にあたることがあまりないので、肌を守るメラニン色素が少なく、日焼けしにくい。

しみによく効く クチナシ

欧米では、クチナシはガーデニアの名で親しまれています。洋画などで、ヒロインの耳にこの花が飾られているのを観た人も多いのではないでしょうか。ただこれは、実をつけない八重咲き種で、薬効はありません。

薬効があるのは一重咲きの実で、打ち身によるアザやしみによく効きます。クチナシの実の粉末4gに、ノウゼンカズラの花の粉末4gを合わせて、水で飲みます。これを水で練って塗っても、クチナシの実の粉末だけで顔を湿布しても効果があります。

（根本）

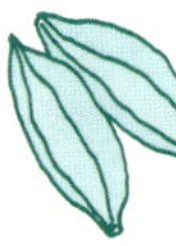

肌のトラブルを解消する ムラサキ

ムラサキの根は紫根《しこん》とよばれ、古くから染料として用いられてきました。また、皮膚の薬としても重宝されています。紫根には肌のトラブルを解消し、肌をなめらかにする作用があるからです。化粧品にも使われています。

しみ・そばかすには、この紫根が効果的です。5月もしくは10月に掘り出した紫根を、水洗いせずに日干しにします。乾燥したら泥をはたき落とし、8gを煎じて飲みます。また、この煎じ汁をローションがわりに用いてもよいでしょう。

（根本）

おすすめ

しみ・そばかすに効果的 アマドコロ

山林原野に自生するユリ科の多年草です。アマドコロの名は、根茎に甘みがあり、ヤマノイモ科のトコロに似ているところからついたものです。根茎を乾燥させたものは萎蕤《いずい》という生薬になり、昔から滋養・強壮のために煎じて飲まれてきました。

この**アマドコロの根茎の汁**が、肌の不調によく効きます。葉と茎をつぶして出た汁をつけましょう。肌を白くして、つやをよくする美肌効果もあります。

また、生の根茎をすりおろしたものか、乾燥させて粉末にしたものに、少量の小麦粉と酢を混ぜ、これを気になるところへ湿布しても、よいでしょう。

（根本・山ノ内）

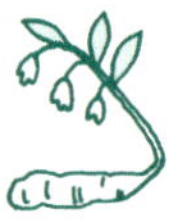

その他のおすすめ 食品・山野草

カワラヨモギの葉5gと皮つきのまま砕いてからいった**ハトムギ**15gを合わせ、540～720mLの水で半量になるまで煎じます。これをお茶がわりに飲みます。

適量に薄めた**クマザサエキス**を、ガーゼに湿らせたもので顔をパックしても、しみやそばかすに効果的です。

日・常・生・活・の・注・意

しみ・そばかすを予防するには

まずは、紫外線対策を万全にしましょう。ほんの少しの時間でも、日傘や帽子、または長袖の衣服などで、直射日光をさえぎることが大切です。

肌には、UVカット効果のある日焼け止めを塗って、防御しましょう。

また過労やストレスも大敵です。十分な睡眠や、ビタミンCが豊富でバランスのよい食事を心がけましょう。また、しみ・そばかすを必要以上に気にしすぎないことも大切です。

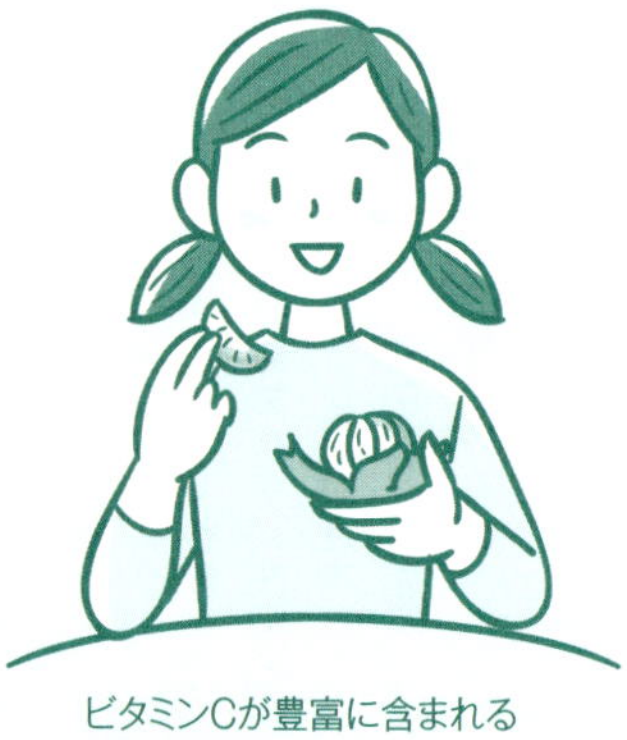

ビタミンCが豊富に含まれる食べものをとる。

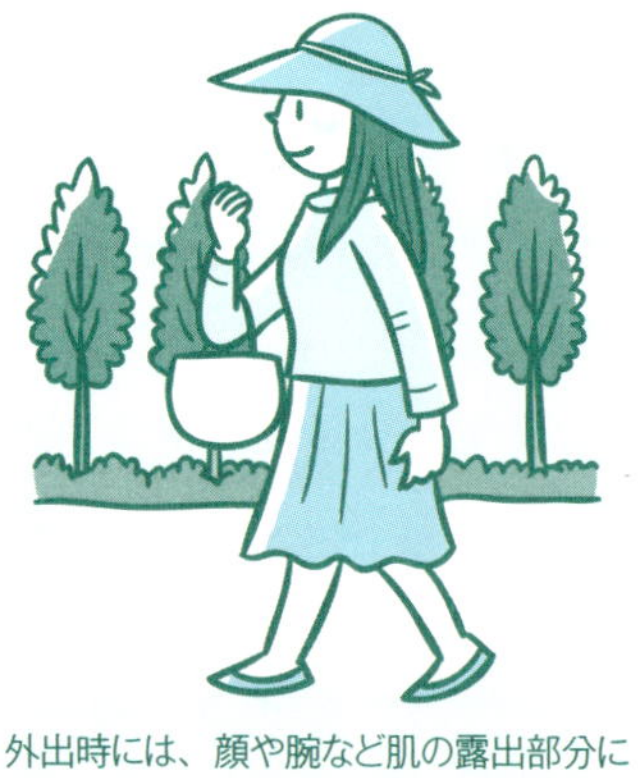

外出時には、顔や腕など肌の露出部分に日焼け止めクリームを塗り、帽子をかぶって紫外線対策をする。

手湿疹（主婦湿疹）

水仕事の多い主婦によくおこる。ぬるま湯を使い、手袋や油性のクリームで手の保護を

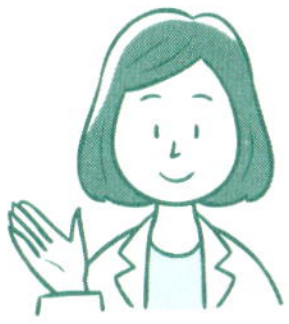

●Dr.アドバイス

赤い湿疹にかゆみが伴う。水仕事と洗剤が主な原因

20～40歳代の女性、特に水仕事が多い主婦の手に発生する湿疹を手《て》湿疹《しっしん》（主婦湿疹）といいます。手や指に小さな赤い湿疹があらわれるのが初期症状で、かゆみを伴います。のちに水ぶくれが生じ、表面がジクジクした状態になり、さらに進行すると、手指がカサカサになって亀裂を生じます。

原因は水仕事や洗剤などの刺激によって、皮膚を保護する角層細《かくそうさい》胞間脂質《ほうかんししつ》（セラミド）が減り、バリア機能が低下するためです。水仕事をやめれば症状は軽くなりますが、再開するともとに戻ってしまいます。手袋や尿素入りクリームで手を保護することが必要です。

●なすのヘタ

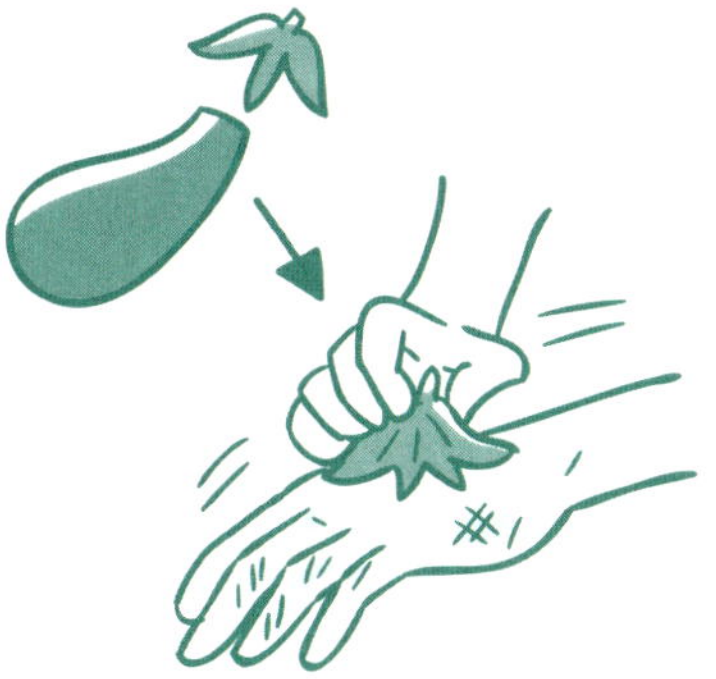

なすはヘタの部分を切る。そのヘタで毎日あれた手をこする。

皮膚の角質がとれる
なす

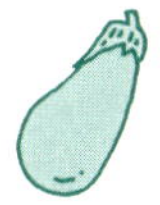

手湿疹は、皮膚を保護してくれる角層細胞間脂質がなくなることと、外側の角質層が壊されることによりおこります。

なすには、この壊れた角質をとり除いて、手をきれいにするはたらきがあります。

手湿疹のときには、**なすのヘタ**を利用します。なすのヘタで有名なのは、黒焼きにした歯みがき粉ですが、手湿疹では、そのまま使用します。

なすのヘタでたんねんに手をこすると、きれいになります。イボとりとしても、効果があります。ぜひお試しください。（根本）

カサカサの肌に
シラン

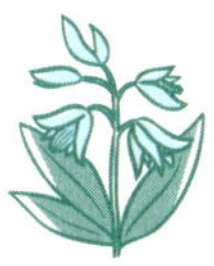

紫色の小さな花をつけることから「紫蘭」の名がつけられました。

通常、野生のランのほとんどは栽培が難しいのですが、シランは庭先などでも簡単に育てることができます。最近は特に、鑑賞用として、盛んに栽培されています。

球根の煎じ汁が胃炎に効くことは有名ですが、**シランの球根の粉末**を外用すると、手湿疹に効きます。球根を煮て乾かし、粉末にします。これをごま油で溶いて手に塗ると、肌のカサカサがきれいになります。（根本）

*シラン　アレルギーの人は注意する。

日・常・生・活・の・注・意

手湿疹から手を守るには

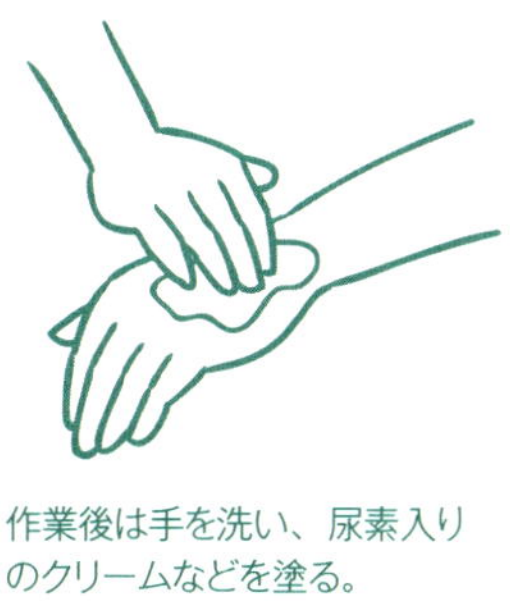

作業後は手を洗い、尿素入りのクリームなどを塗る。

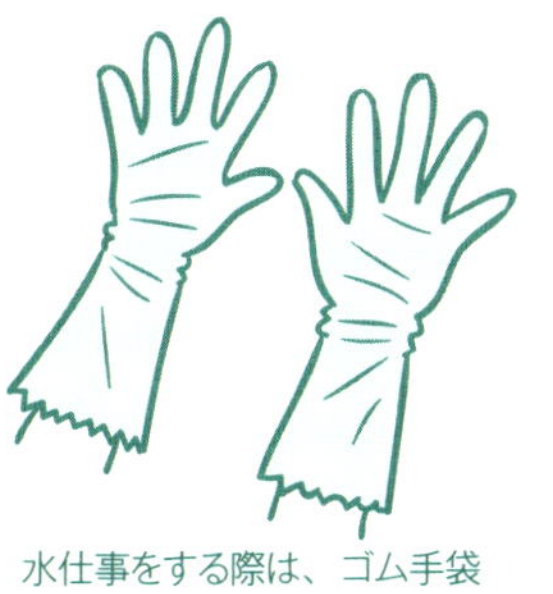

水仕事をする際は、ゴム手袋を使う。

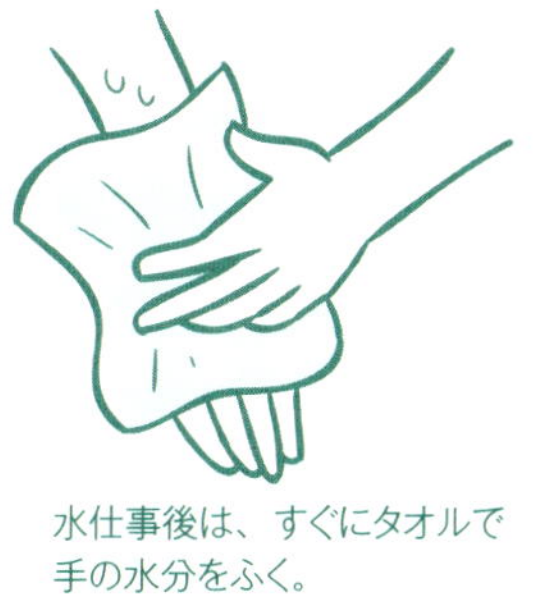

水仕事後は、すぐにタオルで手の水分をふく。

素手で水仕事をするときは、熱い湯ではなく、水かぬるま湯を使う。

●あかぎれ大将にひび大将　手のあれた人を揶揄《やゆ》する昔の諺《ことわざ》だが、いわれるのはつらい。油分不足に気をつけよう。

髪のトラブル

トリートメントなどの外側対策だけでは不十分。体の内側からも栄養をあたえること

脱毛・白髪予防に
黒ごま

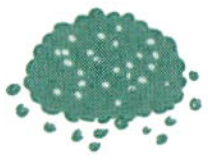

黒ごまは、海藻とならんで、髪によいとされる食べものの代表です。良質なたんぱく質が豊富で、ビタミンEを含むリノール酸、カルシウム、ビタミンB_1・B_2、鉄、リンなどをたっぷり含んでいます。これらの栄養分は、新陳代謝を活発にし、毛細血管の血行をよくして、髪の根もとまで必要な栄養素を運んでくれます。髪を美しく健康に保つためには、おおいに黒ごまを利用しましょう。ごまの外皮は消化がわるいので、すりつぶして用います。

おすすめは**黒ごまドリンク**（作り方は次ページ）です。

また、**黒ごま汁粉**も効きます。米50gを一晩水に、黒ごま80gは1時間ぬるま湯に、それぞれ漬けます。水をきり、ミキサーにかけてドロドロにし、黒砂糖½カップを加えて火にかけ、煮たたせればできあがり。ただし下痢などのときは、食べるのを避けましょう。

（根本・山ノ内）

中国では有名な白髪予防薬
ツルドクダミ

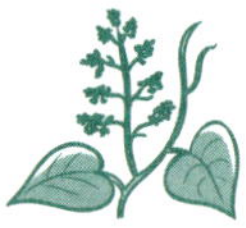

生薬名の何首烏《かしゅう》は、もとは人名。何首烏がツルドクダミの根を服用して、130歳になっても頭髪が黒く元気だったことにちなんでつけられたといいます。

現在でも、白髪予防の代表的なレシピとして**烏髪糖《うはつとう》**（作り方は下図）が有名です。

また簡便な方法としては、何首烏200g（漢方薬局などで市販）を、包丁が通る程度のかたさまで蒸して薄く切ります。これにいった黒ごま250gを加えて、ミキサーですりつぶしたものを毎日スプーンで2～3杯ずつ飲みます。

（根本）

●烏髪糖

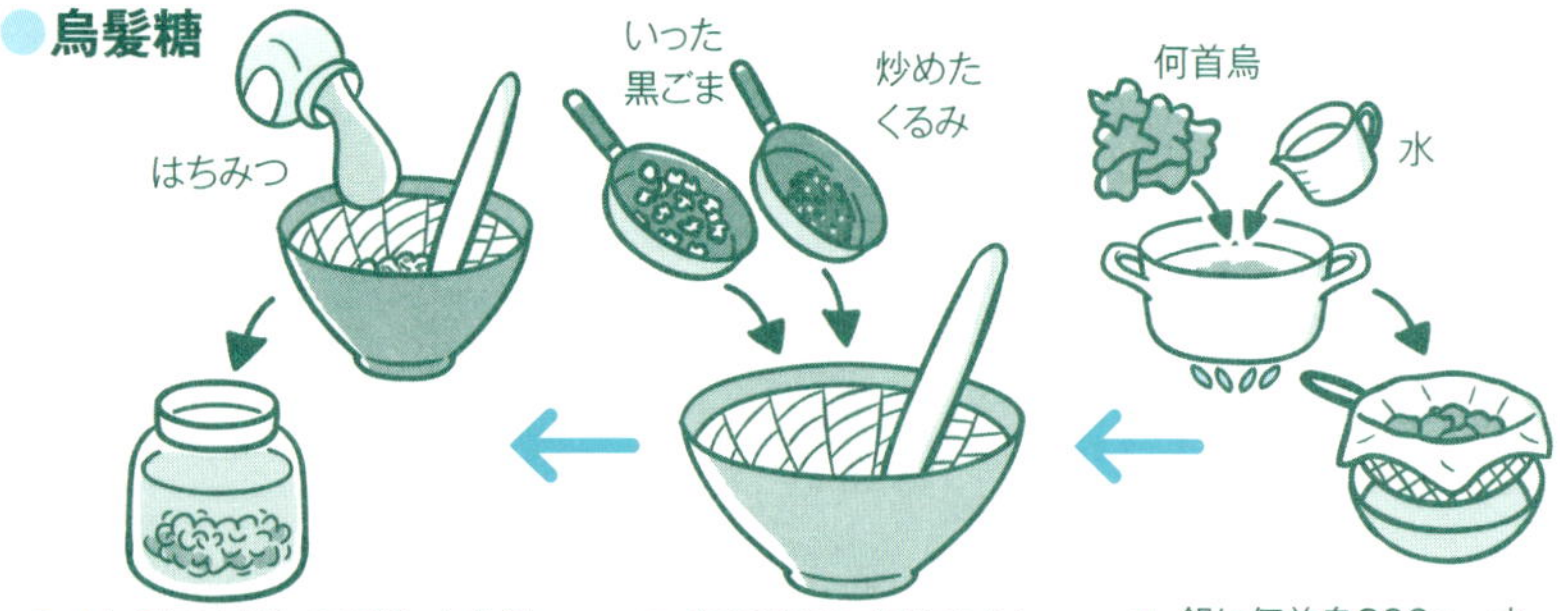

1 鍋に何首烏200g、水4カップを入れる。半量になるまで煎じたら、ガーゼでこす。

2 くるみ200gは渋皮をとり、油で炒める。黒ごま200gもいり、くるみとすり合わせる。

3 1と2にはちみつ100mLを混ぜ合わせて、ふたつきの容器に入れる。これを毎日大さじ2～3ずつ、40日以上食べる。

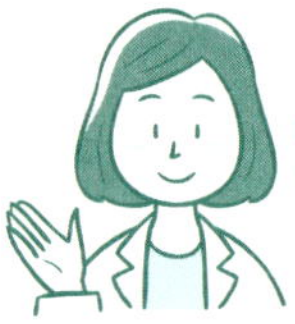

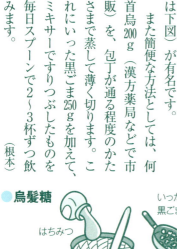

●Dr.アドバイス

髪に必要な栄養は多様。ストレス解消も大事

必要な栄養素が不足したり、毛根部にまでゆきわたらないと、髪がパサついたり、枝毛ができるなどのトラブルがおこります。

髪の主成分は、硫黄を含んだたんぱく質で、これは美しい髪をつくるためには欠かせません。カルシウムもまた、髪につやをあたえるうえで大事です。さらに、体をはじめ髪の新陳代謝を促すビタミンB群、髪の発育やメラニン色素の合成に必要なヨードや亜鉛などのミネラルも、とることを忘れてはいけない栄養素です。

これらの養分を髪の毛の根もとまで運ぶのは、血液。血液が頭の皮膚にまんべんなくゆきわたらなくてはならないのです。ところが頭の皮膚を通る血管は、非常にかたく緊張している頭蓋骨の帽状腱《ぼうじょうけん》膜《まく》を貫いてくるため、血行がわるくなりがちです。ですから血行をよくするリノール酸やビタミンEを十分にとることも必要です。

若いうちから白髪になる人がいますが、これは精神的ストレスも大きく関わっています。悩んでいる人は、まずストレスを解消するよう努力しましょう。

黒ごまドリンクの作り方

●材料（1日3回分）

黒ごま	40g
黒豆	40g
昆布	10g（14cm角1枚）
水	2カップ（400mL）

1

昆布は、一晩水に漬けておく。水はとっておく。

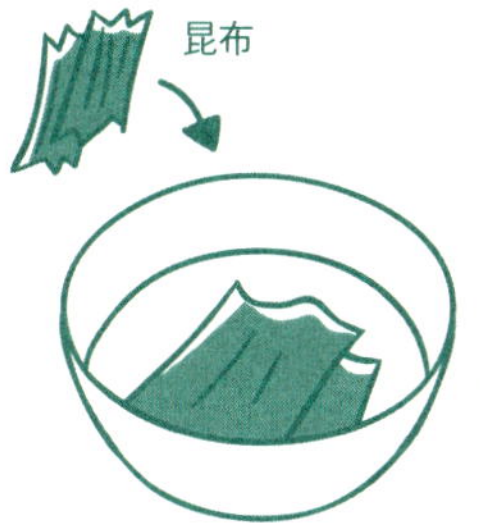

2

黒ごまは、軽くからいりする。黒豆は皮が破れるくらいまでからいりする。

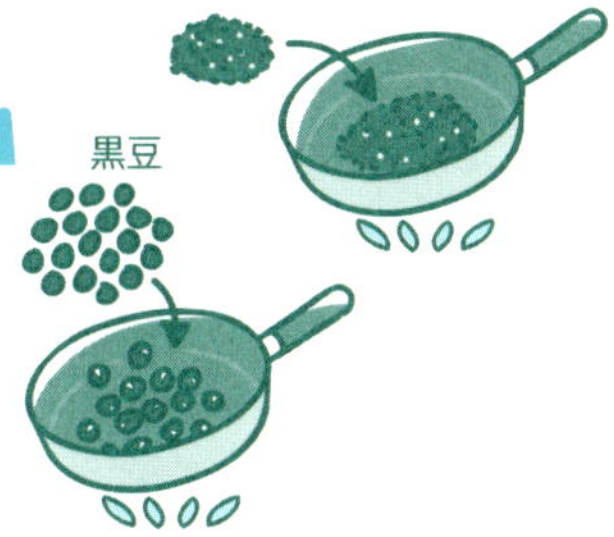

3

1の昆布、2をすべてミキサーにかけ、粉末にする。水分がないため、ミキサーにかけても均一になりにくいので、ときどきミキサーをとめ、中をかき混ぜるようにするとよい。

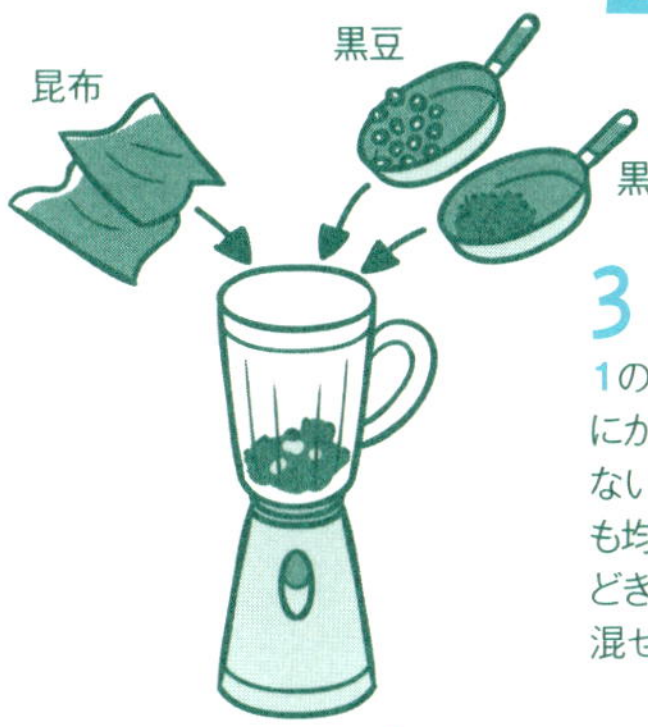

4

これがコツ

3の1/3量を、1の昆布のつけ汁1/3量で溶いて飲む。

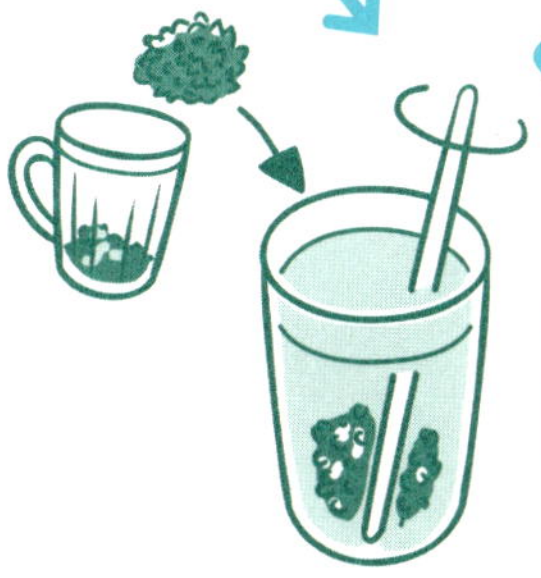

作ってみました

ミキサーでうまく粉末にならない場合は、すり鉢ですりおろしてもよいでしょう。

飲んでみました

粉末はつけ汁に溶けないので、かき混ぜながら飲みます。飲みやすくするためには、できるだけ細かい粉末にするのがコツです。

抜け毛に効果的

レバー

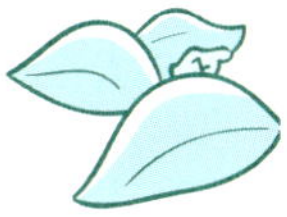

レバーには、ビタミンAやB_1・B_2などのB群、E、ミネラル分などが豊富に含まれています。抜け毛には、これらの栄養成分不足が関係しているといわれていますから、レバーはうってつけの食べものです。

牛、豚、鶏のレバーを、焼く、炒めるなどして常食するのがおすすめです。（山ノ内）

髪の健康を守る

コノデガシワ

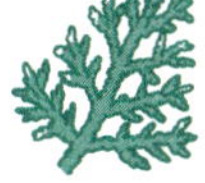

コノデガシワは、髪の健康を守る特効薬です。特にコノデガシワの煎じ汁は抜け毛予防、ふけとりに効果があります。陰干しにした葉10gに、桑の根の皮10gを加えて、600mLの水で半量になるまで煎じます。この汁を洗髪したあとに、髪と地肌に塗り込み、1時間ほどたったら、ぬるま湯で洗い流します。（根本）

髪の毛を守るポイント

髪の毛を健やかに保つには、頭の皮膚の血行をよくして、つねに清潔に保つことです。

よごれた頭皮は細菌の温床となり、髪トラブルをおこす原因となります。洗髪は欠かせませんが、髪を傷めないためには、シャンプーはなるべく天然の植物樹脂からとった、弱酸性タイプを選ぶことが大切です。

また、朝シャンをする女性が多いようですが、できるなら避けるべきです。朝のあわただしい時間に洗髪すると、どうしてもすすぎがおろそかになりがちで、かえって髪を傷める結果になるからです。すすぎを十分におこなうためにも、シャンプーは夜にしたいものです。

髪のブラッシングも重要です。ブラッシングは頭皮を刺激して、血行をよくするからです。時間をかけて、ていねいに行いたいものです。ただし質のわるいブラシでは、髪の毛を傷めてしまいます。動物の毛を使った、かためのブラシが理想的です。

血行をよくするために、頭皮をマッサージすることもおすすめします。全部の指の腹で、頭皮をつまむようにしてマッサージしましょう。

●髪の毛1本で何をぶら下げられる？　卵1個、つまり約50gぐらいのものをぶら下げることができる。頭髪全部を使えば……?!

その他のおすすめ 食品・山野草

鶏がらスープには、髪によいたんぱく質が豊富に含まれています。鶏のがらをぶつ切りにして水でよく洗い、しょうがといっしょに水から煮出します。かき混ぜないで、あくをとりながら弱火で煮込みます。

昆布も髪によい成分が豊富です。昆布10㎝を2㎝角にきざみ、1カップの水に一晩漬けおき、翌朝、つけ汁を飲みます。

そのほか**くるみ**を1日3個ずつ、数か月常食すると、白髪予防に効果的です。また、**クコの実**を1日大さじ2ずつ食べたり、クコの実を酒につけてもどしたものを、サラダに加えたりしてもよいでしょう。

卵を毎日食べたり刺激物をとるのは避ける

たんぱく質は髪に不可欠ですが、とりすぎると腎臓に負担をかけてしまい、逆効果になります。腎臓は血液の浄化に最も重要なはたらきをしているため、はたらきが鈍ると、髪にまで影響してしまうからです。

特に**卵**は、シャンプー剤として使うのはよいのですが、毎日食べるのは髪のためにはよくありません。髪の毛が徐々に赤っぽくなります。

また、**赤とうがらし**、**わさび**などの刺激物も避けたほうがよいでしょう。

こんな方法もあります

シャンプーやリンスを自分で作ってみよう

シャンプー

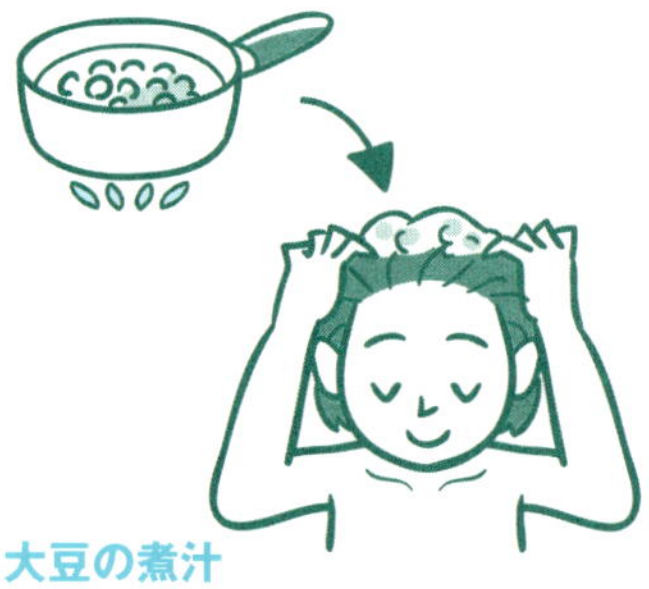

大豆の煮汁

大豆50gを600mLの水でやわらかくなるまで煮て、その汁で洗髪する。黒豆の汁を使うと、ふけを抑制する効果がある。ちなみに残った煮豆は料理に使えばムダなし。

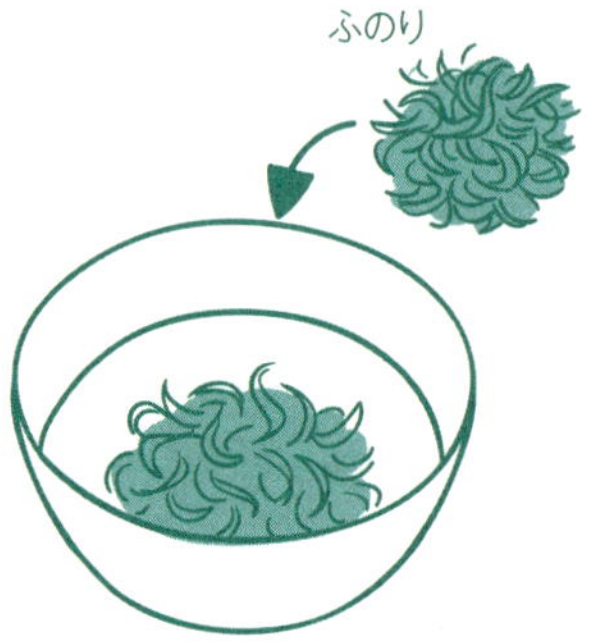

ふのり

ふのりをドロドロに溶かしてシャンプーにする。この場合リンスは使わない。

シャンプー・リンス

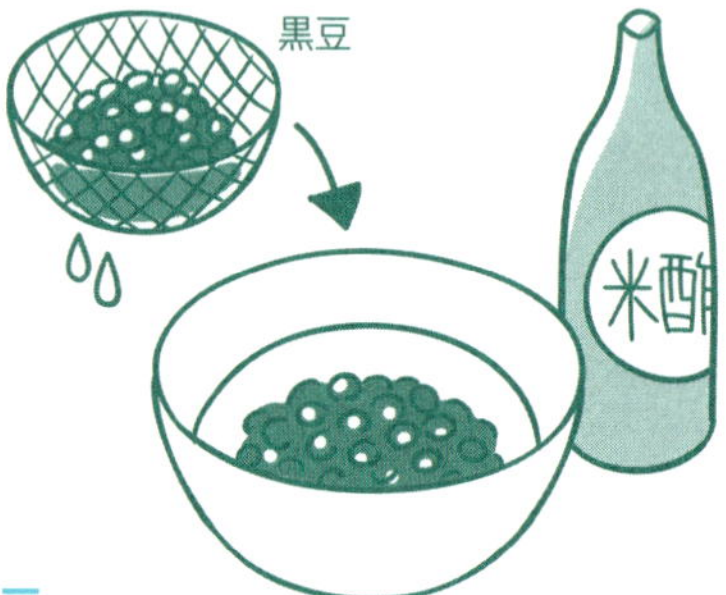

酢大豆

黒豆200gをきれいに洗い、水けをきったら1Lの米酢に漬ける。2日2晩おき、3日目に火にかける。豆がやわらかくなったら、その汁をこして、洗髪に使う。

トリートメント

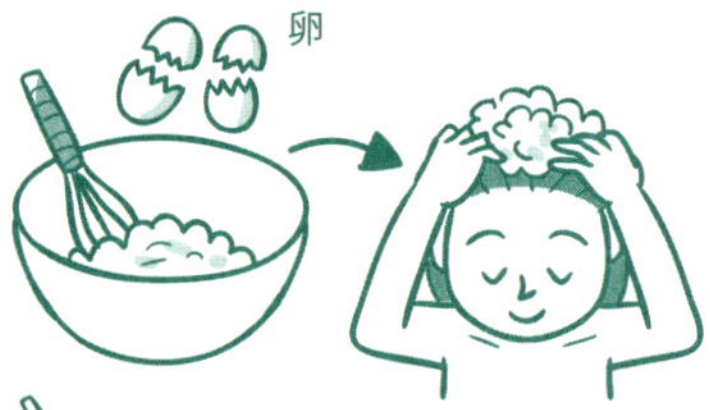

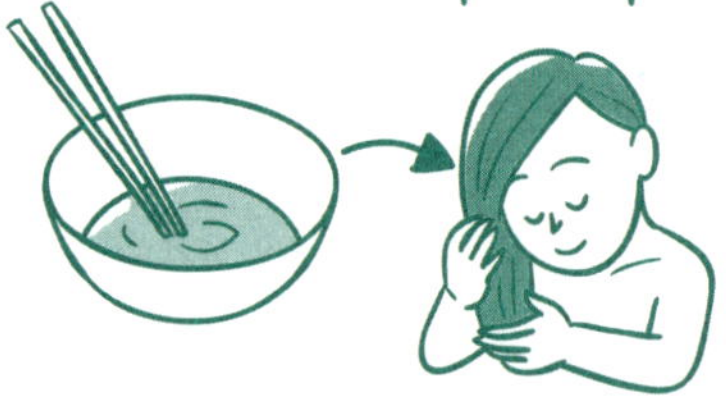

卵白／卵黄

卵2個分の卵白をよく混ぜ、地肌をマッサージしながら髪の毛にまんべんなくつける。そのまま5分ほどおき、ぬるま湯で洗い流す。ただし卵アレルギーの人はじんましんが出ることもあるので気をつける。

卵黄の場合も卵2個分を溶いて、髪にまんべんなく塗る。蒸しタオルで5分ほど包み、ぬるま湯で洗い流す。熱めのお湯を使ってしまうと、卵黄の成分までいっしょに流れてしまう。

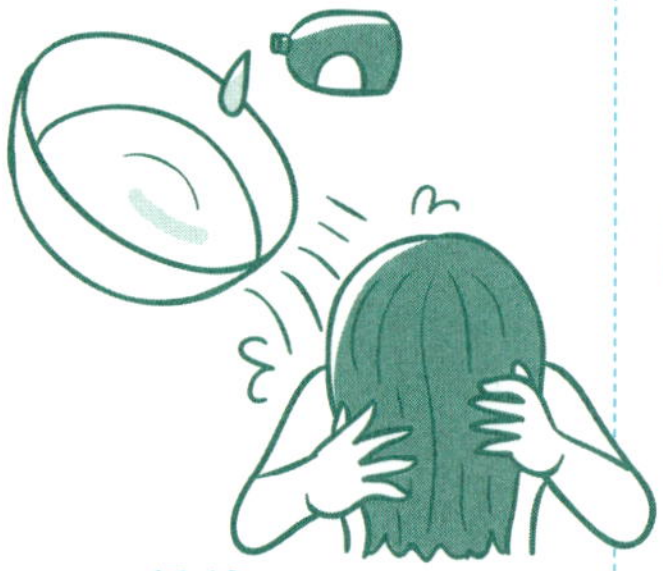

ツバキ油

洗面器1杯分のお湯にツバキ油を1滴たらし、リンスのあとに髪の毛をすすぐ。髪の毛のパサつきに効果がある。髪が傷んでいるときは、ツバキ油をベトつかないくらいにまんべんなくつけ、5分くらい蒸しタオルで包んで洗い流すとよい。

リンス

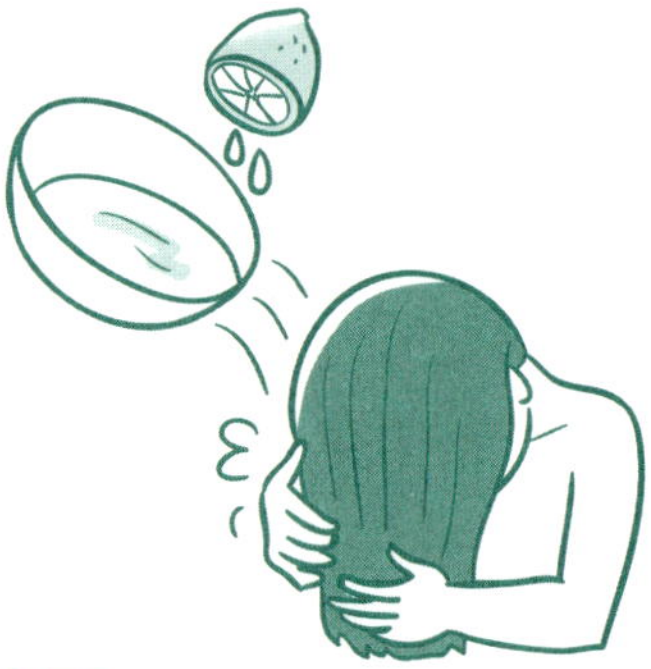

レモン

洗面器1杯分のお湯にレモン1/2個分のしぼり汁を入れ、髪を十分にすすぐ。いっしょに地肌をマッサージすると、かゆみにも効果がある。最後はぬるま湯ですすぐ。

ダイエット

無理な食事制限は危険。栄養があり、しかも肥満をおさえる食べものをとる

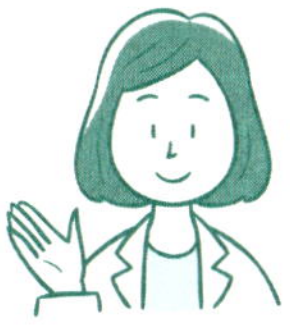

●Dr.アドバイス

低エネルギーでも、栄養のバランスは大切

太りすぎはメタボリックシンドロームや糖尿病、高血圧などの生活習慣病をひきおこす原因になります。BMI（142ページ参照）が25以上の人は、ダイエットを。ただし、誤ったダイエット法や無理な食事制限は危険です。アメリカでは、ある種の健康食品にのみ頼って減量した人のなかから、心臓発作などによる多数の死亡事故もおきているほどです。

ダイエットの基本は、健康を損ねず、栄養のバランスがとれた食事をきちんと食べることです。

- ●1日のエネルギー必要量は30～49歳は2000kcal、50～69歳は1900kcalまでを目安にする（ふつうの日常活動量の場合）
- ●おかずは腹八分目にし、薄味に
- ●食事時間以外は食べない
- ●脂肪分はできるだけ控え、炭水化物は毎食お茶碗1杯程度に
- ●ビタミンやミネラルをたっぷり含んだ食べものを積極的にとる
- ●便秘であれば解消する

さらに、肥満をおさえる効果のある食べものを選んで、あまり高エネルギーのものを食べないように心がけることも大切です。

ダイエットの強い味方 こんにゃく

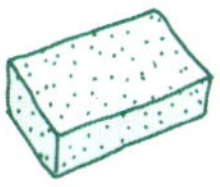

低エネルギー食品の王様で、ダイエットの食材として欠かせません。かさがあるのに成分の97％が水分と、満腹感を得ながら食事量を減らすことができます。

また残りの成分はグルコマンナンという食物繊維なので、便通をよくして、腸の脂肪吸収をおさえます。さらにコレステロールを溶解する作用もあります。

ダイエットには、低エネルギーのこんにゃくと豆腐の煮ものがおすすめです。（根本）

●こんにゃくと豆腐の煮もの

1 だいこん10cmとにんじん1/2本はそれぞれ皮をむき、乱切りにする。こんにゃく1枚はゆでこぼして6枚の三角に切る。干ししいたけ4個はぬるま湯でもどし、石づきをとる。

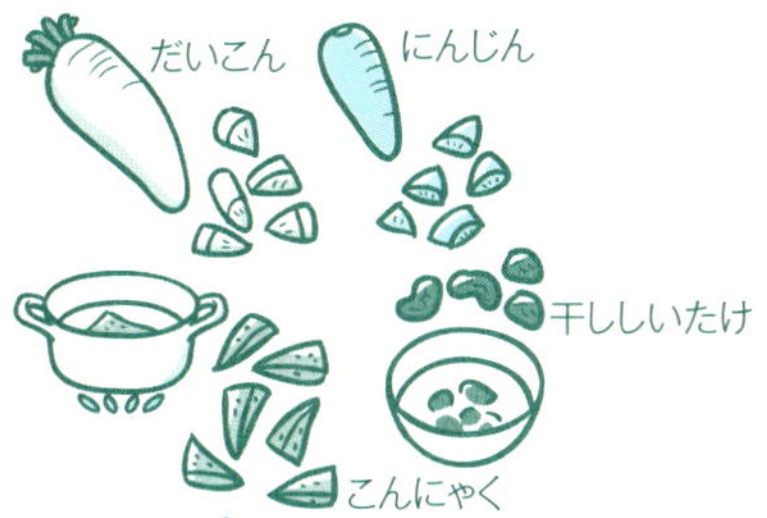

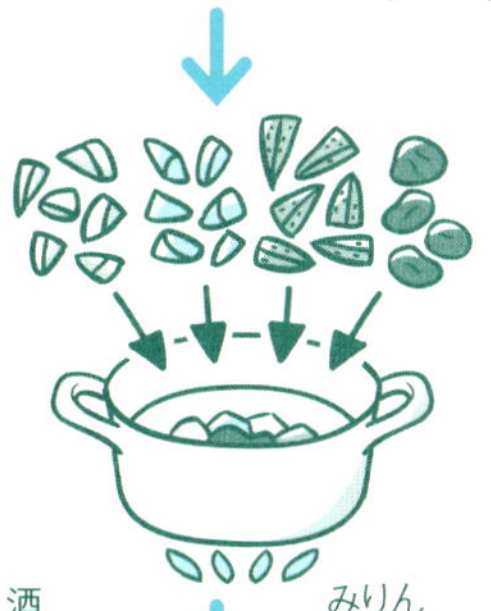

2 鍋に1とだし汁2カップを入れ、強火で煮立たせる。

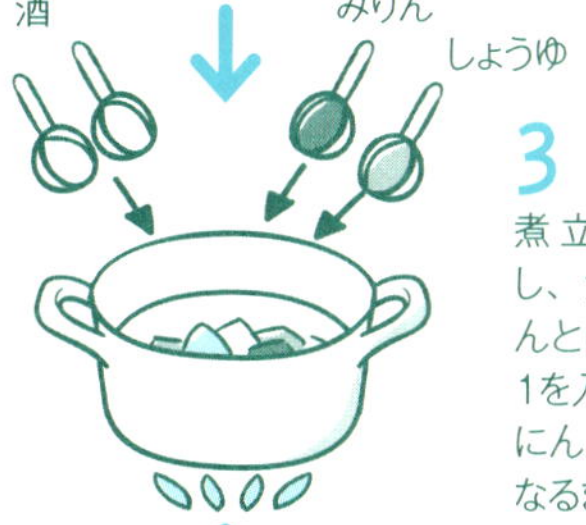

3 煮立ったら中火にし、酒大さじ2、みりんとしょうゆ各大さじ1を入れ、だいこんとにんじんがやわらかくなるまで煮る。

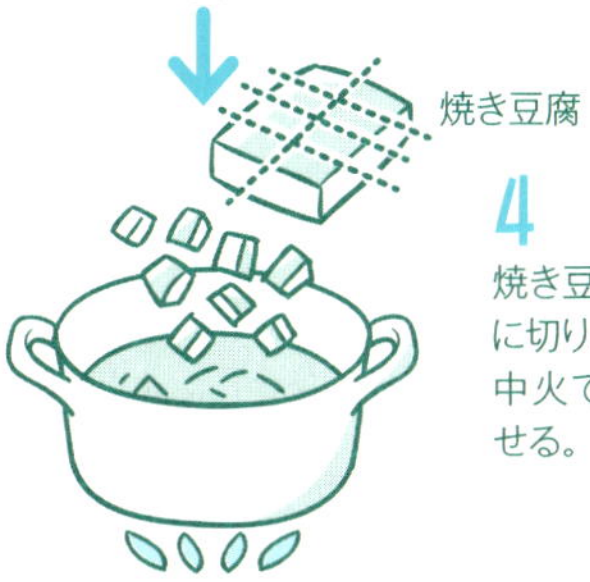

4 焼き豆腐1丁を8等分に切り、3に入れる。中火でひと煮立ちさせる。

脂肪の吸収をおさえる 大豆

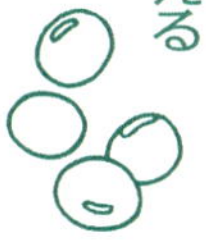

大豆も優秀なダイエット食品のひとつです。豊富に含まれているリノール酸やレシチンには、コレステロールをおさえる作用があります。また、サポニンには脂肪の吸収をおさえ、脂肪細胞を小さくする効果があります。

健康を損ねずにやせるためには、たんぱく質が欠かせません。その点、大豆は植物性たんぱく質が豊富なうえ、脂質やビタミンなどもたっぷり含まれているため、動物性たんぱく質に劣らない栄養価があります。（根本）

●やせ子の酢好み　酢を飲むとやせるといわれるが、もとからやせている人が好んで酢を飲むのは、よろしくないという意味。

ハトムギスープの作り方

●材料（5杯分）

ハトムギ	70g
とうがん	200g（1/8個）
にんじん	80g（1/2本）
とうもろこしの実	1カップ
とうもろこしのヒゲ	ひとつまみ
豆乳	2カップ（400mL）
鶏がらスープ	8カップ（1600mL）
塩・こしょう	各少々
片栗粉	小さじ1
パセリ	少々

1
ハトムギは軽く洗い、一晩水に漬けておく。にんじん、とうがんは短冊切りにする。とうもろこしのヒゲは水で洗い、布袋に入れて口をしっかり締める。

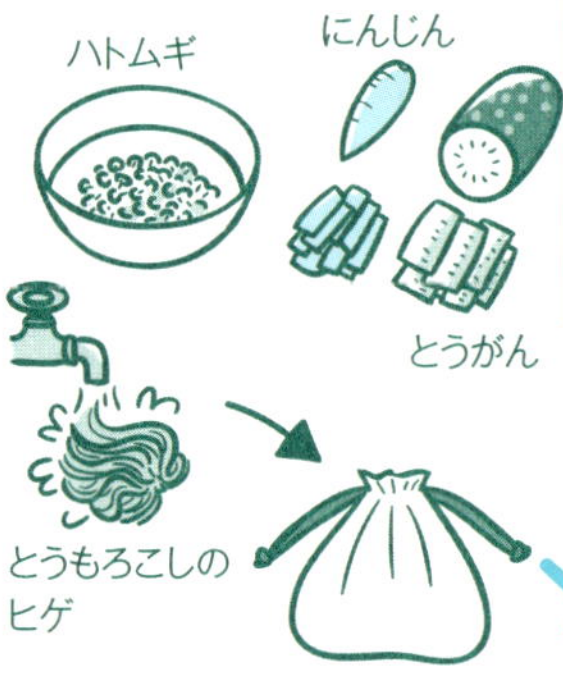

2
鍋に鶏がらスープ、水をきったハトムギ、袋に入れたとうもろこしのヒゲを入れ、中火で煮る。ハトムギがやわらかくなったら布袋を取り出し、にんじん、とうがん、とうもろこしの実を入れる。

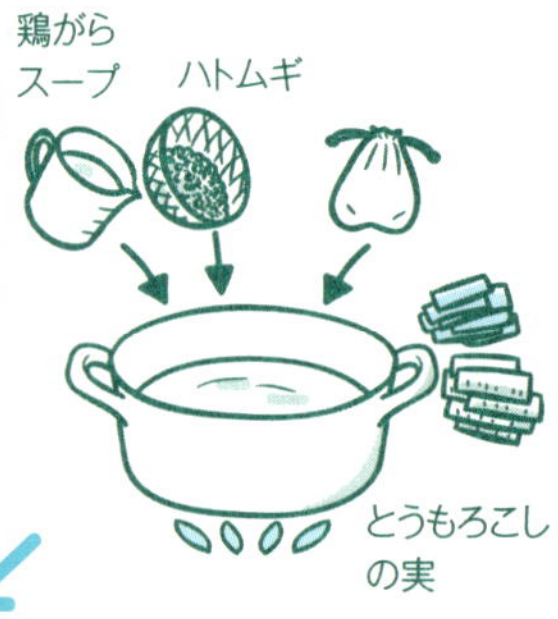

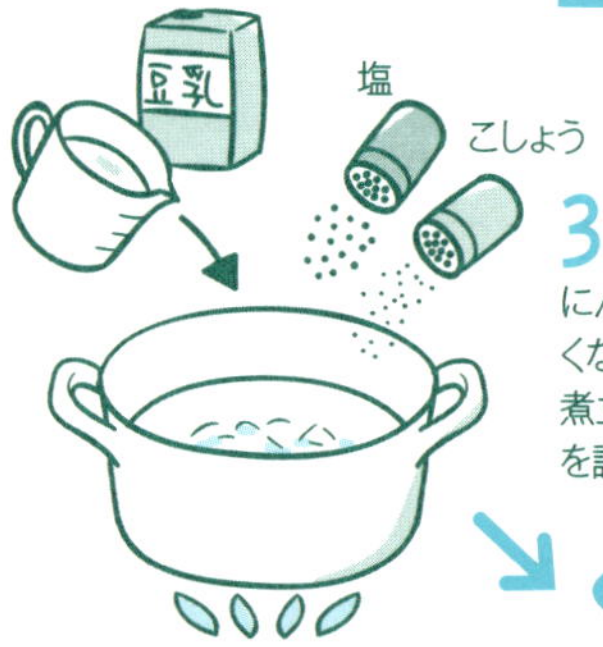

3
にんじんとうがんがやわらかくなったら、豆乳を入れてひと煮立ちさせ、塩とこしょうで味を調える。

これがコツ

4
片栗粉を同量の水で溶き、3に加えてとろみをつけて火を止める。器に盛り、きざんだパセリを散らす。

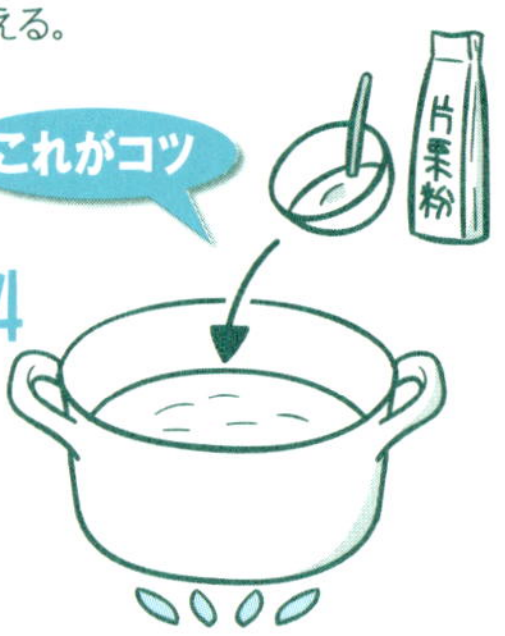

作ってみました

パセリのかわりにセリやみつばを使い、とうがんのかわりにきゅうりを利用してもよいでしょう。豆乳は、あまり煮ると焦げてしまいます。

飲んでみました

ボリュームがあり、満腹感が得られます。クリームシチューのようになめらかです。

水太りの人によい

とうがん

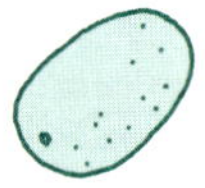

とうがんには水分代謝を促進するはたらきがあり、利尿作用にすぐれています。そのため、体に水分がたまりやすく太りやすい、水太りタイプの人に効果的な野菜です。

煮ものやスープにして食べましょう。ただし塩分が多いとダイエット効果が半減するので、薄味を心がけて。（根本）

宿便を排泄する

りんご

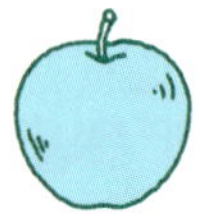

りんごは、腸にたまった便や、余分な水分を体外に排泄するなど、ダイエットに有効なさまざまな成分を含んでいます。

3日間りんごだけを食べます。いくつ食べてもかまいません。水分は自由ですが、カフェインを含んだ飲みものは避けます。3日めの晩にオリーブ油を大さじ1～2杯飲みます。（山ノ内）

余分な水分をとる

ハトムギ

ハトムギも体の中の余分な水分をとり除く利尿作用にすぐれており、水太りタイプの人のダイエットにおすすめです。

利尿作用のある**あずきとハトムギのお粥**を食べるとより効果的です。左図の、とうがん入りの**ハトムギスープ**もおすすめです。また**ハトムギ茶**を飲んでもよいでしょう。（根本）

肥満を予防する

だいこん

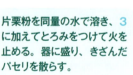

ダイエットしたいのに、がまんできずに食べてしまうという人には、だいこんを薄味に煮付けたものを、たくさん用意しておくとよいでしょう。

だいこんは100gで18kcal、1本でも162kcalと低エネルギーのため、おなかいっぱい食べても太りにくいからです。胃腸の調子をととのえ、消化も助けます。（根本）

なるほど ゼミナール

ケーキ1個分のエネルギー、どのくらい動けば消費できる？

「間食はダイエットの敵」だとわかっていても、スイーツの誘惑には勝てず、ついついケーキや大福、まんじゅうなどに手が伸びてしまうことも多いのではないでしょうか。食べたあとで後悔して、あわてて運動をする、という人も少なくないでしょう。

食べてしまった分のエネルギーを簡単に帳消しにできれば、こんなにうれしいことはないわけですが、実際には、どれくらい体を動かすと消費できるのでしょうか。

いちごのショートケーキと大福を例にとってみましょう。下図をみてもわかる通り、わずか1個分とはいえ、そのエネルギーを消費するためには、これだけ動かなくてはならないのです（55歳の人の場合）。どれも日常的なことなので簡単なようにみえますが、たとえば掃除機がけを2時間近くもやり続けるのは無理があります。

和菓子の大福であれば、洋菓子にくらべてエネルギーが少ない分、消費する動作の時間も短くなりますが、それでも掃除機がけを約40分も続けるのは大変です。

あなたはスイーツ1個をがまんするか、それとも食べてその分動くか、どちらを選びますか？

[例]
🍓 いちごのショートケーキ 1個 350kcal
○ 大福 1個 118kcal

買物または犬の散歩
○ 45分
🍓 2時間10分

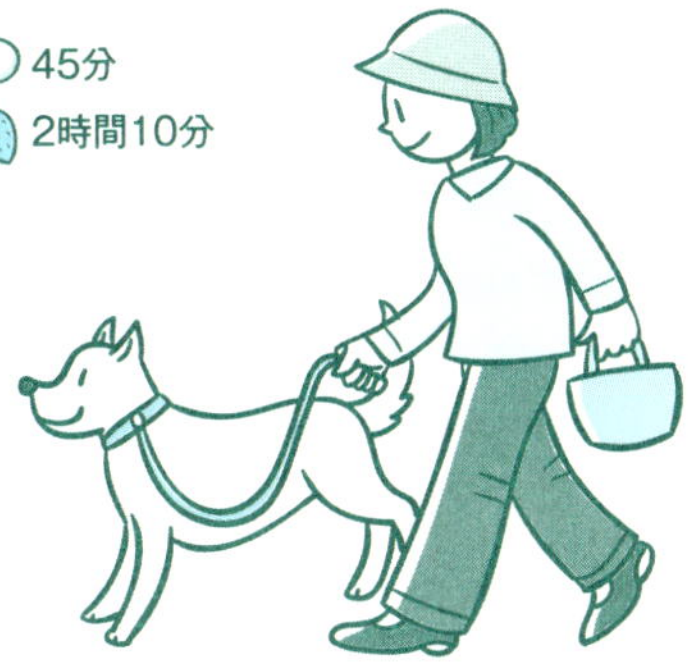

アイロンがけ
○ 55分
🍓 2時間55分

（座って）読書
○ 1時間40分
🍓 5時間

掃き掃除
○ 40分
🍓 1時間55分

掃除機がけ
○ 38分
🍓 1時間50分

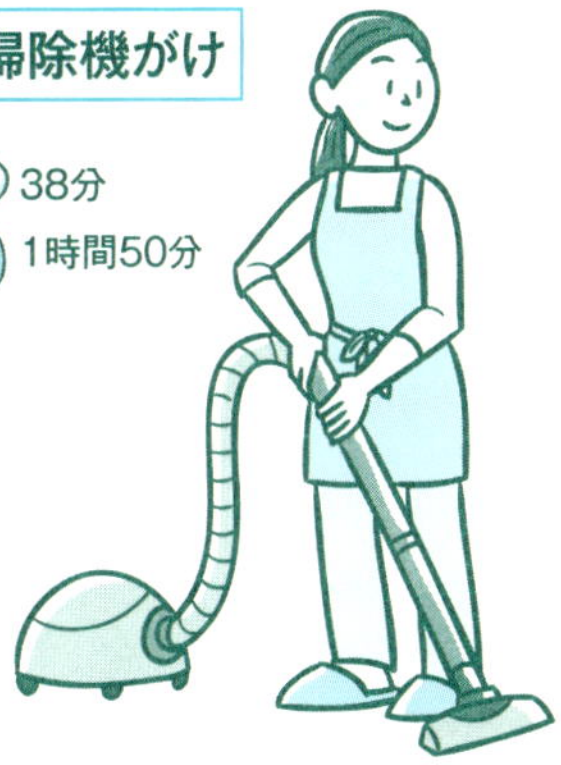

調理
○ 1時間
🍓 3時間10分

階段の上り
○ 18分
🍓 50分

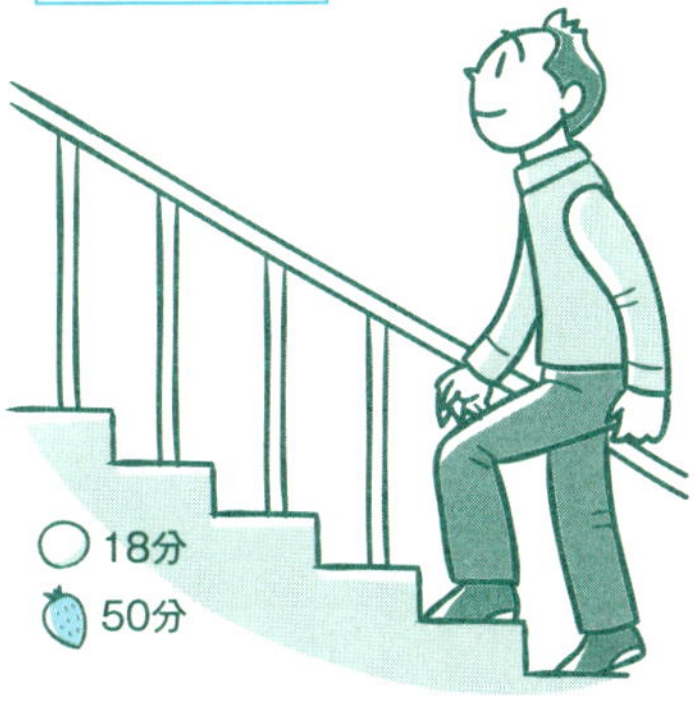

雪かき
○ 22分
🍓 1時間5分

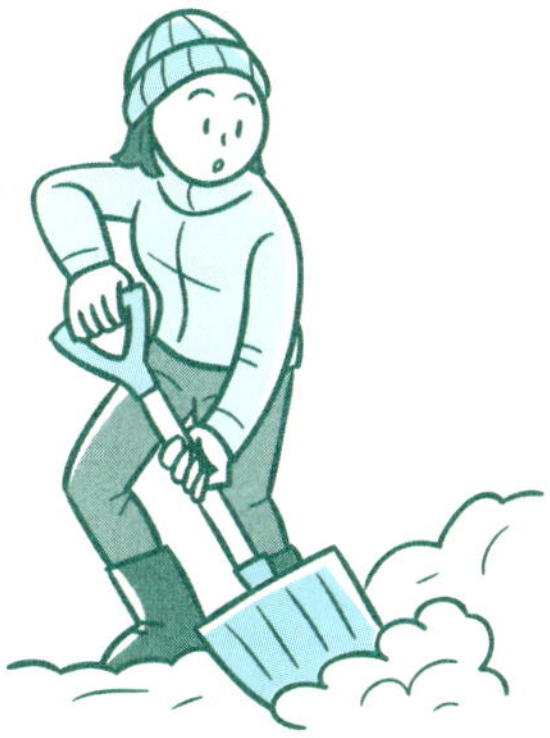

●やせ馬の声嚇《おど》し　弱い者や実力のない者が、口先だけは威勢がいいことのたとえ。

月経異常

バランスのよい食事と規則正しい生活、適度な運動を。体を冷やす食べものは避ける

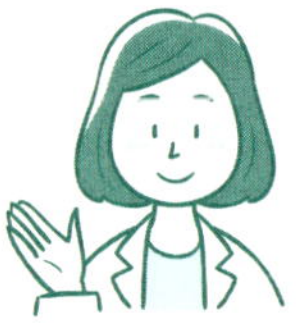

●Dr.アドバイス

ホルモン分泌の乱れが原因。症状がひどい場合は病院へ

　月経異常とは、あるべきはずの月経がなかったり、月経の周期・期間・出血量に異常があったり、月経に伴う何らかの障害があることをいいます。つまり無月経や月経不順、月経困難症などを総称して、月経異常とよびます。

　月経異常は、月経をコントロールするホルモンのバランスがくずれることが主な原因です。したがってホルモンの分泌を促す間脳《かんのう》、脳下垂体《のうかすいたい》、卵巣《らんそう》、子宮のどこかに障害があると、月経異常がおこります。また間脳は自律神経《じりつしんけい》と密接な関係があるため、精神的ショックやストレスなどが重なることによっても、ホルモンの分泌が乱れ、月経に異常が発生します。

　症状がひどい場合は、一度医師の診断を受けて、ホルモンの異常、特に排卵の有無を調べてもらいましょう。軽ければ、日ごろから栄養バランスに気を配った食事、適度な運動、規則正しい生活を心がけることで改善できます。

　漢方では、月経障害による症状を「血の道症」（次ページコラム下）といい、その治療に種々の食べものや漢方薬が使われます。

●きくらげのいり煮

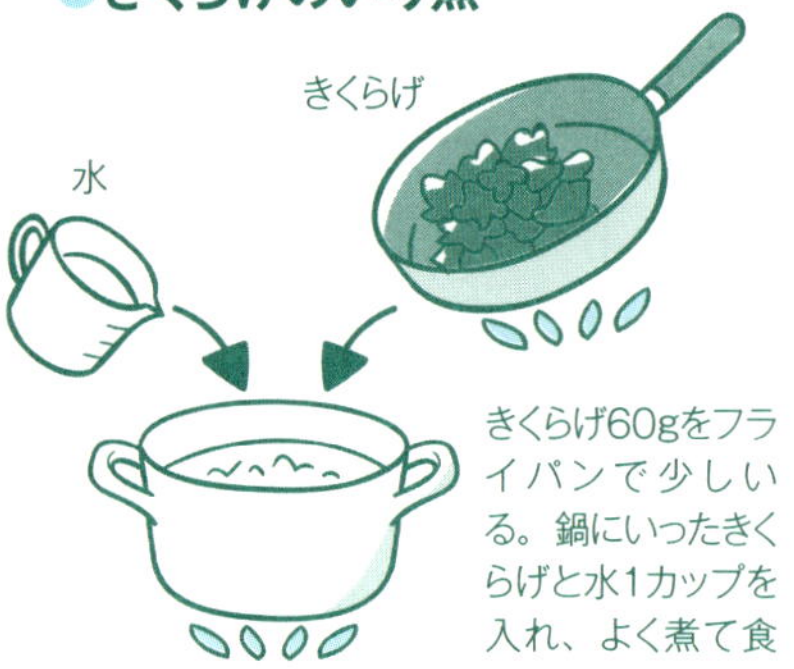

きくらげ60gをフライパンで少しいる。鍋にいったきくらげと水1カップを入れ、よく煮て食べる。

月経過多に きくらげ

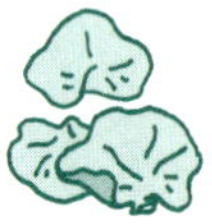

　きくらげは樹木に生えるきのこの一種ですが、寄生する樹木の種類によって細かく分類されています。このうち中国では白きくらげが珍重され、特に四川省産のものは不老長寿、強壮、肌の美容に効果があるとして有名です。

　きくらげには血液を浄化する作用があり、月経異常をはじめとする婦人科系疾患によく効きます。美容にもよいので常食するとよいでしょう。

　きくらげのいり煮を食べると、特に月経過多に効果があります。

（根本）

●月経異常から考えられる主な病気

月経の周期・期間・出血量が異常	月経の周期が24日より短い、または40日以上~60日以内と長い	ホルモン・排卵障害、黄体機能不全
	月経の期間が長く、出血量も多い。月経痛を伴ったり、血のかたまりが多く出る	子宮筋腫《きんしゅ》、子宮内膜症（子宮腺筋症）
	月経の期間が短く、出血量が少ない	無排卵、卵巣・黄体機能不全、子宮発育不全、子宮内膜の癒着
	月経が遅れがち。はじまると出血が続いて量が多かったり、逆に1~2日だったりする	機能性子宮出血
	45歳以降、月経の周期が不規則になる。出血量が少なくなる。冷えやのぼせ、頭重などの症状もみられる	更年期障害
月経がない	満16歳を過ぎても一度も月経がない	子宮発育不全、処女膜閉鎖症、膣欠損症
	いままであった月経が、突然なくなった	精神的ショック、栄養障害など
月経に伴う障害がある	月経開始の3~10日前から乳房痛、イライラ、むくみ、頭痛などの不快な症状が出る。月経がはじまると治る	月経前症候群（PMS）
	月経の前日から月経時にかけて、ひどい下腹部痛、腰痛、おなかが張る感じ、便秘、吐きけなどがおこる	月経困難症

ごぼう酒の作り方

●材料

ごぼう	1本（約130g）
日本酒	1.8L

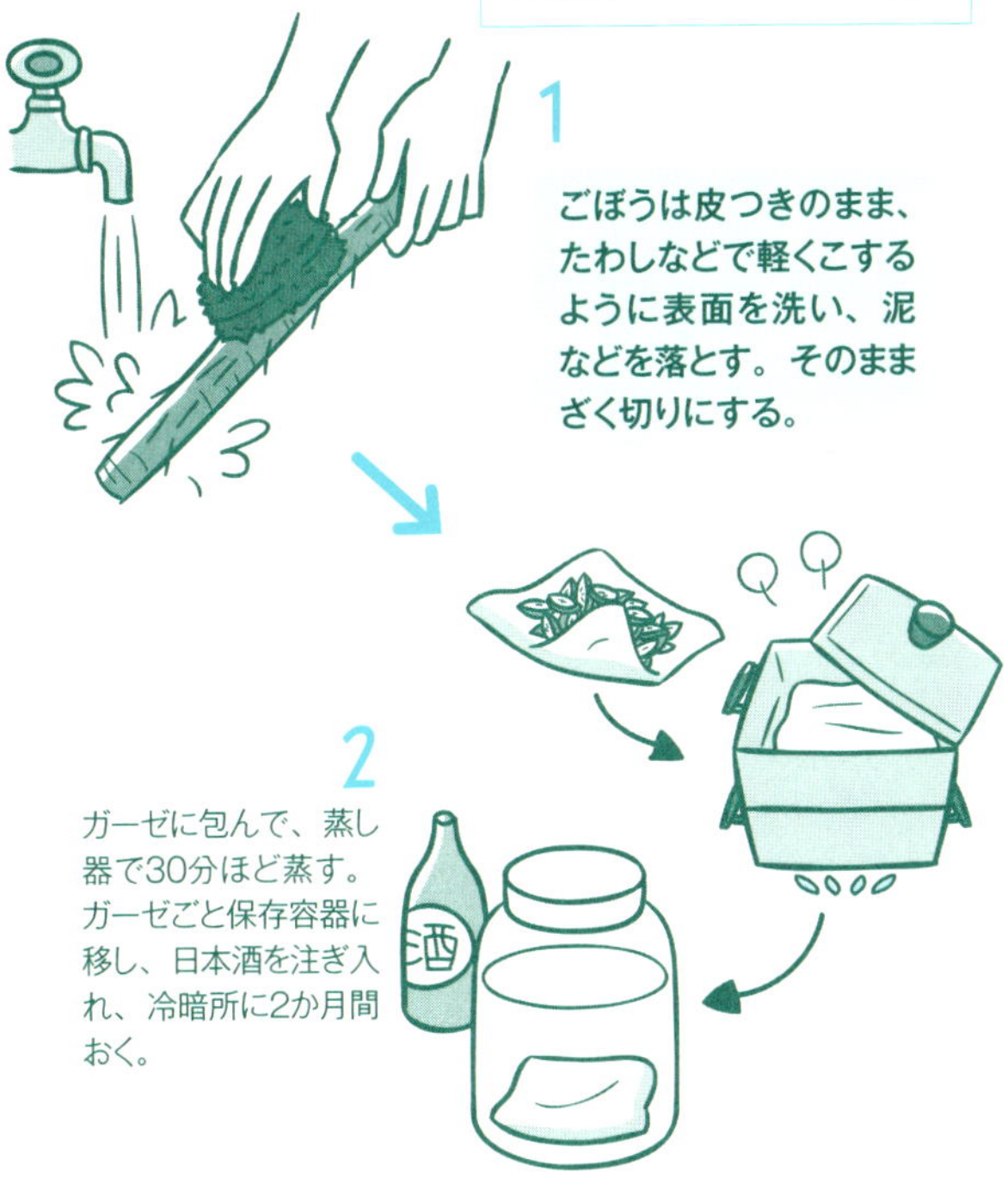

1 ごぼうは皮つきのまま、たわしなどで軽くこするように表面を洗い、泥などを落とす。そのままざく切りにする。

2 ガーゼに包んで、蒸し器で30分ほど蒸す。ガーゼごと保存容器に移し、日本酒を注ぎ入れ、冷暗所に2か月間おく。

作ってみました

蒸したあとのごぼうは、そのまま日本酒に漬けることになるので、ガーゼはしっかり包みましょう。

飲んでみました

薄い茶色で、日本酒のにおいが強く、ごぼうの香りはあまりしません。

体をあたため、月経痛を緩和する

ウイキョウ

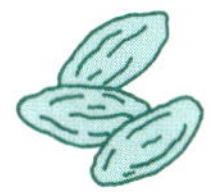

ウイキョウは、ヨーロッパではフェンネルという名前でよばれ、料理のスパイスとして使われています。全草には芳香が、果実にはほのかな苦みと甘い香りがあります。

顕著な効能のひとつに、月経痛の緩和があります。ウイキョウ入りのお粥がよいでしょう。米150gにウイキョウ9gを加えてお粥を炊き、あたたかいうちに食べます。体をあたためて、痛みをやわらげます。このお粥は、冷えからくる腹痛や消化不良にも効果があります。（根本）

月経が順調になる

ごぼう

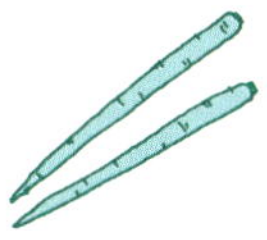

ごぼうに含まれているアルギニンという成分には、性ホルモンの分泌を促す作用があるため、月経異常に大変効果があります。

中国の研究でも、ごぼうには新陳代謝を高め、血液循環を促進し、女性の血の道症を改善し、古血を下すなどの効果があることが確認されています。

なかでもごぼう酒（作り方は左図）が効果的です。毎日、食間にスプーン1杯ずつ飲み続けていると、月経が順調になります。（山ノ内）

排卵と月経のしくみ

●卵子が受精しないと月経に

通常、成熟した女性は毎月周期的に排卵と月経を繰り返しています。

卵巣の中にある卵胞《らんぽう》は、脳下垂体から分泌される卵胞刺激ホルモンの影響を受けて発育し、卵胞ホルモンを分泌します。やがて成熟した卵胞のひとつから1個の卵子が排出されます。これが排卵です。卵巣から飛び出した卵子は、卵管に拾われて子宮内に入ります。そのあいだに、破れた卵胞は黄体に変化して黄体ホルモンを分泌し、卵胞ホルモンとともに子宮内膜を厚くします。これは受精した卵子が1週間後に子宮に入ってきたとき、受けとめて発育させる〝ゆりかご〟の役目を果たすためです。

排卵後に、受精卵が入ってこなかったらこの子宮内膜は必要なくなるので、はがれ落ちて血液といっしょに子宮外に流れ出します。これが月経です。月経が終わると再び卵胞が発育しはじめ、また新しい子宮内膜ができます。これは妊娠中を除き、閉経するまで繰り返されます。

●毎日基礎体温を測ろう

毎朝目が覚めたら、起き上がる前に舌の下で婦人体温計を使って体温を測ります。定期的に排卵のある健康な女性は、一定の周期で体温が高下します。月経がはじまると低温が続き（低温期）、排卵がおこると高温になります（高温期）。低温期と高温期の二相性にならない場合は、ホルモンのバランスがくずれているとされ、高温期がないと排卵がないということになります。高温期が18日以上続く場合は、妊娠の可能性があります。

●血の道症　月経、妊娠・出産、更年期に伴う不安やイライラ、頭痛、のぼせ、発汗などの症状のこと。今は病名としては用いられない。

月経不順によい

黒豆

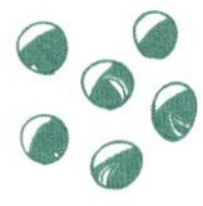

大豆は良質なたんぱく質を含むほか、ビタミンB_1・B_2も多く、大変栄養価の高い食べものです。昔からみそ、しょうゆ、豆腐、納豆、ゆばなどの原料になっていますが、現在ではダイエット食品にまで利用されています。

漢方では、大豆は月経不順に効果があるとされています。安胎作用があるため、妊婦が常食するにもよい食材なのです。

大豆のなかでも、薬効の点ではとりわけ黒豆が群を抜いています。**黒豆の粉末としその葉の煎じ汁**を飲むと効果的です。（根本）

●黒豆の粉末としその葉の煎じ汁

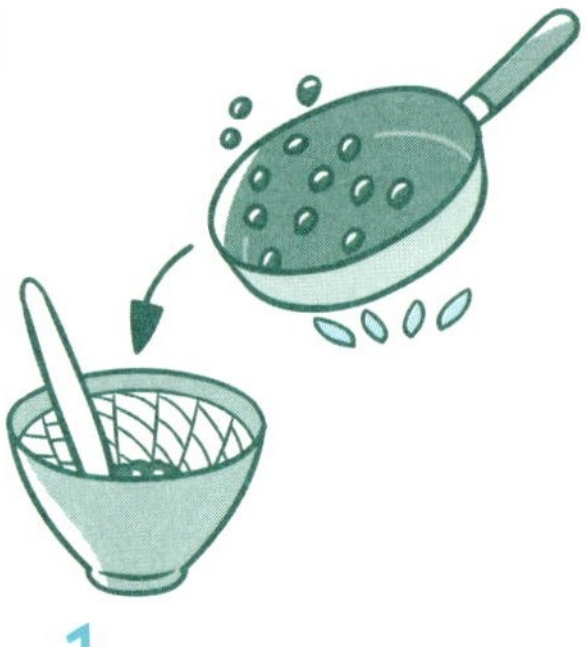

1
黒豆をフライパンに入れ、いる。それをすり鉢ですり、粉末にする。

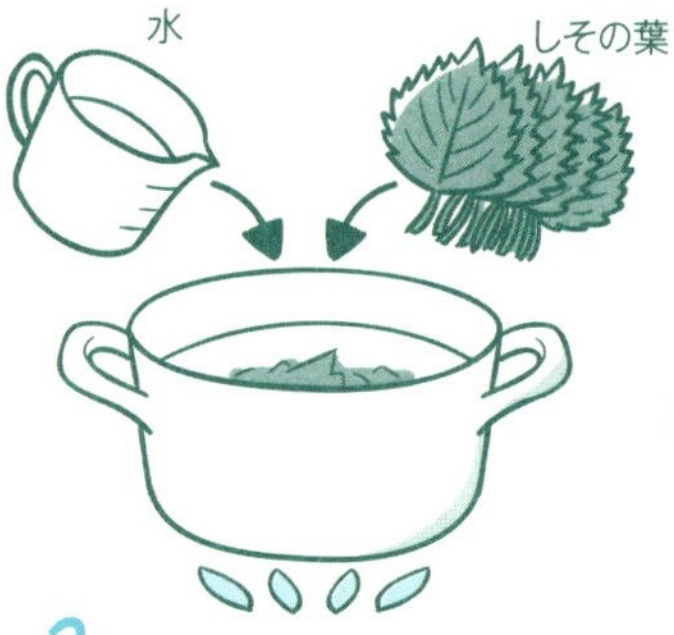

2
しその葉30gを600mLの水で半量になるまで煎じる。1の黒豆の粉末9gをいっしょに飲む。

通経作用にすぐれた

サフラン

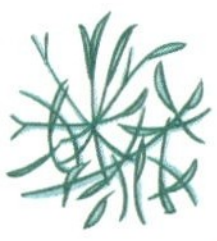

サフランはヨーロッパ南部を原産とするアヤメ科の多年草で、秋になると芳香のある淡紫色の花を咲かせます。この花の雌しべを乾燥させたものは、ヨーロッパでは古くから、料理だけでなく、薬用としても用いられています。

雌しべには、すぐれた通経《つうけい》（月経を通じる）作用があります。血のとどこおりを治すとともに、沈痛・鎮静作用、体をあたためる作用もあるため、月経不順や月経痛、さらには冷え症にも大変効果があります。

月経異常には**サフラン酒**が効果的です。酒が苦手な人は、雌しべを熱湯でふり出した**サフラン茶**を飲むとよいでしょう。ただし、作用が強いので、妊娠中は避けます。（根本・山ノ内）

●サフラン酒

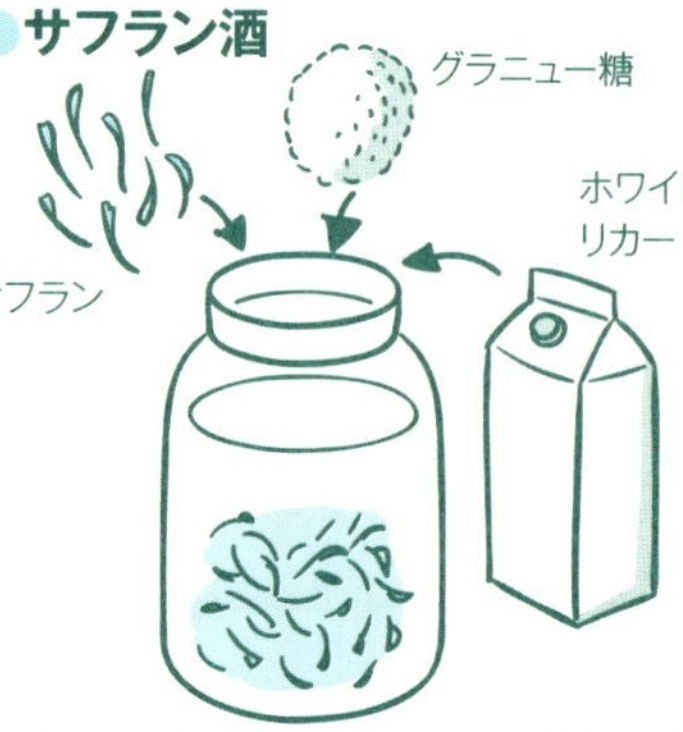

清潔な保存びんにサフランの雌しべ10g、グラニュー糖200g、ホワイトリカー720mLを入れて漬け込む。冷暗所に保存しておき、2〜4か月おいたのち、1日2回、10〜20mLずつ飲む。

女性の病気の特効薬

ベニバナ

ベニバナは、昔から染料や口紅などに利用されてきました。現在では種子からとったベニバナ油が有名ですが、花にも見逃せない薬効があります。花には血を浄化し、血液循環をよくする作用があるため、特に月経不順や月経痛にすばらしい効果があります。

そのほか、冷え症や貧血など、婦人病全般に効果があります。

月経異常には、乾燥した**ベニバナ**（紅花《こうか》という。漢方薬局で市販）**の煎じ汁**（作り方は次ページ）を飲むとよいでしょう。（根本・山ノ内）

月経の遅れに効果大

フジバカマ

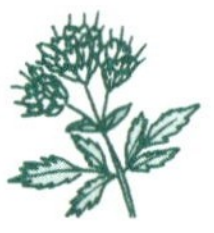

フジバカマはキク科の植物で、秋の七草のひとつです。採取して半乾きの状態にすると、桜もちの葉のような香りがします。

フジバカマの根の煎じ汁が、月経異常に効果があります。根に含まれている黄色物質オイパリンという成分に、月経不順や冷え症をはじめ、さまざまな婦人科系疾患を治すはたらきがあるためです。

乾燥させた根10gを600mLの水で半量になるまで煎じ、これを1日3回に分けて服用します。特に月経の遅れに効果的です。（根本）

月経過多によい ヨモギ

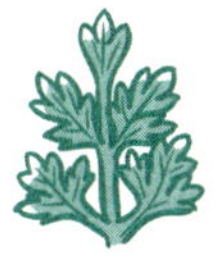

もぐさの材料として知られるヨモギの葉は、漢方では春から夏の土用のあいだに採取して乾燥したものを利用します。これは艾葉《がいよう》といい、止血・通経剤として使われます。特に月経異常が長く続く場合に有効です。

月経過多には、**髪の毛とヨモギの黒焼き**が効きます。

また、乾燥させたヨモギの葉を煎じたり、生葉のしぼり汁を飲んでもよいでしょう。

（根本・山ノ内）

●髪の毛とヨモギの黒焼き

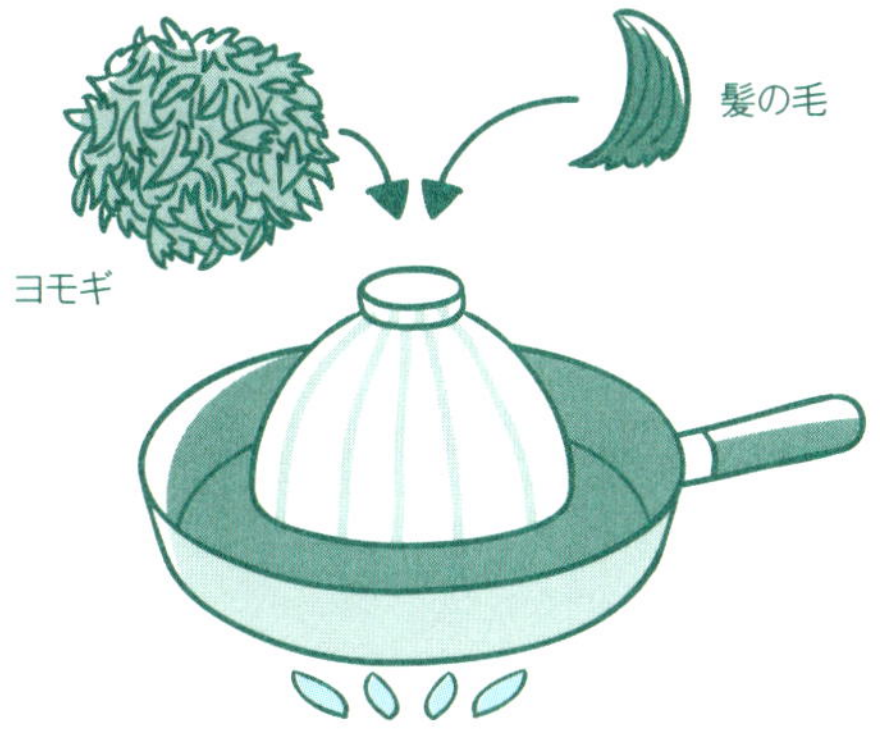

髪の毛と乾燥したヨモギの葉を合わせて黒焼きにする。これを粉末にし、大豆の大きさくらいを白湯《さゆ》で1日3回服用する。

その他のおすすめ 食品・山野草

月経がなかなかとまらないときは、**くるみ**50個を、炭にしない程度に焼き、あたためた酒で空腹時に食べるとよいでしょう。

セリは月経不順に有効です。乾燥させたセリ50gを、どんぶり2杯の水で半量になるまで煮つめ、あたたかいうちに飲みます。毎日続けるとよいでしょう。

ハスの実は、月経過多に効果があります。乾燥させて粉末にしたもの10gを、1日3回に分けて飲みます。

ベニバナの煎じ汁の作り方

●**材料（1回分）**

ベニバナ（乾燥）……………3g
水…………2カップ（400mL）

1 鍋にベニバナと水を入れて火にかけ、ベニバナを煎じる。

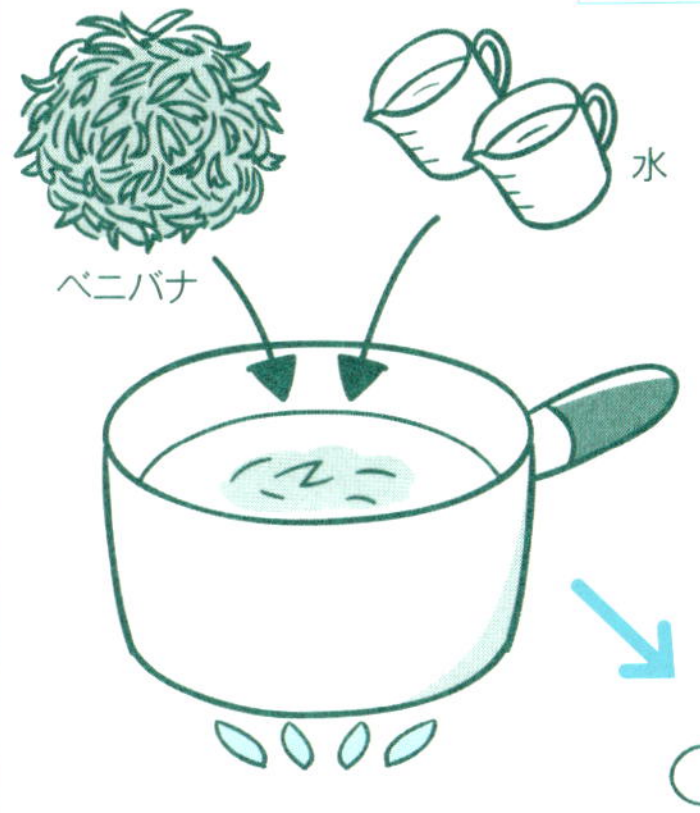

2 水が半量になったら火からおろす。汁をガーゼでこし、熱いうちに飲む。

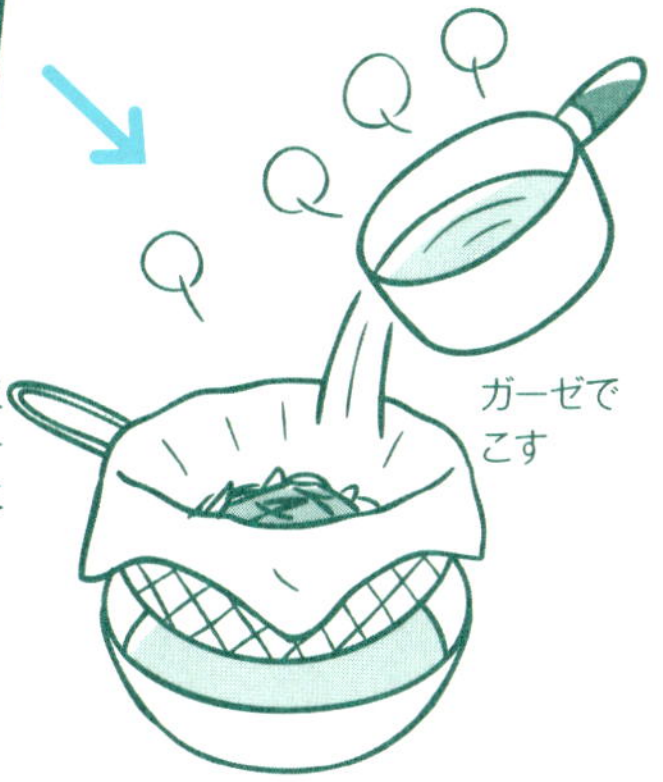

作ってみました

鍋に入れてすぐ、ベニバナからきれいな黄色が出てきます。半量になるまで、さほど時間はかかりません。

飲んでみました

ハーブティーのように、よい香りがします。そのわりに、味は強くありません。

血液をよごす食べものは控える

月経異常には、**かに、平貝、赤貝、ほたてがい**などの貝類、**うに、いくら、あくの強い山菜類**といった、いわゆる〝血液をよごす〟とされる食べものはいけません。

また、貧血や不妊症を伴う人は、**生野菜やくだもの**など、体を冷やすものもできるだけ避けてください。

のぼせが伴うような人の場合は、**チョコレート**などの刺激物を、とりすぎないように注意しましょう。

月経過多の人であれば、**卵や牛乳、バター、ハム、ハンバーグ、ケーキ**などを食べすぎないようにします。

●古血《ふるち》がたまると病気に　これは漢方独特の考え方で、瘀血《おけつ》という。女性は月経異常をはじめ、子宮、乳房、卵巣の病気をおこす。

月経痛

鎮痛薬は一時しのぎ。体をあたため、血液の流れをよくする食べものをとるとよい

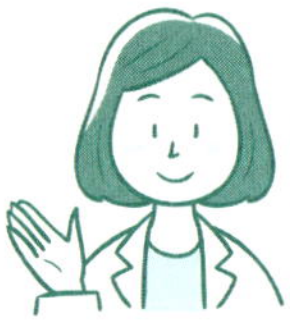

●Dr.アドバイス

下腹部が充血するので冷やさないこと

月経がはじまると、下腹部に重苦しさや痛みを感じる女性は多くいます。なかには、あまりに痛みが激しくて、寝こんだり、鎮痛薬を飲まずにいられないような人も多くいます。

このように月経痛がひどく、日常生活に支障をきたす状態を、月経困難症といいます。

若い女性の月経困難症では、子宮の発達が十分でない場合や、頸《けい》管《かん》が狭くて経血が通る際に負担がかかる場合に、痛みがおこりやすくなります。ただし、出産を経験すると、症状がまったく消えることもまれではありません。

そのほかの月経痛の原因としては、子宮筋腫《きんしゅ》や子宮内膜症などの病気を疑うことになります。

治療は、鎮痛薬の服用でその場の痛みをしのぐ方法が一般的です。漢方では、血液がとどこおらないように、食事の指導や漢方薬を処方します。子宮筋腫や子宮内膜症の場合には、手術をしないと完全には治りません。

月経中はマッサージや軽い運動で下腹部の充血を避け、冷やさないように気をつけます。

●いり塩

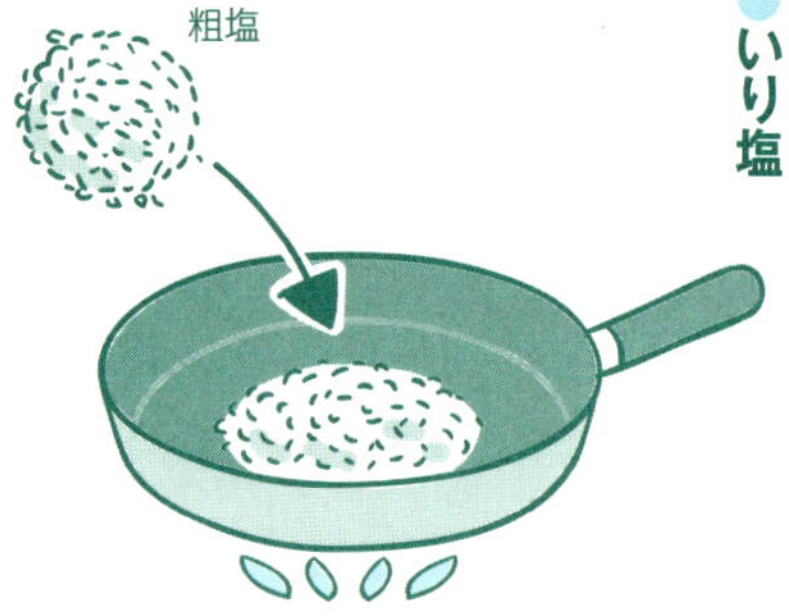

にぎりこぶしくらいの量の粗塩をフライパンに入れて、よくいる。

痛みがやわらぐ

塩

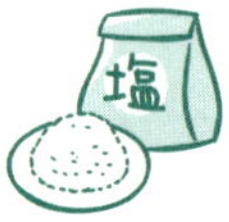

漬けものなどに使用する粗塩《あらじお》を用います。粗塩は、精製していない天然の塩で、にがりの成分が残っています。これに月経痛をやわらげる効果があります。特に体が冷えて、月経痛がひどくなったときは、**いり塩**が効果的です。

にぎりこぶしくらいの量の粗塩を、フライパンでよくいったら、厚手の布袋に入れます。これを下腹部に広げたタオルの上から、1回につき30分ほどあててください。あたためた塩には保温性と吸湿性があり、月経痛がやわらぎます。

（根本）

おすすめ

激しい痛みもひく

にら

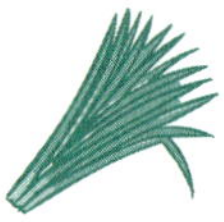

強精・強壮効果の高いにらには、血液の循環をよくして、古い血を排泄する作用もあるので、月経困難症をはじめ、吐血、鼻血、痔や打撲に効果があります。

にら料理は何でも効きますが、**にらのホットジュース**（作り方は次ページ）にして飲むと、より効果的です。体があたたまり、痛みがひきます。飲んだあと1時間ほど静かに横になるとよいでしょう。

ただし、下痢をしやすい人、アレルギー体質の人は、にらの多食を控えるようにしましょう。

（根本・山ノ内）

鎮静効果のある

セリ

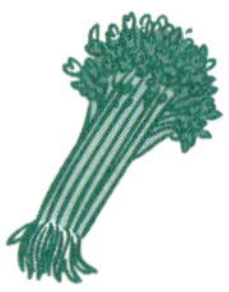

春の七草の筆頭を飾るセリは、さまざまな薬効をもつすぐれた野菜です。高血圧症や糖尿病などのほか、動脈硬化にもよく効くことから、中国では特に注目されています。

またセリには、鎮静効果と血液の流れをよくするはたらきもあるので、月経痛にはもってこいの野菜です。

特に**セリの煎じ汁**を飲むとよいでしょう。陰干しにしたセリ500gを、600mLの水で半量になるまで煎じ、1日3回に分けて飲みます。月経に伴う鈍い腰の痛みも楽になります。

（根本）

にらのホットジュースの作り方

材料（1回分）

にら	20g（1/5束）
ざらめ	適量

1 にらはザク切りにし、すり鉢で水分が出るまですりつぶす。

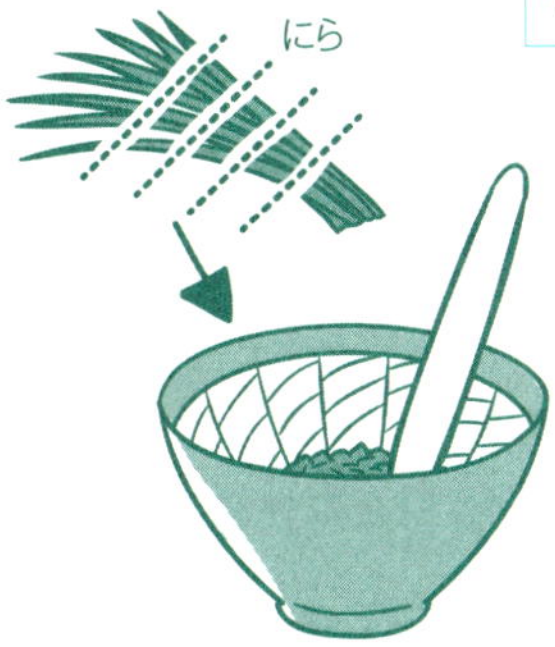

2 1を茶こしに移し、すりこ木で押ししぼる。

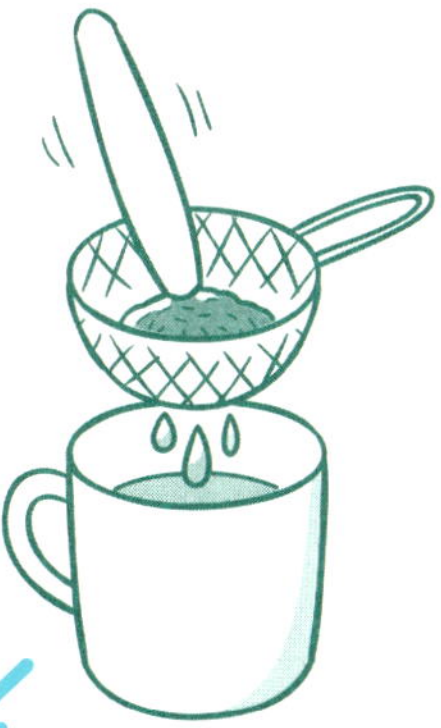

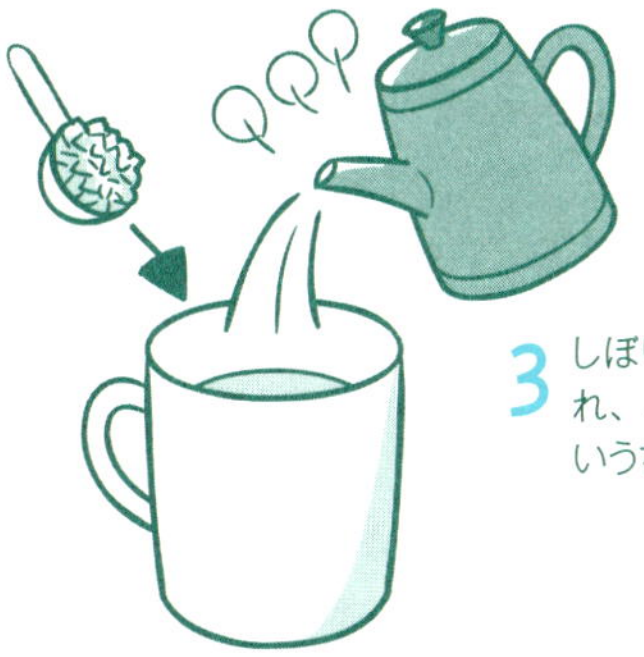

3 しぼり汁にざらめを入れ、お湯を注いで熱いうちに飲む。

作ってみました

すりおろしたにらは、茶こしではなく、ガーゼでしぼってもよいでしょう。

飲んでみました

にらの香りが強烈ですが、甘いので飲みにくくはありません。体があたたまり、少し痛みがやわらいだような気がします。

こんな方法もあります

月経痛にはこんにゃく湿布

こんにゃくは、月経痛にも効果があります。ただし、食べるのではなく、湿布薬として使います。

こんにゃく3丁を熱湯で3分ほど煮て、芯まで熱くします。それを1丁ずつ乾いたタオル1～2枚（気持ちいいあたたかさになるように）でくるみ、下腹部と腰の両側にあてます。

熱がジワジワと体をあたためて、つらい月経痛をやわらげます。この湿布は肩こりや腰痛にも有効です。

女性の病気の特効薬
桃の種子

桃の種子（生薬名は桃仁《とうにん》）は、女性の病気の特効薬です。体中の古い血を排泄して、月経痛や月経不順を治す作用があります。

桃の種子の煎じ汁を飲むと効きます。種子5～10gを600mLの水で半量になるまで煎じ、これを1日3回に分けて、あたためて飲んでください。血のめぐりをよくする生薬の、芍薬《しゃくやく》や当帰《とうき》を加えると、より一層効果があります。

また、すった種子を湯煎《ゆせん》して、これを毎日3gずつ飲んでもよいでしょう。

（根本）

日・常・生・活・の・注・意
月経痛を悪化させない工夫

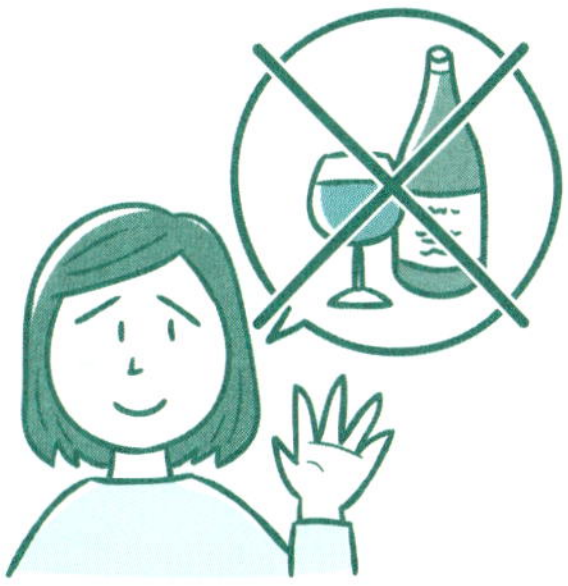

飲酒を控える
月経が終わるまで飲酒を控える。月経中に酒を飲むと血管が広がり、出血量が多くなってしまうことがある。

清潔を保つ
月経中はナプキンやタンポンをこまめに取り替え、清潔を保つ。不潔にしていると細菌感染しやすく、膣炎や膀胱炎《ぼうこうえん》などの原因に。また、経血量の多い2日めは入浴を控え、シャワーのみにする。経血量の多くない日は入浴してもよい。

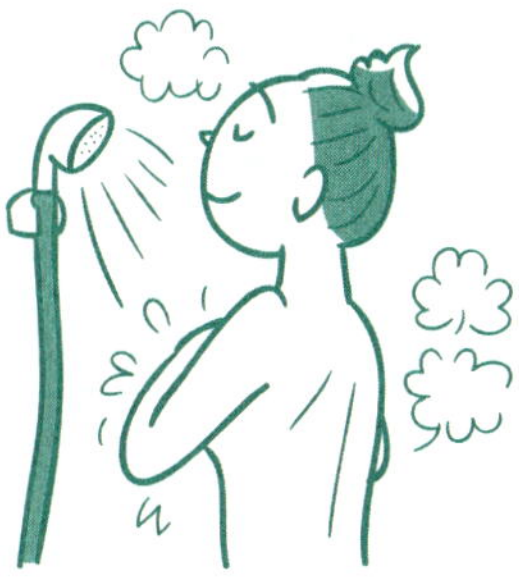

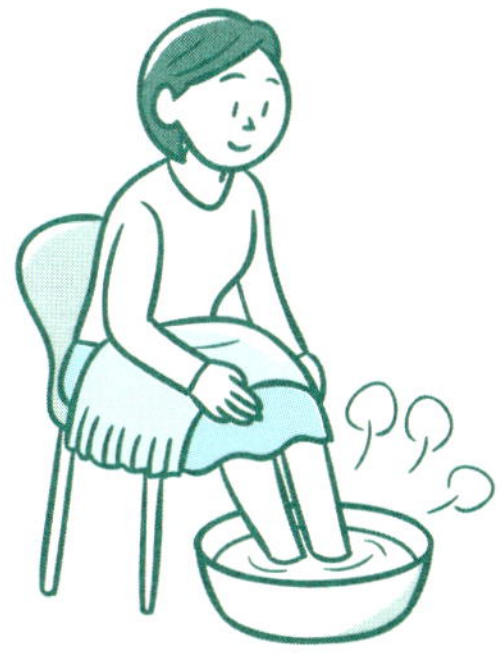

足湯をする
血行をよくするため、足湯をするとよい。洗面器などに少し熱めのお湯を入れ、10分くらい両足を浸す。

●月経痛には重曹風呂　重曹2～3gをお風呂に入れて5～6分つかると、体の芯まであたたまり、とどこおっている血行がスムーズになる。

おりものの異常

最近は2割の女性が膣カンジダを経験。ナプキンが必要なほど多かったら産婦人科へ

●サフラン茶

乾燥したサフランの雌しべ10本を熱湯に入れる。しばらくおき、色が出てからお湯だけを飲む。

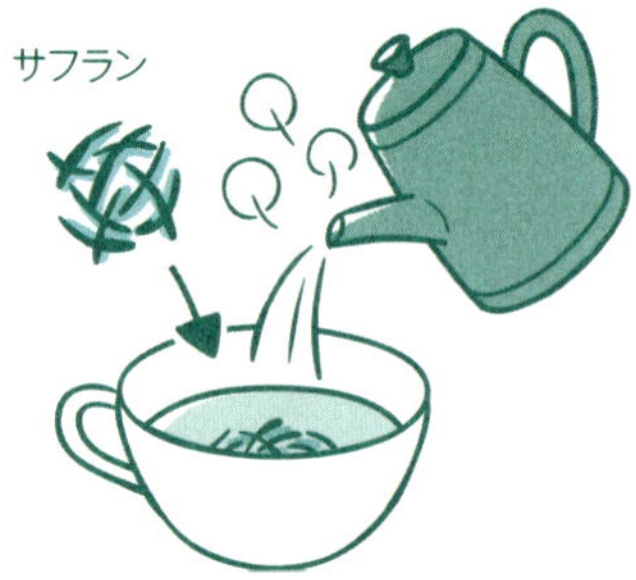

女性の病気に効果あり

サフラン

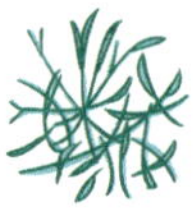

サフランは秋に淡紫色の花を咲かせ、芳しい香りを放ちます。花の中心の、3本に分かれた鮮やかな赤色の雌しべが特徴です。雌しべは料理はもちろんのこと、薬にも使われます。

雌しべは血のとどこおりを治したり、体をあたためる効果があります。そのため、月経痛や月経異常をはじめとする、女性の病気に大変効果があります。

薬効を手軽に得るには、**サフラン茶**がおすすめです。陰干しにした雌しべをお湯に入れ、しばらくおいてから、こして飲みます。

（根本）

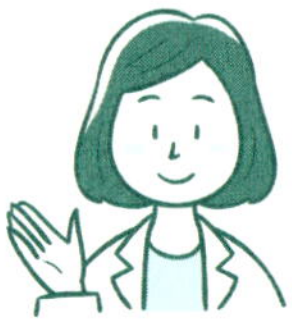

●Dr.アドバイス

膿性のおりものに血液が混じっていたら要受診

女性の膣内は、分泌される粘液によって絶えず潤っています。これが膣外に流れ出た粘液性、水様性のものが、おりものです。

健康な膣は酸性に保たれ、細菌の侵入や繁殖を防いでいます。この浄化作用のために出るおりものは生理的なものです。その場合は、おりものは透明から乳白色をしていて、やや粘りけがあります。量は個人差が激しく、人によってまちまちですが、月経と月経の中ごろにある排卵期や、妊娠したときに増えるのは自然なことなので、心配はありません。

なんらかの病気が心配されるのは、次のような場合です。

- ●ピンク、茶褐色、灰色など、色がついている
- ●膿《うみ》のように濃くなったり、水のようにサラサラになったりする
- ●つねにナプキンが必要なほどの量がある
- ●悪臭がある
- ●泡が混じる
- ●かゆみや痛み、出血を伴う

――このような異常があらわれたら、すぐに産婦人科で検査することが必要です。

●おりものの異常から考えられる主な病気

SOS のときは、急いで病院へ！

かゆみがある	おりものは膿を含んで黄色くなる。小さな泡が混じる。多少のかゆみがある。よごれたお風呂や男性感染者からうつる。	膣トリコモナス
	おりものは酒カス状、ヨーグルト状で白い。膣口付近にこびりついて強いかゆみがある。かぜや多量の抗生物質服用後にもかかる。	膣カンジダ
急におりものが増える	更年期から老年期の女性で、膿を含んだ黄白色のおりものが増える。血が混じっていることもしばしば。	老人性膣炎
	膿のような黄色いおりものが増える。産後や人工妊娠中絶後、子宮検査後などによくみられる。	子宮頸管《けいかん》炎 子宮内膜《ないまく》炎
	性交後4～5日に急に黄色いおりものが多量にある。下腹部痛や排尿時に痛みがある。	淋《りん》病
悪臭がある	ふだんよりおりものが多く、悪臭が強い。陰部がかゆくなったり、においがきつくなる。	クラミジア膣炎
	膿のようなおりもので、進行するにつれて肉汁のようになる。悪臭は強い。腰や下腹部に痛みを感じることも。	SOS 子宮がん

つぼみが有効 ムクゲ

アオイ科の落葉低木で、庭木や生け垣によく利用され、夏に白色、または淡紅色の花をつけます。

薬効があるのは白い花のつぼみです。**ムクゲの煎じ汁**が、おりものの異常に効きます。

つぼみのうちに採取して、陰干しにした花10gを600mLの水で半量になるまで煎じます。この汁を1日3回に分けて服用します。（根本）

その他のおすすめ 食品・山野草

干しただいこんの葉（干葉《ひば》）を湯船に入れてつかる**干葉湯**は、おりものや陰部のかゆみによく効きます。浴槽に15株の干葉を入れ、汗が出るくらいまで、ゆっくりとあたたまります。

ドクダミ湯も有効です。乾燥した全草30株を入れて、入浴します。

そのほか干した**ナズナの全草**や乾燥させた**サルトリイバラの根茎**を煎じる汁も効きます。

日・常・生・活・の・注・意

日ごろから清潔にしておく

陰部に湿けがこもらないように、下着は天然素材のものを使用します。また、おりもの専用シートを使うのもよいでしょう。

入浴時には陰部をよく洗います。ただし炎症があるときは、せっけんやボディソープなどでゴシゴシ洗うのは、悪化のリスクがあるので避けたほうがよいでしょう。

また、膣内にタンポンを挿入したままにしておくと、細菌感染をおこしやすく、悪臭のするおりものの原因になるので要注意です。

大切なのは、つねに清潔を保つことです。

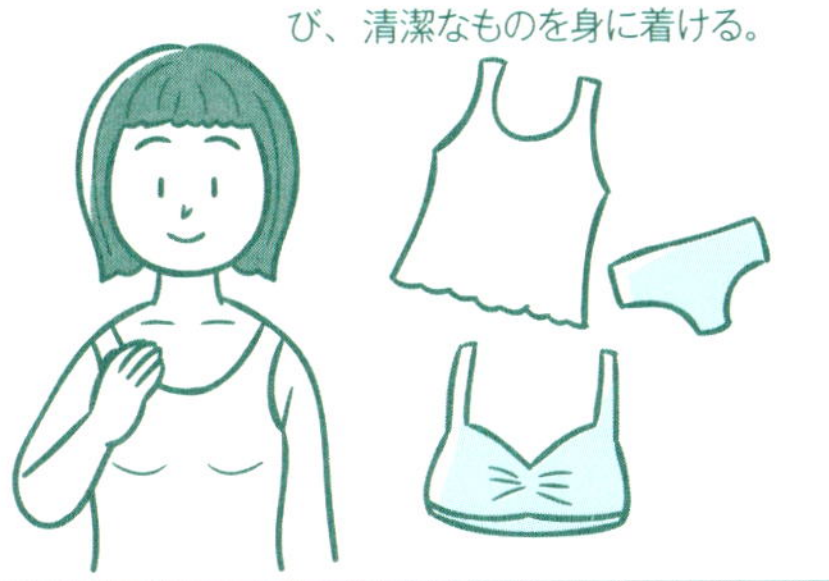

下着はできるだけ天然素材を選び、清潔なものを身に着ける。

性感染症（STD）は病院で治療する

性感染症（STD:Sexually Transmitted Disease）とは、セックスや、それに準ずる行為によって感染する病気の総称です。

性感染症は、誰もが罹患する可能性のある病気で、患者数は増加の一途といわれています。初期段階では無症状のことが多くて気づきにくく、また、自覚症状があっても恥ずかしくて受診しにくいことなどから症状が悪化するケースも多いようです。

日本性感染症学会があげている性感染症は18種類で、右ページ表のカンジダ、トリコモナス、クラミジアをはじめ、HIV感染症／エイズも含まれます。

原因は細菌、ウイルス、カビ、原虫、寄生虫などさまざまです。そのうち、代表的な病気は次にあげるものです。

●淋病　感染後1週間以内に排尿痛、おりものや不正出血など、さまざまな病状が出るものの、症状が軽く、気づかないこともあります。不妊の原因になるほか、感染者の母が出産した新生児が、淋菌性結膜炎になることもあります。治療は抗菌薬を服用します。

●梅毒　感染すると、潜伏期間が約3週間と長いのが特徴です。初期は感染した部位に赤くてかたいしこりやただれができ、リンパ節がはれます。その後1～3か月の間に発熱や全身の倦怠感、発疹が出ます。さらに10～30年の期間をかけて、心臓や血管、脳が冒されます。ですが、現在は抗菌薬を服用することで、進行を防げます。

●尖圭《せんけい》コンジローマ　感染後の潜伏期間は3週間から8か月と、非常に幅がある病気です。性器や肛門のまわりにイボができ、悪臭のある分泌物を伴います。患部の切除、クリームをつけるなどの治療で治癒が可能です。

●性器ヘルペス　感染後2～10日くらいのあいだに外陰部に痛がゆさを感じ、不快感が増します。そののち、水疱やただれがみられるようになります。抗ヘルペスウイルス薬で治療ができます。放置したとしても、2～4週間で自然に治ります（痛くて放置するのは難しい）が、再発を繰り返すことが多くみられます。

女性がこれらの性感染症にかかると、全身に感染が及んだり、不妊症になったりします。妊娠中の感染では、胎児にも大きく影響します。最悪、子宮や卵巣を摘出しなくてはならない場合もあります。

性感染症は、早期の発見と早期の治療が大事です。気になる症状があるときは、まず婦人科で相談しましょう。

●親の命日、子の誕生日　出産は女性の一大難事業。子は産まれたが母親は死亡するということも多かった時代の、悲しい言いならわし。

子宮筋腫

30歳以上の女性の20～30%の人にある。
手術か、経過をみるか、どちらかを選択

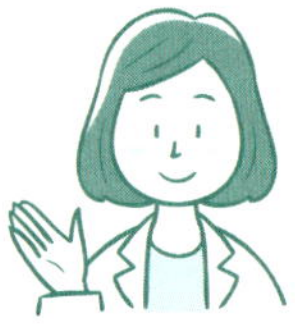

●Dr.アドバイス

月経過多や強い月経痛は受診を。貧血も要注意

子宮筋腫《きんしゅ》とは、子宮の筋肉層にできる良性の腫瘍《しゅよう》です。無症状で治療の必要がないものを含めると、30歳代以上の女性の5人に1人は、筋腫をもっているといわれます。

20歳以下に発生することは少なく、30歳、40歳と年齢を増すごとに発生率は高くなります。

筋腫ができる原因は不明ですが、発生年齢からみて、女性ホルモンの分泌が関係していると考えられています。また親子、姉妹でともにできることが多く、体質も関係しているようです。

おもな自覚症状は、月経過多や不正出血、月経痛などです。そのほか、貧血、便秘、頻尿、下腹部のはりなどがあります。人によっては、自覚症状がまったくなく、気がつかないうちに筋腫が大きくなってしまうこともよくあります。症状が激しい場合や、筋腫の大きさがこぶし大を超えた場合は、手術で筋腫あるいは子宮全部を摘出することになります。

30歳をすぎると、悪性腫瘍の可能性も高くなるので要注意です。症状が激しくなる前に、一度医師の診察を受けましょう。

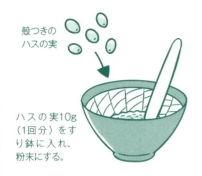

●ハスの実の粉末

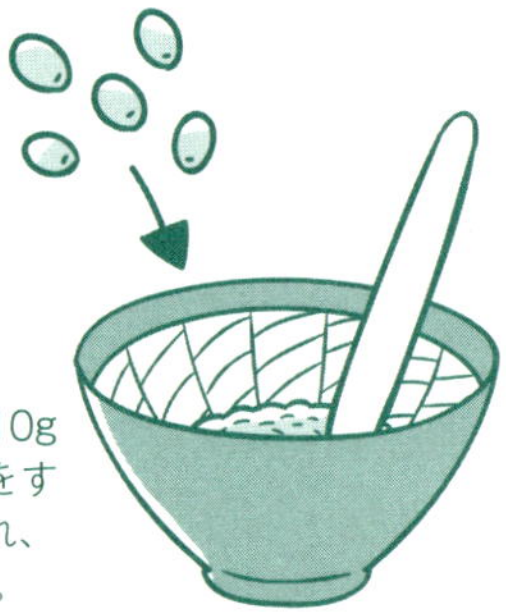
殻つきの
ハスの実
ハスの実10g（1回分）をすり鉢に入れ、粉末にする。

止血作用のある ハスの実

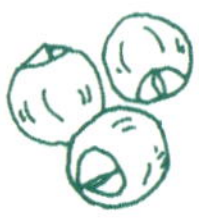

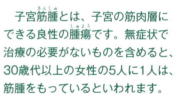

日本では、ハスといえばれんこんで、もっぱらこれを食用にします。一方、中国では、れんこんだけでなく、実も食材や薬に利用しています。ハスの実には大変強い止血作用があることから、子宮出血によく用いられます。子宮筋腫が原因による出血には、**ハスの実の粉末**を1日3回食べると効果があります。

ハスの実は漢方薬局で生薬の蓮実《れんじつ》（石蓮子《せきれんし》）を求めます。黒くてかたい殻がついていますが、殻つきのまま細かく砕いて粉末にします。これには滋養・強壮の効果もあります。（根本）

子宮の出血をおさえる きくらげ

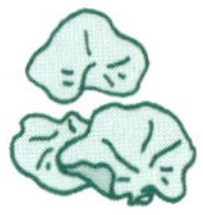

きくらげは、味は淡泊ですが、歯ごたえがよいため、料理によく使われています。大きくて光沢があり、肉厚のものがよく、煮ものや炒めものにするとおいしく食べられます。

このきくらげには、血液を浄化する作用や、乾燥肌をなめらかにする作用があります。そのため、婦人科系疾患の特効薬といわれています。

子宮出血には、**きくらげの煮汁**が効果を発揮します。きくらげ60gを少しいり、1カップの水でよく煮て、その煮汁を飲むとよいでしょう。（根本）

●子宮筋腫の主な症状

月経過多 不正出血 月経痛	いちばん多い症状。月経時の出血量が増え、その期間も長くなる。ときには血のかたまりが出る。月経とは別に出血もする。月経困難症になることも。
貧血	月経時の出血量が増えることが原因。顔色がわるくなったり、階段の上り下りがきつくなったり、息切れしたりする。
残尿感 頻尿 便秘	便秘や腰痛がおこる。筋腫が膀胱《ぼうこう》を圧迫するために、尿の出がわるくなったり、トイレが近くなったりする。

排尿がスムーズになる ウツボグサ

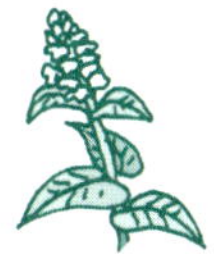

日あたりのよい道ばたや、野原によくみられるシソ科の多年草です。真夏になると紫色の花穂が急に褐色に変わって、枯れたような状態になることから、漢方では夏枯草《かごそう》とよばれています。

子宮筋腫で尿の出がわるくなったら、**ウツボグサの煎じ汁**を試してみてください。ウツボグサ20gを、700mLの水で半量になるまで煎じたものを1日量として、毎食後に飲むとよいでしょう。これにハブ茶20gを加えると、便秘にも効きます。

（根本）

空腹時に飲むと出血どめに ケイトウ

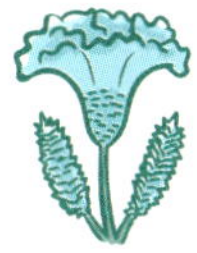

ケイトウは、鮮やかな色の花が特徴で、昔からよくみかけるものです。花が鶏のとさかに似ているところから、鶏頭《けいとう》という名がついたといわれています。この花の種子に、不正出血を軽くする効果があります。その場合、**ケイトウの種子の煎じ汁**がおすすめです。

乾燥させたケイトウの種子5gを、400mLの水で半量になるまで煎じ、これを1日3回に分けて服用します。空腹時に飲むのが効果的です。ちなみに乾燥させたケイトウの種子は、鶏冠子《けいかんし》とよばれます。

（根本）

その他のおすすめ 食品・山野草

こんにゃくは、外用すると性器の不正出血に効きます。足首から足のつけ根にかけて、冷えたところ、または、こりのあるところに、片足ずつ、2～3分ゆでて熱くしたこんにゃくをあてると予防になります。こまめにあたためるとよいでしょう。

タンポポの煎じ汁も効果的です。根、若葉や花などを春に採り、乾燥させて保存します。これを1回に、根なら4～8g、若葉や花なら7～10gを煎じ、食事の30分前に飲みます。なおこれは、健胃、強壮、解熱、寝汗、便秘、肝臓病にも効果があります。

キカラスウリも有効です。秋に根を掘り、乾燥させたものを1日に5～15g煎じて飲みます。せきどめ、糖尿病にも効きます。

他の植物の樹皮や岩肌、人家の屋根などに生える**シダ**と**ノキシノブ**の全草を採取し、よく乾燥させたもの2～4gを煎じて、お茶がわりに飲んでもよいでしょう。子宮筋腫のほかに、腹膜炎や淋病などにも効果があります。

産婦人科にかかるときには

産婦人科での診療では、問診だけで診断がつくということは少なく、内診をすることになります。内診とは、内診台に座り、両足を開いて医師が膣内を診察することです。

ですから、診察に出かける前には、膣口や肛門周辺をふくなどして、清潔にしておきましょう。自分自身が恥をかかないためでもありますが、これは医師へのマナーでもあります。

ただし、出血があるときは、手当てをした状態のままでかまいません。出血がおさまるまで待とう、などと躊躇《ちゅうちょ》していると、病気の発見や治療を遅らせるだけで、メリットは何もありません。

また診察では、必ず月経歴を聞かれますが、意外に答えられない人が多いようです。これまでの月経の状態や最近の月経のようすなどは、ふだんからメモをしておき、正確に、詳しくこたえられるようにしたいものです。

産婦人科の診察というと、内診があることもあり、恥ずかしい気持ちが先に立って、ついつい足が重くなりがちです。けれど、症状があるのに受診しないのは賢明ではありません。医師は毎日何十人もの患者さんを診察しているのですから、自分だけ特別に意識するほどのことではないのです。医師を信頼し、任せる気持ちをもつことが大切です。

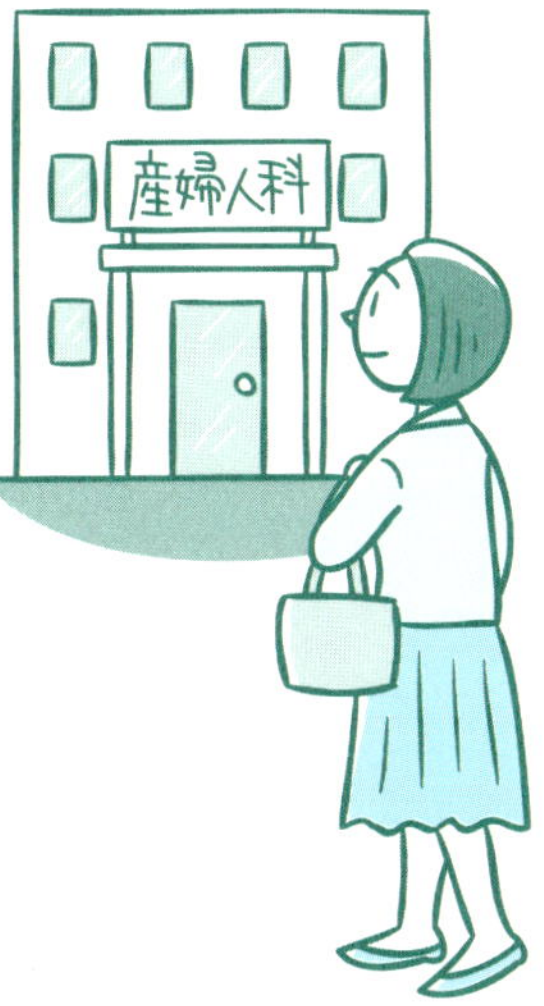

●成人の子宮の大きさは？　長さ約7cm、幅は約4cm。このうち子宮壁の厚さは1～2cmもある。子宮壁の大部分は筋肉で、よく伸びる。

更年期障害

閉経前後に、多様な不定愁訴があらわれる。リラックスして乗り切ることが大切

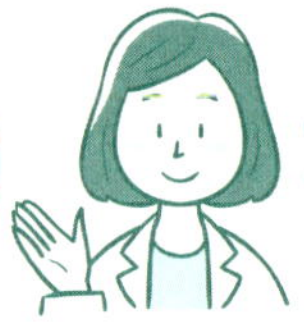

Dr.アドバイス

症状や程度はまちまち。メンタルな要素も大きい

更年期とは、閉経前後の5年間をいいます。閉経とは卵巣の活動がとまり、1年以上月経がこないことを指します。日本人の平均閉経年齢は約50歳ですが、個人差が大きく、40歳代前半で閉経する人もいれば、50歳代後半まで生理が続く人もいます。

更年期になると卵巣のはたらきが低下します。すると卵巣機能を回復させようと、脳下垂体《のうかすいたい》から性《せい》腺《せん》刺激ホルモンが多量に分泌されるようになります。これがホルモン全体のバランスをくずす結果となり、自律神経失調症《じりつしんけいしっちょうしょう》をおこすようになるわけです。

症状は、のぼせ、ほてり、多汗といったホットフラッシュ、頭痛、動悸《どうき》、肩こり、めまい、イライラ、抑うつ気分、腰痛、皮膚の乾燥、不眠など、人によってさまざまです。その程度も個人差があります。

更年期は誰にでもあるのだということを認識し、あまり神経質にならず、リラックスして乗り切る心構えが大切です。いずれホルモンのバランスが落ち着いて、自律神経が順応するようになれば、症状は自然に消えていきます。

気持ちが落ち着く しそ

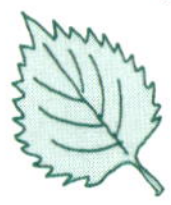

刺身に添えてあるしそを、食べずに残す人をよくみかけますが、それは非常にもったいないことです。しそは心身両面によい効果をもたらす、大変すぐれた野菜だからです。

さまざまな薬効をもつしそは、神経症状が強く、ヒステリーぎみの人に用いる漢方薬にも処方されているほどです。この効果は、更年期障害による精神不安にもよいものです。しそに、ビタミンB_1の効果を高めるねぎを加えた**ねぎしそスープ**がおすすめ。イライラを鎮め、気持ちを落ち着かせます。（根本・山ノ内）

ねぎしそスープ

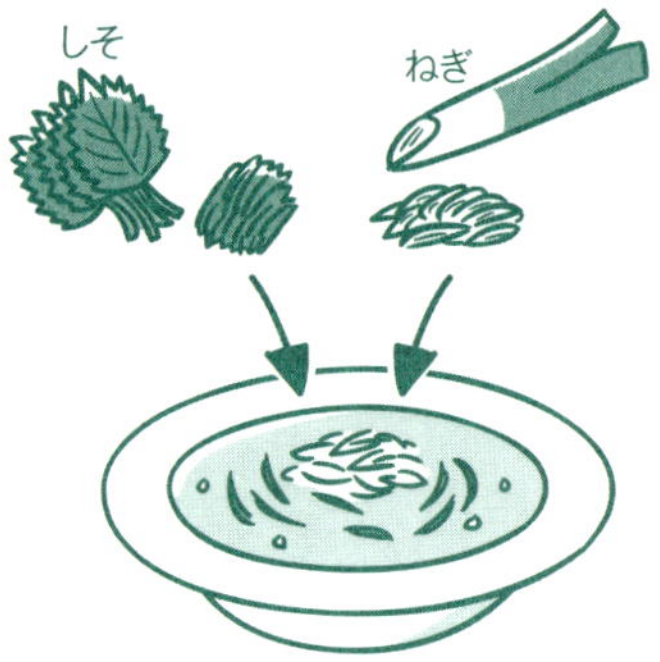

しその葉とねぎを食べやすい大きさに切る。それを薄味のスープにたっぷり入れる。

イライラが鎮まる れんこん

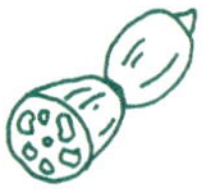

れんこんは、神経の興奮を鎮める鎮静作用があるほか、血管の弾力性を強化して、末梢《まっしょう》への血行をよくするはたらきがあります。さらに、れんこんに含まれているタンニンには収れん作用があるため、止血の効果があります。これらのはたらきは、更年期の月経不順や不定愁訴《ふていしゅうそ》にも効果があります。

イライラする人は、れんこんを常食するとよいでしょう。また、閉経期の不正出血や過労に悩む人は、**れんこんのしぼり汁**（作り方は403ページ）を飲むと効果的です。（山ノ内）

精神不安や不眠に サネブトナツメ

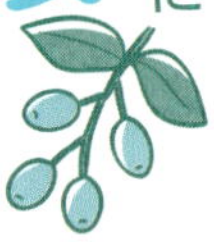

サネブトナツメの種子を乾燥させたものを、漢方では酸棗仁《さんそうにん》といいます。精神不安を鎮め、不眠や多汗を改善するはたらきがあるため、このような症状をもつ更年期障害の人におすすめです。**酸棗仁粥**（作り方は次ページ）を食べるとよいでしょう。

また**酸棗仁酒**も効きます。広口びんに酸棗仁50gと焼酎1Lを入れ、密閉して冷暗所に保存します。10～15日後に、氷砂糖50gを加え、3か月くらい熟成するのを待ちます。酸棗仁をこし、さかずき1杯を1日2～3回飲みます。（根本）

酸棗仁粥の作り方

材料（2杯分）

酸棗仁	30g
玄米	60g
塩	少々
水	600mL（3カップ）

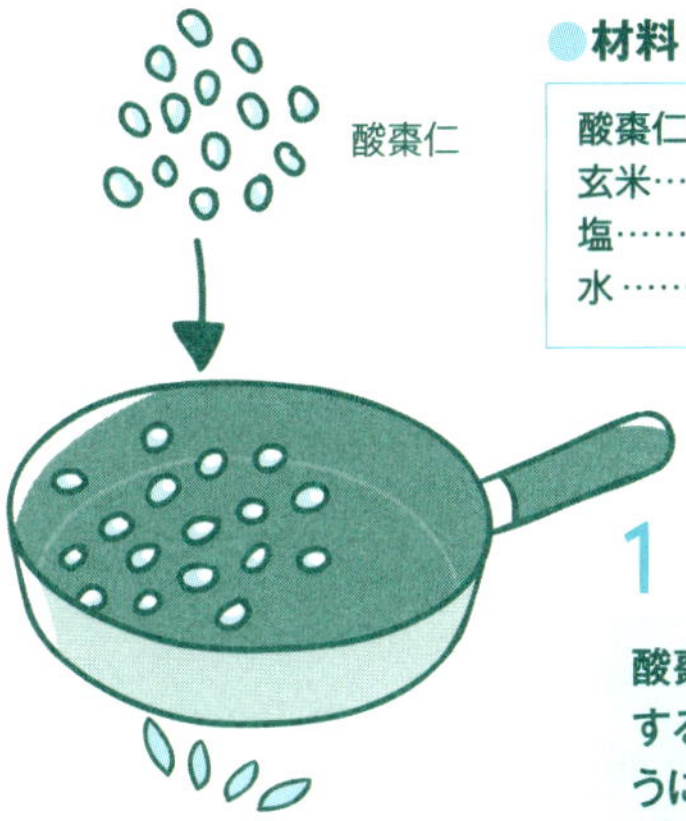

これがコツ

1
酸棗仁を中火でからいりする。いると、ごまのようにはじけるので、全体をゆすりながら、均等に火を通す。

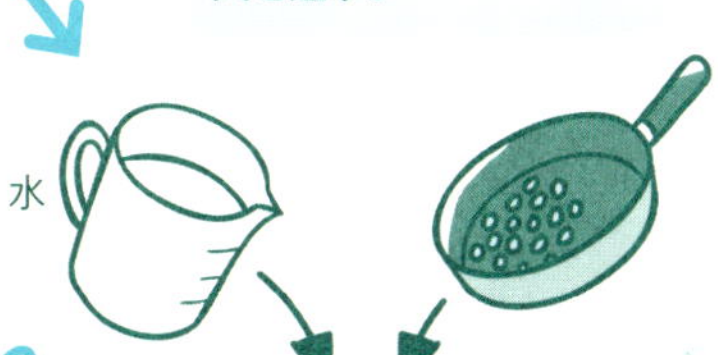

2
鍋に1と水を入れ、水が2/3量になるまで煮つめる。

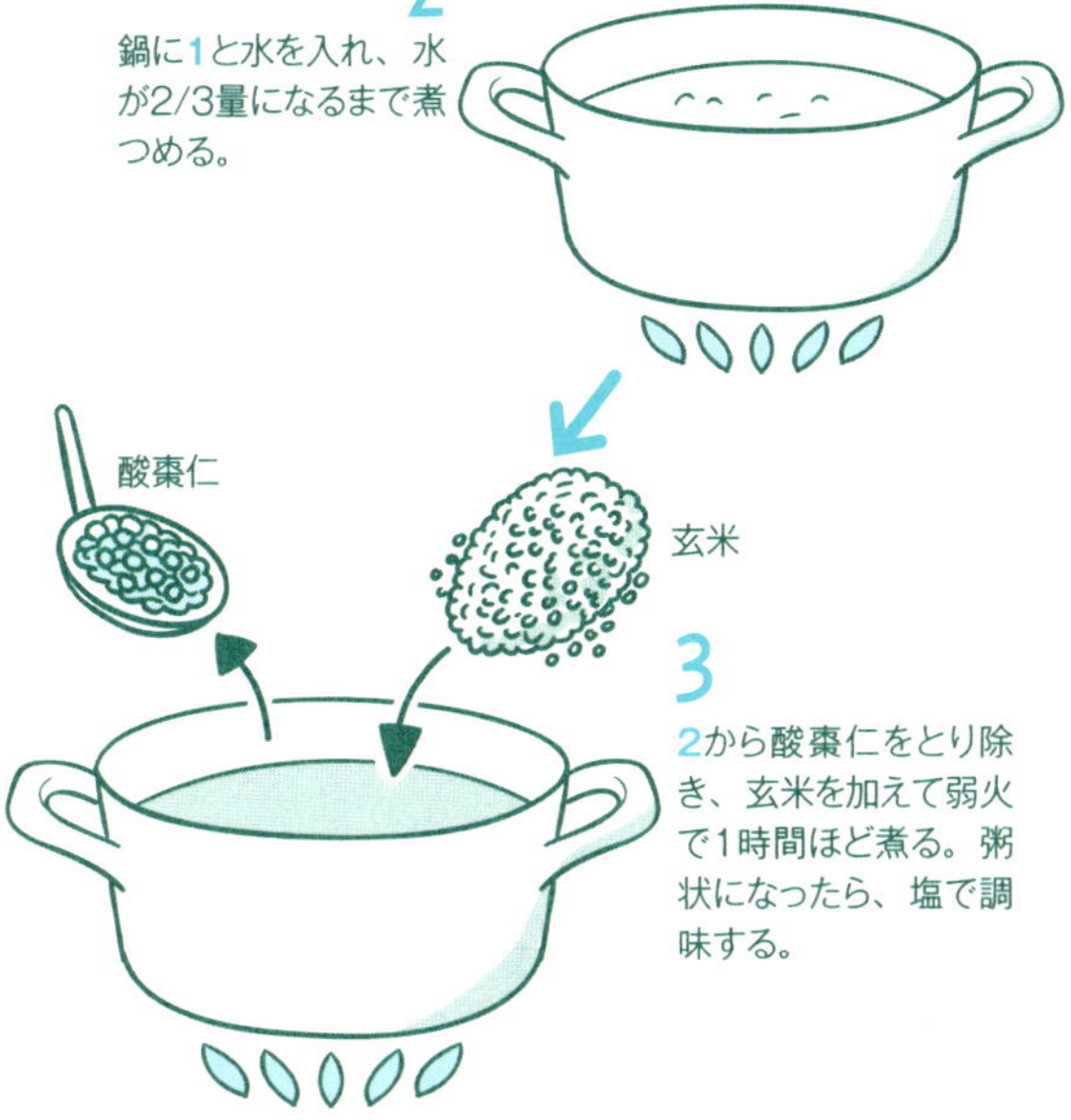

3
2から酸棗仁をとり除き、玄米を加えて弱火で1時間ほど煮る。粥状になったら、塩で調味する。

作ってみました

酸棗仁を焦がさないようにいること、ふきこぼれないようにお粥をたくことなど、火加減が重要なポイントになります。

食べてみました

酸棗仁は、いって煎じると、ごまやあずきに似た風味が出ます。このお粥は香ばしく、あまり塩を入れなくても、おいしく食べられました。

女性特有の症状に効果的
コウホネ

コウホネとはカワホネのことで、スイレン科の水生植物です。川に生え、根茎が骨に似ているところから、この名がつきました。

コウホネは昭和初期、縁日などで、「婦人血の妙薬」として売られていたことがあります。妙薬とはうそではなく、婦人科系疾患、更年期障害など、女性特有の諸症状に効果があります。おすすめは**コウホネの根茎の煎じ汁**です。根茎（生薬名は川骨《せんこつ》）5～10gを煎じ、1日3回に分けて飲みます。（根本）

ホットフラッシュがある人に
シナモン

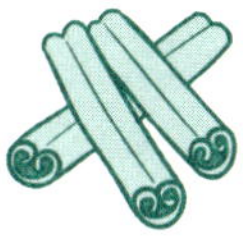

シナモンは、クスノキ科の樹木の皮を乾燥させたもので、生薬名を「桂皮《けいひ》」「肉桂《にっけい》」といいます。古くから世界各地で、薬用または香料として用いられてきました。古代エジプトでは、ミイラを作るときにも使われたといわれています。

シナモンは、のぼせや発汗、動悸、冷えなどに効果があります。更年期によるホットフラッシュに悩んでいる場合は、特に**シナモンティー**がおすすめです。神経を落ち着かせたいときは、これに甘草《かんぞう》の粉末をプラスするとよいでしょう。（根本）

シナモンティー

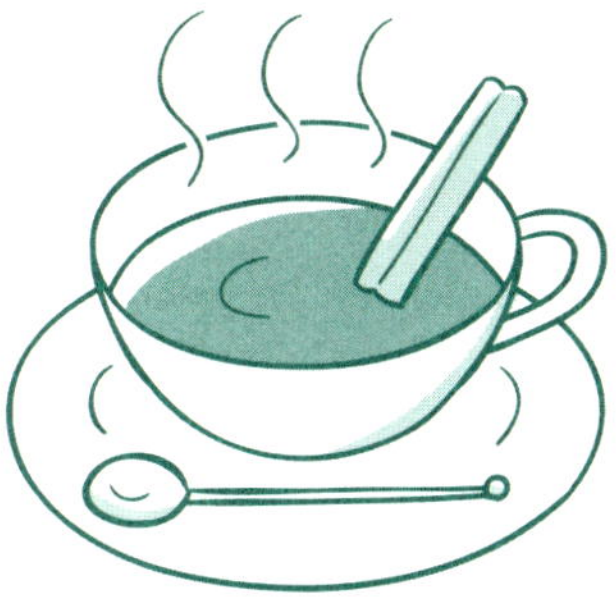

紅茶にシナモンスティックを入れ、少しおいてから飲む。

●婦人科の三大漢方薬　不定愁訴の治療は、漢方の得意ジャンル。主に用いられるのは「当帰芍薬散《とうきしゃくやくさん》」「加味逍遙散《かみしょうようさん》」「桂枝茯苓丸《けいしぶくりょうがん》」。

婦人科系疾患の妙薬
サフラン

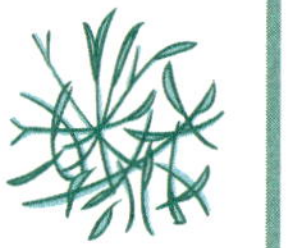

サフランは、ヨーロッパや南アジア原産のアヤメ科の植物です。この花の雌しべを乾燥させたものは、ヨーロッパでは古くからスパイスとして料理に使われています。なかでもブイヤベースやサフランライスは有名で、その鮮やかな黄色はサフランによるものです。

また、サフランは薬草として用いられた歴史も古く、古代エジプトのころには、すでに薬として登場しています。

イライラ、不眠に効くほか、月経痛や月経不順、更年期障害、冷え症や頭痛にも効果があり、まさに婦人科系疾患の妙薬ともいえるものです。不定愁訴には**サフラン茶**を飲むとよいでしょう。（根本）

●サフラン茶

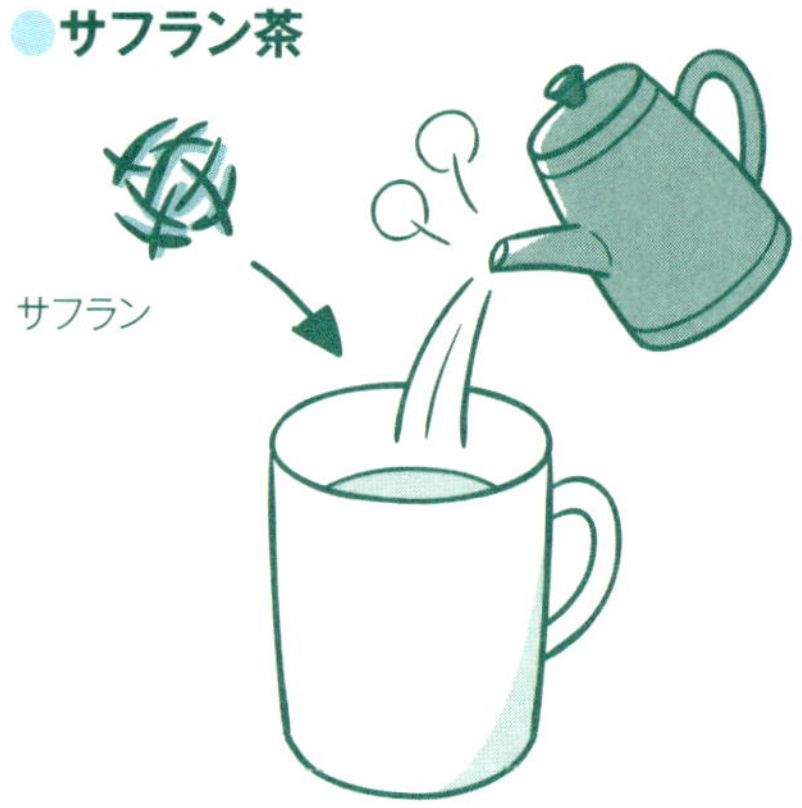

サフランの雌しべ10本を、熱湯の入った器に加え、黄色から淡紅色になるまでおく。お湯が冷めたらうわずみを飲む。サフランは、色が出るあいだは何度でも使える。

イライラに効果がある
ナツメ

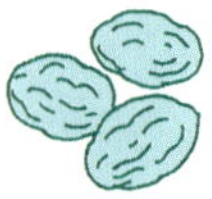

ナツメは、中国では桃やアンズとともに、健康維持に重要な果実として栽培されています。薬用や食用だけでなく、お菓子にも使われるほど、人気のある実です。この実は、熟すと甘くなり、これが漢方で使われる「大《たい》棗《そう》」です。

ナツメの実5個を煎じ、不安な気持ちをやわらげる小麦（殻つき）と、甘草を加えて飲むと、イライラするなどの更年期障害の症状に効果がみられます。これは「甘麦大棗湯《かんばくたいそうとう》」という漢方薬にもなっています。（根本）

その他のおすすめ 食品・山野草

閉経後の女性が特にとりたいのは、カルシウムです。これは、女性ホルモンの分泌量が激減すると、とたんに骨の新陳代謝が悪化するためです。**牛乳**、**チーズ**、**小魚**や**海藻類**で、骨粗しょう症を予防しましょう。

ほうれん草は、カルシウムを含むほか、更年期による高血圧、便秘、頭痛、めまい、ほてりなどに効果的な野菜です。

ゆり根も、精神不安をはじめとした諸症状によく効きます。ゆり根7個を水に一昼夜浸し、翌日、水の量が茶碗1杯分になるまで煮つめたら、カスをとります。これに卵黄を入れ、1日2回に分けて飲みます。

クマザサエキスには、ホルモンのバランスを保つはたらきがあるので、更年期障害に効果的です。毎日、続けて飲むとよいでしょう。

クチナシは、精神不安で眠れない、胃腸の調子がわるいなどの症状がある人に、効果があります。クチナシの実（生薬名は山《さん》梔子《しし》）約10gを、450mLの水で半量になるまで弱火で煎じます。これを1日3回に分けて、毎食前に温服すると効果があります。

興奮性の食べものや血液をよごす食材は厳禁

更年期に入ったら、食べるものには特に注意をはらわなくてはいけません。食べものによっては、更年期障害の症状をひきおこし、悪化させる原因をつくることになるからです。

まず、興奮性の食べものは控えましょう。なかでも、**コーヒー**や**紅茶**などカフェインが多く入っているもの、**わさび**や**からし**などの香辛料の多食はよくありません。

また、血液をよごすとされる食べものも避けます。たとえば**えび**、**かに**、**うに**、**赤貝**、**ほたてがい**、**あくの強い山菜**類は禁物です。**たけのこ**も多食を控えたい食品のひとつです。

れんこんのしぼり汁の作り方

●材料

れんこん	適量

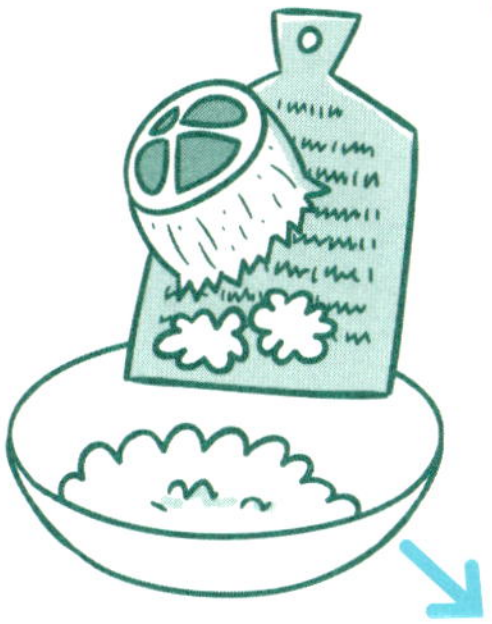

1 れんこんはよく洗い、皮つきのまますりおろす。

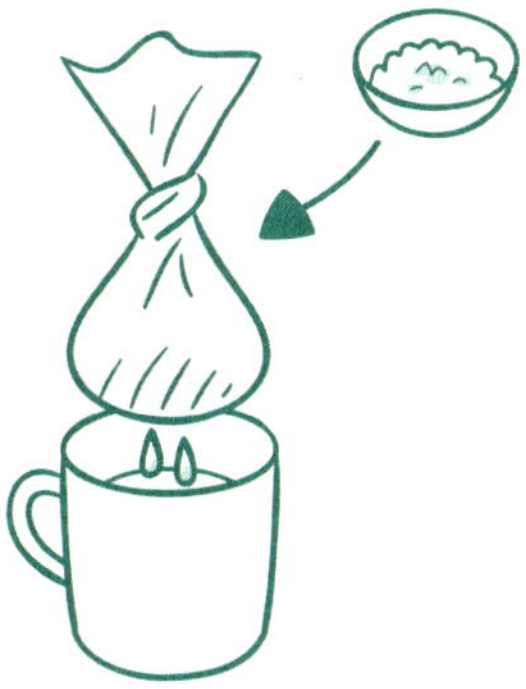

2 1の汁をガーゼなどでしぼり、1日3回程度、毎日飲む。

作ってみました

かたいので、すりおろすのに少し手間どりました。れんこんはそのままにしておくと色がかわってしまうので、飲む直前にするとよいでしょう。

飲んでみました

ガーゼでしぼるので、れんこんのざらつき感はなく、さらっと飲めます。

日・常・生・活・の・注・意

更年期障害は予防できる

更年期障害の症状の感じ方は、本人の性格や精神状態、周囲の環境が大きく影響します。症状の改善には、日ごろから次のことを心がけましょう。

第一に、ストレスをためないことです。打ち込める趣味などをもったり、ありのままの自分を出せる居場所をみつけるとよいでしょう。孤独や孤立は避けます。そして、楽しいときは思い切り笑い、悲しければ徹底的に悲しむことです。感情を内におし込めてしまうのはよくありません。

加えて、十分な睡眠や適度な運動も大切です。日ごろからスポーツをしたり、積極的に歩いたりするようにしましょう。

食事は、1日3回しっかりとります。精神を安定させるビタミンB_1やカルシウム、血行をよくするビタミンEなどを十分にとり入れます。大豆に含まれるイソフラボンは、体内で女性ホルモンのエストロゲンと同じはたらきをして、骨量を増やし、コレステロールの上昇をおさえます。これらの栄養を十分にとるとともに、バランスのとれた、かたよらない食事を心がけてください。

最近では、ホルモンを補充する「ホルモン補充療法(HRT)」で症状を緩和させることができます。症状を自覚したら、がまんせずに婦人科を受診しましょう。

不感症の悩みを解消する

不感症とは、性的な感情がわかず、あるいは、性欲はあるのに、性交の際に興奮や快感(オルガスム)を覚えないことをいいます。

原因は性器の器質的疾患や、精神的な疾患による場合など、さまざまです。器質的疾患の場合はその治療が優先されます。精神的な場合は心理療法などのほかに、次の方法を試してみることをおすすめします。

●ナルコユリ酒　ナルコユリの根茎は滋養・強壮効果にすぐれており、不感症に効果的です。乾燥したナルコユリ100g、焼酎1.8L、氷砂糖200gをびんに入れて2～3か月間おきます。こして、就寝前にさかずき2杯飲みます。

●ぎんなんの甘煮　ぎんなんは強壮・強精効果が著しい食べものです。殻をむいたぎんなんをゆでて、甘皮をむき、氷砂糖で煮つめます。これを1日6～7個食べると、女性は不感症克服、男性は精力増強に役立ちます。

●入浴後の耳かき　耳には女性器の機能を亢進させるツボが集まっています。お風呂上がりのゆったりした気分のときに刺激すると、効果抜群です。

ただし、不感症は個人差があるので、あまり気にしないことです。神経質になるとかえって逆効果だからです。

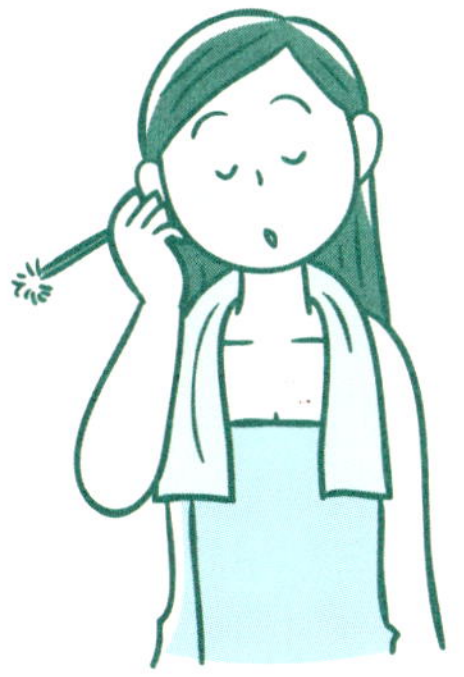

●年はクスリ　人間は年をとれば、さまざまな経験から分別がつくようになる。年老いてはじめて健康がいちばん大切と気づくはず。

つわり

つらいけど、生理的なものなので安心して。リラックスした気分ですごすことが大切

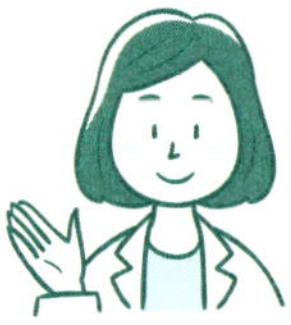

●Dr.アドバイス

食べられるときに、食べたいものを食べて

つわりは、妊娠第6週ごろからはじまる生理的な変化で、妊婦の約70%は経験するものです。

症状は人によってさまざまですが、おもに吐きけや嘔吐《おうと》、食欲不振、胃部不快感、嗜《し》好の変化などがあらわれます。さらに頭痛、めまい、便秘、全身倦怠《けんたい》感、イライラを伴うことがあるほか、唾液が多く出たり、微熱が出たりすることもあります。

つわりの吐きけは、早朝など胃が空になるとよけい強くなるので、食事の時間や回数にこだわらず、食べたいときに食べたいものを、あるいは食べられるものを、少しずつ食べることです。また、つわりになると食べものの好みがそれまでと正反対になる場合もありますが、それらを口にするだけでつわりがおさまることもあります。

つわりは病気ではありません。多少は長引いても、10～11週ころには自然におさまるのがふつうなので、あまり神経質にならず、リラックスした気分で過ごすことが大切です。

※妊娠中の食事法は、414ページ～を参照。

●**烏梅ジュース**

烏梅4～5個と、水5カップを鍋に入れ、強火にかける。沸騰したら弱火で10～15分くらい煮る。冷めたら、はちみつを入れて飲む。

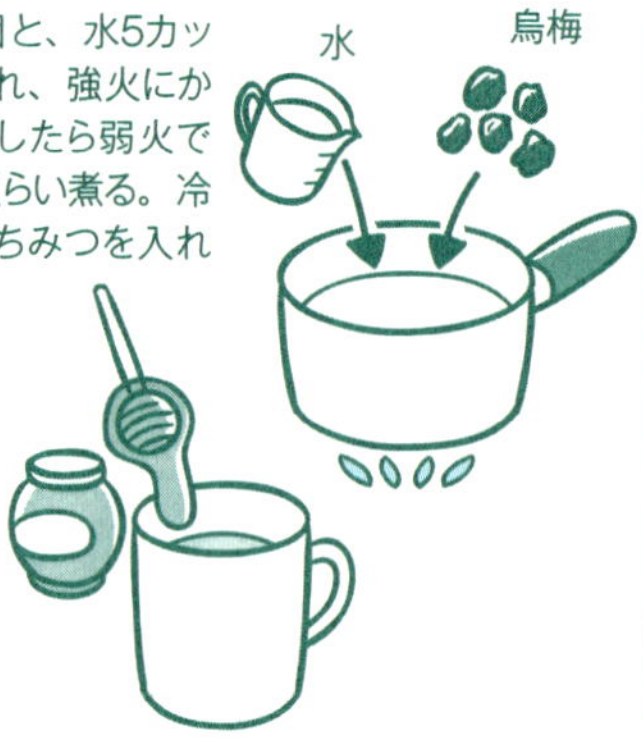

食欲を回復させる うめ

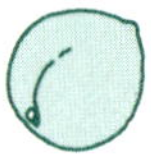

うめは整腸作用が強く、吐きけをおさえ、食欲を増進させるはたらきがあります。

中国では、うめを烏梅《うばい》にして用います。これは、未成熟のうめの果実の種子をとり、ワラを燃やし、その煤煙で乾燥させたものです（作り方は248ページ）。烏梅もうめぼしも、薬効に変わりありません。

つわりによる食欲不振には、**烏梅ジュース**が効果的です。あるいは湯のみにうめぼし1個をすりつぶして入れ、吐きけ止めの効果があるしょうがのしぼり汁と、しょうゆを少量加えて、熱い番茶を注いで飲んでもよいでしょう。（根本）

ゆううつな気分に ゴシュユ

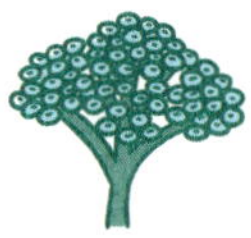

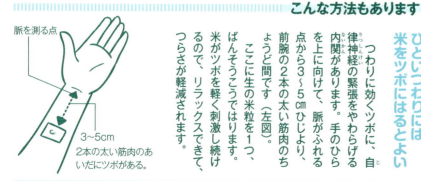

ゴシュユは落葉性の低木で、江戸時代に中国から日本に渡来した植物です。

ゴシュユの果実を乾燥させたものは、つわりによる頭痛や嘔吐、胸部のつかえ、食欲不振に効果があるほか、ゆううつな気分を改善させます。

薬効を得るには、**ゴシュユの煎じ汁**がよいでしょう。ゴシュユの果実1～3gを400mLの水で半量に煎じた汁を、1日3回に分けて飲みます。

ただし、果実には若干の毒性があるので、採取後1年たったものを使用します。（根本）

こんな方法もあります

ひどいつわりには米をツボにはるとよい

つわりに効くツボに、自《じ》律神経《りつしんけい》の緊張をやわらげる内関《ないかん》があります。手のひらを上に向けて、脈がふれる点から3～5㎝ひじより、前腕の2本の太い筋肉のちょうど間です（左図）。

ここに生の米粒を1つ、ばんそうこうではります。米がツボを軽く刺激し続けるので、リラックスできて、つらさが軽減されます。

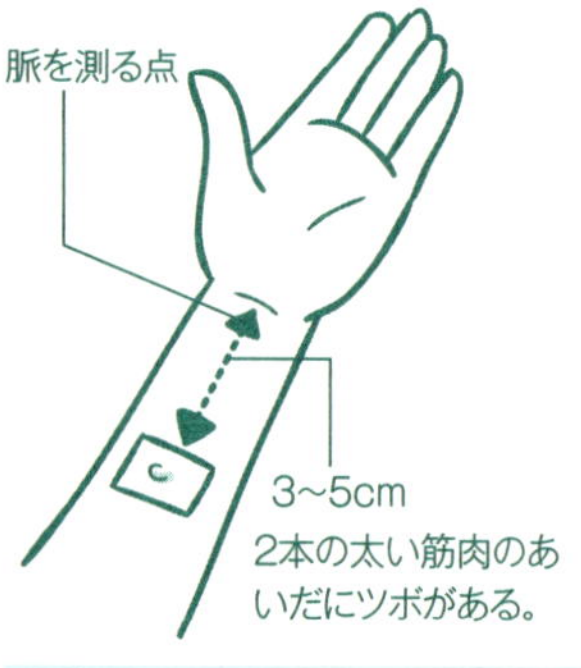

吐きけをおさえる

しそ

しその葉には、とても強い抗菌・防腐作用があり、昔から民間薬として重宝されました。現在も胸のつかえ、嘔吐、魚介類による中毒のほかに、食欲がない、妊娠時のつわりがひどいときにもよく用いられます。更年期障害などに処方される、「半夏厚朴湯《はんげこうぼくとう》」という漢方薬にもしその葉が配合されています。

特につわりがひどいときは、しそをそのまま食べたり、料理にしそのみじん切りを混ぜて食べたりすると効果があります。（根本）

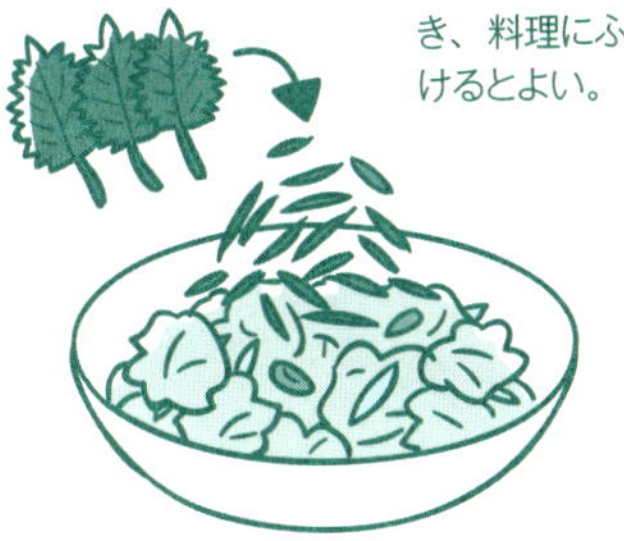

みじん切りにしたしそを用意しておき、料理にふりかけるとよい。

吐きけどめの代表薬

しょうが

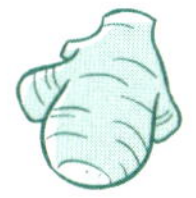

つわりの吐きけは、つらいものです。吐きけがあるから食べられない、でも食べないとかえって吐きけがひどくなるという悪循環で、苦しむことになります。そんなときは、しょうがを利用しましょう。

しょうがは、吐きけをおさえ、食欲を増進させるはたらきがあることで知られています。中国では、吐きけの症状には必ずといってよいほど使われています。

つわりによる吐きけには、少し火であぶった**薄切りしょうが**を、口に含むだけで効果があります。（根本）

●薄切りしょうが

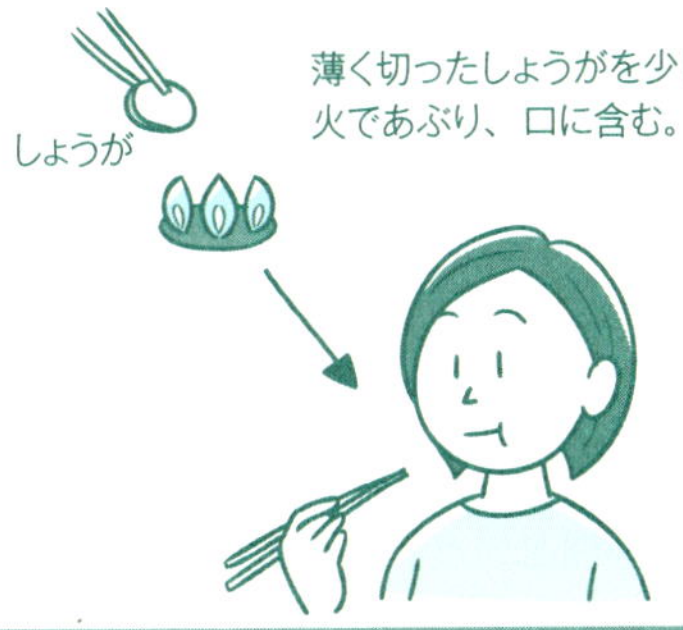

薄く切ったしょうがを少し火であぶり、口に含む。

その他のおすすめ 食品・山野草

だいこんおろしや、**じゃがいもの黒焼き**（作り方は243ページ）が有効です。また**陳皮《ちんぴ》**（乾燥させたみかんの皮で古くなったもの）は、ふだんから胃が弱い人のつわりによく効きます。1日5〜6gを400mLの水で半量になるまで煎じ、1日3回に分けて飲んでください。乾燥させた**ハス**の実（殻をとったもので、生薬名は蓮子《れんし》）10gをすりおろし、同量の水を加えて10分くらい煮ます。この汁を冷まし、1日3〜4回、さかずき1杯ずつ飲むとよいでしょう。

カラスビシャクは、つわりによる吐きけや、胸のつかえを解消するのに効果的です。乾燥させた球根（生薬名は半夏）5gとしょうが4gを、360mLの水で半量になるまで煎じ、冷ましてからうわずみを少量ずつ服用します。

日・常・生・活・の・注・意

薬の服用とX線検査に気をつけて

つわりは、早い人では次の月経予定日ごろからはじまります。まだ妊娠に気がつかず、吐きけをかぜや胃腸障害の症状と勘ちがいして、薬を飲んだり、X線検査を受けてしまう人もいるので、要注意です。

妊娠初期は胎児の体が形をととのえていく時期でもあり、特に薬の服用は慎重にしなければなりません。必ず医師の指示で飲みます。

妊娠中は、むし歯になりやすいといわれています。歯科で受けるX線検査は微量なので、受けても大丈夫といわれますが、気になる場合は、その旨を話しましょう。

軽いつわりであれば、必要以上にとらわれず、散歩などで気分転換をはかるとよいでしょう。

吐いてばかりいると、胎児が栄養不足になってしまうのではないかと心配する人もいますが、この時期の胎児はまだ小指の先ほどの大きさしかなく、それまでの母体のたくわえで大丈夫です。ただし、水分だけは果汁や牛乳などで、十分に補給することを心がけてください。

●胎児の指紋がはっきりするのは妊娠18週め　指紋の形は以後変化せず、成長に伴って拡大。指先を傷つけても、治るとまた出てくる。

妊娠高血圧症候群

悪化すると母体や胎児に危険が。
妊婦死亡の原因にもなる。安静が大事

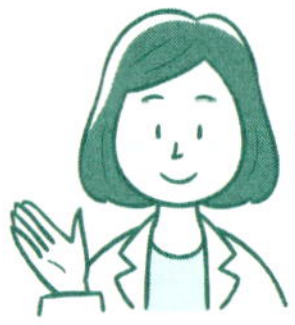

●Dr.アドバイス

高血圧、たんぱく尿は赤信号。減塩とエネルギー制限を

妊娠高血圧症候群とは、妊娠20週以降、産後12週までに高血圧がみられる場合、または高血圧とたんぱく尿がみられる場合をいいます。出産を終えて数か月たてば症状がなくなるのがふつうですが、悪化すると全身のさまざまな器官に障害をおこすことになります。

この病気は、20人に1人の割合で起こり、妊娠32週以降に発症することが多いのですが、それ未満で発症すると、重症化しやすいようです。重症になると、母体では高血圧、たんぱく尿、けいれん発作、脳出血、肝臓や腎臓の機能障害などがおこります。胎児では発育がわるくなる、胎盤が子宮壁からはがれて酸欠になる、最悪の場合、死亡することもあります。

原因はまだ特定できていません。もともと糖尿病、高血圧、慢性腎臓病などの病気をもっていて、かつ、肥満、40歳以上、家族に高血圧の人がいる、多胎妊娠、はじめてのお産である、などのケースで多く発症するといわれています。

食生活では、妊娠前の体重に合わせたエネルギー制限や、減塩が大切とされます。

●すいかの皮の煎じ汁

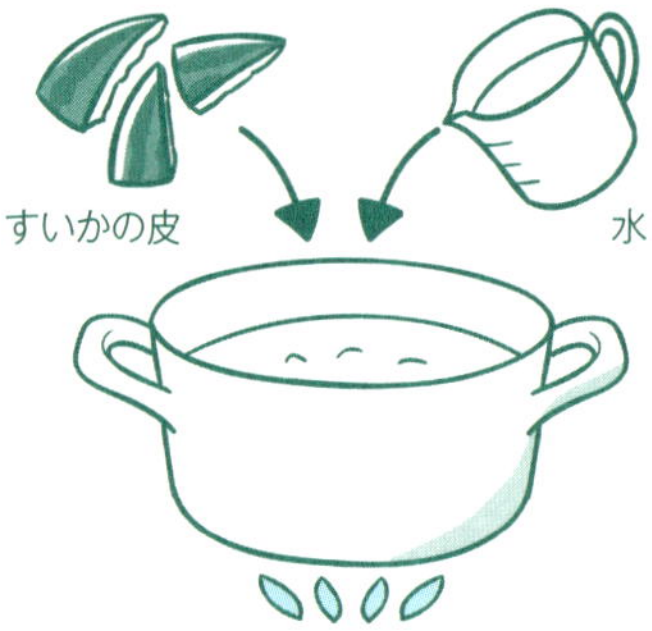

乾燥したすいかの皮10gと、水600mLを鍋に入れ、半量になるまで煎じる。これを1日3回に分けて飲む。

むくみに効果的 すいか

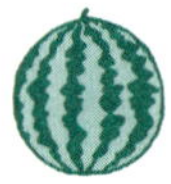

すいかの成分のほとんどは水分ですが、排尿に必要なカリウムを豊富に含んでいます。昔から利尿作用のあるくだものとして有名で、むくみを伴う腎炎《じんえん》や心臓病、かっけなどの病気治療にも用いられてきました。

妊娠高血圧症候群によるむくみには、**すいかの皮の煎じ汁**がおすすめです。これにハブ茶を加えると、より効果があります。また**すいかのしぼり汁**をコップ1杯飲むと、高血圧にも効果的です。ただし、すいかは体を冷やす作用もあるため、冷え症の人は注意しましょう。

（根本）

理想的な妊婦食 こい

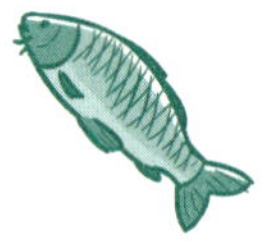

こいは、妊婦にとって非常にすぐれた食べものです。特に〝こいこく〟というみそ料理が、妊産婦の滋養食として昔から有名で、これを食べていると、胎児の発育や産後の乳の出がよくなります。またこいは、利尿作用にもすぐれており、妊娠中のむくみに効果があるため、まさに理想的といえます。

こい、あずき、ごぼうなどをプラスして煮込んだ**こいのうま煮**（作り方は次ページ）を食べるとよいでしょう。妊娠高血圧症候群によるむくみを治すのに、大変効果的です。

（根本）

昔からの特効薬 アケビ

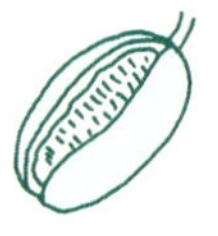

アケビの薬効は、つるや根の部分にあります。つるを乾燥させたものは、木通《もくつう》という漢方薬にもなっています。利尿、消炎、排膿《はいのう》、通経《つうけい》などの薬効があり、妊婦のむくみ、腎臓病に大変効果があるとして、昔から用いられてきたものです。

特に**アケビの煎じ汁**がおすすめです。つるは、なるべく太くてかたく、白いものを選びます。これを乾燥させたもの10gを600mLの水で半量になるまで煎じ、1日3回に分けて飲みます。乾燥させた根を、同様に煎じてもよいでしょう。

（根本）

妊娠高血圧症候群を、早期発見するために

妊娠高血圧症候群は、以前は「妊娠中毒症」とよばれていましたが、2005年に名称が改められました。たんぱく尿、高血圧が二大症状です。これを早期に発見するには、定期健診を必ず毎回受けることです。

特に次のような人は、妊娠高血圧症候群にかかりやすいので、定期健診のたびに異常がないかをきちんとチェックしてもらう必要があります。

・初産の人（経産婦とくらべて2倍も多くかかっている）
・太りすぎの人（BMI〈142ページ参照〉25以上、妊娠前の体重が55kg以上）
・糖尿病、高血圧、腎臓病の人
・高齢妊婦（35歳以上）
・極端にやせている人
・双子など多胎妊娠の場合
・家族に高血圧の人がいる
・以前、妊娠高血圧症候群にかかったことがある
・妊娠前または妊娠初期の血圧が、収縮期血圧130〜139mmHgまたは拡張期血圧80〜89mmHgの場合

そのほか、頭痛がなかなか治らなかったり、目の前がちらちらしたりするときなどは、高血圧のことがあります。

●妊娠高血圧症候群の二大症状

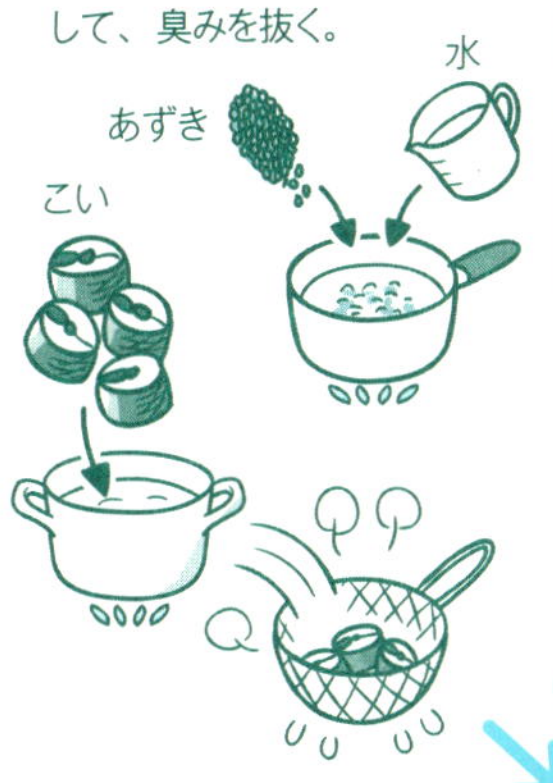

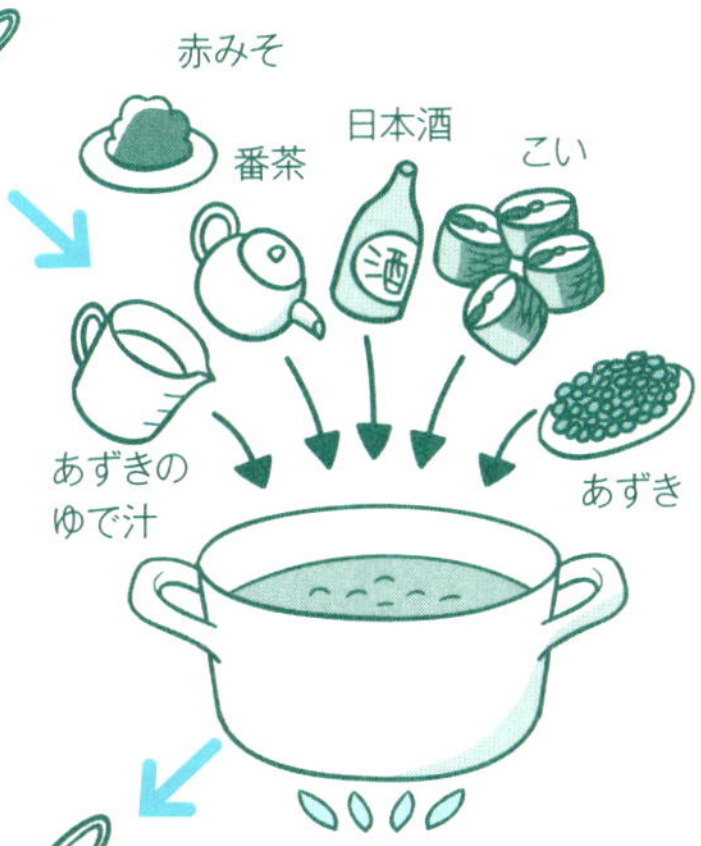

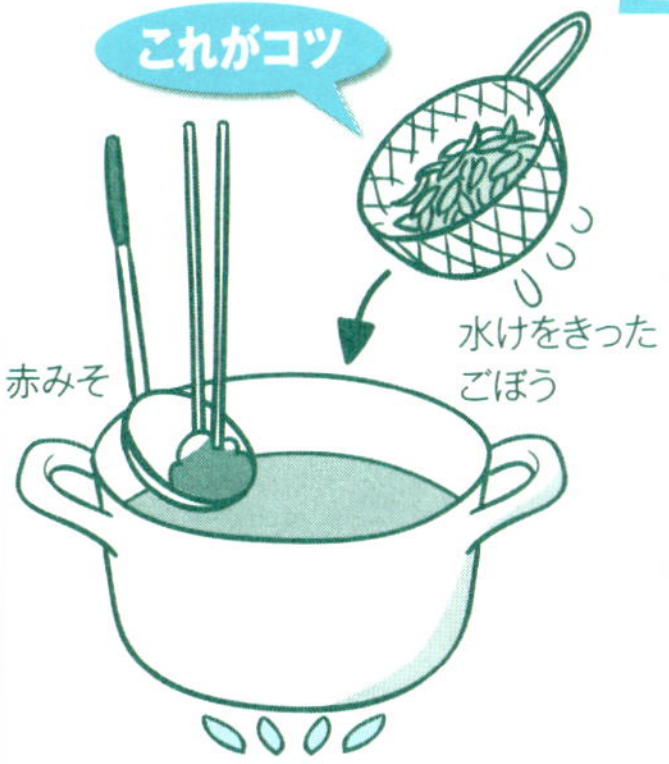

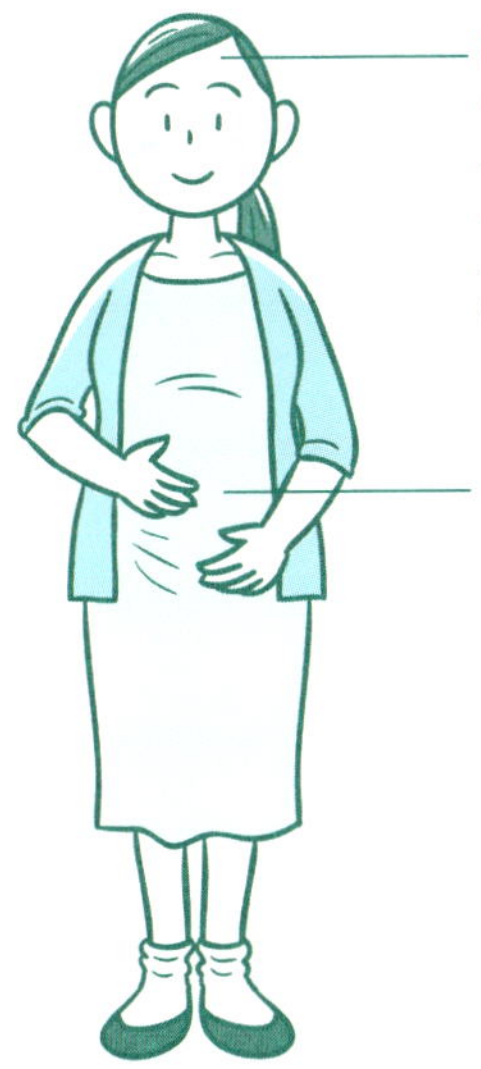

高血圧――頭痛や目がちらちらする。
収縮期血圧……140mmHg以上（重症では160mmHg以上）、拡張期血圧……90mmHg以上（重症では110mmHg以上）

たんぱく尿――異常にだるい、食欲がない、尿量が減った、のどが渇くなどの症状があるときは、疑いがある。

こいのうま煮の作り方

●材料
こい（筒切り）	4切れ（700〜800g）
あずき	1カップ（約130g）
ごぼう	70g（1/2本）
青じそ	3枚
赤みそ	50g
日本酒	50mL
番茶	3カップ（600mL）
水	5カップ

1
鍋に、洗ったあずきと水を入れて火にかけ、20〜30分ゆでる。こいはゆでこぼして、臭みを抜く。

2
あずきのゆで汁2カップ、番茶、日本酒、こい、あずきを鍋に入れ、弱火で1時間程度煮る。赤みそを半分溶き入れ、さらに30分煮る。ごぼうはささがきにし、酢水につける。

3
水けをきったごぼうを入れ、ひと煮立ちさせたら、残りの赤みそを溶き加え、火を止める。煮立たせると香りがとんでしまうので要注意。器に盛り、せん切りにした青じそを散らす。

作ってみました
こいは魚屋さんに頼んで切り身を買うとよいでしょう。できあがるころになると、こいはやわらかく、身がくずれやすくなっていました。あまりかき混ぜないほうがよいようです。

食べてみました
みそやごぼう、青じその香りがよく、こいの泥臭さはまったく感じられません。身はやわらかく、おいしいのですが、小骨が多いので、部位によっては食べにくいかもしれません。

流産・早産予防

子宮に異常がある人や下痢をしている人は要注意。あたたかいものを食べて予防を

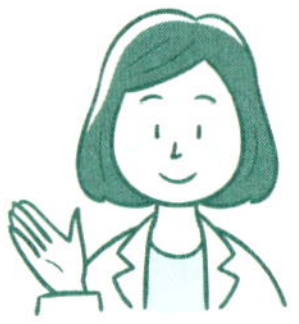

●Dr.アドバイス

激しいスポーツ、精神的ショック、妊娠高血圧症候群を避ける

妊娠24週未満に分娩がおこってしまうことを流産、24～36週にかけておこる分娩を早産といいます。流産の場合は、胎児が亡くなっていることがほとんどです。

妊娠10週くらいまでの初期流産の原因は、過半数が胎児の異常や奇形によるものです。これは、もともと正常に発育する力がないための流産なので、防ぐことはできません。そのほか子宮発育不全、子宮奇形、子宮筋腫《きんしゅ》など、母体に原因がある場合もあります。

妊娠中期から後期にかけてでは、頸管《けいかん》無力症（子宮口の締まりがわるい）や、妊娠高血圧症候群などが原因で、流産や早産がおこりやすくなります。

また激しいスポーツ、ひどい下痢、大きな精神的ショックも原因になるので注意してください。

流産や早産を予防するには、安静が第一です。特に流産の兆候である出血や下腹部痛がおこったら、すぐ横になって安静にします。さらに体の内も外も冷やさないように気をつけることが大切です。あたたかい食べものをとるように心がけましょう。

流産・早産予防に 黒豆

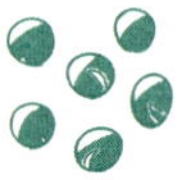

黒豆は安胎作用があるため、流産や早産の予防になります。

また利尿作用もあり、妊娠中のむくみにも効果があるので、流産や早産の原因となりやすい妊娠高血圧症候群も防ぎます。

さらに黒豆は大変栄養価の高い食べもので、良質のたんぱく質やビタミンB_1・B_2などを豊富に含んでいるため、妊婦には理想的な食べものです。

特に**黒豆のみつ煮**がおすすめです。妊娠中の胎動で腹痛がするようなときにも効果的です。ただし、アレルギーのある人は注意が必要です。（根本）

●黒豆のみつ煮

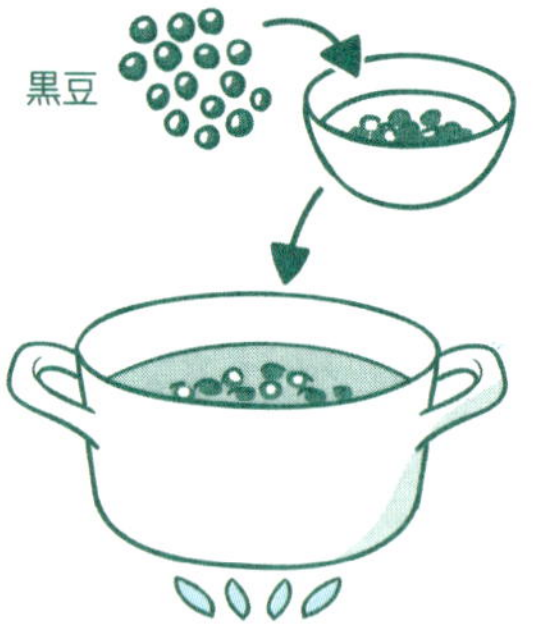

黒豆1カップを、4～5カップの水に入れ、一晩浸しておく。それをつけ汁ごと鍋に入れ、沸騰するまでは強火で、やわらかくなるまでは弱火で煮る。人肌程度に冷めたら、はちみつ大さじ2を入れて混ぜる。

妊婦に最適 きくらげ

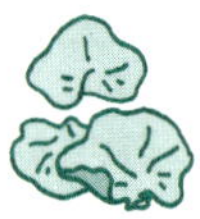

きくらげも流産予防に効果があります。中国の医学書にも「目を明らかにし気を益し、人をして子有らしむ」とあります。

実際、きくらげには血液の浄化作用、止血作用があり、婦人科系疾患、高血圧、動脈硬化、痔によく効きます。

またきくらげは良質のたんぱく質やカルシウムをたっぷり含んでおり、妊婦には最適です。

流産予防には、**きくらげの粉末**が効きます。きくらげ30gをいって焦がし、粉末にしたものを熱い酒で服用するとよいでしょう。（根本）

安胎効果の高い すずき

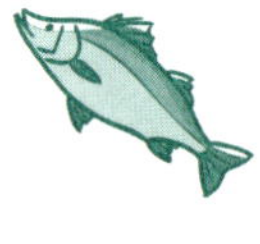

大きくなるにしたがって、せいご、ふっこ、すずきと呼び名が変わる出世魚で、これを食べると、補腎・利尿・安胎効果があるため、胎児をじょうぶにし、流産を予防します。特に**すずきのあんかけ**がおすすめです。

すずきを3枚におろしたら食べやすい大きさに切り、油通しをして八分がた火を通します。次にねぎ、しょうがを軽く炒め、老酒《ラオチュウ》をふりかけ、塩と砂糖で味を調えたあと、水溶き片栗粉でとろみをつけます。これをすずきと合わせて、ひと煮立ちさせます。（根本）

母乳不足

乳の出をよくする食べものを積極的にとって。おっぱいマッサージも有効です

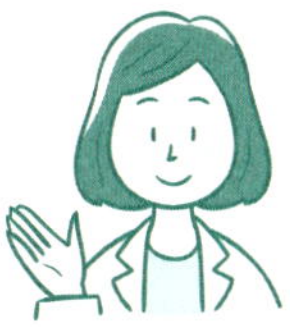

●Dr.アドバイス

初産の人に多い。栄養不良、睡眠不足、ストレスに注意

通常は赤ちゃんが生まれて2～3日たつと、自然に母乳が出てくるようになります。さらに赤ちゃんの母乳を吸う力が強くなるにつれ、どんどん出もよくなってきます。ところがこの母乳が十分に出ない人が意外に多く、特に初産の人によくみられます。

原因として、乳腺《にゅうせん》や乳頭の異常などが考えられますが、母親の栄養不良や睡眠不足、過労、精神的ショックも大きく影響します。母乳がスムーズに出ないことにいらだったり、育児に自信がもてずに悩んでいたりすると、ホルモンの分泌に影響をあたえ、母乳が止まってしまうことすらあるのです。

したがって授乳期には、十分な休養をとり、ゆったりした気持ちで過ごすことを心がけましょう。そして食生活では、たんぱく質、鉄、カルシウム、ビタミン類などの栄養素をまんべんなくとることが必要です。さらに母乳の出をよくするためには、水分を多くとることも忘れてはいけません。

また、おっぱいマッサージも大切です。医師や助産師の指導を受けて練習しましょう。

乳の出をよくする

キンシン菜

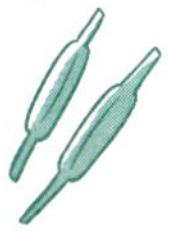

中国で、最も栄養価の高い野菜のひとつと評価されているキンシン菜。鉄分をほうれん草の10倍も含んでいることから、産後の栄養補給に最適です。

また、消炎作用があるので、乳腺炎といった、乳腺の異常による母乳不足にも効果があります。

さらにキンシン菜は、精神不安や不眠を治す作用にすぐれているため、イライラしがちで眠れず、乳の出がわるくなっている人にもよく効きます。特に**キンシン菜のスープ**が効果的です。その場合、キンシン菜は必ず乾燥したものを使います。（根本）

●キンシン菜のスープ

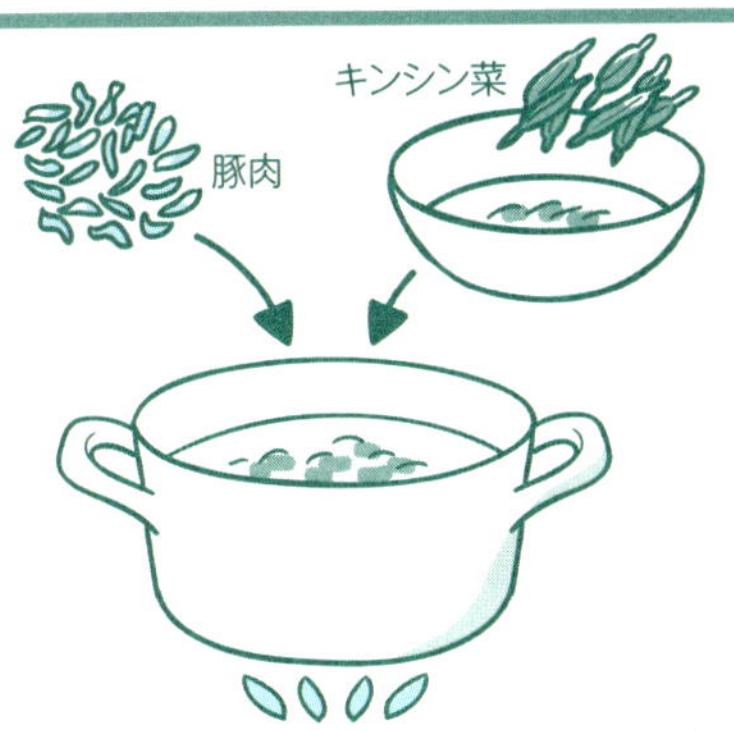

キンシン菜25gを水でもどす。これをもどし汁とともに鍋に入れ、細かく切った豚肉少量を加えて、煮立てる。

催乳作用がある

ごま

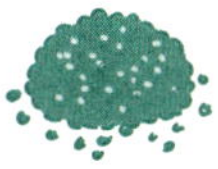

ごまは、エジプトでは紀元前の昔から、食用や薬用にされてきたものです。それが全世界に伝わり、現在では、さまざまなすぐれた効果をもつ健康食品として、認知されています。

ごまには良質なたんぱく質や、リノール酸などの不飽和脂肪酸《ふほうわしぼうさん》、ビタミンEがたっぷり含まれています。そのため末梢《まっしょう》血管障害の改善、冷え症や高血圧の治療などに効果があるほか、産後の滋養・強壮にも最適です。

さらに催乳《さいにゅう》作用、補血作用にもすぐれているため、乳の出がわるい人は積極的にとりたい食べものです。

ごまと玄米の煎じ汁を服用すると、いっそう乳の出がよくなります。またもっと簡単に利用するには、ごま15gをいって粉末にし、少量の塩を混ぜたものを毎日服用してもよいでしょう。（根本）

●ごまと玄米の煎じ汁

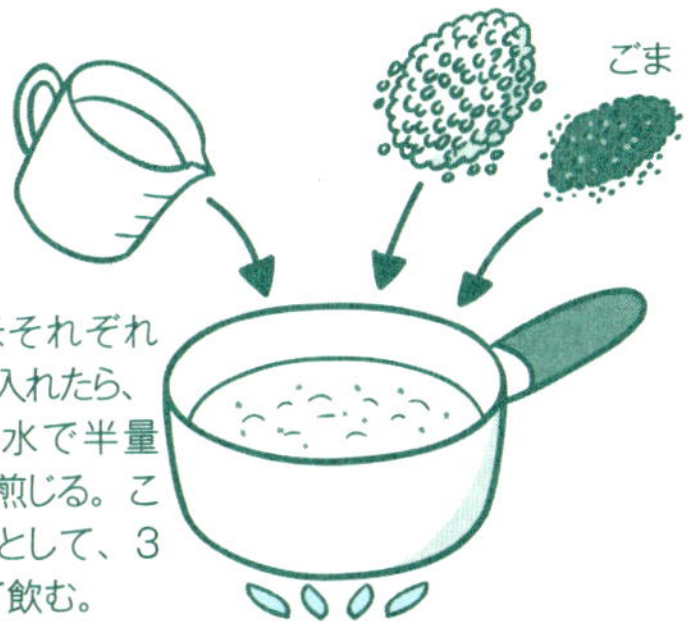

ごまと玄米それぞれ30gを鍋に入れたら、600mLの水で半量になるまで煎じる。これを1日分として、3回に分けて飲む。

●母乳の分泌は最大1日1500mL　出産直後の分泌量は１回に５～６mL。それがしだいに増えていき、この量に達する。

催乳作用の高い

かぼちゃの種子

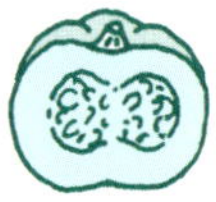

日本では、かぼちゃは種子を捨てて実だけを食べるのがふつうです。しかし中国では、実以上に種子をよく食べています。脂質、たんぱく質、ビタミンA・B_1・B_2・Cなどが多量に含まれており、大変栄養価が高いものです。また薬用としても駆虫《くちゅう》作用やせきどめ作用のほか、すぐれた催乳《さいにゅう》作用があります。

母乳の出がわるいという人には、**かぼちゃの種子の粉末**が効きます。殻を除いた種子約120gをいって粉末にし、1回30gをお湯で服用するとよいでしょう。（根本）

おすすめ

母乳の出をよくする特効薬

タンポポ

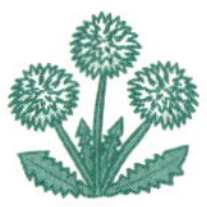

タンポポは、母乳の出をよくする薬として昔から有名です。漢方ではタンポポの根を乾燥させたものを蒲公英根《ほこうえいこん》といい、催乳を目的に用います。これを主薬とした蒲公英湯という漢方薬は、乳汁分泌を促す薬です。

簡便な利用方法は、**タンポポの煎じ汁**を飲むことです。全草を使う場合は10gを600mLの水で半量になるまで煎じ、これを1日3回に分けて飲みます。根を使う場合は4～7gを600mLの水で半量になるまで煎じ、1日3回に分けて飲みます。（根本・山ノ内）

母乳の分泌を促す

ごぼうの種子

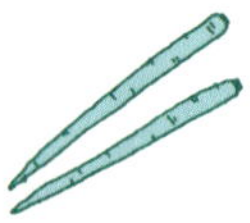

ごぼうは、根よりも種子のほうが、薬効が強いといわれています。ごぼうの種子は漢方では牛蒡子《ごぼうし》といい、昔からかぜの治療や解毒などに用いられています。また、乳管を広げてつまりをとるのにも、よいとされています。

乳腺《にゅうせん》炎や、母乳の出をよくするには、**ごぼうの種子の煎じ汁**がおすすめです。ごぼうの種子20gを3合（約540mL）の水に入れ、とろ火で30分くらい煎じ、カスをこします。これを1日分として3回に分けて飲みます。2週間飲み続けるとよいでしょう。（根本）

乳腺炎にもよい

ハコベ

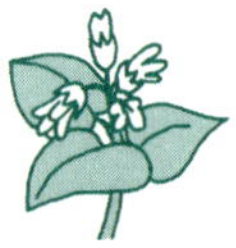

春の七草ですが、小鳥のエサとしてもよく知られています。鳥たちは青葉のなかでも、特にハコベを好みます。

このハコベにも催乳作用があります。また、はれや痛みをとめる作用があるため、乳腺炎にも効果があります。

母乳の出がわるい人や乳腺炎の人は、摘みとったハコベをきれいに洗ってゆで、1日くらい水にさらしてから、みそ汁の具やおひたしにして食べるとよいでしょう。おひたしなら小皿1枚分くらいが適当です。（山ノ内）

こんな方法もあります

母乳の出をよくする「おっぱいマッサージ」

妊娠中から乳房をマッサージすることで、母乳の出がよくなります。妊娠16週くらいから、産前用の乳首マッサージなどをはじめるとよいでしょう。

産後は、下図のようなマッサージがおすすめです。乳腺が細い、開いている乳腺の数が少ない、乳首がかたいなど、乳房の発育がわるいために母乳不足になっている人は、積極的に行いましょう。

はじめは出がわるくても、根気よくマッサージを繰り返せば、だんだん出るようになります。

●おっぱいマッサージの方法

1 マッサージする側のおっぱいと反対の手で、おっぱいを外側から覆うように包む。

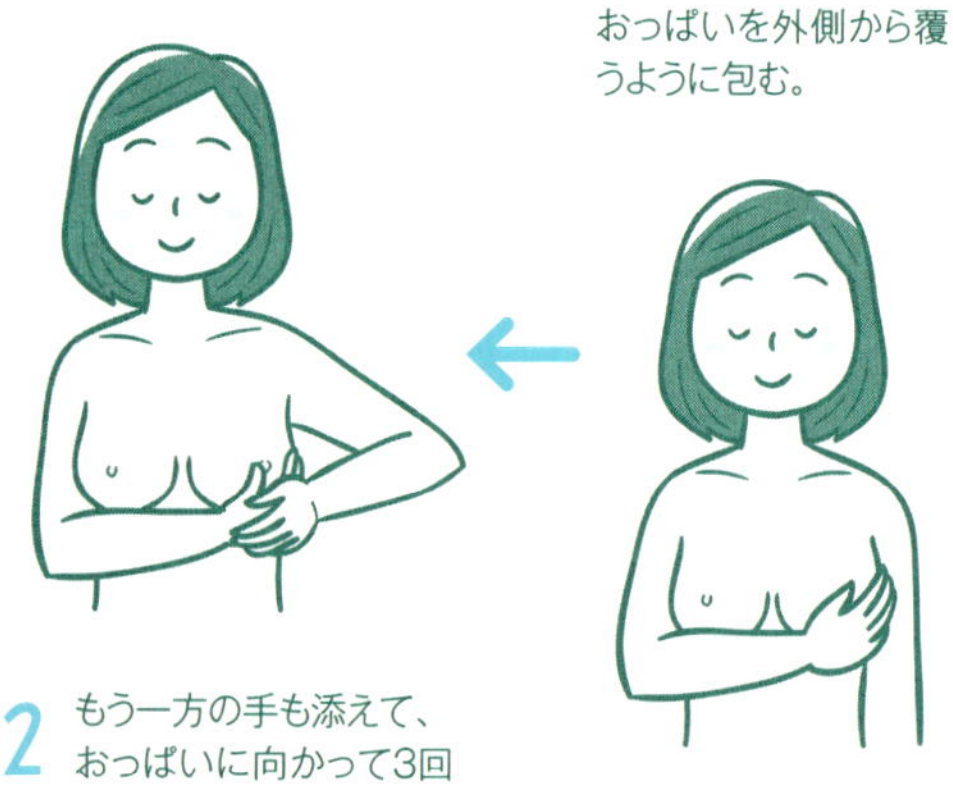

2 もう一方の手も添えて、おっぱいに向かって3回ほど軽く押す。反対側のおっぱいも同様に行う。

※詳しいやり方は、医師や助産師の指導を受けてください。

女性の病気を治す食べもの
母乳不足

その他のおすすめ　食品・山野草

ハトムギも母乳の出をよくします。殻つきのハトムギの実をいって砕いたもの20gを600mLの水で半量に煎じ、これを1日量として飲みます。

魚の**くろだい**も有効です。煮たものを食べるとよいでしょう。特に頭を使ったうしお汁は、昔から有名です。**えんどう豆**も滋養効果があって、母乳分泌によい食べものです。煮てたくさん食べてください。

ごま塩も、母乳の出のわるい人に効果的です。ごまと塩を6対1の割合で混ぜ、これを玄米ごはんや野菜の上にふりかけて食べます。

おもしろ栄養学

母乳で育った赤ちゃんは病気にかかりにくい?

母乳は、赤ちゃんが必要とするあらゆる栄養素をバランスよく含んでいます。しかも、栄養素はすべて非常に消化・吸収しやすいかたちで含まれています。

特に、産後7～10日のあいだに出る初乳が最も大切です。黄色っぽくトロッとした粘りけがある初乳には、このあとに出てくる生乳にくらべて、たんぱく質やミネラルが多く含まれています。さらに病気への免疫抗体や抗菌性物質を豊富に含んでいるため、赤ちゃんの体に抵抗力をつける役割を果たします。またエネルギーも高く、胎便を下す作用もあり、とても重要な乳なのです。

赤ちゃんが乳首を吸うと、その刺激が母親の脳に伝わり、子宮を収縮させるホルモンが分泌されるため、産後の子宮の回復を早めます。母乳で育てることは、赤ちゃんのためだけでなく、お母さんのためにもなります。

出産後におこりやすい乳腺炎

乳腺炎は思春期の男女がなることもありますが（青春乳腺炎）、多くは出産後2週間～1か月の授乳期の母親がかかります。乳腺炎とは、乳腺に炎症や細菌感染がおこり、赤くはれたり、痛みが出たり、熱をもったりする状態のことです。

乳腺炎には、主に次の3つのタイプがあります。

●**急性うっ滞性乳腺炎**　授乳期に、乳腺からの母乳の流れがわるくなり、濃縮した母乳のかたまりが乳管を閉塞して炎症をおこすものをいいます。はれて痛みを伴います。この状態なら、授乳を続けながら、食事に気をつけ、十分に休養をとってマッサージをすれば改善します。

●**急性化膿性乳腺炎**　急性うっ滞性乳腺炎が悪化すると、乳房の一部または全体がはれて皮膚が赤くなったり、痛みが出たり、発熱します。膿《うみ》がたまった場合は、皮膚を切開して膿を出します。

●**肉芽腫性乳腺炎**　乳腺に炎症がおこり、膿がたまってしこりのようになるほか、皮膚が赤くなって痛みを伴います。診断には、組織を採取する必要があります。これは最終の出産から5年以内に、妊娠可能な女性に多くみられます。治療はステロイド剤が有効です。

乳腺炎にならないためには、乳汁をためないように積極的に授乳をし、細菌が感染しないように乳頭をいつも清潔にしておくことが大切です。

スイセンの球根には鎮静効果があるので、乳腺炎に効きます。球根の湿布を行うとよいでしょう。ただし、急性化膿性乳腺炎には効果がありません。

また、小麦粉に酢を混ぜた小麦粉の湿布は、乳腺炎をはじめ、急な痛みに効果があります。

●スイセンの球根の湿布

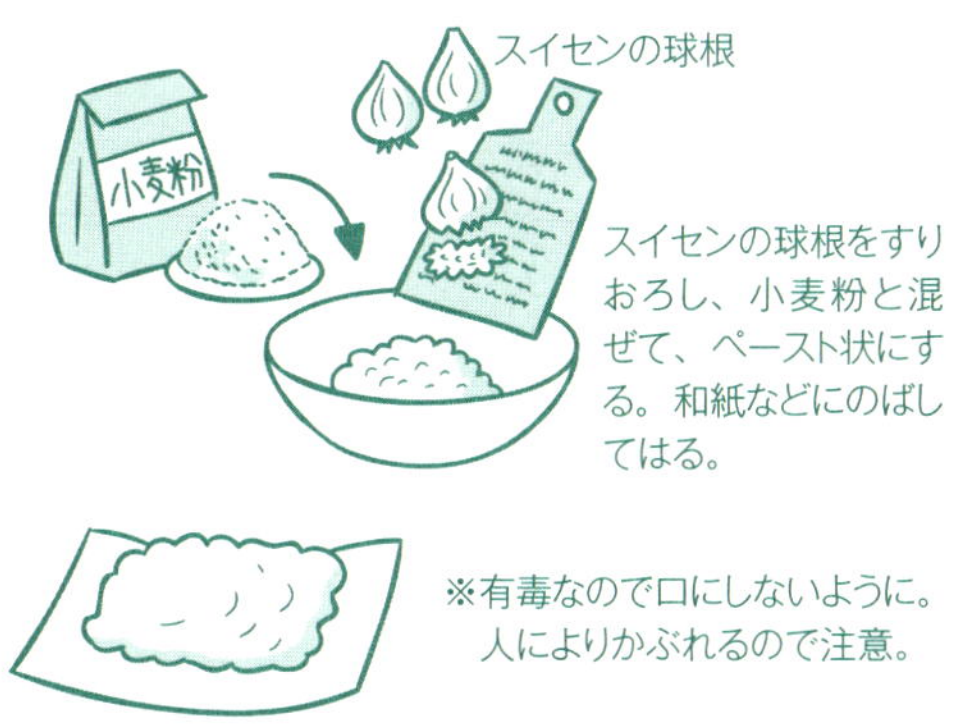
スイセンの球根
小麦粉
スイセンの球根をすりおろし、小麦粉と混ぜて、ペースト状にする。和紙などにのばしてはる。
※有毒なので口にしないように。人によりかぶれるので注意。

●小麦粉の湿布

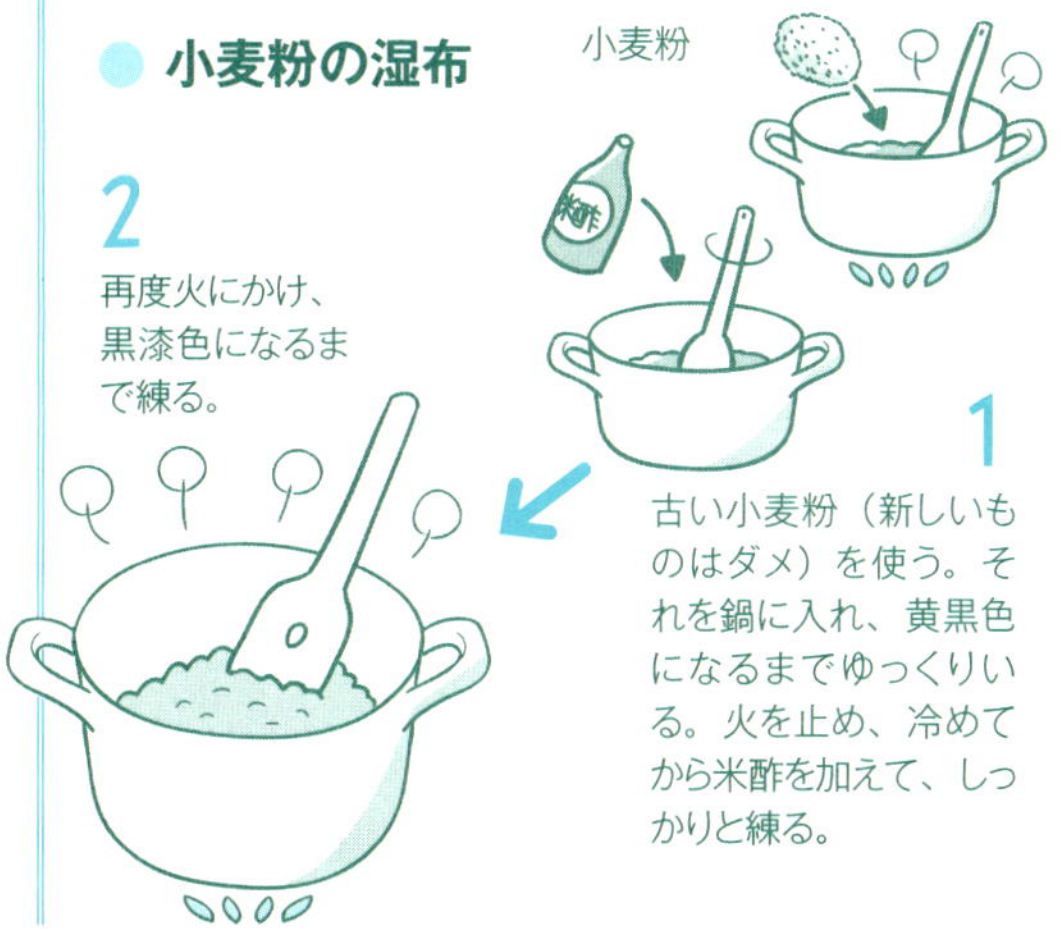
小麦粉
酢
1
古い小麦粉（新しいものはダメ）を使う。それを鍋に入れ、黄黒色になるまでゆっくりいる。火を止め、冷めてから米酢を加えて、しっかりと練る。
2
再度火にかけ、黒漆色になるまで練る。

●昔ながらの母乳分泌薬　「もち入りみそ汁」は簡単でおいしく、効きめの高い一品。出産後毎日食べていると、効果がある。

不妊症

原因のはっきりしない不妊症には、月経や体調をととのえる食べものを

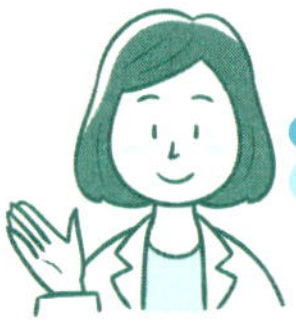

●Dr.アドバイス

夫婦で検査を受けて、原因を調べることが先決

不妊症とは、特に避妊もしていないのに、結婚後2年以上たっても妊娠しない場合をいいます。

女性が不妊症になるおもな原因には、次のようなものがあります。

●卵巣《らんそう》、脳下垂体《のうかすいたい》、副腎《ふくじん》、甲状腺《こうじょうせん》などのホルモン系統の異常、糖尿病による無排卵、あるいは卵巣ホルモンの分泌が不十分

●卵管炎や子宮内膜症などの病気によって、卵管がつまったりせまくなったりして、精子や受精卵が通過できなくなる

●子宮に筋腫《きんしゅ》・奇形・発育不全があり、受精卵が発育できない

●膣や子宮頸管《けいかん》に異常があり、精子が子宮内に入れない

ただし、不妊症は女性だけの病気ではありません。無精子症や精子欠乏症など、男性に問題がある場合も多くあり、その割合は全体の48%にもなります。

また、何の異常もなくおこる場合もあります。体の疲労や神経の使いすぎが原因で、不妊症となっているケースも少なくありません。不妊症を治療するには、まず病院で検査を受け、原因を突き止めることが先決です。

不妊の特効薬
大豆

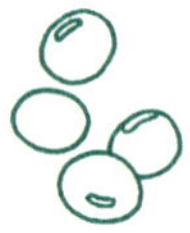

大豆は良質なたんぱく質や脂質、ビタミンB_1・B_2を多量に含んでおり、栄養面からみても大変すぐれた食べものです。

薬用としての効果も高く、漢方医学では腎を補う（活力を出す）重要な穀物と評価されています。ほかにもさまざまな効能がありますが、安胎作用があるため、妊娠中の人や月経不順の人、また、月経不順を伴う不妊症の人に向いています。

薬効の点では、大豆のなかでも黒豆が群を抜いています。不妊症の人には、**黒豆の粉末**がおすすめです。

（根本）

●黒豆の粉末

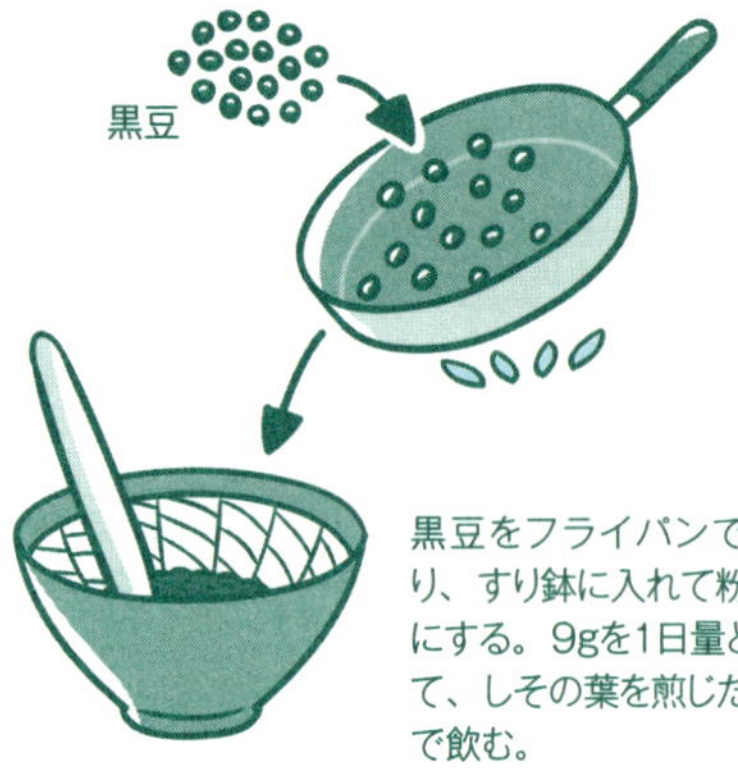

黒豆をフライパンでいり、すり鉢に入れて粉末にする。9gを1日量として、しその葉を煎じた汁で飲む。

子宮を活性化させる
クローブ

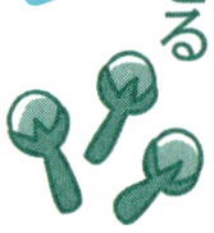

クローブは、別名丁香《ちょうこう》といい、フトモモ科の常緑高木、チョウジのつぼみを乾燥させたもの。香りがいいことから、丁香の名がつきました。カレーパウダーやガラムマサラなどのミックススパイスやウスターソースなどにも使われています。

クローブには、体をあたためる作用があり、不妊症に悩む女性にはスープで飲むのがおすすめです。子宮のはたらきを活性化させて、体調をととのえます。また、健胃、吐きけ止め、口臭予防にも効果があります。

（根本）

強壮効果も高い
ごぼう

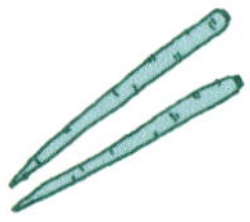

疲れていたり、体調がわるいと妊娠しにくくなります。そんなときはごぼうが効果的です。

日本では昔から、ごぼうは強壮効果の高い食べものとして有名です。さらにごぼうは、血液の循環を促進し、血の道症をよくして、古血を下す作用に富んでいるため、月経不順を伴う不妊に効果があります。

ごぼう酒（作り方は391ページ）を作り、空腹時にさかずき1杯飲むとよいでしょう。ただし湿疹やアレルギー性皮膚炎がある人は、多量に飲んではいけません。

（根本）

青汁の作り方

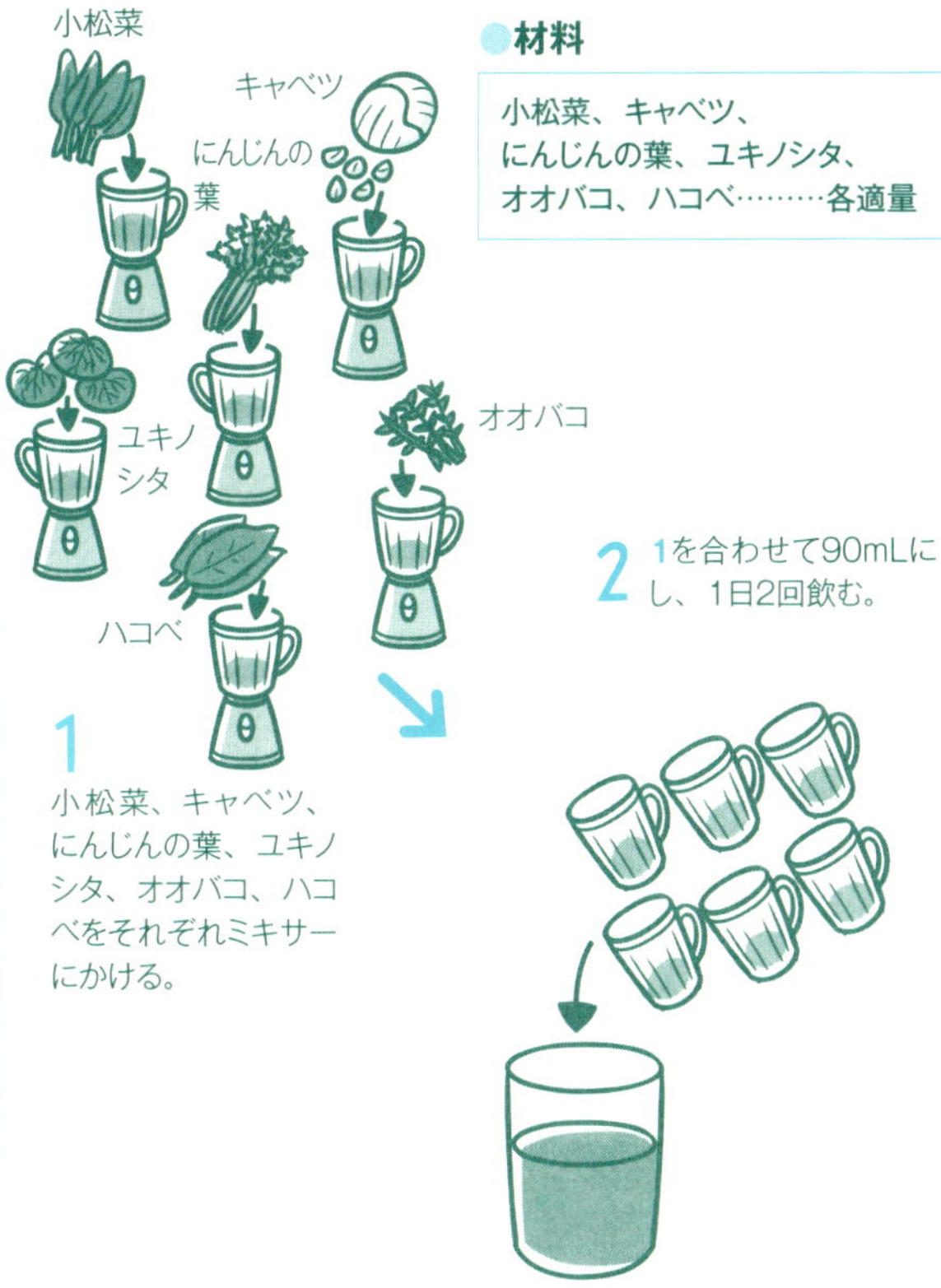
小松菜
キャベツ
にんじんの葉
ユキノシタ
ハコベ
オオバコ
1
小松菜、キャベツ、にんじんの葉、ユキノシタ、オオバコ、ハコベをそれぞれミキサーにかける。
2
1を合わせて90mLにし、1日2回飲む。

●材料

小松菜、キャベツ、にんじんの葉、ユキノシタ、オオバコ、ハコベ………各適量

作ってみました

これだけの材料を集めるのは大変でした。すべてそろわない場合は、ほかの緑黄色野菜でもいいように思いました。

飲んでみました

甘みのない青汁ですが、1回量がそれほど多くないので飲めました。

ビタミン不足による不妊に
青汁

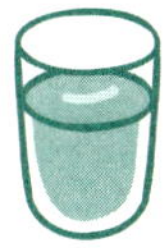

体に異常がないのに妊娠しない人は、ビタミンが欠乏している場合が多くあります。そんな人に効果的なのが**青汁**（作り方は左図）です。青汁は、ビタミンやミネラルをたっぷり含んだ緑の葉菜《ようさい》をしぼって、エキスだけを飲むというものです。不足しているビタミンを補い、体調をととのえます。小松菜、キャベツ、にんじんの葉、ユキノシタ、オオバコ、ハコベなどの青汁を合わせて90㎖ずつ1日2回飲みます。（根本）

その他のおすすめ 食品・山野草

当帰は、漢方では婦人薬として有名で、しばしば使われています。乾燥した当帰約3gを1日量として煎じて飲むとよいでしょう。

サフラン5～10本を湯のみに入れ、熱湯を注ぎ、冷ましてからうわずみ液を飲みます。5時間後、残りカスに再び熱湯を加え、同じように飲むと有効です。

また、**ハトムギとサフランと生姜の煎じ汁**は、ハトムギの体を冷やす作用をサフランと生姜が補い、効果があります。

不妊症の検査は、夫婦いっしょに受けよう

不妊症は、女性だけ、または男性だけに原因がある場合もありますが、夫婦双方に原因がある場合もあります。ですから不妊かどうかを調べる場合は、夫婦そろって検査を受ける必要があります。ただ検査がはじまると、女性は産婦人科へ、男性は泌尿器科へ、と別々に通院するので、なかなか連絡が密にとれず、治療が思うように運ばないことが多々あることが問題視されてきました。

少し前から、これを防ぐために「不妊外来」をつくる病院が増えています。不妊外来では、夫婦2人が同じチームの医師に診てもらうことができます。当初は大学病院がおもでしたが、最近ではレディスクリニックでも不妊外来があるところが増えています。不妊外来は、病院によって治療方針が異なることもあります。産婦人科で相談したり、各病院のホームページなどを参考にしたりして、自分たちの考えに合った病院を選ぶとよいでしょう。

不妊外来は、おもに次のような検査が行われます。男性は精液検査などをします。女性は排卵があるかどうか基礎体温を毎朝測り、これを何か月かにわたって記録します。超音波検査やクラミジアの検査、卵巣機能検査や甲状腺機能検査、黄体機能検査、子宮卵管造影法など、さまざまな検査を行います。そのうえで原因を突きとめ、異常があればホルモン治療や手術などによる治療が行われます。

●排卵は一生に400～450個　出生時の女性は約200万個の卵子をもつが、どんどん減る。実際に排出されるのは、ほんの一部。

妊娠中・産後の食事

妊娠中と産後は、女性の体が大きく変化します。たとえば妊娠中は、体重が増えすぎても、増えなさすぎても、母子相方のリスクになります。上手に対応するには、栄養バランスがよく、摂取エネルギーが過不足ないように食事を管理することが大切です。

バランスのとれた食事がいちばん。ただし、食べすぎはNG

妊娠中には、母親がとった栄養やエネルギーが、胎児の発育に使われます。産後、母乳で育てる場合も、母親が食べたものから母乳がつくられます。そのため、妊娠中と産後には、摂取エネルギー量や栄養のバランスに注意しなければなりません。

●栄養のバランスをとる

炭水化物、たんぱく質、脂質の三大栄養素に加え、ビタミンやミネラルも赤ちゃんにとって不可欠なので、極端にかたよりがないようにしましょう。それには、主食、主菜、副菜、牛乳・乳製品、くだものといったカテゴリーごとに、まんべんなくとるようにすると簡単です。

摂取量については、非妊娠中よりも多くとったほうがよい栄養素もあります。厚生労働省の「日本人の食事摂取基準（2015版）」を参考に、妊娠中と授乳中の摂取量の目安を、把握しておくとよいでしょう（左ページ表参照）。

●肥満を防ぐ

妊娠中の母体の適切な体重増加は、胎児のために必要なことです。妊娠中にもかかわらず、体重増加を極端におさえると低出生体重児や切迫流産、切迫早産のリスクが高まります。

また、妊娠中の体重増加は産後の母乳の脂肪濃度にも影響します。授乳期前に蓄えた脂肪が母乳の脂肪源になるのです。母乳の脂肪は、赤ちゃんにとって不可欠な脂肪酸の供給源となるため、妊娠中の体重増加をおさえすぎないようにしましょう。

だからといって、妊娠中に太りすぎるのもいけません。妊娠中に体重が増えすぎると、前期破水や妊娠高血圧症候群、巨大児分娩、帝王切開分娩などのリスクが高くなります。

妊娠中には、妊娠前の体型（BMIによる体格区分。142ページ参照）に応じて「推奨体重増加量」の目安があります。

それによると、やせの人はプラス9～12kg、ふつうの人は7～12kg、肥満の人は約5kgを目安に、個別指導を行うとなっています。この数値を参考にして、太りすぎないように体重をコントロールしましょう。

●塩分は控えめに

妊娠中に塩分をとりすぎるとむくみやすくなり、血圧も高くなります。特に、妊娠中に血圧が上昇すると、妊娠高血圧症候群（406ページ参照）を発症する危険があります。

妊娠高血圧症候群とは、妊娠20週以降、産後12週までに、高血圧を発症するものです。単に血圧が高いだけではすまず、子癇《しかん》（けいれん発作）や脳出血、肝臓や腎《じん》臓の障害、溶血と血小板減少が起こるHELLP症候群などを起こし、最悪の場合は母子ともに命にかかわります。

こうした危険な病気のリスクを下げるためには、塩分を控えて血圧をコントロールすることが大切です。

おもしろ栄養学

「葉酸」は妊娠前からとったほうがいい？ なぜ必要？

葉酸とは、ビタミンB群の仲間の水溶性ビタミンです。ビタミンB_{12}と協力し合って赤血球をつくるほか、たんぱく質やDNAの合成にもかかわり、体の発育を促すはたらきもあります。

そのため、妊娠すると大量の葉酸が必要になることから、ふだんの摂取基準量の240㎍に、さらに200㎍プラスしてとることが推奨されています。

理由は、妊娠中に葉酸が不足すると、赤ちゃんに二分脊椎《せきつい》などの神経管閉鎖障害が起こるリスクが高くなるからです。そのため、最近では妊娠予定の1～3か月前から葉酸を摂取することも推奨されています。

●葉酸を多く含む主な食べもの

（　）内は1回分の量

ほうれん草（2株70g）　147㎍
ブロッコリー（3~4房70g）　147㎍
グリーンアスパラガス（3~4本70g）　133㎍
いちご（中5粒100g）　90㎍
マンゴー（½個100g）　84㎍
納豆（中1パック40g）　44㎍
チンゲン菜（1株70g）　46.2㎍

緑黄色野菜を積極的に食べる

野菜は、ビタミンやミネラルの供給源として重要です。厚生労働省では、1日あたり350gの野菜をとることを推奨しています。しかし現実は、女性の摂取量が平均で約270gと足りていません。そのため、妊娠中や産後には、意識して食べるようにしましょう。

ちなみに、野菜摂取量のうちの120～130gを、緑黄色野菜でとることが理想とされています。

緑黄色野菜にはビタミンCやE、葉酸やリコピンなどの抗酸化物質、さらにカルシウムや鉄、食物繊維といった重要な栄養素が豊富です。

緑黄色野菜は、ほうれん草やかぼちゃ、ブロッコリー、グリーンアスパラガス、にんじん、ピーマン、トマトなど種類が豊富なので、毎食いろいろな野菜を組み合わせると、栄養バランスもとりやすくなります。

緑黄色野菜のほかにも、きのこや海藻類もおすすめです。ビタミンやミネラルはもちろん、特に食物繊維が豊富なので、便秘がちな人にも向いています。妊娠中はふだんお通じが順調な人でも便秘になりやすいため、食物繊維を多めにとって予防と改善を心がけます。

不足しがちなカルシウムは牛乳や乳製品などからとる

妊娠中や授乳期にはカルシウムの必要量も増えると思われがちです。しかし、この期間は体のカルシウムの吸収率が上昇するため、ふだんから必要量をとれていれば十分です。とはいえ現実は、日本人の多くがカルシウム不足。平均的な摂取量は、20代女性で457mg（摂取の目安は700mg）、30代女性で465mg（同600mg）にすぎません。そのため、多くの妊婦や授乳婦は、カルシウム摂取を意識して増やす必要があります。

また、カルシウムといえば、骨量も気になるところです。確かに産後の授乳期には一時的に骨量は減少しますが、授乳が終わって約半年でもとに戻るので、その点は気にしなくても大丈夫そうです。

カルシウムを多く含むのは、牛乳やチーズ、ヨーグルトなどの乳製品、さらに大豆や大豆製品、小魚類、小松菜やモロヘイヤなどの緑黄色野菜、ひじきやわかめなどの海藻類です。

カルシウムの吸収を促すには、ビタミンDやクエン酸、たんぱく質をいっしょにとると効果的です。ビタミンDはさけやさんまなどに、クエン酸はレモンなどの柑橘類に、たんぱく質は肉や卵に含まれます。

●妊婦・授乳婦の主な栄養素の食事摂取基準

	エネルギー*1 (kcal)	たんぱく質*2 (g)	ビタミンA*2 (μgRAE)	ビタミンB1*2 (mg)	ビタミンB2*2 (mg)	ビタミンB6*2 (mg)	ビタミンB12*2 (μg)	葉酸*2 (μg)	ビタミンC*2 (mg)	ビタミンD (μg)	ビタミンE (mg)	マグネシウム*2 (mg)	鉄*2*3 (mg)	亜鉛*2 (mg)	銅*2 (mg)
18～29歳の非妊婦	1950	50	650	1.1	1.2	1.2	2.4	240	100	5.5	6.0	270	6.0	8	0.8
30～49歳の非妊婦	2000	50	700	1.1	1.2	1.2	2.4	240	100	5.5	6.0	290	6.5	8	0.8
妊娠初期（～13週6日）	+50	+0	+0	+0.2	+0.3	+0.2	+0.4	+240	+10	+1.5	+0.5	+40	+2.5	+2	+0.1
妊娠中期（14週～27週6日）	+250	+10	+0	+0.2	+0.3	+0.2	+0.4	+240	+10	+1.5	+0.5	+40	+15.0	+2	+0.1
妊娠後期（28週0日～）	+450	+25	+80	+0.2	+0.3	+0.2	+0.4	+240	+10	+1.5	+0.5	+40	+15.0	+2	+0.1
授乳婦	+350	+20	+450	+0.2	+0.6	+0.3	+0.8	+100	+45	+2.5	+1.0	—	+2.5	+3	+0.5

（「日本人の食事摂取基準（2015年版）」より）

*1 推定エネルギー必要量で、身体活動レベルがふつうの場合。
*2 推奨量
*3 月経なしの場合

●神経管閉鎖障害　妊娠初期に、神経管がうまく形成されずにふさがり、脳や脊髄の機能に異常をきたす先天性の病気。

魚は積極的に食べたい。ただし、種類と量に注意

魚には良質のたんぱく質が豊富で、カルシウムや鉄といったミネラル、ビタミンなども含まれています。

また、いわしやさばなどの青魚には、動脈硬化やアレルギーをおさえるDHAやEPAといった良質の魚油も多いので、魚類はいずれも、妊娠中や産後の食事におすすめの食材といえます。

肉だけにかたよらないよう、魚も積極的に食べたいところですが、ひとつだけ注意点があります。

魚には食物連鎖の影響で、自然界の水銀がとり込まれているのです。特に、大きな魚になればなるほど、小さな魚を大量に餌として捕食しているため、とり込む水銀の量も自ずと多くなってしまいます。

実際、注意が必要な魚は、本マグロやメバチマグロ、ミナミマグロ、マカジキなどの、大型に成長する種類の魚です。

こうした魚を極端に食べすぎると、水銀を体内に多くとり込んでしまうことがあります。そして、妊娠中に水銀の摂取量が一定以上になると、おなかの赤ちゃんに影響するリスクが高くなります。胎児は母体からとり込んだ水銀を体外に排出することができないため、影響を受けやすいからです。

そこで現在は、魚に含まれる水銀を過度にとり込まないよう、厚労省から注意喚起がなされています。

特に注意が必要な魚として発表されているものは、左上表のとおりです。魚の1食あたりの平均量を1切れ約80gとし、これを1単位としています。その中に含まれる水銀量を○印で表示し、1週間につき○1つまでにおさえるよう指導されています。要注意の魚を食べるときは、この量を目安にしましょう。

ただ、注意が必要でない魚も多いので、多種類の魚を食べれば、極端にかたよることはないでしょう。

妊娠に気づくのが遅れ、その間、水銀の摂取量に注意していなかったという場合もあるでしょうが、あまり心配する必要はありません。

体内にとり込まれた水銀は、約2か月で半分が体外に排出されるからです。また、おなかの赤ちゃんは胎盤を通じて水銀をとり込みますが、胎盤ができるのは一般に妊娠4か月なので、それ以前に母体が摂取した水銀は、少しずつ減っている計算になります。

したがって、妊娠に気づいてから、水銀摂取に注意しても十分に間に合うと考えられています。

●水銀に注意する魚

●1個が一週間の摂取限度の目安

刺し身1人前、切り身1切れ(各80g)に含まれる水銀量(●)	注意が必要な魚
◖	キダイ、マカジキ、ユメカサゴ、ミナミマグロ(インドマグロ)、ヨシキリザメ、イシイルカ、クロムツ
●	キンメダイ、ツチクジラ、メカジキ、クロマグロ(本マグロ)、メバチ(メバチマグロ)、エッチュウバイガイ、マッコウクジラ
●●	コビレゴンドウ
●●●●●●●●	バンドウイルカ

[1週間に食べられる魚の例]

ミナミマグロの刺身1人前+キンメダイの煮つけ半人前

・とくに注意が必要のない魚

キハダ、ビンナガ、メジマグロ、ツナ缶、さけ、あじ、さば、いわし、さんま、たい、ぶり、かつお、など

貧血の予防には「鉄」が多いものを意識する

鉄は、赤血球のヘモグロビンの材料として血液をつくる働きと、全身に酸素を運搬するはたらきを担っています。そのため、鉄が不足すると貧血になり、悪化すると息切れや動《どう》悸《き》がするようになります。

妊娠中は、おなかの赤ちゃんの成長をはじめ、臍帯《さいたい》(へそのお)や胎盤に蓄えられる貯蔵鉄、さらに血液の循環量が増すため、余計に多くの鉄が必要になります。

したがって、通常よりも意識して鉄を補給しなければなりません。ただでさえ女性は鉄不足の人が多いので気をつけましょう。また、鉄そのものの吸収率があまりよくないので、不足しやすい傾向があります。

推奨される摂取量は、妊娠初期で1日あたり2.5mg、中期・後期では15mgを通常の推奨量(10・5mg)にプラスしてとります。

鉄を多く含むのは、レバーや牛の赤身肉、しじみやいわし、あさり、大根の葉や小松菜、干しひじき、納豆などです。動物性食品に含まれているヘム鉄は吸収されやすいのですが、植物性食品に多い非ヘム鉄は吸収率がやや劣ります。ビタミンCやたんぱく質が多い食品といっしょに

神経系の器官形成には「必須脂肪酸」が不可欠

脂質は、脂肪酸の結合のしかたによっていくつかの種類があります。

よく耳にするのは、牛肉や豚肉などの肉類に多く含まれる飽和脂肪酸と、野菜や青魚などに含まれる不飽和脂肪酸です。

さらに、不飽和脂肪酸は、一価不飽和脂肪酸と多価不飽和脂肪酸に分けられます。そして、多価不飽和脂肪酸のなかには、人の体では合成できない「必須脂肪酸」があり、これは食べものからとるしかありません。

必須脂肪酸に該当するのは、n-3系のαリノレン酸、DHA、EPA、そしてn-6系のリノール酸です。

妊娠中には、この必須脂肪酸を積極的にとる必要があります。その理由は、おなかの赤ちゃんの脳や神経系の発達に欠かせないからです。

α-リノレン酸は亜麻仁油やしそ油、えごま油に多く、DHAとEPAは魚油なので、いわしやさば、さけ、まぐろなどの青魚に多く含まれています。リノール酸は、コーン油、ごま油や大豆油、グレープシード油などに多く含まれています。

摂取量は、n-3系の油は1日あたり1.8g、n-6系の油なら9gを目安にとるようにしましょう。産後の授乳期にも同様にとります。

妊娠中に避けたい食べものもある

妊娠初期にビタミンAを過剰にとりすぎると、胎児に先天性異常が発生する危険が高くなります。ビタミンAが多いレバーやうなぎ、モロヘイヤなどは、一度に多食しないようにします。

また、注意したいのが生肉や生卵、加熱殺菌していないナチュラルチーズなどです。妊娠中はリステリア菌という食中毒菌に感染しやすく、こうした生の食品を食べると感染するおそれがあります。

なるほどゼミナール

妊娠中・授乳中は禁酒。赤ちゃんに悪影響が

妊娠中にもかかわらず飲酒の習慣があると、胎児の奇形が起こりやすくなるほか、知能障害や発育障害をもった胎児性アルコール症候群の赤ちゃんが生まれる可能性が高くなります。

また、授乳中の飲酒は母乳にアルコールが移行し、それを赤ちゃんが飲んでしまうことになります。妊娠がわかったらその時点でお酒をやめ、産後も授乳期間を過ぎるまでは禁酒します。

●妊娠中の生活の注意点

定期検診は必ず受ける

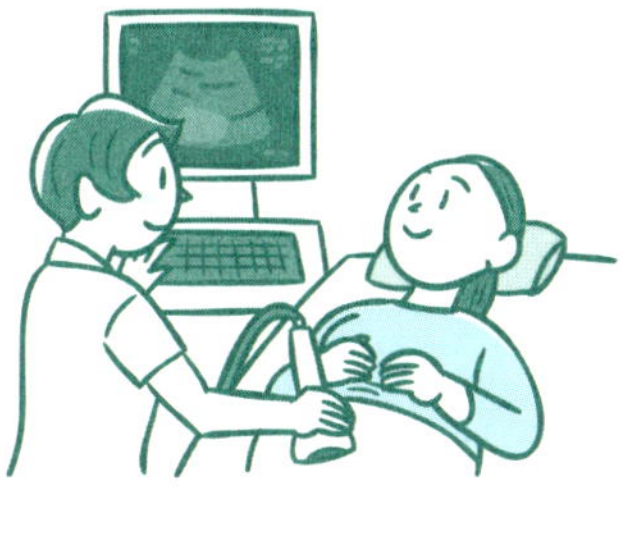

重い荷物を持たない

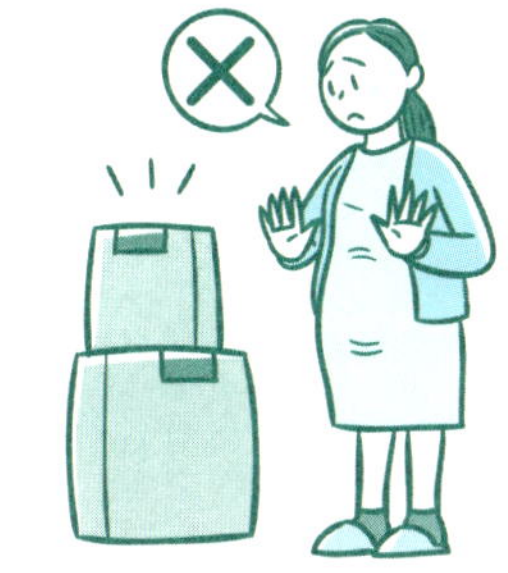

自転車には乗らない

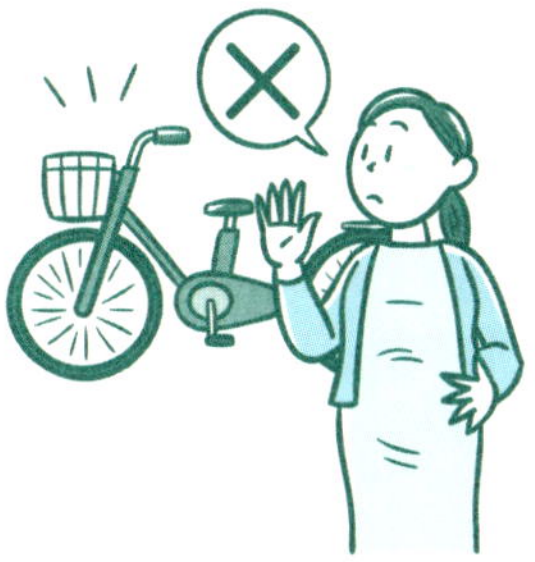

X線撮影は禁止。歯のX線も避けたい

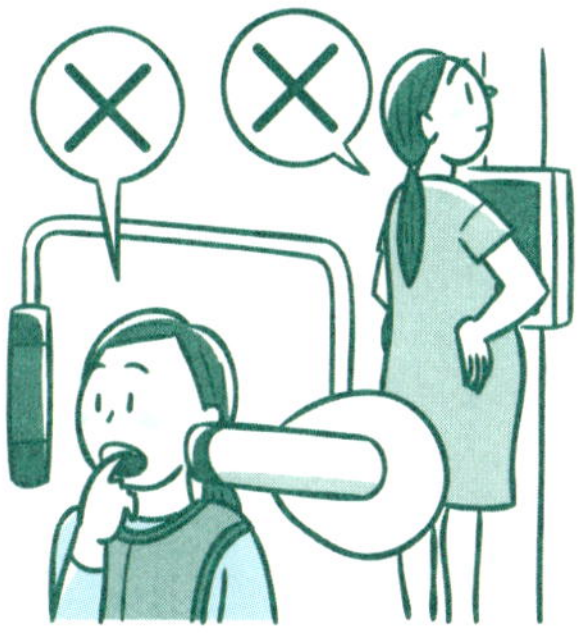

体を冷やさない

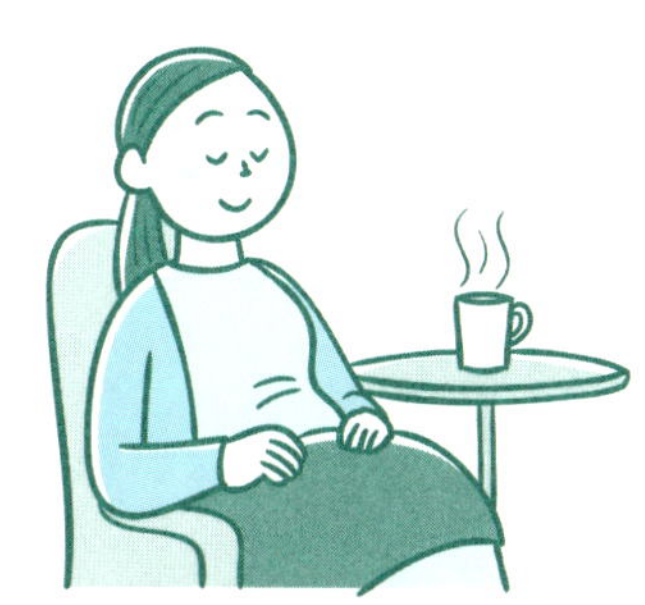

外食はできるだけ家族や友人と

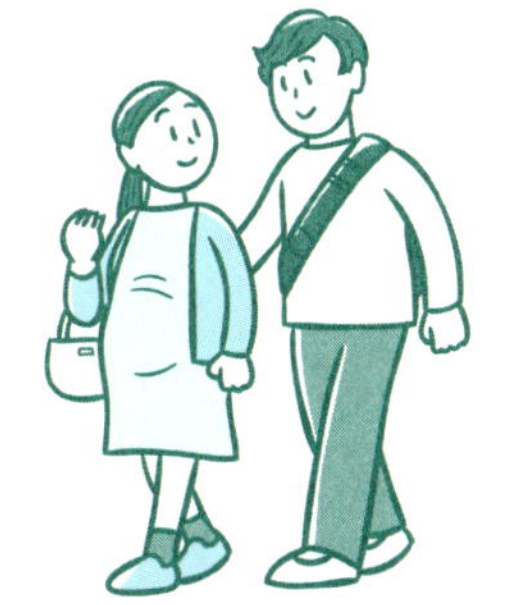

軽い運動を積極的に

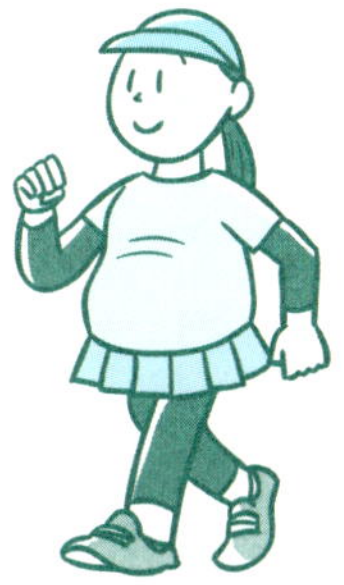

食べすぎない

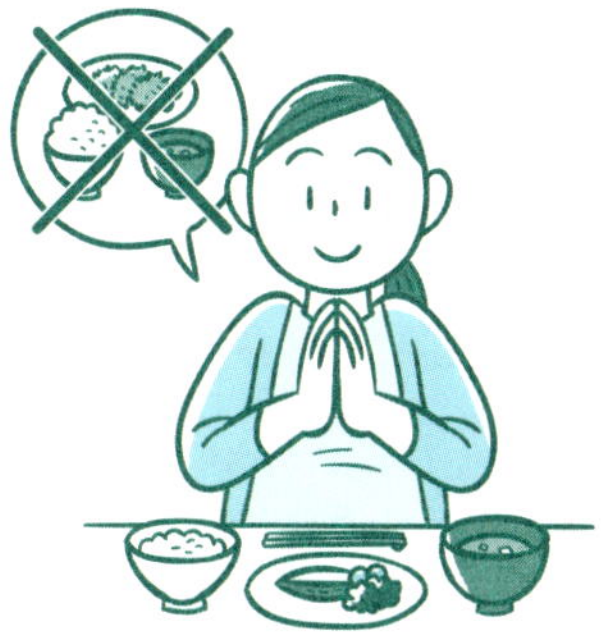

●トキソプラズマ　妊娠中に母体が感染すると、赤ちゃんが先天性トキソプラズマ症になる。ペットの猫のふんなどが感染源に。

産後は体力を回復しつつ、体重をもとに戻す

出産後は、おなかの赤ちゃんのための栄養をとる必要はなくなりますが、今度は赤ちゃんの大切な栄養源である、母乳のことを考えて食事をしなければなりません。

授乳中は、特にたんぱく質や各種ビタミン、鉄や亜鉛などのミネラルを多めにとる必要があります。

また、母乳に栄養をとられて消費エネルギーが増えるので、350kcalを目安に摂取エネルギーを追加します。

注意したいのは、このとき食べすぎになりやすい点です。産後は妊娠前よりも体重が増えていることが多く、体力が回復したら徐々にダイエットをはじめてもかまいません。ところが、授乳によっておなかが空くせいでむしろ食べすぎてしまい、太ってしまうケースが多いのです。

産後太りを防ぐには、母乳のための栄養をバランスよくとりつつ、食べすぎに気をつけることです。ごはんやパン、めん類、お菓子類などの糖質ではなく、良質のたんぱく質やビタミン、ミネラルを多くとるようにしましょう。

その他のおすすめ 食品・山野草

豆淋酒《とうりんしゅ》は、産後の関節痛や筋肉痛によく効きます。黒豆300gをいって半分ほど焦がし、日本酒1Lに1時間ほど浸してカスをこします。これを1回さかずき2~3杯、1日3回飲みます。

クワイは、産後の肥立ちをよくするほか、貧血の改善にも役立ちます。クワイをすりおろしてしぼり汁をとり、さかずき1~2杯を飲むようにします。

オミナエシも産後の肥立ちをよくします。根10gを1日量として、煎じて服用します。

桃の花は、後産の下りがわるくはれるときに効きます。花6gを酒で煎じて飲むと効果的。

メハジキは、産後の悪露《おろ》（産後の血性のおりもの）がとまらないときに効果的です。乾燥させた葉を粉末にして、1回5g飲むとよいでしょう。また、**コウホネ**は、産前産後の保養薬になります。根（川骨《せんこつ》）を乾燥させたもの2~5gを400mLの水で半量になるまで煎じ、1日3回に分けて、あたためて飲みます。

妊婦・授乳婦は特に注意したい食中毒予防のポイント

妊娠中は免疫力が低下し、それまでよりも細菌などに感染しやすくなっています。食中毒も起こしやすく、妊娠中に食中毒になると、おなかの赤ちゃんに感染する危険があるだけでなく、腹痛や下痢によって子宮収縮をおこして、早産や流産の危険も増します。

そのため、食品購入時から調理時、そして口に入るまでのあいだは、必ず食中毒対策を行うことが大切です。

食品の購入時には必ず消費期限をチェックし、長時間持ち歩いたりせず、すぐ帰宅するようにします。帰宅後は生ものなどは冷蔵庫へ移しますが、冷蔵庫を過信しないことも大切です（左図参照）。

調理の際は特に清潔を心がけます。包丁やまな板は、できれば生肉や生魚用と、それ以外のもので使い分けます。市販の殺菌アルコールなどで、こまめに消毒することも大切です。

生ものは十分に加熱し、中までしっかり火を通します。できあがったらすぐに食べて、長時間室温で放置しないようにしましょう。

残り物は清潔な容器に入れ、冷蔵庫などで保存しますが、早めに食べきります。温め直すときは、75度以上の温度で十分に加熱します。

●冷蔵庫を過信せず正しく使う

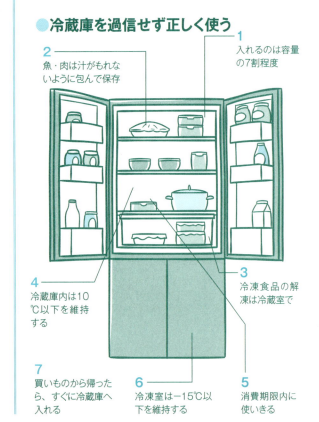

1 入れるのは容量の7割程度
2 魚・肉は汁がもれないように包んで保存
3 冷凍食品の解凍は冷蔵室で
4 冷蔵庫内は10℃以下を維持する
5 消費期限内に使いきる
6 冷凍室は−15℃以下を維持する
7 買いものから帰ったら、すぐに冷蔵庫へ入れる

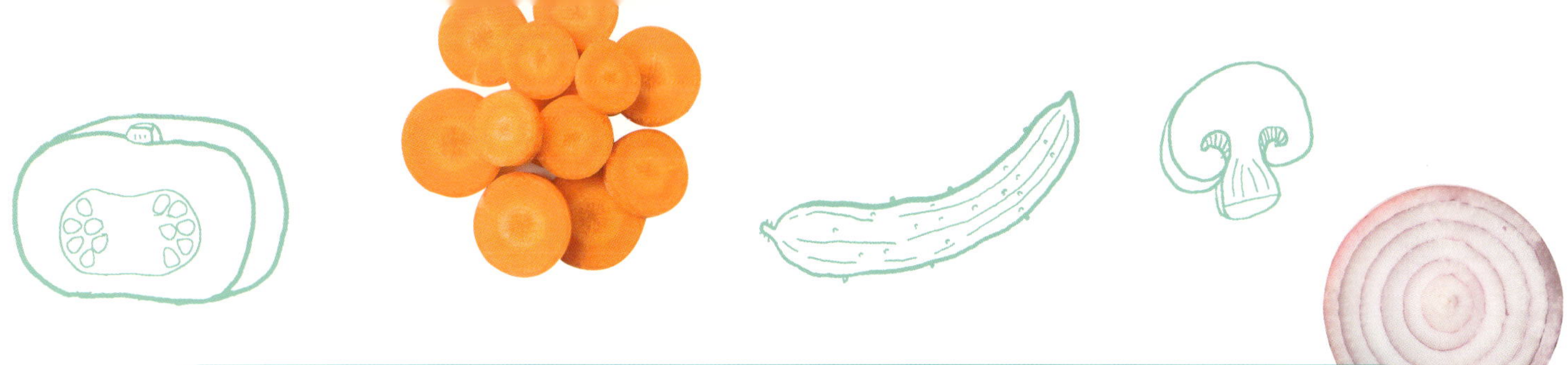

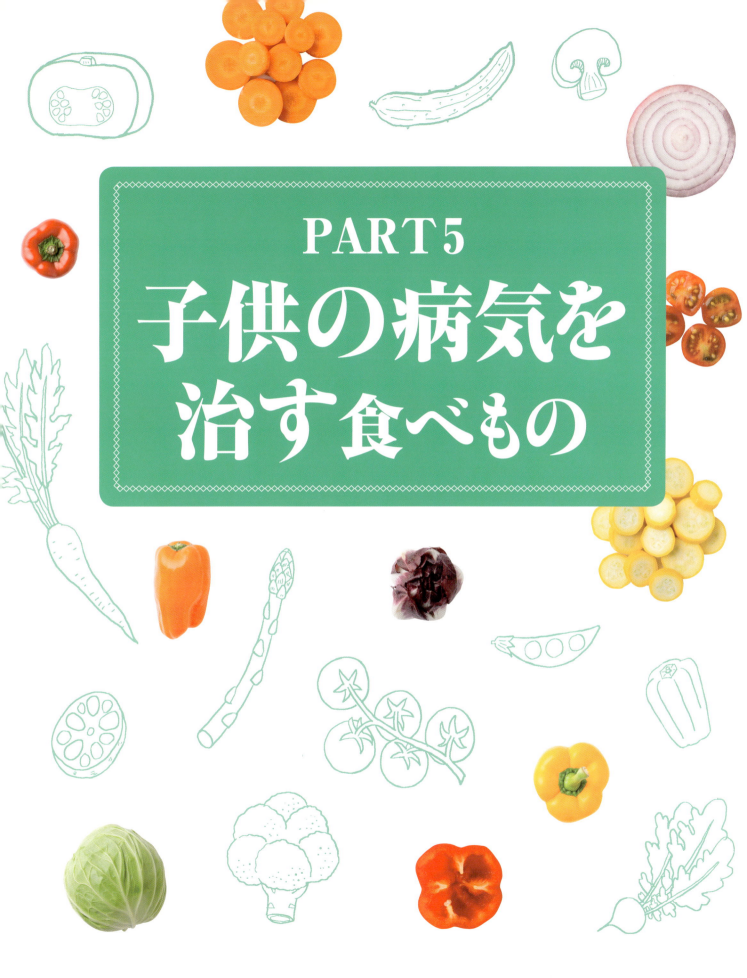

PART 5
子供の病気を治す食べもの

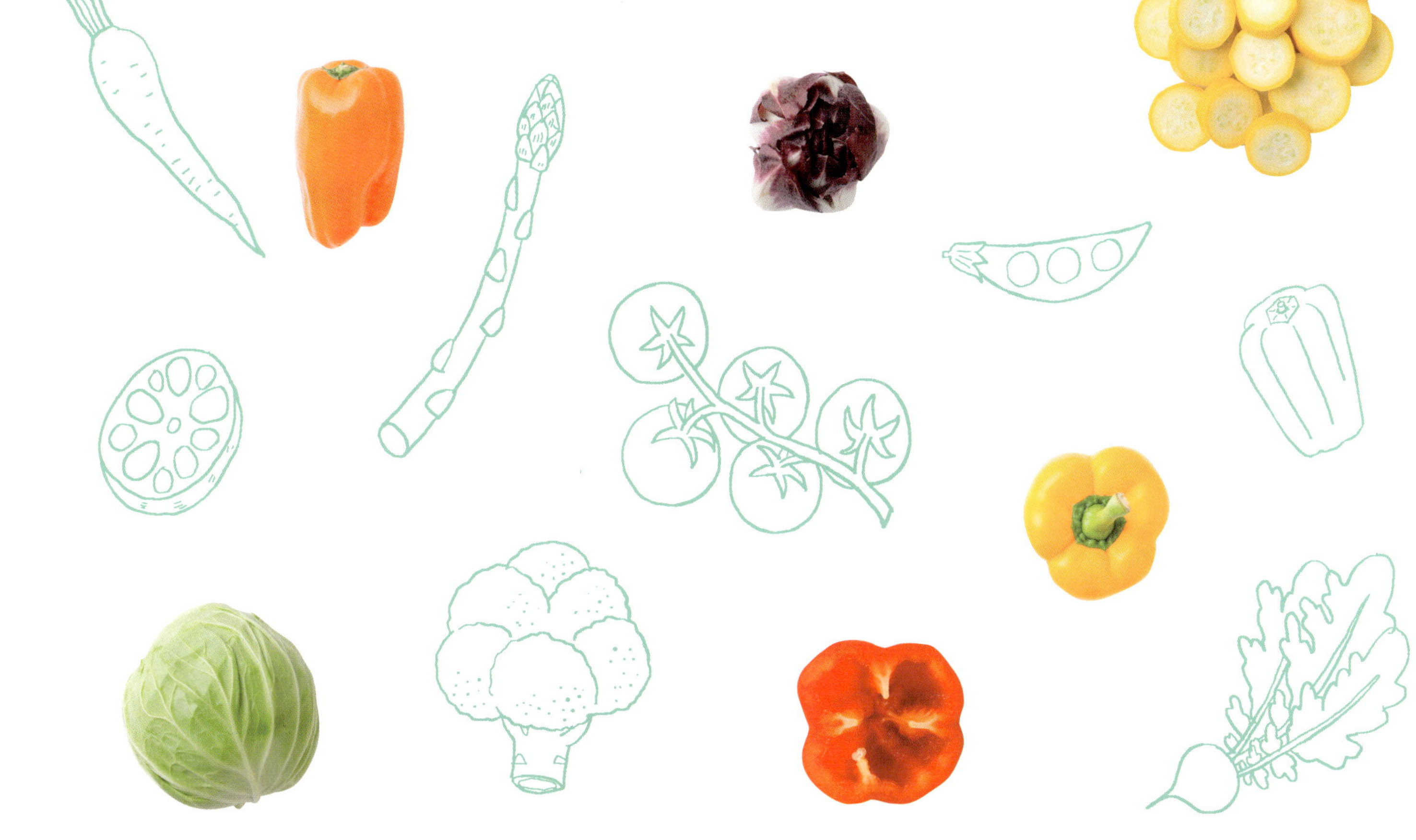

ここで紹介している方法は、人によって効果に差が出ることがあります。また、まれに体質などの理由により、合わないこともあるので、少しでも異変を感じたらすぐに中止してください。

発熱

脱水症状を防ぐため、水分補給を忘れずに。食欲があるなら、体をあたためる消化のよい食事を

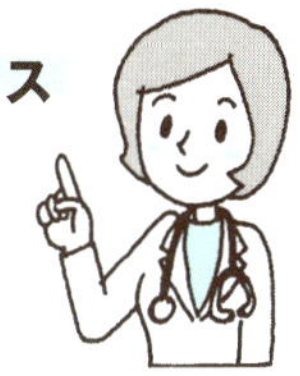

●Dr.アドバイス

多少の発熱なら元気があれば、あまり心配ない

大人にくらべて、子供は熱を出しやすいものです。体温は個人差もありますし、1日のなかでも微妙に変化しますから、保護者の方は日ごろから子供の平熱を把握しておき、それより何度高くなったかを確認することが大事です。

多少の熱があっても、機嫌がよく、元気な様子なら心配いりません。嘔吐《おうと》やひどい下痢がなければ、消化のよいスープやお粥などを少しずつ食べさせ、あたたかくして、ゆっくり休ませてあげるのがいちばんです。熱が高く、ふだんと様子がちがうときは、すぐ医療機関を受診してください。

熱が出ると脱水症状をひきおこしやすいので、白湯《さゆ》や薄めの番茶などで十分に水分を補給します。乳児に市販の解熱薬を飲ませるのは、原因がはっきりしてからのほうが安心です。高熱が長く続くとビタミン不足になりますから、粘膜を守り、新陳代謝を促すためにも、たっぷりのビタミン、エネルギー、良質のたんぱく質がとれる食事で、体力回復につとめましょう。

●発熱から考えられる主な病気と対処法

急に熱が出る	のどが赤くはれている。鼻水やせきが出たり、下痢を伴うことも。	かぜ	頭を冷やしながら、安静に寝かせる。水分を補給し、消化のよいものを食べさせる。
	のどが赤くはれ、痛がる。食欲がなくなる。	扁桃炎《へんとうえん》	痛みが強いときは、のどごしのよいものを食べさせる。高熱が出やすいので、病院で解熱薬をもらう。
	耳にさわると痛がる。耳だれが出ていることもある。	中耳炎	特に乳児の場合は、不機嫌に泣くだけで原因がわかりにくい。ほかに症状がないときは耳をみる。
3日間くらい熱だけが出る	かぜに似た症状がある。発熱して3日目ころから、顔に赤い発疹が出る。	はしか	せきや目やにに注意する。発疹が出たら病院へ。
急に高熱が出る	意識はあるが、ぐったりとして元気がない。	熱中症	涼しい場所で安静に寝かせる。水分をとらせ、首・腋下《えきか》・鼠径部《そけいぶ》を冷やす。意識がないときは救急車を。

解熱効果のある はちみつ入りクズ湯

クズの根は、解熱、発汗作用にすぐれるため、かぜのひきはじめの熱に、クズ湯がとても効果的です。滋養・強壮作用もあわせもつため、体力を補いながら、熱を下げてくれます。

子供には、クズ湯にはちみつを加えると、とても食べやすくなります（1歳未満の乳児の場合、はちみつをあたえてはいけません）。量やかたさは、子供の年齢や食欲に合わせて調整しましょう。食欲がなく、下痢をしているようなら、うめぼし1/2個を加えて食べさせます。酸みが食欲を増進して、下痢止めにもなります。（根本）

●はちみつ入りクズ湯

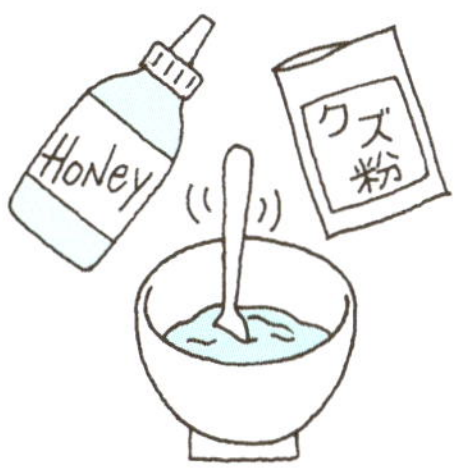

1 クズ粉大さじ5に、好みの量のはちみつを加えたら、水大さじ6で溶く。

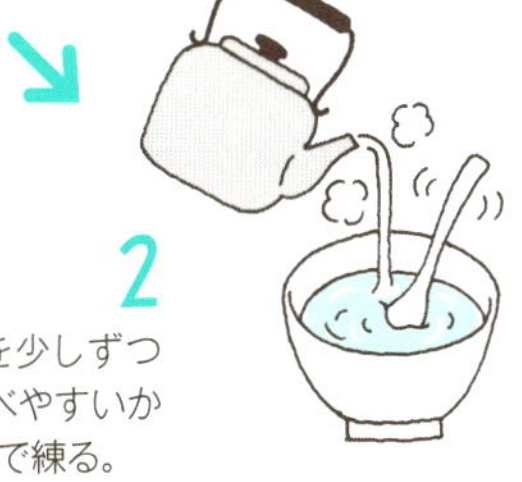

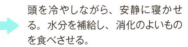

2 さらに熱湯を少しずつ加えて、食べやすいかたさになるまで練る。

●就寝時の子供のかぜ対策　首にタオルを巻き、口の中が乾かないようにマスクをさせてから寝かせる。

はしかの熱に きんかんの煎じ汁

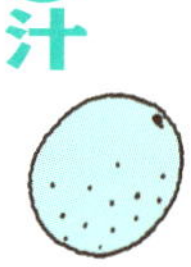

きんかんには、たんをきり、せきを鎮める効果があります。また、豊富に含まれるビタミンA・Cには、ともに粘膜を強くするはたらきがあり、のどの痛みをやわらげ、抵抗力をつけるのにも役立ちます。果実に砂糖を加え、水かヘチマ水で煎じます（作り方は次ページ）。この汁を少しずつ飲ませてあげると、はしかの熱を下げます。（根本）

かぜの発熱に うめぼし茶

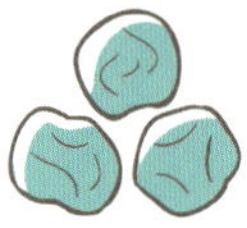

梅肉エキスは食あたり、下痢、嘔吐《おうと》、腹痛の緩和に役立ちます。また、乗り物酔い防止には、うめぼしをなめると効きます。

かぜの熱には、種子をとったうめぼしの果肉を練ったものに、熱湯か薄い番茶を注ぎます。これにはちみつ※を少量加えて、甘みをつけてあげるととても飲みやすくなります。体があたたまり、熱を下げます。（根本）

冷湿布が効く 豆腐の湿布

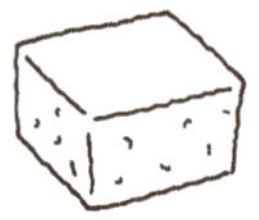

豆腐を湿布として使います。豆腐の湿布は氷以上によく熱をとり、炎症を鎮めます。まず、豆腐をふきんで包み、水けをよくしぼります。すり鉢でよくすりつぶし、うめ酢を少量たらして、小麦粉を加えて練ります。

これをガーゼに1㎝ほどの厚さにのばして、患部にあててあげましょう。3時間を目安に、こまめに取り替えます。（根本）

おたふくかぜに そば粉の湿布

そばには、体を冷やす作用があります。熱をもったできものや打撲、やけどに、そば粉を外用すると、熱をとり、はれや痛みを鎮めます。おたふくかぜの耳の下のはれと痛みには、そば粉をぬるま湯で溶いてはると、熱を下げるとともに痛みをやわらげます。ただし、寒がりな子や、そばアレルギーのある子供には向きません。（根本）

※1歳未満の乳児には、はちみつはあたえないこと。

ひきつけをおこしても あわてずに処置を

ひきつけは、わかっていながらも、あわててしまうもの。できるだけ、冷静に対処しましょう。

高熱が出たときのひきつけは乳児や幼児に比較的多くみられる症状です。数分間で止まるけいれんは、熱性けいれんとよばれます。

泣き入りひきつけ（憤怒《ふんぬ》けいれん）は、神経質な子供ほど、大泣きしたときにおこしやすいものです。鉄剤で貧血を改善すると、よくなる場合もあります。

症状としては、突然白目をむき、手足をつっぱらせて全身を硬直させます。しかし、ほとんどは数分間でおさまるので、親はまず落ち着いて、子供の体の動かし方、持続時間などを覚えておくことが大切です。とりみだしたり大声を出したり、体をゆすったりせず、子供の安静を第一に考えましょう。ただし、けいれんが数分以上続いたり、一時的に呼吸が止まり、唇が紫色になるようなときには、大至急、救急車をよびましょう。

ひきつけをおこした場合は手足をあたため、下図のように対応します。熱がないのにけいれんを繰り返すときは、てんかんの可能性が考えられます。

※詳しくは、日本小児神経学会のホームページを参照。

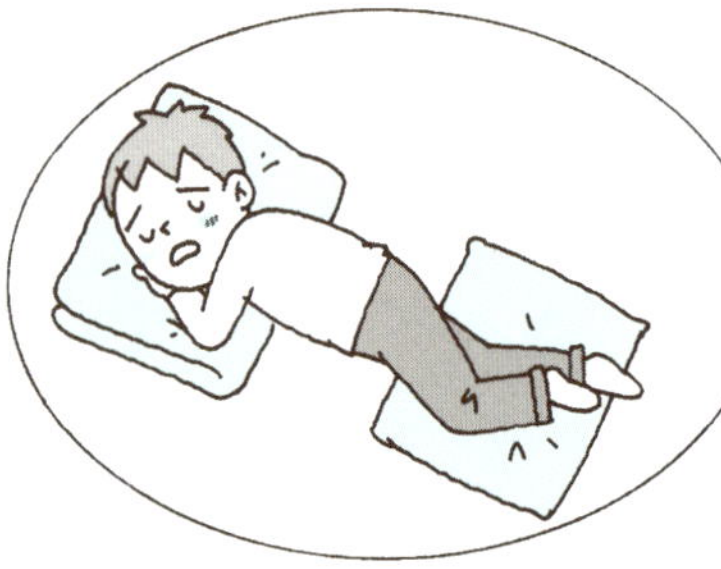

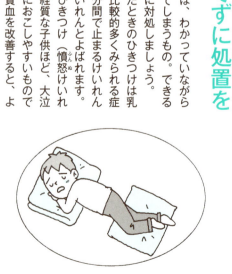

発作がおきたら、ケガをしないように周囲のものをかたづける。衣服をゆるめて、呼吸しやすいように横向きの半伏せにして寝かせる（回復体位）。

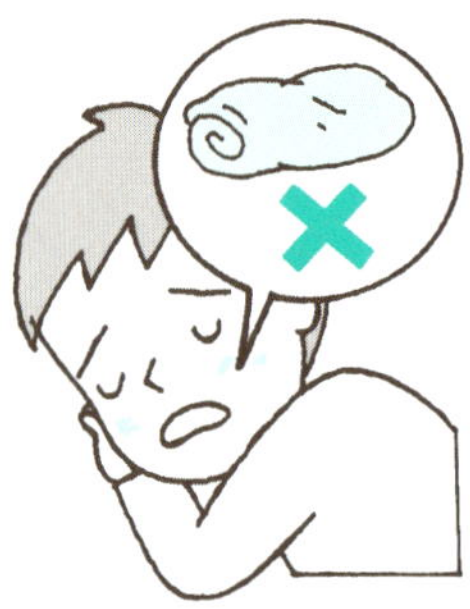

ひきつけをおこしても、舌をかむことは少ないので、口の中には何も入れないようにする。

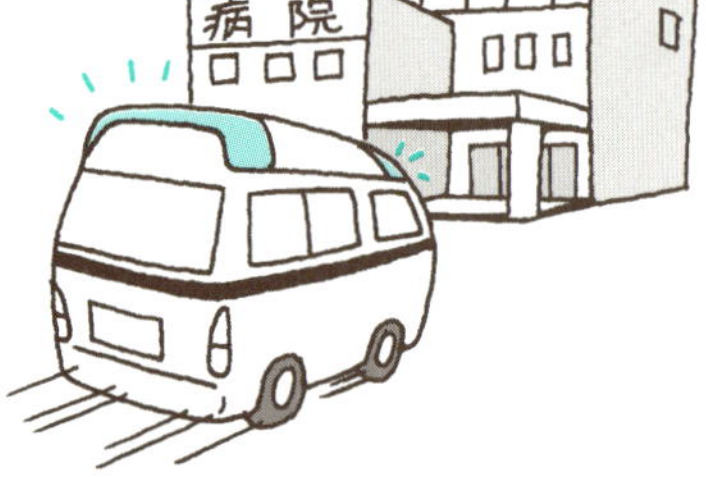

けいれんが数分以上もおさまらなかったり、短時間に何度も繰り返したり、呼吸が止まるときは大至急病院へ。

※https://www.childneuro.jp/

きんかんの煎じ汁の作り方

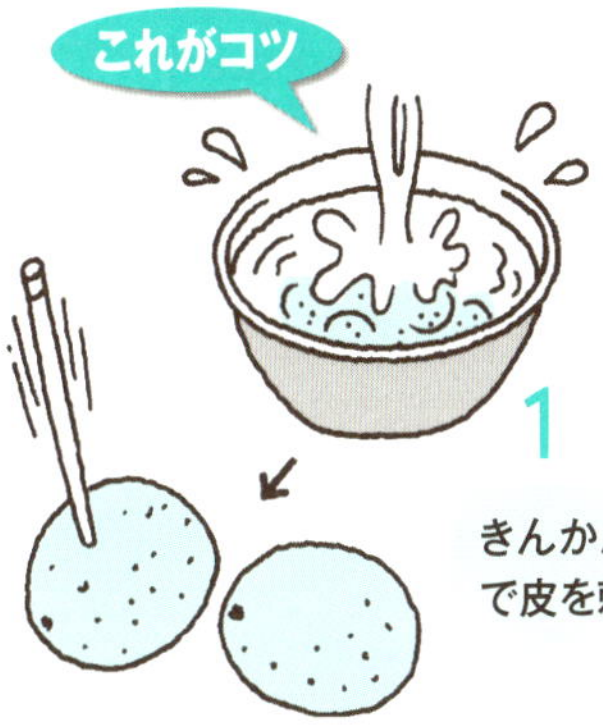

●材料（3～4回分）

きんかん	10個
氷砂糖	20g
水（またはヘチマ水）	720mL

1 きんかんは水で洗って、つまようじで皮を刺して数か所に穴をあける。

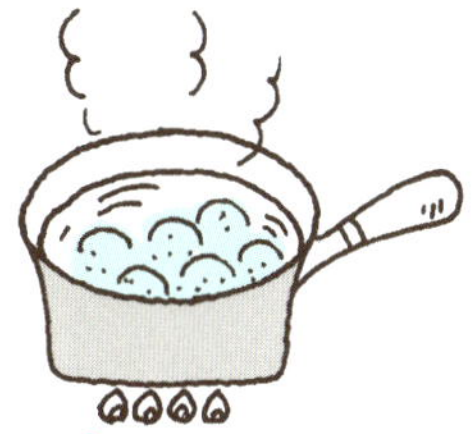

2 1と水を鍋に入れ、弱火でじっくりと煮つめる。

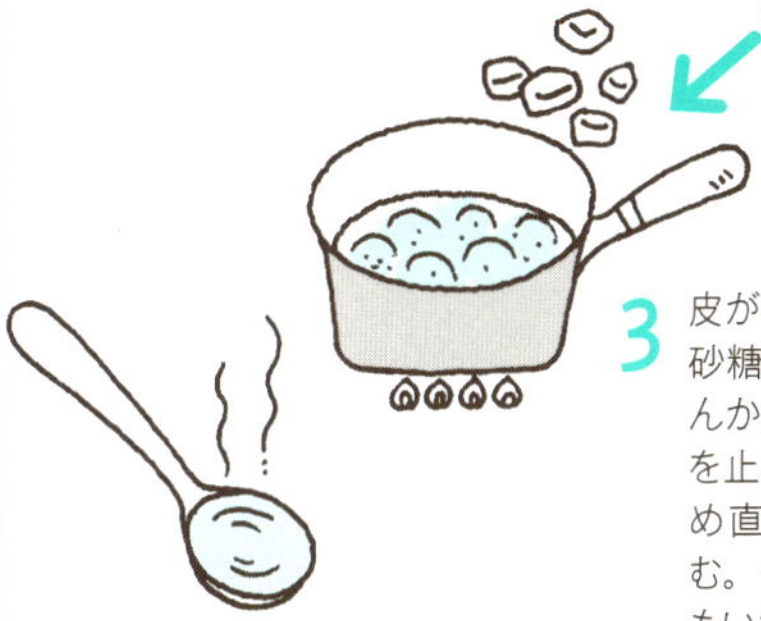

3 皮がやわらかくなったら、氷砂糖を入れて煮溶かす。きんかんにつやが出たら、火を止める。飲むつどあたため直して、大さじ1ずつ飲む。せき止め効果のある実もいただく。

作ってみました

皮に穴をあけておくことで、きんかんのエキスがよく出ます。果実を食べるときも甘みがしみ込んでいて、おいしくできあがります。

飲んでみました

多少苦みがありますが、きんかんの香りと氷砂糖の甘みで、子供でも飲みやすいでしょう。

解熱効果のある スイカズラの煎じ汁

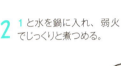

はしかの症状はかぜとよく似ています。発熱やのどの炎症のほかに、目が充血し、口の中に白い斑点がみられます。はしかの初期に出る熱を下げる民間療法としては、スイカズラの乾燥した花を用います。20gを1回量として、水400mLで半量になるまで煎じて飲ませるとよいでしょう。

（根本）

その他のおすすめ 食品・山野草

熱があるときには、長ねぎの白い部分としょうがを入れた、あたたかい**ねぎとしょうがのスープ**を飲ませます。体をあたためて、発汗を促します。

のどの渇きを伴う熱には、消化のよい、**れんこん入りのお粥**が有効です。

熱があってだるそうなときは、玄米45gをきつね色になるまでいり、乾燥させたみかんの皮（陳皮《ちんぴ》）1/2個分と、干し柿1個を加えて約500mLの水で半量になるまで煎じた**玄米と陳皮のスープ**を1日分として飲ませます。

陳皮は、ノーワックスのみかんの皮を日干しにしたもの。常備しておくと便利です。かぜをひきそうなときには、陳皮30gを約600mLの水で煎じ、ガーゼなどでこした汁に、はちみつ※を少量加えて飲ませましょう。

※1歳未満の乳児には、はちみつはあたえないこと。

子供のための食べやすく栄養価の高いメニュー

高熱が続くものの吐きけがない場合には、栄養価の高い飲みものを十分に補給してあげましょう。理想的な飲みもののひとつは、ミルクセーキです。胃腸に負担が少なく、卵や牛乳のおかげで、栄養たっぷりです。熱が出て、のどが渇いたときに飲ませてあげるとよいでしょう。下痢のときに糖分の多いジュース類は、症状を悪化させるので控えます。

高熱が続くとビタミンAが損なわれます。ビタミンAを豊富に含むにんじんのポタージュを、飲ませてあげるとよいでしょう。ビタミンAは鼻やのどの粘膜をじょうぶにするはたらきがあり、かぜをひいているときには不可欠です。

疲労回復に役立つビタミンB_1を含む、鶏のささみも食べやすくおすすめです。

発熱による脱水症状の予防には、コーンポタージュスープがよいでしょう。牛乳の良質なたんぱく質、コーンのビタミンA・Cが体力回復に役立ちます。

くだものを使ったフルーツサラダは、ビタミン類の宝庫。これにヨーグルトをかければ、たんぱく質の補給にもなります。

栄養価の高い卵は、かぜに対する抵抗力をつけます。消化の良さでは半熟卵や温泉卵がおすすめ。

●子供の病気は穴をみろ　古い格言。痛みを上手に伝えられない乳幼児は、まず口、目、鼻、耳、肛門などの異常をみる。

せき

せきに効くのどごしのよいものを食べさせ、保温と安静を心がけて

●Dr.アドバイス

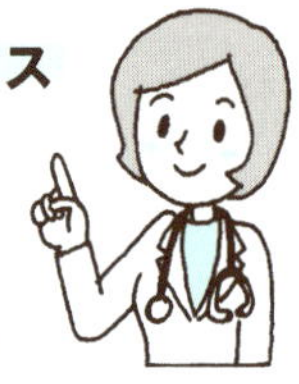

しつこいせきや、激しいせきが出るなら病院へ

せきが出る子供の病気として考えられるのは、次のものです。

●かぜ、インフルエンザ

かぜのおもな症状はせき、鼻づまり、鼻水、発熱などです。乳幼児は嘔吐《おうと》や下痢だけの場合もあります。

インフルエンザはかぜにくらべ、悪寒、頭痛、咽頭炎《いんとうえん》、関節・筋肉痛などの全身症状が強く、高熱を伴います。必ず病院に行き、あたたかくして安静にし、消化のよい食事と十分な水分補給をします。ふだんから、家に帰ったら手洗い、うがいの習慣をつけましょう。

●気管支炎、クループ

気管支炎は、かぜに続いておこることが多く、せきやたん、発熱がみられます。細菌の二次感染がなければ心配ありません。

クループは喉頭《こうとう》の炎症で、声がかれてケンケンとかん高くせき込む病気です。部屋の乾燥に注意し、安静を保ちます。

●小児ぜんそく

ハウスダストをはじめとしたアレルゲン（アレルギーの原因物質）やかぜで悪化します。医療機関にかかり、予防薬を使いましょう。発作は夜中におこりやすく、ときに呼吸困難になって医師の処置を要します。住環境をととのえ、運動で体力を養うことが大切です。

●乳児肺炎

食欲不振、高熱、せき、下痢、嘔吐、けいれんなどがおもな症状です。必ず医師にみせ、家庭では安静を守り、消化がよく栄養価の高い食事と十分な水分補給をします。口中や体を清潔に保ち、たんを出させるなどの点に注意します。

●小児結核

初期症状がないことも多く、微熱やせきといった、かぜに似た症状が続く場合は必ず受診を。小児の場合、対処が遅れると、菌が血流によって肺以外の臓器に広がる粟粒《ぞくりゅう》結核や、結核性髄膜炎《ずいまくえん》をおこして、命にもかかわるので要注意。予防のために、生後5～8か月でのBCG接種は必ず受けましょう。

●百日ぜき

かぜのような症状のあと、けいれん性のせきの発作が続き、回数も次第に増加。激しいせきで顔がはれぼったくなります。乳児は呼吸ができなくなることがあるので、予防接種を必ず受けましょう。

✚ せきが出るとき の手当て

せき込むときは前かがみ姿勢に

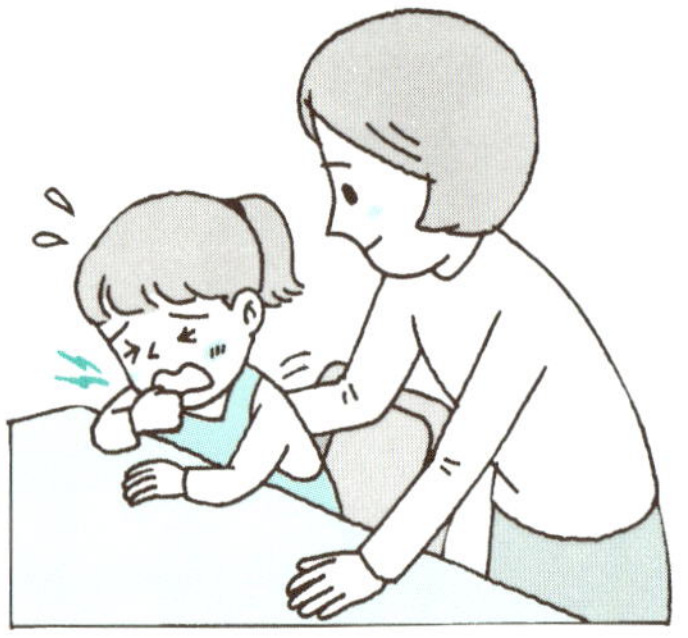

せき込んで苦しそうなときは、前かがみにさせて、机などに寄りかからせ、背中をさする。

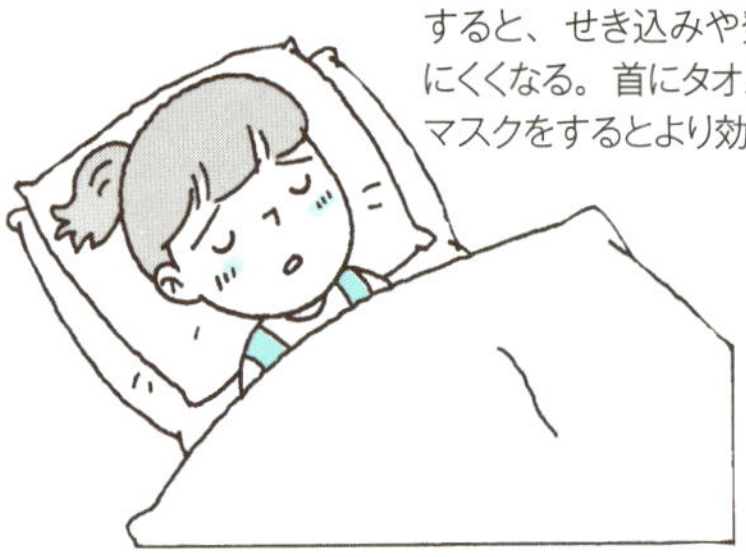

寝かせるときは、頭を少し高くすると、せき込みや発作がおきにくくなる。首にタオルを巻き、マスクをするとより効果的。

百日ぜきに にんじんの煎じ汁

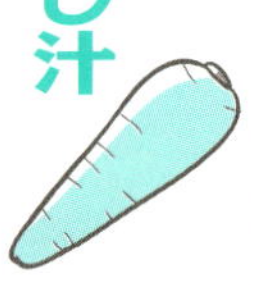

にんじんは、虚弱体質の子供が常食すると、体質改善に役立ちます。ナツメの果実を乾燥させたものは、滋養や強壮の生薬として利用されています。

子供の百日ぜきには、ナツメを加えたにんじんの煎じ汁を飲ませてあげましょう。

（根本）

●にんじんの煎じ汁

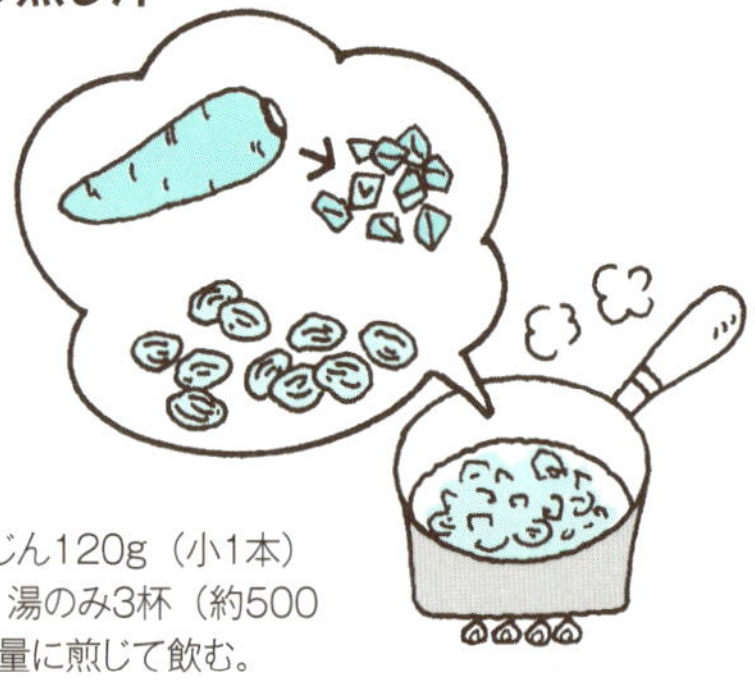

細かく切ったにんじん120g（小1本）とナツメ10個を、湯のみ3杯（約500mL）の水で1/3量に煎じて飲む。

ぜんそく発作予防に なしのはちみつ蒸し

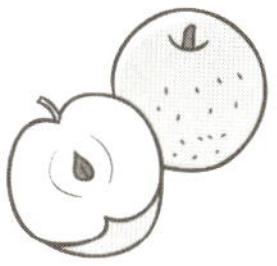

ぜんそくの発作がおきる前には、サラッとしたたんが出て、せき込む場合が多いようです。この段階でせきやたんを鎮めれば、本格的な発作を予防できます。なしは、昔からかぜや扁桃《へんとう》炎《えん》による、のどの渇きや痛みを鎮める妙薬として用いられています。ぜんそくの発作予防には、なしにはちみつをつめて蒸す（作り方は左図）か、フライパンで焼いて食べさせると効果的です。また、なしのしぼり汁も、せき止めやたんきりに役立ちます。（根本）

がんこなせきの特効薬 カリンの砂糖漬け

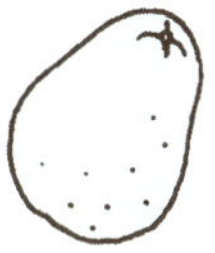

カリンは古くからがんこなせきの特効薬として知られてきました。疲労回復効果にもすぐれ、ふだんから体力がなく、疲れたときにぜんそくの発作をおこしやすい子供には、予防のためにも常食させるとよいでしょう。

カリンの果実は渋みや酸みがあり、生のままではかたいので、子供には、甘みがあって食べやすい、カリンの砂糖漬けを食べさせてあげましょう。毎日1切れずつ食べると、効果が期待できます。（根本）

●カリンの砂糖漬け

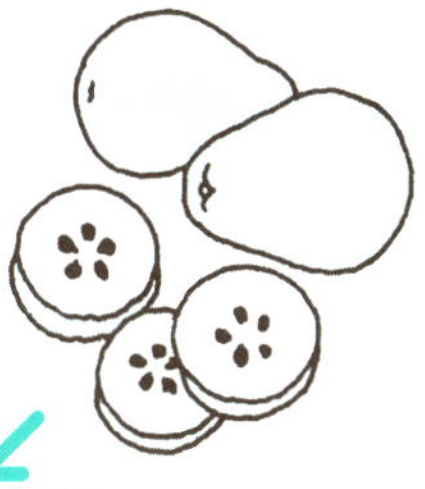

1 カリン2～3個を、1cm厚さの輪切りにする。

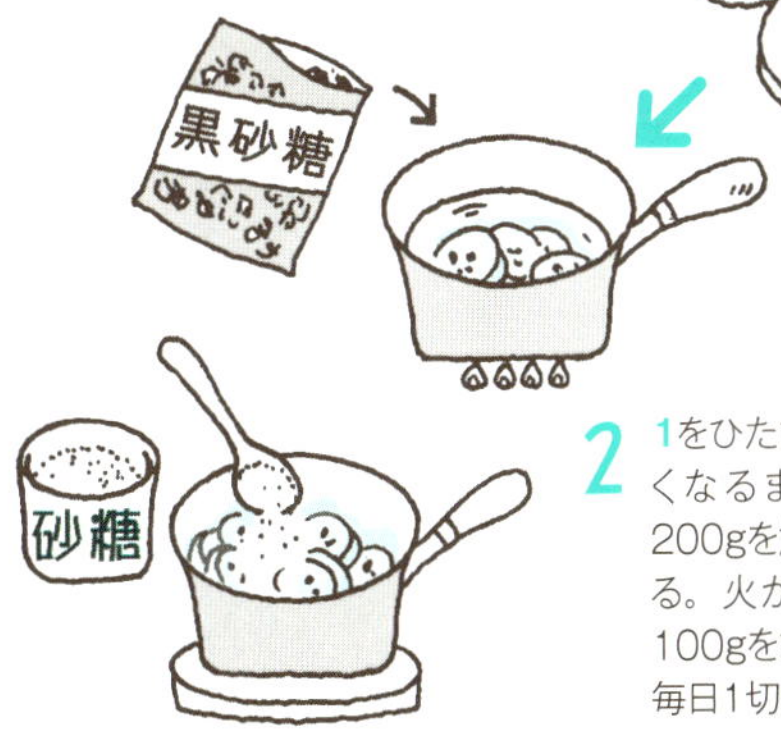

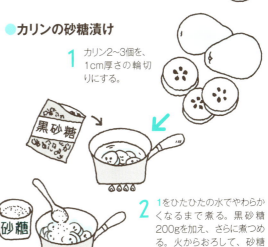

2 1をひたひたの水でやわらかくなるまで煮る。黒砂糖200gを加え、さらに煮つめる。火からおろして、砂糖100gをまぶして保存する。毎日1切れずつ食べる。

なしのはちみつ蒸しの作り方

※1歳未満の乳児に、はちみつをあたえてはいけません。

●材料（約5回分）

なし	1個
はちみつ	30g

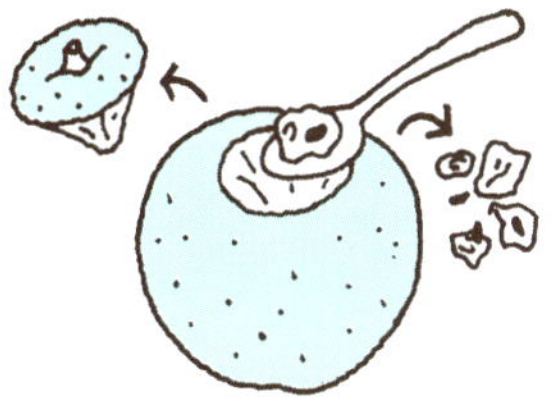

1 なしのヘタと芯をスプーンでくり抜く。くり抜いた空洞にはちみつを入れるので、底が抜けないように注意。ヘタは捨てずにとっておく。

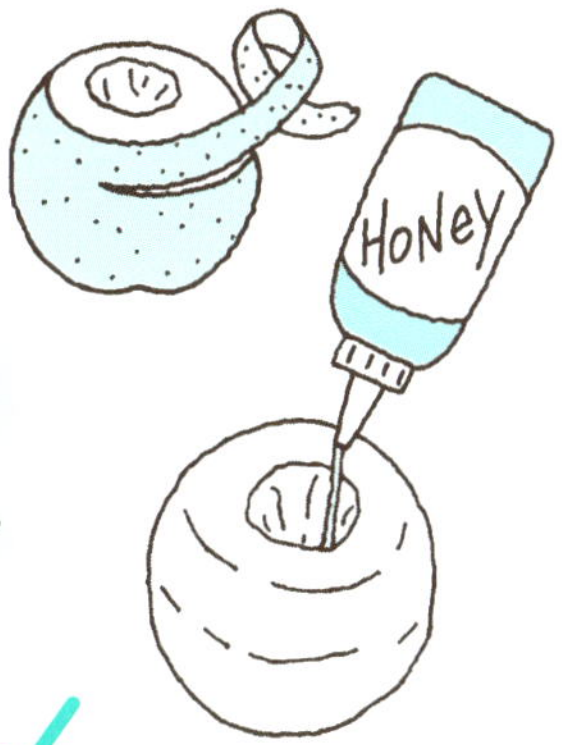

2 これがコツ
皮をむき、くり抜いた部分にはちみつを入れ、ヘタを戻してふたをする。

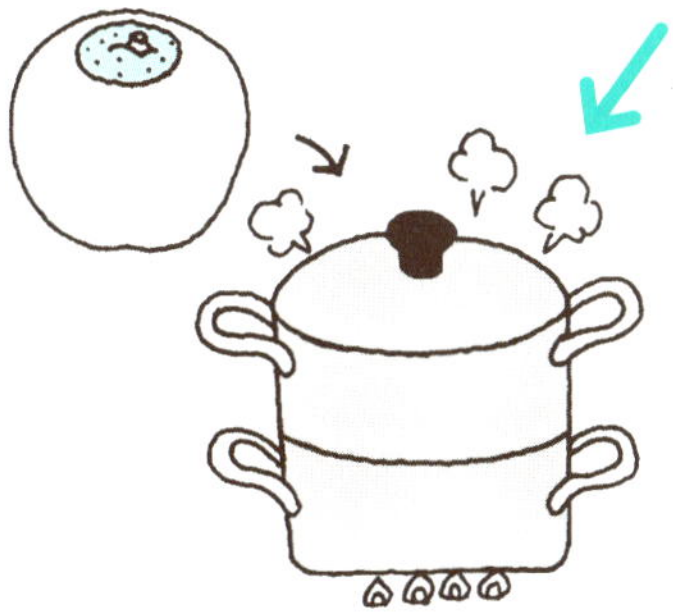

3 2を蒸し器に入れて約1時間蒸す。8等分のくし形に切って、2切れずつ食べさせる。

●フライパンで焼く場合

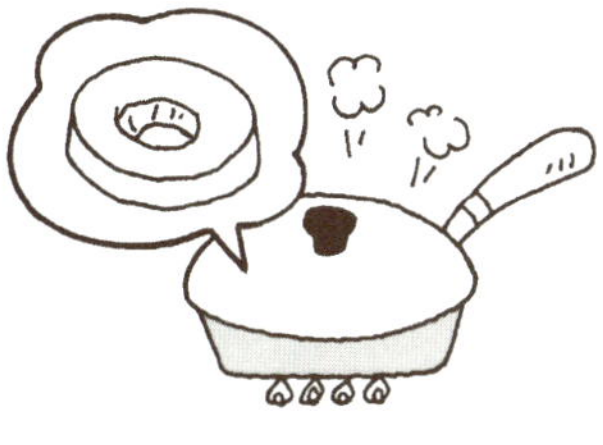

なしの皮をむいて1cm厚さの輪切りにし、種子と芯をとり除く。これをフライパンに入れ、ふたをして弱火で蒸し焼きにする（はちみつは使わない）。水けがなくなったら、焦げる前に火を止める。

作ってみました

なしにはちみつがしみておいしい、手軽にできるおやつです。フライパンで焼くときには、はちみつは使いませんが、食べる前にかけてあげてもよいでしょう。

食べてみました

蒸しても焼いても、なしがやわらかくなるので、小さな子供でも食べやすくなります。

●せきはなぜ出る？ 気管支の絨毛《じゅうもう》にホコリなどの異物がひっかかった際、少しでも早くその異物を体外へ出そうとする生理現象。

のどが痛いときには かぼちゃの種子の煎じ汁

かぼちゃは、花、葉、種子、実ともに、すぐれた薬効をもっています。熱冷まし、下痢どめ、たんきり、母乳の出をよくするなどの薬効をはじめ、体内の余分な水分をとり除く利尿作用にもすぐれています。

なかでも種子は、百日ぜきの妙薬として利用されています。のどを痛がるときには、かぼちゃの種子を乾燥させたものに氷砂糖を加え、煎じて飲ませてあげると、痛みがぐっとやわらぎます。

（根本）

●かぼちゃの種子の煎じ汁

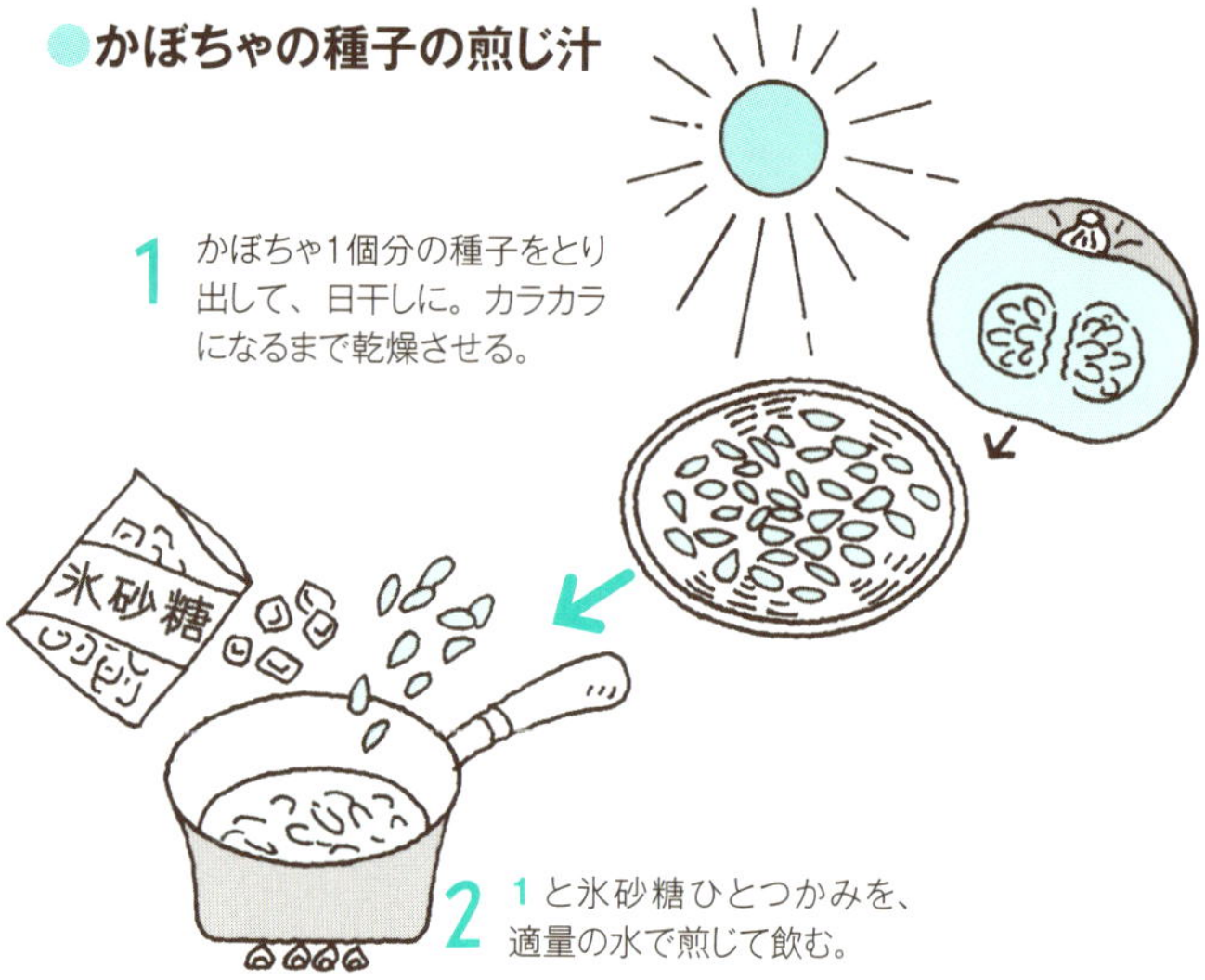

1 かぼちゃ1個分の種子をとり出して、日干しに。カラカラになるまで乾燥させる。

2 1と氷砂糖ひとつかみを、適量の水で煎じて飲む。

その他のおすすめ 食品・山野草

ぎんなんの実をいって水煮にしたもの（作り方は229ページ）にはちみつ（乳児は不可）をかけて食べさせます。中毒防止のため、子供は1日5個以内に。

たんきりには**ごぼう**のしぼり汁がおすすめです。皮をそいで陶器のおろし器ですりおろし、汁をしぼります。さかずき1杯をお湯で割ります

ぜんそく発作の前のせきには、**だいこんあめ**（作り方は215ページ）をお湯で割って飲ませると、予防になります。

せき、たんを誘いやすい食べものは避ける

たけのこは、ぜんそくを悪化させるので避けたほうがよいでしょう。

もち米や**せんべい**、**もち**などの**もち米製品**も、せきやぜんそくのある場合は禁忌です。同じく生の**ぶり**は控えて。食べさせるときは、焼いたものを少量にとどめます。また、ぜんそくの子供は**みかん**を多食すると、たんやせきが出やすくなるので注意しましょう。

大豆はアレルギーの原因になっている場合があるので、大豆アレルギー性のぜんそくの子供は禁忌です。

塩も極力控えるようにします。

日・常・生・活・の・注・意

かぜをひきやすい子供の予防対策

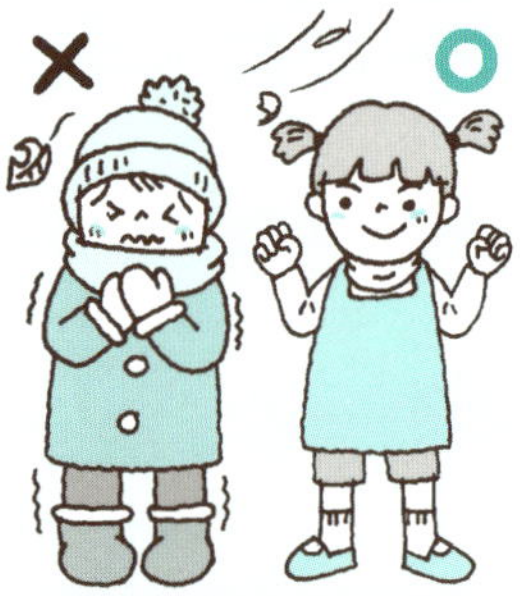

薄着に慣れさせる

寒くなるとすぐに厚着をするのは逆効果。薄着で皮膚を鍛えて、抵抗力をつけるようにする。

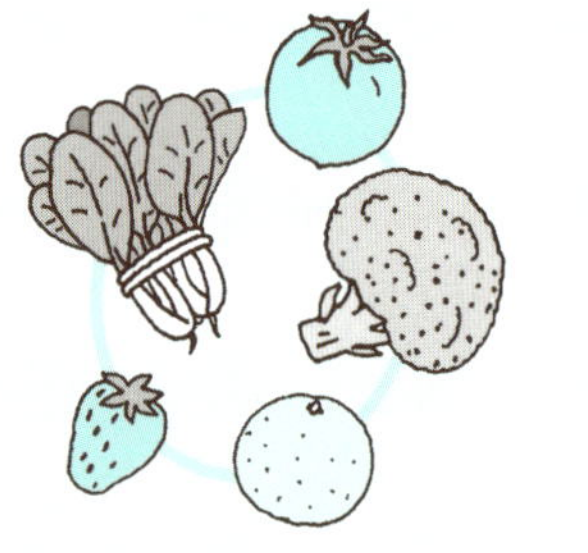

ビタミンCをとる

新陳代謝を活発にし、炎症をおさえるはたらきがある。いちごやみかんなどのくだものや、ブロッコリー、小松菜、トマト、ほうれん草などを食べさせる。

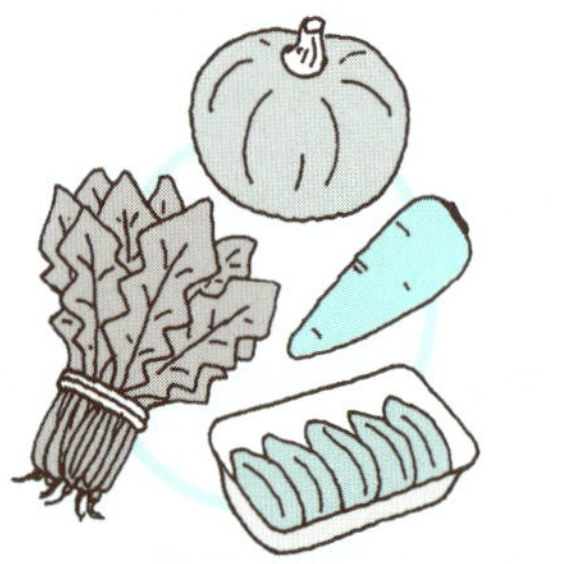

ビタミンAをとる

ビタミンAは、皮膚や粘膜の抵抗力を強くする。レバーやかぼちゃ、にんじん、ほうれん草などの緑黄色野菜を食べさせるとよい。

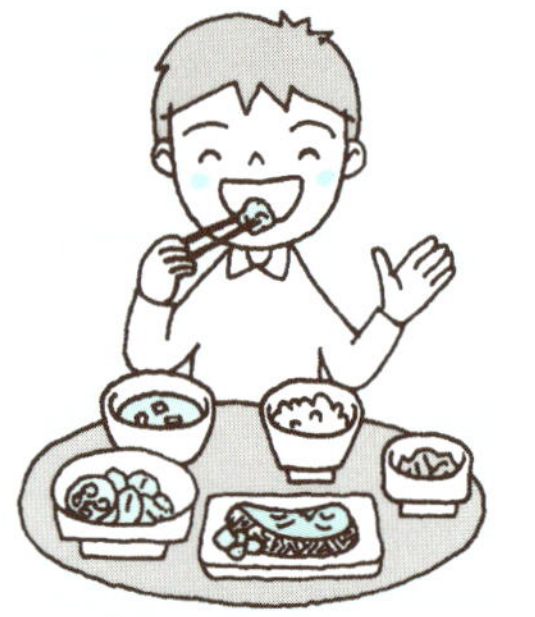

バランスよく栄養をとる

偏食や好き嫌いをほうっておくと、栄養が偏って体の抵抗力が落ちるので、バランスのよい食事を心がける。

腹痛・嘔吐

消化がよく、体をあたためる食事を少しずつあたえて様子をみる

●Dr.アドバイス

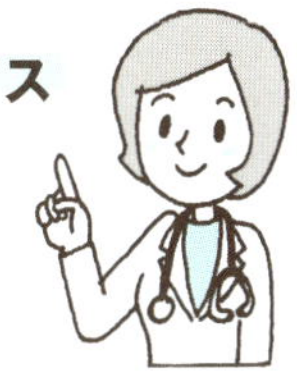

便の状態や、痛がり方、吐く様子を観察

子供の健康状態は、便によくあらわれるものです。そこで、便の色や形状などをチェックしてみましょう。やわらかくないか、下痢をしていないか、においがいつもよりきつくないかなどは、重要な目安になります。たとえ下痢ぎみであっても、食欲があって元気なようなら、しばらく様子をみてみましょう。

子供が、吐きくだしなどの胃腸障害をおこすときは、ほとんどが細菌やウイルスによる流行性感染症が原因です。この場合は、胃に負担をかけない、消化のよい食べものを少しずつあたえて、安静にしていれば心配ありません。

ただし、ひどく痛がったり、ぐったりしているときには注意が必要です。便秘、急性胃腸炎、急性虫垂炎（いわゆる盲腸）、腸重積《ちょうじゅうせき》症《しょう》などの場合も考えられるので、早めに医師の診断を受けましょう。

子供は自分の症状を的確に説明できないので、表情、姿勢や動作、機嫌がよいかわるいかなど、全身の様子を判断の材料にします。

●腹痛・嘔吐から考えられる主な病気と対処法

SOS のときは、急いで病院へ!

吐くよりも下痢が多い	水様の便が出る。発熱はあまりない。	乳児消化管アレルギー 消化不良症 乳糖不耐症	乳製品は控える。脱水症状を防ぐため、水分を補給する。かぜによる下痢も考えられる。体重が増えないときは病院へ。
強い吐きけがある	白っぽい下痢便が出る	白色便性下痢症	ロタウイルスによるもの。水分補給が大事。吐きけが強いので、少し落ち着いたら、消化のよい食べものを。
最初はみぞおちあたりを痛がる	腹痛に伴い、水様の便が出る。発熱することもある。	食中毒	下痢や嘔吐《おうと》が激しいときは、水分を補給し、流動食をあたえる。受けつけないときは病院で点滴を。
乳児が噴水のように吐く	腹痛や下痢もなく、吐いたあとも特に苦しそうではない。	肥厚性《ひこうせい》 幽門狭窄症《ゆうもんきょうさくしょう》	SOS 生後2～3週間のあいだに多い。必ず病院へ行く。
苦しそうに吐く	下痢、発熱はない。いちごジャムのような血便や間欠的な腹痛がある。	腸重積症	SOS 急いで病院へ行くこと。手術が必要なこともある。
	臍《さい》部から股にはれがみられ、痛がる。	ヘルニア	SOS 急いで病院へ行く。
突然吐き、1日に何度も吐く	頭痛や腹痛を伴い、ぐったりとして苦しそうにする。りんご臭の口臭がする。	アセトン血性嘔吐症(自家中毒)	やせ型の男の子に多い。成長とともに自然に治る。糖分と水分を補給しながら様子をみる。

消化不良におろしりんご

おろしりんごは、刺激が少なく消化がよいので、離乳食や病人食として最適です。りんごに豊富に含まれるペクチンは、腸の中で乳酸菌の発酵を助け、大腸菌などの繁殖をおさえるはたらきがあるので、下痢どめにすぐれた効果が期待できます。

消化不良などで下痢をしたときには、おろしりんごをあげましょう。ただし、ガスのたまりやすい子供には、たくさん食べさせないようにします。

（根本）

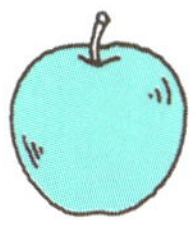

●おろしりんご

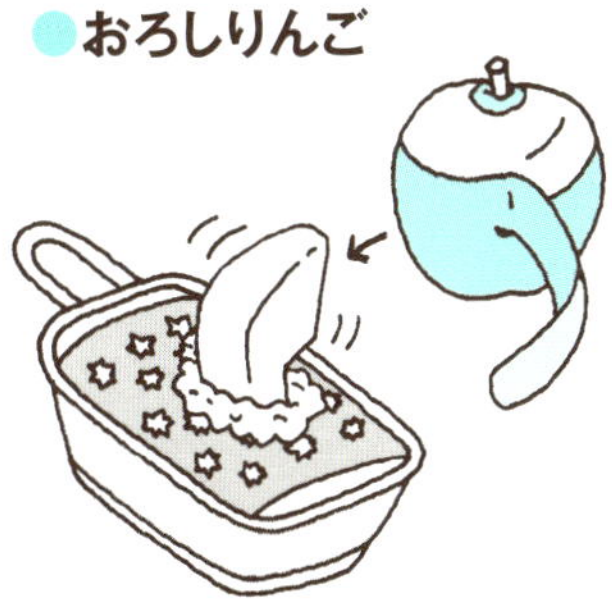

りんご 1/2 個の皮をむき、適当に切ってすりおろす

●りんごの皮をむくと茶色になるのは？　酸化酵素のせいで、これはビタミンCも破壊する。変色を防ぐには、酢水や塩水につける。

消化がよく食べやすい うめ粥

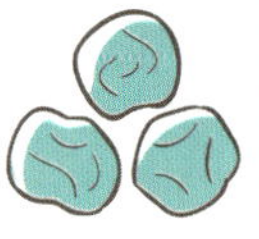

頭痛のときは種を除いたうめぼしの内側を広げてこめかみにはる、乗り物酔いにはうめぼしをしゃぶるなど、うめは古くからさまざまな民間薬として用いられてきました。

うめのいちばんの特徴は、なんといっても大変強い抗菌作用と、整腸作用です。このため慢性の下痢をはじめ、細菌性の下痢、食べものや薬物による中毒にとても効果的です。

食あたりや、下痢、嘔吐《おうと》、腹痛には、梅肉エキス（作り方は177ページ）を少量ずつ飲ませてあげましょう。

消化がよく、栄養価も高いうめ粥（作り方は次ページ）を食べさせてあげるのもよいでしょう。

また、烏梅《うばい》もおすすめです。烏梅は、中国でうめを漢方薬として利用するための方法で、未成熟のうめの実を煙で乾燥させたものです。下痢や嘔吐の症状があるときには、烏梅を煎じるか、粉末にして飲ませるようにするとよいでしょう。烏梅は市販もされていますが、手作りすることもでき（作り方は248ページ）、保存も効きます。

なお、生の青梅は中毒のおそれがあるので、食べさせてはいけません。（根本）

吐きくだしたときは セリのスープ

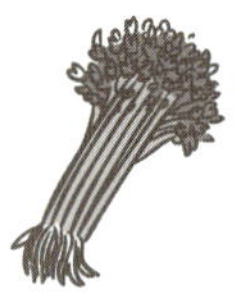

春の七草の筆頭にあげられるセリは、熱を伴うせきや、たんを鎮めます。

下痢がつづいて栄養状態がわるく、発育がおもわしくない慢性消化不良の乳幼児は、顔色もわるく、よくお乳を吐いたり、水様、またはドロ状の便をしたりするのが特徴です。このような小児の吐きくだしには、セリを細かくきざんで煮こんだスープを飲ませると、とても効果的です。ただしセリには〝血を動かす〟作用があるので、アレルギー体質の子供にはおすすめできません。（根本）

消化がよくおなかにやさしい やまいものスープ

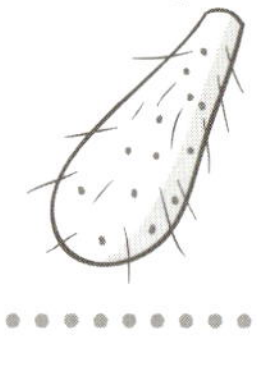

やまいもは、漢方で滋養強壮、胃腸のはたらきをととえて消化を促進する、下痢を止めるなどの効果があるとされています。子供が嘔吐してしまった場合は、すりおろしたやまいもを入れたあたたかいスープを、少しずつ飲ませてあげましょう。体の中からじっくりとあたたまり、体も心も落ち着いてきます。たくさん食べることはできないでしょうが、少しずつでも口にすることができれば、体力も回復して、嘔吐や下痢などの症状も落ち着いてくるでしょう。（根本）

おなかが冷えて痛むときに ウイキョウ入りのお粥

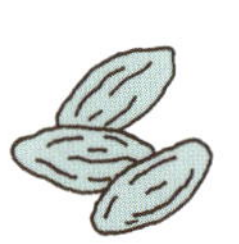

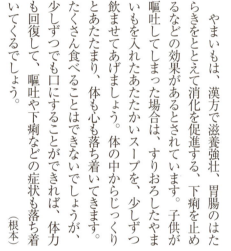

ウイキョウはセリ科の香草です。西洋では種子を乾燥させたものをフェンネルとよび、料理のスパイス、お菓子やリキュールの香料として使われます。ほかの香辛料と同様、血行を促進して体を芯からあたためてくれる薬草です。また、胃腸や腎臓、膀胱《ぼうこう》のはたらきをととのえます。冷えておなかがシクシク痛むときや、膀胱炎などの妙薬としても利用されます。

胃腸の冷えから腹部が痛むときや、冷えて消化不良をおこしているような場合には、ウイキョウ入りのお粥を、あたたかいうちに食べさせてあげるとよいでしょう。（根本）

●ウイキョウ入りのお粥

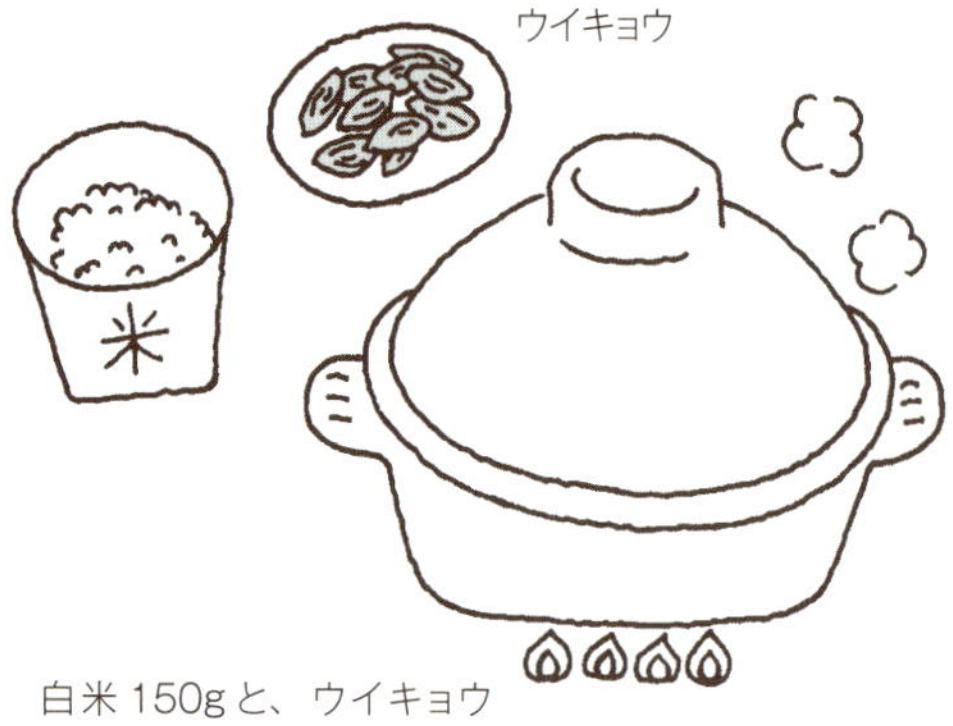

白米 150g と、ウイキョウ 9g をいっしょに炊く。熱いうちに少しずつ食べさせる。お粥のかたさはおなかの状態に合わせて三分粥、五分粥にする（130 ページ参照）。

うめ粥の作り方

●材料（4杯分）

うめぼし	5個
白米	100g
押し麦	35g
にら	適量
卵	1個
だし汁	600mL（3カップ）

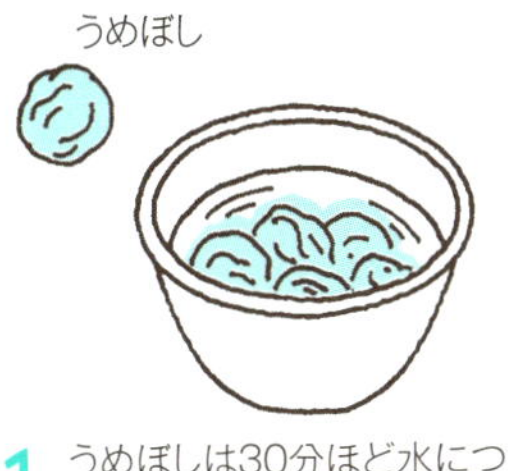

1 うめぼしは30分ほど水につけて塩抜きをする。

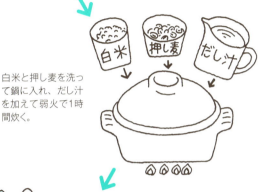

2 白米と押し麦を洗って鍋に入れ、だし汁を加えて弱火で1時間炊く。

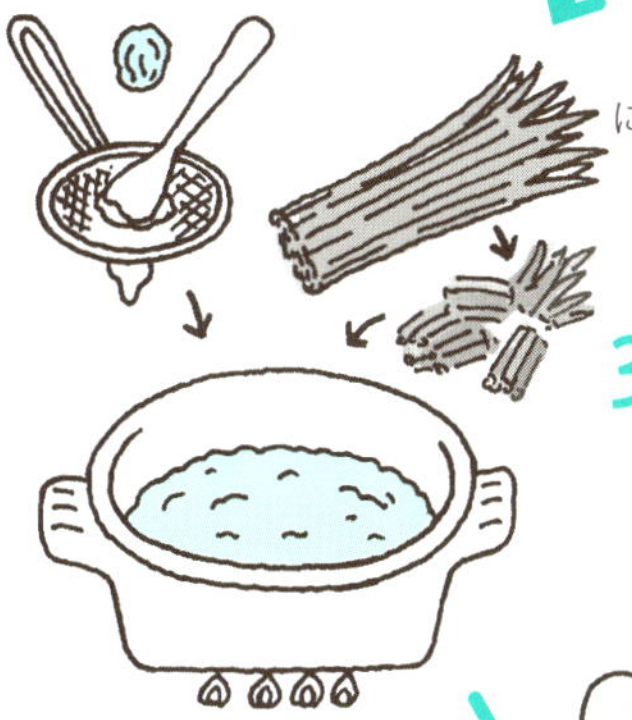

3 1のうめぼしの果肉部分を裏ごしし、2に混ぜる。ザク切りにしたにらを加えて、さらに弱火で煮る。

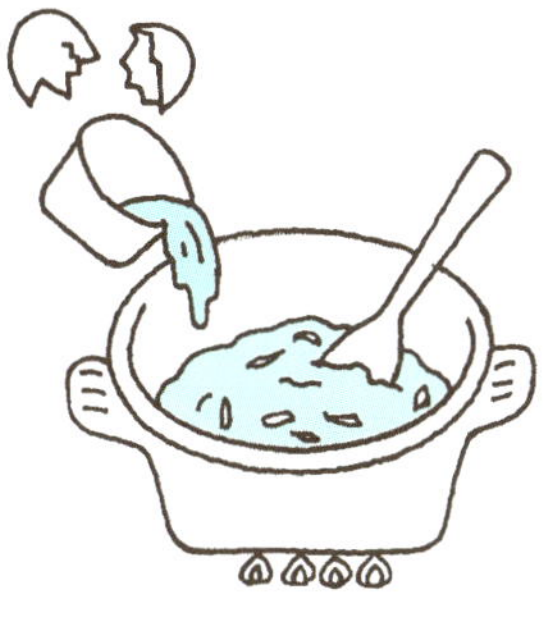

4 溶き卵を加え、さっと混ぜて火を止める。

作ってみました

うめぼしの量は、すっぱすぎないように加減しましょう。味はうめぼしの塩けで十分です。卵が入るのでコクがあり、栄養満点です。

食べてみました

うめぼしのわずかな酸みが食欲をそそります。にらはよく煮たほうが、子供には食べやすいでしょう。

その他のおすすめ 食品・山野草

冷えておなかが痛むときは、**もち米の重湯《おもゆ》**を飲ませます。もち米9gに干したしょうが3gを加えて作ります。

吐くときは、**しょうがのしぼり汁**を水で割って飲ませてあげます。

下痢の症状を伴う場合には、民間薬として昔から使われる、陰干しにした**ゲンノショウコの煎じ汁**（作り方は179ページ）が効きます。苦みがないので子供でも大丈夫です。

体を冷やす食べものや冷たいものは厳禁

子供に下痢や嘔吐の症状があるときは、**アイスクリーム**や冷たい**ジュース**は、たとえ欲しがっていても、あげないようにしましょう。食事は刺激が少なく、消化のよいものを少しずつ食べさせます。また、次のような、体を冷やす食品や繊維の多い食品はできるだけ避けましょう。

トマト、ごぼう、生のなす、生のきゅうり、たけのこなどの野菜類、**カキ**などの貝類、**すいか、柿、メロン**などのくだもの、**ハトムギ**などが体を冷やします。

また**ヨーグルト**など、乳酸菌が入った食品も、食べさせるのは避けます。

こんな方法もあります

乳幼児の便秘には少量の砂糖が効果的

赤ちゃんの便秘とは、1日1回便が出ていても、その便がかたくコロコロとしていて、排便が苦しそうなときのことをいいます。このような場合は、ミルクに少しだけ砂糖を加えて飲ませるとよいでしょう。砂糖が腸内で発酵し、緩下《かんげ》剤として作用するので、便をやわらかくして、便秘を解消します。また、ミルクを飲む量が少ないと、赤ちゃんは十分な水分が補給できず、便秘をおこしがちなので、その場合は果汁などをあげましょう。

離乳した幼児の便秘には、バナナを食べさせるとよいでしょう。バナナは腸を潤すはたらきがあるため、毎日1本食べさせると、腸の乾燥を防いで便秘を治します。

●不安がる子供には　大人が体をあたため、背中や手のひらなどをなでてあげると、気持ちも落ち着いてくる。

皮膚の病気

患部をかいて悪化させないように、早めの治療が大切

●Dr.アドバイス

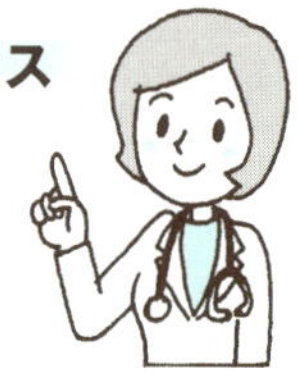

高熱を伴う発疹は、伝染病のことも

子供の皮膚の病気でいちばん多いのは、あせも、おむつかぶれ、湿疹です。特に心配はいりませんが、ほうっておくとどんどん悪化することがあるので、軽いうちにこまめに手当てしてあげましょう。あせもは化膿するとブドウ球菌の感染が心配され、悪化するとリンパ節炎をおこして、発熱を伴います。化膿したら早めに皮膚科か小児科で処置を受けましょう。おむつかぶれが治りにくい場合は、皮膚カンジダ症（カビの感染）の場合もあるので、受診して薬を投与してもらいましょう。

特に注意したいのは、伝染性の病気によって発疹が出る場合です。発疹が出るおもな伝染性の病気は、はしか、水ぼうそう（発熱しない）、風疹《ふうしん》、猩紅熱《しょうこうねつ》などです。高熱が出るのが多いのが特徴で、この場合は早めに医師の診断を受けます。突然じんましんやかぶれができたら、食べたものや、周囲にかぶれやすいものがなかったか注意します。かきむしって悪化させないよう、爪を切り、清潔に保つことも大切です。

●発疹から考えられる主な病気と対処法

米粒大の赤い発疹が顔に出て、全身に広がる	発疹が出る前に3日間ほど熱が出る。目やにが多く出たり、せき、くしゃみも出る。	はしか（麻疹《ましん》）	水分の補給を十分にする。予防接種をしていない人とは隔離して、あたたかくして安静に寝かせる。
米粒大から粟粒大の淡紅色の発疹が全身に出る	熱と同時に発疹が出る。首などのリンパ節にはれもみられる。3日間ほどで熱は下がる。	風疹（三日ばしか）	高熱の期間は、頭を冷やしながら安静に寝かせる。妊婦とは隔離すること。
粟粒大の発疹が全身に出る	3日間ほど高熱が出て、熱が下がるときに発疹が出る。高熱のためにけいれんをおこすことがある。	突発性発疹	生後6か月～2歳の子供に多い。かぜの手当てと同様だが、高熱による脱水症状を防ぐため、水分の補給をすること。
赤い斑点があずき大の水疱《すいほう》になる	発疹は胸、背中からはじまり、全身に出る。熱が出ることもある。	みずぼうそう（水痘《すいとう》）	他人への感染力も強い。予防接種をしていない人や、かかったことのない人とは隔離する。
虫さされのような赤い発疹ができて、水疱になる	発熱はない。かゆみが非常に強い。	ストロフルス（虫刺症）	虫さされのあとに出ることも多く、アレルギーとの関連も指摘されるが、原因は不明。伝染はしない。かゆみ止めの薬を塗る。
薄い皮をもつ水ぶくれができる。液にさわると広がる	通常、発熱は伴わない。水ぶくれが破れやすい。	とびひ	水ぶくれが破れて液がついたところの皮膚に次々と広がるため、破れたらすぐにふきとる。

おすすめ

かぶれにあずきの粉末

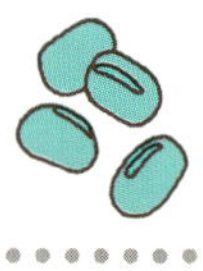

かぶれは生後2～3か月の新生児によくみられ、頭や顔に、ふけのような皮ができたり、膿《うみ》や分泌物で毛が固まって、かさぶたのようになったりします。こうしたかぶれには、あずきの粉末が効果的です。左図の要領で練り薬状にしたら、患部に塗りのばします。

（根本・山ノ内）

●あずきの粉末

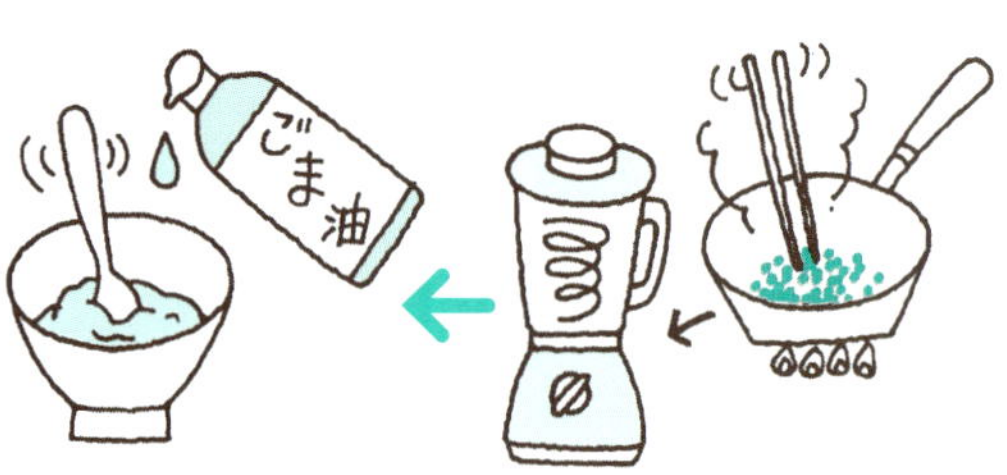

1 適量のあずきを黒焼きにして、粉末にする。

2 ごま油を少しずつ加えながら、ねっとりするくらいに練る。

にんにくドリンクの作り方

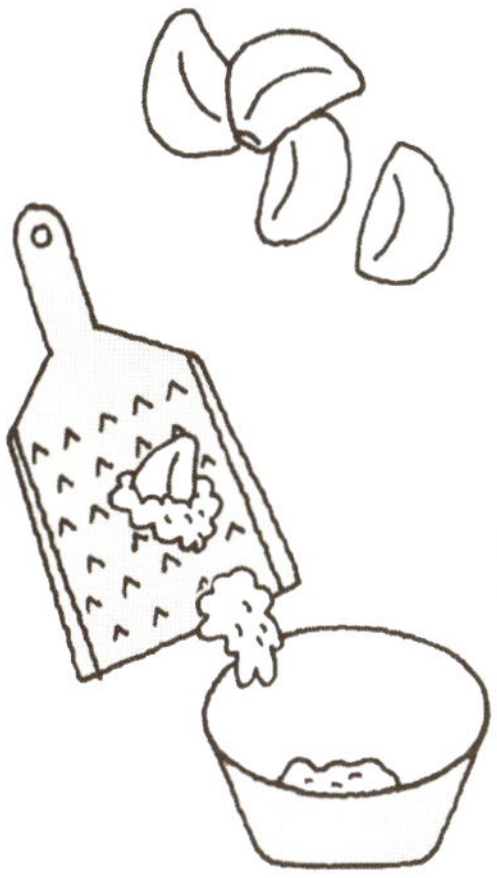

●材料（10杯分）

にんにく	……60g（5～6かけ）
はちみつ	……………………90g
日本酒	……200mL（1カップ）

1 にんにくをすりおろす。

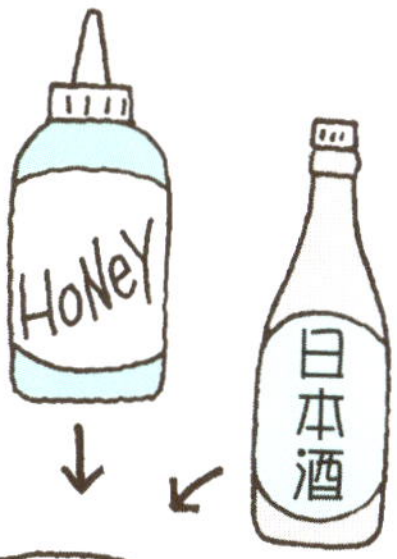

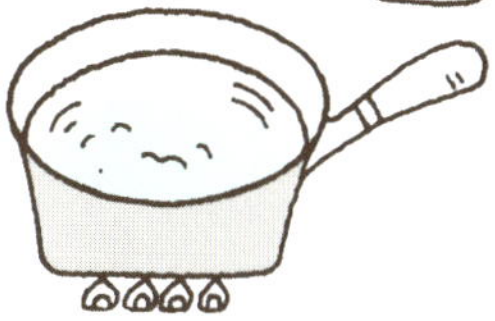

2 鍋に1とはちみつ、日本酒を入れ、弱火で煮つめてアルコール分をとばす。

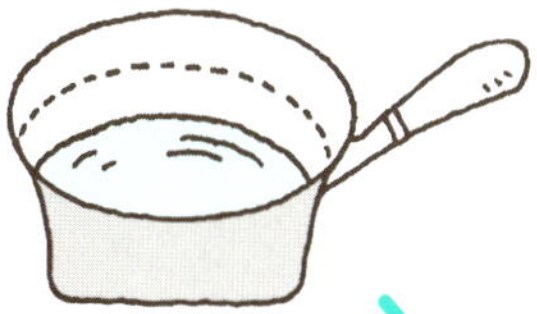

3 半量まで煮つまったら、火をとめる。朝夕小さじ１ずつを薬のようにお湯で飲ませるか、お湯で割って飲ませる。
※１歳未満の乳児には、はちみつをあたえないこと。

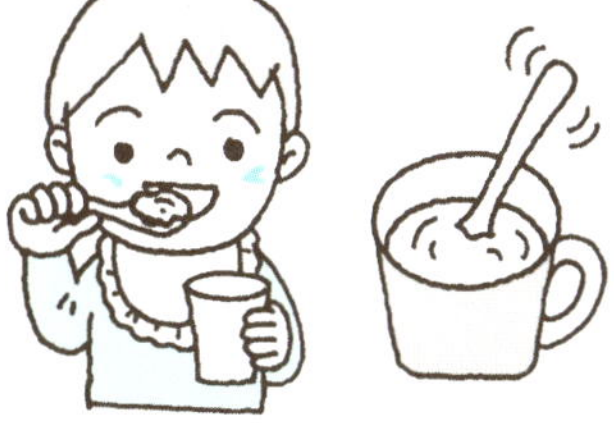

作ってみました

作り方は簡単です。たくさんできるので、密閉容器などに入れて、冷蔵庫で保存するとよいでしょう。

飲んでみました

お湯で割ったほうが飲みやすいでしょう。ただし、おろしたにんにくが下に沈んでしまうので、かき混ぜながら飲ませるようにしましょう。

化膿したとびひに にんにくドリンク

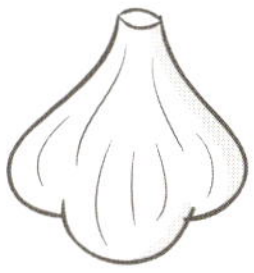

にんにくには強い殺菌作用があり、化膿したはれものの民間薬として古くから利用されてきました。にんにくのしぼり汁をガーゼなどに含ませて患部に塗ると、ブドウ球菌や連鎖球菌《れんさきゅうきん》などの、感染性のとびひに効果的です。ただし、刺激が強いので、皮膚の弱い子供には気をつけながら使いましょう。

にんにくをすりつぶしたものに、はちみつと日本酒を加えたドリンク（作り方は左図）を飲ませたり、にんにくをアルミホイルで包んでオーブンで焼いたものを、1日に1～2かけ食べさせます。

（根本）

おむつかぶれの洗浄薬 お茶の湿布

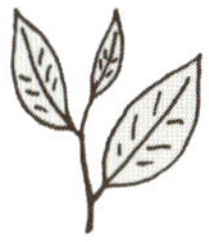

お茶の葉には強力な殺菌作用があります。たっぷりと含まれるタンニンには、分泌物をおさえ、炎症をやわらげ、粘膜の組織をひき締め、皮膚を乾燥させるなどの薬効があります。赤ちゃんのおむつかぶれには、濃く出したせん茶や番茶でお尻を洗ってあげると効果的です。洗ったあとは、お尻をよく乾かしてからおむつをあてましょう。日光浴をかねて、お尻を直接日光にあてて乾かしてあげると一層効果的です。

（根本）

●**お茶の湿布**

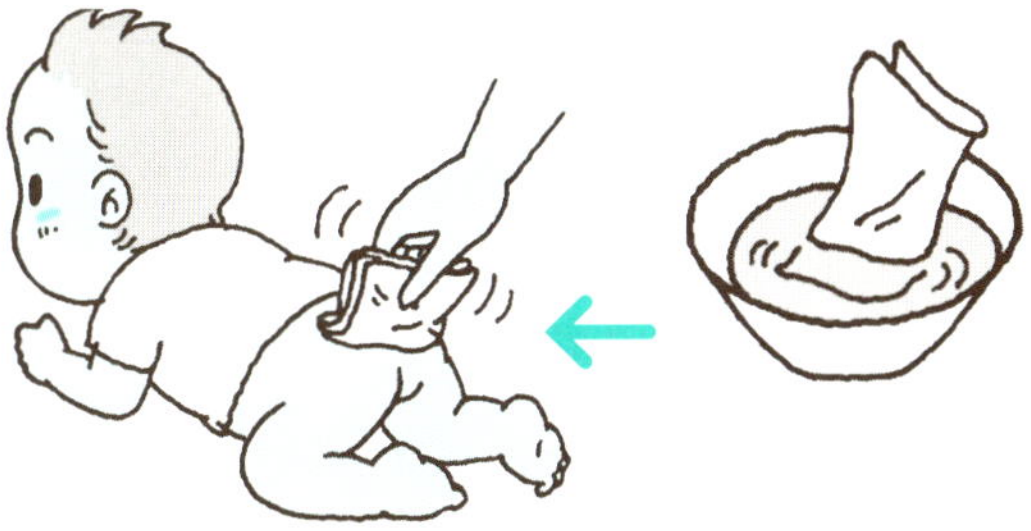

濃く出したせん茶か番茶にガーゼを浸す。お尻をぬるま湯で洗ってから、ガーゼで軽くたたくようにお茶をつける。ぬるくしたお茶でお尻を直接洗ってもよい。よく乾かしてからおむつをする。

●「はしかは冷やすな」は昔のこと　熱があるときは、頭を冷やしてあげる。室温は20～25度、肩から下は保温して。

解毒作用のある かぶのつき汁湿布

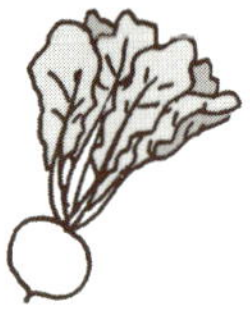

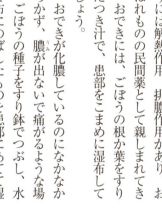

かぶは、外用薬にすると特に解毒・消炎作用にすぐれることから、はれを伴うできものの妙薬になります。

かぶを葉ごとすり鉢ですりおろしてよく混ぜ合わせ、少量の塩を加えてさらにつきます。塩には皮膚や粘膜をひき締めるはたらきがあるので、いっそう効果が高まります。このつき汁（作り方は次ページ）をガーゼに浸して、1日3回、患部に塗ってあげましょう。

陰部にできたおできには、塩のかわりに醸造酢を少量混ぜて使います。

（根本）

軽いあせもなら きゅうりのしぼり汁

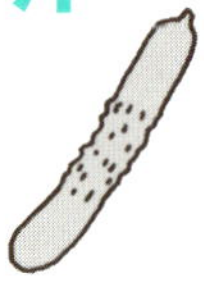

きゅうりは解毒作用にすぐれており、生で食べると熱を冷まし、余分な熱をとり除きます。また、きゅうりの葉は暑気あたりに用いられるほか、茎の部分はむくみとりにも一役買います。

症状の軽いあせもには、手軽に利用できるきゅうりのしぼり汁をおすすめします。きゅうりをすりおろし、おろし汁をガーゼなどに浸して、患部を軽くたたくようにして塗ります。きゅうりが肌の表面の熱をとり除き、発汗をおさえることであせもを治します。

（根本）

膿が出ないおできに ごぼうの種子の湿布

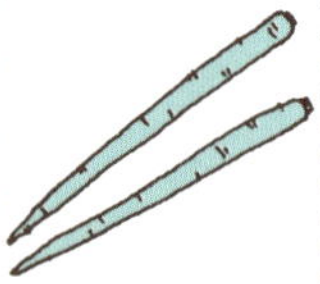

ごぼうには解熱作用、排膿《はいのう》作用があり、おできやはれものの民間薬として親しまれてきました。おできには、ごぼうの根か葉をすりつぶしたつき汁で、患部をこまめに湿布してあげましょう。

また、おできが化膿しているのになかなか口がひらかず、膿《うみ》が出ないで痛がるような場合には、ごぼうの種子をすり鉢でつぶし、水で溶いて布にのばしたものを患部にあてて湿布します。この際、ユキノシタの葉のつき汁を混ぜると、一層効果的です。

（根本）

悪化したあせもには うめぼし湿布

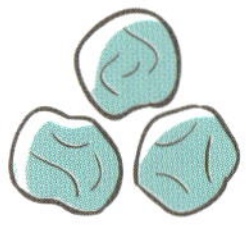

うめぼしのいちばんの薬効は、なんといっても強力な殺菌作用でしょう。日本の民間療法でも、化膿性のおできには、うめぼしの湿布がいちばんとされてきました。

かきすぎて化膿してしまったあせもには、うめぼしの果肉を練って、そのまま患部にはると、すぐれた効果を発揮します。うめぼしの湿りけがなくなったら、こまめに取り替えてあげましょう。これを何度か繰り返すうちに、化膿したところから自然に膿が出て、ひどいあせもも治ります。

（根本）

口内にできる白い斑点の正体は いわゆる「乳がす」

俗に「乳がす」とよばれる鵞口瘡《がこうそう》（口腔カンジダ症）は、口内の常在菌であるカンジダ真菌というカビの一種が、口の粘膜で増殖する病気です。栄養不良で体力が落ちているときにおこりやすく、また、お乳を飲ませたあと口中をふかないことや、乳首や哺《ほ》乳びんが不潔なことも原因となります。最初は、舌、歯ぐき、頬の粘膜、口唇の裏などに、白っぽい乳のかすのような、小さな盛り上がった斑点ができます。無理にこすると出血したり、赤くはれてひどく痛がるようになり、悪化するとしだいにお乳が飲めなくなってしまいます。

予防には清潔がいちばんです。番茶を濃く煮出してガーゼなどに浸し、お乳を飲ませたあとに、口のまわりをふいてあげましょう。

●「乳がす」に効く民間療法

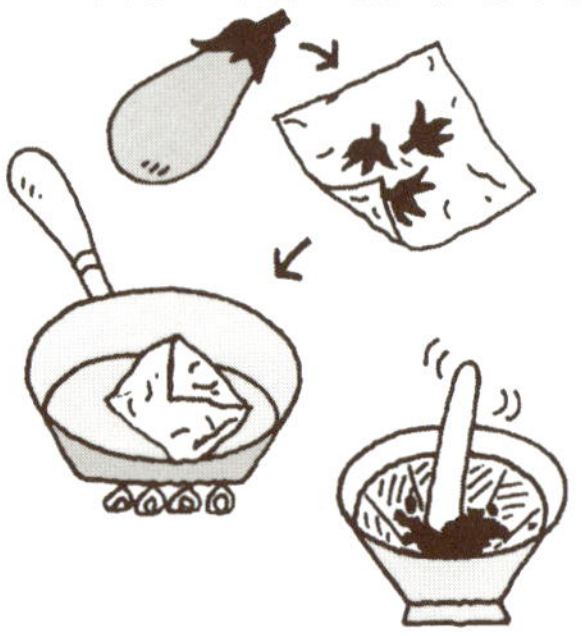

なすのヘタの黒焼き
なすのヘタ2～3個分をアルミホイルに包んで、フライパンで黒焼きにしたものを粉末にし、患部に塗る。

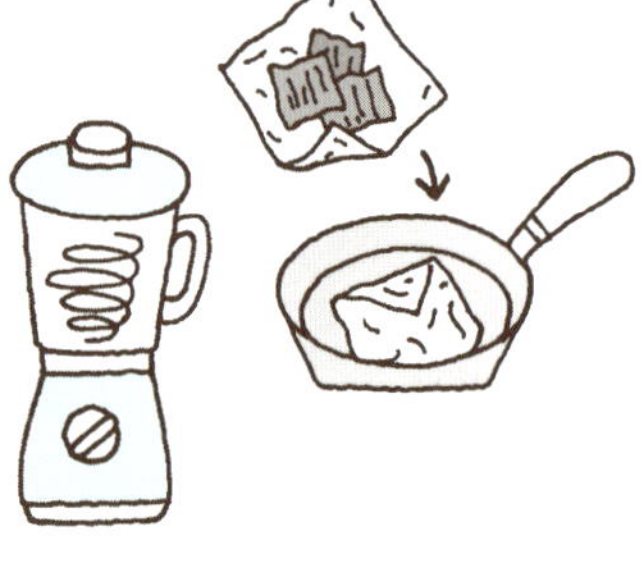

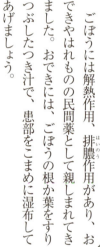

昆布の黒焼き
昆布をアルミホイルに包んで、フライパンで黒焼きにし、ミキサーなどで粉末にする。これを患部に塗る。

おできにはドクダミ湿布

ドクダミは、ジクジクしてなかなか治らないおできに高い効果を示します。陰干しにしたドクダミの茎や葉を煎じてお茶がわりに飲むと、おできやアトピー性皮膚炎など、肌のトラブル全般の改善に効果的です。とびひには、生葉をもんでやわらかくしたものを、患部にはってあげましょう。（根本）

とびひの予防にキハダ湿布

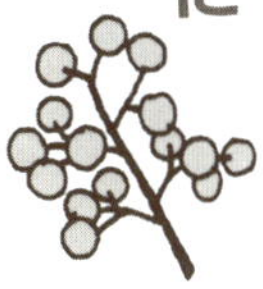

キハダの内皮を黄柏《おうばく》といい、生薬として購入できます。とびひの感染予防には、黄柏を粉末にしたものを酢で練ってパスタ状にし、患部にはります。また黄柏6gを60mLの水で半量まで煎じた汁で患部を湿布するか、水200mLで煎じてこした汁を3回に分けて空腹時に飲ませます。（根本）

かぶのつき汁湿布の作り方

●材料（約70mL）

かぶ（葉つき）	………1株
塩	………少々

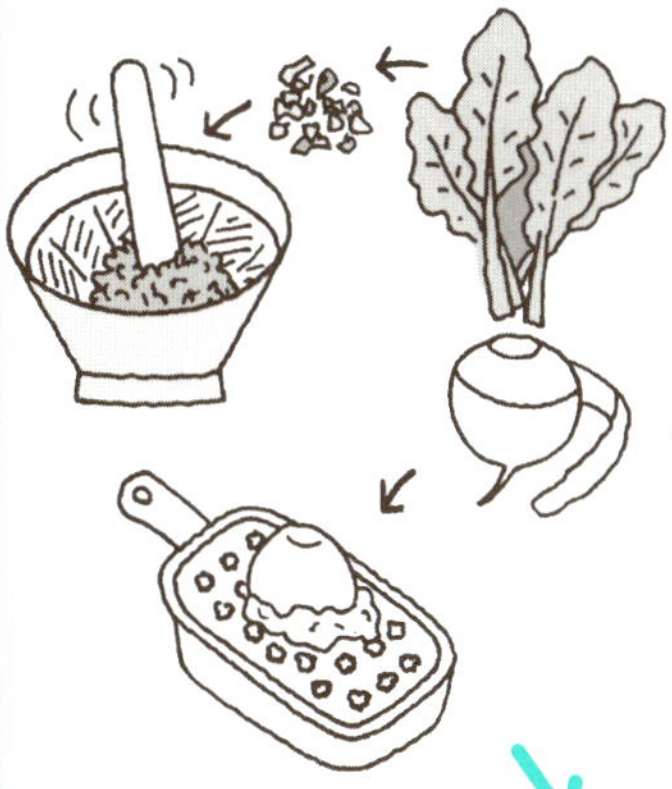

1 葉はみじん切りにしてすり鉢ですりつぶす。かぶは皮をむいて、おろし器ですりおろす。

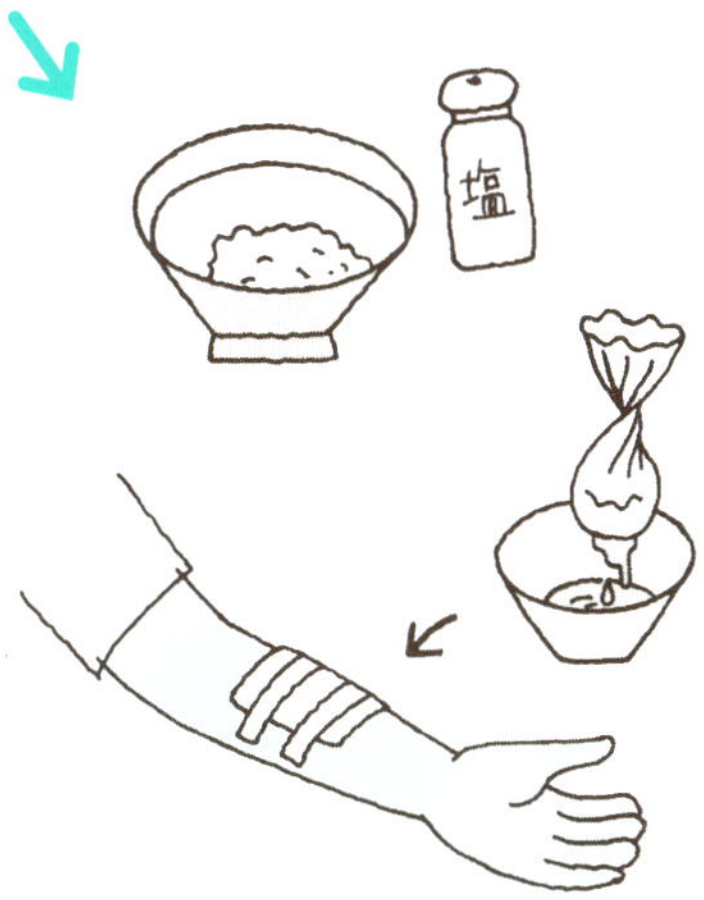

2 葉とかぶを混ぜ、塩を加える。それをガーゼに入れてしぼる。別のガーゼに汁を浸して患部にあてる。もう1枚上からガーゼをあて、テープでとめる。乾いたら取り替える。

作ってみました

作りおきせずに、使うたびに作ったほうが、薬効がありそうです。葉つきのかぶが手に入れば、手軽に作ることができます。

試してみました

青臭いにおいがしますが、肌への刺激は特になく、ひんやりとします。

その他のおすすめ 食品・山野草

だいこんおろしに塩少々を加えて患部を湿布すると、おできやできものの炎症をおさえて、痛みをやわらげます。

桃の葉は、昔からあせもの妙薬として有名です。生葉か乾燥させた葉20枚を200mLの水で煎じ、布でこした液を冷蔵庫で冷やすか、生葉500gを500mLの薬用アルコールに一昼夜漬けて作った桃の葉ローションを、1日数回患部に塗ります。葉を木綿袋に入れて、入浴剤として利用してもよいでしょう。

膿をもった炎症性のおできやはれものには、**ユキノシタ**か**ツワブキの葉の黒焼き**を粉末にしたものを、ごはんで練って患部にはります。

虫さされには、**アカザの生葉のしぼり汁**を患部に、頭のおできには**アカザの花と実の黒焼き**を塗ります。

甘いお菓子や肉、魚類を控える

ふだんからできものができやすい子供は、**甘いもの**、**スナック菓子**、**チョコレート**などを多食する傾向にあるようです。また、**肉類**、**魚（特に青魚）**や、**たらこ**、**明太子**、**いくら**などの魚卵類を好んで食べ、野菜不足になっているケースも多いようです。

これらの食べものをとるかわりに、野菜類をたっぷりとるように心がけましょう。また、おできがあるときは、炎症を促す作用がある**もち米**や、もち米製品である**せんべい**、**おこわ**、**もち**などは避けます。

●くさ（胎毒《たいどく》・できもの）は治すと内攻《ないこう》する　皮膚病の治療法がなかった時代のいい伝え。手当てせずほうっておく口実になっていたとも。

子供の食べものアレルギー

食べものが原因でおこるじんましん・口の中の違和感、嘔吐…。軽症の場合もあれば、時に命の危険も伴います。食べものは子供の健康や成長にかかわることだけに、日々の食卓をあずかる親の悩みも深いもの。そこで、おさえておきたい知識と、日々の食生活での注意点をご紹介しましょう。

食べものアレルギーはなぜ起こる?

私たちには体を守る「免疫」というシステムが備わっています。ウイルスなどの有害な異物（抗原）が侵入したとき「抗体」をつくり、次に同じものが入ってきたら攻撃・排除するしくみです（抗原抗体反応）。

体にとって食べものは本来、無害のはずですが、免疫細胞がまちがって「有害」と判断して抗体をつくることがあります。すると、次にその食べものが体内に入ったとき、免疫が過剰に反応することによって、かゆみや嘔吐《おうと》などがひきおこされます。これを食物アレルギーといいます。

かつては、「卵」「乳（牛乳、乳製品）」「小麦」が三大アレルゲンとされていました。現在はさらに「落花生（ピーナッツ）」「えび」「そば」「かに」を加えた7つが、発症数が多く、重篤な症状をひきおこす頻度も高いとして、加工食品への表示を義務づけられています。

このほか左ページ下に示した20種類の食品もアレルゲンになりやすく、表示が推奨されています。

食べものが原因のアレルギーなので、もちろん食事に気をつけることがいちばんですが、時に食べものが肌にふれるだけでもアレルギー症状がおこることがあります。これは、「経皮感作《けいひかんさ》」といいます。皮膚にはバリア機能があるので通常はアレルゲンの侵入を許さないのですが、アトピー性皮膚炎や湿疹などでバリア機能が落ちている場合は要注意です。

皮膚のかゆみ、くしゃみ、嘔吐…アレルギーの症状はさまざま

食べものアレルギーにはどんな症状があるのでしょうか。それは、目や鼻、のどから気管、肺、胃、腸などの内臓にまで幅広くあらわれます。しばらくするとおさまる軽症の場合もありますが、生命の危険を伴う重症になるケースもあります。

①皮膚の症状
皮膚のかゆみ、むくみ、じんましん、皮膚が赤くなる　など

②粘膜症状
白目が赤くなる・プヨプヨになる、かゆくなる、涙が止まらない、まぶたがはれる　など

③鼻の症状
くしゃみ、鼻汁、鼻づまり　など

④口やのどの症状
口の中の違和感やはれ、のどのかゆみやイガイガ感　など

⑤消化器の症状
腹痛、悪心、嘔吐、下痢　など

⑥呼吸器の症状
のどが締めつけられる、声がかすれる、犬が吠えるようなせき、せき込む、ぜーぜーする、呼吸がしづらい　など

さらに、これらのさまざまな症状が複数あらわれ、どんどん進行していく状態を「アナフィラキシー」とよびます。血圧が著しく低下し、ただちに救急救命処置をとらないと生命の危険を伴う状態を、「アナフィラキシーショック」とよびます。

原因の特定や症状の判断は必ず医師の診断を

表示が義務・推奨されている食品を口にしたからといって、すべての人に症状が出るわけではありません。しかし、子供がある特定の食べものを口にして、アレルギーの症状がでたときは、「軽い症状だから大丈夫」などと自己判断せず、必ず医師の診断を受けてください。アレルギーの原因の特定やその治療法、対処法について、的確な指示を出してくれますので、それに従いましょう。

基本的にはその食品を口にしない（除去する）ことになりますが、調理法によっては食べられる場合があります。たとえば卵アレルギーでも、鶏肉は卵とアレルゲンが異なるので食べられるなど、正しい知識を持つことが重要になってきます。卵アレルギーや乳アレルギーなどは、3歳までに症状が出なくなることも多いといわれています。

また最近は、アレルゲン食品を避けすぎない、という考え方もあります。いずれにせよ素人判断は危険。医療機関に相談してください。

●牛乳・卵・大豆などの主な禁止食品

食べられないもの	加工食品の例	基本的に除去する必要のないもの
鶏卵と鶏卵を含む加工食品、その他の鳥の卵（うずらの卵など）	マヨネーズ、練り製品（かまぼこ、はんぺんなど）、肉類加工品（ハム、ウインナなど）、調理パン、菓子パン、鶏卵を使用している天ぷらやフライ、鶏卵をつなぎに利用しているハンバーグや肉団子、洋菓子類（クッキー、ケーキ、アイスクリームなど）など	鶏肉、魚卵 ・加工食品の原材料である卵殻カルシウム（焼成・未焼成製品）は摂取可能 ・鶏卵不使用の魚・肉加工品（ちくわやウインナなど）、マヨネーズ風調味料 ・小麦や牛乳アレルギーでなければ、鶏卵不使用の食パンやコーンフレーク
牛乳と牛乳を含む加工食品	ヨーグルト、チーズ、バター、生クリーム、全粉乳、脱脂粉乳、一般の調製粉乳、れん乳、乳酸菌飲料、はっ酵乳、アイスクリーム、パン、カレーやシチューのルウ、肉類加工品（ハム、ウインナなど）、洋菓子類（チョコレートなど）、調味料の一部　など	牛肉　※食品表示にある以下の原材料は、「乳」の文字があり、まぎらわしいが、摂取可能。乳酸菌、乳酸カルシウム、乳酸ナトリウム、乳化剤（一部を除く）、カカオバター、ココナッツミルクなど
小麦と小麦を含む加工食品	小麦粉（薄力粉、中力粉、強力粉、デュラムセモリナ小麦）、パン、うどん、マカロニ、スパゲティ、中華めん、麸、ぎょうざや春巻きの皮、お好み焼き、たこ焼き、天ぷら、とんかつなどの揚げもの、フライ、シチューやカレーのルウ、洋菓子類（ケーキなど）、和菓子（まんじゅうなど） ※小売店で販売される「米粉パン」は、小麦アレルゲンであるグルテンを使用していることが多いため、必ず確認を	しょうゆ、穀物酢　米や他の穀物類（ひえ、あわ、きび、たかきびなど） 麦茶は大麦が原材料で、たんぱく質含有量もごく微量のため、除去が必要になるのはまれ
そばとそばを含む加工食品	そばぼうろ、そば茶、そばまんじゅう、そば粉入りパン ※重症になることが多く、そばの花、そばがらの枕、そばをゆでた鍋、菜箸などにも注意が必要	
ピーナッツ（落花生）とピーナッツを含む加工食品	ピーナッツクリームを使った菓子パンなど、バターピーナッツ、ピーナッツが入ったチョコレートやクッキー、せんべいなど菓子類、ピーナッツオイル　※スナック菓子類、カレーのルウ、市販のドレッシング、市販のサラダやサンドイッチ、カップラーメンなどにも隠し味としてピーナッツオイルが使われることも。表示を確認する　※ピーナッツオイルを使った基礎化粧品などにも注意	くるみ、カシューナッツ、アーモンドなどの種実（ナッツ）類は、落花生とは原因となるたんぱく質が異なるので、すべての種実を一律に除去する必要はない。ただし、くるみとカシューナッツは表示の奨励品目でもあるので、個別に症状の有無を確認する。
えび、かにの刺身および加熱したもの、えび、かにを含む加工食品、えびやかにで作ったスープやだしも注意が必要な場合が	・カップラーメン、カップスープなど（えびやかにのエキスを使用している場合も） ・かに風味かまぼこ（主原料は魚のすり身だが、かにエキスを使用している場合も） ・冷凍、チルドのしゅうまいやぎょうざ ・えびせんべいやスナック類	いかやたこなどの軟体類、貝類には交差抗原性*1があるが、一律に避ける必要はない。えびやかにのアレルギーと診断され、日常の生活で気になる症状がみられた場合には、主治医に相談すること。

*1 抗原の特徴が似ていて、どちらもアレルゲンになりうること。

●表示を奨励する原材料

大豆
ごま
まつたけ
やまいも
カシューナッツ
くるみ
キウイフルーツ
オレンジ
りんご
バナナ
もも
さば
さけ
いか
いくら
あわび
鶏肉
豚肉
牛肉
ゼラチン

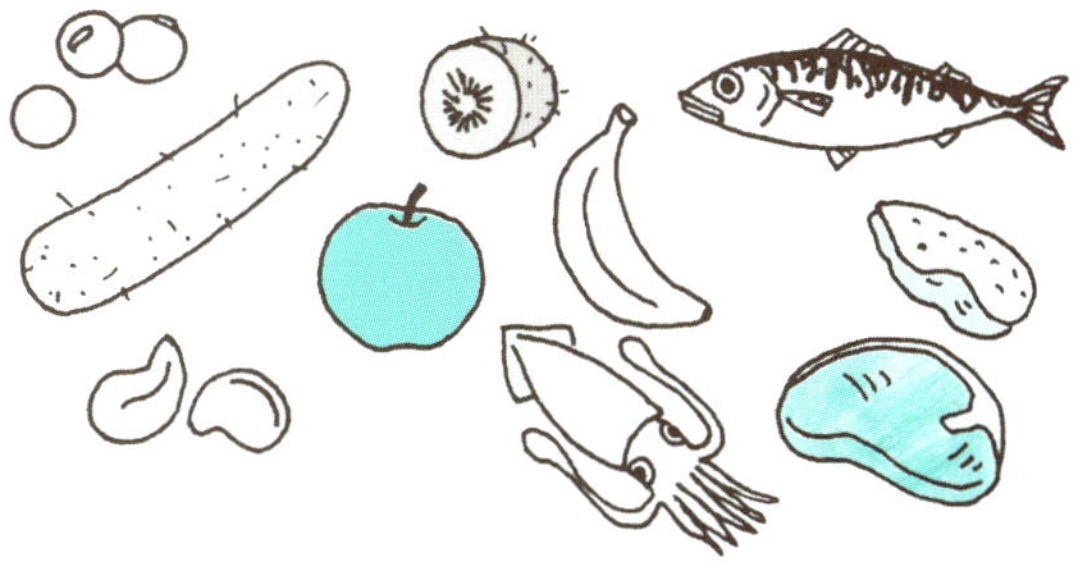

●腸は最大の免疫器官　免疫細胞の７割は腸に存在する。アレルギー反応も、この免疫細胞と腸内細菌が深くかかわっている。

アレルギーの子供の栄養摂取法

【穀物】おすすめは玄米と雑穀

●米

アレルギーで食べられない食品がある場合、炭水化物、ビタミン、ミネラル、食物繊維がバランスよく含まれる玄米は、栄養源として頼りになります。ただし、子供は胃腸が弱いことが多いので、急に玄米に切り替えると消化不良をおこす可能性が。

最初は玄米スープ、次は玄米粥というように、様子をみながら少しずつ食べさせましょう。しかし、米に対してもアレルギー反応が出る人もいます。疑わしい症状が出たら、医師の診断を仰ぎましょう。

●雑穀

粟、きび、ひえ、たかきびなどの雑穀も、ビタミン、ミネラルをはじめとする栄養分が豊富で、生命力の強い食品として知られています。豆やいも、五分づき米などといっしょに炊き合わせて利用しましょう。最近ではフリーズドライの雑穀ブレンドなど、手軽に手に入って食べやすい雑穀が増えていますので、試してみてください。

【粉類】小麦粉はグルテンフリーで代替

●小麦粉

小麦アレルギーがある場合の代替食品として「米粉パン」がありますが、グルテンを使用しているケースもあるので、必ずグルテンフリーのものを選びましょう。小麦がＯＫの場合も、できれば国産の自然農法の小麦のほうが安心です。

●雑穀粉

小麦アレルギーがある子供でも、大麦、押し麦、裸麦を炒ってひき、粉にした「麦こがし」は大丈夫な場合があります。小麦粉のかわりにこれらを利用して、料理やお菓子を作ってみるのもいいでしょう。

●でんぷん

でんぷんにはとうもろこしの種実が原料のコーンスターチ、甘薯《かんしょ》（さつまいも）の根からとった甘薯でんぷん、じゃがいもからとれる片栗粉などがあります。なかでもアレルゲンになりにくいのは、クズ粉です。

最近の食物アレルギー対策①

離乳食を遅らせない

食物アレルギーに関するさまざまな研究が進み、推奨される対処法も変わってきました。以前は食物アレルギーが心配される子は、卵や牛乳を食べさせるのはできるだけ遅いほうがいいといわれていました。しかし最近の研究では、離乳食を遅らせてもアレルギーの予防にはならないことがわかってきました。症状が出ていない赤ちゃんは、離乳食を遅らせる必要はなく、むしろいろいろな食べものを少量から幅広く口にすることが推奨されるようになりました。ただし、少しでも症状が出たら、医師の診断を仰ぎましょう。

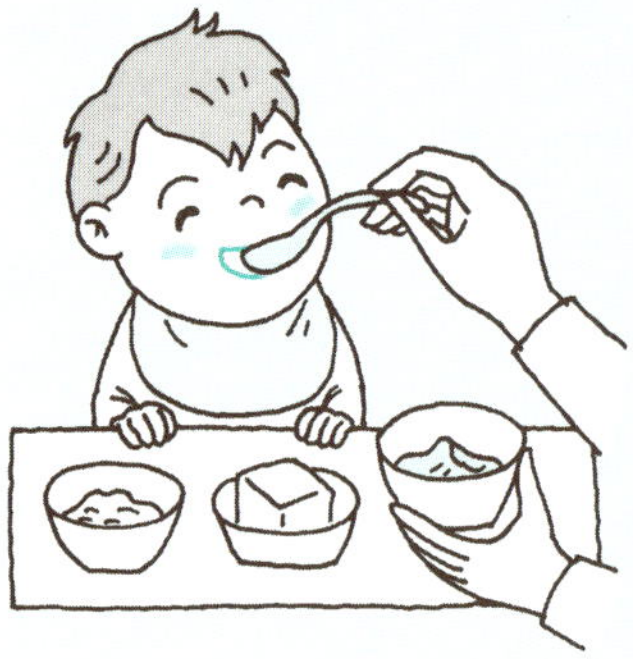

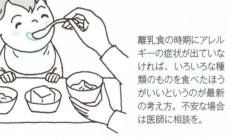

離乳食の時期にアレルギーの症状が出ていなければ、いろいろな種類のものを食べたほうがいいというのが最新の考え方。不安な場合は医師に相談を。

【豆類】大豆は多くの食品に使用

大豆アレルギーがある場合でも、ほかの豆類は大丈夫というケースが多く、豆類をひとくくりにして除去する必要はありません。でんぷん質の多いうずら豆、えんどう豆、金時豆などを利用するといいでしょう。

以前は大豆油はアレルギーの原因とされてきましたが、最近では大豆油は精製されているので、除去する必要はないとの見解が一般的です。

大豆アレルギーに関しては、豆腐が大丈夫でも、納豆や豆乳に症状が誘発されることもあります。また、大豆を含む原材料や食品添加物は多岐にわたり、加工食品に広く使用されているので、成分表示の確認が大切。ただし、表示推奨食品なので、必ずしも表示されているわけではないことを、頭に入れておきましょう。

【調味料類】しょうゆ、みそは摂取可能

●しょうゆ

しょうゆは大豆が原料ですが、製造過程で大豆アレルゲンの大部分が分解されるため、摂取可能なことが多いといわれています。その場合でも、アミノ酸添加物を含まないもの、

天然醸造のものを選びたいものです。ひえ、きびなどを原料とした、雑穀しょうゆもいいでしょう。

●みそ

みそもしょうゆ同様、製造過程で大豆アレルゲンの大部分が分解されるため、摂取可能といわれています。選ぶときは、できれば天然醸造のものを。アレルギーがひどい場合は、粟、ひえなどが原料の雑穀みそが役立ちますが、長期使用はできません。

●油

油に含まれる成分に注目が集まっています。ベニバナ油、ひまわり油に含まれるリノール酸の摂取は控えて。一方、エゴマ油、亜麻仁油に含まれるα-リノレン酸は、適量を摂取する必要が指摘されています。

●酢、うめ酢

米酢、りんご酢、ポン酢は、合成酢（酢酸酢）は避けて醸造酢を選びます。うめぼしを作るときに出る汁が原料になっているうめ酢には、胃腸のはたらきをよくし、アレルゲンにもなりにくいのでおすすめです。ただし酸みと塩分が強いので、使用量には注意します。

【甘味料類】
市販のお菓子は避けて

●砂糖

砂糖のとりすぎは、カルシウム、ビタミン不足をひきおこし、肥満をきたすので控えるようにしましょう。

●米あめ

もち米に10〜11倍の水を加えて炊き、麦芽を加えて煮つめます。アレルギーの子供のおやつや、甘みづけ、調理のつや出しにおすすめです。

●はちみつ

加熱処理をしていない天然100%の生はちみつ（純粋はちみつ）がおすすめです。ブドウ糖、果糖、ビタミン、ミネラルがたっぷりと含まれています。果糖のおかげでかなりの甘みを感じますが、実際の甘みは砂糖の約80%です。

市販のはちみつには、水あめなどを混ぜたものや加熱処理をしたものもあるので、購入の際には表示をしっかり確認しましょう。

ただし、ボツリヌス菌感染症の危険があるので、生後1歳未満にはあたえてはいけません。

【野菜・くだもの類】
洋野菜より和野菜を

アレルゲンになりやすい食品として表示が推奨されている野菜類には、大豆、ごま、まつたけ、やまいも、カシューナッツ、くるみがあります。また、りんご、バナナ、桃、キウイフルーツ、オレンジも表示推奨食品なので、生で食べる以外に、加工食品の表示もチェックしましょう。

一般的には和野菜はアレルゲンになりにくいといわれ、ししとう、ささげ、いんげん豆、セリ、みつば、白菜のほか、ごぼう、にんじん、だいこんやねぎ類も安心です。

【魚介・海藻類】
養殖物は控えて

●魚介類

表示義務のあるえび、かにのほかに、さば、さけ、いか、いくら、あわびが表示義務食品となっています。生や加熱調理以外の加工食品でも、表示の確認をしましょう。

魚介類のアレルギー症状が軽いようなら、旬の新鮮ないわし、小あじ、キビナゴなど、頭からまるごと食べられる小魚類を少しずつ食べさせてもいいでしょう。ただし、医師の指示を受けたうえで行ってください。

養殖物の魚には抗生物質や脂質が含まれ、できれば避けたいものです。

●海藻類

各種ミネラル、食物繊維がたっぷりの海藻類は、毎日でも食べさせたい食品です。海藻類に含まれるカルシウムは牛乳にひけをとらないので、牛乳アレルギーの子供にはもってこいといえます。

また、カリウムは塩分を排出する効用があり、適切な量のヨードは活力をあたえ、健康な髪や爪、歯をつくります。満腹感を得られやすいのに低エネルギーなので、肥満予防にも役立ちます。

特にカルシウム、カリウム、鉄分の宝庫ともいえるひじき、ビタミンAや鉄分の多いのり、解毒作用のあるふのりをはじめ、芽かぶ、あおさなどがおすすめです。

最近の食物アレルギー対策②

食物除去をしすぎない

最近ではアレルギーのある食品をまったく食べさせないのではなく、食べられる量を見つけ、食べさせようという食事指導が行われるようになってきました。

アレルギーの疑いのある食品を実際に口にして反応を見る、「食物経口負荷試験」により、食べられる程度がわかるようです。ただし、この食事指導は、アレルギー専門の医療機関で経験のある医師が行うものです。危険ですので、絶対に自分で行ってはいけません。

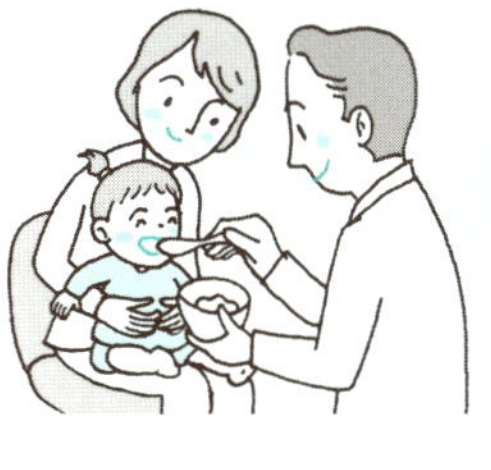

「食物経口負荷試験」では、卵、牛乳などのアレルギー食品を、ごくわずか口に入れて、アレルギー症状を確認する。症状が出なければ、量を少しずつ増やしていく。

●得食《えじき》に毒なし　好物に毒はないというが、何事にもほどほどが肝心。体にいいからと、とりすぎるのは逆効果で、バランスを大切に。

虚弱体質

病人扱いをしないほうがよい。メンタル面と、食生活のサポートを心がけて

●Dr.アドバイス

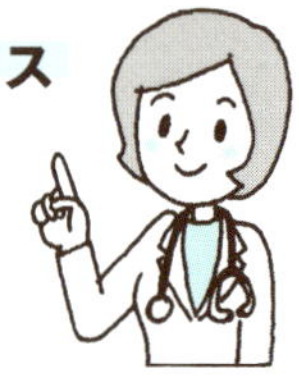

過保護は逆効果。自信をもたせることも大切

虚弱体質の定義は、かなりあやふやです。虚弱体質という病気があるわけではありません。一般的に、●かぜなどの病気にかかりやすく、治りが遅い、●頭痛や腹痛をおこしやすい、●ふだんから顔色がわるくて、疲れやすい、●冬は寒がり、夏はだるそうで、すぐに下痢をする、●食が細く、発育不良や栄養不良、貧血ぎみ、●神経質で環境の変化などに過敏に反応する——以上のようなタイプの子供をさして、「虚弱児」とよびます。もちろん、原因となる慢性疾患があるときは、その病気の治療にあたることが先決です。

しかし、医師の診察を受けても、医療的な治療は必要ないと診断された場合は、精神的な要素が原因になっていることがほとんどです。こういう場合は、病人扱いしたり、過保護にするのはかえってマイナスになります。偏食をしないように食事を工夫したり、スポーツで体力を養い、自信をつけさせるようにします。親が神経質にならないことも大切です。

体力がなく、寒がりの子に にんじんスープ

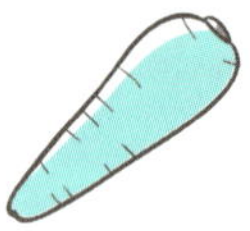

にんじんは胃腸などの内臓をあたため、体をじょうぶにするはたらきがあります。ふだんから体力がなく寒がりで、少しでも寒いと外に出たがらないような子供には、毎日食べさせたい野菜です。

生で食べても、煮て食べてもよいのですが、たくさんの量を一度にとれるのはスープ（作り方は次ページ）です。にんじんをすりつぶして、ポタージュにしましょう。にんじん嫌いの子供でも食べやすく、おすすめです。

（根本）

体力増進の特効薬 にんにくのはちみつ漬け

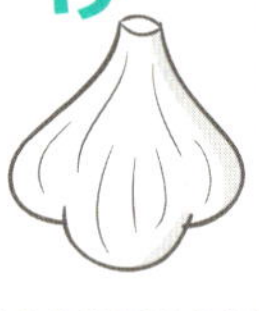

にんにくは、血液の循環を促し、新陳代謝を活発にするはたらきがあるので、体力がなく病気がちな子供にはうってつけといえるでしょう。

皮をむいたにんにくをびんに入れ、はちみつ※に漬けて6か月ほどおくだけ。すると、にんにくの臭みが抜けるうえ、甘みも手伝って子供にも食べやすくなります。幼児なら1かけ、小学生なら2かけを目安にします。

（根本）

筋肉や骨を強くする 栗の甘露煮

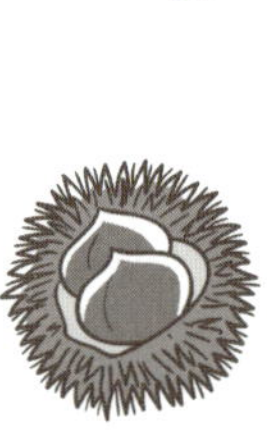

生命力を養い、筋肉や骨をじょうぶにする作用をもつ栗は、足腰が弱くてなかなか歩けるようにならない幼児や、発育の遅れがちな子供に役立ちます。甘栗やシロップ漬けにして、毎日のおやつに積極的にとり入れましょう。ただし糖分が多いと、カルシウムが奪われるうえに胃腸を弱めるので、砂糖は白砂糖より黒砂糖を使い、甘さをできるだけ控えめにするのがコツです。なお、胃腸の弱い子供の場合は、きんとんなどの煮ものにし、あまり食べすぎないようにしましょう。

（根本）

●栗の甘露煮

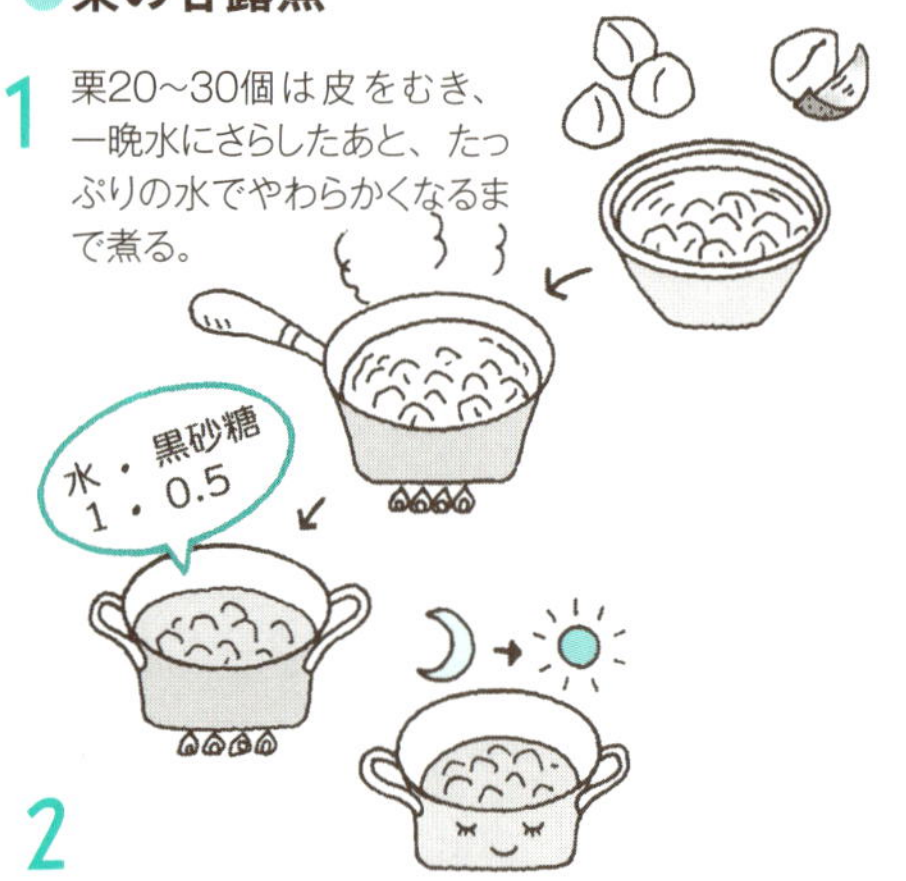

1 栗20〜30個は皮をむき、一晩水にさらしたあと、たっぷりの水でやわらかくなるまで煮る。

2 1の栗を、栗の1.2倍量の黒砂糖液（濃度は水1：黒砂糖0.5の割合）に移し、沸騰させないように20分煮る。火をとめ、一晩そのまま浸して味をしみ込ませる。

※1歳未満の乳児に、はちみつをあたえないこと。

にんじんスープの作り方

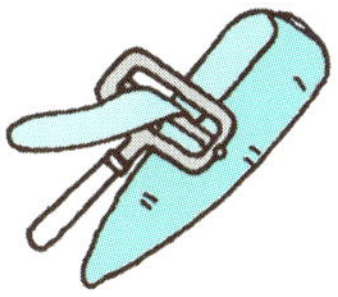

●材料（4人分）

にんじん	100g（小1本）
白米	1/2カップ
鶏がらスープ	600mL（3カップ）
塩・こしょう	各少々

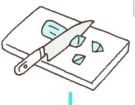

1 にんじんは皮をむき、乱切りにしておく。

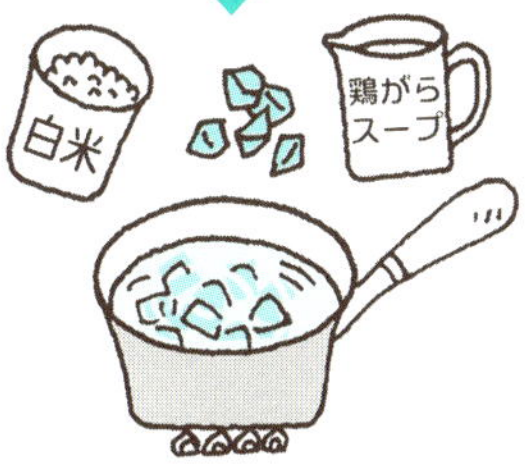

2 米を洗い、にんじん、鶏がらスープとともに鍋に入れ、弱火で煮る。

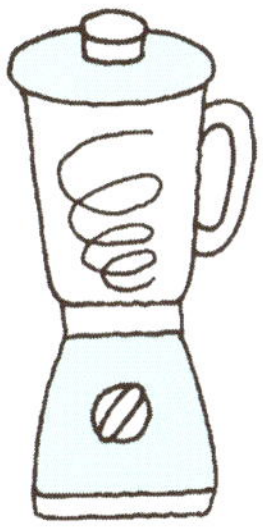

3 にんじんと米がやわらかくなったら、スープごと裏ごしするか、あら熱をとってからミキサーにかける。

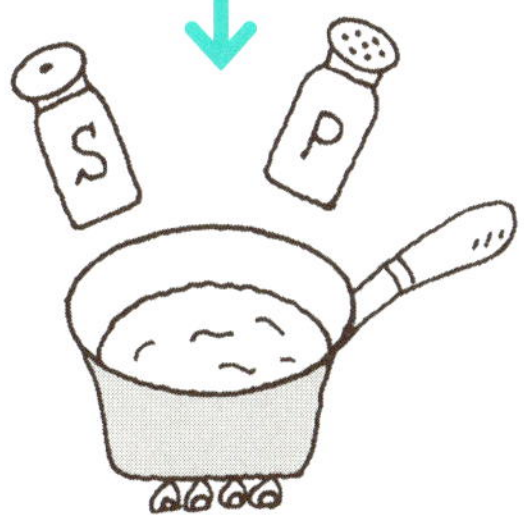

4 ポタージュ状になったら鍋に戻す。弱火であたため、塩、こしょうで薄味に味つけする。

作ってみました

ミキサーにかけたほうが、ポタージュスープのように仕上がりがなめらかです。鶏がらスープのかわりに固形スープの素を使うと、より手軽にできます。

食べてみました

にんじん嫌いの子供でも、おいしく食べられるでしょう。牛乳を少し加えると、こくが出ます。

貧血ぎみの子供に プルーン

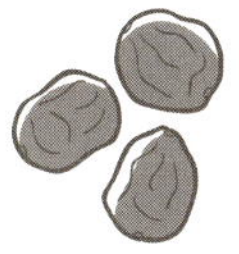

子供の鉄欠乏性貧血は、鉄剤に頼るよりも、自然の食べもののなかから補給させるように心がけましょう。なかでも、鉄分を豊富に含むプルーンは、手軽で食べやすく、おやつにも最適です。貧血ぎみで疲れやすく、かぜをひきやすい子供の体質改善に用いましょう。子供は1日3個を目安にして、毎日食べさせてあげます。緩下《かんげ》作用があるため、食べすぎると下痢をすることがあります。下痢をしやすい子供には向きません。（根本）

ひ弱な子供には カキドオシの煎じ汁

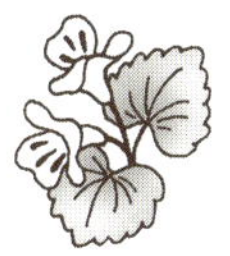

カキドオシは子供のかんの虫の妙薬として有名ですが、胃腸が弱く、食の細い子供にも効きます。

カキドオシの開花時の全草を採取し、よく洗って陰干しにしたもの10gを500mLの水で半量になるまで煎じます。この汁を1日分として、何回かに分けて飲ませ続けると、虚弱体質の改善にとても効果的です。

ゲンノショウコを加えて煎じると、下痢をしやすい子供にも有効です。（根本）

こんな方法もあります

顔色が青白い子供には 米ぬか湯が効果的

貧血ぎみで顔色の青白い子供の栄養補給には、鉄、各種ビタミン類が豊富に含まれた米ぬか湯を飲むとよいでしょう。エネルギー代謝にかかわるビタミンB_1をはじめ、熱に弱い栄養素も多いので、熱湯よりもぬるま湯か水で溶くのが理想的。米ぬかはできるだけ新鮮で無農薬栽培の米のものを選び、週に2～3回を目安にして飲みます。

●米ぬか湯

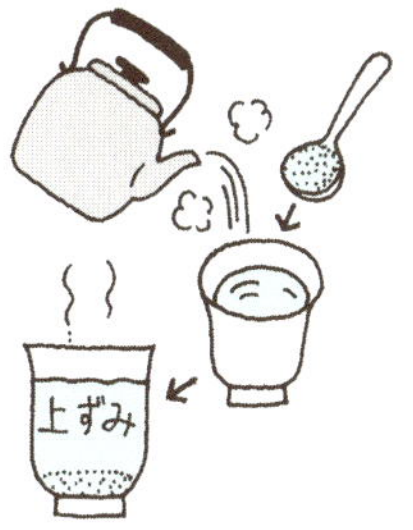

米ぬか大さじ1を湯のみに入れ、ぬるま湯を注ぎ、しばらくおいてうわずみを飲む。

●にんじん嫌いの子には　りんごと合わせた「にんじんジュース」にする手もある。りんご酸がにんじん特有の臭みを消してくれる。

食欲不振

食べる量にこだわりすぎないで食卓の楽しい雰囲気づくりで解決することも

●Dr.アドバイス

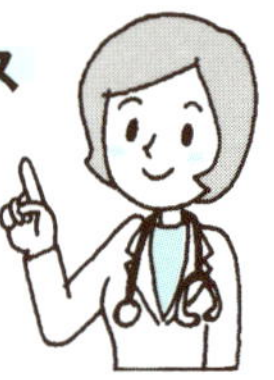

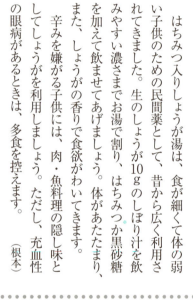

無理強いはせず、気長に治す。調理法も工夫を

子供の食が細いと、親は心配なものです。けれど、食べる量は個人差が大きく、元気なら、心配はいりません。少量に見えても、子供には十分だったりします。食べることを無理強いすると、食事に対するマイナスイメージを植えつけることにも。そんなときは料理を一度下げて、空腹になるのを待つのも一法です。同時に、おやつや清涼飲料水などをあたえすぎていないか、振り返りましょう。

なかには、偏食のせいで食欲不振になっている場合もあります。子供が嫌いな食べものは、すりおろして好物に混ぜ込むなど、調理法を工夫してみましょう。

偏食の理由にはほかに――

①料理がおいしそうに見えない。
②食事中に親が何かと叱る。
③兄弟のまねをして偏食をする。
④生理的に受けつけない（アレルギー代謝疾患を含む）
⑤味覚過敏（自閉症スペクトラム障害を含む）
⑥味覚異常（鉄や亜鉛不足を含む）

――などがあります。

胃腸をじょうぶにする 春菊のおひたし

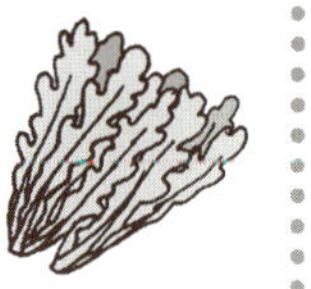

春菊は食欲のない子供、胃弱、消化不良をおこしやすい子供、腹部が張った感じがあり、ひんぱんにげっぷの出る子供に、ぜひおすすめしたい野菜です。おひたし、あえもの、鍋ものなどにして、毎日の食卓にとり入れましょう。ゆでると独特の芳香が立ちますが、ゆですぎたり水にさらしたりすると、香りも薬効も薄れてしまいます。すばやくさっと調理しましょう。（根本）

香りが食欲をそそる はちみつ入りしょうが湯

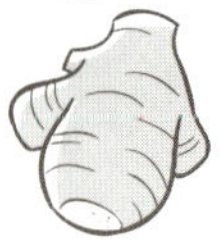

はちみつ入りしょうが湯は、食が細くて体の弱い子供のための民間薬として、昔から広く利用されてきました。生のしょうが10gのしぼり汁を飲みやすい濃さまでお湯で割り、はちみつ※か黒砂糖を加えて飲ませてあげましょう。体があたたまり、また、しょうがの香りで食欲がわいてきます。

辛みを嫌がる子供には、肉・魚料理の隠し味としてしょうがを利用しましょう。ただし、充血性の眼病があるときは、多食を控えます。（根本）

食が細く、下痢しやすい子に いちじくの砂糖煮

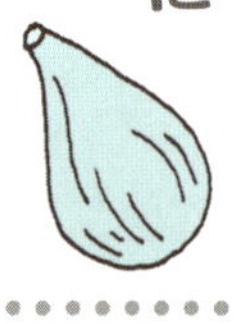

いちじくには胃腸をじょうぶにし、便をととのえる作用があります。食欲がなく、ふだんから下痢や便秘をしがちな子供にはぜひ食べさせたい果実です。旬の時期には、生のままでいただくのがいちばん手軽ですが、出盛りのころに、いちじくの砂糖煮や果実酒を作って保存しておくと便利です。いちじくの砂糖煮は、胃の弱い子供でも胃に負担をかけずに食べられるよう、甘さをおさえて作るのがコツです。毎日1～2個ずつ食べさせると効果が期待できます。（根本）

●いちじくの砂糖煮

1
いちじくの果実1kgに対して、はちみつ100gで煮る。好みで赤ワイン1カップを加えてもよい。

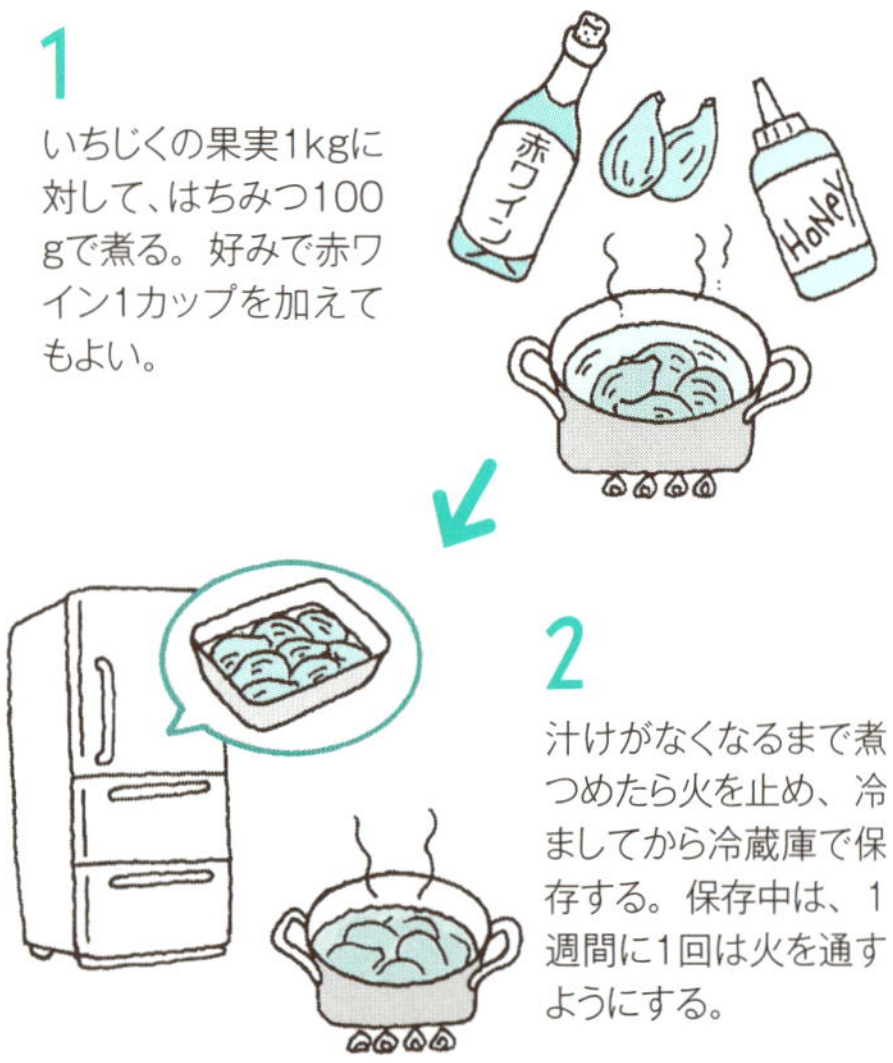

2
汁けがなくなるまで煮つめたら火を止め、冷ましてから冷蔵庫で保存する。保存中は、1週間に1回は火を通すようにする。

※1歳未満の乳児に、はちみつをあたえないこと。

食欲増進の飲みもの ナツメドリンク

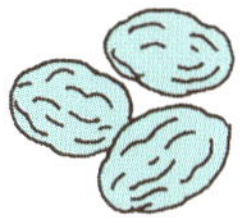

漢方薬としても利用されるナツメは、胃腸をじょうぶにし、滋養と強壮効果があるとされます。果実をそのまま生で食べたり、甘煮にして食べたりします。

幼児や子供の食欲増進には、ナツメの生薬である大棗《たいそう》と、クコの実の生薬枸杞《くこ》子《し》を煎じ、ゆずまたはみかんの皮を加えたナツメドリンクにして、飲ませてあげるとよいでしょう。

体があたたまり、胃腸の調子がよくなるので、食欲が増してきます。気長に続けてみましょう。（根本）

●ナツメドリンク

1 鍋に大棗5個、枸杞子小さじ1、水3カップを入れて火にかける。沸騰したら弱火にして30分間煎じる。

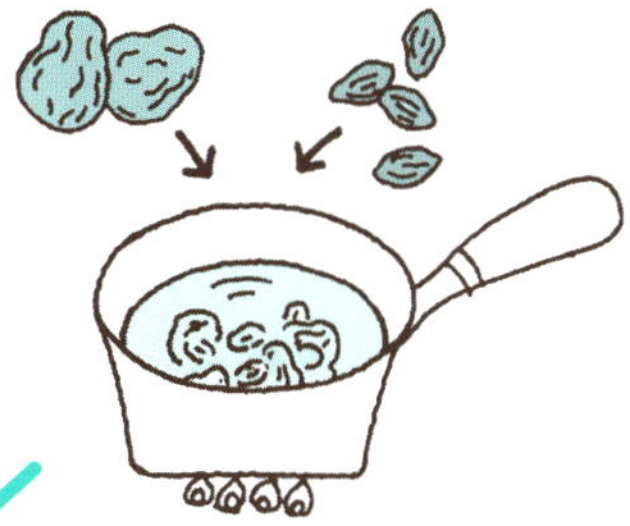

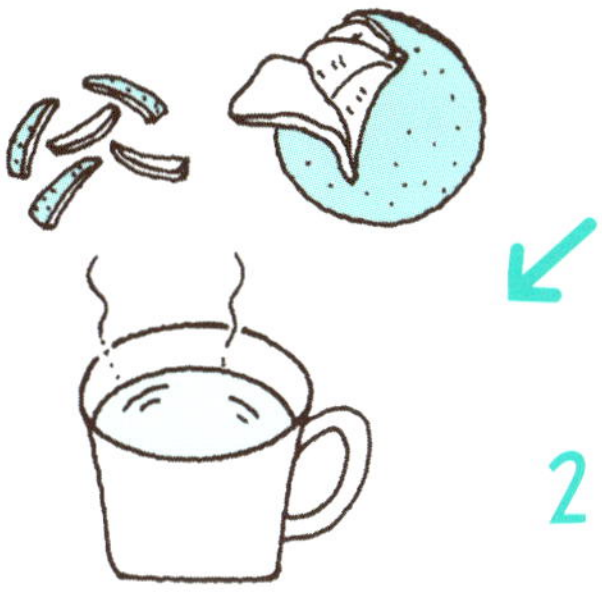

2 飲む前にゆずかみかんの皮のせん切りを加える。

食欲不振や偏食を治す方法

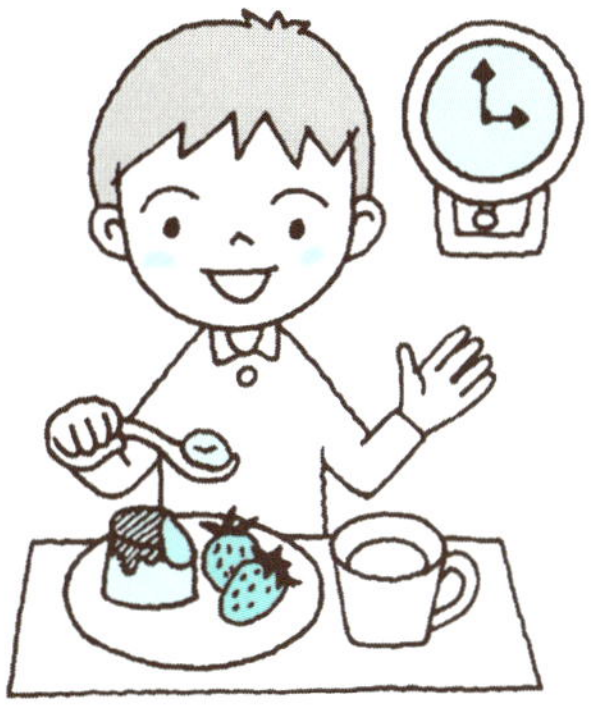

無理に食べさせない

そもそも子供は1回分の食事量が少ないもの。一度にたくさん食べさせようとしないこと。おやつも1回の食事ととらえ、卵や牛乳、くだものを使って栄養のバランスをととのえる。

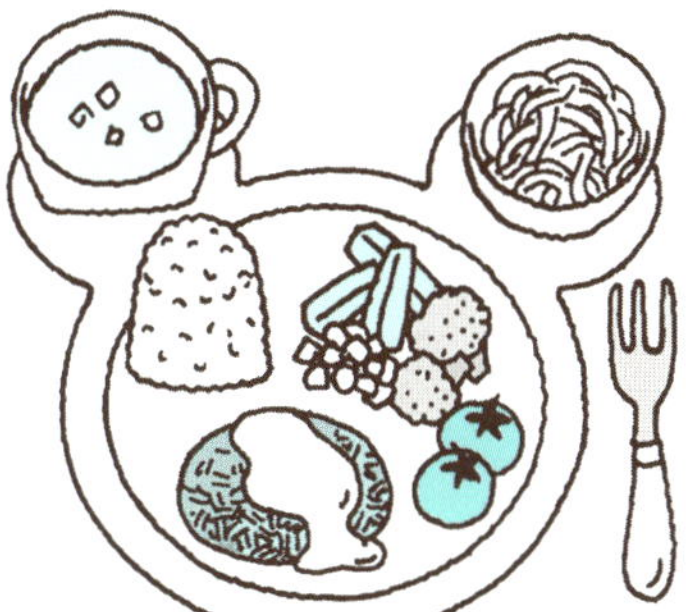

食卓の演出を

食事は目でも味わうもの。とはいえ装飾過剰にならないように。型抜きにしたり、お皿を替えたりするだけでもよい。

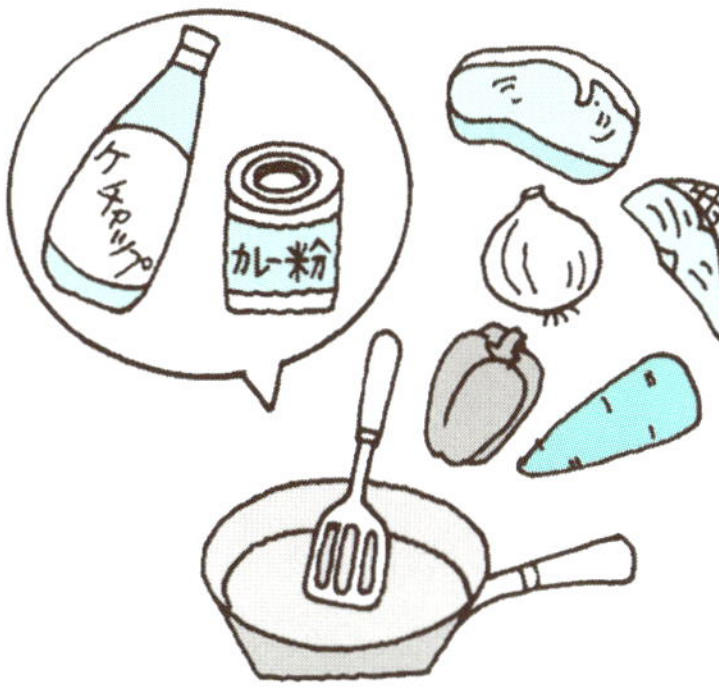

味つけや調理法を子供の好みに

においの強い肉や魚、ピーマン、にんじん、玉ねぎなどはカレー味にしたり、ケチャップで味つけする。煮るより炒めたり、揚げものにしたりしたほうが食べやすくなる。

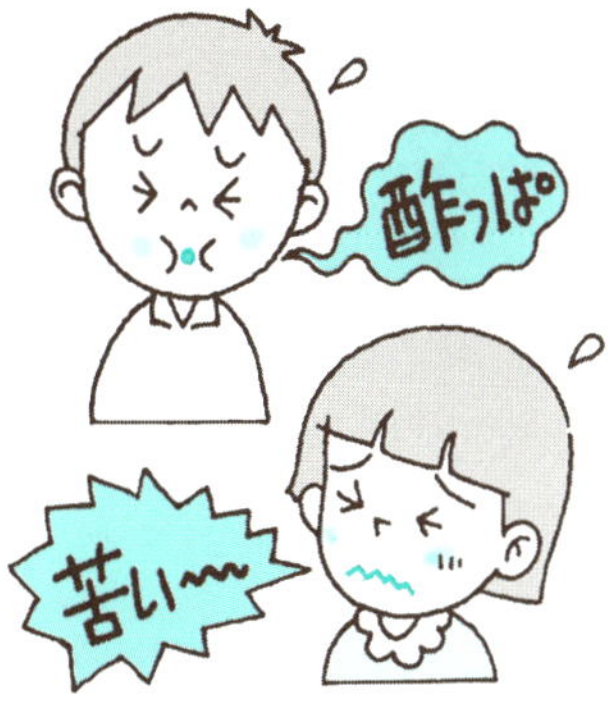

食べやすくする工夫を

苦いものやすっぱいものは、成長すれば自然と食べられるようになることが多い。子供が小さいうちは好みの味つけにして、できるだけ食べやすくしてあげる。

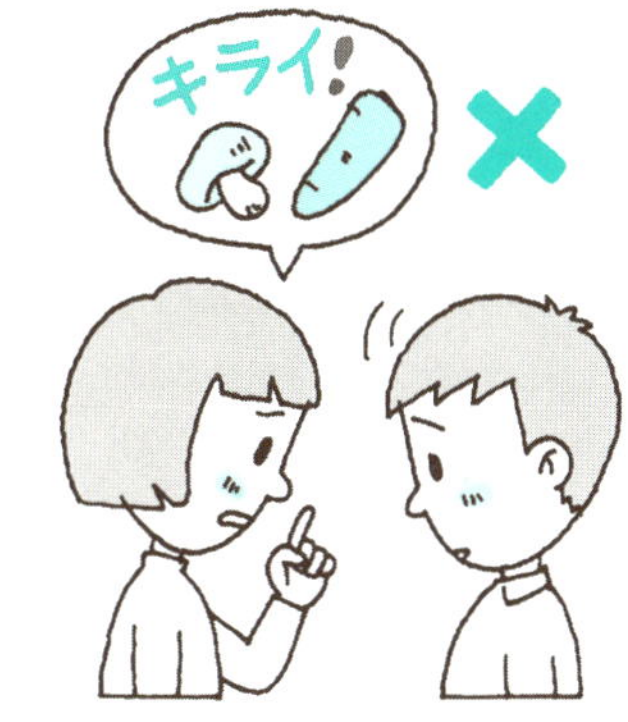

家族みんなで偏食を直す

きょうだいそろって偏食を直さないと、互いにまねをして、なかなか直らないことが多い。これは親の偏食にもいえること。

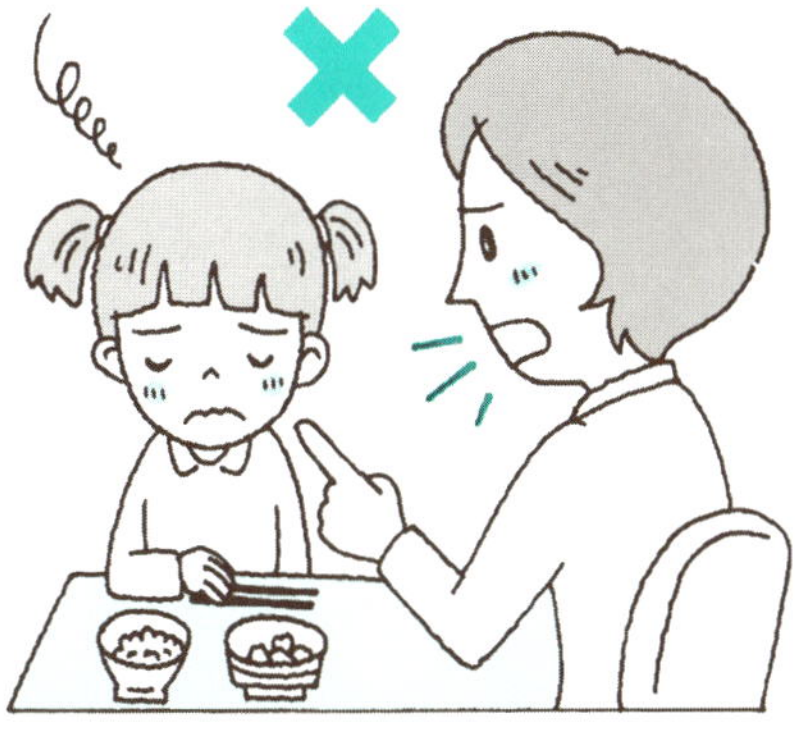

食事中に叱らない

食事が楽しくないと、ますます食欲不振に。家族そろって楽しい会話を心がければ、自然と食べられるようになる。

●食わず嫌い　これは思い込みや条件反射のようなもの。まずは見た目を工夫して、口に入れやすくする工夫が必要。

寄生虫病

夜泣きやかんの虫が続くときは寄生虫も疑ってみる

●Dr.アドバイス

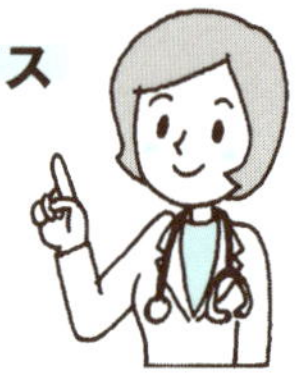

完全に駆虫するまで根気よく治療を続ける

衛生環境の整った日本では、寄生虫病は過去のものと思う人も少なくありません。しかし、近年のグルメブーム、ペットブーム等によって、増加傾向にあります。

子供にいまもみられるぎょう虫は、肛門に産みつけられる卵によって強いかゆみが生じます。お尻をひどくかゆがる場合や、夜泣き、かんの虫がおさまらない場合は、可能性を疑ってみてください。

人糞を使用した有機野菜や、輸入野菜を介しての回虫症も増加中です。かぜやぜんそく様《よう》の症状が出ることもありますが、無症状の場合も。野菜はよく洗って調理しましょう。犬や猫も寄生主になるので、便にふれないこと。特に砂場で遊ばせる際は要注意です。

生魚や加熱不足の肉類で寄生する、条虫類やアニサキスも知られています。さけやさば、いかなどはよく火を通して食べさせます。

下に昔ながらの駆虫《くちゅう》剤を紹介しますが、いずれの寄生虫病も家庭での完治は難しく、まず医療機関の受診を優先してください。

昔ながらの虫くだし かぼちゃ

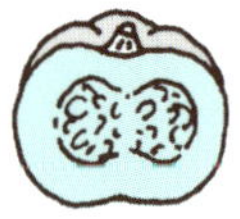

かぼちゃのすぐれた解毒作用や駆虫効果は、古くから虫くだしや薬物中毒治療の民間薬として広く親しまれてきました。

虫くだしには、かぼちゃを生のままで食べて軽い下痢をおこさせ、体内の虫を追い出す方法があります。薄く切って少しずつ食べさせましょう。回虫には、かぼちゃの種子ひと握りを濃いめに煎じつめた汁を飲んでも効果的。（根本）

強力な駆虫剤になる おろしにんにく

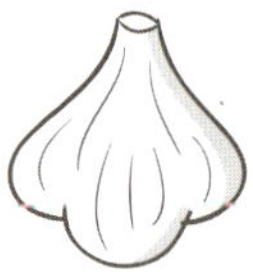

にんにく特有の刺激臭のもとになっているのは、アリシンという成分です。アリシンには、チフス菌、コレラ菌、結核菌、大腸菌などさまざまな細菌に対する、強力な抗菌作用があります。これが寄生虫に効果を発揮します。

子供の虫くだしには、生のにんにくをすりおろし、オブラートに包んで飲ませます。ただし、下痢をしやすい子供や眼病がある場合は、悪化させるおそれがあるため避けます。（根本）

常食すると効果的 そば粉

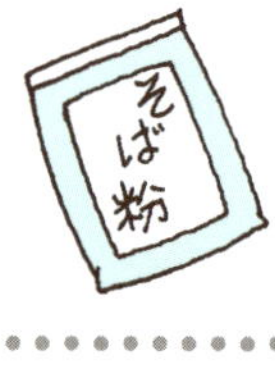

そば粉のいちばんの薬効は、のぼせからくる熱を下げたり、炎症を鎮めたり、毒を抜いたりするはたらきです。そば粉を生のままで常食すると、寄生虫の駆除にすぐれた効果をあらわします。

ただし、体を冷やす作用も強いので、ふだんから冷え症の子供や、胃腸の調子がわるい子供は控えたほうがよいでしょう。そばアレルギーの子には禁忌です。（根本）

その他のおすすめ 食品・山野草

昔は虫くだしや虫さされに**サンショウ**の木の皮か葉を煎じた汁が利用されていました。秋に熟した**カヤの果実**を食事の1時間前に生で食べるか、皮をむいて乾燥させたもの20～40粒を1日量として煎じて飲ませても。**さくらんぼの根**12～20gを水で煎じて飲むと、回虫やぎょう虫駆除に役立ちます。乾燥させた**センブリ**の全草4～5本に熱湯を注ぎ、数分おいて食後に飲む方法もあります。

健脳に役立つ食べもの

育ち盛りの子供にとって、体の健康を守る食べものと同じくらいに大切なのが、脳のはたらきをよくする食べものです。現代の栄養学と漢方の両面からみた、健脳食を紹介しましょう。

脂質、カルシウム、ビタミンC、たんぱく質が脳の四大栄養素

●脂質　人間の体の細胞に含まれる脂質は約30％。これに対して脳には60〜65％もの脂質が含まれています。

そこで食事からは、α-リノレン酸、EPA、DHAなどのn-3系の不飽和脂肪酸（307ページ参照）を十分にとることがポイントです。脳は胎児期の3〜4か月から4歳くらいまでに形成されるので、この時期は特に、不飽和脂肪酸を豊富に含む食べものがおすすめです。

●カルシウム　骨や歯をつくるほか、脳神経の異常な興奮を鎮め、気分が落ち込むときなどにはうつ状態を改善させるなど、脳神経を安定させる作用があります。持久力、集中力な

どにも必要です。

●ビタミンC　細胞の代謝を活性化するうえ、脳の活動に必要な栄養補給をスムーズにし、脳の機能を高めることが期待できます。また、精神的なストレスをやわらげる効果もあります。

●たんぱく質　消化吸収されて、グルタミン酸やアスパラギン酸などになり、脳の機能代謝を助けます。脳機能をよくする作用のあるタウリンには、神経の刺激伝達物質としてのはたらきもあると考えられています。タウリンが豊富に含まれるのは、あわびやいかなどの魚介類です。

漢方による健脳食

●枸杞子（クコの実）　肝臓と腎臓をじょうぶにし、髪の毛や骨を養う漢方薬として広く用いられています。常食すれば、頭脳がはっきりし、眼もよくなり、根気をつけるといわれています。煎じたり、スープや炒め

ものなどにして、幅広くメニューにとり入れましょう。長く常用すれば自然と効果があがります。

●松の実　仙人の食べものとして有名で、中国の書物の中には細胞を活性化させるはたらきがあると記されています。毎日2〜3gずつ常食すると効果的です。ただし、下痢ぎみの場合は避けます。

●くるみ　強壮効果に加えて健脳食としてもよく知られています。常食すれば健忘症、神経衰弱、不眠症などに役立ちます。多食すると下痢をひきおこすので、1日2〜3個を限度にします。

●ゆり根　精神不安による、頭の混乱を鎮める作用にすぐれているとされます。料理の素材としても利用価値が高い食べものです。

さらには、頭を使いすぎてぼんやりするときや、だるいとき、忘れっぽいときには龍眼肉（リュウガンの種子）がおすすめです。このほか、疲れて頭がボーッとするときや不眠症に有効なナツメ、精神を高揚させ、血を補い、集中力をつけるクワの果実、ごま、ハスの実、ハマナスの花などもよいといわれています。

●健脳食となるおもな食品

脂質（不飽和脂肪酸を含むもの）

いわし／さんま／大豆／ごま

カルシウム

干しえび／煮干し／ごま／ひじき

ビタミンC

ほうれん草／小松菜／ブロッコリー

たんぱく質（グルタミン酸、アスパラギン酸、タウリンを含むもの）

ほたてがい／たこ／いか／豆腐

●三つ子の魂百まで　幼いときの性格は、高齢になっても変わらないということ。

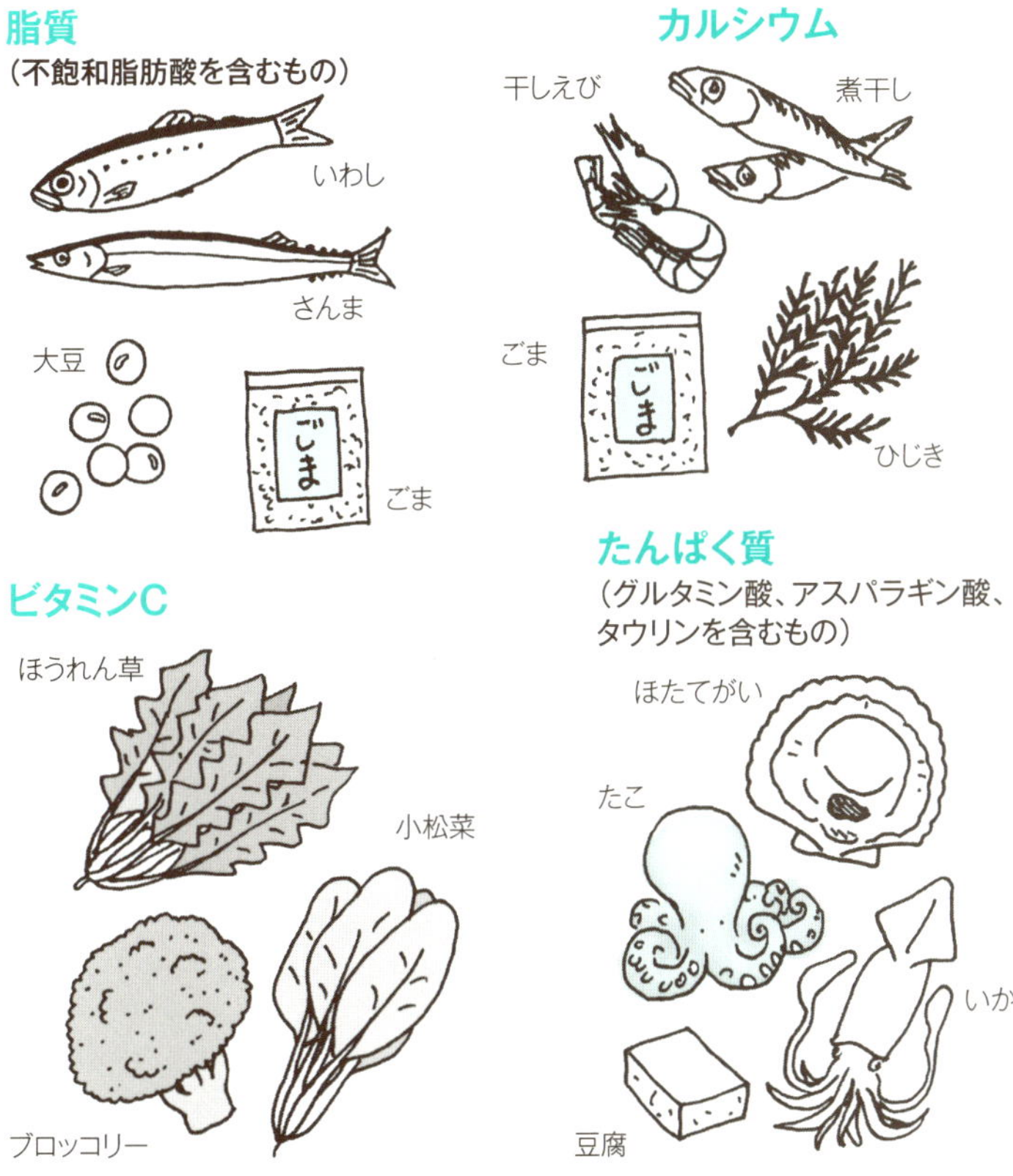

夜尿症

夜中におこしてトイレに行かせるのは逆効果。体をあたためる食べものがよい

●Dr.アドバイス

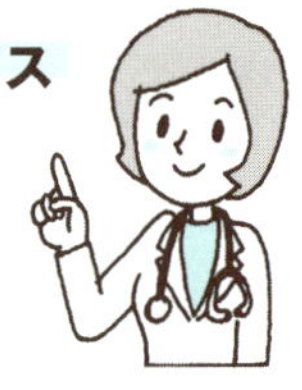

精神的なことや腎臓、膀胱の障害が原因か

夜尿症は個人差がありますが、ほとんどの場合、9歳までには自然とみられなくなるものです。7歳をすぎても治らないときは、一般に精神的な原因が多いようです。親の愛情不足や、家族間のトラブルなども大きく影響します。たとえば弟や妹が生まれて、親の関心が急に下の子だけに向けられたり、保育園や幼稚園、小学校に入って急に環境が変わったことからくるストレスなどです。ただし、昼間おきているときにも尿もれがあったり、精神的な問題がみあたらないのに夜尿症が治らない場合は、腎《じん》臓や膀胱《ぼうこう》機能の発達が遅れていることも考えられるので、一度病院で検査を受けましょう。

夜尿症の治療は、気長に構えることです。叱りつけたり、周囲が気にしすぎるのは逆効果。夜中に無理におこしておしっこをさせるのも、心理的に追い込んでしまいます。寝る2時間前からの水分のとりすぎに注意し、体をあたためる食べものをとらせ、眠る前には緊張をほぐしてあげましょう。

滋養・強壮に効く やまいもゼリー

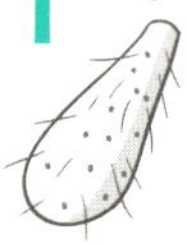

やまいもは虚弱体質が原因の夜尿症にとても効果的です。冷え症の子供にはスープやお粥に入れたり、魚のすり身と混ぜて揚げものにして食べさせるとよいでしょう。おやつには、ぎんなんを入れたやまいもゼリー（作り方は次ページ）がおすすめです。（根本）

夜尿症の特効薬 いりぎんなん

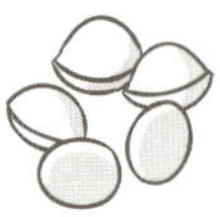

いったぎんなんは、尿の出をおさえるため、昔から夜尿症の特効薬でした。ただし、ぎんなんは生食や過食をすると、ひきつけなどの中毒をおこします。必ずフライパンで十分にいって、火を通します。これを1日5個を限度にあたえます。（根本）

腎機能を高める くるみドリンク

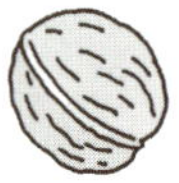

くるみは腎臓の機能を高め、泌尿器系の症状を改善します。よくおねしょをする子供には、くるみドリンクがとても飲みやすく、効果も抜群です。毎晩、寝る前に飲ませますが、のぼせが強く、すぐに鼻血を出す子供には向きません。（根本）

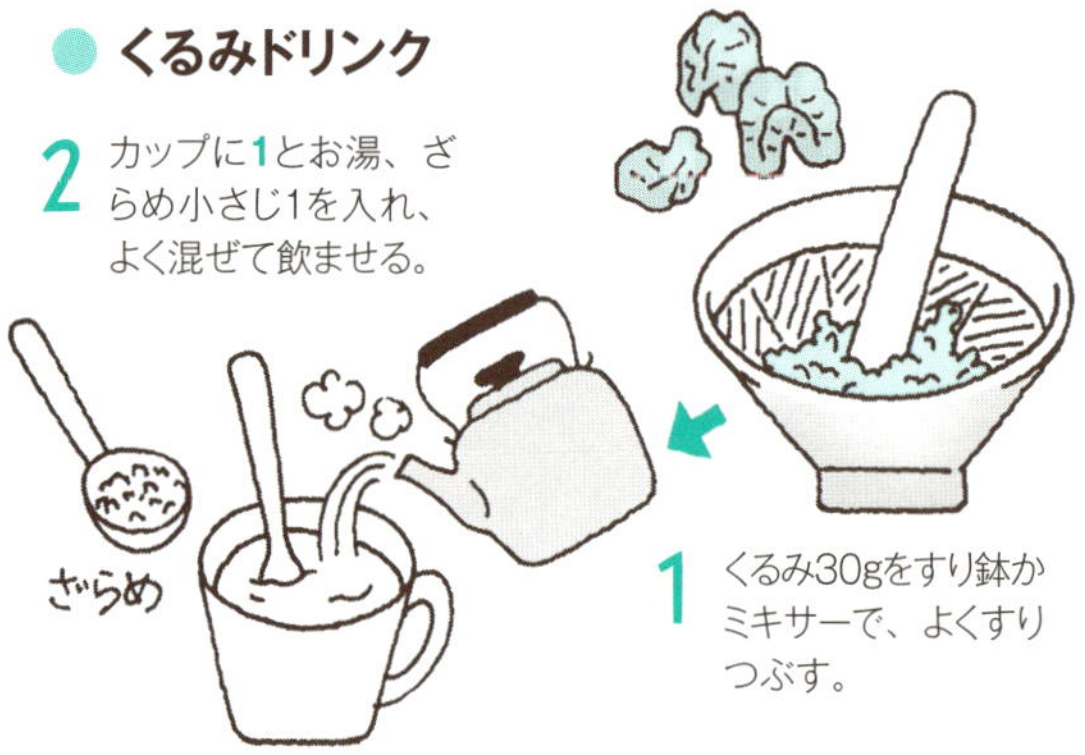
●くるみドリンク
1 くるみ30gをすり鉢かミキサーで、よくすりつぶす。
2 カップに1とお湯、ざらめ小さじ1を入れ、よく混ぜて飲ませる。
ざらめ

昔ながらの妙薬 柿の種子の黒焼き

柿のヘタや種子は、古くから夜尿症を治す民間薬として重宝されてきました。柿のヘタ15gを400mLの水で半量になるまで煎じた汁か、渋柿の種子をフライパンで黒焼きにして粉末にしたものを、スプーン1杯ずつ、いずれも1日3回に分けて、空腹時に飲ませてください。（根本）

体力もつける ダイコンソウの煎じ汁

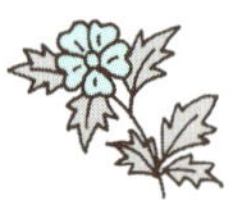

利尿作用をもつダイコンソウは、夜尿症にも用いられます。春から秋にかけて採取した全草をきざみ、陰干しにします。3～10gを1日量として、180～270mLの水で半量になるまで煎じ、毎日食前に飲ませます。飲み続けると体力もついてきます。（根本）

やまいもゼリーの作り方

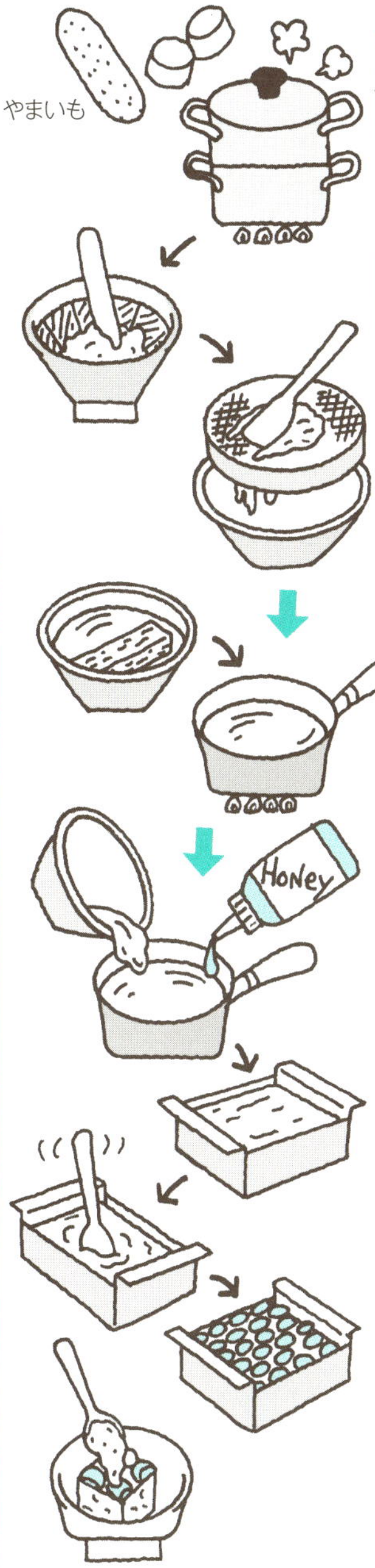

●材料（4～5人分）

やまいも	200g（1本）
ぎんなん	20個
棒寒天	1/2本
龍眼肉《りゅうがんにく》	20個
はちみつ	大さじ4
水	2カップ

1 やまいもは皮をむき、適当な大きさに切って蒸す。やわらかくなったら、舌ざわりをなめらかにするため、すり鉢でよくすりつぶし、さらに裏ごしする。

2 棒寒天は水につけてふやかし、洗って軽くしぼる。鍋に入れ、水を加えて中火で煮溶かす。

3 2に1とはちみつ大さじ3を加えて混ぜ合わせ、型に入れ、冷ます。ただし、1歳未満の乳児に、はちみつはあたえないこと。

これがコツ

冷めかけたところで再度混ぜ、やまいもと寒天が分離しないようにする。さらに固まりかけたら、水煮したぎんなんをのせる。

4 龍眼肉はひたひたの水で煮て、裏ごしする。残りのはちみつを加え、シロップ状に煮つめる。これを切り分けた3にかける。

作ってみました

蒸したり、すりおろしたりするので、意外に手間がかかります。ぎんなんは水煮のものを用意するとよいでしょう。龍眼肉は中華食材販売店で買えます。

食べてみました

とろろとはちがった風味があります。龍眼肉のシロップは少しくせがありますが、おやつ向きです。

その他のおすすめ 食品・山野草

もち米には利尿抑制作用があるので、寝る前に焼いた**もち**を1～2個食べさせます。

にんじんの皮を、きつね色になるまで焼いて食べてもよいでしょう。中くらいの大きさのにんじん1本で3回分を目安とします。

毛をとり除き、乾燥させた**ビワの葉**2～4gを煎じ、食前1時間前に飲ませます。

生薬の**黄耆**《おうぎ》10gを400mLの水で煎じ、1日3回に分けて空腹時に飲ませます。乾燥させた同量の**やまいも**を加えると効果的です。

利尿作用のあるものや、水分のとりすぎに注意

日本茶や**コーヒー**はもちろんのこと、夏野菜の**とうがん**も利尿効果にすぐれているため、おねしょをする子供には向きません。**みかん**も食べすぎると体が冷えて尿が近くなり、夜尿の原因になります。このほかにも、**きゅうり**、**ハトムギ**や**大豆**、**あずき**は、利尿作用が強いので食べすぎに注意しましょう。夜尿対策には、夕方から夜にかけては、なるべく水分をとらせないようにすることがいちばん大切です。寝る前だけでなく、ふだんから**アイスクリーム**、**ジュース**など体を冷やす食べものは控えます。

こんな方法もあります

気になるときは医療機関を受診する

高齢者のなかには、おねしょの薬として黒焼きミミズの粉末を飲まされた幼児体験をもつ人もいるでしょう。古い民間療法として有名ですが、今どき試す勇気はわきませんね。

小学校にあがっても夜尿症が治らない児童が1割います。多くは自然におさまりますが、あまり悩むなら、医療機関の受診をおすすめします。効果の高い治療法のひとつに、夜尿アラーム療法があります。夜中に尿もれがあるとアラームで覚醒させるものですが、これにより膀胱の容量が増加して、朝までもつようになると考えられています。また、薬物療法でも、抗利尿ホルモン剤や抗コリン薬など、効果の高いものが使われています。

●柿のヘタは捨てないで!　ヘタは乾燥させ、びんやかんに密封保存しておく。ヘタの煎じ汁は、しゃっくり止めや夜尿症、血尿に効く。

夜泣き・かんの虫

親もどっしりおうように構えて食べものと入浴法でリラックスさせてあげる

●Dr.アドバイス

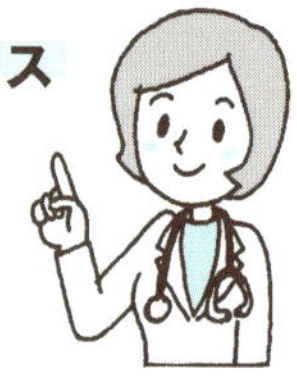

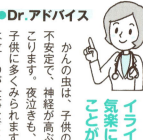

イライラせず気楽に構えることがいちばん

かんの虫は、子供の精神状態が不安定で、神経が高ぶるためにおこります。夜泣きも、かんの強い子供に多くみられます。赤ちゃんは泣くのが仕事などといわれますが、実際に夜泣きが長く続くと、親は睡眠不足でイライラがつのり、その親のイライラや不安に子供が反応して、さらに夜泣きをするといった悪循環がおこります。こういった精神的な不安定のほかにも、ミルク不足でおなかがすくために泣く場合もあれば、昼間に興奮しすぎて、夢にうなされたように泣くこともあります。

予防・対処法としては、まず、親が気楽に構えることです。昼寝をしすぎて、昼夜をとりちがえている場合もあるので、昼間はたっぷり遊ばせ、なるべく昼寝をさせず、夜に十分な睡眠がとれるような生活リズムをつくりましょう。湿疹があったり、温度調節がうまくいかず泣くこともあります。寝る1時間ほど前にぬるめのお風呂にゆっくり入れ、リラックスさせて眠らせると、とても効果的です。

赤ちゃんでも食べやすい ゆり根と卵黄のスープ

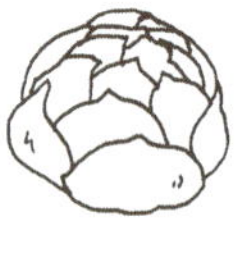

ゆり根は味にくせがなく、適度な甘みがあり、火を通すとすぐにやわらかくなり、とても食べやすいのが特徴です。赤ちゃんには、ゆり根1個にはちみつ※をかけて蒸したものをきんとん状につぶし、1日2回に分けてスプーン1～2杯ずつ食べさせてあげましょう。また、ゆり根に卵黄を加えたスープ（作り方は次ページ）を飲ませると、かんの虫や夜泣きを鎮めます。

（根本）

寝つきがわるい子に 黒砂糖入りホットミルク

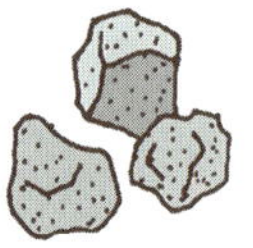

白砂糖を使ったお菓子を食べすぎると、その消化吸収にビタミンやカルシウムを多量に必要とするため、これらが不足し、イライラや精神不安をひきおこします。これに対して黒砂糖には、ミネラルやカルシウムが含まれるので、脳や神経の興奮を鎮め、リラックスさせる作用があります。夜泣きやかんの虫の強い子供、寝つきがわるい子供には、寝る前に人肌くらいにあたためた牛乳に、黒砂糖を少量加えて飲ませてあげましょう。ただし、牛乳アレルギーの子供に飲ませるのは避けます。

（根本）

※1歳未満の乳児には、はちみつはあたえないこと。

日・常・生・活・の・注・意

夜泣き・かんの虫の予防対策

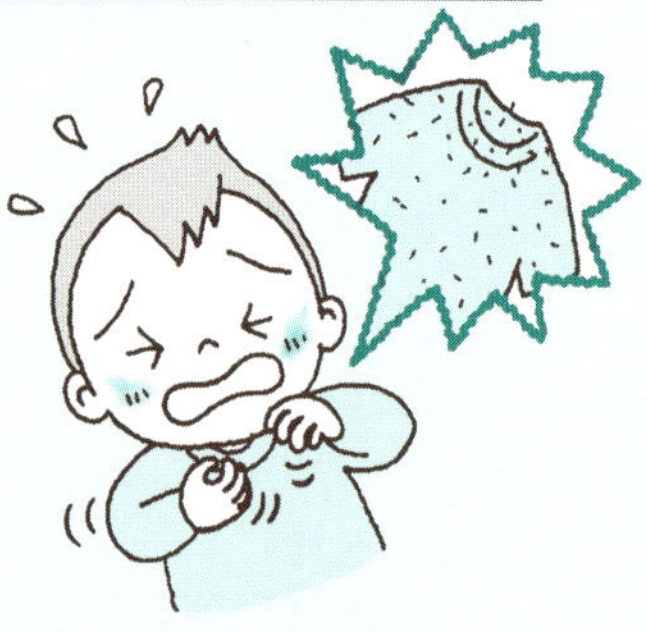

着るものにも気をつける
パジャマや肌着がチクチクしたり、暑すぎたり、寒すぎたり、かゆくて眠れないこともある。着るものを替えたり、かゆみ止めの薬を塗ってあげる。

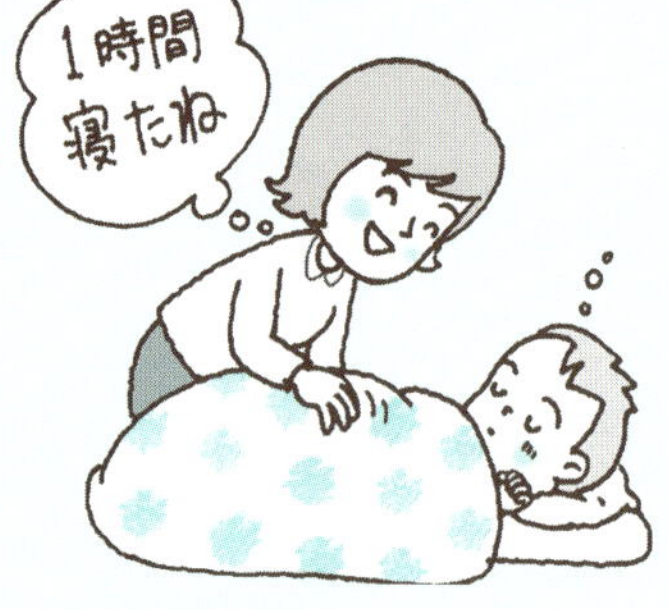

昼寝は時間を決めて
昼寝をたっぷりしすぎると、夜眠れなくなることがある。昼寝は時間を決めて、ダラダラと寝かせないようにする。

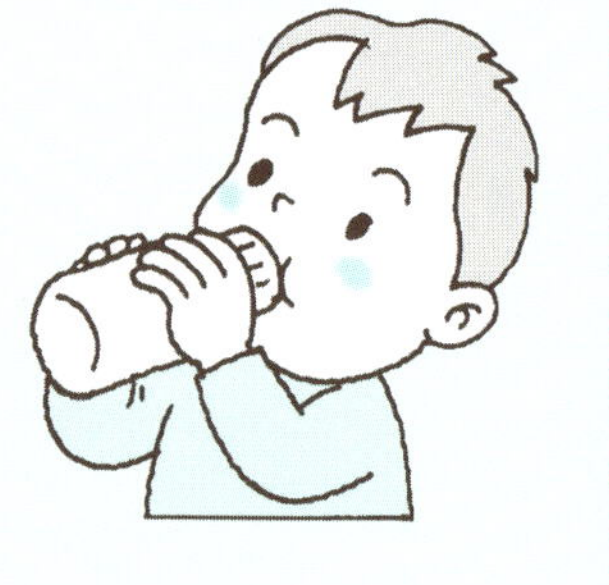

ミルクを飲ませる
おなかがすいて泣くときは、ミルクを飲ませてあげる。離乳食期なら、寝る前に腹持ちのよいものを食べさせる。

ゆり根と卵黄のスープの作り方

●材料（2回分）

ゆり根	180g（3個）
卵黄	1個分
水	1カップ（200mL）
塩	少々

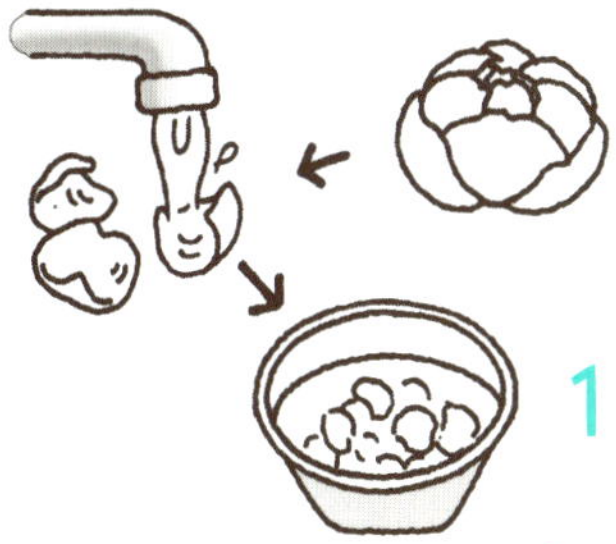

1 ゆり根はほぐし、水で洗ってから、水に一晩つけておく。

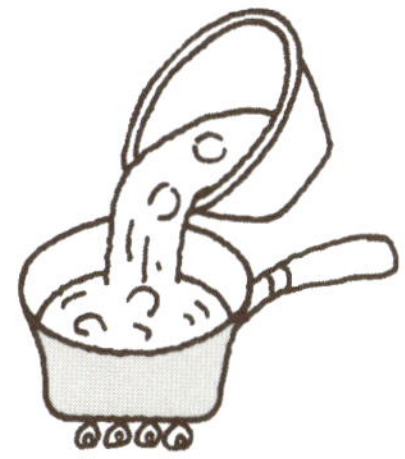

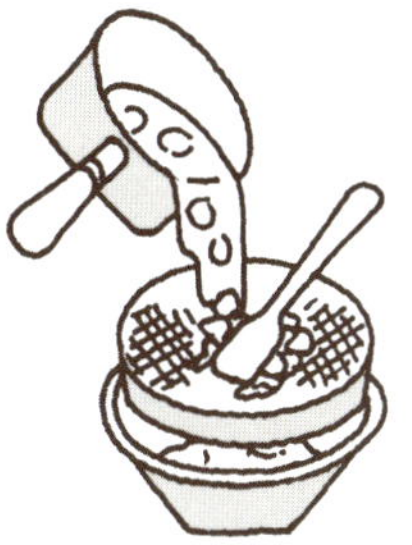

2 1をつけ汁といっしょに鍋に移し、水が半量になるまで煮つめる。煮汁ごと裏ごしにして鍋に戻し、もう一度弱火であたためる。

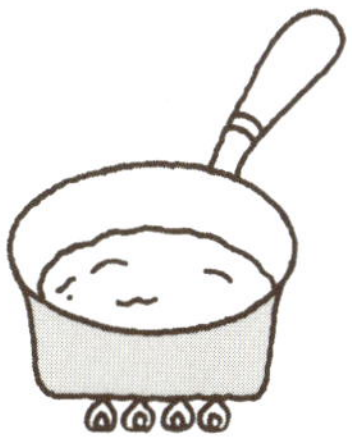

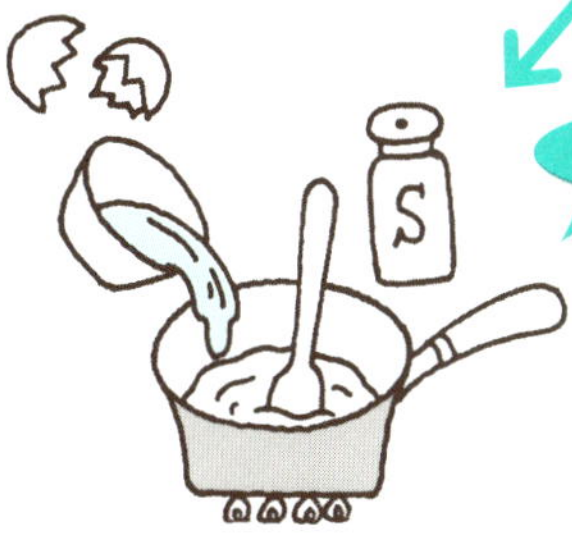

これがコツ

3 塩を加え、溶きほぐした卵黄を加えたら、すぐに火を止める。

作ってみました

ゆり根は煮るとやわらかくなり、裏ごしも簡単です。卵黄は入れたらすぐに火を止めないと、固まりすぎて舌ざわりがとてもわるくなります。

食べてみました

くせのない味で、乳幼児でも食べやすいでしょう。卵黄が入るので栄養もあります。

かんの虫の強い子に効く カキの殻の煎じ汁

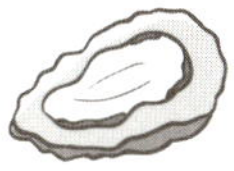

カキは「海のミルク」といわれるほど、栄養価の高い食べものです。また、カキの殻は、漢方では牡蠣《ぼれい》といい、イライラやヒステリー、不安感などを鎮め、緊張をほぐす作用にすぐれているとされています。

牡蠣5gを1日分として、400mLの水で半量になるまで煎じます。この煎じ汁を3回に分けて、おなかのすいているときに飲ませると、かんの虫が強くてふだんからイライラしやすい子供に、とてもよく効きます。（根本）

かんの虫の特効薬 カキドオシの煎じ汁

カキドオシは、「かんとり草」という異名をもつように、子供のかんの虫を治す特効薬として広く利用されてきました。4〜5月の開花期に、カキドオシの全草を採取し、よく洗って陰干しにしておきます。乾燥させた全草10gを1日量として、500mLの水で半量になるまで煎じ、お茶がわりに飲ませると体質改善に役立ちます。苦くて飲みにくそうなときは、お湯を加えて薄めたり、はちみつ※や黒砂糖を少量加えたりするとよいでしょう。（根本）

※1歳未満の乳児には、はちみつはあたえないこと。

こんな方法もあります

足浴でリラックスさせる

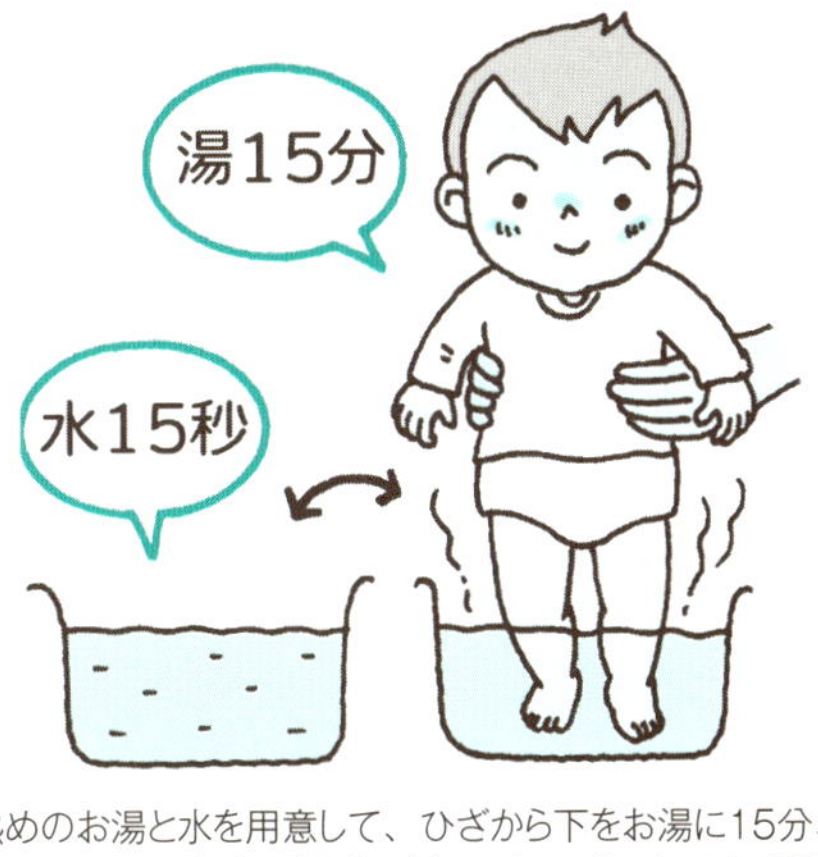

少し熱めのお湯と水を用意して、ひざから下をお湯に15分、水に15秒ずつ交互につける。何度か繰り返すと、リラックスしてよく眠れるように。

●寝る子は育つ　よく寝る子は精神が安定し、母子関係もよい証拠。おむつがきれいでお乳と水分の補給も十分なら、よく寝てよく育つ。

骨を強くする食べもの

高齢者の骨粗しょう症がよく話題になっていますが、実は今、子供の骨折が増加し、問題となっています。将来のためにも早めの対策が必要です。なぜなら、思春期に丈夫な骨をつくる〝骨貯金〟によって、高齢期の骨粗しょう症を防げることがわかってきたからです。

骨は体を支えるほかにも重要な役割がある

骨は体を支えたり、筋肉とともに体を動かせるようにしたりするだけでなく、内臓などの各器官を保護する役目も担っています。さらに、体内で必要なカルシウムを貯蔵する役割もあります。

ですから、健康に、活動的に暮らすためには、強くて丈夫な骨を維持することが大切です。

骨は、骨を壊して吸収する「破骨《はこつ》細胞」と、骨をつくる「骨芽《こつが》細胞」のはたらきによって、定期的に新陳代謝をしながら、3年ほどかけて全部新しくつくり変えられています。

このバランスが乱れ、骨をつくるよりも壊して吸収するはたらきのほうが進んでしまうと、どんどん骨がもろくなってしまいます。高齢者、特に閉経後の女性に多い骨粗しょう症の原因はこれです。

将来の骨粗しょう症予防には子供のうちから骨を強くしておく

骨の心配が必要なのは、高齢者だけではありません。近年、子供の骨折が増えていることから、骨が弱くなっているのではないかという問題が浮上しているのです。

骨は、ある程度負荷がかかる運動をすることによってカルシウムが定着し、強くなります。最近の子供たちは外で遊ぶ機会が減り、運動量が少なくなったことが、骨の強度にも影響していると考えられています。

また、カルシウムの定着を促すビタミンDは、食事でとる以外に紫外線を浴びると体内で活性化されます。最近では子供でも紫外線を避ける傾向が強く、ビタミンDの活性化が減ったことも一因とされています。

骨の強さは骨量によって決まりますが、それは20～40歳ごろでピークとなり、あとは低下の一途をたどります。しかし、子供のころに骨量を十分に蓄えておけば、中年以降に骨量が減少しても骨粗しょう症になるリスクがおさえられるのです。

骨を強くするうえで必要な栄養素は主に3つ

骨を強く丈夫にするには、カルシウムとビタミンD、ビタミンK_2の3つの栄養素が不可欠です。

日本人はもともとカルシウムが不足しがちなので、積極的にとることが大切です。学童期～思春期にかけては特に多く必要で、1日あたり600～800㎎、多いときでは男子は1000㎎の摂取が推奨されています。

カルシウムの補給には、牛乳や乳製品、小魚などを食べましょう。

ビタミンDは、しらす干し、さけ、さんま、まいたけ、干ししいたけ、卵などに多く含まれています。

ビタミンK_2は、骨から血中にカルシウムが放出されるのをおさえたり、カルシウムが骨に沈着するのを助けたりするはたらきがあります。K_2は腸内細菌によって体内で合成されるほか、納豆にも多く含まれています。

ほかにも、骨を強くするには良質のたんぱく質、コラーゲン（たんぱく質の一種）、ビタミンCなどが必要です。カルシウムは、たんぱく質やビタミンCといっしょにとると吸収率がアップするからです。

コラーゲンは、カルシウムと同じく骨の重要な成分のひとつです。これが豊富な鶏手羽や牛すじなどからとるようにするとよいでしょう。

なるほどゼミナール

牛乳が飲めないならチーズやヨーグルトを

牛乳や乳製品をとると、おなかがゴロゴロ鳴ったり、消化不良や下痢などの症状が出たりする人がいます。消化器系の乳糖分解酵素（ラクターゼ）の欠乏による「乳糖不耐症《にゅうとうふたいしょう》」で、乳糖を消化できないことが原因です。

手軽にカルシウムを補給するには、牛乳はすぐれた食品なのですが、乳糖不耐症のある人は牛乳が飲めません。

最近では乳糖を除去した牛乳も市販されていますが、それ以外にも、比較的症状がおこりにくい、チーズやヨーグルトをとるとよいでしょう。

●カルシウムを補給する簡単メニュー

骨せんべい

材料	
小あじ、いわしなどの中骨	5～6尾分
しょうゆ	大さじ3
しょうがのしぼり汁	大さじ1
揚げ油	適量

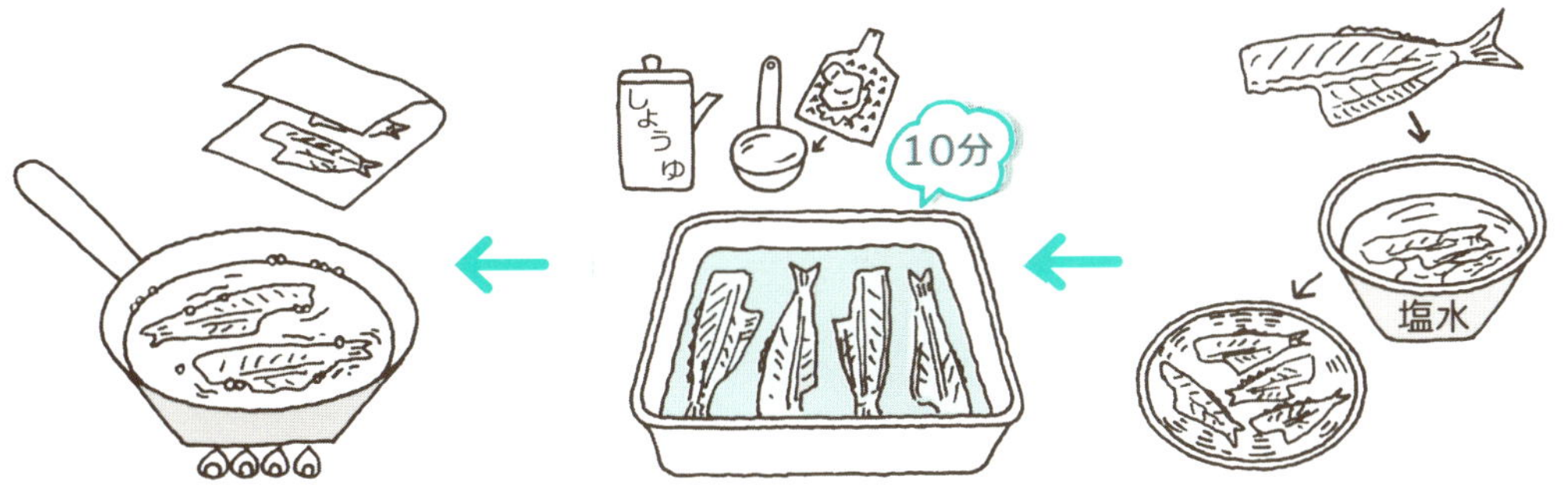

1 中骨を塩水で洗ったら、水けをよくきる。

2 しょうゆとしょうがのしぼり汁を合わせた中に、1を10分つけ込む。

3 骨の汁けを軽くふきとり、中温の油でじっくり、焦がさないように揚げる。

カルシウムグリーンジュース

材料	
かぶの葉	100g
小松菜	100g
パセリ	30g
いちじく	1個
りんご	中1個
レモン汁	¼個分

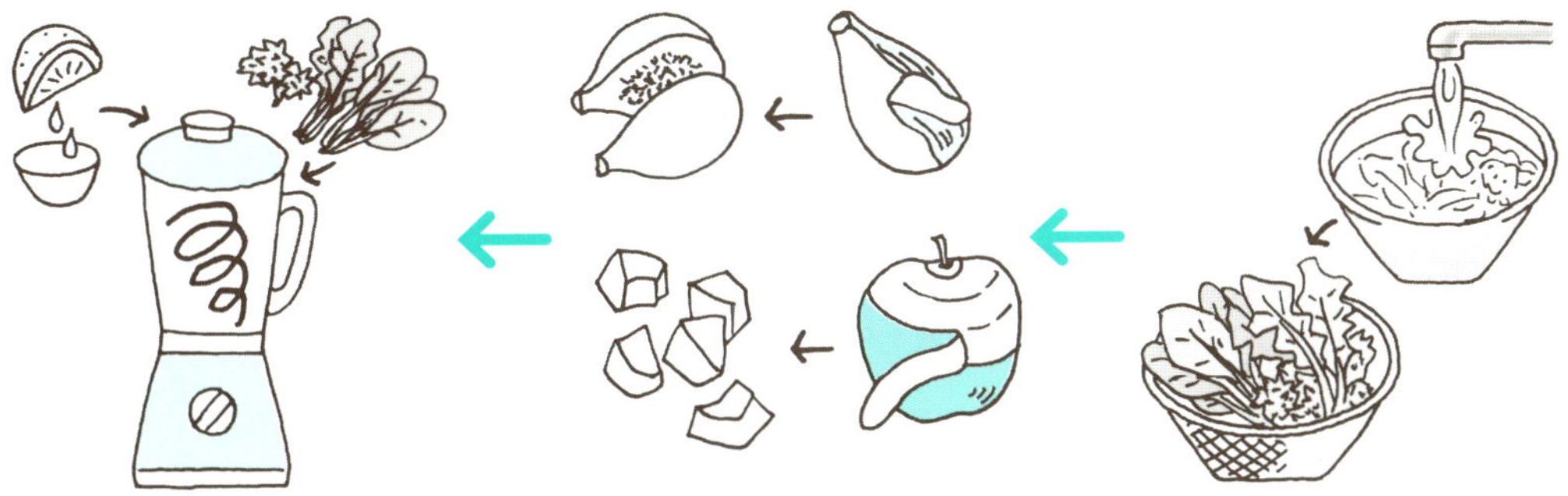

1 かぶの葉、小松菜、パセリは洗って、よく水けをきっておく。

2 いちじくは皮をむいて半分に切り、りんごは皮をむいて適当な大きさに切る。

3 1、2にレモン汁を加え、ジューサーにかける。

くるみ入りきな粉汁粉

材料	
くるみ	3個
きな粉	大さじ3
スキムミルク	大さじ2
はちみつ※	適量
片栗粉	大さじ1
水	1カップ

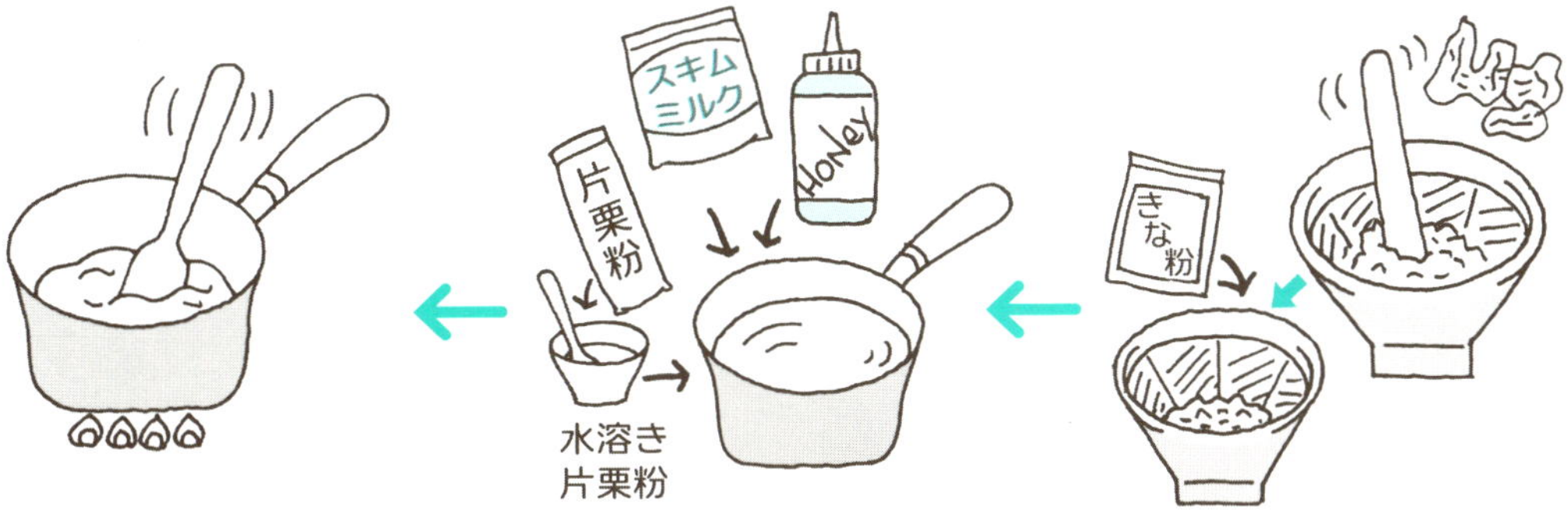

1 くるみはすり鉢などで細かくすりつぶし、きな粉と混ぜる。

2 水、スキムミルク、はちみつと1を鍋に入れ、水溶き片栗粉を加える。

3 中火であたため、とろみがつくまで、焦げないように混ぜる。

ごま入りピーチミルク

材料	
桃	½個
白ごま	大さじ1
牛乳	¾カップ
レモン汁	¼個分
はちみつ※	小さじ2

※1歳未満の乳児には、はちみつはあたえないこと。

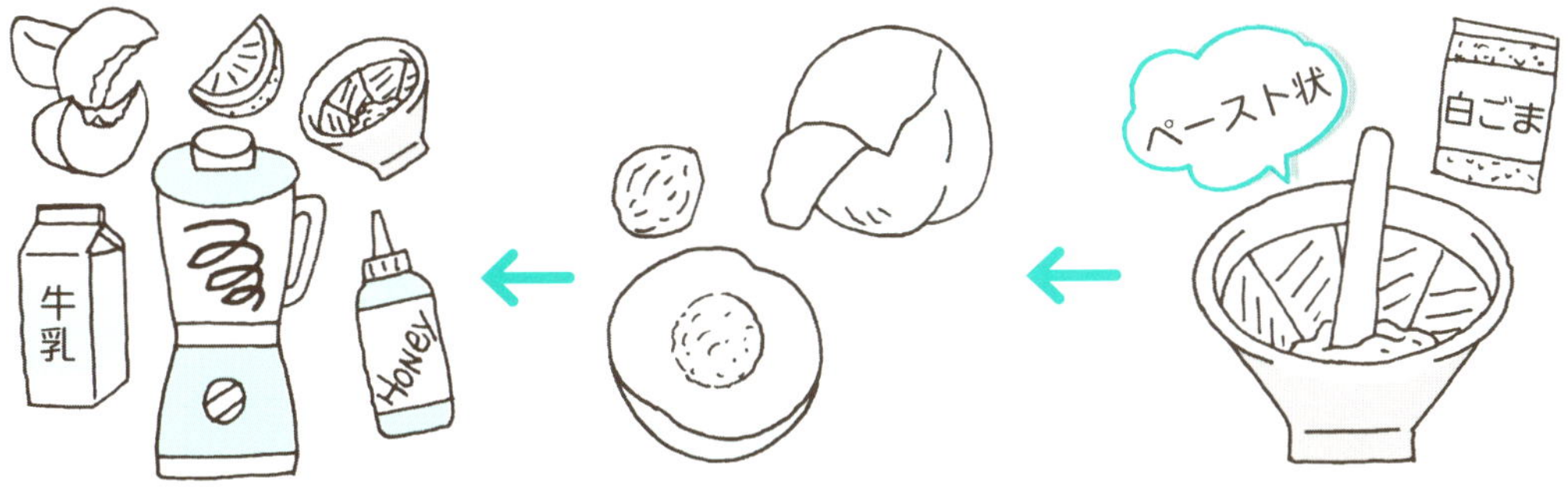

1 白ごまをすり鉢に入れ、ペースト状になるまですりつぶす。

2 桃は皮をむき、種子をとり除いておく。

3 1、2と残りの材料をミキサーに入れ、氷2～3かけを加えてミキサーにかける。

●やわらかい骨とは？ 軟骨といい、成長期の子供の骨の両端や、関節の骨の両端にある。カルシウムを含まないため弾力がある。

肥満

食生活の見直しが第一。低エネルギーで栄養のある食事を

●Dr.アドバイス

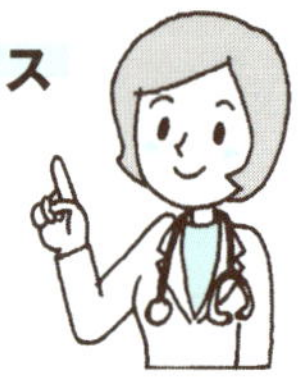

よくかんで食べる習慣でやせられる

子供の肥満は、外見だけで判断はできません。幼児なら母子手帳の発育曲線を、5歳以上なら性別・年齢別・身長別標準体重から割り出す肥満度評価（次ページ下段コラム）を判断の目安にするとよいでしょう。幼稚園をすぎるころになると活動量も増え、自然と標準体重に戻ることも多いので、気長に構えることが大切です。

子供の肥満は、乳幼児期の食生活が大きく影響しています。主食や糖質のとりすぎ、間食、夜食の習慣がないか、見直してみましょう。とはいえ育ち盛りなので、食事制限による短期間の極端な減量は避けます。低エネルギーでも栄養バランスがわるくならないようなメニューを組み立てるひと工夫が大切です。三食をとるリズムを一定にして、よくかんで食べるようにしつけましょう。よくかむことで、食べすぎを予防できます。

肥満児は運動が苦手なケースがほとんどですが、子供の興味をひいて、できるだけ体を動かすように導いてあげましょう。

脂肪をたまりにくくする はちみつビネガー

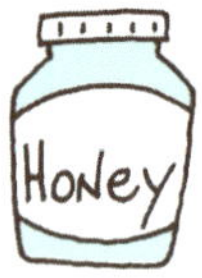

おかずの味つけが濃いと、ついついごはんを食べすぎてしまいます。肥満対策には、薄味にして過食を防ぐのもコツのひとつです。このような場合には、たとえば酢を使って、薄味の味気なさを補ってあげましょう。天然の醸造酢には20種類にも及ぶアミノ酸が含まれ、エネルギー代謝を活発にして、脂肪を蓄えにくくするはたらきがあります。

おやつの時間や空腹時には、糖分の多いジュース類のかわりに、はちみつ※バーモントがおすすめです。ただし、はちみつは少なめに。

（根本）

●はちみつビネガー

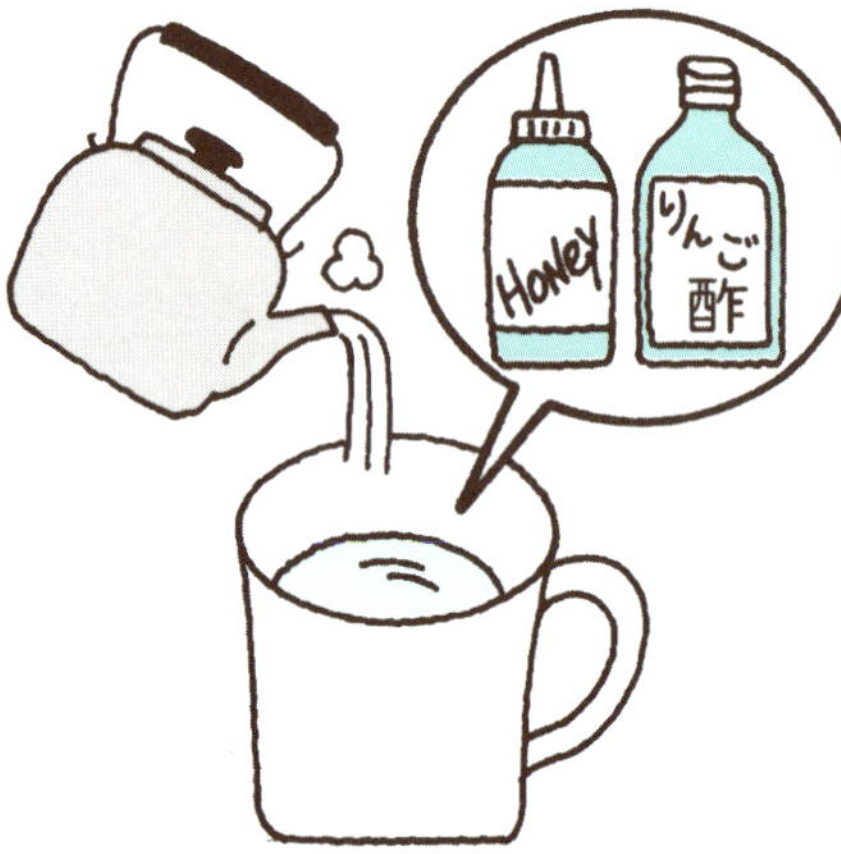

天然のりんご酢50mLと、はちみつ小さじ1をカップに入れ、お湯を1杯分注ぐ。

良質なたんぱく質が豊富 大豆・大豆加工食品

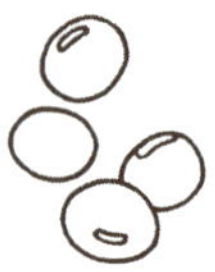

子供の肥満対策には、ふだんから動物性たんぱく質よりも、植物性たんぱく質をとらせるように心がけたいものです。子供はどうしても肉類を好みがちですが、動物性たんぱく質のとりすぎは、ますます脂肪を増やしてしまう結果になります。

植物性たんぱく質のおすすめ筆頭は、大豆。大豆に含まれるサポニンには、脂肪を減らすはたらきがあります。ふだんの食卓に積極的にとり入れて、子供の体質改善に役立てましょう。それには、豆腐や納豆など、大豆加工食品が便利です。

絹ごし豆腐と木綿豆腐では、木綿のほうが高たんぱく。原料である大豆の脂質には、肉類には含まれないリノール酸がたっぷりで、コレステロールを低下させます。カルシウム、ビタミンB_1・Eなどにも富みます。生活習慣病の予防にもなるため、揚げだし豆腐や豆腐ステーキなど、子供の喜びそうなメニューを考えて食卓にのせましょう。

また、良質のたんぱく質とともに、代謝を円滑にするはたらきをもつ緑黄色野菜、乳製品、くだもの、海藻、きのこなど、ビタミンやミネラルをたっぷりとらせるようにしたいものです。

（根本）

※1歳未満の乳児に、はちみつはあたえないこと。

こんな方法もあります

主食を玄米・麦ごはんにして具だくさんのスープで食欲をセーブ

食事の際は、一口ごとに箸を置いてしっかりかむ――それくらいの気持ちで、ゆっくり食事をとらせるようにしましょう。一口分を少なくすることも大切です。よくかむことによって食べものが唾液と混ざり、消化を助け、エネルギー代謝を活発にします。

かむ習慣のきっかけづくりには、玄米や麦ごはんがおすすめです。いずれも白米よりもかみごたえがあり、かめばかむほど味が出るうえ、ビタミン、ミネラルも豊富。このほか、ごぼう、にんじん、れんこんなどの根菜類、ひじき、わかめなど食物繊維の多い食材、骨ごと食べられる小魚なども、かむ習慣づくりに役立ちます。

食事の最初にスープやサラダをとり、過食をおさえる方法も効果的です。特にこんにゃく入りミルクスープや、豆腐ととろろ昆布のみそ汁など、具だくさんのスープは栄養のバランスもよく、空腹感を満たしてくれます。こんにゃくはカルシウムが豊富で低エネルギー、そのうえアルカリ性食品なので、血液をきれいにし、便秘解消にも役立ちます。わかめやとろろ昆布などの海藻類に含まれるヨードは、ホルモン分泌を調整して肥満を防ぎます。

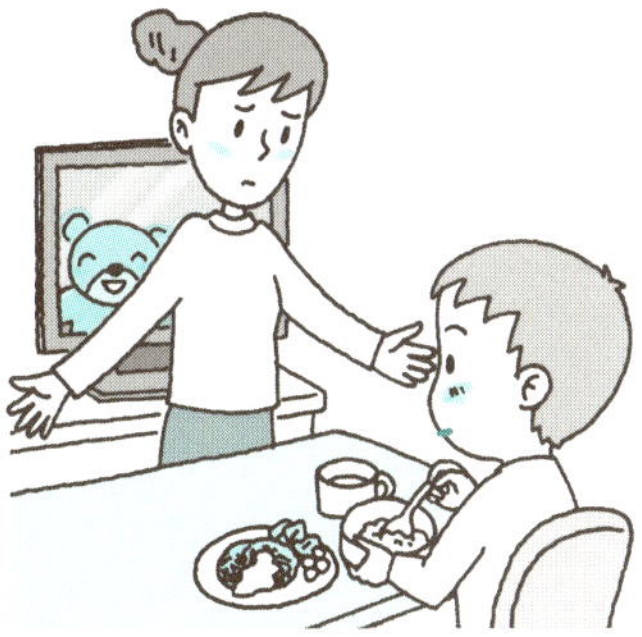

テレビを見ながらの「ながら食い」をやめさせる。食べることに気持ちが集中していないと、何をどれだけ食べたのかわからず、満足感を得られにくくなる。食べることに集中させ、早食いしないよう、ゆっくりよくかんで食べる習慣をつけさせる。

子供の肥満は、大人になってもひきずりやすい

肥満というのは、食事で摂取したエネルギーが過剰になったとき、体の脂肪細胞がこれを中性脂肪としてため込み、肥大化することで起こります。

一生のなかで脂肪細胞の数が顕著に増える時期は、胎児期、乳児期、思春期といわれています。つまり成長期に肥満であると脂肪細胞の数も増え、大人になってからもやせにくい体になってしまうのです。

実際、子供時代から肥満していると、動脈硬化の進行が早く、さまざまな生活習慣病のリスクも高まることが知られています。

そこで、子供を肥満させない配慮が求められます。肥満は小学生ごろから多くみられますが、乳幼児期のミルクや糖分のあたえすぎがベースになっている事も多いので、要注意。また、すでに肥満している場合、急激なダイエットはストレスを高め、かえって病気の原因になるので、食生活や運動の見直しから、気長に取り組ませましょう。

●肥満度（過体重度）を計算してみる

$$肥満度（過体重度）(\%)=\frac{実際の体重(kg)-身長別標準体重※(kg)}{身長別標準体重(kg)}\times 100$$

※身長別標準体重（kg）＝a×実際の身長（cm）−b　（a、bは下表参照）

肥満度±20%以内	ふつう
+20%以上	肥満

［例］　身長116cm・体重23kg・6歳男児 の場合

$0.461\times116-32.382=21.094(kg)$　←身長別標準体重

$\frac{(23-21.094)}{21.094}\times100=9.03(\%)$　←肥満度

5〜17歳の性別・年齢別・身長別標準体重計算式の係数

係数／年齢	男 a	男 b	女 a	女 b
5	0.386	23.699	0.377	22.750
6	0.461	32.382	0.458	32.079
7	0.513	38.878	0.508	38.367
8	0.592	48.804	0.561	45.006
9	0.687	61.390	0.652	56.992
10	0.752	70.461	0.730	68.091
11	0.782	75.106	0.803	78.846
12	0.783	75.642	0.796	76.934
13	0.815	81.348	0.655	54.234
14	0.832	83.695	0.594	43.264
15	0.766	70.989	0.560	37.002
16	0.656	51.822	0.578	39.057
17	0.672	53.642	0.598	42.339

（平成24年3月　乳幼児身体発育評価マニュアルより）

●腹が減っては戦はできぬ　有名な成句だが、食べすぎも逆に体全体のスタミナを落とすので、腹八分目が理想。

むし歯の予防食

乳歯から永久歯に生え変わるころは、最も大切な時期です。この時期にむし歯になると、大人になっても影響を及ぼします。健康な歯をつくるために、大切な栄養素を食事で補いましょう。

乳歯を「どうせ抜ける歯」と考えないこと

乳歯が永久歯に生え変わるのは、一般的に6歳ごろからです。乳歯は「どうせ生え変わる歯」と考えられがちですが、実は健康な永久歯をつくるためのとても重要な土台になるのです。そのひとつに、永久歯が生えてくる正しい場所を確保する役割があります。そのため、早く抜けると永久歯の歯並びに悪影響が出ます。

ふたつめは、乳歯の時期に、健康な歯で食べものをよくかめることによって、あごの筋肉や骨をしっかり発育させるという役割です。

乳歯がむし歯になると、食べものをかむさまたげになるのはもちろんのこと、かたいもの、かみにくいものを嫌いになり、偏食や食欲不振をひきおこします。栄養のある食事をとることができなくなり、永久歯ももろい歯になってしまいます。1歳で歯が生えたら、食後の歯みがきを親が行い、習慣にしましょう。

じょうぶな歯にはビタミンA・C・D、カルシウムが不可欠

小児期には、やがて生え変わる永久歯を準備するために、栄養素を十分に、バランスよく補給してあげることが大切です。

ビタミンAは歯のエナメル質を、Cは象牙質を形成します。ビタミンCが不足すると歯ぐきが弱り、出血しやすくなります。石灰質にはビタミンD、カルシウム、リンが必要不可欠です。そこで、子供のおやつにぜひあげたいのが、カルシウム、たんぱく質、ミネラルが豊富な魚粉です。この粉末を豆乳やスープ、ジュースなどに混ぜるだけでOKです。

カルシウム、たんぱく質、リンの豊富な牛乳に、完全栄養食といわれる卵もおすすめです。または、牛乳にカルシウム、リン、鉄、ミネラルを含んだセロリを加えてスープにしてもよいでしょう。

歯の掃除をしてくれる食物繊維を忘れずに

糖分はむし歯菌によって口の中で発酵し、エナメル質を溶かしてしまいます。そのうえ、カルシウムの定着をさまたげるので、極力控えるようにしましょう。間食もむし歯の大敵です。間食すると歯の表面がつねに酸性状態になって、むし歯を悪化させてしまいます。さらに心がけたいのは、食物繊維が豊富なくだものや野菜類をたっぷりとることです。食物繊維は唾液の分泌を促し、口や歯についた食べカスを掃除してくれるはたらきをします。

おやつには、生のりんごが最適です。食物繊維のペクチンが多いうえに、よくかまなければ飲み込めないので、自然と歯やあごを強化します。

レタスも食物繊維が豊富で、歯に付着した食べカスをとる掃除役にはもってこいです。

●歯をじょうぶにする食べもの

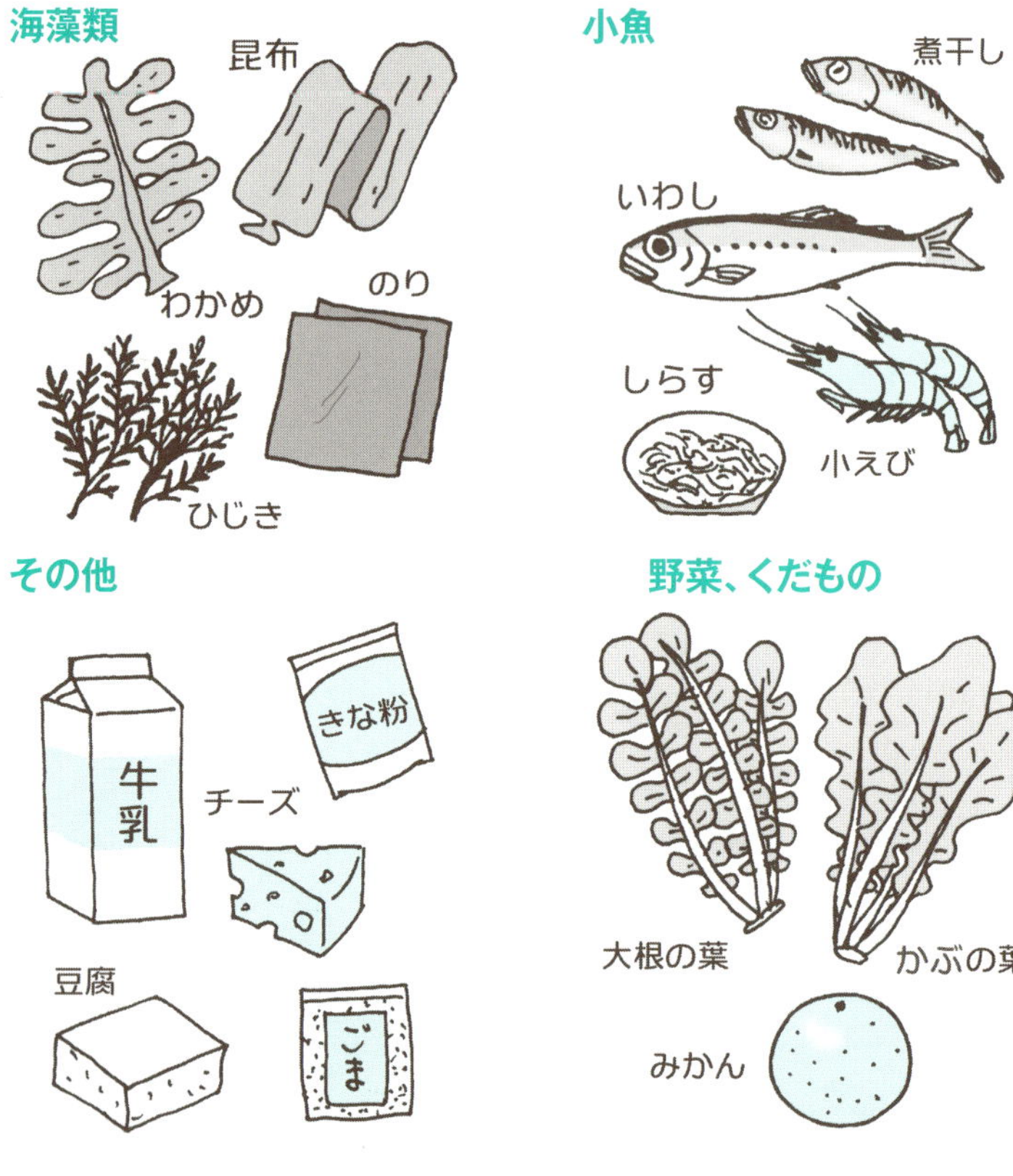
海藻類
昆布
わかめ
のり
ひじき
小魚
煮干し
いわし
しらす
小えび
その他
牛乳
きな粉
チーズ
豆腐
ごま
野菜、くだもの
大根の葉
かぶの葉
みかん

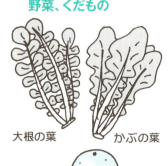

PART 6
高齢者の病気を治す食べもの

ここで紹介している方法は、人によって効果に差が出ることがあります。また、まれに体質などの理由により、合わないこともあるので、少しでも異変を感じたらすぐに中止してください。

せき

長びくせきは危険信号。肺炎が命とりになることも

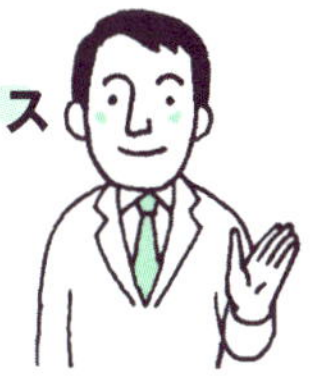

●Dr.アドバイス

高齢者は、ただのかぜでも油断は禁物。肺炎にならないように要注意

●せきは早めに処置を

せきは、気管や気管支にたまったたん、呼吸とともに侵入してきた異物、誤って飲み込んでしまった飲食物などを排除するための、生体防御反応です。かぜをはじめ、肺や気管支の病気のほとんどが、せきの原因になります。

高齢者は、長年にわたって何度もかぜなどにかかるうち、気管支の粘膜の劣化でたんが出やすくなると同時に、それを排出する力が衰えています。また、気管支の弾力性がなくなってたんのきれがわるくなるため、何度もせき込んでしまうことがあります。心臓のはたらきが弱っている高齢者は、少しの負担でも肺がうっ血して、よけいにせきが出やすくもなっています。

長びくせきは、慢性気管支炎にかかっている疑いがあります。また、肺結核も近年、ふたたび増加中。若いときに肺結核や胸膜炎をわずらった場合には、再発・悪化して胸の中に膿《うみ》がたまる膿胸《のうきょう》という病気にかかることもあります。

長びくせきは、体力を激しく消耗させます。せきで夜眠れないようだと、深刻な状況を招きかねないので、早めの処置が必要です。

●高齢者の肺炎は重症化しやすいので要注意

高齢者は肺炎にかかりやすく、一度かかると治りにくいのが特徴です。2016年の人口動態統計によれば、死亡原因はがん、心臓病について、肺炎が第3位となっています。

高齢者に多い肺炎に、嚥下《えんげ》性肺炎があります。原因は2つあり、1つは食事の際に、誤嚥した食べものといっしょに病原菌が気管に入るためです。もう1つは、歯みがきや入れ歯の手入れを怠るなどして、不潔な口の中で増えた細菌を、就寝中に少しずつ気管内に飲み込むためです。後者は特に、高齢者であれば、元気な人も、寝たきりの人もかかりやすい肺炎です。

食べものの誤嚥は、気管に入ったものをすべて吐き出すという反射が鈍っている高齢者におこりやすいといえます。こうした嚥下性肺炎を防ぐには、食事はゆっくりとよくかんで食べ、むせたり、つかえたりすることがないように注意します。就寝前には歯をしっかりみがき、うがいをし、入れ歯も清潔にしておくように心がけてください。

高齢者は体温の調節がうまくいかない、免疫力が落ちている、呼吸器の機能が衰えているなどの理由によって、かぜにかかりやすい条件がそろっています。また、かぜをひいても熱が出なかったり、出ても高熱にならない傾向にあります。油断しているうちに、動悸《どうき》や息切れがおこり、呼吸や脈拍も速くなってあわてることがめずらしくありません。ただのかぜから、あっというまに生命の危機に陥ることすらありますから、十分に注意しましょう。

肺炎予防として、65歳以上を対象とする肺炎球菌ワクチンの接種を、市区町村が行っています。また、日々の肺炎予防策として、帰宅後の手洗いやうがい、食後の歯みがきも忘れずに励行しましょう。

慢性気管支炎のせきに ゆり根のつき汁

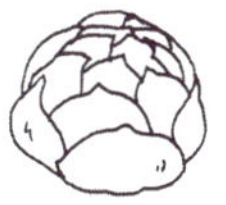

ユリのなかで食用にされるものは、ヤマユリ、オニユリ、コオニユリ、ハカタユリなどです。なかでも、ヤマユリの根は鱗片《りんぺん》が大きく、苦みが少ないので料理ユリともよばれています。

ゆり根のつき汁は、肺を潤し、せきを止める効果があります。よく洗ったゆり根をつき、そのしぼり汁をお湯で割って飲むと、肺結核や老人性気管支炎に効きます。

（根本）

●ゆり根のつき汁

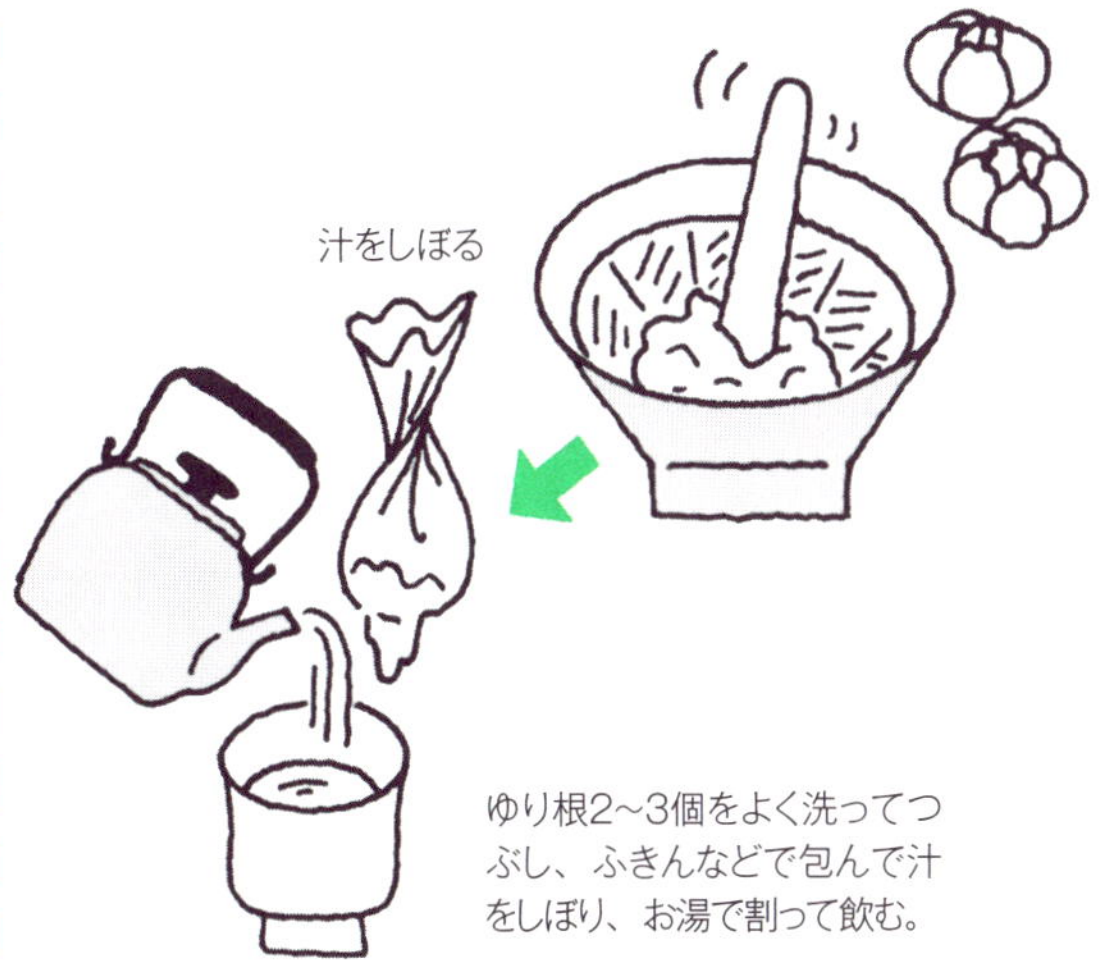

ゆり根2〜3個をよく洗ってつぶし、ふきんなどで包んで汁をしぼり、お湯で割って飲む。

●くしゃみをしたとき、肩を3つずつたたいておけばかぜひかぬ　くしゃみは体のどこかが冷えているという警告。

ゼイゼイするせきに
黒ごまのはちみつ練り

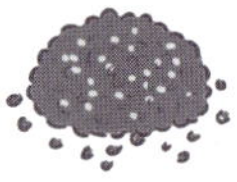

ごまには白、黒、茶（金）の3種類があります。高齢者のぜんそくのせきどめには、黒ごまを用います。

黒ごまと氷砂糖をついて、ドロドロにしたものを朝夕2回、お湯で服用すると、乾燥性のせき（からせき／たんを伴わない）によく効きます。また、黒ごまのはちみつ練り（作り方は次ページ）を朝夕1さじずつ服用します。老人性のゼイゼイするせきに効果的です。

ただし、アレルギーぜんそくの人は、たくさん食べないように注意します。（根本）

体力を補うせき止め
おろしやまいも

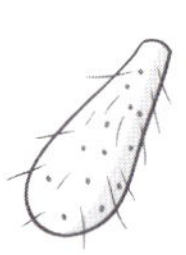

滋養と強壮のはたらきがあるやまいもは、せき止めにも効果があります。せき込むとかなりの体力を消耗します。体力のない高齢者には、せきを止め、さらに体力を補うことができる、おろしやまいもは最適です。

すりおろしたやまいもとさとうきび（シロップまたははちみつでも可）のしぼり汁を1回15㎖、1日2回に分けて、あたためて服用すると、高齢者の慢性気管支炎に効果があります。ただし、やまいもアレルギーの人は食べないでください。（根本）

しつこいせきを鎮める
昆布の砂糖漬け

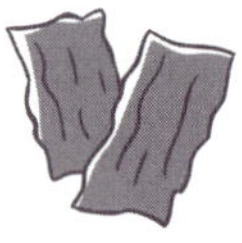

昆布は、かたいものをやわらかくする「軟《なん》堅《けん》作用」が強く、特にがんこでなかなか治りにくい病気の治療に用いられます。

気管支炎のしつこいせきを鎮めるには、昆布を洗って短冊に切り、3回ほどお湯に通します。これに砂糖をまぶして朝晩1枚ずつ食べると、高齢者の慢性気管支炎によいとされています。1週間ぐらいで効果があらわれます。（根本）

●昆布の砂糖漬け

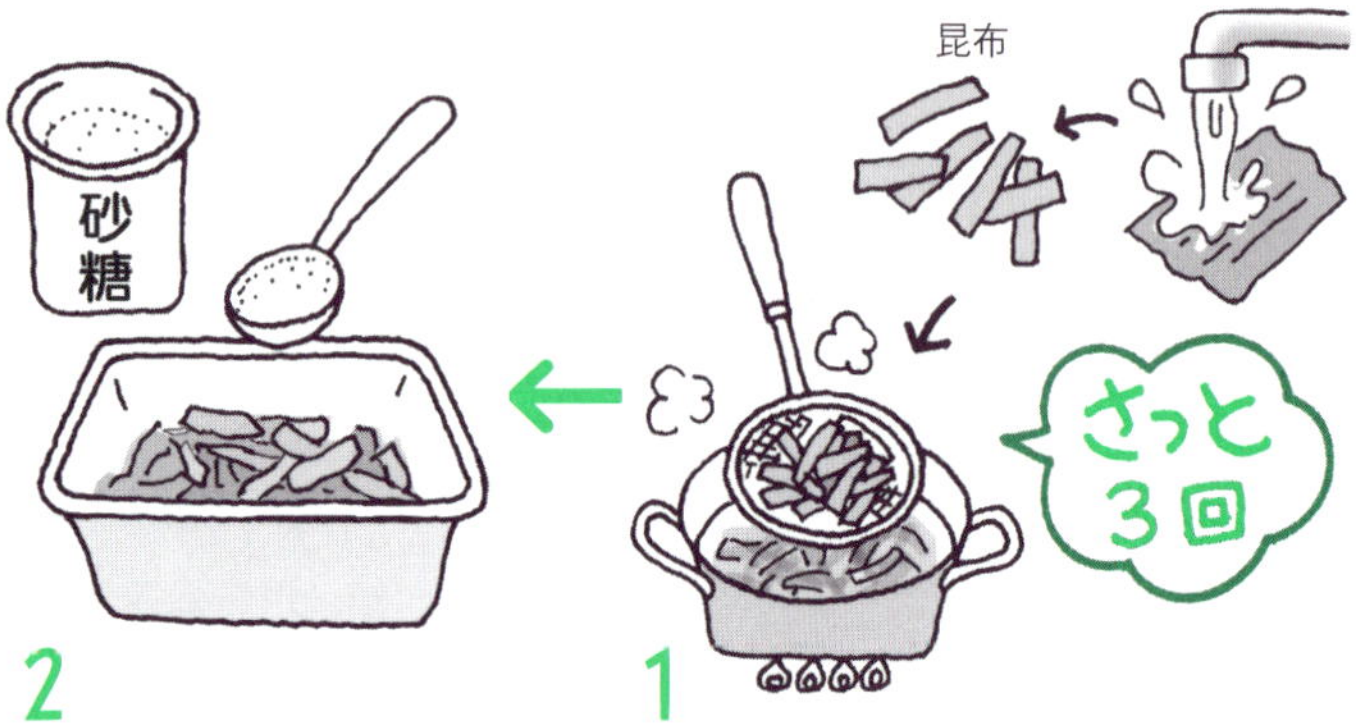

1
昆布を洗ってから短冊に切り、さっと3回湯通しする。お湯に長くつけてしまうと、薬効が溶け出してしまうので手早く。

2
器に入れ、表面に砂糖をまぶす。朝晩1枚ずつ食べる。

血たんが出るせきに
しその種子の煎じ汁

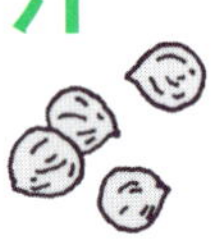

しそは、かぜで寒けや発熱があるときによく用いられます。また、せきやたんを鎮めるため、ぜんそくにも有効。しその葉としょうがを適量混ぜ、煎じて飲むとよいでしょう。

また、いったしその種子とだいこんの種子を各10g、いったからしなの種子5gを合わせてついて、適量の水で煎じて用いると、高齢者の慢性気管支炎や血たんの出るせきに効きます。3種類そろわないときは2種類でもよいでしょう。しその種子は紫蘇子《しそし》という生薬で、漢方薬局で購入できます。（根本）

たんのきれにくいせきに
ツユクサのおひたし

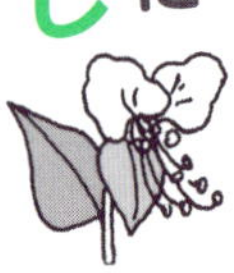

黄色く粘りけがあり、きれにくいたんが出たり、のどが渇きやすく、夏になると具合がわるくなるといった、肺に熱をもつタイプのぜんそくには、ツユクサが効果的です。

これはツユクサに解熱作用があるからです。乾燥させた全草を煎じて飲む方法もありますが、おひたしやみそ汁の具にしてたくさん食べるほうが効果があります。

特に、心臓もわるいという高齢者にはより効果的です。毎日、小皿1杯ぐらい食べましょう。（根本）

かぜにも気管支炎にも効く クマザサエキス

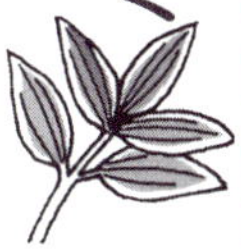

クマザサエキスは炎症をやわらげ、細胞を元気にさせるはたらきがあります。
かぜをひいてのどが痛かったり、鼻水が出たり、せきが止まらないといったときには、市販のクマザサエキスを薄めて飲むとよいでしょう。
高齢者の場合は、かぜや気管支炎から肺炎に移行するケースが多いので、かぜかなと思ったら、すぐにクマザサエキスを飲んでおくと、悪化を防げます。（根本）

その他のおすすめ 食品・山野草

せきには、**なしのジュース**が効きます。すりおろして汁をしぼり、熱があるときはそのまま、寒けがする場合はホットジュースにして飲むとよいでしょう。**にんじん**をすりおろしてそのまま食べるか、すりおろしてしぼった汁をとり、さかずきに1～2杯飲んでも有効です。
れんこんの節の部分を、おろし器ですりおろし、その汁を飲みます。ぎんなんをいって殻をとり、水煮にしたものにはちみつをかけて食べてもよいでしょう。

せんべいや大福はがまん

もち米は体をあたためたり、炎症を促す作用があるため、せきやぜんそくの人にはよくありません。**もち**や**大福**、**せんべい**、**おこわ**なども同様です。

かぜなどでせきが出るときは、**なす**、**ぶり**、**えび**、**かに**、**柿**などを食べすぎないように注意しましょう。**たけのこ**は、せきやぜんそくを悪化させますから注意しましょう。

また、食べすぎて満腹になると、せきが出やすくなり、発作もひどくなります。腹八分目を心がけましょう。

黒ごまのはちみつ練りの作り方

材料（30回分）

黒ごま	250g
しょうが	1/2個（75g）
はちみつ	大さじ3と1/2（75g）
氷砂糖	75g
水	少々

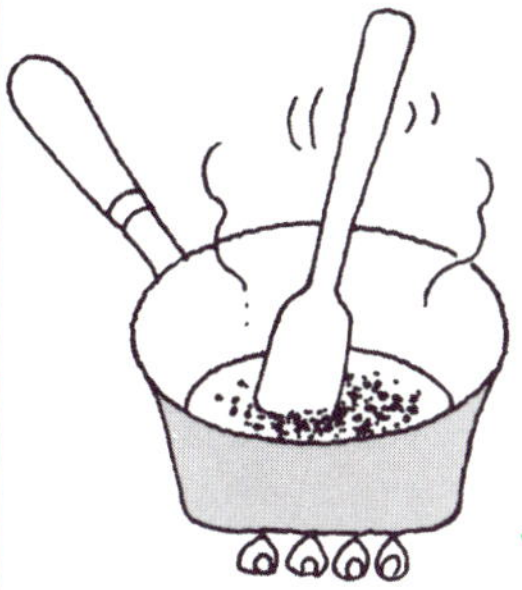

1 黒ごまは焦げないように、中火でいる。

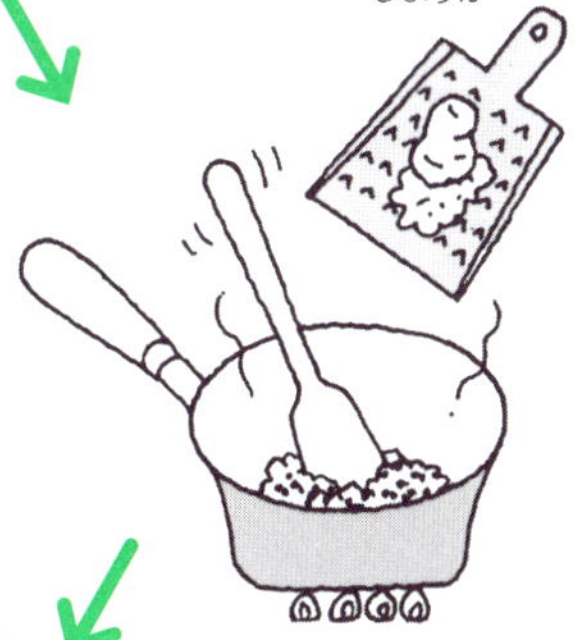

2 しょうがをすりおろし、1と混ぜてさらにいり、冷ましておく。

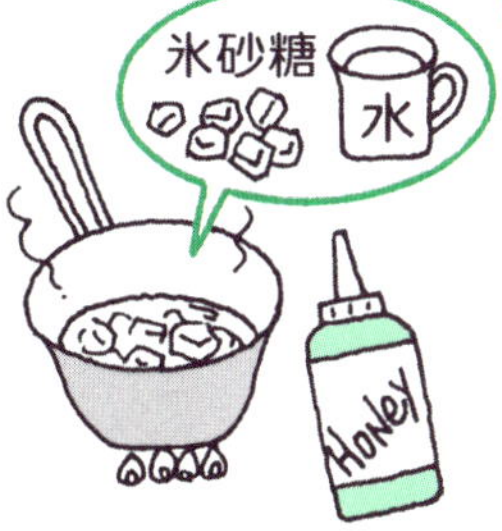

3 氷砂糖と水を鍋に入れて火にかけ、煮溶かしたら、はちみつを加えて、さっと煮立たせる。

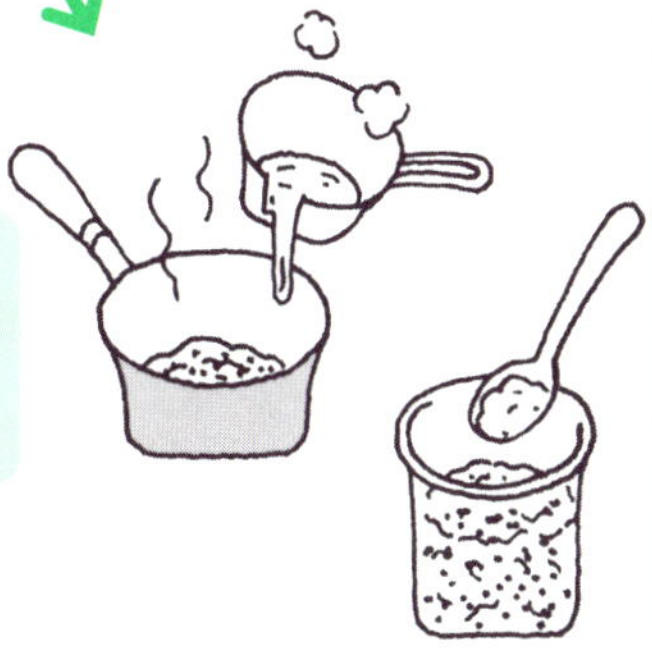

これがコツ

4 **3が熱いうちに2と混ぜ合わせ、冷めたら保存容器に移す。毎日、朝晩1さじずつ食べる。**

作ってみました

氷砂糖とはちみつのシロップは、冷めると固まりやすいので、熱いうちに黒ごまと混ぜ合わせるようにします。

食べてみました

「しょうが風味の黒ごまあめ」といった感じの味です。お茶や白湯《さゆ》といっしょのほうが食べやすいでしょう。

●夏は陽《ひなた》、冬は陰《かげ》に行け　暑い日は暑いまま、寒い日は寒いままに、自然に生活するのが体にいちばんよいという意味。

心臓病

塩分制限は健康維持の鉄則。たんぱく質も十分に

●Dr.アドバイス

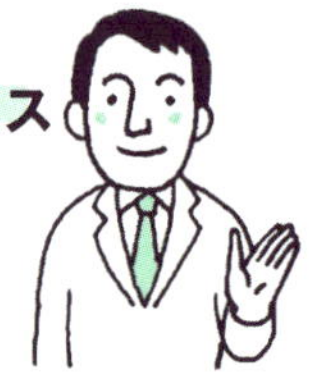

年齢のせいと見逃しがちだが、足がむくんできたら、心不全を疑う

心臓は、全身の細胞に血液をゆきわたらせるポンプです。血液は酸素や栄養素、ホルモンなど大切なものを運んでいます。しかし、心臓の機能もやはり老化とともに衰えます。さらに動脈硬化が進行すると、血液が流れにくくなるため、心臓は無理をして血液を送り出し続けるようになり、肥大化（心肥大）することもあります。

心臓の衰えで、さまざまな不調が体にあらわれるようになります。たとえば、少し体を動かしただけで、動悸《どうき》や息切れがします。疲れやすくなったり、めまいがしたり、胸痛がすることもあります。また血液の流れによどみが生じることで、特に下半身にむくみが生じます。就寝中に何度もトイレにおきるのも、このむくみに関係しています。

肺がうっ血すると、肺炎がおこりやすくなります。高齢者のかぜは、心臓の大敵といえます。かぜをひかないように留意し、また、かぜをひいている人と接するのはなるべく避けてください。

心機能が衰えた人は、体を動かすと不調があらわれることから、無意識のうちに日常の活動を制限している場合があります。これはかえってよくありません。動悸や息切れがしない程度の運動はしたほうが、心臓のためにはよいのです。

食生活にも注意が必要。衰えた心臓に栄養をあたえるためには、動物性たんぱく質を十分にとりましょう。塩分を控えて高血圧を予防することも、心臓への負担を軽くするためには有益です。

●高齢者の心臓病

□若いときからのもちこし

先天性の心臓病や弁膜症など、若いときにかかった心臓病が、障害が軽かったために高齢になるまで発病せずもちこしたもの。

□中年からのもちこし

中年期にいわゆる生活習慣病として、狭心症、心筋梗塞《しんきんこうそく》にかかったが、症状が軽く、現在までもちこしたもの。

□心臓自体の老化

老化に伴って、心臓自体も老化し、機能が衰えてくるためにおこるもの。心臓の弁が硬化してくることによっておこることも多い（心臓弁膜症）。

●高齢者の心臓発作のきっかけ動作

□軽い動き

急ぎ足で歩いたり、階段をのぼるときに、動悸や息切れがある。

□前かがみ

物を拾うときや爪を切ろうとして前かがみになったときに、胸が痛む。

□服を着る

ベルトを締める、着物の帯を締めるなどの軽い動作。

□高いところにある物をとる

ちょっと背伸びをしただけでも発作の原因に。

□いきむ

重い物を持ったり、トイレでいきむのも、発作の原因になることが多い。

心臓には心臓を ハツの炒めもの

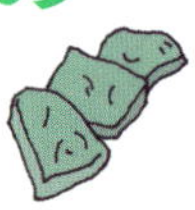

心臓のわるい人は豚や鶏の心臓（ハツ）を食べるという方法があります。これを漢方の食養生では、「以《い》類治類《るいちるい》」といいます。

動悸や息切れがする人は、豚のハツと蓮子《れんし》の炒めもの（作り方は次ページ）がおすすめです。（根本）

心臓の機能をよくする 龍眼肉

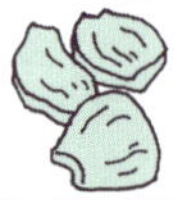

龍眼肉《りゅうがんにく》は、漢方では心臓の機能をよくし、動悸や物忘れにも効果があるとされています。煮もの、炒めもの、スープなどに入れて常食するとよいでしょう。発作予防にもなります。（根本）

豚のハツと蓮子の炒めものの作り方

●材料（4人分）

ハツ（豚の心臓）	250g
ハスの実	20g（約20個）
れんこん	60g
干ししいたけ	2枚
ねぎ・しょうが	各少々
ナツメ	4個
鶏がらスープ	2と1/2カップ（500mL）
サラダ油	適量
カキ油・ごま油	各少々
らっきょう漬け	適量
パセリ	適量

1 ハスの実は、一昼夜水につけておく。

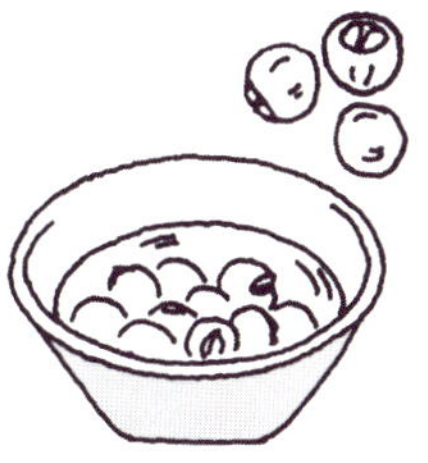

2 ハツは薄切り、ねぎとしょうがはみじん切り、水でもどした干ししいたけは乱切りにする。れんこんは半月切りにして、水にさらす。

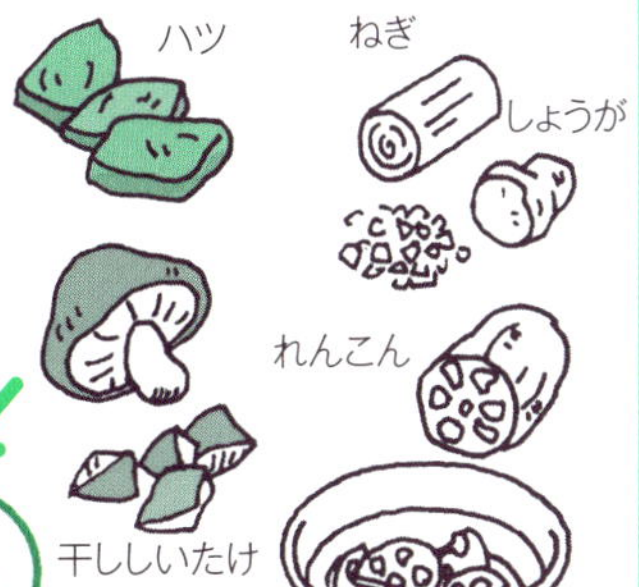

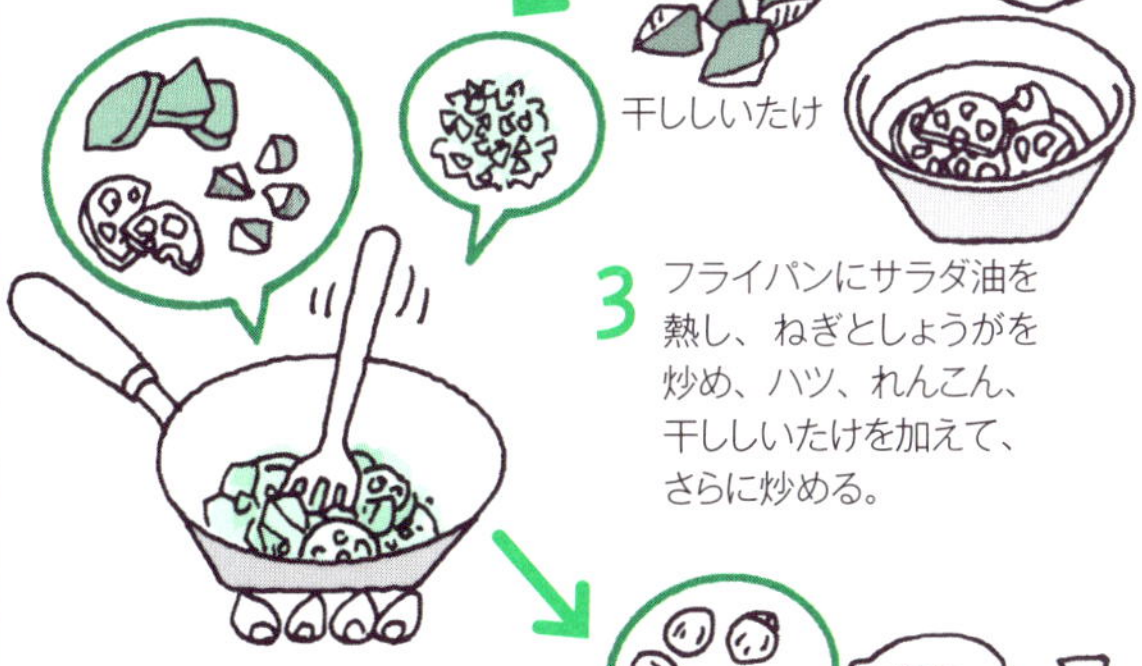

3 フライパンにサラダ油を熱し、ねぎとしょうがを炒め、ハツ、れんこん、干ししいたけを加えて、さらに炒める。

4 ハツやれんこんに焼き色がついたら、水けをきったハスの実とナツメ、鶏がらスープを入れて煮る。水けがなくなったら、カキ油とごま油を入れ、汁けがなくなるまでさらに炒める。器に盛り、らっきょう漬けとパセリを添える。

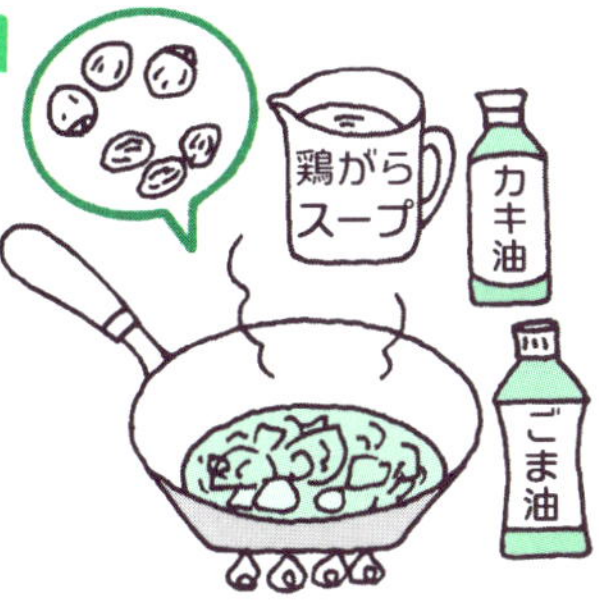

作ってみました

ねぎとしょうがを炒めたあと、ハツを入れてしばらく強火で炒めると、うまく焼き色がつきます。

食べてみました

それぞれの材料の歯ごたえがちがうため変化があり、おいしくいただけます。カキ油は味が濃いので、入れすぎないようにしましょう。

強心に ハスの実の煎じ汁

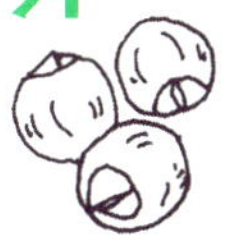

ハスは花も実も根も、すべてにおいて薬効があります。特に実は蓮子《れんし》といって、心臓のはたらきを補う作用があります。

動悸がするときには、蓮子の中胚芽の部分（蓮子心《れんししん》）4.5gを水で煎じて飲みます。蓮子は中国食材を売っている店で、蓮子心は漢方薬局で、それぞれ購入できます。（根本）

生活習慣病の特効薬 ドクダミの煎じ汁

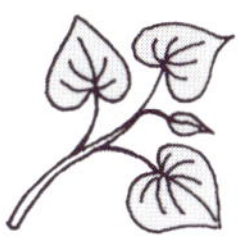

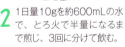

ドクダミの生の葉には独特の強いにおいがあります。原因は、においの成分に含まれているデカノイルアセトアルデヒドや、ラウリールアルデヒドによるもので、抗菌性があります。乾燥させればにおいは消えます。乾燥させた葉を煎じ、お茶がわりに飲むと、狭心症、高血圧、脳出血の予防になります。（根本）

●ドクダミの煎じ汁

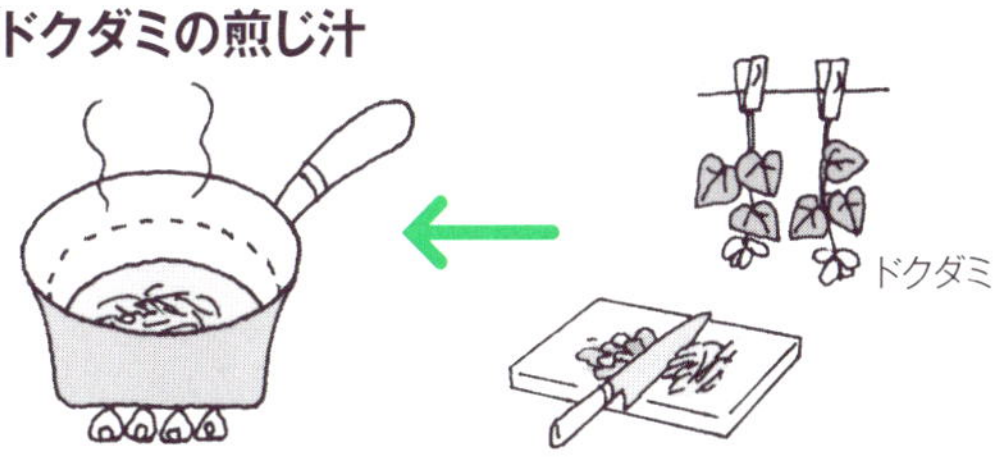

1 梅雨どきに採取したドクダミの地上部全草を、陰干しにして乾燥させ、きざむ。

2 1日量10gを約600mLの水で、とろ火で半量になるまで煎じ、3回に分けて飲む。

その他のおすすめ 食品・山野草

トマトを毎朝、空腹のときに1〜2個ずつ半月も食べ続けると、高血圧や眼底出血を予防します。はちみつを毎日3回、1回1さじずつ飲むか、ローヤルゼリーを1日300〜600mg飲むと、心臓病や冠状動脈硬化に効果があります。

そのほか、薄味のらっきょう漬けもよいでしょう。卵油をスプーンに1/3ずつ毎朝飲むのも有効です。

●寝たきり高齢者は心不全になりやすい　寝たきりだと、心臓は血液を重力に逆らって流す必要がないので、機能が低下する。

高血圧

若いときとはちがい、下げるよりも上げない工夫が大切

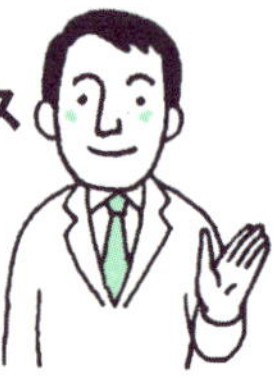

●Dr.アドバイス

動脈硬化が進むので減塩を心がけ、肉と卵で血管をじょうぶにする

中高年の突然死の原因となる病気の代表が、脳卒中と心筋梗塞です。これらの病気の最大の原因は動脈硬化であり、「高血圧」と「加齢」が、それを進行させるいちばんの要因です。

高血圧がなぜ動脈硬化を促すかといえば、高い圧力の血流が、つねに血管壁を押し続けるからにほかなりません。つまり、血圧が高いままに年齢を重ねるほど、リスクが高まるのです。

高血圧の基準は、最大血圧（上）140㎜Hg以上、最小血圧（下）90㎜Hg以上です。高齢者の血圧の特徴は変動（動揺性）が大きいことで、白衣高血圧（病院で測る血圧が高くなる）や、その逆の仮面高血圧の割合が高くなります。そのため、家庭で日常的に測定し、自分の血圧の実態を把握することがとても重要とされています。なお、高血圧の高齢者ほど、急に立ち上がったときや、立って排尿したあと、せき込んだときなどに急激に血圧が下がりやすいことが知られており、めまいや失神、転倒、脳卒中などの危険が高まります。そこで、血圧は下げすぎても弊害があるとされます。

食事の注意点としては、第一に減塩です。ただし、高齢になると食事量や味覚、栄養状態の個人差が大きくなるため、過度の減塩にならないよう留意します。また、血管をじょうぶにするためには動物性たんぱく質が必要。特に脂肪分の少ない肉や、卵を食べることが大切です。

高血圧の予防食に セロリと豚肉の炒めもの

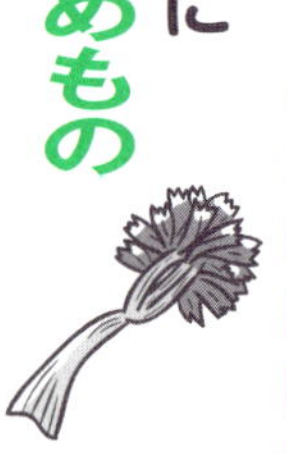

独特の味と香りをもつセロリは、苦手な人が多いのですが、血圧を下げて、高血圧を予防するはたらきがあります。

血圧を下げるには、生のセロリのしぼり汁20㎖に、同量のはちみつを加えて、1日3回飲む方法があります。

高齢者の高血圧には、セロリと豚肉の炒めものが食べやすくておすすめです。豚肉には老化を防ぐはたらきがあります。さらにコレステロールを下げるはたらきのあるしいたけを加えると、より効果的です。

（根本）

●セロリと豚肉の炒めもの

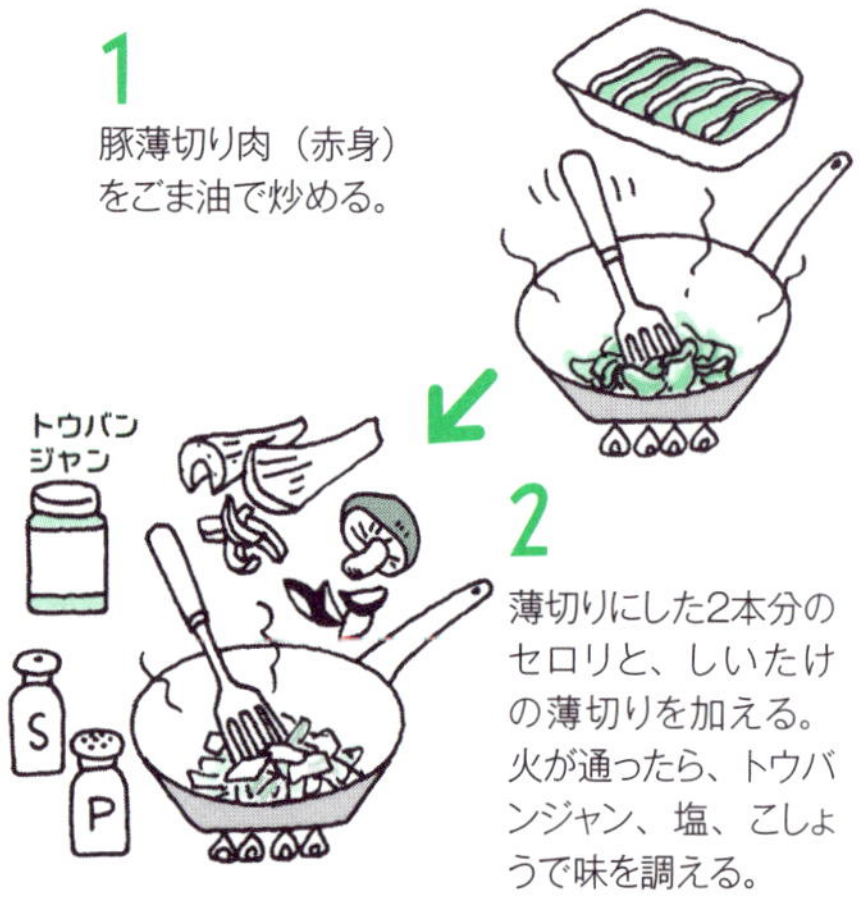

1 豚薄切り肉（赤身）をごま油で炒める。

2 薄切りにした2本分のセロリと、しいたけの薄切りを加える。火が通ったら、トウバンジャン、塩、こしょうで味を調える。

血圧改善効果抜群の セリの煎じ汁

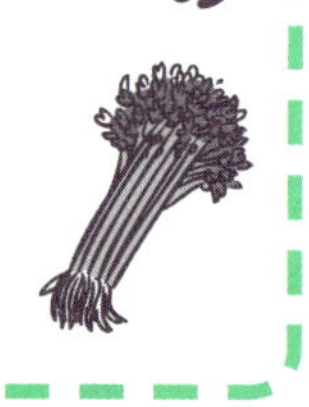

セリはカリウムが多いため、余分な塩分を体外に出し、血圧を下げます。セリの煎じ汁（作り方は次ページ）を飲むと、脂質異常症、高血圧による頭痛、めまい、目の充血、動脈硬化による心臓疾患に有効。セリを煎じたスープに、砂糖を少量加えても効果があります。

ただしセリは、〝血をさわがす〟作用があるため、アレルギー体質の人は、長期間にわたり多食しないようにしましょう。

（根本）

常食するとよい クラゲのスープ

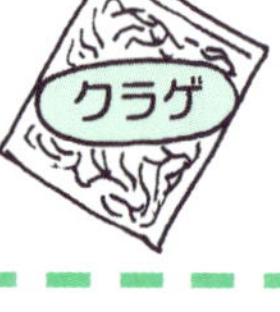

クラゲは常食すると血圧を下げます。長期間摂取しても副作用がありません。

新鮮なクラゲ100ｇをみじん切りにして、薄切りにした黒くわい150ｇといっしょに、適量の水で煮たものを常食すると効果的です。黒くわいは、消化を助けるのに役立ちます。なお、塩漬けにしたクラゲを使うときは、十分な塩抜きが必要です。

（根本）

セリの煎じ汁の作り方

●材料（1杯分）

セリ	500g（約3束）
水	4カップ
砂糖	適量

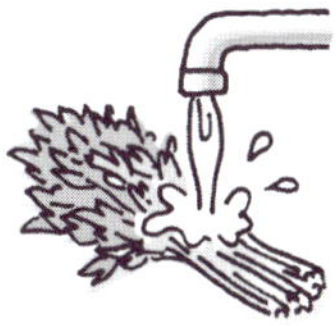

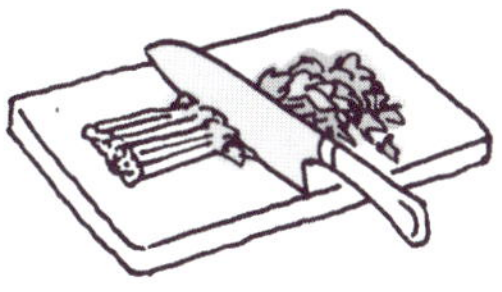

1 セリは洗ってざく切りにする。

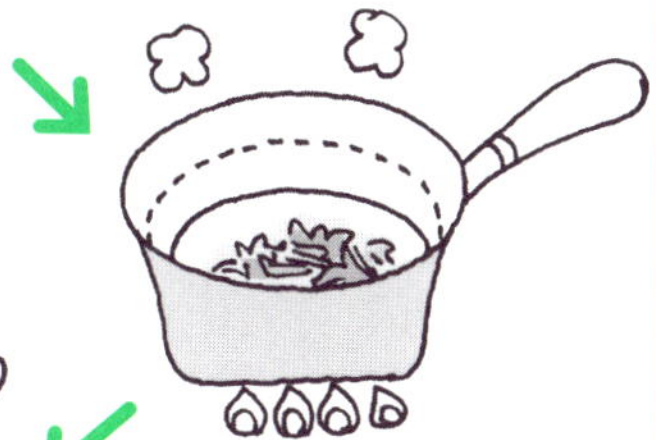

2 水と1を鍋に入れ、中火で半量になるまで煎じる。

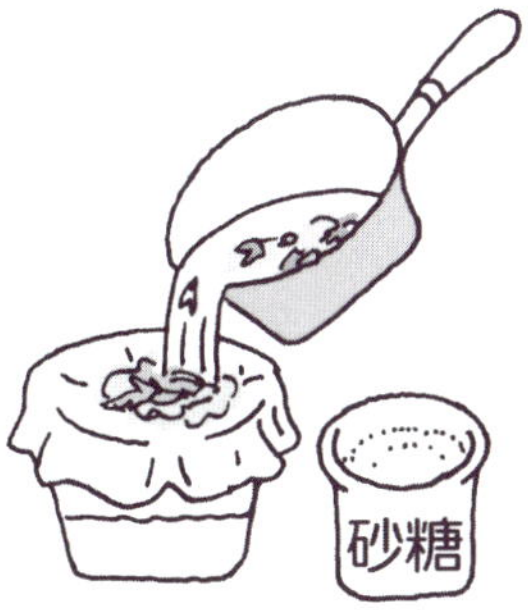

3 汁をこし、砂糖を加えて飲む。

作ってみました

セリが根つきの場合、洗っても土や砂が残っていることがあります。飲む前に、ガーゼなどでこしたほうがよいでしょう。

飲んでみました

セリ独特のえぐみがあり、そのままだと、とても苦い汁です。砂糖を入れると飲みやすくなります。

血管壁を強くする クコの葉

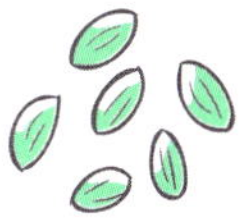

クコの生葉には、毛細血管などの血管壁を守り、じょうぶにして動脈硬化を予防する、ルチンやビタミンが豊富に含まれています。また血圧降下薬の服用によって不足しがちになるカリウムを含んでいるため、その補給にもなります。生で食べても、葉を乾燥させて煎じ、クコ茶として毎日飲んでも、効果はあります。お茶で飲むときは、濃いめに入れるのがコツです。（根本）

その他のおすすめ 食品・山野草

にんじんジュースを1日2～3回飲むと、のぼせを下げ、食欲を増進させます。新鮮な**トマトジュース**を1日2～3杯飲んでも効果的です。

血圧降下薬を飲んでも効果があらわれない人は、**クマザサエキス**をお湯で薄めて飲むとよいでしょう。

柿や**柿の葉**、**玉ねぎ**なども有効です。

また、**アカザ**の地上部を陰干しにしたもの約20gを、1日量として煎じて飲むと、血管に付着した脂肪を分解します。

日・常・生・活・の・注・意

合併症がある高齢者の食事のポイント

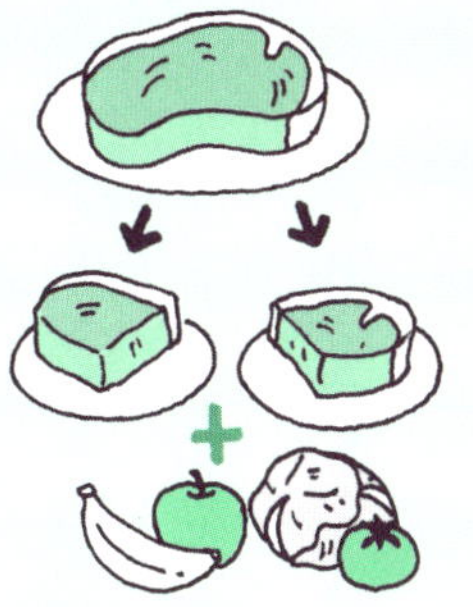

心臓病の人
血栓《けっせん》の原因になるので、動物性脂肪を1回の食事でまとめ食いしない。野菜やくだものでカリウムを補給する。

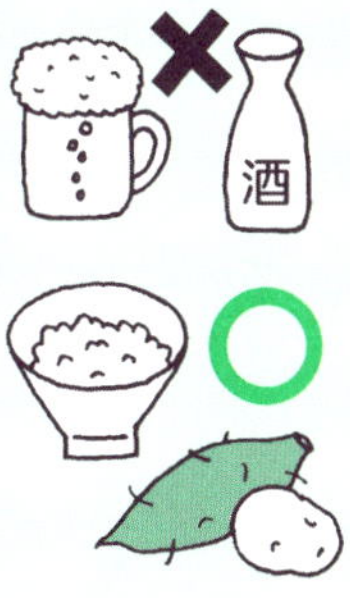

痛風の人
禁酒する。過食も大敵。プリン体を多く含む動物性食品を控え、穀類やいも類をとる。

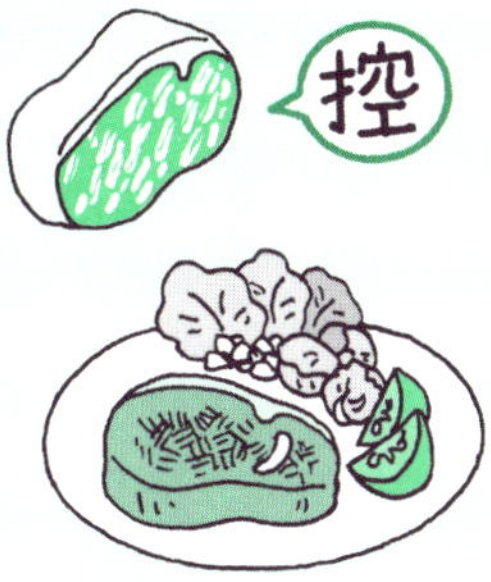

中性脂肪やコレステロールが多い人
動物性脂肪を控え、食物繊維をたくさんとるようにする。肉料理には必ず野菜をつけ合わせる。

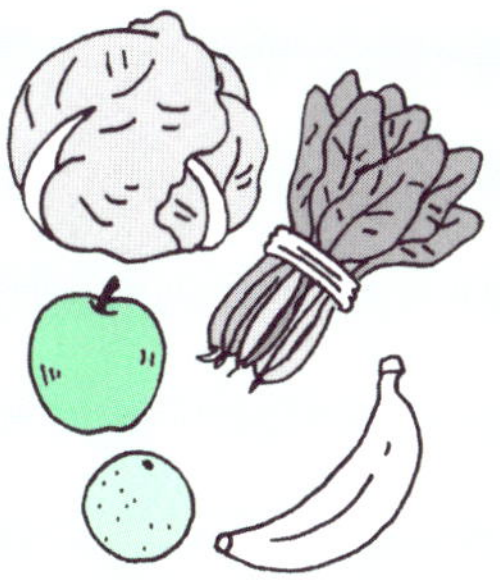

糖尿病の人
体内の塩分を排出するカリウムが不足しがちなので、キャベツやほうれん草などの葉菜類やくだものをとる。

●アカザの杖で転べば3年生きぬ　アカザは杖に用いるのに格好な植物。高齢者がアカザの杖で転ぶようでは先行きが不安という意。

脳卒中

寝たきりや認知症の原因にも。食事で予防が可能

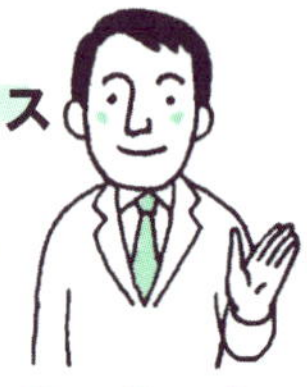

●Dr.アドバイス

バランスのよい食事が血管をじょうぶにする

脳卒中には、270ページでも説明した通り、いくつかのタイプがあります。近年、高齢者に増えているのは、心房細動などで心臓内にできた血栓が、脳の血管に流れてきて詰まる「心原性脳塞栓症《しんげんせいのうそくせんしょう》」と、脳の血管壁にコレステロールがたまって血流をふさぐ「アテローム血栓性脳梗塞《のうこうそく》」です。

高齢者の脳卒中がこわいのは、突然死のリスクが高いことはもちろん、寝たきりのきっかけになったり、脳血管性認知症の原因になったりするところです。

脳卒中の予防には、1日3回の食事をしっかりとることが欠かせません。高齢になると、どうしても食が細くなり、栄養不足の人が増えてしまいます。特にたんぱく質。コレステロールを心配するあまり肉を過度に避ける人がいますが、それでは血管がもろくなり、発作を起こしやすくなります。

もちろん、高血圧を防ぐための減塩も大切。そのほか、ビタミンやミネラルも過不足なくとって、栄養バランスをととのえましょう。

予防のために常食したい ごぼうの昆布巻き

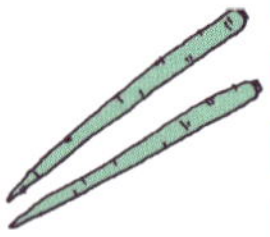

中国の研究によると、ごぼうは新陳代謝を活発にし、血液の循環を促し、古血をくだし、脳卒中を予防する効果があるといいます。昆布も高血圧や動脈硬化の予防食として有効です。

ごぼうの昆布巻きは、ふたつの食材の相乗作用によって、脳卒中の予防にとても大きな効果を発揮します。

ごぼうは、きんぴらごぼうのほか、たたきごぼうやごぼう粥（作り方は271ページ）などにして、常食するよう心がけましょう。ただし、塩分は控えめに。

（根本）

血液をきれいにする きくらげとごぼうの炒め煮

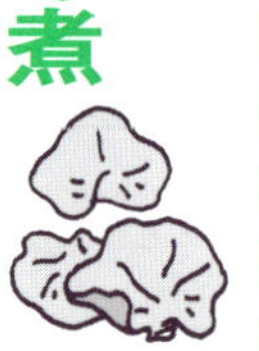

きくらげの主な薬効は血液の浄化作用で、動脈硬化や高血圧に効果があります。おまけに低エネルギーで、良質のたんぱく質、カルシウムを含んでいます。茶褐色のものと、白いものがありますが、白のほうが薬効が数段すぐれています。

動脈硬化の改善に効果的な漢方食としては、きくらげとごぼうに、ひじきとこんにゃくを加えた炒め煮（作り方は次ページ）がおすすめです。

（根本）

発作後の治療に 桃仁の丸薬

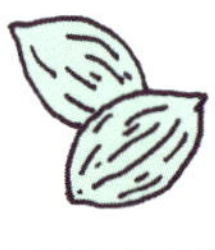

桃仁《とうにん》は桃の種子で、アーモンド形をしており、桃核《とうかく》ともいいます。体内の古い血を浄化し、血のめぐりをよくするはたらきがあります。

脳卒中によって、半身まひなどの後遺症が残ったときには、桃仁の丸薬《がんやく》を作って、1回20粒を1日2回、日本酒で服用すると効果があらわれるとされます。

ただし、生の桃仁には毒があるため、中毒をおこします。丸薬を作るときには、漢方薬局などで売っている、乾燥した桃仁を使うようにしてください。

（根本）

●桃仁の丸薬

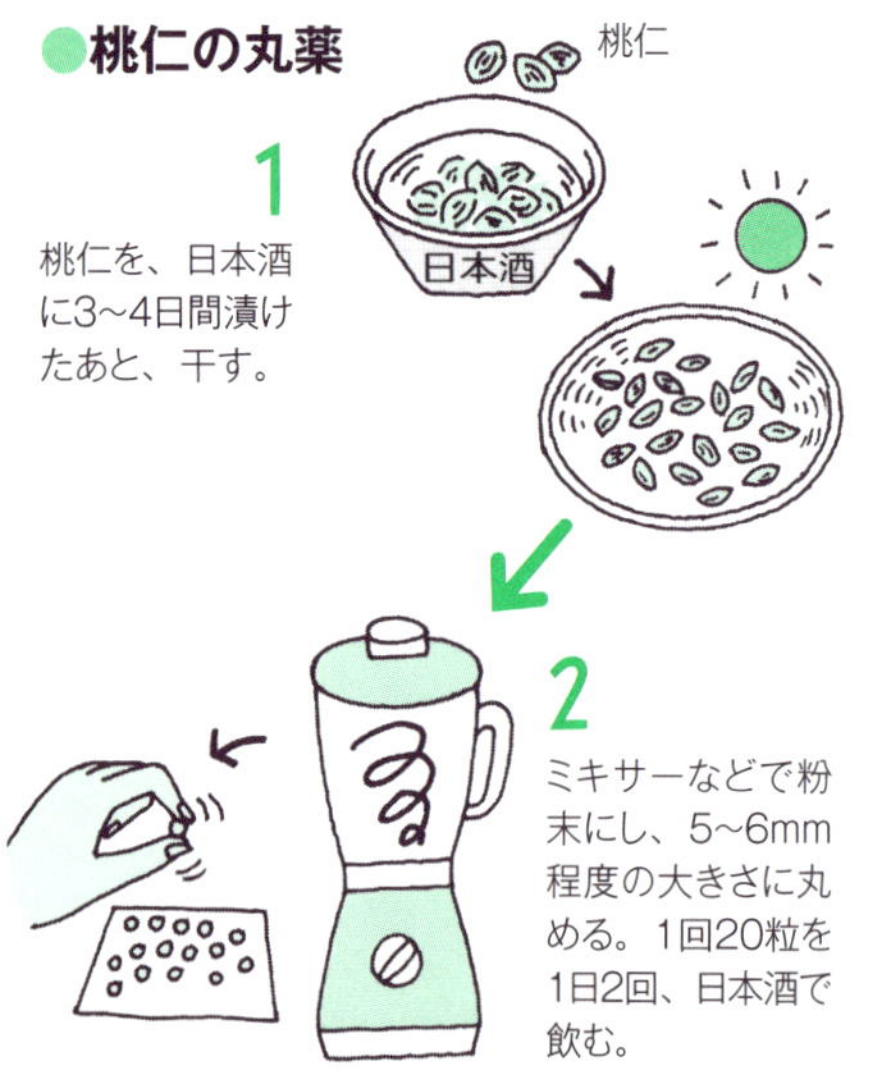
桃仁
日本酒
1
桃仁を、日本酒に3〜4日間漬けたあと、干す。
2
ミキサーなどで粉末にし、5〜6mm程度の大きさに丸める。1回20粒を1日2回、日本酒で飲む。

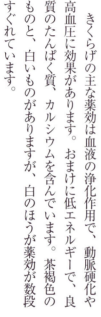

きくらげとごぼうの炒め煮の作り方

●材料（4人分）

ごぼう	100g（1/2本）
きくらげ（乾燥）	2g（ひとつまみ）
にんじん	100g（中1/2本）
こんにゃく	150g（2/3枚）
ひじき（生）	30g
セリ	50g
だし汁	1カップ（200mL）
減塩しょうゆ	大さじ1
ごま油	小さじ1
いりごま	少々
サラダ油	適量
龍眼肉《りゅうがんにく》	10g（5個）

1 きくらげは水でもどし、せん切りに、ごぼうは薄切りにして水にさらす。にんじんは薄切り、こんにゃくは短冊切りにする。

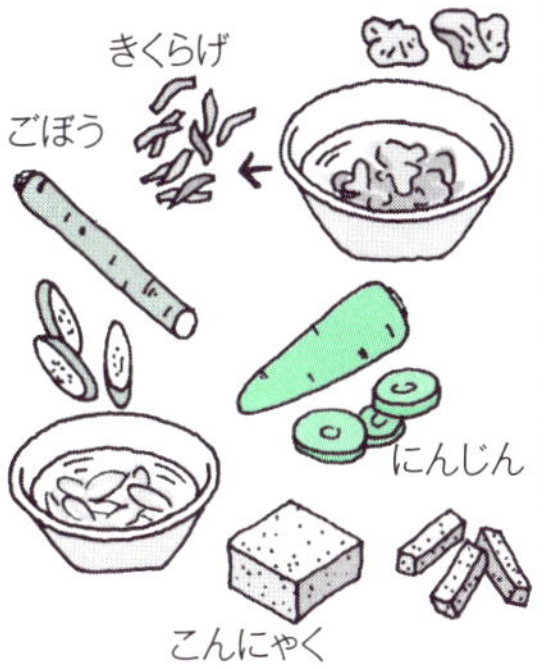

2 フライパンにサラダ油を入れて熱し、1とひじきを加えて炒める。火が通ったら龍眼肉とだし汁を加え、中火で5分程度煮る。しょうゆを加え、さらに弱火で煮込む。汁けがなくなったら、強火にして、さっと炒める。

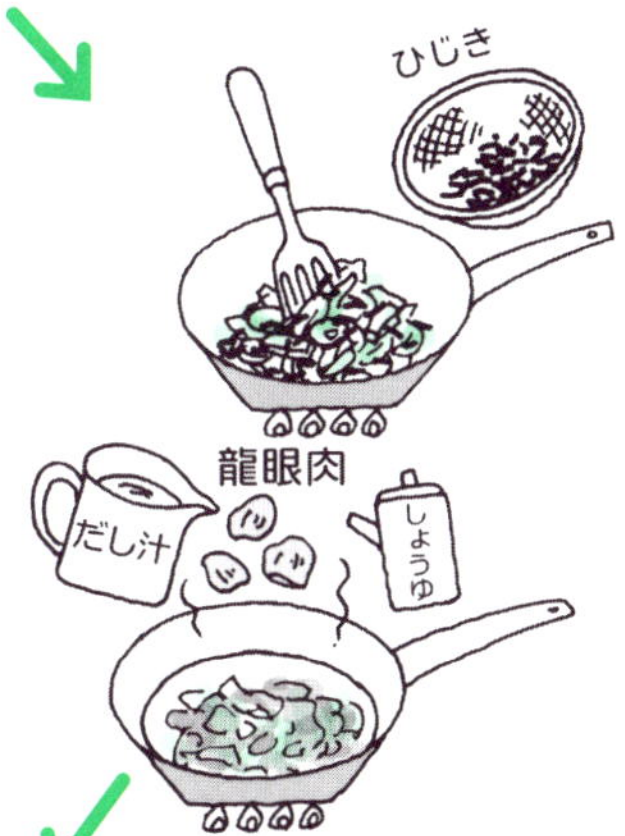

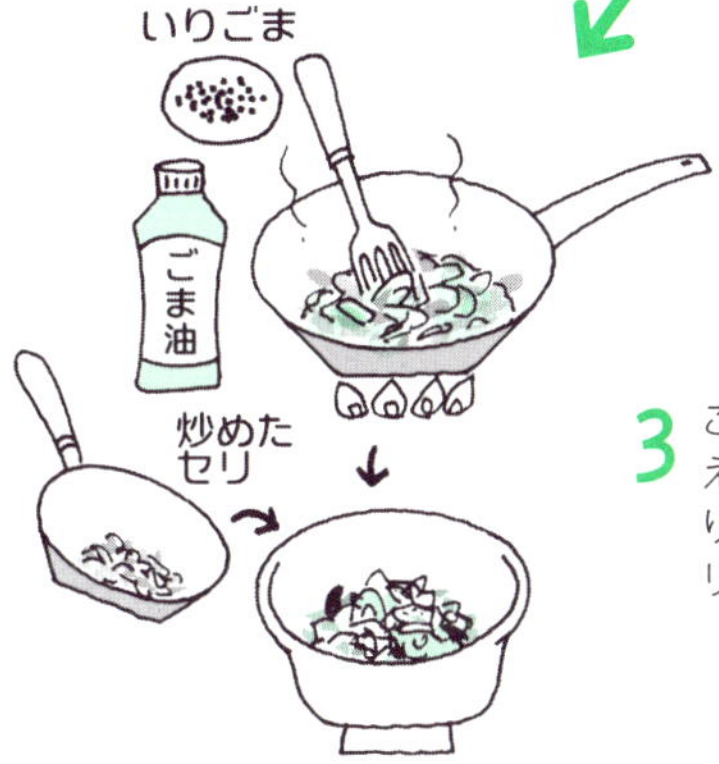

3 ごま油といりごまを加え、火をとめる。ざく切りにして炒めておいたセリとともに器に盛る。

作ってみました

火の通りがよくなるように、材料はどれも薄く切っておきましょう。しょうゆは減塩を使います。

食べてみました

冷めてもおいしくいただけるので、常備菜向きです。

血圧を下げる そばとれんこんの煎じ汁

そばは、白米に欠けているビタミンB1・B2、鉄を含んでいます。また、体の中の余分な熱や水分をとり除き、のぼせや熱、炎症を鎮める作用があり、片頭痛や高血圧、眼底出血の補助療法に用いられています。

また、れんこんには出血止めの効果があります。そばの新鮮な葉と、れんこんの節の部分をいっしょに煎じて飲むと、高血圧や眼底出血、紫斑病《しはんびょう》に有効です。ただし、体を冷やすため、冷え症の人には向きません。（根本）

その他のおすすめ 食品・山野草

新鮮な**セリ**をついた汁を2回に分けて毎日飲みます。しばらく続けると、脳卒中の予防にもなり、後遺症に効きます。

大豆をあめのようになるまで煮込んだものを少しずつ食べ続けると、脳卒中で発語が不自由になった人に効果的です。

切り干しだいこんの煎じ汁は、脳出血後に飲むとよいでしょう。

ごまはビタミンEを豊富に含み、末梢血管障害の改善や高血圧に有効です。

高血圧の人にもあらわれる「食後低血圧」に気をつけよう

高齢者が転倒してしまう原因のひとつに、食後低血圧があげられます。この症状は高齢者の30％にみられ、血圧が正常な人だけでなく、高血圧の人での発生頻度も高いといわれています。

特に注意したいのが、朝食後35～60分。最も血圧が下がりやすいのがこのタイミングで、めまいやふらつき、失神などがみられます。脳の細い血管が詰まるものの、症状が出ない無症候性脳梗塞のリスクも高くなります。

食後にめまいやふらつきを感じたら、念のため数日間、食前と食後に血圧を測定します。食後の最大血圧（収縮期血圧）の低下幅が大きいようなら、かかりつけ医に相談しましょう。ちなみに、早食いや過食は禁物です。

●夜の昆布は見逃すな　夜の昆布は「よろこんぶ」で、喜びに通じる。めでたいものだからおおいに食べるのがよいという諺《ことわざ》。

便秘

高齢者は便秘になりやすい。
まずは薬に頼らず、生活習慣の見直しからはじめる

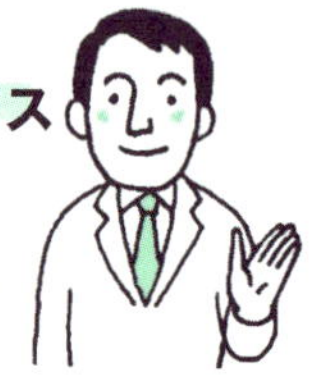

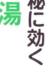

●Dr.アドバイス

腸の機能が落ちて便秘に。重症の場合は食欲不振になり、体力が落ちることも

高齢者は若い人にくらべると、およそ2倍の頻度で便秘になるという調査があります。おもな原因は、加齢に伴って食事量が減る、運動量が落ちる、腸のはたらきが低下する、腹圧が弱くなる、腸管がまひするなどです。いわゆる弛《し》緩《かん》性便秘とよばれるもので、便が固くてコロコロし、おなかの張りやもたれ感が出ます。

高齢者が注意すべきことは、便秘に伴って食欲が落ち、体力が低下しがちになることです。また排便のためにいきむと、血圧が一時的に急上昇するため、脳卒中をおこしかねません。

便秘を解消するには、食事と運動、生活改善の3つが大切です。水分は便をやわらかくするので、牛乳やスープ、水などを十分に飲みましょう。また野菜に豊富な食物繊維は、腸を刺激して排便を促します。やわらかいものしか食べられない場合は、くだものや野菜をすりおろしたものを食べます。このかたちでも食物繊維がとれます。しかも、くだものには有機酸が含まれているため、腸を刺激してくれます。ある程度の食事量を確保することや、油を適度にとることも大切です。油は腸で潤滑剤となり、便を出やすくするからです。酸みや香辛料の効いた食事で腸を刺激してもよいでしょう。

体操や散歩などの運動も忘れてはなりません。また、1日のうちで朝なら朝、夜なら夜というように、排便の習慣をつけることも大切です。

毎日1本食べて予防
バナナ

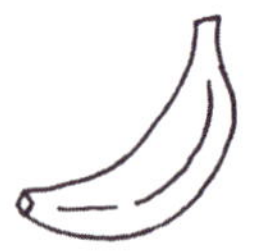

コロコロしたかたい便で、排便するのにかなりいきまないと出ない、という人にはバナナがよいでしょう。

バナナは腸を潤すはたらきがあり、便をやわらかくしてくれます。また便秘のときは食欲が落ち、少食になりがちで十分なエネルギーがとれていませんから、高エネルギーのバナナはぴったりです。便秘がちの人は、毎日1本食べるとよいでしょう。

（根本）

腸が弱い人の便秘に
さつまいも

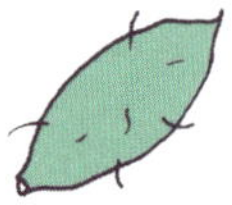

腸の蠕動《ぜんどう》運動が弱いタイプの便秘には、食物繊維の多い食品がおすすめ。さつまいもは、じゃがいもの約2倍の食物繊維を含んでいます。ふかすか煮て食べると効果的です。皮ごと食べるとよいでしょう。ガスのたまりやすい人は、食べすぎに注意してください。

いもだけではなく、葉の部分も便秘に効きます。さつまいもの若葉を油で炒め、塩とこしょうで薄く味つけして食べます。

（根本）

乾燥性の便秘に効く
はちみつ湯

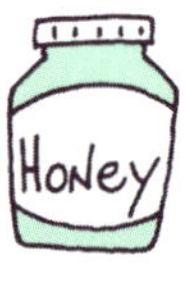

はちみつの糖質は、便をやわらかくします。はちみつはほかに、たんぱく質をはじめ、ビタミンB群、ミネラル、10種のアミノ酸を含む栄養価の高い食べものなので、体力のない高齢者にはぴったりです。高齢者の便秘には、はちみつ65gとごま油35gを湯のみに入れ、沸騰したお湯を注いでよくかき混ぜ、朝晩2回飲みます。便のすべりがよくなって、排便がスムーズになります。

（根本）

天然の緩下剤
アロエ酒

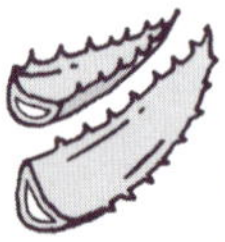

アロエは薬効がおだやかで、副作用も少なく、高齢者にはよい便秘薬になります。

便秘の解消には、生葉をすりおろしたものを、さかずき2杯くらいを1日量として、2～3回に分けて飲むと効きます。

アロエ酒（作り方は次ページ）にすると、さらに飲みやすくなります。高齢者や常習性の便秘の人に適しています。お湯割りや水割りにして飲みます。

（根本）

アロエ酒の作り方

●材料（約1.8L）

アロエ	1kg（20cm大を約10本）
はちみつ	300g
ホワイトリカー	1.8L

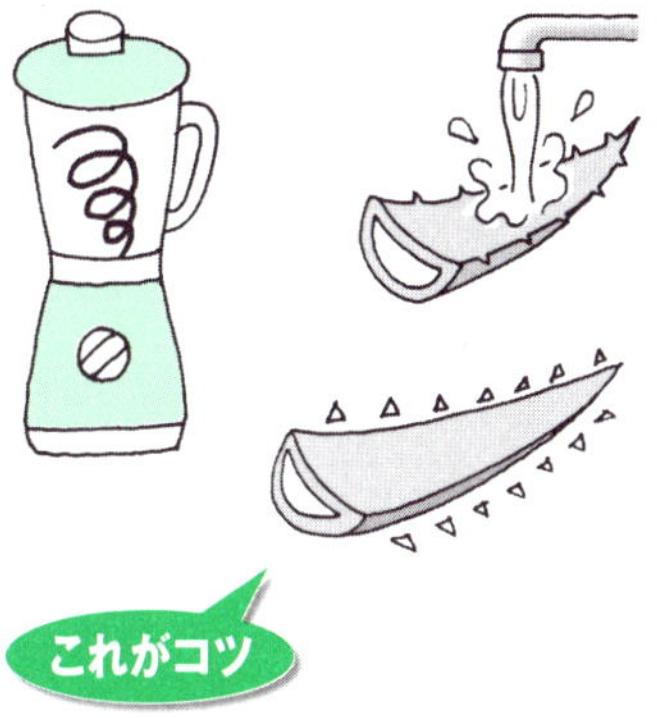

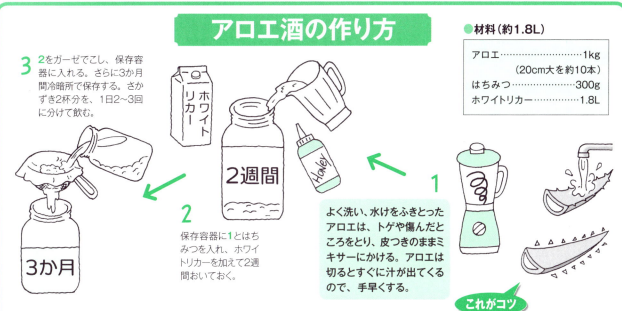

1 よく洗い、水けをふきとったアロエは、トゲや傷んだところをとり、皮つきのままミキサーにかける。アロエは切るとすぐに汁が出てくるので、手早くする。

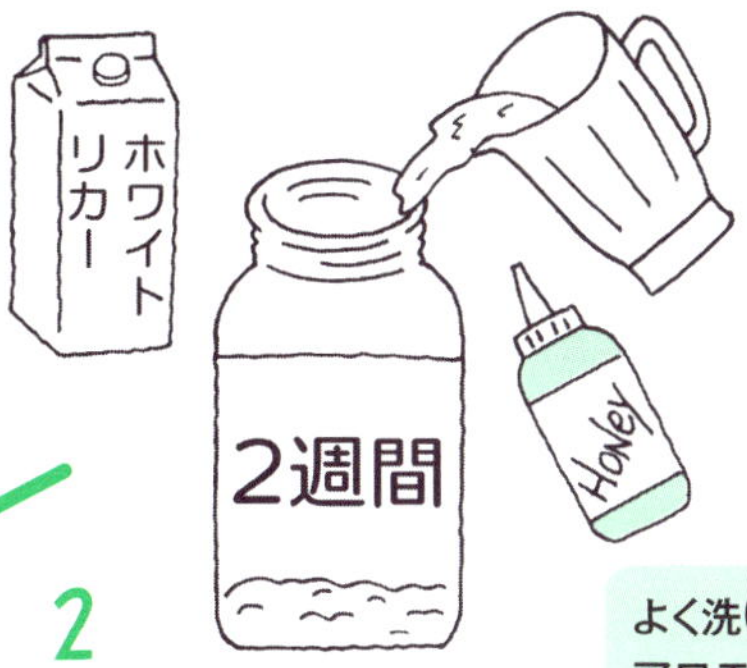

2 保存容器に**1**とはちみつを入れ、ホワイトリカーを加えて2週間おいておく。

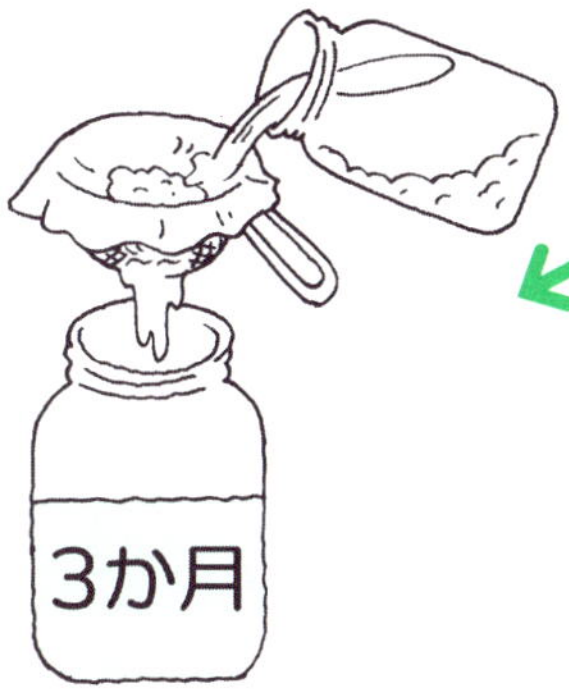

3 **2**をガーゼでこし、保存容器に入れる。さらに3か月間冷暗所で保存する。さかずき2杯分を、1日2～3回に分けて飲む。

作ってみました

最初ははちみつが容器の下にたまっていますが、自然に溶け込みますので、かき混ぜる必要はありません。アロエエキスが抽出されると、薄い褐色になります。

飲んでみました

かすかにアロエのにおいがします。味ははちみつの甘みが少しありますが、アロエ独特の苦みがあるので、冷やしたほうが飲みやすいでしょう。

●便秘に効くドリンク

●いちじくミルク

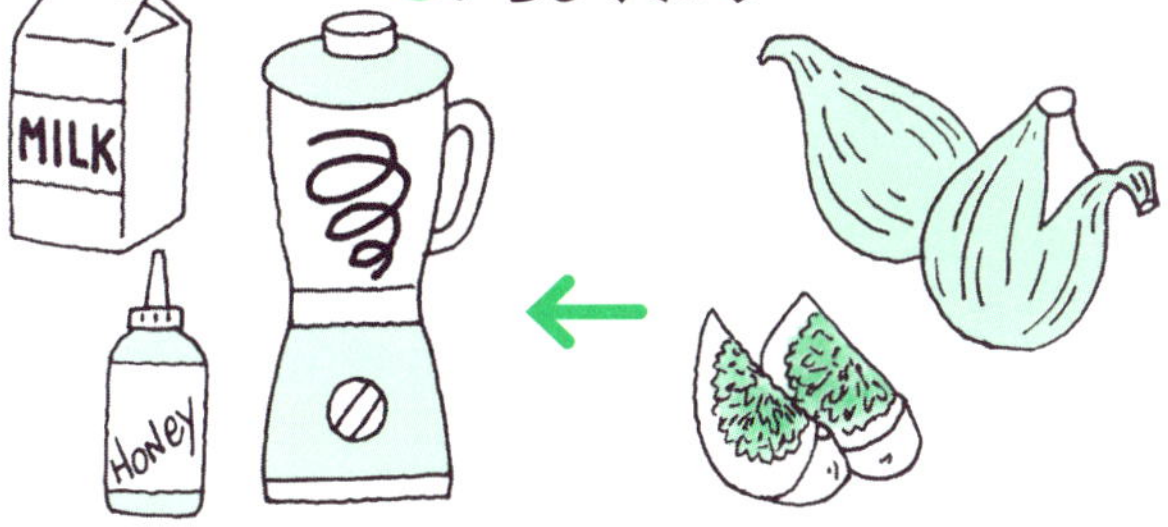

1 いちじく2個は皮をむいて適当な大きさに切る。

2 **1**、牛乳3/4カップ、はちみつ小さじ2をミキサーにかける。がんこな便秘には、朝食前にゆっくり飲む。

●ベニバナ油入りグリーンジュース

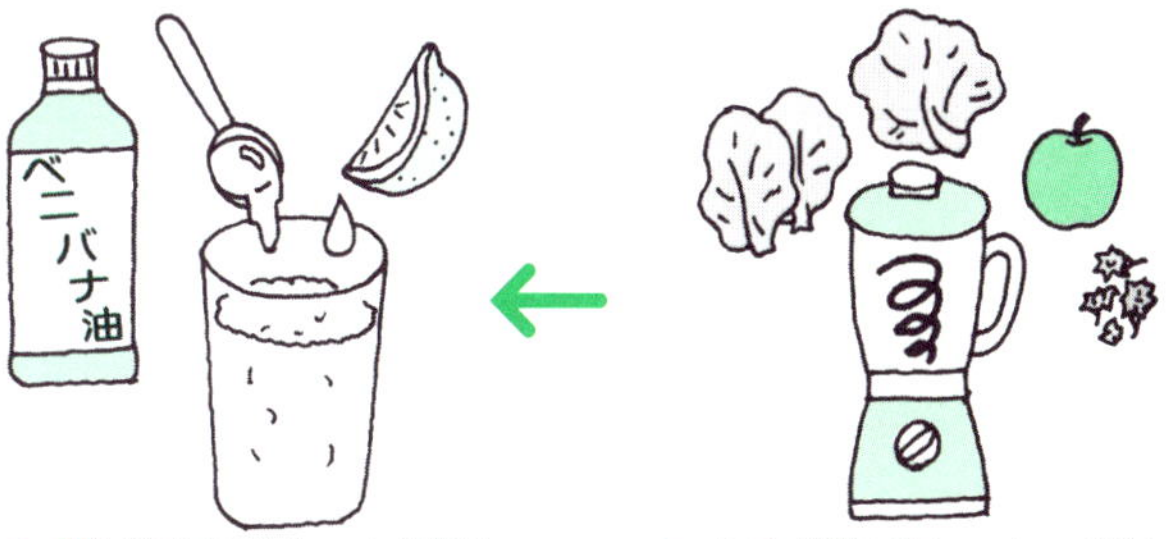

1 サラダ菜100g、キャベツ50g、パセリ10gと、りんご小1個をミキサーにかける。

2 **1**をグラスに入れ、1/4個分のレモン汁とベニバナ油小さじ1を加える。

●ピーチ豆乳

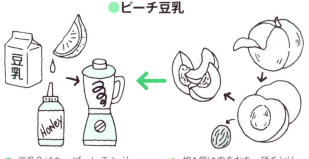

1 桃1個は皮をむき、種をとり、果肉は切っておく。

2 豆乳3/4カップ、レモン汁1/4個分、はちみつ大さじ3、**1**の桃をミキサーにかける。

●ほうれん草とにんじんのジュース

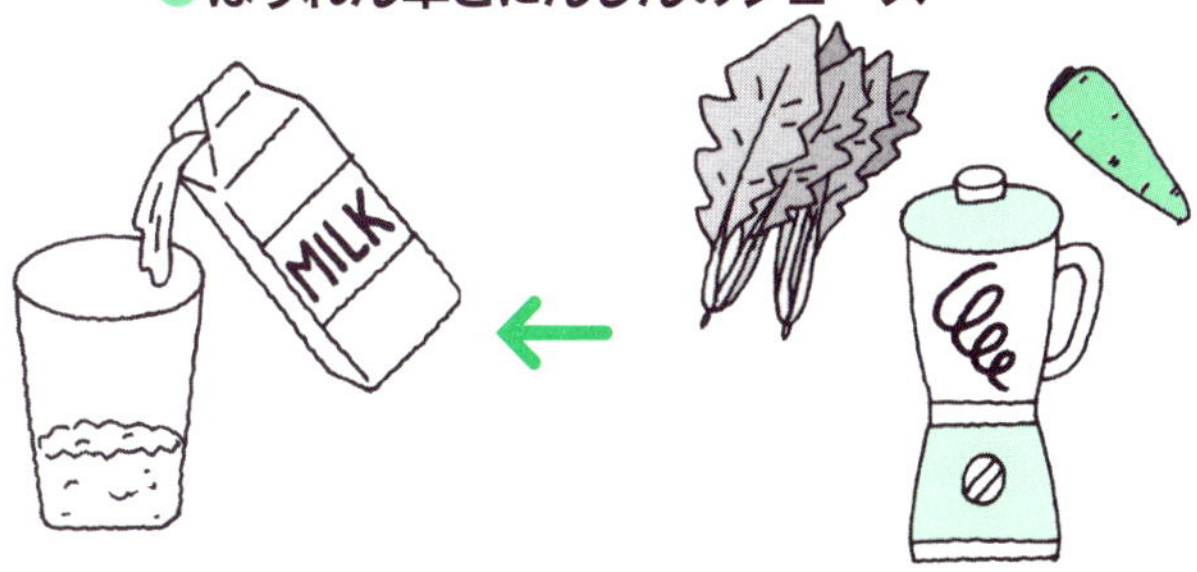

1 ほうれん草80～100gは、洗って水けをきる。にんじん小1本は乱切りにし、ほうれん草とともに、ミキサーにかける。

2 **1**をグラスに入れ、1/3～1/2カップの牛乳を加える。

●二便は早く通じて去るべし　貝原益軒の「養生訓」から。〝二便〟とは小便と大便のこと。「こらゆるは（がまんすると）害あり」と続く。

下痢

おなかの冷えを防いで、水分補給と消化のよい食事を

●Dr.アドバイス

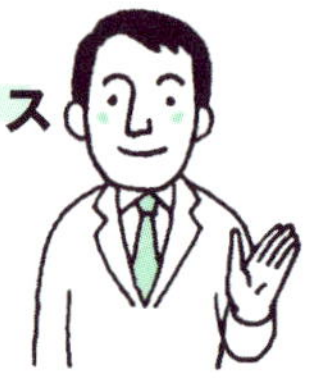

脱水症に注意。水分と滋養食で体力低下を防ぐ

下痢が続くと激しく体力を消耗します。ただでさえ体力の落ちている高齢者にとって、下痢は警戒すべき症状です。何日間も下痢がおさまらないときは、必ず医師の診断を受けます。体重の減少や、貧血がおこるときは、内臓の病気が進んでいる場合もありますから、くわしい検査が必要です。

症状がひどいあいだは、絶食しなければなりません。ただし、水分の補給は必須です。だるくて尿量が減り、のどが渇いたり、舌が白くコケがはえたようにカサカサになっていたら脱水状態です。高齢者は脱水をおこしやすく、命にもかかわりますから、要注意です。

体、特におなかをあたためながら安静をはかり、症状が落ち着いてきたら、スープや重湯《おもゆ》、お粥からふつうの食事へと少しずつ戻していきます。このときも、栄養不足にならないように、消化のよい糖質やたんぱく質を主体にした食べものをとるようにします。半熟卵や白身魚、野菜をやわらかく煮たものなどがおすすめです。

止まらない下痢に
烏梅の煎じ汁

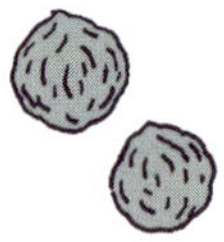

烏梅《うばい》は、うめの半熟実をあぶって乾燥させたもので、中国ではこれを薬用にします。ある研究によれば、烏梅の煎じ汁には、大腸菌やチフス菌、パラチフス菌、コレラ菌、そのほか腸内の病原菌を殺すはたらきがあると報告されています。

下痢が続いてなかなかとまらないときは、この烏梅の煎じ汁を飲むとよいでしょう。烏梅は漢方薬局などで購入できます。烏梅5～10個を300mLの水で半量になるまで煎じて飲みます。市販の梅肉エキスを利用してもよいでしょう。

（根本）

下痢に効く滋養食
卵の酢炒め

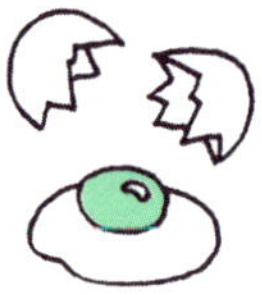

卵は消化がよいうえに栄養価も高いので、下痢が続いて体力が消耗しているときは、滋養食としてよい食べものです。

酢は強い殺菌効果があることで知られていますが、同時に消化を助けるはたらきもします。卵3個に酢を少し加えて炒めたものを、空腹時に食べると、下痢に有効です。

（根本）

胃腸を健康にする
じゃがいもの黒焼き

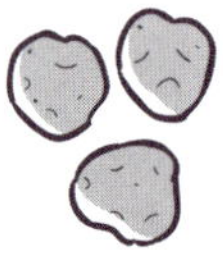

じゃがいもには、炎症をおさえ、胃腸をじょうぶにするはたらきがあります。

胃腸が弱く、すぐに下痢をしてしまうような高齢者の場合には、じゃがいもの黒焼きをおなかにはるのがよいでしょう。食べるのではなく、外用なので副作用もありません。頻繁に下痢をおこすようなら、毎日はるとよいでしょう。生のじゃがいもを薄くスライスして、両面が焦げるまで弱火でじっくりと焼きます。1回に2～3枚をおなかにはり、1日3回はり替えると効果があります。

（根本）

下痢の特効薬
ゲンノショウコの煎じ汁

ゲンノショウコは、日本ではよくみられる多年草です。古くから、下痢止めや腹痛の特効薬として知られてきました。

ゲンノショウコが下痢に効くのは、タンニン酸という主成分に、腸をひき締めるはたらきがあるからです。ゲンノショウコの煎じ汁（作り方は179ページ）を1日3回に分けて飲むとよいでしょう。

（根本）

下痢止め効果抜群の キンミズヒキの煎じ汁

キンミズヒキは野原や道ばたにみられるバラ科の多年草。夏から秋にかけて黄色い五弁の小さい花を穂のように咲かせます。その様子を〝金の水ひき〟に見立てたところから、この名がつきました。夏の花の盛りに、根茎を含む全草を採取し、水で洗ってから細かくきざんで日干しにします。生薬名は龍牙草《りゅうげそう》といいます。

下痢には乾燥させた全草を、1日に8～15gを400mLの水でおよそ⅓に煎じて、冷めないうちに飲むと効果があります。この煎じ汁でうがいをすると、扁桃炎《へんとうえん》や口内炎にも有効です。（根本）

その他のおすすめ 食品・山野草

滋養、強壮、消化促進に効果のある**やまいも**は、下痢止めにもなります。毎日3回、1回に60gを煮て食べます。また、冷えて下痢をしたときは、**しょうが**を乾燥させたもの（乾姜《かんきょう》）と**もち米**を水で煮て、その汁を飲みます。

ひどい下痢で食事もできないときは、**りんご**2個をすりおろして食事がわりにします。これは便秘にも効くので、胃腸の弱った高齢者向きです。

また、殺菌作用のある**しその葉**を常用するのも有効です。**梅肉エキス**もおすすめです。

●おなかにやさしいお粥とスープ

●白身魚の刺身粥

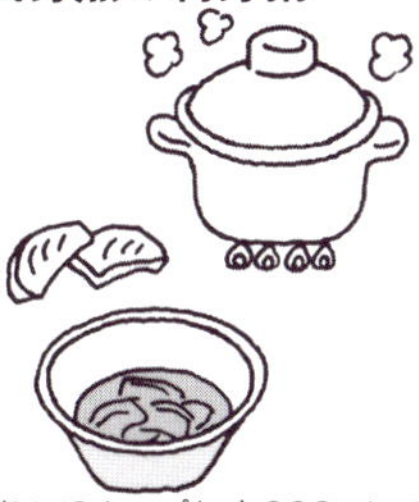

1 米1/3カップと水300mLでお粥を炊く。刺し身用の白身魚6切れは、食べる10分くらい前に、しょうゆにからませる。

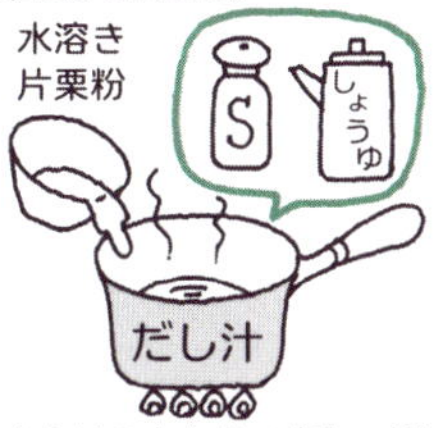

2 あんかけのあんをつくる。だし汁100mLに塩、しょうゆ各少々で味をつけ、煮立ったら水で溶いた片栗粉でとろみをつける。

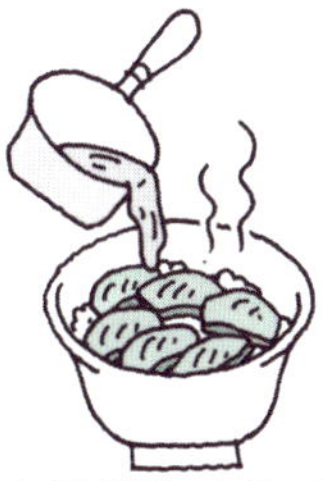

3 1のお粥を器に盛り、刺身をのせ、2のあんをかける。

●やまいも粥

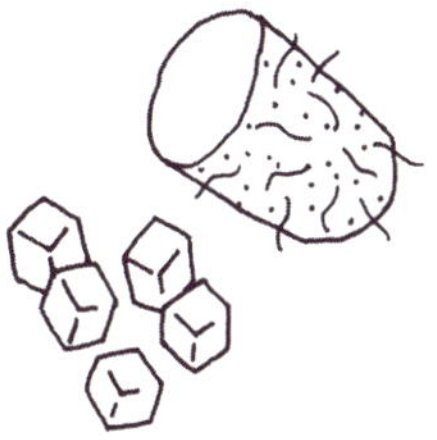

1 やまいも70gは1cm大の角切りにする。

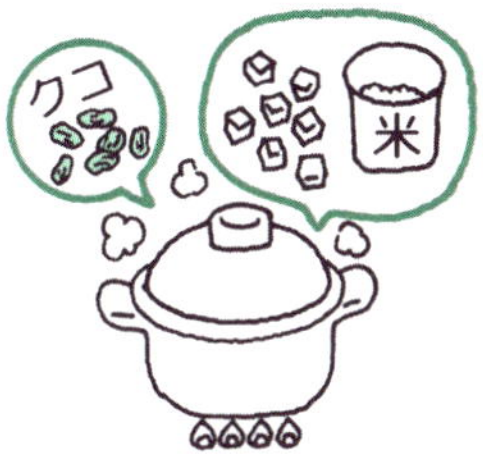

2 1と米1/3カップ、水300mLでお粥を炊く。30分ほど炊いたらクコの実（枸杞子《くこし》）20gを加える。

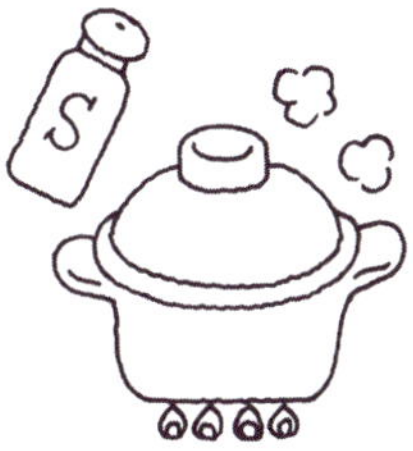

3 塩で味をつけ、さらに20分炊く。

●キウイフルーツ入り豆乳スープ

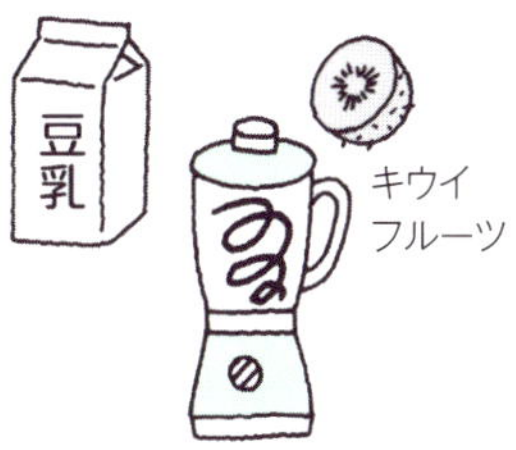

1 豆乳1カップと皮をむいたキウイフルーツ1/2個をミキサーにかける。

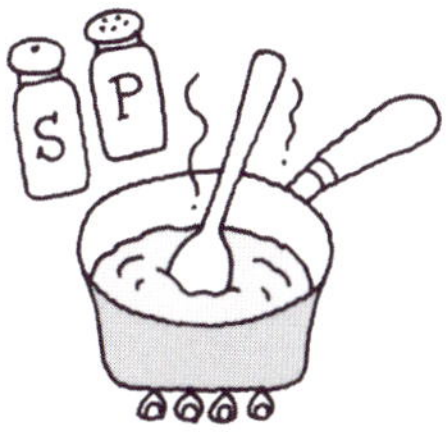

2 1を鍋に入れ、あたためながら塩、こしょうで味つけをする。

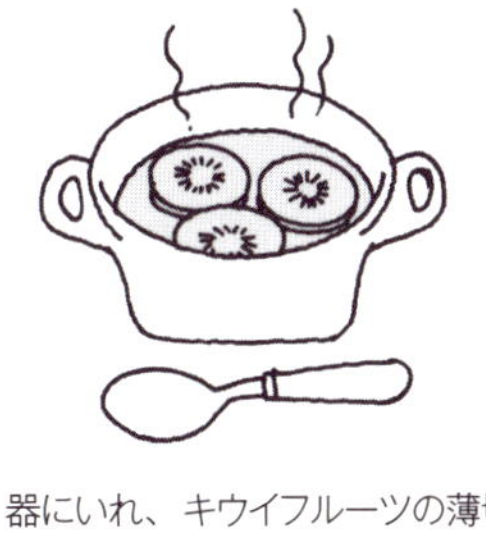

3 器にいれ、キウイフルーツの薄切りを浮かべる。

●りんご入り牛乳粥

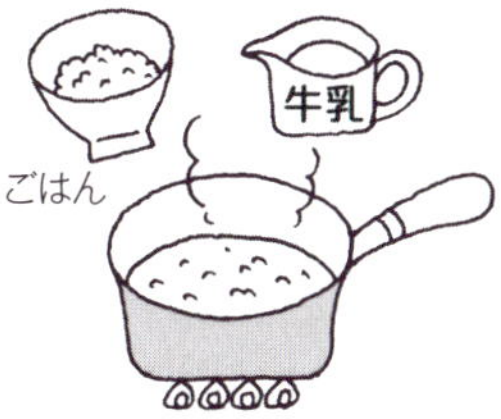

1 鍋にごはん100gと牛乳1カップを入れ、弱めの中火で20～30分煮る。

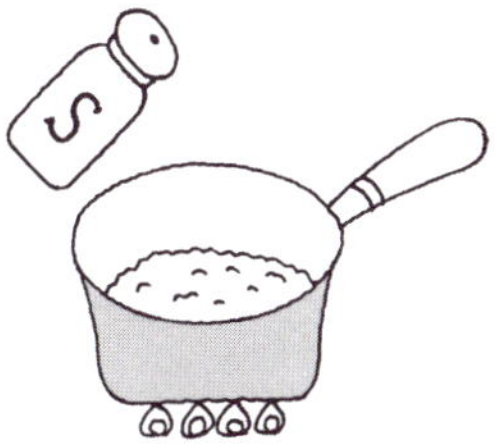

2 塩少々で軽く味をつける。

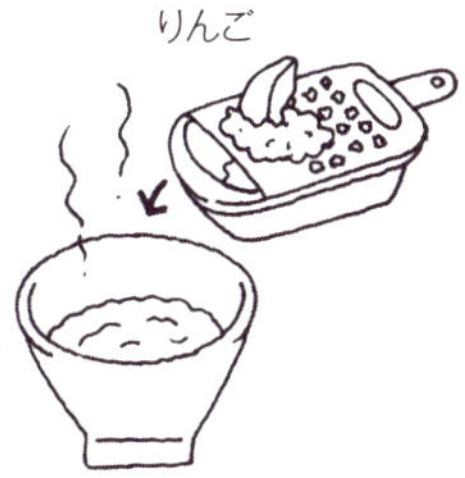

3 りんご100g（中1/2個）は皮をむいてすりおろし、お粥にのせる。熱いうちに混ぜて食べる。

●こわい脱水状態の主な症状　口の渇き、だるさ、めまい、尿量の減少など。腕の内側の皮膚をつまんではなすと、しわとして残ることも。

骨粗しょう症

腰曲がりや寝たきり予防に、カルシウムを補給して

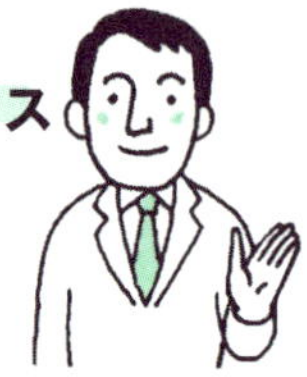

●Dr.アドバイス

カルシウム不足で骨がスカスカに。骨折に注意

骨の組織に鬆《す》が入ったようにスカスカになって、骨折しやすくなる病気です。骨折しやすい場所の代表は背骨。円背《えんぱい》といって、背中が猫のように丸くなった高齢者を見かけることがあると思います。骨粗しょう症によって圧迫骨折しているケースが多いとされます。

手首や大腿骨頸部《だいたいこっけいぶ》も、折れやすい場所として知られています。

骨粗しょう症の進行をきっかけに歩行が困難になり、寝たきりになることも珍しくありません。

骨粗しょう症は高齢の女性に多いのですが、原因は閉経後の女性ホルモンの分泌量の変化にあると考えられています。骨に蓄えられたカルシウムの排出をおさえる女性ホルモンが、閉経後に分泌されなくなるからです。同時に、高齢者はカルシウムを吸収する力も弱くなります。カルシウムを骨に定着させる、ビタミンDのはたらきが衰えるのが原因です。

カルシウム摂取に最も理想的な食品が牛乳です。

※「カルシウム」（72ページ）も参照。

カルシウムたっぷりの ごま納豆

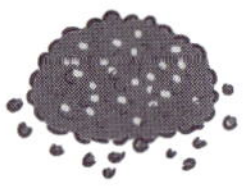

カルシウムの吸収をよくするためには、たんぱく質や脂質があると効率がよくなります。ごまは、これら三つの栄養素をたくさん含んでいるので最適。

また、ビタミンKもカルシウムの吸収をよくするのに必要な栄養素です。特に納豆に含まれる納豆菌がつくり出すビタミンK_2は、カルシウムを骨につけるはたらきがあるオステオカルシンというたんぱく質の生成に欠かせない成分です。ですから、ごまと納豆の組み合わせは、骨の健康を高める最高の組み合わせです。よく混ぜて食べるのがよいでしょう。

ただしごまは、そのままでは消化がわるいので、よくする必要があります。しかも、食べる直前にすることで、ごまの酸化が防げます。ごまは毎日食べるのがおすすめです。（根本）

●ごま納豆

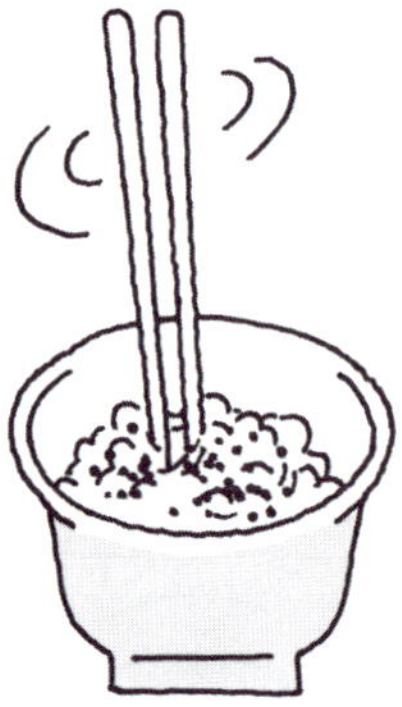

すったごまを、納豆にかけ、よく混ぜて食べる。

毎朝のメニューに加えたい 鶏がらスープ

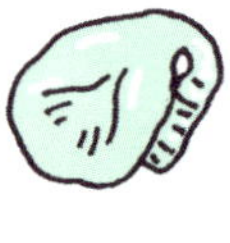

カルシウムを摂取する簡単な方法のひとつに、鶏がらスープなど、骨からとったスープを飲むことがあります。骨にはカルシウムがたくさん含まれていて、スープにはその栄養が流れ出ているからです。

圧力鍋などを使ってスープを多めに作っておけば、野菜のスープに利用したり、中華風の煮ものなどに使うこともできます。製氷皿に入れて冷凍すれば、便利に使えます。

鶏がらは、精肉店やスーパーで手に入ります。店頭に並んでいない場合は、店の人に聞いてみるとよいでしょう。（根本）

●鶏がらスープ

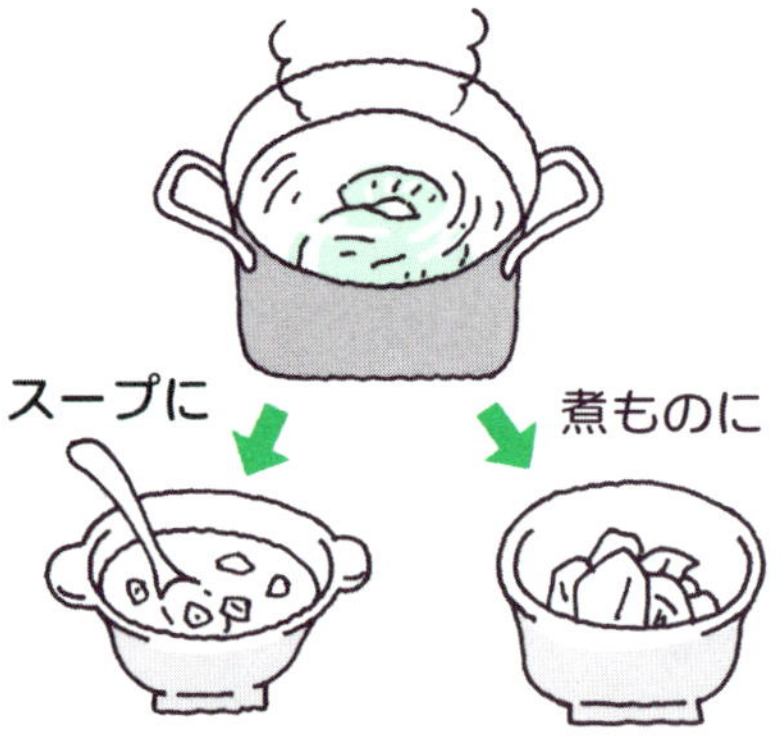

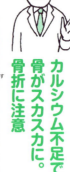

鶏がらスープで野菜などを煮て、塩やしょうゆで味を調える。スープごと食べれば、カルシウムがしっかりとれる。

日・常・生・活・の・注・意

体を動かし、日光にあたろう

筋肉は使わないと弱くなりますが、骨も同じです。宇宙飛行士は、重力という負荷が骨にかからないため、骨からカルシウムが抜け出してしまうことがわかっています。

運動をして負荷をかけることは、骨へのカルシウムの沈着を促します。散歩やラジオ体操など、とにかく体を動かすことが大切です。寝たきりの人は、手足をぐるぐる回すだけでもけっこう。自分で動かせないようなら、家族などに手伝ってもらいましょう。

また、ビタミンDは、カルシウムの骨への吸収を助ける栄養素です。このビタミンは、屋外で日光にあたることにより、体内で生成されます。住んでいる地域や季節にもよりますが、1日15分くらいは日を浴びるようにしましょう。

それが難しい場合は、ビタミンDの豊富な食材、たとえばしいたけ、いわし、かつお、ぶり、さんま、レバー、卵黄、さつまあげ、つみれなどを、積極的にとるようにしてください。

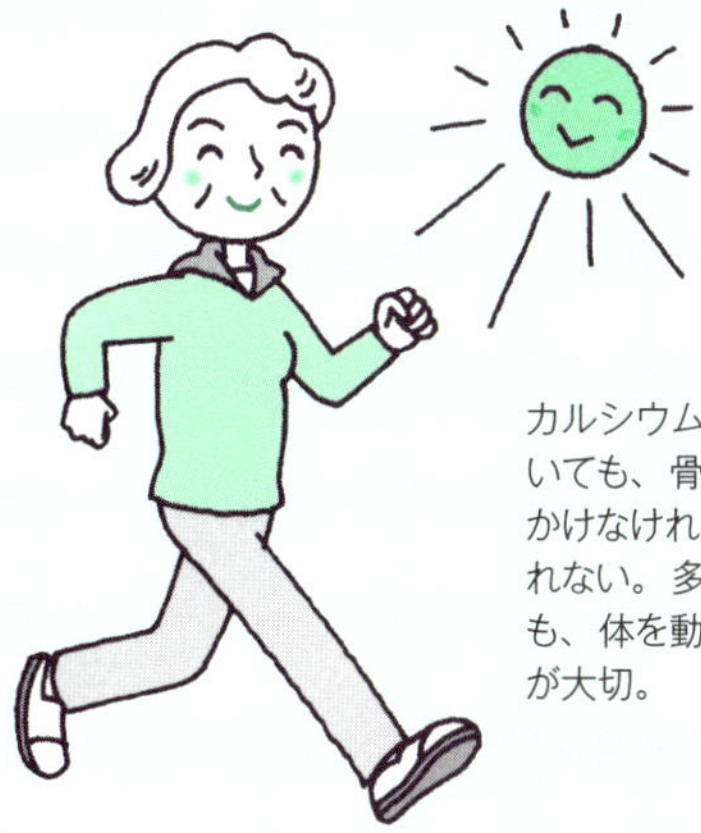

カルシウムをとっていても、骨に負荷をかけなければ吸収されない。多少痛くても、体を動かすことが大切。

カルシウムの宝庫 小松菜のごまあえ

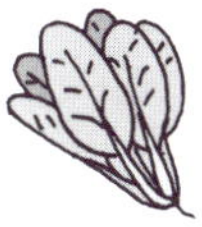

緑黄色野菜には、カルシウムを多く含んでいるものが何種類もあります。小松菜はその代表格です。ほうれん草、春菊、チンゲン菜、菜の花、かぶの葉なども同様。積極的にとりましょう。

ごまあえは、カルシウムがたっぷりとれる調理法です。野菜に下味をつけておくことで、ごまの味がよくなじみ、水っぽくなるのを防ぎます。

（根本）

●小松菜のごまあえ

1 だし汁小さじ3と、しょうゆ小さじ2/3を合わせ、この半量をゆでて切った小松菜70gにかけて、下味をつける。

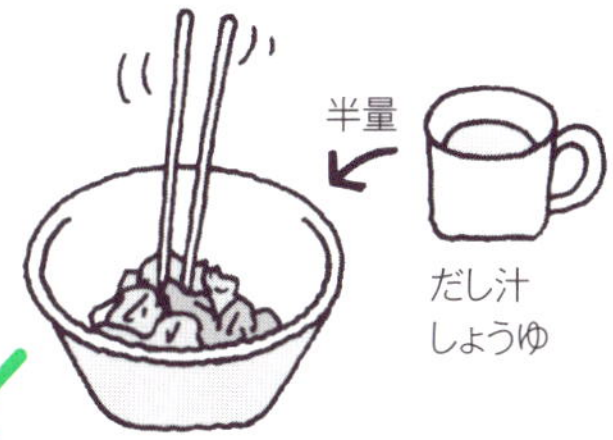

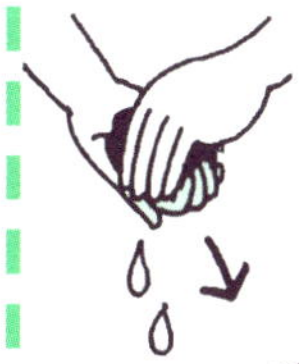

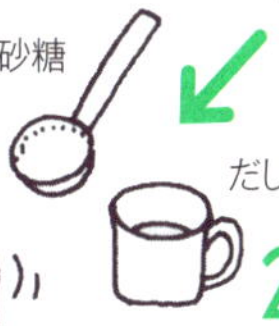

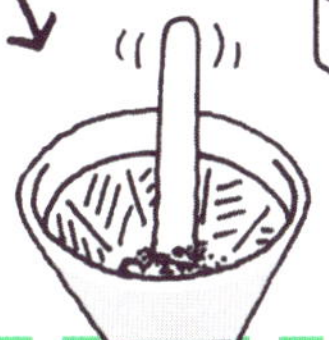

2 すり鉢にいりごま小さじ2を入れて、ねっとりするまですり、砂糖小さじ1と残りのだし汁・しょうゆを加えて伸ばす。1の小松菜を軽くしぼってあえる。

おもしろ栄養学

カルシウムは「チビチビ食い」がよい

カルシウムの多い食品は、牛乳を筆頭に、チーズ、ヨーグルト、干しえび、煮干し、しらす干し、わかさぎ、ひじき（乾燥）、干しわかめ、ごま、大豆、アーモンド、ひまわりの種子、ブラジルナッツ、切り干しだいこん、小松菜などです。

これらのカルシウム源は、一度にたくさん食べるより、何回かに分けてとったほうが吸収率が高くなります。

牛乳2本を1回に飲むのと、時間をあけて1本ずつ飲むのとでは、後者のほうがカルシウムの吸収量が100㎎近く多いというデータもあります。

カルシウムの補給に手軽かつ効率的なのが、ちりめんじゃこやナッツ類です。いつでも口にできるように食卓に出しておき、少しずつつまむとよいでしょう。

ちりめんじゃこやナッツ類は食卓に常備したい。

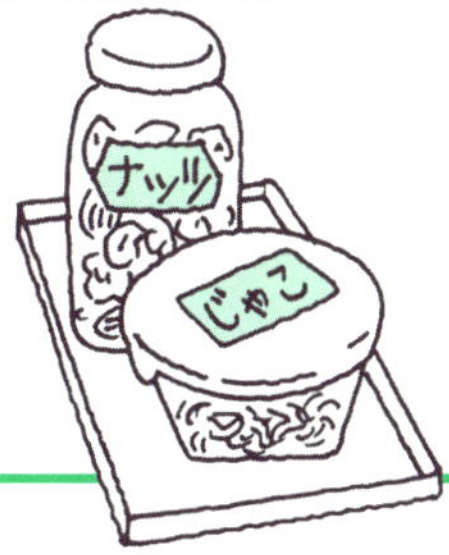

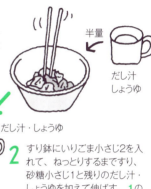

食物繊維と砂糖とアルコールに注意

カルシウムの吸収をさまたげる意外な食べものは、**食物繊維**です。食物繊維をとりすぎると、腸管の中でカルシウムと強く結合して、粘膜細胞からの吸収を阻害します。食物繊維は生活習慣病対策には必要ですが、摂取量には加減が必要です。また、**アルコール**や**砂糖**も腸の粘膜にはたらきかけて、直接カルシウムの吸収をおさえます。体内のカルシウムが不足して、骨が弱くなるので、甘いお菓子の食べすぎや、酒の飲みすぎには注意しましょう。

●骨のスープには酢を　骨を煮込んだカルシウムたっぷりのスープに、酢を数滴加えることで、カルシウムの吸収がよくなる。

不眠症

適度な疲労と神経を鎮める食べもので、眠る工夫を

●Dr.アドバイス

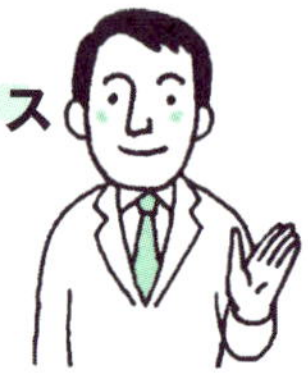

ぬるめの湯につかり、副交感神経をはたらかせる

若い人と高齢者の不眠症には、ちがいがあるようです。年をとると生理的に睡眠時間が短くなり、眠りも浅くなります。若いときにくらべて体が疲れるほどの運動や仕事をすることが少なくなるため、必然的に眠りが浅くなるのです。わずかな物音でも目が覚めたり、十分に眠れた実感が得られない、いわゆる熟眠感欠如になるケースも増えます。睡眠は本来、疲労回復のためのものですから、運動量の少ない高齢者は、それほど深く眠る必要がないともいえます。

しかし、たとえば高血圧の人は、傷んだ血管を修復するためにも、十分な睡眠時間が必要です。少しでもよく眠るためには、日中に散歩をしたり、軽い体操をして肉体を使うことです。ぬるめの風呂は血液の循環をよくするとともに、一種の疲労を招くのでよい方法です。足が冷たいと眠りにくいので、足だけあたためるのもよいでしょう。呼吸や心臓の拍動を安らかにする副交感神経のはたらきが強まり、眠りやすくなります。

枕もとに置くだけでよい 玉ねぎスライス

玉ねぎ療法は、世界中で行われている不眠解消法です。日本ではすでに江戸時代から行われていたといいます。生の玉ねぎをきざんでガーゼに包み、これを枕もとに置くだけで効きます。中に含まれる揮発性の成分（ねぎ油）が、神経を安定させるのに役立つと考えられています。

これは長ねぎでも効果があり、その場合は、白い部分だけを使います。（根本）

寝る前に飲むと効果的 塩入り牛乳

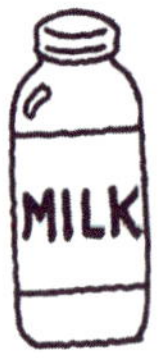

眠れないとイライラするものです。これは特に、高血圧の高齢者には好ましいことではありません。イライラを解消するにはカルシウムが役立ちます。

それには牛乳を飲むとよいでしょう。コツとしては、牛乳をあたためることです。体もあたたまり、より効果的です。もし、高血圧や腎《じん》臓病などで塩分を制限されていないなら、そこに少し塩を加えて飲むことをおすすめします。神経が休まり、眠りを誘います。（根本）

のぼせや興奮を鎮める セロリ湯

人によっては薬のように感じる、セロリ独特の香りはアピインという成分のためです。実際、ヨーロッパでは古くから薬用にしてきました。中国でも薬芹《やくせり》とよび、神経を鎮める作用があるとして、神経過敏でよく眠れない人にすすめられます。

セロリ½本をすりおろし、はちみつを加えて甘みをつけ、熱湯を注いで飲むと、神経がリラックスして安眠をもたらします。そこにウイスキーを数滴たらすと、効果が一層増します。（根本）

●セロリ湯

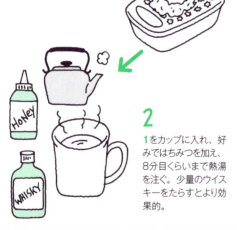

1 セロリ1/2本を、目の粗いおろし器ですりおろす。

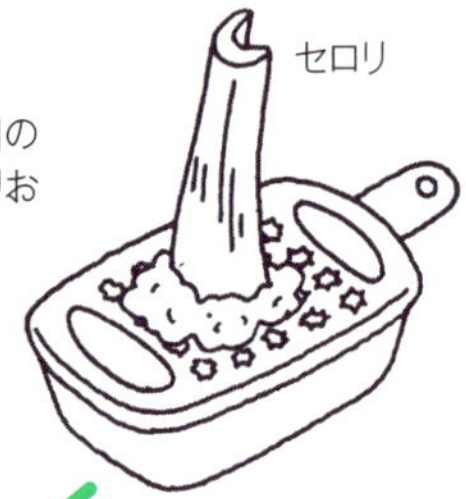

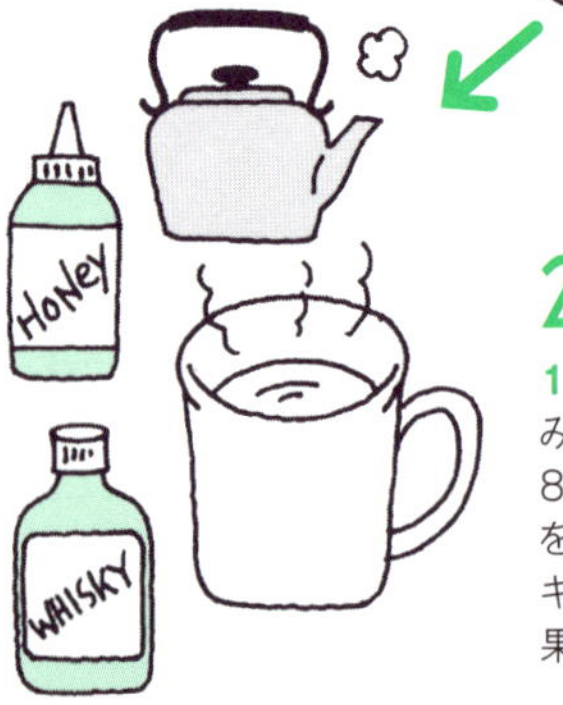

2 1をカップに入れ、好みではちみつを加え、8分目くらいまで熱湯を注ぐ。少量のウイスキーをたらすとより効果的。

皮膚のかゆみ、床ずれ

皮膚のかゆみも床ずれも高齢者に多い悩みです。予防や改善には、保湿と血行促進が効果的です。また、床ずれは悪化すると家庭でのケアでは限界があるので、早めの対処が重要です。

かゆみの原因は老化による皮膚の乾燥

皮膚のかゆみは高齢者に多い症状です。原因は「皮脂欠乏性湿疹《ひしけつぼうせいしっしん》」です。加齢に伴い保湿の役割をする皮脂の分泌が減ることによって、皮膚の水分が失われて乾燥してしまい、かゆみが起こるのです。

高齢者はもともと加齢により老人性乾皮《かんぴ》症をもっていることが多く、これに加えて皮脂の分泌が減ることで強いかゆみが起こります。湿疹などがないにもかかわらず、体のあちこちがかゆくなり、夜、布団に入って体があたたまると、さらにかゆみが増すのが特徴です。そのせいで眠れないと訴える人も多くみられます。

お風呂でこすりすぎない。熱すぎるお湯は避ける

乾燥が原因なので、保湿するのが第一です。刺激の少ないワセリンやボディクリームなどを塗って、皮膚の乾燥を防ぐと効果的です。

また、入浴時には、皮脂をとり除きすぎないように、石けんやボディソープの使用は控えます。タオルや垢すりを使って、肌をゴシゴシこすりすぎるのもいけません。

お湯に浸かるときは短時間で切り上げ、湯温もぬるめにします。

そのほかに、以下の方法もおすすめです。

●**くるみの葉湯**…くるみの葉を煎じ、その汁で皮膚を洗います。または、葉を入浴剤にすると効果的です。

●**クマザサエキス湯**…市販のクマザサエキスを適度に薄め、800mLをお風呂に入れます。ぬるめにわかし、最低5分間、2回以上入浴します。入浴後はシャワーなどで流さず、そのままタオルで拭きます。

●**米ぬか、小麦フスマ湯**…いずれも木綿袋に入れてよくもみ、エキスを抽出してからお湯の中に入れて入浴します。保湿効果があり、皮膚の乾燥を防ぎます。

市販されている、刺激の少ない入浴剤もおすすめです。

床ずれは予防が大事。毎日のケアを心がけて

床ずれは「褥瘡《じょくそう》」ともいいます。

健康な人の場合は、就寝中など長時間横になっているときも、無意識に寝返りを打って体の特定の場所に体重がかかり続けないようにしています。しかし、体が不自由で寝たきりの人は、自力では思うように体位変換ができません。すると、特に骨が出っぱった場所（下図）が長時間圧迫されてしまいます。その部分は血流が悪くなるので、細胞に十分な酸素や栄養が行き渡らず、皮膚に炎症が発生。悪化すると組織が壊死してしまうのです。床ずれは、骨に近い組織が傷つくほど重症になります。

床ずれは、いったんできてしまうと治療に時間がかかります。病気によって免疫力が低下していると、なかなか治癒しないことも。そのため、床ずれは予防が第一です。

自分で体位変換できないときは、介護する人が体の向きを1〜2時間ごとにこまめに変えるようにします。

また、定期的に皮膚をチェックして、床ずれになりかけていないか確認します。軽く指で押して、赤みがなくならないときは初期の床ずれです。早めに医師や看護師に診てもらいましょう。

床ずれによいとされる民間薬もあります。赤みがある部分にキカラスウリの塊根《かいこん》（天花粉《てんかふん》）をつけたり、鶏卵のゆで卵をつくって殻の内側の白い膜をはがし、痛みがある部分に貼ると楽になります。

●床ずれができやすい場所

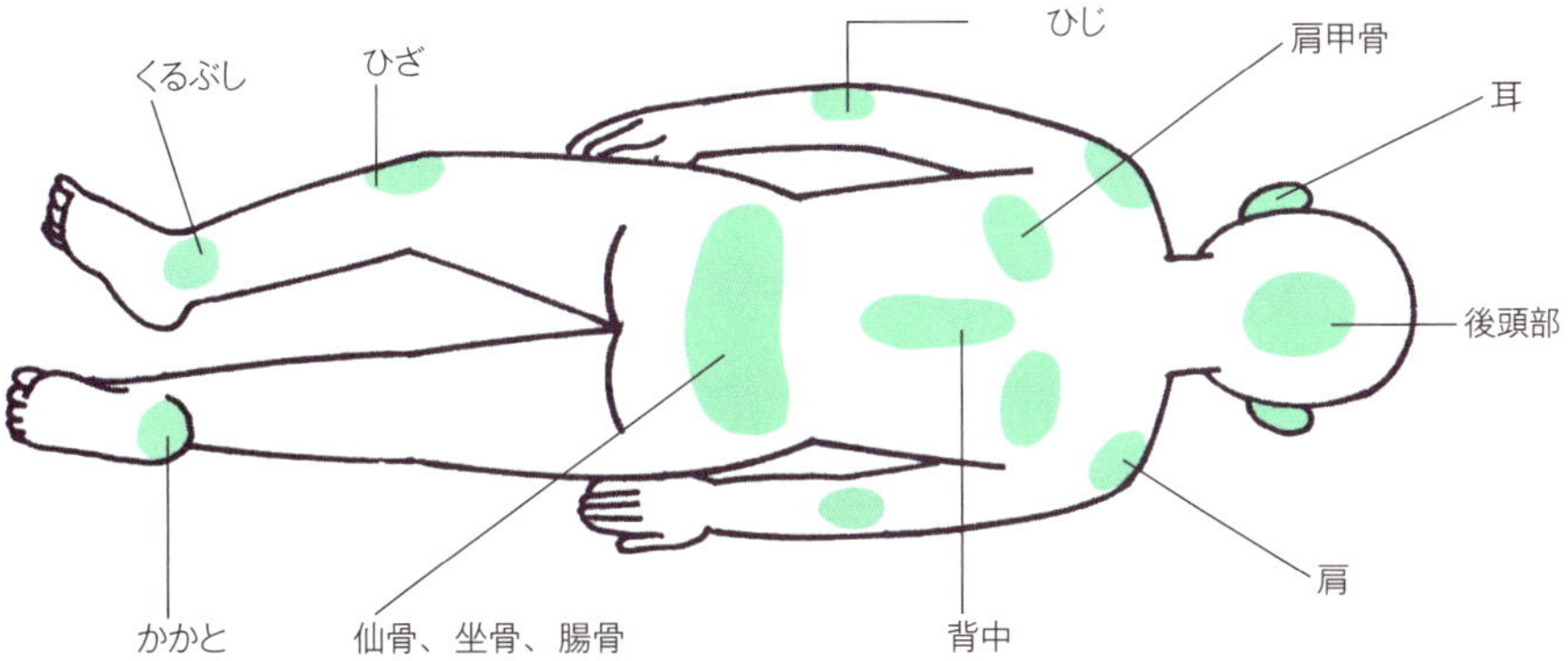

●**乾燥肌におしっこ？**　尿素配合クリームが市販されている。おしっこが入っているわけではなく、尿素は肌本来の保湿成分。

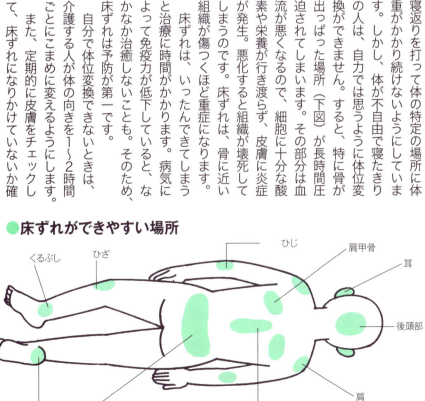

アンチエイジング

食事、運動、精神面の健康のバランスをとることが大切

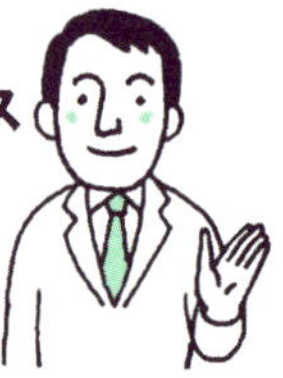

●Dr.アドバイス

「健康で長寿」を目標にして。栄養素の不足に注意

日本人の平均寿命は世界トップクラス。けれど、平均寿命と、日常生活に制限なく元気に暮らせる「健康寿命」との差が10年前後もあり、問題となっています。つまり、天寿を全うするまでの10年を、何らかの病気や体の不調で苦しむ人が多いということです。

最近、日本の高齢者の問題として「フレイル」ということが盛んにいわれます。フレイルとは健康と要介護の中間的な状態を指し、〝虚弱〟とも訳されます。その状態を予防・改善するには、やはり食生活が重要なカギを握ります。

高齢者の食生活は〝低栄養〟が懸念されています。加齢とともに食が細くなるのに加え、一人暮らしが増えて食事作りもおろそかになり、さまざまな栄養素が不足しがちです。特にたんぱく質不足は筋肉の減少を招きます。それが日常活動の不活発につながり、さらに食が細くなるという、悪循環をもたらします。もちろん食事だけでなく、食と運動を両輪として取り組むことが不可欠です。

体力・気力増進に やまいもの煎じ汁

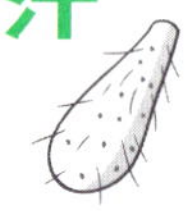

やまいもは消化を促進したり、気力や体力を増進させる作用があります。

乾燥させたやまいもを煎じて、その汁を3回に分けてあたためて飲むとよく効きます。また、やまいもを入れてお粥を炊いてもよいでしょう。常食すると、老化防止に役立ちます。

（根本）

不老長寿の 松の実入りのお粥

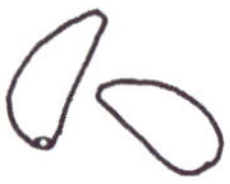

松の実は松子仁《しょうしにん》ともいい、文字どおり不老長寿の実です。特にチョウセン松の実は「海松子《かいしょうし》」と称し、強壮剤とされています。

お粥（仙人粥。作り方は次ページ）に入れるほか、毎日50粒ずつ食べてもよいし、サラダやあえものにも利用できます。

（根本）

足腰の衰えに くるみ酒

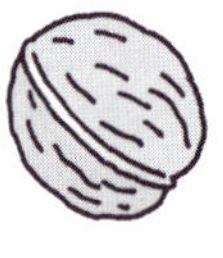

くるみは、上質のたんぱく質やリノール酸、ビタミンB_1・B_2・Eなどを多量に含み、牛乳や卵よりも栄養価が高いといわれます。中国では「助陽薬《じょようやく》」のひとつで、陽気が衰えて元気がなくなったときの妙薬としています。

足腰が弱ったときは、塩けのないくるみを砕き、ざらめを少し加えて、熱い酒を注いで飲むとよく効きます。

（根本）

●くるみ酒

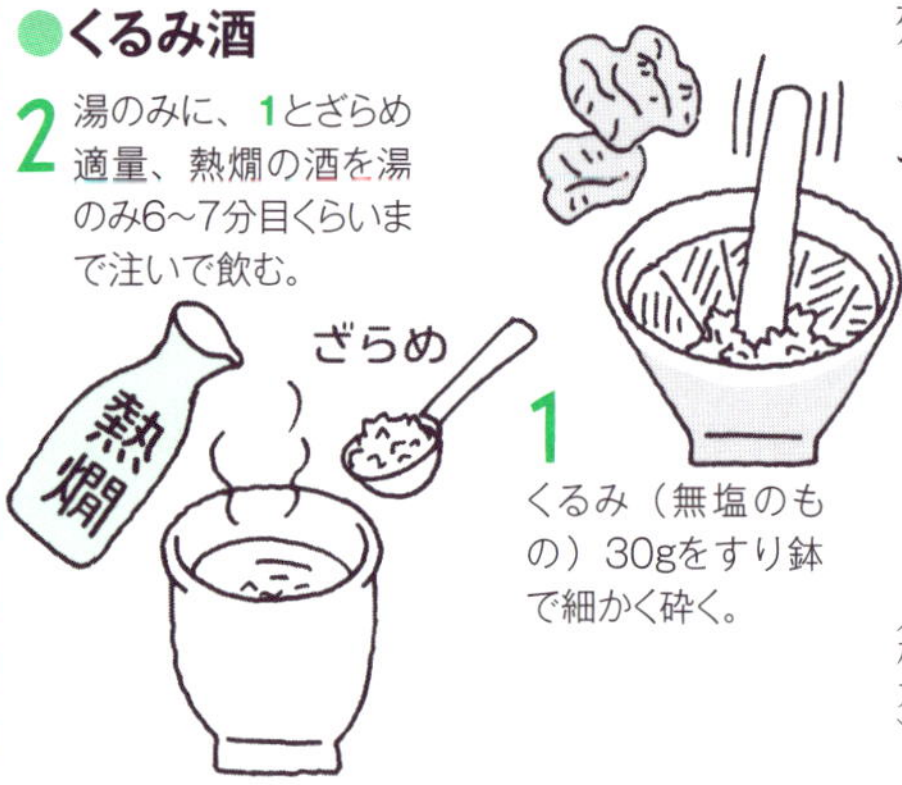

1 くるみ（無塩のもの）30gをすり鉢で細かく砕く。

2 湯のみに、1とざらめ適量、熱燗の酒を湯のみ6〜7分目くらいまで注いで飲む。

生薬の代表選手 朝鮮人参の煎じ汁

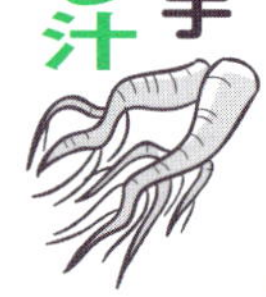

朝鮮人参は、免疫機能を改善し、高齢者の病気に対する抵抗力を高めます。1日分として5gを600㎖の水で煎じ、その汁を3回に分けて、空腹時にあたためて飲むと、老化による体力低下を改善します。

ただし、高血圧の人は服用してはいけません。

（根本）

血管を強くする 地骨皮の煎じ汁

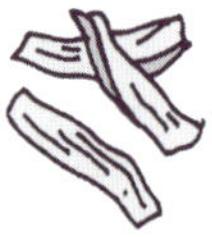

クコの根を乾燥させたものは地骨皮《じこっぴ》とよばれる生薬です。ビタミンB_1・B_2やルチンなどを含み、血管をじょうぶにし、老化を防ぐはたらきがあります。

地骨皮を水で煎じ、カスをこし、1日3回、空腹時にあたためて飲みます。

（根本）

松の実入りのお粥（仙人粥）の作り方

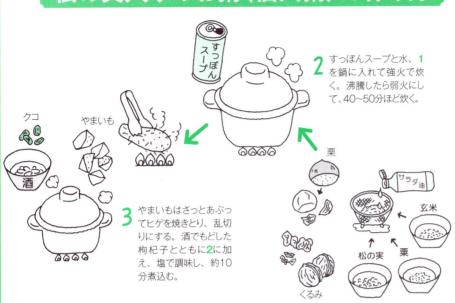

●材料（5～6人分）

玄米	3/4カップ
粟	1/4カップ
松の実	100g
栗	8個
くるみ	4個
やまいも	100g（1/2本）
枸杞子《くこし》（クコの実）	大さじ2
すっぽんスープ	2カップ（400mL）
塩	少々
サラダ油	少々
水	4カップ（800mL）

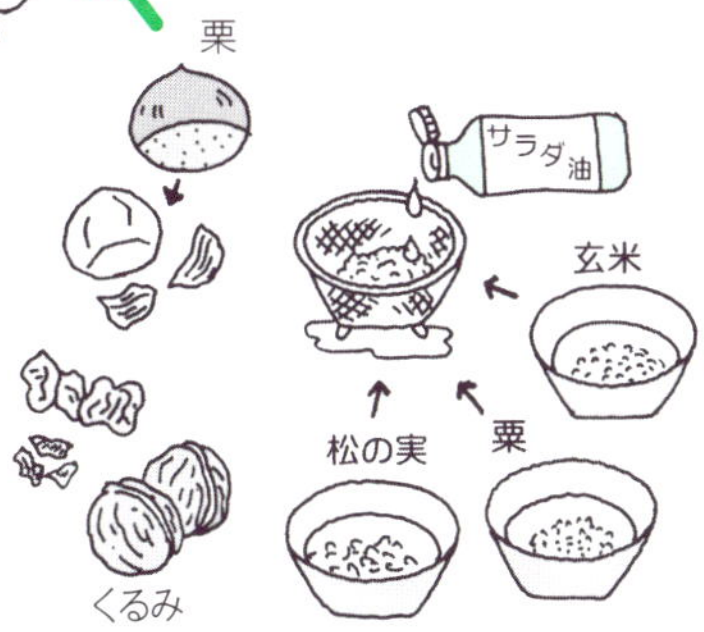

1 玄米、粟、松の実は洗い、それぞれ一晩水（分量外）につけておく。水からあげたら、サラダ油をまぶしておく。栗は渋皮までとり、くるみも実をとり出し、薄皮をむく。

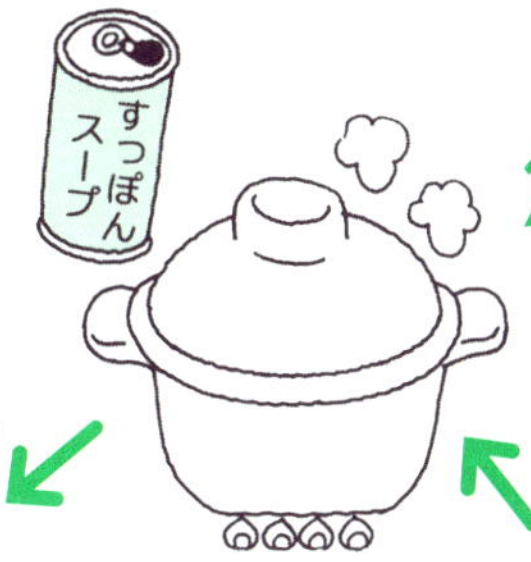

2 すっぽんスープと水、1を鍋に入れて強火で炊く。沸騰したら弱火にして、40～50分ほど炊く。

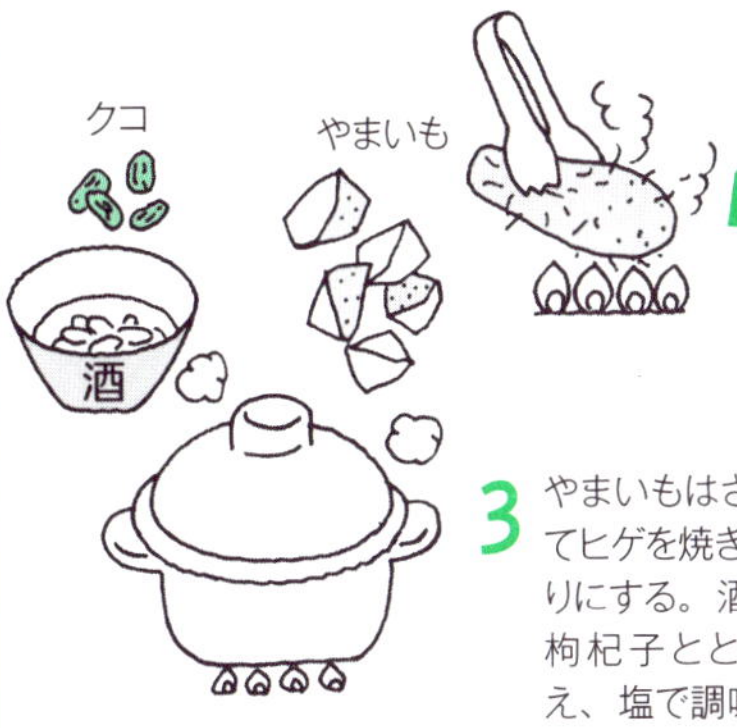

3 やまいもはさっとあぶってヒゲを焼きとり、乱切りにする。酒でもどした枸杞子とともに2に加え、塩で調味し、約10分煮込む。

作ってみました

すっぽんスープは市販の缶詰を使うと簡単です。栗やくるみも、皮をむいてある市販品を使うと便利です。くるみは塩味のついていないものにします。

食べてみました

種実類がひとつひとつ味わい深いお粥で、ボリュームもあります。すっぽんスープが入るので、薄味でもコクがあって、おいしく食べられます。

高齢者に味覚障害が増えている

「食べものの味がしない」「何を食べても苦い」「口の中に何も入っていないのに、塩味や苦みを感じる」などといった味覚障害は、高齢になると多くなります。

味覚は舌や口の中の粘膜に約1万個ある、味蕾《みらい》という部位で感知します。その数は若い人ほど多く、高齢者になると新生児の半分から3分の1になるといわれています。とはいえ加齢ばかりが原因ではなく、薬剤の副作用、亜鉛などの微量金属欠乏症、高血圧や糖尿病、脂質異常症などの病気によるもの、ドライマウスなど、その理由はさまざまです。

なかでも亜鉛不足は深刻です。亜鉛は生きていくうえでとても重要な金属なのですが、もともと日本人は亜鉛の欠乏ギリギリのところにいます。そのうえ、加工食品に使われている食品添加物のなかには、亜鉛の吸収を阻害したり、尿中への排泄を増加させたりする物質が多く含まれています。加工食品を多く食べていると、より亜鉛不足になってしまうのです。

また高齢になると、生活習慣病などの罹患率も高くなりますが、治療のための薬剤によっても、味覚障害がひきおこされる可能性があるとされています。

日ごろから亜鉛を多く含む食べものを積極的にとり、バランスのよい食事を心がけるようにします。味気ない食事は人生の楽しみを奪い、食欲が失せて健康な体の維持が難しくなり、よいことではありません。思い当たるようなら、耳鼻咽喉科または味覚外来で、診察を受けるとよいでしょう。

たちくらみや食欲不振などの症状もみられるときは、内科の受診でもよいでしょう。

●亜鉛を多く含む主な食品

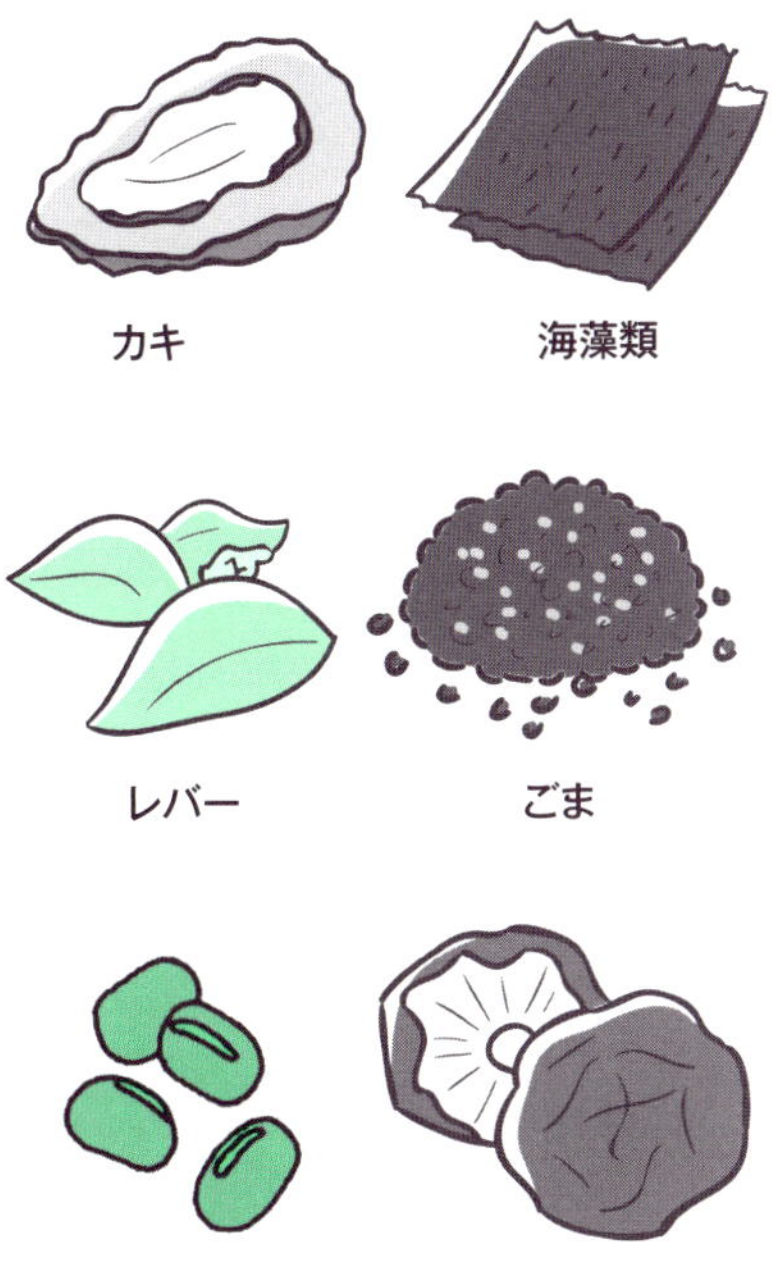

●ナッツは食べすぎに注意　ナッツはカロリーが高く脂肪分も多く含むため、食べすぎると太りやすくなる。

フレイル予防には「食べる力」が大事

フレイルとは、最近新しく提唱された概念で、心身の活力が衰えた状態のことをいいます。年齢を重ねても健康に暮らすには、フレイル予防がカギといわれています。そのためには、食べることがとても重要になってきます。「食べることは生きること」だからです。

フレイルとは「健康」と「要介護」の中間

「フレイル」という言葉を初めて目にした人も多いかもしれませんが、これは英語で〝虚弱〟とか〝老衰〟といった意味の〝Frailty〟をもとにつくられた言葉です。加齢によって心身の活力が低下しており、健康といえるほど元気ではないものの、介護が必要な段階にはまだ達していない状態を意味しています。

フレイルは以下の3つの要因で成り立っています。

①身体的要因……ひざ関節や腰の痛みなどによって足腰が弱くなるロコモティブシンドロームや、筋肉・筋力が低下するサルコペニアなどです。

②精神的要因……うつや認知症などです。認知症の前段階である軽度認知障害（MCI）も含まれます。

③社会的要因……ひとり暮らしなどによる孤独や閉じこもりで、他者とのつながりがない状態です。

この3つの要因は、高齢になれば程度の差こそあれ、誰もが抱え込みがちな状況でしょう。それだけに何も対策をしないでいると、フレイルに進んでしまいます。

フレイルかどうかは、①体重減少、②主観的疲労感、③日常生活活動量の減少、④身体能力（歩行速度）の減弱、⑤筋力（握力）の低下——以上の5つから判断します。

もしかしたら、自分自身や両親がフレイルに進んでいるのではないかと心配になったら、下記の診断基準を使ってチェックしてみましょう。

3項目以上にあてはまる場合はフレイルです。1～2項目に該当するときはプレフレイル、つまりフレイルの前段階です。1つもあてはまらないときは健常と判断されます。

繰り返しになりますが、フレイルは確実に病気というわけでもなく、本人もまだまだ大丈夫だと思っていることが多いものです。しかし、そのまま放置していると確実に要介護の状態に進んでしまいます。そうならないためには、現状の把握と予防対策が必要なのです。

●フレイルの診断基準

該当するものに☑をいれてください。

- □過去2年間で5%以上体重が減った
- □握力が男性26kg未満、女性18kg未満である
- □「何をするのも面倒だ」「仕事が手につかない」と感じたことがある
- □横断歩道を青信号のうちに渡れない
- □身体活動量が同年代の人にくらべて少ない

☑が3つ以上……フレイル
☑が1～2つ……フレイル予備群

（国立長寿医療研究センターの研究より改変）

フレイルを予防しないと、寝たきり、認知症の可能性が

予防の重要性を理解するには、〝フレイル状態〟によってどんな事態がひきおこされるのかを知っておくとよいでしょう。

まず、死亡率が高くなります。そして、体の機能も身体能力も衰えます。免疫力が低下して病気にかかりやすくなるうえ、ストレスにも弱くなります。そのため、軽いかぜでもすぐに肺炎になったり、寝込んでしまったりするような、深刻な状態になりやすいのです。

また、骨や筋力も衰えているため、ちょっとしたことでケガをしたり、転んで骨折することもあります。

こうした病気やケガで入院すると、認知機能の低下と相まって「せん妄」が起こりやすくなります。自分が今どこにいるのかわからなくなって混乱したり、感情のコントロールができなくなったりするのです。なかには、入院がきっかけでそのまま認知症に進んでしまう人もいます。

こうした状態に進むのを防ぐには、できるだけ早い段階で家族や周囲の人、医療関係者が介入して対処する必要があります。

外出することがフレイル予防につながる

フレイルに進まないようにするには、積極的に外出するようにしましょう。誰かを誘ってもよいし、自分

高齢者の病気を治す食べもの
フレイル予防には「食べる力」が大事

ひとりで出かけてもかまいません。

歳をとると体力や筋力が衰えるため、出かけるのがおっくうになってしまうことがよくあります。

しかし、家の中に引きこもってしまうと周囲との交流がなくなり、心身ともに張り合いがなくなって、認知症に進む危険が高くなります。

多少めんどうでもご近所づき合いをしたり、地域の集まりやボランティア、体操教室などに参加したりして、他者と交流をもつことで、心と体にハリが生まれます。

特に男性は、定年退職後に家の中に閉じこもりがちになり、コミュニティとのつながりが薄れてしまう人が少なくありません。体力の低下を防ぐだけでなく、認知症のリスクを下げるためにも積極的に外に出かけましょう。いったん出かける習慣ができると、元気に活動するには足腰の健康が不可欠になります。それが、衰えた体力や筋力を取り戻すための、ウォーキングや体操などに取り組むきっかけになることもあります。

こうして適度な運動を続ける習慣が身につけば、ロコモやサルコペニアも改善され、それがフレイルの予防にもつながります。

「食べること」が健康長寿につながる

年齢を重ねると、食事も若いころのように量を食べられなくなるのは自然なこととはいえ、今度は逆に、低栄養になる心配が出てきます。体力が低下し、ますます筋力や骨も弱くなってしまいます。

体力低下は免疫力を弱め、感染症にかかりやすくなりますし、筋力や骨の衰えは転倒や、それによる骨折のリスクを高めます。こうしたケガがきっかけで、寝たきりや要介護の状態に進むことも珍しくありません。

もう1つ重要なのが、口の中に起こる「オーラルフレイル」です。加齢による筋力低下は、ものをかんだり、嚥下《えんげ》（飲み込み）したりするのに必要な、口やのどの筋力も衰えさせます。食べたり飲んだりすることがスムーズにできないと、食事を思うようにとれなくなり、低栄養につながります。

オーラルフレイルの予防には定期的に歯科を受診して、歯や口の中の健康チェックをしてもらいます。むし歯や合わない入れ歯を治し、食事がきちんととれる状態にするのです。

そのうえで、栄養バランスのとれた食事を3食きちんと食べることです。食が細くなって必要な摂取エネルギーをとれないときは、栄養補助食品やドリンクなども活用して、低栄養にならない工夫をしましょう。

フレイルを防ぎ、健康で長生きできる体をつくるには、しっかり食べることが何より大切です。

●フレイル予防のポイント

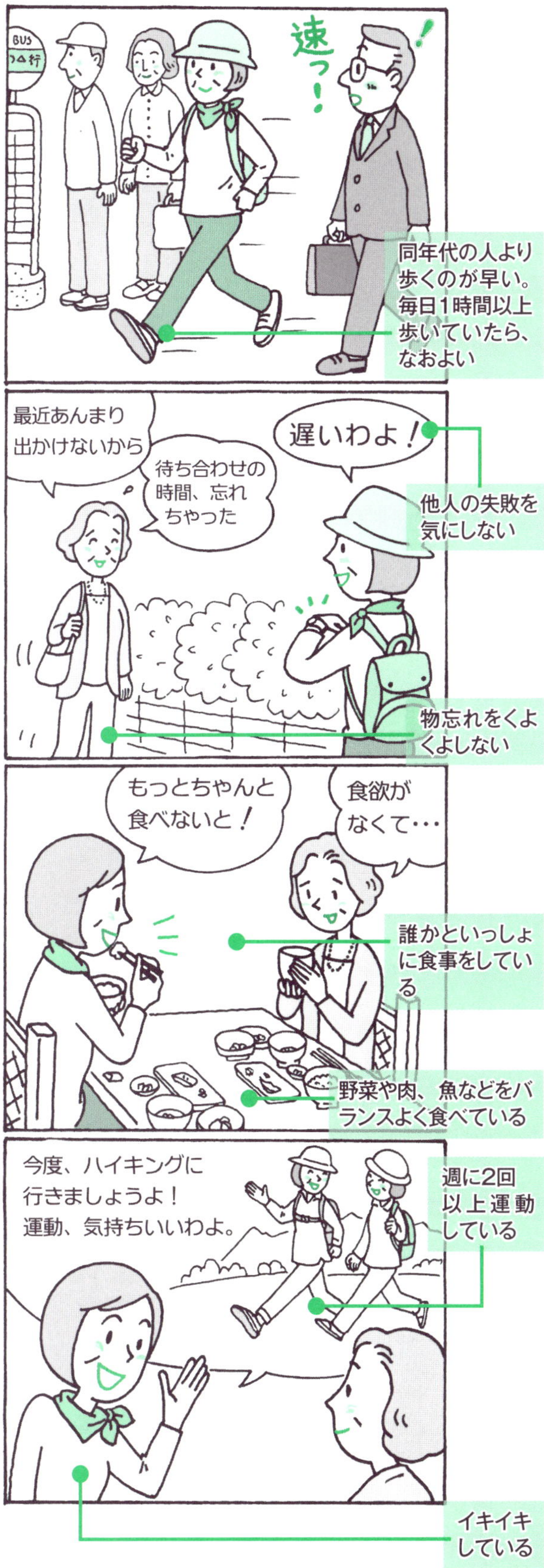
BUS
速っ！
同年代の人より歩くのが早い。毎日1時間以上歩いていたら、なおよい
最近あんまり出かけないから
遅いわよ！
待ち合わせの時間、忘れちゃった
他人の失敗を気にしない
物忘れをくよくよしない
もっとちゃんと食べないと！
食欲がなくて…
誰かといっしょに食事をしている
野菜や肉、魚などをバランスよく食べている
今度、ハイキングに行きましょうよ！運動、気持ちいいわよ。
週に2回以上運動している
イキイキしている

●やせているのに肥満？　筋肉は少なくスリムな外見だが、脂肪は過剰。これはサルコペニア肥満で、ふつうの肥満より怖い。

認知症を防ぐ食べもの

人生80年の時代に入って、急増しているのが認知症です。いまだ特効薬も開発されず、いつか自分が、家族がと、不安な気持ちにもなることでしょう。そんななか、最新の研究で認知症の予防に役立つ食事法が明らかになってきています。

認知症を予防するには「酸化」と「糖化」を防ぐ食生活を

認知症は、加齢などによって脳の神経細胞が変性したり、死滅したりすることが原因で、記憶力や認知機能が低下する病気の総称です。最も多いのがアルツハイマー病です。加齢による神経細胞の変性や死滅は止められませんが、食事や生活習慣で進行を遅らせることはできます。

脳の神経細胞の老化を進める二大要因は「酸化」と「糖化」です。

酸化とは、紫外線やたばこ、アルコール、大気汚染、電磁波などによって、体内に大量に発生した活性酸素が、細胞を傷つけることです。

一方の糖化は、食生活と深く関係しています。食べすぎや飲みすぎといった食生活の乱れで血糖値が高い状態が続くと、細胞のたんぱく質と糖質が結合し、AGE（終末糖化産物）という物質が体内でつくられます。これが細胞の老化を促すのです。

つまり、酸化と糖化を防ぐ生活を送ることで、脳神経細胞の老化をおさえ、認知症を予防できるのです。

酸化防止には、抗酸化作用のあるフィトケミカル（左表参照）を積極的に摂取すると効果的です。また、糖化を防ぐには、炭水化物をとりすぎないようにして、血糖値をコントロールすることです。特に、甘いものとたんぱく質の組み合わせを、できるだけ避けることが大切です。

卵や大豆製品など良質のたんぱく質をとる

体を作る細胞はたんぱく質でできており、新陳代謝で絶えず消費されています。脳だってそれは同じ。つまり、脳の神経細胞の老化を防ぐには良質のたんぱく質が不可欠です。

なかでも、人の体では合成できない9種の必須アミノ酸は、食品からとるしかありません。必須アミノ酸が多い良質なたんぱく質の代表は、卵です。最新の研究ではコレステロールを増やす心配はないので、卵を毎日食べても大丈夫です。

良質のたんぱく質は肉や魚にも豊富ですが、大豆もおすすめです。

大豆にはたんぱく質のほかに、脳の神経細胞間でやりとりされる、情報伝達物質の合成に必要な、コリンやレシチンといった成分も含まれています。豆腐や納豆などの大豆製品も、積極的にとりましょう。

DHAやEPAが豊富な魚を食べる

認知症のうち、脳血管性認知症は、脳梗塞《こうそく》などで神経細胞がダメージを受けたり、動脈硬化によって血流が悪くなったりすると進行します。

DHA（ドコサヘキサエン酸）とEPA（エイコサペンタエン酸）は、いわしやさば、さんま、さけなどの魚に含まれる魚油です。EPAは動脈硬化の進行を抑えたり、血栓《けっせん》ができるのを防ぎます。一方、DHAは神経細胞を活性化させ、認知機能や記憶力を高める効果が期待できます。このことから認知症予防には、青魚もおすすめです。

ちなみに、さけのピンク色の色素は、アスタキサンチンという抗酸化成分で、細胞の酸化防止に有効です。

よい油をとると脳の神経細胞を修復してくれる

脂質はとり方しだいで健康増進に役立ちますが（307ページ参照）、認知症の予防にも油がカギを握ります。脳の大半は脂質だからです。

体によい油の代表には、n-3系のα-リノレン酸をはじめ、前述のDHAやEPAなどがあります。

さらに、最近注目されているのが、中鎖脂肪酸《ちゅうさしぼうさん》（MCT）です（左ページ参照）。短鎖脂肪酸や長鎖脂肪酸より素早く消化吸収され、エネルギーになりやすい性質があります。この性質が認知症予防に有効です。

脳の神経細胞は主にブドウ糖をエネルギー源としますが、老化が進むと神経細胞がブドウ糖をうまく利用できなくなります。すると、神経細胞がエネルギー不足になって認知機能が低下してしまうのです。

中鎖脂肪酸は消化吸収にすぐれ、

脳のエネルギー源として利用しやすいケトン体の合成を促します。このケトン体をエネルギー源にすることで脳が活発にはたらくようになり、認知症を防ぐ効果があるのです。

第7の栄養素フィトケミカルも老化と酸化を防ぐ

フィトケミカルとは、主に野菜やくだものなどに含まれている色素や香り、苦み、辛み、粘りやあくなどの成分の総称です。最近、第7の栄養素ともよばれて注目されていますが、その理由はすぐれた抗酸化作用をもっているからです。

認知症を予防するには細胞を老化させる酸化をおさえることが重要です。そのためには、抗酸化作用のあるフィトケミカルを多く含む食品がおすすめです。

主なフィトケミカルと、それを多く含む食品は左上表の通りです。

フィトケミカルは、緑黄色野菜をはじめとして、にんにくやしょうが、ねぎなどの香りの強い野菜、きのこ、海藻、香辛料などに多く含まれます。多種類の食材を組み合わせるほど、多くのフィトケミカルをとることができます。

●主なフィトケミカル

主なフィトケミカル		期待される主な作用	含まれる主な食べもの
ポリフェノール	アントシアニン	抗酸化作用により、細胞の老化などを防ぐ。	赤ワイン、紫玉ねぎ
	カテキン	腸内で有効な菌を増やしたり、抗酸化作用によってがんを予防する。	緑茶、紅茶、ウーロン茶
	クルクミン	肝臓の機能を高めたり、コレステロールを減らす作用がある。	カレー粉、ウコン
カロテノイド	リコペン	豊富な抗酸化作用で活性酸素を除去する。	トマト、トマトケチャップ
	ゼアキサンチン	強力な抗酸化作用があり、油脂に溶けやすい。	パプリカ、ほうれん草
	カプサンチン	強い抗酸化作用があり、アンチエイジングの効果も。	赤パプリカ、赤とうがらし
	アスタキサンチン	抗酸化作用によって疲労回復を助ける。	さけ、えび、かに
	β-クリプトキサンチン	骨粗しょう症の予防を助け、生活習慣病を予防する。	みかん、はっさく、柿
イオウ化合物	イソチオシアネート	胃腸を刺激して、食欲増進の手助けをする。	キャベツ、ブロッコリー
β-グルカン		食物繊維のひとつで、糖質と脂質の吸収をダウンさせる。	しいたけ、まいたけ
フコイダン		海藻のネバネバ成分で、免疫力がアップする。	もずく、ひじき、めかぶ
オルニチン		肝機能の維持と疲労回復を助ける。	しじみ、きはだまぐろ
シトルリン		疲労回復を助けたり、血流を改善するはたらきがある。	すいか、とうがん、ゴーヤ
グルコサミン		軟骨を修復して痛みを軽減する効果がある。	えび、かに、うなぎ

昔ながらの和食や地中海食がおすすめ

認知症の予防には、大豆や魚、野菜を中心とした、伝統的な和食が効果的なことが研究で明らかになっています。肉よりも魚の摂取量、特に日本ではいわしやさば、まぐろ、ぶりなどDHAやEPAを含む青魚がよく食べられていることが、効果をもたらしていると考えられています。

世界的にも、各地の伝統食のよさが見直されています。そのひとつが「地中海食」。地中海地方では、アルツハイマー型認知症の発症率が低いことが報告されています。

地中海食とは、オリーブ油と適量の赤ワイン、そして豊富な野菜と魚中心の食事のことです。不飽和脂肪《ふほうわしぼう》酸《さん》で動脈硬化を防ぐ効果があるオリーブ油。多くの健康効果をもつ野菜。ポリフェノールの抗酸化作用が老化を遅らせる赤ワイン。これらの組み合わせが、好影響をもたらしていると考えられています。

毎日大さじ1杯のMCTオイルで記憶力は改善される?

MCTオイルとは、中鎖脂肪酸を多く含む油のこと。中鎖脂肪酸はMCTオイルのほか、ココナッツオイルにも豊富に含まれます。

このMCTオイルがアルツハイマー病の症状を改善することが、実験によっても証明されたのです。

その実験によると、MCTオイルを毎日20gずつとった人は、LCT(長鎖脂肪酸。菜種油など通常の油)をとった人と比較し、記憶力が回復していることがわかったのです。

MCTオイルをとると肝臓でケトン体が合成されます。これにはブドウ糖よりも脳の神経細胞のエネルギー源として利用されやすい性質があります。つまり、ケトン体が増えることで脳神経細胞が活発にはたらき、記憶力の低下を防ぐというわけです。

今後さらに研究が進めば、認知症の治療効果まで期待できるようになるかもしれません。

●カレーで脳掃除? 黄色い色素のクルクミンが、認知症をおこす脳のシミを掃除。市販のルウには少なめなので、カレー粉を。

健康長寿の食べもの

健康で、活動的で、しかも長生きな高齢者の特徴は、お肉だってモリモリ食べることです。いくつになっても体が資本。寝たきりやフレイルを防ぐためにも、食事を大切にしましょう。

一飯一汁二菜または三菜でバランスよく食べる

高齢になると、若いときほど量を食べられなくなることが多いものです。日常生活における活動量も低下してくるので、たくさん食べる必要はないのですが、極端に小食になったり、栄養が偏ったりするのは避けなければなりません。

近年、高齢者では肥満よりも低栄養が問題視されています。低栄養は免疫力を低下させ、筋力の減少や骨を弱くする原因になるからです。ちょっとした不調で寝込んだり、すぐに肺炎になったり、転倒や骨折などのさまざまなリスクも高まります。

それを防ぐためには、一飯一汁二菜か三菜を基本に、栄養バランスのとれた食事を心がけましょう。筋力の維持と認知症予防のために、良質のたんぱく質や体によい油（307ページ参照）、野菜を積極的にとります。

間食することで栄養不足を補う

1日3食をきちんと食べることはもちろんですが、1回あたりの食事量が少ないときには、間食で栄養とエネルギーを補うようにします。

間食といってもお菓子のことではありません。たんぱく質やカルシウム、体によい油を補うために、アーモンドやくるみなどのナッツ類、チーズ、小魚などがよいでしょう。牛乳や豆乳もおすすめです。

●健康長寿でいるための食事法

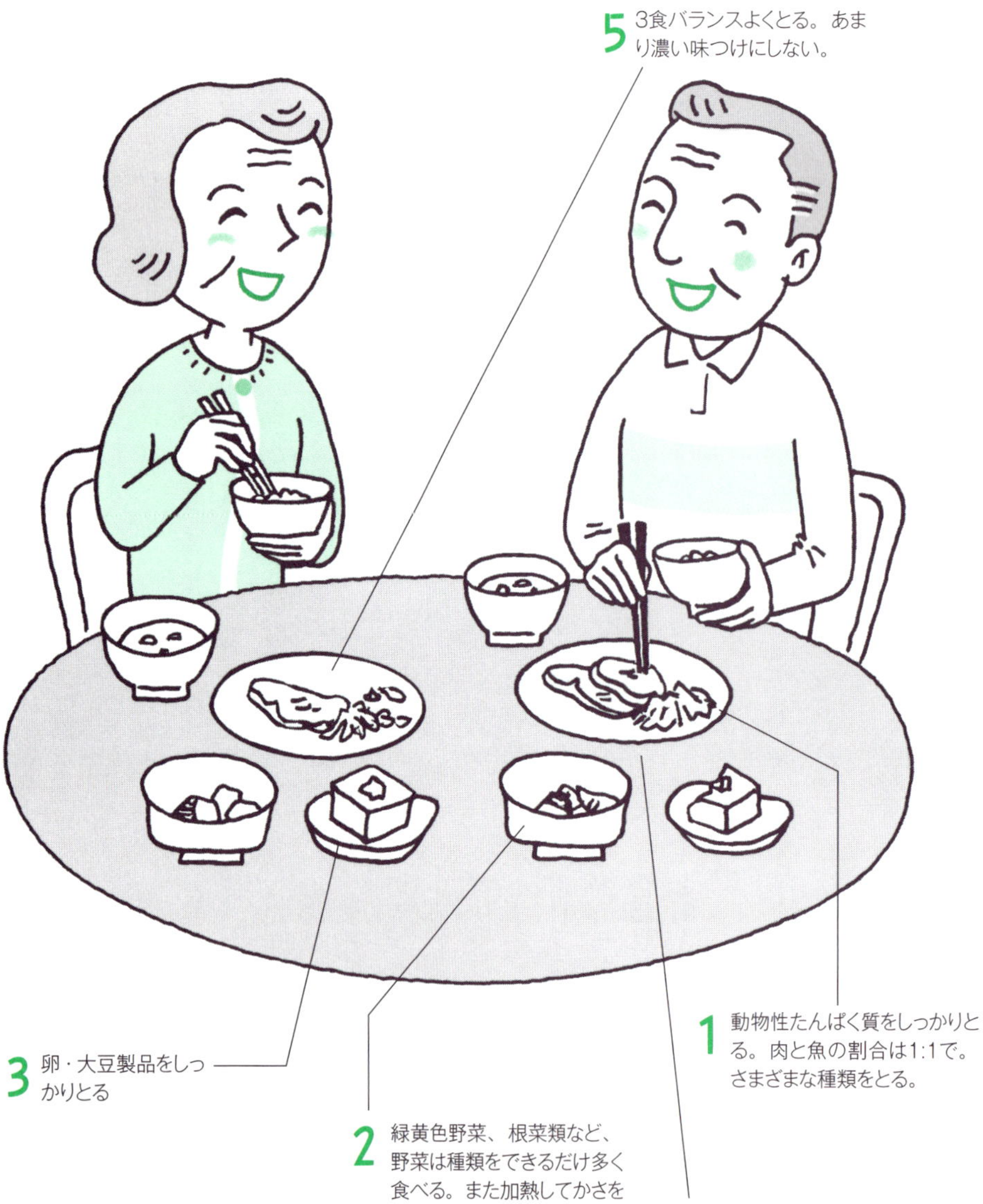

5 3食バランスよくとる。あまり濃い味つけにしない。
1 動物性たんぱく質をしっかりとる。肉と魚の割合は1:1で。さまざまな種類をとる。
3 卵・大豆製品をしっかりとる
2 緑黄色野菜、根菜類など、野菜は種類をできるだけ多く食べる。また加熱してかさを減らし、食べる量を増やす。
4 酢や香辛料、香味野菜を積極的に利用して、塩分を控えめにする。

PART 7
クスリになる食べもの

●「栄養価ベスト3」の図表内数字は、食品の1回量中に含まれる栄養成分の量を示しています。

●栄養成分の量は、「日本食品標準成分表　2015年版(七訂)」をもとに編集部で作成したものです。

●順位は、「日本人の食事摂取基準(2015年版)」をもとに、50〜69歳で身体活動レベルがふつうの男性が必要な、1日の推定平均必要量(または目標量、目安量)を100%とした場合の、各栄養素の充足率が高いものから3つあげてあります。

50〜69歳 身体活動レベルがふつうの男性の推定平均必要量/目標量/目安量

たんぱく質(➡58ページ)	50g
脂質(➡60ページ)	54g
	20〜30%(脂質の総エネルギーに占める割合)
カルシウム(➡72ページ)	600mg
鉄(➡74ページ)	6.0mg
ビタミンA(➡66ページ)	600ugRAE
ビタミンB_1(➡67ページ)	1.1mg
ビタミンB_2(➡68ページ)	1.2mg
ビタミンC(➡69ページ)	85mg
ビタミンD(➡70ページ)	5.5ug
ビタミンE(➡71ページ)	6.5mg
食物繊維(➡64ページ)	20g以上
糖質(➡62ページ)	306g

ぬかと不消化の部分に価値がある

【玄米】

1回使用量：**1/2カップ（70g）**
栄養価ベスト3（1回量中）

1	ビタミンB_1	0.29mg
2	鉄	1.47mg
3	炭水化物	52.01g

稲のいちばん外側のもみ殻だけを除いた玄米と、ぬか層と胚芽部までとり去って胚乳だけにした白米とでは、栄養価の点で大きな差があります。また、白米は水に浸しておくと数日で腐ってしまいますが、玄米は発芽しはじめます。まさに玄米は生きている米といえるでしょう。

●栄養

江戸時代、将軍のお膝下の江戸の町では、庶民にも白米食が広がっていたといいます。当時はかっけが大流行し、「江戸わずらい」ともよばれました。これは米のぬか層に含まれるビタミンB_1が、白米にすることでほとんど失われることが原因です。

ぬか層や胚芽部を残す玄米には、このB_1をはじめとしたビタミンB群、炭水化物、たんぱく質、脂質、また、鉄、カリウム、マグネシウムといったミネラルなどの栄養素が含まれています。白米と比較すると、食物繊維は6倍、ビタミンB_1は5倍強、B_2は2倍、脂質とリンは3倍、鉄と葉酸（ビタミンB群のひとつ。全身に酸素を運ぶ赤血球をつくり、貧血を防ぐはたらきがある）は2.6倍となっています。

●効用

かっけの予防に有効なビタミンB_1には、米の炭水化物をエネルギーに変えるはたらきがあるので、**疲労回復**に有効です。

玄米のぬか層は消化がわるいのですが、反面、これが利点にもなっています。というのは、不消化物である食物繊維は便の量を増やし、腸壁を刺激して蠕動《ぜんどう》運動を助けるからです。このため便秘が解消されます。そのおかげで便が腸内にとどまる時間が短くなり、有害物質の吸収を妨げるため、**大腸がん**を予防する作用も認められています。

さらに、ぬか層と胚芽部には植物油が多く、リノール酸とビタミンをたっぷり含んでいます。これらは**動脈硬化**の予防と**老化防止**に大きな役割を果たします。また、玄米に含まれる油には、自律神経機能の安定をはかるγ《ガンマ》-オリザノールという物質があるため、**自律神経失調症**や、**虚弱体質**の予防にも有効とされています。

栄養豊かな玄米飯を常食するうちに、内臓のはたらきが高まり、**体質改善**も

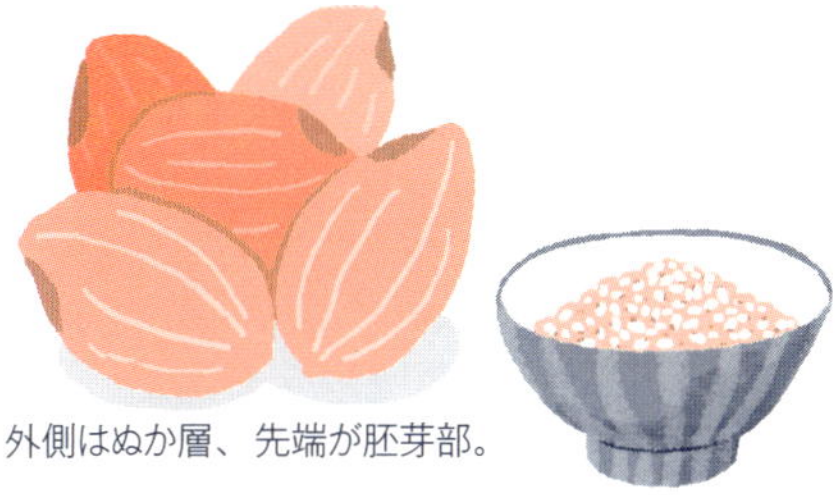

外側はぬか層、先端が胚芽部。

期待されます。また、玄米飯は、よくかまなければならないので、満腹感を得られやすくなって食べすぎがなくなり、**肥満**防止につながります。

●調理法

玄米は炊き方が難しいといわれてきましたが、今ではたいていの炊飯器に「玄米炊きモード」がついています。玄米はゴシゴシ洗うと肝心の胚芽部を損なう心配があります。ゴミやよごれをさっと洗い流すだけにとどめ、水を指定の目盛りまで注いでスイッチをいれます。玄米モードがついていない炊飯器で炊く場合は、洗ったあと一晩、水に浸してから炊きます。

また圧力鍋であれば、短時間で上手に炊くことができます。1時間ほど水に浸した玄米を、水きりしてから炊きます。水は玄米の1.2倍が基本。自然塩を少々入れて炊くと味がよくなります。

炊き上がったら、しゃもじを切るように入れて、米粒をつぶさないように底からふんわりとほぐします。余分な水分が抜けて、ふっくらした玄米ごはんができあがります。

白米の消化のよさと玄米の栄養素をもつ

【胚芽米】

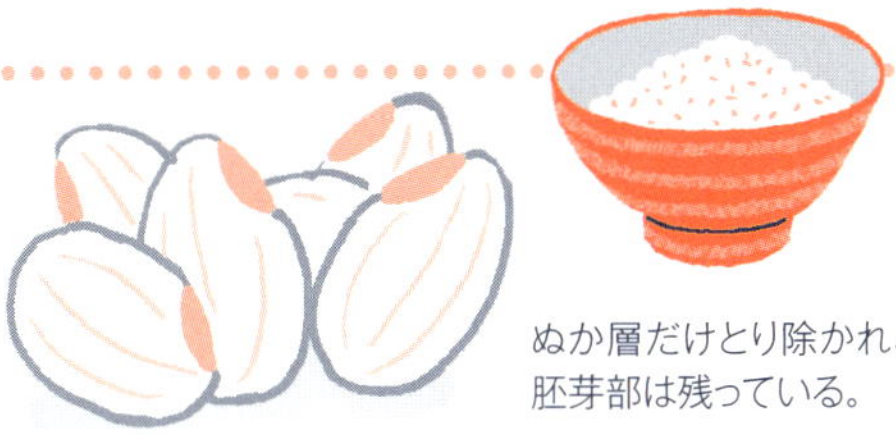

ぬか層だけとり除かれ、胚芽部は残っている。

1回使用量：**1/2カップ（70g）**
栄養価ベスト3（1回量中）

1	炭水化物	53.06g
2	ビタミンB_1	0.16mg
3	鉄	0.63mg

白米のすぐれた消化吸収のしやすさと、玄米の高い栄養価をあわせもつのが、胚芽米です。特殊な精米法で消化のわるいぬか層だけをとり除き、胚芽部はそのまま残しています。そのおかげで、胚芽部に含まれるビタミンB群、E、ミネラル、リノール酸などの栄養価の高い有効成分をたっぷり摂取できることから、玄米同様、**疲労回復**や**動脈硬化**、**虚弱体質**の改善に高い効果を示します。胃腸が弱く、下痢ぎみの人にはおすすめです。

胚芽米は水洗いするとせっかくの胚芽部が流れてしまう弱点があるため、1時間ほど水に浸したら、浮いたゴミだけをとり除いて、とがずに炊きます。

●「糠《ぬか》」の字に注目　「米偏《こめへん》に健康の“康”の字を書く」とは、糠の健康効果の説法によく使われる言葉（本来の意は、穀物の外皮）。

炭水化物、たんぱく質の補給源。
ただしビタミンB_1不足が難点

【白米】

- 1回使用量：**1/2カップ（70g）**
- 栄養価ベスト3（1回量中）

1	炭水化物	54.32g
2	鉄	0.56mg
3	たんぱく質	4.27g

●栄養

精米してぬか層と胚芽部をとり去り、胚乳のみにしたものが白米です。成分の75%以上を占める炭水化物の大部分が糖質です。たんぱく質、ビタミンB_1・B_2・Eも含まれます。

ただし、米のビタミンB_1は主に胚芽部にあり、そこを除いてしまう白米食では、摂取量が不足しがち。糖質を体内でエネルギーに変えるにはビタミンB_1が不可欠ということもあり、ほかの食品で補うことが必要です。

たんぱく質は良質ですが、必須アミノ酸のうちのリジンが少なめです。それを豆腐や納豆で補えば理想的。

●効用

白米に含まれる良質なたんぱく質は血管をしなやかにし、**血圧を下げる**はたらきがあります。さらに、米に含まれる水溶性の食物繊維は、腸の胆汁酸（コレステロールの一種）を体外に排出し、**動脈硬化**を予防します。

近年、食生活の欧米化による動物性脂肪のとりすぎが問題になり、生活習慣病の予防に効果が高い日本食が再評価されています。その理由として、米の高い栄養価と健康的効能が寄与している一面に加え、米を主食にすることで食事全体が低脂肪におさえられ、理想的な栄養バランス食にしやすいことがあげられています。

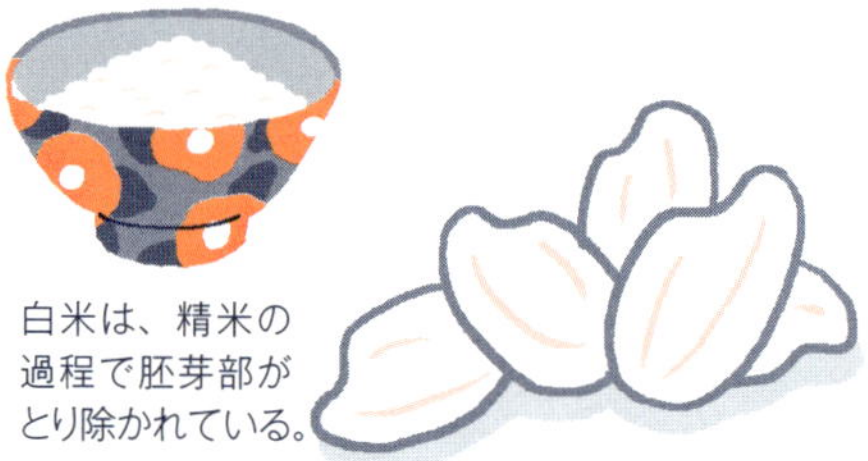

白米は、精米の過程で胚芽部がとり除かれている。

●調理法

米粒に残っているぬかのにおいを残さないために、1回めの水洗いは手早く行うことが大切です。その後は白濁がなくなるまで、数回水を替えてよくとぎ、ざるに上げて30分ほどおいてから炊きます。

●保存

ぬかのついていない、清潔で乾燥した容器に入れ、直射日光があたらない風通しのよい場所で保存します。防虫対策として、とうがらしを1本入れておくとよいでしょう。味が落ちるので長期保存は避けましょう。

利尿、鎮痛、強壮、美容と
幅広い効用がある

【ハトムギ】

- 1回使用量：**1/2カップ（70g）**
- 栄養価ベスト3（1回量中）

1	たんぱく質	9.31g
2	炭水化物	50.54g
3	鉄	0.28mg

●栄養

ハトムギはイネ科の一年草で、穀物のなかでも屈指の高い栄養価をもっています。たんぱく質、脂質、炭水化物、カルシウム、鉄、ビタミンB_2などを含んでいます。

ハトムギに含まれるたんぱく質はアミノ酸のバランスがよく、体内の新陳代謝を活発にします。そのため高たんぱく、高脂肪、高エネルギーでありながら、太る心配がなく、さらに、食物繊維が胃腸のはたらきを助けます。

●効用

すぐれた利尿作用をもち、**心臓病**、**腎臓病**のむくみに有効です。消炎・鎮痛作用もあり、**筋肉痛**、**リウマチ**、**神経痛**などには、ハトムギを約10倍の水で3～4時間煎じた液を湯船に加えるハトムギ風呂がよいでしょう。また、ハトムギ粥やごはん、スープを常食すれば、**滋養**・**強壮**に効果があります。

すぐれた新陳代謝作用と豊富なミネラル、ビタミン群は、肌をなめらかにし、**美肌**にも役立ちます。

腫瘍の一種である**イボ**にも効くことから、ハトムギの腫瘍抑制作用の研究が本格的に進み、よい結果が得られつつあります。

●利用法

即効性は弱いので、適量を常用することと、生では胸やけをおこすほど消化がわるいので、加熱調理することが大切です。

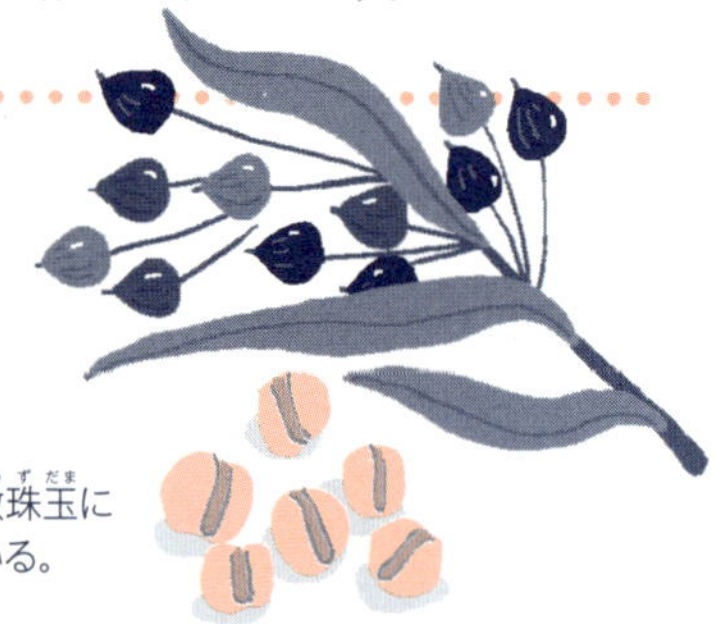

形は数珠玉《じゅずだま》に似ている。

脱穀したハトムギ（薏苡仁《よくいにん》）を使ったごはんは、白米に対して1～2割をハトムギにすると食べやすくなります。体が弱っている場合は、1～2日水に浸して5時間ほどかけてゆっくり煮る、ハトムギ粥がよいでしょう。最近では食べやすく工夫された、ハトムギ食品もかなり出回っています。

また、殻つきを砕き、軽くいってから煎じると、香りもよく飲みやすいハトムギ茶になります。これは化粧水がわりにもなります。冷めたハトムギ茶をコットンに浸して使います。

クスリになる食べもの
白米／ハトムギ／大麦／小麦／そば

健康食として見直されている【大麦】

1回使用量：大さじ2強（20g）
栄養価ベスト3（1回量中）

1. 食物繊維　2.06g
2. 炭水化物　14.42g
3. たんぱく質　2.18g

●栄養

炭水化物を主成分に、たんぱく質、脂質、ビタミンB_1・B_2、ミネラルを豊富に含みます。消化吸収、風味の点では白米にかないませんが、混ぜて炊くことで、不足しがちなビタミンB群を補えます。また、食物繊維が腸の運動を活発にします。白米より粘りが少ないことから、かむ回数が増え、唾液の分泌が盛んになる利点もあります。

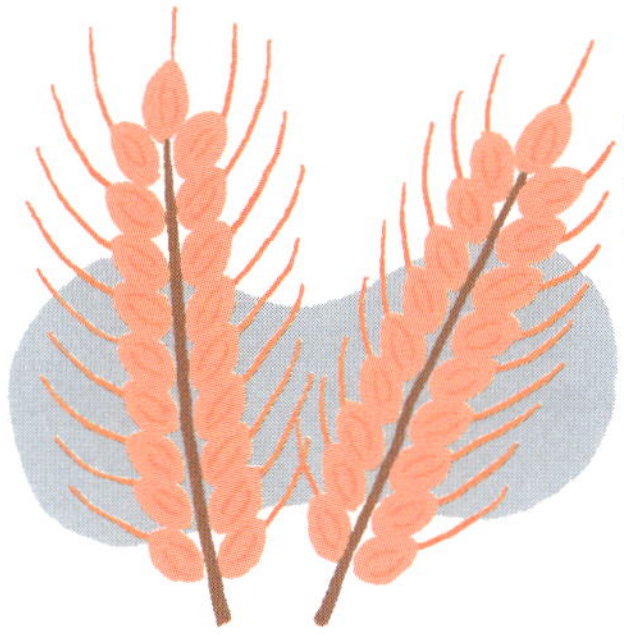

中央のすじの部分に、食物繊維やビタミンB群が多く含まれている。

●効用

豊富なビタミンB群は、栄養がかたよりがちな現代人に再び増えてきた、**かっけ**の予防に最適。整腸作用にすぐれ、消化を促し、**便秘**、**下痢**、便秘からくる**肌のトラブル**に有効です。これは食物繊維のはたらきによるものです。

大麦はよくかむことによってうまみが出て、消化吸収もよくなります。病後や体力が落ちているときには、薬効の高いあずきとともにお粥にします。

かむ回数が増えることで歯やあごをじょうぶにするため、成長期の子供の発育に役立ちます。また、早食いを防ぎ、少量で満腹感が得られやすいので、高い**ダイエット**効果も期待できます。**肥満**対策や**糖尿病**の食事制限にはうってつけの食べものでしょう。ただし、大麦は熱をとるはたらきがあるため、胃腸の冷えからくる下痢や、産婦で母乳の出がわるい人は控えます。

●調理法

夏場によく飲まれる麦茶が、最も一般的です。常食するには押し麦を使い、米に混ぜて炊くとよいでしょう。ただし、吸水性が高いので、麦は炊く直前に加え、水加減も通常より多めにします。香ばしくいった大麦を粉にしたムギコガシはお茶うけに、ぬかは煎じてお茶がわりにします。

老化防止のほか、イライラや精神不安に効く【小麦】

1回使用量：4/5カップ（80g）
栄養価ベスト3（薄力粉／1回量中）

1. 炭水化物　60.64g
2. たんぱく質　6.64g
3. 食物繊維　2.0g

主成分は糖質で、たんぱく質、脂質、リン、ビタミンB_1・B_2、リノール酸を含みます。胚芽部には食物繊維やビタミンEが豊富で、胃腸をじょうぶにし、老化防止にも有効です。

ビタミンEの抗酸化作用と、血中コレステロール値を下げるリノール酸のはたらきは、動脈硬化を予防します。

また、中国では「心気を養う」とされ、**精神安定**、**気力増進**、**ノイローゼ**、**ヒステリー症**、**不眠**、**寝汗**、**口やのどの渇き**にも効果があります。

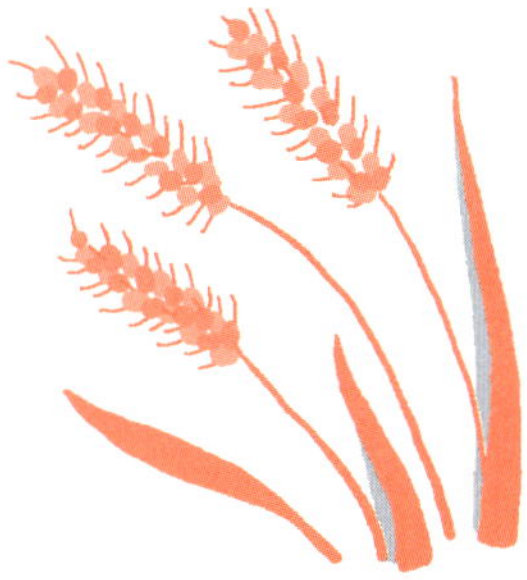

胚芽や、皮ごとひいた全粒粉を使いたい。

ビタミンB群が豊富。血管を強くし、便秘を防ぐ【そば】

1回使用量：1玉（120g）
栄養価ベスト3（生／1回量中）

1. 鉄　1.68mg
2. たんぱく質　11.76g
3. 炭水化物　65.4g

白米には少ないビタミンB_1・B_2や鉄を含むそばは、すぐれた補食になります。たんぱく質も良質で、ほかの穀物では不足するトリプトファン、スレオニン、リジンなどの必須アミノ酸を多く含みます。さらに、ルチンも豊富。これは、ビタミンPの一種で、毛細血管をじょうぶにするはたらきがあり、**動脈硬化**の予防に役立ちます。ルチンは水溶性のため、そば湯を飲むのが理にかなっています。ただし、乾めんのそば湯には塩分も多く、あまり期待できません。外皮を多少残したそば粉は、未消化分が多くなるため**便秘**によく、**高血圧**や**痔**にも効果的です。

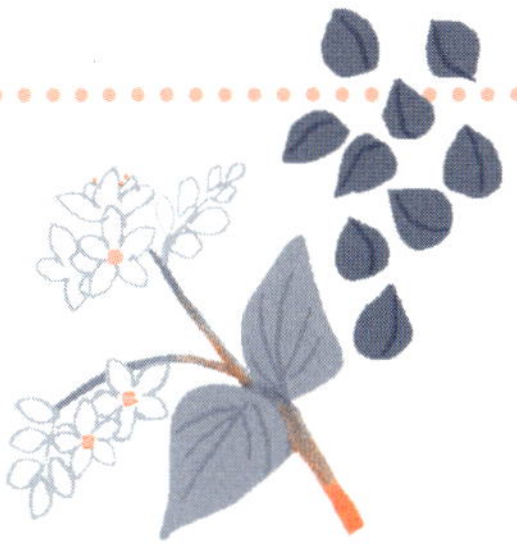

そば粉100％に近いほど薬効がある。

●韃靼《だったん》そば　韃靼とはタタール（モンゴル）のこと。日本そばにくらべて、毛細血管を守るルチンが100倍も含まれるという。

むくみと便秘に最適。
疲労回復にも効く

【あずき】

1回使用量：**大さじ2（20g）**
栄養価ベスト3（乾燥／1回量中）

1. 鉄 1.08mg
2. 食物繊維 3.56g
3. ビタミンB_1 0.09mg

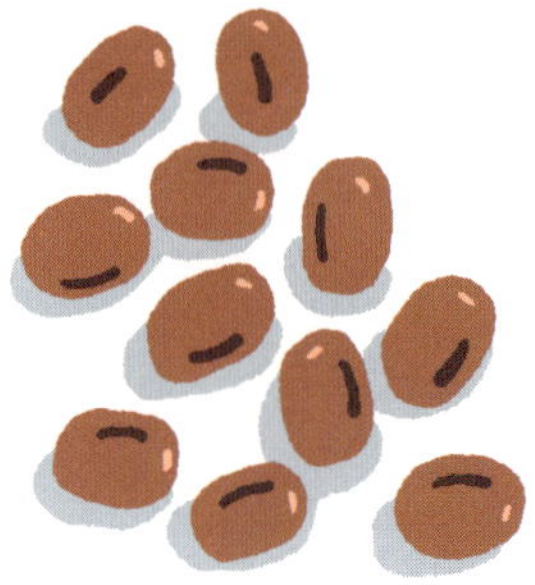

皮ごと食べたほうが薬効は大きい。

●栄養

主成分は炭水化物とたんぱく質ですが、大きな特徴はビタミンB_1が豊富な点です。玄米よりも含有量が多く（100g中）、かっけの妙薬として昔から用いられてきました。

ビタミンB_1は糖質の消化分解には欠かせないものです。そのため、赤飯にしたり、あんこをまんじゅうやもちに合わせたりするのは、とても理にかなった使い方です。

このほかにもビタミンA・B_2、ナイアシン、カルシウム、リン、鉄、食物繊維が多く含まれるなど、栄養バランスにもすぐれています。

●効用

顕著な**利尿**効果をもち、便通をよくするはたらきもあります。これは外皮に含まれるサポニン（あくの一種）と、豊富な食物繊維によるものです。**腎臓病**、**心臓病**、**かっけ**などからくる、あらゆる**むくみ**と**便秘**に高い効果があります。あずき30gを540mLの水で煎じ、その汁を1日分として3回に分けて飲むのが理想的です。このときハトムギを合わせて煎じれば、栄養価も高まり、皮膚に潤いをあたえます。

なおサポニンは、微量でも大きな効果をあらわす一方、一度に大量にとりすぎると下痢の原因になります。

食事でとった糖質は、消化によりブドウ糖に分解されます。これがエネルギーに変換される際に、ビタミンB_1が必要。もし不足すれば、筋肉内に余ったブドウ糖が疲労物質にかわってしまいます。つまり、**筋肉痛**や**肩こり**、**だるさ**、**夏バテ**は、ビタミンB_1をとることで解消が期待できます。やわらかく煮たあずきを茶碗1杯ずつ毎日食べるとよいでしょう。体が軽くなった実感が得られたら、その後は食べる頻度を1週間に3度、2度と減らします。これは**母乳不足**にも役立つようです。味つけは薄い塩味か、はちみつを少々たらす程度が食べやすいでしょう。

さらに、あずきのもつ高い**解毒**作用は、体内のアルコールの排泄を速やかにし、**二日酔い**を緩和させます。酒で弱った胃腸には、おだやかに効くあずき粥がおすすめです。

ダイエットの効果も十分にのぞめます。特に水太りタイプの肥満にはおすすめ。しかし、あずきがダイエットによいからといって、あんこやお汁粉をたくさん食べたのでは、糖分のとりすぎで逆効果になってしまいます。

あずきには高い**消炎**作用もあるので、外用薬の代用品としての利用法もあります。あずきの粉とだいこんおろしの汁を練ったものを患部にはると、**化膿した傷**や**はれもの**の膿を出しやすくします。乾いたらとり替えるようにするとよいでしょう。

●選び方

大きくふっくらとしていて、粒のそろったものを選びましょう。紅色が深く、色つやがよく、皮の薄いものが良品です。あずきは虫がつきやすいのが難点ですが、風通しのよい冷暗所に置けば、長期保存も可能です。

●調理法

あずきはほかの豆とはちがい、水に浸してもどす必要がありません。吸水性が高いため、水に浸すと皮が裂け、胴割れをおこしてしまうからです。水洗いした豆を、ひたひたの水加減で煮はじめ、煮立ったら豆の半量くらいの冷水を注ぎます（びっくり水）。こうすると加熱ムラがなく、中心までゆっくり熱が通るため、皮が破れたり豆が割れたりせず、きれいに仕上がります。

再び煮立ったら火からおろし、泡をすくいとります。このとき、ゆで汁は流さないように注意しましょう。色よく仕上げるためにゆでこぼしがちですが、せっかくの薬効がいっしょに流れてしまうのは、もったいないかぎりです。このあとは水を加えてやわらかく煮上げ、好みによって味つけをします。

おもしろ栄養学

あずきともちの切っても切れない関係

あずきを使った食べものといえば、あんころもちやお汁粉など、「もち」とのとり合わせが多いようです。これには、味覚の面での相性のよさは言うに及ばず、便通を促すという利点もあります。

というのも、もちは食べすぎると便をかたくして、便秘しやすくなるからです。外皮が便通をよくするはたらきをもっているあずきと組み合わせることによって、便秘を防げるのです。

あんころもちやお汁粉など、もちとあんをいっしょに食べるときは、皮を除いたこしあんよりも、皮をとらない粒あんや、田舎汁粉（ぜんざい）にしたほうが、健康のためにはよいのです。

リノール酸、サポニン、レシチンが生活習慣病を防ぐ

【大豆】

1回使用量：**大さじ2（20g）**

栄養価ベスト3（乾燥／1回量中）

1 鉄 1.36mg
2 食物繊維 3.58g
3 たんぱく質 6.76g

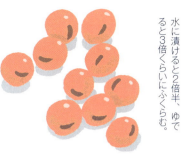

水に漬けると2倍半、ゆでると3倍くらいにふくらむ。

●栄養

中国が原産地で、日本での食用のはじまりは、はるか縄文時代にまでさかのぼります。豆腐や納豆など加工食品も多く、さまざまなものに利用できる食べものです。最近では、高たんぱく低エネルギーの理想的な栄養食品として、欧米諸国など海外からも注目を集めています。

大豆は豆類のなかでもたんぱく質の含有量が最も多く、脂質にも富むことから、「畑の肉」とよばれます。大豆のたんぱく質には８種類の必須アミノ酸がバランスよく配合されています。特にほかの植物性たんぱく質に不足しがちなリジンの多いことが大きな利点です。また、大豆には、血液中の脂肪を減少させるサポニンやゲニスチン、腸壁を刺激する食物繊維も含まれています。これらは低分子配糖体という成分で、大豆や豆乳のわずかな苦み（収れんみ）のもとになっています。この配糖体は脂肪の酸化を防ぎ、多くの**生活習慣病**に効果があります。

大豆の脂質はほとんどが不飽和脂肪酸で、その半分以上が最上級のリノール酸です。さらに、リノール酸が安定してはたらくために欠かせないビタミンEも、たっぷり含まれているすぐれた食べものです。もちろん、大豆加工品にも、大豆と同様に高い栄養価と効能があります。大豆をいって粉にしたきな粉には、大豆の栄養がまるごと生きています。特に外食やお酒を飲む機会の多い人は、健康のため積極的に食べるようにしましょう。

●効用

高たんぱく低エネルギーである大豆は、**肥満**防止に最も有効な食べもののひとつです。大豆に含まれるたんぱく質には、血管にコレステロールをたまりにくくし、血管をしなやかにして弾力性を高めるはたらきがあります。さらに、リノール酸とビタミンEが血液中の脂肪を掃除する役目を果たすので、**動脈硬化**をはじめ、**高血圧**や**脳卒中**、**胆石症**などに高い効果を示します。

大豆に含まれるトリプシンインヒビターという成分には、たんぱく質の消化を妨げるはたらきがありますが、加熱することで減少し、消化活動には影響を及ぼさなくなります。それに加えてこの成分をごく微量とることは、**がん**や**糖尿病**に高い予防効果があることもわかり、注目されています。さらに、豊富なレシチンが細胞膜のはたらきを正常にして老化を防ぐため、**アンチエイジング**効果が期待できるのもうれしいところです。女性ホルモンに似た作用があるといわれるイソフラボンも豊富で、**更年期障害**の症状をやわらげたり、**骨粗しょう症**を予防したりします。

ふんだんに含まれるビタミンB群は、エネルギー代謝を活発にし、**疲労回復**、**夏バテ**防止に高い効果があります。また、新陳代謝を活発にするため、**美肌**効果も抜群です。ほかにも、カルシウムが歯や骨をじょうぶにして**ストレス**によるイライラを鎮め、豊富な鉄が**貧血**を予防するなど、現代人には欠かせない食べものといえるでしょう。

ただし、大豆はアレルギーの抗原になっている場合があるので、アレルギー体質やアトピー性皮膚炎の人は、十分な注意が必要です。

●選び方

表面のつやがよく、ふっくらと粒がそろっているものが良質。虫食いの豆が混じっているものは避けます。風通しがよく、湿けが少ない冷暗所なら、長期間の保存ができます。

●調理法

豆を煮るときは、豆の３倍量の水に１％の塩を加え、一晩浸してから使います。このつけ汁には栄養分が溶けこんでいますから、捨てずに煮汁に使います。とろ火でゆっくり水煮にし、煮立ったら水をさし（びっくり水）、十分にやわらかくします。再び煮立ってから、調味料で味つけをします。

なるほどゼミナール

大豆は牛肉よりスタミナがつく

有名な実験として知られているもののなかに、次のようなものがあります。牛肉だけで育てた犬と、大豆たんぱくで育てた犬を遠泳させたところ、大豆たんぱくの犬だけが長距離を泳ぎきれたのです。

耐久力をつけるには、牛肉よりも大豆のほうがすぐれていると、実証されたというわけです。

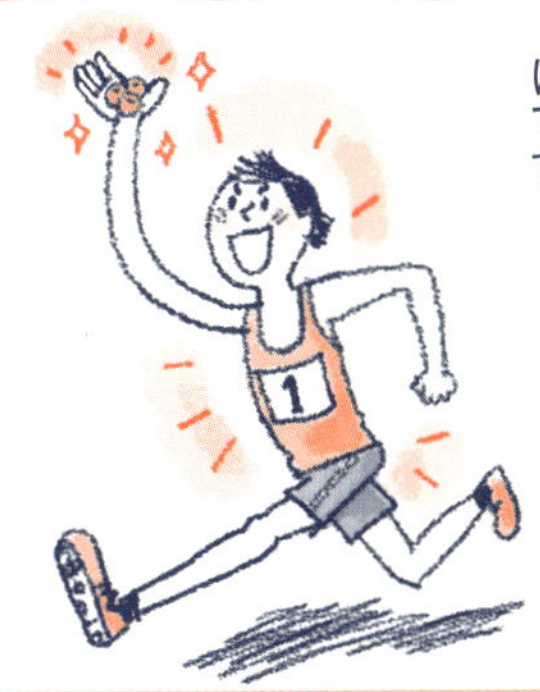

●大豆の消化吸収率は？ 煮豆は75%、みそや納豆、きな粉は80%、豆乳や豆腐、ゆばは95%と、とても効率がよい。

むくみをとり、
胃腸をじょうぶにする

【そら豆】

- 1回使用量：**5〜6個（50g）**
- 栄養価ベスト３（生／１回量中）
  1. 鉄　1.15mg
  2. ビタミンB_1　0.15mg
  3. ビタミンC　11.5mg

●栄養・効用

たんぱく質や炭水化物をはじめ、ビタミンB_1・C、カルシウムや鉄などのミネラルがバランスよく含まれています。また、皮の部分には食物繊維も豊富です。

ほかの豆類と同様に、**利尿**効果や**むくみをとる**作用があるほか、胃腸をじょうぶにしたり（**健胃**）、**止血**や**血圧を下げ**たりする効果もみられます。

●選び方・保存

さやの緑が濃く、しわのないもの、また、さやを押して弾力のあるものを選びます。むき豆よりも、さやつきのほうが美味です。

むき豆は、その日のうちに食べきるのが理想的です。さやつきなら、ポリ袋に入れて冷蔵庫で保存します。

●調理法

豆はさやから出すと急激に鮮度が落ちてしまうので、調理の直前にむくようにします。熱湯で６〜７分が目安で、ゆですぎは禁物です。炒めもの、サラダやスープ、料理のつけ合わせなど、和風はもちろん、中華風、洋風の素材としても楽しめます。

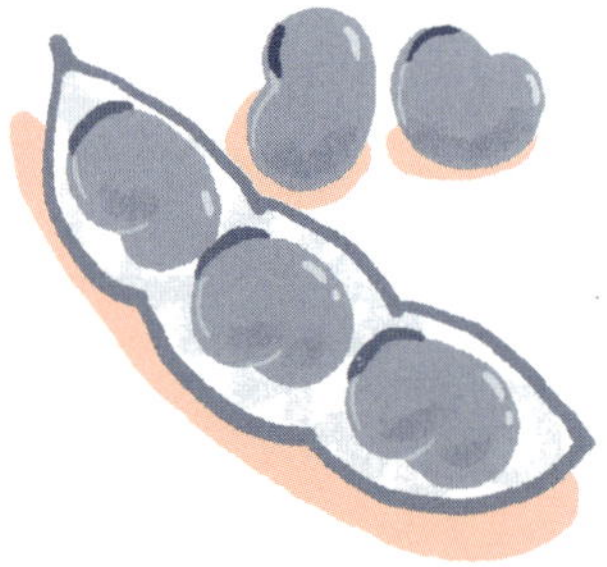

むいたままにしておくと、かたくなってしまう。

夏の大切な
ビタミンC補給源

【枝豆】

- 1回使用量：**50g**
- 栄養価ベスト３（生／１回量中）
  1. 鉄　1.35mg
  2. ビタミンC　13.5mg
  3. ビタミンB_1　0.16mg

ゆでて冷凍すれば、20日くらいもつ。

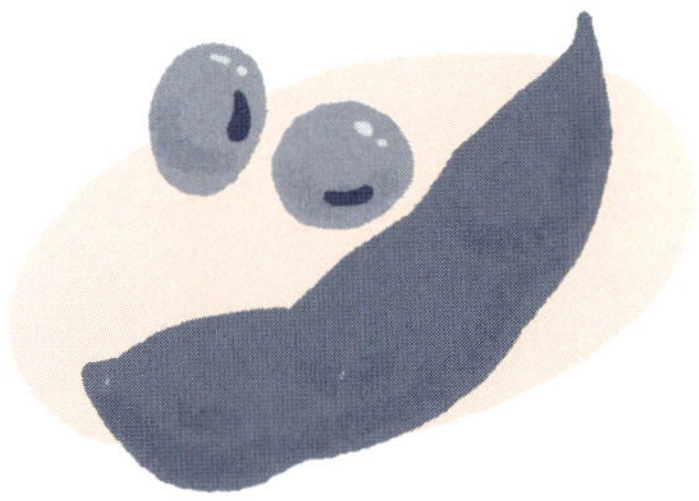

●栄養・効用・調理法

枝豆は大豆の未成熟な実ですが、大豆にはないビタミンAやCが豊富です。そのほかの栄養素では、たんぱく質、カルシウム、脂質、鉄が多く含まれています。やや消化吸収がわるいという欠点はありますが、栄養のバランスがとれた食品といえるでしょう。

近年、大豆の特殊成分であるサポニンが注目を集めています。この成分には、体内の過酸化脂質をおさえ、血液中の**コレステロールを下げる**効果があります。

枝豆そのもののもち味を生かして、おいしくいただくためには、さやの両はしを切り落としてから、たっぷりめのお湯に塩をひとつかみ入れ、少しかためにゆでるとよいでしょう。

●選び方

旬は７月〜８月。さやの緑色が濃く、実が大きく育ち、ふっくらとふくらみのあるものを選びます。枝からとると鮮度が落ちてしまうので、購入するなら枝つきを。葉と茎が生き生きし、さやが密生しているものを選びます。

中国では大豆より重用。
煮汁はせきの特効薬

【黒豆】

- 1回使用量：**大さじ2（20g）**
- 栄養価ベスト３（乾燥／１回量中）
  1. 鉄　1.14mg
  2. 食物繊維　3.2g
  3. たんぱく質　6.78g

●栄養

栄養価が高く、良質なたんぱく質にはリジン、アスパラギン酸などのアミノ酸が豊富です。脂質は大豆同様、リノール酸やリノレン酸が大半なので、悪玉コレステロールや脂肪酸の増加がおさえられます。また、大豆よりもビタミンB群を多く含みますが、調理の際に砂糖を加えすぎると、食べたあとに乳酸が増して疲労のもとになるため、甘みは極力控えます。

●効用

黒豆を醸造酢に浸して作った黒豆酢は、**痛風**の妙薬になります。また、黒豆を煎じた汁を１日数回飲むと、**せき**や**声がれ**にすぐれた効果があります。これは黒豆に含まれるサポニンの作用によるもので、血中の脂質酸化防止にも有効です。また常食すれば、血管をじょうぶにするリノール酸とレシチンの相乗効果で、**動脈硬化**や**高血圧**の予防になります。ただし消化しにくいので、胃腸の弱い人は、やわらかく煮て食べるとよいでしょう。

そのほか**利尿**効果があるため、体内の毒を流す**解毒**作用も期待されます。

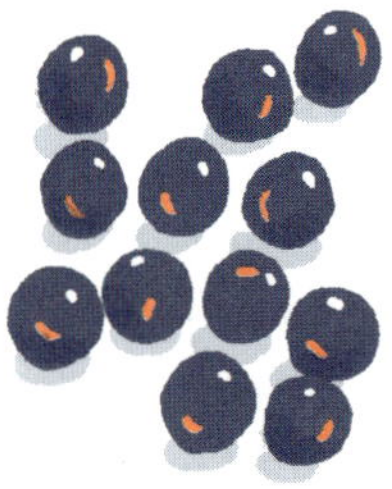

黒豆は大豆の一種。良質なたんぱく質と脂質を含んでいる。

主要な栄養素を少量ずつ含んでいる
【さやいんげん】

- 1回使用量：約6本（50g）
- 栄養価ベスト3（生／1回量中）
  1. 食物繊維 1.2g
  2. 鉄 0.35mg
  3. ビタミンC 4.0mg

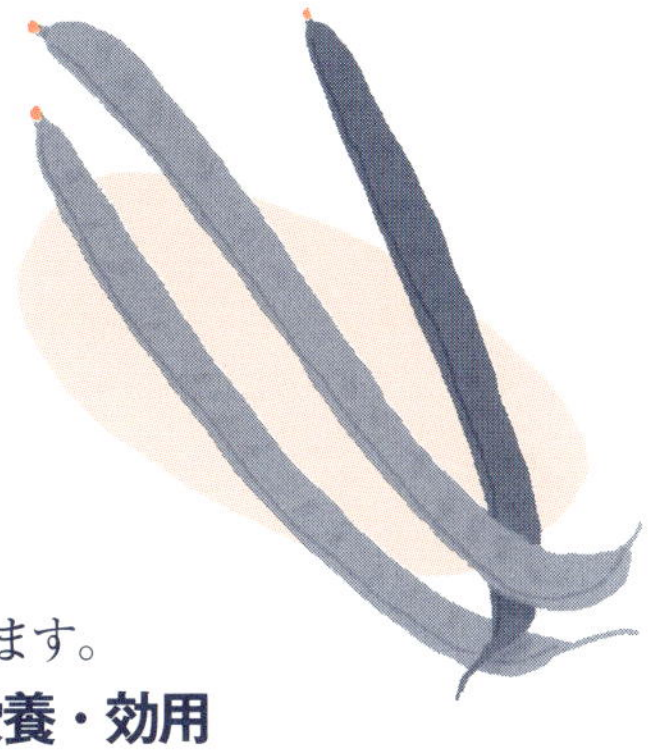

いんげん豆の未成熟なものがさやいんげん。

原産は中南米で、紀元前から栽培されており、歯ごたえのよさとほのかな甘みが魅力です。日本には江戸時代、中国の僧・隠元によって伝えられ、この名がついたといわれます。しかし実際には、隠元が伝えたのは、ふじ豆だという説もあります。現在、いんげん豆とよばれる豆も同時期に日本へもたらされたため、混乱したのかもしれません。いんげん豆の未熟なものをさやごと食べるので、さやいんげんとよんでいます。

●栄養・効用

たんぱく質、炭水化物のほか、ビタミンA・B₁・B₂・Cや、穀物に不足しがちなカルシウム、アミノ酸、リジンを多く含みます。栄養価は高いとはいえませんが、大切な栄養素を少量ずつ含んでいます。整腸作用のある食物繊維も含まれているので、食べ方を工夫して食卓にのせる回数を増やすとよいでしょう。また、さやにはインスリンの原料になるミネラルの一種、亜鉛が含まれます。このため、さやのジュースは**糖尿病**によいとされています。成熟した豆から作った乾燥豆は、さやいんげんにくらべ、たんぱく質は落ちますが、ビタミンB₁・B₂は増加します。

●選び方

1年中出回っていますが、旬は6～9月です。緑が濃く肉厚で、さやのデコボコが少なく、小型のものがよいでしょう。ポキッと折れやすいものが新鮮です。乾燥豆は、大きくてつやがあり、粒がそろっているものを選びます。

●保存

ペーパータオルに包んでからポリ袋に入れ、冷蔵庫で保存します。冷凍する場合は、かためにゆで、冷ましてから冷凍用保存袋に入れて冷凍室へ。乾燥豆は、湿けがなく風通しのよい場所で保存します。

●調理法

青臭さをとるために塩を加え、さっと下ゆでします。鮮やかな緑色が食欲をそそるので、色よく仕上げるのがコツです。

ビタミンA・Cが豊富。嘔吐、下痢によい
【さやえんどう】

- 1回使用：25本（50g）
- 栄養価ベスト3（生／1回量中）
  1. ビタミンC 30.0mg
  2. 鉄 0.45mg
  2. 食物繊維 1.5g

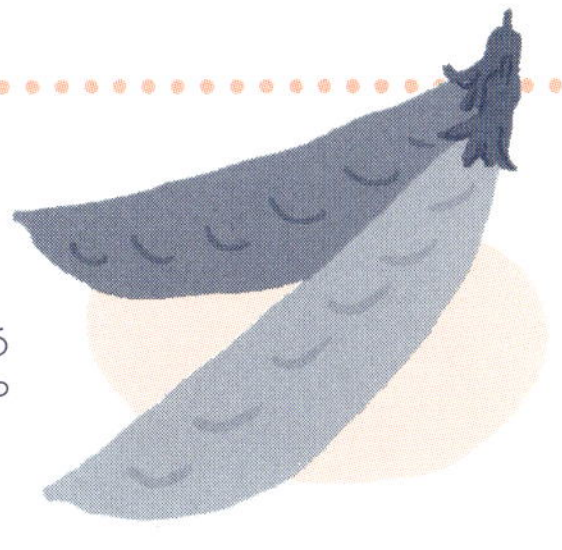

さやにつやがあり、緑色の鮮やかなものがよい。

●栄養

えんどう豆には、さやごと食べる「さやえんどう」と、未成熟な実をグリンピースとして食べる「実えんどう」があります。さやえんどうのさやには、カロテンとビタミンC、種子にはリジンなどのアミノ酸が豊富です。ほかの豆よりもビタミンCなどのビタミン類や食物繊維が多く、バランスよく栄養素がとれるので、料理のつけ合わせとしてだけでなく、量もたくさん食べたいものです。

さやえんどうにくらべてグリンピースは、ビタミン類は半減しますが、たんぱく質、炭水化物は倍以上になり、鉄、カルシウム、リンなども含みます。

●効用

さやよりも、豆に薬効が隠されています。膵臓の調子をととのえることから、常食すると**糖尿病**の口の渇きによいとされています。また、**利尿**作用もあり、スープにしてたっぷり飲むのが効果的でしょう。やわらかく煮れば、胃腸が弱って**吐きけ**があるときや、**下痢**をしやすい人にも有効です。えんどう豆のしぼり汁を毎日飲むと、**心臓病**や**高血圧**の妙薬になります。

●保存

さやの緑に濃くつやがあり、板のように薄くまっすぐしたものがベスト。曲げるとポキッと折れると新鮮です。保存する場合はペーパータオルに包んでポリ袋に入れて冷蔵庫へ。長期保存は新鮮なうちに塩ゆでし、ラップをして保存袋に入れ、冷凍室へ。グリンピースは、さやからはずすと鮮度が落ちるので、さやごと冷蔵保存します。

●調理法

すじをとり、塩ゆでにしてから調理。炒めもの、煮もの、吸いものと幅広く利用できますが、あまり火を通さず、歯ごたえと彩りを楽しみましょう。グリンピースも塩ゆでしてから調理します。味つけごはんに混ぜると、見た目にも美しい青豆ごはんになります。

●血圧を下げる緑豆（りょくとう）　カルシウム、リン、鉄などのミネラルを含み、降圧を助け、高血圧の症状を改善する効果がある。

滋養・強壮食品の代表格。
精神も安定させる

【ごま】

1回使用量：**大さじ1（10g）**
栄養価ベスト3（乾／1回量中）

1 カルシウム 120mg
2 鉄 0.96mg
3 脂質 5.19g

ごまには、白ごま、黒ごま、茶ごま（金ごま、黄ごまともいう）があります。黒ごまはおもに食用に、白ごまはごま油の原料となります。茶ごまは生産量が少ないのですが、とても香りがよいので、お茶の席などで使われています。3種類とも栄養成分に大きなちがいはありませんが、白ごまと黒ごまを比較すると、黒ごまのほうが薬効が多く、利用範囲も広いようです。

●栄養

ごまは全体の半分以上が脂質で、そのほとんどがリノール酸、オレイン酸などの不飽和脂肪酸です。これらの植物性油脂が、健康や美容の面ですぐれた効果を発揮します。

ごまのたんぱく質は必須アミノ酸を何種類も含み、大豆に匹敵するほどの栄養価があります。

このほかカルシウム、ビタミンB_1・B_2・E、リン、鉄をバランスよく含んでおり、滋養と強壮に理想的な食品といえるでしょう。中国では仙人の不老長寿食とされ、また、昔から肉食を禁じられた僧侶たちの、貴重な栄養源として利用されてきたのもうなずけます。

●効用

不飽和脂肪酸が血液中のコレステロールを下げ、**動脈硬化**の予防に役立ちます。また、**老化防止**のビタミンといわれるビタミンEが、血管の掃除役となって老化を遅らせます。リノール酸は、ストレスに対抗する副腎皮質ホルモンや男性ホルモンの分泌を活発にする作用があり、**ストレス**や**イライラ**を鎮めてくれます。

鉄とカルシウムは**貧血**の予防に役立ちます。このほか、**強壮**、**強精**、**疲れ目**などにも有効です。

ごまには、消化酵素が多く含まれています。しかし、かたい外皮のせいで、粒のままだと消化されません。することによって、この消化酵素が活用され、炭水化物やたんぱく質などの栄養素の消化も促進されます。

ごまを常食すると、ビタミンEのはたらきで毛髪に栄養が行き届き、髪のつやがよくなるといわれています。また、**抜け毛**や**白髪**の予防には、ごま油に少量の塩を混ぜたものを、頭皮にすり込むと効果があります。

すった黒ごまに、小麦粉とはちみつを加えて練ったものを、蒸して食べると**便秘**解消に役立ちますし、番茶にすりつぶしたごま塩をひとつまみ入れて飲むと、**月経痛**がやわらぎます。ただし、下痢の人は避けます。

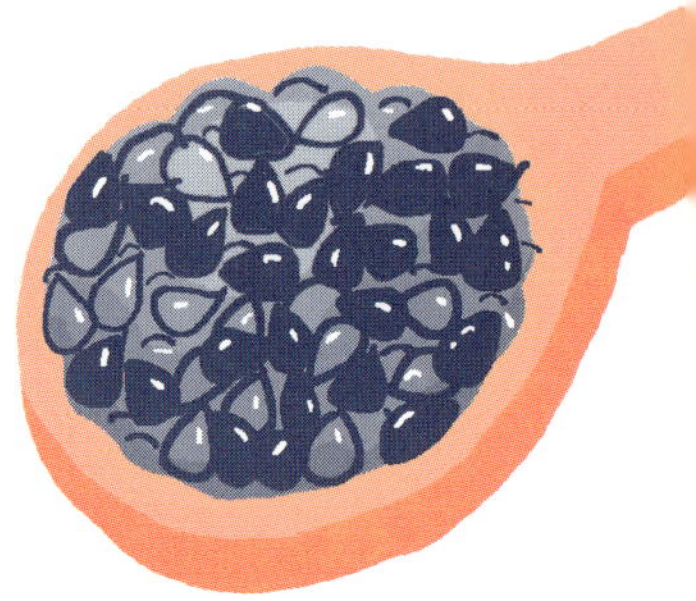

粒のままでは消化がわるいので、すったほうがよい。

●選び方・保存

粒がそろい、実がしまっているもの、よく乾燥したものを選びます。

保存は風通しがよく、湿けのないところで、しかも、温度変化のない場所が理想的です。缶やびんなどに入れ、密封した状態で冷蔵保存します。すったごまは空気にふれると酸化して鮮度が落ちるので、食べる直前に必要な量だけをするようにします。

●調理法

外皮がかたいので、消化吸収されずに、そのまま体外へ排出されてしまうこともあります。いってから、すり鉢でするか、切りごまにして使うと消化がよくなります。

ごまをいる場合は、熱したフライパンで香ばしい香りがただよってくる程度にとどめます。いりすぎると風味が損なわれるばかりか、苦みが出てしまうので注意しましょう。

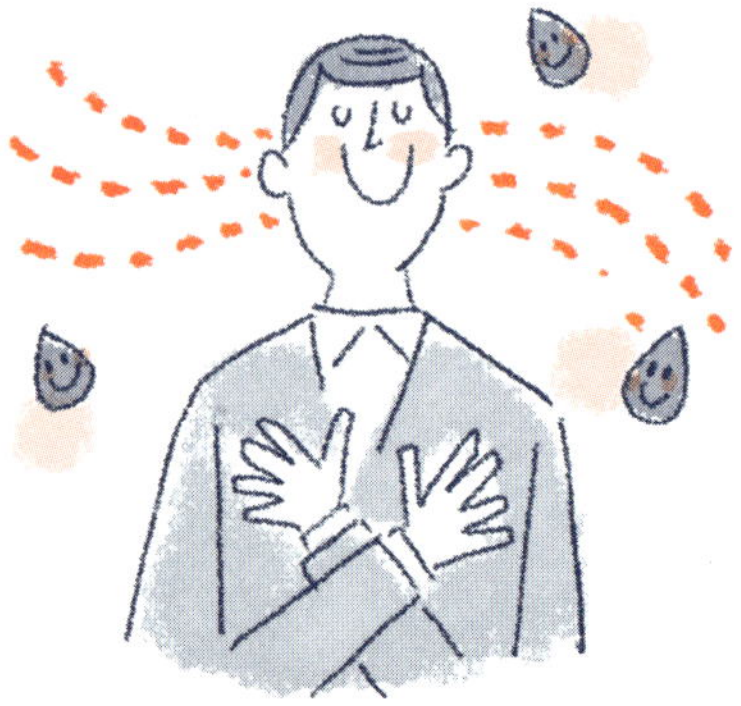

イライラを鎮め、貧血を治す。

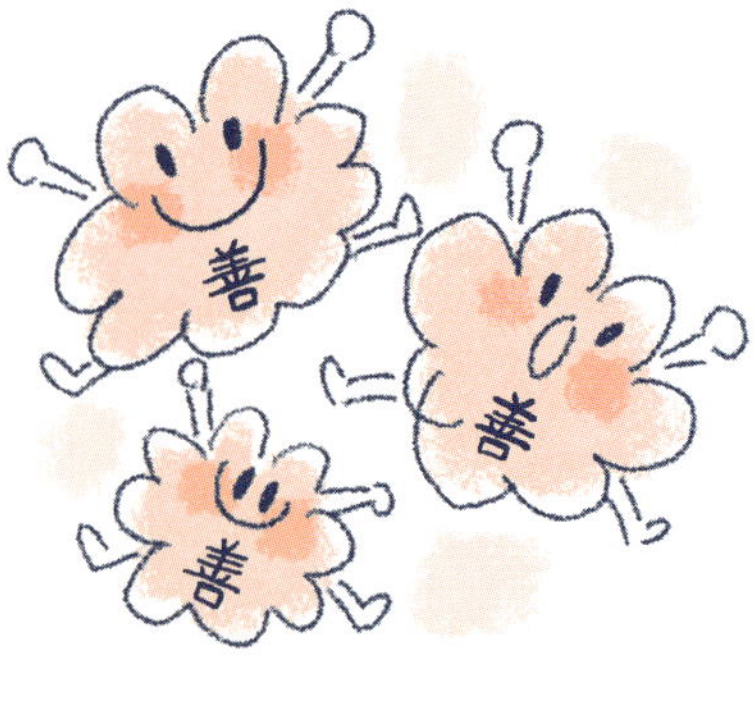

善玉コレステロールを増やす。

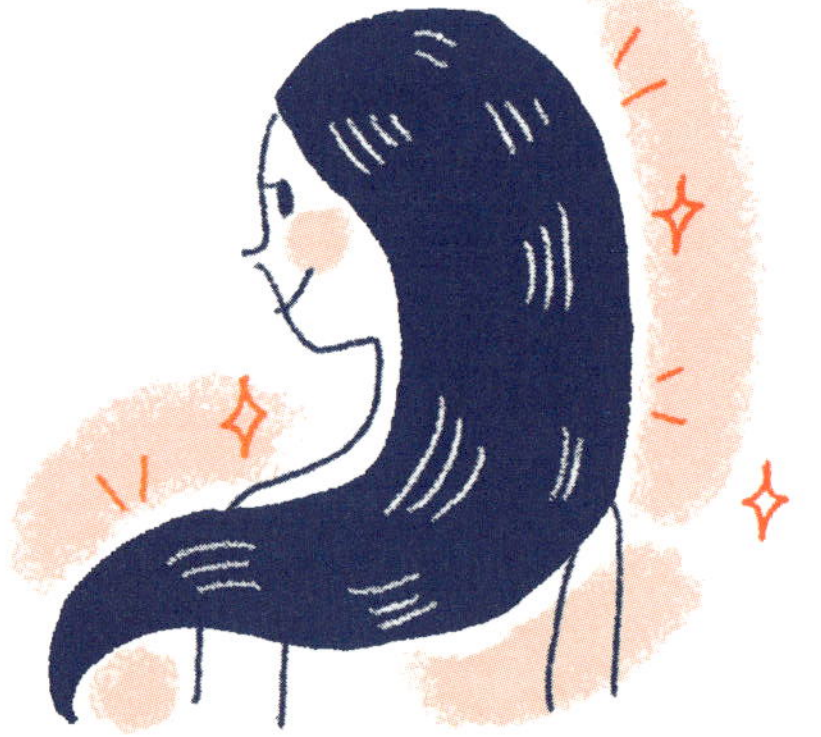

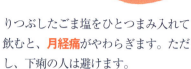

髪を黒くつややかにし、母乳の出をよくする。

消化吸収のよい健康食品
【豆腐】

1回使用量：**1/2丁（150g）**
栄養価ベスト3（木綿豆腐／1回量中）

1	鉄	1.35mg
2	カルシウム	129mg
3	たんぱく質	9.9g

●栄養・効用

かつてアメリカで爆発的な豆腐ブームがおこるなど、諸外国でも注目を集めている食材です。原料の大豆同様、必須アミノ酸が豊富なたんぱく質と、**コレステロール**を下げるリノール酸を含み、**生活習慣病**の予防には欠かせません。B_1・Eなどのビタミン、カルシウムやカリウムなどのミネラル、ダイズオリゴ糖も多く、大豆そのものよりも消化吸収にすぐれています。**胃腸虚弱**によいのはこのためで、胃腸の調子をととのえ、**食欲を増進**させます。

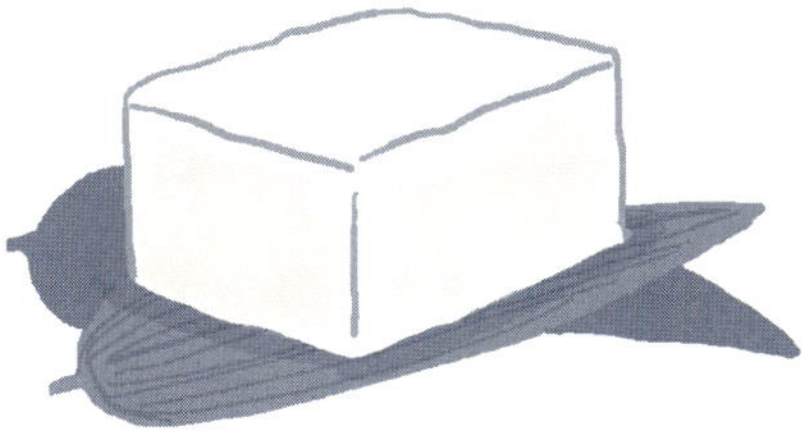

かつお節をかけると、豆腐のカルシウムの吸収率が20倍にもなる。

また、豆腐を作るときに出るおからも、栄養の宝庫。豆腐にはほとんど含まれない食物繊維が豊富なほか、ミネラルも多く含まれています。

●選び方・保存

材料の大豆が国産かどうか、遺伝子組み換えでないかどうかを確認し、日付けの新しいものを選びます。保存はパックから出し、水を張った容器に入れて、ふたをして冷蔵庫で。

ビタミンB群と食物繊維、たんぱく質が豊富
【納豆】

1回使用量：**1パック（50g）**
栄養価ベスト3（糸ひき／1回量中）

1	鉄	1.65mg
2	ビタミンB_2	0.28mg
3	食物繊維	3.35g

●栄養

独特の粘りと香りが特徴の、日本が誇る発酵食品です。納豆菌のはたらきにより、ビタミンB群が豊富。特にビタミンB_2は原料である大豆の2倍にもなります（100g中）。

また、消化吸収にすぐれ、必須アミノ酸のバランスがよい良質なたんぱく質、不飽和脂肪酸、食物繊維も多く含むなど、高い栄養価が科学的にも立証されています。

●効用

成長期の子供に不可欠なビタミンB群を効率よく摂取できます。特に美容のビタミンといわれるB_2が豊富で、**美肌**づくりに有効。また、血管の掃除役であるリノール酸などの必須脂肪酸も豊富に含まれているため、**生活習慣病**の予防に効果的です。なかでも特筆すべきなのが、**血栓症**の予防に効果が高いといわれる特殊成分、ナットウキナーゼでしょう。

そのほか、食物繊維と納豆菌にはすぐれた整腸効果があり、**便秘**にも**下痢**にも有効です。

●選び方

納豆菌は生きたまま発酵を続けているので、製造日が新しく、冷蔵で売られているものを選びます。おいしく健康効果を得るためには、保存は冷蔵庫で4～5日以内をめどにして。

消化を助けるので、胃弱の人にも最適。

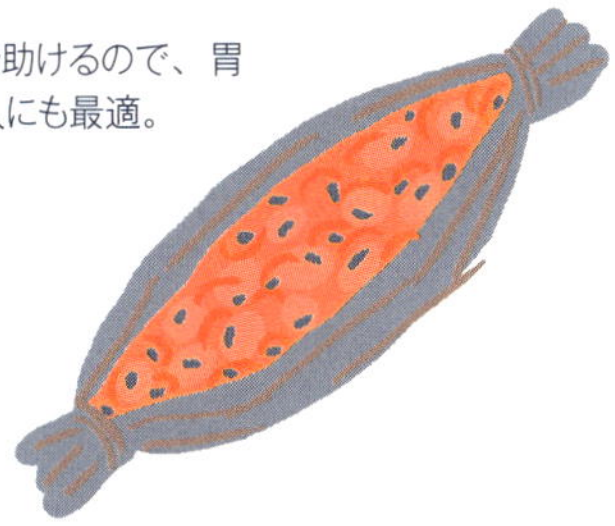

おもしろ栄養学

納豆のネバネバに効用がある

●スタミナがつく

納豆のネバネバやヌルヌルを嫌う人がいますが、実はこのネバネバの中に健康の源が隠されています。

ネバネバの部分は、ペプタイドというたんぱく質の一種と、フラクタンという多糖類から成り立っています。ペプタイドはアミノ酸の一種のグルタミン酸で、アミの目のような構造でつながっています。一方のフラクタンはあめ状です。ふたつが合わさることで、ネバネバやヌルヌルが生まれるのです。

このネバネバが体内に入ると、ペプタイドは消化酵素によってアミノ酸に分解されて、血や肉になります。フラクタンのほうは、ブドウ糖に分解されてエネルギーになります。そこに大豆そのものがもつ効能も加わって、即活力源となるのです。

●悪酔い防止に役立つ

酒を飲むときに、納豆を食べると悪酔いしないといわれます。これには根拠があります。納豆のアミノ酸とビタミンが、アルコールをすばやく分解。同時にネバネバが胃壁をガッチリ守り、アルコールの吸収をおさえ、胃のただれも防いでくれるのです。

●ごはんに納豆がよいわけ　米には必須アミノ酸のリジンが少なく、含硫アミノ酸が多い。納豆はこの逆なので、不足を補い合える。

ビタミンAの宝庫。
下痢を治し、体力をつける

【にんじん】

1回使用量：**1/5本（30g）**
栄養価ベスト3（皮つき・生／1回量中）

1	ビタミンA	216μgRAE
2	食物繊維	0.84g
3	ビタミンC	1.8mg

●栄養

にんじんはβ-カロテン（体内で必要に応じてビタミンAに変わる）の宝庫。英語でにんじんをキャロットというのも、カロテンに由来しています。にんじんを2/3本（100g）食べれば、1日のビタミンA所要量は十分に摂取できるほどです（女性の場合）。

カロテンのほかにも、AやCなどの各種ビタミン、カリウムやカルシウムなどのミネラル、食物繊維などをバランスよく含み、緑黄色野菜の代表選手といえるでしょう。

●効用

カロテンは粘膜をじょうぶにするため、細菌に対する抵抗力がつきます。特に呼吸器の粘膜を保護するので、**かぜ**の予防に有効です。また、目の粘膜を強くして、**疲れ目**、**夜盲症**、**結膜炎**を予防します。

ビタミンAには、肌をなめらかにするはたらきもあるので、**乾燥肌**の人や**肌あれ**が気になる人は、ジュースにして毎日飲むとよいでしょう。ヨーグルト、はちみつ、りんごなどを混ぜると飲みやすくなります。

また、ビタミンAと鉄は造血を促し、血行をよくするので**貧血**対策にはもちろん、**虚弱体質**の改善や**疲労回復**にも役立ちます。

そのほか、にんじんには**下痢**を治す作用があることでも有名です。これはペクチンという、水溶性食物繊維が含まれているためです。ペクチンが便をトロリとさせるので、腸壁をやさしく守ります。さらには、水に溶けない（不溶性）食物繊維もあって便通を促しますから、胃腸の調子のわるい人にはもってこいです。

また、にんじんに含まれる琥珀酸《こはくさん》カリウムには**血圧を下げる**作用があるので、**高血圧**にも有効です。

●選び方

肌がなめらかで、色は濃く鮮やかなものがベストです。大きすぎると中にスが入っている場合があるので、こぶりで、葉を切り落とした茎の部分の切り口が小さいものを選びます。逆に、傷のあるもの、首が青っぽいものや黒っぽいものは避けます。今やにんじんの多くが輸入ものなので、葉つきで手に入る国内産が少ないのが現状です。しかし、葉つきのほうが鮮度も見分けやすいうえ、栄養価もあります。

●保存

ペーパータオルに包み、ポリ袋に入れて冷蔵庫で、または新聞紙に包んで常温か冷暗所で保存します。水けがあると腐りやすいので注意しましょう。

冬場に長期間保存する場合には、土の中に埋めておくと春までもちます。

●調理法

カロテンは脂溶性のため、生で食べるより、油といっしょに調理したほうが効率よく摂取できます。肉料理につけ合わせる「にんじんのグラッセ」は、彩りがよいばかりでなく、栄養面でも効率のよい利用法といえるでしょう。

にんじんは加熱したほうがにおいはきつくなります。独特の香りが苦手という人は、生のままがおすすめ。せん切りにして水に浸し、よく冷やしてサラダにすると気にならなくなります。

カロテンは皮の部分により多く含まれているので、皮はできるだけむかないようにします。にんじんにはアスコルビナーゼという、ビタミンCを壊す酸化酵素が含まれているので、ほかの野菜といっしょに生で食べるのは好ましくありません。たとえば、もみじおろしに用いる場合には、酢を少量たらすとこの酵素のはたらきをおさえることができます。ただし、多量に酢を使うと、カロテンまで破壊してしまうので注意します。

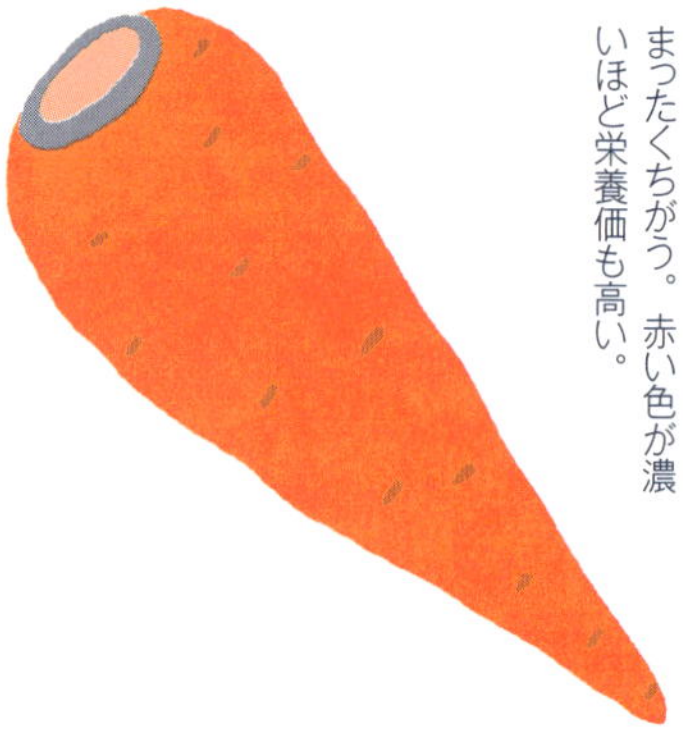

朝鮮人参に形が似ているためにこの名前があるが、種類はまったくちがう。赤い色が濃いほど栄養価も高い。

おもしろ栄養学

にんじんは、油と相性がよい

にんじんの主要な栄養素であるビタミンA（カロテン）は、熱に比較的強く、油に溶けやすい特性をもっています。にんじんのカロテン吸収率は生のままだと8％にすぎませんが、煮ると30％、油を使うと50～70％と、何倍にもなります。

つまり、生のまま食べたり、ジュースにしたりするよりは、油で炒めたり、揚げたり、つや煮にするほうが、カロテンの吸収がはるかによいのです。

サラダでいただく場合には、オイルを使ったドレッシングをかけると、ビタミンAの補給にはよいでしょう。すりおろす場合には、油と酢をたらして食べれば申し分ありません。

根は消化力が抜群。
葉は優秀な緑黄色野菜

【だいこん】

1回使用量：**根80g**
栄養価ベスト3（生／1回量中）
1 ビタミンC 9.6mg
2 食物繊維 1.12g
3 カルシウム 19.2mg

1回使用量：**葉70g**
栄養価ベスト3（生／1回量中）
1 ビタミンC 37.1mg
2 ビタミンE 2.66mg
3 ビタミンA 231μgRAE

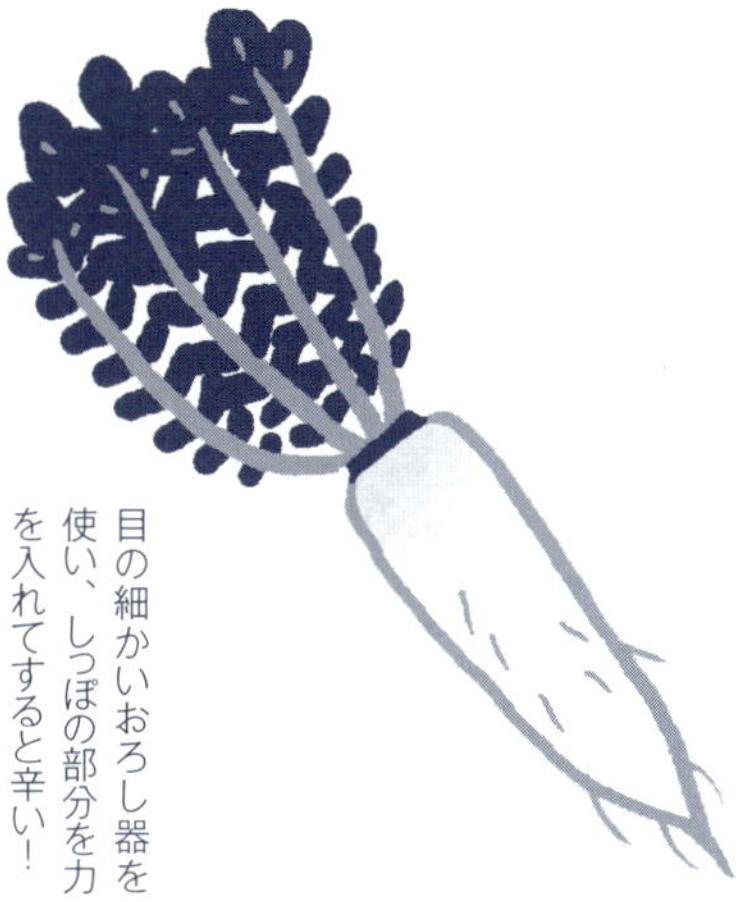

目の細かいおろし器を使い、しっぽの部分を力を入れてすると辛い！

●栄養

根の部分には、でんぷん分解酵素（ジアスターゼ）などの消化酵素が含まれており、食べものの消化吸収を促進します。だいこんおろしを食べると胃がもたれないのは、このはたらきです。また、皮の部分には、中心部より多くのビタミンCが含まれます。乾燥させた切り干しだいこんは、食物繊維やミネラル補給におすすめの食品です。

特に注目したいのが、葉の部分です。根よりもずっと多くのビタミンCを含み、また、根の部分にはまったくないビタミンA（β-カロテン）も豊富。さらに、ビタミンB_1・B_2、カルシウム、ナトリウム、リン、鉄などの成分を含んでおり、まさに栄養素の宝庫といえます。これほど貴重な葉を捨ててしまうのはもったいないこと。ふだんの食生活にもっととり入れたいものです。

●効用

分解酵素が食べものの消化を促すので、**げっぷ**、**胸やけ**、**胃もたれ**、**胃酸過多**、**二日酔い**などの諸症状に効果的。胃の弱い人は、食事にだいこんおろしを添えると消化を助けます。天ぷらや焼き魚、ステーキなどに添える習慣も、こうした食の知恵からきたものです。食物繊維が腸をととのえ、腸内の老廃物を一掃するので、**大腸がん**の予防や**吹き出もの**解消にも役立ちます。

昔から知られているものでは、角切りだいこんをはちみつ漬けにした「だいこんあめ」があります。ビタミンCや酵素、はちみつの相乗効果で、のどの炎症を鎮め、**せき**や**たん**をとり除きます。おろし汁の消炎冷却効果を利用して、**頭痛**、**発熱**、**のぼせ**、**歯ぐきの出血**や**はれ**にも外用薬として利用することができます。

だいこんの干葉《ひば》（だいこんの葉を陰干しにして乾燥させたもの）は、入浴剤として使うと体をあたため、**冷え症**、**神経痛**、**腰痛**、**肩こり**に効果的です。

●選び方

だんぜん葉つきのものを選びましょう。葉が青々とし、根の部分は白くつやがあってよく締まり、ずっしりと重みのあるものを選びます。軽く叩いて澄んだ音がするものは、スが入っているので避けます。

●調理法

だいこんをおでんなどの具にすると、ビタミンCが煮汁に溶け出してしまいます。栄養素を最大限に生かすなら、皮つきのままでおろしにするのがベスト。ただし20分もおくとビタミンCが損なわれてしまうので、食べる直前におろします。ゆでるときには、米のとぎ汁を使うと辛みや苦みが抜け、白く仕上がります。栄養価の高い葉の部分は、ごはんと炊き込んで菜めしに、きざんで炒め煮に、また、ぬか漬けやみそ汁の具にも好適です。

●保存

根の水分が吸収されないように、葉はつけ根から切りとって保存します。別々に新聞紙にくるみ、ポリ袋に入れて冷蔵庫で保存すると長もちします。

なるほどゼミナール

だいこんおろし、すればするほど辛くなるのはなぜ？

だいこんで、いちばん辛いのはしっぽの部分です。これは、イソチオシアネートという、辛みのもとになる成分が、しっぽにいくほど多量に含まれているためです。

イソチオシアネートは細胞内の酵素のはたらきで辛くなるため、細胞が壊れれば壊れるほど辛みが増します。ですから、おろす場合、目の粗いおろし器よりも、目の細かいものを使ったほうが、辛みが強くなるのです。この辛みが魚肉の生臭さを消してくれます。辛み成分は揮発性のため、時間をおくと薄れ、1時間もたつとまったくなくなってしまいます。

また、ビタミンCの残存率は、おろした5分後でも90％に減ってしまいます。ビタミンの面からも、食べる直前におろすのがベストです。しぼると汁のほうに辛みの成分が出て風味が損なわれます。

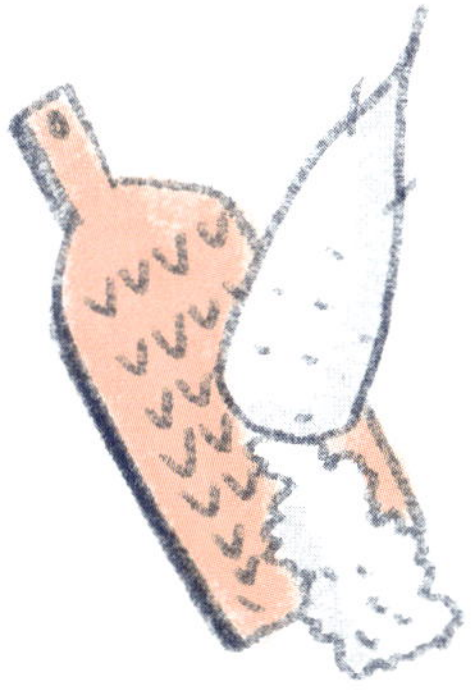

●にんじんを1日1本運動　にんじんのβ-カロテンが肺がんのリスクを減らすとして、米国でこの運動が提唱された。

食物繊維がたっぷり。
便秘と精力増強によい

【ごぼう】

- 1回使用量：**14cm（50g）**
- 栄養価ベスト3（生／1回量中）

1. **食物繊維　2.85g**
2. **鉄　0.35mg**
3. ビタミンE　0.3mg

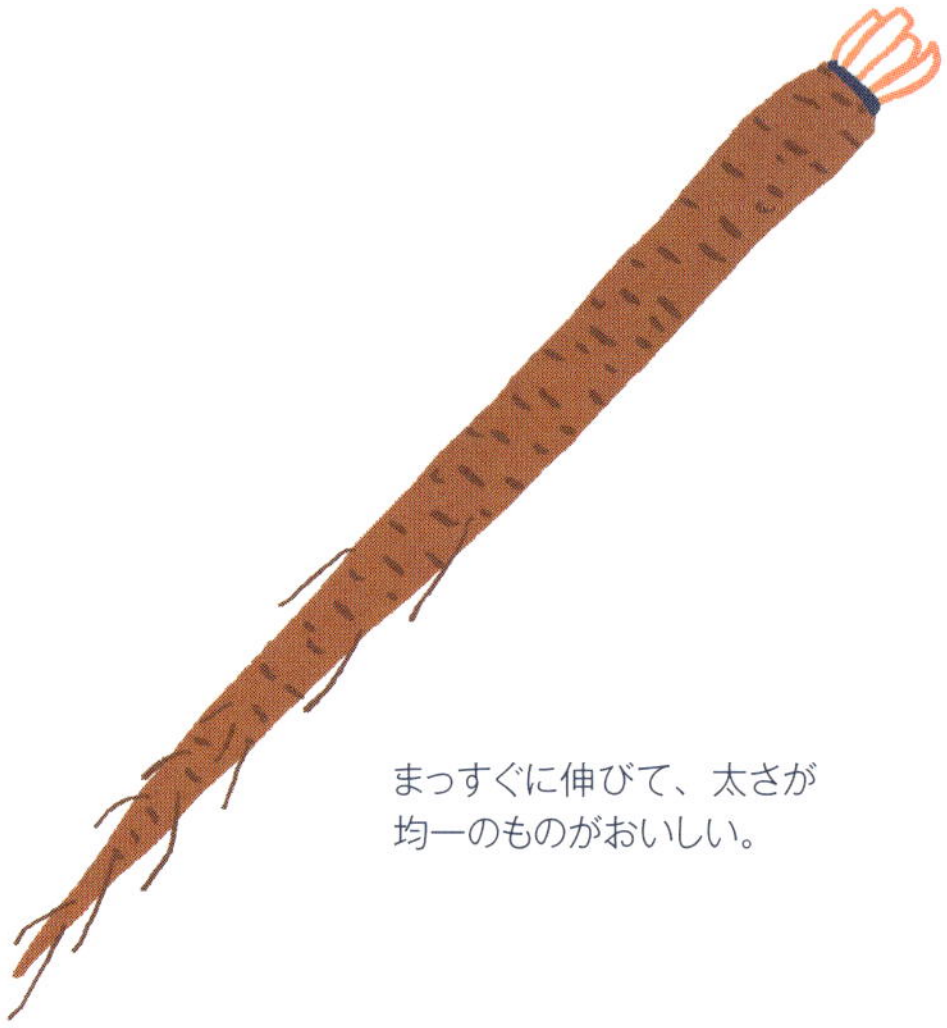

まっすぐに伸びて、太さが均一のものがおいしい。

ヨーロッパでは民間薬として利尿に、中国では種子、茎、根を薬用にします。驚いたことに、ごぼうを日常的な食材として利用してきたのは、世界でも日本だけです。関東から出荷される滝野川ごぼうや、京都の堀川ごぼうなどがよく知られています。

●栄養

食物繊維が豊富で、ほかに鉄、ビタミンC、カルシウムなどをわずかに含みます。また、腎臓機能を高めるはたらきがあるイヌリンや、性ホルモンの分泌に役立つアルギニンも注目されています。

●効用

現代人の健康に必要不可欠といわれる食物繊維は、腸を適度に刺激して**便秘**を解消し、体内のコレステロールを低下させる作用にすぐれています。特にたくさん含まれているセルロースやリグニンなどの食物繊維は、肉や米などの数十倍の水分を吸収して便通を促し、腸内の好気性細菌の活動を助けるとともに、ビタミン合成を活発にするはたらきがあります。

また、リグニンには抗菌作用があって、がんの発生をおさえることがわかり、脚光をあびています。加えて、発がん物質などの有害物質を排出する重要なはたらきがあるため、**大腸・直腸がん**の予防にも効果的です。

炭水化物の一種のイヌリンは、腎臓機能をよくし、**利尿**作用を高めます。ごぼうを常食すれば、血液中の老廃物の排出が促されるので、**肌トラブル**の解消に有効です。アルギニンは、**強精**、**強壮**に有効で、スタミナドリンクの成分としてもよく利用されています。「ごぼうを食べると精がつく」といわれるのは、このアルギニンの作用です。

そのほかの薬効としては、根や葉に含まれるタンニンによる、**消炎**、**止血**、**制菌**作用があります。根や葉5～10gをコップ1杯の水で煎じ、冷ましたものでうがいをすると、**扁桃炎**や**口内炎**、歯ぐきのはれなどに効果的です。

根や葉を煎じた汁や根のすりおろし汁を患部に塗ると、**虫さされ**、**あせも**、**かぶれ**、**湿疹**などにも効果があります。煎じ汁の座浴は**痔**や**脱肛**にも有効です。

また、種子は牛蒡子《ごぼうし》とよばれ、漢方では解毒や利尿に用いられます。

●選び方

ごぼう独特の香りや味を楽しむならば、泥つきのものを選びましょう。

直径が10円玉くらいで、上から下まで太さがあまり変わらず、ヒゲ根は少なく、表皮に傷や変色のないものが良質です。太すぎるものにはひび割れがあったり、中にスが入っていたりする場合があるので注意しましょう。

●調理法

がん予防に効果的なリグニンは、切り口にたくさん出てくるので、ささがきは理想的です。切ってから時間がたつほどリグニンは増加するので、切ったらしばらくおき、それから料理するとよいでしょう。

ごぼうはあくが強く、空気にふれると黒く変色します。必ず酢水にさらしてからよく水けをきります。また、ゆでるときにも酢を少々たらすと、あくどめになり、色もきれいに仕上がります。ごぼう特有の香りやうまみは皮に近い部分にあるので、皮は包丁の背で軽くそぐだけにします。

香りが強く、肉や魚といっしょに調理すると臭み消しの役目をしてくれます。きんぴらごぼうや天ぷらなどによく利用されることからもわかるように、油との相性も抜群。油を通すと甘みが増して、味が一層ひきたちます。火が通りやすいので、煮ものにする場合も長時間煮る必要はありません。

ごぼうの保存法

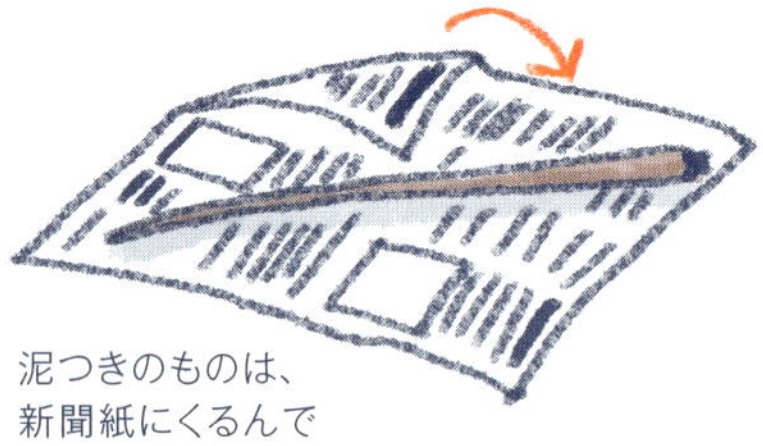

泥つきのものは、新聞紙にくるんで冷暗所へ。

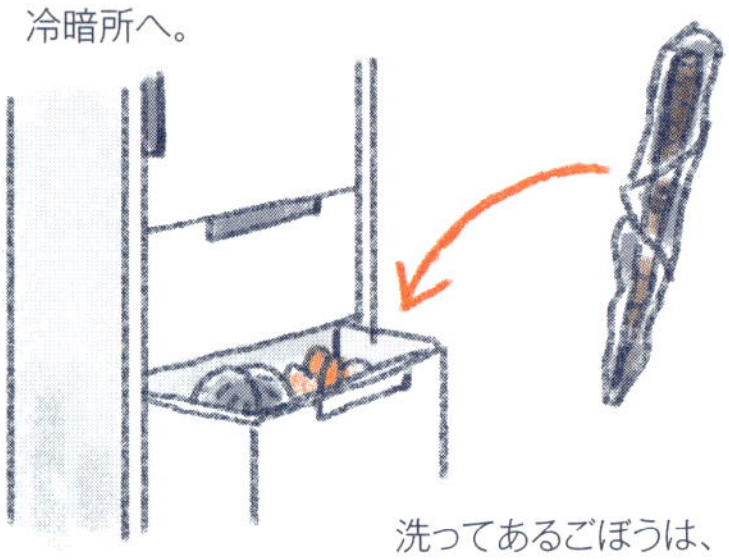

洗ってあるごぼうは、ラップに包んで野菜室へ立てて入れる。

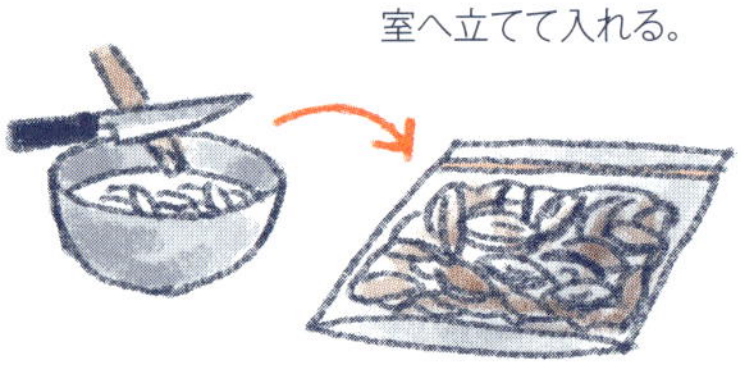

ささがきにしたら、酢水にさらしてあくを抜き、水けをきる。できるだけ平らにして保存袋に入れ、冷凍室へ。

1本で1日分の半分の
ビタミンCがとれる

【さつまいも】

1回使用量：**1/2本（100g）**
栄養価ベスト3（皮つき・生／1回量中）

1	ビタミンC	25mg
2	ビタミンE	1.0mg
3	食物繊維	2.8g

●栄養

主成分は炭水化物で、甘み成分のしょ糖、ブドウ糖、果糖などを含みます。また、ビタミンCが豊富で、みかんにひけをとりません。しかも、加熱による損失が少なく、非常に効率のよいビタミン源となります。

いも類のなかで最も食物繊維が多いのも大きな特徴です。この食物繊維はセルロースとよばれ、体内でも消化されず、水分の保有率も高いため、腸を適度に刺激して排泄を促します。

さつまいもを切ると白いミルクのような液が出てきますが、これはヤラピンです。この成分には緩下《かんげ》作用があり、やはり腸内の掃除役をします。

そのほかの栄養素としては、ビタミンB_1も比較的多く含まれています。B_1は糖質を効率よく分解しますから、疲労回復にはよい食品です。ほかに含有量で目立つのはβ-カロテン、ビタミンE、カリウムです。

●効用

さつまいもは昔から**便秘**の予防によいとされてきました。これは、豊富なセルロースとヤラピンが、相乗効果を及ぼすためです。食事に積極的にとり入れるようにすれば、慢性、急性の便秘にかなりの効果が期待され、ひいては**大腸がん**の予防にもなります。ふだんから便秘ぎみの人や、あまり野菜を食べない人には最適といえます。たくさんの量を食べても、下痢をおこす心配がないのも利点です。

カロテンは**夜盲症**や**視力の強化**に効果的ですし、ビタミンCも豊富なので**かぜ**の予防をはじめ、メラニン色素の沈着をおさえて、**しみ**、**そばかす**を防ぎます。Cにはさらに、コレステロールを減少させるはたらきもあるので、**肥満**や**高血圧**、**動脈硬化**が気になる人にもぴったりです。また、カリウムが余分な塩分を尿とともに排泄させるため、高血圧の人には二重の意味で有効な食品です。ただし、食べすぎると体内にガスがたまりやすくなるので注意しましょう。

●調理法

空気にふれると黒く変色してしまうので、切ったらすぐ水につけて。蒸したり焼いたりすると、糖分が増えて甘みが増します。60度くらいの温度で糖化が進むので、大きいまま、ゆっくりと石焼きにしたり、蒸したりするのが、いちばん甘くておいしく味わえる調理法です。電子レンジで急速に加熱したものは甘みが落ちます。

さつまいものビタミンCは、加熱してもほかの食品にくらべて損なわれにくいのが大きな利点です。Cを有効に摂取できるのは、まるごと料理する焼きいもや、ふかしいもです。焼きいもの場合は約80%、ふかしいもだと生と変わらないビタミンCが得られます。

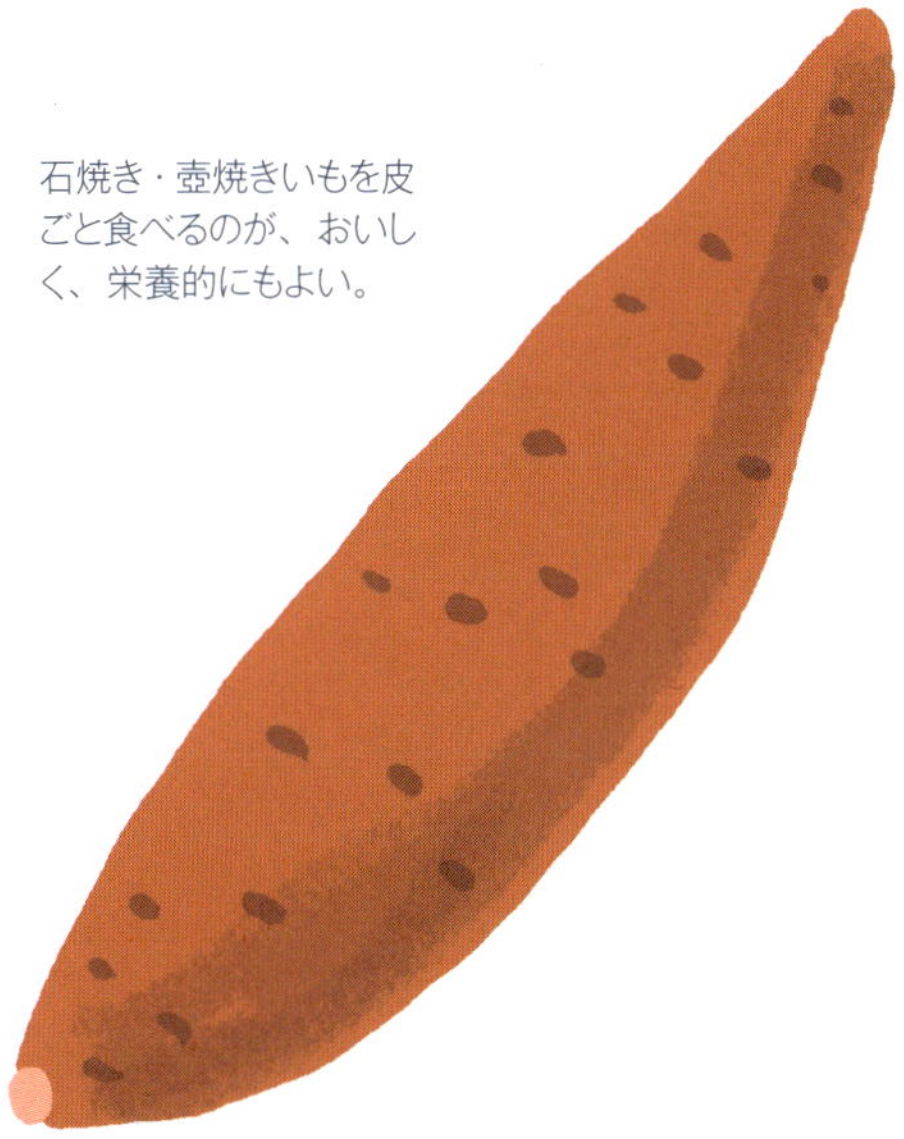

石焼き・壺焼きいもを皮ごと食べるのが、おいしく、栄養的にもよい。

おもしろ栄養学

おいもを食べると胸やけするわけは？

昔からよく「さつまいもを食べると胸やけがする」といわれてきました。これは、強い甘みが胃の粘膜を刺激して胃酸の分泌を促し、同時に炭水化物が異常発酵をおこして有機酸を生じさせることが関係しているようです。酸度の高まった胃液が逆流して食道を刺激し、それがきっかけとなって胸やけがおこるのではないかといわれています。事実、さつまいもに限らず、栗や甘いものを過食すると胸やけをおこしがちです。

また、さつまいもを食べるとよくげっぷが出ることから、消化管内で発酵した際に生じるガスが、胸やけの原因になるともいわれます。

胃の中にガスがたまると胸やけがおこるかどうかを調べた実験があります。風船のついたゴム管を食道の下部や胃の中に入れ、風船をふくらませます。つまりガスがたまった状態を再現したのです。すると、やはり胸やけを感じるという結果が得られました。

胸やけを防ぐには、さつまいもを皮ごと食べることをおすすめします。皮に含まれるミネラルが糖質の異常発酵をおさえるので、ガスの発生も防いでくれます。また、バターなどの脂肪分といっしょに食べるのも一法です。

●「さつまいもで太る」はまちがい　同量のごはんとくらべても、エネルギーは低く、しかも便通を促すので太りにくい食材といえる。

独特のぬめりが肝臓を保護

【さといも】

1回使用量：**1個（50g）**
栄養価ベスト3（生／1回量中）

1	食物繊維	1.15g
2	ビタミンE	0.3mg
3	鉄	0.25mg

●栄養

主成分は炭水化物、たんぱく質ですが、ほかのいも類にくらべ、カリウムが豊富に含まれています。また、独特のヌメリのもとはムチン様の物質です。これにはやまいもと同様に、**滋養・強壮**作用があります。えぐみはしゅう酸カルシウムによるもので、皮をむくと手がかゆくなるのはこのためです。

●効用

ムチン様の物質が体内でグルクロン酸を生じるため、肝臓や腎臓をじょうぶにし、**老化防止**にも効果的です。また、唾液腺ホルモンの分泌を促す作用があるので、消化を助け、**便秘**の解消にも役立ちます。

さらに外用した場合、熱をとり、炎症を鎮める作用もあります。**肩こり**、**うちみ**、**ねんざ**などには、さといもをすりおろしたものに小麦粉を混ぜ、患部を湿布します。ただし、刺激が強すぎてかぶれることがあるので、皮を厚めにむいてから使用します。

また、さといもを生で食べると消化不良を起こし、中毒症状が出る場合があるので、やめましょう。

●選び方・保存

皮をむいて売られているものは、薬品処理されたものが多いので、泥つきのものを選びます。ふっくらと丸みがあり、皮が湿っぽいものが良質です。ヌメリをとりたい場合にも、皮をむいて塩水で洗うか、ゆでたあとに水で洗う程度にします。ヌメリを除きすぎると、せっかくの有効成分を失ってしまうことになるからです。

保存する場合は、新聞紙に包み、風通しのよい冷暗所に置きます。

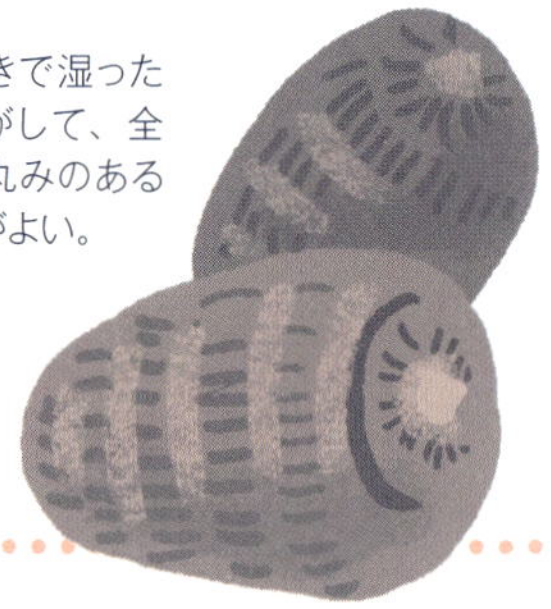

泥つきで湿った感じがして、全体に丸みのあるものがよい。

ビタミンCを多量に含む大地のりんご

【じゃがいも】

1回使用量：**中1/2個（80g）**
栄養価ベスト3（生／1回量中）

1	ビタミンC	28mg
2	ビタミンB_1	0.07mg
3	鉄	0.32mg

●栄養・効用

主成分は炭水化物ですが、このほかビタミンB群・Cが含まれています。じゃがいものビタミンCは、加熱しても破壊されにくい利点をもっています。

カリウムは、体内の余分なナトリウムを排出するはたらきがあるので、**高血圧**の予防や治療に効果的です。生のじゃがいもをすりおろした汁やスープを常食すると、高血圧をはじめ、**胃潰瘍**や**腎臓病のむくみ**にも効きます。ただし、慢性の腎炎で医師からカリウムを制限されている人は控えます。

そのほか、食物繊維のペクチンを含み、**便秘**や**下痢**予防に役立ちます。

●選び方・保存

皮が緑がかったものは、えぐみが強いので避けましょう。

ポリ袋にりんごといっしょに入れ、風通しのよい日陰に置きます。夏場は1個ずつ新聞紙にくるみ、ポリ袋に入れて野菜室で保存します。

●調理法

芽にはソラニンという有毒物質が含まれています。必ずとり除いてから調理します。皮ごとゆでたり、焼いたりすると、ビタミンCを効率よく摂取できます。

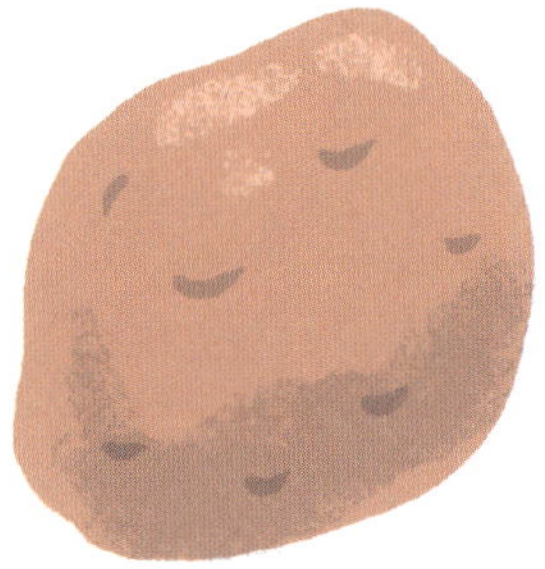

芽が出たものは、養分をとられて味が落ちる。

なるほどゼミナール

ポテトチップスはじゃがいもの価値がない？

じゃがいもから作られる代表的な食べものといえば、フライドポテト、ベイクドポテト、そして、ポテトチップスでしょう。味がちがっても素材は同じだから、栄養にも大差はないと思われがちですが、実はまったくちがいます。

1KcalあたりのビタミンB_1量は、多い順にベイクドポテト、フライドポテト、ポテトチップスとなります。ポテトチップスのビタミン量はフライドポテトの1/3、ベイクドポテトの1/6しか含まれていません。一方、脂質の量はポテトチップスが最多。最も少ないベイクドポテトの約14倍にもなります。これではじゃがいもを食べたということにはなりません。できるだけ栄養の損失の少ない調理法で食べたいものです。

クスリになる食べもの
さといも／じゃがいも／やまいも／れんこん

消化吸収力が抜群。常食すればスタミナがつく

【やまいも】

1回使用量：**1/4本（50g）**
栄養価ベスト3（ながいも・生／1回量中）

1	ビタミンB_1	0.05mg
2	ビタミンC	3.0mg
3	鉄	0.2mg

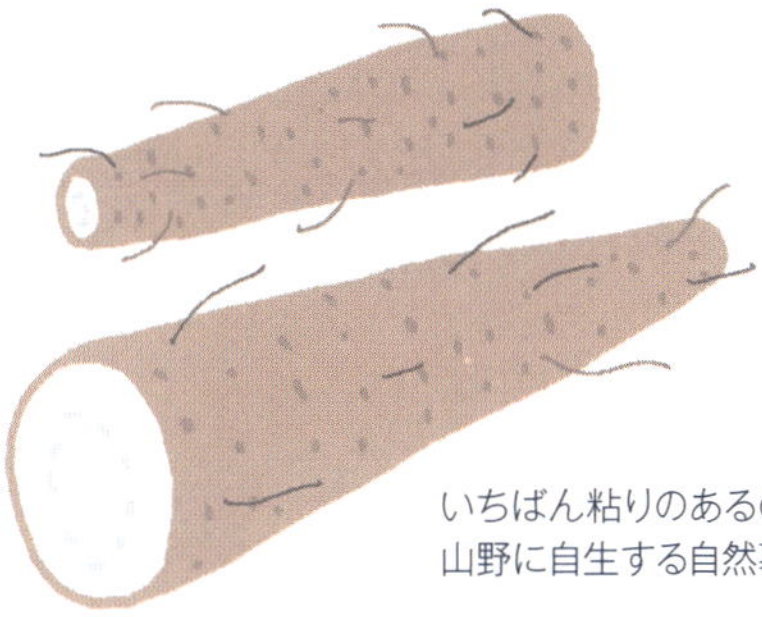

いちばん粘りのあるのが、山野に自生する自然薯。

●栄養

やまいもは日本特有の食品で、ながいも、自然薯《じねんじょ》、やまといもなど、多くの種類があります。

成分にはほとんどちがいがなく、炭水化物、たんぱく質、ビタミンB群、C、ミネラルのほか、ムチンとよばれるネバネバ物質、ジアスターゼとよばれる消化酵素、コリン、サポニンなどが含まれています。

●効用

やまいもがずば抜けて消化がよい理由は、だいこんの３倍もあるジアスターゼの効果です。また昔から、「山のうなぎ」といわれるほど精がつくことで知られています。これはオクラ、なめこ、うなぎなどと同じくムチンの効用で、この成分がたんぱく質を無駄なく活用させるため、**滋養**・**強壮**によいといわれています。

●選び方・保存

ずんぐりして表皮に傷がなく、茶色く変色していないものが良質。真空パック入りのものを買う場合には、中に空気の入っていないものを選びます。

１本ものは新聞紙に包んで冷暗所で、カットされたものは切り口をラップでぴったり包んで冷蔵庫で保存します。

おもしろ栄養学

飲み込んでも平気な麦トロ

やまいものいちばんの食べ方といえば、麦トロ。麦ごはんには消化できない食物繊維が多いのですが、トロロをかければ、たとえかまずに飲み込んでも、消化不良の心配なし。トロロに含まれる消化酵素が、いっしょにとった他の食材のでんぷんまで、消化の手助けをする特徴があるからです。

でんぷんは、一般に生だと消化がわるいのですが、やまいもは逆に生のほうが消化がよく、加熱すると効果は激減。そこでトロロのだし汁は、必ず冷ましてから加えます。

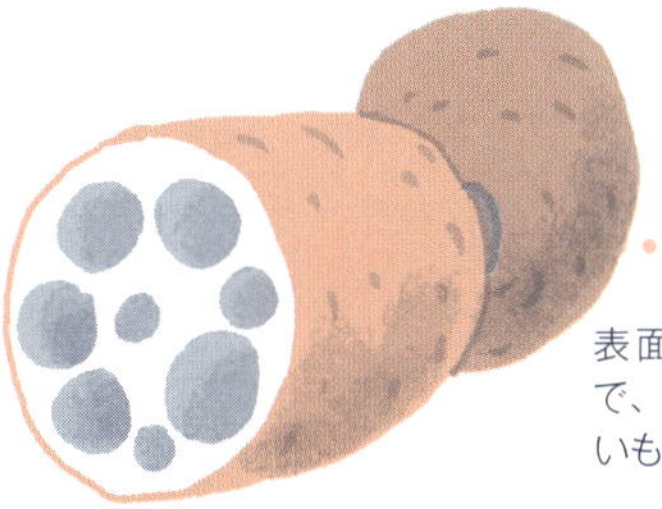

表面は薄茶色で、切り口の白いものを。

食物繊維とビタミンCが豊富

【れんこん】

1回使用量：**1/2節（40g）**
栄養価ベスト3（生／1回量中）

1	ビタミンC	19.2mg
2	食物繊維	0.8g
3	ビタミンE	0.24mg

れんこんは、ハスの地下茎が肥大したもので、サクサクした歯ごたえがもち味です。穴があいているところから「見通しがきく」と、縁起物としても親しまれてきました。欧米でも、ごぼうとともに注目されている野菜のひとつです。

●栄養・効能

主成分は炭水化物で、食物繊維を豊富に含んでいます。さらに、ビタミンCも多く含まれています。れんこんを切るとネバネバしますが、粘りけのもとは納豆と同じくムチンに似た成分です。また、切り口が黒ずんできますが、変色のもととなるのは鉄とタンニンで、薬効的に重要な成分です。

食物繊維には、腸壁を適度に刺激して蠕動《ぜんどう》運動を活発にするはたらきがあるうえ、コレステロールも低下させます。これが不足すると、**糖尿病**や**痛風**、**心臓病**、**高血圧**などの生活習慣病をひきおこしやすいので、日ごろから注意したいものです。ビタミンCには強い抗炎症作用があり、**かぜ**の予防はもちろん、**肝炎**予防にも効果的。愛煙家や、ストレスから体に変調をきたした人、疲労を感じている人にも、ビタミンCの補給は大切です。また、鉄とタンニンは、消炎作用にすぐれています。粘膜組織の炎症を鎮めてくれるので、**胃潰瘍**や**十二指腸潰瘍**、**鼻血**にもすぐれた効果を発揮します。ただし多食すると、豊富な食物繊維がかえって胃腸の負担になるため、よくありません。また、熱があって便秘ぎみの人は控えたほうがよいでしょう。

●選び方・保存

ずんぐりしていて、まっすぐな、つやのあるものを選びます。節目の数が少なく、切り口の穴は小さいほうが良質です。外皮に傷のあるものは穴の中がよごれているので避けます。切り売りの場合には、穴の内側に黒いあくが出ていないものを。空気にふれないようにラップに包み冷蔵庫で保存します。

●馬鈴薯《ばれいしょ》　じゃがいもの別名。語源はマレー（馬来）半島から伝来したからとも、馬の首につける鈴（馬鈴）に形が似ていたからともいわれる。

むくみをとり、
胃腸をじょうぶにする

【とうもろこし】

- 1回使用量：**中1本（200g）**
- 栄養価ベスト3（生／1回量中）

1. 食物繊維　6.0g
2. ビタミンB_1　0.3mg
3. 鉄　1.6mg

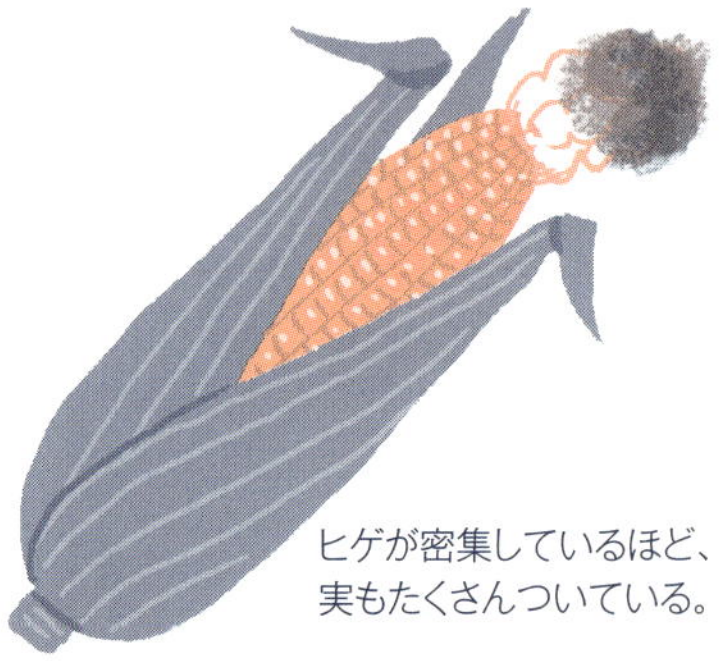

ヒゲが密集しているほど、
実もたくさんついている。

●栄養

炭水化物をはじめ、たんぱく質、ビタミンA・B_1・B_2・Eなどを含み、さらにリン、カリウムなどのミネラルも豊富で、バランスのとれた高エネルギー食品です。

●効用

食物繊維が多く、**便秘**に有効です。また胚芽部には良質のリノール酸がたっぷり含まれ、**動脈硬化**の予防にも効果的。常食が難しい場合は、コーン油を利用するとよいでしょう。ヒゲの部分には**利尿**、**止血**、**降圧**といった薬効があります。これを煎じて服用すれば、**急性腎炎**や**妊娠中のむくみ**を解消します。また、種実を乾燥させて粉にしたものは、**滋養**・**強壮**剤としても用いられます。

●選び方

茶褐色のヒゲがふさふさして外皮の緑色がみずみずしく、粒がそろっていて、つやと弾力のあるものが新鮮です。収穫後1日たっただけで、味も栄養も半減するので、新しいものを選び、その日のうちに食べることが大切です。

利尿効果が高く、
やせたい人によい

【とうがん】

- 1回使用量：**1/8個（80g）**
- 栄養価ベスト3（生／1回量中）

1. ビタミンC　31.2mg
2. 食物繊維　1.04g
3. 鉄　0.16mg

●栄養

熟すと皮がかたくなり、冬まで貯蔵できるため「冬瓜」とよばれますが、れっきとした夏野菜です。ほとんどが水分でエネルギー量も少なく、ビタミンCがやや多いほかは栄養価が低め。特徴は栄養面よりむしろ薬効にあります。また、冬瓜子《とうがし》とよばれる種子は、リノール酸などの油脂を含みます。

●効用

すぐれた利尿作用があり、体のむくみをとることから、**膀胱《ぼうこう》炎**、**腎臓病**、**血尿**、**肝硬変**の腹水《ふくすい》などに有効だといわれています。「太りたい人は食べるな」といわれるほどで、この利尿作用は**肥満**にも効果があります。水太りの人は長期間食べ続ければ体が軽くなります。また、生のしぼり汁は、**暑気あたり**、**発熱**、**糖尿病**によるのどの渇きによく効きます。ただし、トイレが近い人や、冷え症の人は多食しないよう注意してください。

●調理法

種子をとって皮をむきます。ふろふきや煮もの、スープが一般的です。しょうゆ味より塩味にしたほうが、もち味を生かせます。

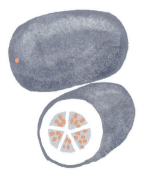

表面に白っぽい粉のふいたものを選ぶ。

イライラを鎮め、
せきを軽くする

【ゆり根】

- 1回使用量：**1/3個（20g）**
- 栄養価ベスト3（生／1回量中）

1. 食物繊維　1.08g
2. 鉄　0.2mg
3. ビタミンC　1.8mg

色が白く、厚みのあるものがよい。

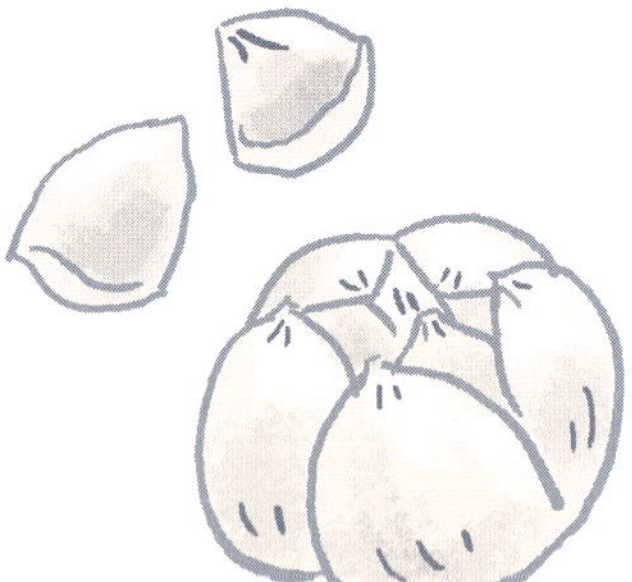

●栄養

幾重にも重なりあった鱗片からなるゆりの球根。園芸用だけでなく、食用としても古来より親しまれています。主成分の炭水化物に加え、たんぱく質と、わずかながらビタミン類を含み、いものようにホクホクとした食感と、ほのかな苦みが喜ばれています。また、球根と花に含まれる粘液質は、薬用にも。

●効用

精神を安定させる作用があり、**不眠**、**ヒステリー**、**イライラ**によく効きます。現代人の**ストレス解消**や**更年期の不定愁訴**には、はちみつをかけてよく蒸したものを常食すると、一層効果があります。生のゆり根や花をつき、**おでき**、**うちみ**、**やけど**などにつけると、よい効果が得られます。また、ゆり根のつき汁をお湯で割って飲むと、**ぜんそく**や**せき**をやわらげます。

●調理法

食用にはヤマユリ、オニヤマユリの球根を利用します。鱗片を一片ずつはがし、かために下ゆでしたものを、煮ものやあえものに調理します。

クスリになる食べもの
ゆり根／とうがん／とうもろこし／キャベツ／白菜

ビタミンUが胃腸の潰瘍に効く

【キャベツ】

- 1回使用量：**1.5枚（70g）**
- 栄養価ベスト3（生／1回量中）
  1. ビタミンC　28.7mg
  2. 食物繊維　1.26g
  3. カルシウム　30.1mg

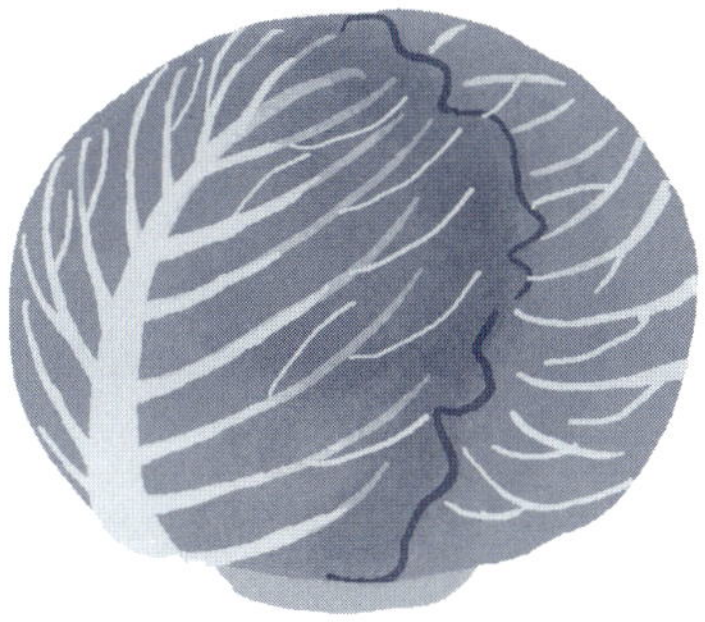

ビタミンの効力は生食が最高。

●栄養・効用

キャベツはあくがなく、生でも加熱してもおいしい、応用範囲の広い野菜です。緑の濃い外側の葉にはビタミンAが、芯に近い白い葉にはビタミンCが、それぞれたっぷりと含まれています。また、血液の凝固作用があるビタミンKや、抗潰瘍《かいよう》性の成分ビタミンUをはじめ、カルシウムなどのミネラル、食物繊維も豊富です。

ビタミンUやビタミンKは、**胃潰瘍**や**十二指腸潰瘍**の予防と治療、また、**痛風**発作の予防によいとされています。ビタミンKはさらに、赤ちゃんの**脳内出血**を防ぐはたらきがあるため、妊婦や授乳期の母親に十分とってほしい栄養素です。このほか、ビタミンCは**かぜ**の予防や**疲労回復**に役立ちます。食物繊維やカルシウムは**便秘**解消や**整腸**作用があります。キャベツの葉には鎮静効果があり、**神経のイライラ**を鎮めます。**やけど**の場合は、葉を手でもんで患部にはると効果的です。

●選び方・保存

外側の葉が緑色で、葉脈が細く、芯の切り口がみずみずしく、玉が締まっていて重量感のあるものを選びます。外皮が白いものは、古くなった外葉をはいである場合が多いので、避けたほうがよいでしょう。

切ったキャベツは、ラップに包んで冷蔵庫に保存します。ビタミンB_1・Cは、日々損なわれていくので、なるべくみずみずしいうちに使いきることをおすすめします。

●調理法

栄養的には生がいちばんです。ただし、生ではそれほど量が食べられません。さっとゆがくか炒めれば、かさが減ってかなりの量が食べられます。加熱するときにはビタミンCの損失をおさえるためにも、手早く調理しましょう。1枚1枚はがすのではなく、縦割りにしてきざめば、外葉に多いビタミンAと、芯葉に多いCをあわせてとることができます。

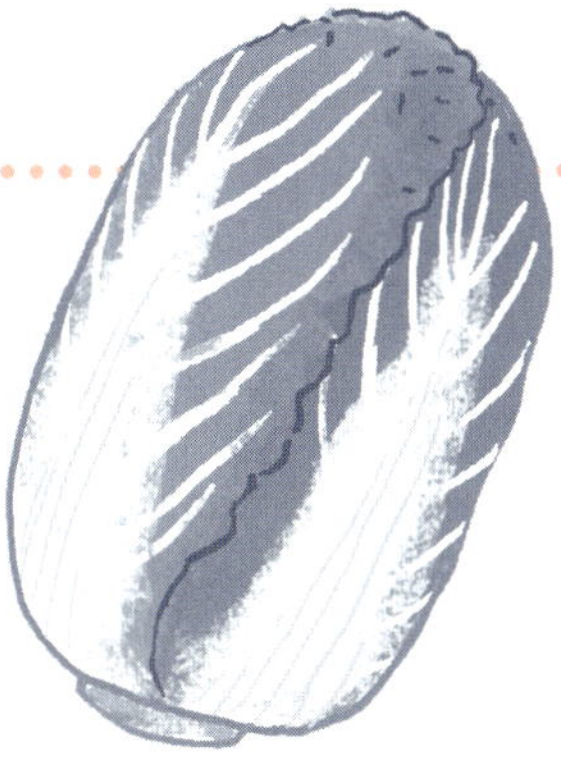

切り口がみずみずしく、割れていないもの。

ビタミンCが豊富な冬を代表する野菜

【白菜】

- 1回使用量：**小1枚（70g）**
- 栄養価ベスト3（生／1回量中）
  1. ビタミンC　13.3mg
  2. カルシウム　30.1mg
  3. 食物繊維　0.91g

●栄養

豊富なビタミンCや食物繊維をはじめ、カルシウム、鉄、カロテンなどが含まれています。ミネラル類は漬けものにしたほうが効率よく摂取できます。また、塩漬けにするとビタミンCが失われないばかりか、乳酸菌などの腸内細菌が増え、整腸効果が高まります。

●効用

中国では体をあたためる野菜として知られ、芯を煮込んだスープを**かぜ**の予防薬として利用しています。日本でもビタミンCをたっぷりとれる、鍋ものの野菜の代表として、冬場のかぜ予防に役立っています。また、白菜には食物繊維が多いので、**便秘**を防ぎ、**痔**や**大腸がん**の予防にもつながります。ただし、慢性の下痢の人は生で食べるのは避けたほうがよいでしょう。

●選び方・調理法

巻きがしっかりしていて重みのあるもの、白い部分につやのあるものを選びます。葉に斑点がついているものがありますが、見栄えは落ちるものの、味に影響はありません。半分に切ったものを買うときには、中央部分が平らになっているものが新鮮です。

旬が冬であることから、鍋ものが一般的ですが、炒めものではシャキッとした食感が、煮込み料理では甘みのあるまろやかさが楽しめます。

白菜の保存法

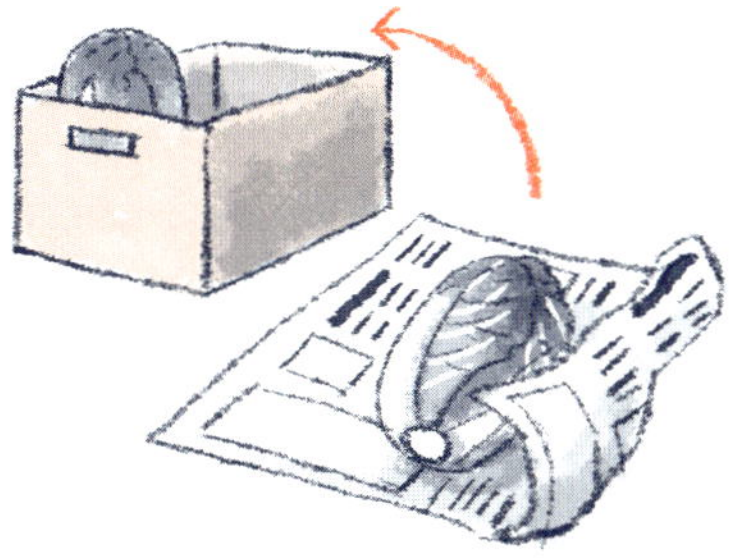

1個まるごとなら、新聞紙にくるみ、風通しのよい冷暗所に立てて保存する。1か月程度保存が可能。

●生野菜の洗い方　さっと水洗いし、手早く水けをきること。いつまでも水に漬けておくと、水溶性のビタミンCが逃げてしまう。

ビタミンEが
血液の循環を促す

【レタス】

1回使用量：**2枚（30g）**
栄養価ベスト3（生／1回量中）

1	ビタミンC	1.5mg
2	食物繊維	0.33g
3	鉄	0.09mg

●栄養

レタスには玉レタス（チシャ）、サニーレタス、サラダ菜などさまざまな品種があります。成分も多少ちがいますが、全般的にビタミン類が豊富で、なかでもビタミンEは加熱しても損なわれにくく、ビタミンAの吸収を助け、脂質の酸化を防ぐはたらきがあります。

●効用

「若返りのビタミン」といわれるビタミンEは、血行を促すため、**貧血**の予防はもちろん、血管の多い**肝臓や腎臓を健康に保つ**はたらきをします。また、レタスは昔から、誘眠効果があるといわれており、神経の高ぶりをおさえ、**不眠症**にも効果的です。

ただし、体を冷やす作用があるので、冷え症の人や、冷えから下痢をしやすい人は、生で多食するのは控えます。外用薬としては、葉を煮た汁を冷まして塗ると、にきびに効きます。

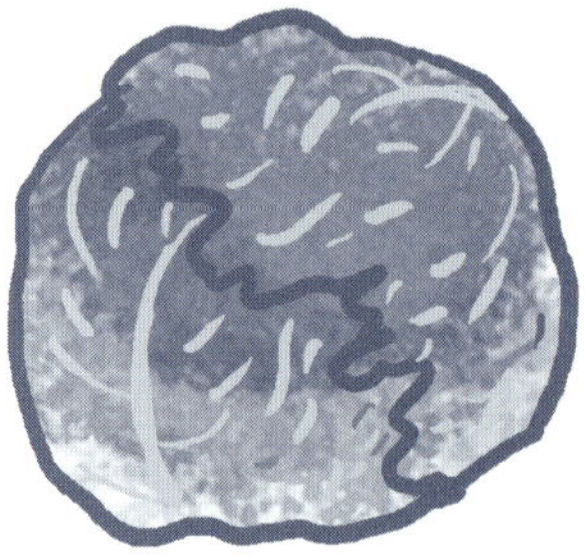

切り口が変色していないものを。

●選び方・保存

玉レタスは葉が大きく、切り口が10円玉サイズでみずみずしいものを選びます。切り口が茶色っぽいものや、球がいびつで重みがありすぎるものは避けたほうがよいでしょう。サニーレタスは外側の葉が紅色のものを、サラダ菜は葉の緑色が濃くてみずみずしいものを選びます。保存はポリ袋に入れて冷蔵庫にしまいますが、切り口に湿った紙をあてておくと長もちします。

●調理法

シャキッとした食感を楽しむには生食がいちばんです。包丁で切ると切り口が変色し、うまみが逃げてしまうので、手でちぎるのがコツです。冷水に浸すと、一層食感がよくなります。ただし、あまり長く水につけすぎると、栄養素が流れてしまいます。また、生ではあまり量を食べられないので、加熱調理してかさを減らす工夫をしたいものです。ただし、長時間加熱すると、やはり栄養価が落ちてしまうので、手早く調理しましょう。

神経を鎮め、
食欲を増進させる

【セロリ】

1回使用量：**1/3本（30g）**
栄養価ベスト3（生／1回量中）

1	ビタミンC	2.1mg
2	食物繊維	0.45g
3	カルシウム	11.7mg

●栄養

食用にされる以前から、薬として利用されていました。ヨーロッパでは、精力増強作用がさまざまな物語や諺《ことわざ》に登場しています。成分はビタミンA・Cが比較的多く、食物繊維やカルシウム、鉄、マグネシウムなどのミネラルも含まれています。栄養は茎よりも葉の部分のほうに多いので、捨てずに利用しましょう。

●効用

ビタミンAとCが体の新陳代謝を促し、神経系の正常なはたらきを助けるところから、**降圧**（血圧を下げる）、**健胃**、**浄血**、**利尿**、**鎮静**などの作用が認められています。また、食物繊維は、**整腸**や**コレステロール値の低下**に効果的です。独特の香り成分は、食欲を増進させるとともに**神経を鎮め**（精神安定）、**頭痛**にも効果があります。

葉の部分は粗くきざんで布袋などに入れて入浴剤にすると、体が芯からあたたまり、湯冷めしにくくなります。ただし、〝血を動かす作用〟があるので、出血しやすくなったり、湿疹が出たりする場合があります。月経不順からくる頭痛、冷え、のぼせ症の人、胃腸の冷える人は控えましょう。

●選び方・保存

葉の緑が濃く、茎は太く長く肉厚で、中央のくぼみの狭いものが良質です。

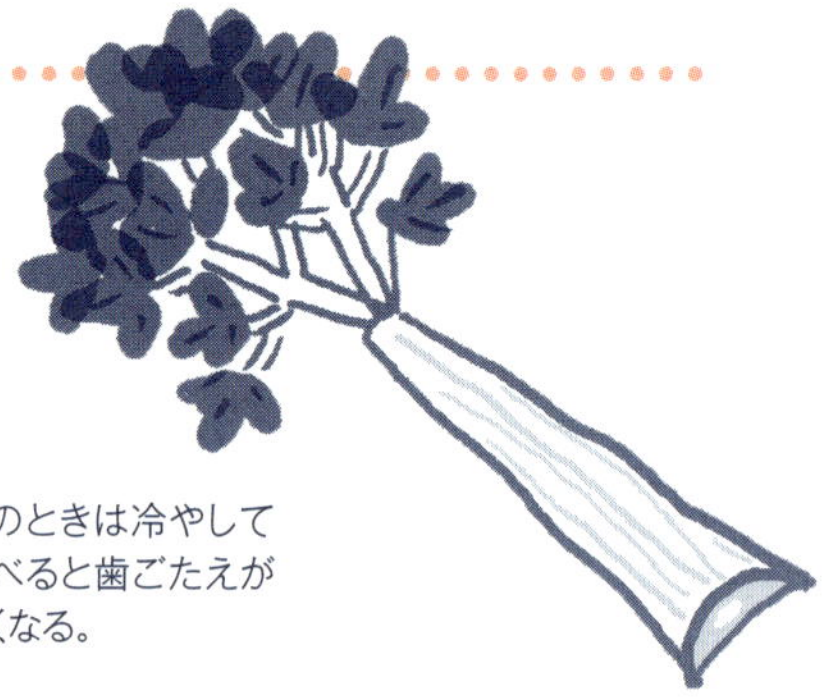

生のときは冷やして
食べると歯ごたえが
よくなる。

茎が白っぽく、葉が黄ばんでいるものや、極端にすじが浮き上がっているものは鮮度が落ちている証拠です。使い残しは、全体に水を吹きつけ、新聞紙に包んで冷暗所に保存します。

●調理法

独特な風味を味わうには、生のままがいちばん。肉料理との相性もよく、肉の脂っこさや臭みを消す役目をします。茎より葉の部分にカロテンが多いので、炒めものやスープに利用しましょう。くだものと合わせてジュースにすると飲みやすく、たくさんの栄養素がとれます。

食中毒を防ぐ。
実はせきどめによい

【しそ】

1回使用量：**1枚（1g）**
栄養価ベスト3（生／1回量中）

1	ビタミンA	8.8μgRAE
2	ビタミンE	0.04mg
3	カルシウム	2.3mg

●栄養

緑色の青じそと、紫色の赤じそがあります。成分にはさほど変わりがありませんが、青じそのほうが各種栄養素の含有量が多くなっています。しかし、薬用としては、赤じそのほうがすぐれています。青じそは特にビタミンAやカルシウム、鉄、リン、カリウムなどのミネラル類が多く、ほかにもビタミンB_1・B_2、Cを含みます。栄養面からも、料理のつけ合わせに出されたときは、ぜひ残さずに食べたいものです。

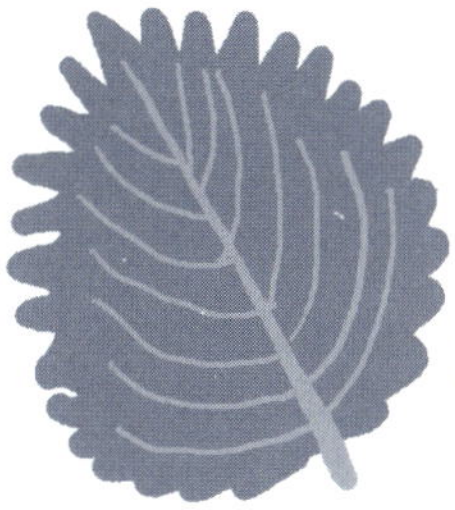

虫くいや傷のないものを選ぶ。

●効用

注目されているのは制菌作用。香り成分のペリルアルデヒドには食べものの腐敗をおさえる力があり、**食中毒**を防止します。刺身のつまに使われるのは、彩りのためだけではなく、昔ながらの生活の知恵といえるでしょう。

食中毒には葉や穂先を煎じて飲みます。この煎じ汁は毎食後に温服（あたためて飲む）すると、**急性腸炎**、**下痢**にも有効。独特の香りは胃液の分泌を促して食欲を増進させ、常食すれば**胃腸のはたらきを活発に**します。**かぜ**には、粗くきざんだものに熱湯を注ぎ、お茶がわりに飲みます。**発熱**、**せき**、**ぜんそく**にも役立ちます。せきどめには葉よりも実のほうが効きます。

また、しそ酒を毎日就寝前に飲むと、**神経のイライラ**や**不眠**、**貧血**、**腰痛**、**リウマチ**、**神経痛**によいようです。

外用薬としては、葉をもんだものが切り傷の**止血**に、生のまましぼった汁は**シラクモ**、**タムシ**、**水虫**に効きます。

●選び方・保存

色が濃く、葉先までシャキッとしたものを選びます。しおれていたり、乾燥していたり、傷のあるものは避けます。湿らせたペーパータオルに1枚ずつ包み、保存袋に入れて冷蔵庫へ。冷凍保存するには、みじん切りやせん切りなど、よく使う大きさに切り、冷凍用保存袋に入れて冷凍室に入れます。冷凍なら1～3か月程度保存可能です。

発汗・保温作用がある。
冷え症やかぜ、高血圧に有効

【せり】

1回使用量：**1/3束強（30g）**
栄養価ベスト3（生／1回量中）

1	鉄	0.48mg
1	ビタミンA	48μgRAE
3	ビタミンC	6.0mg

●栄養

春の七草の筆頭にもあげられている、青菜の少ない冬場の貴重な緑黄色野菜です。カルシウム、カリウム、ビタミンC、カロテン、食物繊維、鉄が多く含まれます。野生のものにくらべ、栽培ものは栄養価が落ち、特にビタミンCの含有量は少なくなります。

●効用

香りのもとの精油成分には、発汗・保湿作用があり、**冷え症**や**かぜ**に効果的。豊富な鉄と食物繊維が、**貧血**予防や**便秘**解消に役立ちます。血圧降下や解毒作用もあり、**高血圧**、**動脈硬化**、**黄疸**《おうだん》にも有効。煎じ汁やしぼり汁を用いてもよいでしょう。しかし、セリには〝血を動かす〟はたらきがあるので、血の道症（女性特有の、一種の神経症）やアレルギーの人は多食を控えて。

●選び方

鮮やかな緑色で、茎があまり太くなく、葉の長さがそろったものを選びます。根のついたもののほうが新鮮です。

●調理法

あくが強いので、塩を入れた熱湯でさっとゆがき、水にさらして調理します。ビタミンCやカリウムが流れてしまうので、ゆですぎは禁物です。

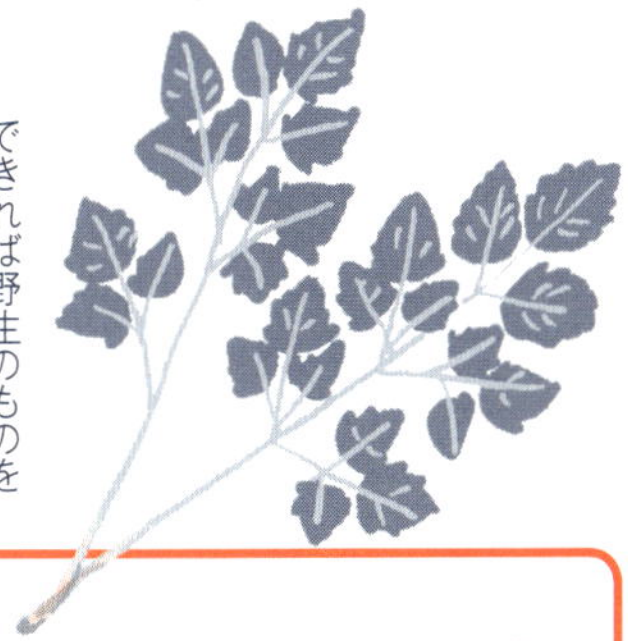

できれば野生のものを摘んでこよう。

おもしろ栄養学

春の七草のトップ、せりはなんと精力剤だった！

春の七草といえば、セリ、ナズナ、ゴギョウ、ハコベラ、ホトケノザ、スズナ、スズシロ。お正月の7日に無病息災を願って食べる七草粥でも有名です。

筆頭のせりは、精がつく食べものとして中国でも重宝される植物です。日本の諺《ことわざ》に、「セリを食べると3年前の古傷が出る」「42の厄年にセリは食うな」とあるのも、セリの強精作用による刺激が強すぎるため、多食を戒めたものでしょう。

●赤じその薬効は？　葉と茎を食べるとのぼせを下げ、食欲を増進させる。また、かぜやかっけにも有効だといわれている。

食欲を増進させる独特な香り

【春菊】

1回使用量：**1/3束（70g）**

栄養価ベスト3（生／1回量中）

1. **ビタミンA　266μgRAE**
2. **鉄　1.19mg**
3. ビタミンE　1.19mg

原産地は地中海沿岸で、ヨーロッパでは観賞用として栽培されています。日本伝来は17世紀末で、西日本を中心に食用として作られています。春に花をつけ、菊に似た強い芳香をもつことからこの名がついたといわれ、関西地方では〝菊菜〟の名で親しまれています。

●栄養

カロテン、ビタミンB群、Cをはじめ、鉄、カルシウム、カリウムなどのミネラルが、ほかの緑黄色野菜にくらべて比較的多いのが特徴です。このほか、独特の香りのもとになっている芳香精油成分、食物繊維も重要です。

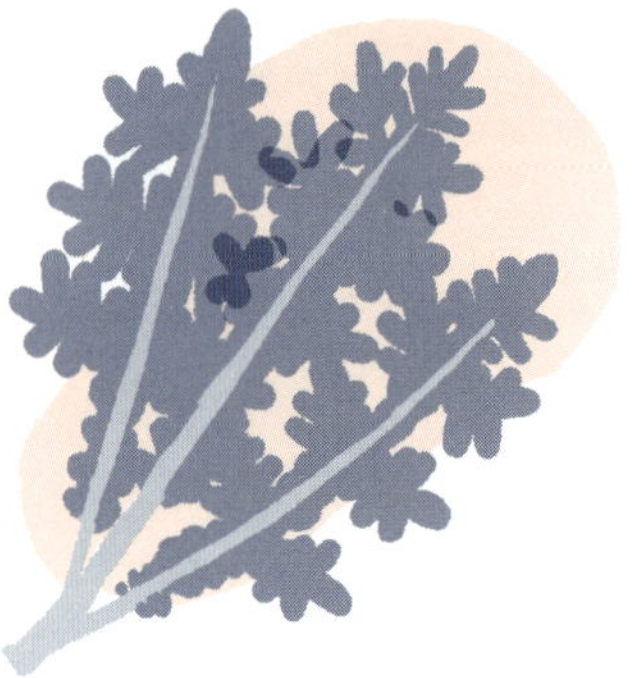

茎の下まで葉がついているものを選ぶ。

●効用

カロテンは**夜盲症**や**肌あれ**によく、カリウムは**血圧を下げ**（降圧）、カルシウムは**精神安定**に役立ちます。

また、芳香精油成分には、**整腸**作用、**食欲増進**作用のほか、**せき**を鎮め、**たん**をきるはたらきもあります。また、食物繊維は腸壁を適度に刺激して、**便通**を改善します。

外用薬としては、**うちみ**、**ねんざ**、**しもやけ**に、しぼり汁を患部に湿布すると効果的。また、葉を陰干しにして入浴剤にすると体があたたまり、**神経痛**、**肩こり**、**冷え症**などに効きます。

●選び方・保存

葉の緑色が鮮やかで、茎の長さが5㎝程度のものを選びます。茎が太くかたいものは、鮮度が落ちている証拠です。保存は、濡らしたペーパータオルにくるみ、ポリ袋に入れて冷蔵庫へ。日がたつほどビタミンCが減るので、できるだけ早く使いきります。

●調理法

あえもののときは、さっと熱湯に通し、冷水につけてあく抜きをします。このとき、水にさらしすぎないように。また、加熱しすぎると、鮮やかな色や独特の風味ばかりか、ビタミンCなどの栄養素も損なわれてしまいます。

ビタミンCの貴重な補給源になる

【ブロッコリー】

1回使用量：**1/3本（70g）**

栄養価ベスト3（生／1回量中）

1. **ビタミンC　84mg**
2. **ビタミンE　1.68mg**
3. 食物繊維　3.08g

ブロッコリーの原産地はイタリアで、キャベツの変種です。ヨーロッパ全体に広まったのは第二次世界大戦後で、日本に浸透したのは昭和40年代に入ってからのことでした。

●栄養・効用

ビタミンC含有量は、レモンのおよそ12倍、じゃがいもの3倍と、野菜のなかでも群を抜いています（1回量中）。ビタミンA・B_1・B_2のほかにもカリウム、リン、カルシウムなどのミネラルも豊富。茎を捨ててしまいがちですが、つぼみの部分以上に栄養価があるので、積極的に食べたいものです。

ビタミンAは、皮膚や粘膜の抵抗力を強めて、細菌感染を防ぐ役目をします。そのため、緑の野菜が不足しがちな冬場は、**かぜ**の予防にうってつけ。また、ビタミンCは、**しみ**、**そばかす**などの色素沈着を防ぐのに効果的です。ビタミンAとCの両方がふんだんに摂取できるブロッコリーは、**美肌**づくりに最適です。植物油と合わせて調理すれば、老化防止効果も期待できます。

●選び方・保存

茎の切り口にすが入っておらず、みずみずしく、つぼみがかたく締まり、中央がこんもりと盛り上がっていて、花が咲く前のものを選びましょう。つぼみの部分が紫色がかったものもありますが、単なる品種のちがいであって、味、鮮度に影響はありません。生のままポリ袋に入れ、冷蔵庫に立てて保存するか、小房に分け、塩ゆでして保存袋に入れ、冷凍します。

●調理法

たっぷりの熱湯に少量の塩を加えてゆでると、ビタミンの損失が少なくてすみます。下ゆでしてから調理すると、緑色がより鮮やかになり、見た目にも食が進みます。茎とつぼみをいっしょにゆでたり、炒めたりすると、できあがりにむらができてしまいます。茎を先に、つぼみをあとにと、順序だてて調理します。

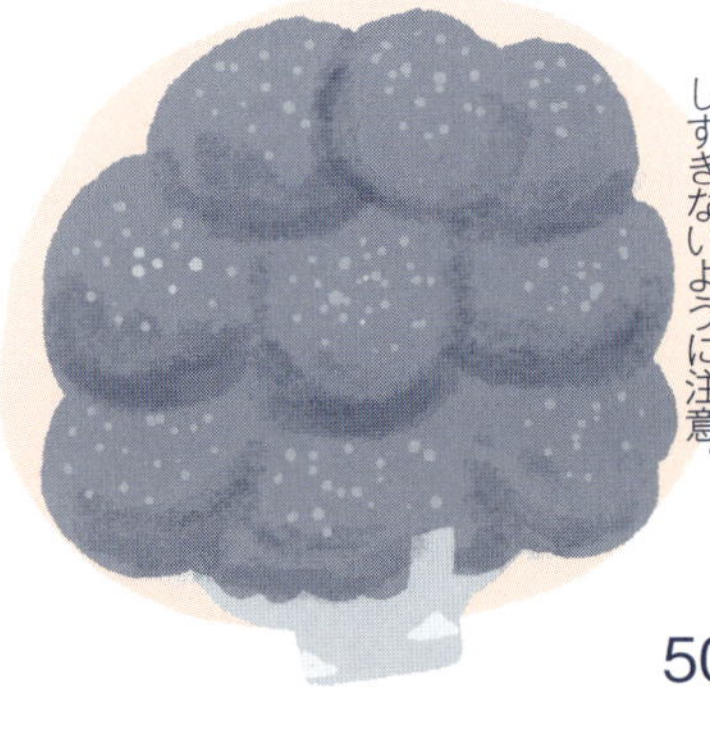

すぐに火が通るので、加熱しすぎないように注意。

発汗、利尿、保温に有効。つけ合わせも残さず食べよう
【パセリ】

1回使用量：**ひとつまみ（1g）**
栄養価ベスト3（生／1回量中）

1	ビタミンC	1.2mg
2	鉄	0.08mg
3	ビタミンA	6.2μgRAE

●栄養
ビタミンCの含有量は、野菜、くだものの中でトップクラス。また、体内でビタミンAに変わるβ-カロテンも豊富で、にんじんと首位を争うほどです。

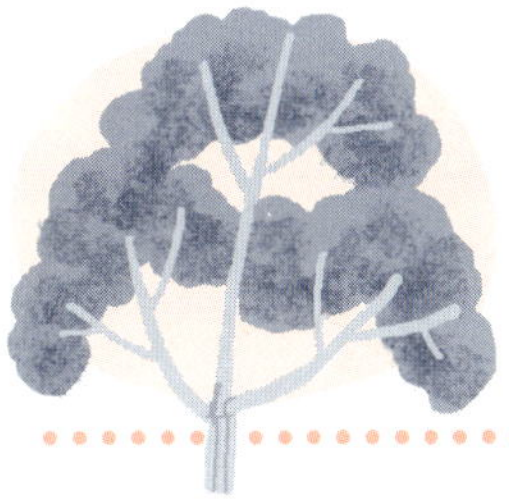
特有の強い香気があり、栽培中も虫がつきにくい。

さらに、鉄、カルシウム、ビタミンB_1・B_2なども多く含まれています。ただ、日本では料理のつけ合わせという印象が強くてつい残してしまいがちなうえ、一度に多く食べられるメニューもないのが難点。栄養面からみても、もっと積極的に食べるようにしたいものです。

●効用
パセリ独特の香りはピネン、アピオールという精油成分によるもの。これが**食欲増進**、**疲労回復**、**発汗**、**利尿**に有効です。**疲れぎみ**のときや**かぜ**のひきはじめには、きざみパセリのすまし汁を飲んだり、葉を入浴剤として利用したりするとよいでしょう。

パセリには**食中毒**を予防するはたらきもあります。つけ合わせにパセリが登場するのには、この意味もあります。また、肉料理のあとに食べると口の中がさっぱりしますし、食後に1茎かむと**口臭**を消します。鉄も豊富なので、**貧血**の人は毎日少しずつ食べるとよいでしょう。ただし、多食するとのぼせることがあるので、胃潰瘍、アトピー性皮膚炎の人は控えます。

●選び方・保存
葉の緑色が濃く、よくちぢれたもの、つやのあるものを選びます。黄ばんでいるものや、花が咲いているものは鮮度が落ちている証拠です。水を入れたコップにさすか、ポリ袋に入れ、立てて冷蔵庫で保存します。

●調理法
ビタミンAは油と合わせると吸収率が高まり、香りもおさえられるので、揚げものにすると食べやすくてよいでしょう。水けをきり、低温の油でさっと揚げます。生のままきざみ、スープやパスタに散らしたり、ドレッシングに混ぜたりと、使い方はさまざまです。

利尿効果と、体を冷やす作用がある
【きゅうり】

1回使用量：**3/4本（70g）**
栄養価ベスト3（生／1回量中）

1	ビタミンC	9.8mg
2	食物繊維	0.77g
3	鉄	0.21mg

●栄養・効用
きゅうりは90%以上が水分で、比較的多く含まれているのが、ビタミンAとCとカリウム、カルシウムです。栄養補給というよりも、歯ごたえや味覚を楽しみ、食を進めるための野菜と考えたほうがよいでしょう。また、ぬか漬けにすると、ぬかのビタミンB_1がしみ込み、10時間後には5倍、24時間後では10倍にもなります。

ただし、ビタミンCを酸化する酵素が含まれているので、ほかの野菜と混ぜてジュースにするのは避けます。

利尿作用があり、皮やつるを煎じて飲むと**むくみ**に効果的です。ぬか漬けやみそ漬けにすると**疲労回復**や**暑気あたり**に。しぼり汁はヘチマ水と同様、脂性肌用の化粧水として利用できます。**やけど**や**あせも**には、スライスしたきゅうりを患部にあてて冷やします。

●選び方・保存
緑色がさえ、つやがあるものを。トゲが痛いくらいにとがっていて、花つきのものが新鮮です。ポリ袋に入れて、冷蔵庫で保存しますが、4～5日以内には食べきりたいものです。

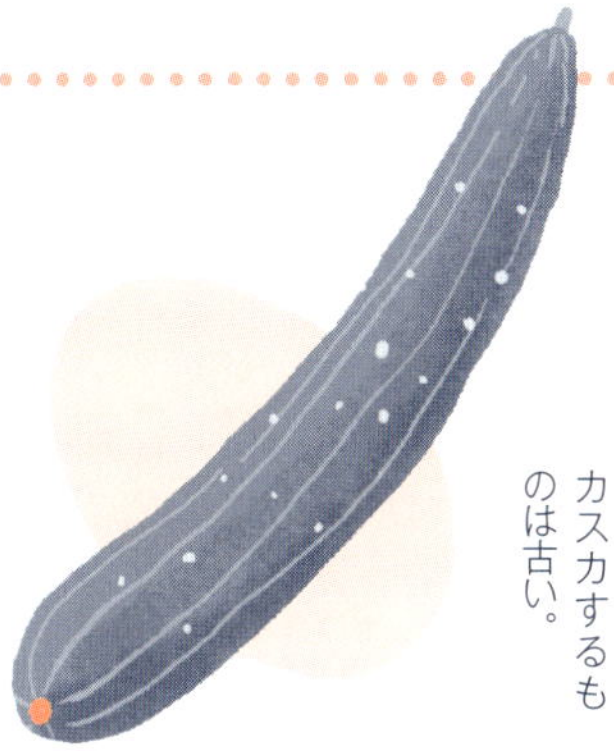
ヘタを押してスカスカするものは古い。

おもしろ栄養学

きゅうりの苦みの成分に薬効がある
きゅうりの苦みのもとは、ククルビタシンという成分で、いろいろな種類があります。これを含むものを多量に食べると、腹痛や嘔吐など食中毒をひきおこす一方で、抗腫瘍《しゅよう》性の作用があるとされ、研究がすすめられています。

この成分は、きゅうりだけではなく、かぼちゃやズッキーニ、メロンなどのうり科の野菜にも含まれています。もしも食べて強い苦みを感じたら、飲み込まずに、すぐに口から出すようにします。

●夏は熱いものが腹のクスリ　つい冷たいものに手がのびる夏。熱い（あたたかい）食べもののほうが体調を損なわず、逆に清涼感を得られる。

中国野菜のいちばん人気。
胃腸の調子をととのえる

【チンゲン菜】

- 1回使用量：**3/4株（70g）**
- 栄養価ベスト3（生／1回量中）

1	ビタミンA	119μgRAE
2	ビタミンC	16.8mg
3	鉄	0.77mg

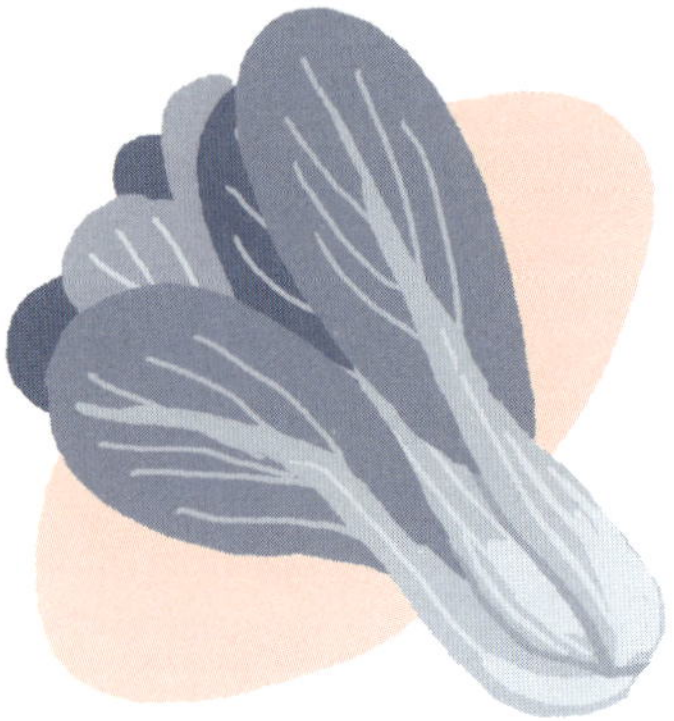

油通しすることによってビタミンAが生きる。

現在では、かなりの種類の中国野菜が出回っていますが、日本で最初に定着したのが、チンゲン菜（青梗菜）でした。中国野菜の中では、人気、生産量ともにトップクラス。日本で栽培されるようになってからは入手も簡単になり、一年中出回っているので、葉ものが高値の時期には重宝します。

●栄養

ビタミンA・B群・Cなどをはじめ、カルシウム、鉄などのミネラルが豊富に含まれています。

特にビタミンAの含有量はピーマンの約５倍にもあたり、油で炒めると７倍にもなります（100g中）。緑黄色野菜の不足しがちな冬場でも手に入るので、ビタミンの供給源としておおいに活用したいものです。

●効用

ビタミン類が豊富に含まれていることから、**かぜ**のひきはじめなどには最適です。油を使った料理にすると、豊富なビタミンAを効率よく摂取することができます。便通をよくする野菜のひとつとしても知られており、**便秘**に効果があるとされています。また、熱を冷まし、胃腸の調子をととのえる作用があるので、**胃のむかつき**や**二日酔い**にもよいようです。ただし、冷えて胃腸の調子がよくないときには、避けたほうがよいでしょう。

●選び方

鮮度が落ちてくると葉がしなってきます。葉の部分の緑色が鮮やかで、ピンとハリがあるものを選びます。

●調理法

中国野菜のなかでも肉厚なので、ゆがいてもかさが減ったり、葉の形がくずれたりせず、美しく仕上がります。

加熱調理する際は、かたい茎の部分と、やわらかな葉の部分で時間差をつけるようにします。ゆでるときは油を少々たらすと緑色がさえ、見た目にも食が進みます。やわらかいので歯のわるい人にも喜ばれます。

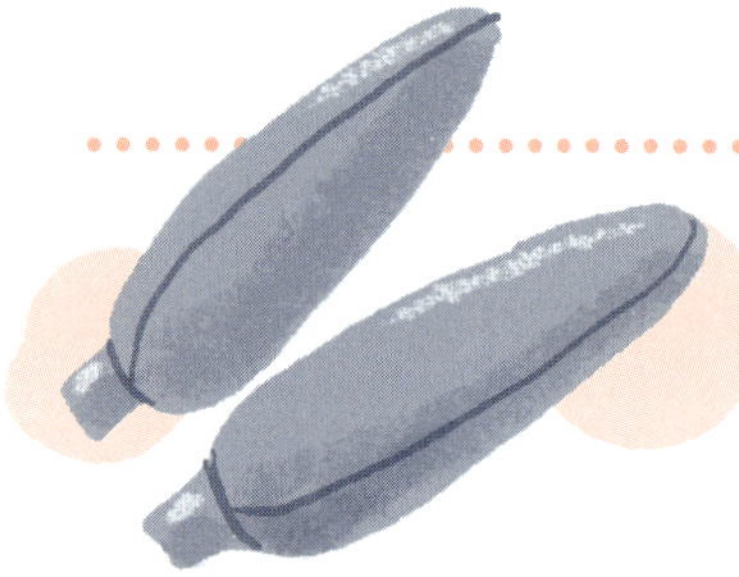

造血食として知られる。

貧血の特効食としても有名。
健脳食としても注目される

【キンシン菜】

- 1回使用量：**10g**
- 栄養価ベスト3（1回量中）

1	鉄	1.6mg
2	カルシウム	46.3mg
3	ビタミンB_1	0.03mg

キンシン菜（金針菜）は黄花菜（ホワンホワツアイ）のつぼみを乾燥させたもので、一見、ゼンマイにも似ています。健康食品として注目を集めるようになってからは、中国料理材料店だけでなく、スーパーでもよく見かけるようになりました。

●栄養

心も体も元気になり、憂いを忘れるというところから「忘憂草」ともよばれています。鉄をはじめ、ビタミンA・C、たんぱく質、脂質、カルシウムなどがバランスよく含まれます。ただし、収穫する土地によって含有量は変わります。菜食主義者の理想的食品として、インドの独立運動指導者・ガンジーもよく食べていたといわれています。

●効用

豊富な鉄は、**貧血**や**妊娠中の栄養補給源**として、レバーにまさるとも劣らない効果があるうえ、血の不足を補い、**精神安定**の作用があります。また、**利尿**効果にもすぐれ、むくみや尿の出がわるい人にもよいようです。さらに、ビタミンCやカルシウムも豊富に含まれているので、**健脳**食としても注目されています。ただし、キンシン菜は生のまま食べると中毒をおこす場合があるので、必ず乾燥したものをもどして使用し、多食は控えます。

●保存

空気に長くさらしておくと、鉄分が黒くなります。花粉に虫もつきやすいので、ポリ袋に入れ、密封して冷蔵庫で保存します。

●調理法

鶏肉、豚肉、油と相性がよいので、スープ、炒めもの、煮込みと、幅広く利用できます。乾燥したキンシン菜はこくがあり、だしの役割も果たします。干ししいたけ同様に軽く水洗いし、水でもどしてから使います。もどし汁は黒っぽい色になりますが、これは鉄が多いためです。捨てずに料理のだしとして使いましょう。

常食すると疲れ知らずの体に

【らっきょう】

1回使用量：**3粒（15g）**

栄養価ベスト3（生／1回量中）

1	食物繊維	3.1g
2	ビタミンC	3.45mg
3	ビタミンE	0.12mg

●栄養

中世に薬用植物として日本に渡来しました。食用とされるようになったのは、江戸時代からです。ビタミンB_1の効果を高める作用と制菌作用とをもち、「畑の薬」とよばれています。独特の香りは硫黄化合物によるもので、食欲増進に役立ちます。

●効用

発汗、消炎、制菌作用があり、**かぜ**には細かくきざんだらっきょう入りのすまし汁が有効です。**扁桃炎**や**口内炎**は、すりおろした汁でうがいをするか、患部に直接塗るとよいでしょう。生のしぼり汁は**水虫**、**タムシ**に、葉のしぼり汁は**切り傷**、**虫さされ**に役立ちます。らっきょうは**気管支炎**の妙薬としても使われています。毎日、少しずつ常用すれば、体力増強にもなります。

●選び方・保存

かたくてつやがあり、粒がそろったものを選びましょう。泥つきのほうが鮮度は保たれています。すぐに漬けない場合には、ヒゲ根をとって水洗いし、塩水で仮漬けにしておきます。

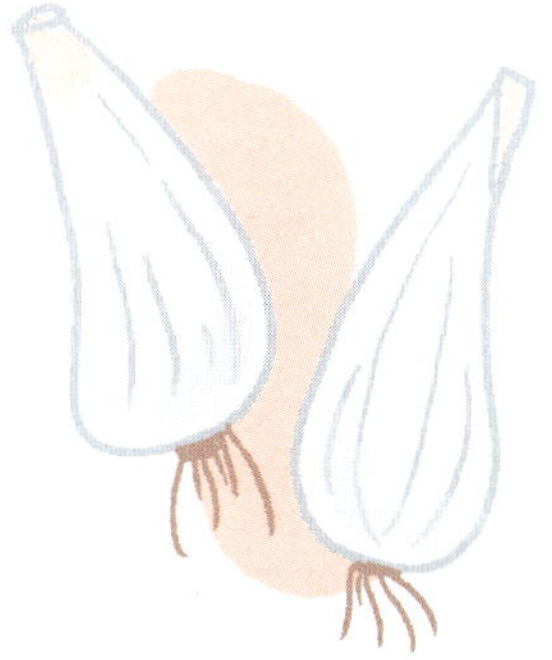

香りが食欲を増進させる。

美容面、イライラ解消に有効な香りのよい野菜

【みつば】

1回使用量：**1/4束（50g）**

栄養価ベスト3（切りみつば生／1回量中）

1	食物繊維	1.25g
2	ビタミンE	0.35mg
3	ビタミンA	30.5μgRAE

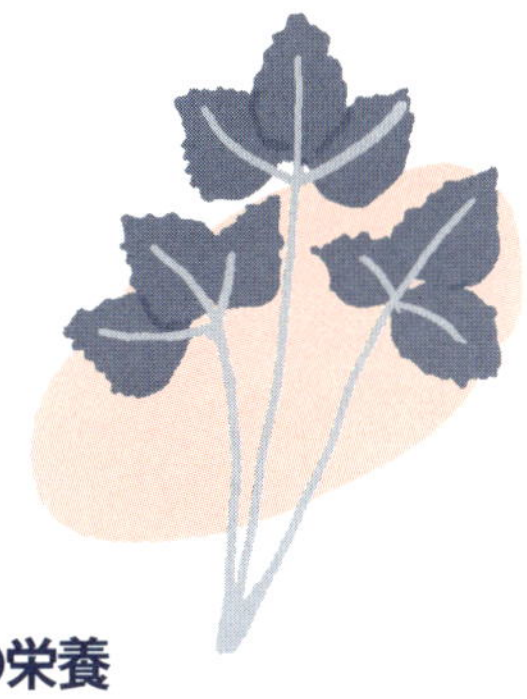

なるべく1回で使いきるようにする。

●栄養

あくが少なく、香り高い春の野菜で、カロテン、ビタミンC、カルシウム、鉄を含みます。料理に使うだけでなく、野菜ジュースに加えると、一層香りがひきたち、おいしくビタミンの補給ができます。

●効用・調理

豊富なビタミン類が、目や皮膚の粘膜を保護し、**視力低下**や**肌あれ**を防ぎます。神経を鎮める作用があり、常食すれば**イライラ**の解消にも役立ちます。**体あたため**効果も高く、しょうがを加えた熱いすまし汁は、**かぜ**の予防やひきはじめによいでしょう。また、**しもやけ**には、生のしぼり汁を患部につけてよくマッサージすると効くようです。茶碗蒸しや吸いもの、おひたし、天ぷらなど、ふだんからおおいに活用したいものです。

●選び方・保存

葉がみずみずしく、根のついたものが新鮮で、一度に使いきるのが理想的です。保存は新聞紙に包んで冷蔵しますが、あまり日もちはしません。

ほうれん草より栄養価が高い冬の代表的な野菜

【小松菜】

1回使用量：**5株（70g）**

栄養価ベスト3（生／1回量中）

1	鉄	1.96mg
2	ビタミンC	27.3mg
3	ビタミンA	182μgRAE

江戸時代の初めごろから栽培されており、東京の小松川村が原産であることから「小松菜」とよばれています。緑の野菜が不足しがちな冬場の、貴重な緑黄色野菜です。

●栄養

ビタミンAを多く含み、100gで1日の必要量の4割以上を摂取できます。油を使って調理すると、Aの摂取量は8倍にも増えます。

カルシウムは、ほうれん草の3倍以上も含まれ、ビタミンCも小松菜のほうが多く、しかも、あくが少ないという利点もあります。ほかに鉄やリン、カリウムを含みます。

●効用

ビタミンAは**肌あれ**に、鉄やカルシウムは**貧血**に効果的です。また、ビタミンCやカルシウムは、**骨**や**歯の強化**に役立ちます。

●調理法

小松菜のビタミンCは壊れやすいので、ゆでるよりは、生か、炒めて食べましょう。

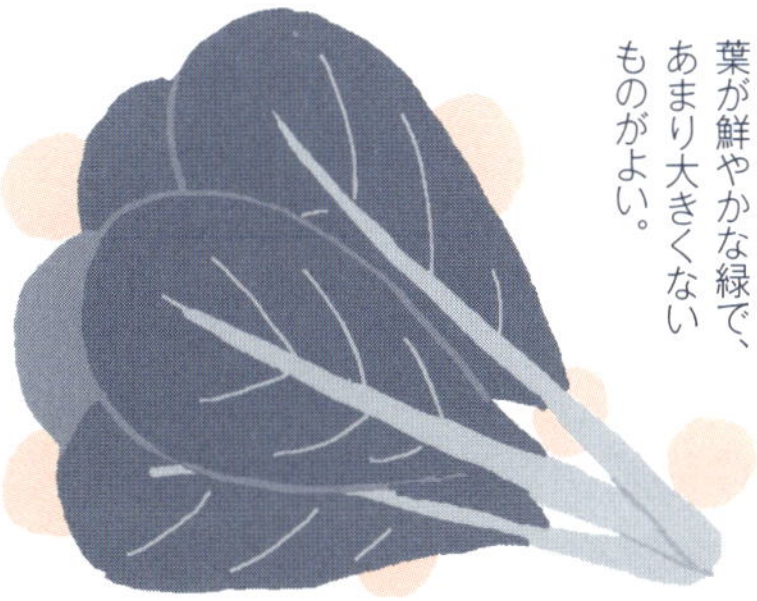

葉が鮮やかな緑で、あまり大きくないものがよい。

●野菜は料理して食せ　野菜は、生のままより煮たり炒めたりするほうが、かさが減って量を食べられるので、それだけ栄養分を摂取できる。

鉄が断然多く、
貧血に効果あり

【ほうれん草】

1回使用量：**5株（70g）**
栄養価ベスト3（通年平均・生／1回量中）

1	ビタミンA	245μgRAE
2	ビタミンC	24.5mg
3	鉄	1.4mg

●栄養

緑黄色野菜の王様というイメージがあるほうれん草は、豊富なカロテン、ビタミンCをはじめ、ビタミンB_1・B_2・B_6、葉酸が含まれています。また、鉄、カルシウム、ヨードもたっぷり。唯一の欠点は、結石の原因となるしゅう酸も多いことですが、この心配は、毎日1kg以上も食べる場合であり、ふつうの量であれば問題ありません。

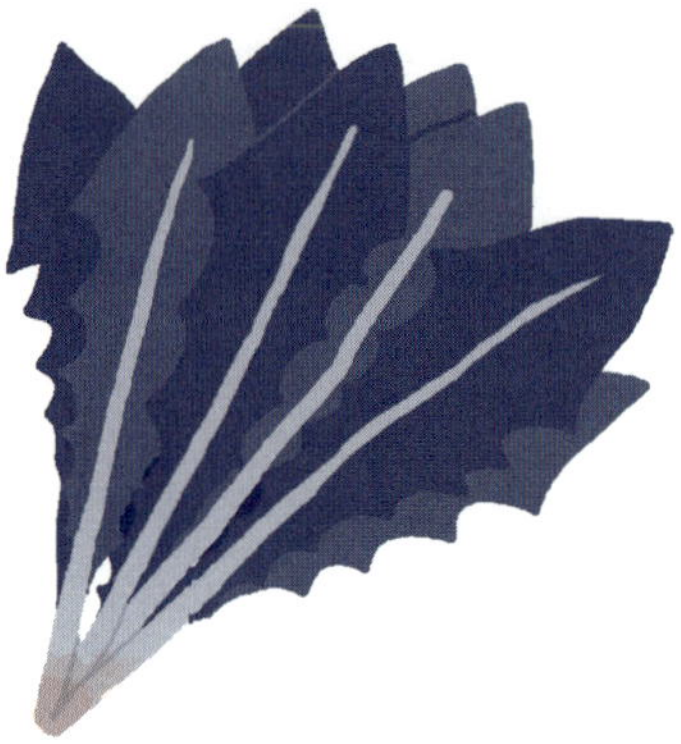
旬の冬のほうが栄養分は豊富。

●効用

ヘモグロビンの成分となる鉄を多く含むうえ、鉄の吸収を助けるビタミンCも豊富なので、**貧血**予防にうってつけです。ビタミンAとCがともに多い点から、**かぜ**の予防、**肌あれ**、**気管支炎**にも効果があります。そのほか、ビタミンB_1・B_2、カルシウムなど、日ごろ不足しがちな栄養素も豊富なため、**虚弱体質**や、体力がなく疲れやすい人の体質改善に理想的な野菜といえます。葉がやわらかく、非常に消化がよいため、高齢者や子供に積極的に食べさせたい野菜です。食物繊維も多く、**便秘**ぎみの人にもよい野菜です。

●選び方・保存

葉がピンと張ってみずみずしいものを選びましょう。茎が長すぎるものは育ちすぎで味が落ちます。丈がつまって短く、根の赤みの濃いものが良質です。ぬれた新聞紙に包み、ポリ袋に入れて冷蔵庫で保存します。

●調理法

一般的には、ゆでてあく抜きをしてから調理します。ゆでるときはたっぷりの熱湯に塩をひとつまみ加え、根もとから先に入れます。ゆであがったら冷水につけ、すぐひきあげるのがコツです。ゆですぎるとせっかくのビタミンCが損なわれてしまうので注意しましょう。また、ビタミンAは油と合わせると吸収がよくなるので、油を使った料理もおすすめです。

薬用野菜として重宝する。
生で食べると精力がつく

【玉ねぎ】

1回使用量：**1/4個（50g）**
栄養価ベスト3（生／1回量中）

1	ビタミンC	4mg
2	食物繊維	0.8g
3	カルシウム	10.5mg

●栄養

カルシウム、リン、ビタミンB_1・B_2・Cを含んでいます。独特の辛みと刺激臭のもとは硫化アリルという成分で、ねぎやにんにくにも含まれています。これは消化液の分泌を助け、新陳代謝を盛んにするうえ、ビタミンB_1の吸収をよくするはたらきもあります。

●効用

ビタミンB_1不足からくる**疲労**、**食欲不振**、**不眠**、**精神の不安定**、**精力減退**などに効果的。さらに、**糖尿病**の予防や治療にも役立ちます。茶色い皮を煎じて飲むと**高血圧**や**動脈硬化**の予防になります。スタミナ食として利用するなら、生食がいちばん。煮たり、炒めたりすると効果が半減します。

●選び方

玉がかたく締まっていて、皮がよく乾燥しているものが良質です。新玉ねぎの場合は、皮が白く湿っているものを選びましょう。

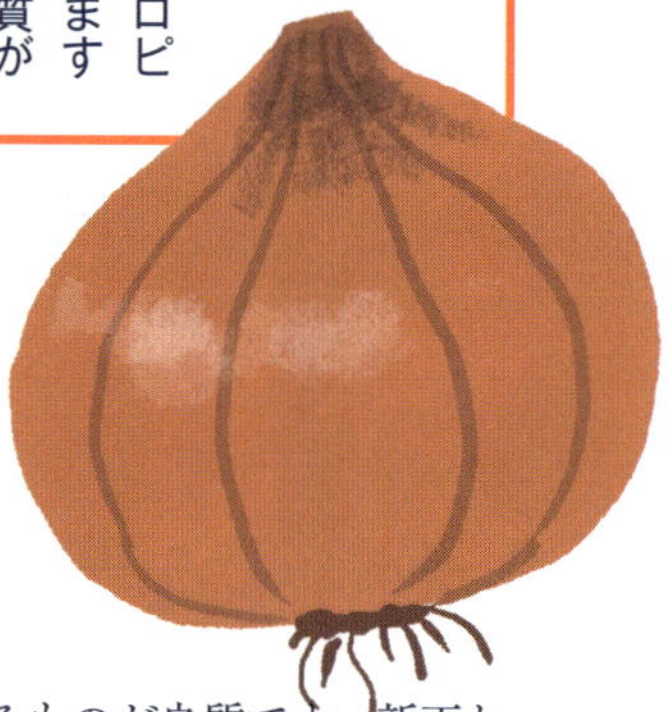
ネットに入れ、風通しのよいところで保存する。

おもしろ栄養学

玉ねぎを切ると涙が出るのはなぜ？それを防ぐには？

直接の催涙《さいるい》物質はアリルプロピオンであることがわかっていますが、ほかにも数種類の刺激物質が混在しています。これらの刺激物質は揮発性で、玉ねぎを切ったときにガスになって立ちのぼり、目の粘膜を刺激して涙が出るのです。この刺激は、新鮮な玉ねぎほど強いようです。

目の痛みや涙を防ぐには、①水につけながら皮をむく、②包丁や玉ねぎの切り口を水でぬらす、③切る前に冷蔵庫で玉ねぎを冷やしておく、④キッチンの換気をよくする、といった対策を講じると、多少は効果がのぞめます。

目が痛むときは、まず手をよく洗ってから、水で目を洗います。

クスリになる食べもの
ほうれん草／玉ねぎ／ねぎ／ふき

肉や魚の臭みをとり、ビタミンも豊富
【ねぎ】

1回使用量：1/2本（30g）
栄養価ベスト3（根深ねぎ・生／1回量中）

1	ビタミンC	4.2mg
2	食物繊維	0.75g
3	カルシウム	10.8mg

関東地方では長ねぎ、関西地方では白ねぎとよばれています。原産地は中国西部やシベリア。日本では奈良時代以前から栽培されており、神事にも用いられていたようです。土地によってさまざまな品種のねぎがあり、関東では白根の千住ねぎ、関西では細目で青葉の九条ねぎが好まれています。

●栄養

ビタミンA・C、カルシウム、カリウムなどが豊富に含まれています。栄養価が高いのは青葉の部分で、白根のほうにはビタミンAは含まれていません。ねぎ独特のにおいは、アリインとよばれる硫化アリルの一種。ビタミンB_1の吸収を高める作用があります。B_1が不足すると根気がなくなったり、神経が高ぶったり、冷えなどの諸症状をひきおこします。

●効用

薬効があるのは白い部分で、昔からかぜの妙薬として知られています。アリインは消化液の分泌を促し、**食欲増進**に役立つほか、**発汗**、**解熱**、**消炎作用**があるため、**かぜ**の予防や治療、冷えからくる**下痢**にも最適です。また、**夏バテ**や**疲労回復**にも効果的です。

ねぎを細かくきざみ、みそやしょうがを混ぜ、お湯を注いで飲むと体が芯からあたたまり、汗が出て熱を下げます。**たん**や**のどの痛み**には、せん切りにして日本酒、水を加え、約10分煎じたものを常用すると効果てきめんです。

ねぎに含まれるイオウ分には、神経を鎮める作用があります。生のねぎにみそをつけて食べたり、きざんで枕もとに置いたりすると催眠効果を発揮し、**不眠症**の人にもよいようです。ただし、ふだんからよく汗をかく人や、寝汗をかく人は避けたほうがよいでしょう。

●選び方・保存

葉の緑色が濃く、茎の白色とくっきり分かれているものを選びます。白い部分がよく締まってハリとつやがあり、持ったときに重さのあるものが良質です。押してみてやわらかいものは、茎の中に土が入りこんでいる場合があるので、避けたほうがよいでしょう。

新聞紙にくるんで冷暗所に保存します。泥つきのものは、日のあたらない土の中に、根を下向きにして斜めに埋めておくと長期保存がききます。このとき、白い部分が土からはみ出さないように注意しましょう。

●調理法

肉や魚の臭みを消す効果があるので、いっしょに調理するのがよいでしょう。また、薬味としても最適。食欲のない夏場は、ざるそば、ひやむぎ、冷ややっこなどに、たっぷりときざみねぎを加えれば、食欲増進はもとより、ビタミンB_1の吸収がよくなります。薄くきざんで水にさらしたあと、かたくしぼって酢としょうゆで味つけし、かつお節をふりかければ、夏バテ防止のスタミナ食にもなります。

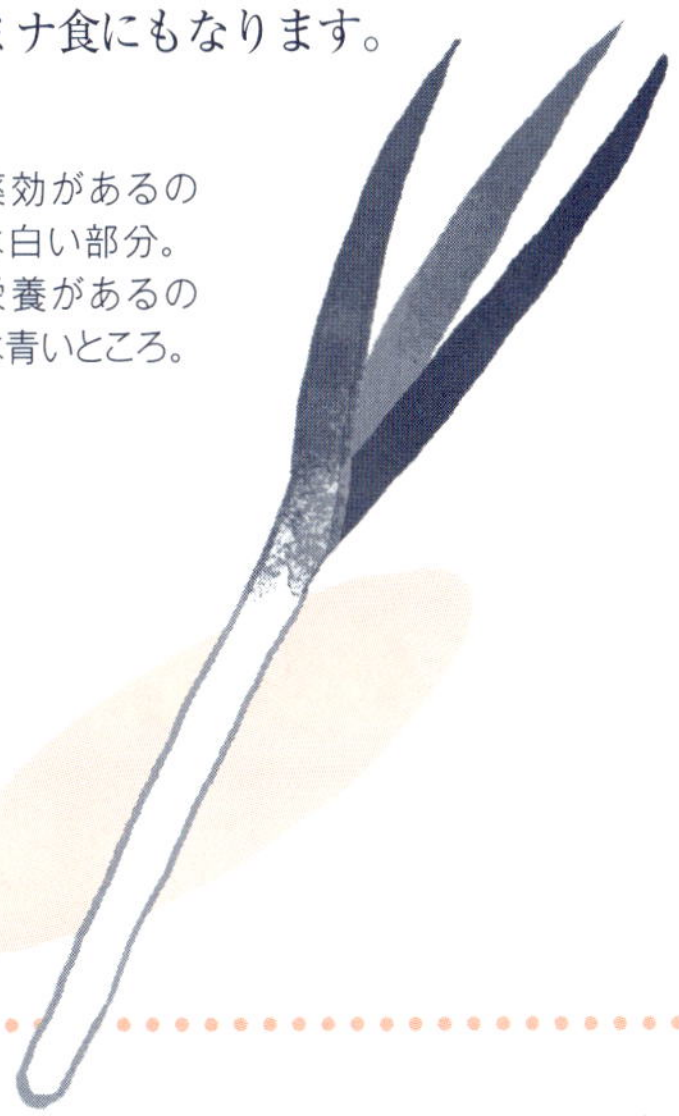

薬効があるのは白い部分。栄養があるのは青いところ。

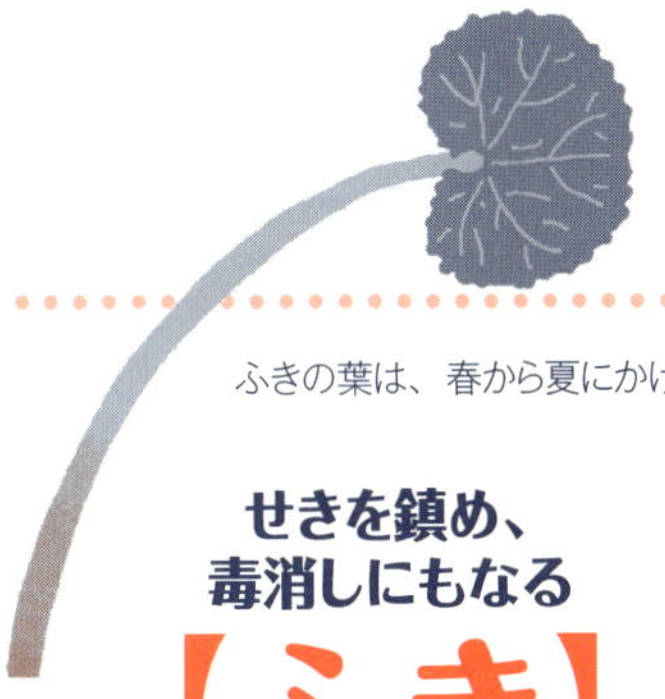

ふきの葉は、春から夏にかけてがいちばんおいしい。

せきを鎮め、毒消しにもなる
【ふき】

1回使用量：2本（50g）
栄養価ベスト3（生／1回量中）

1	カルシウム	20.0mg
2	食物繊維	0.65g
3	ビタミンE	0.1mg

春の訪れとともに、店頭に並べられるふき。春は苦みのある料理を食べるとよいという言い伝えに、まさにぴったりの野菜です。

●栄養

カロテンが豊富なのが特徴です。栄養的には、ふきよりも、若い花茎であるフキノトウのほうが、ビタミン類やカルシウムなどのミネラルが多く含まれています。さらに、フキノトウにはテルペンなどの精油、苦み成分も含まれており、食欲を増進させるうえ、胃液の分泌を促し、消化を助けます。

●効用

ふきやフキノトウには、**せき**をとめ、**たん**をきる作用があることが昔から知られています。煎じ汁は**ぜんそく**の治療のためにも用いられます。

このほか、毒消しの作用もあるので、青魚を煮るときいっしょに炊き合わせると、**食中毒**の予防にも役立ちます。

●寝る前にものを食べるな　ふつうなら約３時間で消化し終わるが、睡眠中は消化能力が下がるため、肥満に結びつく。

高血圧、貧血を防ぎ、
疲労回復に効果がある

【アスパラガス】

- 1回使用量：**3本（50g）**
- 栄養価ベスト3（グリーンアスパラガス・生／1回量中）

1	ビタミンE	0.75mg
2	ビタミンC	7.5mg
3	ビタミンB_1	0.07mg

●栄養

名前が示す通り、アミノ酸の一種であるアスパラギンが多量に含まれています。特に芽の部分に豊富です。この成分は新陳代謝を促し、たんぱく質の合成を高めるはたらきをします。また、ビタミンA・Cやルチン、カルシウム、リン、鉄などのミネラルも含まれています。またビタミンEも豊富です。葉もの野菜にくらべ、調理中のビタミンの損失が少ないのも利点です。

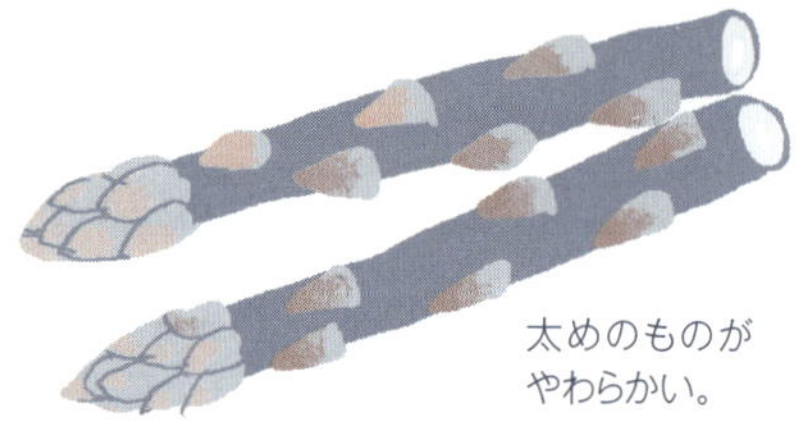

太めのものがやわらかい。

●効用

アスパラギンは、**疲労回復**や**滋養・強壮**に役立ちます。また、ルチンは毛細血管をじょうぶにするはたらきがあり、**動脈硬化**や**高血圧**の予防に有効。

さらに、ビタミンA・C・Eを合わせて摂取できることにより、**抗腫瘍作用**が期待されます。そのほか、鉄が**貧血**に有効です。

●調理法

かたさのちがう茎と芽が均等にゆであがるようにするには、たっぷりの湯を沸かし、アスパラガスを束にして縦に持ち、かたい茎のほうをまず先に数分間ゆでたあと、全体を湯にはなつのがコツです。

時間のないときには、かたい茎の皮をむいてからゆでてもよいでしょう。

おもしろ栄養学

薬効があるのは白よりも、グリーンアスパラガス

アスパラガスの栽培がはじまった当初は、クリーミーな風味と軽い食感のホワイトが好まれていたようですが、現在ではグリーンのほうが普及しています。日光にあてずに育てられたホワイトよりも、ふんだんに浴びたグリーンのほうが、栄養価が高いことも一因でしょう。ホワイトにはビタミンCが少量しか含まれていないのに対し、グリーンにはビタミンB_1・B_2・Cやミネラルも豊富で、特に造血作用のある葉酸が多いのが特徴です。

低たんぱく、
低エネルギーの野菜

【なす】

- 1回使用量：**1本（70g）**
- 栄養価ベスト3（生／1回量中）

1	食物繊維	1.54g
2	鉄	0.21mg
3	ビタミンC	2.8mg

●栄養

主成分は炭水化物です。カルシウム、鉄は比較的多いのですが、ビタミンA・B_1・B_2・Cをごく少量含んでいるだけで、栄養価はあまり高くありません。しかし、組織がスポンジ状で油をよく吸収するため、植物油を使って調理すると、リノール酸やビタミンEをたっぷり摂取できます。コレステロールが気になる人にはおすすめです。

●効用

夏野菜は全般的に体を冷やす作用がありますが、特になすはその効果が高く、昔から**高血圧**や**のぼせ**る人によいとされてきました。ただし、冷え症の人や妊婦にはすすめられません。また、声帯をあらす作用もあるので、せきの出やすい人も多食を控えます。

なすは外用薬としても利用できます。ヘタを切りとり、10日ほど日光にあててカラカラに干したものを患部に貼ると、**歯痛**、**舌のただれ**、**歯ぐきやくちびるのはれ**などの炎症を鎮め、痛みをやわらげてくれます。

●選び方・保存

表面が濃い紫色で、傷がなく光沢のあるものを選びます。ヘタのトゲが張り、切り口のみずみずしいものほど新鮮です。紫色が薄いものは、日光不足のために味がやや落ちます。1年中出回っていますが、いちばんおいしいのは肉厚で種子が少ない、秋なすです。

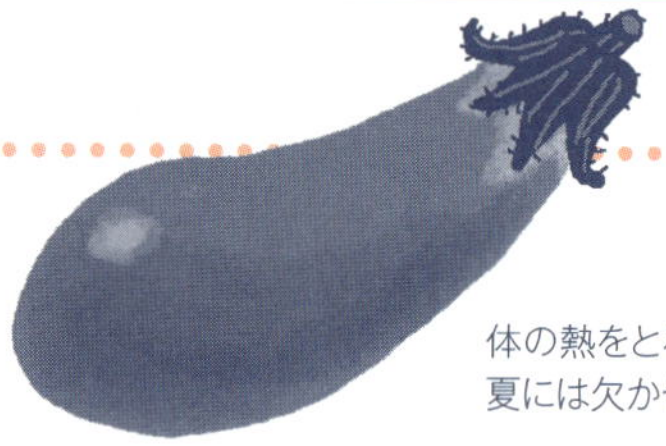

体の熱をとるので、夏には欠かせない。

新聞紙に包み、風通しのよいところで保存します。夏なら、ひとつずつラップに包み、冷蔵庫の野菜室に立てると1週間程度の保存が可能です。

●調理法

あくが強いので食べる直前に切り、油炒めのとき以外はすぐ水にさらします。漬けものにするときはいっしょに焼きみょうばんや古くぎを入れると色鮮やかに仕上がります。漬けもの用にはこぶりのまるなす、煮もの用には少し大きめのもの、姿焼きには長めのもの、油炒めや揚げものなどにはまる形で大ぶりのものが適しています。

冬至に食べるのは、かぜの抵抗力をつけるため

【かぼちゃ】

1回使用量：1/8個（80g）
栄養価ベスト3（日本かぼちゃ・生／1回量中）

1. ビタミンE　1.44mg
2. ビタミンC　12.8mg
3. 食物繊維　2.24g

●栄養

ほうれん草やにんじんと並ぶ、緑黄色野菜の代表選手。豊富なビタミンAをはじめ、B_1・B_2・C、食物繊維、カルシウムや鉄やリンなどのミネラルが、バランスよく含まれています。栄養面では、日本かぼちゃよりも西洋かぼちゃのほうが、炭水化物、ビタミンA・Cを多く含んでいます。

●効用

ビタミンAが豊富で、粘膜をじょうぶにし、**かぜ**の抵抗力をつけます。冬至に食べる習慣はこのためです。体をあたためる作用があるので、**冷え症**の人にも最適です。

胃や腸の潰瘍《かいよう》の治療後にかぼちゃのポタージュがよく利用されるのは、ビタミンA・Cが細胞粘膜を健康に保つはたらきがあるからです。水溶性の食物繊維のペクチンは、**胆石症**の予防にもよいようです。

また、種子の脂肪には**動脈硬化**を予防するリノール酸が含まれています。

●選び方・保存

ずっしりと重みがある完熟品を選びます。ヘタが黄色く枯れていて、縦に溝の入ったくらいのものがよいでしょう。表面がでこぼこしているのが日本かぼちゃ、ツルツルしているのが西洋かぼちゃです。日本かぼちゃなら表面に粉をふいて、溝がはっきりあらわれているものが、西洋かぼちゃなら表面につやのあるものが良質です。カットしたものを買うときには、断面が濃い黄色で、種子のつまっているものを選びます。

カットしたものなら種とワタをとって切り口をラップで包み、冷蔵庫の野菜室で保存します。よく完熟した、まるのままのものなら、風通しのよいところに置けば冬まで貯蔵でき、冬至かぼちゃとして使えます。

●調理法

ビタミンAは加熱してもあまり減らないので、煮もの、蒸しもの、スープなどに幅広く利用できます。油と合わせると一層吸収がよくなるので、炒めものや揚げものがおすすめです。

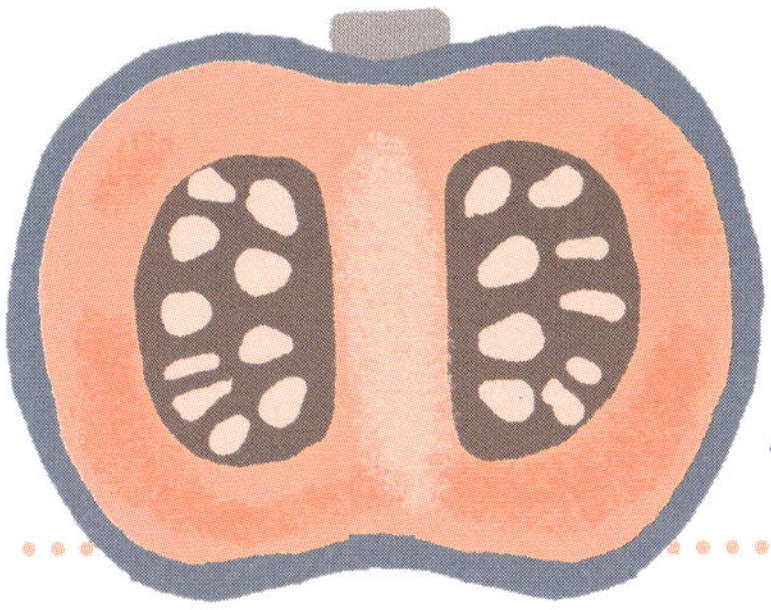

皮は、爪が立たないほどかたいものがおいしい。

食物繊維がたっぷり

【たけのこ】

1回使用量：1/6個（50g）
栄養価ベスト3（ゆで／1回量中）

1. 食物繊維　1.65g
2. ビタミンE　0.5mg
3. ビタミンC　4.0mg

●栄養

たんぱく質のほか、ビタミンA・B_1・B_2、ミネラルを少量ずつ含みます。栄養面ではそれほど特筆すべきものではありませんが、食物繊維の豊富さは見逃せません。

●効用

豊富に含まれる食物繊維は、**便秘**だけでなく、**大腸がん**の予防や、**コレステロールをおさえる**のに有効です。それらが気になる人は、ぜひ積極的に食べたい野菜のひとつです。

ただし、えぐみのもとのしゅう酸は、結石症の人にはよくないので控えたほうがよいでしょう。アレルギー体質で、アトピー性皮膚炎、中耳炎の人も、悪化のおそれがあるので避けます。

●選び方・保存

適度に湿りけがあり、皮のつやがよい太いものを選びます。節目が狭く、根もとに赤い斑点のないものが新鮮。

生のものは皮つきのまま、ゆでてあるものはゆで汁とともに、冷蔵庫で保存します。

●調理法

掘りたてのもの以外はあく抜きをします。まず、皮のまま水洗いし、根と先端を切り落として縦に1本、包丁目を入れます。そして、米ぬかと赤とうがらしを入れたたっぷりのお湯でゆでます。ただし、あくを抜きすぎるとグニャグニャになり、うまみがなくなるので要注意です。少しえぐみを残すことが、風味につながります。

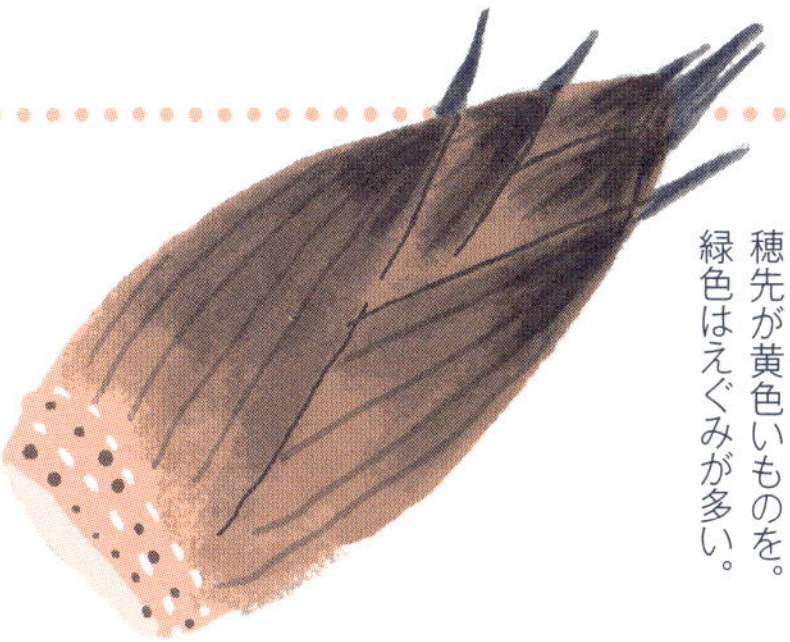

穂先が黄色いものを。緑色はえぐみが多い。

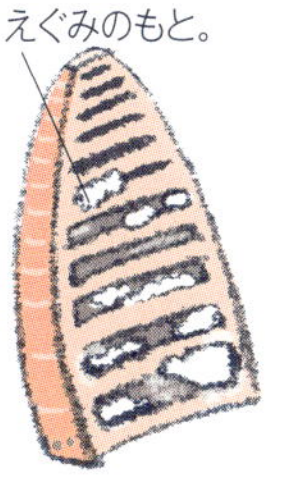

白い粉は無害とはいえ、えぐみのもと。

節の中にある白い粉の正体は、チロシンというアミノ酸の一種で、たけのこ独特のえぐみとなっている。たけのこをゆでたら水にさらして、チロシンを溶かすようにするとよい。何度か水を替えながら溶かすのがコツ。白い粉をたくさん残したままにしておくと、味が落ちてしまう。

●秋なすは嫁に食わすな　おいしいので食べさせたくないという姑の嫁いびり説や、子宝に恵まれるよう体を冷やさないための思いやり説も。

ビタミンが豊富で、
疲労回復に役立つ

【トマト】

1回使用量：**小1個（100g）**
栄養価ベスト3（生／1回量中）

1. ビタミンC　15mg
2. ビタミンE　0.9mg
3. ビタミンA　45μgRAE

江戸時代に日本へ伝来した当初は、観賞用でしたが、明治以降、食用として浸透しました。野菜とくだものの中間的な特徴をもち、黄色く熟す品種と真っ赤に熟す品種があります。「トマトが赤くなると医者が青くなる」の俗言どおり、栄養価が高い緑黄色野菜です。

●栄養

主成分は炭水化物で、食物繊維のペクチンが豊富です。甘み成分はしょ糖、酸みはクエン酸とりんご酸です。A・B_1・B_2・B_6・Cなどのビタミン類も豊富。鉄、リン、カリウムなどのミネラル類、アミノ酸も含みます。赤い色素成分のリコピンはカロテノイドのひとつで、強力な抗酸化作用があります。加工品も完熟トマトを短期間で処理しているので、栄養を逃がしません。

●効用

酸みが胃液の分泌を促進し、たんぱく質などの**消化**を助けます。また、細胞の老化を防ぐので**美肌**の効果があり、**胃がん**の予防にも役立ちます。豊富に含まれるカリウムは塩分のとりすぎを防ぎ、**高血圧**の予防に効果的です。酸みはクエン酸からくるもので、**食欲増進**と**疲労回復**を促します。

このほかにも血液をきれいにして**動脈硬化**を防ぐビタミンB_6、頭のはたらきをよくするアミノ酸、血管をじょうぶにするルチンなども含んでおり、さまざまな**生活習慣病**の予防食として見逃せません。

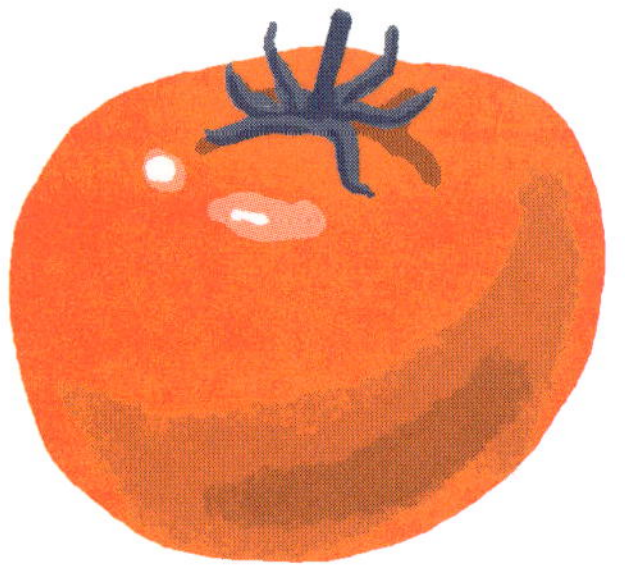

ヘタがしなびているものは避けたほうがよい。

●選び方・保存

ヘタが緑色でみずみずしく、皮に光沢のあるもの、手にとってずっしりと重みのあるものを選びます。ポリ袋に入れ、５度前後で冷蔵します。

●調理法

栄養的には生食がいちばん。食べる直前に切ると栄養価が落ちません。湯むきはヘタを除いて熱湯に通し、すぐに冷水につけるときれいにむけます。クエン酸が脂っこさを中和するので、肉類との煮込み料理にもぴったりです。

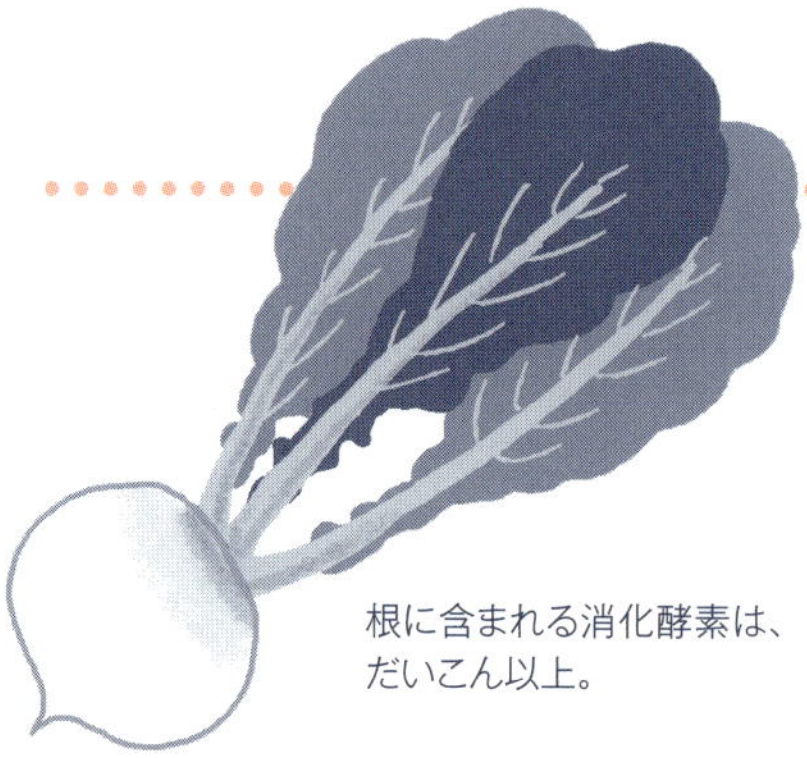

根に含まれる消化酵素は、だいこん以上。

昔からの腹痛薬。
葉には根以上の栄養が

【かぶ】

1回使用量：**1個（70g）**
栄養価ベスト3（皮つき・生／1回量中）

1. ビタミンC　13.3mg
2. 食物繊維　1.05g
3. 鉄　0.21mg

かぶは、日本で最も古い歴史をもつ野菜のひとつで、アブラナ科の基本の植物といわれます。江戸時代、飢饉の際の重要な食料とされてからは、全国的に栽培されており、現在では80以上もの品種があります。

●栄養

かぶの根にはビタミンCと、炭水化物の消化酵素であるジアスターゼが豊富。葉は、春の七草のスズナにあたります。根以上に栄養価が高く、A・B_1・B_2・Cなどの各種ビタミン、また、カルシウム、鉄、カリウムなどのミネラルがふんだんに含まれています。

●効用

胃腸をあたため、冷えからくる腹痛をやわらげる作用があるため、昔から**おなかの薬**として広く利用されてきました。また、体内のよけいな水分を排除し、解毒するはたらきがあるうえ、**声がれ**や**せき**などにもよいようです。かぶの解毒作用は外用薬としても利用され、つき汁を患部に塗ると、**急性乳《にゅう》腺炎《せんえん》**をはじめ、**しもやけ**、**ひび**、**あかぎれ**、**毒虫さされ**に効果を発揮します。葉は、ビタミンの補給はもちろんのこと、ジュースにして飲むと**吹き出もの**や**はれもの**に効くといわれています。

●選び方・保存

根につやがあり、かたく締まった形のよいものを。傷やひび割れのあるものは、スが入っている場合が多いようです。根の部分の保存は、葉を切り落としてからポリ袋に入れ、冷蔵庫へ。葉は、ぬらした新聞紙にくるんで冷蔵庫に入れれば、２～３日はもちます。

●調理法

味にくせがなく、和・洋・中華ともに応用できます。火が通りやすく味もしみ込みやすい一方、煮くずれに注意しましょう。葉の栄養素は、ゆでてもぬか漬けにしてもさほど損なわれないので、おおいに活用したいものです。

クスリになる食べもの
トマト／かぶ／にんにく

疲れをとり、強壮作用も。ただし、食べすぎは禁物

【にんにく】

1回使用量：**1かけ（5g）**

栄養価ベスト3（生／1回量中）

順位	栄養素	量
1	食物繊維	0.31g
2	ビタミンB_1	0.01mg
3	ビタミンC	0.6mg

●栄養

おもな栄養成分は、たんぱく質、炭水化物、ビタミンB_1・B_2・C、カルシウム、リン、鉄など。注目したいのは、特有の微量栄養素である生理活性物質です。それは無臭成分のスコルジニンで、新陳代謝を高める作用があります。

にんにくの最大の特徴といえば、独特で強烈なにおいでしょう。これは硫化アリル類のアリシンによるものです。アリシンは強い抗酸化作用をもち、ビタミンB_1の吸収率を高めます。

●効用

にんにくは万病に効くとされ、特に高い**疲労回復**効果が昔から知られていました。それは、ビタミンB_1と同じはたらきをするアリチアミンに、B_1よりも長く体内にとどまる特性があるからです。そのため炭水化物を効率よくエネルギーに変えられるので疲れにくくなり、体のだるさがとれるのです。さらに、スコルジニンには新陳代謝を活発にする強力な作用があり、ビタミンB_1の効力を高める作用もあることから、アリチアミンとの相乗効果で疲れ知らずの体になるわけです。このため、**精力増強**にも効果を発揮します。

強い殺菌作用と**体をあたためる**効果があるので、**かぜ**や**冷え症**にも有効です。**たん**のきれもよくなるので、**気管支炎**にも役立ちます。

少量ずつの常食なら、胃腸をととのえ、**動脈硬化**や**血栓症**の予防になります。ただし、高血圧や眼病の人は、悪化させる場合があるので控えます。

いくら高い薬効があるとはいえ、食べすぎは禁物です。アリシンの殺菌作用が逆効果となり、胃腸の粘膜をあらして、有用な腸内細菌までも殺してしまうからです。特に空腹時の生食は刺激が強いので避けましょう。生なら1日に1かけを限度として、上手に食卓に盛り込むとよいでしょう。

●選び方・保存

1年中出回っていますが、旬は5～8月で、これ以外の季節は乾燥ものです。旬のものは色が白くふっくらし、重みがあるものが良質です。乾燥ものは十分に乾き、粒が締まっているものを選びます。

ネットに入れてつるす保存法をよく見かけますが、水分や風味が失われてしまいます。粒をバラバラにほぐし、ペーパータオルで包んで冷蔵すれば、長期保存も可能です。

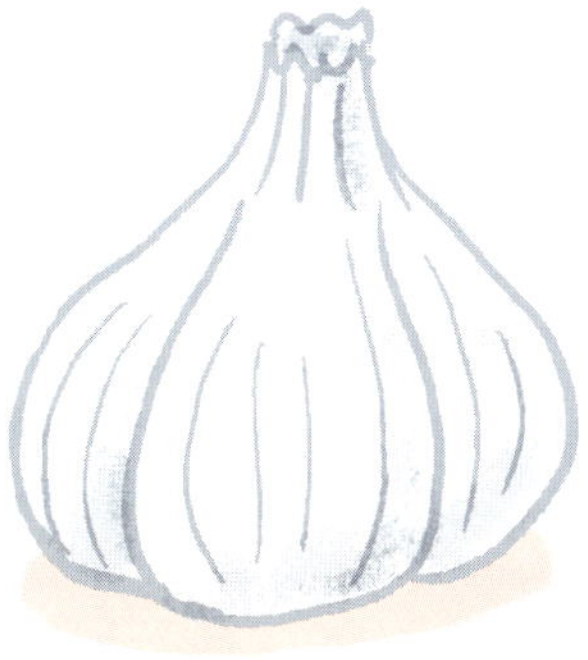

生は刺激が強すぎるので、1日1かけまで。

おもしろ栄養学

気になるにんにくのにおいをおさえるには

健康のために毎日でも食べたいにんにくですが、注意も必要です。①空腹時には食べない、②1日の分量を守る、③加熱しすぎない（15分以上だと有効成分が減る）、④外用には加熱したものを使って生は避ける、という4か条は守ってください。

問題はあのにおいです。完全にとり去ることは無理でも、工夫しだいでかなりおさえることはできます。できるだけ傷をつけずに調理することが第一です。また、しょうがやこしょうなどの香辛料を使うほか、乳製品、肉、魚などのたんぱく質といっしょに食べると、におい消しに効果的です。また、下のイラストの方法も有効です。

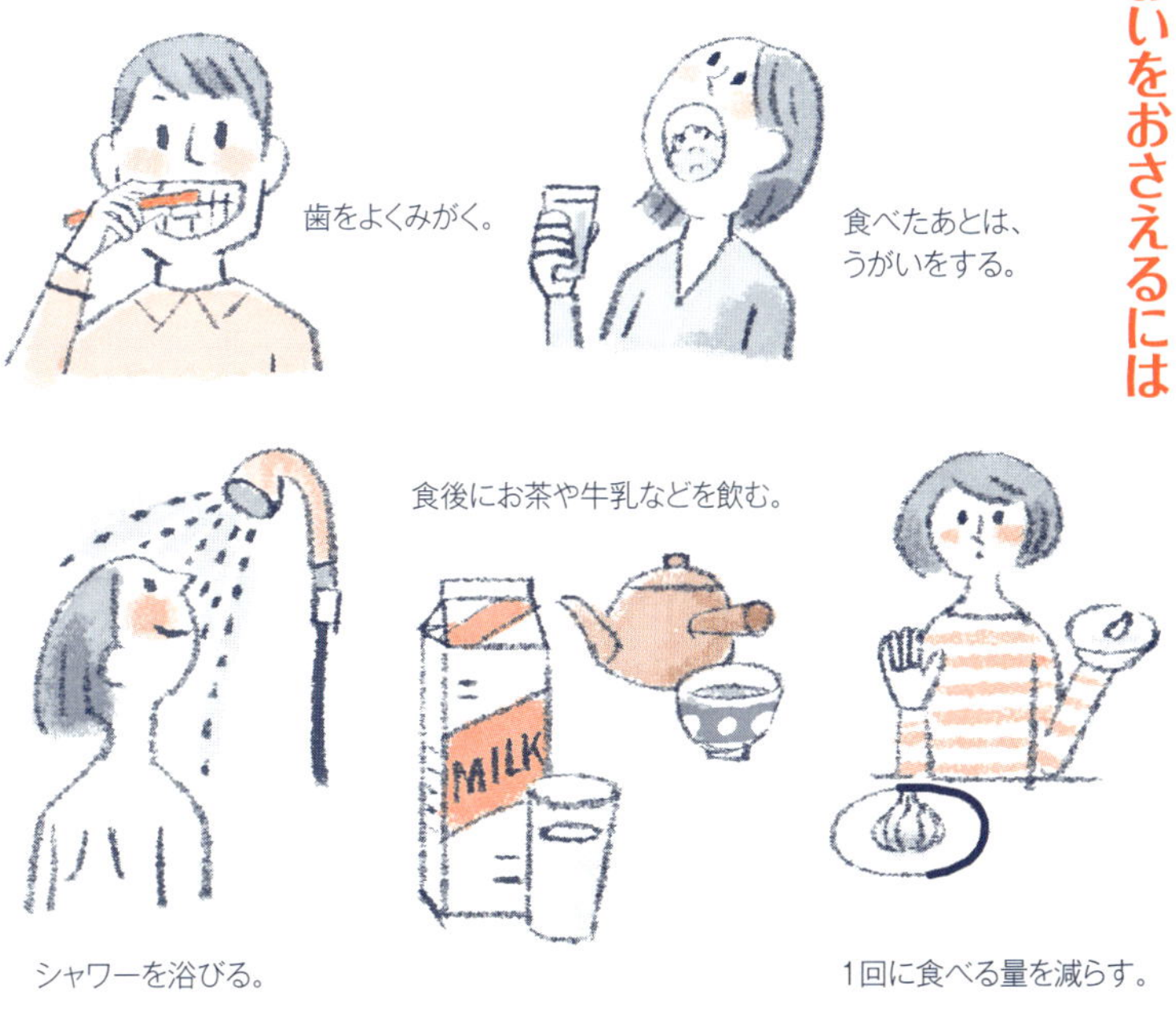
歯をよくみがく。
食べたあとは、うがいをする。
食後にお茶や牛乳などを飲む。
MILK
シャワーを浴びる。
1回に食べる量を減らす。

●にんにくの茎も体によい　茎にはビタミンC、ビタミンB_1が豊富。味や香りがまろやかで歯ごたえもよく、食べやすい。

香りが食欲を誘い、利尿と鎮痛効果がある
【うど】

- 1回使用量：**10cm（30g）**
- 栄養価ベスト3（生／1回量中）
  1. **食物繊維　0.42g**
  2. **ビタミンC　1.2mg**
  3. 鉄　0.06mg

●栄養

主成分は食物繊維で、カリウムとビタミンCのほか、ビタミンB_2、カルシウム、ジアスターゼ、タンニンなどがわずかに含まれています。

●効用

薬効があるのは根茎で、乾燥品は独《どっ》活《かつ》とよばれる生薬です。**発汗**・**保温**・**利尿**作用があり、**かぜ**の初期や**痛風**には、茎をすりおろしたしぼり汁を飲むと効果的。この汁を常飲すれば、**頭痛**、**神経痛**、**リウマチ**によく、**強壮**剤にもなるといわれます。また、独特の香りと苦みは、**食欲増進**につながります。

栽培されたものより、山に自生する山うどのほうが、効果が高くなります。

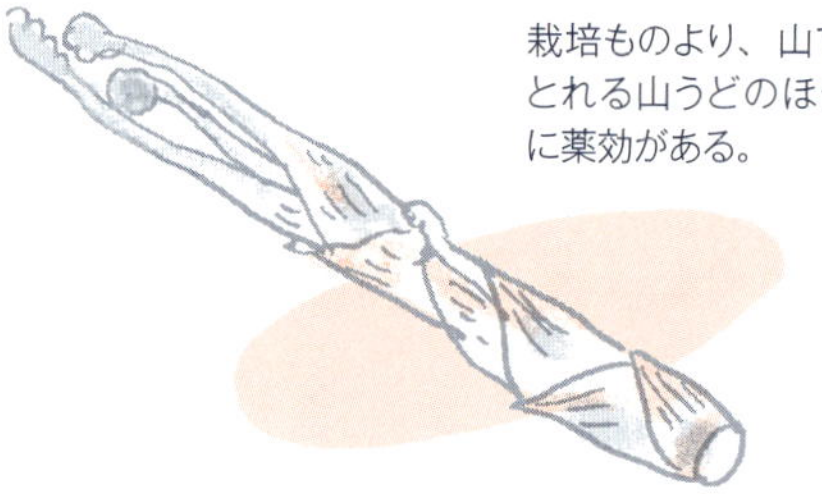

栽培ものより、山でとれる山うどのほうに薬効がある。

●選び方・保存

色は全体にピンクがかった白色、茎の太さが先までおなじもので、うぶ毛のあるものを選びます。新聞紙に包み、10度くらいの冷暗所で保存します。あくが強く、切り口が変色しやすいため、切ったらすぐ酢水にさらします。

かぜを治し、消化器のはたらきを促す
【しょうが】

- 1回使用量：**1かけ（10g）**
- 栄養価ベスト3（生／1回量中）
  1. **食物繊維　0.21g**
  2. **鉄　0.05mg**
  3. ビタミンB_1　0.003mg

しょうがには、ひねしょうが、新しょうが、葉しょうががあります。ひねしょうがは1年中出回りますが、新しょうがは若いうちに収穫したもので、6～8月のあいだにしか食べられません。どちらも薬味としてはもちろん、甘酢につけたガリや、梅酢に漬けた紅しょうがなど、和食には欠かせません。

葉しょうがは、葉の下に棒状のしょうががついているもので、カリカリした歯ごたえがもち味です。焼き魚のつけ合わせにもよく利用されます。

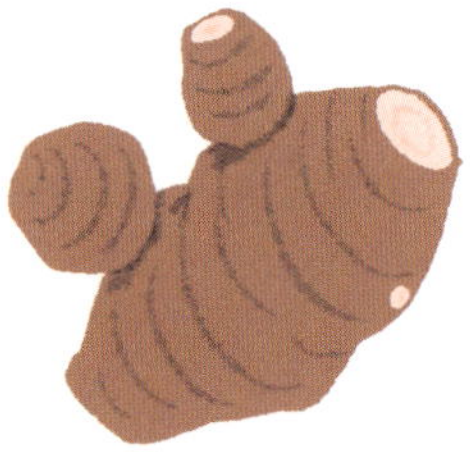

ひねしょうがは、あめ色のものがよい。

●栄養

栄養的にはあまりみるべきものがありませんが、独特の辛みと香りをもち、代表的な香辛料として利用されています。辛みの成分はジンゲロンとショウガオールです。

●効用

胃液の分泌を促し、強い発汗作用があるために、昔から生薬としても使われ、生姜《しょうきょう》（なまもの）、乾姜《かんきょう》（乾燥品）の名で知られています。

特に**かぜ**の諸症状に効果的です。汗を出し、熱を下げ、新陳代謝をよくして体を芯からあたためます。最もポピュラーな利用法は、薄切りしょうがに熱湯を加えた、しょうが湯でしょう。**せき**が出るとき、**のどが痛い**ときは、これにはちみつを加えて飲むと一層効果的です。独特の香りと辛みは**食欲増進**とともに、**消化**を助け、**胃痛**、**食あたり**、**下痢**、**腹痛**に効きます。また、**乗り物酔い**や**吐きけ**には、しぼり汁を飲むとすぐれた効果が期待できます。

外用薬としては消炎、保温効果があげられます。しょうがとにんにくのおろし汁に小麦粉を加え、患部に湿布すると**肩こり**や**神経痛**に有効。しょうが風呂にゆっくりとつかれば、**リウマチ**、**うちみ**、**腰痛**、**冷え症**に効きます。

ただし、刺激が強いため、痔の人や充血性の眼病の人、おできのできやすい人は多食を控えましょう。

●選び方・保存

ひねしょうがは肌があめ色で根茎が締まっているものを、新しょうがは肌が白くて芽や茎の切り口がくっきり赤い色のものを、葉しょうがは葉がみずみずしく、しょうがの部分が白いものを選びましょう。乾燥すると味、香りが損なわれるので、湿った新聞紙かペーパータオルにくるみ、ラップに包んで冷蔵庫で保存します。使いかけのしょうがは、すりおろしたり、みじん切りにしてラップに包み、保存袋に入れて冷凍室で保存するのがベストです。

●調理法

しょうがは肉や魚の生臭さを消すのに最適。レバーやモツにはしぼり汁、さばのみそ煮には薄切りのしょうがを加えると、臭みが抜けます。すしに添えるガリは、口直しや食欲増進のためばかりではなく、その抗菌作用により、食中毒を予防する意味も。また、クッキーなどに加えると風味が増すうえに、油の酸化防止にも役立ちます。

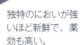

独特のにおいが強いほど新鮮で、薬効も高い。

体をあたため、かぜを予防する

【にら】

1回使用量：2/3束（70g）
栄養価ベスト3（生／1回量中）

1	ビタミンA	203μgRAE
2	ビタミンE	1.75mg
3	ビタミンC	13.3mg

●栄養

にらはビタミンA・B群を豊富に含むビタミン源であるとともに、摘んでも摘んでも伸びてくるその生命力から、にんにくに次ぐ精力野菜とされてきました。独特なにおいの成分は硫化アリルで、体内に吸収されると自律神経を刺激して、エネルギー代謝を高めます。にらを食べると体があたたまるのは、このためです。そのほか、食物繊維、ビタミンCも多く含まれます。

●効用

胃もたれや**便秘**、**冷え症**、**下痢**、**貧血**や**かぜ**の予防に効果的です。冷え症やかぜ、下痢には、体をあたためるにら雑炊や、にらのみそ汁が有効。**胃もたれ**や**つわり**には、つき汁に牛乳やはちみつを加えて飲むと効果があります。また、血液の循環をよくして古血を排出する作用があり、**うちみのはれ**や**しもやけ**、**止血**などに、つき汁を塗ると意外と高い効果を発揮します。しかし、多食は下痢をする可能性があります。特に、アレルギー体質の人は控えめにしたほうがよいでしょう。

●選び方・保存

葉の緑が濃く、肉厚で幅が広く、まっすぐに勢いよく伸びたものを選びます。風にあたるとすぐにしおれてしまうので、ぬれた新聞紙やペーパータオルなどで巻いてポリ袋に入れ、冷蔵庫で保存します。

●調理法

切り口が空気にふれると、においが一層増します。あの強い香りが苦手という人は、手早く調理するか、さっとゆがいてから使ってもよいでしょう。油を使った炒めものにすると、ビタミンAの吸収が高まります。

おもしろ栄養学　にらと餃子は絶妙のコンビ

にらは、中国野菜のなかで最も多く食べられているもののひとつで、食べ方もいろいろ研究されています。特に豚肉といっしょに調理されることが多く、餃子はその代表的な料理です。

というのも豚肉には、ビタミンB_1が多く含まれており、にらには、その吸収をよくするアリシンという成分が、たっぷりと含まれているからです。豚肉とにらをいっしょにとることで、疲労回復やイライラの解消などの効果がおおいに期待できます。

また、豚肉のたんぱく質に含まれるアミノ酸の代謝を効率よくするには、ビタミンB_6が必要といわれています。にらにはB_6も多く含まれていますので、この意味でも相性ぴったりといえるでしょう。

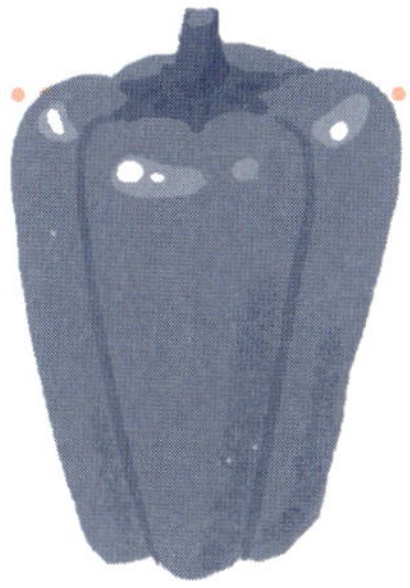

肉厚でやわらかなもの、形が大きく色鮮やかなものが良質。

コレステロールを下げるはたらきをもつ

【ピーマン】

1回使用量：1/2個（20g）
栄養価ベスト3（青ピーマン・生／1回量中）

1	ビタミンC	15.2mg
2	ビタミンE	0.16mg
3	食物繊維	0.46g

●栄養・効用

ビタミンCとAが豊富です。このほかにも、ビタミンB_1・B_2・P、食物繊維、鉄、カルシウムもたっぷりで、鮮やかな緑色は葉緑素によるものです。旬は夏。緑の野菜が不足しがちな夏場こそ、おおいに活用しましょう。

ビタミンA・Cが細胞のはたらきを活性化し、**夏バテ**防止や**疲労回復**、**かぜ**の予防に役立ちます。ビタミンP（ビタミン様物質）は毛細血管をじょうぶにし、葉緑素が血液のコレステロールを掃除してくれるので、常食すれば**動脈硬化**、**高血圧**にすぐれた効果を発揮します。また、ビタミンCが**しみ**、**そばかす**などのメラニン色素の沈着を防ぎ、ビタミンPが血行をよくすることも手伝って、高い美容効果が得られます。このほか、**糖尿病**、**視力の強化**、**便秘**にも役立ちます。

●調理法

生食がいちばんですが、それだと量を食べることができません。たくさん食べてビタミン類を効率よく摂取するなら、油を使った調理にしましょう。種子は辛みが強いので、苦手な人はとり除きます。

ジュースにする場合は、にんじん、りんご、レモン、トマトなどを加えると飲みやすくなります。

●にらの種子も薬　にらの種子は黒く小さな粒子で、辛い。強精作用は葉より強く、殺菌・利尿作用もあり、頻尿、下痢にも有効。

ビタミンCが
たっぷり

【ししとう】

1回使用量：**4本（20g）**

栄養価ベスト3（生／1回量中）

1	ビタミンC	11.4mg
2	ビタミンE	0.26mg
3	食物繊維	0.72g

●栄養・効用

原産は南米で、ピーマンと同じように、とうがらしの甘み種です。ビタミンAやCが豊富。**病気に対する抵抗力**をつけ、**夏バテ**防止にも一役買います。**脂肪燃焼**効果が期待できるカプサイシンも含まれています。

●選び方・保存

緑色が濃く、細くて小さめのもの、ヘタの部分が黒ずんでいないものを選びましょう。つややハリがあり、においがきついほうが良質です。

パック入りのものは、パックから出して新聞紙にくるみ、保存袋に入れて冷蔵庫で保存します。長時間加熱すると、栄養価や色、風味が損なわれます。

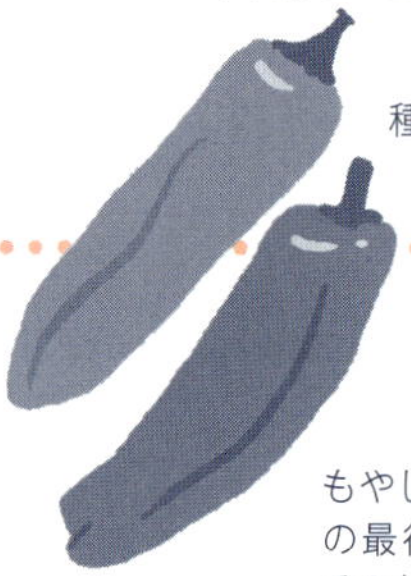

種子もいっしょに食べられる。

外見は弱々しいが
栄養的にはすぐれた食べもの

【もやし】

1回使用量：**1/3袋（75g）**

栄養価ベスト3（大豆もやし・生／1回量中）

1	食物繊維	1.73g
2	鉄	0.38mg
3	ビタミンB_1	0.07mg

●栄養・効用

ひ弱な子供をさして「もやしっ子」といいますが、その言葉とは裏腹に、栄養的に大変すぐれた食べものです。ビタミンB_1・B_2・C・Eなどが豊富で、たんぱく質も豆類にくらべて消化しやすい形で含まれています。このほか、食物繊維、カルシウム、カリウム、鉄などのミネラル類も含まれています。ただし、調理のとき水につけすぎたり、加熱しすぎると、ビタミンCが減るので注意します。

もやしは、**痛風**予防に効果的です。芽や豆に含まれる食物繊維は、**便秘**をはじめ**生活習慣病**予防にも役立ちます。植物性たんぱく質に加え、脂肪の代謝を促すビタミンB_2も含まれるため、**ダイエット**にも役立ちます。

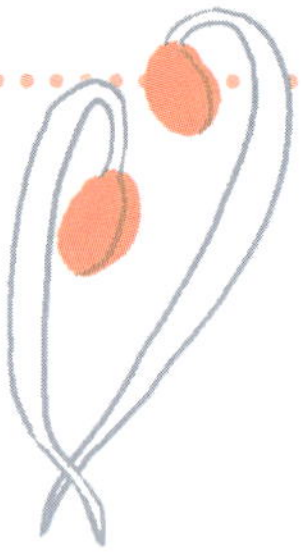

もやしは調理の最後に加えるのがコツ。

●選び方

茎が白く、太くてしっかりしたものを選びます。開封したら、ポリ袋に入れて口をとめ、冷蔵庫で保存しますが、2日がめどです。

なるほどゼミナール

もやしはポリ袋に入れておくとビタミンの損失が少ない

もやしのビタミンの一部は水溶性のため、水に漬けっぱなしにすると溶けだしたり、酸化したりします。今では見かけませんが、昔の八百屋さんでは、もやしを水に漬けて量り売りしていました。当時の実験で、水に漬けたままのものと、水きりをしてポリ袋に入れて貯蔵したものを、3日後に比較したものがあります。結果は、水に漬けたままのものはビタミンCは50%。ポリ袋に入れておいたものは85%のCが残っており、色つやにも変化はありませんでした。とはいえ、ポリ袋に入れておいても日がたつと減るので、早めに使いきりましょう。

中国料理でおなじみの
不老長寿食品

【きくらげ】

1回使用量：**ひとつまみ（2g）**

栄養価ベスト3（乾燥／1回量中）

1	ビタミンD	1.70μg
2	鉄	0.7mg
3	食物繊維	1.15g

●栄養・効用

成分の約60%が炭水化物です。食物繊維やビタミンB_2・Dやカルシウム、リン、鉄などのミネラルが豊富です。

おもな効用は血液をきれいにすることで、**動脈硬化**、**高血圧**、**痔**、**婦人病**や**美肌**に有効です。豊富な食物繊維は腸をととのえ、**便秘**、**大腸・直腸がん**の予防に。鉄は**貧血**に有効です。

ヌルヌルのもとの植物性膠質《こうしつ》は古くから**強壮**、**健康長寿**に効果があるといわれています。

●選び方

色が濃く、肉厚で光沢のあるものを選びます。

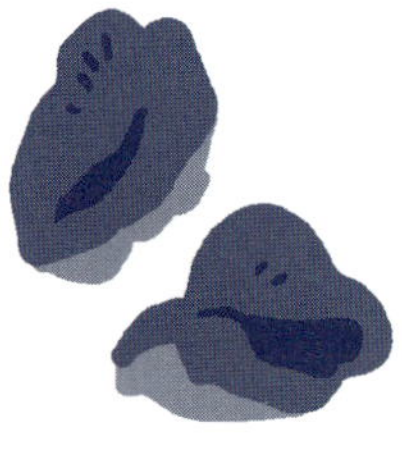

白が上等品とされるが、黒いほうが鉄は8倍も多い。水でもどすと10倍にふくらむ。

低エネルギーだが、
ビタミンは豊富

【しいたけ】

1回使用量：**3枚（30g）**
栄養価ベスト3（生／1回量中）

1	食物繊維	1.26g
2	ビタミンB_2	0.06mg
3	ビタミンB_1	0.04mg

●栄養

造骨作用を促すビタミンD、造血作用に不可欠なビタミンB_2、血液の代謝を助けるエリタデニンなどの有効成分が豊富です。

生しいたけよりも、干ししいたけのほうが、味、風味、栄養価ともに上回ります。日光にあてることによって、生しいたけよりビタミンDが多くなる点も、見逃せません。

●効用

エリタデニンのはたらきが血液中のコレステロールを下げ、**高血圧**や**動脈硬化**の予防、改善に役立ちます。しいたけを常食している地域では、長寿者が多いともいわれています。

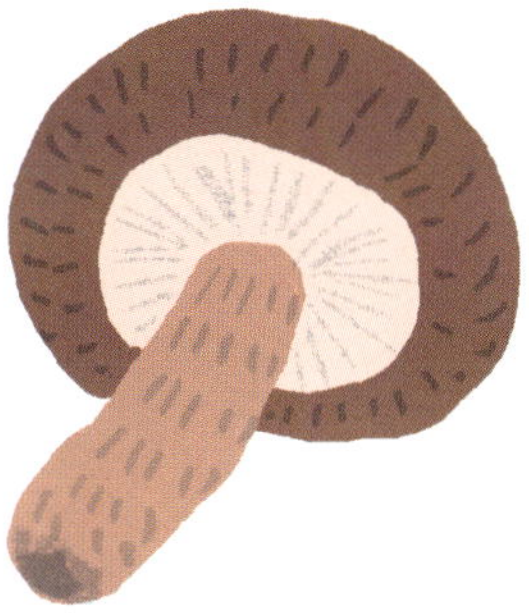

干したり、冷凍することで、おいしさが増す。

しいたけに含まれるレンチナンという成分には、**抗腫瘍作用**があることがわかり、研究が進められています。

また、昔から**かぜ**の妙薬としても知られています。しいたけと氷砂糖を混ぜて煎じたものを飲むと、**発熱**や**せき**、**たん**に効果的です。

ビタミンDには、カルシウムの吸収を助けるはたらきがあるため、**歯や骨をじょうぶに**します。さらに、神経を鎮める作用があるので、**神経過敏**や**不眠症**の人に有効です。さっとあぶった生しいたけを、お燗《かん》した日本酒に浮かべて飲むといいでしょう。

干ししいたけは特にビタミンDが豊富なので、発育盛りの子供や妊婦にも最適です。

●選び方・保存

生は、かさが8分開きで肉厚、表面に傷がなくつやのよいものを選びましょう。干したものは、大きくて、表面が黄茶色のものがよいでしょう。

生のものは洗わず、軸を上にしてペーパータオルに包み、次に軸を下にしてポリ袋に入れて冷蔵庫へ。また、軸を切ってまるごと、またはスライスして冷凍用保存袋で冷凍すると、うまみがアップします。干ししいたけは缶などに入れ、乾燥剤を入れておきます。

●調理法

和風、洋風、中華風と、広く料理に活用できます。生を焼く際は、表面に油を塗ると水分の蒸発を防ぎ、仕上がりが美しくなります。

干ししいたけのうまみ成分を逃さずもどすいちばんの方法は、水に5～6時間漬けることです。もどし汁は捨てずにだしとして利用しましょう。

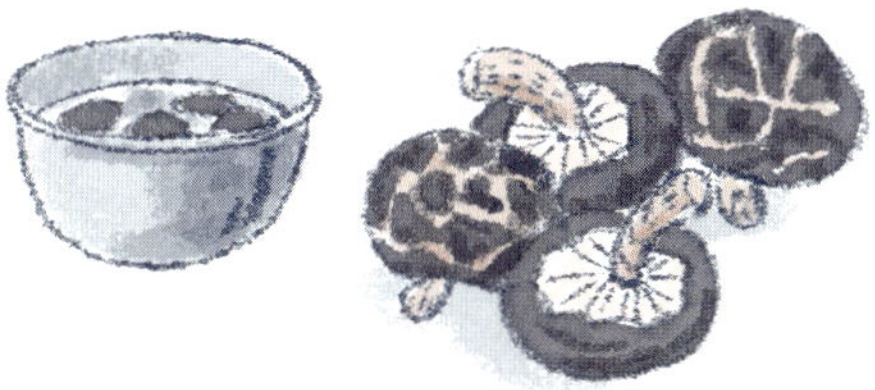

干ししいたけをもどすときは、十分に水に浸すことが必要。ぬるま湯なら早くもどる。この浸しが十分でないと、味も香りも落ちるばかりでなく、薬効もよくはたらかない。

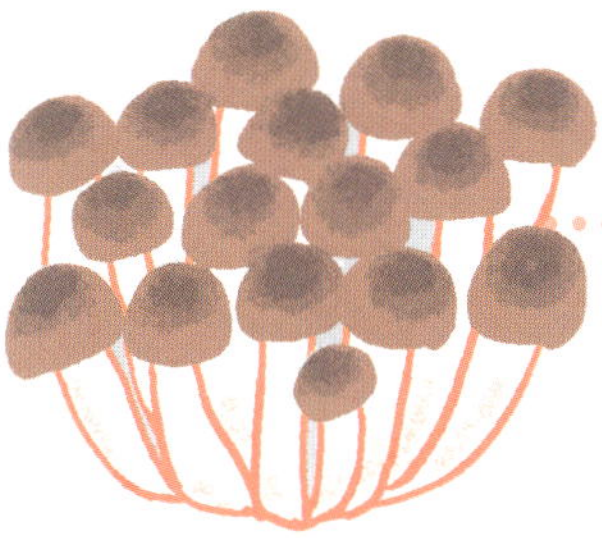

9～11月ごろが旬。重みがあるものを。

食物繊維が
コレステロールを下げる

【しめじ】

1回使用量：**1/3個（30g）**
栄養価ベスト3（ぶなしめじ・生／1回量中）

1	ビタミンE	2.7mg
2	食物繊維	1.11g
3	ビタミンB_1	0.05mg

●栄養

昔から、しめじの味のよさには定評があります。豊富なリジンに加えて、うまみ成分のグルタミン酸や、アミノ酸が含まれるからです。また、ビタミンB_1・B_2、食物繊維と、きのこ類の特徴でもある多糖類が含まれています。

●効用

きのこ類の食物繊維には、腸をととのえ、**便秘**を解消するだけでなく、血液中や肝臓の**コレステロールを下げる**はたらきがあり、**動脈硬化**、**胆石症**に有効。また、きのこ類に含まれる多糖類の**制がん作用**は、以前から注目を集めています。さらに、**造血作用**のあるビタミンB_2も豊富で、健康のためにも日常の食卓におおいにとり入れたい食べもののひとつです。

●選び方・保存

1年中出回っていますが、旬は秋。かさが開きすぎず、色が濃くハリがあって、茎は白く短いものを選びます。保存は保存袋に入れ、冷蔵庫へ。日がたつと急速に味が落ちるので、早めに使いきるのがベスト。乾燥させればうまみがアップし、長期保存もできます。

●香り松茸、味しめじ　ここでいうしめじは、野生の「本しめじ」という希少種のこと。ふだんスーパーに並んでいるものは「ぶなしめじ」。

食物繊維たっぷりの
ローカロリー健康食品

【こんにゃく】

1回使用量：**1/2枚（100g）**
栄養価ベスト3（精粉こんにゃく／1回量中）

1	食物繊維	2.2g
2	カルシウム	43mg
3	鉄	0.4mg

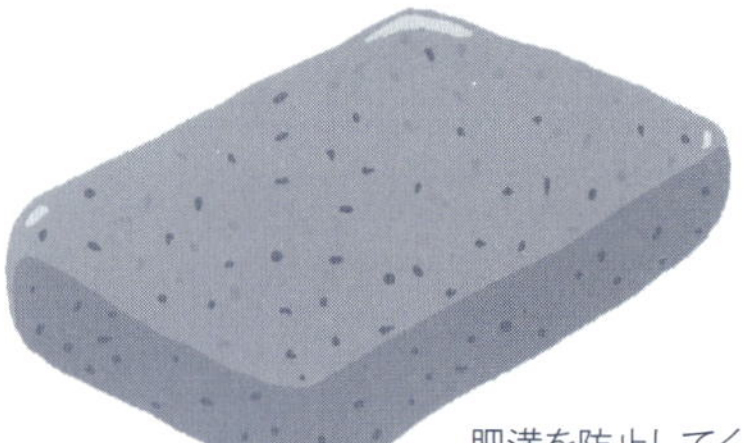
肥満を防止してくれるので、健康と美容によい。

●栄養

こんにゃくの原料となるこんにゃくいもはサトイモ科に属し、原産は東南アジアです。昔から「おなかの砂おろし」とよばれ、腸内をきれいにすることで知られています。

成分の97%は水分で、栄養価はほとんどありませんが、こんにゃくは、体に欠かすことのできない食物繊維を含んだ、ローカロリーの健康食品です。

●効用

こんにゃくはグルコマンナンという、人の消化酵素では分解できない食物繊維が豊富に含まれています。この食物繊維が腸のはたらきを活発にし、体内の毒素や老廃物を吸収して体外に排出するので、ふだんから**便秘**がちな人や、**肥満**が気になる人にとっては心強い味方となります。

こうした消化吸収されない食物繊維を多く含む食べものを献立にとり入れれば、**生活習慣病**予防につながります。また、グルコマンナンは、コレステロールを吸収するはたらきもあります。血糖値の上昇をおさえ、コレステロールを下げるので、**糖尿病**、**脂質異常症**の改善にもすぐれた効果が期待できます。

ただし、便秘によいからといって食べすぎはよくありません。特にけいれん性便秘や神経過敏の人、腹部に炎症性の疾患のある人は、多食によってかえって悪化してしまう場合もあるので、注意しましょう。ダイエット食として利用する場合も同様です。食事の主役としてではなく、あくまで脇役として週に1～2回、ほどほどの量を食べるのがいいでしょう。

昔からこんにゃくは、外用薬の温湿布剤として利用されてきました。ゆでて熱したこんにゃくを、タオルに包んで腰にあてると、**冷え症**を改善し、**利尿**作用も期待できます。

●調理法

こんにゃくを成型するために使う凝固剤のにおいをとり除くためには、調理の前に必ず湯通しするか、塩を振ってよくもみ洗いし、からいりしてから調理するようにしましょう。ゆでたあと、すりこ木でたたき、手でひと口大にちぎって調理すると、あくもとれ、味がしみ込みやすくなります。

こんにゃくそのものには栄養価がほとんどないので、ほかの食べものとの組み合わせを考えることが大切です。にんじん、ごぼうと炊き合わせたり、ちりめんじゃこやかつお節と炒めたりしてもおいしいものです。しらたきをすき焼きに加えると脂肪の吸収をおさえ、料理のかさが増えるのでダイエット中の人も満腹感が得られます。

しかし、いくらダイエットに効果的とはいっても、こんにゃくばかりを食べていたのでは、栄養不足から体に障害をひきおこしてしまいます。食材のバランスを考えながら、毎日の食事にとり入れたいものです。

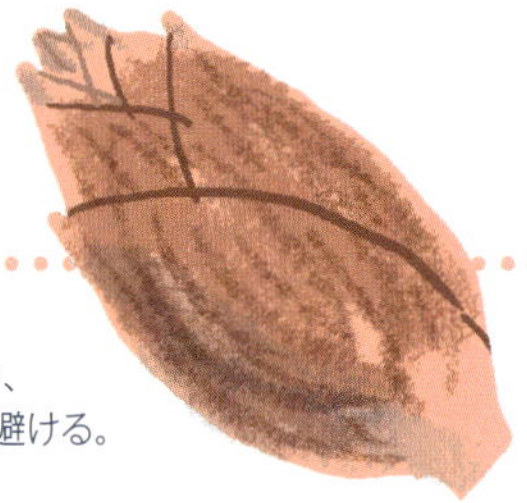
白い花が開いたもの、ふかふかしたものは避ける。

痛みをやわらげる
作用をもつ

【みょうが】

1回使用量：**小1個（10g）**
栄養価ベスト3（生／1回量中）

1	食物繊維	0.21g
2	鉄	0.05mg
3	ビタミンB_1	0.005mg

●栄養

日本原産といわれ、しかも日本でしか食用にされていない野菜のひとつです。同じ仲間のしょうがなどにくらべると栄養価では劣りますが、ビタミン類、ミネラル、精油（ピネン）、辛み成分が含まれ、独特の香りが食を進めてくれます。

●効用

古くから**不眠症**、**月経不順**に効果的といわれています。シャキシャキした食感と、特有の風味が食欲を促し、**夏バテ**防止にも役立ちます。また熱を鎮め、毒を制する抗菌作用があるため、**口内炎**や、**かぜ**からくる**のどの痛み**、**声がれ**、**はれもの**にも効果があります。みょうがの葉は、ササと同じく腐敗を防ぐ作用があり、昔からおにぎりなどを包むのに利用されてきました。

●選び方・保存

ずんぐりと丸みがあり、花穂が締まったものを選びましょう。ポリ袋に入れて封をし、冷蔵庫に入れれば、3～4日間は保存可能です。

クスリになる食べもの
こんにゃく／みょうが／あじ／さんま／さば

心臓病の予防が期待できる。EPAたっぷり

【さば】

1回使用量：**大1切れ（100g）**

栄養価ベスト3（まさば・生／1回量中）

1. ビタミンD　5.1μg
2. たんぱく質　20.6g
3. 脂質　16.8g

●栄養・効用

脂質が多く、たんぱく質を補い、胃をじょうぶにし、体力をつけるといわれています。高齢者や、体力が衰えた人、産後で気血が衰えた人は積極的に食べましょう。**冷え症**の人、**動悸《どうき》**がしたり、**胃弱**の人は常食すると症状が改善されます。豊富なビタミンB_2が血液の循環をよくし、血を補う作用にすぐれているので、**美肌**にも効果的です。血合の部分には鉄が多いので、残さず食べるようにしましょう。また、血合にはＥＰＡ（エイコサペンタエン酸）も多いので、常食すると**血栓症**、**心臓病**、**動脈硬化**の予防にもなります。

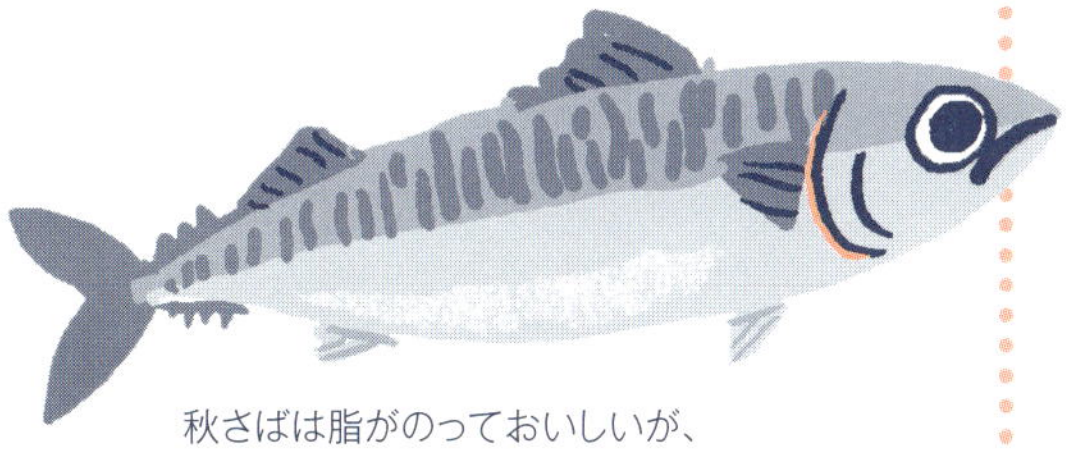

秋さばは脂がのっておいしいが、産卵前の春も美味。

アレルギー体質の人が多食すると、じんましんが出ることもあるので要注意です。

●調理法

塩焼き、みそ煮などが一般的です。揚げものにすると、さば独特の臭みが消えて食べやすくなります。

しめさばは、酢の効果で腐敗が防げ、消化液の分泌が多くなるため、脂っこいさばでも消化吸収がよくなるという利点があります。

栄養価が高く虚弱体質におすすめ

【さんま】

1回使用量：**1尾（100g）**

栄養価ベスト3（生／1回量中）

1. ビタミンD　14.9μg
2. 脂質　23.6g
3. たんぱく質　17.6g

●栄養・効用

江戸時代には「さんまが出ると按摩《あんま》がひっ込む」といわれたほど、栄養価の高い庶民の味として親しまれてきました。８月中旬までのさんまはやせたものが多いのですが、９月中旬になると脂がのって、栄養価もおいしさも一段と増します。

はらわたをとらずに焼く魚は、さんまとあゆくらいのものですが、はらわたにもさんまの栄養が含まれています。**胃弱**や、**食欲不振**、**虚弱体質**の人にぜひおすすめしたい魚です。

脂肪分には、コレステロールを下げ、**脳血栓症**などを予防するＥＰＡ（エイコサペンタエン酸）が含まれています。このＥＰＡは時間とともに変質しやすいため、くれぐれも新鮮なものを選ぶようにしましょう。

多食すると、じんましんなどのアレルギー症状や下痢をひきおこすこともあるので、アレルギー体質の人や、ふだんから下痢をしやすい人は、控えたほうがいいでしょう。

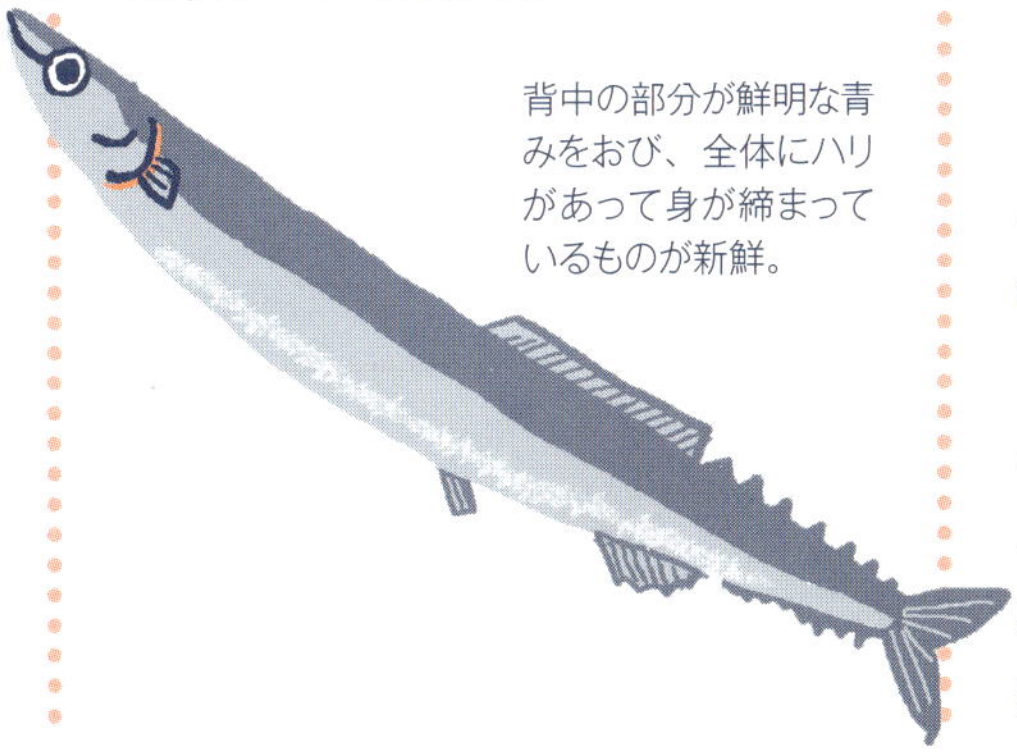

背中の部分が鮮明な青みをおび、全体にハリがあって身が締まっているものが新鮮。

丸ごと食べられる小あじはカルシウムの補給に最適

【あじ】

1回使用量：**1尾（80g）**

栄養価ベスト3（まあじ・生／1回量中）

1. ビタミンD　7.12μg
2. たんぱく質　15.76g
3. ビタミンB_1　0.1mg

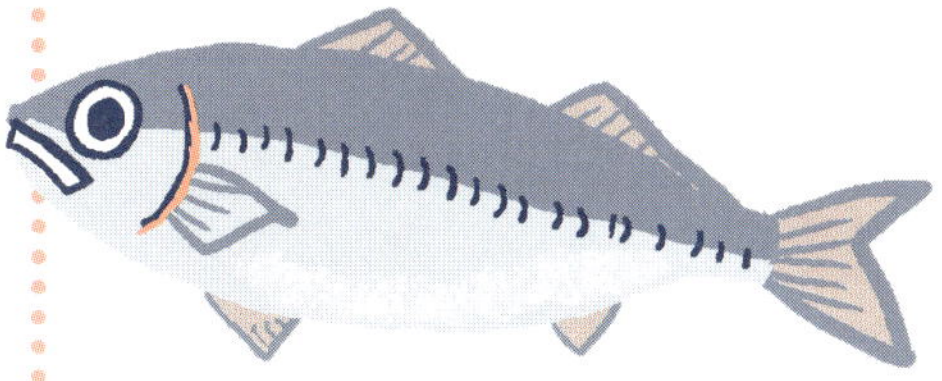

目が澄んでいて、エラが鮮紅色のものがよい。

●栄養・効用

晩春から晩秋にかけてが旬です。一般に食べられているのは「まあじ」ですが、「むろあじ」を干して作った伊豆七島の名産くさやは、栄養面ではまあじより上といえます。ＥＰＡ（エイコサペンタエン酸という多価不飽和脂肪酸）が豊富なので、**血栓症**の予防になります。小あじはから揚げにするとまるごと食べられるので、カルシウムの補給に役立ちます。育ち盛りの子供や妊婦には、特におすすめしたい一品です。骨の部分だけをカリカリに揚げた「骨せんべい」もカルシウム満点。おやつや酒の肴にもぴったりです。

じんましんが出る場合があるので、アレルギー体質の人は多食を控えましょう。しょうが、だいこん、しそ、ねぎなど、魚の中毒を予防する野菜といっしょに食べるとよいでしょう。

●調理法

「ぜいご」とよばれる鋭いうろこがあるので、これをていねいにそぎ落とし、えらとわたをとってから調理します。塩焼き、酢のもの、煮つけと応用範囲が広いのも利点です。

●さばの生きぐされ　さばの身は傷みやすいので、注意するようにということ。新鮮なさばは、身に弾力がある。

体力を増強する。かつお節には一層の効能が
【かつお】

1回使用量：**100g**

栄養価ベスト3（春獲り・生／1回量中）

1. **ビタミンD　4.0μg**
2. **たんぱく質　25.8g**
3. 鉄　1.9mg

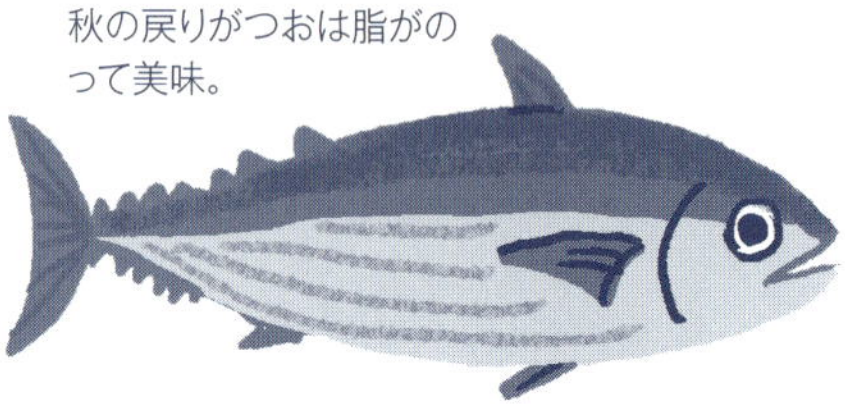

秋の戻りがつおは脂がのって美味。

●栄養・効用

「目には青葉　山ほととぎす　初鰹《はつがつお》」という名句があるように、新緑のころの初がつおはおいしいものです。しかし、栄養的には、脂ののった秋の戻りがつおが一枚上手といえます。

良質なたんぱく質、ビタミン、ミネラルをはじめ、血合には鉄、ビタミンA・B_1・B_2・B_{12}が豊富に含まれています。**気力がない**、**貧血ぎみ**、**精力減退**、**胃弱**、**病後や産後の体力の回復**に、すぐれた効果が期待できます。ただし湿疹のできやすい人は、生での多食は避けましょう。

またかつお節は、かつおの効能を一層高め、欠点を補うのでおすすめです。

良質のたんぱく質、脂質が豊富
【まぐろ】

1回使用量：**100g**

栄養価ベスト3（くろまぐろ赤身・生／1回量中）

1. **ビタミンD　5.0μg**
2. **たんぱく質　26.4g**
3. 鉄　1.1mg

●栄養・効用

日本では古くから食べられてきた魚のひとつで、『万葉集』や『日本書紀』にも登場します。

中国では止血作用があるとされ、**血尿**の治療や**おりもの**防止、**虚弱体質**の人の体力増強に、古来より用いられてきました。良質のたんぱく質が多く、脂質にはコレステロールを減少させ、**脳血栓症**を予防するＥＰＡ（エイコサペンタエン酸）が含まれています。ミネラルの一種であるセレンには、**動脈硬化**を予防し、**老化を遅らせる**酸化防止作用があります。

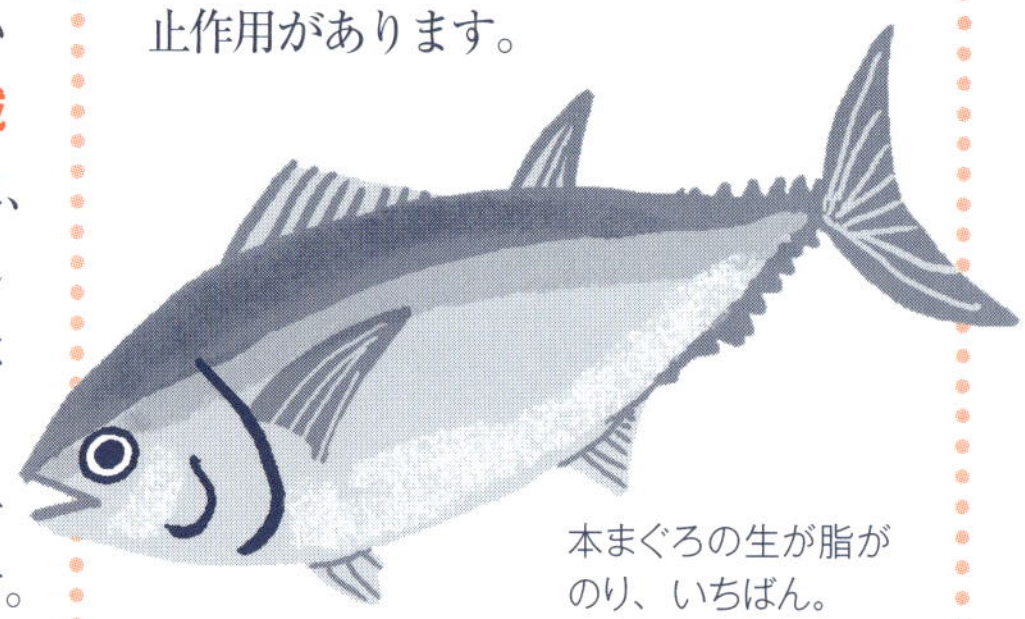

本まぐろの生が脂がのり、いちばん。

おもしろ栄養学
新鮮な魚ほど薬効あり。その見分け方は?

目　外側に張り出し、にごりのないものほど新鮮。特にたいの目玉は滋養がある

エラ　きれいな血液の色が見え、においをかぐと磯、海水・淡水のにおいがする。鮮度が落ちると、色は暗赤色から暗緑色に変わり、生臭さが強くなる

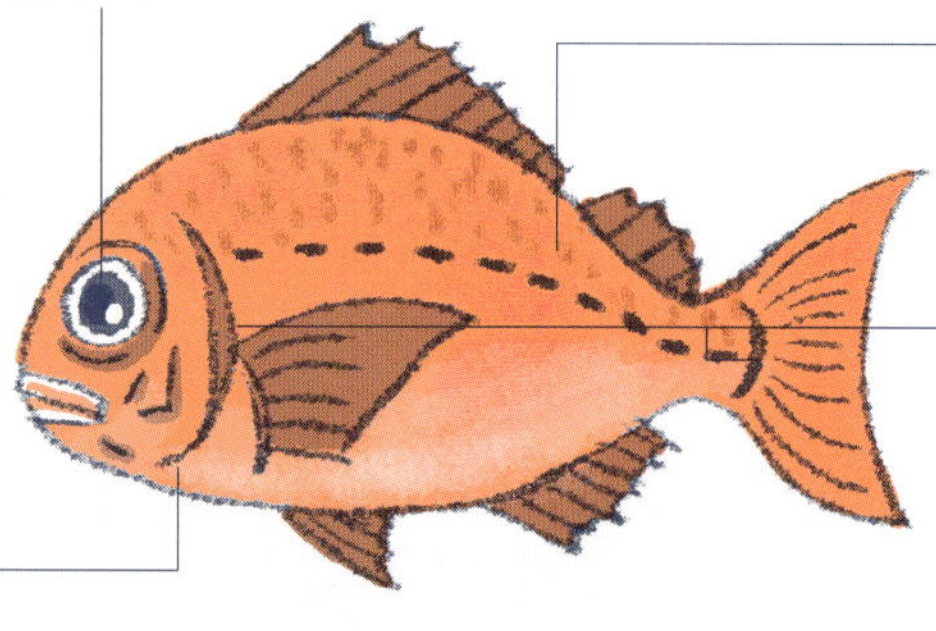

身　新鮮なものは赤身、白身ともに透明感がある。古いものほどにごっている。

頭・ヒレ　体を動かす部分ほど栄養がある。頭の軟骨やヒレ付近はよく発達し、味覚も最高。

薬効は魚類中トップレベル。妊娠・授乳中の女性におすすめ
【こい】

1回使用量：**1切れ（80g）**

栄養価ベスト3（養殖・生／1回量中）

1. **ビタミンD　11.2μg**
2. **ビタミンB_1　0.37mg**
3. たんぱく質　14.16g

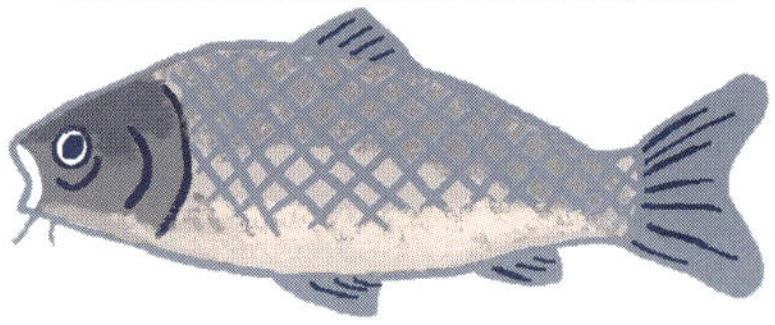

こいの下処理は素人には難しいため、調理済みのものがおすすめ。

●栄養・効用

こいは3000年も前から食用にされ、その薬効は魚のなかでも最も多いといわれています。たんぱく質、脂質、カルシウム、鉄に富む滋養食品で、特に**利尿**効果にすぐれているので、むくんでいるときや、尿の出のわるいときに役立ちます。**妊娠によるむくみ**にはより効果があります。また、産後の**母乳の出をよくする**はたらきもあるので、妊娠中や授乳中の女性は積極的に食べたいものです。こいとあずきをやわらかく煮たものや、ぶつ切りをみそ汁に入れて煮込んだ「こいこく」などは、産後の**貧血**を防ぎ、子宮内にたまった血液を体外に排出してくれるため、出産前後の女性には最適です。また全般的な**健康増進**にも役立ちます。

●注意

エラのうしろにある胆のう（苦玉《にがだま》）には毒があり、つぶすと苦みが全体にまわってしまうので、調理の前に必ずとり除きます。

また、こいの身には、肝吸虫《かんきゅうちゅう》（肝臓ジストマ）の幼虫が寄生している場合があります。生食はなるべく避けたほうがいいでしょう。

クスリになる食べもの
こい／まぐろ／かつお／ひらめ／さけ／たい

消化吸収がよく、体をあたためる

【たい】

1回使用量：1切れ（100g）
栄養価ベスト3（まだい天然・生／1回量中）

1. ビタミンD 5.0μg
2. たんぱく質 20.6g
3. ビタミンE 1.0mg

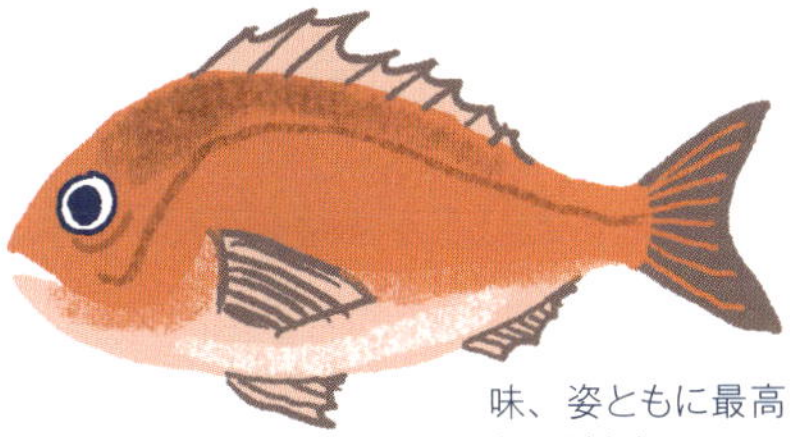

味、姿ともに最高なのがまだい。

●栄養・効用

たいは昔からお祝い事には欠かせない高級魚として重宝されてきました。「腐ってもたい」といわれますが、脂質が少なく、鮮度が落ちても味が変わりにくいのが特徴です。

たいのような白身魚は、味が淡泊で消化がよいので、乳幼児や高齢者、体が弱っている人に向きます。また、動物性たんぱく質が豊富で、神経におだやかに作用するため、**リラックス効果**もあるといわれています。脂質が少ないので**ダイエット**にも効果的で、アレルギー体質で青魚が食べられない人の、たんぱく質補給源としても役立ちます。体をあたため、気力を充実させ、造血作用があるので、**冷え症**、**低血圧**の人にもよい魚です。常食すると血色をよくし、胃腸の調子をととのえ、**下痢**を予防します。

●注意

湿疹、吹き出もののできやすい人は多食は控えて。たいの筋肉にはアニサキスの幼虫が寄生していることがあるので、刺身には注意が必要です。

胃弱、冷え症にぴったり

【さけ】

1回使用量：1切れ（70g）
栄養価ベスト3（しろさけ・生／1回量中）

1. ビタミンD 22.4μg
2. たんぱく質 15.61g
3. ビタミンE 0.84mg

●栄養・効用

さけは、ほかの魚類ではあまりのぞめない、ビタミンAが含まれているのが特徴です。さらに、海産物としては珍しいほどビタミンDも豊富に含まれています。このほかにもたんぱく質、脂質、ビタミンB_1・B_2、ナイアシン（ニコチン酸）がバランスよく含まれた、スタミナ食といえます。

胃腸をあたためて血のめぐりを促し、健康増進に役立つため、**胃弱**、**冷え症**や、**かぜ**をひきやすい人、**体力がない**人にはうってつけです。

さけは捨てるところがなく、1尾まるごと食用になります。

胃腸が弱い人はさけの切り身をソテーにするなど、日常のメニューにとり入れましょう。さけのぶつ切りを、しいたけやじゃがいも、ほうれん草などの野菜類といっしょにみそ味の鍋にすると、体が芯からあたたまります。刺身の場合は寄生虫の心配があるので、必ず凍らせてから食べます。

ただし、食べすぎると湿疹が出る場合があります。特にアレルギー体質の人は多食は控えましょう。

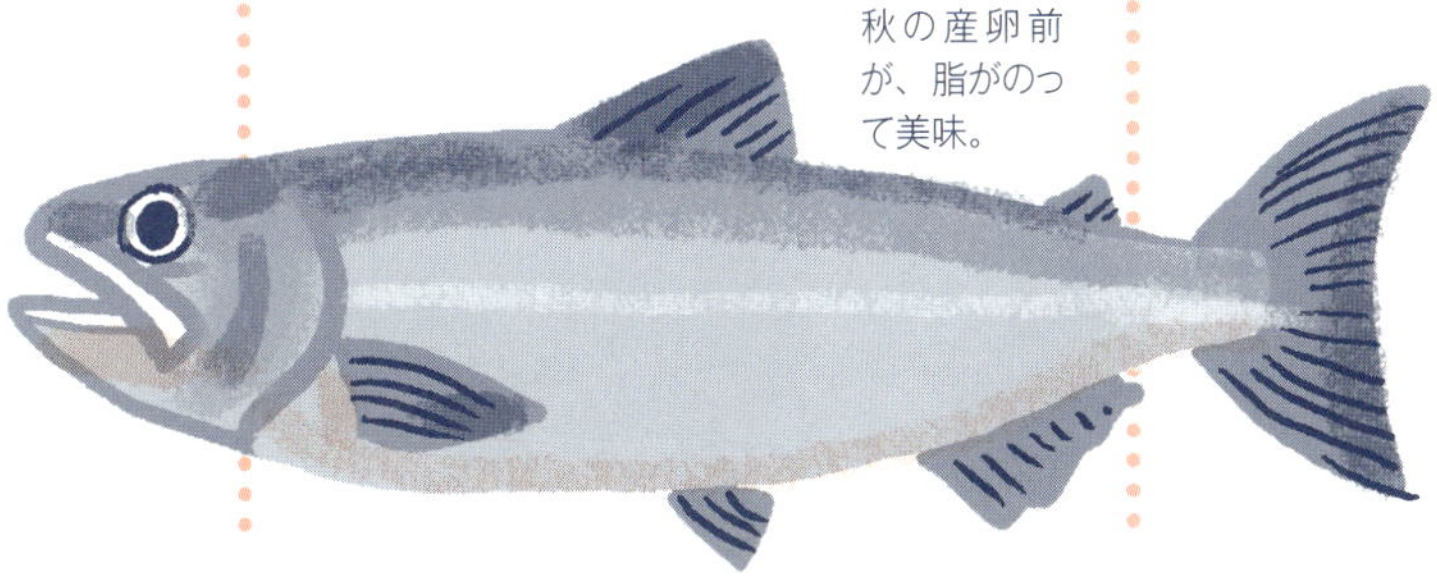

秋の産卵前が、脂がのって美味。

気力を充実させ、美容効果もある

【ひらめ】

1回使用量：100g
栄養価ベスト3（養殖・生／1回量中）

1. たんぱく質 21.6g
2. ビタミンD 1.9μg
3. ビタミンB_2 0.34mg

●栄養・効用

冬から春にかけてが旬で、それ以降は味が落ちます。

たんぱく質が豊富で脂質が少ないのが特徴で、**ダイエット**中の人には強い味方といえるでしょう。また、**気力を充実させる**効能があり、長患いで弱っている人、やせていて疲れやすい人は、常食すると気力が充実し、体力もついてきます。から揚げやムニエルなど、油を使った料理にするとよいでしょう。

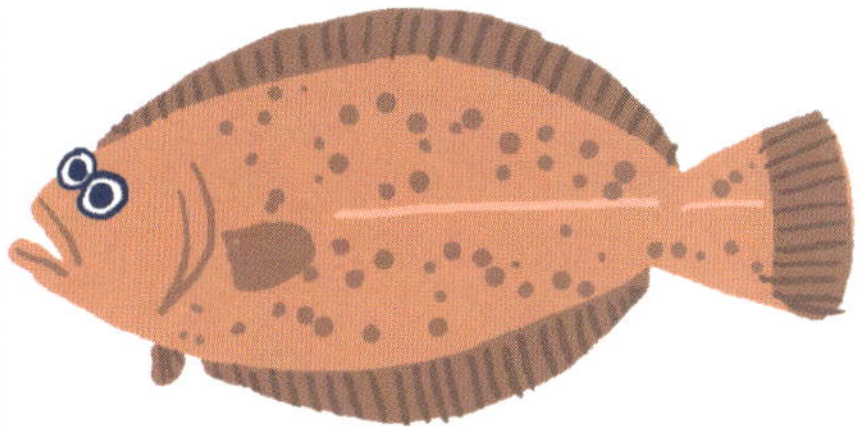

美肌をつくる白身魚。

エンガワ（ヒレ）には、細胞同士をしっかり結びつけるはたらきのあるコラーゲン（たんぱく質の一種）が含まれているため、**美肌**効果にすぐれています。刺身や煮ものにして常食すると、肌にハリが生まれ、若々しい肌を保ちます。煮こごりにするとコラーゲンを逃さずいただけるので、一層効果的といえます。

●注意

ひらめの卵は、食べすぎに注意しましょう。特に子供が多食すると、せきや湿疹が出ることもあるので要注意です。

●かつお節1本で1か月生き延びる　生のかつおよりエネルギー3倍以上、たんぱく質は約3倍（100g中）。探検家に必須の携行食とされた。

生活習慣病予防に有効な
EPAが豊富

【いわし】

1回使用量：**中1尾（50g）**
栄養価ベスト3（まいわし・生／1回量中）

1. ビタミンD　16μg
2. ビタミンE　1.25mg
3. たんぱく質　9.6g

●栄養

バランスのよい必須アミノ酸のたんぱく質と、ビタミンB_1・B_{12}が多く含まれるので、新陳代謝を活発にします。いわしなどの青魚は、血合の中に脂肪がたっぷり。その成分は不飽和脂肪酸がほとんどで、なかでもEPA（エイコサペンタエン酸）は、**動脈硬化**、**脳血栓症**の予防に有効です。

頭からしっぽまで食べられるので、カルシウム、リンなどの摂取に最適です。特にカルシウムの含有量は魚のなかでトップクラス。ビタミンDも多いため、カルシウムの吸収が一層高まり、**骨・歯の強化**や**精神安定**に役立ちます。

●効用

EPAは血液中のコレステロールや中性脂肪を下げ、血栓を予防します。いわしをたくさん食べる地方には、**脳卒中**が少ないといわれているのはこのため。また、**高血圧**など、種々の**生活習慣病**を予防する成分も含まれます。

いわしのつみれ汁は、高齢者や**虚弱体質**の人の健康食にぴったりです。すり身のハンバーグは**滋養・強壮**に役立ちます。から揚げやまる干しは、**筋肉や骨をじょうぶに**します。ただし、食べすぎると嘔吐《おうと》やじんましんをひきおこすことがあるので注意しましょう。

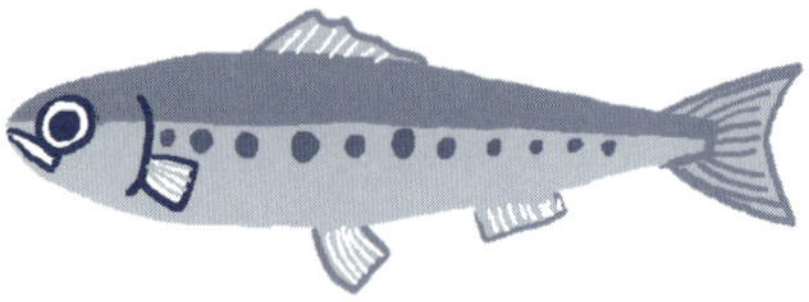

あばら骨が透けてみえるものは、身が薄いため避ける。

●選び方・保存

目がきれいで全体につやのあるもの、身がかたく締まっているもの、鮮度のよいものを選びます。酸化すると悪臭が出てきます。生干しも日もちはあまりよくないので、早めに食べきるようにしましょう。冷蔵保存する場合は、ペーパータオルなどで水けをふきとり、ラップで包みます。

●調理法

手開きは、頭を落として腹を割き、わたを抜いたら中骨を指でしごくようにするのがコツです。煮魚にする場合は、平鍋に水をひたひたに入れ、ひと煮立ちさせてから魚を入れます。木製の落としぶたは重くて煮くずれしやすいので、穴をあけたアルミホイルを使用。生臭さを消すには、うめぼしやしょうがを加えるとよいでしょう。

おもしろ栄養学

魚は生より干したほうが栄養価が上がる?

種類によってちがいはありますが、生より干したもののほうが、カルシウムやカリウム、マグネシウムなどの量が増える魚があります。干すことでアミノ酸などのうまみ成分が生まれるので、味わいも増します。

生とひらき干しで、カルシウムとカリウムの含有量（100g中）を比較してみると、カルシウムは6～7倍に増える場合もあるほどです。

	カルシウム/生→ひらき干し	カリウム/生→ひらき干し
まいわし	270 → 440	74 → 470
さんま	26 → 60	190 → 260
ほっけ	22 → 170	360 → 390

魚は生で食べることでとれる栄養素もあり、ひらき干しは生より塩分が高いことも少なくありません。かたよることなく食べるのが理想的です。

乾燥もののほうが
栄養価が高い

【ほたてがい】

1回使用量：**50g**
栄養価ベスト3（生／1回量中）

1. 鉄　1.1mg
2. たんぱく質　6.75g
3. ビタミンB_2　0.15mg

●栄養・効用

生のまま食べても美味ですが、干貝《かんぺい》（干した貝柱）のほうが栄養価、薬効ともに上回ります。細胞に潤いをあたえ、血圧を下げるはたらきがあり、**滋養・強壮**、**高血圧**に有効です。もどし汁にもうまみがたっぷり出るので、捨てずに調理に利用しましょう。

貝柱は**目の疲れ**や**視神経の疲労**によく、これに伴う**頭痛**や**めまい**、**肩こり**にも効きます。たとえばだいこんを皮ごとすりおろした汁に、貝柱を加えたスープを常用すると、高い効果が期待できます。アレルギー体質の人は、貝柱の生食は控えたほうがよいでしょう。

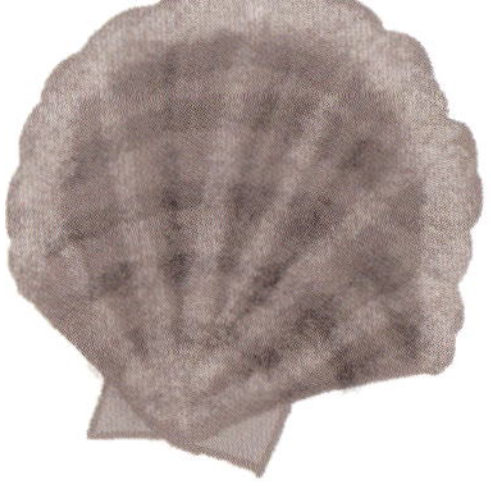

1年中出回っているが、冬に甘みが増す。

目によい。
身だけでなく殻にも薬効がある

【あわび】

1回使用量：50g
栄養価ベスト3（生／1回量中）

1	たんぱく質	6.35g
2	鉄	0.75mg
3	ビタミンB_1	0.05mg

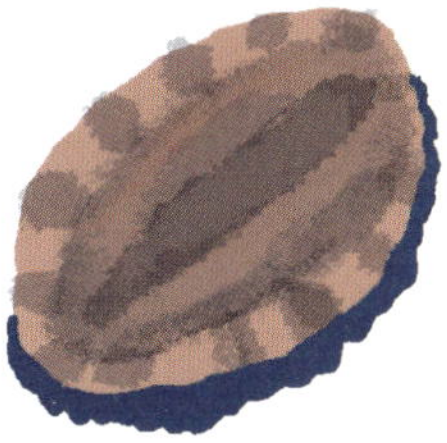
殻からも実はいいだしがとれる。

●栄養・効用

貝類には神経疲労に有効な作用があります。なかでもあわびは特に、**視神経の疲労回復**にすぐれた効能を発揮します。**滋養・強壮**にもよく、あわび、しいたけ、セロリをスープにして常食すると効果てきめんです。日干しにした「のしあわび」は、昔から第一級の**強精**食品として知られています。煎じたり煮たりすると、熱やのぼせをとり、尿の出を助け、**黄疸**《おうだん》や**膀胱炎**《ぼうこうえん》の改善に役立ちます。このほか、のどの渇きや胸のつかえをおさえて**肝臓を強く**する作用もあります。

殻は漢方で「石決明《せっけつめい》」とよばれ、**白内障**、**結膜炎**などの治療薬になります。

ビタミンB_{12}が豊富な強肝薬

【しじみ・あさり】

しじみ　1回使用量：30g
栄養価ベスト3（生／1回量中）

1	鉄	2.49mg
2	カルシウム	72.0mg
3	ビタミンB_2	0.13mg

あさり　1回使用量：50g
栄養価ベスト3（生／1回量中）

1	鉄	1.9mg
2	ビタミンB_2	0.08mg
3	たんぱく質	3.0g

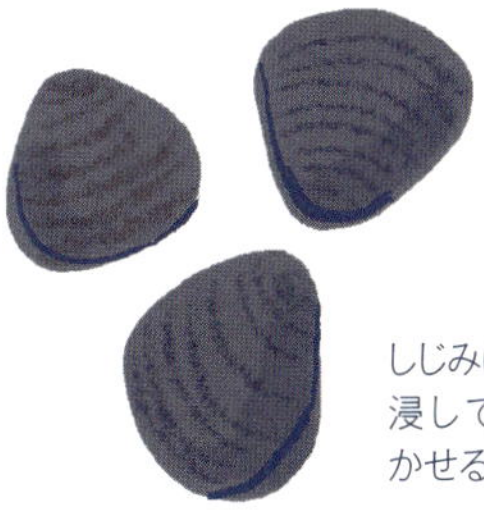
しじみは真水に浸して砂を吐かせる。

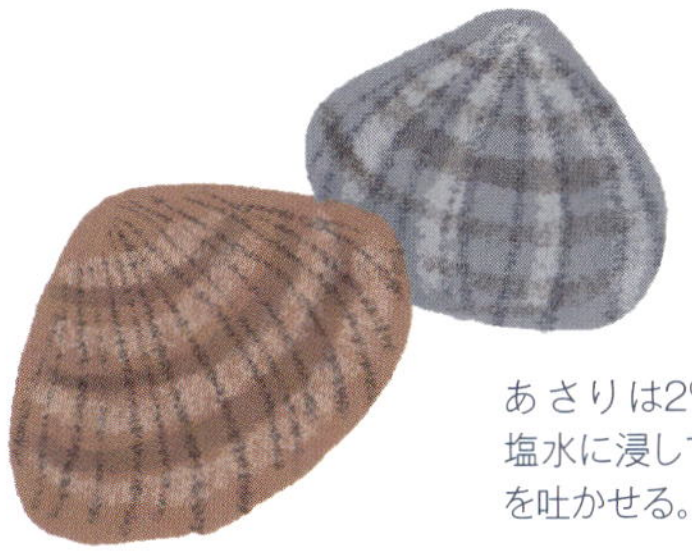
あさりは2%の塩水に浸して砂を吐かせる。

●栄養

しじみとあさりの成分はほぼ同じですが、栄養素の含有量はしじみのほうが若干多いようです。成分の大きな特徴はカルシウム、鉄、リン、ビタミンB_2・B_{12}が豊富なうえに、良質のたんぱく質が含まれることです。特に、ほかの食べものにはあまり含まれないビタミンB_{12}は、100g中の含有量で牛レバーに匹敵します。

しじみのみそ汁の身を残す人がいますが、しじみの身には、このように栄養がたっぷり含まれているのですから、面倒がらずひとつも残さず食べたいものです。

●効用

昔から「**肝臓病**にはしじみ」といわれます。これはアミノ酸のオチアミンとタウリンが胆汁の排泄を促すため、肝臓の解毒作用が活発化するからです。さらにビタミンB_{12}が肝臓の機能を活発にするおかげでもあります。

そのほか、しじみが高たんぱく、低脂肪である点も、肝臓病によいとされる所以《ゆえん》です。たんぱく質の価値を決めるプロテインスコアは、牛肉は85であるのに対し、しじみは100。しじみは良質なたんぱく質を含んでいます。

ビタミンB_{12}は造血作用もあり、鉄も多く含むため、**貧血**の予防ばかりか、血液の循環をよくして**虚弱体質**を改善します。B_{12}は水溶性のため、しじみの水煮汁を煮つめた「しじみエキス」が最も効果的です。

しじみ料理の定番はみそ汁ですが、このときほかのだしがいらないのは、コハク酸といううまみ成分が含まれているためです。みそに含まれる各種酵素がしじみの消化をよくするので、栄養価を生かした合理的な食べ方といえます。そのため病人や高齢者にも向いています。なお、コハク酸は胆汁の分泌を促すといわれ、コレステロールが増えるのも防ぎます。

しかし、しじみは体を冷やすので、冷え症の人は多食を控えましょう。

あさりは、しじみとほぼ同じ効用をもちますが、成分量のちがいから効力は若干落ちるようです。あさり特有の効用としては、イライラを鎮める**精神安定**作用があります。また、**利尿**作用もあり、**むくみ**に有効です。

●選び方・保存

しじみは、殻が黒くて大粒のものが良質です。小粒で白っぽいものは避けます。あさりはむき身より殻つきのほうが、よい味が出ます。殻をかたく閉じたものを選びますが、開いていても、さわってみて閉じれば生きている証拠です。入手したその日のうちに、砂抜きをして食べるのが原則です。

●土用しじみは腹グスリ　暑い夏は肝臓もバテぎみになるが、夏に食べるしじみは弱った肝臓によいという、昔の人の食の知恵。

理想的なカルシウム源。強精、貧血に有効

【どじょう】

1回使用量：**5～6尾（40g）**

栄養価ベスト3（生／1回量中）

1	カルシウム	440mg
2	鉄	2.24mg
3	ビタミンB_2	0.44mg

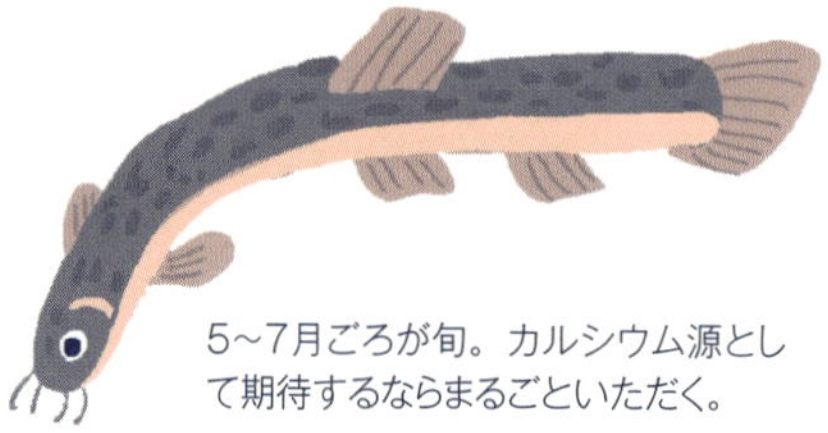

5～7月ごろが旬。カルシウム源として期待するならまるごといただく。

●栄養・効用

どじょうはうなぎに負けず劣らず、栄養価が高い食べものです。脂質、ビタミンB_1はうなぎより少ないものの、ビタミンB_2、カルシウム、鉄は豊富に含まれています。B_2はレバーに次いで多く、鉄はほうれん草より豊富。骨ごと食べられるので、カルシウム源としても理想的で、どじょうを60g食べれば、１日の必要量を満たします。夏のスタミナ食にはもってこいです。

どじょうは内臓をあたため、全身の血行を促すので、**強精・強壮**作用を盛んにします。また、体内の余分な水分を排出し、**解毒**作用にもすぐれます。**黄疸《おうだん》**や**糖尿病**でのどの渇きやすい人、尿の出のわるい人に有効です。有名な柳川鍋は、**疲労回復**、**貧血**、**痔**に効果的です。豆腐といっしょに調理し、ねぎやしょうがを加えて食べると、黄疸や**頻尿《ひんにょう》**に役立ちます。

どじょうとやまいもの組み合わせは、強精作用にすぐれ、糖尿病にもよいようです。

外用薬としては、**はれもの**、**扁桃炎**、**中耳炎**などによいとされています。生のどじょうの骨をとり、２枚に裂いて、皮を患部にはります。乾いてきたらこまめに取り替えるようにしてください。皮のヌルヌルの効果ではれがひき、痛みがやわらぎます。

●調理法

とりたてのどじょうは泥臭いので、２～３日清流に放して、泥を吐かせてから調理します。ぬめりが強くつかみにくいので、酒をふりかけて酔わせるか、塩を入れて半死の状態にしてから調理します。柳川鍋はささがきごぼうを下じきにして、背開きにしたどじょうを菊形に並べます。わりしたを加えて煮立ったら溶き卵を流し込み、半熟状態をいただきます。

こもり豆腐は、生きた小さなどじょうと豆腐を切らずに鍋にかけ、水から煮ます。熱くなるにしたがってどじょうが冷たい豆腐の中にもぐり込んだところに、みりんやしょうゆで味つけします。「どじょう地獄」ともよばれる残酷な料理ですが、栄養価は抜群です。

ヌルヌル成分がスタミナの秘密

【うなぎ】

1回使用量：**1串（60g）**

栄養価ベスト3（養殖・生／1回量中）

1	ビタミンA	1440μgRAE
2	ビタミンD	10.8μg
3	ビタミンE	4.44mg

うなぎは体力をつけ、**夏バテ**を防ぐことで知られています。主な栄養素はビタミンA・B_1・B_2です。特にAが豊富で、肝にいちばん多く含まれています。このほかたんぱく質と脂質、カルシウム、リン、鉄、ナトリウムが含まれます。豊富なビタミンAが消化器や呼吸器、目の粘膜を強化するため、**かぜ**の予防、**胃腸病**、**夜盲症**に有効。

血液の濃度を濃くし、内臓を活発にするため、**冷え症**、**低血圧**、**貧血**の予防にも一役買います。みじん切りにしたうなぎとやまいもでだんごを作り、スープに入れて食べると、**虚弱体質**の人の体力増強になります。**不正出血**や**おりもの**には、から揚げがおすすめ。うなぎ料理を常食すると**リウマチ**や**神経痛**に、特にかば焼きは**痔**に効果的です。ただし、うなぎは消化があまりよくないので、胃腸が弱って下痢ぎみの人や、子供は控えましょう。

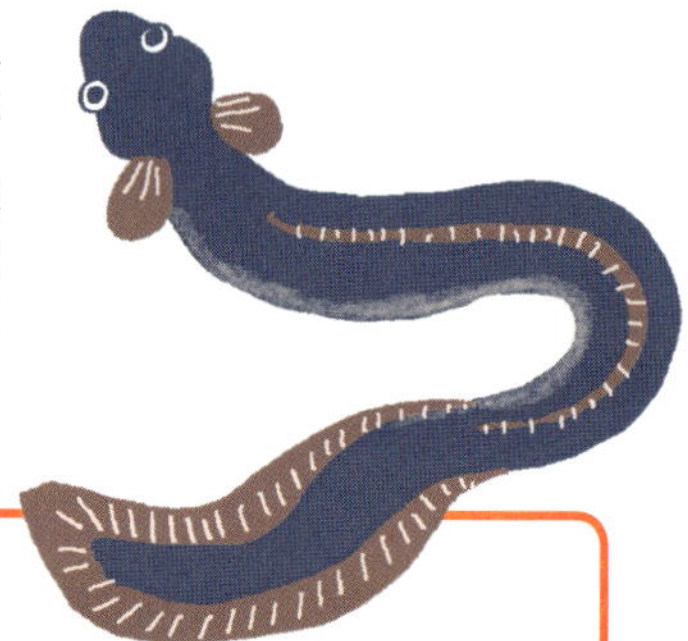

夏から秋にかけて脂肪が増え、味がよくなる。

おもしろ栄養学

「土用にうなぎ」はなぜいいの?

日本人は盛夏の8月になると、1年中でビタミンAの摂取量が最も少なくなるというデータがあります。この時期にAを多量に含んだうなぎを食べるのは理にかなっています。江戸時代に「土用のうなぎ」を提案したのが平賀源内といわれています。

うなぎのビタミンAは、ピーマンやかぼちゃの25～40倍以上、まいわしの180倍以上、牛肉ではなんと300倍です（100g中）。

ビタミンAは脂溶性で、油といっしょにとると吸収されやすくなります。うなぎ自体が脂質豊富なので、効率よく吸収できるわけです。

女性におすすめ。貧血、閉経に伴うトラブルに効く
【いか】

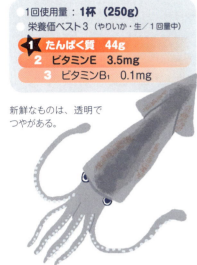

1回使用量：**1杯（250g）**
栄養価ベスト3（やりいか・生／1回量中）

1. たんぱく質　44g
2. ビタミンE　3.5mg
3. ビタミンB1　0.1mg

新鮮なものは、透明でつやがある。

●栄養・効用

食用にされるのは、いかの身、墨などです。いかの身はたんぱく質を含み、血を補うはたらきがあります。特に女性の**貧血**、**無月経**、**閉経**に伴うトラブルに効果的で、治療に用いられます。また、いかの墨にはアミノ酸が多く含まれ、リゾチームという防腐力の強い物質には、がんの予防効果が期待できます。また、いか墨の料理を常食すれば、**狭心症**に効果的です。

薬用として特に注目されるのは「海螵蛸《かいひょうしょう》」「烏賊骨《うぞくこつ》」とよばれる、いかの胴体にある甲（フネという）の部分です。黒焼きにした粉末は止血作用が高く、**胃潰瘍《かいよう》**、**十二指腸潰瘍**の妙薬とされています。また**胃酸過多**にも利用されています。

●注意

じんましんが出ることがあるので、アレルギー体質の人は注意します。いかを少し食べただけで胃痛をおこす人は、口にするのは厳禁です。また、プリン体が多いので、高尿酸血症や痛風の人は控えましょう。

コレステロールを下げ、疲労をとる
【たこ】

1回使用量：**1本（80g）**
栄養価ベスト3（まだこ・生／1回量中）

1. たんぱく質　13.12g
2. ビタミンE　1.52mg
3. 鉄　0.48mg

●栄養・効用

脂質、糖質が少なく、低エネルギーです。しかも消化に時間がかかるので、**ダイエット**中の人、**糖尿病**で食事制限のある人に最適です。

いかと同様、血を補い、気を充実させる作用もあります。筋肉や骨をじょうぶにし、**痔**や、産後の血のとどこおりによる**頭痛**や**めまい**、**月経不順**にも役立ちます。特に酢だこを常食すると高い効果が期待できます。アミノ酸の一種、タウリンも豊富に含まれています。タウリンは**疲労回復**を助け、血中コレステロールを下げるはたらきがあり、**動脈硬化**に有効です。

●注意

アレルギー体質の人は多食は控えます。胃の弱っている人が食べると、いつまでも消化しきれず胃にとどまって、ガスをつくることになります。胃下垂の人、ふだんから胃腸の弱い人は注意が必要。ヘルニア、低血圧、冷え症の人にもあまりすすめられません。

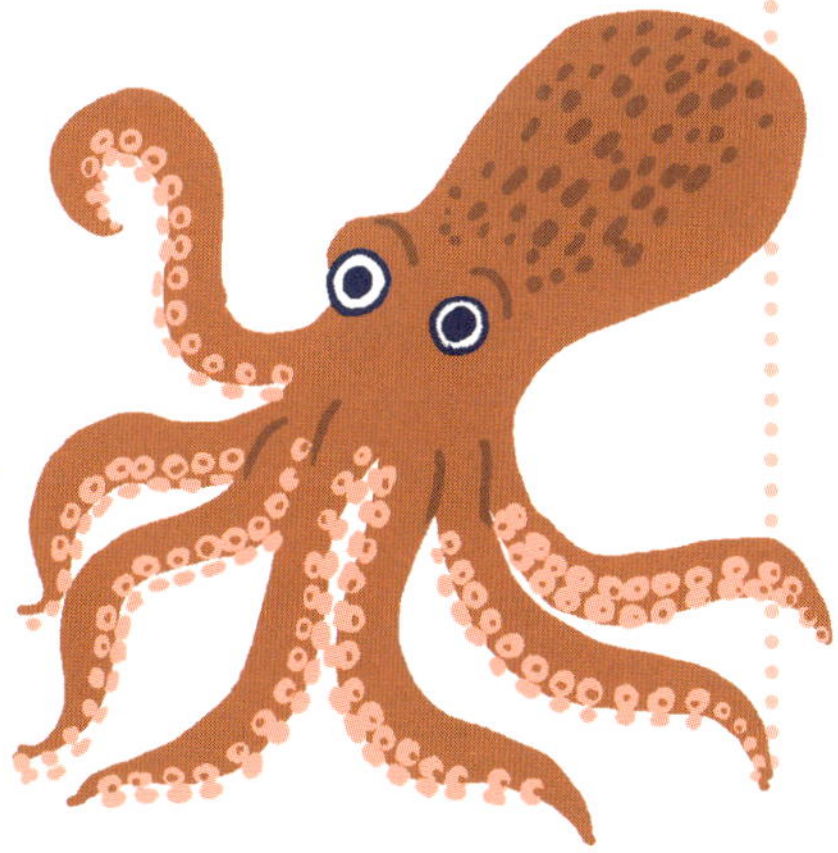
いぼが吸いつくような感じのものがよい。

体をあたため、強精剤にもなる
【えび】

1回使用量：**3尾（50g）**
栄養価ベスト3（大正えび・生／1回量中）

1. たんぱく質　10.85g
2. ビタミンE　0.9mg
3. カルシウム　17.0mg

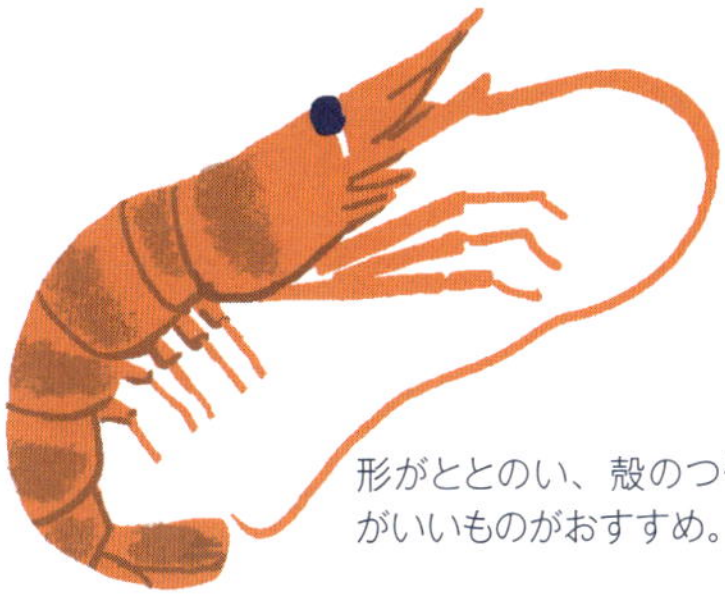
形がととのい、殻のつやがいいものがおすすめ。

●栄養・効用

えびは身だけでなく、殻にも卵にもすぐれた効能が隠されています。中国では頭や殻を使ってだしをとり、料理に幅広く活用しています。カルシウム、リン、ヨード、鉄に富むミネラルの宝庫で、なかでも頭のみそと卵には、栄養がたっぷり含まれています。

強精効果が強く、足腰が冷えたりだるくて力が出ないときや、**精力減退**時に効果的。**はしか**や**急性のじんましん**で、発疹しきれないときには、体内に残る毒素を排出する役目も果たします。体をあたためる作用もあり、**低血圧**や**冷え症**を改善します。産後、月経後の女性は、体重1kgにつき0.5gのえびを食べるとよいといわれています。

殻をいって粉末にしたものを患部にはると、**悪性のはれもの**に有効です。

●注意

アレルギー体質の人は多食は控えます。えびの背わたや卵は、特に注意が必要です。しょうが、だいこん、しそなどはアレルギー反応を予防するはたらきがあるので、いっしょに食べるとよいでしょう。

●「いかは消化がわるい」はまちがい　いかは何回かんでもこなれないため消化がわるそうだが、実際は消化吸収率は大変よい。

気力を増し
コレステロールを下げる

【かに】

1回使用量：**中1杯（100g）**
栄養価ベスト3（毛がに・生／1回量中）

1	ビタミンE	2.2mg
2	たんぱく質	15.8g
3	ビタミンB_2	0.23mg

●栄養・効用

体を冷やすので**解熱**に有効です。また**アルコールの解毒作用**があるため、酒のつまみにもうってつけ。さらに胸のつかえや内臓全般の気のとどこおりをスムーズにし、骨、筋肉を養う作用があります。特に酢で調理したかにを常食すると、気力を充実させます。血中コレステロールを下げるので、**動脈硬化**の人にもよい食品です。また卵やかにみそは、核酸物質が多く、細胞を活性化させ、**老化防止**に役立ちます。

生のかにを殻ごと砕いて患部に湿布すると、熱をおびた**湿疹**や**関節炎**に有効です。同じく砕いたものを酒に混ぜて服用すると、**骨折**や**乳がん**の改善によいとされています。

●注意

塩ゆでして二杯酢で食べるのがポピュラーですが、このときしょうが汁をふりかけると、食中毒の予防にもなります。食べすぎると体が冷えて、下痢や腹痛をおこすことがあるので注意します。また、かにみそはアトピー性皮膚炎の人、じんましんができやすい人は注意が必要です。

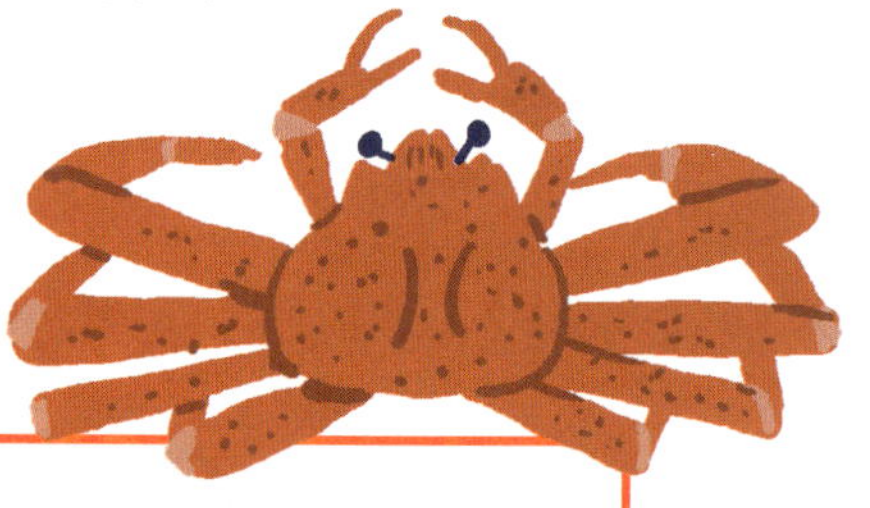

冬が旬。ずっしりと重いものがおいしい。

おもしろ栄養学

かにの刺身は邪道？

新鮮なかには、そのまま刺身にして食べたらおいしいと思いがちですが、それより〝ゆでて酢じょうゆ〟がおすすめです。

というのは、加熱して酢を加えたほうが、かにの甘みがよりひきたつからです。かにの甘みは炭水化物で、魚介類中トップの含有量を誇り、身に多く含まれています。

死んだかには、特に毒性の細菌が発生しやすいので、生食は要注意です。ゆでて食べたほうが安全です。

鉄が豊富な海の幸。
貧血、生活習慣病予防に有効

【カキ】

1回使用量：**5〜6個（60g）**
栄養価ベスト3（養殖・生／1回量中）

1	鉄	1.14mg
2	ビタミンE	0.72mg
3	カルシウム	52.8mg

●栄養

「海のミルク」ともよばれるカキ。魚介類のなかではたんぱく質や脂質が少なめですが、そのたんぱく質は、タウリンやグルタミン酸などのアミノ酸を含む良質なものです。

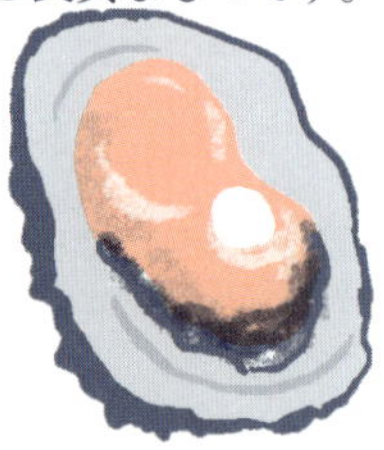

冬場はグリコーゲンが増えて味がよくなる。

また、炭水化物のほとんどを、効率よくエネルギーに変わるグリコーゲンが占めます。さらに、ビタミンB_1・B_2、Eや、鉄、リン、カルシウムなどのミネラルも豊富な、実にバランスのとれた食べものです。かつてカキはコレステロールが多いといわれましたが、これは誤り。逆にシトステロールという物質が、コレステロールを減少させることがわかっています。

●効用

豊富な鉄に加え、銅、ヨード、マグネシウムも多く、**貧血**の養生食の代表格です。また、体内の代謝機能を活発にするビタミンB群と、消化吸収のよいエネルギー源であるグリコーゲンに富み、**疲労回復**、**虚弱体質**の改善に高い効果を示します。カキのたんぱく質に含まれるタウリンは**高血圧**、**低血圧**の両方を正常値に戻す作用があるうえ、**血栓症**予防や、**動悸**《どうき》を鎮めるはたらきもあります。さらに、豊富なアミノ酸は肝臓のはたらきを活発にするため、胆汁の分泌と、体の毒素の排出を促します。このためカキは**動脈硬化**、**心筋梗塞**などの生活習慣病予防にも有効です。もちろんコレステロールを下げる特徴も見逃せません。欧米では、「カレンダーに〝R〟のつかない5〜8月は、カキを食べるな」という諺《ことわざ》がありますが、この期間は産卵期にあたるため味も栄養価も落ち、毒性があらわれるからです。

●調理法

旬であれば新鮮なものを生食するのがいちばんです。鮮度の落ちたものは食中毒の危険があります。味と香りを損なわないように塩水で手早く洗い、レモンやポン酢、だいこんおろしなどと合わせます。ほかには揚げもの、炒めもの、鍋ものなど、幅広い調理のバリエーションが楽しめます。

ヨードとカルシウムの宝庫。老化を予防し、血圧を下げる

【わかめ・昆布】

わかめ 1回使用量：**1g**
栄養価ベスト3（素干し／1回量中）
1 食物繊維 0.33g
2 カルシウム 7.8mg
3 ビタミンA 6.5μgRAE

昆布 1回使用量：**14cm角1枚（10g）**
栄養価ベスト3（りしり昆布・素干し／1回量中）
1 食物繊維 3.14g
2 カルシウム 76mg
3 ビタミンB_1 0.08mg

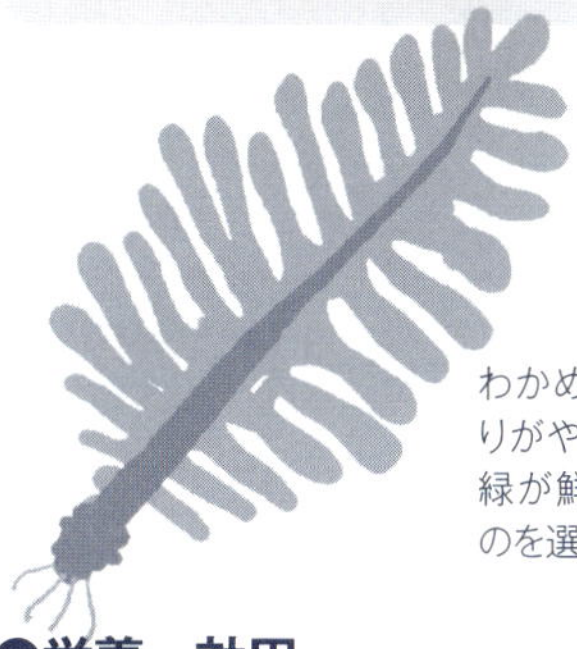
わかめは手ざわりがややわらかく、緑が鮮やかなものを選ぶ。

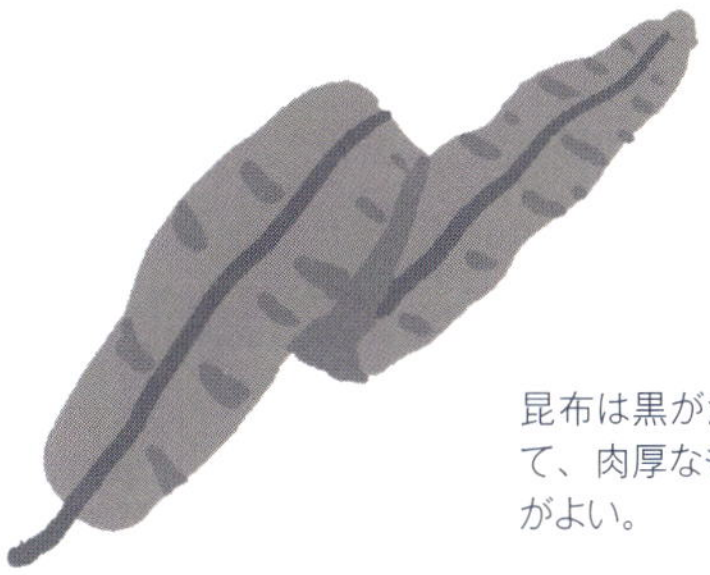
昆布は黒が濃くて、肉厚なものがよい。

●栄養・効用

日本人は古来、海藻類を重要な栄養源として、食事にとり入れてきました。良質なたんぱく質、ビタミン類、鉄、カルシウム、リン、カロテン、食物繊維などをバランスよく豊富に含むことから「海の野菜」とよばれています。

大きな特徴は、ヨードとカルシウムをたっぷり含んでいることです。ヨードは体内の代謝を活発にします。成長期の子供には特に必要な栄養素です。不足すると低体温やイライラ、精神不安の原因になります。抵抗力も落ち、老化現象がおこってきます。またヨードは、アミノ酸と結合して甲状腺ホルモンをつくるため、**甲状腺障害**の食事療法に欠かせない食べものとなっています。さらに、**放射線障害**を防止するはたらきもあり、放射性物質の危険が増している現代、最も積極的にとりたい食べものといえるでしょう。

豊富なカルシウムは**骨や歯を強く**し、**イライラ**防止に役立ちます。

わかめと昆布に特有のヌメリは水溶性の食物繊維で、血液中の**コレステロールを減少**させるはたらきがあります。また、**便秘**の解消に加え、**高血圧**や**動脈硬化**の予防に効果があります。ヌメリにはアルギン酸が含まれているのですが、これがウイルスの活動を抑制し、がん細胞のはたらきを弱めるとして、近年脚光を浴びています。

ほかにラミニンという血圧降下物質も含まれているため、高血圧のある人にはおすすめです。

そのほか、水分代謝をスムーズにする作用があり、むくみにも有効です。

●調理法

塩蔵わかめは塩を洗い流してから熱湯にすばやくつけ、水にさらします。乾燥わかめは水に浸してもどしますが、いずれも水のつけすぎと加熱のしすぎは、重要な栄養素の損失が増すので注意してください。

油といっしょに調理するとヨード成分の吸収率がグンと上がります。酢のものやみそ汁の場合でも、ごま油などを1滴加えるようにします。

カルシウムがたっぷり。
鉄も豊富で貧血によい

【ひじき】

1回使用量：**大さじ1（5g）**
栄養価ベスト3（乾燥／1回量中）
1 食物繊維 2.59g
2 カルシウム 50.0mg
3 鉄 0.31mg

●栄養・効用

ヨード、カルシウム、リン、鉄のほか、ビタミンA・B_2も豊富です。

特にカルシウムは海藻中でもトップの含有量で、昆布の1.3倍もあります。常食すると、骨や歯がじょうぶになりますから、**骨粗しょう症**の予防には最適です。また子供の**成長痛**にもよいとされています。そのほか精神を安定させる**リラックス**効果があります。

鉄は、実に牛レバーの1.5倍も含まれ、**貧血**予防の王様といわれています。もともと鉄は体への吸収がわるく、必要量の何倍かをとらなければなりませんが、その点ひじきは少量で効率よく鉄がとれる食べものです。食物繊維も多く、腸のはたらきをよくして**便秘**解消に役立ち、**むくみ**にも有効です。

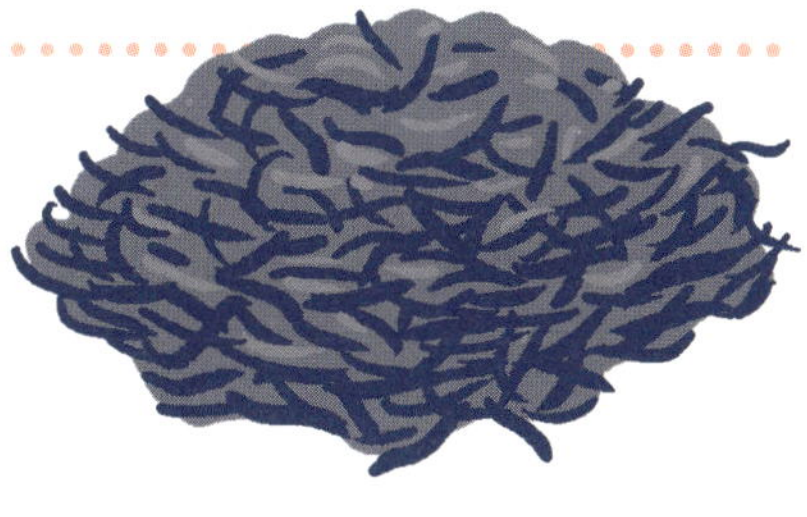
光沢があり、太さがそろっているものがおすすめ。

●調理法

干しひじきは、何度も水洗いしながら、たっぷりの水に約30分つけてもどします。さっとゆでこぼし、油炒めにしてから油揚げや大豆といっしょに煮ると、栄養分が有効に活用できます。

●昆布を3年食うと瘤《こぶ》が落ちる　昆布（こぶ）と瘤を掛け言葉にした諺《ことわざ》。昆布は水分代謝を改善するので、いわゆる〝たんこぶ〟にも効く。

淡白で消化がよい。
血を補うはたらきも

【鶏肉】

1回使用量：**100g**

栄養価ベスト3（若鶏もも皮なし／1回量中）

1. たんぱく質　19.0g
2. ビタミンB_2　0.19mg
3. ビタミンB_1　0.12mg

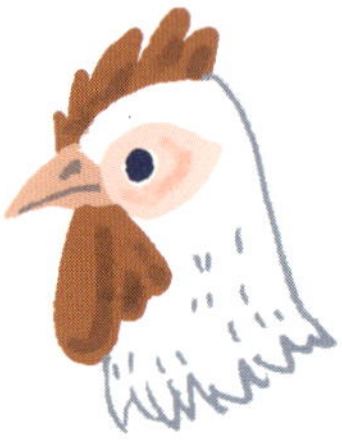

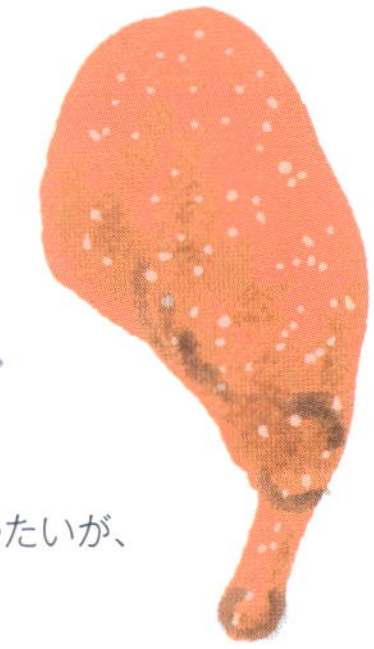

骨つきもも肉はややかたいが、味は濃厚。

●栄養・効用

淡泊な味とやわらかな肉質が身上。地鶏にくらべ、ブロイラーのほうがよりやわらかくなっていますが、味は地鶏のほうが上です。

たんぱく質は、牛肉や豚肉とあまり変わらず、食べやすく消化がよいのが利点です。そのため**胃腸の弱い人**におすすめです。最近の鶏肉はかなり脂質が多くなっていますが、牛肉や豚肉とはちがって、不飽和脂肪酸の割合が多いので、コレステロールの心配はいりません。**生活習慣病**予防のためにうまく活用しましょう。血を補うはたらきもあり、**病後の体力回復**と、**母乳の出をよくする**効果があります。

●調理法

ブロイラーは脂質が多いので、気になる人は皮と皮下脂肪をとり除いてから調理します。また水っぽいものが多いので、調理する数時間前に塩をすり込み、セロリ、パセリなどの香味野菜といっしょにバットに入れて冷蔵庫で保存します。その際、軽く重しをしておくと、肉が締まり、こくがでます。

内臓をじょうぶにする
ビタミンB_1が豊富

【豚肉】

1回使用量：**100g**

栄養価ベスト3（もも脂身つき／1回量中）

1. ビタミンB_1　0.90mg
2. たんぱく質　20.5g
3. 脂質　10.2g

●栄養・効用

たんぱく質と脂質が主成分で、赤身肉のたんぱく質は、穀類や豆類のそれよりはるかにすぐれています。豚のもも肉100g分のたんぱく質は、ごはんなら茶碗５杯、卵なら２個半、牛乳ならコップ３杯に匹敵するほどです。

また、ビタミンB_1が非常に多いのも特徴で、牛肉の11倍以上も含まれています。ヒレ肉では100gあたり1.32mg、もも肉（脂身つき）でも0.90mg含まれています。玄米でさえ0.41mgですから、ビタミンB_1の身近な補給源としては最適といえるでしょう。**内臓をじょうぶに**し、**肌に潤い**をあたえ、**便秘**や**せき**によく効きます。

豚足は、中国では**足腰の強化**によいといわれています。また**母乳の出をよくする**ため、産後の女性は積極的に食べるとよいでしょう。

●調理法

豚肉は寄生虫のおそれがあるため、生食はできません。十分加熱する必要があります。しょうがやにんにくとよく合い、味がひき立ちます。特ににんにくは、豚肉のB_1効果を高めます。

淡いピンク色をしていて、つやがあるものを選ぼう。

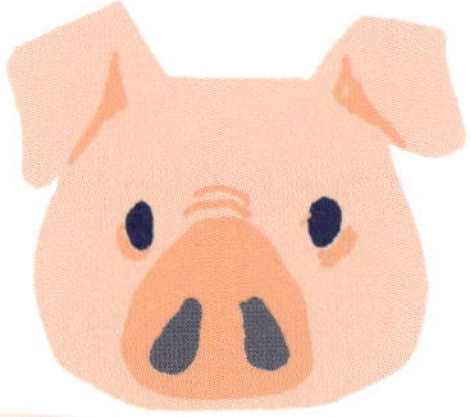

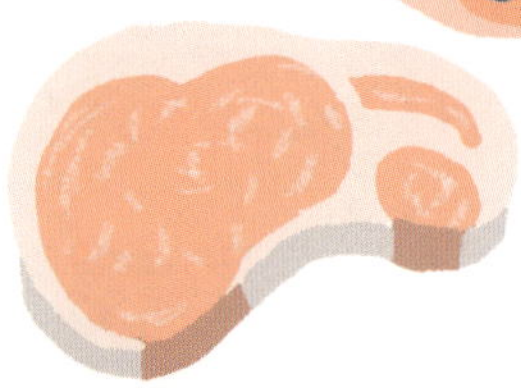

動物性たんぱく質と
鉄が豊富

【牛肉】

1回使用量：**100g**

栄養価ベスト3（もも脂身つき／1回量中）

1. 鉄　2.4mg
2. たんぱく質　19.6g
3. 脂質　8.6g

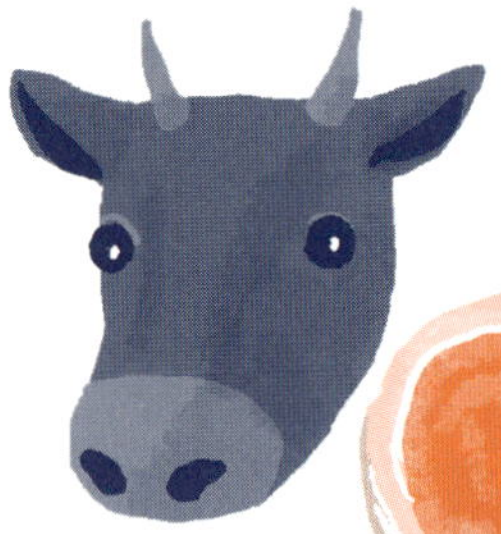

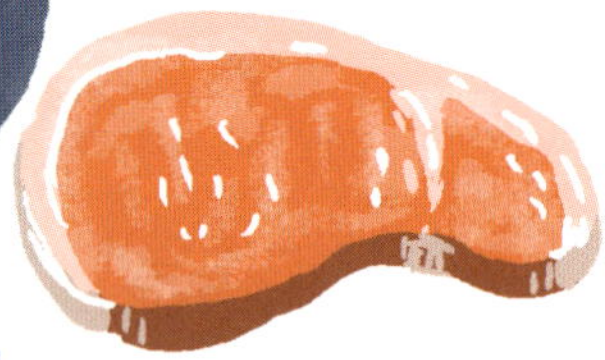

肉のきめが細かいほどやわらかい。

●栄養・効用

牛肉は良質のたんぱく質、鉄を多く含み、脂質の供給源ともなる栄養価の高い食べものです。特に鉄は、豚肉にくらべて非常に多く、**貧血**の人には有効です。また、必須アミノ酸を多く含むため、栄養不良による**むくみ**を解消し、足腰の筋肉を強くします。

一般に肉類を食べると体があたたまりますが、牛肉は豚肉よりもその作用が強いので、**冷え症**によい食べものです。胃腸のはたらきを助ける作用もあり、おなかが冷えて、**下痢**、**食欲不振**ぎみの人にも有効です。

コレステロールが比較的多いので、コレステロールの高い人は注意が必要。特にサーロイン、ロース、バラ肉、霜ふり肉は避けましょう。牛乳アレルギーの人も要注意です。

●調理法

消化率はよいのですが、加熱しすぎるとかたくなり、消化もわるくなるうえ、味も落ちます。胃液の分泌を促すナツメグやこしょう、ガーリックパウダーやにんにくを調理に活用するとよいでしょう。

ビタミンAと鉄が豊富なスタミナ食品

【レバー】

牛レバー　1回使用量：60g
栄養価ベスト3（生／1回量中）
1 ビタミンB_2　1.8mg
2 ビタミンA　660μgRAE
3 鉄　2.4mg

豚レバー　1回使用量：60g
栄養価ベスト3（生／1回量中）
1 ビタミンA　7800μgRAE
2 ビタミンB_2　2.16mg
3 鉄　7.8mg

鶏レバー　1回使用量：60g
栄養価ベスト3（生／1回量中）
1 ビタミンA　8400μgRAE
2 鉄　5.4mg
3 ビタミンB_2　1.08mg

●レバーとほうれん草の栄養比較（1 食分）

	鉄	ビタミンB_1	ビタミンB_2	ビタミンC
牛レバー（60g）	2.4mg	0.13mg	1.8mg	18mg
豚レバー（60g）	7.8mg	0.20mg	2.16mg	12mg
鶏レバー（60g）	5.4mg	0.23mg	1.08mg	12mg
ほうれん草（70g）	1.4mg	0.08mg	0.14mg	24.5mg

●栄養

レバーは、他の部位の肉にくらべて脂質やエネルギー量が少ないため、ダイエット食としてよく用いられます。主成分はふつうの赤身肉と同様に、たんぱく質、各種ビタミンです。特にビタミンAの含有量は、鶏レバーはにんじんの約19倍、プロセスチーズの約54倍と非常に多く、全食品中で最もすぐれた供給源になります。

ビタミンB群やCの含有量も野菜をはるかにしのぎ、たんぱく質もアミノ酸がたっぷりで、体内に吸収されるとムダなく血や肉となります。

また、レバーの特筆すべき特徴は、鉄、葉酸、ビタミンB_{12}・Cなど、造血作用の高いミネラルが非常に豊富なことです。豚、鶏、牛いずれのレバーも同様のすぐれた栄養価をもちますが、なかでも豚のレバーはとりわけ栄養価が高いようです。

●効用

レバーの豊富な鉄と葉酸、ビタミンB_{12}・Cのはたらきで、**貧血**予防に高い効果を示します。

さらに「美容のビタミン」とよばれ、**皮膚を健康に保つ**ビタミンA・B_2が多く含まれるので、女性には不可欠な食べものといえるでしょう。豚のレバーなら約５gで、ビタミンAの１日の必要量が補えます。

レバーが**肝臓病**の治療食となるのは、良質なたんぱく質が肝細胞を再生させ、豊富なビタミンとミネラルが肝臓の機能を活発にするためです。肝臓が健康にはたらけば、体内の老廃物を効率よく排泄しますので、**生活習慣病**予防に非常に効果的です。

●選び方・保存

発色がよく弾力のあるものが良品です。色が白っぽく濁っているものは古いので避けます。

内臓肉は細菌が付着しやすいため、家庭の冷蔵庫での保存は難しく、新鮮なうちに使いきるようにします。

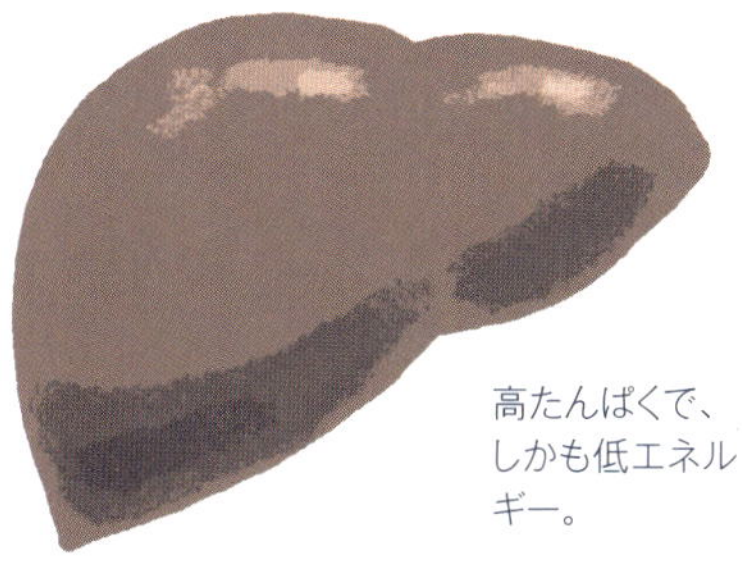
高たんぱくで、しかも低エネルギー。

おもしろ栄養学

レバーは血抜きしすぎると栄養も抜けてしまう

レバーの高い栄養価と効用はよく知られているものの、独特の臭みのために敬遠されがちです。肝臓には体内の多種多様な物質が集まるので、とても複雑なにおいになっていますが、ほとんどの臭みの正体は、肝臓内に残った血液と胆汁によるものです。また、口に入れたときには、胆汁酸による苦みが加わります。この苦みは肝臓に含まれるグリコーゲンの甘みでよけいに強調されるので、本当に厄介なものです。しかし、下ごしらえを正しく行えば、臭みは、かなり消すことができます。

まず、血液は時間がたつほど臭みが強くなるので、新鮮なレバーを買うことがポイントです。血液と胆汁は水溶性なので、血抜きは、薄く切って水にさらし、数回水を替えたのち流水で手早く洗います。ところが、ビタミンB群も水溶性のため、長時間の血抜きは栄養抜きにもなり、味も水っぽくなってしまいます。加熱することでも臭みはおさえられます。完全に血抜きをしようと考えるよりも、玉ねぎ、にんにく、こしょう、レモンなど、香りの強い食品や香辛料といっしょに加熱調理するとよいでしょう。

●薬屋に回す金を肉屋に回せ　読んで字のごとく、同じ金を使うなら、肉や魚を買って食べ、健康な体をつくれということ。

ビタミンC以外の栄養素をすべて含む"ほぼ"完全食品

【鶏卵】

1回使用量：**1個（60g）**

栄養価ベスト3（全卵・生／1回量中）

1	ビタミンB_2	0.26mg
2	ビタミンD	1.08μg
3	鉄	1.08mg

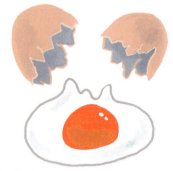

卵の殻の色は、鶏の種類によるちがいで、栄養価に変わりはない。

●栄養

良質のたんぱく質をはじめ、健康維持に必要な栄養素を、ビタミンC以外すべて補えることから〝完全食品〟とよばれます。鶏卵のたんぱく質はアミノ酸の組み合わせが非常によく、そのたんぱく価は食品中でもトップ。消化吸収にもすぐれ、半熟卵の場合では吸収率は96%にもなります。

卵黄の主な栄養素は、ビタミンA・B_1・B_2、鉄、リンです。卵白はほとんどが動物性たんぱく質で、ビタミンB_2も含まれています。

以前は「コレステロールが多く、多食は動脈硬化の要因になる」と敬遠されがちでした。しかし、卵黄に含まれるレシチンが脂肪を乳化させて血中コレステロール値を正常に保つことも判明。積極的に食べたい食材です。

●効用

卵は、牛乳とならんで栄養のバランスがベストな食べものです。ふだんの食事では不足しがちな必須アミノ酸のリジン、トリプトファンが豊富。さらに、大豆のたんぱく質には少ないメチオニンという必須アミノ酸が、**肝臓の解毒作用**を助けます。

胃腸病、**二日酔い**には、卵の殻の黒焼きが有効です。これはよく洗った殻をフライパンで茶色になるまでよくいり、細かくつぶして粉末にしたものです。服用すると胃酸や胃液の分泌をととのえ、自律神経を健康に保ちます。

滋養には地卵が、**高血圧**と**糖尿病**には酢卵が役立ちます。卵油を常用すれば**虚弱体質**の改善、**精力増強**、**心臓病**にも効果があります。

卵油は外用としても利用できます。患部によくすり込めば、**白髪**、**痔**、**切り傷**、**タムシ**、**やけど**などに有効です。

●選び方

商品の回転の早い店で、賞味期限を確かめ、ひびが入っていない、きれいなものを買うようにします。

濃度の薄い食塩水に入れると横になって沈むもの、割ったときに卵黄の部分が広がらず、こんもりと盛り上がるものが良質。割ったときに血が混じっている場合がありますが、これは鮮度や品質にまったく影響ありません。

●保存

卵白自体に細菌の繁殖を防ぐ成分が含まれているため、日もちがよいのが利点です。現在は、パック後2週間程度を、安心して生食できる期間、つまり賞味期限とすることが多いようです。

賞味期限後は、加熱して食べましょう。保存は、卵のおしりのまるいほうを上にして冷蔵庫で。なお、卵はほかの食べもののにおいが移りやすいので、魚やセロリなどの移り香に注意します。

●調理法

ビタミンCが含まれていないため、なるべく野菜と組み合わせた料理にするとよいでしょう。調理の際には、使う直前に割るようにします。

ゆで卵を作る場合は、塩水でゆで、冷水で熱を冷ましてから殻をむくのがコツ。ゆでる時間は、半熟なら100度で5～10分、かたゆでの場合は100度で約13分が目安です。

消化のよさでは半熟卵がいちばんで、生卵、かたゆで卵と続きます。

なるほどゼミナール

卵の食べすぎはコレステロールがたまる?

鶏卵1個に含まれるコレステロールは、平均250mgと多く、その分、血清コレステロール値も増えるはずです。しかし、数々の実験から、必ずしも食べた卵の量に比例して、血清コレステロール値が増えるものではないことが判明しました。

これは卵黄中のレシチンのためで、余分な脂肪を排出し、血管壁につくコレステロールをとり除くはたらきがあるのです。

そもそも食品からとったコレステロールは、4割が吸収され、あとの6割は便といっしょに排泄されるというデータもあります。吸収されるといっても、同時に十分な脂肪がなければ、値は上がらないのです。日本人は脂肪の摂取が少ないので、欧米人ほど神経質に卵を制限することはないでしょう。

ちなみに、卵黄に含まれているコリンは、脳を活性化し、認知症の予防などが期待できるといわれています。ビタミンB_{12}と合わせると、この効果はよりアップしますが、卵にはビタミンB_{12}も含まれているため、卵は認知症予防にもよいのです。

日本人に不足しがちな
カルシウムを十分に補う

【牛乳】

1回使用量：1杯（200mL）
栄養価ベスト3（普通牛乳／1回量中）

1 カルシウム 220mg
2 ビタミンB_2 0.3mg
3 脂質 7.6g

日本に伝わったのは飛鳥時代ですが、第二次世界大戦後、パン食の普及に伴い定着しました。それでも消費量はイギリスやデンマークの1/3ほど。現在ではそのまま飲料として用いられるほか、バター、チーズ、クリーム、粉乳などとしても広く利用されています。

●栄養

カルシウムをはじめ、良質のたんぱく質、リン、鉄、ビタミンA・B_2・Cなどのバランスが非常によく、卵同様、完全食品といわれるほど、たくさんの栄養素が含まれています。

特にカルシウムが豊富なうえ、その吸収を助けるリン酸、乳糖、カゼイン（牛乳の主要たんぱく質）も含まれているため、消化吸収にすぐれます。カルシウム不足になると、骨がもろくなるばかりか、精神的なストレスの原因になります。牛乳なら200mL（コップ1杯）、ヨーグルトなら100g（小さいカップ1つ）、チーズなら60g（6Pタイプ1個）の合計が1日の目安量です。調理の必要がなく、そのまま飲めるのも大きなメリットで、大変手軽で有効なカルシウム源といえるでしょう。

●効用

カルシウムは現代人に不足しがちな栄養素といえます。カルシウムは一般に骨をじょうぶにすることが知られていますが、ほかにも**神経の高ぶり**や**イライラ**を鎮め、**動悸**《どうき》や**心拍の異常**を予防するはたらきもあります。

日本は高齢社会になって、骨がスカスカになる**骨粗しょう症**に苦しむ人が増えています。骨粗しょう症は、性ホルモンの欠乏やカルシウム不足が関係しています。ふだんから予防策として、毎日牛乳を飲むようにしましょう。特に閉経後の女性は、ホルモンの乱れから血液中のカルシウムが減るため、十分な補給が必要です。

ビタミンB_2はエネルギー代謝を促進します。ビタミンCやEとともに過酸化脂質をおさえ、**動脈硬化**や**白内障**を予防します。牛乳の良質なたんぱく質は、**肝臓病**や**糖尿病**にも効果が期待でき、常飲すると**胃がん**や**脳卒中**の予防にも役立ちます。ただし、牛乳を飲むとおなかがゴロゴロする乳糖不耐症の人は、牛乳ではなく、ヨーグルトやチーズでとるとよいでしょう。

牛乳には**美肌**効果もあります。牛乳を溶かしたお湯で洗顔したり、牛乳風呂にしたりすると、肌がしっとりとなめらかになります。

●選び方・保存

容器に表示されている賞味期限をよく確かめて選びましょう。賞味期限は開封前のものです。開封後は、空気中の細菌が入り込むので、2～3日以内に使いきるようにします。ロングライフ牛乳は室温で4～6か月保存がききますが、やはり開封後は2～3日しかもちません。

びんづめの牛乳は、紙パックのものより空気が入りやすく、鮮度が落ちやすいので、保存には紙パックが向きます。他の食品の香りが移りやすいので、においの強いものといっしょに冷蔵庫に入れるのは避けましょう。

脂肪が気になる人は、低脂肪牛乳（脂肪がふつうの牛乳の1/2以下）か、無脂肪牛乳、脱脂乳がよいでしょう。

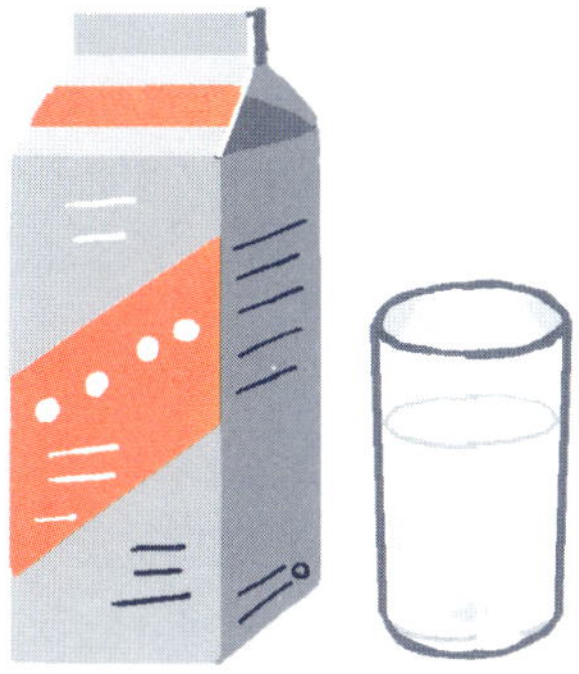

牛乳でおなかをこわす人は、少しずつゆっくりかむように飲んでみて。

おもしろ栄養学

牛乳を飲むと、おなかをこわしやすいわけは？

牛乳に含まれる糖は、ほとんどが乳糖です。乳糖はラクターゼとよばれる酵素によって分解される性質があります。この酵素は、ふだんから牛乳などの乳製品をとっていないと、はたらきが鈍ってしまいます。日本人の場合は、年齢を重ねるにしたがって乳製品をとらなくなる傾向があるので、高齢になるほど乳糖の消化力もだんだん鈍ってしまうのです。

これとは別に、牛乳たんぱく質に対するアレルギー、胃腸が弱い、心理的な要因などで、下痢をおこす場合もあります。下痢を防ぐには、ゆっくりと少しずつかむように飲むとよいでしょう。また、牛乳に限らず急に冷たいものを飲むと下痢の原因になるので、あたためてから飲むことをおすすめします。

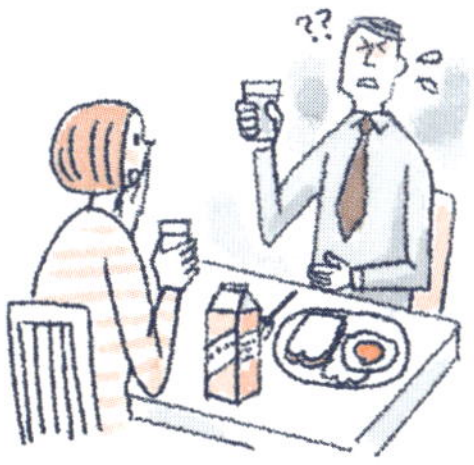

●新鮮な卵の見分け方　表面がざらざらしているほうが新鮮。卵が魚や肉にくらべて腐りにくいのは、殻が中身を保護しているため。

牛乳の栄養を凝縮。プロセスよりはナチュラルを

【チーズ】

- 1回使用量：**プロセスチーズ2枚（40g）**
- 栄養価ベスト3（プロセスチーズ／1回量中）
  1. カルシウム　252mg
  2. 脂質　10.4g
  3. たんぱく質　9.08g

古くから世界中で利用されてきた牛乳の加工食品で、その種類は500以上にも及びます。大きく分けると、乳酸菌と酵素で牛乳を発酵させたナチュラルチーズと、それを加熱処理したプロセスチーズの２種類があります。

ナチュラルチーズには、パルメザンチーズ、ゴーダチーズ、カマンベールチーズ、クリームチーズ、カッテージチーズなどがあります。欧米ではこのナチュラルチーズが主流となっています。日本では、かつてはプロセスチーズがほとんどでしたが、ワインブームなどからナチュラルチーズが主流になりつつあります。

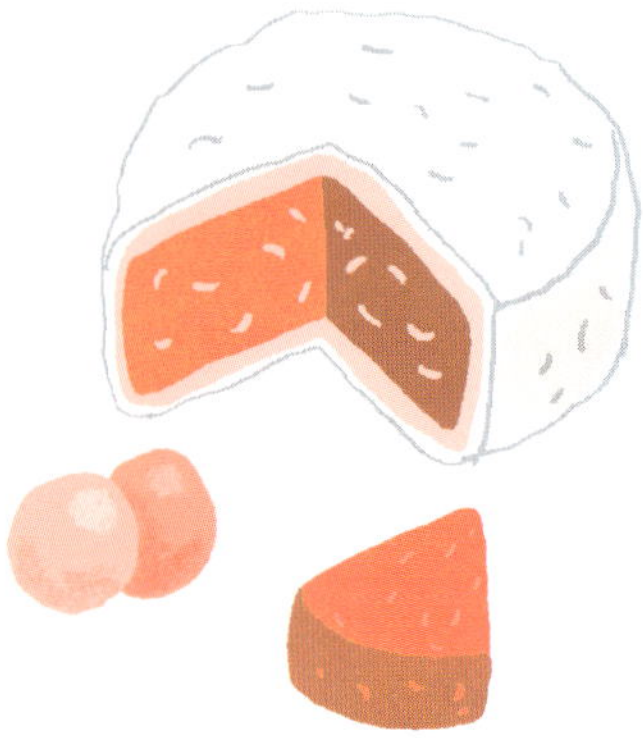

ナチュラルチーズは、以前は輸入品が多かったが、現在は国内での生産が盛ん。

●栄養

種類によって多少の差はありますが、良質なたんぱく質と脂質が主成分で、全体の50～60%以上を占めます。ほかには皮膚や粘膜を強くするビタミンAをはじめ、ビタミンB_1・B_2、脂質、ナイアシンなどを含みますが、種類や作り方によって栄養価も異なります。

●効用

牛乳の栄養素を効率よく摂取できるのがチーズです。しかも酵素のはたらきで牛乳のたんぱく質より消化しやすくなっています。日本人は乳糖不耐症といって、牛乳を飲むと下痢をする人や腹痛をおこす人が多いのですが、チーズなら安心して食べることができます。乳酸菌のはたらきにより、すぐれた**整腸**作用があり、**がん**予防になります。また、ビタミンB_2は**粘膜保護**に役立ち、**口内炎**の予防にもってこいです。

●選び方・保存

プロセスチーズは保存性はありますが、時間がたつとやはり風味は落ちるので、製造年月日の新しいものを選びます。ナチュラルチーズは、冷蔵庫で約１週間の保存が限度です。

長寿に役立つ乳酸菌がいっぱい

【ヨーグルト】

- 1回使用量：**100g**
- 栄養価ベスト3（プレーン／1回量中）
  1. カルシウム　120mg
  2. ビタミンB_2　0.14mg
  3. たんぱく質　3.6g

ヨーグルトは、牛乳を乳酸菌によって発酵させたものです。ヨーグルトを食べると腸内のビフィズス菌などの善玉菌が増え、逆に大腸菌のような腐敗菌の発育がおさえられるので、腸内が健康になり、若さを保つとされます。

●栄養・効用

たんぱく質、脂質、カルシウム、ビタミンB_1・B_2を含みます。乳酸菌には食物繊維によく似た整腸作用があり、**便秘**や**下痢**の改善に効果的です。また、血液中のコレステロールを減らすはたらきがあることも知られています。さらに、乳酸菌には体の免疫機能を高める作用があり、病気の予防やケガの治療はもちろんのこと、**がん**の予防にもつながります。

ヨーグルトのたんぱく質は、乳酸菌によってペプトンやペプチドにまで分解されているので、病中病後の人、乳幼児や高齢者でも、スムーズに消化吸収することができます。牛乳を飲むとおなかがゴロゴロする乳糖不耐症の人にもおすすめです。

老化防止に役立つビタミンB_2が多いのもうれしい点。B_2は脂質の代謝を促し、成長を助けますが、水溶性で体にためておけないので、手軽にとれるヨーグルトはうってつけです。

また、カルシウムにはリラックス効果がありますが、たんぱく質と乳酸を含むヨーグルトではより吸収が高まって、効力が増します。

●選び方・保存

１日に200gはとりたいヨーグルトですが、加糖のものだと肥満も気になるので、プレーン（無糖）を選ぶようにしましょう。

鮮度のよいものはきれいな白色をしています。１～２mmのうわずみ（乳清／ホエー）は気にする必要はありません。しかし、うわずみが多めで酸みが強く、変なにおいがしたら変質しはじめた証拠です。必ず10度以下の冷蔵庫で保存しましょう。

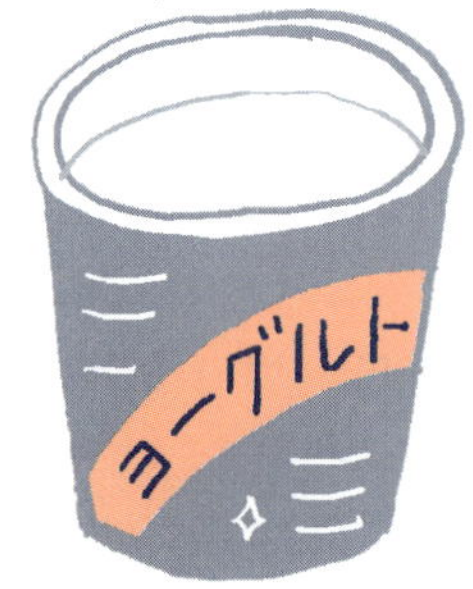

飲むタイプやフローズンも栄養成分はほぼ同じ。

疲労回復、スタミナ増進に一役。イライラ防止にもよい

【はちみつ】

- 1回使用量：大さじ1（20g）
- 栄養価ベスト3（1回量中）
  1. 炭水化物 15.94g
  2. 鉄 0.2mg
  3. ビタミンB_2 0.002mg

はちみつは、ミツバチが花から採取したミツです。花のミツの成分と、ミツバチの唾液が混じり合って、非常に高い栄養価を示します。

●栄養

主成分は炭水化物の一種であるブドウ糖と果糖です。このほかに、たんぱく質、乳糖、りんご酸、ビタミン類やカリウム、カルシウムなどのミネラルが含まれています。ビタミン類は、B_2、葉酸、パントテン酸など多種類が含まれているため、それぞれが有効にはたらきます。

●効用

ブドウ糖と果糖は、糖質の最小単位のため、単糖類とよばれます。糖質が人体に吸収されるときは単糖類のかたちにまで消化される必要があるので、もともとブドウ糖と果糖が主成分のはちみつは効率的。すぐエネルギーに変わり、**疲労回復**にすぐれた効果を発揮します。はちみつとりんご酢を合わせた「はちみつビネガー」（450ページ参照）の常飲もおすすめします。

ビタミンやミネラル類は血液をアルカリ性に保つので、**内臓や血管をじょうぶに**します。はちみつは特にパントテン酸が多く、**老化防止**に役立ちます。パントテン酸は、そのほか善玉コレステロールを増やして**心臓や血管の病気を予防**し、**免疫力**を高めてかぜなどの感染症を予防します。

造血作用のある葉酸に加えて、鉄も含まれていることから、**貧血**にも有効です。整腸作用もあるため、**下痢**と**便秘**のどちらにも効果的。また、豊富なカルシウムは情緒を安定させ、**イライラ**を鎮めます。

二日酔いにも有効で、深酒をした翌朝や、予防として酒席の前に、はちみつを補給すると回復を早めます。

かぜによる**せき**や**のどの痛み**にも、高い効果を示します。これは、はちみつに肺を潤す作用があるからで、白湯に少量のはちみつをたらして飲むと、のどの痛みやせきによく効きます。

だいこんおろしの汁1/3カップに、はちみつ小さじ1を加えた液でうがいすると、のどの炎症をやわらげます。

「はちみつは太らないと思い、安心して使っていたら太ってしまった」という声をよく聞きます。はちみつは砂糖にくらべて低エネルギーとはいえ、多くとりすぎれば、カロリーオーバーになりやすいのは同じこと。はちみつの80%は果糖とブドウ糖ですが、果糖はブドウ糖よりもたんぱく質と結びつく力が強く、その結果、中性脂肪を増やして、太る原因となるのです。肥満防止のためには、1日にとる量を大さじ2以下におさえるのがよいでしょう。

絶世の美女とうたわれるクレオパトラが、美容のためにはちみつを愛用していたというエピソードがありますが、その**美容**効果は、殺菌作用とビタミンB群のはたらきによるものです。

はちみつと卵黄を練り合わせたもので肌をパックしたり、乳液にはちみつを少量たらした液で肌をマッサージしたりするのもよいでしょう。ふだんから肌あれが気になる人は、洗顔後の肌に薄くはちみつをのばして、5～6分おいてから洗い流します。ナイアシンのはたらきで、くちびるのあれどめとしても利用できます。また、砂糖とちがってカルシウムを奪わず、しかも吸収が早いので、**骨・歯の発育**にもよい食べものです。

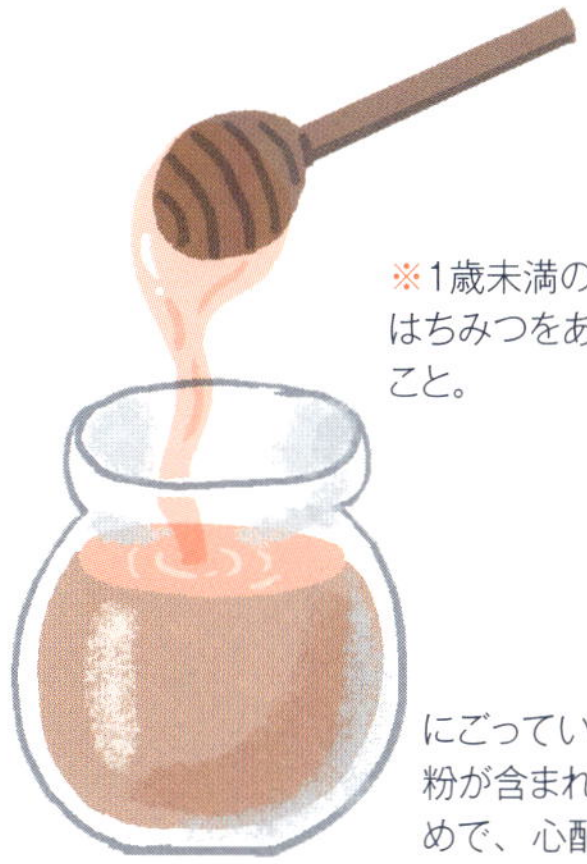

※1歳未満の乳児には、はちみつをあたえないこと。

にごっているのは花粉が含まれているためで、心配はない。

おもしろ栄養学　なんと花粉が完全食品

ミツバチは花のミツを集めて飛び回るときに、花粉をミツでこねてだんご状にし、巣にもち帰って保存食にしています。じつはこの花粉だんごが、栄養の宝庫なのです。

糖質、たんぱく質、脂質、ビタミン、ミネラルのすべてを含みます。しかも22種のアミノ酸、27種のミネラル、80種の酵素のほか、ホルモン成分や抗生物質も発見され、その豊富さからヨーロッパではパーフェクトフードとよばれています。薬効としては便秘、下痢、貧血、体力増強、精神安定が実証されています。

花粉を食べた働きバチが、のどから出す分泌液がローヤルゼリーで、これが女王バチの食べものです。はちみつとちがい、すっぱくて生臭いのが特徴です。中国では、〝王乳〟とよばれ、滋養・強壮・美肌効果があるとされています。

●釈迦を救ったヨーグルト　釈迦が苦しい修行で倒れたとき、村娘の乳がゆで救われたが、一説にヨーグルトのようなものだったとも伝わる。

疲労回復に威力を発揮。外用薬にもなる
【うめ】

1回使用量：**うめぼし中1個（5g）**

栄養価ベスト3（1回量中）

1 **食物繊維　0.18g**
2 **鉄　0.05mg**
3 カルシウム　3.25mg

古くから「うめは三毒（食べもの・血・水の毒）を断つ」「うめぼしを日ごと食べれば福をよぶ」などといわれるように、うめにはたくさんの効用が隠されています。欧米では「日本のアンズ」とよばれ、世界に知られる特産品になっています。

●栄養

青うめは約90%の水分と、少量のたんぱく質、炭水化物が主成分です。ミネラル・ビタミン・有機酸類は、ほかの食べものには類をみないほど豊富です。これは、うめぼしにすることで、一段ときわだった特徴になります。うめの有機酸は、クエン酸、りんご酸、コハク酸、酒石酸などで、ミネラル類はカルシウム、リン、カリウムなどです。このほかカロテンなどが含まれます。

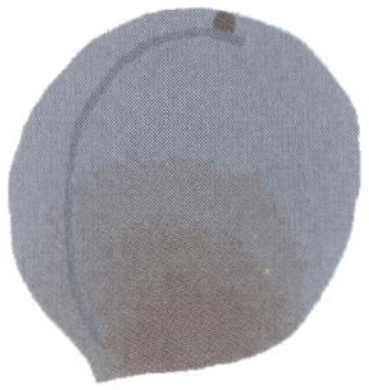

青うめは色鮮やかなものがよい。生の場合は成熟したものを食べること。

●効用

うめのクエン酸は**疲労回復**に役立ちます。炭水化物の代謝を促し、疲労によってたまった乳酸を燃焼させます。疲れがたまったときには、うめぼしを常用するとよいでしょう。豊富な有機酸は胃腸のはたらきを活発にし、食を進め、**便秘**や**肌あれ**に役立ちます。また、熱を吸収する作用があるため、**解熱**に有効です。かぜで熱があるときは、うめぼしをアルミホイルに包んであぶり、黒焼きを作ります。これを熱湯で溶いて飲むと汗を出し、熱を下げます。

二日酔いや**乗り物酔い**にもよく効きます。これはうめのピクリン酸が肝臓の機能を活性化させるためです。飲みすぎには梅肉エキスを、乗り物酔いにはうめぼしを口に含むと、不快感が緩和されます。

うめの酸には、殺菌・抗菌作用があることはよく知られています。おにぎりや弁当にうめぼしを入れるのは、**食欲増進**とともに**腐敗防止**のためです。刺身を食べるとき、わさびのかわりにうめぼしを使うと、強い殺菌作用がはたらいて生魚にあたりにくくなります。

●利用法

うめを薬用にするときには、生ではなく、うめぼし、梅肉エキス、うめ酢、うめ酒などにして利用します。梅肉エキスやうめ酢は、**食あたり**の特効薬として昔から有名です。うめ酒は、うめとアルコールの相乗効果で、常飲すると**冷え症**や**疲労回復**、**胃弱**、**不眠症**の改善に一役買います。

外用としては、うめぼしの果肉をガーゼにのばして患部に湿布すると、**はれもの**や**肩こり**、**リウマチ**、**神経痛**に効果的です。これはクエン酸が血行をよくするためです。

●選び方

うめの旬は6～7月。青うめは、粒がそろっていて色の鮮やかなもの、皮に傷や虫食いのないものを選びます。砂地で生長したうめは、皮が薄く、酸みが強すぎず、良質といわれています。長期保存の場合は、うめぼしにするのがいちばん。なお、未成熟の青うめを生で食べると、中毒をおこすことがあるので要注意です。

水分の宝庫で冷やす性質がある。熱を下げ、せきにも効果的
【なし】

1回使用量：**小1個（150g）**

栄養価ベスト3（生／1回量中）

1 **食物繊維　1.35g**
2 **炭水化物　16.95g**
3 ビタミンC　4.5mg

●栄養・効用

原産は中国で、古くから薬効が注目されています。

果肉の約90%が水分。甘み成分はしょ糖と果糖で、りんご酸やクエン酸も含まれます。ビタミン類はあまりのぞめませんが、消化酵素があるので肉料理などの**消化**を助けます。

また**解熱**作用があるので、熱による諸症状の緩和に役立ちます。のどや肺を潤して炎症をやわらげる作用もあり、**かぜ**や**扁桃炎**などでのどが痛むとき、**せき**や**たん**があるとき、**糖尿病**や**暑気あたり**でのどが渇くときなどにはうってつけです。**酒毒を消す**効果もあるとされ、さらに飲酒後ののどの渇きにもよいので、酒席にはおすすめです。

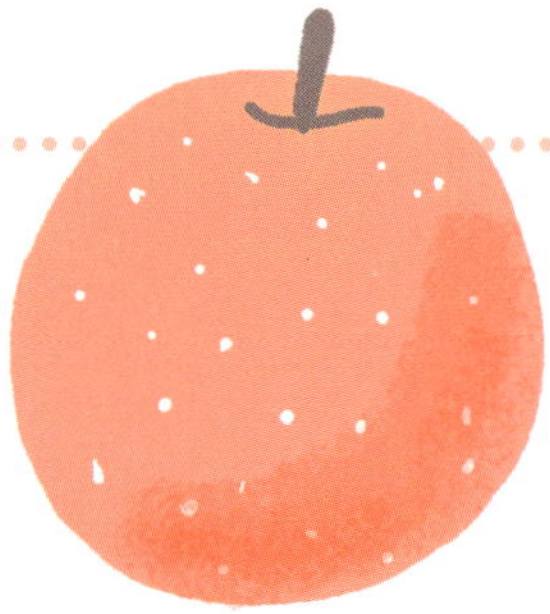

大きくてずっしりと重いものがよい。

「石細胞《せきさいぼう》」とよばれる果肉のザラザラには、便通を促す作用があるといわれ、**便秘**の人に有効です。

食べると体を冷やすので、下痢、冷え症、夏バテぎみの人は、多食は控えましょう。

クスリになる食べもの
うめ／なし／りんご／いちじく

便秘にも下痢にもよい。血圧も下げる

【りんご】

1回使用量：**小1個（160g）**

栄養価ベスト3（皮つき・生／1回量中）

1	食物繊維	3.04g
2	ビタミンC	9.6mg
3	ビタミンE	0.64mg

●栄養・効用

主成分は果糖、ブドウ糖などの糖質で、酸みのもとはりんご酸とクエン酸です。カリウムなどのミネラル類、ペクチンという食物繊維が豊富に含まれているのが大きな特徴です。ペクチンは水溶性で、水分を含むと寒天状に固まり、消化吸収されないまま体外に排出されます。また、乳酸菌といった善玉の腸内細菌の繁殖を助け、腸を健康にととのえます。りんごが**便秘**や**下痢**によいといわれるのはこのためです。ペクチンは果肉よりも皮に多く含まれるため、まるごと食べたほうがよいでしょう。寝る前に食べると、翌朝便通があるほどの即効性が期待できます。

豊富なカリウムは、体内の余分な塩分（ナトリウム）と結合して体外に排出するので、**高血圧**の改善にも役立ちます。りんごを毎日食べて、血圧を下げた実験例も知られています。血液中のコレステロールを下げる効果があるので、**動脈硬化**の予防に役立ちます。また、りんご酸やクエン酸は**胸のむかつき**や**せき**をやわらげる作用があり、**二日酔い**にも効果的です。

外用としては、すりおろしたものをガーゼにのばして湿布すると、**頭痛**を軽減。果汁を歯ブラシにつけて歯をみがくと、**口臭**予防にも効果的です。ただし、多食するとガスがたまりやすいので、腹部の手術後などには控えます。

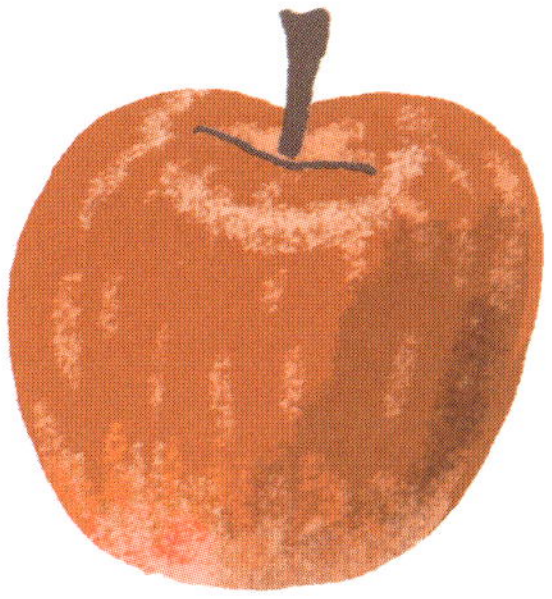
重く、香りのいいものがおいしい。

●選び方・保存

傷みがなく、表皮にハリとつやのあるものを選び、傷をつけないようにして室温で保存します。ほかのくだものといっしょに置くのはNG。りんごのエチレンガスの影響で、ほかのくだものの成熟を早めるので注意しましょう。

ただし、じゃがいもの発芽をりんごで防ぐことができます。じゃがいもの袋に1個入れておけば十分です。

おもしろ栄養学

りんご酢とはちみつが体に効く！

アメリカ一長寿者の多いバーモント州には、古くから伝わる民間療法があります。それがりんご酢とはちみつの常用です。その一部を紹介します。

●疲労回復、高血圧、めまい、かぜに……りんご酢とはちみつを大さじ2ずつコップに入れて混ぜ、水を適量加えて飲む。これが有名なバーモントドリンクで、うがいに使うと、のどの痛みが軽減される。冬は熱湯で溶くとよい。

●慢性頭痛に……りんご酢と水を同量、容器に入れてあたためる。ゆげが出てきたら、顔をゆげにあてる。

●美肌に……せっけんで洗顔後、りんご酢とはちみつを大さじ1ずつ入れた水で、もう一度洗顔する。

便秘や痔の特効薬。茎の汁はイボとりに

【いちじく】

1回使用量：**1個（80g）**

栄養価ベスト3（生／1回量中）

1	食物繊維	1.52g
2	ビタミンE	0.32mg
3	鉄	0.24mg

●栄養

糖質がほとんどで、少量のビタミンB_1・B_2・C、カルシウム、鉄などを含みます。このほかに、ペクチンという食物繊維が含まれています。

●効用

ペクチンが腸のはたらきを活発にするので、**便秘**に効果的。よく熟した実を1日に2～3個食べるとよいでしょう。未熟な実では効果がなく、胃が痛くなることもあるので要注意です。

痔の妙薬としても有名です。食用はもちろん、葉を煎じて座浴すると、おどろくほどの効果が期待できます。

そのほか、炎症をおさえる作用や、解毒作用があります。**のどの痛み**止めや、**黄疸《おうだん》**の治療に効果的です。

また、茎や葉から出る白い汁は、昔から**イボとり**、**虫さされ**に有効といわれ、利用されています。

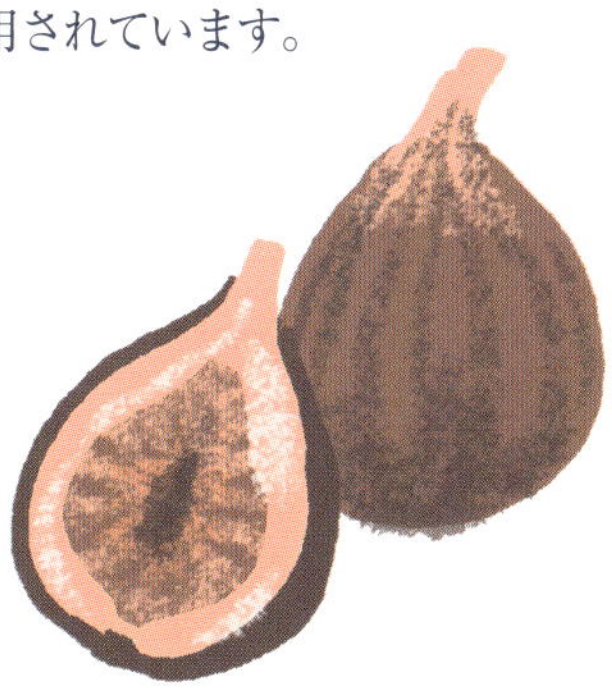
花が花嚢の中におさまって、外から見えないので「無《む》花《か》果《か》」ともいう。

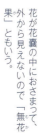

●「朝茶にうめぼし」のわけ　うめの酸みが消化器官を刺激して、食欲がわく。微量のピルビン酸が内臓器官に活力をあたえる効果も。

1日3個で
必要量のビタミンCがとれる

【みかん】

1回使用量：**1個（80g）**
栄養価ベスト3（うんしゅうみかん・生／1回量中）

1	ビタミンC	26.4mg
2	ビタミンA	73.6μgRAE
3	ビタミンB1	0.07mg

●栄養・効用

ビタミンCが豊富で、大きいサイズを1日3個食べれば、成人1日分の必要量を満たします。袋には食物繊維のペクチン、白いすじにはビタミンB1・C・Pが含まれています。袋ごと食べれば**便秘**に効果的です。

すっぱさのもとであるクエン酸には、腸をととのえ、血行をよくするはたらきがあります。ペクチンやビタミンPが毛細血管を健全にし、**動脈硬化**や**高血圧**の予防に役立つので、その意味でも袋ごと食べたいものです。ただし体を冷やすので、冷え症、腎炎、膀胱《ぼうこう》炎、ぜんそくの人は多食しないように。

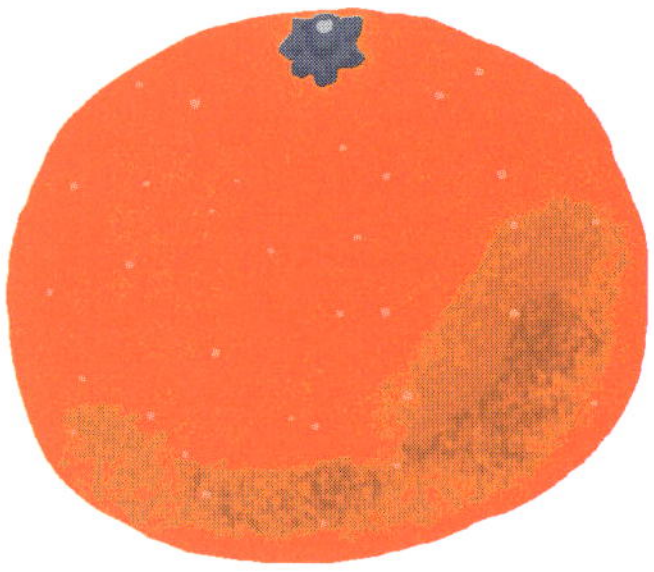

ヘタがついているものが新鮮。

みかんの効用のなかで特に注目したいのが皮の部分。カラカラに乾燥させた皮を砕き、これに熱湯を注いで飲むと、**健胃**薬として利用でき、また、**かぜの熱**を下げます。入浴剤にすれば体をあたため、**冷え症**にも有効です。ただし、ノーワックスのものに限ります。

●選び方

表面につやとハリがあるもの。中身が締まっているものを選びましょう。

足腰を強くする。
ビタミンCも豊富

【栗】

1回使用量：**5〜6個（50g）**
栄養価ベスト3（生／1回量中）

1	ビタミンC	16.5mg
2	食物繊維	2.1g
3	ビタミンB1	0.11mg

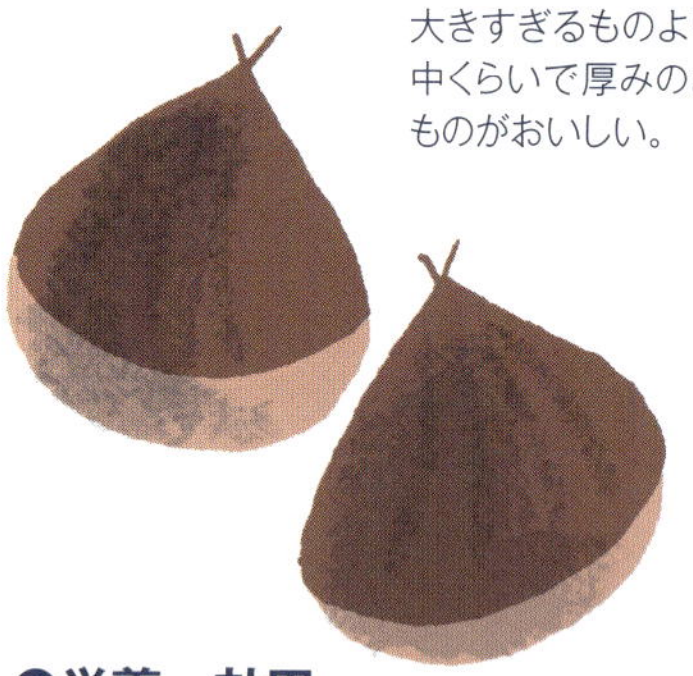

大きすぎるものより、中くらいで厚みのあるものがおいしい。

●栄養・効用

主成分は糖質で、しょ糖が多いため強い甘みがあります。脂質、ビタミン、ミネラルが豊富に含まれ、**滋養**食品として病後の人や幼児にぴったりです。なかでもビタミンCはグレープフルーツに匹敵するほど。皮が厚いので、実を焼いてもビタミンCは損なわれません。生栗には、**筋力を強化**する作用があります。高齢者で足腰が弱っている人、下肢の弱い幼児などは、細かく砕くか、すりおろして常食するとよいようです。生では消化がよくないので、胃が弱い人はゆっくりよくかみ、唾液といっしょに飲み込むこと。1回量は多すぎないようにしましょう。

葉の煎じ汁は、うるしや毛虫などの**かぶれ**に有効で、入浴剤としても利用できます。

●調理法・保存

渋皮をとるには、鬼皮をむいてから水といっしょにすり鉢に入れ、手でこすりながら洗うときれいにむけます。

湿りけのあるおがくずに入れ、冷暗所に置けば2〜3か月はもちます。

実は便秘に、
葉は皮膚トラブルに有効

【桃】

1回使用量：**1個（150g）**
栄養価ベスト3（生／1回量中）

1	ビタミンE	1.05mg
2	ビタミンC	12.0mg
3	食物繊維	1.95g

中国では「長生の実」「仙果」などといわれ、邪気を払うくだものとして珍重されてきました。

●栄養・効用

食物繊維のペクチンが豊富で、常食すれば**便秘**の改善に役立ちます。

血を新しくする効果があります。特に種子にはその効果が著しく、漢方薬では桃仁《とうにん》とよばれて、女性の**血の道症**には欠かせない生薬とされています。魚を食べたときの**食あたり**にもよく用いられ、特にマグロにあたったときには抜群の効果が期待できます。

葉にはタンニンが含まれ、**消炎**・**収れん**（ひき締める）・**止血**・**抗菌**作用にすぐれ、古くから入浴剤に使われます。**あせも**、**湿疹**、**ただれ**、**かぶれ**など、肌トラブルに効果を発揮します。

●選び方

表面の赤い部分の色が濃く、全体に産毛が密生しているものを選びましょう。割れ目を中心に左右対称で、ふっくらとまるみがあり、大きめのほうが味がよいようです。

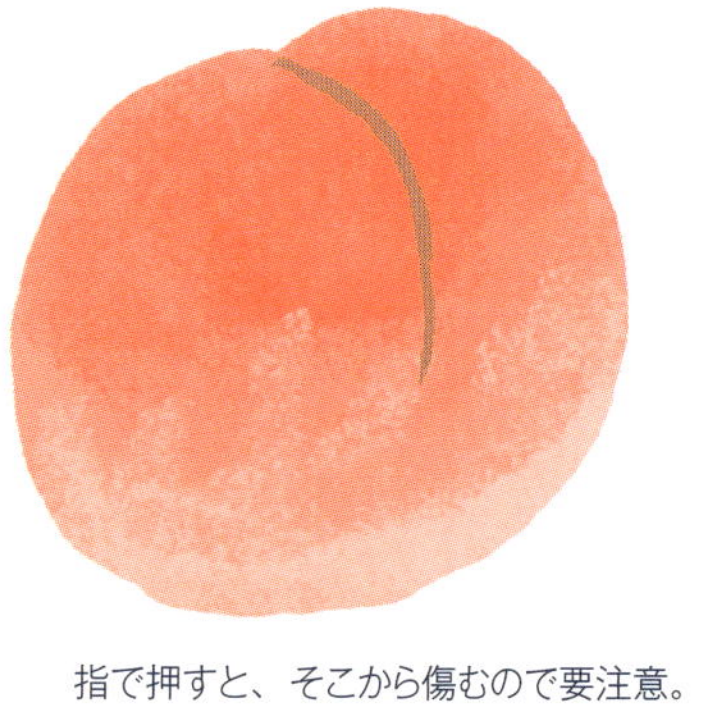

指で押すと、そこから傷むので要注意。

低エネルギーで高ビタミン
【グレープフルーツ】

1回使用量：**1/2個（200g）**
栄養価ベスト3（ホワイト・生／1回量中）

1	ビタミンC	72.0mg
2	ビタミンB_1	0.14mg
3	ビタミンE	0.6mg

多汁で、苦みと酸みをおびたグレープフルーツは、柑橘類にもかかわらず「グレープ」という名前がついています。これは、甘い香りがぶどうに似ているためとも、実のなる状態がぶどうの房のようにたれさがっているからともいわれています。

●栄養・効用

成分的にはほかの柑橘類と大差はありませんが、ビタミンCの豊富さは夏みかんとともにダントツで、1個で1日のビタミンCの必要量以上が摂取できるほど。**かぜ**の予防や**疲労回復**、**二日酔い**に最適です。糖質が少ないので、**ダイエット**中のビタミン補給にも役立ちます。食物繊維のペクチンも含み、**便秘**の改善も期待できます。

寝つきがわるいとき、あたためたグレープフルーツジュースを飲むと効果的です。また、卵黄と混ぜて顔に塗ると、**肌つや**をよくします。ただし、しみができやすい人には向きません。

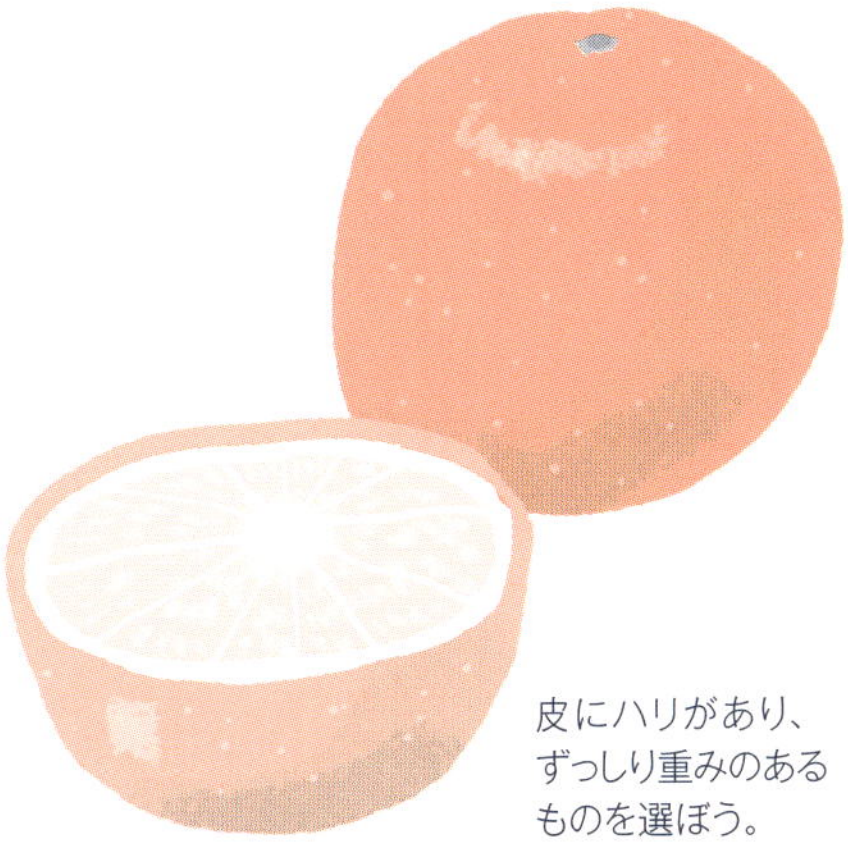

皮にハリがあり、ずっしり重みのあるものを選ぼう。

かぜの予防や美肌に。皮から実までムダなく使える
【レモン】

1回使用量：**1切れ（7g）**
栄養価ベスト3（生／1回量中）

1	ビタミンC	7.0mg
2	食物繊維	0.34g
3	ビタミンE	0.11mg

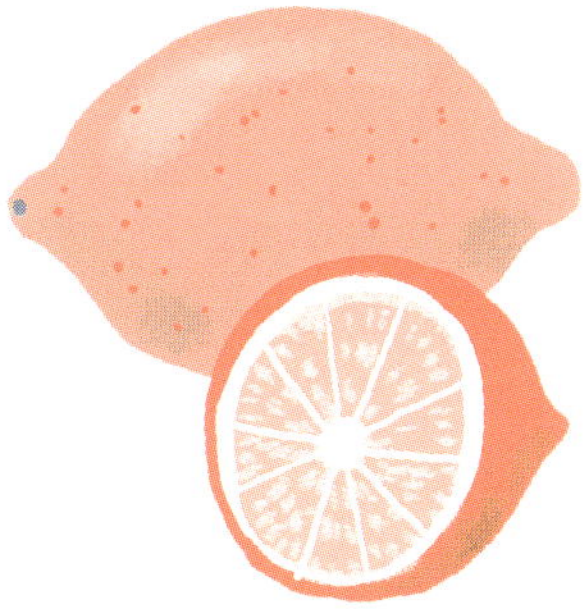

大きさのわりに重いものがよい。

●栄養・効用

ビタミンC、カルシウム、クエン酸が豊富に含まれています。特にビタミンCの含有量は、柑橘類のなかでもトップクラスです。レモン2個を毎日食べていれば、まずビタミンC不足になることはありません。豊富なビタミンCは、**かぜ**の予防をはじめ、**しみ、そばかす**などの肌のトラブルを防ぎます。また、**肝臓のはたらきを活発に**するうえ、解毒作用もあるため、**二日酔い**にも一役買います。すっぱさのもとになっているクエン酸には、高い**疲労回復**効果があり、スポーツなどで汗をかいたあとにはぴったりです。

また、皮で手足をこすると、**ムダ毛の脱色**に役立ちます。皮は捨てずにきざんで布袋につめ、レモン風呂にすれば、**美肌**効果も期待できます。

●選び方・保存

皮に光沢があり、持ったときに重量感のあるものを選びます。切り口が空気にふれると、ビタミンCが壊れてしまうので、断面をラップでくるんで冷蔵庫で保存します。

さわやかな酸みが疲労回復を促す
【夏みかん】

1回使用量：**1/2個（200g）**
栄養価ベスト3（生／1回量中）

1	ビタミンC	76.0mg
2	ビタミンB_1	0.16mg
3	食物繊維	2.4g

原産地は山口県です。強い酸みが特徴ですが、最近ではすっぱさをおさえたものも出回っています。

●栄養・効用

ビタミンCが豊富で、中くらいの大きさのものを1個食べれば、1日の必要量以上を満たしてくれます。酸みのもとは、みかんと同じクエン酸ですが、含有量は2倍にもなります。このクエン酸は**疲労回復**に役立ち、**動脈硬化**を予防する作用にすぐれています。さらに、ビタミンB_1が体内の糖質を分解してエネルギーにするので、一層すぐれた疲労回復効果を発揮します。皮は**健胃**薬の原料になるほか、手足や顔をふくと、なめらかな**美肌**効果も期待できます。入浴剤にすれば、**神経痛**や**リウマチ**、**腰痛**にも役立ちます。

●選び方・保存

旬は3～5月で、それ以降になると水分が少なくなり、味も落ちます。実が締まり、重量感のある、ヘタつきのものを選びます。室温で保存可能ですが、なるべく早めに食べましょう。

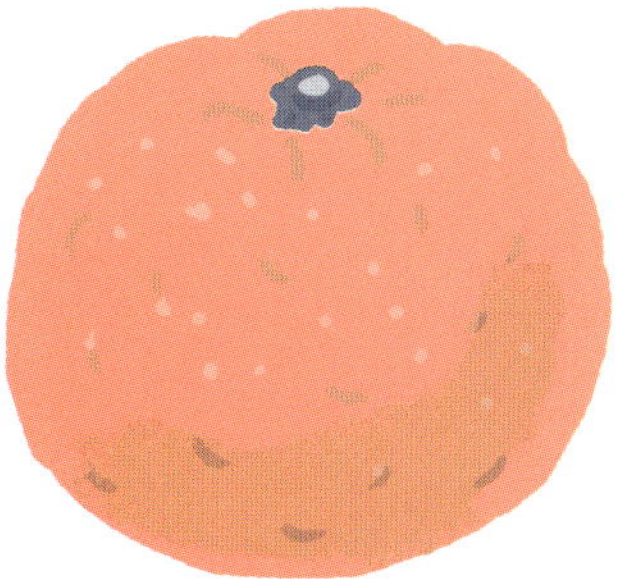

酸みの強いものほど、疲労回復の効果も高い。

●青みかんの意外な薬効　ガスがたまって腹痛があるときや、胸や乳房が痛むときは、青みかんの皮がよい。乾燥させて服用する。

貧血や便秘に効き、美肌効果も高い

【プルーン】

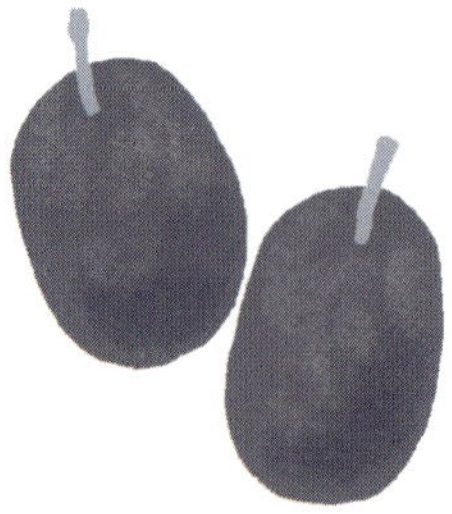

完熟後に収穫してから乾燥させるので、栄養豊か。

1回使用量：**2個（15g）**

栄養価ベスト3（乾燥／1回量中）

1	食物繊維	1.08g
2	ビタミンE	0.23mg
3	炭水化物	9.36g

●栄養

プルーンは、ミラクルフルーツ（奇跡のくだもの）、ワンダーフルーツ（驚異のくだもの）などと称えられています。カルシウム、鉄、カリウムなどのミネラル類、ビタミンA・B_1・B_2・ナイアシン、パントテン酸などのビタミン類が豊富に含まれ、さまざまな効能にすぐれているからです。

プルーンに含まれるカリウムは、ナトリウムにくらべ220倍にもあたり、日本人にみられがちな「ナトリウム過多、カリウム不足」を予防するのにぴったりのくだものといえます。ビタミンの含有量をみてみると、B_1はりんごの3倍、キウイフルーツの7倍です。B_2もぶどうの7倍と、ほかのくだものにくらべて多くなっています。また、鉄が豊富なのも特徴で、ぶどうやみかんの10倍となっています（各100g中）。

●効用

豊富な鉄が**貧血**予防にすぐれた効果を発揮。1日10個を常用すれば、2か月ほどで貧血が改善するといわれ、欧米の病院では、妊婦や手術後の患者に食べさせることも多いようです。レバーだとにおいがどうしても苦手という人の、鉄補給に最適といえるでしょう。

またペクチンが多く、**緩下**《かんげ》・**整腸**作用は昔からよく知られていました。特に、便秘薬にありがちな習慣性や副作用がないため、**妊婦や乳幼児の便秘**にも安心して使用できます。**美肌**効果も高いので、肌あれが気になる女性には常食をおすすめします。ただし食べすぎると下痢をするので注意しましょう。

●保存

長時間水に漬けたり、水洗いしたりすると、水溶性ビタミンが溶け出してしまうので気をつけましょう。また水けに弱いので、よく水けをきってから保存します。

子供や病後の人の回復食に最適

【バナナ】

1回使用量：**1本（150g）**

栄養価ベスト3（生／1回量中）

1	ビタミンC	24.0mg
2	ビタミンE	0.75mg
3	炭水化物	33.75g

●栄養・効用

糖質が豊富で、エネルギーの多さはくだもののなかでもトップです。とても消化がよく、主食がわりにも利用できます。栄養面からみても、エネルギー、たんぱく質はじゃがいも並みです。カリウム、カロテン、食物繊維なども含まれています。食物繊維の一種ペクチンが多いのも利点です。

バナナが完熟すると、糖質は消化しやすい果糖やブドウ糖に変わるため、病後の人や子供、激しい運動をする人の**エネルギー源**として最適。腸のはたらきを活発にして、**便秘**に効果的なペクチンと、肌トラブルに役立つビタミンAの相乗効果が強い薬効を示します。

便秘ぎみで**肌あれ**や**吹き出もの**が気になる人には、常食がおすすめです。バナナは体を冷やすはたらきがあり、**かぜ**の熱冷ましにも利用できます。ただし、胃腸が弱く下痢をしやすい人は、多食を控えましょう。

茶色い斑点（シュガースポット）が出てきたら、食べごろ。

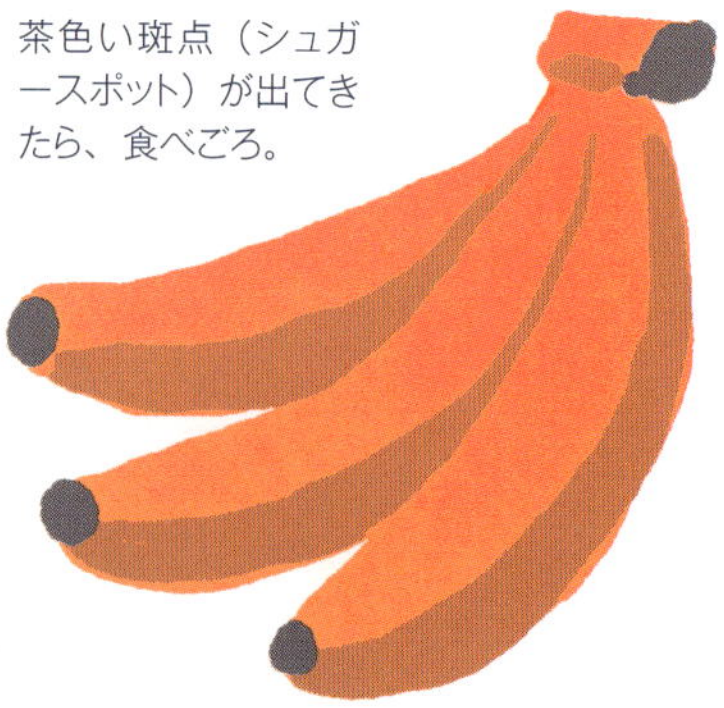

おもしろ栄養学

「朝のくだものは金《きん》」そのわけは？

ビタミンCと食物繊維が豊富なくだもの類は、忙しい朝の強い味方です。生のままで食べられるので、手軽なうえ、ビタミンCも損なわれません。

一般に、体を動かして体熱を出すと、ビタミンCの消耗が激しくなります。ビタミンCは体内にはあまりストックがないので、活動前の朝食でとるのが理想的なのです。また、果糖がエネルギー源となりますし、食物繊維は腸の運動を活発にして消化吸収を高めるので、この点でも朝十分に補給しましょう。

夜にくだものをとることは、体を冷やすほか、果糖が使われず脂肪になりやすいので、好ましくありません。

胃のもたれや
便秘に効果的

【キウイフルーツ】

1回使用量：**1個（100g）**
栄養価ベスト3（グリーン・生／1回量中）

1	ビタミンC	69.0mg
2	ビタミンE	1.3mg
3	食物繊維	2.5g

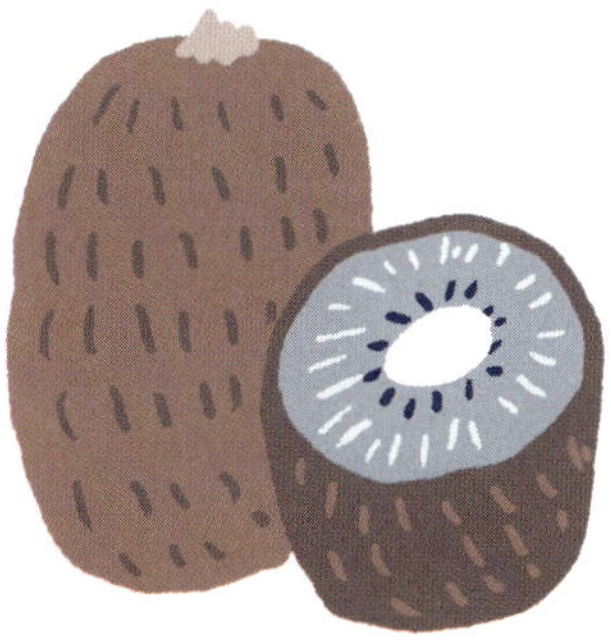

軽く握って弾力のあるものが食べごろ。

ニュージーランドの国鳥「キーウィ」の姿によく似ていることから、この名前がつきましたが、原産は中国です。主にイタリア、ニュージーランド、中国で生産されています。

●栄養・効用

ビタミンCが豊富で、**疲労回復**や**かぜ**の予防、**熱があるときの栄養補給**にうってつけです。食物繊維の一種ペクチンも多く、カリウム、ビタミンEも含まれています。

たんぱく質分解酵素である、アクチニジンのはたらきも見逃せません。アクチニジンがたんぱく質を分解するため、肉類を食べたあとなどの**胃もたれ**に効果的です。毎日1個、朝食前に食べる習慣をつけると、**便秘**の改善にすぐれた効果を示します。

●選び方・保存

熟しきっていない、ちょっとかためのものを選び、りんごやバナナといっしょにポリ袋に入れ、熟してから食べます。食べごろになるまで冷蔵庫には入れず、室温で保存してください。

ビタミンCが多く、
かぜの予防にも最適

【いちご】

1回使用量：**8〜10個（120g）**
栄養価ベスト3（生／1回量中）

1	ビタミンC	74.4mg
2	食物繊維	1.68g
3	ビタミンE	0.48mg

●栄養・効用

何といってもビタミンCの多さが特徴。12個で1日の必要量がとれます。たばこを1本吸うとビタミンCは約25mg破壊されますから、愛煙家はぜひ。**かぜ**の予防はもちろん、肌にメラニン色素が沈着するのを防ぐ作用もあり、**しみ**、**そばかす**を予防し、**美容**効果も期待できます。歯ぐきから血が出る人は常食すると歯ぐきをじょうぶにし、**歯周病**の予防にもつながります。

外用としては、葉を塩でもんで1日数回患部に塗ると、**ウオノメ**とりに役立ちます。いちごのしぼり汁を牛乳で溶くと乳液にもなり、肌のよごれや脂を落とし、肌をさっぱりとさせる効果も期待できます。

●選び方・保存

加熱するとビタミンCが失われてしまうので、生食がいちばん。表面につやがあり、でこぼこしていないものを選びます。ビタミンCは水溶性なので手早く洗います。このとき、ヘタをとるとビタミンCが損なわれやすいので、つけたままで洗います。

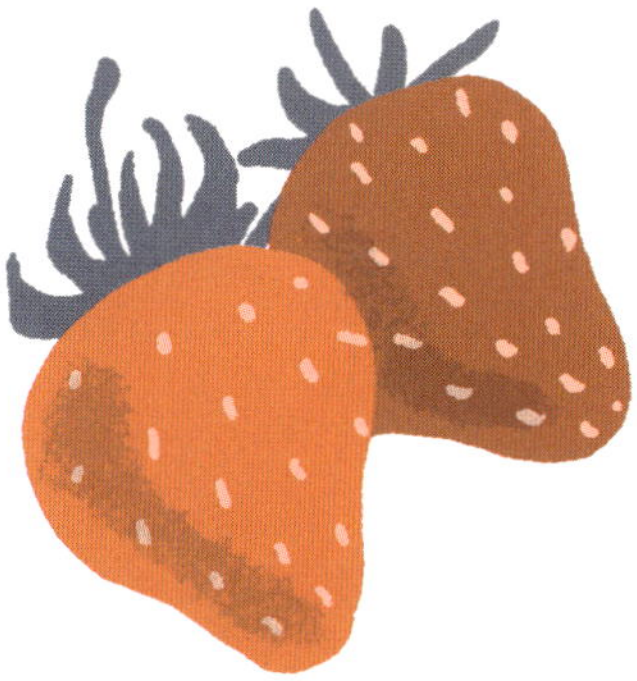

よく熟し赤く、ヘタが濃い緑でそりかえっているものを選ぶ。

かぜやせきどめに。
葉は入浴剤に利用

【びわ】

1回使用量：**2個（100g）**
栄養価ベスト3（生／1回量中）

1	ビタミンA	68μgRAE
2	食物繊維	1.6g
3	ビタミンC	5.0mg

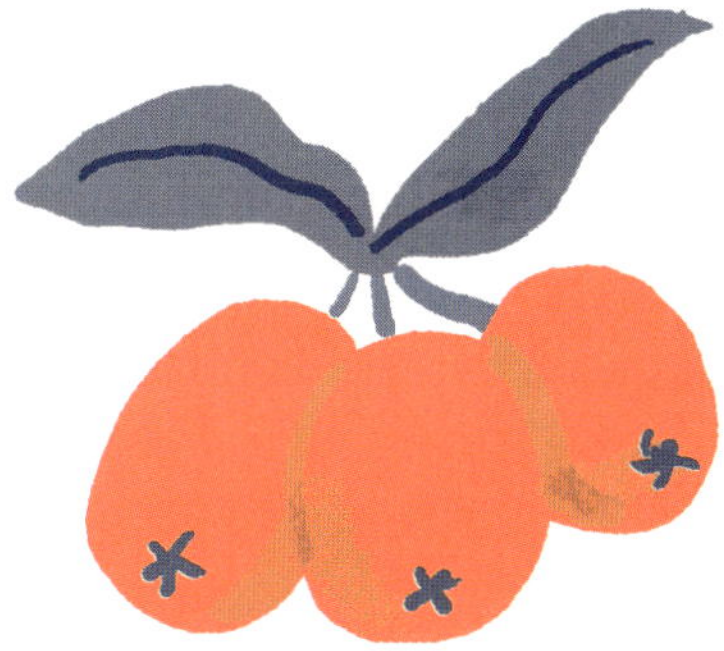

表面が白っぽい産毛におおわれているものが新鮮。

●栄養・効用

実にはカロテンが含まれています。含有量はくだもののなかで1、2を争う多さです。このほか、実にはビタミンA・C、カルシウム、鉄が、葉にはサポニン、タンニン、ブドウ糖が含まれ、多くの薬効が隠されています。

かぜで熱があり、**せき**や**たん**が出るときには、実を生で食べるとよいでしょう。せきが激しくてつらいときには、実に砂糖を加えて煮つめたものが効果的です。びわ茶は、葉の裏の産毛をとり除いて陰干しにしたあと、細かくして煎じたもの。**疲労回復**、**食欲増進**、**かぜ**の予防、**利尿**に効果的です。よく冷やしたびわ茶にはちみつを加えて飲めば、**暑気あたり**、**夏バテ**によく効きます。葉を煎じて患部に塗ったり、入浴剤として利用したりすると、**あせも**や**皮膚炎**の治療に役立ちます。

●選び方

産毛が密生していて、傷みのないものを選びます。果肉がやわらかく傷みやすいので、すぐ食べるようにします。

●みかんが黄色くなると医者が青くなる　秋の過ごしやすい季節になると、ビタミン豊富なくだものが多く出回るので、病気になりにくい。

実も葉も昔から貴重な栄養食
二日酔いにも効果が

【柿】

- 1回使用量：**1個（150g）**
- 栄養価ベスト3（甘柿・生／1回量中）

1	ビタミンC	105mg
2	食物繊維	2.4g
3	ビタミンA	52.5μgRAE

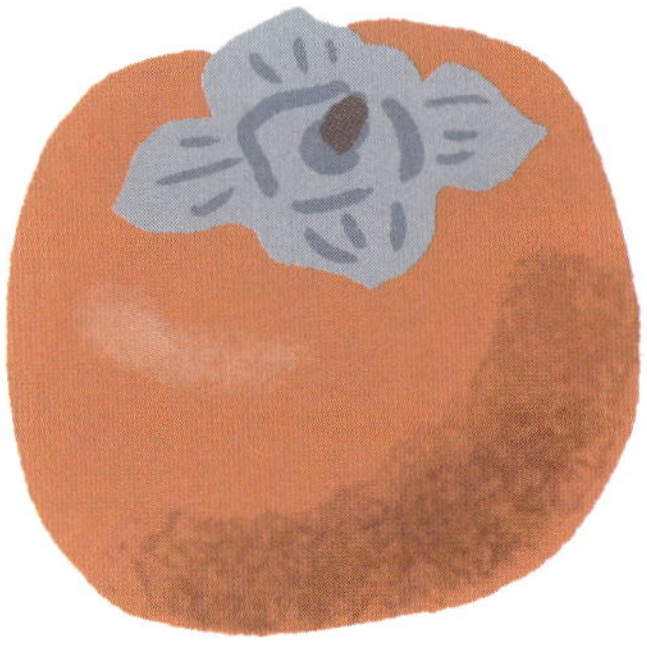

赤みが濃くつやがあり、ヘタが緑色のものを選ぼう。

●栄養

ビタミンCが豊富で、1個で1日の必要量以上を満たします。また、ビタミンAの存在も見逃せません。干し柿にすると、Aは約3.5倍になりますが、Cはほとんど失われてしまいます。

●効用

柿が**二日酔い**に効果的であることは有名です。酒を飲む前に食べれば、わる酔い防止に。また、**乗り物酔い**にも有効です。ビタミンA・Cが体の抵抗力を高め、粘膜を強くするので、常食すれば**かぜ**の予防にもうってつけ。ただし、体を冷やす作用が強く、胃腸が冷えやすい人、産後や病後の人は多食を控えます。干し柿にすると冷やす作用は緩和され、**体力を補う**効果が出ます。また、柿はタンニンを含むので、食べすぎは便秘を招きます。

ヘタにもすぐれた薬効があり、**しゃっくり**がとまらないときにヘタ10個分を1カップの水で煎じて飲むと、効果てきめん。常用すれば**夜尿症**にもよいようです。葉はビタミンCの含有量が非常に多く、柿の葉茶として市販されています。常飲すれば新陳代謝が活発になり、**動脈硬化**、**高血圧**にも有効です。ただし、コーヒーや紅茶と飲み合わせると効果なし。

渋柿は外用薬にもなります。患部に塗れば**うちみ**、**やけど**、**しもやけ**、**虫さされ**、**痔**に効果が期待できます。

おもしろ栄養学

りんご1個で渋柿が甘くなる

柿の渋みのもとはシブオールというタンニンです。これは水溶性で、食べると唾液に溶け出して渋く感じられるのです。渋抜きには、焼酎や温湯につけたり、炭酸ガスを吹きかけたりする方法がありますが、簡単なのが左図のやり方です。

りんごから出るエチレンガスの作用で、1週間もすると渋みが抜けます。

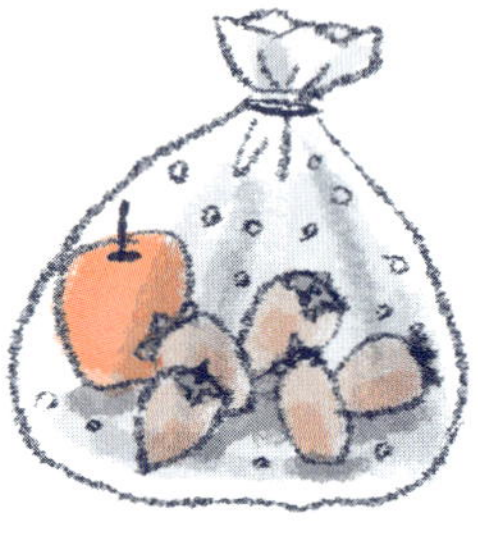

ポリ袋に数か所穴をあけ、りんご1個と渋柿5個を入れ、口を閉じる。

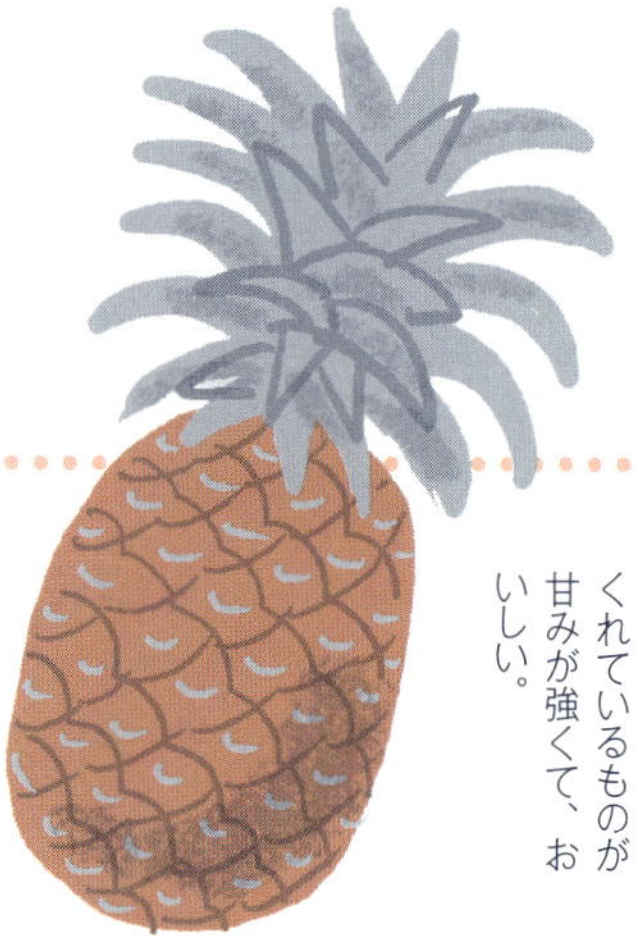

実の下のほうがふくれているものが甘みが強くて、おいしい。

肉の消化を助ける。
疲労回復、夏バテによい

【パイナップル】

- 1回使用量：**150g**
- 栄養価ベスト3（生／1回量中）

1	ビタミンC	40.5mg
2	食物繊維	2.25g
3	ビタミンB_1	0.12mg

●栄養

糖質が多く、酸み成分はクエン酸をはじめ、りんご酸や酒石酸です。ビタミン類はB_1・B_2・Cが含まれ、食物繊維もあります。

また、パイナップルには、ブロメリンというたんぱく質分解酵素が含まれています。このブロメリンは、肉をやわらかくして消化を助ける作用があります。ポークソテーの上にパイナップルの輪切りをのせたり、酢豚に用いられるのはこのためです。

ただし、この効果は60度以上の熱を加えると失われてしまいます。ですから高温処理された缶詰には、この効果はありません。

●効用

ブロメリンは、腸内の腐敗物を分解するため、**下痢**や**消化不良**、**ガスの発生**などの消化器障害に役立ちます。また、食物繊維は**便秘**を改善します。

酸みのある食べものは全般に**食欲増進**に効果的ですが、パイナップルに含まれるクエン酸にもその作用があります。新陳代謝を高めるビタミンB_1も多いため、**疲労回復**、**夏バテ**に有効です。ただし、食べすぎると、口の中や胃があれます。潰瘍《かいよう》のある人は生のパイナップルの多食は控えましょう。缶詰なら心配はいりません。

食べれば、すぐエネルギーになる【ぶどう】

1回使用量：**50g**
栄養価ベスト3（生／1回量中）
1. 炭水化物 7.85g
2. ビタミンB_1 0.02mg
3. 食物繊維 0.25g

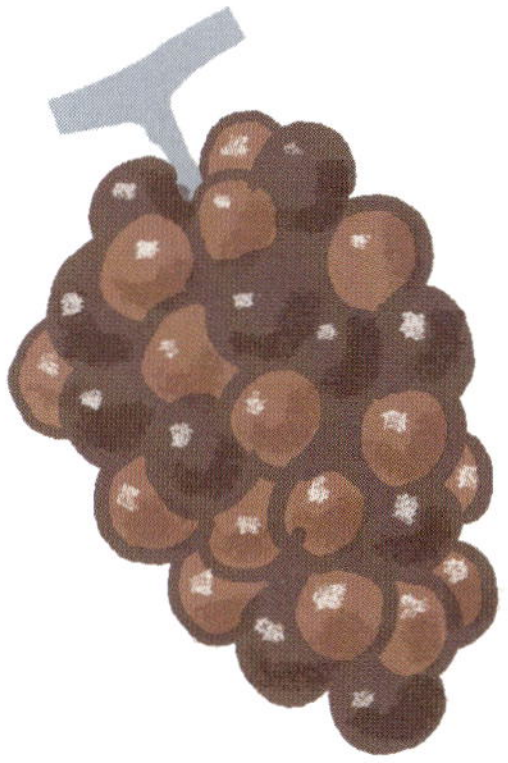

枝側が最も美味。房の最下部が甘ければ、その房全部が甘い。

●栄養・効用

主成分はブドウ糖、果糖などの糖質で、豊富な酒石酸、クエン酸やビタミンB_1・B_2・Cやカリウム、リン、カルシウム、鉄などのミネラルを含みます。

カリウムには**利尿**作用があり、むくみをとって**血行を促進**します。また**高血圧**にも効果的です。ぶどうの糖質は体内ですばやくエネルギーに変化するので、**疲労回復**、**病中・病後の栄養補給**に有効です。

干しぶどうにすると、糖質が増加してさらに効果的です。干しぶどうは鉄も多く、常食すれば**貧血**の改善に効果があります。ワインは、**食欲増進**と**消化を助ける**効果が著しく、フランス料理には欠かせない飲みものです。

●選び方・保存

新鮮な実は、皮の表面に白い粉（ブルーム）がついています。粒が落ちたもの、しわのあるものは避けて。ラップに包んで冷蔵庫で保存しますが、1週間程度を目安に。

利尿効果が抜群。暑さをしのぐにはいちばん【すいか】

1回使用量：**1/8個（250g）**
栄養価ベスト3（生／1回量中）
1. ビタミンC 25.0mg
2. ビタミンA 172.5μgRAE
3. 鉄 0.5mg

●栄養・効用

ほとんどが水分ですが、意外に栄養価は高く、ビタミンA・B_1・B_2・Cをはじめ、カリウム、カルシウム、リンなどのミネラルやグルタミン酸、アルギニンなどを含んでいます。

高い**利尿**作用があり、腎臓病だけでなく、心臓病、妊娠中、高血圧などが原因の、あらゆる**むくみ**とりに有効です。この利尿効果は皮のほうがすぐれています。生で食べるより、完熟したすいかをあめ状に煮つめたすいか糖（287ページ参照）を1日2～3回、スプーンに1杯ずつ食べれば、より効果的。

すいかは体を冷やす作用が強いので、冷え症の人は多食を控えましょう。下痢ぎみの人は禁物です。

種子にはリノール酸が多く、**動脈硬化**の予防に役立ちます。乾燥させてから、いって食べるとよいでしょう。

●選び方

旬は6～8月。傷がなく、軽くたたくと澄んだ音がするものが良品。

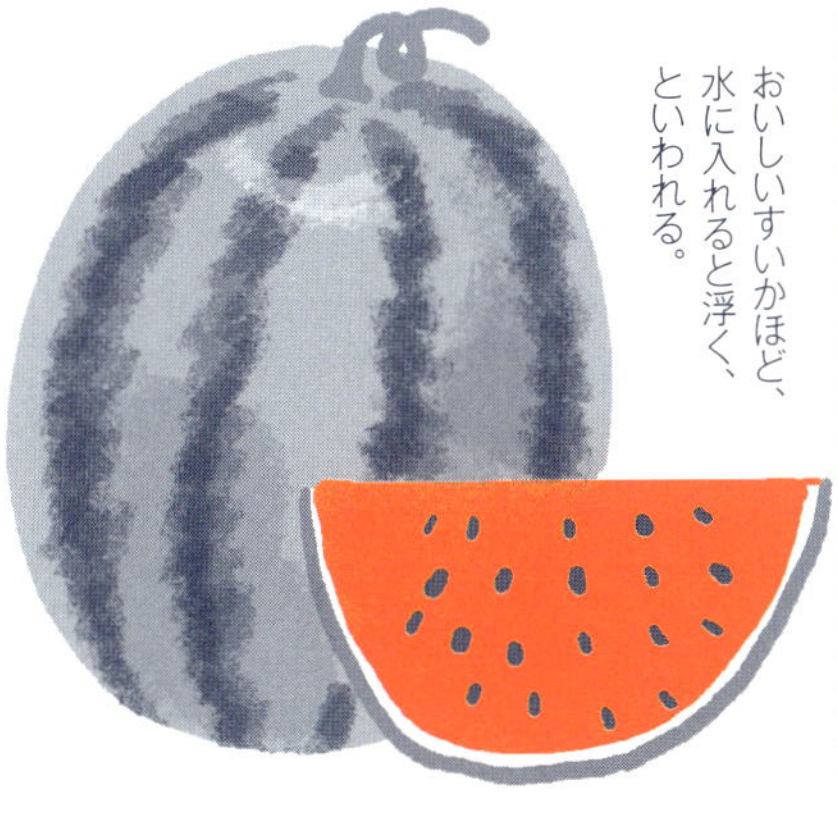

おいしいすいかほど、水に入れると浮くといわれる。

体質改善、疲労回復に効果が期待できる【さくらんぼ】

1回使用量：**10粒（50g）**
栄養価ベスト3（生／1回量中）
1. ビタミンC 5.0mg
2. ビタミンE 0.25mg
3. 食物繊維 0.6g

さわると弾力のあるものが新鮮。

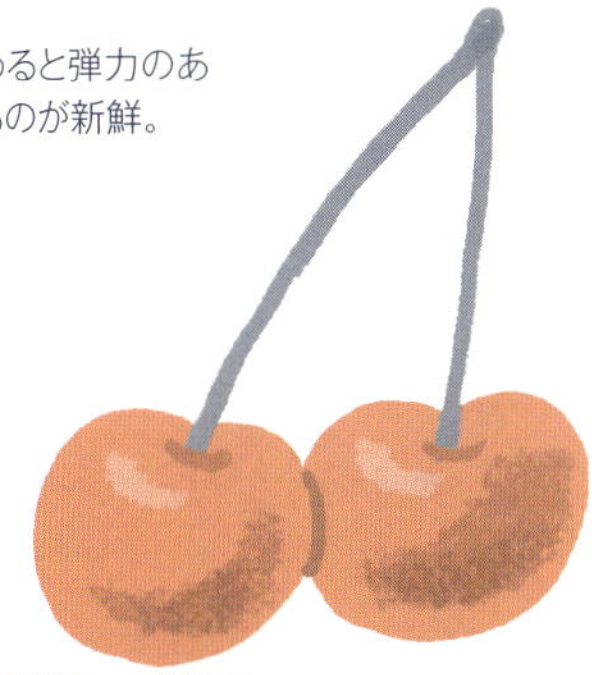

●栄養・効用

主成分の糖質のほかに、カリウム、鉄などの豊富なミネラルに加え、食物繊維、カロテン、ビタミンB_1・B_2・Cが少しずつですが含まれています。ミネラルは**虚弱体質**の改善や**疲労回復**にも効果が高く、さらに**血行促進**、**美肌**、**疲れ目**、**脳卒中によるしびれ**にも効果が期待できます。

旬が6～7月と非常に短いので、常用にはさくらんぼ酒がおすすめです。氷砂糖と焼酎に3～6か月漬け込み、食前や就寝前に飲むことで、虚弱体質の改善が期待されます。また、疲労回復や**食欲増進**にも役立ちます。

アメリカの研究によれば、アメリカンチェリーのジュースに、歯垢の付着を阻害して**むし歯**を予防する成分が含まれていることが報告されています。また、同じくアメリカの民間療法では、**痛風**に効果的ともされています。

●選び方・保存

軸が緑色でしっかりしているものを選びます。保存するときは、ラップに包んで冷蔵庫に入れます。

●干し柿の白い粉は薬　これは果糖やブドウ糖の結晶で、柿霜《しそう》という。せきをとめ、たんを除く効果があるが、それには茶さじ1杯分必要。

せきをやわらげ、体をあたためる。
種子にも同様の薬効がある

【アンズ】

- 1回使用量：**3個（15g）**
- 栄養価ベスト3（生／1回量中）

1	ビタミンE	0.26mg
2	ビタミンA	18μgRAE
3	食物繊維	0.24g

●栄養・効用

アンズの酸みの主成分は、りんご酸やクエン酸などの有機酸で、疲労回復に有効です。甘みの成分はおもにブドウ糖、果糖です。

アンズには肺を潤すはたらきがあり、**たん**をきり、**かぜやぜんそくのせき**を鎮めます。さらに、体の水分バランスもととのえるので、**のどの渇き**、**便秘**、**下痢**、**むくみ**も改善します。

種子にも同様のはたらきがあります。また、体をあたためる作用が強く、常食すればがんこな**冷え症**も改善されます。冷え症のうえに**虚弱体質**の人は、アンズと氷砂糖、ホワイトリカーで作るアンズ酒を就寝前や食前に飲むと、より効果的でしょう。

甘みが強く食べやすい干しアンズは、生のものにくらべ、すばやく吸収されて薬効を発揮します。しかし、アンズは多食すると、できものの原因にもなります。常食する場合は1日に干しアンズ2～3個が適量でしょう。

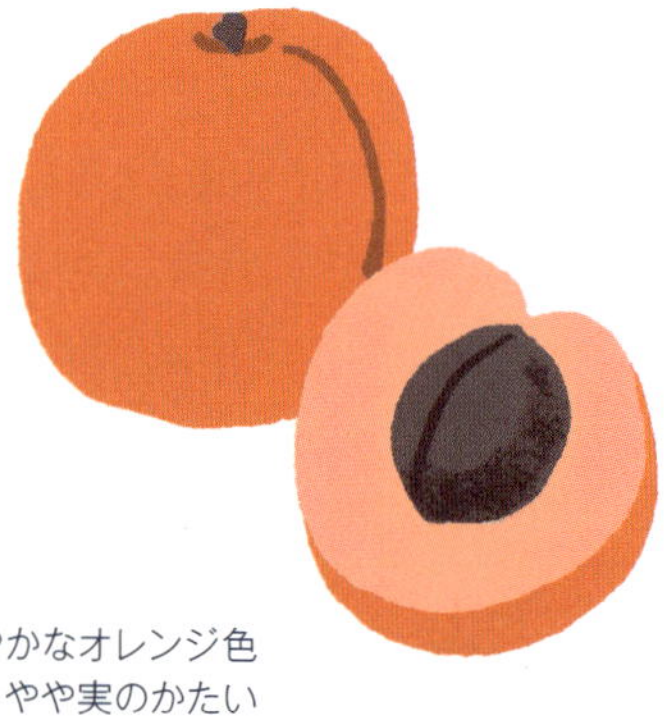

鮮やかなオレンジ色で、やや実のかたいものがよい。

コレステロールの心配は
無用の栄養食

【アボカド】

- 1回使用量：**1/2個（90g）**
- 栄養価ベスト3（生／1回量中）

1	ビタミンE	2.97mg
2	脂質	16.83g
3	食物繊維	4.77g

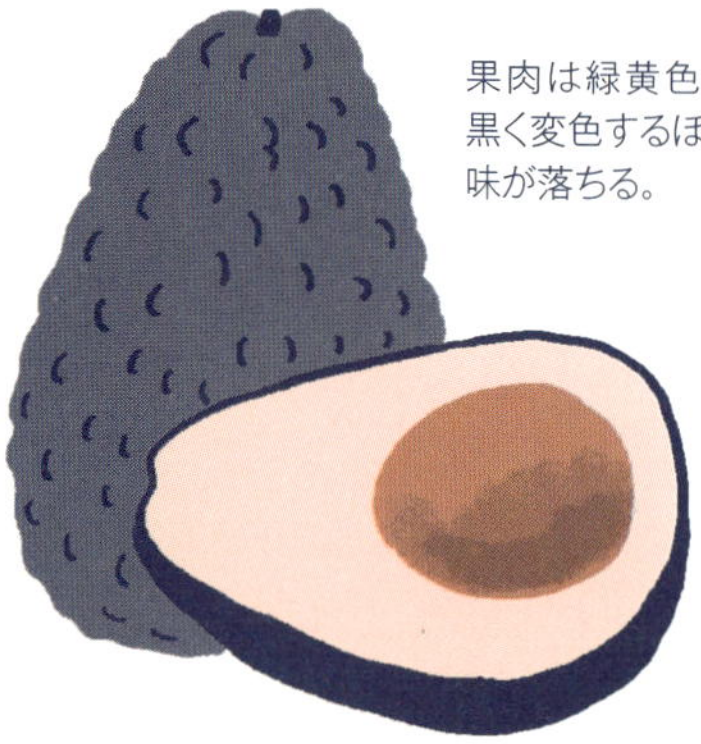

果肉は緑黄色。黒く変色するほど、味が落ちる。

●栄養・効用

アボカドは世界一栄養価の高いくだものだといわれています。各種栄養素がたっぷり含まれており、原産地メキシコでは「生命の源」とよばれています。トリプトファン、リジンなどの良質な必須アミノ酸は、離乳期、成長期の子供に欠かせない栄養素です。また、ビタミンEが多く含まれており、これによって、**しみ**や**そばかす**、**認知症**の予防効果が期待できます。

食物繊維も多く、**便秘**はもちろん、**動脈硬化**、**糖尿病**などの**生活習慣病**予防にも有効です。また脂質が豊富なことから「森のバター」とも称されます。そのほとんどは不飽和脂肪酸で、コレステロールの心配は無用です。

●選び方

軽く握り、弾力のあるものが食べごろです。まだかたいものは、冷蔵庫ではなく室温に放置しておけば、数日で食べごろになります。

残ったら、ラップにぴっちり包んで冷蔵庫で保存します。

たんぱく質の消化吸収を助ける。
果汁は美肌に有効

【パパイヤ】

- 1回使用量：**1/2個（200g）**
- 栄養価ベスト3（生／1回量中）

1	ビタミンC	100.0mg
2	食物繊維	4.4g
3	ビタミンA	80μgRAE

アメリカやフィリピンからの輸入が9割近くを占めるパパイヤ。日本では宮崎や沖縄、鹿児島で栽培されます。

●栄養・効用

ビタミンB・Cが豊富で、Cの含有量はみかんの約1.5倍です（100g中）。パパインというたんぱく質分解酵素が含まれており、肉料理といっしょに食べると**消化**を助けます。食べすぎによる**胃もたれ**にも有効です。パパインは、軟化剤としても利用できます。肉を調理前に2～3時間パパイヤの果汁に漬けてから料理すると、驚くほどやわらかくなります。洗顔液としても役立ち、果汁で顔を洗うとつやつやの**美肌**が期待できます。ただし肌の弱い人や乾燥肌の人には向きません。

またパパインの薬効は、熟しすぎたものにはほとんど期待できないので注意しましょう。

●選び方・保存

小ぶりで細長いものがおいしいようです。保存するときは、表の皮を傷つけないようにします。

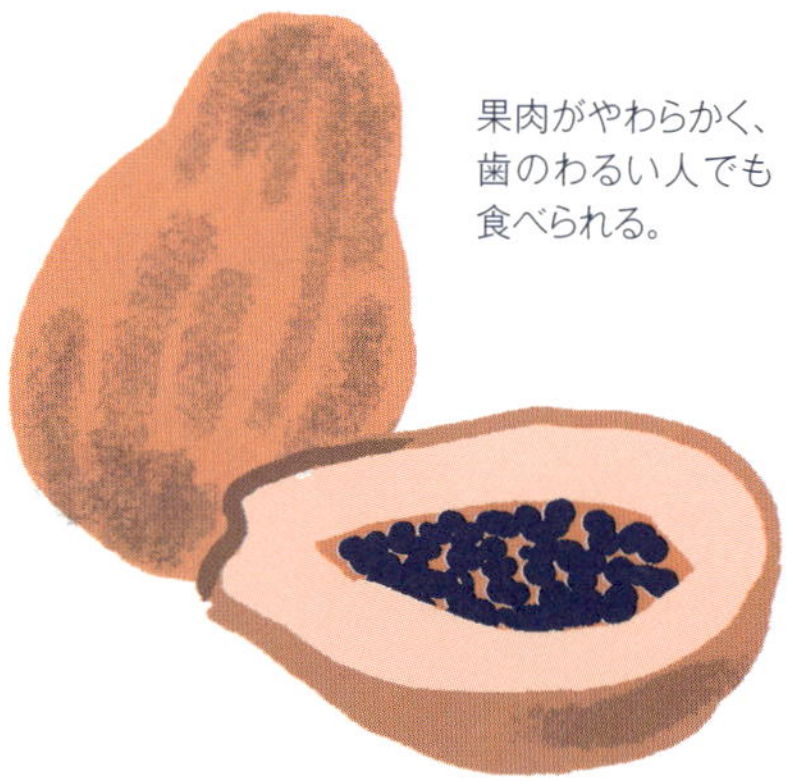

果肉がやわらかく、歯のわるい人でも食べられる。

「貴族の美容食」として愛された体力増強食品

【くるみ】

1回使用量：**20g**

栄養価ベスト3（いり／1回量中）

1	脂質	13.76g
2	鉄	0.52mg
3	食物繊維	1.5g

●栄養・効用

くるみはナッツ類のなかでも特に高い栄養価をもつ高エネルギー食品です。くるみの脂質やたんぱく質は、良質なうえに吸収率が高く、**体力増進**、**強壮**効果があります。また**老化防止**、**美肌**に効果あり。リノール酸たっぷりの脂質は実の6～7割を占めます。このリノール酸とビタミンEのはたらきで、**動脈硬化**を予防します。また、くるみは**せき**を鎮め、**便秘**改善、いわゆる**ノイローゼ**にも効果的です。ただし、くるみは消化がわるいので、多食は避けるようにしたほうがよいでしょう。

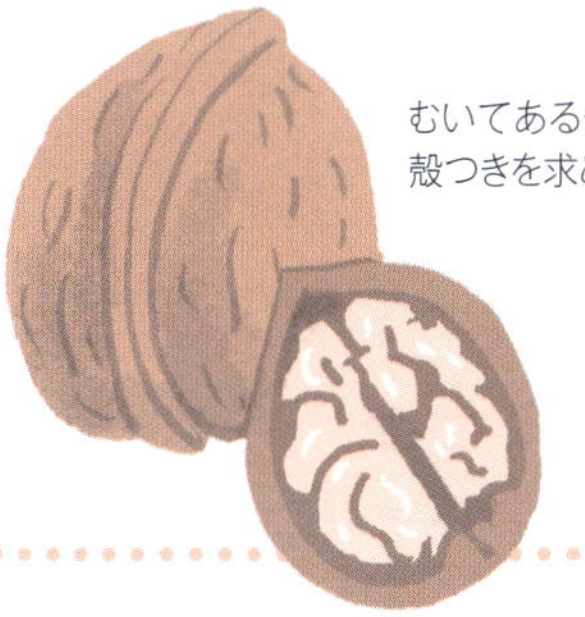

むいてあるものより、殻つきを求めたい。

胃腸のはたらきを助け、強壮作用をもつ

【松の実】

1回使用量：**5g**

栄養価ベスト3（生／1回量中）

1	ビタミンE	0.54mg
2	脂質	3.41g
3	鉄	0.28mg

●栄養・効用

中国では「松子仁《しょうしにん》」とよばれ、長期間食べ続けると仙人になれると重宝されてきました。少量でも高エネルギーで、すぐれた**滋養・強壮**作用がありま

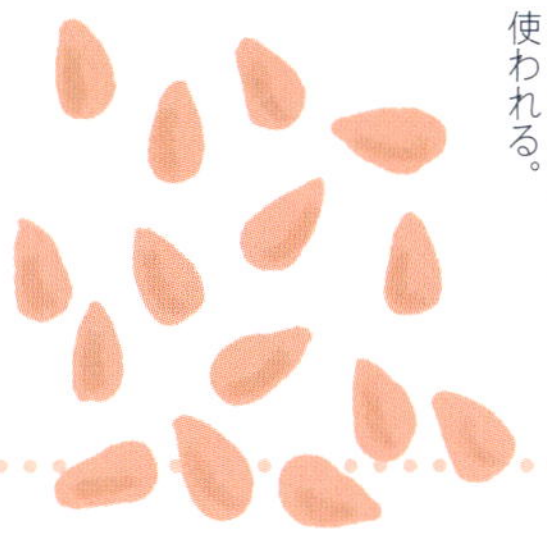

生薬名を「海松子《かいしょうし》」といい、薬膳にもよく使われる。

す。胃腸や肺のはたらきを助けるので、病後で体力が落ちている人、やせて気力の衰えている人、**たん**や**せき**のひどい人にはおすすめです。

また、良質のたんぱく質や、皮膚の新陳代謝を盛んにするビタミンB_2、若返りのビタミンとよばれるEのほか、鉄も多く含み、**美肌**や**貧血**にも有効です。**高齢者の気管支炎**の治療にも、効果が期待できます。

精力食品として有名。一度に多食は禁物

【ぎんなん】

1回使用量：**5～6粒（10g）**

栄養価ベスト3（生／1回量中）

1	ビタミンE	0.25mg
2	ビタミンC	2.3mg
3	ビタミンB_1	0.03mg

●栄養

ぎんなんは、祖父の代に植えられたイチョウの木が、孫の代になってようやく実を結び、以降1000年、実をつけ続けるといいます。中国では結婚式の日、新郎新婦に食べさせる習慣があります。これはその生命力にあやかり、子孫繁栄を願うためです。

主成分は糖質、脂質、たんぱく質などで、カロテン、ビタミンC、カルシウム、カリウム、リン、鉄なども含まれています。有効成分にはレシチン、アスパラギン酸などがあります。

●効用

古くから**強壮**、**強精**の妙薬として用いられてきました。ぎんなんを半年間サラダ油に漬けておいたものを1日1～5粒ずつ常食すると、すぐれた効果を示します。**頻尿《ひんにょう》**によく、**夜尿症**の子供には、焼いたぎんなんを食べさせるといいといわれています。

気管支の病気にもすぐれた効果が期待できます。**せき**には、砂糖で味つけしたぎんなんの水煮を常食すると効果的です。**ぜんそく**には、いったぎんなんを毎日10粒ずつ食べるようにします。

ただし、微量の毒成分が含まれるため、一度に多食すると嘔吐《おうと》、痙攣《けいれん》、呼吸困難をおこします。特に子供は1日5個以内、大人でも10個程度にとどめます。生食をしてはいけません。

●保存

殻のとがったほうを上にして金づちなどでたたいて割り、鬼皮をむきます。薄皮をむくときには、水を張った鍋に入れ、あたためながらしゃもじの背でころがすとうまくむけます。殻つきのままでは酸化しやすいので、皮をむいた状態で冷凍室で保存します。

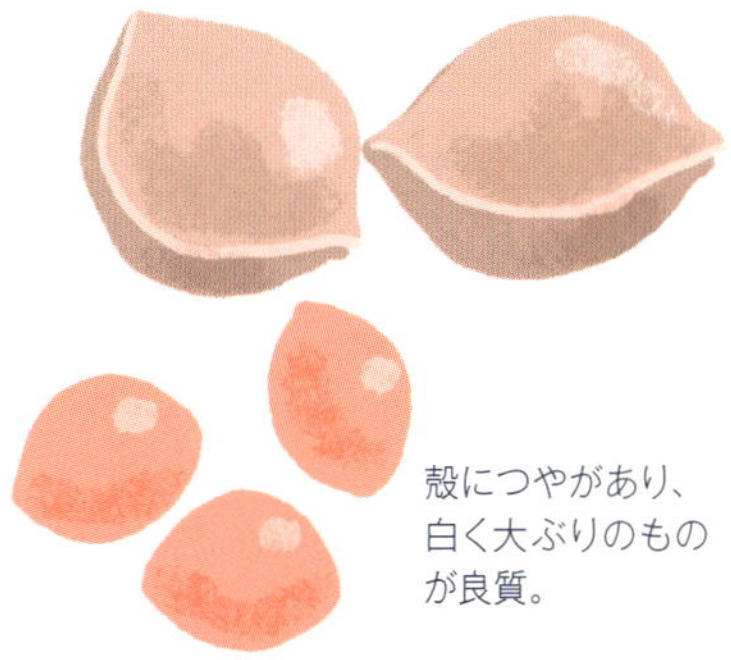

殻につやがあり、白く大ぶりのものが良質。

ビタミンB・Eが豊富な
老化防止食

【ピーナッツ】

1回使用量：**40g**
栄養価ベスト3（乾燥／1回量中）
1 ビタミンE 4.04mg
2 脂質 19g
3 ビタミンB_1 0.34mg

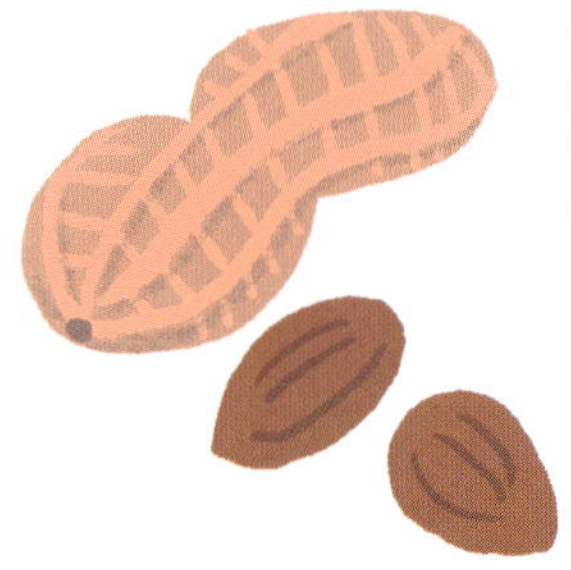
さや入りのほうが、味・香りともによい。

●栄養

高たんぱく、高脂質、さらにビタミンB群を豊富に含む高エネルギー食品です。ビタミンB群は糖質の代謝をよくするので、酒のつまみにするのは理にかなった知恵といえます。

また、赤血球を増加させ、細胞をじょうぶにし、鉄の吸収をよくするはたらきのあるビタミンEも多く含まれています。

ただし、ピーナッツひとつかみでごはん1杯分のエネルギーがあるので、食べすぎは禁物です。特に塩をまぶしてあるピーナッツ、アーモンド、カシューナッツは、塩分の過剰摂取から高血圧などの原因になるため、くれぐれも食べすぎないようにしましょう。

●効用

ピーナッツの脂質に含まれる不飽和脂肪酸のはたらきが、**コレステロールを下げ**ます。これに血管壁を掃除するビタミンEのはたらきが加わり、**動脈硬化**の予防にすぐれた効果を発揮します。ピーナッツを1週間ほど酢に漬けたものを常食すると、**高血圧**の改善にも役立ちます。

また、ピーナッツのビタミンEやチロキシンは血行を促し、**冷え症**や**しもやけ**にも効果的です。ビタミンEは若返りのビタミンとよばれる通り、**老化防止**にも一役買います。

●選び方・保存

殻つきのままで風通しのよいところで保存します。ピーナッツは脂質が酸化すると味が落ちるうえ、有害物質が発生します。古くなってカビ臭いものは、酸化している証拠ですから注意しましょう。ピーナッツバターのような加工品は、脂質の酸化が早いので長期保存には向きません。

疲労回復に
すばやい効果がある

【砂糖】

1回使用量：**大さじ1（10g）**
栄養価ベスト3（上白糖／1回量中）
1 炭水化物 9.92g
2 カルシウム 0.1mg

砂糖は純度が低いほど甘みが強く、氷砂糖のように結晶が大きく、純度の高いものほど甘みが上品になります。いちばん甘みが強いのは黒砂糖です。

●栄養

カルシウム、カリウム、炭水化物が含まれています。しかし日本人は清涼飲料水などをはじめ、糖分をとりすぎる傾向が指摘されています。砂糖はなるべく控えめにしたいものです。また糖質の代謝に必要なビタミンB_1を、十分に補うようにしましょう。

●効用

黒砂糖としょうがを煮て、スプーン半分量を飲むと、**かぜ**の諸症状に有効です。黒砂糖を酒で煮て服用すると、**下痢**にもよいようです。

疲れてクタクタのときに甘いものを食べると、一時的な**疲労回復**に役立ちます。ただし過剰にとりすぎると、大量のビタミンB_1を消費してしまい、かえって疲れが残る結果になります。

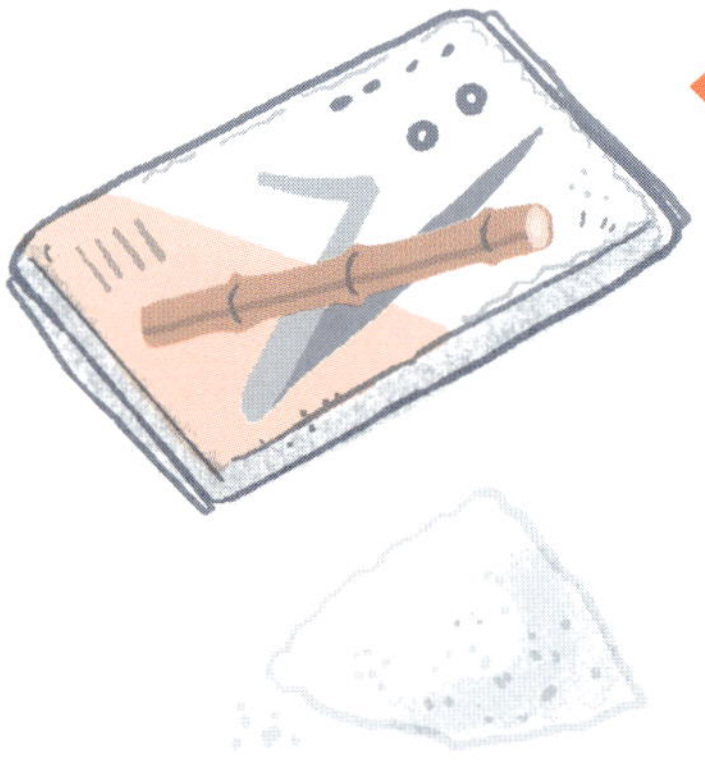
白いほど、微量栄養素が少なくなる。

なるほどゼミナール

砂糖は皮下脂肪をつくりやすい

砂糖（しょ糖）は吸収が大変早いことで知られています。糖分で吸収がいちばん早いのはブドウ糖ですが、次に早いのは砂糖で、短時間に多くの量が吸収されてしまいます。これは同時にエネルギーを生み出すもとともなるので、疲労回復に効果を発揮します。

しかし、吸収が早いということは急に血糖が上がり、これに伴って体内での脂肪も急速に製造されることを意味します。余った糖分は中性脂肪となり、血中にこれが増えると、皮下脂肪の増加、肥満へとつながり、やがては動脈硬化、心筋梗塞、糖尿病などをおこす原因となってしまうのです。

強い抗菌作用があり、食中毒予防に最適
【酢】

1回使用量：**大さじ1（15g）**
栄養価ベスト3（米酢／1回量中）
1 炭水化物 0.02g
2 鉄 0.015mg
3 ビタミンB_1 0.0015mg

酢は種類が多く、その栄養価は原料や製造方法によって差があります。

日本では、大きく醸造酢と合成酢に分けられます。よく使われているのは醸造酢で、穀類や果実、野菜、米、はちみつ、アルコール、砂糖などを原料に酢酸発酵させて作っています。穀物酢や果実酢はこれにあたります。

合成酢は、石油などから化学的に合成した氷酢酸を水で薄め、化学調味料で味を調えたものです。栄養価はのぞめません。醸造酢と合成酢を混ぜたものが混合酢です。

日本独自のものといわれる米酢は、穀物酢のひとつです。まず、米を蒸してこうじ菌を発酵させ、酵母を加えて酒を作ります。そこに酢酸菌を入れ、酢酸発酵させて酢にします。

栄養面からみた効用は種類によってさまざまですが、有機酸のはたらきによる**疲労回復**やスタミナ補給、**肥満**防止、過酸化脂質をおさえる作用などは、醸造酢にしかありません。

●栄養

穀物酢は合成酢にくらべると栄養価は高くなります。穀物酢の原料は小麦、米、酒粕、とうもろこしなどですが、なかでも日本独特の米酢は、豊富なアミノ酸、ビタミン、ミネラルなどを含み、栄養面ではとび抜けています。

酢の主成分の有機酸は、体内の有機酸を分解し、体外に排出する作用をもっています。

●効用

いちばんの効用はなんといっても強い抗菌作用です。ほとんどの病原菌が30分で死滅するほどで、**食中毒**の予防にはもってこいです。

疲れると筋肉の中に乳酸がたまりますが、酢の有機酸は、これを燃焼させるはたらきがあるため、**疲労回復**に高い効果を示します。りんご酢とはちみつで作ったはちみつビネガー（450ページ参照）は、常飲すると健康維持に役立ちます。米酢を水で薄めて飲むのもよいでしょう（原液のまま、特に空腹時に飲むと、胃を痛めることがあるので注意）。酢の酸みは消化液の分泌を促し、消化を助けるうえ、食を進めます。**食欲不振**の人は、酢のものを毎日とりたいものです。

醸造酢に含まれるアミノ酸は、体内に脂肪がたまるのを防ぎ、**肥満**防止に一役買います。肥満ぎみの人は毎朝、米酢かりんご酢を薄めて飲むと、便通がよくなり、肥満防止に結びつきます。

酢そのものにはカルシウムは含まれませんが、カルシウムの吸収を助ける作用があります。カルシウムは骨の強化や神経の高ぶりを鎮めるのに有効なので、育ち盛りの子供や妊婦にもおすすめです。ただし、胃潰瘍や胃酸過多の人は直接飲んだりせず、調味料として適量をとるようにしましょう。

外用としては、酢の殺菌作用が**水虫**や**わきが**の改善に役立ちます。酢を熱したあとガーゼに浸して患部にはり、乾いたらまた同じ要領でこまめに取り替えると、一層効果的です。

●調理法

酢には調味料として使うほかにも、さまざまな利用法があります。たとえば魚の生臭さは、酢の酸で中和されます。臭みの強い魚は、酢に漬けてから調理すると、臭みが消えて食べやすくなります。魚を扱ったあとのまな板を酢で洗えば、においを消すばかりか、殺菌にもなります。

野菜やくだものに酢を使えば、壊れやすいビタミンCの酸化を防ぎます。

また、海藻や魚に使えば、やわらかくなるうえ、カルシウムの吸収もよくなります。

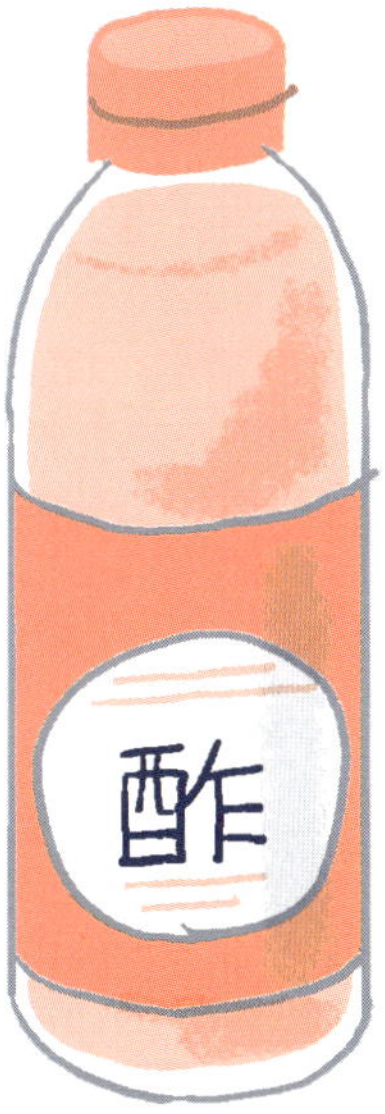

できれば、醸造酢を使用したい。

おもしろ栄養学

酢が骨をやわらかくするってホント？

酢の主成分である酢酸には、カルシウムを溶かす作用があります。このことが、酢には骨をやわらかくする作用があるという誤解につながっているようです。

酢を大量に摂取したところで、血液の酸度が上昇することもなく、カルシウムの代謝にもまったく影響を及ぼしません。

中国雑技団やサーカスの人たちは、酢を常飲しているので体がやわらかいなどという俗説もありますが、たとえそうだとしても、それは酢の効用ではなく、日々の訓練のたまものといったほうが正しいでしょう。

●**酢を飲むとリウマチを患わない**　酢は人間の体質を理想的な弱アルカリ性にしてくれるため、体調がととのうことからいわれた言葉。

ニガリを含む天然の粗塩がよい

【塩】

- 1回使用量：**小さじ1/5（1g）**
- 栄養価ベスト３（１回量中）

1. ナトリウム　390mg
2. マグネシウム　0.18mg
3. カリウム　1mg

●栄養・効用

塩化ナトリウムが主成分で、大きく分けると、粗塩（自然塩）と精製塩があります。粗塩はミネラル、いわゆるニガリ（塩化マグネシウム）を含み、

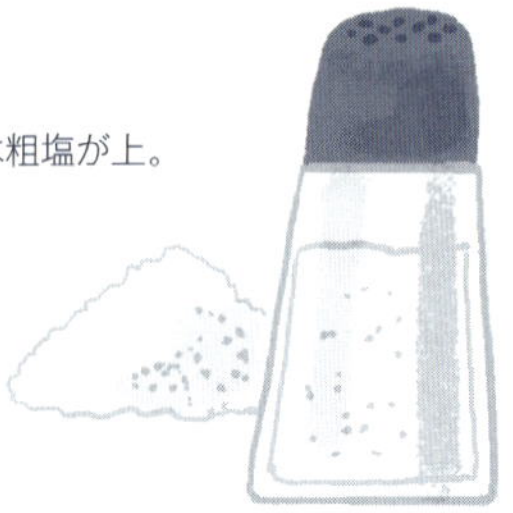

栄養面では粗塩が上。

苦みと塩けが多いのが特徴です。粗塩からニガリを除き、サラサラにしたものが精製塩です。

塩化ナトリウムは、血液の浸透圧を調整し、**筋肉や神経の興奮を鎮める**作用があります。しかし、とりすぎると高血圧や腎臓病の原因になるので要注意。塩分摂取量（食塩相当量）は成人男性で１日８g未満、成人女性で１日７g未満を目標にします。そのうち約３gは食べもの自体に含まれており、調味料で加えられるのは４～５gです。適量の塩は**食欲増進**、**便秘**に有効です。習慣性便秘に悩むとき、朝の空腹時にコップ１杯の薄い塩水を飲むことは、昔からよいとされてきました。

消炎・殺菌の効果も有名で、**傷口の洗浄**に塩水を用いたりします。**のどのはれや痛み**には、塩水でうがいをします。**歯周病**には、歯ブラシか指に塩を塗ってマッサージすると、歯ぐきをひき締めて、細菌感染を防ぎ、炎症をやわらげます。いった塩を布に包んで「温あん法」にすると、**下痢**や**腹痛**に効果的です。

良質のたんぱく質の供給源。酒やたばこの害を除く

【みそ】

- 1回使用量：**大さじ1（18g）**
- 栄養価ベスト３（米みそ／１回量中）

1. 鉄　0.61mg
2. 食物繊維　1.01g
3. たんぱく質　1.75g

昔ながらの調味料で、日本人の食生活に大変なじみの深い食品です。大別すると、米みそ、麦みそ、豆みその３種類になりますが、市販品の多くは米みそです。原料は大豆、米、食塩で、大豆を蒸したのち、米こうじで発酵させ、食塩と水を加えて熟成させます。

●栄養・効用

大豆が主原料なので、良質のたんぱく質はもちろん、脂質、ビタミンB_2、鉄、リン、カルシウム、食物繊維が含まれます。こうじによる発酵作用でたんぱく質がアミノ酸に変わり、消化しやすいかたちになっています。さらに、みそに含まれている乳酸菌が消化を促進します。その消化吸収率は95%以上といわれ、食品中でも非常に栄養効率のよいのが特徴です。

みそに含まれる必須アミノ酸は、卵とくらべても遜色ありません。そのうちのリジンは、ごはんといっしょに食べることによって、一段と栄養価が高まります。ごはんとみそ汁の組み合わせは、栄養面からも最適といえます。アミノ酸がニコチンの害を防ぎ、**肝臓の解毒作用**を助けるので、酒やたばこをたしなむ人は、毎日みそ汁を飲むとよいでしょう。

今日、塩分が多いことから、みそ汁が敬遠される傾向にあります。具をたくさん入れたみそ汁にする、減塩のみそを使う、１日１杯にするなど、食べ方を工夫すれば、塩分過多にならず、おいしく栄養をとることができます。

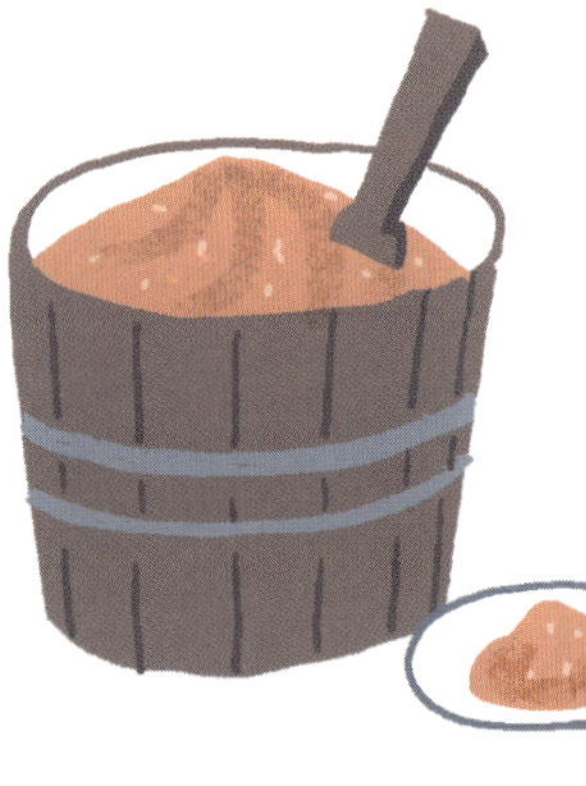

米みそは塩分が少ないほど、色も淡い。

乳酸菌は大腸のはたらきを活発にするので、**便秘**、**下痢**の予防になります。そのほか、カルシウムも多く含まれていますから、**骨・歯の強化**に役立ちます。ただし塩分が多いので、むくみのある人、高血圧の人は要注意です。

●選び方・保存

天然醸造のもので、酸みのないものを選びます。空気にふれるとカビが生えやすくなり、味も落ちてしまいます。表面を平らにしてラップで覆い、冷暗所か冷蔵庫で保存します。

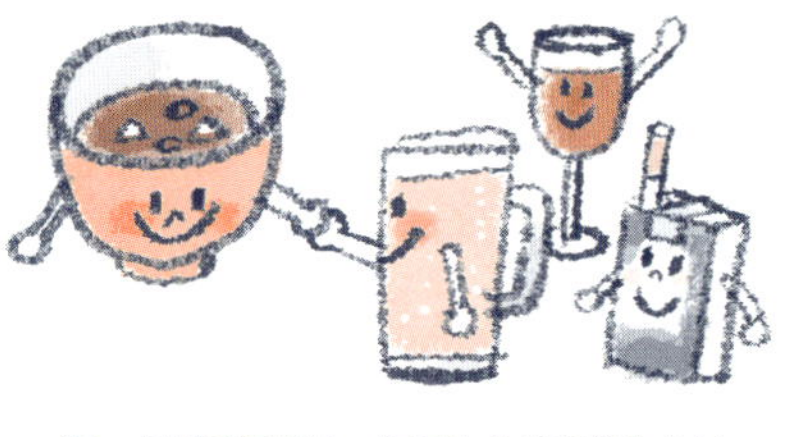

酒・たばこ好きは、毎日みそ汁を飲みたい。

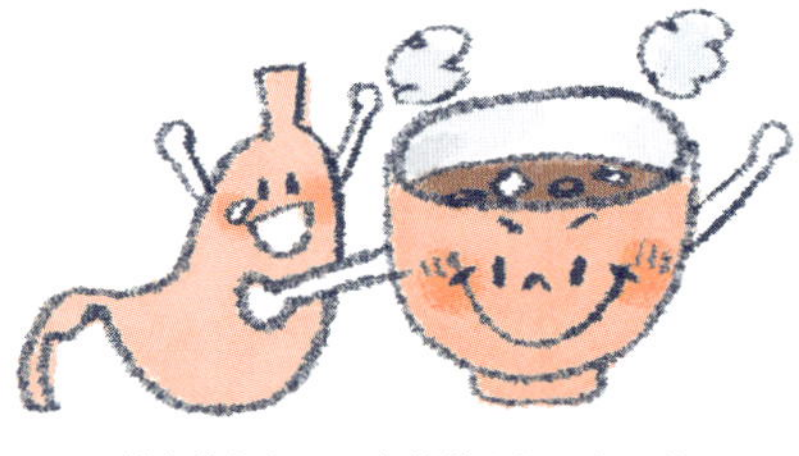

毎日みそ汁を飲む人は、全然飲まない人にくらべると、胃がんの発生率は50%という調査結果も。

クスリになる食べもの
塩／みそ／しょうゆ／植物油

日本ならではの調味料。防腐剤の効果がある

【しょうゆ】

1回使用量：**大さじ1（18g）**
栄養価ベスト３（こいくちしょうゆ／１回量中）

1	鉄	0.31mg
2	たんぱく質	1.39g
3	ビタミンB_2	0.03mg

しょうゆは大豆と小麦を原料とする日本独自の調味料です。色、香り、味により、濃口、薄口、たまりじょうゆなどに分かれます。

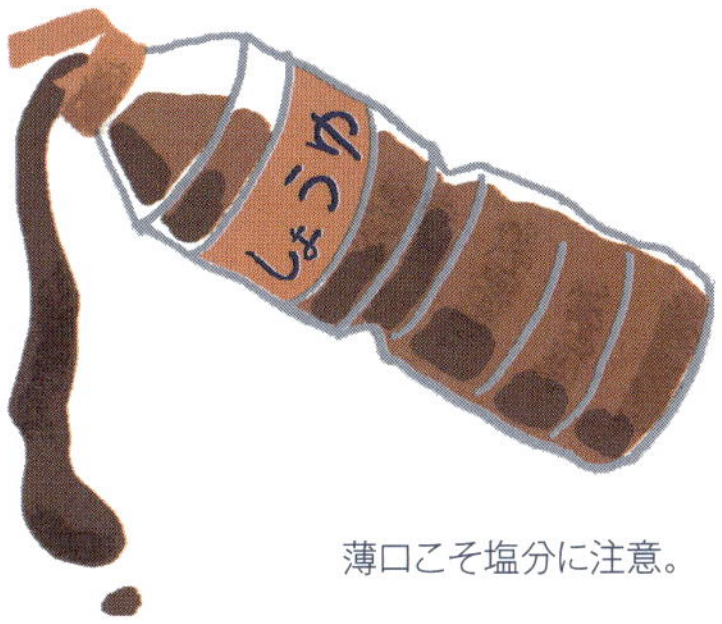

薄口こそ塩分に注意。

●栄養・効用

しょうゆ自体に栄養価はのぞめませんが、料理の風味をひきたて、食を進めます。うまみ成分はアミノ酸類、独特の香りは香気成分です。**胸やおなかがふくれて気分がわるい**ときに有効で、熱い番茶に２～３滴たらして飲むと、胸がスーッとします。香りが強いため、食品の生臭さを消す効果もあります。防腐剤としてのはたらきもあります。

塩分濃度は一般的な濃口が14.5%、薄口は16%です。見た目とは逆に、薄口しょうゆのほうが多めです。塩分を60%程度におさえた減塩しょうゆも多くみられます。高血圧、腎臓病、むくみのある人は摂取量に注意しましょう。

●選び方・保存

できるだけ賞味期限が長いものにし、「本醸造」表示のあるものを選びます。酸化しやすいので、小さい容器のものを購入するか、開栓後は小さな容器に移し、残りは冷暗所で保存します。

コレステロールや血圧を下げる

【植物油】

1回使用量：**大さじ1（10g）**
栄養価ベスト３（サフラワー油／１回量中）

1	ビタミンE	2.71mg
2	脂質	10.0g

大豆、菜種、ごま、綿実、とうもろこし、ピーナッツ、ひまわり、サフラワー（ベニバナ）などの種子からとった油。サラダ油、天ぷら油は、これらを２種類以上ブレンドしたものです。

●栄養・効用

植物油に多く含まれる不飽和脂肪酸は、不足すると細胞膜が弱くなり、湿疹やにきびができたり、コレステロールが増えたりします。植物油には、不飽和脂肪酸のなかでも特にリノール酸やリノレン酸が豊富で、余分なコレステロールを除きます。加えて血圧の上昇をおさえるため、**心筋梗塞**や**脳卒中**を防ぎます。

エネルギーが高く、胃での停滞時間が長いので、**過食**が防げます。さらに体内にたまっている脂肪を燃やすので、**減量**効果も期待できます。

一方、不飽和脂肪酸は酸化して、有害な過酸化脂質になりやすい欠点があります。これは血管に付着して動脈硬化の原因となり、発がん率を高めます。酸化した古い油を使うと害があるので要注意です。この酸化を防ぐビタミンEが、植物油には多く含まれています。おかげで不飽和脂肪酸が十分にはたらき、細胞膜をじょうぶにし、血管をきれいに保つため、**老化防止**、**美肌効果**も高めます。Eは副腎皮質ホルモンの分泌を円滑にし、免疫細胞を強くします。このため**ストレス**に強くなり、**体にスタミナ**をあたえてくれます。

●選び方・保存

できるだけ新しい油を使います。たとえ開封しなくても、製造後１年以上たったものは避けましょう。

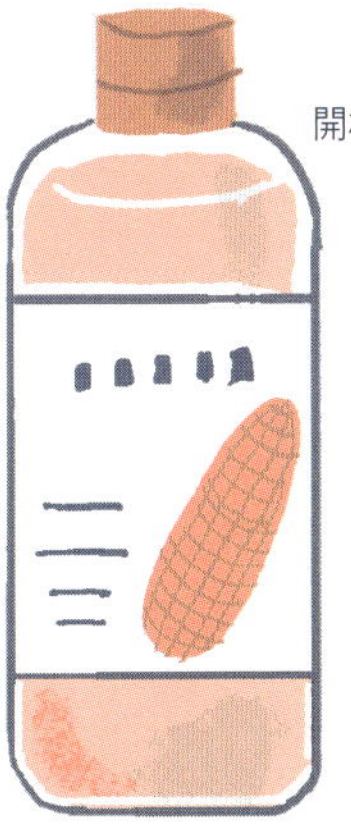
開栓したらすぐ使いきる。揚げものの泡が消えにくくなったら酸化した証拠。

おもしろ栄養学

サラダ油にご注意

植物油が体に有効にはたらくためには、ビタミンEが必要です。Eがないと、有害な過酸化物質が増えてしまうからです。

しかし、精製して不純物をとり去ったサラダ油には、ビタミンEがまったく含まれていません。せっかく健康にいい植物油をとっても、体内には酸素がありますから、酸化はまぬがれません。細胞は錆つき、老化が進む可能性があります。

植物油といっても、精製したサラダ油より、ビタミンEの多いサフラワー油、ごま油やコーン油などを、できるだけ使いたいものです。調理した油は、熱いうちに食べないと、Eの効果がどんどん減っていくので、アツアツを食べましょう。

●コレステロールを減らす油No.１は？　米ぬか油とサフラワー油を７対３の割合で混ぜて使うと、最もコレステロールを下げる。

ビタミンCが豊富で下痢にも効く
【緑茶】

- 1回使用量：**小さじ1（2g）**
- 栄養価ベスト3（茶葉／1回量中）
  1. ビタミンE　1.3mg
  2. 鉄　0.4mg
  3. ビタミンC　5.2mg

緑茶は葉を発酵させず、すぐに蒸気または加熱により処理したものです。

●栄養・効用

カフェイン、タンニン、ビタミン類、たんぱく質が含まれています。なかでもビタミンCとEが豊富で、熱湯を注いでもほとんど損なわれません。

薬効成分はタンニンとカフェインです。カフェインは大脳中枢を刺激して**眠気**をとり、神経や筋肉のはたらきを活発にします。習慣性のない**利尿薬**、**強心剤**としても利用できます。

タンニンには**止血**、**鎮痛**、**下痢止め**の作用があります。**食中毒**やひどい下痢のときに、番茶を飲ませるのはこのためです。またタンニンには、においの成分を吸収するはたらきがあり、緑茶に含まれる葉緑素（クロロフィル）も同様に、**口臭**予防に役立ちます。

玉露や高級なせん茶は、とろけるような味がありますが、これはアミノ酸が含まれているためです。

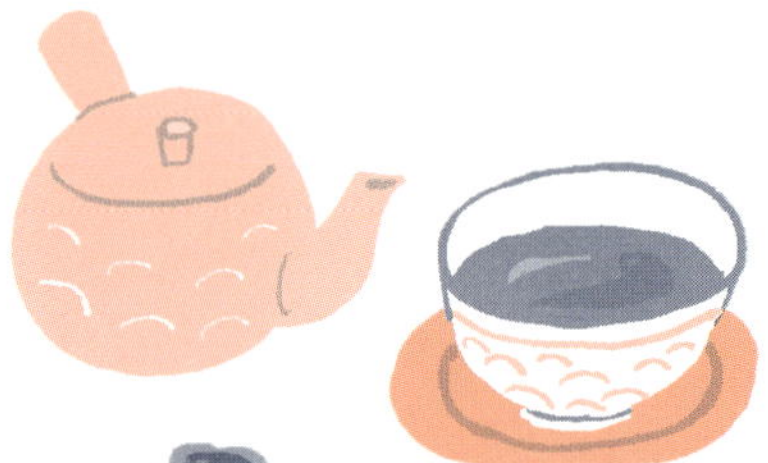

緑茶は「飲む野菜」ともいわれる。

そのほか、微量ながらフッ素が含まれており、歯の表面をかたく強くするため、**むし歯予防**も期待できます。

●煎れ方

玉露は50～60度に冷ましたお湯を注いでから2～3分後、せん茶は約80度に冷ましたお湯を注いでから約1分後、番茶、ほうじ茶は100度の熱湯を注いでから、約30秒後がおいしく飲めます。

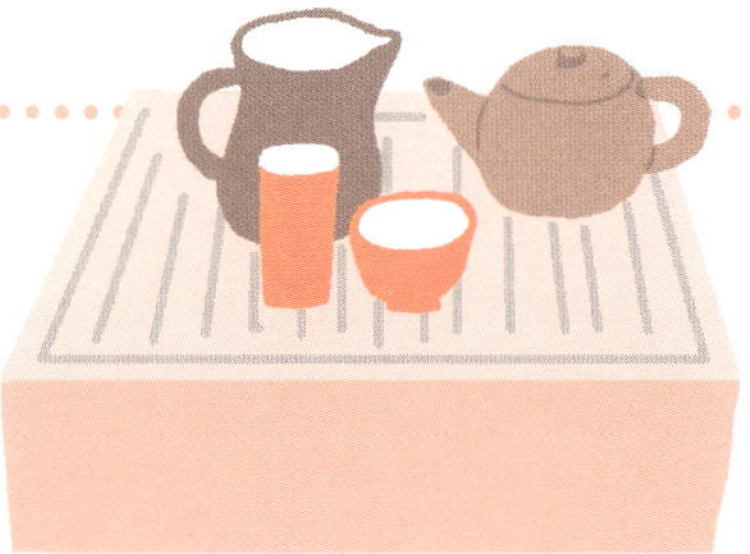
ウーロン茶は油のしつこさをとる。

肥満防止、二日酔い防止が期待できる
【中国茶】

- 1回使用量：**小さじ1（2g）**
- 栄養価ベスト3（ウーロン茶／1回量中）
  1. ビタミンB_2　0.0006mg
  2. カルシウム　0.04mg
  3. 炭水化物　0.002g

中国茶の代表であるウーロン茶は、生葉を少し発酵させてから釜いりして作る、半発酵のお茶です。

このほか、独特の香りを楽しむジャスミン茶、ダイエット効果が高いといわれるプーアール茶、長い歴史をもつ紅茶、日本とは少しちがう緑茶など、中国茶にはさまざまな種類があります。中国茶は、嗜好品というより、健康飲料として飲まれているのが特徴です。

●栄養・効用

主な成分はカフェイン、タンニンです。日本の緑茶に豊富なビタミンCは、残念ながら中国茶ではのぞめません。しかし、中国茶には脂肪を分解する作用があり、油っこい料理といっしょに飲むと、**肥満**の防止・解消に役立ちます。タンニンの作用は、胃腸を刺激して胃液の分泌を促し、食を進めます。アルコール代謝作用もあり、**二日酔い**防止、**疲労回復**にも有効です。

また、肉や魚料理で手に生臭さがついたときには、ウーロン茶で洗うと簡単にとれます。

●煎れ方

まず、きゅうすと湯飲みを十分あためておきます。葉は少し多めに入れます。一度熱湯を注いでこぼし、ふたたび70～80度のお湯を入れ、2～3分待ってから湯飲みに注ぎます。

おもしろ栄養学

お茶の本場では、がんの死亡率が少ない

緑茶の生産量がいちばん多いのが静岡県です。ここではお茶の研究が盛んで、お茶とがんの関係についても数多くのデータが集められています。

全国的にみても、静岡県はがん死亡率が低く、また同じ静岡県内でも、お茶の産地として知られる安倍川上流や大井川上流、天竜川の上流は、特に胃がんの死亡率が低いのです。この地域の人々は、お茶の葉を何回も替え、しかも濃いめの緑茶を1日に何杯も飲むということです。

緑茶ががんを予防する第1の理由が、豊富に含まれるタンニンです。動物実験によれば、タンニンにはがんの発生や腫瘍の増殖をおさえる効果があるということです。

第2の理由がビタミンC。多量のCが体の抵抗力を強めるために、がんの増殖を抑制すると考えられています。

PART 8
救急に役立つ薬草と食品

ここで紹介している方法は、人によって効果に差が出ることがあります。また、まれに体質などの理由により、合わないこともあるので、少しでも異変を感じたらすぐに中止してください。

歯痛

歯痛の最も多い原因はむし歯で、ついで歯《し》周病《しゅうびょう》、歯《し》根膜炎《こんまくえん》の順になります。いずれもほうっておくと、どんどん症状が悪化するので、必ず歯科医の治療が必要です。歯が痛くなって病院に行くまでがまんできないときは、ここで紹介する応急手当で痛みを鎮めましょう。

ユキノシタのしぼり汁で冷湿布する

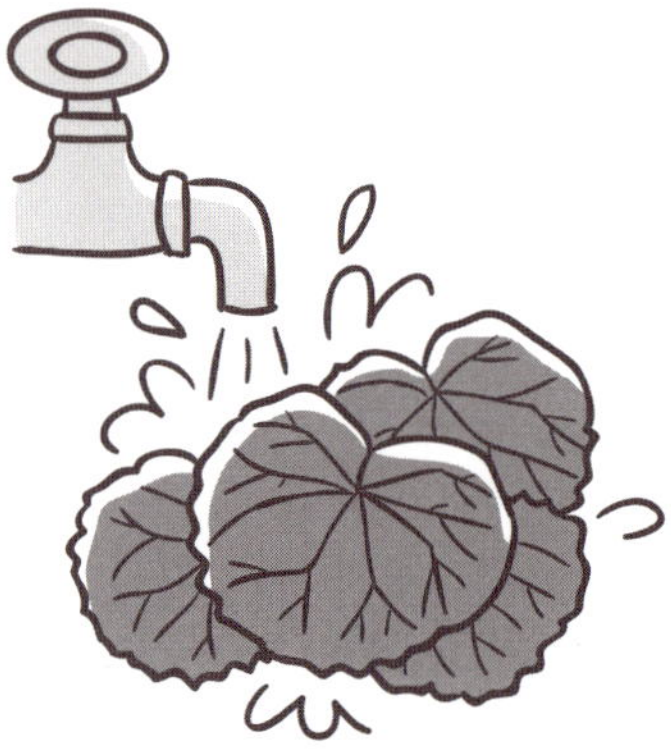

1 ユキノシタの葉を採取し、水でよく洗う。

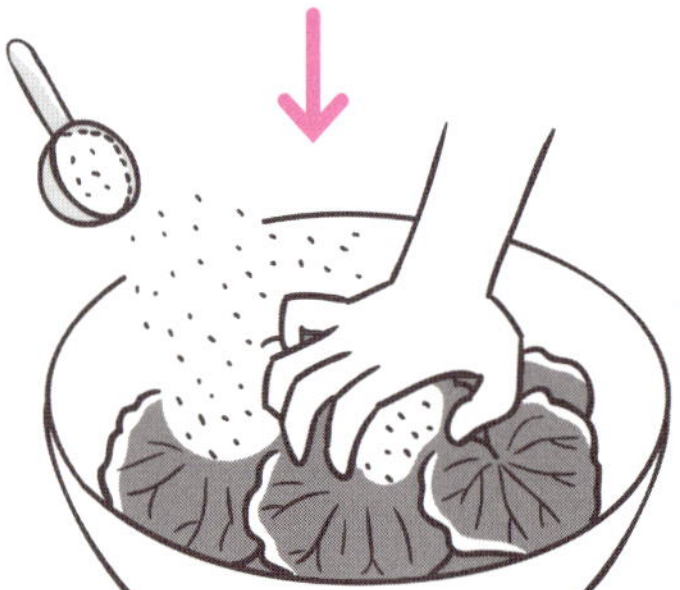

2 洗った葉に塩をまぶしてから、よくもむ。

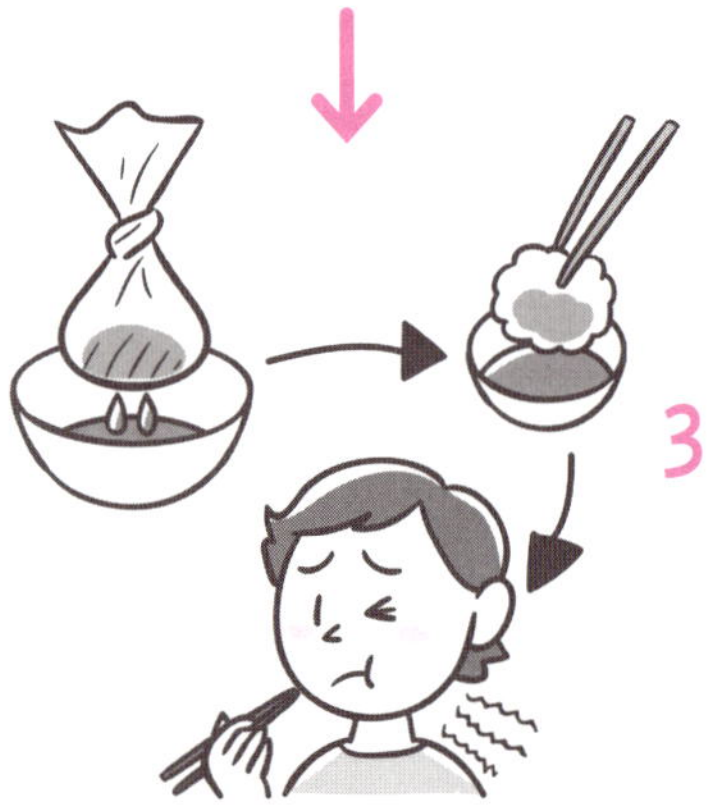

3 葉をよくしぼって、にじみ出た汁をボウルなどに受ける。脱脂綿をその汁に浸して、痛む歯でかむ。（根本）

なすのヘタの黒焼きをかむ

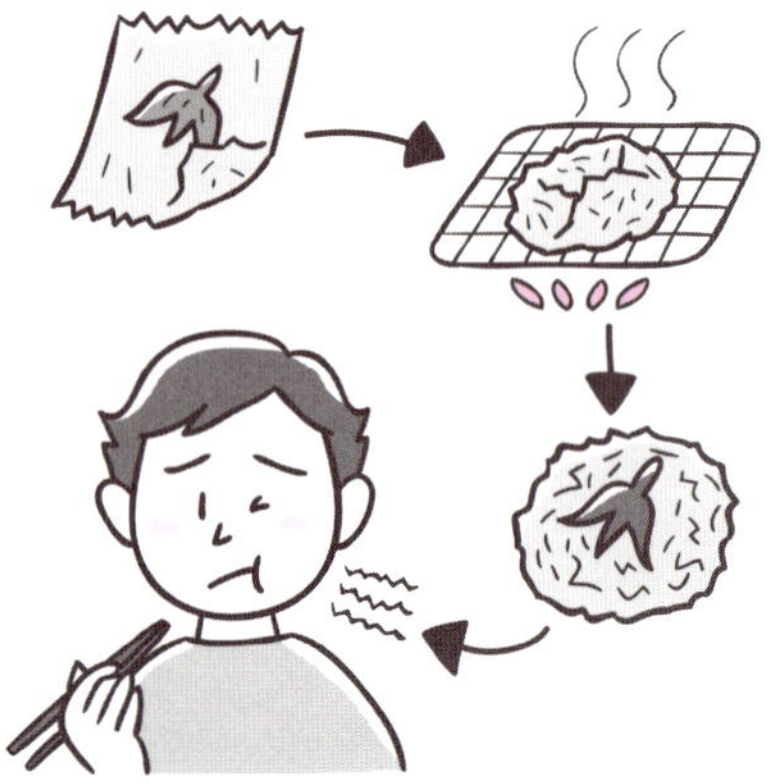

ヘタをアルミホイルに包み、水分がなくなって真っ黒になるまで焼く。これを痛む歯でかむ。

（根本・山ノ内）

日常生活の注意

むし歯と歯周病を予防する歯みがきのコツ

むし歯や歯周病は、口内細菌が歯や歯肉に付着しているよごれを栄養にして、増殖していくことでひきおこされます。これを防ぐには、毎食後、寝る前の歯みがきを正しく、たんねんに行うことを習慣にしましょう。

●できるだけ毎食後みがく。

●歯ブラシは、柄がじょうぶでにぎりやすく、口の中のすみずみまで届くようにヘッドの幅が広くなく、毛先も短いものを選ぶ。

むし歯予防のみがき方は…

●かむ面のみぞに歯ブラシをあてて、小刻みに動かす。

●歯の表面と裏面に歯ブラシの毛先を直角にあて、小刻みに動かす。

●歯と歯のあいだは、デンタルフロスを使って歯垢《しこう》を除去する。

歯周病予防のみがき方は…

●歯の根元は、歯ブラシの毛先を45度になるようにあて、小刻みに動かす。

●奥歯は、歯と歯肉の境目に歯ブラシを45度になるようにあて、細かく動かす。歯の裏面は歯ブラシを縦にして、同じように動かす。

●歯と歯のあいだは、歯間ブラシを使って歯垢を除去する。

重曹でうがいをする

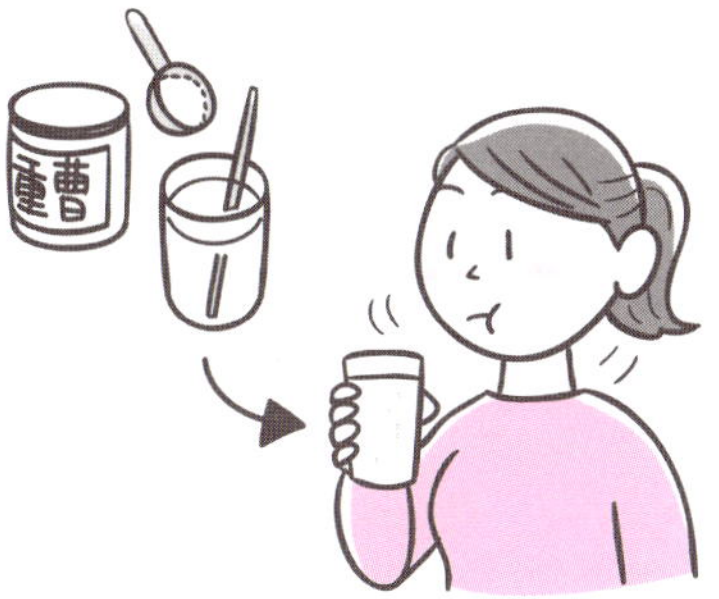

軽い歯の痛みには、重曹を利用する。歯をよくみがいたあと、ぬるま湯で溶いた重曹水でうがいをする。（根本）

にんにくのすりおろしをかむ

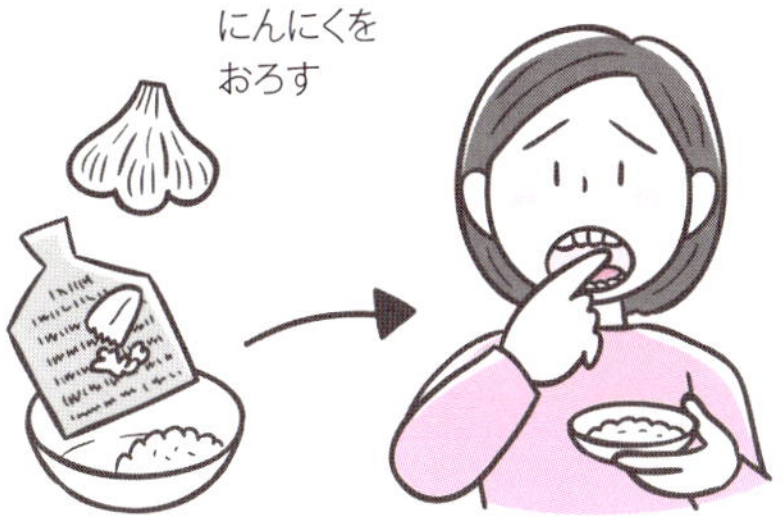

痛む歯をよくみがいたあと、すりおろしたにんにくを歯のかみ合わせの部分に、つめるようにすり込むと痛みがやわらぐ。2時間おきに繰り返すが、そのつどすりおろすようにする。（根本）

だいこんおろしを塗る

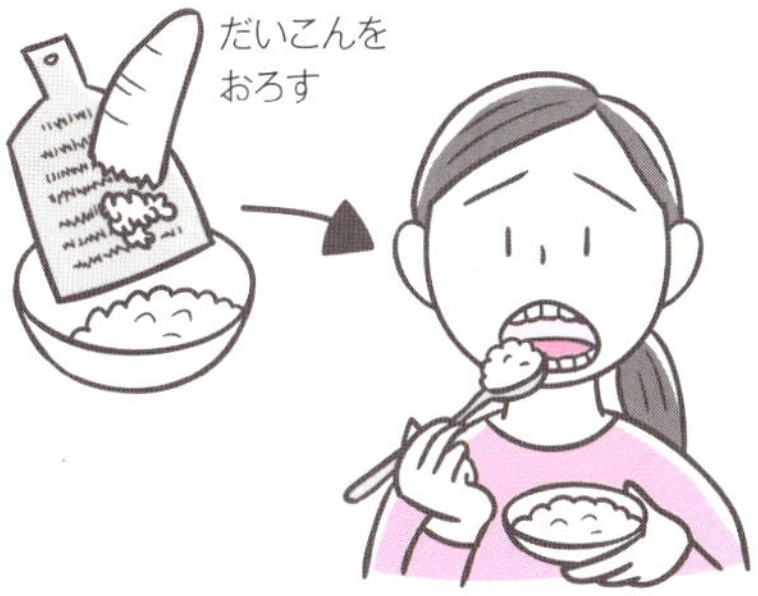

だいこんおろしを痛む歯に塗り、歯ぐきと頬のあいだにもたっぷりつめておく。（根本）

うめぼしの果肉をはる ——2通りの方法がある

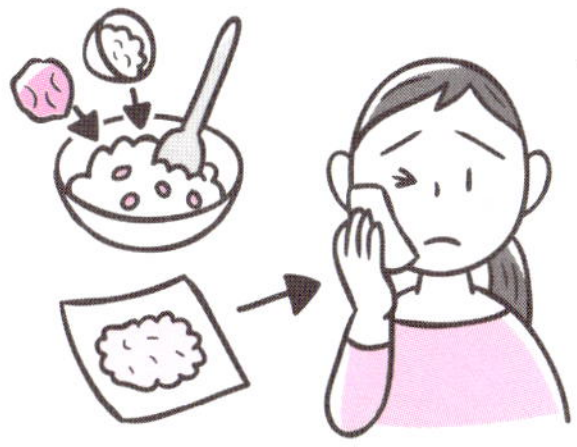

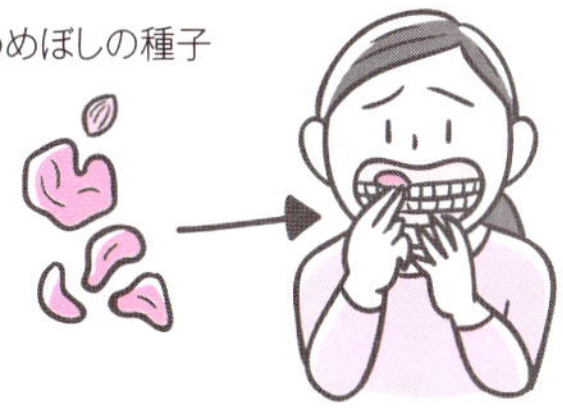

その1　うめぼしの果肉を少量のごはんでよく練ってから、布か和紙にのばして、痛む箇所の頬にはる。（山ノ内）

その2　うめぼしの種子を除き、果肉を痛む歯の歯ぐきにはりつける。果肉があたたまってきたら取り替えること。（根本）

マツバの煎じ汁でうがいをする

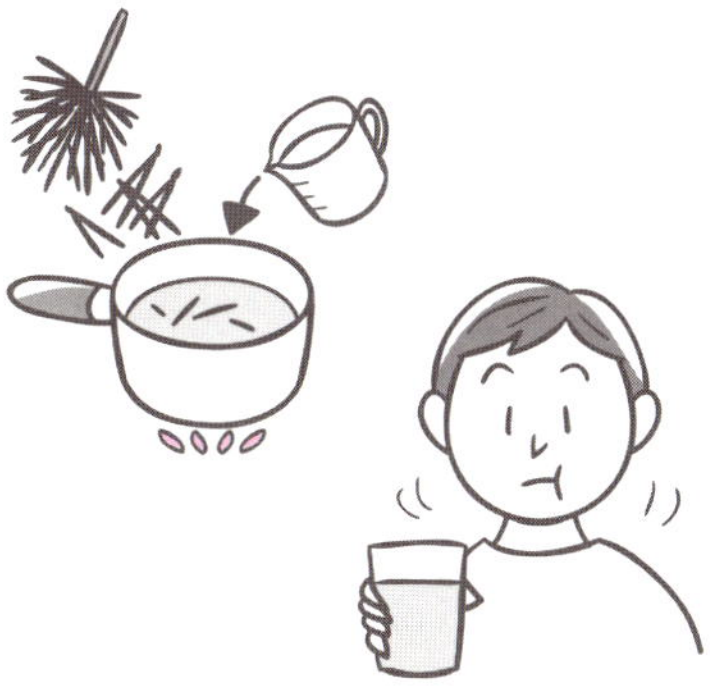

マツバ10gを1Lの水で半量になるまで煎じ、この汁で痛みがおさまるまで、何度もうがいをする。（根本）

だいこんおろしのしぼり汁をたらす

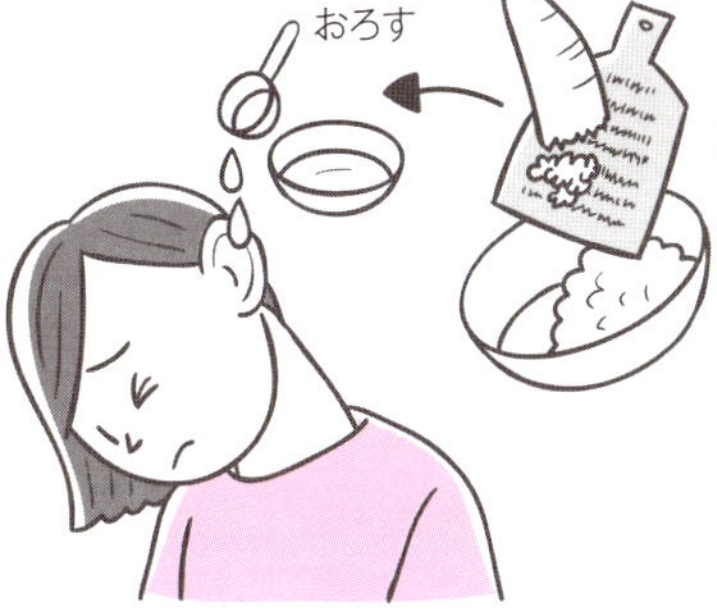

だいこんおろしのしぼり汁を、痛む歯の反対側の耳へ数滴たらす。だいこんは即効の痛みどめになる。ただし、たらしすぎると中耳炎になることも。たらす量は守ること。（山ノ内）

NG 温湿布と甘いものは禁止

歯がズキズキと痛むのは、歯の中心（歯髄《しずい》）に炎症がおこっている証拠です。こんなときは冷湿布が原則。あたためるのは厳禁です。アルコールや入浴も控えましょう。

甘いものを食べると、痛みはさらに強くなります。特に**清涼飲料水**や**乳酸菌飲料**は、酸の浸食を促進し、エナメル質を溶かすので気をつけなければなりません。飲んだら必ず口をすすぐようにしましょう。

アロエの葉をかむ

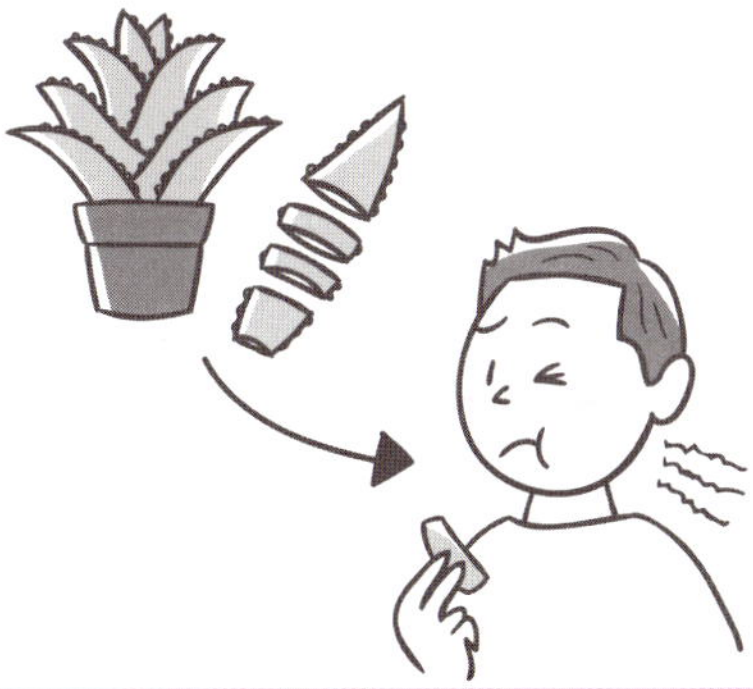

葉を2〜3cmに切り、痛む歯でかみしめると、自然に痛みがおさまる。ただし、生理中や妊娠中の女性はやらないこと。（根本）

●日本の伝統薬・正露丸《せいろがん》　主成分は木《もく》クレオソート。強い刺激臭をはなち、殺菌作用がある。むし歯に1粒つめておくと、痛みがやわらぐ。

やけど

やけどをしたら、あわてずに対処しなくてはいけません。皮膚の表面から熱をとるために、まず徹底的に冷やすことが重要です。感染防止も大切。手当ての際は清潔が第一です。大きな水ぶくれができたら、破らず医師の手当てを受けましょう。

はちみつを塗る

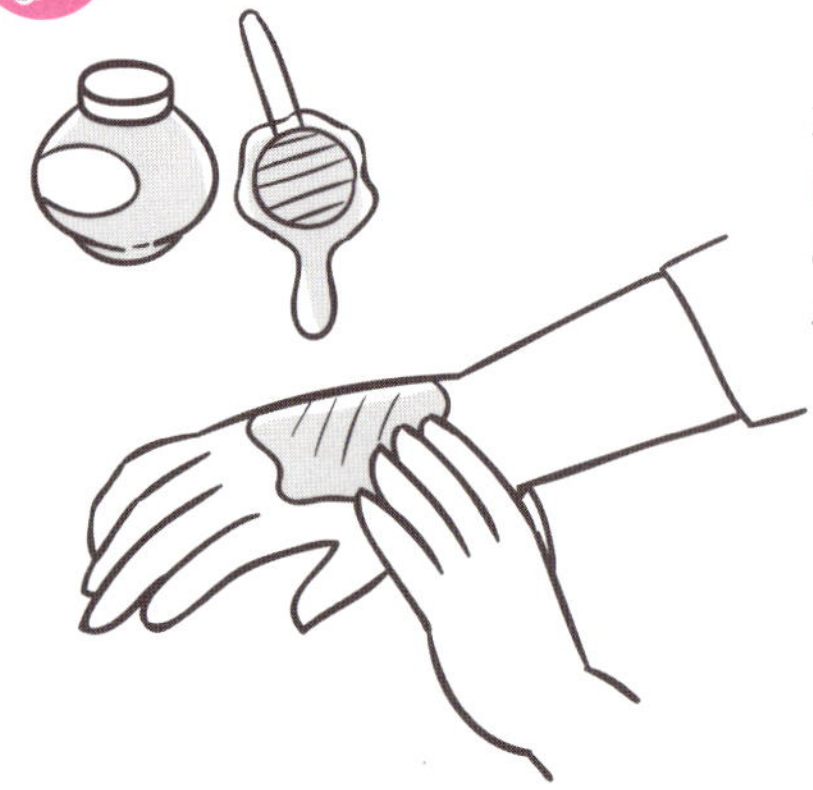

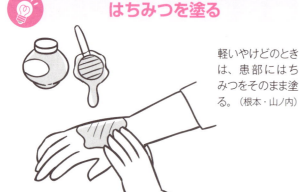

軽いやけどのときは、患部にはちみつをそのまま塗る。（根本・山ノ内）

きゅうり、なすの輪切りをはる

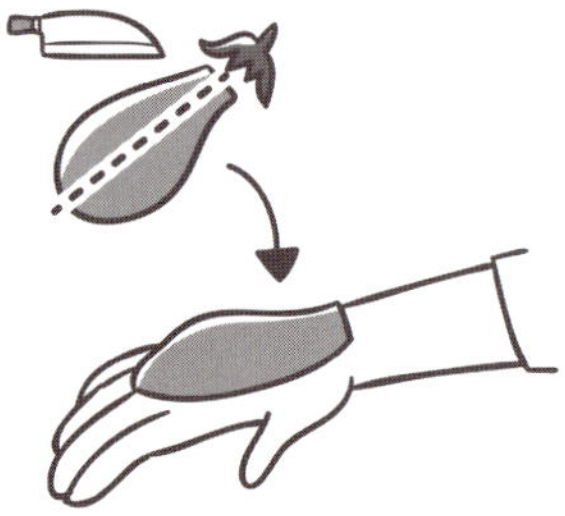

冷やしたなすを縦2つに切って患部にあて、あたたまったら取り替える。（根本）

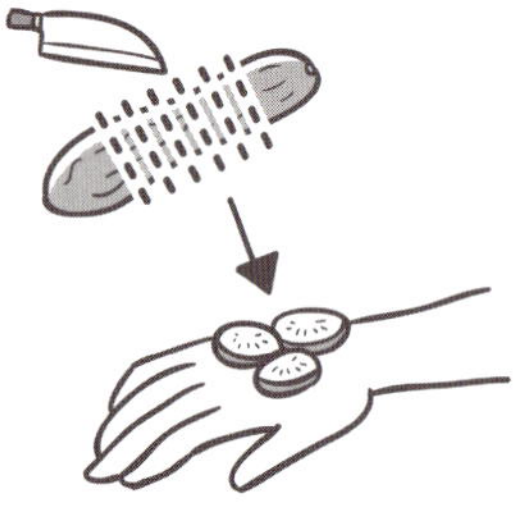

うすく輪切りにしたきゅうりを患部にはり、こまめに交換する。（根本）

じゃがいものすりおろしをはる

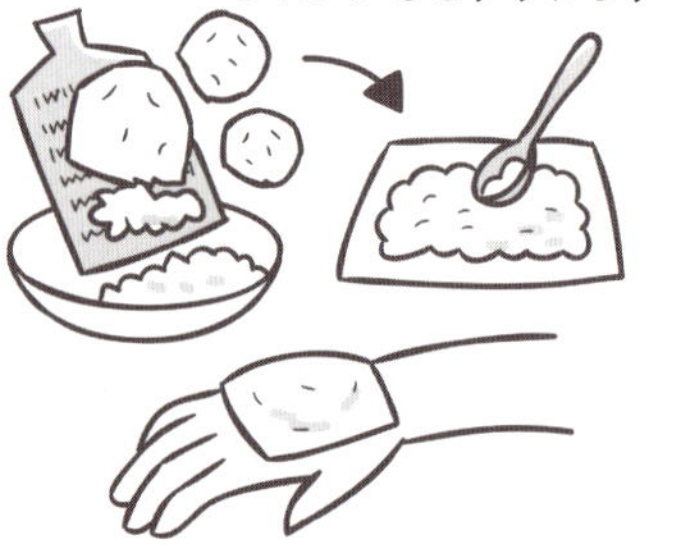

皮をむいたじゃがいもをすりおろし、ガーゼに塗ってはると治りが早い。（根本）

まずこの処置が必要です

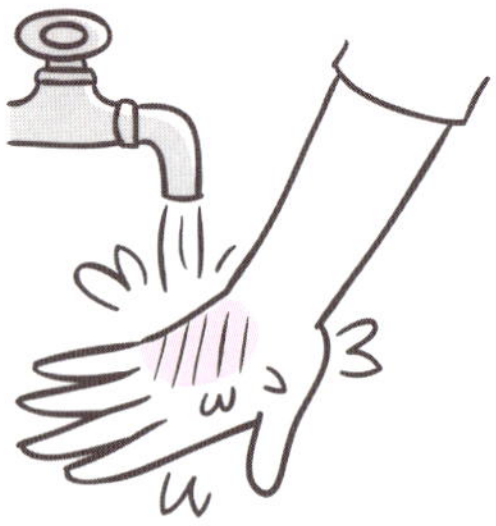

●とにかく水で冷やす

表面だけのやけどや、水ぶくれができたやけどは、まず流水で15〜30分間冷やす。ただし、流水の場合は、患部に直接強い水圧であてないこと。

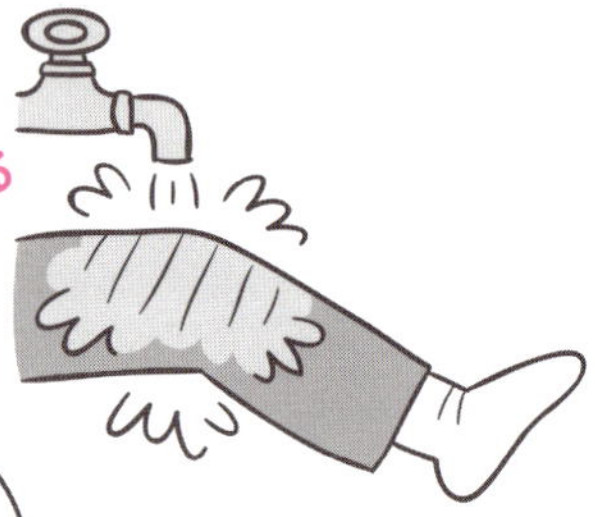

●衣服の上から水をかける

衣服の上からやけどをしたときは、無理に脱がせず、衣服の上から水をかけて冷やす。

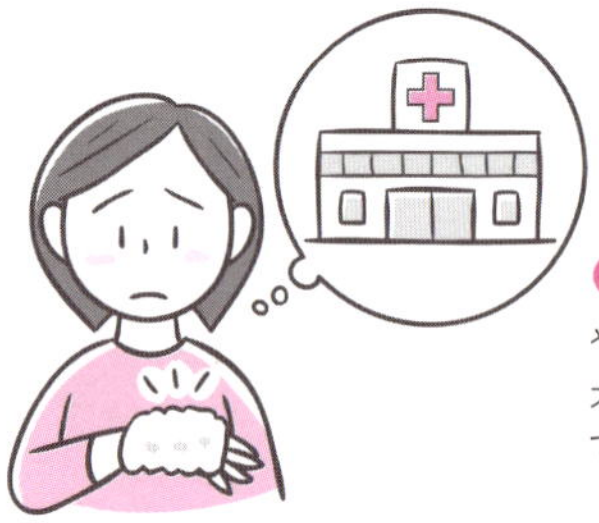

●とにかく冷やし続ける

やけどしている部分を、ぬれタオルなどで冷やし続ける。そして早めに医師の診察を受ける。

注意して!!

電気カーペットやカイロは低温やけどをおこすことも

電気カーペットや電気あんか、湯たんぽ、カイロなどは、とても身近で安全な暖房器具です。しかし、長時間、体の同じ場所にあてたままでいると、「低温やけど」をおこすことがあるので注意しましょう。

低温やけどは、皮下組織が損傷してしまうこともあり、治りにくいものです。

前述の器具を使用するときは、あてる場所を1時間ごとに変えるなどの注意が必要です。

救急ミニ知識

赤くなって、水ぶくれができたら、まず病院へ

やけどは、その程度を適切に判断し、早めに的確な処置をすることが何よりも大切です。

やけどは患部の深さによって、1～3度に分けられます。

1度――赤くなり、痛いが水ぶくれはできない。

浅達性2度――赤くなって水ぶくれができ、強い痛みがある。水ぶくれは圧迫することで赤みはなくなる。

深達性2度――赤くなったり、紫色から白くなり、水ぶくれができる。痛みは軽いことが多い。水ぶくれは圧迫しても赤みは消えない。

3度――黒色、褐色、または白色で乾燥している。水ぶくれはできず、痛みは軽いか、ないこともある。

さらにやけどの面積と部位も重要で、それにより治る時間も、治ったあとの傷跡も大きく変わります。

小さく浅めのやけどであれば、医師の指導のもと家庭でも治療できます。もし2度以降のやけどなら、1～2週間程度は毎日診察を受けたほうがよいでしょう。それでもよくならない場合は、長期通院または入院になることも考えられます。

また、深いやけどでは、傷跡が残ってしまうこともあります。ケロイド状になったり、ひきつれたりします。やけどをしたら、まずは病院へ行き、医師の診察を仰ぎましょう。

アロエの葉肉をはる

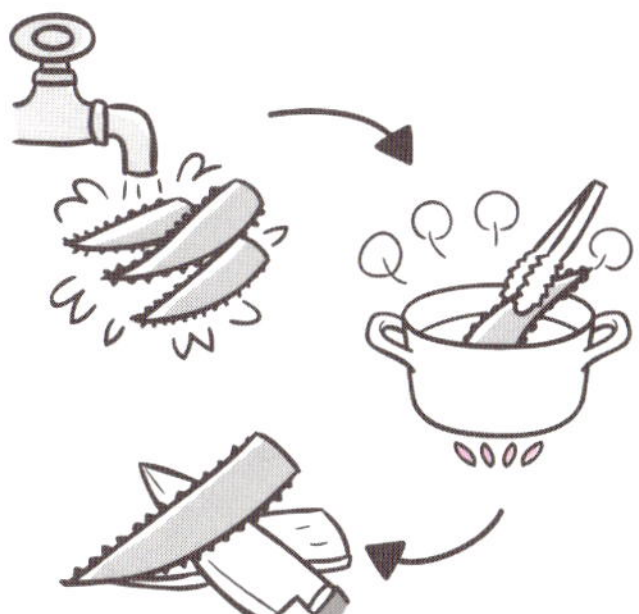

1 葉をよく洗ってから、熱湯にくぐらせて殺菌し、皮を薄くはぐ。

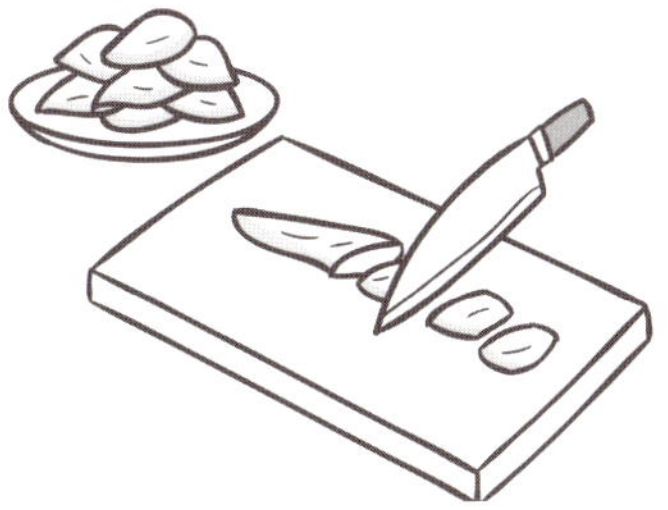

2 出てきたゼリー状の白い葉肉を、薄切りにする。

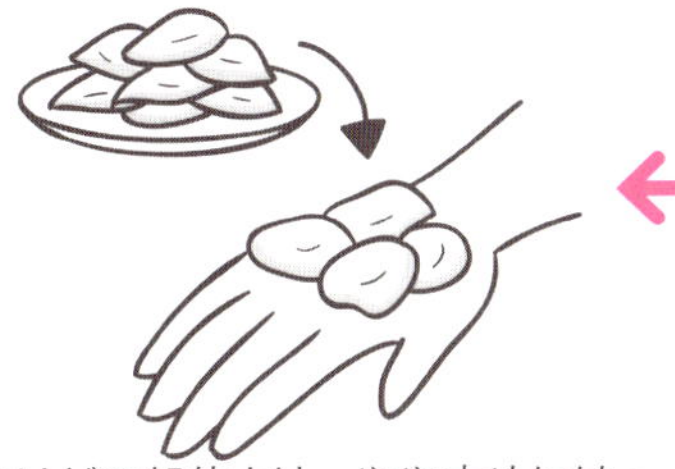

3 やけどの部位より、やや広めにはって、乾くたびに取り替える。（根本）

塩水につける

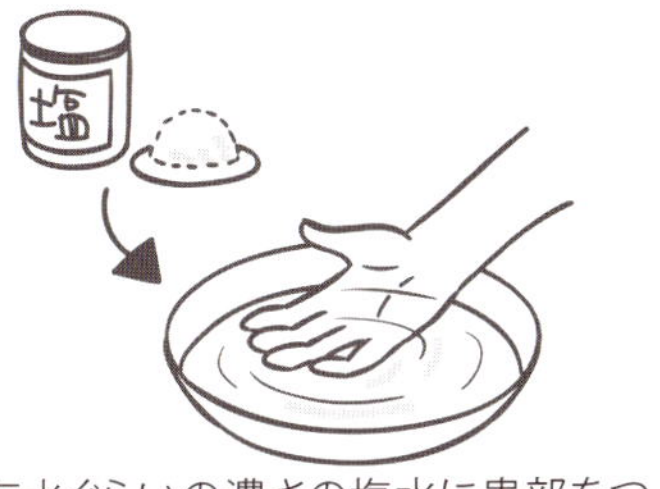

海水ぐらいの濃さの塩水に患部をつけると、痛みが消え、水ぶくれもできにくい。（根本）

ユキノシタをはる

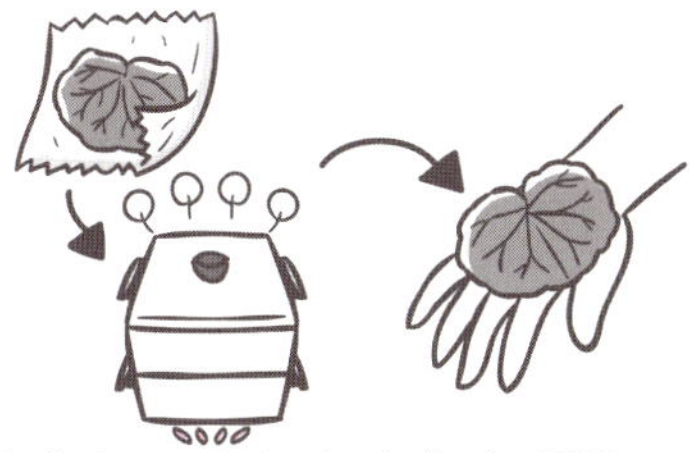

生葉をアルミホイルに包んで蒸し、手でもんでやわらかくし、あら熱をとってから患部にはる。（根本）

だいこんおろしで湿布

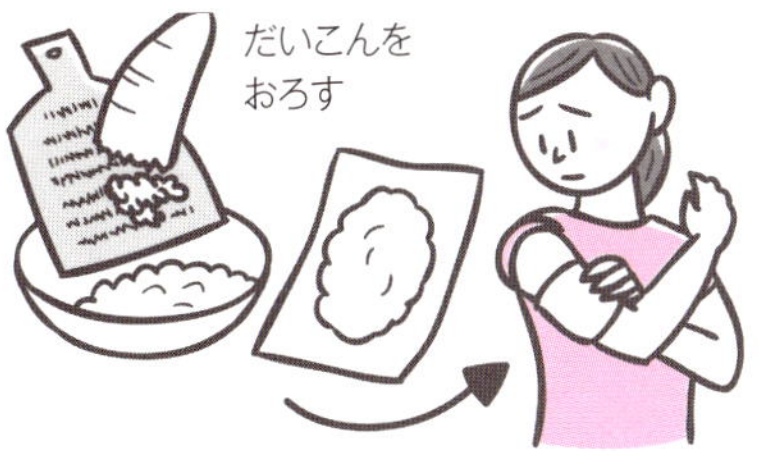

水道水で冷やしにくいところをやけどしたときは、だいこんおろしをガーゼで包んで湿布する。（根本）

その他の救急法

まず最初に水で冷やして患部の熱がひいたあと、次のような方法を試すのもいいでしょう。

①熱湯でやけどをしたときは、**卵油**（255ページ参照）を患部に塗ると効きます。

②**くるみ**を砕いて、まっ黒になって油がしみ出るまでいったものを粉末にし、冷やして1日2回、患部に塗ります。

③**かぼちゃ**をマッシュして、患部にはっても効果的です。

④**重曹**を水でドロドロに溶かして、患部に塗ります。

⑤**ナンテンの生葉**100枚ほどをすり鉢でしっかりすり、出てきた汁を患部に何度もつけます。

NG みそ、しょうゆ、アルコールはダメ

やけどには、刺激性のものを塗るのはタブーです。**みそ、しょうゆ**は、患部をヒリヒリさせるだけです。特に重いやけどの場合は、何も塗らずにすぐ病院へ。**アルコールの飲用**は、体をあたためるのでいけません。

また、やけどの部分を強く打ったり、傷をつけたりしないように注意してください。

●日本の伝統薬・紫雲膏《しうんこう》　やけどした部分の熱を流水でとってから紫雲膏を塗る。ひび、しもやけ、うちみ、痔などにも利用できる。

切り傷

子供から大人まで、日常的によくできる切り傷。切り傷ができたら、いきなり消毒液や薬をつけるのではなく、まずは流水で傷口をよく洗い、雑菌の感染を防ぎます。傷口がきれいになったら滅菌ガーゼなどをあてます。血が止まりにくいときは、患部を圧迫して止血します。

にんにくのおろし汁をつける

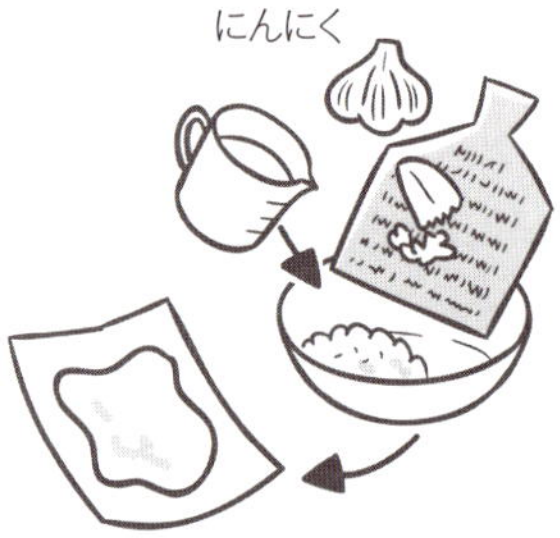

1 にんにくのおろし汁を、水で3～5倍に薄めて、ガーゼにしみ込ませる。

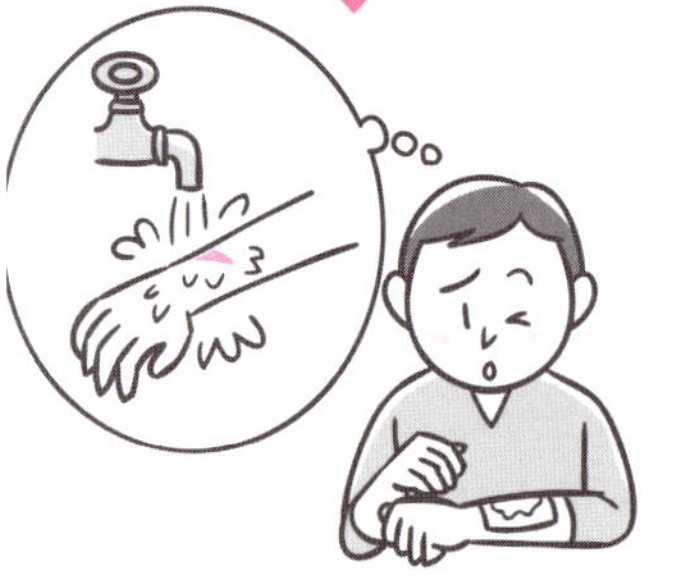

2 1のガーゼを患部にあてると、消毒の効果がある。ただし、ヒリヒリと刺激が強いときは、すぐに中止して洗い流すこと。（根本）

ヨモギのしぼり汁をつける

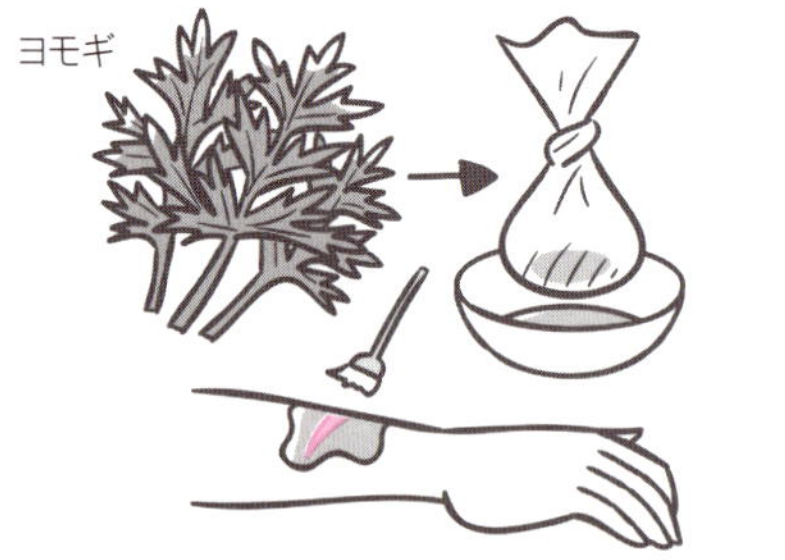

ヨモギの生葉をしぼって、出た汁を患部につける。しぼりカスをガーゼに塗って、患部にはっても効く。（根本・山ノ内）

オトギリソウの煎じ汁をつける

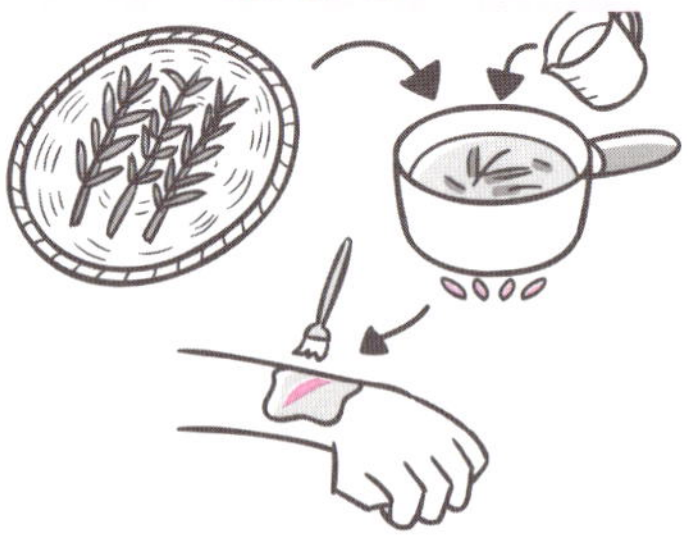

オトギリソウの葉と茎を乾燥させたもの30gを、600mLの水で半量になるまで煎じ、その汁を患部につける。（根本）

しその葉の粉末をつける

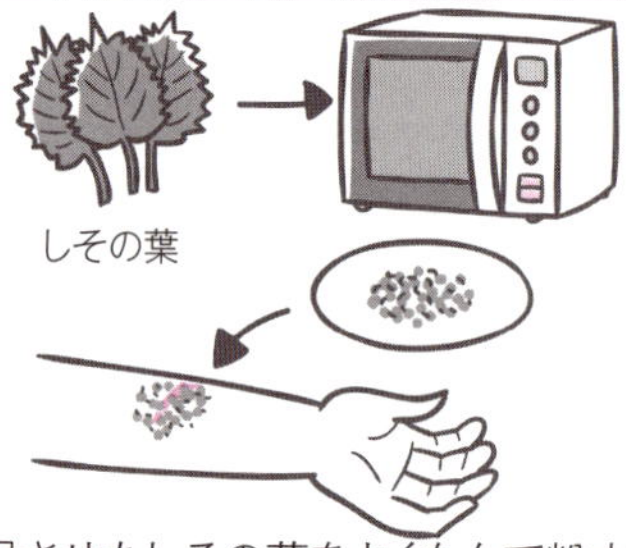

乾燥させたしその葉をよくもんで粉末にし、患部にふりかけると出血がとまる。電子レンジを使えば簡単に乾燥できる。（根本）

アロエをはる

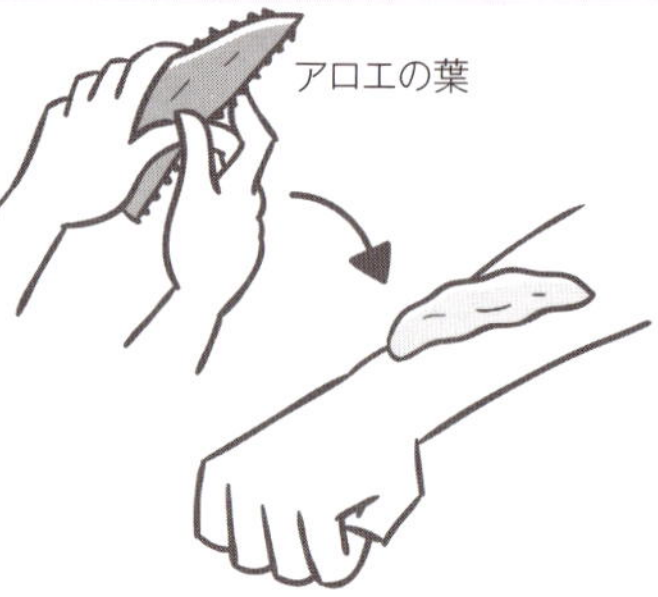

アロエの葉をよくもんで、やわらかくしてから患部にはる。（根本）

その他の救急法

傷口が砂や泥でよごれているときは、水でよく洗って、まず傷口をきれいにすることが大切です。その後、次のような方法も有効です。

①**きゅうりの生葉**をよくもんで、患部にはっておくと、治りが早くなるようです。

②**ねぎ**を火であぶって指でもんで、出た汁をつけます。

③**フキの葉**をしぼって汁をつけると、化膿どめになります。

④**ゲンノショウコの全草**を陰干しにしたもの30gを、600mLの水で半量になるまで煎じ、この汁で患部を洗います。

⑤**オオバコの葉**をしっかりもんで、患部にはっても効果的です。

⑥**たばこの葉**は、昔から漁師が沖合でケガをしたときに、出血どめの治療のために用いられてきたそうです。

　近年は、軽い切り傷については消毒せず、患部をきれいにして湿潤に保ったほうが、傷の治りが早いという考え方が、専門家のあいだでも主流になっています。

ひび・あかぎれ・しもやけ

ひび・あかぎれ・しもやけは、冬の寒さや乾燥などが原因でおこります。ひびは皮膚の表面に小さな亀裂ができ、これが進行すると炎症を伴うあかぎれになります。しもやけは皮膚のはれとかゆみが特徴。手足を保温したり、マッサージで血行をよくするなどして、予防を心がけましょう。

赤とうがらし湯につける

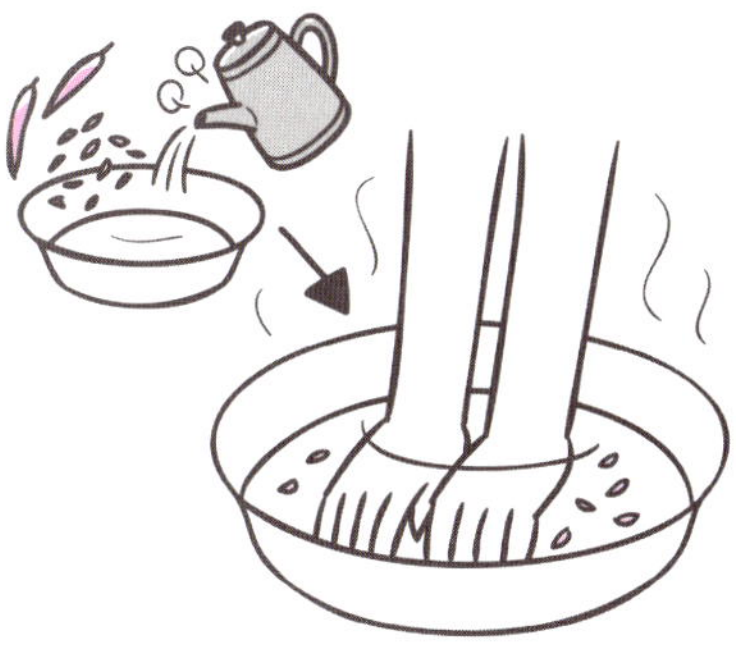

ひび・あかぎれには、赤とうがらし2~3本をきざんで洗面器に入れる。熱湯を注ぎ、やけどをしない程度に冷ましてから患部を浸す。　（根本）

カラスウリの酒漬けを塗る

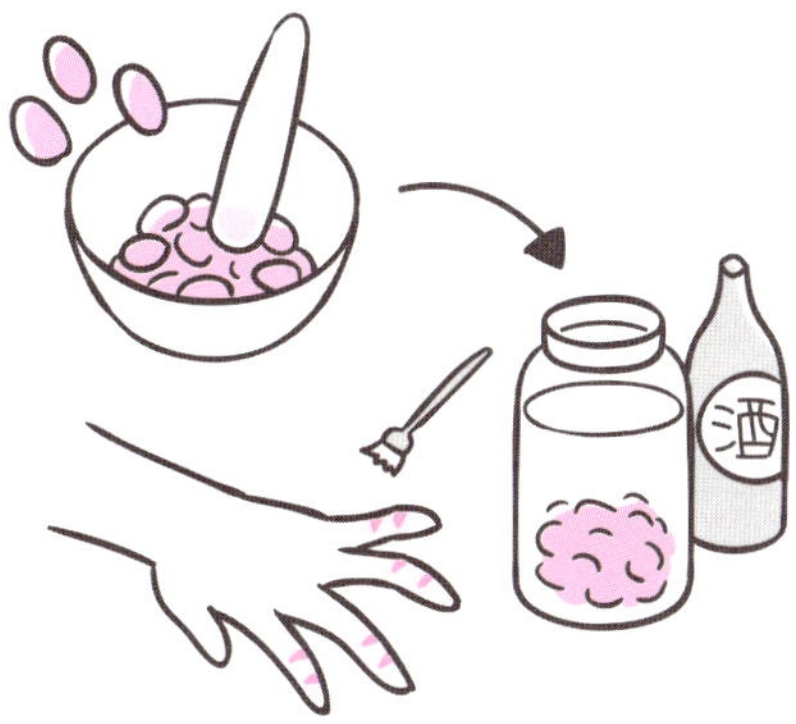

赤く熟したカラスウリの果肉をつぶして、酒に漬ける。これをひびやあかぎれの患部に塗る。
（根本・山ノ内）

赤とうがらしを靴に入れる

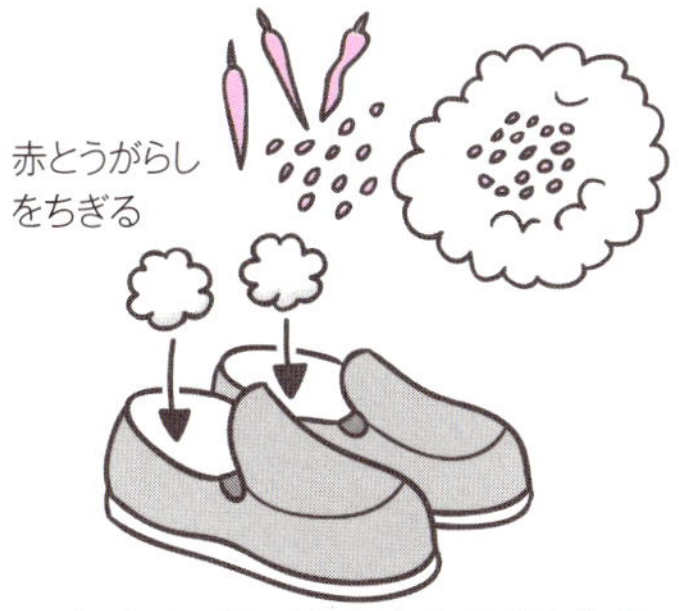

しもやけには、赤とうがらし3~4本をちぎって綿にくるみ、靴の中に入れておく。　（根本）

にんじんのすりおろし汁を塗る

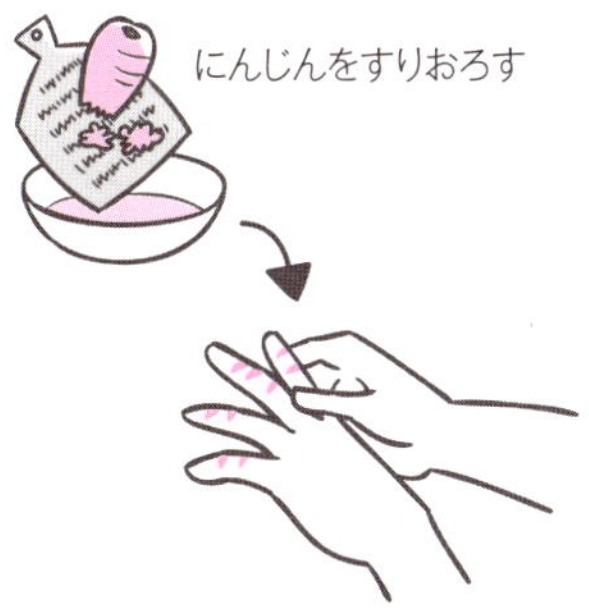

しもやけには、にんじんのすりおろし汁を患部にすり込んでマッサージし続けると、かゆみがとれる。　（根本）

注意して!!

ひび・あかぎれ・しもやけを予防するには

ひび・あかぎれは、寒さや冷たい風、冷水などが原因でおこります。予防するためには、次のことを心がけてください。

①水仕事のあとは、水けをよくふきとる。
②できやすいところに油性クリームを塗って、保湿する。
③入浴中にマッサージをして、血行をよくする。

また、しもやけは寒冷刺激に加え、10度以上の寒暖差によって、血液の流れがわるくなることが原因でおこります。次のことに注意しましょう。

①水仕事のあとは、水けをよくふきとる。
②靴下や手袋で手足を保温する。
③きつい靴は、はかない。
④入浴、足浴をこまめにする。

✚その他の救急法

あかぎれも、しもやけも、ひどくなったら医師の手当てを受けなければなりません。ただ、軽ければ次のような方法も効果的です。

①乾燥させた**みかんの皮**を粉末になるまでいり、1.8Lの水で煎じます。この汁にしもやけになった部分を浸すと、症状が改善します。
②**なすのヘタ**を乾燥させて煎じ、この汁をつけてマッサージすると、しもやけに効きます。
③ひび・あかぎれには、**アロエの葉肉**の粘液をつけると効きます。そのほか、**はちみつ**、**しょうが**のおろし汁を塗っても有効です。

●日本の伝統薬・吸出《すいだ》し青膏　通称「たこの吸出し」。化膿したおできの膿を排出する作用がある。

かぶれ

多量の汗、下着、香水、薬品から、ウルシなどの植物まで、かぶれのもとになるものは身近にたくさんあります。まず、トラブルのもとを断ち、患部は冷やしてかゆみをおさえます。刺激の強い香辛料を使った料理も避けましょう。

桃の葉風呂に入る

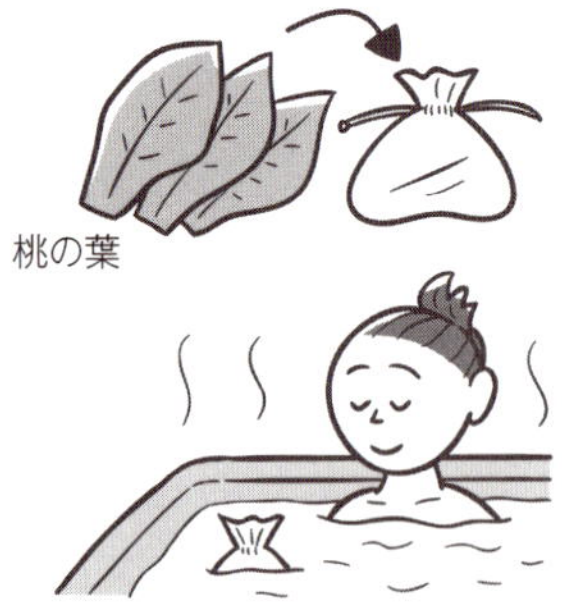

桃の葉100gを布袋に入れ、入浴剤として使用する。（根本）

焼酎を塗る

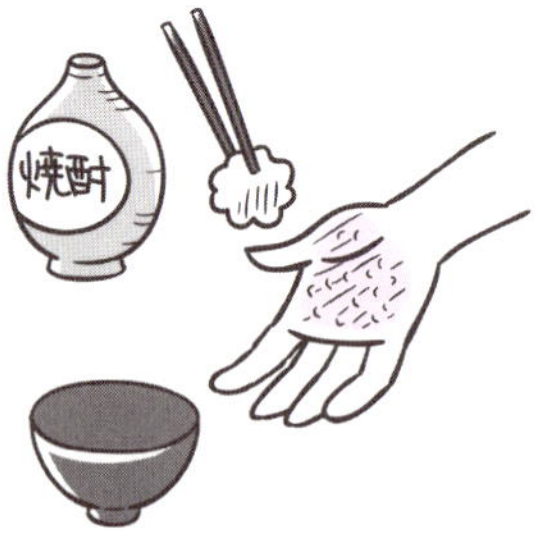

箸やお椀のウルシにかぶれたら、45度の焼酎を脱脂綿に含ませて塗る。繰り返し塗ると1～2日ではれがひく。（根本）

そば粉とミョウバンを練ってはる

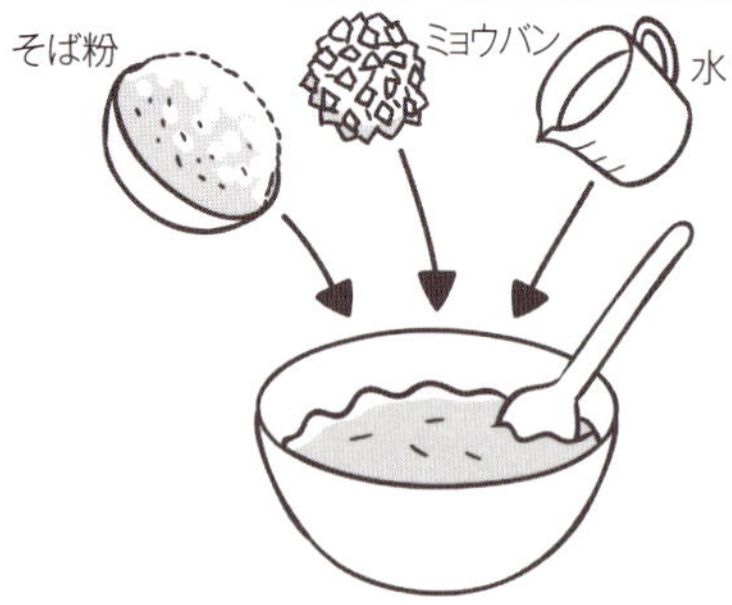

1 そば粉100gとミョウバン10gを、かためのお粥くらいになるまで水で練る。

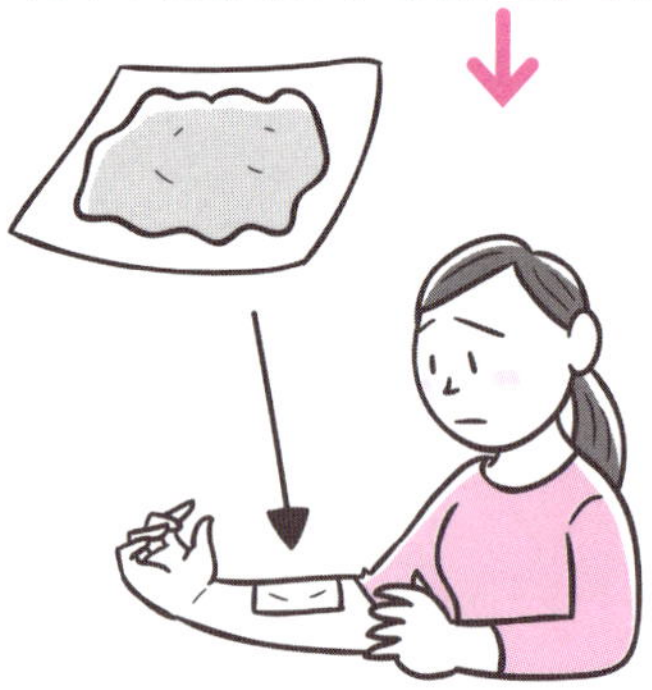

2 布または和紙に塗って患部にはる。乾いたら取り替え、かゆみがとれるまで続ける。（根本）

桃の葉の煎じ汁で洗う

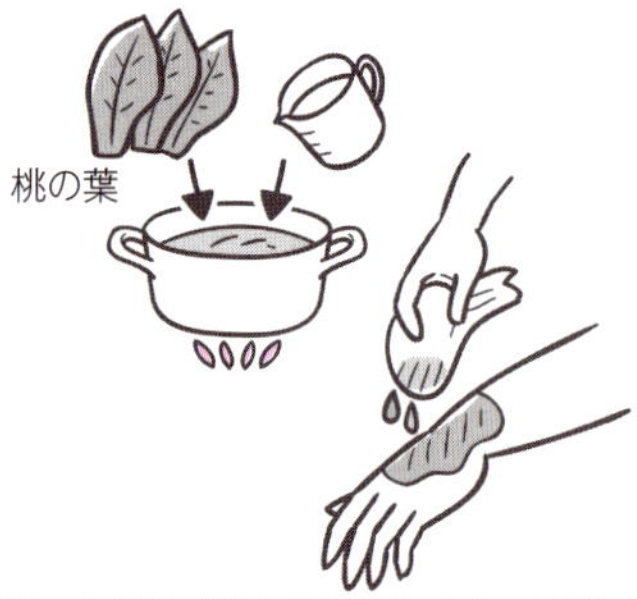

100gの桃の葉を600㎖の水で半量になるまで煎じる。この汁をガーゼに浸し、患部を洗う。（根本）

ごま油を塗る

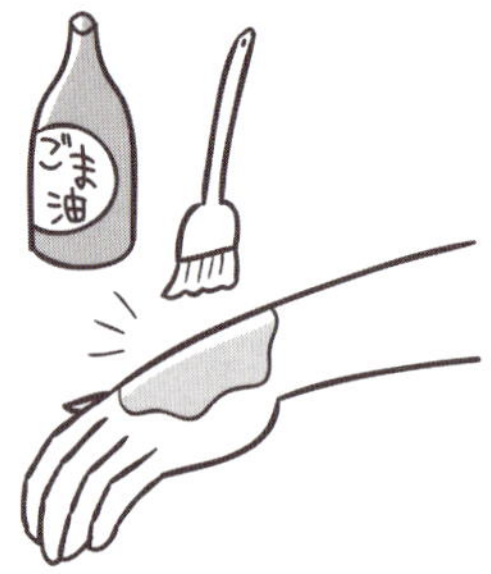

食用のごま油を1日数回、患部に塗る。（根本）

＋その他の救急法

かぶれは、かゆみを伴いますが、かくと悪化するので、かかないように。

ユキノシタや**ドクダミ**には消炎作用があり、かゆいときに有効です。手や足などで患部が小さいときは葉をもむか、すりつぶしてはるとよいでしょう。かぶれた部分が広範囲のときには、薬草風呂がいちばん。干したドクダミの葉をきざんで木綿袋に入れ、湯船に浮かせるか、濃く煎じた汁をお湯に混ぜて入浴します。

クマザサ風呂も、あせもやただれに効果的。ひとつかみほどの葉をよく洗ってお湯に浮かべるだけですから、とても手軽です。

栗の煎じ汁を塗る

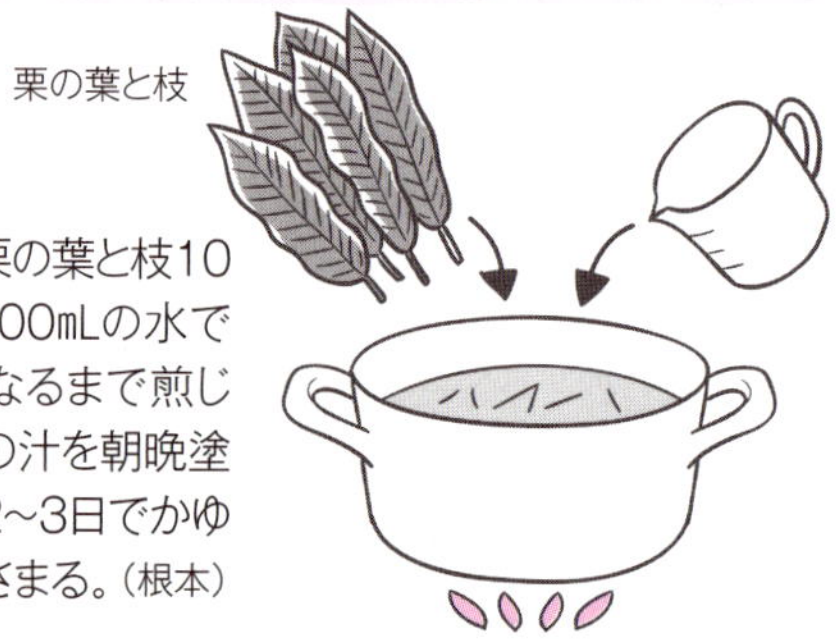

干した栗の葉と枝10gを、200㎖の水で半量になるまで煎じる。この汁を朝晩塗ると、2～3日でかゆみがおさまる。（根本）

虫さされ

虫にさされたら、まず傷口を石けん水で洗います。どんなにかゆくても、かきむしったりせず、冷やしてかゆみや炎症をとるようにします。家で手当てをして、かゆみ、痛み、はれなどがおさまれば心配ありませんが、息苦しさなどの症状が出てきたときは、すぐ病院へ行きましょう。

きゅうりの汁を塗る

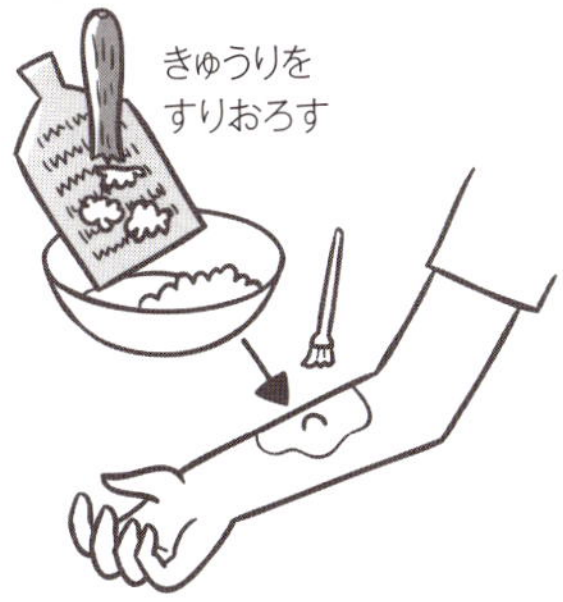

うれたきゅうりの実をおろし、その汁を塗る。（根本）

かぶのおろし汁をつける

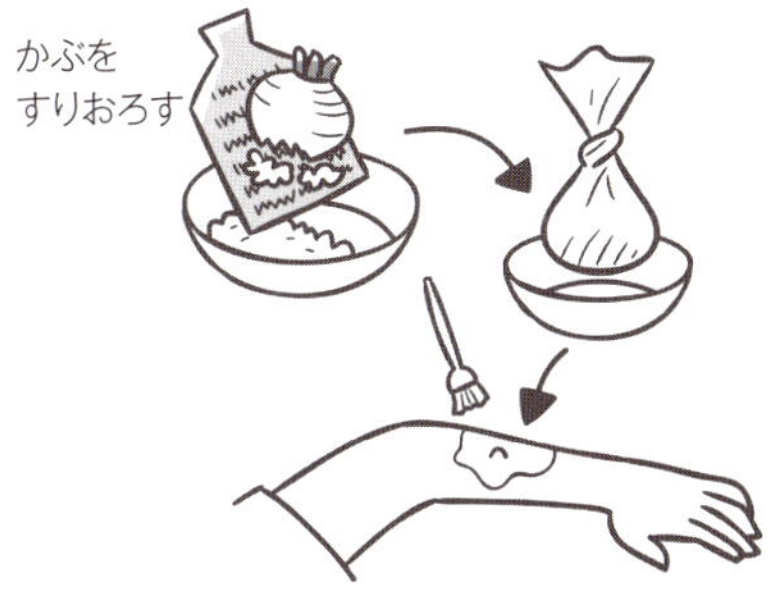

かぶをすりおろし、ガーゼを浸してしぼる。その汁を患部につける。（根本）

酢に漬けた干し柿を塗る

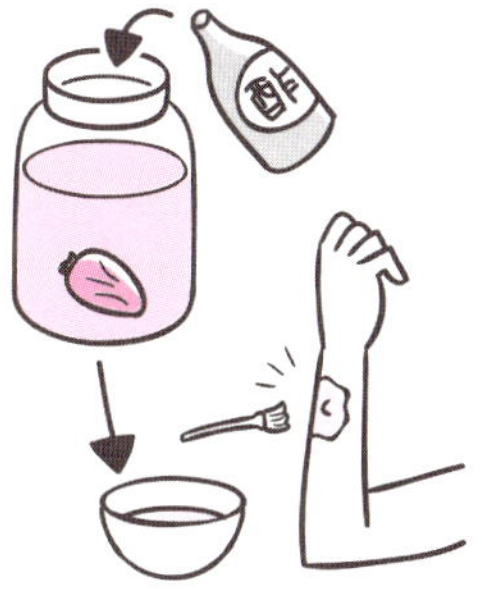

干し柿1個を酢に漬け、冷暗所で1か月くらい保存したものを塗る。（根本）

フキのしぼり汁をつける

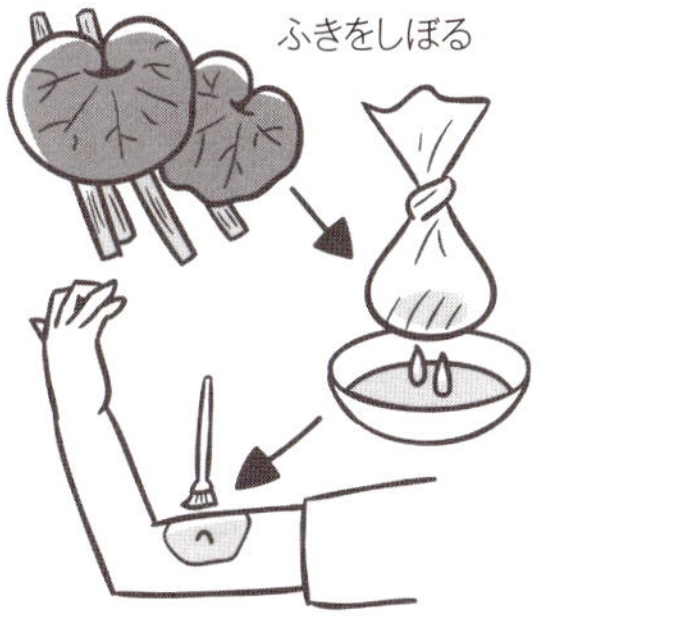

葉や茎をガーゼに包み、しぼり汁をとって患部に塗る。（根本）

アサガオの葉のしぼり汁をつける

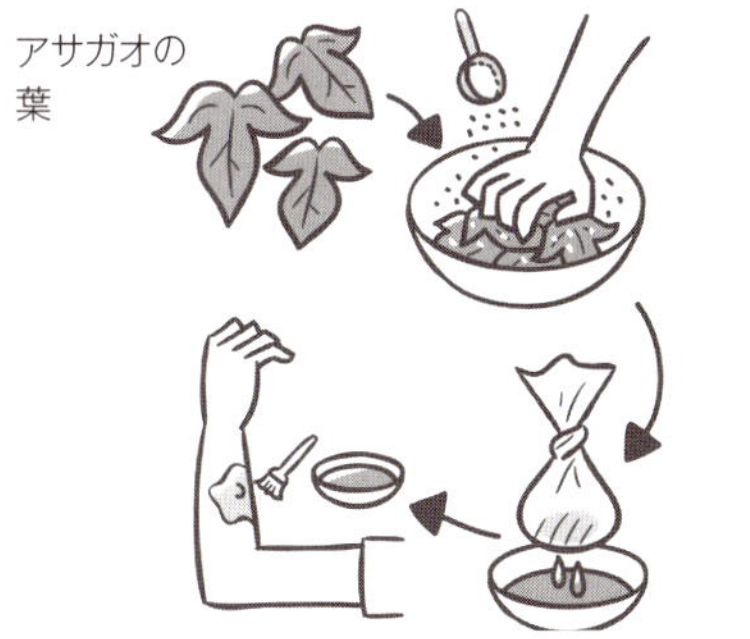

アサガオの葉を塩でよくもんで、ガーゼに包み、しぼった汁をつける。（根本）

かぼちゃの花のしぼり汁を塗る

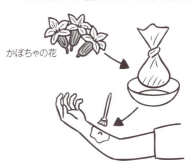

数個の花をガーゼで包んで、しぼった汁に塩を少々加えて塗る。（根本）

✚その他の救急法

●毒虫にさされたら

ミツバチなどの毒虫にさされたら、冷水か流水で洗ったあと、毒バリや毛をピンセット、毛抜きなどでとり除くこと。

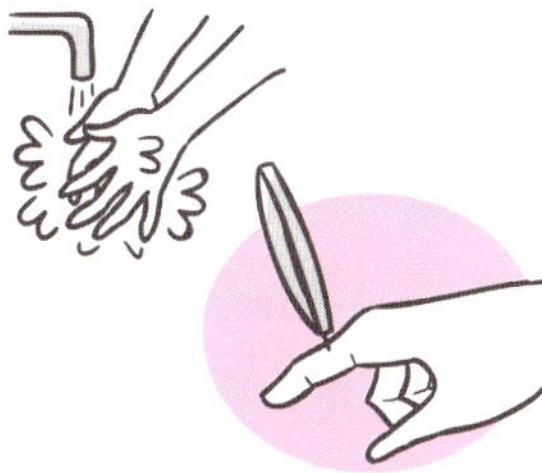

●毒ガにさわったら

毒ガや毛虫にさわった手で、体のほかの部分にふれると、毒が広がってしまう。まず、せっけんで手をよく洗うこと。

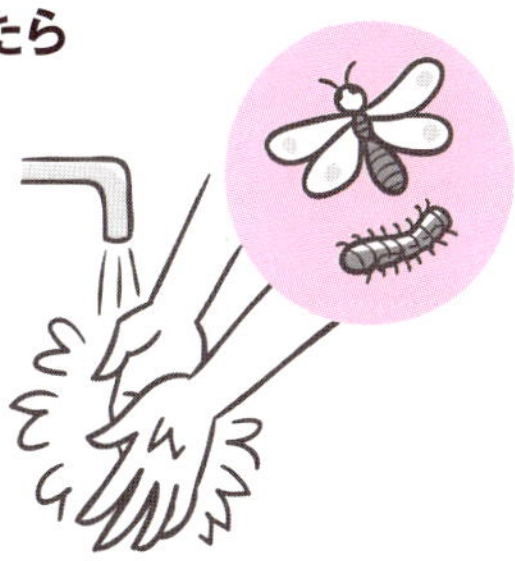

はちや毒虫にさされたら……

はちや毛虫にさされたら、せっけん水や流水で傷口をきれいに洗い流して消毒します。じんましんや腹痛、気分不良などの症状が出たらただちに救急車を。

●日本の伝統薬・キンカン　1930年（昭和5年）より発売開始。虫さされ、かゆみ、肩こりなどに効果がある。

うちみ・ねんざ・つき指

うちみもねんざも外傷がなく、皮下出血している部分がはれて痛みます。つき指は指のねんざです。まず、冷湿布で痛みをやわらげ、痛みやはれがおさまったら、血行をよくするために温湿布をします。いずれも軽く考えず、その日ぐらいは安静にしましょう。

塩と酢の温湿布

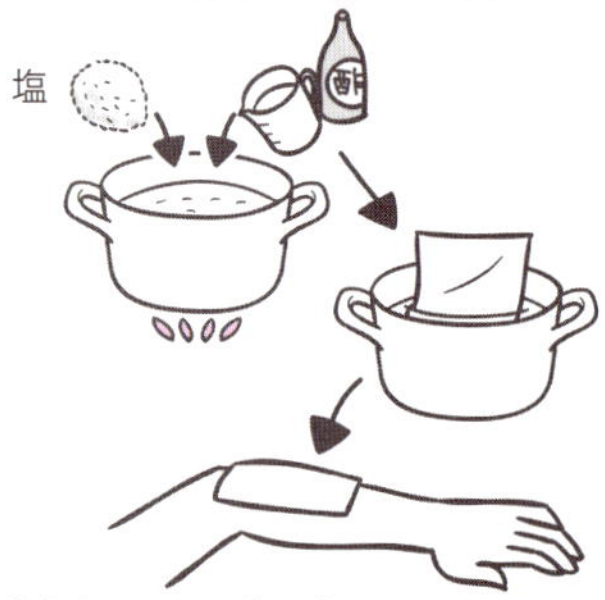

塩と酢を各1カップ、水2Lを鍋に入れて煮立て、50度くらいに冷ます。その中に浸した布で温湿布をする。（根本）

だいこんとしょうがの温湿布

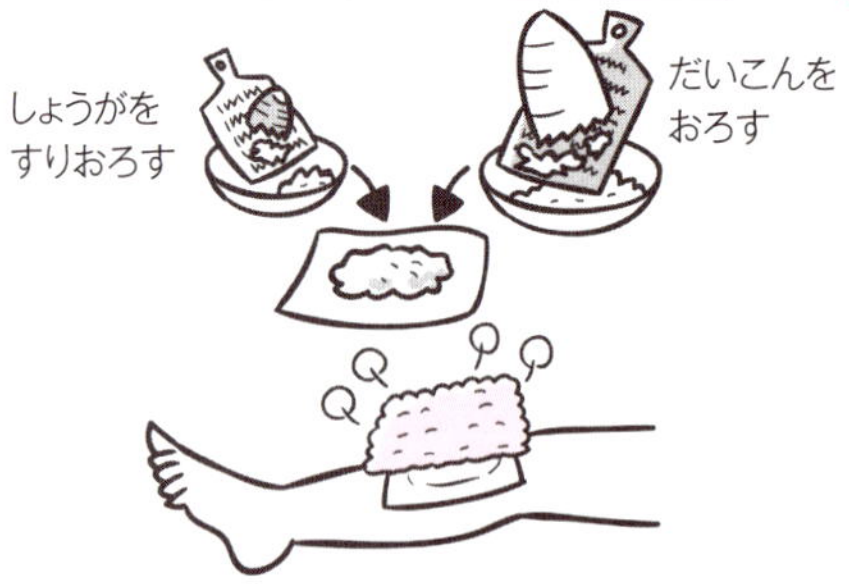

だいこん中1本と、しょうが中1個をすりおろして布に塗り、患部にはる。その上から蒸しタオルをのせ、あたためる。（根本）

アロエのすりおろしの冷湿布

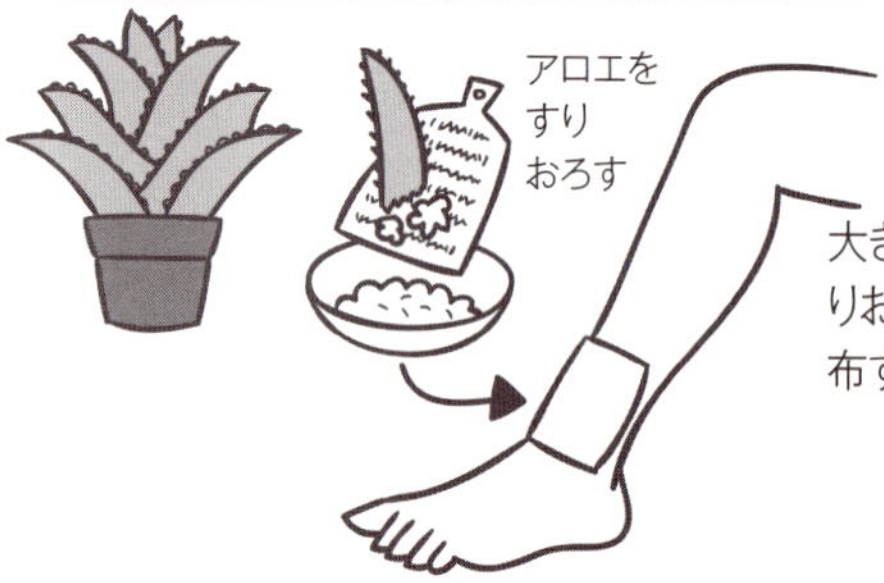

大きめのアロエの葉1本をすりおろしてガーゼに塗り、湿布する。（根本）

クチナシの湿布

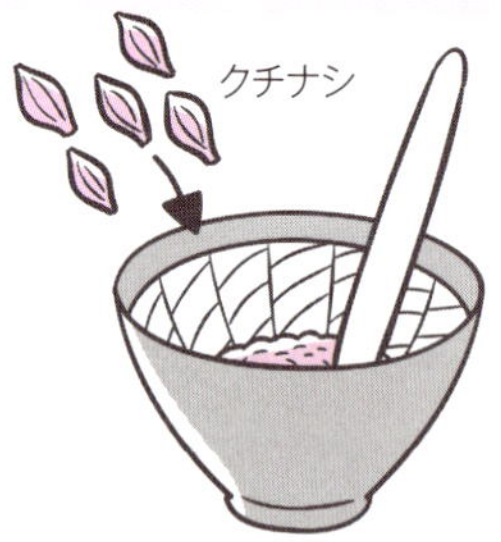

1 乾燥させたクチナシの実をすり鉢で細かく砕いて粉末にする。

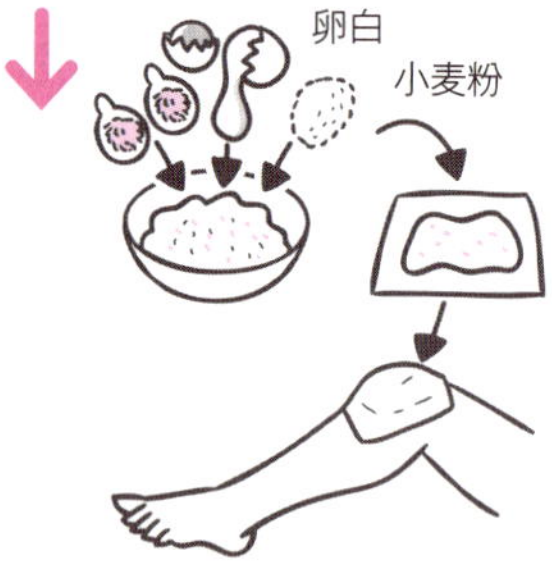

2 1を茶さじ2杯に、卵白を1個分と小麦粉少々を混ぜて耳たぶくらいのやわらかさに練り上げ、ガーゼにのばしてはる。

（根本・山ノ内）

✚その他の救急法

うちみ、ねんざ、つき指は、まず冷やしながら、それぞれに適した処置をします。右図のほか、次の方法も効果的です。

スルメはアルミホイルに包んでオーブントースターで中まで黒く焼き、ごはんと酢を混ぜて布に塗り、湿布します。

うちみのときによいのが、**ツワブキの葉**や**ヨモギの葉**。ともに生の葉をすり鉢でよくつぶして使います。

鎮静効果の高いのは**オトギリソウ**。煎じた汁を冷やしてガーゼに浸し、湿布します。

つき指

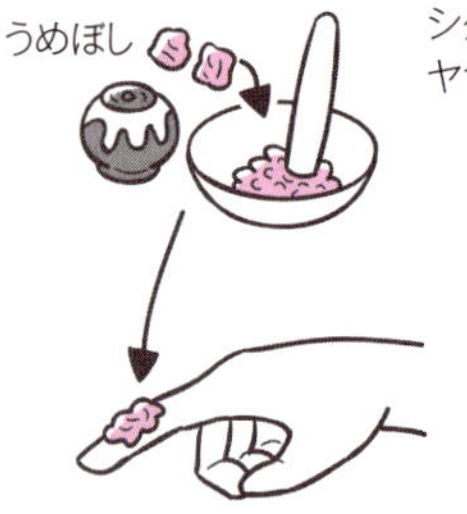

うめぼしは、はれと熱をとる効果がある。よくつぶした梅肉を、患部にはって使う。

足首のねんざ

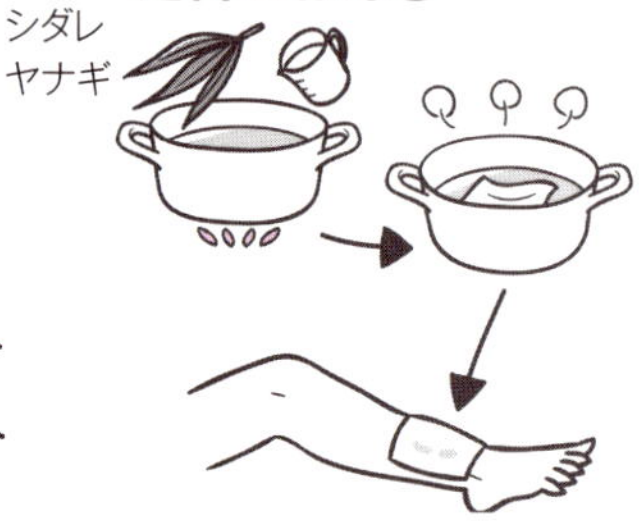

シダレヤナギの枝と葉を、お湯が半量になるまで煎じたもので温湿布する。

ひじのねんざ

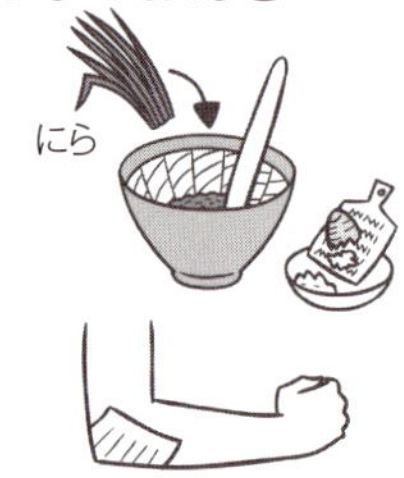

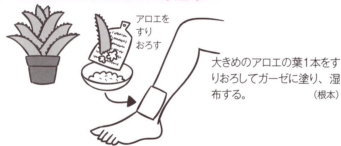

にらをすり鉢に入れ、すりこ木でついてつぶし、出た汁にしょうがの汁を混ぜたもので湿布する。

スポーツひじ（テニスひじ）

テニスや野球などのスポーツをしているとき、ひじの関節にビリッと激痛がはしることがあります。炎症をおこしている部分をなるべく動かさないで、痛みのあるときは冷湿布、痛みがひいたら温湿布で、根気よく治療します。骨折がないか、病院でレントゲンをとってもらうことも大切です。

じゃがいもと小麦粉の温湿布

皮をむいたじゃがいも3個をすりおろし、同量の小麦粉を混ぜたものに熱湯を加えて練り、布に1㎝くらいの厚さに塗って患部にあてる。（根本）

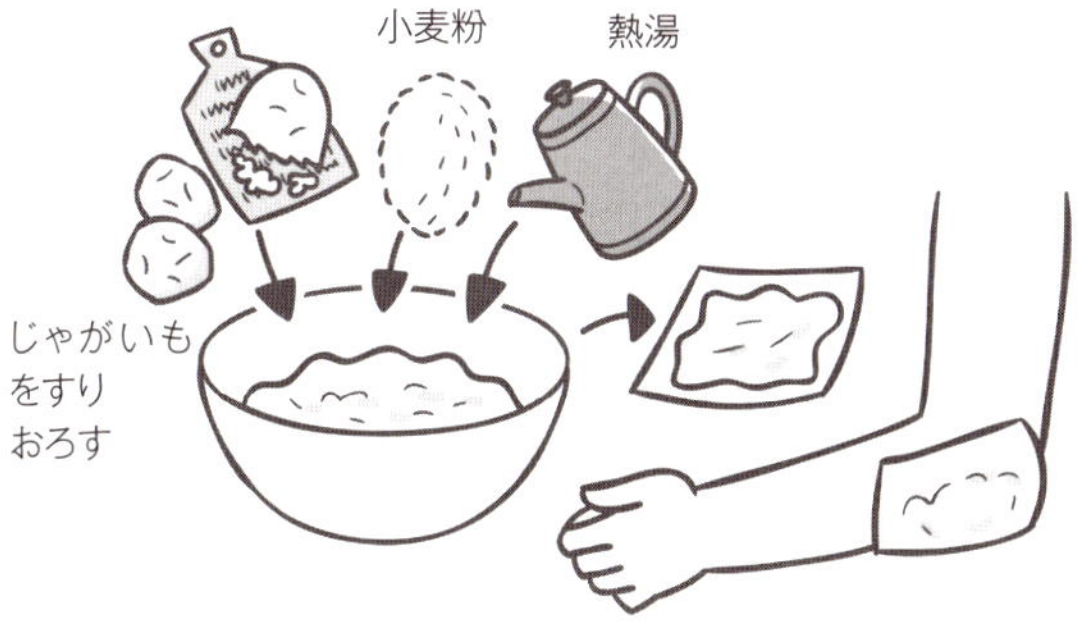

オトギリソウの煎じ汁湿布

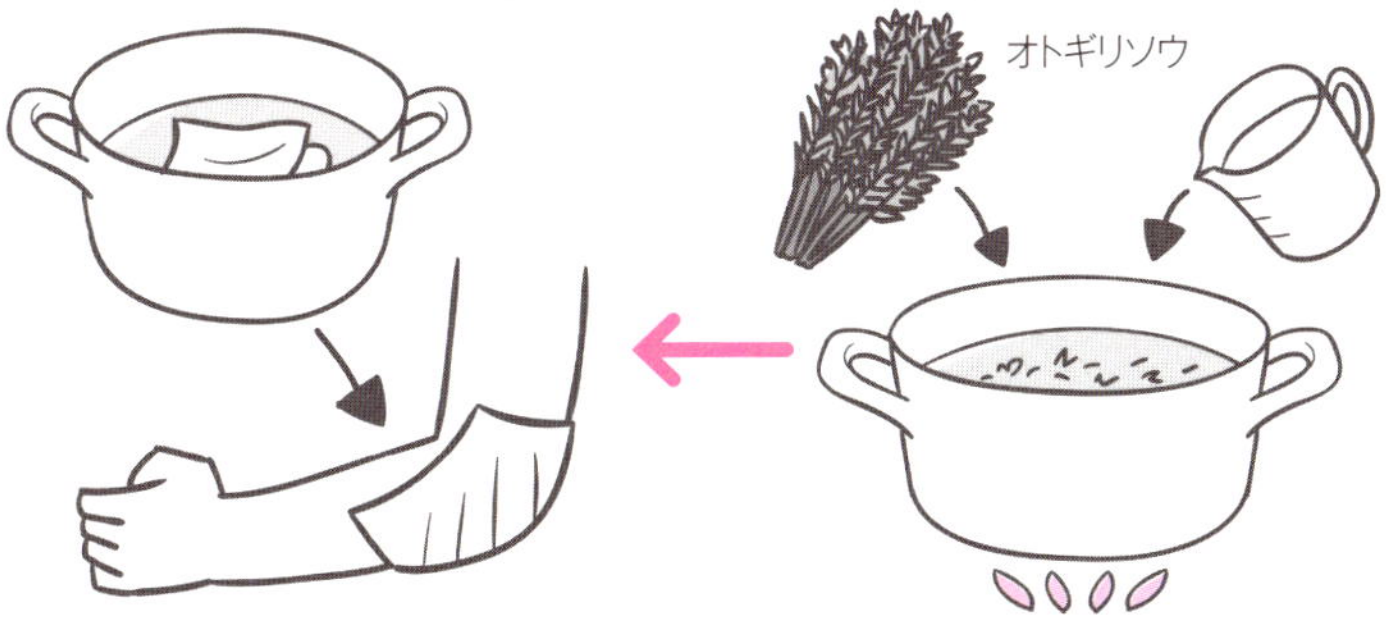

1 乾燥したオトギリソウの全草30gを、600㎖の水で半量になるまで煎じる。

2 煎じた汁にガーゼを浸して湿布する。冷・温湿布のどちらでも使える。（根本）

ヨモギの薬湯

ヨモギの生葉200g（乾燥葉なら60g）を木綿袋に入れて湯船に浮かべる。袋で痛いところをこするようにマッサージすると、一層効果がある。（根本）

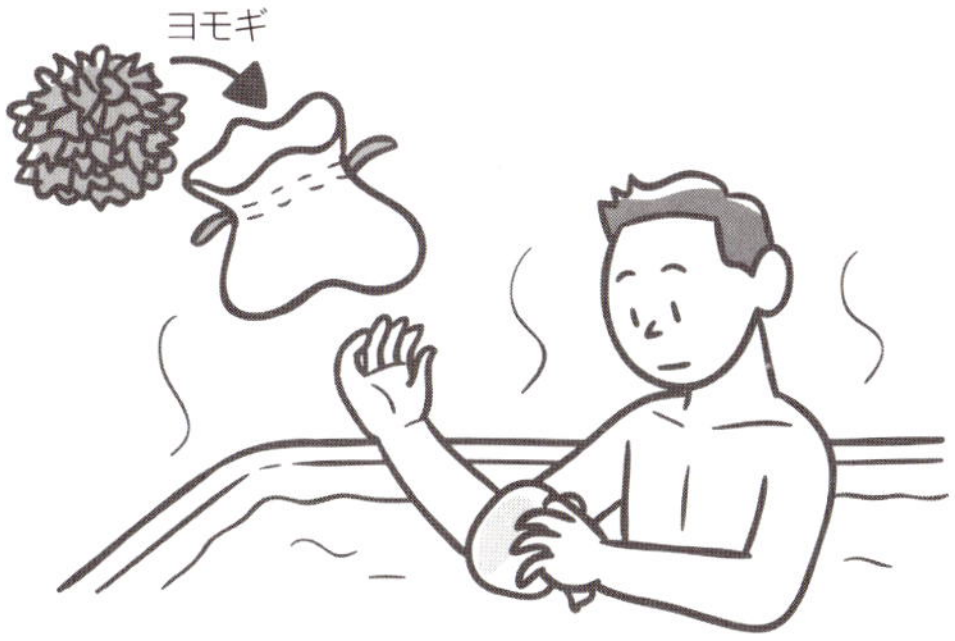

さといも湿布

1 皮をむいたさといも3個をすりおろし、同量の小麦粉と、酢大さじ2を加えて混ぜ合わせる。

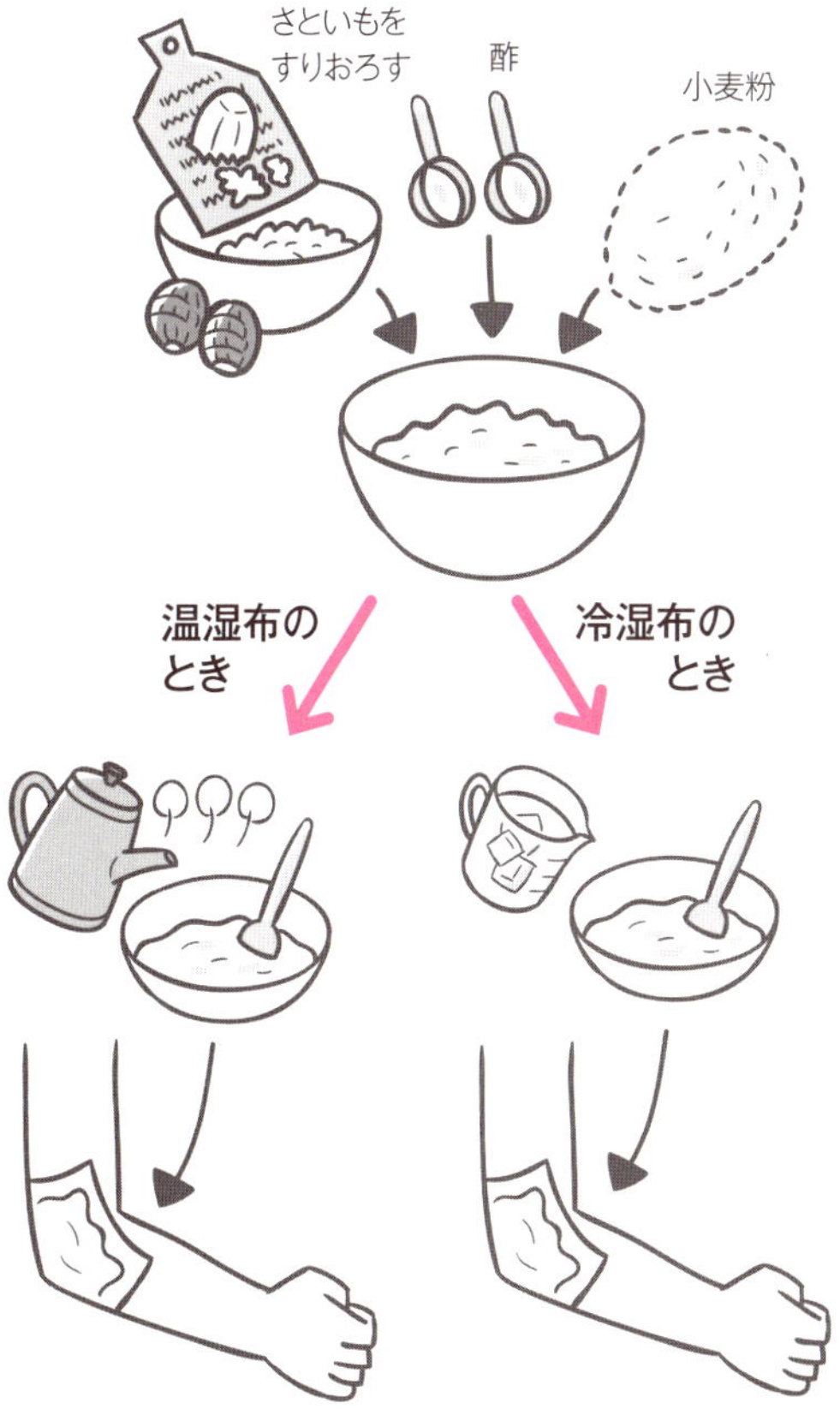

2 痛いときは、あたためてはダメ。冷水でお粥くらいに練り、冷湿布する。痛まなくなったら、熱湯で練って、やけどしない程度に冷ましたもので温湿布する。（根本）

●日本の伝統薬・中将湯《ちゅうじょうとう》　昔から庶民に人気のあった婦人薬。お湯で振り出すか、煎じて飲む。

ギックリ腰

筋肉に大きな負荷がかかって炎症がおきたり、靭帯《じんたい》が伸びたりするのがギックリ腰です。2~3日は安静にして、痛みが強い部分に冷湿布を、痛みがおさまったら温湿布であたためます。あたためるのは、血行をよくして痛みをやわらげる効果があるからです。

いり大豆の温石

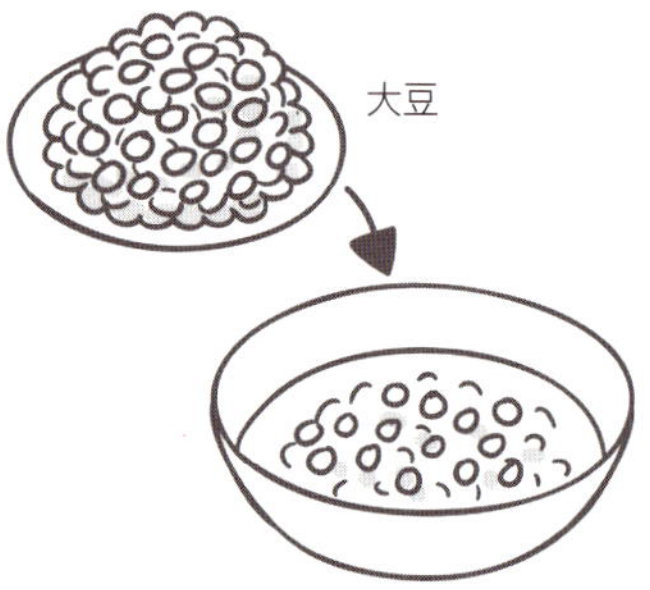

1 大豆50粒を2~3時間水につけてやわらかくする。

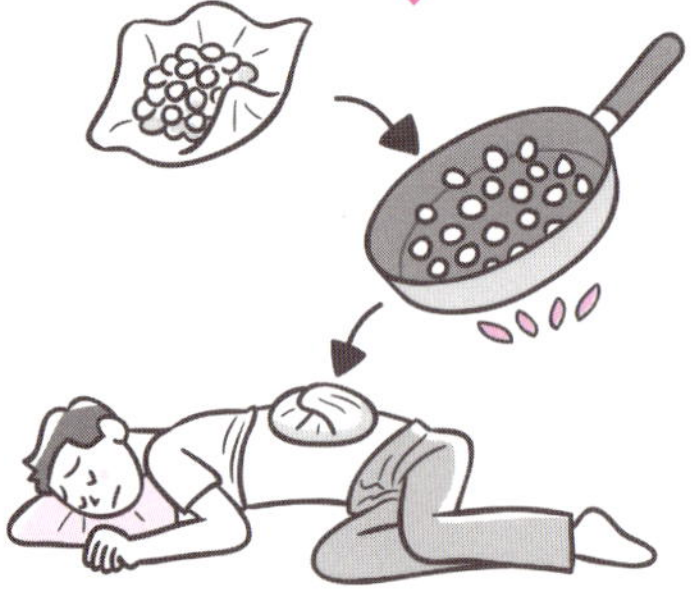

2 水けをふきとった大豆を、厚めのフライパンでからいりする。大豆が熱いうちに布で包み、患部をそっとさする。服の上からでもよい。

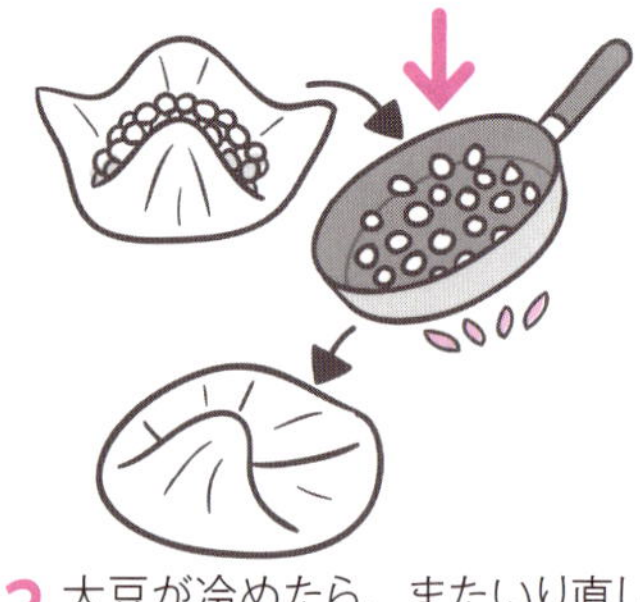

3 大豆が冷めたら、またいり直して使う。同じことを繰り返すと、痛みがぐんとやわらぐ。（根本）

赤とうがらしの煎じ汁の温湿布

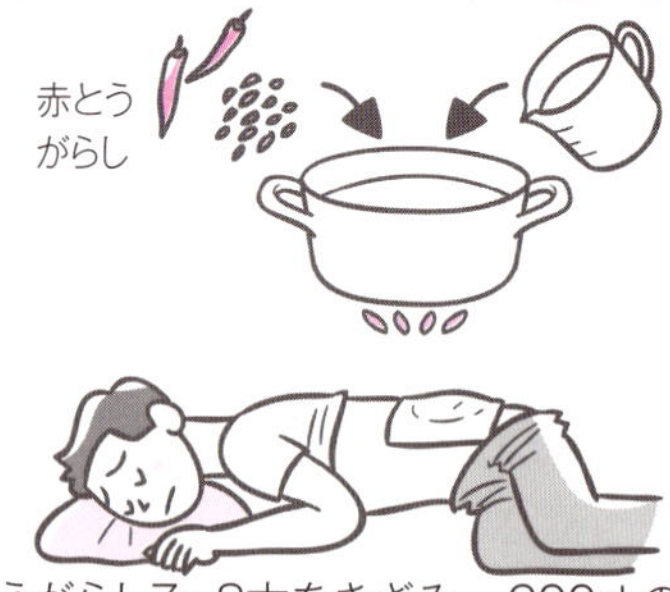

赤とうがらし7~8本をきざみ、600mLの水で半量になるまで煎じた汁に、ガーゼを浸して湿布する。汁は何度もあたためて使える。敏感肌の人は、かぶれないように注意する。（根本）

キハダ湿布

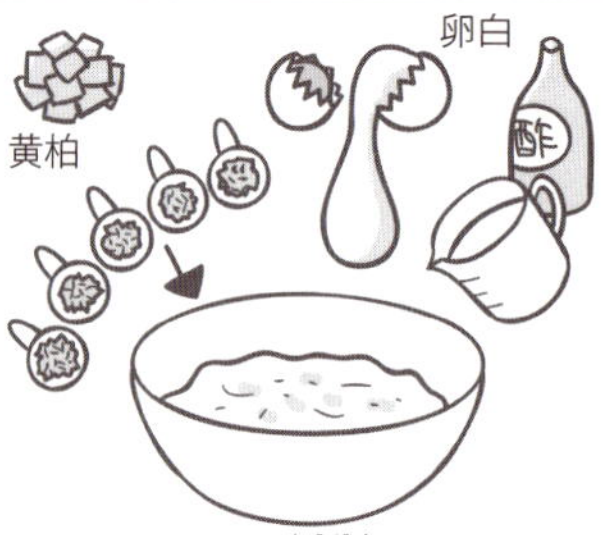

1 キハダの生薬（黄柏《おうばく》）の粉末大さじ5に、酢1/2カップを混ぜ合わせる。卵白1個を加えて練る。

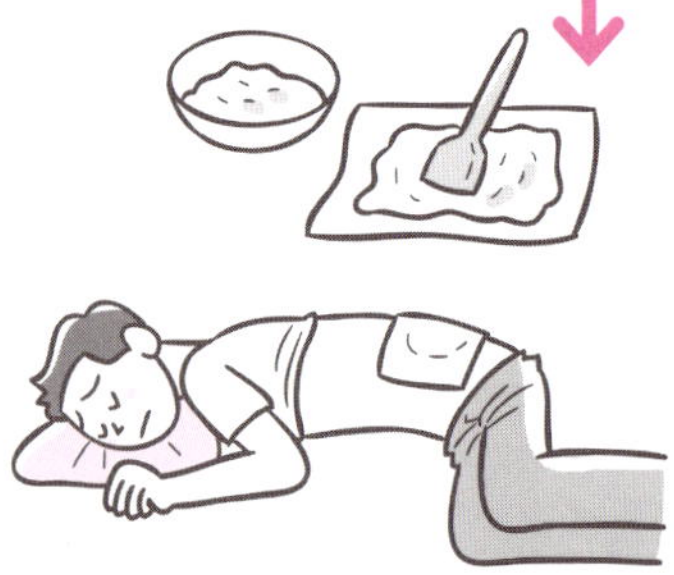

2 ガーゼか布にのばし、患部にはる。乾いたら新しいものと取り替える。（根本）

しょうが湿布

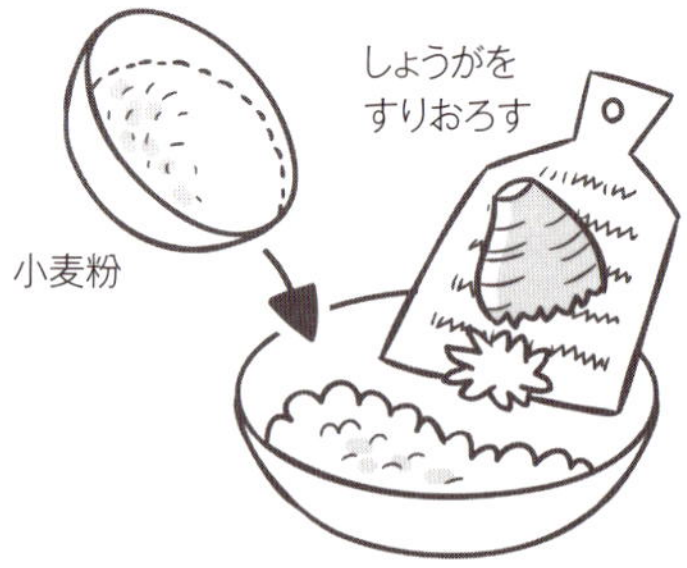

1 すりおろしたしょうが1かけに、同量~2倍の小麦粉を混ぜる。

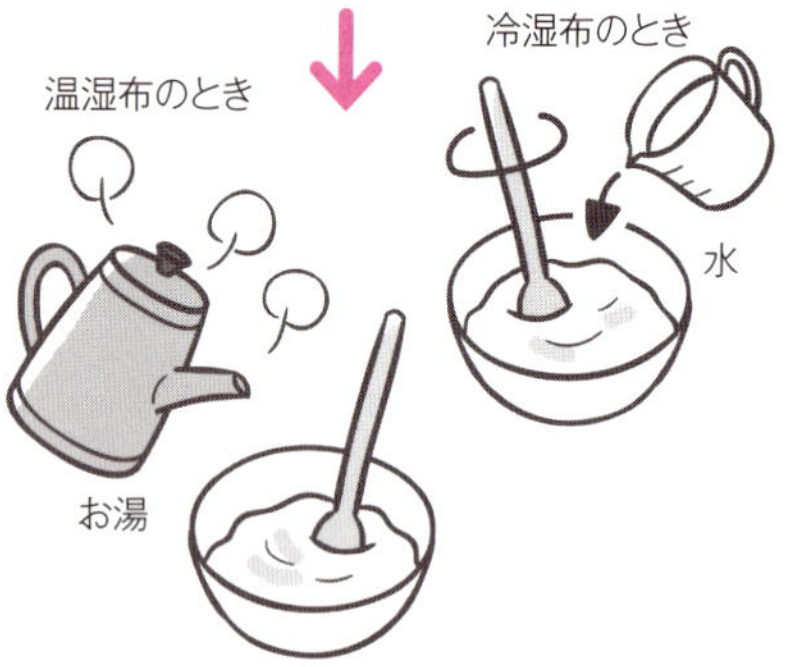

2 冷湿布のときは水で、温湿布のときはお湯で練る。

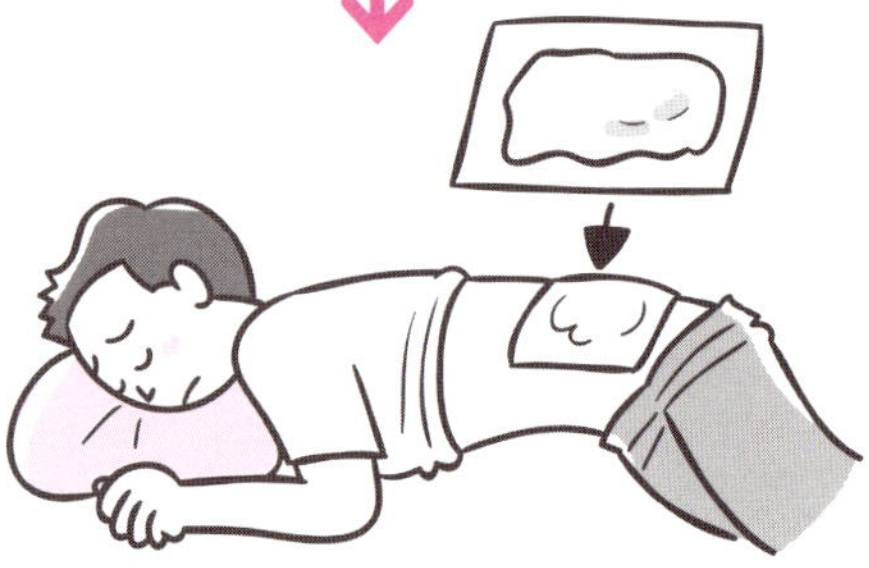

3 ガーゼに塗ったものを患部にはる。肌の弱い人はあて布をするか、患部に食用油を塗ってからはるとよい。

（根本）

乗り物酔い

乗り物酔いは、車の揺れで耳の奥の三半規管《さんはんきかん》と耳石器《じせきき》が刺激され、それが自律神経《じりつしんけい》の異常興奮をおこして生じる不快な症状。まずは、酔わないようにすることがポイントです。睡眠不足や空腹だと酔いやすいので、体調をととのえることも大切です。

だいこんとしょうがのおろし汁を飲む

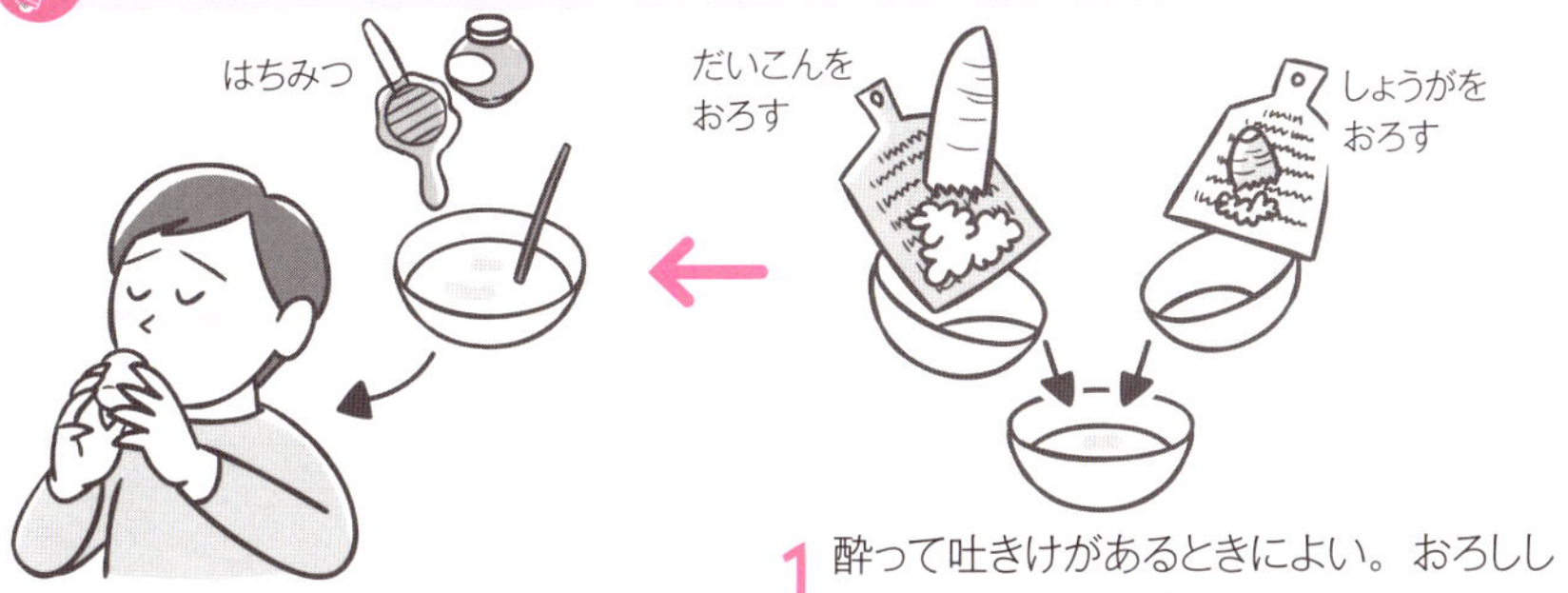

1 酔って吐きけがあるときによい。おろししょうが1かけと、だいこんおろし1/2カップの、それぞれ汁だけをまぜ合わせる。

2 1にはちみつ大さじ2を加え、さかずき2杯分飲む。（根本・山ノ内）

うめぼしを口に含む

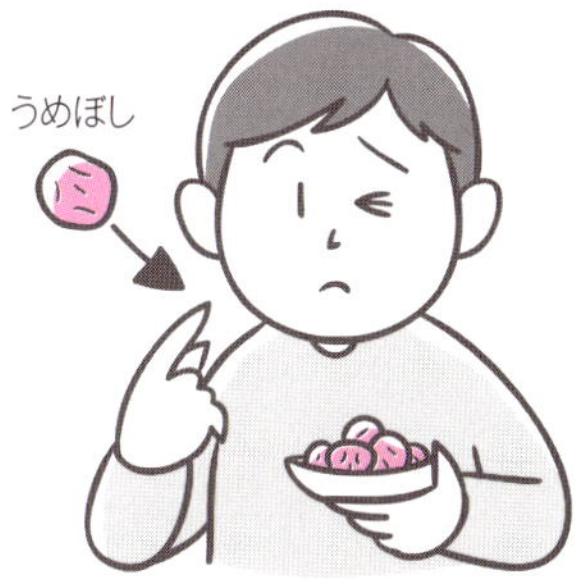

うめぼしをかまずに、ずっとなめていると酔いにくい。（根本・山ノ内）

生のスルメをかむ

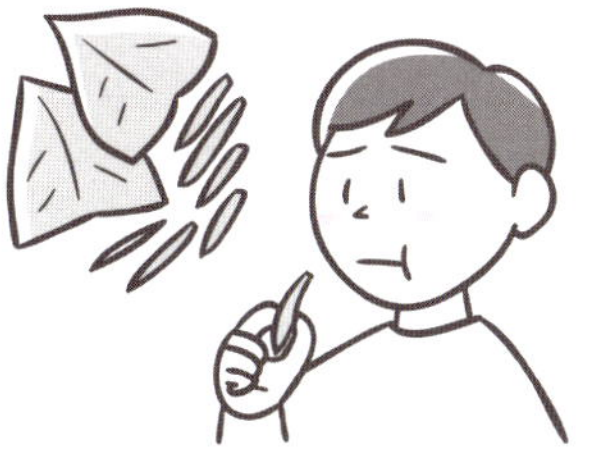

生のスルメを小さく切ったものをしゃぶる。胃のはたらきを活発にして酔いにくくする効果がある。（根本・山ノ内）

ササゲの黒焼きを飲む

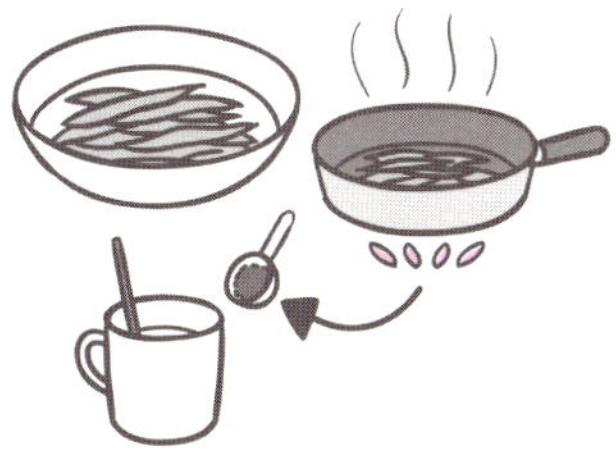

ササゲのさやを、一晩酒に漬けてから黒焼きにしたものを用意しておき、酔ったら茶さじ1杯を、水に溶かして飲む。（根本・山ノ内）

薄切りしょうがを口に含む

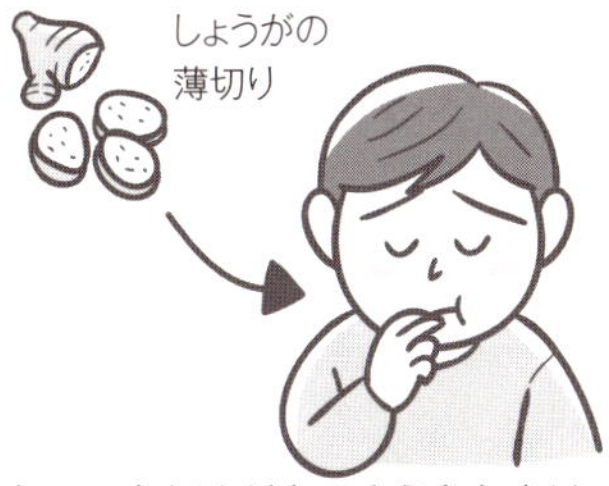

酔って吐きけがあるようなときは、しょうがの薄切りを口に含む。（根本）

その他の救急法

車や船、飛行機など、乗り物に酔いやすい人の場合には、事前に何らかの手当てをしておくとよいでしょう。

予防には、**松やに**の粉末2gを服用しても効果があります。

乗り物に酔ってしまったら、**ナンテンの葉**をかむとすっきりします。

救急ミニ知識

車中で気をつけたいこと

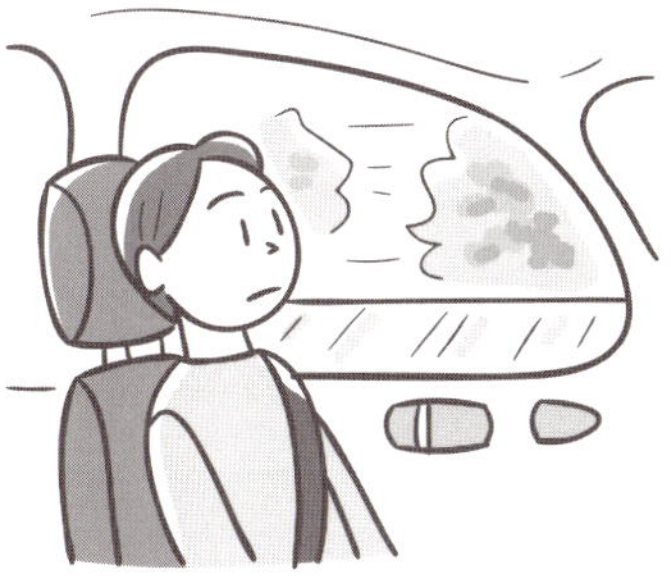

乗り物の中では、揺れの少ない、風通しのよい場所に座る。

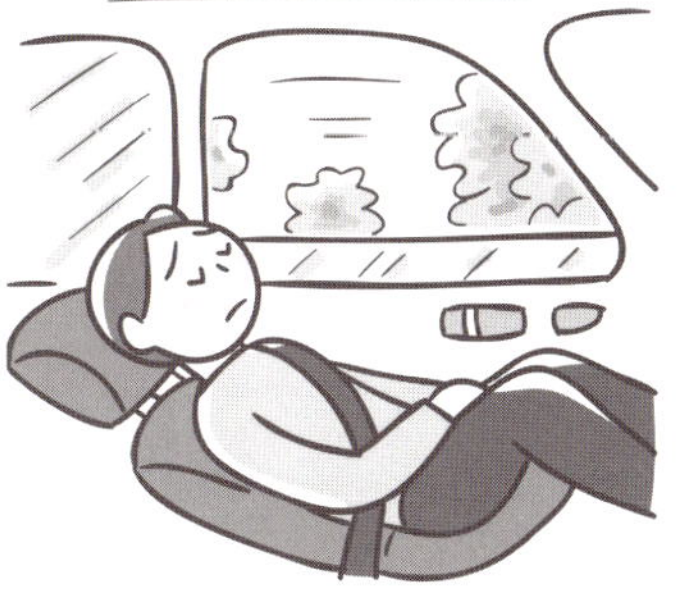

酔ったら進行方向に対して縦に寝て、静かに深呼吸する。

●日本の伝統薬・陀羅尼助《だらにすけ》　キハダの樹皮をおもな成分とした薬。乗り物酔い、二日酔い、食欲不振などに効力を発揮する。

鼻血

鼻血の多くは、外部からの刺激やのぼせ、あるいは精神的なストレスなどが原因です。ほとんどは自然に治るので心配ありません。ただし、出血が激しかったり、ひんぱんにおこるときは、必ず医師の診察を受けましょう。

だいこんおろしの汁を鼻に入れる

脱脂綿を、だいこんおろしの汁に少し浸してから鼻孔に入れると、鼻血が早く止まる。（根本）

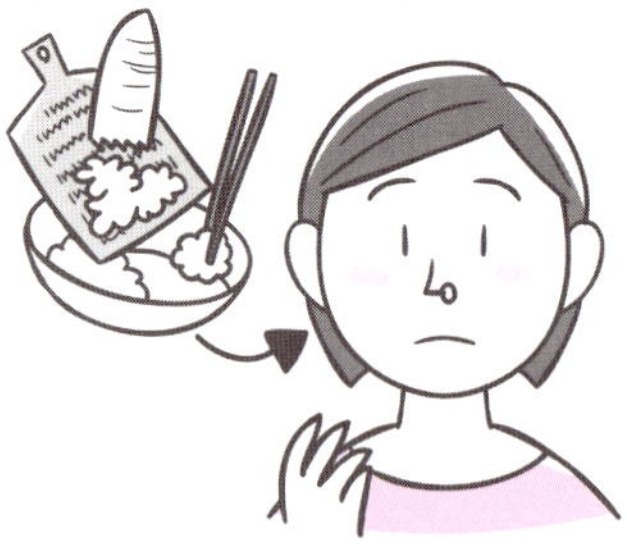

れんこんのしぼり汁を飲む

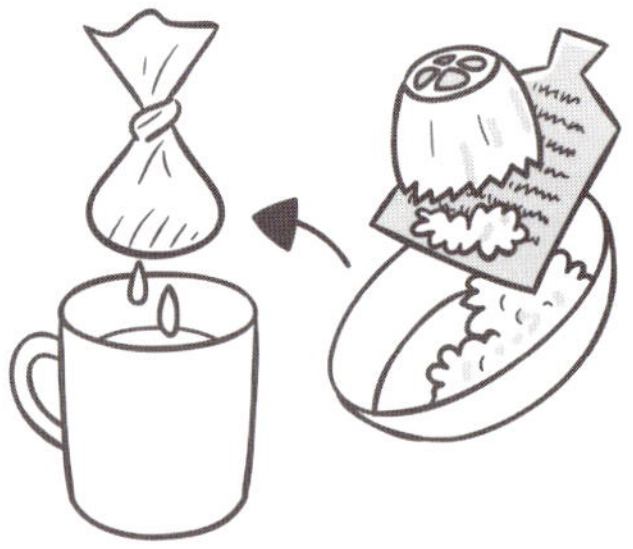

鼻血が出やすい人は、れんこんのしぼり汁を毎日1杯飲む。（根本）

にんにくの湿布

にんにくをすり鉢などでつきつぶし、足の土ふまずを湿布する。（根本）

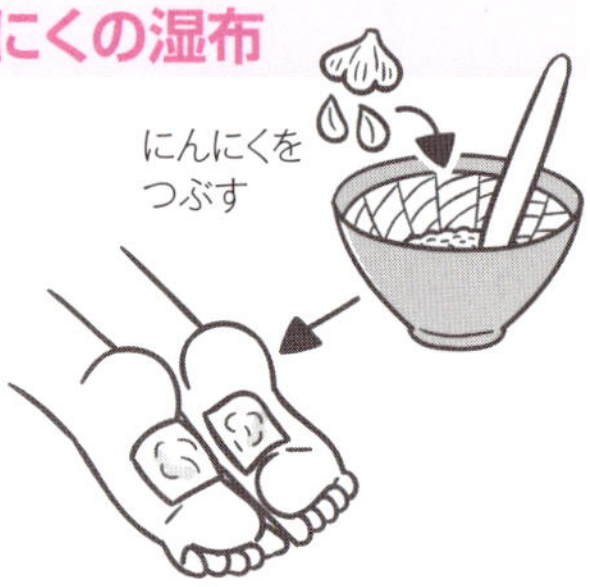

ヨモギの葉の煎じ汁を飲む

夏の土用前後にヨモギの葉をとり、陰干しにしておく。毎日3gの葉を540mLの水で半量になるまで煎じて飲む。（根本）

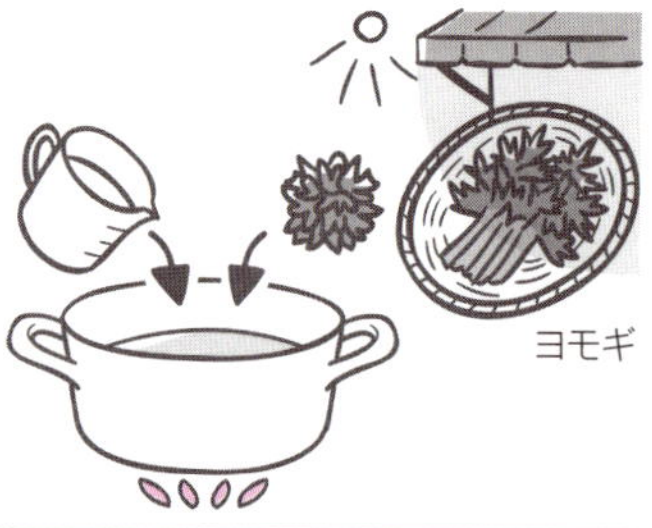

まずこの処置が必要です

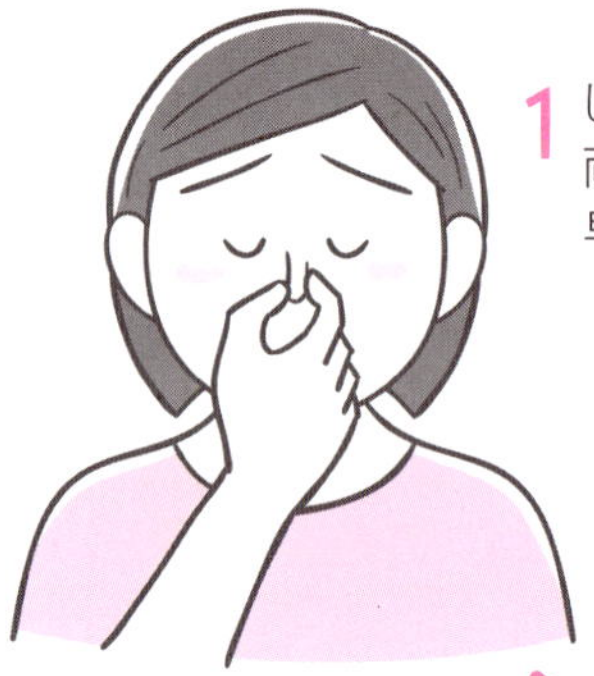

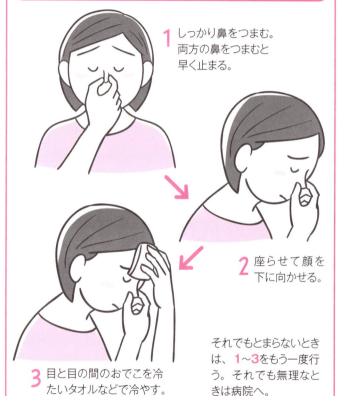

1 しっかり鼻をつまむ。両方の鼻をつまむと早く止まる。

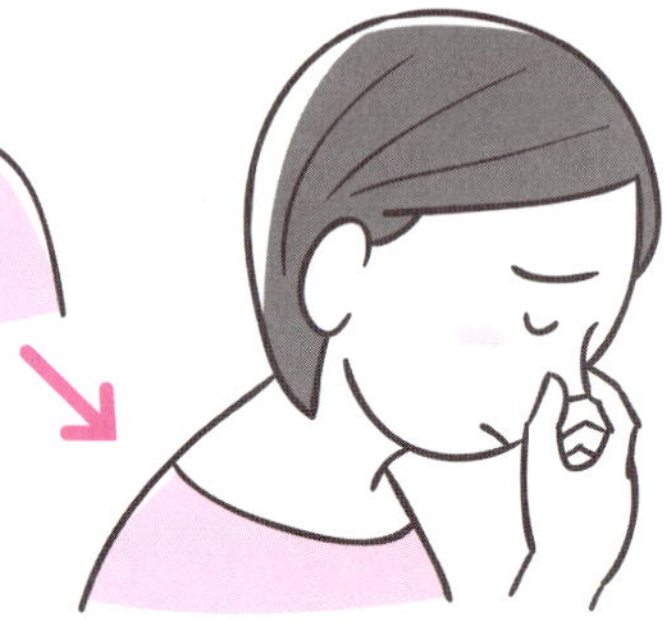

2 座らせて顔を下に向かせる。

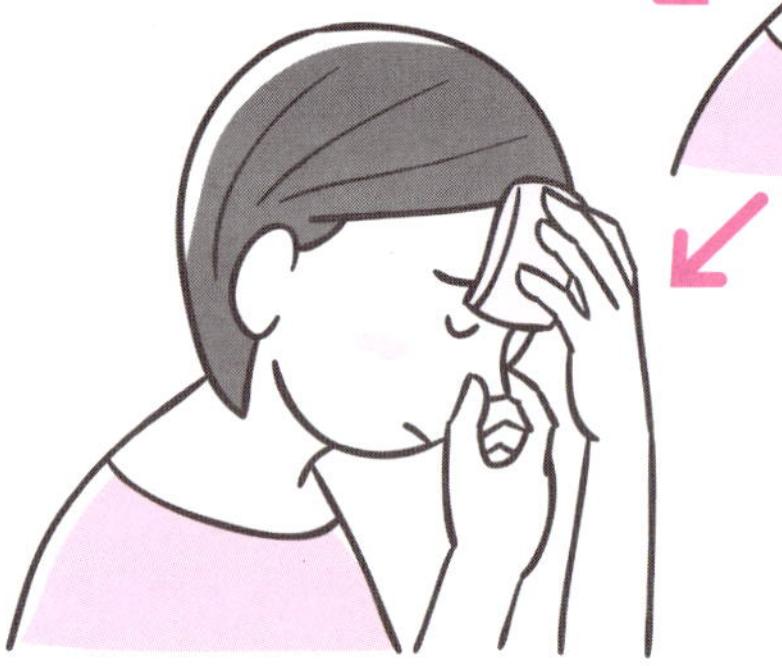

3 目と目の間のおでこを冷たいタオルなどで冷やす。

それでもとまらないときは、**1**～**3**をもう一度行う。それでも無理なときは病院へ。

✚その他の救急法

田七《でんしち》人参の粉末を2～3g飲むと、鼻血を止めるのに効果があります。この粉末を鼻につめておくと、なお効果的です。

シュロの皮を黒焼きにして粉末にします。これを鼻孔に入れると、鼻血が止まります。

エンジュの花か果実を乾燥させたものを、10gほど煎じて飲んでもよいでしょう。

食あたり

なすのヘタの黒焼きの粉末を飲む

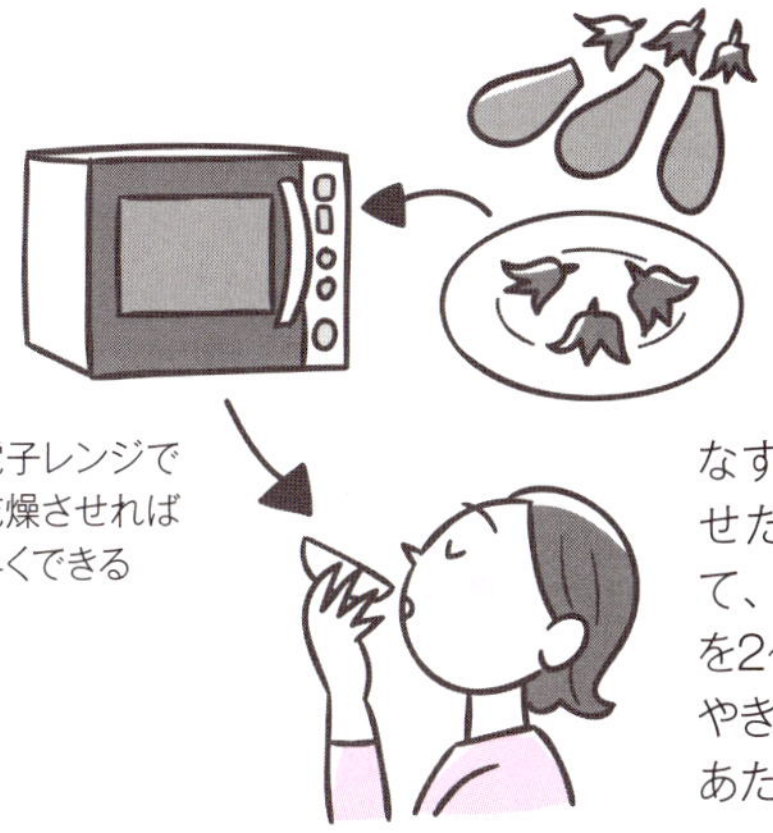

なすのヘタを乾燥させたあと黒焼きにして、粉末にしたものを2～3g飲むと、魚やきのこなどによる食あたりに効く。（根本）

しょうがのしぼり汁を飲む

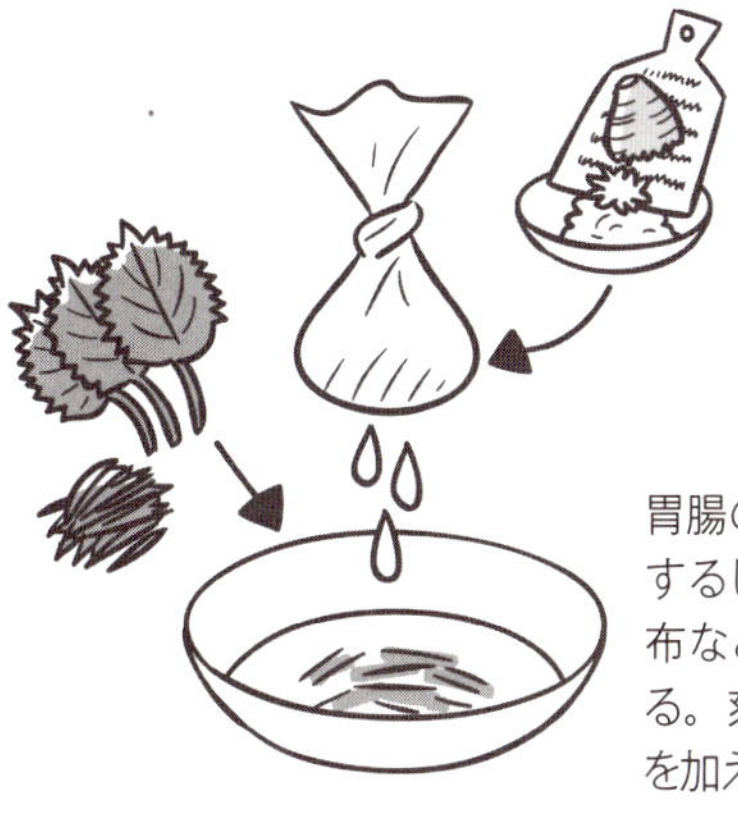

胃腸のはたらきをよくするしょうがをすり、布などに入れてしぼる。刻んだしその葉を加えて飲む。（根本）

魚の骨がささった

つばを飲み込む

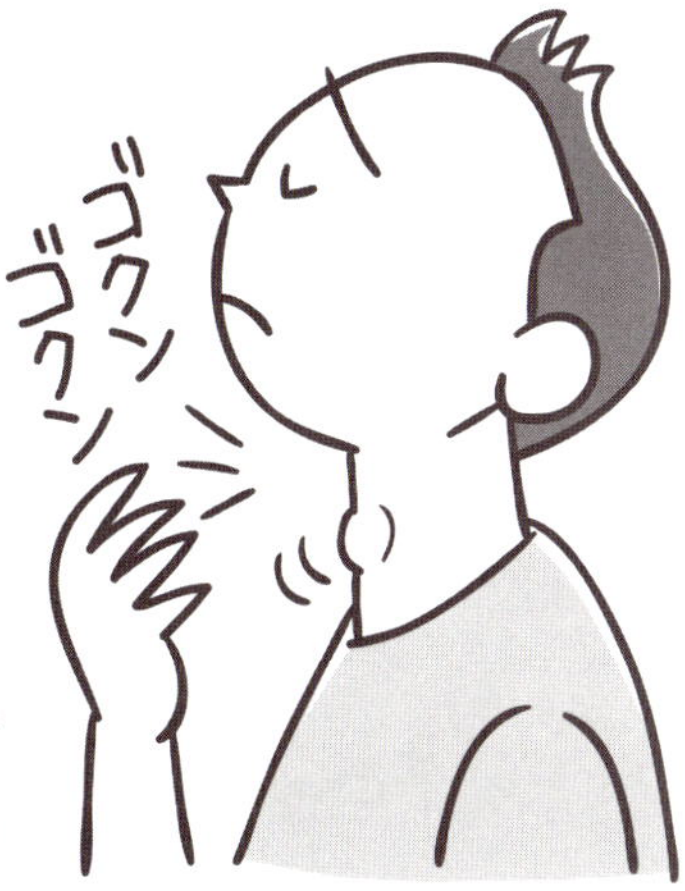

何度かつばを飲み込むと、自然にとれる。（根本）

NG

ごはんをたくさん飲み込むのはダメ

昔から、食事中に魚の骨がささったときは、**ごはん**を一度にたくさん飲み込む、ふかした**さつまいも**を、あまりかまずに飲み込むとよいなどとされてきましたが、最近になってそれはNGといわれるようになりました。なぜかといえば、それによってますます深くささってしまうことがあるからです。自然にとれることもありますが、何日ものあいだ気になるようなら、耳鼻咽喉科へ。

駆虫

かぼちゃを生で食べる

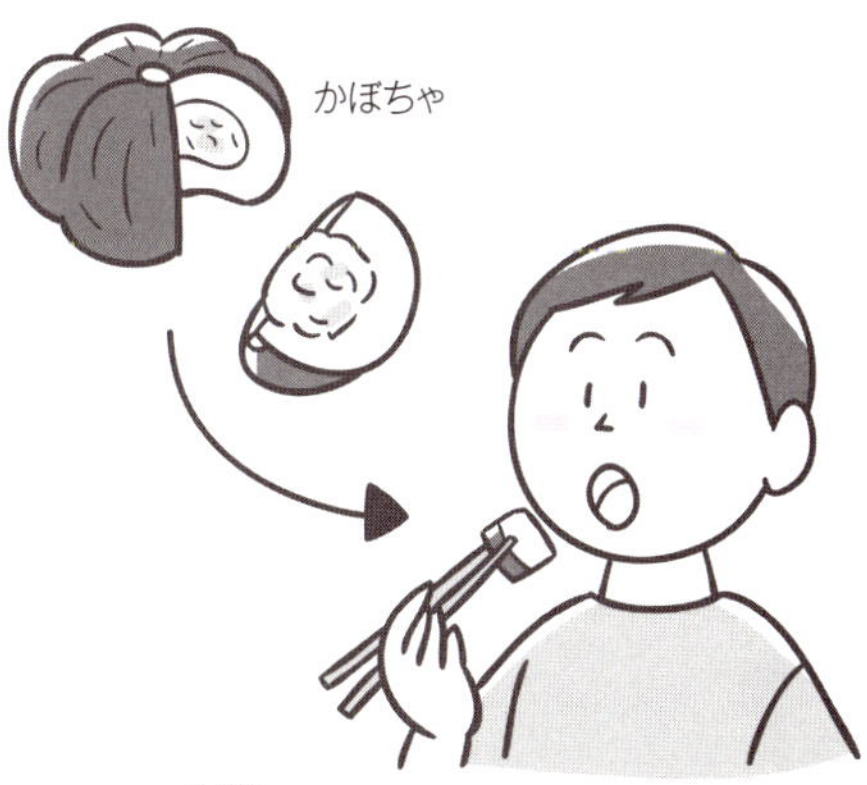

かぼちゃは駆虫《くちゅう》作用がある。虫下しには、かぼちゃを生で食べるとよい。（根本）

靴ずれ

スイカズラの煎じ汁を塗る

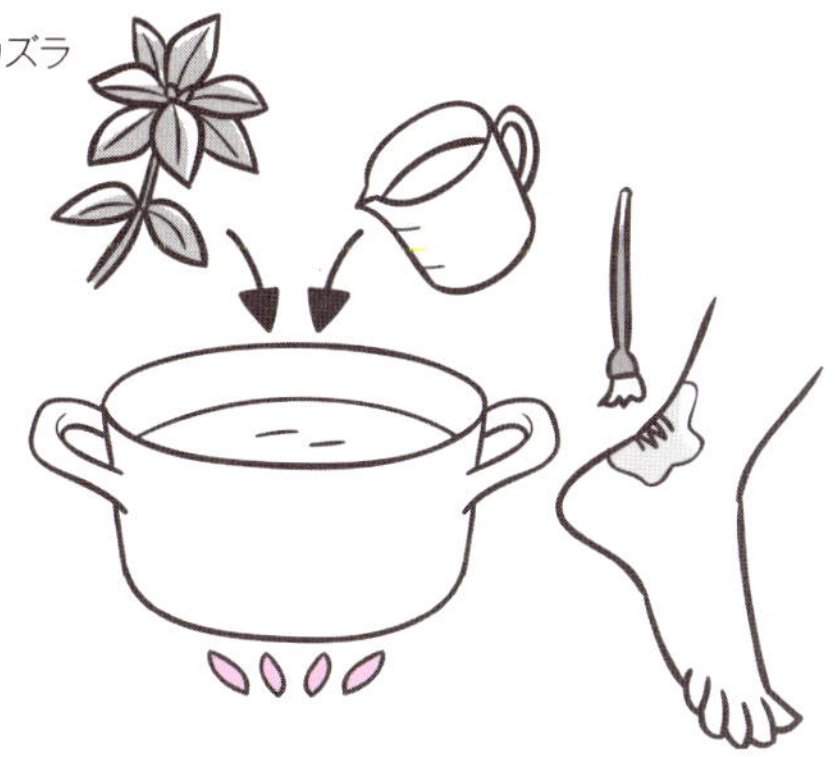

スイカズラの葉10gを200㎖の水で濃く煎じ、この汁を靴ずれしたところに塗る。（根本）

●日本の伝統薬・松《まつ》井《い》熊《ゆう》参《じん》丸《がん》　肝臓の妙薬として「熊の胆《い》」の通称で知られている。胃弱、飲みすぎ、胸やけなどによい。

常備しておきたい家庭薬

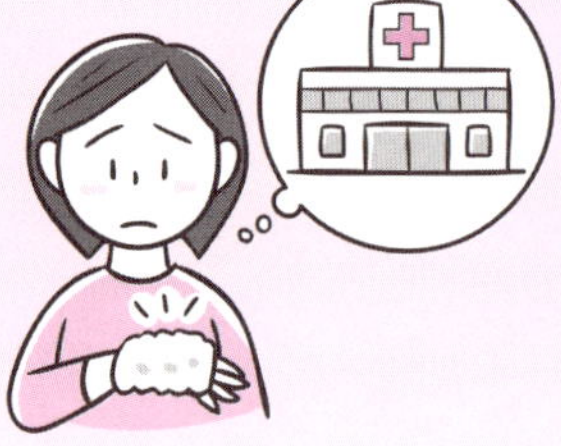

ぜひそろえたい うめ製品

うめぼしは、下痢や吐きけ、頭痛、乗り物酔い、つわり、疲労回復などに効果があります。食べるだけでなく、頭痛のときには果肉をこめかみにはるなど、外用薬としても利用できます。

そのうめぼしの30倍もの薬効があるといわれているのが、**梅肉エキス**（作り方は177ページ）。胃炎や腸炎、吐きけ、下痢などに効きます。梅肉エキスは、作る際に塩を使わないため、腎臓病や高血圧により塩分制限をしている人も、安心して利用できます。

そのほか、急性腸炎や下痢などによく**烏梅《うばい》**（作り方は248ページ）、腹痛やわきが、やけどに効果的な**うめ酢**（左図）、神経痛や疲労回復、めまい、立ちくらみに効く**うめ酒**（作り方は325ページ）を常備しておくとよいでしょう。

●うめ酢

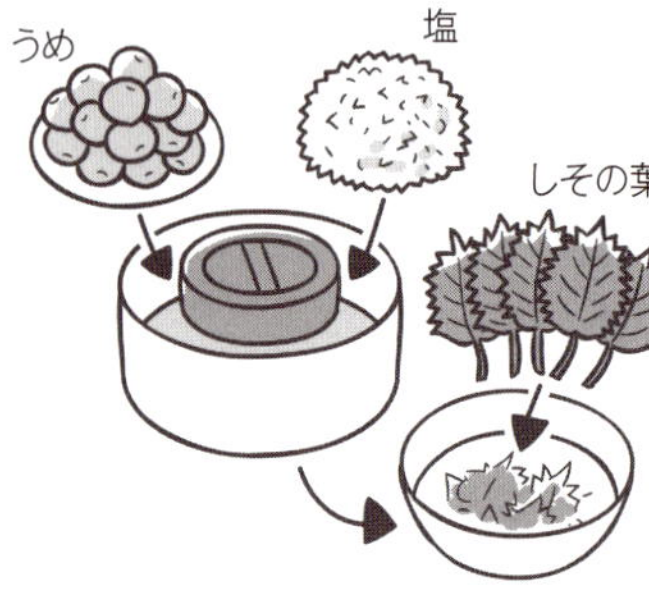

うめの果実1kgと塩150gを深めの器に入れて、重しをする。2〜3週間後、出てきた汁としその葉を合わせる。やけどしたとき、これを患部にぬる。

皮膚に効果のある 米ぬか油

昔から**米ぬか油**は、肌をきれいにするはたらきがあることで有名です。そのほか、水虫やタムシ、脱毛症などにも効果があります。

米ぬかの油をとるのは難しいと思われがちですが、炭火を使うと簡単です（左図）。

脱毛症には、米ぬか油を地肌によくすり込み、しばらくそのままにしたあと洗髪します。

水虫やタムシの場合には、1日3〜4回、患部に塗ります。

米ぬか油に同量の消毒用アルコールを加えると、効果が一層高まります。

●米ぬか油

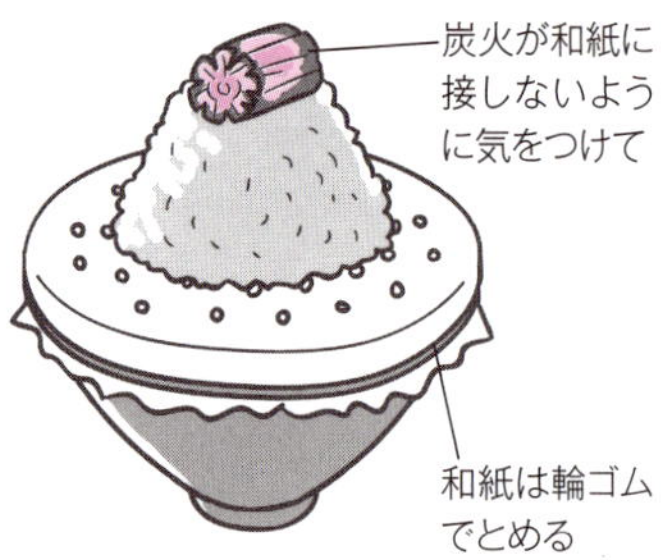

炭火が和紙に接しないように気をつけて
和紙は輪ゴムでとめる

どんぶりに和紙をはって針で穴をあけ、生の米ぬか大さじ2〜3をのせる。その上に炭火を置くと、どんぶりにぬか油がたまる。

応用範囲の広い ユキノシタ軟膏

山野草を肌につける場合は、汁より軟膏のほうが便利です。特に**ユキノシタ軟膏**（作り方は141ページ）は、やけどやできもの、はれもの、湿疹、あせも、切り傷、にきび、中耳炎、虫さされ、しもやけなどに効果があります。

はちみつ軟膏（作り方は141ページ）も常備しておきたいもののひとつです。吹き出ものやかさぶたに塗り、ガーゼでおおうと短期間できれいになります。

高齢者には卵油が重宝する

卵の黄身の部分は、血液などの体液を補う作用をもち、血中コレステロール値の上昇をおさえるリノール酸も含まれています。狭心症や心筋梗塞による動悸《どうき》・息切れの常備薬としては**卵油《らんゆ》**（作り方は255ページ）がよいでしょう。外用薬として痔にも有効で、しかも保存がききます。もし家庭で作れなくても、薬局で購入することができます。

子供にははちみつが便利

小さな子供がいる家庭には、**はちみつ**をおすすめします。バランスのよい栄養食品で、すぐれた整腸作用もあるため、下痢にも便秘にも有効な薬です。特に幼児の下痢をとめるはたらきと同時に、弱った体も回復させます。

また、子供のくちびるの荒れどめや、かぜによるのどの痛みどめ、軽いやけどなどにも効果があります。ただし、はちみつを1歳未満の乳幼児に食べさせてはいけません。

【み】

【む】

【め】

【も】

【や】

【ゆ】

【ふ】

【へ】

【ほ】

【ま】

【ひ】

【に】

【ぬ】

【ね】

【の】

【は】

【て】

【と】

【な】

【た】

【ち】

【つ】

【す】

【せ】

【そ】

【さ】

【し】

【け】

【こ】

【く】

【か】

【き】

【う】

【え】

【お】

最新 食べて治す医学大事典 さくいん

●配列は 50 音順です。
●該当ページが 2 つ以上ある場合は、主要な解説のあるページを太字で示しました。

【あ】

【い】

《取材協力》
漢方平和堂薬局
山ノ内漢方薬局

《写真協力》
磯田進

《スタッフ》
カバーデザイン／三井京子
カバー写真／庄司直人
カバーイラスト／植木美江

本文デザイン／バラスタジオ（髙橋秀明　猪又 薫）
三井京子

本文イラスト／植木美江
押切令子
さとうみなこ

校正／渡邉郁夫

編集協力／オフィス201（小形みちよ）
重信真奈美

編集担当／黒坂 潔、山村誠司

最新
食べて治す
医学大事典

監　修　根本幸夫、山ノ内愼一、中村丁次、浅野次義、磯田 進
編集人　泊出紀子
発行人　永田智之
発行所　株式会社主婦と生活社
〒104-8357　東京都中央区京橋3-5-7
TEL　03-3563-5129（編集部）　製版所　株式会社明昌堂
TEL　03-3563-5121（販売部）　印刷所　大日本印刷株式会社
TEL　03-3563-5125（生産部）　製本所　大日本印刷株式会社
http://www.shufu.co.jp

Ⓡ本書を無断で複写複製（電子化を含む）することは、著作権法上の例外を除き、禁じられています。本書をコピーされる場合は、事前に日本複製権センター（JRRC）の許諾を受けてください。

また、本書を代行業者等の第三者に依頼してスキャンやデジタル化することは、たとえ個人や家庭内の利用であっても一切認められておりません。JRRC（https://jrrc.or.jp　eメール：jrrc_info@jrrc.or.jp　電話：03-3401-2382）

ⒸSHUFU-TO-SEIKATSUSHA 2018 Printed in Japan　A
ISBN 978-4-391-15092-6

落丁・乱丁その他不良本はお取り替えいたします。お買い求めの書店か小社生産部までお申し出ください。